Duale Reihe

Dermatologie

Herausgeberin: Ingrid Moll

begründet 1989 von Ernst G. Jung

Unter Mitarbeit von:

Friedrich A. Bahmer
Judith Bahmer
Hugo P.J. Boonen
Esther Coors
Marcellus Fischer
Jan Gutermuth
Cristina Has
Uwe Walter Hauswirth
Wolfgang Kimmig
Johannes Kleemann
Martin Köberle
Ingrid Moll
Andreas Montag
Andreas Pinter
Marc Alexander Radtke
Christian Rose
Helmut Schöfer
Ute Siemann-Harms
Cord Sunderkötter
Athanasios Tsianakas
Eva Valesky
Domenica Varwig-Janßen
Jana Witte

9., vollständig überarbeitete und erweiterte Auflage

844 Abbildungen

Thieme

Bibliografische Information der Deutschen Nationalbibliothek
Die Deutsche Nationalbibliothek verzeichnet diese Publikation in der Deutschen Nationalbibliografie; detaillierte bibliografische Daten sind im Internet über http://dnb.d-nb.de abrufbar.

Deine Meinung ist uns wichtig! Bitte schreibe uns unter:
www.thieme.de/service/feedback.html

Georg Thieme Verlag KG
Rüdigerstraße 14, 70 469 Stuttgart, Germany
www.thieme.com

Printed in Germany

1. Auflage 1989
2. Auflage 1991
3. Auflage 1995
4. Auflage 1998
5. Auflage 2002
6. Auflage 2005
7. Auflage 2010
8. Auflage 2016

Covergestaltung: © Thieme
Bildnachweis Cover: © Rawpixel.com/stock.adobe.com – Stock photo. Posed by models
Zeichnungen: Helmut Holtermann, Dannenberg; Christiane von Solodkoff, Neckargmünd; Joachim Hormann, Stuttgart; Franziska Lorenz, Hamburg
Layout: Ulrike Holzwarth, Büro für Gestaltung, Stuttgart
externe Redaktion: Dr. med. Kathrin Feyl, Berlin
Satz: L42 AG, Berlin
Druck: Aprinta Druck GmbH, Wemding

DOI 10.1055/b000 000 638

ISBN 978-3-13-244604-5 1 2 3 4 5 6

Auch erhältlich als E-Book:
eISBN (PDF) 978-3-13-244605-2
eISBN (epub) 978-3-13-244606-9

Vorwort

Vor 35 Jahren erschien die 1. Auflage des Lehrbuchs „Dermatologie“ in der Dualen Reihe, begründet 1989 von Prof. Ernst G. Jung, meinem verehrten akademischen Lehrer. Ich freue mich, Ihnen nun die 9. Auflage vorlegen zu können.
Das bewährte Duale-Reihe-Konzept der Vorauflagen ist beibehalten worden. Im Rahmen der Neuauflage wurden alle Kapitel überarbeitet und auf den aktuellen Stand gebracht. Neue anschauliche Abbildungen und übersichtliche Schemata wurden eingefügt, um das Erkennen und Verstehen von Dermatosen zu erleichtern. Aufgrund der immensen neuen biochemischen und physiologischen Erkenntnisse und der daraus resultierenden Anwendungen in Diagnostik und Therapie – besonders bei Tumoren und chronisch entzündlichen Dermatosen – wurden diese Kapitel umfangreich überarbeitet.
Mit der zunehmenden Globalisierung müssen wir in der Lage sein, Dermatosen auch unabhängig von der Hautfarbe erkennen zu können. Ich freue mich daher sehr, dass wir ein komplett neues Kapitel aufnehmen konnten, welches die dermatologischen Besonderheiten der Hautfarbe thematisiert. In anschaulichen Gegenüberstellungen und mit grundlegenden Informationen soll das Kapitel helfen, Dermatosen auch in nicht heller Haut sicher zu diagnostizieren.
Unser Lehrbuch ist in erster Linie unseren Studierenden gewidmet. Es soll Wissen optimal vermitteln, das Verständnis für die Dermatologie fördern und helfen, Krankheitsbilder prima vista zu erkennen. Deshalb haben wir alle Kapitel reich bebildert. Daneben richtet es sich aber auch an die jungen Kolleginnen und Kollegen in der Weiterbildung zum Arzt/zur Ärztin für Dermatologie und Venerologie. Es soll ihnen eine übersichtliche und wertvolle Hilfe in der täglichen Versorgung der Patientinnen und Patienten sein. Es wäre schön, wenn dieses Buch auch Kolleginnen und Kollegen anderer Fachrichtungen interessiert, was in Zeiten der Interdisziplinarität immer wichtiger wird.
Einige Autorinnen und Autoren sind ausgeschieden, ich danke ihnen herzlich für ihre Mitarbeit bei den vergangenen Auflagen. Acht neue Kolleginnen und Kollegen sind hinzugekommen und brachten ihre neuen Ideen ein. Mein Dank gilt allen Mitwirkenden für die Aktualisierung ihrer Beiträge und das Verfassen neuer Kapitel. Darüber hinaus danke ich allen Kolleginnen und Kollegen für die Möglichkeit des kollegialen Austausches und für die daraus entstandenen inhaltlich-konzeptionellen Anregungen für diese Neuauflage.
Mein besonderer Dank gilt dem Thieme Verlag für die Entscheidung, die 9. Auflage zu verwirklichen und für das kontinuierliche Wohlwollen, die Unterstützung und Beratung. Besonders danke ich Frau Dr. Barbara Suhr für ihre Geduld und kontinuierliche Unterstützung bei der gesamten Herstellung des Buches. Herrn Dr. Jochen Neuberger danke ich für seine ständige Begleitung der Arbeiten.
Herr Prof. Jung ist am 13. Januar 2023 verstorben. Er war sehr erfreut und dankbar gewesen, dass eine 9. Auflage seines Buches erscheinen wird. Leider durfte er diese Auflage nicht mehr erleben.
Wir hoffen, dass das Lehrbuch und die elektronische Fassung, die über den im Buch vorliegenden Rubbelcode freigeschaltet werden kann, von unseren Studierenden, Kolleginnen und Kollegen positiv aufgenommen und dazu beitragen werden, bei ihnen Verständnis und Faszination für die Dermatologie zu wecken!

Hamburg, April 2024
Prof. Dr. Ingrid Moll

Autorenverzeichnis

Herausgeberin

Prof. Dr. med. Ingrid **Moll**

Mitarbeiterinnen und Mitarbeiter

Prof. Dr. med. Friedrich A. **Bahmer**

Dr. Dipl.-Psych. Judith **Bahmer**

Dr. Hugo P.J. **Boonen**

PD Dr. med. Esther **Coors**

Dr. med. Marcellus **Fischer**

Prof. Dr. Jan **Gutermuth**

Prof. Dr. med. Cristina **Has**
https://orcid.org/0000-0001-6066-507X

Dr. med. Uwe Walter **Hauswirth**
https://orcid.org/0009-0004-7824-3229

Dr. med. Wolfgang **Kimmig**

Dr. med. Johannes **Kleemann**
https://orcid.org/0000-0002-2005-5282

Dr. rer. nat. Martin **Köberle**
https://orcid.org/0000-0001-6825-2667

Prof. Dr. med. Ingrid **Moll**

Dr. Andreas **Montag**

PD Dr. med. Andreas **Pinter**
https://orcid.org/0000-0002-1330-1502

Prof. Dr. med. Marc Alexander **Radtke**

PD Dr. med. Christian **Rose**
https://orcid.org/0000-0002-3882-1256

Prof. Dr. med. Helmut **Schöfer**

Dr. med. Ute **Siemann-Harms**

Prof. Dr. med. Cord **Sunderkötter**
https://orcid.org/0000-0002-2929-145X

PD Dr. med. Athanasios **Tsianakas**
https://orcid.org/0000-0003-1563-7402

Prof. Dr. med. Eva **Valesky**
https://orcid.org/0000-0003-0182-790X

Dr. med. Domenica **Varwig-Janßen**

Jana **Witte**

Autorinnen und Autoren aus Vorauflagen:

Matthias **Augustin***
Friedrich A. **Bahmer***
Christiane **Bayerl***
Esther **Coors***
Margitta **Grimmel***
Ina **Hadshiew***
Heidelore **Hofmann***
Ernst G. **Jung** †*
Wolfgang **Kimmig***
Elke **Knußmann-Hartig***
Klaas **Kohrmeyer***
Markus **Meissner***
Xavier **Miller** †*
Ingrid **Moll***
Astrid **Rauterberg***
Dominic **Schoch***
Wolfgang **Schulze***
Sabine **Stangl***
Volker **Voigtländer***
Jürgen **Weiß** †*
Robert **Weßbecher***

Inhaltsverzeichnis

Teil A Allgemeine Dermatologie

Teil B Leitsymptome

*M. Radtke; vormals beteiligt: M. Augustin**

Teil C Spezielle Dermatologie

Allgemeine Dermatologie

A

1 Unsere dynamische Haut – Aufbau und Funktionen

I. Moll

1.1 Makroskopische Struktur der Haut

Das äußere Erscheinungsbild der Haut ist gekennzeichnet durch Falten und Felder bzw. Leisten.

Die Haut stellt die äußere Begrenzung des Menschen zu seiner Umwelt dar. Mit einer Gesamtfläche von 1,5–2 m² und einem Gewicht von 3,5–10 kg ist sie das größte Organ. Das äußere Erscheinungsbild der Haut ist gekennzeichnet durch Falten, Felder oder Leisten. Grobe Falten treten an den Gelenken und als mimische Falten im Gesicht auf. Verliert die Haut durch Alterung oder Abmagerung ihre Elastizität, entstehen Falten.

Die **Felderhaut** kommt am gesamten Integument, die **Leistenhaut** an Palmae und Plantae vor.

Das gesamte Integument ist in polygonale Felder eingeteilt, daher die Bezeichnung **Felderhaut**. Die Anordnung dieser Felder ist genauso individuell wie die der Papillarleisten der **Leistenhaut** der Palmae und Plantae. Die Individualität der Papillarleistenmuster wird vielfältig von Anthropolog*innen, Kriminolog*innen und Genetiker*innen benutzt. Unterbrechungen der Leisten kommen bei Dermatosen, wie z. B. beim Morbus Darier (S. 479), vor.

In Richtung der **Hautspaltlinien** verziehen sich kreisförmige Exzisionen elliptisch (Abb. **1.1a**).

Von klinischer Bedeutung sind die **Hautspaltlinien** (Abb. **1.1a**). Sie sind verursacht durch die Struktur und Anordnung der Kollagen- und elastischen Fasern in der darunterliegenden Dermis. Kreisförmige Exzisionen verziehen sich rasch elliptisch mit der Längsachse in Richtung dieser Linien.

► Merke.

► Merke. Die Schnittführung bei Operationen sollte längs dieser Spaltlinien verlaufen, da die Wunden weniger klaffen und diskretere Narben resultieren.

Den **Blaschko-Linien** folgen oft lineare, umschriebene Dermatosen (Abb. **1.1b**); ihr Zustandekommen beruht wahrscheinlich auf embryologischen Zellwanderungen.

Auch die Effloreszenzen vieler Dermatosen ordnen sich in diesen Linien an.
Hingegen folgen viele Genodermatosen (erbliche Hautkrankheiten) und Nävi, aber auch manche erworbene, oft entzündliche Dermatosen den sog. **Blaschko-Linien**, die weder mit Nerven- noch Gefäßverläufen der Haut übereinstimmen (Abb. **1.1b**). Ihr Zustandekommen beruht möglicherweise auf embryologischen Zellwanderungen.
Die **segmentale** Nervenversorgung der Haut bestimmt die Dermatome. Herpes zoster (S. 254) ist die häufigste Dermatose in Segmenten.

1.1 Makroskopische Struktur der Haut

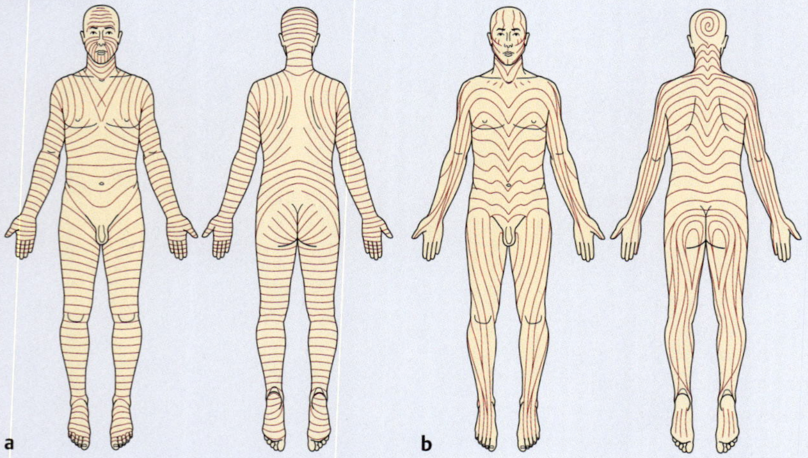

a Verlauf der **Hautspaltlinien:** Anordnung vieler Dermatosen.
b Verlauf der **Blaschko-Linien:** Anordnung vieler Genodermatosen und Nävi.

1.2 Mikroskopische Struktur und Differenzierung der Haut

1.2 Mikroskopische Struktur und Differenzierung der Haut

Die Haut (Abb. **1.2**) besteht aus 3 Schichten:
- **Epidermis** (Oberhaut)
- **Dermis** (Korium, Lederhaut)
- **Subkutis** (Unterhaut)

Die Haut (Abb. **1.2**) besteht aus 3 Schichten:
- **Epidermis** (Oberhaut)
- **Dermis** (Korium, Lederhaut)
- **Subkutis** (Unterhaut)

Integrale Bestandteile sind außerdem verschiedene **Adnexe** (Hautanhangsgebilde): Haarfollikel, Hautdrüsen und Nägel; siehe Kapitel Histopathologie (S. 55).

1.2 Mikroskopische Struktur der Haut

1.2

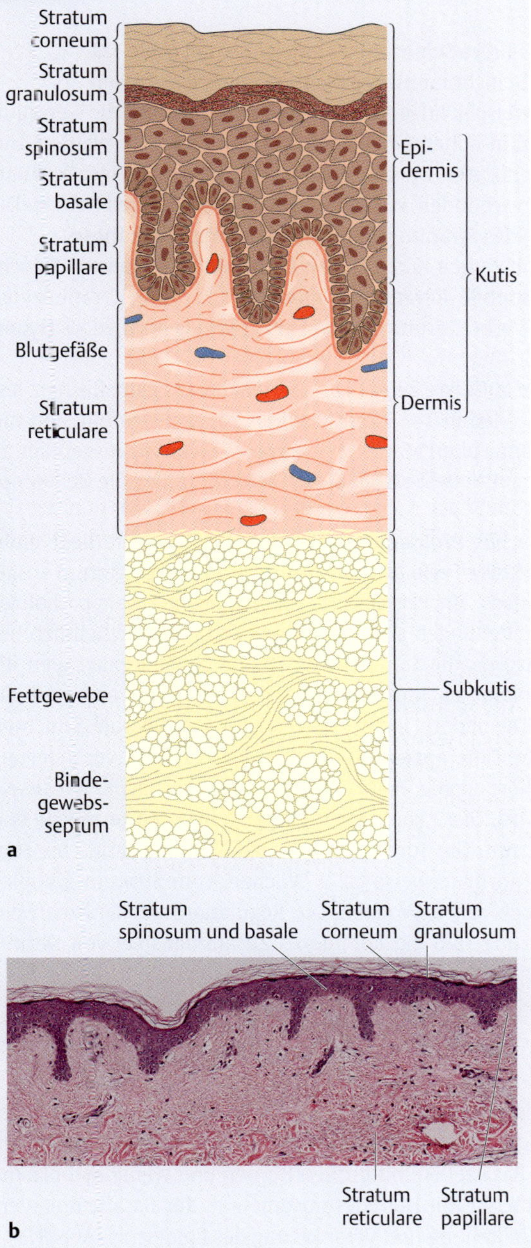

1.2.1 Epidermis

1.2.1 Epidermis

► **Definition.** Die Epidermis ist ein mehrschichtiges, verhorntes Plattenepithel, dessen Dicke in Abhängigkeit von Lokalisation, Alter und Geschlecht zwischen 0,03 und 0,3 mm variiert. Die Hauptzellpopulation sind die Keratinozyten.

► Definition.

Zellen der Epidermis:
- **Keratinozyten** (> 90 %)
- Melanozyten
- Langerhans-Zellen
- Merkel-Zellen
- Lymphozyten

Epidermale Reteleisten ragen in die Dermis, **dermale Papillen** in die Epidermis.

Zellen der Epidermis:
- **Keratinozyten** (> 90 %)
- Melanozyten
- Langerhans-Zellen
- Merkel-Zellen
- Lymphozyten

Neben Zellen kommen in der Epidermis **Nervenfasern** vor, jedoch **keine Gefäße**. Die Versorgung erfolgt durch Diffusion aus der darunterliegenden gefäßreichen Dermis (S. 23). Die Epidermis und Dermis sind miteinander dreidimensional verzapft. **Epidermale Reteleisten** ragen in die Dermis und bindegewebige **dermale Papillen** in die Epidermis (Abb. **1.2**).

Histologischer Aufbau

Histologisch ist die Epidermis ein mehrschichtiges verhorntes Plattenepithel (Abb. **1.3a**) und besteht aus:
- **Stratum basale** (einschichtig)
- **Stratum spinosum** (vielschichtig)
- **Stratum granulosum** (ein- bis mehrschichtig)
- **Stratum corneum**

Im histologischen Bild sind mehrere Schichten zu unterscheiden (Abb. **1.3**):
- Das **Stratum basale** ist eine Schicht kubischer Keratinozyten, Basalzellen.
- Darüber befindet sich das vielschichtige **Stratum spinosum**, in dem die Keratinozyten größer, polygonal und in höheren Schichten zunehmend flach werden. Untereinander sind die Keratinozyten durch multiple „stachelartige" Interzellularbrücken, die **Desmosomen**, verbunden, weshalb sie auch Stachelzellen heißen. Die Verbreiterung, vornehmlich des Stratum spinosum, nennt man **Akanthose**.
- Das **Stratum granulosum** mit seinen Körnerzellen bildet eine bis mehrere Schichten. Die „Körner" sind basophile Keratohyalingranula (s. u.). Die Keratinozyten sind noch abgeflachter. Die Verbreiterung des Stratum granulosum wird als **Hypergranulose** bezeichnet.
- Das **Stratum corneum** ist die äußerste Zellschicht, bestehend aus ganz flachen, fest gepackten, kernlosen Hornzellen in 5–15 Zellschichten, die dicht gefüllt sind mit Tonofilamenten und einer amorphen Matrix. Das **Stratum lucidum**, ausgeprägt an Palmae und Plantae, ist die unterste Zelllage dieser Schicht, in der die Zellen optisch dichter erscheinen.

Die Epidermis ist ein **Proliferationsgewebe**. Die Mitosen erfolgen im Stratum basale (**Kompartiment der Proliferation**). Unter gesetzmäßiger Veränderung ihrer Struktur durchwandern die Keratinozyten die suprabasalen Schichten bis ins Stratum corneum. Diese Vorgänge werden **terminale epidermale Differenzierung** genannt. Die Turnover-Zeit der Epidermis beträgt ca. 4 Wochen.

Die Epidermis ist ein klassisches **Proliferationsgewebe**, d. h. sie unterliegt einer dauernden Erneuerung. Die Mitosen erfolgen normalerweise nur im Stratum basale (**Kompartiment der Proliferation**). An Palmae und Plantae sowie unter pathologischen Bedingungen finden Zellteilungen auch suprabasal statt. Wahrscheinlich teilen sich nur wenige Keratinozyten, die Stammzellen, die noch nicht exakt identifiziert sind. Eine Tochterzelle bleibt als Stammzelle basal erhalten, die sich nach ca. 20 Tagen erneut teilen wird. Die andere Tochterzelle wird in suprabasale Schichten entlassen (**Kompartiment der Differenzierung**) und wandert unter Veränderung ihrer Struktur (Stachelzelle, Körnerzelle, Hornzelle) zur Hautoberfläche, wo sie als Hornschuppe abgeschilfert wird. Diese komplexen Vorgänge werden **terminale epidermale Differenzierung** genannt. Die Turn-over-Zeit vom Stratum basale bis zum Stratum granulosum beträgt normalerweise ca. 2 Wochen, vom Stratum granulosum bis zur Hornschuppe nochmals 2 Wochen. Die Regulationsmechanismen der Proliferation und Differenzierung sind ein komplexes Zusammenspiel von Dermis und Epidermis.

Im Folgenden sollen die epidermalen Zellpopulationen besprochen werden.

Keratinozyten

Die basalen Keratinozyten sind klein, kuboid, polar und basal von Hemidesmosomen verankert. Ihre Funktionen sind Zellteilung und Verankerung der Epidermis.

Die normale Verhornung ist **orthokeratotisch**.

Keratine durchziehen bereits in den Basalzellen in Form der **Tonofilamente** die Keratinozyten (Abb. **1.3b**).

Die Keratinozyten, die ihre Gestalt (Basalzelle, Stachelzelle, Körnerzelle, Hornzelle) wandeln und schließlich im Stratum corneum kernlose Zellfragmente darstellen, bauen die Epidermis auf. Die Basalzellen mit großen Kernen und wenig Zytoplasma sind kuboid, klein, polar und basal mit Hemidesmosomen an der Basallamina verankert. Ihre Funktionen sind Zellteilung und Verankerung der Epidermis (Abb. **1.3**)

Diese Art der Verhornung nennt man **orthokeratotische Verhornung** oder **Orthokeratose**, im Gegensatz **Parakeratose**, die unter pathologischen Bedingungen (S. 56) auftritt.

Das **Keratin** (Horn) ist als wesentlicher Bestandteil des Stratum corneum schon seit Langem bekannt. Es entsteht aber nicht in dieser Schicht, sondern ist bereits in den Basalzellen in Form der Tonofilamente (oder Keratinfilamente) vorhanden und wird im Lauf der terminalen Differenzierung lediglich biochemisch verändert. Im elektronenmikroskopischen Bild durchziehen die **Tonofilamente** gebündelt das Zytoplasma

1.3 Schematische mikroskopische Darstellung der Keratinozyten in den Hautschichten

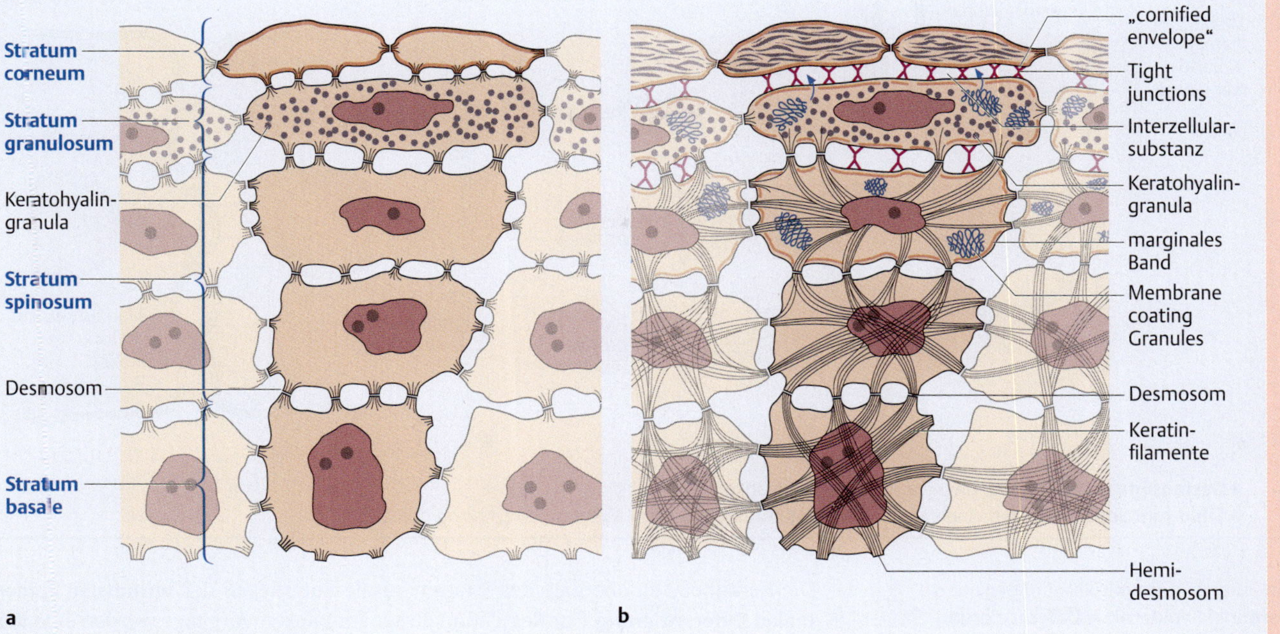

a Lichtmikroskopisch. **b** Elektronenmikroskopisch.

der Keratinozyten, ähnlich einem Netz, weshalb man sie auch als Zytoskelett bezeichnet (Abb. **1.3b**).

Der Filamentdurchmesser beträgt 7–10 nm, ihre Länge einige µm. Chemisch bestehen die Tonofilamente aus einer Familie von **Keratin-Polypeptiden**. Sie werden in den Keratinozyten in einer spezifischen Kombination (beim Mensch 7 Polypeptide) und in einer bestimmten Reihenfolge im Laufe der Differenzierung exprimiert. Die niedermolekularen Keratine Nr. 5 und 14 sind die typischen in den basalen Zellen, die höhermolekularen Keratine Nr. 1 und 10 werden erst im Stratum spinosum synthetisiert. Mutationen in den Genen dieser Keratine sind die Ursache von Genodermatosen, z. B. Epidermolysen (S. 469) und Ichthyosen (S. 471).

Chemisch sind die Tonofilamente aus **Keratin-Polypeptiden** aufgebaut.

Verankert sind die Tonofilamente an den **Desmosomen**, den interzellulären Haftstellen, die sich aus einem intrazellulären und einem extrazellulären Anteil zusammensetzen (Abb. **1.4a**). An den Plasmamembranabschnitten benachbarter Keratinozyten lagern sich intrazellulär Plaques an, die als Verankerung der Tonofilamente dienen. Vom Plaque ziehen transmembranöse Proteine in den interzellulären Raum, wo sie sich mit denen der Nachbarzelle verbinden. Biochemisch sind die Desmosomen gut charakterisiert. Man kennt eine Reihe von Plaqueproteinen (Desmoplakin I und II, Plakophilin, Plakoglobin) und die Transmembranproteine der Cadherin-Familie (Desmogleine, Desmocolline). Mutationen dieser Moleküle verursachen Genodermatosen (S. 458), Antikörper gegen diese Moleküle Autoimmundermatosen z. B. Pemphigus vulgaris (S. 402).

In der Epidermis bestehen verschiedene Zell-Zell-Verbindungen.
Die **Desmosomen** sind die interzellulären Haftstellen, an denen auch die Tonofilamente ansetzen (Abb. **1.4a**).

Zusätzlich gibt es zwischen den Keratinozyten **Adhärenzverbindungen** (Zonulae adhaerentes), an denen die Aktinfilamente (Mikrofilamente) der Zelle ankern. Auch sie weisen charakteristische Proteine auf (u. a. Claudine), die zur Stabilität der Epidermis beitragen. Im **obersten Stratum granulosum** kommen noch sog. dichte Zellverbindungen (**Tight Junctions**) hinzu, die zwischen den Zellen „gut abdichten“ und mit zur Barrierefunktion der Epidermis beitragen (Abb. **1.3** und Abb. **1.4b**). Ihre klassischen Markerproteine sind Occludin, ZO-1 und Claudine. Zur Funktionalität der Epidermis sind auch Zell-Zell-Kommunikationen nötig, die durch Kanäle (**Gap Junctions**) stattfinden, die aus Connexinen (Hexamere) aufgebaut sind und in der gesamten Epidermis vorkommen. Mutationen der Moleküle der verschiedenen Zellverbindungen verursachen ebenfalls Genodermatosen (S. 458). Daneben sind in den Basal- und Stachelzellen die üblichen zytoplasmatischen Zellorganellen (Mitochondrien, Golgi-Apparat, endoplasmatisches Retikulum, Ribosomen, Pinozytosevesikel und Lipidtropfen) vorhanden.

Weitere Zell-Zell-Verbindungen sind **Adhärenzverbindungen** (Verankerung der Aktinfilamente), **Tight Junctions** (abdichtende Zellverbindungen; Abb. **1.4b**) und **Gap Junctions** (offene Zellverbindungen).

1.4 Zell-Zell-Verbindungen

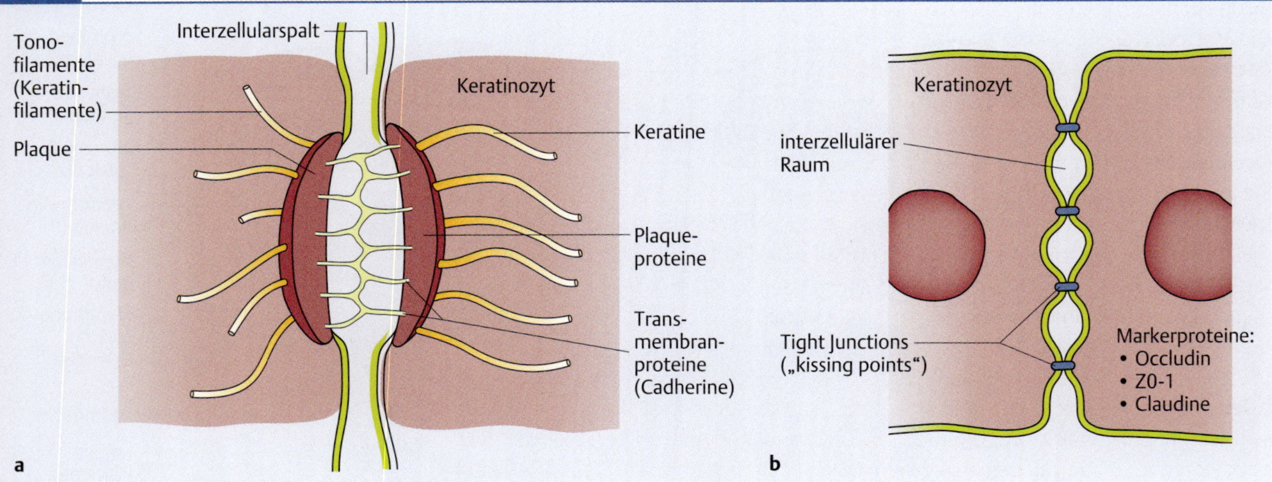

a Desmosom: Im Plaque sind die Keratinfilamente verankert.
b Tight Junctions: Sie bilden einen engen (dichten) Kontakt zwischen Membranen („kissing points").

Im unteren Stratum spinosum beginnt die **terminale epidermale Differenzierung**. Sie besteht aus 3 Stadien:

- **Synthesestadium:** Ausdruck dieses Syntheseprozesses ist die Synthese der typischen Differenzierungsprodukte: Tonofilamente, Desmosomen, Tight Junctions, Membrane coating Granules, Keratohyalingranula, marginales Band (Abb. **1.3b**).
- **Transformationsstadium:** Hier erfolgt die Umwandlung vitaler in tote Keratinozyten. Die Hautbarriere entsteht.
- **Terminalstadium:** Das Stratum corneum bildet sich aus Hornzellen.

Die Keratinozyten oberhalb des Stratum basale unterliegen der **terminalen epidermalen Differenzierung**. Zur Regulation dieser komplexen Vorgänge werden eine Reihe von Genen an- bzw. abgeschaltet. Dieser Prozess kann eingeteilt werden in Synthese-, Transformations- und Terminalstadium.

- **Synthesestadium:** Im unteren Stratum spinosum werden jene Proteine synthetisiert, die für die verhornte Epidermis typisch sind: Keratine, Filaggrin, Loricrin, Involucrin und Lipide. Daraus entstehen die typischen epidermalen Differenzierungsprodukte: dicht gebündelte Tonofilamente, Desmosomen, Tight Junctions, Membrane coating Granules (Keratinosomen, Odland-Körper), Keratohyalingranula und marginales Band (Abb. **1.3b**). Die **Tonofilamente** bewirken zusammen mit den **Desmosomen** die mechanische Widerstandsfähigkeit der Epidermis. Die **Tight Junctions** stellen eine Diffusionsbarriere dar. Im Stratum granulosum entstehen die basophilen **Keratohyalingranula**, die **„Körner"**. Sie bestehen im Wesentlichen aus Proteinen, ein wichtiges ist das histidinreiche **Filaggrin**, das die Keratinfilamente bündelt. Am Ende des Synthesestadiums bilden sich zuletzt das **marginale Band**, das sich der Plasmamembran innen anlegt und die **Lipidgranula**, die wesentlich an der Barriere der Epidermis beteiligt sind.
- **Transformationsstadium:** Daran schließt sich das Transformationsstadium an, d. h. die Umwandlung lebender in tote Keratinozyten (Hornzellen), die sehr flach sind. Eingeleitet wird der Prozess durch Enzymfreisetzung, wodurch alle Organellen lysiert werden. Die Membrane coating Granules (s. o.) werden in den Interzellularraum ausgeschleust, wo sie die fest verhaftete fettreiche Interzellularsubstanz ergeben (Abb. **1.3b**), die wesentlich für die Barrierefunktion ist. Zur Hautbarriere tragen auch die dichten Zellverbindungen (Tight Junctions) bei, die sich hier zahlreich formen. Aus den Keratohyalingranula entstehen die amorphen Bestandteile des Stratum corneum. Das marginale Band wird durch Transglutaminasen dicht vernetzt und bildet zusammen mit der Plasmamembran die sehr stabile Hülle der Hornzellen (**„cornified envelope"**).
- **Terminalstadium:** Es folgt schließlich das Terminalstadium, d. h. aus Hornzellen bildet sich das äußere Stratum corneum, das Filament- und Zellhüllenreste der Hornzellen und amorphe Substanzen umfasst.

So entsteht durch komplexe Umbauprozesse der zellulären Organellen und der Tonofilamente die Hautbarriere aus Zellresten und interzellulären Substanzen („Steine und Mörtel"). Wird die Barriere nicht exakt aufgebaut, u. a. aufgrund von Mutationen, prädisponiert das zu Krankheiten: z. B. sind Mutationen des Filaggringens wesentliche Ursachen der atopischen Dermatitis (S. 204) oder das Hautmikrobiom (S. 32) wird gestört, was zu einer Vielzahl von Dermatosen beiträgt.

Melanozyten

Siehe auch Kapitel Pigmentstörungen der Haut: Melanozyten (S. 494).

Die Melanozyten sind in der Basalschicht von Epidermis, in der äußeren Wurzelscheide und im Bulbus des Haarfollikels lokalisiert. Ihre Dichte ist individuell und lokalisationsabhängig sehr stark variabel. Durchschnittlich beträgt sie 1100–1500/mm², besonders dicht ist sie in den UV-exponierten Regionen. Lichtmikroskopisch sind diese großen hellen Zellen mit Dendriten meist nicht sicher zu erkennen.

Sie lassen sich jedoch elektronenmikroskopisch anhand der charakteristischen pigmentierten Organellen, den **Melanosomen**, deren pigmentlosen Vorstufen, den Prämelanosomen oder anhand der Vimentinfilamente (im Unterschied zu Keratinozyten!) identifizieren (Abb. **1.5**). In den Melanosomen synthetisieren sie die Hautpigmente **Eu- und Phäomelanin** aus der Aminosäure Tyrosin. Eumelanin ist dunkelbraun-schwarz, Phäomelanin rot-gelb. Beide kommen in einem Melanozyten vor. Die individuelle Farbe hängt vom Verhältnis der beiden Melanine ab, was genetisch determiniert ist. Auch der Lichtschutz hängt von diesem Verhältnis ab: Eumelanin schützt, Phäomelanin kaum. Die reifen Melanosomen werden an benachbarte Keratinozyten über die Dendriten abgegeben. Melanozyten sind somit sekretorische Zellen. Desmosomen zu benachbarten Keratinozyten sind nicht vorhanden.

Die funktionelle Einheit aus einem Melanozyten und der mit ihm verbundenen Keratinozyten heißt **epidermale Melanineinheit**. Im Mittel versorgt ein Melanozyt 36 Keratinozyten.

Die Melanoblasten, Vorstufen der Melanozyten, wandern im Laufe des 3. Fetalmonats von der Neuralleiste in die Haut ein und reifen dort aus.

Melanozyten

Melanozyten kommen in der Basalschicht der Epidermis und im Haarfollikel vor.

Sie enthalten **Melanosomen**, in denen **Melanin** synthetisiert und gespeichert wird. Sie geben die Melanosomen auch an benachbarte Keratinozyten ab.

Die sog. **epidermale Melanineinheit** ist die funktionelle Einheit aus einem Melanozyten und der mit ihm verbundenen 36 Keratinozyten.

Melanoblasten wandern in der Fetogenese von der Neuralleiste in die Haut ein.

Langerhans-Zellen

Die Langerhans-Zellen sind dendritische Zellen, die suprabasal in der Epidermis und in der äußeren Wurzelscheide des Haarfollikels oberhalb des Ansatzes des M. arrector pili lokalisiert sind. Ihre Dichte ist variabel. Im Mittel beträgt sie ca. 500/mm² Haut. Lichtmikroskopisch in der HE-Färbung ist ihre Darstellung kaum möglich.

Langerhans-Zellen werden elektronenmikroskopisch anhand ihrer eingekerbten Kerne und der charakteristischen Granula, den **Birbeck-Granula**, identifiziert, die tennisschlägerartig geformt und etwa 1 µm lang sind (Abb. **1.5**). Im Zytoplasma sind Vimentinfilamente vorhanden. Meist werden die Langerhans-Zellen immunfluoreszenzmikroskopisch dargestellt durch Antikörper gegen Vimentin, Zellmembranantigene unreifer T-Lymphozyten (CD1a), S 100 u. a. Mit den benachbarten Keratinozyten sind sie nicht durch Desmosomen verbunden.

Langerhans-Zellen

Sie kommen suprabasal in der Epidermis und in der äußeren Wurzelscheide des Haarfollikels vor.

Typisch sind **Birbeck-Granula** (Abb. **1.5**).

1.5 Schematische elektronenmikroskopische Darstellung der dendritischen epidermalen Zellen (Merkel-Zelle, Melanozyt, Langerhans-Zelle) und der Keratinozyten

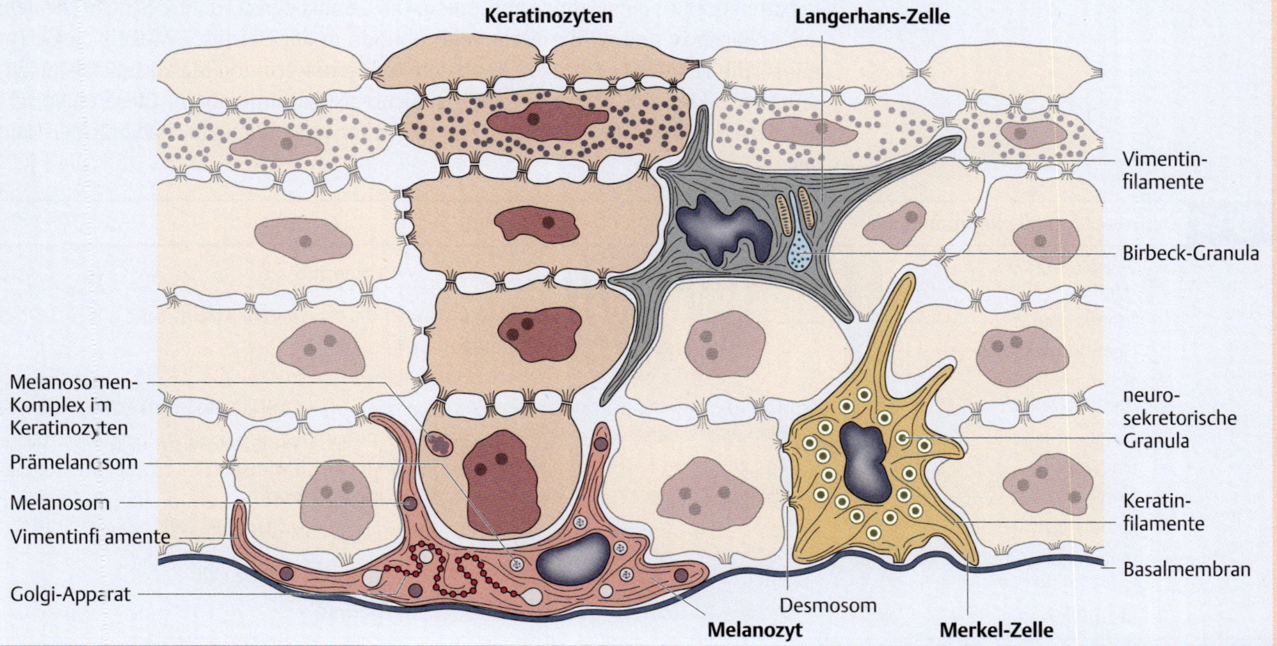

Langerhans-Zellen entstammen dem Knochenmark. Sie spielen eine wesentliche Rolle bei der Entstehung von allergischen Reaktionen (z. B. Typ IV-Allergie, allergisches Kontaktekzem).

Langerhans-Zellen entstehen aus Zellen der myeloischen Reihe, die vom Knochenmark unreif einwandern und sich erst in der Haut zu reifen Zellen differenzieren. Ihre wesentliche Funktion ist, T-Helferzellen zu aktivieren. Daher spielen sie bei der Entstehung von allergischen Reaktionen bei der Antigenpräsentation an das Immunsystem eine wesentliche Rolle (S. 28) (z. B. Typ IV-Allergie, allergisches Kontaktekzem).

Merkel-Zellen

Die Merkel-Zellen kommen in der Basalschicht der Epidermis und der äußeren Wurzelscheide vor (Abb. **1.5**).

Typisch für die Merkel-Zellen sind **neurosekretorische Granula**.

Teilweise besteht eine synapsenartige Assoziation mit einem Neuriten. Merkel-Zellen stellen wahrscheinlich eine heterogene Population neuroendokriner Zellen mit multiplen Funktionen dar.
Merkel-Zellen entstehen beim Fetus und beim Erwachsenen in der Epidermis.

Die Merkel-Zellen sind einzeln in der Basalschicht der Epidermis und der äußeren Wurzelscheide lokalisierte Zellen mit kurzen Dendriten (Abb. **1.5**). Ihre Dichte variiert zwischen 20 und 300/mm², besonders zahlreich sind sie in den Fingerbeeren und Zehenballen. Daneben sind sie gehäuft in den **Pinkus-Haarscheiben** (S. 26) vorhanden.
Charakteristisch sind ihre Granula mit elektronendichtem Zentrum (**neurosekretorische Granula**; Durchmesser 100 nm). Die Inhalte der spezifischen Granula sind variabel (Neuropeptide, z. B. Substanz P, Wachstumsfaktoren). Merkel-Zellen sind lichtmikroskopisch nicht erkennbar. Ihr Zytoskelett ist locker gebündelt aus Keratinfilamenten, die sich biochemisch völlig von den Keratinfilamenten der Keratinozyten unterscheiden. Vielmehr ähneln die Filamente denen von Drüsenepithelien. Dadurch sind sie immunhistochemisch mit Antikörpern gegen diese Keratine (Nr. 8, 18, 19, 20) lokalisierbar. Die Merkel-Zellen sind mit benachbarten Keratinozyten durch Desmosomen verbunden (Abb. **1.5**).
Nur ein Teil der einzelnen Merkel-Zellen ist mit einem Neuriten synapsenartig assoziiert, andere sind ohne Nervenassoziation. Wahrscheinlich stellen die Merkel-Zellen eine heterogene Population neuroendokriner Zellen mit multiplen Funktionen (u. a. Perzeption und parakrine Funktionen) dar.
Die Merkel-Zellen entstehen beim Fetus (ab der 8. SSW) in der Epidermis und erneuern sich aus epidermalen Stammzellen im Laufe des Lebens.

1.2.2 Dermoepidermale Junktionszone - Basalmembran der Epidermis

Die **Basalmembranen** kontrollieren als Grenzmembranen den Austausch von Zellen und Molekülen. Struktur siehe Abb. **1.6**.

Die **Basalmembranen** sind ubiquitäre extrazelluläre Matrixstrukturen, die unterschiedliche Gewebe trennen und den Austausch von Molekülen und Zellen zwischen verschiedenen Geweben kontrollieren. Daher spielen sie u. a. eine Rolle bei der Wundheilung und bei der Tumorinvasion und -metastasierung.
Die Basalmembran der Epidermis ist eine dünne Lamelle (Durchmesser 30–150 nm), die aus 2 Hauptschichten besteht: der **Lamina lucida** und der **Lamina densa** (Abb. **1.6**). Die Lamina lucida (äußere Schicht) wird von den Verankerungsfilamenten mit der Plasmamembran der basalen Keratinozyten verbunden und die Filamente haften dort an den Hemidesmosomen. Die Lamina densa (untere Schicht) besteht aus Kollagen IV und wird mittels Mikrofibrillen in der Dermis verankert. Beide Laminae, die Filamente, Fibrillen, dermalen Kollagenfasern und Matrixsubstanzen zusammen bilden die lichtmikroskopisch sichtbare Basalmembran. Diese entspricht der dermoepidermalen Junktionszone und trägt wesentlich zur Stabilität der Haut bei.

1.6 Dermoepidermale Junktionszone

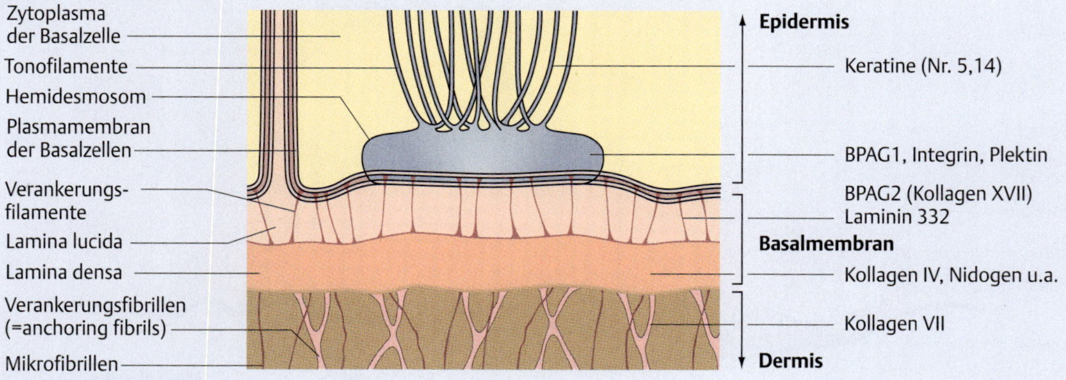

Unter pathologischen Bedingungen bilden sich im Bereich der Junktionszone subepidermale Spalten (Blasen). Elektronenmikroskopische Untersuchungen zeigen, dass die Abtrennung der Epidermis in mehreren Ebenen, nämlich in den Basalzellen, innerhalb der Laminae oder in der oberen Dermis erfolgen kann. In allen Fällen sind es lichtmikroskopisch subepidermale Blasen. Die Unterteilung der Dermatosen mit subepidermaler Blasenbildung erfolgt nach der exakten Lokalisation der Trennebene innerhalb der Junktionszone (siehe Abb. **28.2**).

Die **Blasenbildung** in der Junktionszone ist meist autoimmunologisch oder genetisch bedingt, wobei die biochemischen Hauptkomponenten, die bullösen Pemphigoid-Antigene (BP230 und BP180), Plektin, Laminine, Integrine und Kollagen VII als Antigene (S. 409) wirken bzw. durch Genmutationen (S. 469) gestört sind.

In der dermoepidermalen Junktionszone erfolgt die subepidermale Blasenbildung.

Die **Blasenbildung** wird durch Antikörper gegen die Hauptkomponenten oder durch deren Genmutationen bedingt.

1.2.3 Haarfollikel

▸ Definition. Als Haarfollikel bezeichnet man das Haar selbst zusammen mit seiner Haarwurzel (Bulbus), der Talgdrüse und dem M. arrector pili.

Die Haare haben beim Menschen keine wesentliche biologische Funktion, dennoch spielen sie aus ästhetischen Gründen eine wichtige Rolle.

Entwicklung: Schon um die 12. Schwangerschaftswoche sprossen Epidermiszapfen in die Dermis ein. An ihrer Spitze verdichtet sich das Mesenchym der Dermis zur Haarpapille. Wie eine Glocke umhüllt der Epidermiszapfen schließlich die Papille, die als gefäß- und nervenführendes Organ der Ernährung dient. Beide zusammen werden **Bulbus** genannt, der somit epitheliale und mesenchymale Anteile vereint. Das die Papille umgebende Epithel ist die Haarmatrix, die das Haar bildet. Bereits ab der 20. Schwangerschaftswoche sind im Follikel Lanugohaare enthalten. **Nach der Geburt entstehen keine neuen Follikel mehr.**

Haartypen: Die fetalen **Lanugohaare** fallen vor der Geburt aus und werden durch **Vellushaare**, die pigmentarm und marklos sind, ersetzt. Erst in der Pubertät entsteht unter hormonellem Einfluss das **Terminalhaar** im Bereich des Caput, des Bartes, der Axillen, der Genitalregion, an den Brauen und Wimpern sowie weniger dicht an den Extremitäten und am Stamm. Terminalhaare sind dicker und markhaltig.

Aufbau des Haarfollikels: Der Follikel besteht aus:
- Haarschaft (aus der Hautoberfläche herausragendes Haar)
- Bulbus (Haarwurzel)
- Haarwurzelscheiden mit Wulst, meist „bulge“ genannt (Abb. **1.7**)

Der **Haarschaft** ist konzentrisch aufgebaut. Zentral findet sich das Mark (Medulla), das aus avitalen, großen, polygonalen Zellen besteht (bei Vellus- und dünnen Haa-

1.2.3 Haarfollikel

▸ Definition.

Entwicklung: Die Haarfollikel entwickeln sich im Fetalstadium aus Epidermiszapfen, die in die Dermis einsprossen, und aus mesenchymalen Verdichtungen, die die dermale Haarpapille ergeben. **Nach der Geburt entstehen keine neuen Haarfollikel mehr.**

Haartypen: Man unterscheidet:
- fetales Lanugohaar
- Vellushaar
- Terminalhaar

Aufbau des Haarfollikels: Der Follikel besteht aus:
- Haarschaft
- Bulbus (Haarwurzel)
- Wurzelscheiden (Abb. **1.7**)

1.7 Haarfollikel, ekkrine Schweißdrüse (links) und Gefäßplexus (rechts)

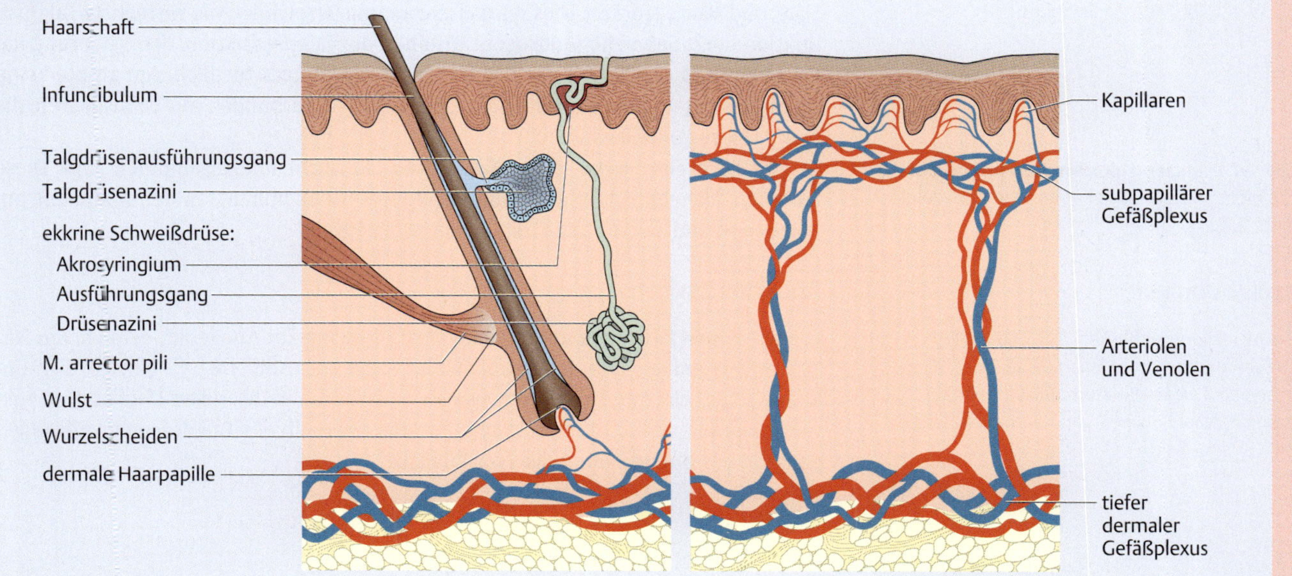

ren fehlt es). Es wird von der verhornten Haarrinde (Kortex) umgeben. Deren längsorientierte spindelige Zellen sind angefüllt mit massenhaft gebündelten Keratinfilamenten (Haarkeratine), die sich chemisch von den epidermalen Keratinen unterscheiden, sowie mit amorpher Matrix. Daneben beinhalten sie Melanosomen (s. o.). Bedeckt wird die Haarrinde vom Oberhäutchen (Kutikula), das aus flachen Hornzellen besteht, die eine dachziegelartige Anordnung zeigen. Der Haarschaft stellt somit totes differenziertes Gewebe dar. Der **Bulbus** (**Haarwurzel**; Abb. **1.7**) besteht einerseits aus der mesenchymalen, ganz an der Basis lokalisierten dermalen Haarpapille (Abb. **1.7**) und andererseits aus der Haarmatrix, deren Zellen klein, kuboid und wenig differenziert sind. Sie umgeben die Haarpapille.

Die **Matrixzellen** des unteren Bulbus (um die dermale Haarpapille) sind das germinative Epithel. Sie teilen sich ca. 2-mal pro Tag. Daraus differenzieren sich der Haarschaft und die Wurzelscheiden.

Diese Zellen teilen sich etwa 2-mal pro Tag (deshalb Haarausfall bei Chemotherapie!). Sie sind das germinative Epithel. Daraus differenzieren sich zentral der Haarschaft (s. o.) und seitlich die innere und äußere **Wurzelscheide**, die den Haarschaft umgeben. Die innere Wurzelscheide verhornt früh und bröckelt in Höhe der Talgdrüsenmündung ab.

Die **äußere Wurzelscheide** besteht aus 2–6 Schichten plattenepithelialer Zellen. Sie geht kontinuierlich in die Epidermis über und wird wie diese von der Basalmembran umgeben (Abb. **1.7**). Der Ansatz des M. arrector pili an die äußere Wurzelscheide ist der **Bulge** (**Wulst**). Dieser ist sehr wichtig, da sich dort die epithelialen und melanozytären Stammzellen des Haarfollikels befinden. In den Follikel mündet eine Talgdrüse und genital und axillär auch eine apokrine Drüse. In der Haarmatrix befinden sich auch die Melanozyten, die ihre Melanosomen an die Zellen des Haarschaftes abgeben, die dem Haar die Farbe geben.

1.2.4 Drüsen der Haut

Es gibt **Talg-** und **apokrine Drüsen** (mit dem Haarfollikel verbunden) sowie **ekkrine Schweißdrüsen**.

In der Haut kommen die bereits erwähnten, mit dem Haarfollikel verbundenen **Talg-** und **apokrinen Drüsen** vor, die im 4. Schwangerschaftsmonat als Ausstülpung des Haarfollikels entstehen. Die **ekkrinen Schweißdrüsen** ohne Beziehung zum Haarfollikel entstehen im 3. Schwangerschaftsmonat durch Epidermisausstülpung besonders zahlreich an Palmae und Plantae.

Talgdrüsen

Sie sezernieren **holokrin** ein Gemisch aus Triglyzeriden, Wachsestern und Squalen in den Haarfollikelkanal. Die verminderte Talgproduktion wird als **Sebostase**, die vermehrte als **Seborrhö** bezeichnet.
Sie kommen am gesamten Integument vor.

Talgdrüsen sind lobulär aufgebaute Drüsen ohne Lumen, die in den Haarfollikelkanal einmünden und **holokrin** sezernieren. Am aktivsten und größten sind sie im Gesicht und am oberen Thorax. Die durch Zellteilung aus den randständigen Basalzellen entstandenen Tochterzellen wandern innerhalb von 2 Wochen zum Talgdrüsenausführungsgang. Dabei wird ihr Zytoplasma zunehmend mit Lipidtröpfchen ausgefüllt, ihr Volumen nimmt zu, während ihre Organellen untergehen. Anschließend platzt die Zelle unter Freisetzung des Talges. Der Talg ist ein gelbliches, dünnflüssiges Gemisch aus Triglyzeriden, Wachsestern und Squalen. Er dient der Einfettung der Hautoberfläche und der Haare. Bei verminderter Talgproduktion werden Haut und Haare trocken. Dies wird als **Sebostase** bezeichnet, die vermehrte Talgproduktion heißt **Seborrhö**. Androgene erhöhen die Talgproduktion, die Ernährung hat kaum Einfluss. Die Größe der Talgdrüsen ist sehr unterschiedlich. Am größten sind sie im Gesicht und am oberen Thorax. Dort sind sie verbunden mit Vellushaaren, die man Talgdrüsenfollikel nennt.

Die Verteilung von **ektopischen Talgdrüsen**, die nicht an Haarfollikel gebunden sind, zeigt Abb. **1.8**.

Es gibt auch **ektopische** (freie) **Talgdrüsen**, die nicht follikelgebunden sind. Diese kommen vornehmlich in der Mund- und Lippenschleimhaut, an den Mamillen, am Präputium und an den Labia minora vor (Abb. **1.8**).

Apokrine Drüsen

Zur Verteilung siehe Abb. **1.8**. Die apokrinen Drüsen gehören zum Haarfollikel. Beim Menschen sind sie beschränkt auf Anogenitalbereich, Nabel, Axillen und Perimamillarregion.

Die **apokrinen** Drüsen kommen beim Menschen nur im Anogenitalbereich, am Nabel, in den Axillen und der Perimamillarregion vor (Abb. **1.8**). Es handelt sich um knäuelartig geformte Drüsen mit weiten Endstücken in der tiefen Dermis. Der Ausführungsgang verläuft gestreckt und mündet oberhalb des Talgdrüsenausführungsgangs in das Infundibulum des Haarfollikels.

1.8 Verteilung der ektopischen Talgdrüsen und der apokrinen Drüsen

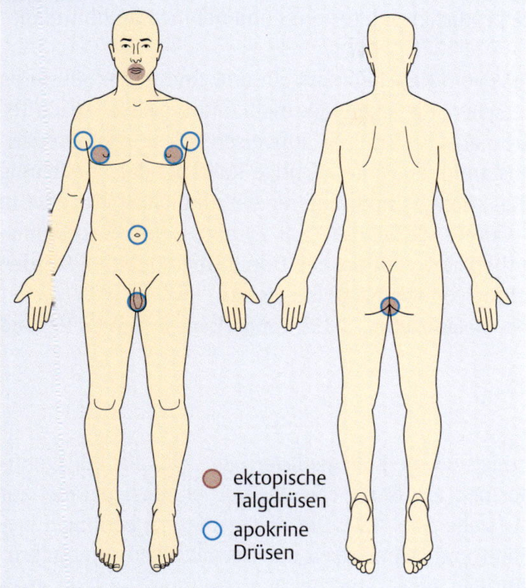

1.8

Sie sezernieren ein visköses Sekret, vornehmlich Fette. Das Sekret ist damit kein Schweiß, weshalb die Bezeichnung apokrine Drüse zu bevorzugen ist. Die Sekretion ist hormonell abhängig, beginnt erst in der Pubertät und ist im Alter eingeschränkt. Das Sekret ist geruchlos. Der typische „apokrine Schweißgeruch", z. B. der Axillen, entsteht erst durch Zersetzung des Sekretes durch Bakterien an der Hautoberfläche. Die Funktion der apokrinen Drüsen beim Menschen ist unbekannt. Bei Tieren spielen sie eine Rolle beim Sexualverhalten.

Sie sezernieren ein visköses Sekret in das Infundibulum des Haarfollikels. Das Sekret ist geruchlos. Der typische „apokrine Schweißgeruch" entsteht erst durch bakterielle Zersetzung an der Hautoberfläche.

Ekkrine Schweißdrüsen

Die **ekkrinen** Schweißdrüsen entstehen um die 12. Schwangerschaftswoche aus Epidermisknospen isoliert ohne Beziehung zu Haarfollikeln. Sie kommen am gesamten Integument vor, besonders zahlreich in der Leistenhaut der Palmae und Plantae (ca. 500/cm²). Ihre Gesamtzahl wird auf etwa 2 Millionen geschätzt. Es sind Drüsen mit stark geknäuelten Endstücken aus sekretorischen und myoepithelialen Zellen in der tiefen Dermis, einem gestreckten dermalen Ausführungsgang und einem spiralig gewundenen intraepidermalen Ausführungsgang, der Akrosyringium genannt wird (siehe Abb. **1.7**). An Palmae und Plantae sind die Mündungen auf dem Grat der Leisten mit der Lupe erkennbar.

Der Schweiß ist eine wässrige, hypotone, leicht saure Natriumchloridlösung, die auch Proteine u. a. enthält. Die Regulation erfolgt durch periphere efferente Nerven, deren Transmitter Acetylcholin ist. Es werden 5 l und mehr am Tag produziert. Die Funktionen der Schweißdrüsen liegen in der Thermoregulation durch Erzeugung von Verdunstungskälte an der Hautoberfläche und in der Hydratation des Stratum corneum. Daneben führen auch emotionale Reize zur Schweißproduktion.

Ekkrine Schweißdrüsen

Sie kommen am gesamten Integument vor, besonders zahlreich an Palmae und Plantae.

Ekkrine Schweißdrüsen sezernieren den Schweiß, eine wässrige Natriumchloridlösung mit Proteinen und dienen der Thermoregulation.

1.2.5 Dermis

Die Dermis ist das unter der Epidermis gelegene Bindegewebe (Abb. **1.2**), das sich in die Tiefe bis zum subkutanen Fett erstreckt. Die Dicke der Dermis (2–6 mm) ist sehr variabel in Abhängigkeit von der Lokalisation. Ihre **Hauptkomponenten** sind Zellen, Bindegewebsfasern und extrazelluläre Matrix (gelartige Grundsubstanz).

1.2.5 Dermis

Die Dermis ist das Bindegewebe unter der Epidermis (Abb. **1.2**). Ihre **Hauptkomponenten** sind:

Dermale Zellen

Die dominierenden Zellen sind die **Fibroblasten**. Es sind spindelförmige Zellen mit langen Fortsätzen, die ein Netz bilden. Sie synthetisieren alle Fasern und die extrazelluläre Matrix.

Zahlreich sind auch die **Histiozyten**, deren Vorläufer, die Monozyten, wandern vom Knochenmark über die Blutbahn ein und differenzieren in der Dermis. Die aktive

Dermale Zellen

Fibroblasten: Sie synthetisieren Fasern und amorphe Matrix.

Histiozyten (aktiv: Makrophagen): Sie phagozytieren und sind immunologisch aktiv.

phagozytierende Form des Histiozyten wird **Makrophage** genannt. Sie phagozytieren und speichern abgestorbene Zellen, anfallende Abbaustoffe wie Melanin, Fette, Proteine und auch Antigene. Sie produzieren Interferon und nehmen an immunologischen Reaktionen teil.

Mastzellen: Sie vermitteln allergische und entzündliche Reaktionen. Sie enthalten in ihren Granula u. a. Histamin, Heparin und Serotonin.

Die **Mastzellen** wandern ebenfalls vom Knochenmark ein und sind in der gesamten Dermis verstreut. Es sind große Zellen, die lange Mikrovilli und typische – nach Toluidin-Blau-Färbung – metachromatische Granula aufweisen. Diese charakteristischen Granula enthalten v. a. Histamin, das eine wichtige Rolle bei der Entstehung allergischer (besonders Typ-I-Reaktionen) und anderer entzündlicher Prozesse in der Dermis spielt. Dazu tragen weitere Mediatoren (z. B. Zytokine) und Wachstumsfaktoren, die von Mastzellen sythetisiert werden, bei. Durch Degranulation werden diese Mediatoren z. B. nach Bindung von IgE (S. 38) freigesetzt.

In der Dermis kommen auch wenige **Melanozyten**, **Langerhans-Zellen** und **Lymphozyten** vor.

Daneben kommen in der Dermis **Melanozyten** (S. 19), **Langerhans-Zellen** (S. 19) und **Lymphozyten** vor.

Dermale Fasern

Die wichtigsten Fasern sind die **Kollagenfasern**. Sie bedingen die mechanische Stabilität und Dehnbarkeit der Dermis. Typ-I-Kollagen ist mengenmäßig das Hauptstrukturprotein (siehe Abb. **1.7**).

Die wichtigsten Fasern der Dermis sind die **Kollagenfasern**, die sich aus Kollagenfibrillen zusammensetzen. Sie formen ein Netzwerk, das vornehmlich parallel zur Hautoberfläche ausgerichtet ist (siehe Abb. **1.7**). Die Kollagenfasern bedingen wesentlich die mechanische Stabilität und Dehnbarkeit der Dermis. Elektronenmikroskopisch zeigen die Kollagenfibrillen eine typische Querstreifung (Periode etwa 70 nm). Biochemisch bestehen sie aus **Typ-I-Kollagen**, dem wichtigsten Strukturprotein des Bindegewebes überhaupt. Die Synthese verläuft bis zum Prokollagen intrazellulär in den Fibroblasten. Im Extrazellularraum entsteht nach enzymatischer Abspaltung das Kollagen, das dann zu Fibrillen vernetzt wird. Die Fibrillen wiederum aggregieren zu den Kollagenfasern.

Die Kollagene verschiedener Bindegewebsformen wie Dermis, Knochen und Knorpel sind biochemisch nicht identisch. Ihre Prokollagenmoleküle sind aus unterschiedlichen Polypeptidketten aufgebaut. Es sind mindestens 28 Kollagene bekannt (Typ-I–XXVIII-Kollagen). In der **Dermis** herrscht Typ-I-Kollagen vor.

Sehr zarte Kollagenfasern um die Hautanhangsgebilde und die Basalmembran bestehen aus **Typ-III-Kollagen**.

Daneben kommen sehr zarte Fasern vor, die die Hautanhangsgebilde sowie die Basalmembran umgeben. Das sind ebenfalls Kollagenfasern, aufgebaut aus **Typ-III-Kollagen** (früher wurden sie Retikulumfasern oder, wegen ihrer Auffärbbarkeit durch Silber, auch argyrophile Fasern genannt).

Verankerungsfibrillen verankern die Epidermis in der Dermis (siehe Abb. **1.6**).

Die **Verankerungsfibrillen** („anchoring fibrils") bestehen aus **Typ-VII-Kollagen**. Sie ziehen von der Lamina densa der Basalmembran zu den Kollagenfasern in der obersten Dermis. Ihre Hauptfunktion ist die Verankerung der Epidermis an die Dermis (siehe Abb. **1.6**).

Sowohl die Kollagenbiosynthese als auch der Kollagenabbau sind durch Enzyme, besonders die Matrix-Metalloproteinasen (u. a. Kollagenasen, Gelatinase) komplex reguliert. Störungen in diesem komplexen Prozeß bestehen z. B. bei den Kollagenosen (S. 213). Mutationen in den Kollagen-Genen führen wegen der Verbreitung des Kollagens zu Systemerkrankungen.

Die **elastischen Fasern** aus Elastin und Fibrillin sind für die Festigkeit und Elastizität der Dermis verantwortlich. Ihre Reduktion ab dem 30. Lebensjahr bedingt die schlaffere Altershaut mit.

Die **elastischen Fasern** sind neben den Kollagenfasern, mit denen sie verbunden sind, die wichtigsten Fasern. Sie sind in der gesamten Dermis verteilt. Subepidermal bilden sie ein feines Netz, den Elastikaplexus, in der tieferen Dermis hingegen bilden sie gewellt verlaufende Bänder. Elastische Fasern sind besonders zahlreich im Gesicht und im Nacken. Mit speziellen Färbungen (Orcein, Resorcin-Fuchsin) sind sie lichtmikroskopisch erkennbar. Ultrastrukturell setzen sie sich aus 2 Komponenten zusammen: einem amorphen Anteil (vorherrschendes Protein: Elastin) und fibrillären Strukturen (aus Fibrillinen).

Die elastischen Fasern sind für die Elastizität der Dermis wesentlich. Enzyme (u. a. Elastasen) bauen die elastischen Fasern um. Ab dem 30. Lebensjahr werden sie reduziert, was die schlaffe Altershaut mitbedingt.

Dermale Matrix

▸ Definition.

▸ Definition. Die Zellen und Fasern sind eingebettet in eine gelartige Matrix, die sich aus den Makromolekülen Proteoglykanen, Glykosaminoglykanen und Glykoproteinen zusammensetzt. Diese werden in den Fibroblasten und Keratinozyten synthetisiert.

Wichtig sind die Glykosaminoglykane Hyaluronsäure und Dermatansulfat, die viel Wasser binden und mit den anderen Makromolekülen interagieren. Sie tragen wesentlich zum Turgor, der Elastizität und Kontur der Dermis bei. Die Biosynthese der Matrix erfolgt in den Fibroblasten und Keratinozyten.

Histologischer Aufbau: Die beschriebenen Fasern und Zellen der Dermis sind in 2 Schichten angeordnet:

- Das oberflächliche schmale **Stratum papillare** erstreckt sich in die Räume zwischen den epidermalen Reteleisten (siehe Abb. **1.2**). Es überwiegen Matrix, Zellen und Kapillaren (s. u.), die Fasern treten in den Hintergrund. Lediglich feine elastische Fasern bilden einen papillären Elastikaplexus. Die Verankerungsfibrillen (u. a. Laminine) ziehen in die Basalmembran.
- Das breite **Stratum reticulare** ist vollgepackt mit kräftigen Kollagenfaserbündeln und elastischen Fasern, die in dicken, gewellten Bändern angeordnet sind. Zellen und Blutgefäße sind rar. Im tiefen Stratum reticulare entspringen die Haarfollikel und die Schweißdrüsen, deren Ausführungsgänge die Dermis durchziehen.

Darunter schließt sich die Subkutis, das **Unterhautfettgewebe** an, das in Lobuli strukturiert ist.

Histologischer Aufbau: Die Dermis besteht aus 2 Schichten:

- **Stratum papillare**
- **Stratum reticulare**

Darunter liegt das **Unterhautfettgewebe**.

Blutgefäße und Nerven

Die Dermis enthält ein ausgedehntes System von **Blutgefäßen**. Es sind 2 parallel zur Hautoberfläche gelegene Plexus zu unterscheiden: ein **tiefer dermaler** und ein **oberflächlicher subpapillärer Plexus**. Der tiefe dermale Plexus besteht aus kleinen bis mittelgroßen Arterien und Venen und verläuft an der Grenze zur Subkutis. Er gibt viele zur Oberfläche verlaufende Arteriolen ab (Abb. **1.7**). Diese Arteriolen versorgen den subpapillären Plexus, aus dem in jede Dermispapille und Haarwurzel Schlingen ziehen. Zusätzlich kommen in der Dermis, vermehrt im Bereich der Akren, noch arteriovenöse Anastomosen vor, die eine Umgehung der Kapillaren ermöglichen. Damit kann der Blutdurchfluss reguliert werden, was sehr wichtig ist zur Temperatur- und Blutdruckregulation des Körpers. Die Blutgefäße versorgen neben der Dermis auch die gefäßlose Epidermis.

In der Epidermis und Dermis kommen weit verzweigt sensible und vegetative **Nerven** vor. Die Zellkörper der sensiblen Nerven sind in den dorsalen Spinalganglien lokalisiert. Sie dienen der Reizaufnahme der Haut und der Reizweiterleitung (S. 26). Vegetative Nerven versorgen die Haare, Gefäße und Drüsen der Haut.

Blutgefäße und Nerven

Es gibt 2 **Gefäßplexus** in der Dermis, einer ist **tief** (an der Grenze zur Subkutis) und der andere **oberflächlich** (subpapillär) gelegen (Abb. **1.7**). Die Gefäßplexus dienen der metabolischen Versorgung der Haut und der Temperatur- und Blutdruckregulation des Körpers.

In der Haut kommen sensible und vegetative **Nerven** vor.

1.3 Funktionen der Haut

1.3.1 Schutzfunktion

Die Haut bietet einen ausgezeichneten Schutz vor **mechanischen** Einwirkungen, da sie sehr elastisch und verformbar ist, zugleich aber auch eine große Zug- und Reißfestigkeit aufweist.

Durch den speziellen Aufbau der oberen Epidermis (Stratum granulosum und Stratum corneum) mit Transformation der Zellen in Schuppen, den dichten Zellverbindungen (Tight Junctions [S. 17]) und dem Fettgehalt (S. 18), stellt sie eine **Barriere** dar, die Eindringen und Abgabe von Wasser, Chemikalien und Pathogenen kontrolliert. Insbesondere für Wasser und wasserlösliche Substanzen ist die Haut fast undurchlässig, hingegen stark durchlässig für fettlösliche Substanzen. Hinzu kommt der saure pH der Hautoberfläche (pH 5,7), was eine enorme Pufferkapazität und Keimreduktion bewirkt.

Dadurch ist die Epidermis eine Barriere gegen **Austrocknung**. Bei einem Menschen ohne Epidermis errechnet man eine Wasserverdunstung von 20 l pro Tag. Deshalb ist bereits bei relativ kleinflächigen Hautläsionen eine Flüssigkeitssubstitution nötig.

Auch gegenüber **Strahleneinwirkungen** bietet die Haut Schutz (S. 84). Sie reflektiert einen Teil der Strahlen. Der Rest wird absorbiert und verursacht fotochemische Reaktionen, gegen die Schutzmechanismen bestehen. Das sind die Melaninsynthese, Reparatur der lichtbedingten DNA-Schäden, die Akanthose und Hyperkeratose der Epidermis (Lichtschwiele).

Die individuell sehr unterschiedliche Hautreaktion auf Sonnenlicht wird durch den **Hauttyp des Menschen** (Typ I–VI) bestimmt (siehe Tab. **37.1**).

1.3 Funktionen der Haut

1.3.1 Schutzfunktion

Die Haut bietet eine **mechanische** Schutzfunktion (S. 18) und eine Barriere gegen **Austrocknung**, **Hitze-** und **Lichteinwirkung**.

Der **Hauttyp des Menschen** wird durch die Pigmentierung bestimmt.

1.3.2 Austauschfunktion

Die wichtigste Austauschfunktion der Haut ist die **Wärmeabgabe** an die Umgebung. Dies geschieht durch Schweißbildung und Wasserabgabe.

Die **Wärmeabgabe** an die Umgebung, um die Körpertemperatur aufrechtzuerhalten, ist die wichtigste Austauschfunktion der Haut. Dabei ist der Wärmeabstrom durch Verdunstung von Schweiß (glanduläre, sensible Wasserabgabe) und von Wasser, das durch die Hautoberfläche diffundiert (insensible Wasserabgabe), bei Weitem am wichtigsten. Hierbei spielt die wechselnde Durchblutung eine wichtige Rolle. Die Strahlung kann bei sehr kalten Lufttemperaturen und Sonnenbestrahlung auch umgekehrt in das Körperinnere gerichtet sein.

Der Austausch von Gasen, Schlacken oder Nahrungsstoffen spielt beim Menschen keine Rolle mehr. Eine Bedeutung hat lediglich die perkutane Resorption großflächig aufgetragener Substanzen, die fettlöslich sind. Die Resorption kann über die Epidermis, die Haarfollikel oder über die Schweißdrüsen erfolgen (z. B. Pharmaka, Allergene). Wasserlösliche Substanzen (wie z. B. Zucker oder Elektrolyte) werden dagegen kaum resorbiert, siehe Kapitel Keratinozyten: Barrierefunktion (S. 17).

1.3.3 Reizaufnahme

Die Haut kann Tast-, Temperatur-, Vibrations- und Schmerzempfindungen vermitteln.

Der **Tast-**, **Vibrations-** und **Drucksinn** werden durch spezialisierte Endkörperchen vermittelt: Pinkus-Haarscheiben, Meissner-Tastkörperchen, Pacini- und Ruffini-Körperchen.

Die Haut ist in der Lage, verschiedene Empfindungen durch sensible Nerven (C- und A-Fasern) wahrzunehmen und weiterzuleiten. Sie nimmt Tast-, Temperatur-, Vibrations- und Druckreize wie auch Schmerzen und Jucken mittels spezieller Organe (Endkörperchen) und freier Nervenendigungen in der Dermis und Epidermis wahr.

Der Rezeption der Tast-, Vibrations- und Druckreize dienen unterschiedlich strukturierte und spezialisierte Endkörperchen, die ein unterschiedliches Zeitverhalten der Reizwahrnehmung (sehr rasch, rasch, langsam adaptierend) aufweisen und in der Dermis und Epidermis lokalisiert sind. Das sind:

Die **Pinkus-Haarscheiben** (Abb. **1.9**) bestehen aus einem prominenten Haarfollikel und angrenzender breiter Epidermis mit einer Ansammlung von Merkel-Zellen (S. 20, Abb. **1.5**), die synapsenartig mit Nerven assoziiert sind. Die Haarscheiben dienen als langsam adaptierende Mechanorezeptoren und sind im gesamten behaarten Integument disseminiert.

1.9

1.9 Pinkus-Haarscheibe

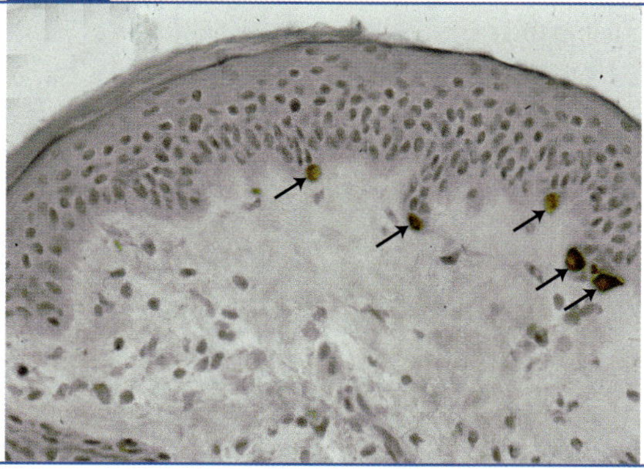

Darstellung einer Pinkus-Tastscheibe mit verdickter Epidermis. Die Merkel-Zellen sind in den Pinkus-Tastscheiben angereichert (hier angefärbt mit Keratin 20, siehe Pfeile) und mit Nerven assoziiert.

Die **Meissner-Tastkörperchen** sind ebenfalls Mechanorezeptoren. Sie finden sich häufig in der oberen Dermis der Palmae und Plantae.

Die **Pacini-Körperchen**, die an Palmae und Plantae dicht in der tiefen Dermis liegen, nehmen bevorzugt Vibrationen auf.

Die **Ruffini-Körperchen** kommen in der gesamten Dermis vor und nehmen bevorzugt Drücke wahr.

Die **Temperaturrezeption** erfolgt durch freie Nervenendigungen. Es existieren Kälte- und Wärmerezeptoren.

Der **Schmerzsinn** ist die Wahrnehmung aller auf den Körper einwirkenden Noxen (Nozizeptoren) durch chemische, mechanische oder thermische Reize.

Die **Temperaturrezeption** erfolgt durch freie Nervenendigungen (meist C-Fasern) in der Epidermis und Dermis getrennt für Kälte und Wärme.

Der **Schmerzsinn** ist die Wahrnehmung aller auf den Körper einwirkenden Noxen – chemische, mechanische und thermische – mittels freier Nervenendigungen. Alle diese Reize führen zu Schmerzen. Ein Charakteristikum der Nozizeptoren ist ihre geringe Adaptation, was ihrer Aufgabe, dem Schutz des Körpers vor Schädigung, entspricht.

Juckreiz (Pruritus) ist definiert als eine unangenehme Sinneswahrnehmung, die mit dem Wunsch nach mechanischer Reizantwort, Kratzen oder Scheuern beantwortet wird. Dies dient physiologisch dazu, Noxen, die einen **akuten Juckreiz** auslösen, von der Hautoberfläche zu entfernen. Davon zu unterscheiden ist der **chronische Pruritus**, der mehr als 6 Monate besteht und bei vielen Dermatosen und systemischen Erkrankungen vorkommt. Spezielle freie Nervenendigungen markloser C-Fasern im Papillarkörper und in der Epidermis sind die Rezeptoren, die durch eine Vielzahl von Mediatoren stimuliert werden und dadurch Juckreiz generieren. Mediatoren sind u. a. Histamin, Serotonin, Prostaglandine, Substanz P, Zytokine und Opioide. Diese Vielfalt verdeutlicht, weshalb die Therapie des Juckreizes mit Antihistaminika so oft versagt. Der Pruritusreiz wird durch das Rückenmark weitergeleitet in den sensomotorischen Hirnrindenbereich, der juckreizspezifisch ist. Diese juckreizspezifische Entstehung und Weiterleitung differenzieren Pruritus vom Schmerz als eine spezielle Reizform.

Juckreiz (Pruritus) ist kein geringer Schmerz. Er ist ein spezieller Reiz, der mit Kratzen oder Scheuern beantwortet wird.
Spezielle Rezeptoren werden durch verschiedene Mediatoren angeregt, die Juckreiz generieren.

Daneben ist die Haut versorgt von **autonomen efferenten Nerven**, die die Blutgefäße und die Mm. arrectores pili versorgen.

Efferente Nerven versorgen die Blutgefäße und die Mm. arrectores pili.

1.3.4 Hautfunktionstests

Klinisch kann die Barrierefunktion mit der Messung des **transepidermalen Wasserverlustes** (transepidermal water loss, **TEWL**) untersucht werden. Sind die Werte erhöht, so ist die Barrierefunktion vermindert, was ein erleichtertes Eindringen von chemischen Noxen anzeigt. Eine erhöhte Ekzemneigung sowie Kontaktsensibilisierungen sind die Folgen.
Die **Korneometrie**, Vermessung der Korneozyten, erfasst die Hydratisierung des Stratum corneum.
Die Hautfarbe lässt sich mit Hilfe von **Photometern** qualitativ und quantitativ analysieren, wodurch der Hauttyp und die Erythemintensität objektiviert werden.

1.3.4 Hautfunktionstests

Die **Messung des transepidermalen Wasserverlustes (TEWL)**, die **Korneometrie** und **photometrische Messungen** sind wichtige Hautfunktionstests.

2 Die Körperabwehr

J. Kleemann; vormals beteiligt: Ch. Bayerl, M. Meissner**

2.1 Einführung

*J. Kleemann; vormals beteiligt: Ch. Bayerl**

Das Wissen über die immunologischen Funktionen unserer Haut ist eine essenzielle Voraussetzung um dermatologische Erkrankungen und Therapien verstehen und erlernen zu können. An unserer Haut findet ein komplexer Dialog statt, an dem **zelluläre Bestandteile** (z. B. Lymphozyten, Keratinozyten, dendritische Zellen), **humorale, in Körperflüssigkeiten gelöste Anteile** (z. B. Komplementfaktoren, Antikörper) und die zahlreichen Mikroorganismen an der Hautoberfläche beteiligt sind. Die Haut ist ein wichtiges Organ der Körperabwehr bzw. der Toleranz, die vom Immunsystem vermittelt wird.

Man unterscheidet:
- das **angeborene** (unspezifische oder natürliche) **Immunsystem** und
- das **erworbene** (spezifische oder adaptive) **Immunsystem.**

Die angeborene, „unspezifische" Abwehr startet rasch („Kurzstreckenläufer"), während die erworbene, spezifische Abwehr langsam startet („Langstreckenläufer"), um Fremdsubstanzen oder Erreger zu vernichten.

> **2.1 Einführung**
>
> Die Haut ist ein Organ der vom Immunsystem vermittelten Körperabwehr.
> Man unterscheidet:
> - das **angeborene**, rasch reagierende Immunsystem und
> - das **erworbene**, verzögert reagierende Immunsystem.
>
> Das angeborene wie das erworbene Immunsystem haben **humorale Anteile** (z. B. Antikörper) und **zelluläre Anteile** (z. B. B- und T-Lymphozyten).

2.2 Angeborenes Immunsystem

*J. Kleemann; vormals beteiligt: Ch. Bayerl**

Diese entwicklungsgeschichtlich bereits früh angelegten Abwehrmaßnahmen richten sich zunächst gegen eindringende Erreger, z. B. Mikroorganismen, Viren und bakterielle Toxine.

Zum natürlichen Immunsystem zählen:
- die physikochemische Barriere (S. 25) der **Haut** und **Schleimhaut**,
- das **Komplementsystem** und
- die verschiedenen **Zellen** und **Mediatoren** (Granulozyten, Monozyten, Makrophagen, natürliche Killerzellen, antimikrobielle Enzymsysteme und unspezifische Mediatoren u. a.).

> **2.2 Angeborenes Immunsystem**
>
> Das angeborene Immunsystem richtet sich zunächst gegen eindringende Erreger.
> Zum ihm gehören:
> - physikochemische Barriere (S. 25) von **Haut** und **Schleimhaut**
> - Komplementsystem
> - verschiedene Zellen und Mediatoren

2.2.1 Struktur und Eigenschaft der Hautbarriere

Die intakte Epidermis stellt eine **mechanische Barriere** dar. Das Stratum corneum (S. 16) ist die äußere Grenzschicht und **reguliert den Wasserhaushalt** des Körpers, indem es vor transepidermalem Wasserverlust schützt. Es besteht aus 2 Komponenten, den hydrophilen Hornzellen und der lipophilen Interzellularsubstanz (Ceramide, freie Fettsäuren, Sterole; **„Ziegelstein-Mörtel"-Modell** [S. 16]).

Die Säureproduktion der Haut sorgt für einen **sauren pH-Wert** der Hautoberfläche, der physiologisch in einem Bereich zwischen 4.0–5.5 liegt.

Zusätzlich wird die Hautbarriere durch **Enzyme**, wie beispielsweise das im Schweiß und der Tränenflüssigkeit enthaltene Lysozym, oder verschiedene **antimikrobielle Peptide** (z. B. Defensine oder Cathelicidine) geschützt. Die Wirkung der meisten antimikrobiellen Peptide beruht auf einer Permeabilisierung der Zellwände von Bakterien (Porenbildung). Die Schleimhaut schützt sich durch Speichel und die Schleimhautflüssigkeiten, die verschiedene Enzyme, Immunglobulin A und Komplement enthalten.

> **2.2.1 Struktur und Eigenschaft der Hautbarriere**
>
> Eine intakte Epidermis, Fettsäuren, Lysozym, Defensine und Cathelicidine sowie Speichel und Schleimhautflüssigkeiten schützen die Haut- und Schleimhautoberfläche vor Bakterien, Pilzen und Fremdpartikeln.

2.2.2 Komplementsystem

Ende des 19. Jahrhunderts bemerkten Forscher um Jules Bordet, dass Bakterien in frischem Serum nach einiger Zeit absterben. Zwei Serumbestandteile waren verantwortlich: erstens Immunglobuline, die hitzestabil waren, und zweitens Bestandteile, die bei Erhitzung auf 56 °C ihre Wirkung verloren. Diese **hitzelabilen Faktoren** schienen die hitzestabile antikörpervermittelte Immunreaktion **zu komplementieren**, was zur Namensgebung „Komplement“ führte. Das Komplementsystem wurde somit zwar im Kontext der Antikörper vermittelten Immunantwort entdeckt, jedoch zeigte sich im Verlauf, dass dieses effektive Abwehrsystem der angeborenen, frühen Phase der Immunantwort zuzurechnen ist. Eine Aktivierung kann auch ohne das Vorhandensein von Antikörpern ausgelöst werden.

Das Komplementsystem wird dem **humoralen (löslichen) Immunsystem** zugeordnet und besteht aus **Proenzymen**, die in ihrer aktiven Form im Blut enthalten sind. Sie werden als **C 1–C 9** bezeichnet und sind nummeriert nach der Reihenfolge ihrer Entdeckung, nicht nach der Reihenfolge ihrer Aktivierung. Hinzu kommen verschiedene **inhibitorische Faktoren** (z. B. C 1-Esterase-Inhibitor), die überschießende Reaktionen kontrollieren. Komplement macht 4 % der Plasmaeiweiße aus und ist bedeutsam in Abwehr und Entzündung.

Es gibt 3 **Aktivierungswege** des Komplementsystems. Während der **klassische Weg** durch Antikörper induziert wird, erfolgen der **alternative** und der **lektinvermittelte Aktivierungsweg** antikörperunabhängig (Abb. **2.1**).

- **klassischer Weg:** Er wird induziert durch **Antigen-Antikörper-Komplexe**. Hierdurch erfolgt die Komplementfixation (= Reaktion des Komplementsystems) kaskadenartig seriell und immer in der gleichen Reihenfolge. Der klassische Weg stellt eine Schnittstelle zwischen der erworbenen Antikörpervermittelten Abwehr und der angeborenen Komplementabwehr dar. Die Bezeichnung als „klassischer Weg“ ist irreführend und rührt daher, dass dieser Weg zuerst entdeckt wurde.

2.2.2 Komplementsystem

Dieses effektive Abwehrsystem ist der angeborenen, frühen Phase der Immunantwort zuzurechnen. Eine Aktivierung kann auch ohne das Vorhandensein von Antikörpern ausgelöst werden.

Das Komplementsystem besteht aus den **Proenzymen C 1–C 9** und verschiedenen **inhibitorischen Faktoren** (z. B. C 1-Esterase-Inhibitor).

Es gibt 3 **Aktivierungswege** des Komplementsystems (Abb. **2.1**):

- **klassischer Weg:** induziert durch **Antigen-Antikörper-Komplexe**.

2.1 Komplementsystem

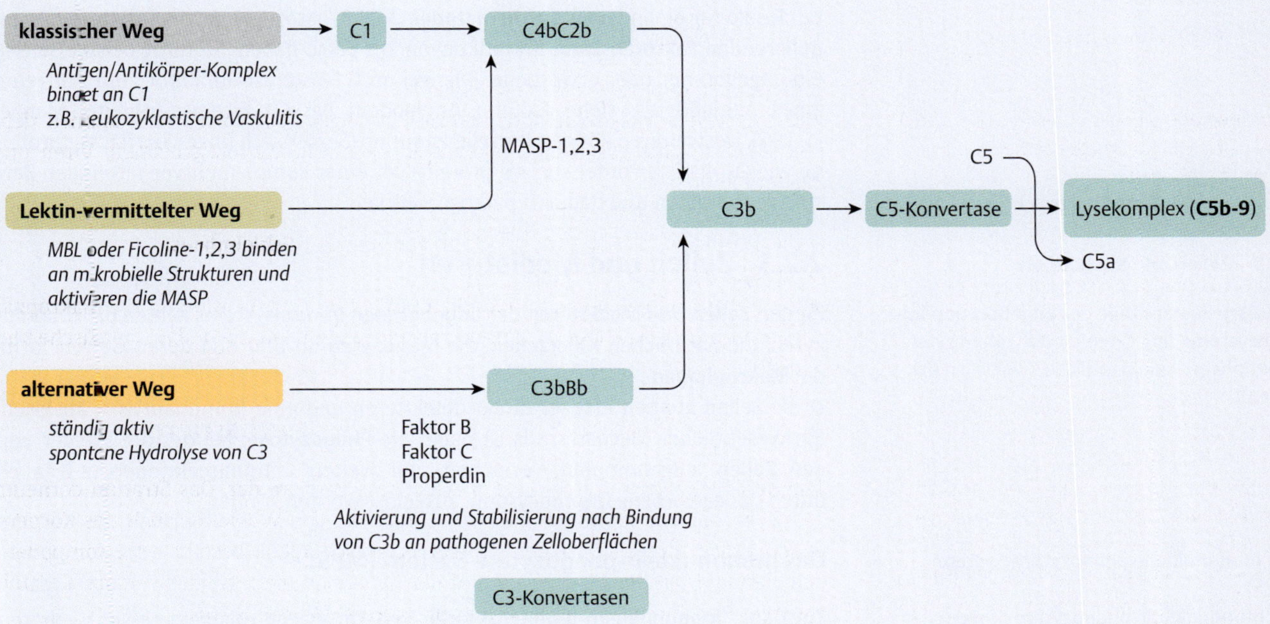

Der **klassische Aktivierungsweg** des Komplementsystems setzt die Bindung von Antikörpern an das Antigen voraus. Am Fc-Stück von Antikörpern der Klassen IgM und IgG (aber nicht von IgA) wird dabei eine Bindungsstelle für den Faktor C 1 zugänglich. Ist C 1 gebunden, verläuft die Kaskade der Aktivierung der weiteren Komplementfaktoren ab.

Der **alternative Aktivierungsweg** beruht auf der spontan im Serum ablaufenden Hydrolyse des Komplementfaktors C 3. Nach Bindung von Faktor B und Spaltung durch Faktor D entsteht eine kurzlebige, lösliche C 3 Konvertase, die C 3 in C 3a und C 3b spaltet.

In Anwesenheit von pathogenen (z. B. mikrobiellen) Strukturen wird C 3b an deren Oberfläche gebunden. Nach erneuter Interkation mit den Faktoren B und D sowie der stabilisierenden Wirkung von Properdin entsteht die Oberflächengebundene C 3 Konvertase, die die restliche Komplementkaskade aktiviert. In Abwesenheit von pathogenen Strukturen, werden C 3a und C 3b rasch abgebaut und eine relevante Komplementaktivierung bleibt aus.

Nach Bindung des Mannose-bindenden Lektins (MBL) an die Bakterienoberfläche wird beim **Lektinweg** die im Serum enthaltene Serinprotease MASP aktiviert. Sie startet die Komplementkaskade durch Spaltung der C 2 und C 4-Komponente in die jeweiligen Untereinheiten.

- **alternativer Weg:** meist ausgelöst durch Mikroorganismen, Pilze, Viren, Röntgenkontrastmittel, Schlangengift (**früher** Verteidigungsmechanismus).

- **lektinvermittelter Weg:** ausgelöst durch Bindung **des Mannose-bindenden Lektins** (MBL) an Mikroorganismen.

Alle 3 Aktivierungswege führen in der gemeinsamen Endstrecke zur Bildung eines **Lysekomplexes.**

Es gibt Krankheiten mit Mangel an **Komplementfaktoren** (z. B. Lupus erythematodes) und an **regulierenden Faktoren** (z. B. C 1-Esterase-Inhibitor-Mangel).

- **alternativer Weg:** Dieser Weg ist wahrscheinlich der älteste Aktivierungsweg des Komplementsystems. Er ermöglicht eine sofortige Reaktion auf fremde bzw. pathogene Oberflächenmoleküle und gehört daher zu den sehr **frühen Verteidigungsmechanismen** der angeborenen Immunabwehr. Ausgangspunkt ist die ständig im Serum ablaufende, **spontane Spaltung von C 3**, die über verschiedene Zwischenschritte zu einer Aktivierung der Komplementkaskade führt. Diese Reaktion kann jedoch nur in Anwesenheit von pathogenen Oberflächenmolekülen aufrechterhalten werden, da es erst durch **Bindung von aktivem C 3b auf den fremden Oberflächen** zu einer ausreichenden Stabilisierung der Reaktion kommen kann.
- **lektinvermittelter Weg:** Dieser Aktivierungsweg beruht auf der **Erkennung von Kohlenhydratketten**, die auf den Oberflächen von pathogenen Mikroorganismen zu finden sind. Klassischerweise wird er durch das **Mannose-bindende Lektin** (MBL) aktiviert, dass als Akute-Phase-Protein in der Leber gebildet wird und über das Blut an den Ort der Erregerabwehr gelangt. Nach Bindung und Aktivierung von MBL kommt es zur Aktivierung MBL-assoziierter Serinproteasen (MBL-assoziierte Serinproteasen: MASP-1, MASP-2 und MASP-3), die durch Konformationsänderung proteolytische Aktivität entfalten und über die Komplementfaktoren C 4 und C 2 die Komplementkaskade in Gang setzen. Neben MBL können die dem MBL verwandten Ficoline (Ficolin-1, -2 und -3) den lektinvermittelten Weg aktivieren.

Alle 3 Aktivierungswege führen zur Bildung des Komplementfaktors C 3b. Bei Verfügbarkeit weiterer Komplementfaktoren wird in der gemeinsamen Endstrecke ein **Lysekomplex** (C 5–C 9) gebildet, der zur Zerstörung (Lyse) der Zielzelle führt. Darüber hinaus entstehen während der Komplementkaskaden verschiedene Spaltprodukte, die weitere wichtige biologische Funktionen übernehmen: z. B. ist C 3a ein **Anaphylatoxin**, das zur Mastzelldegranulation und Vasodilatation führt und chemotaktisch auf Neutrophile wirkt; C 3b dagegen wirkt als **Opsin**, das die Mikroorganismen umhüllt und dadurch das Erkennen durch Makrophagen unterstützt.
Bei einigen Krankheiten wurde ein **Mangel an Komplementfaktoren** beobachtet. So besteht beispielsweise bei Patient*innen mit einem Mangel an bestimmten Komplementfaktoren ein erhöhtes Risiko für eine **Meningokokken-Infektion** (*Neisseria meningitidis*). Ein Mangel an den Komplementfaktoren C 1 und C 4 ist mit einem erhöhten Risiko für einen **Lupus erythematodes** (S. 213) assoziiert. Auch ein **Mangel an regulierenden Faktoren** kann Erkrankungen zur Folge haben. So führt beispielsweise ein angeborener oder erworbener Mangel an C 1-Esterase-Inhibitor zum Auftreten eines Angioödems, siehe Exkurs: Angioödem bei C 1-Esterase-Inhibitor-Mangel (S. 186). Desweiteren können Borrelienstämme (S. 289) sich über Oberflächenproteine wie OspE (Osp = outer surface protein) vor einer komplementvermittelnden Zerstörung schützen und dadurch pathogen wirken.

2.2.3 Zellen und Mediatoren

Zelluläre Bestandteile des **angeborenen Immunsystems** sind Granulozyten, Monozyten, Makrophagen und natürliche Killerzellen (NK-Zellen).

Zu den **Zellen und Mediatoren** des **angeborenen Immunsystems** zählen die **Granulozyten**, die **natürlichen Killerzellen**, die **Monozyten** im Blut und deren Gewebeform, die **Makrophagen**.
Diese Zellen können Erreger direkt detektieren und eine Immunantwort auslösen. Ein wesentlicher Mechanismus ist dabei die **Phagozytose**, bei der die Erreger von den Zellen aufgenommen, vernichtet und weitere Immunreaktionen, z. B. auch durch das erworbene Immunsystem, ausgelöst werden können.

Das mononukleär-phagozytäre-System (MPS)

Das **mononukleär-phagozytäre-System der Haut (MPS)** besteht aus Monozyten, Makrophagen und dendritischen Zellen.
Des Weiteren zählen auch die Granulozyten des angeborenen Immunsystems zu den phagozytierenden Zellen, sie werden aber streng genommen nicht zum MPS gezählt.

Zum sog. **mononukleären-phagozytären-System** (griech. phagein = essen) gehören neben den **Monozyten**, die **Makrophagen** und die **dendritischen Zellen.** Die ebenfalls phagozytierenden Granulozyten, die wichtige Aufgaben in der angeborenen Immunantwort übernehmen, gehören jedoch streng genommen nicht zum MPS.

Die **Monozyten sind im Blut zirkulierende Zellen**, die ins Gewebe auswandern können und sich zu **Makrophagen oder dendritische Zellen** differenzieren können. Neben der Ausdifferenzierung aus Monozyten kommen geweberesidente Makrophagen, die bereits in der Embryonalentwicklung entstehen, in nahezu allen Geweben vor. Makrophagen haben in der angeborenen Immunantwort durch ihre Phagozytosefähigkeiten einen wesentlichen Stellenwert. Jedoch spielen Sie auch im adaptiven Immunsystem eine wichtige Rolle, indem sie über Wachstumsfaktoren und Zytokine mit anderen Immunzellen kommunizieren.

Man unterscheidet zwei Phänotypen der Makrophagen, die unterschiedliche Funktionen übernehmen. **M1 Makrophagen** sind proinflammatorisch, wirken zytotoxisch und schütten proinflammatorische Zytokine aus. **M2 Makrophagen** haben eine hohe Phagozytosekapazität und wirken eher antiinflammatorisch. Man findet sie vermehrt in Tumoren wo sie eine Rolle im Tumor Immunescape (S. 41) spielen.

Dendritische Zellen sind phagozytäre Zellen, die sich auf die Antigenpräsentation spezialisiert haben. Nach der Aufnahme von Erregern, werden diese abgebaut, prozessiert und die entsprechenden Antigene werden über MHC Moleküle anderen Immunzellen, z. B. zytotoxischen T-Zellen, präsentiert. Dendritische Zellen bilden somit eine intensive Schnittstelle zum adaptiven Immunsystem. Die dendritischen Zellen der Haut werden als **Langerhans-Zellen** bezeichnet. Mit ihren langen dendritischen Fortsätzen bilden sie ein Netz in der Epidermis, das kleine Moleküle abfangen kann. Sie haben eine Affinität zu Kontaktallergenen wie z. B. Nickel und Chrom und spielen eine Rolle beim Kontaktekzem (S. 188).

Der Begriff „unspezifisch" für das natürliche Immunsystem ist nicht mehr zutreffend, da auch Monozyten und Makrophagen Rezeptoren besitzen, um Mikroorganismen zu erkennen. Die Rezeptoren erkennen spezifische Komponenten von Mikroorganismen, die essenziell für die mikrobielle Zellfunktion sind und **pathogenassoziierte Molekularmuster (PAMP)** genannt werden. Beispiele hierfür sind die Lipopolysaccharide gramnegativer Bakterien oder die Peptidoglykane grampositiver Bakterien. Die Rezeptormoleküle auf den Abwehrzellen des infizierten Menschen für diese PAMPs sind die sog. **Pattern Recognition Receptors (PRR)**.

Man unterscheidet verschiedene Rezeptoren, die in unterschiedlichen Kompartimenten wirken:

- **sezernierende Rezeptoren:** Z.B. Mannose-bindendes Lektin (MBL) auf Makrophagen und dendritischen Zellen. MBL wird in der Leber als „Akute-Phase-Protein" sezerniert. Es kann den häufigsten Antikörper – das IgM – nachahmen, siehe Aktivierungswege des Komplementsystems (S. 29), und hat dadurch vielseitige Effekte.
- **intrazelluläre Rezeptoren:** Hierzu zählen z. B. die **NOD-like-Rezeptoren**, die intrazelluläre mikrobielle Bestandteile erkennen und z. B. über den Transkriptionsfaktor NFκB eine Abwehrkaskade in Gang setzen. Ein Teil dieser Rezeptoren ist in der Lage, auf eine Infektion mit der Bildung eines Multiproteinkomplexes, dem **Inflammasom**, zu reagieren und damit Zelltod zu induzieren.

  Eine weitere wichtige Rezeptorklasse sind **RIG-I-like-Rezeptoren**, die vor allem virale RNA erkennen können und über Interferone und proinflammatorische Zytokine eine antivirale Immunantwort induzieren können. **Auch einige der PAMP erkennenden Toll like Rezeptoren** (**TLR**-3, 7, 8 und 9) zählen zu den intrazellulären Rezeptoren.
- **Oberflächenrezeptoren:** Vertreter dieser Gruppe sind die **Scavenger-Rezeptoren**, die eine Vielzahl von Subtanzen binden können und somit insbesondere die Aufnahme von Bakterien durch phagozytierende Zellen ermöglichen. Besonders hervorzuheben ist die **Familie der Toll-like-Rezeptoren (TLR)**, von denen die TLR-1, 2, 4, 5, 6 und 10 auf der Oberfläche von Zellen zu finden sind. TLR4 erkennt beispielsweise Lipopolysaccharide gramnegativer Bakterien und das häufigste Kontaktallergen Nickel, TLR2 erkennt Peptidoglykane grampositiver Bakterien und Glykopeptide von Mykobakterien.

Granulozyten

In der Familie der Granulozyten unterscheiden wir neutrophile, basophile und eosinophile Granulozyten. Die **neutrophilen Granulozyten** des zirkulierenden Blutes sind unter allen Leukozyten die schnellsten. Wie Makrophagen sind sie in der Lage zu phagozytieren, fangen dadurch z. B. Mikroorganismen ab und zerstören sie mithilfe

---

Die **Monozyten** zirkulieren im Blut, können in Gewebe auswandern und zu **Makrophagen oder dendritischen Zellen** ausdifferenzieren. Neben der Ausdifferenzierung aus Monozyten kommen **geweberesidente Makrophagen**, die bereits in der Embryonalentwicklung entstehen, in nahezu allen Geweben vor. Makrophagen übernehmen Funktionen in der angeborenen und erworbenen Körperabwehr. Man unterscheidet zwei Phänotypen von Makrophagen, die unterschiedliche Funktionen übernehmen:

- Proinflammatorische M1 Makrophagen wirken in erster Linie zytotoxisch.
- Antiinflammatorische M2 Makrophagen haben eine hohe Phagozytosekapazität.

Die **Pattern Recognition Receptors (PRR)** der Monozyten und Makrophagen erkennen die **pathogenassoziierten Molekularmuster (PAMP)** von Mikroorganismen.

Man unterscheidet verschiedene Rezeptoren, die in unterschiedlichen Kompartimenten wirken:

- **sezernierte Rezeptoren:**
  - Mannose-bindendes Lektin (MBL)
- **intrazelluläre Rezeptoren:**
  - NOD-like-Rezeptoren
  - RIG-I-like-Rezeptoren
- **Oberflächenrezeptoren:**
  - Scavenger-Rezeptoren
  - Rezeptoren der Toll-Familie – TLR4 für Lipopolysaccharide gramnegativer Bakterien und das Metallion Nickel, TLR2 für Peptidoglykane grampositiver Bakterien und Glykopeptide von Mykobakterien

Granulozyten

Die **neutrophilen** Granulozyten fangen z. B. Mikroorganismen durch Phagozytose ab und zerstören sie mithilfe von Enzymen und ihren Lysosomen. Ein klinisches Beispiel ist die akute Entzündungsreaktion.

Die **eosinophilen und die basophilen** Granulozyten finden sich bei Allergien und haben eine wichtige Funktion bei der Parasitenabwehr. Ihre Wirkung beruht vor allem auf der Freisetzung von Enzymen, Zytokinen und toxischen Subtanzen aus Granula in ihrem Zytosol.

von Enzymen und ihren Lysosomen. Durch die phagozytierten Toxine werden sie oft selbst zerstört. Die Fraktionen C3a und C5a des Komplementsystems haben eine „chemotaktische", daher anziehende Wirkung auf neutrophile Granulozyten. Ein klinisches Beispiel ist die akute Entzündungsreaktion, bei der Neutrophile vermehrt freigesetzt werden und somit auch im Blut vermehrt messbar werden (z. B. im Rahmen der Abwehrreaktion eines Erysipels [S. 280]).

Die **eosinophilen** und **basophilen Granulozyten** haben zwar auch die Fähigkeit zu phagozytieren, jedoch steht bei ihnen eine sekretorische Funktion im Vordergrund. In ihrem Zytoplasma finden sich Granula, die u. a. mit Zytokinen, Enzymen und toxischen Substanzen gefüllt sind und die sie an die Umgebung abgeben können. Antikörper vom Typ IgE (S. 38) spielen eine wesentliche Rolle bei ihrer Aktivierung. Daher stellen sie ebenfalls eine Schnittstelle zwischen angeborener und erworbener Immunantwort dar. Sie finden sich bei der Parasitenabwehr und bei allergischen Reaktionen.

Eosinophile Granulozen sezernieren in erster Linie zytotoxische Substanzen wie Major Basic Protein (MBP) und das eosinophile kationische Protein (ECP) (siehe Abb. **2.4**).

Die Granula der **basophilen Granulozyten** enthalten unter anderem Histamin, Prostaglandine und Leukotriene, die wichtige Mediatoren bei allergischen Reaktionen darstellen.

Natürliche Killerzellen

Natürliche Killerzellen (NK-Zellen) finden sich zu 10 % in den Lymphozyten des Blutes. Sie erkennen und eliminieren Zellen mit bisher unbekanntem MHC-Muster (virale Infektionen, Tumoren).

Natürliche Killerzellen

Die natürlichen Killerzellen (NK-Zellen) finden sich zu 10 % in den Lymphozyten des Blutes. Sie benötigen keinen vorherigen Antigenkontakt für ihre Aktivität und tragen keine spezifischen Antigenrezeptoren auf Ihrer Oberfläche. NK-Zellen werden aktiviert, wenn Sie auf Zellen stoßen, die MHC-I auf Ihrer Oberfläche herunter reguliert haben (z. B. Tumorzellen oder virusinfizierte Zellen). Sie sind somit tumorzytotoxisch und sorgen unspezifisch für die zytotoxische Vernichtung fremder Stoffe.

2.2.4 Das Mikrobiom der Haut

Mikroorganismen, die die Haut besiedeln, werden in ihrer Gesamtheit als Mikrobiom bezeichnet. Unterschieden werden die residente und die transiente Keimflora (Tab. **2.1**).
Residente Keime leben permanent auf der Haut und sind normalerweise nicht pathogen (sog. **Kommensalen**). Sie helfen bei der Abwehr pathogener Keime.
Transiente Keime stammen aus der Umwelt oder von anderen Körperregionen und besiedeln die Haut nur temporär.

Wesentliche **Bakterienstämme** der residenten Hautflora:
- *Actinobacteria* (ca. 45 %)
- *Firmicutes* (ca. 30 %)
- *Proteobacteria* (ca. 15 %)
- *Bacteroidetes* (ca. 10 %)

Corynebakterien, Propionibakterien und Staphylokokken sind insgesamt die am häufigsten vertretenen Bakteriengattungen auf der Haut.
Die Verteilung von Bakterien auf der Haut variiert interindividuell und nach Körperregion. Unterschiede von Temperatur, pH-Wert, Feuchtigkeit, und Talgdrüsendichte sind für diese Beobachtung ursächlich (Abb. **2.2**).

2.2.4 Das Mikrobiom der Haut

Haut und Schleimhäute werden von einer Vielzahl von Mikroorganismen besiedelt. In ihrer Gesamtheit werden sie als Mikrobiom bezeichnet. Bei der Hautflora unterscheidet man 2 Gruppen: die residente und die transiente Keimflora (Tab. **2.1**).

Die **residenten** Keime leben permanent auf der Haut und besiedeln die Hautoberfläche (inkl. Hautfalten), Follikel und Talgdrüsen. Normalerweise ist die residente Hautflora nicht pathogen (sog. **Kommensalen**). Die residenten Keime unterstützen bei der Abwehr pathogener Keime.

Die **transienten** Keime stammen aus der Umwelt oder von anderen Körperregionen. Sie können die Haut aufgrund der residenten Flora nur temporär besiedeln.

Erst in den letzten Jahrzehnten war es, insbesondere durch die Entwicklung fortschrittlicher DNA-Sequenzierungstechnologien, möglich, die Diversität des Hautmikrobioms zu erfassen.

Am besten untersucht ist die Gruppe der **Bakterien**. Unter ihnen sind 4 wesentliche Bakterienstämme in der residenten Hautflora zu finden:
- *Actinobacteria* (ca. 45 %, z. B. Corynebakterien und Propionibakterien)
- *Firmicutes* (ca. 30 %, z. B. Staphylokokken)
- *Proteobacteria* (ca. 15 %)
- *Bacteroidetes* (ca. 10 %)

Bakterien der Gattungen Corynebakterien, Propionibakterien und Staphylokokken sind insgesamt die am häufigsten vertretenen Bakteriengattungen auf der Haut.

Ihr Vorkommen auf der Haut variiert nicht nur von Individuum zu Individuum, sondern auch innerhalb eines Individuums in Abhängigkeit von der jeweiligen Körperregion. Unterschiede von Temperatur, pH-Wert, Feuchtigkeit, und Talgdrüsendichte führen dazu, dass unterschiedliche Bakterien in den verschiedenen Körperarealen dominieren.

In eher feuchten, talgdrüsenarmen Hautregionen, wie den Hautfalten, machen Staphylokokken und Corynebakterien einen wesentlichen Teil der Isolate aus. In fettigen, talgdrüsenreichen Hautregionen finden sich, bei einer eher geringeren Diversität, vor allem Propionibakterien und Cutibakterien (Letztere wurden aus der ursprünglichen Gattung Propionibakterien ausgegliedert). Die größte Diversität von Bakterien mit z. B. Staphylokokken, Propionibakterien, Mikrokokken, Corynebakterien und Streptokokken findet sich auf trockener Haut (Abb. **2.2**).

2.1 Normalflora der Haut

Hautflora	mögliche Mikroorganismen
residente Flora	v. a. *Staphylococcus epidermidis*, *Staphylococcus aureus* (nur bei manchen Menschen), koryneforme Bakterien, Mikrokokken, *Malssezia furfur*
transiente Flora	z. B. *Staphylococcus aureus* (nur bei manchen Menschen), *Streptococcus pyogenes*, Enterobakterien, *Pseudomonas*, Clostridien, Viren

2.2 Mikrobiom der Haut

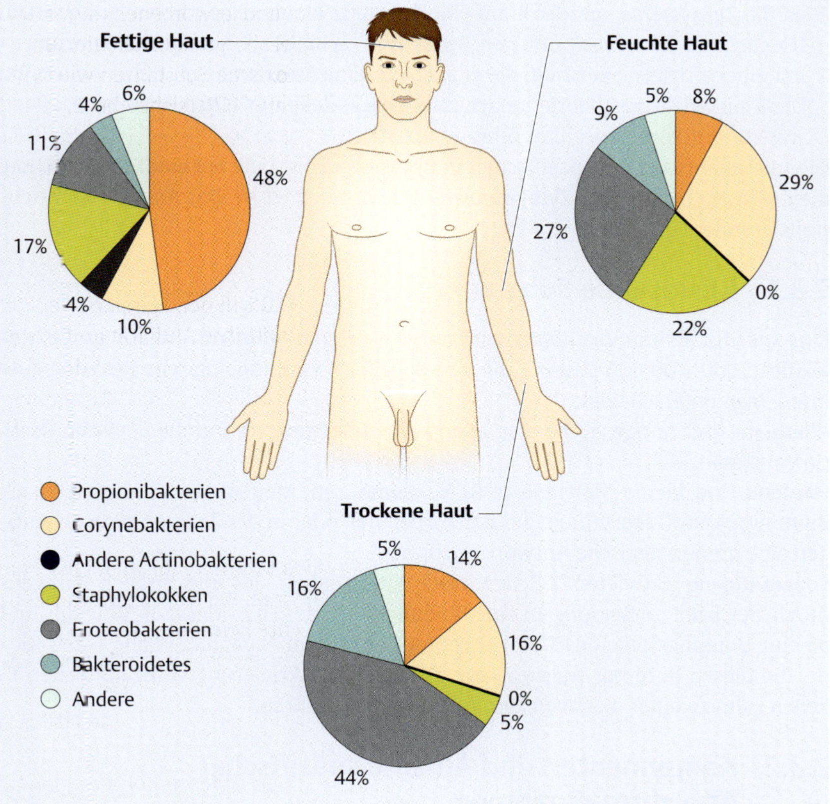

Die Grafik zeigt die Zusammenstellung des Mikrobioms der Haut abhängig von der jeweiligen Körperregion.
In vorwiegend **fettigen, talgdrüsenreichen Hautarealen** (z. B. Stirn) dominieren Propioni- und Cutibakterien. In **feuchten, talgdrüsenarmen Hautarealen** (z. B. Hautfalten) dominieren Staphylokokken und Corynebakterien. Auf **trockener Haut** (z. B. Unterarm) findet sich die größte Diversität der Bakterien im Mikrobiom.

Quelle Datensatz: Grice EA, Kong HH, Conlan S et al. NISC Comparative Sequencing Program, Bouffard GG, Blakesley RW, Murray PR et al. Topographical and temporal diversity of the human skin microbiome. Science. 2009 May 29;324(5931):1190-2. doi: 10.1126/science.1171700. PMID: 19478181; PMCID: PMC2805064.

Neben Bakterien finden sich auch zahlreiche **Pilze** in der residenten Hautflora. Am Körperstamm und den Extremitäten ist ihre Diversität relativ gering. Es dominieren in diesen Körperarealen im Wesentlichen die Hefepilze der Gattung *Malassezia*. Im Gegensatz hierzu findet sich an den Füßen eine Mischflora mit zahlreichen Pilzen, darunter z. B. *Malassezia* spp., *Aspergillus* spp., *Crypotcoccus* spp. und *Rhodotorula* spp.

Vorkommen von **Pilzen** im Mikrobiom: geringe Diversität an Körperstamm und Extremitäten (vorwiegend *Malassezia* spp.), an Füßen Mischflora mit zahlreichen Pilzen.

Auch **Viren**, wie beispielsweise die Papillomaviren, spielen eine Rolle in der Zusammensetzung des Mikrobioms. Die Verbreitung und Funktion viraler Bestandteile im Mikrobiom sind bisher weit weniger erforscht. Bisherige Daten deuten auf hohe interindividuelle Unterschiede hin.

Viren (v. a. Papillomaviren) sind mit hohen interindividuellen Unterschieden Teil des Mikrobioms.

Auch leben beispielswiese **Milben** (z. B. *Demodex*-Milben in den Haarfollikeln) auf unserer Haut. Sie gelten als fakultativ pathogen und ihre Rolle in der Pathogenese von Erkrankung wie z. B. der Rosazea (S. 490) werden diskutiert.

Milben (z. B. *Demodex*-Milben in Haarfollikeln) sind fakultativ pathogen → Rolle in der Pathogenese von Erkrankungen wie Rosazea (S. 490) werden diskutiert.

Die **Zusammensetzung des Mikrobioms** wird durch vielfältige Interaktionen der Erreger untereinander und mit ihrem Wirt bestimmt. Ein Gleichgewicht ist essenziell für die Balance zwischen Krankheit und Gesundheit. *Staphylococcus aureus* ist beispielsweise ein Bakterium, welches bei vielen Menschen auf der Haut zu finden ist. Krankheiten entstehen jedoch nur bei einer Dysbalance des Mikrobioms (z. B. bei der Neurodermitis [S. 204]). In einer gesunden Flora verhindern beispielsweise antibiotische Substanzen, die von Koagulase-negativen Staphylokken gebildet werden, eine Überbesiedlung mit *Staphylococcus aureus*.

Vielfältige Interaktionen der Erreger untereinander und mit ihrem Wirt entscheiden über die **Zusammensetzung des Mikrobioms**. Ein Gleichgewicht ist essenziell für die Balance zwischen Krankheit und Gesundheit.

Interessanterweise bleibt das Hautmikrobiom, trotz dieser zahlreichen Wechselwirkungen, bei gesunden Erwachsenen über mehrere Jahre stabil. Es konnte jedoch gezeigt werden, dass hormonelle Veränderungen in der Pubertät und im höheren Alter zu dauerhaften Änderungen in der Zusammensetzung des Mikrobioms führen.

2.3 Erworbenes Immunsystem

Das erworbene Immunsystem ist **spezifisch**. Die auslösende Substanz erzeugt eine bestimmte immunologische Antwort. Essenzielle Voraussetzung für diese spezifische Immunantwort sind die Antigenrezeptoren und Antikörper, die Antigene nach dem Schlüssel-Schloss Prinzip erkennen.
Dabei besagt die Klon-Selektionstheorie, dass **eine** B-Zelle nur **einen** Antikörper bildet, was zur Antikörperspezifität führt.

2.3 Erworbenes Immunsystem

*J. Kleemann; vormals beteiligt: Ch. Bayerl**

Die Abwehrreaktion des erworbenen Immunsystems wird als **spezifisch** bezeichnet,

1. da die auslösende Substanz eine **bestimmte immunologische Antwort** erzeugt und
2. da die Zellsysteme **spezifisch** auf eine Substanz klonal expandieren, sodass auch „Gedächtnisreaktionen" erfolgen. Jeder reife Lymphozyt besitzt nur Rezeptoren mit einer einzigen Spezifität, die er auch an seine Abkömmlinge (Klon) weitergibt. Die Klon-Selektionstheorie besagt, dass **eine** B-Zelle nur **einen** Antikörper bildet, was zur Antikörperspezifität führt.

Die Immunantwort des spezifischen Immunsystems ist eine **entzündliche Reaktion**, die durch ein bestimmtes Zytokinmuster gekennzeichnet ist. Das Antigen wird neutralisiert oder vernichtet.

2.3.1 Auslösende Substanzen

Allergene lösen eine übersteigert immunologische Reaktion aus.

Haptene lösen erst nach Bindung an ein Trägerprotein eine immunologische Antwort aus.

Superantigene binden gleichzeitig an HLA-Klasse-II-Moleküle und an T-Zellen und aktivieren so T-Zellen.

2.3.1 Auslösende Substanzen

Eine spezifische Immunantwort wird ausgelöst durch **Antigene** – relativ große Moleküle (5 000–100 000 Dalton), die eine spezifische immunologische Reaktion auslösen. Man unterscheidet:

Allergene sind Antigene, die eine allergische, übersteigerte immunologische Reaktion auslösen.

Haptene sind kleine Moleküle (z. B. Nukleinsäuren, Medikamente), die erst nach Bindung an ein Trägerprotein auf Blutkörperchen oder in der Zellmembran als Antigen eine immunologische Antwort auslösen.

Superantigene aktivieren T-Zellen trotz Abwesenheit des spezifischen Antigens durch gleichzeitige Bindung an eine Bindungsstelle des HLA-Klasse-II-Moleküls und an eine Bindungsstelle des T-Zell-Rezeptors. Daraufhin expandieren alle T-Zell-Klone, die diesen Rezeptor tragen. Diese gleichzeitige Aktivierung von zahlreichen T-Zellen kann zu einer massiven Zytokin Freisetzung führen.

2.3.2 Komponenten und Abläufe spezifischer Abwehrmaßnahmen

Beteiligt sind vor allem T-, B-Lymphozyten, Immunglobuline und Zytokine sowie die Zellen der Antigenpräsentation.

T- und B-Lymphozyten reagieren direkt mit den Antigenen und bilden spezifische Mediatoren. Sie können Information über ein Antigen speichern (Gedächtnisfunktion), phagozytieren jedoch nicht.

Unter **zellulärer Immunität** versteht man die direkte Wirkung spezifisch sensibilisierter Zellen.

2.3.2 Komponenten und Abläufe spezifischer Abwehrmaßnahmen

An den spezifischen Abwehrmaßnahmen sind vor allem T-, B-Lymphozyten, Immunglobuline, Zytokine und die Zellen des angeborenen Immunsystems, insbesondere die antigenpräsentierenden Zellen, beteiligt.

Immunologisch tätige Zellen können zahlreiche Botenstoffe (= Mediatoren) freisetzen, die Funktionen mit dem Endziel erfüllen, Fremdsubstanz zu zerstören. T- und B-Lymphozyten reagieren dabei direkt mit den Antigenen und bilden spezifische Mediatoren, da sie die Information über ein Antigen speichern können. Sie phagozytieren jedoch nicht. Hauptsächlich sekretorisch tätige Zellen sind Lymphozyten, Plasmazellen, eosinophile und basophile Granulozyten sowie Thrombozyten.

Die direkte Wirkung spezifisch sensibilisierter Zellen heißt **„zelluläre Immunität"**.

Die mobilen Lymphozyten stammen aus dem Knochenmark und teilen sich danach in 2 Gruppen: die T-Lymphozyten und die B-Lymphozyten.

T-Lymphozyten

T-Lymphozyten reifen im Thymus und entwickeln dort **Toleranz** gegenüber Elementen des Organismus, deren Reifung bis zum 10. Lebensjahr erfolgt ist.

T-Lymphozyten screenen Gewebe nach **eigen** oder **fremd**.

T-Lymphozyten

T-Lymphoyzten wandern zum Thymus. Dort reifen sie und bilden zahlreiche Rezeptoren und Membranantigene auf ihrer Oberfläche aus. Sie verwandeln sich in Lymphoblasten, die sich wiederum in Immunolymphozyten oder Gedächtniszellen teilen. Elemente des Organismus, deren Reifung bis zum 10. Lebensjahr erfolgt ist, werden als körpereigen erkannt und angenommen (**Toleranzentwicklung**).

Die T-Lymphozyten screenen Gewebe nach **eigen** und **fremd** und sind in den peripheren lymphatischen Organen an bestimmter Lokalisation zu finden. Entscheidend für ihre Funktion ist der T-Zell Rezeptor (TCR), der spezifisch Antigene, die über

MHC Moleküle präsentiert werden, erkennt. Der T-Zell-Rezeptor besteht aus einer α- und β-Glykoproteinkette. Für eine erfolgreiche Antigenerkennung werden weitere Korezeptoren benötigt.

Man unterscheidet **T-Helferzellen**, die den Korezeptor **CD4** auf ihrer Oberfläche tragen und deren TCR-Antigene über **MHC II, HLA-DR-** und **HLA-DQ-Moleküle** erkennen und **zytotoxische T-Zellen**, die den Korezptor **CD8** tragen und Antigene über **MHC I, HLA-A- und HLA-B Moleküle** erkennen.

T-Helferzellen

T-Helferzellen tragen auf ihrer Zelloberfläche den **TCR-Korezeptor CD4** (CD = Cluster of Differentiation) und erkennen Antigene, die über MHC-Klasse II, HLA-DR und HLA DQ präsentiert werden.

Der Name „Helferzelle“ weist auf ihre Funktion hin, Mikroorganismen nicht direkt zu töten, sondern antimikrobielle Effektormechanismen zu steuern. Bei den TH-Zellen unterscheidet man folgende Gruppen mit unterschiedlicher Zytokinsekretion; siehe auch Zytokine (S. 38):

- **TH1-Zellen** (Abb. **2.3**) fördern über die Zytokine IL-2, IL-12, TNF-α und IFN-γ spezifische Immunantworten (TH1-Antwort), vermitteln Überempfindlichkeit vom Spättyp, sind an der bakteriellen Abwehr und z. B. an der Abwehr des Hefepilzes *Candida* beteiligt.
- **TH2-Zellen** (Abb. **2.4**) antagonisieren diese Reaktion dadurch, dass sie über IL-4, IL-13 und IL-5 die IgE-Produktion in B-Lymphozyten induzieren (TH2-Antwort). Sie sorgen für die Abwehr von Würmern und anderen Parasiten durch Aktivierung von eosinophilen Granulozyten.
- **Treg-Zellen** (= regulatorische T-Zellen) modulieren die Immunantwort in einzelnen Geweben und Organen und spielen damit eine wesentliche Rolle für die Vermeidung einer überschießenden Immunantwort bzw. einer Autoimmunität. Sie sind gewissermaßen das „Zünglein an der Waage“.

Weitere wichtige Zytokine, die sowohl von TH1- als auch TH2-Zellen produziert werden können sind IL-2, IL-3, IL-10, und GM-CSF.

T-Helferzellen

T-Helferzellen (TH) tragen auf ihrer Oberfläche neben dem TCR den **Korezeptor CD4** (CD = Cluster of Differentiation).

Sie töten Mikroorganismen nicht direkt, sondern steuern antimikrobielle Effektormechanismen. Man unterscheidet:

- **TH1:** produzieren vor allem IL-2, IL-12, TNF-α und IFN-γ, vermitteln Überempfindlichkeit vom Spättyp, sind an der bakteriellen Abwehr und der Abwehr des Hefepilzes *Candida* beteiligt (Abb. **2.3**).
- **TH2:** produzieren vor allem IL-4, IL-5 und IL-13. Sie vermitteln IgE-Antwort und Wurmabwehr (Abb. **2.4**).
- **Treg-Zellen**: modulieren die Immunantwort in einzelnen Geweben und Organen, verhindern überschießende Immunantwort bzw. Autoimmunität.

Weitere wichtige Zytokine, die sowohl von TH1- als auch TH2-Zellen produziert werden können sind IL-2, IL-3, IL-10, und GM-CSF.

2.3 TH1-Effektorzellen

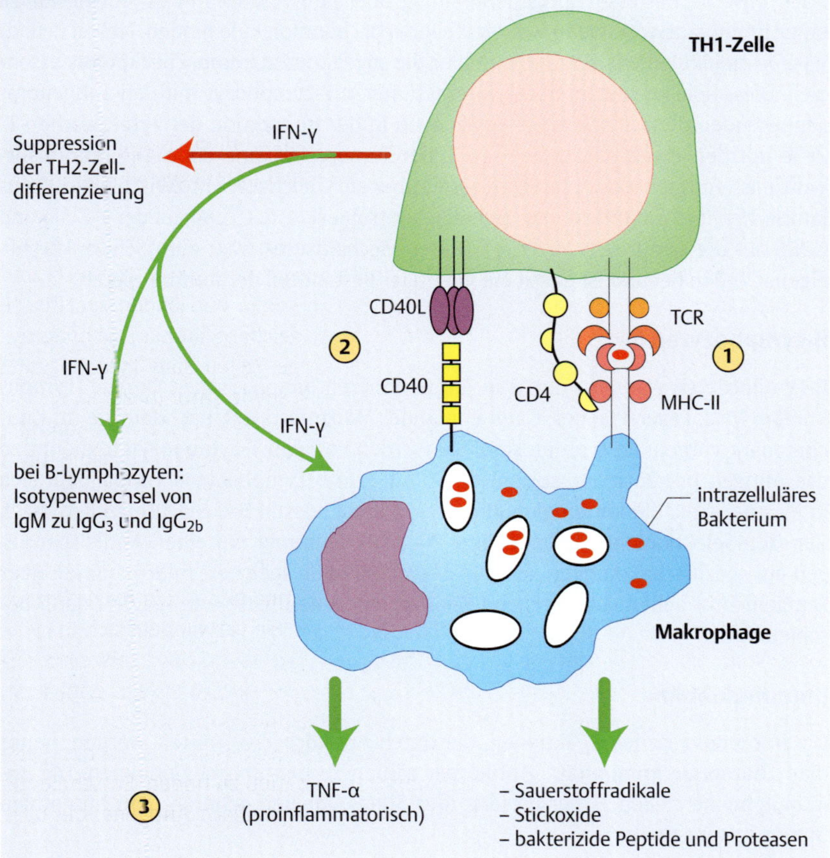

TH1-Effektorzellen wirken **proinflammatorisch**. Sie interagieren im Gewebe mit Makrophagen, die nach Antigenaufnahme aktiviert wurden und im Kontext mit MHC-Klasse-II-Molekülen antigene Peptide präsentieren (**1**). Durch die Interaktion des CD40 L mit dem makrophagenständigen CD40-Rezeptor und der Ausschüttung des für TH1-Zellen charakteristischen **IFN-γ** wird der **Makrophage** weiter stimuliert (**2**). Dieses führt zur Sekretion von proinflammatorischem TNF-α und toxischen Substanzen (Sauerstoffradikale, Stickoxide und bakterizide Wirkstoffe) (**3**). Daneben hat die TH1-Zelle auch regulierende Funktionen bei der Auslösung spezifischer Immunreaktionen. Sie supprimiert über IFN-γ die Differenzierung in **TH2-Zellen** und löst mit dem gleichen Zytokin bei **B-Lymphozyten** den Isotypenwechsel von IgM zu IgG_3 und IgG_{2b} aus.

Quelle: Hof H, Schlüter D. Duale Reihe Medizinische Mikrobiologie. Thieme; 2022

2.4 TH2-Effektorzellen

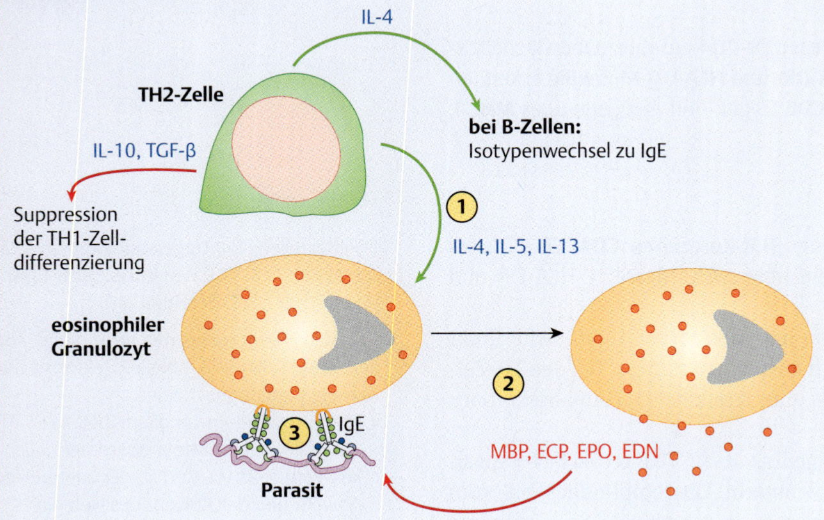

TH2-Effektorzellen wirken insbesondere in Kooperation mit Eosinophilen bei der Abwehr von Parasiten. Aktivierte TH2-Zellen sezernieren eine Reihe von **Zytokinen** (**1**), darunter auch IL-4, -5 und -13. Neben seiner Funktion beim Isotypenwechsel zur IgA-Synthese durch B-Lymphozyten, stimuliert IL-5 Eosinophile zur Sekretion **antiparasitär wirkender Substanzen**: MBP, ECP, EPO, EDN (**2**). Von TH2-Zellen sezerniertes IL-4 unterstützt den **Isotypenwechsel zur IgE-Produktion** durch B-Lymphozyten. Parasiten, die mit IgE bedeckt sind, können von Eosinophilen an Fc-Rezeptoren gebunden und eliminiert werden (**3**). IL-4 unterdrückt zudem die Differenzierung von T-Zellen in TH1-Effektorzellen.
MBP = Major basic Protein, ECP = eosinophiles kationisches Protein, EPO = eosinophile Peroxidase, EDN = Eosinophil-derived Neurotoxin.

Quelle: Hof H, Schlüter D. Duale Reihe Medizinische Mikrobiologie. Thieme; 2022

Nach dem traditionellen immunologischen Verständnis geht man z. B. bei der IgE-vermittelten allergischen Rhinokonjunktivitis von einer Dysbalance zwischen TH2- und TH1-Zellen aus. Eine Hyposensibilisierung (S. 181) führt in diesem Verständnis zu einem Shift von der zu starken TH2-Antwort zurück auf eine erstarkte TH1-Antwort, sog. TH2-zu-TH1-Shift.

Zytotoxische T-Zellen (TC)

Der **TCR-Korezeptor** auf zytotoxischen T-Zellen (TC) heißt **CD8**. TC sorgen spezifisch für die Vernichtung virenbefallener zellulärer Elemente und für die Bekämpfung von Tumorzellen.

Der **TCR-Korezeptor** auf zytotoxischen T-Zellen (TC) heißt **CD8**. TC sorgen spezifisch für die Vernichtung von z. B. virenbefallenen körpereigenen Zellen und von Tumorzellen. Zytotoxische T-Zellen erkennen Peptide, die von MHC-Klasse-I-Molekülen, HLA-A- und HLA-B-Molekülen präsentiert werden und über die endogene Antigene, wie virale oder Tumorantigene, präsentiert werden.
Nach MHC vermittelter Antigenerkennung über den TCR kommt es jedoch nur zu einer Immunantwort, wenn weitere Zelloberflächenmoleküle binden. Neben Zelladhäsionsmolekülen wie ICAM-1 sind hier die sogenannten **Immuncheckpoints** essenziell. Diese spielen sowohl in der Interaktion von T-Lymphozyt mit den antigenpräsentierenden dendritischen Zellen als auch in der Interaktion der zytotoxischen T-Zelle mit der jeweiligen Zielzelle (z. B. der Tumorzelle) eine Rolle. Die Immunantwort nach Antigenerkennung wird somit über ein Gleichgewicht zwischen kostimulatorischen und inhibitorischen Signalen kontrolliert (z. B. CTLA4 auf der T-Zelle und CD86 auf der dendritischen Zelle). Dieser Mechanismus trägt zum Schutz körpereigener Zellen bei und ist damit ein wichtiger Bestandteil der Immuntoleranz.

B-Lymphozyten

Die Hauptfunktion von B-Lymphozyten ist die Produktion von **Immunglobulinen**.

B-Lymphozyten wandern direkt in die peripheren lymphatischen Organe (Lymphknoten, Milz, Peyer-Plaques, Gaumenmandel, Wurmfortsatz), nachdem sie im Knochenmark vorgeprägt worden sind. Sie werden von den T-Lymphozyten, die ihnen das Antigen präsentieren, stimuliert. Stimulierte B-Lymphozyten verwandeln sich in Plasmazellen, die **Immunglobuline** sezernieren, oder in B-Gedächtniszellen. Nach der Klon-Selektionstheorie bildet eine Plasmazelle immer nur einen Antikörper gegen ein spezifisches Antigen aus. Die Gedächtniszelle speichert Informationen über Antigene, mit denen vorausgehend Kontakt bestanden hatte und reagiert dann beschleunigt.

Immunglobuline

Antikörper zählen zu den Immunglobulinen. Die **Immunglobuline** stellen ⅕ der Proteine des Blutes dar und gehören dem humoralen Immunsystem an (Struktur siehe Abb. **2.5**).

Die immunologischen Reaktionen, die durch **Antikörper** vermittelt werden, nennt man **„humorale Immunität"**. Antikörper zählen zu den Immunglobulinen. Die **Immunglobuline** stellen ⅕ der Proteine des Blutes dar und gehören dem humoralen Immunsystem an.

2.5 Struktur des Immunglobulinmoleküls

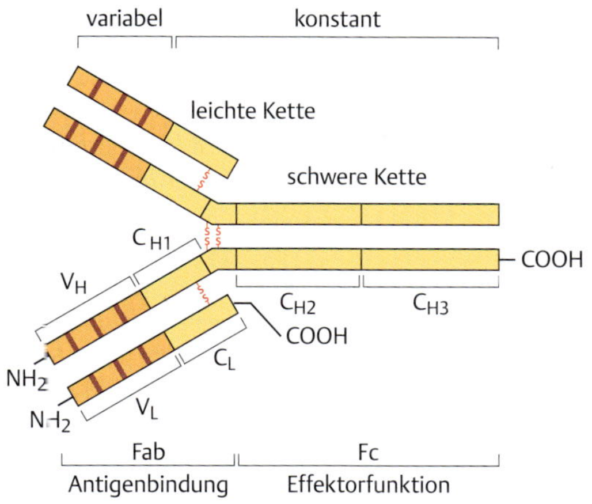

Fab	antigenbindendes Fragment
Fc	kristallisierbares Fragment
V_H	variable Domäne der schweren Kette
V_L	variable Domäne der leichten Kette
$C_{H/L}$	konstante Domäne der schweren/leichten Kette

Quelle. Hof H, Schlüter D. Duale Reihe Medizinische Mikrobiologie. Thieme; 2022

2.5

Immunglobuline bestehen aus 4 Polypeptidketten mit 2 langen, **schweren Ketten** (heavy chain) und 2 kurzen, **leichten Ketten** (light chain). Die 4 Ketten sind durch Disulfidbrücken verbunden (Abb. **2.5**). Je nach Aufbau der schweren Ketten unterscheidet man die verschiedenen Immunglobuline: **IgA, IgE, IgG, IgM**.

Schwere und leichte Ketten bestehen aus 2 Anteilen: einer konstanten Region (**C-Region**), die über sog. Fc-Rezeptoren an Zellmembranen oder Komplement bindet, und einer variablen Region (**V-Region**), die die Antigenbindungsstelle bildet. Die Spaltung eines Immunglobulins mit dem Enzym Papain führt zu einer Sollbruchstelle, die den **Fab-** und den **Fc-Anteil** des Immunglobulins trennt (Abb. **2.5**).

Antikörper erkennen ihre Antigene direkt (ohne MHC-Klassen-Präsentation, ohne Kostimulation). B-Lymphozyten sind in der Lage bedarfsadaptiert ihren Antikörper-Isotyp zu wechseln. Man spricht von einem Isotopenswitch (= Mannschaftswechsel).

Man unterscheidet verschiedene Immunglobuline: **IgA, IgE, IgG, IgM**.
Antikörper erkennen ihre Antigene direkt (ohne MHC-Klassen-Präsentation, ohne Kostimulation). Ein Isotopenswitch (= Mannschaftswechsel) ist möglich.

IgA hat eine dimere Struktur. IgA vermischt sich mit den Sekreten der Darmwand, Tränen, Speichel und Nasensekreten und verteidigt die **Schleimhäute**. Das gesamte Immunabwehrsystem der Schleimhäute heißt Mucous-associated lymphoid Tissue (**MALT**). IgA ist auch in der Muttermilch angereichert und trägt zur passiven Immunität des Säuglings bei.

IgA vermischt sich mit den Sekreten der Darmwand, Tränen, Speichel und Nasensekreten und verteidigt die **Schleimhäute**. Das gesamte Immunabwehrsystem der Schleimhäute heißt **MALT**.

Dagegen ist **SALT** (= Skin-associated lymphoid Tissue) die Bezeichnung für in der Haut lokalisierte Lymphozyten und Zellen des Monozyten-Makrophagen-Systems als Bestandteil der angeborenen kutanen Abwehr (S. 28). Dazu gehören unter anderem antigenpräsentierende Langerhans-Zellen, zytokinproduzierende Keratinozyten, in die Epidermis einwandernde (= epidermotrope) T-Zellen, ableitende periphere Lymphknoten.

SALT = Skin-associated lymphoid Tissue ist die Bezeichnung für in der Haut lokalisierte Zellen des lymphatischen und Monozyten-Makrophagen-Systems.

IgG ist der wichtigste Antikörper bei Infektionen und macht 80 % der gesamten Immunglobulinmenge aus. Er ist besonders effektiv durch Opsonisierung. Es gibt 4 Untergruppen IgG1, 2, 3, 4. IgG4 z. B. neutralisiert die Allergene, bevor sie mit dem IgE in Kontakt treten (blockierende Antikörper). IgG durchdringt die Plazentaschranke zum Schutz des Fetus, der beim Säugling noch 6 Monate anhält, bis das mütterliche IgG abgebaut ist.

IgG ist der wichtigste Antikörper bei Infektionen und macht 80 % der gesamten Immunglobulinmenge aus. Es gibt 4 Untergruppen IgG1, 2, 3, 4.

IgM hat eine pentamere Struktur und bildet 10 % der Immunglobuline. Er wirkt ebenfalls als Opsonin und dient der **Abwehr von Infekten**, z. B. durch Viren. Bei einer Immunreaktion erscheint IgM als Erstes. Daher und wegen seiner kurzen Lebensdauer zeigt es eine frische Reaktion an. Bei der humoralen Immunantwort werden beim ersten Kontakt mit einem Antigen zunächst Antikörper der IgM-Klasse gebildet, bei wiederholtem Kontakt dagegen rasch IgG-Antikörper. IgM kann die Plazentaschranke nicht überschreiten.

IgM bildet 10 % der Immunglobuline und dient der **Abwehr von Infekten**, z. B. durch Viren. Bei einer Immunreaktion erscheint IgM als Erstes.

IgD schützt IgG vor Immuntoleranz und spielt eine Rolle in der Verteidigung des respiratorischen Systems. IgD tritt in die Zirkulation ein und stimuliert Basophile zur Freisetzung proinflammatorischer und antimikrobieller Mediatoren. Deutlich erhöhte IgD-Werte finden sich beim Hyper-IgD-Syndrom mit periodischem Fieber (HIDS) und IL-1-Mangel (monogenetisches autoinflammatorisches Syndrom).

IgD schützt IgG vor Immuntoleranz und spielt eine Rolle in der Verteidigung des respiratorischen Systems.

IgE ist das Immunglobulin der allergischen Soforttyp-Reaktion. Es heftet sich an die Oberfläche von Mastzellen und basophilen Granulozyten.

IgE ist das Immunglobulin der allergischen Soforttyp-Reaktion. Es sollte im gesunden Organismus nur in Spuren vorhanden sein (0,01 % der Gesamt-Immunglobuline). IgE heftet sich an die Oberfläche von Mastzellen und basophilen Granulozyten.

Mediatoren der Entzündung

Basophile Granulozyten und **Mastzellen** speichern und sezernieren große Mengen von Entzündungsmediatoren.

Die wichtigsten **Entzündungsmediatoren** sind in Tab. **2.2** dargestellt.

Basophile Granulozyten (Blut) und **Mastzellen** (Gewebeäquivalent der Basophilen) speichern und sezernieren große Mengen von Entzündungsmediatoren. Diese Zellen besitzen einen Oberflächenrezeptor mit starker Affinität zum **Fc-Fragment des IgE** (Fc R1). Durch eine Brückenbildung zwischen spezifischen IgE-Molekülen, die an der Oberfläche der Mastzellen gebunden sind, werden Mediatoren freigesetzt.
Die wichtigsten **Entzündungsmediatoren** sind Histamin, Serotonin, Leukotriene (C, D, E), Prostaglandine (PGF2, PGD 2, PGE2), eosinophiler chemotaktischer Faktor (ECF), neutrophiler chemotaktischer Faktor (NCF), Heparin, PAF, Chymotrypsin, Peroxidase, Bradykinin, Chemokine und Zytokine (Tab. **2.2**). Diese Mediatoren vermitteln nach ihrer schlagartigen Freisetzung die allergischen Soforttyp-Reaktionen Asthma, Urtikaria und den anaphylaktischen Schock auf Allergene, wie z. B. Nahrungsmittel oder Insektengifte. Eine Mediatorfreisetzung kann auch durch unspezifische Reize wie Histamine releasing Factors (HRF) ausgelöst werden, man nennt dies dann Pseudoallergie (S. 174).

≡ 2.2

≡ 2.2 Mediatoren der Mastzellen und basophilen Granulozyten

Mediator	typische Aufgabe
Histamin, ECF, NCF, PAF	chemotaktisch
Histamin, Serotonin, Prostaglandine, Leukotriene, Bradykinin	vasoaktiv, Effekt am glatten Muskel
Chymotrypsin, Peroxidase, PAF	enzymatisch, zytolytisch
Heparin	gerinnungshemmend

Zytokine und differente Induktion von TH1- oder TH2-Antwort

Zytokine sind lösliche Mediatoren, die von Zellen ausgeschieden werden.
Durch Antigene stimulierte Lymphozyten bilden **Interleukin-1**, das TH-Lymphozyten stimuliert. Diese sezernieren wiederum **Interleukin-2**, das die Proliferation von T-Lymphozyten anregt.
Die Lymphozyten produzieren **Lymphokine** (MIF, MAF, PAF), die wiederum den Makrophagen in seiner Abwehrleistung anregen.

TH1- und TH2-Lymphozyten produzieren unterschiedliche Zytokinmuster. **IFN-γ** z. B. ist ein TH1-Produkt und antagonisiert die Aktivität von IL-4 und damit die TH2-Antwort. Starke Induktoren einer TH1-Antwort sind IL-12 und IL-18, die zur IFN-Produktion führen. Zum Cross-Talk mit den B-Lymphoyzten produziert der TH2-Lymphozyt IL-4 und IL-5, die ebenso wie IL-2 und IL-6 die B-Lymphozyten stimulieren.

Neuropeptide haben modulierende Einflüsse auf Entzündungszellen. Substanz P und VIP z. B. fördern die Mastzelldegranulation und induzieren Chemotaxis. Das α-MSH ist ein Neurohormon und induziert IL-10 und TNF-α.

Zytokine sind lösliche Mediatoren, die von Zellen ausgeschieden werden. Die Mediatoren der Lymphozyten heißen Lymphokine oder Interleukine, die untereinander und mit Makrophagen kommunizieren. Monozyten und Makrophagen, die durch ein Antigen stimuliert werden, bilden **Interleukin-1** (IL-1). Das Erkennen des Monozyten durch den Lymphozyten basiert auf dem Vorhandensein von Membranantigenen der archaischen **Histokompatibilitätsgruppe** (**HLA**). Die Lymphozyten, die diese Makrophagen erkennen, finden dann ein Oberflächenantigen aus dem Histokompatibilitätskomplex (HLA) auf dem Makrophagen, das passen muss. Der TH-Lymphozyt, der durch IL-1 angeregt wurde, sezerniert nun wiederum **Interleukin-2** (IL-2), das die Proliferation von T-Lymphozyten anregt. Als Rückmeldung an Makrophagen produzieren die Lymphozyten **Lymphokine** (MIF, MAF, PAF), die den Makrophagen in seiner Abwehrleistung anregen.
Der Thymus und das Zytokinmilieu entscheiden, für welche Mannschaft ein Lymphozyt laufen wird. Lymphozyten entstehen, wie oben bereits beschrieben, aus Stammzellen, die während der frühen Embryonalentwicklung in den Thymus einwandern und nach der Geburt nur noch im Knochenmark vorkommen. Die beiden Hauptklassen der Lymphozyten TH1 und TH2 werden durch ihren Differenzierungsgang geprägt und können nicht ineinander übergehen. Ziel ist es, auf eine Infektion hin das richtige Zytokinmuster zu produzieren. Zytokine stimulieren die humorale, aber auch die zelluläre Immunität, die Aktivierung und Differenzierung der T- und B-Lymphozyten. So ist IFN-γ unter den T-Lymphozyten ein TH1-Produkt und antagonisiert die Aktivität von IL-4 und damit die TH2-Antwort. Starke Induktoren einer TH1-Antwort sind **IL-12** und **IL-18**, die zur IFN-Produktion führen. Zum Cross-Talk mit den B-Lymphoyzten produziert der TH2-Lymphozyt IL-4 und IL-5, die ebenso wie IL-2 und IL-6 die B-Lymphozyten stimulieren.
Weiter haben Botenstoffe des Nervensystems, **Neuropeptide**, modulierende Einflüsse auf Entzündungszellen. Substanz P und das vasointestinale Peptid (VIP) fördern die Mastzelldegranulation und induzieren Chemotaxis. Das α-Melanozyten-stimulierende Hormon (α-MSH) ist ein Neurohormon und induziert IL-10 und TNF-α.

Neuropeptide und **Neurohormone** werden sowohl in Zellen des Gehirns als auch in Keratinozyten exprimiert. Sie stellen ein Bindeglied zwischen dem zentralen Nervensystem und der Haut dar und haben über Interaktionen mit Zytokinen und Wachstumsfaktoren Einfluss auf das Immunsystem. So erklärt man sich den immunsupprimierenden Einfluss von Stress (Hypothalamus) damit, dass es zunächst zu einer Freisetzung des Stresshormons Corticotropin releasing Hormone (CRH) in der Hypophyse kommt. In der Folge induziert CRH das α-MSH in der Haut, was zu einer Unterdrückung des Immunsystems führt. α-MSH fördert in antigenpäsentierenden Zellen die Produktion von Suppressorfaktoren wie IL-10 und hemmt die Expression von entzündungsfördernden Botenstoffen wie IL-1. Die „Psyche“ hat also Einfluss auf die Haut (S. 590). Synthetische Analoga des Peptidhormons α-MSH sind als „orphan drug“ zur Behandlung der seltenen genetischen Erkrankung erythropoetischen Protoporphyrie als Teil des UV-Schutz-Pakets, das diese Krankheit braucht, zugelassen.

2.4 Abstoßungsreaktion

*J. Kleemann; vormals beteiligt: Ch. Bayerl**

Bei Gewebetransplantationen wurden die **Haupthistokompatibilitätskomplex-Proteine (MHC)** entdeckt. Ein Synonym für Gewebeverträglichkeit ist Histokompatibilität. Nicht verwandte Individuen exprimieren fast immer verschiedene Gruppen von MHC-Genen. Das Transplantat weist den Empfänger („Wirt“) ab und versucht, ihn über immunkompetente T-Lymphozyten des Transplantats „abzustoßen“.

Bei Transplantationen unterscheidet man:

- **autologe Transplantation:** Das Gewebe war kurzzeitig außerhalb des Körpers und wird dann zurückgegeben.
- **syngene Transplantation:** Transplantation von Gewebe zwischen eineiigen Zwillingen, üblicherweise mit Annahme des Transplantats
- **allogene Transplantation:** Transplantation zwischen genetisch nicht identischen Mitgliedern derselben Spezies mit hohem Abstoßungsrisiko
- **xenogene Transplantation:** Transplantation zwischen verschiedenen Spezies mit hohem Risiko der Transplantatabstoßung

Die schweren und teils tödlichen Reaktionen, z. B. bei Knochenmarktransplantationen, betreffen die inneren Organe und die Haut als **Graft-versus-Host-Reaktion** (= Transplantat-gegen-Wirt-Reaktion).

Die Proteine des MHC-Komplexes sind als Antigene auf jeder Körperzelle bei allen Lebewesen zu finden. Die Proteine des Menschen, die auf Leukozyten nachweisbar sind, werden Human Leucocyte Antigens (HLA) genannt. Das **HLA-System** steuert die Abstoßungsreaktion, aber auch die gewünschte Erkennung von körperfremdem infektiösem Material. Das HLA-System wird genetisch auf dem 6. Chromosom codiert und hat 4 Hauptregionen A, B, C, D. Am bedeutsamsten sind **HLA-A** und **HLA-B**, die Hauptloci, auf denen Proteine der **Klasse I** codiert werden. Proteine der Klasse I sind auf den meisten Zelloberflächen (kernhaltige Zellen, Blutplättchen) enthalten.

HLA-D codiert die Moleküle der **Klasse II**, die seltener sind und auf B-Lymphozyten, Makrophagen, Monozyten, epithelialen Zellen, aktivierten T-Lymphozyten und Tumoren gefunden werden.

HLA-**Klasse III** umfasst die Komplementfaktoren.

Umgekehrt wird auch die Akzeptanz und eine sinnvolle Abwehrleistung von Oberflächenmarkern über dieses System vermittelt. HLA-D-identische Spender-Empfänger-Kombinationen sind bedeutsam, aber auch HLA-A- und HLA-B-Matching bei z. B. Nieren-Transplantationen.

2.4 Abstoßungsreaktion

Bei einer Abstoßungsreaktion weist das Transplantat den Empfänger („Wirt“) ab und versucht, ihn über immunkompetente T-Lymphozyten des Transplantats „abzustoßen“.

Man unterscheidet:

- **autologe** Transplantation
- **syngene** Transplantation
- **allogene** Transplantation
- **xenogene** Transplantation

Das **HLA-System** ist das MHC-System des Menschen und steuert die Abstoßungsreaktion. Es wird genetisch auf dem 6. Chromosom codiert und hat 4 Hauptregionen A, B, C, D. Am bedeutsamsten sind **HLA-A** und **HLA-B**.

2.5 Autoimmunerkrankungen

*J. Kleemann; vormals beteiligt: Ch. Bayerl**

Normalerweise reagiert ein Organismus nicht gegen körpereigene Bestandteile oder Zellen (autologe Zellen). Bei einer Störung des Gleichgewichts werden humorale Antikörper oder T-Lymphozyten produziert, die sich gegen Gewebsantigene richten (z. B. Enzephalitis nach Tollwutimpfung, Multiple Sklerose, Mumpsorchitis, Hashimoto-Thyreoditis, rheumatoide Polyarthritis, Autoimmundermatosen). Autoimmunerkrankungen können dabei gegen Strukturen eines einzigen Organs, z. B. der Haut (Pemphigus vulgaris), oder aber auch gegen verschiedene Gewebestrukturen (z. B. systemische Autoimmunerkrankung, systemischer Lupus erythematodes) gerichtet sein. Zur Ätiologie gibt es mehrere Hypothesen:

2.5 Autoimmunerkrankungen

Bei Autoimmunerkrankungen werden **humorale Antikörper** oder **T-Lymphozyten** produziert, die sich gegen Gewebsantigene richten. Sie können dabei gegen Strukturen eines einzigen Organs oder aber auch gegen verschiedene Gewebestrukturen gerichtet sein. Es gibt folgende Hypothesen zur Ätiologie:

- **Freisetzung sequesterierter Antigene:** Durch Trauma oder Erkrankung wird der Kontakt zwischen normalerweise abgegrenzten Antigenen mit dem Gesamtorganismus und dessen Lymphozyten hergestellt.

- **Freisetzung sequesterierter Antigene:** Antigene sind in Körperkompartimenten vom übrigen Organismus und vor allem vor dessen immunologischer Reaktion abgegrenzt, so z. B. im Glaskörper des Auges (sog. privilegiertes Organ). Durch Trauma oder Erkrankung wird der Kontakt mit dem Gesamtorganismus und dessen Lymphozyten hergestellt (Ophthalmia sympathica). Die für das Immunsystem bisher fremden Zellen lösen eine schädigende immunologische Reaktion aus, die z. B. auch das nicht verletzte Auge betrifft.

- **Zirkulation kryptischer Antigenepitope:** Die im Thymus erworbene Toleranz besteht nur gegen dominante Epitope körpereigener Proteine. Durch schwere Infektionen oder UV-Strahlung oder Medikamente werden nukleäre oder zytoplasmatische Antigene auf der Zelloberfläche von apoptotischen Keratinozyten präsentiert. Daraufhin entstehen z. B. antinukleäre Antikörper (ANA), die sich gegen Bestandteile des Zellkerns richten, vor allem gegen die DNA.

- **Zirkulation kryptischer Antigenepitope:** Die im Thymus erworbene Toleranz besteht nur gegen dominante Epitope körpereigener Proteine. Durch schwere Infektionen, UV-Strahlung oder Medikamente kommen kryptische Epitope vermehrt in die Blutzirkulation (Epitope Spreading), gegen die eine immunologische Abwehr gestartet wird. Beim Lupus erythematodes werden virale Infektionen als auslösend angesehen, UV-Strahlung als Triggerfaktor. Durch das entzündliche Milieu werden nukleäre oder zytoplasmatische Antigene auf der Zelloberfläche von apoptotischen Keratinozyten präsentiert. Daraufhin entstehen z. B. antinukleäre Antikörper (ANA), die sich gegen Bestandteile des Zellkerns richten, vor allem gegen die DNA. Zellen, die durch ANA besetzt sind, werden einschließlich des Protoplasmas zerstört, sodass nur noch die Kerne zurückbleiben, von ANA umgeben und damit markiert. Die Granulozyten phagozytieren diese Kerne („Opferzelle“). So entsteht die Hargraves-Zelle oder LE-Zelle, mit dem eigenen und dem phagozytierten Zellkern. Zur Bildung von antinukleären Antikörpern kommt es z. B. bei Lupus erythematodes, Sklerodermie, Polymyositis, Sjögren-Syndrom und rheumatoider Arthritis.

- **modifiziertes Antigen:** Nichtwiederkennen von körpereigenen Zellen, die durch Strahlung, chemische Einflüsse, Medikamente oder Entzündung beschädigt wurden.

- **modifiziertes Antigen:** Ursache ist das Nichtwiederkennen von körpereigenen Zellen, die durch Strahlung, chemische Einflüsse, Medikamente oder Entzündung beschädigt wurden. Als Beispiel wird das Auftreten des Antistreptokokken-Antikörpers genannt, der sich nicht nur gegen Streptokokken, sondern auch gegen gemeinsame Antigene auf Keratinozyten richtet. Der infektprovozierte Schub einer Psoriasis guttata wird daher in Zusammenhang mit einer Streptokokken-Infektion gesehen.

- **molekulare Mimikry-Hypothese:** Homologien aufgrund der Aminosäurenabfolge oder aufgrund struktureller Ähnlichkeiten zwischen Selbst- und Fremdprotein können zu einem Toleranzverlust führen.

- **molekulare Mimikry-Hypothese:** Homologien aufgrund der Aminosäurenabfolge oder aufgrund struktureller Ähnlichkeiten zwischen Selbst- und Fremdprotein können zu einem Toleranzverlust, z. B. auf der Ebene der T-Lymphozyten, führen. Eine der ätiologischen Theorien zur Multiplen Sklerose besagt, dass sich Immunreaktionen gegen Glykoproteine von Viren ausbilden, die auch mit Molekülen des zentralen Nervensystems interagieren.

- **Fehler in der Toleranzinduktion von T- und B-Zellen.**

- **Fehler in der Toleranzinduktion von T- und B-Zellen:** Durch Fehler in der Apoptose (kontrollierter, geplanter Zelltod, z. B. Fas-Defekt) gelangen vermehrt reife autoimmune T-Zellen in die Peripherie.

2.6 Tumorimmunologie

Die **Wechselwirkung zwischen Tumor und Immunsystem** ist entscheidend für den Verlauf und die Prognose einer Krebserkrankung.

2.6 Tumorimmunologie

*J. Kleemann; vormals beteiligt: M. Meissner**

Das Immunsystem interagiert in allen Stadien einer Tumorerkrankung, von der Entstehung bis hin zur Metastasierung, mit dem Tumor. Die intensive **Interaktion zwischen der Tumorzelle und dem Immunsystem** (z. B. T-Zellen, Monozyten, Makrophagen, NK-Zellen etc.) kann hierbei eine tumorfördernde, aber auch tumorinhibierende Wirkung haben. Das Gleichgewicht zwischen beiden hat hierbei einen entscheidenden Einfluss auf den Verlauf der Erkrankung und damit auf die Prognose der Patient*innen. Neue immunologische Therapiestrategien zielen auf die Beeinflussung dieses Gleichgewichts ab.

2.6.1 Tumorantigenpräsentation

Tumorantigene sind wichtige Determinanten einer tumorspezifischen Immunantwort. Man unterscheidet **tumorspezifische Antigene (TSA), auch Neoantigene genannt,** und **tumorassoziierte Antigene (TAA)**. Sie dienen teilweise auch als **Tumormarker** (z. B. CEA, α-Fetoprotein).

2.6.1 Tumorantigenpräsentation

Wichtige Determinanten einer tumorspezifischen Immunantwort sind **Tumorantigene**. Hierbei handelt es sich um Antigene, die durch Tumorzellen gebildet werden und die eine Immunantwort induzieren können. Man kann diese klassischerweise in **tumorspezifische Antigene (TSA), auch Neoantigene genannt**, und **tumorassoziierte Antigene (TAA)** unterteilen.

- **TSA** entstehen in der Regel durch Genmutationen, Spleißvarianten oder Chromosomentranslokationen. Durch diese genetischen Veränderungen in der Tumorzelle werden „neue“ Genprodukte produziert, die nicht von gesunden Körperzellen ge-

2.6 Tumorantigenpräsentation

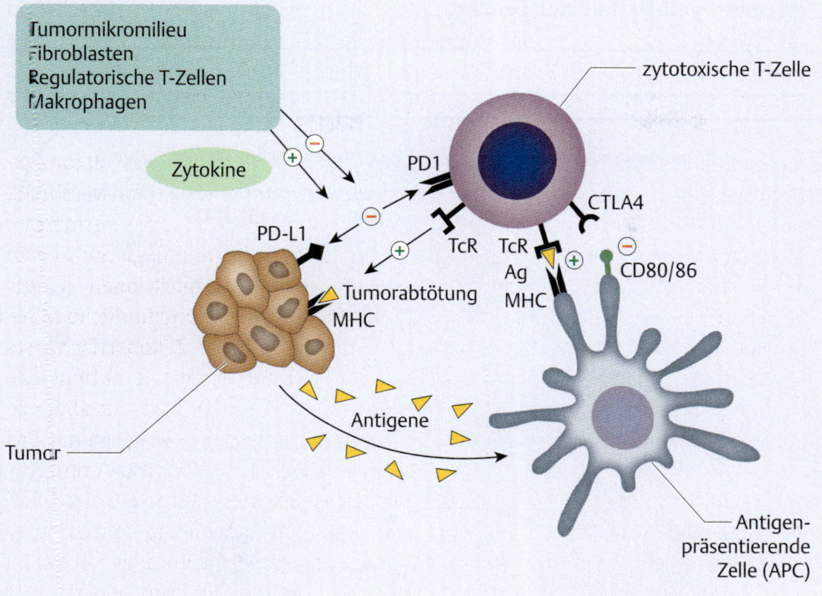

Tumorantigene werden von Antigen-präsentierenden Zellen prozessiert und über MHC Moleküle auf deren Zelloberfläche präsentiert. T-Zellen können diese Antigene über ihre T-Zell-Rezeptoren (TCR) erkennen. Nach MHC vermittelter Antigenerkennung über den TCR kommt es jedoch nur zu einer Immunantwort, wenn weitere Zelloberflächenmoleküle binden. Hier sind die sogenannten Immuncheckpoints essenziell. Diese spielen sowohl in der Interaktion von T-Lymphozyten mit den antigenpräsentierenden dendritischen Zellen als auch in der Interaktion der zytotoxischen T-Zelle mit der jeweiligen Zielzelle (z. B. der Tumorzelle) eine Rolle. Die Immunantwort nach Antigenerkennung wird somit über ein Gleichgewicht zwischen kostimmulatorischen und inhibitorischen Signalen kontrolliert (z. B. CTLA4 auf der T-Zelle und CD80/86 auf der dendritischen Zelle oder PD1 und PDL 1 auf der Tumorzelle).

bildet werden. Diese Antigene werden dem Immunsystem auf der Oberfläche der Tumorzellen über MHC-Klasse-I-Moleküle präsentiert (Tumorantigenpräsentation). Werden diese in der Folge von Immunzellen als „fremd“ erkannt, können die Tumorzellen z. B. durch zytotoxische T-Zellen eliminiert werden (Abb. **2.6**). Ist dies nicht in ausreichendem Maß der Fall, entgeht der Tumor der natürlichen Immunkontrolle (siehe Kapitel Tumor Immunescape [S. 41]).
- **TAA** treten hauptsächlich durch Überexpression von Proteinen auf, die zum Teil auch in gesunden Zellen gefunden werden. Beobachtet wird insbesondere die Reinduktion fetaler und embryonaler Proteine, wie beispielsweise CEA (karzinoembryonales Antigen; Kolonkarzinom), α-Fetoproteine (hepatozelluläres Karzinom), oder auch von Differenzierungsantigenen wie Tyrosinase oder GP100 (Melanom). Auch diese Antigene werden über MHC-Klasse-I Moleküle auf den Tumorzellen exprimiert, jedoch fällt die Immunreaktion, da es sich um körpereigene Proteine handelt, in der Regel geringer aus (Abb. **2.6**).

Einige dieser Tumorantigene dienen auch als Tumormarker (z. B. CEA, α-Fetoprotein).

2.6.2 Tumor Immunescape

Tumoren besitzen die Fähigkeit, der Erkennung durch das Immunsystem zu entgehen (**Tumor Immunescape**). In diesem Prozess kommt es nach anfänglicher Kontrolle des Tumors durch das Immunsystem zu einer Selektion von Tumorzellen mit reduzierter Immunogenität, die z. B. durch eine herabgesetzte Expression von MHC-I und eine verminderte Präsentation von Tumorantigenen auf der Zelloberfläche gekennzeichnet ist. Zahlreiche weitere Faktoren, insbesondere immunsuppressive Veränderungen in der direkten Tumorumgebung (**Tumor microenvironment**), begünstigen diesen **Immunescape**.

Hierzu gehören beispielsweise (Abb. **2.7**):
- die tumorinduzierte Stimulation immunsuppressiver regulatorischer T-Zellen (Tregs) und tumorassoziierter anti-inflammatorischer Makrophagen,
- eine supprimierte Antigenprozessierung, eine reduzierte MHC-I-Expression und eine reduzierte Tumorantigen-Expression,
- die Sekretion immunsuppressiver Mediatoren durch den Tumor (z. B. TGF-β, VEGF, IL-10),
- die Toleranzinduktion tumorspezifischer T-Zellen durch fehlende kostimulatorische Moleküle oder Überexpression von inhibitorischen Molekülen auf den Tumorzellen (Immuncheckpoints) und

2.6.2 Tumor Immunescape

Tumoren besitzen die Fähigkeit, der Erkennung durch das Immunsystem zu entgehen (**Tumor Immunescape**), z. B. durch die Stimulation immunsuppressiver regulatorischer T-Zellen (Tregs) oder durch eine Verringerung der Immunogenität (z. B. durch reduzierte MHC-I- und Tumorantigen-Expression).

Weitere Mechanismen des Immunescapes sind:
- Stimulation immunsuppressiver Tregs und anti-inflammatorischer Makrophagen im Tumor microenvironment
- Supprimierte Antigenprozessierung, reduzierte MHC-I und Tumorantigen Expression der Tumorzellen
- Sekretion immunsuppressiver und proliferationsfördernder Mediatoren (TGF-β, VEGF, IL-10)
- Toleranzinduktion tumorspezifischer T-Zellen (z. B. vermehrte Expression inhibitorischer Immuncheckpoint Moleküle)

- Metabolische Veränderungen (z. B. Expression des Enzyms Indolamin-2,3-Dioxygenase (IDO) in Tumorzellen)

- metabolische Veränderungen, wie beispielsweise eine Überexpression der Indolamin-2,3-Dioxygenase (IDO) in Tumorzellen, die durch Depletion von Tryptophan zu einer T-Zell-Dysfunktion beiträgt.

2.7 Tumor Immunescape (vereinfacht)

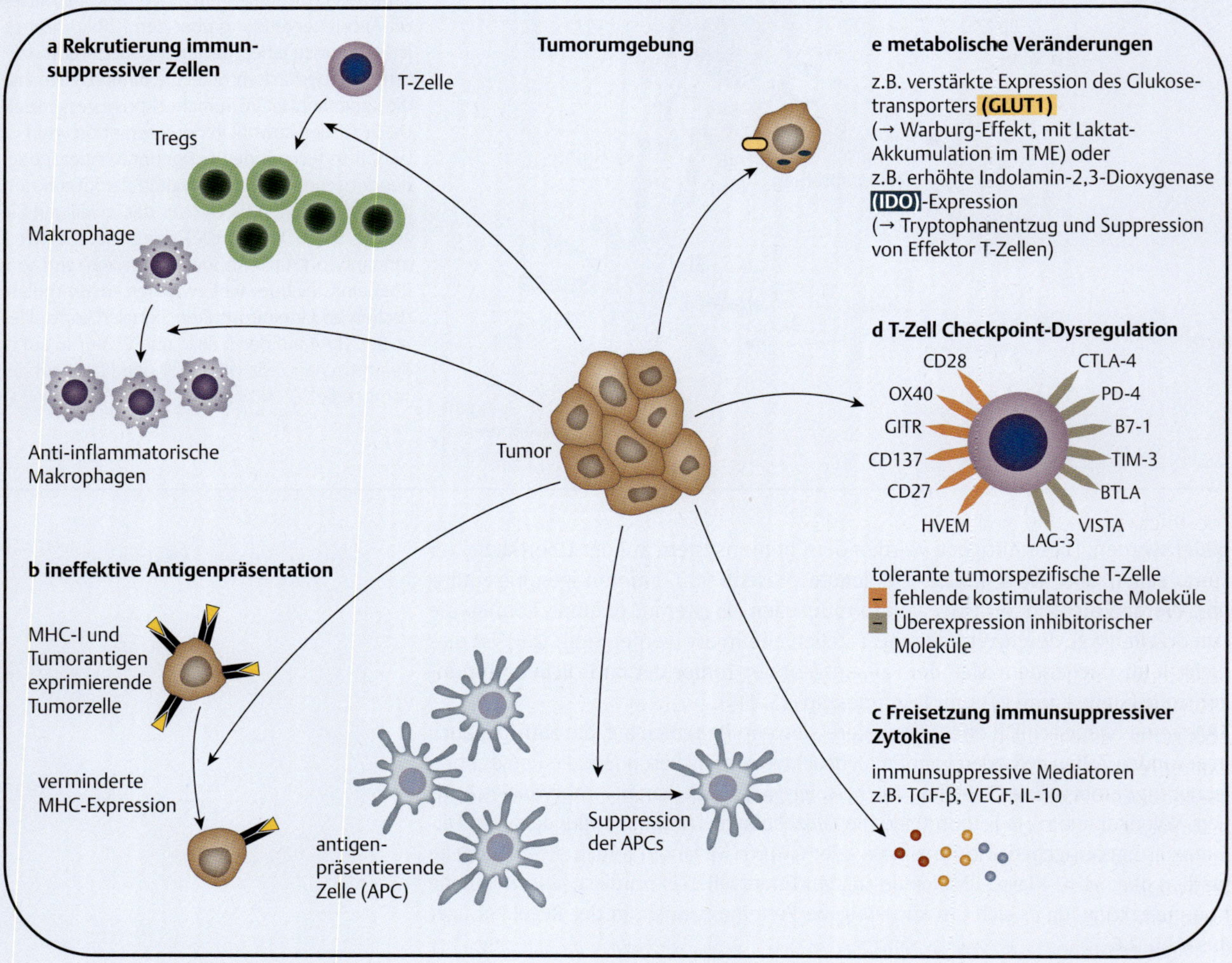

Zahlreiche Mechanismen können dazu führen, dass Tumorzellen einer effektiven Immunantwort entgehen und Tumoren somit unkontrolliert wachsen können. Neben der Rekrutierung immunsuppressiver Zellen (z. B. regulatorischer T-Zellen oder anti-inflammatorischer Makrophagen) und der Ausschüttung immunsuppressiver Zytokine im Tumormikromilieu, spielen eine herabgesetzte Tumorantigenpräsentation, die Dysregulation inhibitorischer Immuncheckpoints und metabolische Veränderungen eine wichtige Rolle.

2.6.3 Immuntherapien

Bei Immuntherapien werden unterschiedliche Strategien verfolgt, die das Immunsystem aktivieren und Immunescape-Mechanismen des Tumors umgehen. Dazu zählt heute in erster Linie die antikörpervermittelte Blockade von inhibitorischen Oberflächenrezeptoren (**Immuncheckpoints**) auf T-Lymphozyten. Immuncheckpoint-Inhibitoren bilden heute einen wesentlichen Therapiestandard in zahlreichen Tumorentitäten, insbesondere auch bei metastasierten oder fortgeschrittenen Hautmalignomen (z. B. Malignes Melanom, kutanes Plattenepithelkarzinom, Merkelzellkarzinom). Neben den Immuncheckpoint-Inhibitoren spielen adoptive T-Zell-Therapien (z. B. TILs oder CAR-T-Zellen), das Immunsystem aktivierende Zytokine (z. B. IFN, IL-2) und Impfstrategien eine wesentliche Rolle.

2.6.3 Immuntherapien

In den letzten Jahren hat sich das Wissen über die Bedeutung des Immunsystems für die Entstehung und den Verlauf von Tumorerkrankungen wesentlich erweitert. Dieser Wissenszuwachs ermöglichte die Entwicklung effektiver Tumortherapien, die ihre Wirkung über das körpereigene Immunsystem entfalten. Dabei werden unterschiedliche Strategien verfolgt, die das Immunsystem aktivieren und Immunescape Mechanismen des Tumors umgehen können.

- Insbesondere die Entwicklung der **Immuncheckpoint-Inhibitoren** (Abb. **2.8**), hat in der letzten Dekade neue Maßstäbe in der Behandlung von Tumorerkrankungen gesetzt. Immuncheckpoint-Moleküle sind Oberflächenrezeptoren, die die Aktivierung von Immunzellen, insbesondere von zytotoxischen T-Zellen regulieren. Man unterscheidet solche, die die Immunantwort unterdrücken können (**anti-inflammatorische Immuncheckpoints**) und solche, die die Immunantwort steigern können (**pro-inflammatorische Immuncheckpoints**). Unter physiologischen Bedingungen spielen Immuncheckpoints eine wesentliche Rolle bei der Selbsttoleranz und schützen vor überschießenden Immunreaktionen. In Tumorzellen trägt insbesondere die Expression von inhibitorischen Immuncheckpoint-Signalen zu einer T-

2.8 Wirkungsweise der Checkpoint-Inhibitoren

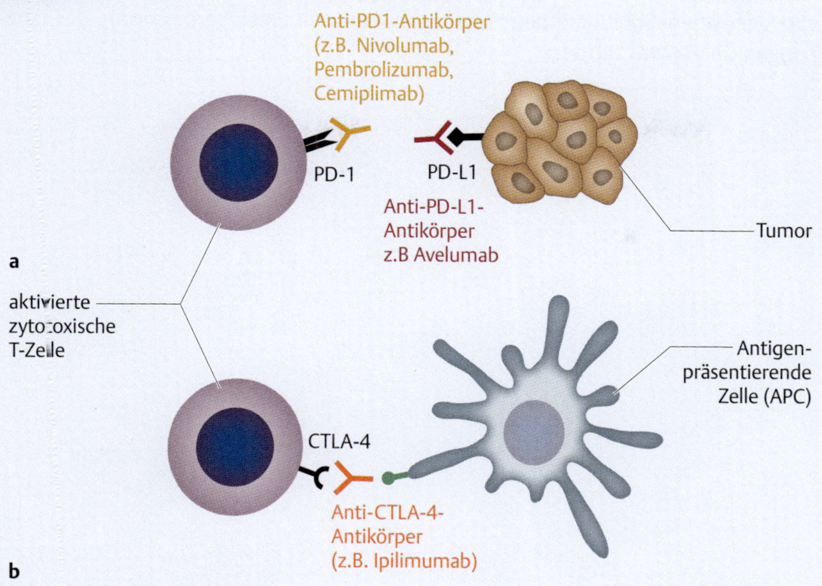

Bei Checkpoint-Inhibitoren (ICIs) handelt es sich um monoklonale Antikörper, die die tumorinduzierte regulatorische Blockade von T-Zellen unterdrücken, indem sie inhibitorische Immuncheckpoints blockieren. Dadurch wird eine Abwehrreaktion des Immunsystems gegen Tumorgewebe ermöglicht. Gerichtet sind die ICIs beispielsweise gegen das Programmierter-Zelltod-Protein 1 (PD-1) auf den T-Lymphozyten (→ Nivolumab, Pembrolizumab), seinen Liganden (PD-L 1) auf der Tumorzelle oder das zytotoxische-T-Lymphozyten-assoziierten Antigen (CTLA-4) auf den T-Lymphozyten (→ Ipilimumab).

a Indem die Bindung der T-Lymphozyten an die Tumorzelle über die Kopplung von PD-1/PD-L 1 verhindert wird, kann der Tumor die T-Lymphozyten nicht inaktivieren.

b Durch das Verhindern der Bindung von CTLA-4 an Antigenpräsentierende Zellen werden die T-Lymphozyten aktiviert.

Zell-Toleranz bei und ist damit ein wesentlicher Immunescape-Mechanismus. Die bereits in zahlreichen Tumorentitäten zugelassene, antikörpervermittelte Blockade von inhibitorischen Immuncheckpoints wie dem **CTLA-4 (cytotoxic-T-lymphocyte-associated-antigen-4)** und dem **PD-1 (programmed-cell-death-1-protein)** führt somit zu einer Reaktivierung von Tumorantigen gerichteten T-Zellen. Im metastasierten malignen Melanom erreicht die Kombinationstherapie mit dem CTLA-4-Inhibitor Ipilimumab und dem PD1-Inhibitor Nivolumab beispielsweise Ansprechraten von über 50 % und induziert langfristiges Überleben in einem relevanten Teil der Betroffenen.

- Die Induktion einer Immunantwort durch **Tumorvakzinierung** ist eine weitere immunologische Strategie in der Tumortherapie. Dabei werden den Patient*innen Antigene, insbesondere TSA oder Peptide von Tumorzellen als Impfung appliziert. Die Information für die Antigene in diesen Impfstoffen kann beispielsweise auch in Form von DNA oder mRNA codiert sein. Andere Ansätze verfolgen Strategien, bei denen patienteneigene dendritische Zellen mit Tumorantigenen exvivo aktiviert werden und den Patient*innen im Anschluss wieder zurück transfundiert werden.
- Beim **adoptiven T-Zell-Transfer** handelt es sich um den Transfer von autologen, meist exvivo modifizierten T-Zellen. Beispielsweise können **Tumor-infiltrierende-Lymphozyten** (TILs) aus dem Tumorgewebe entnommen werden, diese können ex vivo selektiert und modifiziert werden. Diese Zellen werden den Patient*innen (teilweise nach chemotherapeutischer Depletion unerwünschter Zellen) in einem weiteren Schritt zurück transfundiert. Dieses Konzept wird intensiv in zahlreichen Tumorentitäten, so auch dem malignen Melanom untersucht.
- Eine besondere Variante des adoptiven T-Zell Transfers stellt die **CAR-T-Zelltherapie** dar. Bei diesem Verfahren werden T-Zellen aus dem Blut entnommen und ex vivo mit einem gentechnisch modifizierten chimären T-Zell-Rezeptor ausgestattet. Diese modifizierten T-Zellen werden, wie beim klassischen adoptiven T-Zell-Transfer, nach chemotherapeutischer Konditionierung den Patient*innen zurück transfundiert.

  Die Besonderheit dieser Therapie liegt darin, dass diese Rezeptoren, anders als natürliche T-Zellen, mit ihrer extrazellulären Domäne spezifische Tumorantigene MHC unabhängig erkennen können. Da die Herabregulation der MHC Expression ein wesentlicher Mechanismus des Immunescapes ist, stellt diese Therapie einen interessanten Ansatz bei Immuntherapie-resistenten-Tumoren dar.

  Neben der extrazellulären Domäne besitzt der CAR-T-Zell-Rezeptor eine Brückendomäne, eine transmembranären Region und eine intrazelluläre Domäne, die letztlich die T-Zell Aktivierung herbeiführt. Im Jahr 2018 wurden in Europa die ersten CAR-T-Zell-Therapien zur Behandlung von speziellen B-Zell-Leukämien und diffusem großzelligen B-Zell-Lymphom zugelassen.

In der Zukunft werden noch weitere neue immunologische Therapiestrategien, aber auch die Kombination der bereits verfügbaren, zu einer immer besseren Immunantwort der Patient*innen auf den Tumor und damit zu einer Verbesserung des langfristigen Überlebens führen.

3 Dermatologische Diagnostik

*Ch. Rose; vormals beteiligt: E. Knußmann-Hartig**

3.1 Anamnese und klinische Untersuchung

3.1.1 Anamnese

Die Anamnese dient der Klärung der Entwicklung der Krankheit und soll später unter Zusammenschau der erhobenen Daten und Befunde zu einer Diagnose führen. Daneben ist die Anamnese die erste wichtige Kontaktaufnahme mit den Patient*innen, bevor sie sich entkleiden. Man sollte behutsam vorgehen, um Hemmungen zu reduzieren. Beispielsweise sollten allgemeine, offene Fragen den intimeren Fragen vorausgehen. Suggestionsfragen oder Belehrungen sind strikt zu vermeiden. Je mehr emotionale Intelligenz die Untersuchenden beweisen, desto mehr wichtige Informationen werden sie gewinnen.

Wichtige Fragen im Rahmen der Anamnese:

- Wann und wie hat die Krankheit begonnen?
- Welche Symptome bestehen? (z. B. Juckreiz, Brennen, Hypästhesie)
- Hat sich der Befund ausgebreitet? Wenn ja, wohin? (Dynamik der Erkrankung)
- Besteht ein Zusammenhang mit den Jahreszeiten? (Rhythmik der Erkrankung), z. B. tritt beim atopischen Ekzem häufig eine Verschlechterung im Winter bei trockener Heizungsluft und reduzierter UV-Strahlung auf.
- Hat bei bestehenden Erkrankungen bereits eine Selbstmedikation oder eine Therapie stattgefunden? Wenn ja, mit welchem Erfolg?
- Darüber hinaus liefern Fragen nach internistischen Erkrankungen, Medikamenteneinnahme, früheren Hauterkrankungen, Erkrankungen bei Angehörigen, den Lebensumständen und dem Beruf wichtige Hinweise.

Von den Patient*innen vermutete Zusammenhänge zwischen der Erkrankung und den äußeren Umständen (z. B. Kontakt zu Noxen, Nahrungsmitteln, Pollen, Tieren) sollten ernst genommen, aber auch ausreichend hinterfragt werden; sie entspringen oft einem nachvollziehbaren „Kausalitätsbedürfnis" vieler Patient*innen, ein Zusammenhang ist aber in vielen Fällen bereits durch die Anamnese nicht objektivierbar.

> **3.1 Anamnese und klinische Untersuchung**
>
> **3.1.1 Anamnese**
>
> Die Anamnese ist die erste wichtige Kontaktaufnahme mit den Patient*innen und dient der Klärung der Krankheitsentwicklung und unterstützt die Diagnose.
>
> **Wichtige Fragen:**
> - Krankheitsbeginn
> - Symptome wie z. B. Juckreiz
> - Dynamik
> - Rhythmik
> - Therapieversuche
> - bestehende bzw. frühere Krankheiten

3.1.2 Klinische Untersuchung

Die klinische Untersuchung muss bei guter Beleuchtung stets vom Kopf bis zum Fuß erfolgen, nachdem man sein Augenmerk zunächst auf den führenden Befund richtet, der zum Arztbesuch Anlass gegeben hat. Die Patient*innen sollten sich hierfür zunächst bis auf die Unterhose entkleiden. Die Inspektion der Genital- und Analregion kann während der Untersuchung oder im Anschluss durchgeführt werden.

> **3.1.2 Klinische Untersuchung**
>
> Sie muss bei guter Beleuchtung stets vom Kopf bis zum Fuß erfolgen.

► **Merke.** Niemals sollte man sich auf Bemerkungen wie „Meine Hautveränderungen sind nur am Kopf" verlassen! Immer den ganzen Körper untersuchen!

► **Merke.**

Für viele Hautkrankheiten gibt es spezielle Lokalisationen, sog. **Prädilektionsstellen** oder **Verteilungsmuster**, die evtl. Hinweise auf mögliche Auslöser geben, z. B. mechanisch belastete oder dem Sonnenlicht ausgesetzte Areale. Unbedingt sollte man auch auf das gesamte Erscheinungsbild der Haut achten, z. B. Trockenheit oder Pigmentgehalt (Hauttyp sowie Bräunungsgrad).

Nicht zu vergessen ist auch die Untersuchung der Schleimhäute, Venen, arteriellen Pulse (insbesondere Fußpulse), Lymphknoten und des Dermografismus (S. 51). Es hat sich bewährt, die Untersuchung nach einem bestimmten, durchaus individuel-

> Viele Hautkrankheiten haben **Prädilektionsstellen** und/oder Verteilungsmuster, die eventuell Hinweise auf mögliche Auslöser (z. B. Sonnenlicht) geben. Auch das gesamte Erscheinungsbild der Haut muss beachtet werden (z. B. Trockenheit, Hauttyp, Bräunungsgrad) sowie Schleimhäute, Lymphknoten und Dermografismus.

Ein individuelles Untersuchungsschema hat sich bewährt.

len Schema durchzuführen, um keine wesentlichen Punkte zu vergessen; ein Beispiel für einen solchen „Fahrplan" finden Sie weiter unten; siehe Kapitel „Befundbeschreibung" (S. 50). Eine ganz entscheidende Grundlage für die Interpretation der Hautbefunde ist die Kenntnis der Effloreszenzen.

3.2 Effloreszenzen

3.2 Effloreszenzen

► Merke.

► Merke. Jeder Arzt/jede Ärztin – nicht nur Dermatolog*innen – sollte die Nomenklatur der Effloreszenzen (= Formen pathologischer Hautveränderungen) beherrschen, um sich mit Kolleg*innen kompetent austauschen zu können.

► Definition.

► Definition. **Primäreffloreszenzen** entstehen direkt auf vorher gesunder Haut, während **Sekundäreffloreszenzen** auf vorhandene Primäreffloreszenzen folgen (Tab. **3.1**, Abb. **3.1**).

3.1

3.1 Effloreszenzen

Primäreffloreszenzen	Sekundäreffloreszenzen
▪ Makula (Fleck)	▪ Squama (Schuppe)
▪ Urtika (Quaddel)	▪ Nekrose
▪ Papula (Knötchen, Papel)	▪ Erosion
▪ Nodus (Knoten)	▪ Exkoriation
▪ Vesikula (Bläschen)	▪ Ulkus (Geschwür), Aphthe
▪ Bulla (Blase)	▪ Crusta (Kruste)
▪ Pustula (Pustel)	▪ Rhagade
	▪ Cicatrix (Narbe)
	▪ Atrophie
	▪ Lichenifikation

3.2.1 Primäreffloreszenzen

3.2.1 Primäreffloreszenzen

Makula (Fleck): Farbveränderung der Haut.

Makula (Fleck): Farbveränderung der Haut. Sie kann durch Erweiterung von Gefäßen **erythematös** sein, durch Pigmenteinlagerung **braun** in allen Schattierungen, durch Pigmentverlust **weiß** oder durch exogenes Pigment (Schmutz, Tätowierung) viele Farben annehmen.

Urtika (Quaddel): scharf begrenzte, rötlichweißliche, weiche Effloreszenz; meist durch ein Ödem in der oberen Dermis.

Urtika (Quaddel): Die Urtika ist eine scharf begrenzte, rötlichweißliche, weiche Effloreszenz, die zumeist auf einer Flüssigkeitsansammlung (**Ödem**) in der oberen Dermis beruht. Je nach Ausdehnung des Ödems ändern sich das Aussehen und die Größe (Millimeter bis Zentimeter). Charakteristisch ist die Flüchtigkeit der Urtika, sie besteht Stunden bis selten einige Tage.

Papula (Knötchen, Papel): umschriebene Substanzvermehrung in der Epidermis oder Dermis.

Papula (Knötchen, Papel): Die Papula ist eine umschriebene **Substanzvermehrung**, die sowohl in der Epidermis als auch der Dermis auftreten kann. Bei Substanzvermehrung in der Epidermis handelt es sich um eine Verbreiterung durch Vermehrung der Keratinozyten; eine sog. **Akanthose** (S. 56). In der Dermis kann es sich z. B. um ein entzündliches Infiltrat, Einlagerung von Substanzen (Muzin, Amyloid, Kollagen), reaktive wie auch neoplastische Gewebsvermehrungen handeln. Die Papel/Papula variiert von glatter zu rauer Oberfläche und von hautfarben, rot bis braunschwarz.

Plaque: oberflächlich konfluierte Papeln.

Plaque: Ein Plaque besteht aus oberflächlichen **konfluierten Papeln**, sodass eine flächige Gewebevermehrung entsteht.

Nodus (Knoten): größer als erbsengroße Papeln.

Nodus (Knoten): sind **Papeln**, die **größer als eine** Erbse sind; ihre Substanzvermehrung kann in der Epidermis oder Dermis lokalisiert sein. Ein wichtiges Unterscheidungsmerkmal ist die Konsistenz und vor allem die Verschieblichkeit/Abgrenzbarkeit zu dem umgebenden Gewebe. Eine fehlende Verschieblichkeit kann ein Hinweis auf Malignität sein.

3.1 Primäre und sekundäre Effloreszenzen

a Makula (Fleck)

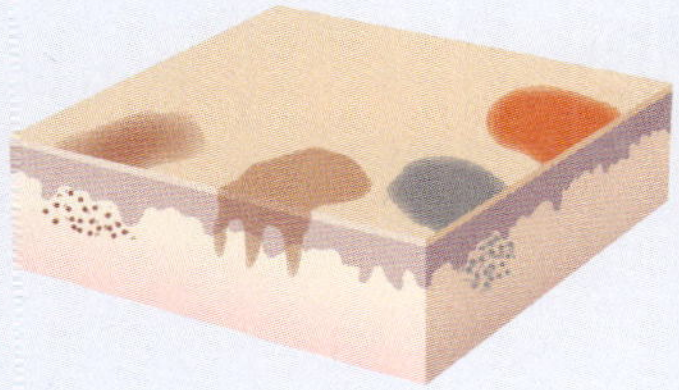

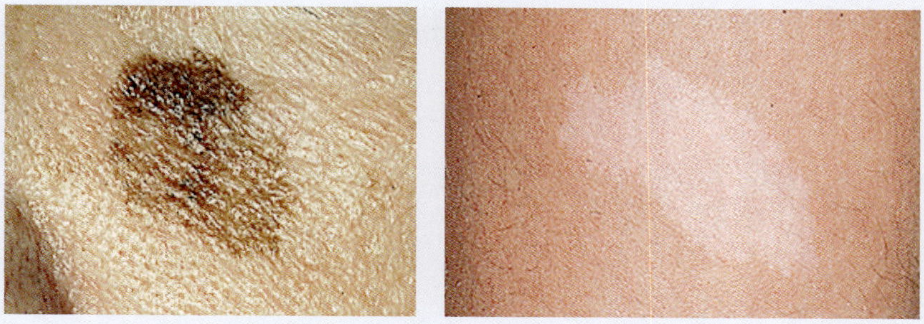

Farbveränderung ohne Substanzunterschied.

b Urtika (Quaddel)

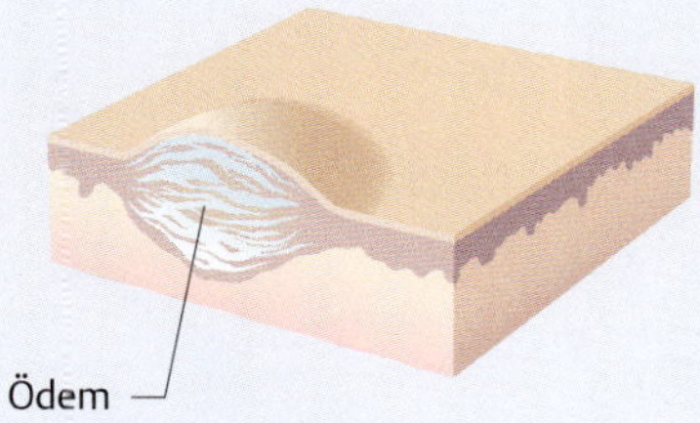

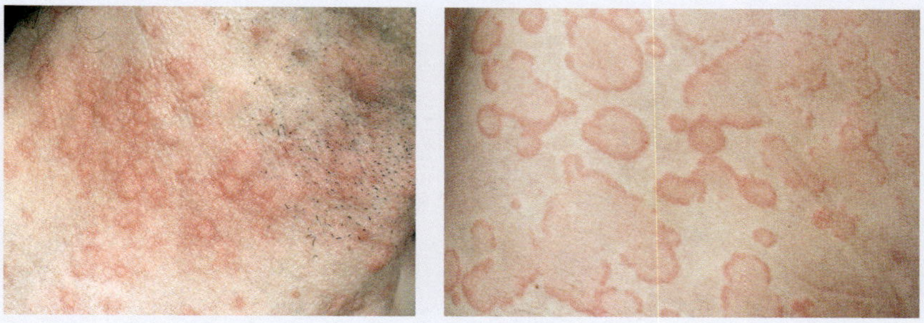

Umschriebenes Ödem der oberen Dermis.

c Papula (Knötchen, Papel)

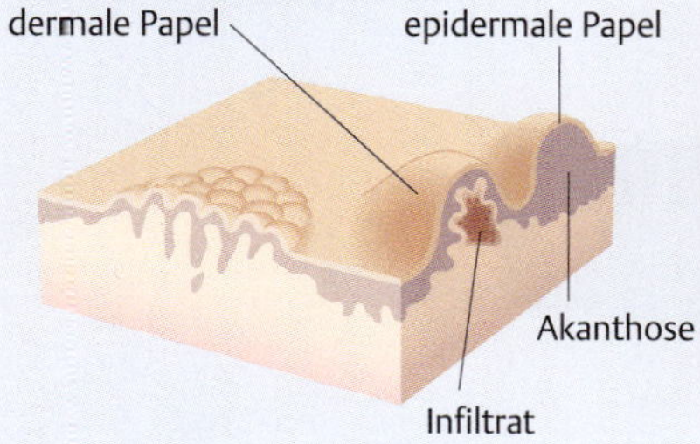

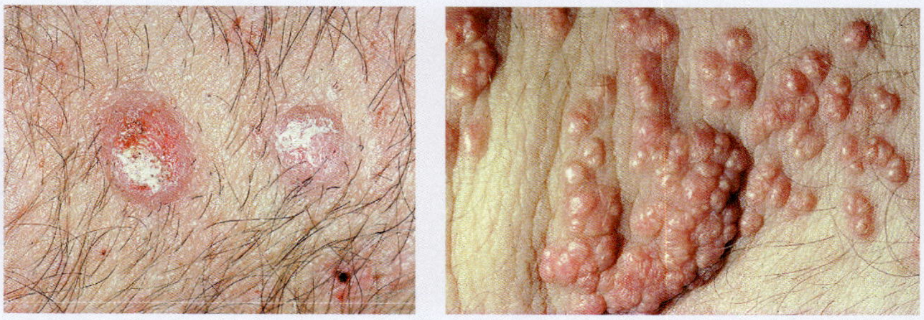

Epidermale (rechts) oder dermale (links) Substanzvermehrung.

d Nodus (Knoten)

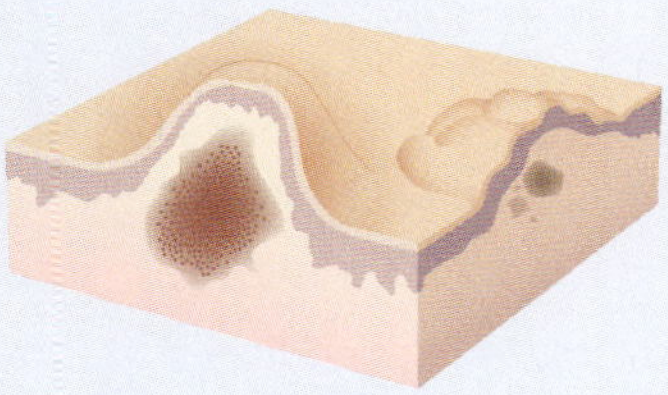

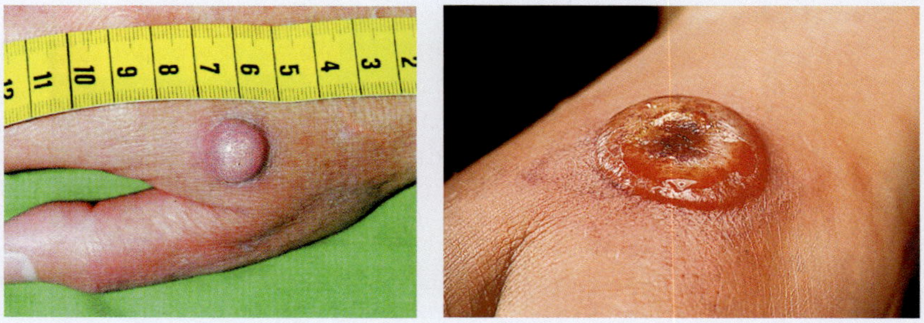

Knotige Auftreibung der unteren Dermis oder tiefer.

e Vesikula (Bläschen) und Bulla (Blase)

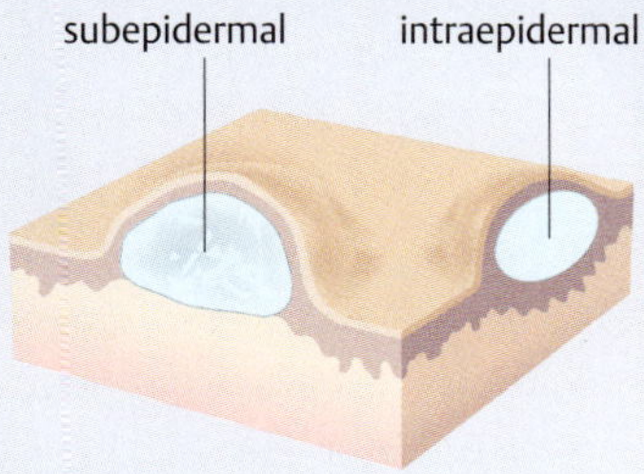

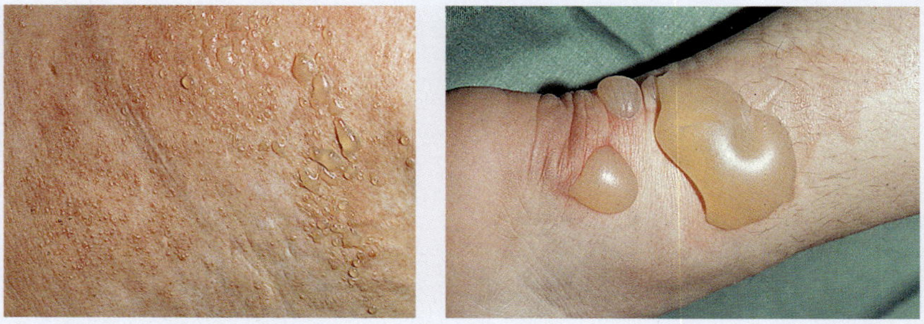

Umschriebene Flüssigkeitsansammlung intraepidermal oder subepidermal.

Grafiken a–e: Quelle: Sterry W, Czaika V, Drecoll U et al., Kurzlehrbuch Dermatologie, Thieme; 2022

Primäre und sekundäre Effloreszenzen (Fortsetzung)

f Pustula (Pustel) und Squama (Schuppe)

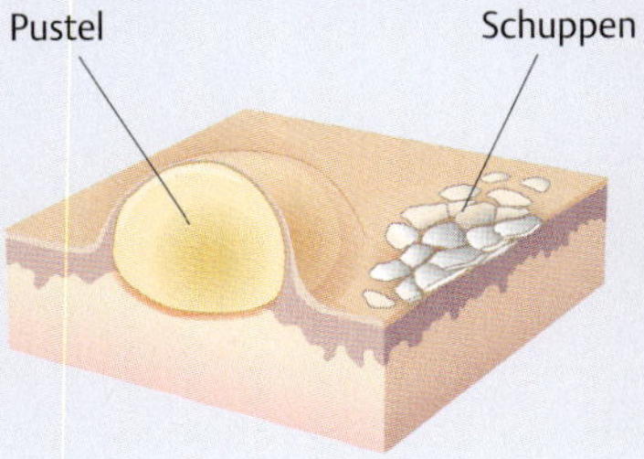

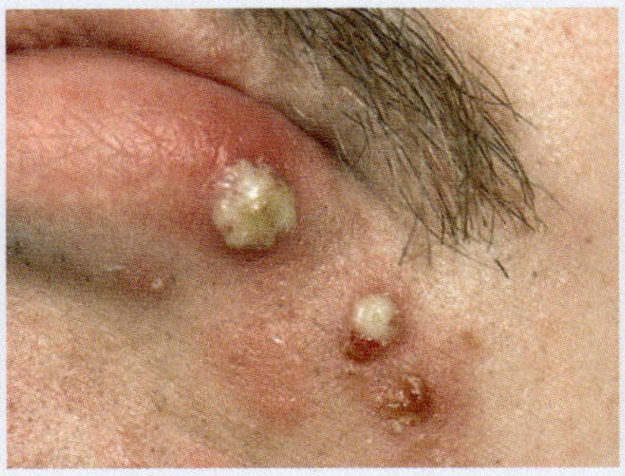
Pusteln

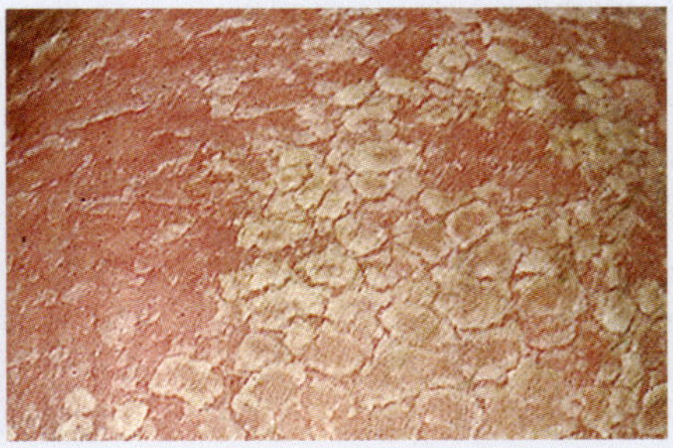
Schuppen

g Substanzdefekte

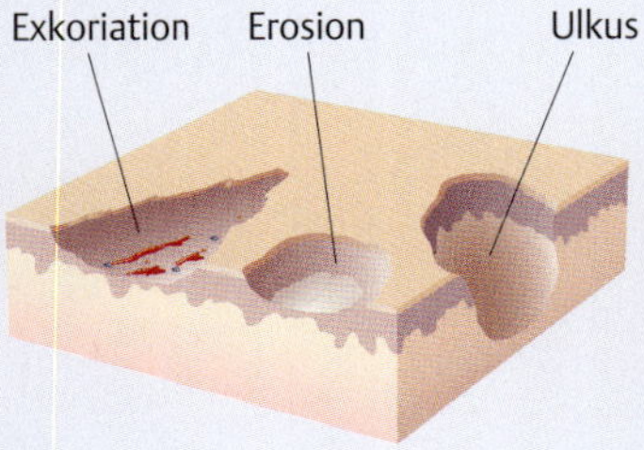

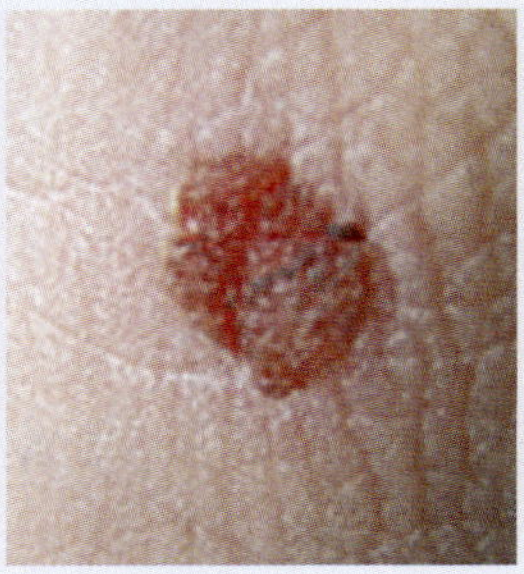
Erosion

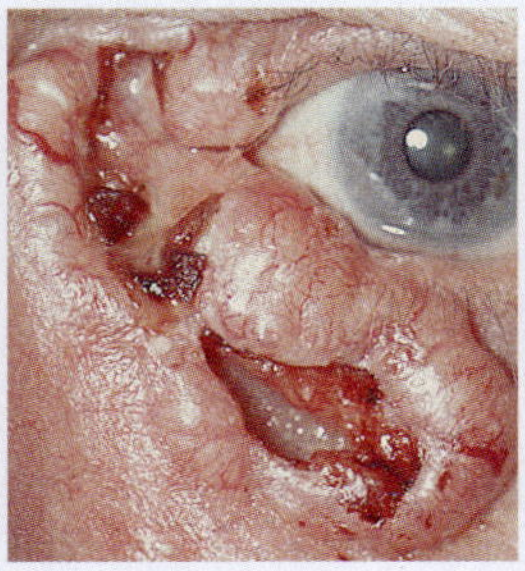
Ulkus

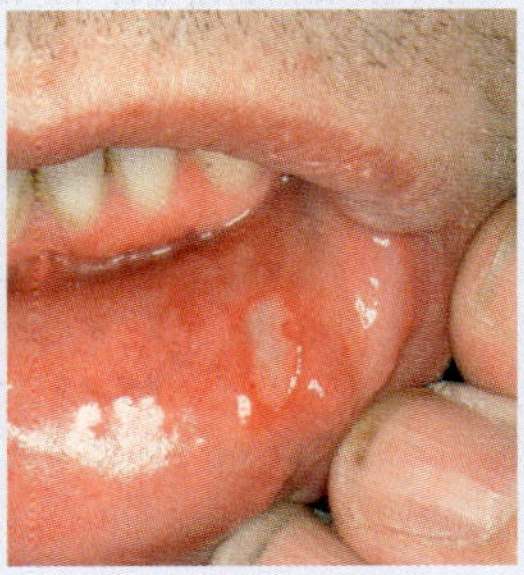
Aphthe

h Rhagade

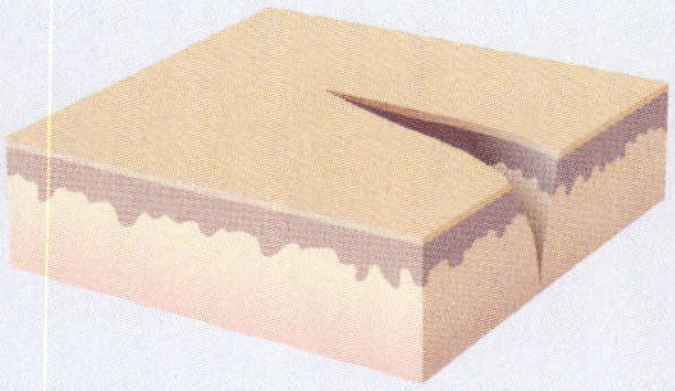

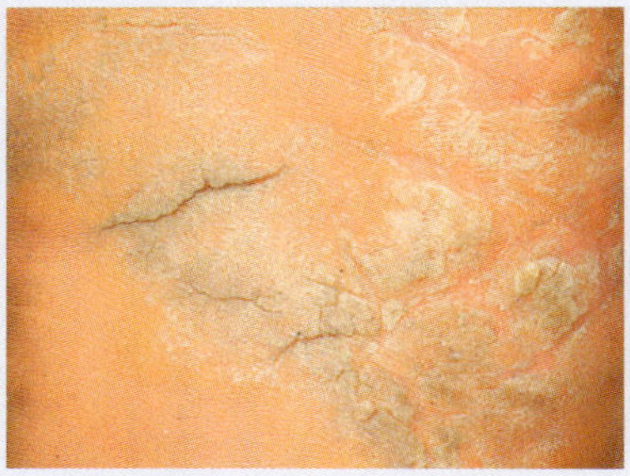

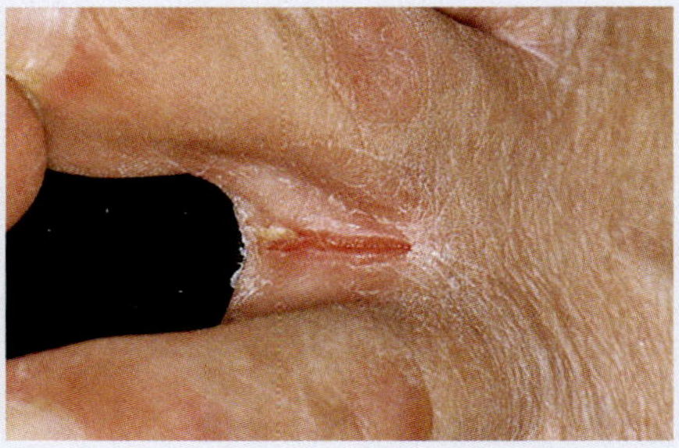

Schmaler, bis in die untere Dermis reichender Riss.

i Cicatrix (Narbe)

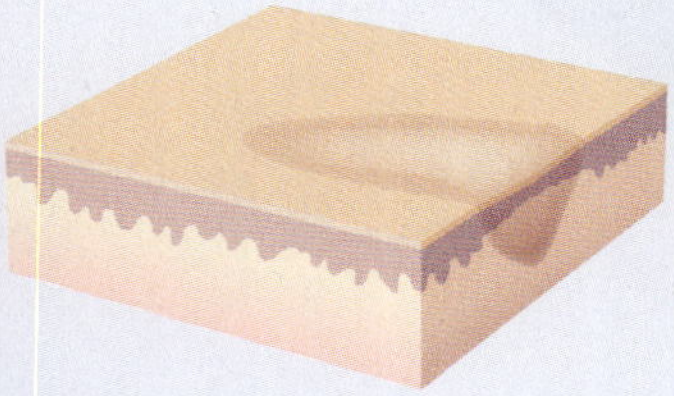

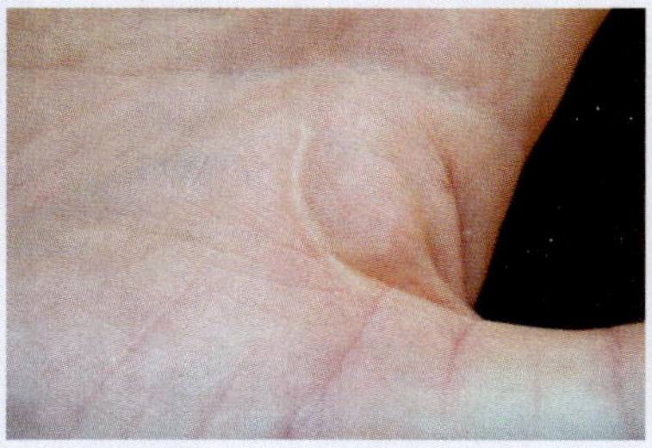

Minderwertiger Gewebeersatz nach Substanzdefekt.

j Atrophie

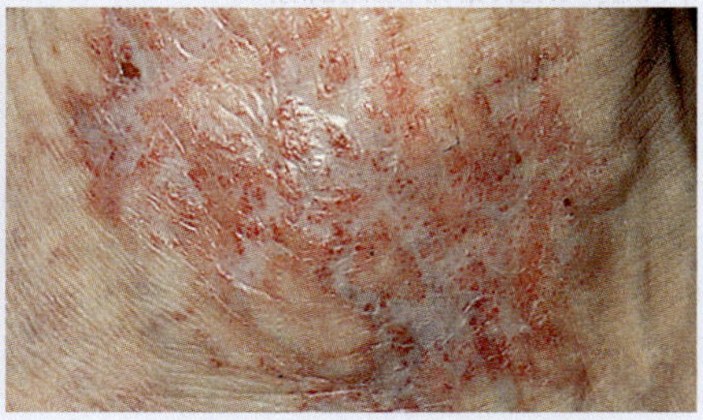

k Lichenifikation („Flechtenbildung")

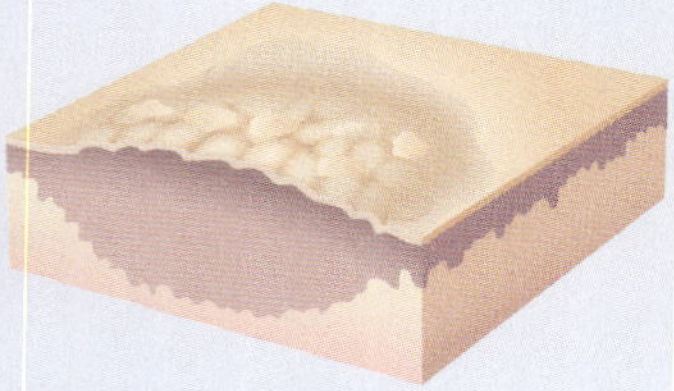

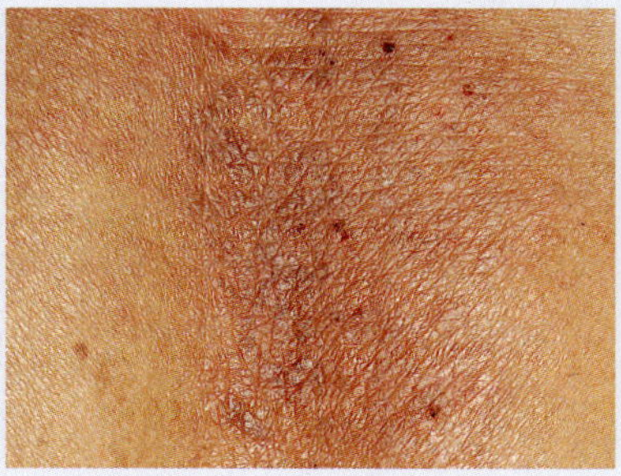

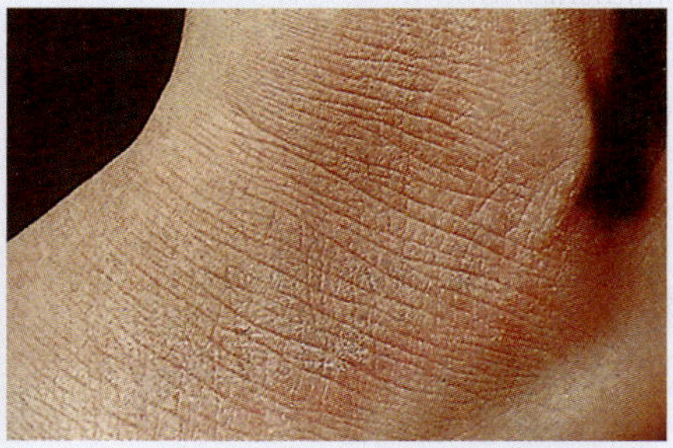

Vergröberung der Hautfelderung.

Grafiken a-f: Quelle: Sterry W, Czaika V, Drecoll U et al., Kurzlehrbuch Dermatologie, Thieme; 2022

Vesikula (Bläschen) und Bulla (Blase): Beide stellen eine **Flüssigkeitsansammlung** intra- oder subepidermal dar. Sie unterscheiden sich lediglich durch die Größe. Bei **oberflächlichem** Sitz weisen sie ein schlaffes, leicht verletzliches Blasendach auf, bei **subepidermalem** Sitz ein festes, gespanntes. Beide Effloreszenzen können in anderen entstehen, z. B. auf einer Urtika oder einer erythematösen Makula. Ihr Inhalt kann z. B. serös oder hämorrhagisch sein. All diese Merkmale weisen auf die jeweilige Diagnose hin.

Vesikula (Bläschen) und Bulla (Blase): Flüssigkeitsansammlung intra- oder subepidermal.

Pustula (Pustel): Pusteln sind oberflächliche, **eitergefüllte Spaltbildungen**. Man unterscheidet infektiöse, Erreger enthaltende und sterile Pusteln.

Pustula (Pustel): oberflächliche, eitergefüllte Spaltbildungen.

3.2.2 Sekundäreffloreszenzen

Squama (Schuppe): Sie entstehen im Rahmen einer übermäßigen, häufig pathologischen **Vermehrung der Verhornung** (S. 136). Typischerweise lassen sie sich gut von ihrer Unterlage abheben. Die Art der Schuppung kann auf die zugrunde liegende Erkrankung hinweisen. Man unterscheidet zwischen **fein-** bis **groblamellöser**, **psoriasiformer** oder **pityriasisformer** Schuppung.

Squama (Schuppe): übermäßige, häufig pathologische Vermehrung der Verhornung.

Nekrose (Schorf): Sie entsteht durch vollständiges **Absterben des Gewebes**. Kommt es zu Einblutungen, ist die Farbe schwarz, sonst gelblich-bräunlich. Eine Nekrose kann sehr klein und oberflächlich, aber auch großflächig (eine ganze Extremität betreffend) sein und bis in die Subkutis reichen. Durch Wasserverlust des nekrotisierten Gewebes liegt sie immer unterhalb des umgebenden Hautniveaus.

Nekrose (Schorf): vollständig abgestorbenes Gewebe.

Erosionen: oberflächliche (**epidermale**), meist von Fibrin bedeckte **Gewebedefekte**, die einige oder alle Schichten der Epidermis umfassen können.

Erosionen: oberflächliche (epidermale) Gewebedefekte.

Exkoriationen: sind **Gewebedefekte**, die nur bis in die oberste **Dermis** (Stratum papillare) reichen und dort die Kapillaren eröffnen, sodass es zu Blutungen (S. 25) kommt. Typisch ist dieser Befund bei Schürfwunden oder als Artefakt: Kratzspuren durch Fingernägel.

Exkoriationen: Gewebedefekte bis in die oberste Dermis (Stratum papillare) mit Eröffnung von Kapillaren und dadurch Blutungen.

Ulkus (Geschwür): Ein Ulkus ist ein tiefer Defekt, der die **Dermis** und ggf. Subkutis betrifft. Ein typisches Beispiel ist das Ulcus cruris bei chronischer venöser Insuffizienz.

Ulkus (Geschwür): tiefer Defekt von Dermis und ggf. Subkutis.

Aphthen: Substanzdefekte der **Schleimhaut**, die einem flachen Ulkus entsprechen und von einem Erythem umgeben sind.

Aphthen: Substanzdefekte der Schleimhaut.

Crusta (Kruste): Sie bestehen aus eingetrocknetem Blut, Serum oder Eiter auf Erosionen oder Ulzera. Je nachdem kann das Aussehen von hell bis fast schwarz variieren.

Crusta (Kruste): eingetrocknetes Blut, Serum oder Eiter auf Erosionen oder Ulzera.

Rhagade: Eine Rhagade ist ein schmaler, bis in die untere Dermis reichender **Riss**, wie er z. B. im Rahmen von Hand- und Fußekzemen entsteht.

Rhagade: schmaler, bis in die untere Dermis reichender Riss.

Cicatrix (Narbe): Eine Narbe entsteht im Heilungsverlauf von Gewebedefekten. Im Idealfall weist sie die gleiche Farbe wie die Umgebung auf und liegt im Hautniveau. Häufig kommt es zu einer überschießenden Narbenbildung (**hypertrophe** Narbe, Keloid) oder zur Bildung einer **atrophen**, eingesunkenen Narbe. Auch eine stärkere oder schwächere Pigmentierung der umgebenden Haut kann vorkommen.

Cicatrix (Narbe): Zustand nach Heilung von Gewebedefekten. Eine überschießende Narbenbildung wird als hypertrophe Narbe oder Keloid bezeichnet.

Atrophie: Sie ist gekennzeichnet durch den **Verlust von Gewebe**; dabei können sämtliche Schichten der Haut oder nur einzelne Strukturen betroffen sein.

Atrophie: Verlust von Gewebe einzelner Strukturen oder sämtlicher Hautschichten.

Lichenifikation: Sie stellt eine Sekundäreffloreszenz dar, die klinisch als verdickte Haut imponiert, die Reteleisten treten stärker hervor und es kann eine Hyper- oder Hypopigmentierung hinzukommen. Sie kann z. B. durch ständiges Reiben an der Haut ausgelöst werden.

Lichenifikation: verdickte Haut mit hervortretenden Reteleisten und ggf. Hyper- oder Hypopigmentierung.

3.2.3 Weitere dermatologische Begriffe

- **Erythem:** rötliche Makula größerer Ausdehnung. Wenn das gesamte Integument betroffen ist, spricht man von **Erythrodermie**.
- **Teleangiektasien:** erweiterte Kapillaren (Abb. **3.2**). Bei gleichzeitigem Vorkommen von Hyper- und Depigmentierungen, Atrophie und Teleangiektasien spricht man von **Poikilodermie**.

- Erythem, Erythrodermie
- Teleangiektasien (Abb. **3.2**)

⊙ 3.2

⊙ 3.2 Teleangiektasien

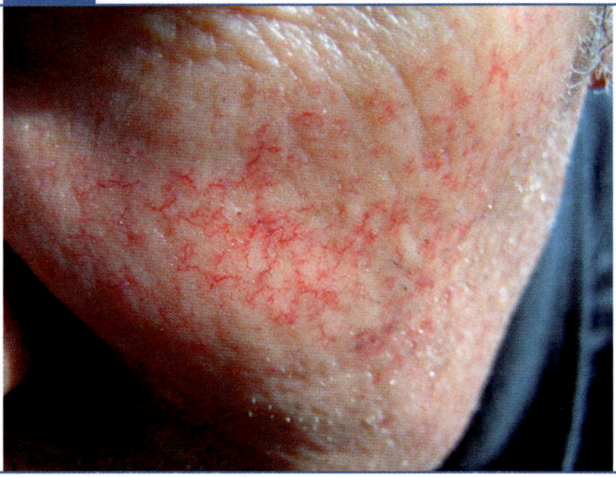

- Purpura
- Petechien
- Sklerose
- Zyste
- Abszess
- Exanthem, Enanthem

- **Purpura:** punktförmige, nicht wegdrückbare Einblutungen aus Kapillaren in die Haut, wobei es sich um größere betroffene Hautareale in symmetrischer Anordnung handelt.
- **Petechien:** wie Purpura, jedoch vereinzelt und kleiner als diese.
- **Sklerose:** Klinisch zeigt sich eine **Verhärtung der Haut** mit Elastizitätsverlust, hervorgerufen durch eine **Vermehrung von Bindegewebe** in der Kutis, seltener in der Subkutis mit Verdrängung der Hautanhangsgebilde und des subkutanen Fettgewebes.
- **Zyste:** epithelbegrenzte Hohlräume. Klinisch kann die Unterscheidung zwischen Nodus und Zyste Schwierigkeiten bereiten, wobei jedoch eine Zyste zumeist weicher zu tasten ist. Gelegentlich weist eine Zyste auch einen Porus auf, das heißt, einen Zugang zur Hautoberfläche (Atherom).
- **Abszess:** kutan bis subkutan gelegene Eiteransammlungen ohne Abgrenzung zum umgebenden Gewebe. Klinisch findet sich bei einem reifen Abszess zentral ein gelblich-grünliches Areal mit einer gut palpablen Fluktuation, umgeben von einem tiefen Erythem. Auf Berührung kann sich Eiter entleeren. Meist sehr schmerzhaft.
- **Exanthem:** gleichzeitiges Auftreten oder schnelles Ausbreiten von gleichartigen Effloreszenzen. An den Schleimhäuten wird der gleiche Vorgang als **Enanthem** bezeichnet.

3.3 Befundbeschreibung

Die Effloreszenzen müssen in ihrem Gesamtbild beurteilt werden, um ggf. ein spezifisches Muster erkennen zu können.

1. Schritt: Beschreibung der **Lokalisation** und **Anzahl** der Effloreszenzen, um die Fragen **„Generalisiert?"** oder **„Lokalisiert?"** beantworten zu können.
Zur näheren Beschreibung dienen folgende Begriffe:
- disseminiert
- diffus
- gruppiert
- exanthematisch
- solitär
- multipel
- monomorph
- polymorph

3.3 Befundbeschreibung

Bei der Befundbeschreibung kommt es darauf an, die Effloreszenzen in ihrem Gesamtbild zu beurteilen und nach Möglichkeit ein krankheitsspezifisches Muster zu erkennen.

1. Schritt: Beschreibung der **Lokalisation** und **Anzahl** der Effloreszenzen, um die Fragen „**Generalisiert?**" (mit oder ohne Muster am ganzen Körper) oder „**Lokalisiert?**" beantworten zu können.

Zur näheren Beschreibung dienen folgende Begriffe:
- **disseminiert** (von lat. disseminare = aussäen): in definierter Lokalisation über größere Ausdehnung verteilte Effloreszenzen
- **diffus** (von lat. diffusus = ausgießen, verbreiten): ausgedehnte, nicht scharf begrenzte Effloreszenz
- **generalisiert:** über den ganzen Körper verbreitet
- **gruppiert:** identische Hautveränderungen liegen dicht beieinander
- **exanthematisch** (von gr. exanthein = aufblühen): multiple, auf größere Körperpartien ausgedehnte, meist entzündliche, gleichartige Effloreszenzen
- **solitär** (von lat. solitarius = einzeln, allein): einzeln stehende Hautveränderung
- **multipel** (von lat. multiplex = vielfach): Gegensatz von solitär
- **monomorph:** Effloreszenzen von überall gleicher Struktur, gleichartig
- **polymorph:** verschiedene Effloreszenzen nebeneinander

Bereits diese Betrachtung liefert oft Hinweise auf die Diagnose, z. B. weil es für viele Hautkrankheiten **Prädilektionsstellen** gibt, d. h. die Effloreszenzen treten bevorzugt in bestimmten Arealen auf.

2. Schritt: konkrete Beschreibung der einzelnen Effloreszenzen:
- **Größe und Form:** z. B. anulär, unregelmäßig
- **Begrenzung:** z. B. unscharf, scharf, randbetont
- **Farbe:** homogen, inhomogen, apfelgeleeartig etc.
- **Konsistenz und Beschaffenheit** der Oberfläche: z. B. schuppig, glatt, erhaben, derb, teigig oder verschieblich?

2. Schritt: Beschreibung der einzelnen Effloreszenzen:
- Größe und Form
- Begrenzung
- Farbe
- Konsistenz, Beschaffenheit

► Merke. Die Effloreszenzen sollte man immer auch betasten, um Befunde zu erfassen, die durch die Inspektion alleine nicht adäquat erkannt werden können.

► Merke.

- Reaktion auf **Glasspateldruck** (S. 51): wegdrückbar, Farbveränderung?

- Reaktion auf **Glasspateldruck** (S. 51).

3. Schritt: Beschreibung von eventuellen Begleiterscheinungen (Beispiele): Entzündungszeichen (Erythem, Überwärmung), Exsudation, Schmerzhaftigkeit, Pruritus, Brennen, Hitze- oder Kältegefühl.

3. Schritt: Beschreibung von eventuellen **Begleiterscheinungen**, z. B. Erythem, Pruritus, Schmerzen.

4. Schritt: Beschreibung von Befunden, die Lymphknoten, Venen, arterielle Pulse und Schleimhäute betreffen.

4. Schritt: Beschreibung von Befunden, die Lymphknoten, Venen, arterielle Pulse und Schleimhäute betreffen.

► Merke. Auch Sekundäreffloreszenzen müssen nach dem gleichen Schema beschrieben werden.

► Merke.

3.4 Technische Hilfsmittel

3.4.1 Spatel

Holzspatel: Anwendung findet der Holzspatel bei der Inspektion der Mundhöhle, beim mechanischen Bestreichen von Hautveränderungen (z. B. Mastozytose, Auspitz-Phänomen bei Psoriasis) und zur Auslösung des **Dermografismus.** Letzterer wird durch zügigen, festen, linearen Druck mit der schmalen Kante des Holzspatels ausgelöst. Durch Reaktion des Gefäß-Nerven-Systems entsteht im Normalfall ein strichförmiges Erythem (**roter** Dermografismus, Abb. **3.3a**). Dagegen zeigt sich bei Patient*innen mit atopischer Diathese ein heller Streifen (**weißer** Dermografismus) sowie bei Patient*innen mit Urticaria factitia eine strichförmige Quaddel (**urtikarieller** Dermografismus).

Glasspatel (Diaskopie): Der Glasspatel besteht heutzutage zweckmäßigerweise aus Plastik. Durch eine aufgedruckte Zentimeterskala ist das Ausmessen von Effloreszenzen möglich, oft ist eine Lupe integriert. Klassischerweise wird der Glasspatel dazu benutzt, um z. B. Farbveränderungen von Effloreszenzen auf Druck zu überprüfen (z. B. apfelgeleeartig bei Sarkoidose) sowie **Einblutungen** (z. B. nicht wegdrückbare Erytheme bei Vaskulitis) von **Gefäßerweiterungen** (wegdrückbar) zu unterscheiden (Abb. **3.3b**).

3.4 Technische Hilfsmittel

3.4.1 Spatel

Holzspatel: Er ist wichtig zur Inspektion der Mundhöhle, zum mechanischen Bestreichen von Hautveränderungen und zur Auslösung des **Dermografismus:**
- **rot:** strichförmiges Erythem nach Bestreichen (Abb. **3.3a**)
- **weiß:** heller Streifen bei atopischer Diathese
- **urtikariell:** strichförmige Quaddel bei Urticaria factitia

Glasspatel (Diaskopie): Dieser dient zum Ausmessen von Effloreszenzen, zur Prüfung der Reaktion der Effloreszenzen-Färbung auf Glasspateldruck sowie um **Einblutungen** (nicht wegdrückbar) von **Gefäßerweiterungen** (wegdrückbar) zu unterscheiden (Abb. **3.3b**).

3.3 Dermografismus und Diaskopie

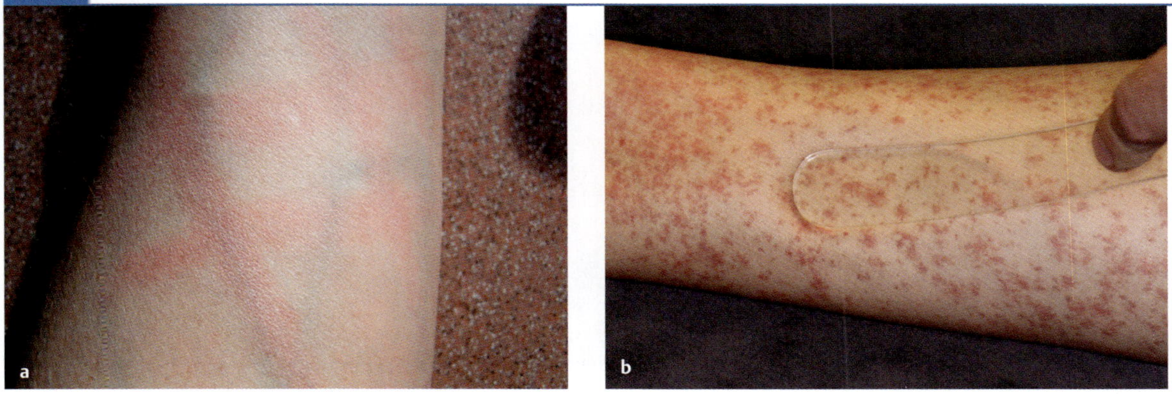

a Roter Dermografismus.
b Diaskopie (Glasspatel): Unter Glasspateldruck nicht wegdrückbares Erythem bei einer Vaskulitis.

3.4.2 Wood-Licht

Prinzip: Betrachten einer Hautveränderung im abgedunkelten Raum mit einer Wood-Lampe (langwellige UV-Strahlen).

Anwendung: Fluoreszenz von verschiedenen Mykosen, Erythrasma. Hilfreich bei Pigmentveränderungen der Haut wie z. B. weißen Flecken bei der tuberösen Sklerose.

3.4.3 Dermatoskopie

► Synonym.

Prinzip: Die intravitale Betrachtung der Haut mit einer vergrößernden Optik.

Varianten:
- **monokulare** Geräte (Abb. **3.4**)
- **binokulare** Geräte

3.4.2 Wood-Licht

Prinzip: Diese einfache Untersuchung erfolgt mit einer Handlampe, die langwellige UV-Strahlen („black light") emittiert. Bei der Untersuchung im abgedunkelten Raum findet sich bei verschiedenen Infektionen der Haut eine charakteristische Fluoreszenz. Die Lampe wurde vom US-amerikanischen Physiker R.W. Wood (1868-1955) entwickelt.

Anwendung: Die Untersuchung eignet sich zum Nachweis von Mykosen, die oft eine Hellgrün-Gelb-Fluoreszenz aufweisen. Eine oberflächliche bakterielle Infektion mit Corynebakterien (Erythrasma [S. 275]) führt zum korallroten Leuchten. Auch lassen sich mitunter diskrete Pigmentveränderungen bei neurokutanen Syndromen wie den weißen Flecken („white spots") bei der tuberösen Sklerose (S. 460) leichter erkennen.

3.4.3 Dermatoskopie

► Synonym. Auflichtmikroskopie

Prinzip: Die intravitale Betrachtung der Haut mit einer vergrößernden Optik. Die häufig genutzten monokularen Geräte weisen meist eine 10-fache Vergrößerung auf; es gibt aber auch Geräte mit bis zu 400-facher Vergrößerung.

Varianten:
- **monokulare** Geräte sind der Stand in der Praxis: zu unterscheiden sind Geräte, bei denen Schräglicht auf eine Glasplatte trifft und man ein Kontaktmedium (z. B. Paraffinöl oder Desinfektionsspray) benötigt, und Geräte, die mit polarisiertem Licht arbeiten und ohne Kontaktflüssigkeit auskommen, dafür jedoch nur bei gedämpftem Licht optimal genutzt werden können (Abb. **3.4**).
- **binokulare** (Stereomikroskope), videogestützte digitale Systeme: teuer, unhandlich im Praxisalltag und deshalb eher selten eingesetzt.

Durch Einsatz von Digitalkameras mit dermatoskopischem Aufsatz bzw. gängiger monokularer Geräte zusammen mit einer Digitalkamera können Befunde besser dokumentiert und z. B. zu Verlaufskontrollen und auch Forschungs- und Lehrzwecken genutzt werden. Die Bilder werden EDV-gestützt ausgewertet und automatisierte Diagnosesysteme unterstützen bei der Beurteilung von Tumoren.

≡ 3.2 Dermatoskopische Kriterien von Hauttumoren

Tumortyp	Kriterien
Hauttumoren allgemein	Geometrie (Größe/Form), spezifische Strukturen, Farben, Gefäße und topografische Lage
pigmentierte Hauttumoren	Pigmentnetz (diskret, regulär, engmaschig, feintrabekulär, prominent, irregulär, weitmaschig und grobtrabekulär), Globuli, Pseudopodien, radiäre Ausläufer, schwarze Punkte („black dots"), weiße Schleier, graublaue Areale, Hypopigmentierung und stahlblaue Anteile
nicht pigmentierte Hauttumoren	Pseudohornzysten, komedoartige Öffnungen, rötlich-schwarze Lakunen, Teleangiektasien sowie ahornblattartige Pigmentierungen

⊙ 3.4 Dermatoskopie

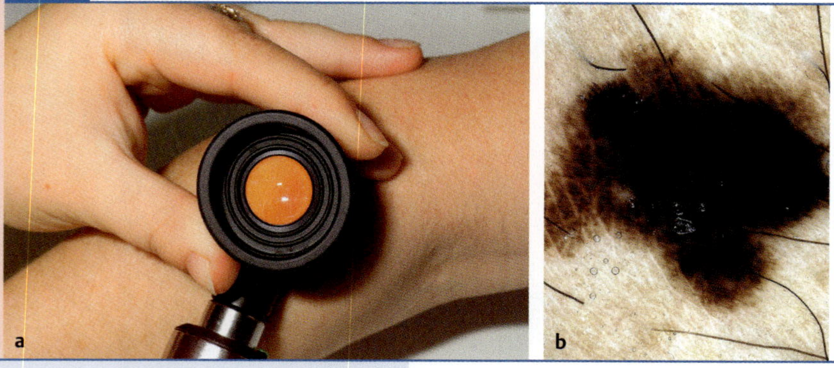

a Anwendung.
b Dermatoskopisches Bild eines frühen Melanoms. Sichtbar sind ein unregelmäßiges Netz und breite braune Streifen.

Einsatzgebiete der Dermatoskopie:

- **Beurteilung von Hauttumoren:** Ein wichtiges Feld der Dermatoskopie ist die Bewertung **pigmentierter** Tumoren (Abb. **3.4b**), aber auch die **nicht pigmentierten Tumoren** weisen spezifische dermatoskopische Merkmale auf, die zur Diagnose hilfreich sind (Tab. **3.2**).
- Beurteilung von **Hautanhangsgebilden** und **Nägeln**
- Beurteilung von **Blutgefäßen** (**Kapillarmikroskopie**)
- Beurteilung **entzündlicher Dermatosen** (z. B. Auffinden von Skabiesmilben)

3.4.4 Ultraschall (Sonografie)

Prinzip: Ein sog. Schallkopf sendet durch mechanisch gleichfrequente Schwingungen Schallwellen in das Gewebe. An Hautstrukturgrenzen werden diese Schallwellen in unterschiedlichem Maße und in unterschiedlicher Tiefe reflektiert. Diese reflektierten Schallwellen werden vom Schallkopf empfangen und dann verstärkt und auf einem Bildschirm sichtbar gemacht.

Anwendungen in der Dermatologie:

- **farbcodierte Duplexsonografie** zur Gefäßdiagnostik
- **niederfrequente Sonografie** (Sendefrequenz 7,5–10 MHz) zur Darstellung der überwiegend tieferen Schichten der Haut (z. B. Subkutis) sowie von Muskulatur und Lymphknoten
- **hochfrequente Sonografie** (Sendefrequenz 20–50 MHz) zur Untersuchung der Epidermis, insbesondere jedoch der Dermis und Subkutis

Niederfrequente Sonografie (7,5–10 MHz)

Anwendungen: Im Rahmen der Basisdiagnostik maligner Tumoren ist eine präoperative Planung und Diagnostik sinnvoll. Hierbei wird nicht nur der Primärtumor (20-MHz-Ultraschall, s. u.) untersucht, sondern vor allem die Intransitstrecken (Lymphbahn zwischen Primärtumor und regionären Lymphknoten) und die regionären Lymphknoten (Abb. **3.5**).
Mithilfe der Sonografie können metastasen- oder lymphomverdächtige Lymphknoten (> 3 mm) erkannt werden. Die Sensitivität für den Nachweis von Lymphknoten-Metastasen liegt bei 85–97 %, die Spezifität bei 80–95 %. Daher hat diese Methode auch eine wichtige Indikation in der Tumornachsorge, der Therapiekontrolle, der präoperativen Markierung von Metastasen, der Abgrenzung suspekter Palpationsbefunde und der Untersuchung von ggf. postoperativ auftretenden Narbenregionen.
Daneben können unklare Weichteilschwellungen sowie subkutane Raumforderungen sonografisch dargestellt werden. Sowohl in diesem Rahmen als auch in der Lymphknotendiagnostik ist eine diagnostische Punktion unter sonografischer Steuerung möglich.

Dokumentation: Wie bei allen medizinischen bildgebenden Verfahren sollten eine Bilddokumentation und eine Befundbeschreibung erfolgen, wobei die auszumessende Struktur in Längen-, Breiten- und Tiefenmaß in 2 Ebenen sowie Lage, Darstellbar-

Einsatzgebiete der Dermatoskopie:

- Beurteilung von **Hauttumoren** (Tab. **3.2**)
- Beurteilung von **Hautanhangsgebilden** und **Nägeln**
- Beurteilung von **Blutgefäßen** (**Kapillarmikroskopie**)
- Beurteilung **entzündlicher Dermatosen** (z. B. Auffinden von Skabiesmilben)

3.4.4 Ultraschall (Sonografie)

Prinzip: An Hautstrukturgrenzen werden Schallwellen in unterschiedlichem Maße und in unterschiedlicher Tiefe reflektiert, registriert und auf einem Bildschirm sichtbar gemacht.

Anwendungen in der Dermatologie:

- farbcodierte Duplexsonografie zur Gefäßdiagnostik
- niederfrequente Sonografie: tiefere Hautschichten, Muskulatur, Lymphknoten
- hochfrequente Sonografie: Epidermis, Dermis und Subkutis.

Niederfrequente Sonografie (7,5–10 MHz)

Anwendungen: Im Rahmen der Basisdiagnostik maligner Tumoren ist eine präoperative Planung und Diagnostik sinnvoll: Primärtumor, Lymphbahnen zwischen Primärtumor und regionären Lymphknoten, regionäre Lymphknoten (Abb. **3.5**).

Darüber hinaus können Weichteilschwellungen sowie subkutane Raumforderungen untersucht werden.

Dokumentation: Bilddokumentation mit Befundbeschreibung inkl. Ausmessung.

3.5 Befunde bei niederfrequenter Sonografie (10 MHz)

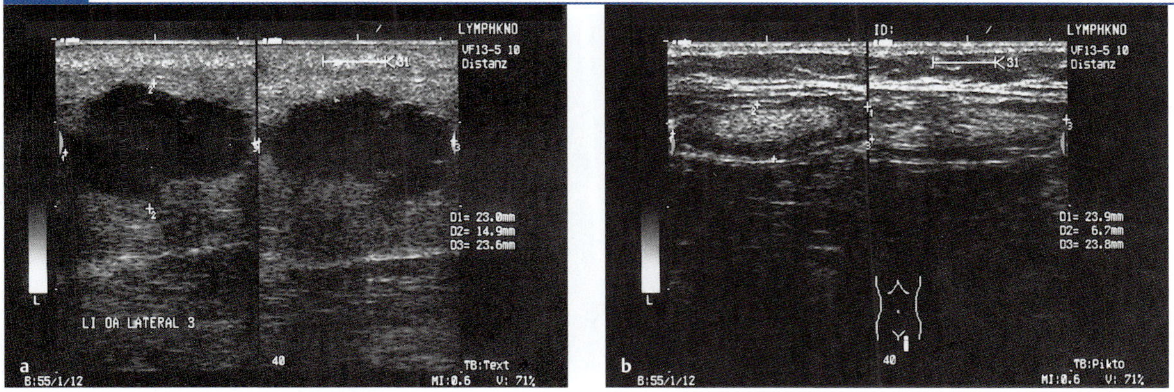

a Melanommetastase: ovale homogen-echoarme Struktur.
b Reaktiver Lymphknoten: ovale Struktur mit echoreichem Zentrum und echoarmem Rand.

keit, Form, Oberfläche, Begrenzung, Binnenechomuster und Beziehung zu den umgebenden Strukturen angegeben wird. Malignitätsspezifische Einzelmerkmale gibt es jedoch nicht.

► Merke.

► Merke. Bei allen Untersuchungen müssen **Ultraschallartefakte** beachtet werden, wie Schallschattenartefakte, dorsale Schallverstärkung und Abtropfphänomene.

Hochfrequente Sonografie (20–50 MHz)

Anwendungen: Wichtigste Anwendung ist die präoperative Tumordickenmessung beim malignen Melanom sowie die präoperative Darstellung weiterer maligner und semimaligner Tumoren der Haut.

Dokumentation: detaillierte Beschreibung, die zahlreiche Parameter berücksichtigt.

3.5 Konfokale Lasermikroskopie

Prinzip: Ein von einem Diodenlaser erzeugter Lichtstrahl (830 nm) zeigt an den Hautstrukturen ein unterschiedliches Reflexionsverhalten, das mithilfe eines Scanners sichtbar gemacht wird. Nur Epidermis und obere Dermis können dargestellt werden.

Anwendung: Diagnose maligner und benigner Tumoren sowie entzündlicher Erkrankungen (Abb. **3.6**), zur Abmessung ihrer Ausdehnung sowie zur Verlaufsbeurteilung.

⊙ 3.6

Hochfrequente Sonografie (20–50 MHz)

Anwendungen: Diese Methode wird zur präoperativen Tumordickenmessung beim malignen Melanom sowie zur präoperativen Darstellung weiterer maligner und semimaligner Tumoren der Haut genutzt. Die meisten Tumoren der Haut sind echoarm – vom malignen Melanom abgesehen – wodurch es zu erheblichen Einschränkungen der Beurteilbarkeit kommen kann.
Anwendung findet sie weiterhin in der Verlaufsbeobachtung von metastasierenden Tumoren sowie Morphaea und Psoriasis sowie bei der Darstellung von Adnexen, kavernösen Hämangiomen, Ekzemen, Strahlenfibrose oder der Beurteilung von Typ-IV-Reaktionen im allergologischen Bereich.

Dokumentation: Die Beschreibung sollte Lokalisation, Vermessung, Schnittebene, Eingangsecho, Echogenität der Dermis, der Subkutis und ggf. der Muskelfaszie, laterale und dorsale Abgrenzbarkeit sowie Vorhandensein und Verteilung von Binnenechos enthalten.
Auch bei dieser Methode kommen Schallartefakte vor.

3.5 Konfokale Lasermikroskopie

Prinzip: Ein von einem Diodenlaser erzeugter Lichtstrahl von 830 nm (Infrarotbereich) zeigt an den verschiedenen Hautstrukturen ein unterschiedliches Reflexionsverhalten, was mithilfe eines Scanners zum Erhalt von Abbildungen in Grauschattierungen führt, vergleichbar dem Prinzip des Ultraschalls. Anders als bei der herkömmlichen Histologie entstehen hierbei keine vertikalen, sondern horizontale Bilder. Die Auflösung entspricht der Schichtdicke eines histologischen Präparats. Die Eindringtiefe ist auf ca. 250–300 µm beschränkt, was dazu führt, dass nur die Epidermis und obere Dermis dargestellt werden können.

Anwendung: Erste Anwendung findet diese Methode im Erkennen und Bestätigen der Diagnose maligner und benigner Tumoren der Haut sowie entzündlicher Erkrankungen (Abb. **3.6**), zur Abmessung ihrer Ausdehnung sowie zur Verlaufsbeurteilung.

⊙ 3.6 Konfokale Lasermikroskopie

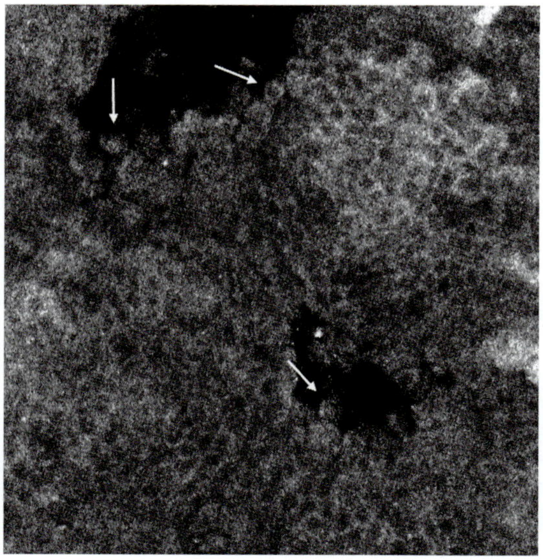

Horizontalbild in Höhe der Epidermis mit akantholytischen Keratinozyten (Pfeile) beim Pemphigus.

3.6 Histologische Verfahren

3.6.1 Grundlagen

Die Kenntnis der Morphologie der Haut bildet die Grundlage für das spätere Erkennen und funktionelle Verständnis von Hautkrankheiten.

Indikation: Die Indikation für eine Hautbiopsie besteht bei einer unklaren Diagnose und wenn eine klinische Verdachtsdiagnose bestätigt werden soll.

► Merke. Eine Kontraindikation zur Probebiopsie besteht bei dringendem Melanomverdacht mit Ausnahme der Lentigo maligna (S. 370).

Biopsietechnik: siehe dazu Dermatochirurgische Verfahren (S. 67).

3.6.2 Histopathologie

Mikroskopische Anatomie

In der Übersichtsvergrößerung erkennt man **Epidermis** (Oberhaut), **Dermis** (Kutis, Lederhaut) und **Subkutis** (Abb. **3.7**).
Die **Epidermis** stellt sich in der Hämatoxylin-Eosin(HE)-Färbung als dunkelblaues, basophiles Band dar.
Melanozyten (S. 19), Langerhans-Zellen, Merkel-Zellen und Lymphozyten lassen sich in der HE-Färbung kaum identifizieren. Hierzu bedarf es der Immunhistopathologie (S. 57).
Die **Dermis** zeigt bei HE-Färbung sich eosinophil darstellende **kollagene Fasern**, die im Stratum papillare lockerer als im Stratum reticulare gitterartig geflochten sind. Dieser Aufbau ermöglicht einerseits eine gewisse Dehnbarkeit, andererseits zeigt er eine außerordentliche mechanische Festigkeit.
Die zwischen den kollagenen Fasern liegenden und mit diesen verbundenen **elastischen Fasern** sind dafür zuständig, die Dermis nach einer Dehnung wieder in ihren Ausgangszustand zurückzuführen. Nur sehr dicke elastische Fasern sind histologisch in der HE-Färbung als kurze, blaue, gewundene Striche erkennbar. Um sie deutlicher darzustellen, bedarf es Spezialfärbungen (z. B. Orcein-Färbung).
Die **Subkutis** besteht aus Fettgewebe, das von bindegewebigen Septen durchzogen wird. Diese bilden ein Maschenwerk, das nach oben mit der Dermis und nach unten mit der Muskelfaszie verbunden ist. In den Septen verlaufen größere Blut- und Lymphgefäße sowie Nerven. Histologisch stellen sich die Fettzellen, die ursprünglich je einen großen Fetttropfen enthalten, leer dar, da dieser beim Aufarbeitungsprozess des Gewebes herausgelöst wird.

3.7 Übersichtsvergrößerung der Haut (HE-Färbung) mit Epidermis, Dermis und Subkutis

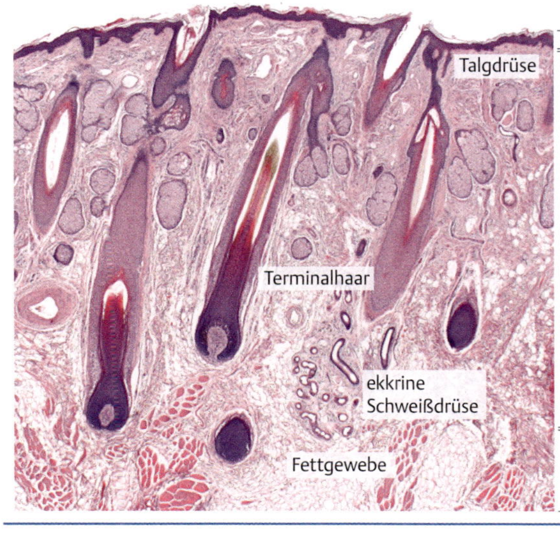

3.6 Histologische Verfahren

3.6.1 Grundlagen

Indikation: unklare Diagnose, zur Bestätigung einer Verdachtsdiagnose.

► Merke.

Biopsietechnik: siehe dazu Dermatochirurgische Verfahren (S. 67).

3.6.2 Histopathologie

Mikroskopische Anatomie

Man erkennt Epidermis, Dermis und Subkutis (Abb. **3.7**).

Epidermis: in der Hämatoxylin-Eosin(HE)-Färbung dunkelblaues, basophiles Band.

Dermis: in der HE-Färbung sich eosinophil darstellende **kollagene Fasern**.

Zwischen den kollagenen Fasern liegen mit diesen verbunden **elastische Fasern**, die für die „Rückstellung“ der Dermis nach Dehnung verantwortlich sind.

Subkutis: subkutanes Fettgewebe mit bindegewebigen Septen.

3.7

Hautanhangsgebilde:
- Haarfollikel
- Talgdrüsen
- apokrine Schweißdrüsen
- ekkrine Schweißdrüsen

Die **Hautanhangsgebilde** (S. 22) (auch Adnexe genannt) wie Haarfollikel, Talgdrüsen und apokrine Schweißdrüsen, entstehen durch Einsprossung aus der Epidermis und sind miteinander assoziiert. Ekkrine Schweißdrüsen haben ihren Ursprung hingegen in einem eigenen Spross.
In der HE-Färbung zeigt sich der Aufbau der **Talgdrüse** in Läppchen, die außen von einem zweischichtigen, basophilen Epithel umgeben sind. Die Zellen im Inneren der Läppchen lagern Lipide ein, daher nennt man sie Sebozyten.

Pathologische Befunde

Pathologische Befunde

Beurteilt man die histopathologischen Veränderungen der Haut, beginnt man systematisch außen beim Stratum corneum und endet mit der Begutachtung der Subkutis.

Stratum corneum:
- **Parakeratose:** pyknotische Zellkerne
- **Orthohyperkeratose:** verdickte Hornschicht ohne Zellkerne
- **Hyperparakeratose:** verdickte Hornschicht mit Zellkernen

Stratum granulosum: Hypergranulose = Verbreiterung (Abb. **3.8**).

Stratum corneum: Die normale Hornschicht wird als **Orthokeratose** bezeichnet, während das Auftreten von pyknotischen Zellkernen als **Parakeratose** bezeichnet wird. Ist die Hornschicht dicker als normal, aber kernlos, spricht man von einer **Orthohyperkeratose**. Bei einer Verdickung und gleichzeitigem Vorkommen von Zellkernen nennt man dies **Hyperparakeratose** (z. B. bei der Psoriasis).

Stratum granulosum: Eine Verbreiterung (**Hypergranulose**) findet man z. B. beim Lichen ruber (Abb. **3.8**). Es kann auch reduziert sein oder fehlen (z. B. bei der Psoriasis).

Epidermis insgesamt:
- **Atrophie:** gleichmäßige Verdünnung
- **Akanthose:** Verbreiterung
- **Papillomatose:** Verlängerung der Papillen
- **Spongiose:** interzelluläres Ödem in der Epidermis (Abb. **3.9**)
- **Akantholyse:** intraepidermale Blasenbildung
- **dyskeratotische Zellen:** Einzelne Keratinozyten verhornen bereits basal oder im Stratum spinosum und enthalten noch Kernreste.

Dermis:
- **Fibrose:** Vermehrung von Kollagen und Fibroblasten
- **Sklerose:** Vermehrung von Kollagen ohne Zellzunahme
- **Muzinose:** vermehrte Einlagerungung von sauren Mukopolysacchariden
- Charakterisierung des **Entzündungsinfiltrates**

Epidermis insgesamt: Bei einer gleichmäßigen Verdünnung spricht man von einer **Atrophie**, bei einer Verbreiterung von einer **Akanthose**. Im letzteren Fall kommt es meist gleichzeitig zu einer Verlängerung der Papillen (**Papillomatose**), die krankheitsabhängig regelmäßig oder unregelmäßig sein kann. Liegt ein interzelluläres Ödem in der Epidermis vor, spricht man von **Spongiose** (Abb. **3.9**). Hierbei kommt es zu einer Auflockerung zwischen den Keratinozyten, sodass die Zellgrenzen besser sichtbar werden. Verlieren die Keratinozyten dann ihren desmosomalen Halt, kommt es zu einer intraepidermalen Blasenbildung (**Akantholyse**). Verhornen einzelne Keratinozyten bereits basal oder im Stratum spinosum und enthalten noch Kernreste, so bezeichnet man sie als **dyskeratotische Zellen**.

Dermis: Hier unterscheidet man Veränderungen der Strukturen selbst, z. B. eine **Fibrose** (Vermehrung des Kollagens und der Fibroblasten) oder eine **Sklerose** (Vermehrung des Kollagens ohne Zellzunahme). Bei einer **Muzinose** liegt eine vermehrte Einlagerung von sauren Mukopolysacchariden vor. Ein weites diagnostisches Feld nimmt die Charakterisierung des **Entzündungsinfiltrates** ein. Zum einen beschreibt man dies anhand der Anordnung (oberflächlich, oberflächlich und tief, perivaskulär, interstiell, bandförmig), zum anderen anhand des vorherrschenden Zelltyps (Lymphozyten, Plasmazellen, Histiozyten, neutro- oder eosinophile Granulozyten, gemischtzellig). In der Zusammenschau mit der klinischen Präsentation kommt man dann zu einer Diagnose (klinisch-pathologische Korrelation).

3.8

3.8 Typische Histologie eines Lichen ruber mit Akanthose, Hypergranulose und oberflächlicher Entzündung an der Junktionszone (Interface-Dermatitis)

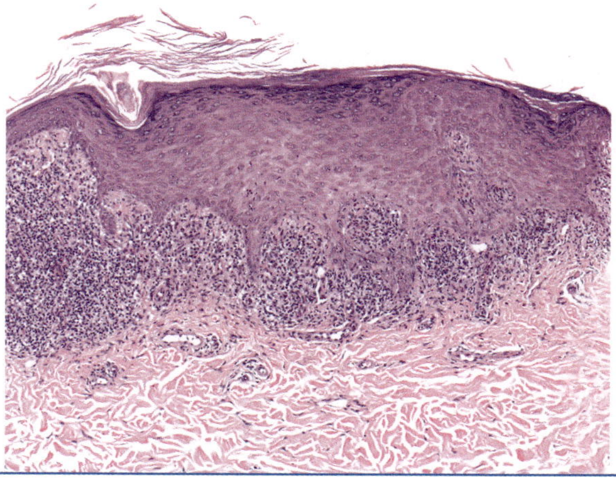

3.9 Ausgeprägtes interzelluläres Ödem (Spongiose) bei einer Ekzemreaktion

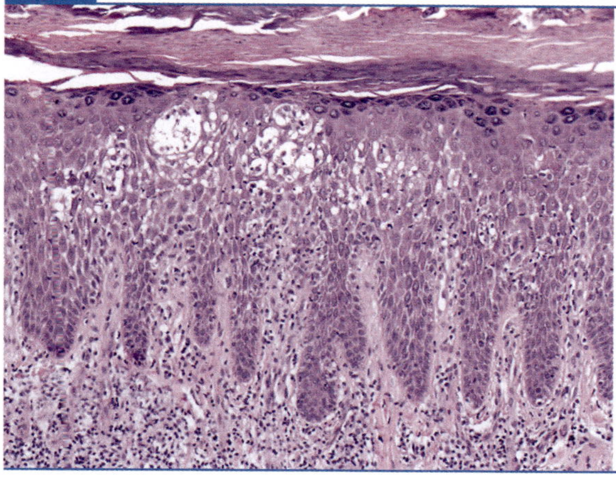

3.9

Ein Entzündungsinfiltrat an der Grenze zwischen Epidermis und Dermis, der **Junktionszone**, bezeichnet man als **Interface-Dermatitis**. Typische Beispiele hierfür sind der Lichen ruber (S.433, Abb. **3.8**) und der Lupus erythematodes (S.213).

Interface-Dermatitis: Entzündung an der Junktionszone (z. B. Lichen ruber, Lupus erythematodes)

3.6.3 Immunhistopathologie

Immunhistochemie

Prinzip: Die Immunhistochemie beruht auf **Antigen-Antikörper-Reaktionen** auf den Gewebeschnitten und soll – wie die Spezialfärbungen – eine genauere Diagnostik ermöglichen. Sie wird an formalinfixiertem und in Paraffin eingebettetem Gewebe durchgeführt.
Ziel ist der Nachweis von antigenen Determinanten (sog. Epitopen) durch spezifische Antikörper. Aber auch diese Antikörper reagieren meistens mit einer größeren Anzahl von Gewebe- bzw. Zellstrukturen, sodass sie für eine Diagnosestellung häufig wegweisend, aber nicht beweisend sind. Sie sollten deshalb immer im Zusammenhang mit der Routinehistologie bewertet werden. Außerdem ist in vielen Fällen erst nach Anwendung verschiedener, sich ergänzender Antikörper und deren Kombination eine Aussage möglich. Um Fehler durch falsch negative Färbungen zu vermeiden, sollte stets eine Kontrollfärbung durchgeführt werden.

Anwendung: Tumordiagnostik (malignes Melanom, Dermatofibrosarcoma protuberans, Lymphome der Haut) bzw. -aktivität (Proliferation von Metastasen) (Abb. **3.10**).

3.6.3 Immunhistopathologie

Immunhistochemie

Prinzip: Durch **Antigen-Antikörper-Reaktionen** auf Gewebeschnitten können bestimmte Antigenstrukturen (Epitope) besser dargestellt werden.

Anwendung: Tumordiagnostik bzw. -aktivität (Abb. **3.10**).

3.10 Darstellung einer Lymphknotenmetastase eines malignen Melanoms mittels Immunhistologie

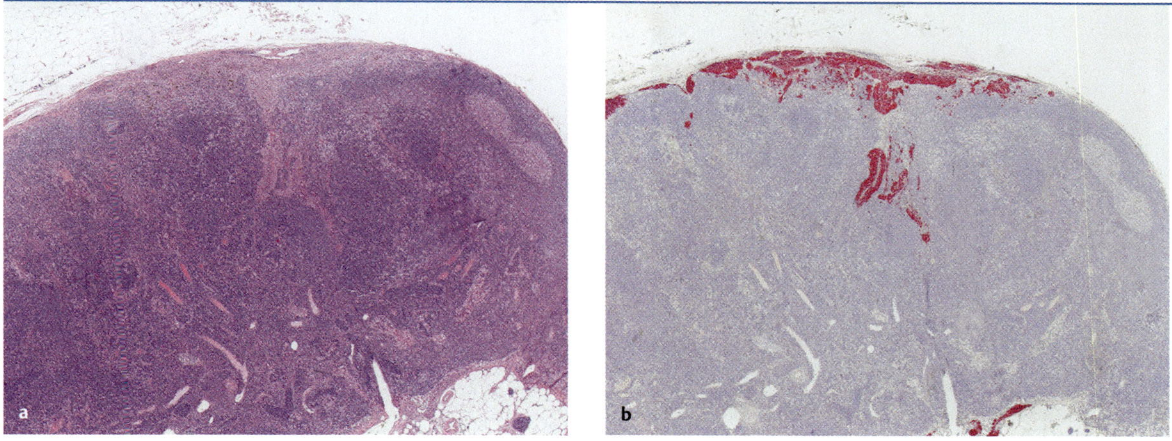

a Histologie mit HE-Färbung.
b Immunhistochemie mit Antikörpern gegen Melan A. Hier stellen sich selektiv die Melanozyten im Lymphknoten dar.

Immunfluoreszenz (IF)

Prinzip: Darstellung von Antigenen, Antikörpern, Komplementfaktoren und/oder Fibrin mithilfe spezifischer fluoreszenzmarkierter Antikörper.

Formen:
- **direkte IF:** Entnommenes Gewebe wird direkt mit fluoreszenzmarkierten Antikörpern inkubiert.
- **indirekte IF:** Im Serum der Patient*innen enthaltene Antikörper binden an Fremdgewebe; fluoreszenzmarkierte Antikörper binden an diese primären Antikörper.

Anwendung: Beurteilung von Erkrankungen mit abgelagerten Ig oder zirkulierenden Antikörpern, wie bei immunologischen und autoimmunologischen Krankheiten (Abb. **3.11**).

Immunfluoreszenz (IF)

Prinzip: Die Immunfluoreszenz dient der mikroskopischen Darstellung von Antigenen, Antikörpern, Komplementfaktoren und/oder Fibrin mithilfe spezifischer fluoreszenzmarkierter Antikörper.

Formen: Zu unterscheiden ist die direkte und indirekte Immunfluoreszenz:
- Bei der **direkten IF** wird das zu untersuchende Gewebe gleich nach der Entnahme tiefgefroren und Kryostatschnitte angefertigt. Die Schnitte werden nach Trocknung und Fixierung mit fluoreszierenden Anti-IgG, Anti-IgM, Anti-IgA, Anti-C3 und Anti-Fibrinogen in entsprechender Verdünnung beschichtet. Die Betrachtung ist nur mit einem Durchlichtfluoreszenzmikroskop in einem abgedunkelten Raum möglich. Auch hier sollten zur Sicherheit Kontrollen durchgeführt werden.
- Bei der **indirekten IF** wird Patientenserum mit der oben beschriebenen Methode dahingehend untersucht, ob Antikörper im Serum zirkulieren. Es werden fixierte Fremdgewebestücke mit Patientenserum inkubiert. Danach erfolgt mehrfaches Waschen mit Pufferlösung und Zugabe von konjugiertem antihumanem IgG oder antihumanem IgA.

Anwendung: Die Immunfluoreszenz eignet sich insbesondere für die Beurteilung von Erkrankungen mit abgelagerten Ig oder zirkulierenden Antikörpern, wie bei immunologischen und autoimmunologischen Krankheiten. Beispiele sind blasenbildende Erkrankungen (Abb. **3.11**), z. B. bullöses Pemphigoid oder Pemphigus vulgaris, Lupus erythematodes, leukozytoklastische Vaskulitis, Lichen ruber.

3.11 Darstellung eines bullösen Pemphigoids mithilfe verschiedener histologischer Verfahren

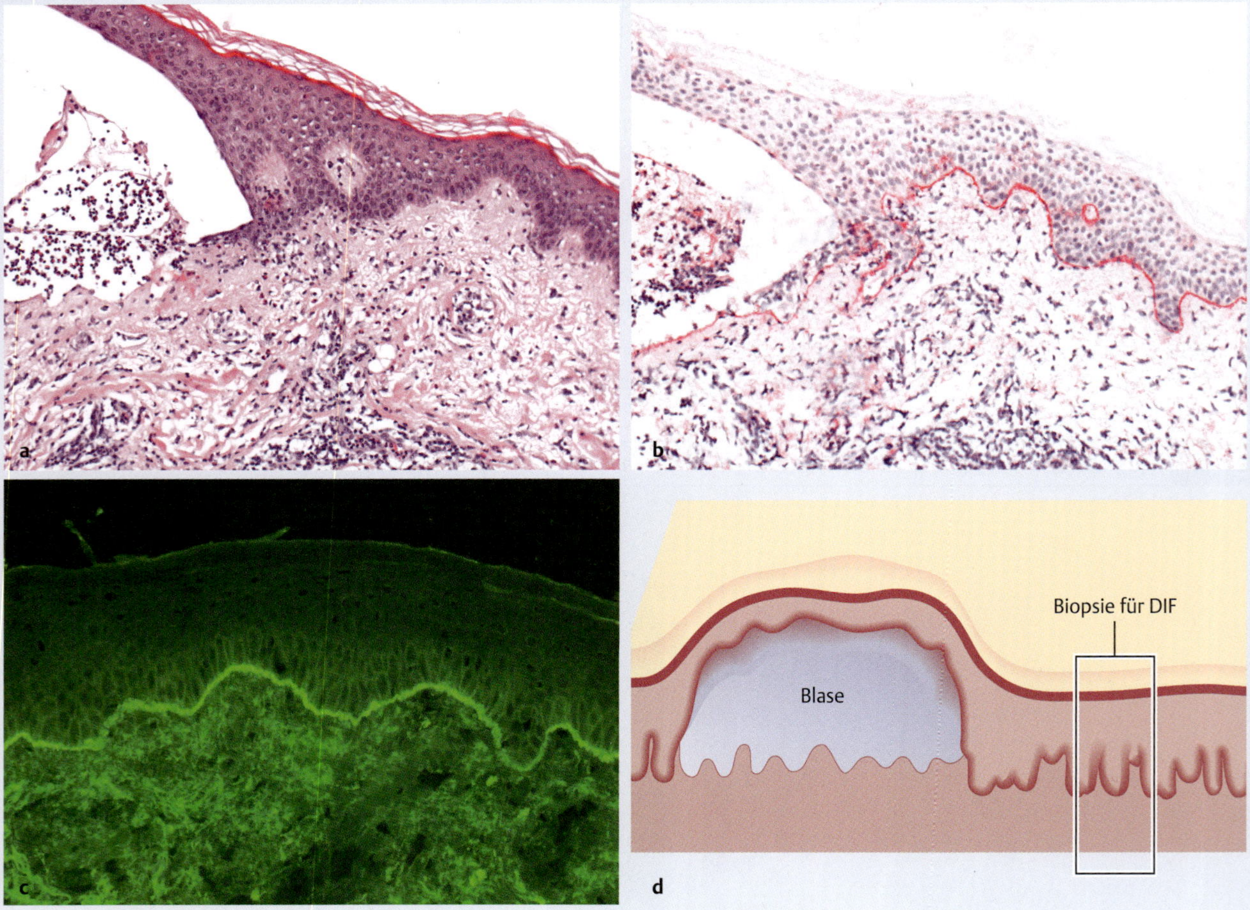

a Histologie mit HE-Färbung: Probebiopsie aus dem Rande einer subepidermalen Blase mit deutlicher Entzündungsreaktion.
b Immunhistologie: Markierung des Komplementfaktors C4d. Lineare Ablagerung an der Junktionszone. Dieser Komplementfaktor ist stabil und lässt sich in der Immunhistologie nachweisen.
c Direkte Immunfluoreszenz: Lineare Ablagerung von IgG an der Junktionszone.
d Für die direkte Immunfluoreszenz bei blasenbildenden Erkrankungen soll **nicht** die Blase, sondern angrenzende gesunde Haut biopsiert werden! In der Blase ist die Färbung oft negativ (falsch negatives Ergebnis!).

3.7 Weitere dermatologisch diagnostische Möglichkeiten

Zu weiteren diagnostischen Maßnahmen siehe bitte bei den entsprechenden Kapiteln

- Allergologische Diagnostik (S. 179)
- Mykologische Diagnostik (S. 241)
- Untersuchung der Haare (S. 526)
- Phlebologische Diagnostik (S. 552)
- Andrologische Diagnostik (S. 583)

3.7 Weitere dermatologisch diagnostische Möglichkeiten

4 Therapieprinzipien in der Dermatologie

W. Kimmig, A. Pinter, U. Siemann-Harms, D. Varwig-Janßen, J. Witte; vormals beteiligt: I. Hadshiew, D. Schoch*, S. Stangl**

4.1 Fototherapie

*D. Varwig-Janßen; vormals beteiligt: I. Hadshiew**

4.1.1 Grundlagen

Die Anwendung von Sonnenlicht zur Behandlung verschiedenster Erkrankungen ist bereits seit der Zeit der alten Ägypter bekannt. Heutzutage wird Strahlung unterschiedlicher Wellenlänge entweder allein oder in Kombination mit **Lichtsensibilisatoren** für eine Vielzahl dermatologischer Erkrankungen eingesetzt (Tab. **4.3**).

Die Wirkung dieser elektromagnetischen Strahlung hängt insbesondere von der Energie der Strahlung ab (**je kurzwelliger, desto energiereicher**) sowie von der absorbierenden Struktur (Chromophor), die diese Energie absorbiert und dann in chemische Reaktionen umwandelt.

Bei natürlicher Sonnenexposition hängt das Spektrum der elektromagnetischen Strahlung vom geografischen Breitengrad des Aufenthaltsortes, von der Höhe über dem Meeresspiegel, von der Ozonkonzentration, von den meteorologischen Bedingungen und von der Umgebung (Sand, Schnee, Asphalt, Wasser) ab.

Relevant für die dermatologische Fototherapie ist das Spektrum vom ultravioletten bis hin zum sichtbaren Bereich (280–750 nm).

Ultraviolette Strahlung kann unterteilt werden in (Abb. **4.1**):

- **UV-C:** ein extrem kurzwelliger, **hochenergetischer** Anteil (200–280 nm)
- **UV-B:** eine ebenfalls **energiereiche** Strahlung (280–320 nm)
- **UV-A:** ein langwelliger, **energiearmer** Anteil (320–400 nm, 1000-fach energieärmer als UV-B)

4.1 Fototherapie

4.1.1 Grundlagen

In der Dermatologie wird Strahlung unterschiedlicher Wellenlänge für eine Vielzahl dermatologischer Erkrankungen eingesetzt (Tab. **4.3**). Ggf. kommen zusätzlich sog. **Lichtsensibilisatoren** zum Einsatz.

Die Wirkung der Strahlung hängt vor allem von der Energie der Strahlung ab (**je kurzwelliger, desto energiereicher**) sowie von der absorbierenden Struktur (Chromophor).

Das natürliche UV-Spektrum des Sonnenlichts hängt vom Aufenthaltsort ab.

UV-Strahlung (Abb. **4.1**):

- **UV-C:** 200–280 nm
- **UV-B:** 280–320 nm
- **UV-A:** 320–400 nm

⊙ 4.1

⊙ 4.1 UV-Spektrum

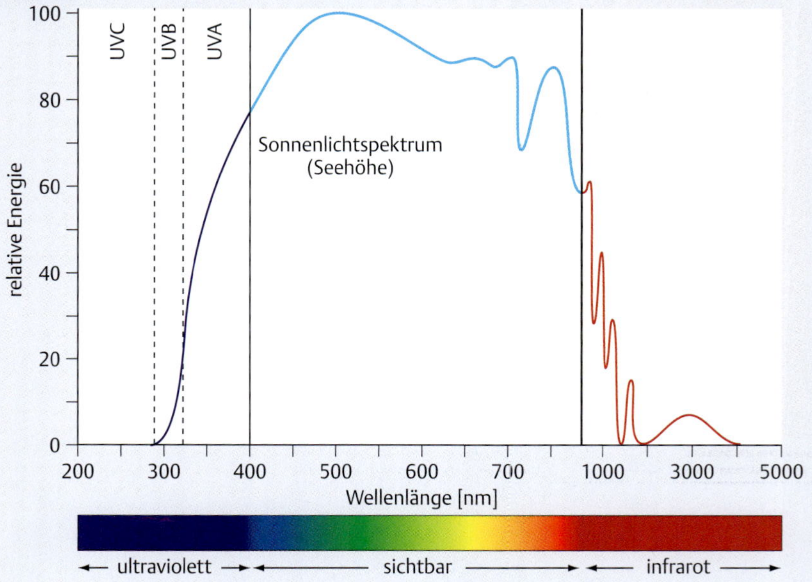

Während **UV-C**-Strahlung typischerweise vollständig durch die Ozonschicht der Atmosphäre gefiltert wird, dringt **UV-B**-Strahlung bis zur **Epidermis** und papillären Dermis in die Haut ein und löst Sonnenbrand-Reaktionen und die Induktion der Melanogenese (Bräunung) aus. **UV-A**-Strahlung kann Fensterglas durchdringen, gelangt bis in die retikuläre **Dermis** der Haut und verursacht dort hauptsächlich oxidativen Stress und induziert Matrix-Metalloproteinasen (insbesondere Elastasen und Kollagenasen), die Bindegewebsstrukturen degradieren.

UV-C-Strahlung wird vollständig durch die Ozonschicht gefiltert, **UV-B**-Strahlung dringt bis zur **Epidermis**, **UV-A**-Strahlung kann Fensterglas durchdringen und gelangt bis in die **Dermis**.

▸ Exkurs. **UV-Index**

Der UV-Index (Abb. **4.2**) ist ein wichtiges Maß für die **Intensität der sonnenbrandwirksamen UV-Strahlung**. Je höher der Index, desto kürzer sollte die Sonnenexposition sein, um einen Sonnenbrand zu vermeiden. In Europa erreicht der UV-Index selten Werte über 10, nahe dem Äquator steigen sie jedoch oft auf über 11 an. Der aktuelle UV-Index kann täglich beim Deutschen Wetterdienst abgerufen werden (Wetter und Klima - Deutscher Wetterdienst - UV-Strahlung - UV-Gefahrenindex, http://www.dwd.de).
Einen Überblick über die gesundheitliche Gefährdung und die sich daraus ableitenden Schutzmaßnahmen sind in Tab. **4.1** dargestellt.

▸ Exkurs.

4.1 UV-Gefahrenindex

UV-Index	gesundheitliche Gefährdung	Schutzmaßnahmen
1–2	gering	nicht erforderlich
3–5	mittel	empfehlenswert (Kleidung, Sonnencreme, Sonnenbrille)
6–7	hoch	erforderlich (Kleidung, Sonnencreme, Sonnenbrille, Kopfbedeckung) **WHO-Empfehlung:** mittags Schatten aufsuchen
8–10	sehr hoch	unbedint erforderlich (auch im Schatten sonnendichte lange Kleidung, Sonnencreme, Sonnenbrille, breitkrempiger Hut) **WHO-Empfehlung:** zwischen 11 und 15 Uhr Aufenthalt im Freien vermeiden
11	extrem	besondere Schutzmaßnahmen sind ein Muss (auch im Schatten sonnendichte lange Kleidung, Sonnencreme, Sonnenbrille, breitkrempiger Hut) **WHO-Empfehlung:** zwischen 11 und 15 Uhr im Schutz eines Hauses bleiben, außerhalb unbedingt Schatten aufsuchen

4.1

4.2 UV-Index-Karte und UV-Gefahrenindex

4.2

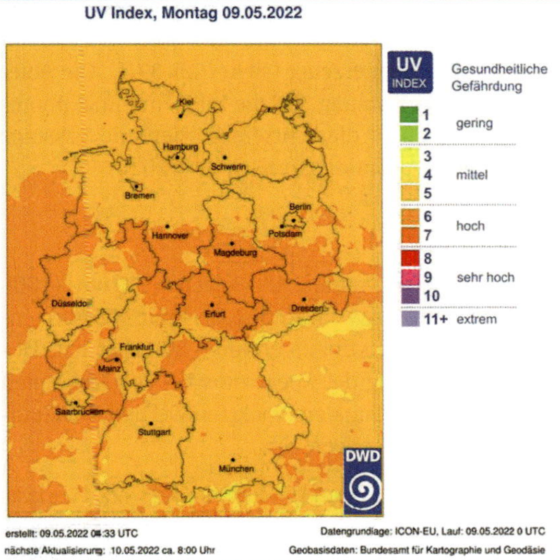

UV-Index-Karte vom 09.05.2022.

Quelle: Wetter und Klima - Deutscher Wetterdienst - UV-Strahlung - Gefahrenindex, http://www.dwd.de

4.1.2 Anwendung in der Dermatologie

Vor einer **Fototherapie muss** eine genaue **Anamnese** zum Ausschluss von **Kontraindikationen** und erhöhter Lichtempfindlichkeit erfolgen.

Wichtig ist die exakte Aufklärung der Patient*innen über potenzielle **Nebenwirkungen** (akut: vor allem „Sonnenbrand", später: Hautalterung und Hauttumoren).
Die Dosis der Lichttherapie wird in Abhängigkeit vom **Hauttyp** oder individuell anhand der **minimalen Erythemdosis (MED)** festgelegt.

► Merke.

Dokumentation: Die applizierten Dosen sowie die kumulative UV-Dosis müssen genau dokumentiert werden (UV-Pass, Abb. **4.3**).

UV-Testung (Ermittlung der MED/MPD)

Die Bestimmung der MED (minimalen Erythemdosis) und MPD (minimal phototoxische Dosis, beides angegeben in J/cm²) sollte an zuvor nicht UV-exponierter Haut unter Beachtung des individuellen Hauttyps (siehe Tab. **37.1**) durchgeführt werden.

4.1.3 UV-B-Fototherapie

Eingesetzte Energiespektren: UV-B-Schmalspektrum (311 nm), Excimer-Laser (308 nm), UV-B-Breitspektrum (280–320 nm).

Indikationen: Psoriasis vulgaris, atopische Dermatitis, Parapsoriasis, Frühstadien der Mycosis fungoides, Vitiligo, Pityriasis lichenoides, chronischer Pruritus (Tab. **4.2**).

4.1.2 Anwendung in der Dermatologie

Vor der Einleitung einer **Bestrahlungstherapie** muss eine genaue **Anamnese** erfolgen, um mögliche **Risiken** für die Durchführung einer UV-Therapie zu ermitteln, insbesondere erhöhte Lichtempfindlichkeit oder erhöhtes Hautkrebsrisiko. Gendefekte wie Xeroderma pigmentosum (S. 461) oder Cockayne-Syndrom stellen eine absolute **Kontraindikation** dar. Vorsicht und strenge Indikationsstellung bei:

- Einnahme oder Auftragen lichtsensibilisierender Präparate wie u. a. Antibiotika (z. B. Tetracycline), Antiarrhythmika (z. B. Amiodaron), Diuretika (z. B. Hydrochlorothiazid), Furocumarine (z. B. Meladinine, Pflanzenstoffe von Bärenklau oder Zitruspflanzen) oder auch Antidepressiva
- Vorliegen/Anamnese maligner Hauttumoren, erheblicher aktinischer Schädigung oder multipler dysplastischer Nävuszellnävi
- Kindern

Vor jeder Therapie ist über den Therapieablauf sowie potenzielle **Nebenwirkungen** aufzuklären, insbesondere über „Sonnenbrand", ggf. Reaktivierung einer Herpes-simplex-Infektion, Hyperpigmentierung, Provokation von Photodermatosen, Auftreten sog. PUVA-Frackels (Lentigines) und Langzeitrisiken mit Entstehung verstärkter Hautalterung und eventuell Hauttumoren.
Soll die UV-Lichttherapie umgehend begonnen werden, kann eine kalkulierte Lichttherapie in Abhängigkeit vom Hauttyp (S. 494) und von den individuellen Risikofaktoren erfolgen. Hierfür hält die Leitlinie „UV-Fototherapie und Photochemotherapie" der Deutschen Dermatologischen Gesellschaft e. V. (https://www.awmf.org) ein standardisiertes Schema mit empfohlener Anfangsdosis parat.
Vor der Lichttherapie kann die individuelle **minimale Erythemdosis (MED)** oder – bei PUVA (s. u.) – die **minimale phototoxische Dosis (MPD)** ermittelt werden (s. u. UV-Testung). Dies gewährleistet bei Risikogruppen eine erhöhte Sicherheit für die Therapiedurchführung.

► Merke. Bei jeder Bestrahlung müssen die Augen geschützt (UV-Schutzbrille) werden.

Dokumentation: Die bei der Bestrahlung applizierten Dosen sowie die kumulative UV-Dosis (Summe der Einzeldosen im Rahmen einer Behandlungseinheit) müssen genau dokumentiert werden, ein sog. UV-Pass sollte nach Abschluss der Therapieeinheit ausgehändigt werden (Abb. **4.3**).

UV-Testung (Ermittlung der MED/MPD)

Die Bestimmung der MED (minimalen Erythemdosis, angegeben in J/cm²) kann entweder mit speziellen Geräten zur Phototestung durchgeführt werden oder auch mit dem Gerät, welches zur Lichttherapie verwendet werden soll. Hierzu kann eine sogenannte „Lichttreppe" durchgeführt werden: kleine Hautfelder werden bestrahlt und somit die Dosis bestimmt, die ein Erythem erzeugt (siehe Tab. **37.1**). Die Ablesung der Hautreaktion erfolgt 24 h nach Bestrahlung. Für die MPD (minimal phototoxische Dosis, angegeben in J/cm²) wird zuvor die lichtsensibilisierende Substanz aufgebracht, die Ablesung erfolgt je nach Applikationsart nach 72–120 h.

4.1.3 UV-B-Fototherapie

Eingesetzte Energiespektren: Üblicherweise werden **UV-B-Breitspektrum** (280–320 nm) und **UV-B-Schmalspektrum** (311 nm) bzw. Excimer-Laser (mit 308 nm) eingesetzt. Das Spektrum ist unbedingt sorgfältig zu dokumentieren, da erhebliche Dosisunterschiede bestehen, die bei Verwechslung des Spektrums bei Folgetherapien zu starken Nebenwirkungen führen können. Schmalere Spektren werden heutzutage aufgrund der therapeutischen Überlegenheit bevorzugt.

Indikationen: Häufigste Indikation einer begleitenden UV-B-Therapie sind: Psoriasis vulgaris, atopische Dermatitis, Parapsoriasis, Frühstadien der Mycosis fungoides (MF), Vitiligo, Pityriasis lichenoides sowie chronischer Pruritus (Tab. **4.2**).

4.3 UV-Pass

4.3

UV Pass

Name:

Vorname: | Geburtsdatum:

Körperregion(en):

UVA	UVB	PUVA
☐ UVA (Breitspektrum)	☐ UVB (Breitspektrum)	☐ Bade
☐ UVA1	☐ UVB 311	☐ Creme
		☐ Tabletten (systemisch)

Datum (von bis)	Kumulative Dosis in J/cm²

Durchführung: Typischerweise wird mit der am Hauttyp orientierten Dosis - oder mit 70 % der zuvor ermittelten minimalen Erythemdosis - begonnen. Da UV-B-311-Erytheme nach 12 bis 24 h auftreten, kann die Dosis bei guter Verträglichkeit täglich bis zum Erreichen der Erythemgrenze um jeweils 10–30 % (s. o.) gesteigert werden. 2,5 J/cm² UV-B-311 sollten nicht überschritten werden.
Die standardisierte Dosis beträgt für UV-B-311 je nach Hauttyp 0,1–0,6 J/cm²; für Breitspektrum-UV-B je nach Hauttyp 0,01–0,06 J/cm². Aufgrund der besseren Verträglichkeit von UV-B-Schmalspektrum wird dieses bevorzugt.
Eine UV-B-Therapie sollte mit **topischen Therapien kombiniert** werden. Hierbei werden additive und ggf. sogar potenzierte Effekte erreicht. Kombinationen sind z. B. mit topischen Glukokortikoiden, Vitamin-D-Analoga oder Cignolin möglich. Die Applikation der **Externa** sollte stets **nach der UV-Therapie** erfolgen. In der Initialphase interner Medikation (systemische Antipsoriatika wie z. B. Acitretin, Fumarsäure, IL-Biologika) wird die UV-B-Therapie gerne begleitend eingesetzt. Zusätzlich besteht die Möglichkeit, UV-B in Form eines „Lichtkammes“ für die Kopfhaut einzusetzen.

Durchführung: Start mit 70 % der MED oder der nach Hauttyp orientierten Dosis und tägliche Steigerung um 10–30 % bis zum Erreichen der Erythemgrenze.

Kombination mit topischer Therapie (nach der Bestrahlung!) für additive und ggf. sogar potenzierte Effekte. Beispiele sind topische Glukokortikoide oder Vitamin-D-Analoga.

4.1.4 UV-A-Fototherapie

Eingesetzte Energiespektren: Verwendet werden entweder konventionelles **UV-A-Breitspektrum** (320–400 nm) oder **UV-A-Schmalspektrum** (**UV-A1**, 340–400 nm, sog. „Kaltlicht-Therapie“).

Indikationen: Die häufigsten Indikationen zur UV-A1-Therapie stellen das **atopische Ekzem und sklerosierende Hauterkrankungen** wie lokalisierte und systemische Sklerose oder extragenitaler Lichen sclerosus dar. Weitere Indikation sind u. a. (kutane) Mastozytose, Granuloma anulare und Necrobiosis lipoidica. Für Prurigo simplex subacuta oder Juckreiz unterschiedlicher Genese wird auch UV-A-Breitspektrum genutzt (Tab. **4.2**).

Durchführung: Für UV-A-Breitspektrum werden üblicherweise Dosen von 2–10 J/cm² eingesetzt; für die UV-A1-Fototherapie gibt es verschiedene Schemata. Heutzutage werden für die atopische Dermatitis bevorzugt **Medium-Dose-** (40–70 J/cm²), für sklerosierende Erkrankungen auch **High-Dose-Bestrahlungen** (> 70–130 J/cm²) eingesetzt. Typischerweise werden 3–5-mal pro Woche Bestrahlungen durchgeführt, die bis zur Besserung des Hautbefundes fortgesetzt werden. Zur Behandlung einer akuten Exazerbation einer Neurodermitis bedarf es etwa 15–20, bei sklerosierenden Erkrankun-

4.1.4 UV-A-Fototherapie

Eingesetzte Energiespektren: UV-A-Breitspektrum (320–400 nm), UV-A-Schmalspektrum (UV-A1, 340–400 nm = „Kaltlicht-Therapie“).
Indikationen: atopisches Ekzem, zirkumskripte Sklerodermie, Prurigo simplex subacuta, Juckreiz (Tab. **4.2**).

Durchführung: Typischerweise werden 3–5-mal pro Woche Bestrahlungen durchgeführt, die bis zur Besserung des Hautbefundes fortgesetzt werden.

gen meist > 30–40 Bestrahlungen. Die Therapie wird in der Regel mit 10–20 J/cm² begonnen und schrittweise bis 50–70 J/cm² gesteigert. Hohe Dosen (über 100 J/cm²) wurden zunehmend aufgegeben. Für die Behandlung der Kopfhaut steht ein UV-A-Kamm zur Verfügung.

4.1.5 PUVA-Therapie (Psoralen- und UV-A-Therapie)

Prinzip: Durch „Lichtsensibilisatoren" (**Psoralen** = 8-Methoxy-Psoralen = 8-MOP, Meladinine) wird die Haut für die dann folgende UV-A-Bestrahlung (Abb. **4.4**) sensibilisiert.

4.1.5 PUVA-Therapie (Psoralen- und UV-A-Therapie)

Prinzip: Hierbei wird ein „Lichtsensibilisator", das sog. **Psoralen** (8-Methoxy-Psoralen = 8-MOP oder seltener 5-MOP) eingesetzt, der entweder topisch oder systemisch verarbreicht wird. Anschließend wird die auf diese Weise sensibilisierte Haut mit UV-A-Strahlen bestrahlt (Abb. **4.4**). Durch die Sensibilisierung erreicht man eine erhöhte Lichtempfindlichkeit der Zellen (keine Allergie), da sich das Psoralen an die DNA anlagert und so schon bei geringen UV-Dosen eine chemische Reaktion eingeleitet wird, die zu Strangbrüchen der DNA und Apoptose führt. Das Prinzip der Lichtsensibilisatoren kennt man aus phototoxischen Reaktionen, beispielsweise bei der sog. Wiesengräserdermatitis, siehe Kapitel Wiesengräserdermatitis (S. 233).

Formen:
- **topisch:** Psoralen wird als Creme oder Bad appliziert. Vorteil: Nur die betroffenen Hautareale werden UV-lichtempfindlich, die gesunde Haut wird geschont.
- **systemisch:** Psoralen wird oral verabreicht; zuvor müssen Leber- und Nierenwerte, Blutbild sowie der Augenbefund kontrolliert werden. Es muss eine spezielle Schutzbrille getragen werden.

Formen:
- **topische PUVA-Therapie:** z. B. mittels Creme oder als Bade-PUVA. Bei Creme-PUVA erfolgt die Applikation 1 Stunde vor UV-Therapie. Vorteil dieser Therapie ist, dass nur die betroffenen Hautareale empfindlicher gegenüber UV-Licht werden, unter Schonung der gesunden Haut. Nachteile sind dunkle Flecken in behandelten Arealen. Auch bei der Bade-PUVA (lokal oder Ganzkörper) erfolgt die Bestrahlung unmittelbar nach dem etwa 20-minütigen Bad.
- **systemische PUVA-Therapie:** Hierbei müssen die Tabletten (üblicherweise 8-MOP) 2 h vor der Behandlung eingenommen werden. Vor Einnahme von 8-MOP müssen Leber- und Nierenwerte sowie das Blutbild kontrolliert werden. Obligat ist zudem eine augenärztliche Untersuchung mit Verordnung einer speziellen UV-(UV-A-) Schutzbrille.

► Merke.

► Merke. Während bei topischer UV-Therapie eine **Lichtsensibilisierung** für etwa **3–4 h** anhält, besteht die **UV-Empfindlichkeit** nach oraler Psoralen-Einnahme für ca. **12 h**. Die Patient*innen müssen über entsprechende Schutzmaßnahmen aufgeklärt werden. Bei der oralen PUVA ist insbesondere das Tragen einer UV-Schutzbrille über einen Zeitraum von 12 h wichtig, auch in Innenräumen mit Fenstern.

Indikationen:
- **topisch:** Psoriasis, chronisches Handekzem, Lichen ruber, zirkumskripte Sklerodermie
- **systemisch:** chronisch-kutanes T-Zell-Lymphom, parapsoriasiforme Erkrankungen

Indikationen: sind vor allem für:
- **topische PUVA-Therapie** (Creme- und Bade-PUVA): Psoriasis, chronisches Handekzem, Lichen ruber oder zirkumskripte Sklerodermie.
- **systemische PUVA-Therapie:** chronisch-kutanes T-Zell-Lymphom (CTCL, Mycosis fungoides), parapsoriasiforme Erkrankungen.

⊙ 4.4

⊙ 4.4 **H + F-PUVA Gerät**

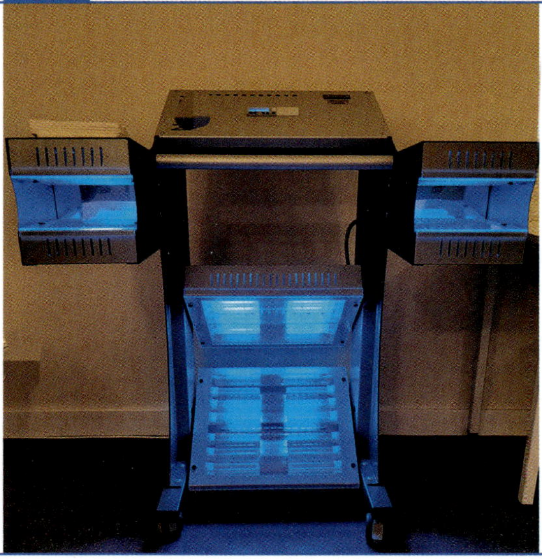

Durchführung: Typischerweise erfolgt die PUVA-Therapie für alle Applikationsformen 2–4-mal pro Woche mit einer Pause nach zwei aufeinanderfolgenden Behandlungstagen. Dabei wird an den beiden aufeinanderfolgenden Tagen mit der gleichen Dosis bestrahlt, da das PUVA-Erythem verzögert (nach 72 h) auftritt. Bei Erreichen der Erythemschwelle erfolgt keine weitere Steigerung.
Analog zur MED-Testung kann ggf. vor Einleitung einer PUVA-Therapie die MPD-Testung mit Ablesung nach 72–120 h erfolgen. Alternativ wird in Anlehnung an den Hauttyp, je nach Applikationsform des Psoralens, mit 0,2–1 J/cm² begonnen. Zur Besserung beispielsweise eines Handekzems werden ca. 25 Bestrahlungen benötigt.
PUVA wird bei ausgeprägteren Dermatosen gerne in Kombination mit Retinoiden (S. 95) eingesetzt.
Extrakorporale Photophorese (ECP) macht sich Photochemotherapie (8-MOP) in Kombination mit einer Leukapherese zu Nutzen. Sie kommt bei schweren immunologischen Erkrankungen wie beispielsweise therapierefraktärem kutanem T-Zell-Lymphom zum Einsatz.

Durchführung: 2–4-mal pro Woche. Das PUVA-Erythem tritt verzögert (nach 72 h) auf; nach Erreichen der Erythemschwelle keine weitere Dosissteigerung.

4.1.6 Übersicht über wesentliche Indikationen einer Fototherapie

4.1.6 Übersicht über wesentliche Indikationen einer Fototherapie

≡ 4.2 Therapieindikationen (Auswahl) für den Einsatz der Fototherapie

UV-B-311	Psoriasis vulgaris, Ekzeme, Pityriasis lichenoides chronica und PLEVA (Pityriasis lichenoides et varioliformis acuta), Vitiligo, Prurigo
UV-A	Prurigo-Erkrankungen, Pruritus
UV-A1	atopisches Ekzem, kutane Mastozytose, Granuloma anulare disseminatum, extragenitaler Lichen sclerosus
PUVA	**Creme:** zirkumskripte Sklerodermie, Handekzem, Vitiligo, Granuloma anulare (lokalisiert) **Bad:** Lichen ruber, CTCL (kutanes T-Zell-Lymphom), Psoriasis vulgaris, progressive systemische Sklerodermie (nur auf die Haut wirksam), Hand- und Fußekzeme, GvHD, Vitiligo **Tabletten (systemisch):** T-Zell-Lymphom (Beteiligung des Kopfes)

≡ 4.2

4.1.7 Photodynamische Therapie (PDT)

4.1.7 Photodynamische Therapie (PDT)

Prinzip: Diese spezielle Photochemotherapie führt ebenfalls zur Photosensibilisierung der behandelten Hautareale (ähnlich PUVA, s. o.), als Sensibilisator wird jedoch **5-Aminolävulinsäure (ALA)** bzw. ihr Methylester **Methylaminolävulinat (MAL)** verwendet. Durch Umwandlung in Protoporphyrin IX und anschließende Bestrahlung - konventionell mit Rotlicht, nunmehr auch mit Tageslicht - kommt es zur Bildung von Sauerstoffradikalen und sekundären Zerstörung der Zellen, welche ALA angereichert haben. Die Anreicherung findet weitgehend selektiv in Tumorzellen statt.

Prinzip: Photosensibilisierung durch **5-Aminolävulinsäure (ALA) oder Methylaminolävulinat (MAL)**. Anschließend Bestrahlung mit Licht (Rotlicht oder Tageslicht).

Indikationen: Typischerweise wird diese Therapie zur leitliniengerechten Behandlung von aktinischen Keratosen, flachen Basaliomen und Morbus Bowen eingesetzt. Erprobt wurde auch die Anwendung zur Photorejuvenation (Hautverjüngung), sowie bei inflammatorischen und infektiösen Dermatosen.

Indikationen: aktinische Keratosen, flache Basaliome, Carcinoma in situ, Morbus Bowen.

Durchführung: Nach Entfernung von Krusten und Hyperkeratosen wird ALA-Gel, ALA-Pflaster oder MAL-Creme für 3–4 h auf die betroffenen Hautareale unter einem okklusiven, vor UV-Licht schützendem Verband appliziert (Abb. **4.19**).
Die Bestrahlung mit Rotlicht erfolgt für ca. 15 min und ist häufig schmerzhaft.
Dünne aktinische Keratosen im Bereich des Kopfes können auch mit Tageslicht-PDT behandelt werden, was wesentlich schmerzärmer ist. Hierbei wird zunächst ein chemischer Lichtschutz aufgetragen und keratotische Läsionen abgetragen. Bereits 30 Minuten nach Einwirken von ALA begeben sich die Behandelten bei geeigneten Wetterbedingungen für zwei Stunden ins Freie oder es kommen spezielle Tageslichtlampen zum Einsatz.
Zu den häufigeren Nebenwirkungen zählen Erytheme und Schwellungen, es kann auch zu Erosionen und zur Krustenbildung kommen, welche i. d. R. innerhalb weniger Wochen abheilen. Persistierende Läsionen werden nach etwa 3 Monaten erneut behandelt.

ALA-Gel oder MAL-Creme werden für 3–4 h auf die betroffenen Hautareale okklusiv, UV-geschützt appliziert.

In Studien zeigte sich eine verbesserte Therapie der Tumoren nach Vorbehandlung mit ablativen (fraktionierten) Lasern. Ein prophylaktische Einsatz von PDT beispielsweise bei organtransplantierten Patient*innen zeigte in Studien ein geringes Auftreten aktinischer Keratosen.

4.2 Dermatochirurgische Therapieverfahren

4.2 Dermatochirurgische Therapieverfahren

*W. Kimmig; vormals beteiligt: I. Hadshiew**

4.2.1 Allgemeines

Operative Eingriffe gehören zum dermatologischen Alltag. Man unterscheidet:
- Probeexzisionen (Biopsien)
- kleinere Eingriffe
- ausgedehnte Operationen
- kosmetische Verfahren
- phlebochirurgische Eingriffe (Varizen-Stripping)
- Lymphknoten-Exstirpationen

4.2.1 Allgemeines

Operative Eingriffe gehören zum Alltag der dermatologischen Praxis. Sie umfassen ein breites Spektrum, das von diagnostischen **Probeexzisionen (Biopsien)** über **kleinere Eingriffe**, wie Inzisionen/Drainage (z. B. von Abszessen), Entfernung oberflächlicher Hauttumoren (mittels Kürettage, Dermabrasion, Kryotherapie, Elektrokaustik oder Exzision) bis hin zu **ausgedehnten Operationen** bei Tumoren – mit nachfolgender Hauttransplantation zur Defektdeckung – reicht. Auch **kosmetische Verfahren**, z. B. Haarverpflanzung oder Liposuktion werden von Dermatologen durchgeführt. Hinzu kommen **phlebochirurgische Eingriffe** (Varizen-Stripping) sowie **Lymphknoten-Exstirpationen**, z. B. Exstirpation des Sentinel-Lymphknotens (S. 74) oder therapeutische Lymphonodektomien bei der Frage nach Metastasierung von malignen Tumoren.
Im Folgenden werden die präoperative Vorbereitung sowie die einzelnen Verfahren kurz dargestellt. Für weitergehende Informationen zur genauen Operationstechnik verweisen wir auf Lehrbücher der Dermatochirugie.

Vorbereitung vor operativen Eingriffen

Aufklärung

Vor jedem operativen Eingriff muss eine ausführliche und für die Betroffenen verständliche Aufklärung erfolgen.

Folgende Punkte sind dabei wichtig:
- der **Eingriff** selbst,
- die **Anästhesie**-Methode und
- **allgemeine** und **spezifische Operationsrisiken**.

Vorbereitung vor operativen Eingriffen

Aufklärung

Vor jedem operativen Eingriff ist eine ausführliche, für die Betroffenen verständliche, mündlich und schriftlich dokumentierte, individualisierte Aufklärung erforderlich; ein operativer Eingriff stellt ansonsten eine strafrechtlich zu ahndende Körperverletzung dar.
Im Rahmen der Aufklärung sollten folgende Punkte besprochen werden:
- der **Eingriff** selbst,
- die **Anästhesie**-Methode: Lokal-, Tumeszenz-, Regionalanästhesie, Vollnarkose,
- **allgemeine Operationsrisiken**, z. B. Unverträglichkeiten auf das Betäubungsmittel, Blutungsgefahr, Nervenverletzung, Wundinfektionen, Narbenbildung, Thromboserisiko und
- **spezifische Operationsrisiken** (sie sollten handschriftlich in die Aufklärungsformulare eingefügt werden): besondere Risiken aufgrund der anatomischen Lokalisation (z. B. Nervenverletzungen), mehrzeitiges operatives Vorgehen (z. B. späterer Verschluss nach histologischer Schnittrandkontrolle), Nekroserisiko von Transplantaten, Rezidive (bei Tumoren), Keloidbildung oder Narbendehiszenz (bei besonderer Disposition oder ausgeprägten Zugkräften).

► Merke.

► Merke. Insbesondere die Einnahme von **Antikoagulanzien** und **Thrombozytenaggregationshemmern** („blutverdünnende Medikamente") sollte gezielt erfragt werden; speziell nichtsteroidale Antiphlogistika (z. B. Azetylsalizylsäure), da diese von den Betroffenen oft nicht mit dieser Wirkung in Verbindung gebracht werden!

Diagnostik

Wichtig ist die präoperative Erfassung besonderer **internistischer Risiken** (z. B. aktuelle Allgemeinerkrankungen, Medikamente) und die Einleitung entsprechender **laborchemischer Untersuchungen** (Blutbild + Gerinnungsanalyse).

Diagnostik

Vor jeder größeren Operation sollte eine genaue Anamnese mit Erfassung besonderer **internistischer Risiken** erfolgen (z. B. Diabetes mellitus, arterielle Hypertonie, Medikamente, Medikamentenunverträglichkeiten/Allergien, Gerinnungsstörungen, Durchblutungsstörungen [chronische venöse Insuffizienz, periphere arterielle Verschlusskrankheit], Neuropathien, Lähmungen, Immunsuppression, infektiöse Erkrankungen [wie Hepatitis oder HIV]) und entsprechende **laborchemische Untersuchungen** eingeleitet werden. Als Minimalanforderungen gelten die Bestimmung des **Blutbildes** und der **Gerinnung**.

Anästhesietechniken

Lokalanästhesie

Zu den lokalanästhetischen Verfahren gehören:

- **Topische Anästhesie:** Zur Anwendung kommt z. B. ein Gemisch aus Lidocain und Prilocain im Verhältnis 1 : 1. Dieses ist als Creme (Emla-Creme) und als sog. Patch (Emla-Okklusivpflaster) erhältlich und eignet sich zur Betäubung kleinerer Haut- und Schleimhautareale. Die Applikation sollte mindestens 30 min vor dem Eingriff erfolgen, bei der Anwendung von Creme möglichst unter Okklusion (Plastikfolienverband).
- **Kryoanästhesie:** Meistens wird ein Chlorethyl-Spray eingesetzt, das eine kurzzeitige Betäubung durch die entstehende Kälte auslöst. Es eignet sich vor allem bei lokalen Infektionen (Abszess-Spaltung), da hier die Infiltrationsanästhesie durch das saure Milieu und die nachfolgende schnelle Inaktivierung der Lokalanästhetika häufig nicht ausreichend wirksam ist.
- **Infiltrationsanästhesie:** Eine Vielzahl von Lokalanästhetika finden heute Verwendung für eine lokale Betäubung (Ester-Typ: z. B. Procain [Novocain] oder Tetracain [Pantocain]; Amid-Typ: z. B. Lidocain [Xylocain], Prilocain [Xylonest] oder Mepivacain [Scandicain, Maeverin] mit und ohne Adrenalinzusatz). Typischerweise wird unmittelbar im zu operierenden Areal injiziert und bei Zurückziehen der Nadel infiltriert. Mehrfache Einstiche sollten vermieden werden oder aber in den bereits betäubten Bereich erfolgen.

Anästhesietechniken

Lokalanästhesie

Verfahren:

- **topische Anästhesie:** z. B. Lidocain-Prilocain-Gemisch (Emla) in Form einer Creme oder als Patch (Okklusivpflaster).
- **Kryoanästhesie:** kurzzeitige Betäubung durch Kälte (meist Chlorethyl-Spray).
- **Infiltrationsanästhesie** mit Injektion eines Lokalanästhetikums mit und ohne Adrenalinzusatz.

► Merke. Vor der Injektion muss immer aspiriert werden, um eine intravasale Applikation zu verhindern.

► Merke.

Tumeszenzanästhesie

Prinzip: Bei der Tumeszenzanästhesie werden **größere Volumina** eines stark mit isotonischer Kochsalzlösung verdünnten Lokalanästhetikums mit Adrenalinzusatz in die Haut und Subkutis injiziert (eine typische Tumeszenzlösung enthält: 1000 ml NaCl 0,9 %, 1000 mg Lidocain, 1000 µg Adrenalin, 12,5 mmol Natriumbikarbonat [als Puffer]). Dies führt zum Anschwellen des Gewebes (tumescere = anschwellen), Separation einzelner Hautschichten, hervorragender Analgesie eines großen Operationsgebietes (ohne Überschreitung der zulässigen Höchstmenge des Lokalanästhetikums) sowie verminderter Blutungsneigung durch Vasokonstriktion (durch Adrenalinzusatz).

Anwendung: Haupteinsatzgebiete der Tumeszenzanästhesie sind die Phlebochirurgie (S. 73), Liposuktion (S. 73) sowie größere Exzisionen.

Tumeszenzanästhesie

Prinzip: Größere Volumina eines mit isotonischer Kochsalzlösung verdünnten Lokalanästhetikums mit Adrenalinzusatz werden in die Haut und Subkutis injiziert. Dies führt zu Anschwellen des Gewebes, Separation einzelner Hautschichten und hervorragender Analgesie eines großen Operationsgebietes.

Anwendung: Phlebochirurgie, Liposuktion, größere Exzisionen.

Regionalanästhesie (Leitungsanästhesie)

Prinzip: Der Stamm eines Nervs wird durch Umspritzung mit Lokalanästhetika betäubt (Leitungsblockade). Als Nebeneffekt können vegetative Fasern vorübergehend deaktiviert werden (Sympathikolyse), was zu Vasodilatation und verstärkter Blutung führt.

Anwendung: Die Regionalanästhesie wird angewendet, um die gezielte Ausschaltung bestimmter Nerven bzw. Nervenäste und eine Anästhesie im Versorgungsgebiet dieser Nerven zu erreichen. Sie eignet sich besonders bei Operationen in akralen Bereichen (Finger, Zehen, Nägel, Penis, Ohr, Lippe etc.).

Regionalanästhesie (Leitungsanästhesie)

Prinzip: Der Stamm eines Nervs wird durch Umspritzung mit Lokalanästhetika betäubt (Leitungsblockade).

Anwendung: Gezielte Ausschaltung bestimmter Nerven/Nervenäste, deshalb besonders geeignet bei Operationen an Fingern, Zehen, Nägeln, Penis, Ohr, Lippe etc.

► Merke. Adrenalinhaltige Lokalanästhetika dürfen **nicht** in akralen Bereichen eingesetzt werden! Nekrosegefahr durch Vasokonstriktion!

► Merke.

4.2.2 Dermatochirurgische Verfahren

Probeexzision (Biopsie)

Bei dieser diagnostischen Maßnahme werden Anteile der zu befundenden Hautveränderung exzidiert. Dies kann entweder mittels eines **Stanzzylinders** verschiedenen Durchmessers (2–8 mm) oder durch Exzision einer kleinen **Hautspindel** erfolgen. Wichtig ist eine möglichst minimale Traumatisierung des Biopsats bei der Ent-

4.2.2 Dermatochirurgische Verfahren

Probeexzision (Biopsie)

Anteile einer Hautveränderung werden in Form eines **Stanzzylinders** oder einer kleinen **Hautspindel** exzidiert. Nach **Fixierung** erfolgt die histologische Untersuchung.

nahme, um das histologische Ergebnis nicht zu beeinträchtigen. Die **Fixierung** des entnommenen Gewebes erfolgt mittels Formalin, (Routinehistologie), in flüssigem Stickstoff (Spezialfärbungen, direkte Immunfluoreszenz); ggf. kann eine Fixierung auch unterbleiben, z. B. bei geplanten mikrobiologischen Untersuchungen, dann Lagerung in 0,9 % NaCl.

Inzision, Drainage

Anwendung: Akuttherapie von **Abszessen** (Abszessspaltung).

Prinzip: Stichinzision unmittelbar über dem Abszess, woraufhin sich spontan Eiter/Pus entleert. Anschließend Einlage einer antiseptischen **Gaze** in die Abszesshöhle, damit der Eiter vollständig abfließen kann. Eine zusätzliche systemische antibiotische Therapie ist empfehlenswert.

Anwendung: Dieses Verfahren wird typischerweise zur Akuttherapie von abszedierenden Entzündungen (**Abszessen**) eingesetzt und dann häufig als Abszessspaltung bezeichnet. Typischerweise beginnen Abszesse als superfizielle Follikulitiden, die sich dann ausbreiten und oft als große, erythematöse, druckdolente, fluktuierende Schwellungen imponieren.

Prinzip: Während bei Abszessen im Gesichtsbereich eine Spaltung Risiken birgt (Gefahr der Bakterienverschleppung und Sinusvenenthrombose) kann an anderer Lokalisation mit diesem Verfahren schnell eine Erleichterung und Schmerzreduktion erreicht werden. Nach kurzer Kryoanästhesie (S. 67) erfolgt eine **Stichinzision** (11er-Skalpell) unmittelbar über dem Abszess. Hierbei entleert sich typischerweise spontan Eiter/Pus (Abstrich!). Dieser kann vorsichtig exprimiert werden. Möglich sind auch Spülungen mit antiseptischen Lösungen. Anschließend sollte eine (antiseptische) **Gaze** in die Abszesshöhle eingelegt werden, um einen vollständigen Abfluss des restlichen Pus zu gewährleisten. Zusätzlich empfiehlt sich die Durchführung einer systemischen antibiotischen Therapie mit penicillinasefesten Antibiotika (z. B. Dicloxacillin oder Cephalosporine).

▶ Merke.

▶ Merke. Ubi pus, ibi evacua (Wo Eiter ist, dort entleere ihn).

Kürettage

Anwendung: Entfernung oberflächlicher gutartiger Hautveränderungen.

Prinzip: Nach Lokalanästhesie oberflächliche Abtragung mit einer **Kürette** oder einem sog. **scharfen Löffel**.

Anwendung: Dieses Verfahren wird zur Entfernung **oberflächlicher gutartiger** Hautveränderungen eingesetzt. Hierzu gehören z. B. seborrhoische Keratosen oder Mollusca contagiosa.

Prinzip: Nach Lokalanästhesie erfolgt die oberflächliche Abtragung mit einer **Kürette** (z. B. einmal verwendbare Kürette) oder einem sog. **scharfen Löffel** (sterilisierbare und wiederverwendbare Kürette). Zur Blutstillung kann die betroffene Stelle mit Eisen-III-Chlorid- oder Albothyl-Lösung betupft werden (chemokaustische Touchierung).

Dermabrasion

Anwendung: Abtragung von Aknenarben im Gesicht, **Talgdrüsenhyperplasien** (z. B. Rhinophym), Entfernung von **Fremdkörpereinsprengungen**. Darüber hinaus seltener bei kongenitalen Nävi.

Prinzip: Mit einer **Diamantfräse** werden Hautareale unter Anästhesie oberflächlich abgetragen (abgeschliffen).

Anwendung: Dieses Verfahren kann z. B. zur Glättung von **Aknenarben** im Gesicht, zur Abtragung von **Talgdrüsenhyperplasien** (z. B. Rhinophym) oder Entfernung von **Fremdkörpereinsprengungen** (z. B. Pulvereinsprengung nach Explosionsverletzung) eingesetzt werden. Auch bei der frühen Therapie von kongenitalen Riesennävuszellnävi wird dieses Verfahren angewendet, um im frühen Säuglingsalter Pigmentzellen, die noch in oberen Hautschichten liegen, aus der Haut zu entfernen.

Prinzip: Mithilfe einer hochtourigen **Diamantfräse** (25 000 U/min) werden Hautareale oberflächlich abgetragen (abgeschliffen). Die Durchführung dieser Therapie sollte nur in einer ausreichenden Leitungsanästhesie oder Vollnarkose und nur durch erfahrene Dermatochirurgen erfolgen, da bei zu starker Abtragung ausgedehnte Narben oder bei unsachgemäßer Anwendung Abrisse der Haut (Ablederung) entstehen können.

▶ Merke.

▶ Merke. Während der Durchführung ist eine kontinuierliche Kühlung mit Kochsalzlösung erforderlich, um ein Überhitzen des Gewebes durch den rotierenden Schleifkopf zu verhindern.

Elektrokaustik

Anwendung: Die elektrokaustische Therapie wird sehr häufig in der Dermatologie angewendet. Sie eignet sich sowohl zur **intraoperativen Blutstillung** als auch zur **Abtragung oberflächlicher Hauttumoren**, wie z. B. Condylomata acuminata (Feigwarzen), Fibrome oder Angiome.
Ebenfalls eingesetzt werden kann dieses Verfahren zur **Behandlung vaskulärer Läsionen**, z. B. Spider-Nävi oder Teleangiektasien (Besenreiser). Hierbei wird das Gefäß exprimiert und die zentrale Austrittsstelle kurz touchiert. Bei kleinen Gefäßen kann eine sehr gute Verödung erfolgen, die jedoch zentral oftmals eine hypopigmentierte Makula (im Sinne einer kleinen Narbe) zurücklässt.
Die Elektrokaustik findet darüber hinaus Anwendung bei der **permanenten Haarentfernung**. Hierbei wird der Nadelaufsatz des Schwachstromgerätes bis zur Haarwurzel vorgeschoben und die Haarwurzel durch die entstehende Hitze oder elektrochemische Reaktionen zerstört. Nachteile sind häufige Entzündungsreaktionen und Narbenbildung. Für diese Indikation ist eine Laserepilation (S. 76) die bessere Alternative.

Prinzip: Zur Behandlung werden Hochfrequenzstromgeräte eingesetzt, an deren Spitze eine kleine Nadel, Schlinge oder Kugel angebracht werden kann. Mittels der durch Strom erzeugten Hitze kommt es entweder zur **Koagulation** und **Blutstillung** oder zur **Hitzeablation** (Verdampfung) des touchierten Gewebes.

> ▸ Merke. **Vorteile** dieser Behandlung sind eine einfache Durchführung, unmittelbare Blutstillung bei Abtragung sowie Hitzeinaktivierung von infektiösem Material (z. B. von humanen Papillomaviren [HPV] bei Abtragung von Condylomata acuminata).
> **Nachteile:** Die Behandlung ist schmerzhaft und erfordert eine lokale Anästhesie. Durch die Gewebeabtragung mittels Hitze und vor allem bei unsachgemäßer Anwendung (z. B. zu langer Kontakt, zu tiefe Abtragung) kann es zur Entstehung unschöner Narben kommen.

Elektrokaustik

Anwendung: intraoperative **Blutstillung**, Abtragung **oberflächlicher Hauttumoren** (z. B. Condylomata acuminata), Behandlung **vaskulärer Läsionen** (z. B. Spider-Nävi, Teleangiektasien), permanente **Haarentfernung**.

Prinzip: Die durch Strom erzeugte Hitze führt zur **Koagulation** und **Blutstillung** oder zur **Hitzeablation** (Verdampfung) des touchierten Gewebes.

▸ Merke.

Kryotherapie und Kryochirurgie

Anwendung: Typische Indikationen für diese Therapie sind z. B. **aktinische Keratosen**, aber auch **Verrucae vulgares**. Ebenso kann dieses Verfahren eingesetzt werden, um die Regression kindlicher Hämangiome zu induzieren. Auch hypertrophe Narben und Keloide sprechen auf diese Behandlungsform an.

Prinzip: Bei der Kryotherapie wird durch **Vereisung** des Gewebes mit flüssigem Stickstoff (–196 °C) eine lokale Gewebezerstörung induziert. Die Applikation erfolgt entweder offen (**Sprühverfahren**) oder als **Kontaktkryotherapie** mittels eines metallischen Stempels, der gekühlt und dann auf die Haut aufgebracht wird. Die Zeitdauer der Kälteapplikation bestimmt die Tiefe der Vereisungszone und damit der Kältenekrose.

> ▸ Merke. **Vorteil** ist die einfache Durchführung; es ist nur eine kurzzeitige oberflächliche Anästhesie erforderlich. **Nachteil** ist die Blasenbildung durch die iatrogen induzierte Erfrierung (Gewebezerstörung) mit dem Risiko der Narbenbildung.

Kryotherapie und Kryochirurgie

Anwendung: aktinische Keratosen, **Verrucae vulgares**, kindliche Hämangiome, hypertrophe Narben, Keloide.

Prinzip: lokale Gewebezerstörung durch **Vereisung**, entweder offen (**Sprühverfahren**) oder als **Kontaktkryotherapie** mittels eines metallischen Stempels.

▸ Merke.

Einfache Exzision

Typischerweise wird zur Entfernung kleinerer Hautläsionen mittels eines **Skalpells** eine Spindel (spitzwinklige Ellipse) um die Läsion eingezeichnet, deren Enden einen Winkel von 30° nicht überschreiten sollte.
Zusätzlich sollte darauf geachtet werden, dass die Exzision **parallel zu den Hautspannungslinien** erfolgt, um einen möglichst spannungsfreien und kosmetisch günstigen Wundverschluss zu erreichen.

Einfache Exzision

Entfernung kleinerer Hautläsionen mittels eines **Skalpells**.

Die Exzision sollte **parallel zu den Hautspannungslinien** erfolgen.

Nageloperationen

Mögliche Indikationen sind der Verdacht auf ein **malignes Melanom** und/oder **entzündliche Prozesse** (z. B. Paronychie). Die Operationen werden nach Leitungsanästhesie und Blutsperre durchgeführt.

Nageloperationen

Auch im Bereich der Nägel kann die Notwendigkeit einer Exzision entstehen (z. B. bei Verdacht auf ein **malignes Melanom**) oder bei **entzündlichen Prozessen**, z. B. Paronychie oder Unguis incarnatus (eingewachsener Nagel). Zur Durchführung von Operationen im Nagelbereich soll stets eine Leitungsanästhesie (nach Oberst) erfolgen. Zudem wird eine Blutsperre angelegt, da aufgrund der Sympathikolyse ansonsten starke Blutungen auftreten können.

Der **Unguis incarnatus** wurde früher mittels eines speziellen Exzisionsverfahrens (Emmert-Plastik) behandelt. Hierbei erfolgte eine Exzision des lateralen Nagelrandes und Nagelbettes bis zur Matrix bzw. zum Periost. Heute wendet man den modifizierten Eingriff (**Phenol-Emmert**) an, bei dem ohne weitere Exzision nur die seitliche Nagelrandplatte entfernt wird. Der Wundgrund und die Nagelmatrix werden durch Betupfung mit konzentrierter Phenollösung verätzt und damit dauerhaft entfernt.

Dehnungsplastik

Sie wird bei den meisten kleineren Exzisionen durchgeführt; die Wundränder werden mobilisiert und möglichst spannungsfrei adaptiert.

Dehnungsplastik

Die meisten kleineren Exzisionen werden mit einer einfachen Dehnungsplastik verschlossen. Hierbei sollte nach Exzision der Spindel eine ausreichende Wundrandmobilisaton erfolgen, um so eine spannungsfreie Adaptation der Wundränder zu erreichen. Häufig ist hierzu eine invertierte, dermale Adaptationsnaht erforderlich, da sie den Zug auf die Hautnähte um ein Vielfaches verringern kann.

Lappenplastiken

Anwendung: große Hautdefekte.

Lappenplastiken

Anwendung: Bei der Exzision größerer Hautveränderungen kann es zur Entstehung von **großen Hautdefekten** kommen, die nicht durch eine einfache Dehnungsplastik zu schließen sind. Hierbei gibt es verschiedene Arten des Defektschlusses, die entsprechend der Lokalisation des Defektes sowie der Spannungsverhältnisse an der Haut individuell geplant werden müssen, um so das bestmögliche funktionelle und ästhetische Ergebnis zu erzielen.

Prinzip: Häufig angewendet werden **Verschiebe-** oder **Rotationsplastiken**. Der vorgesehene Lappen wird so präpariert, dass die Blutversorgung gewährleistet ist, dann positioniert und in der neuen Lokalisation fixiert.

Prinzip: Häufig angewendet werden **Verschiebe-** oder **Rotationsplastiken**. Hierbei ist vor der Präparation des Lappens zu gewährleisten, dass die Lappenbasis ausreichend vaskulär versorgt bleibt, um eine spätere Nekrose zu vermeiden. Nach Planung und Einzeichnung des geplanten Vorgehens auf der Haut der Patient*innen sowie ausreichender Anästhesie erfolgt die Mobilisation des Lappens bis zur Faszie, dann die Positionierung und Adaptation des Lappens in neuer Lokalisation (dies sollte möglichst spannungsfrei erfolgen), Fixierung ggf. mit Haltenähten. Falls durch Winkelveränderung, z. B. bei Rotationsplastiken nach Adaptation des Lappens, ein sog. „dog-ear" (Burrow-Ecke) entsteht, kann dies nach Fixierung des Lappens entfernt werden.

Zu den häufigsten gehören: Rotationsplastik, Verschiebeplastik, Transpositionslappenplastik (Abb. **4.5** und Abb. **4.6**).

Zu den häufigsten Lappenplastiken gehören: Rotationsplastik, Verschiebeplastik und Transpositionslappenplastik (Abb. **4.5** und Abb. **4.6**).

⊙ 4.5

⊙ 4.5 **Beispiele für Defektdeckungen durch Nahtlappenplastik**

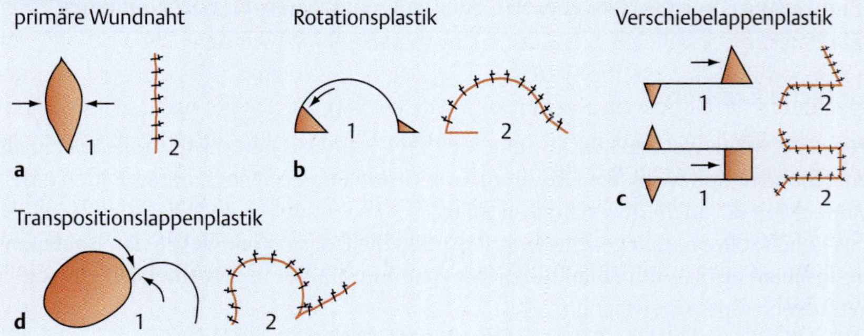

4.6 Verschiebelappenplastik: Defektdeckung mit einem subkutan gestielten Lappen bei Zustand nach Basaliomexzision im medialen Lidwinkel

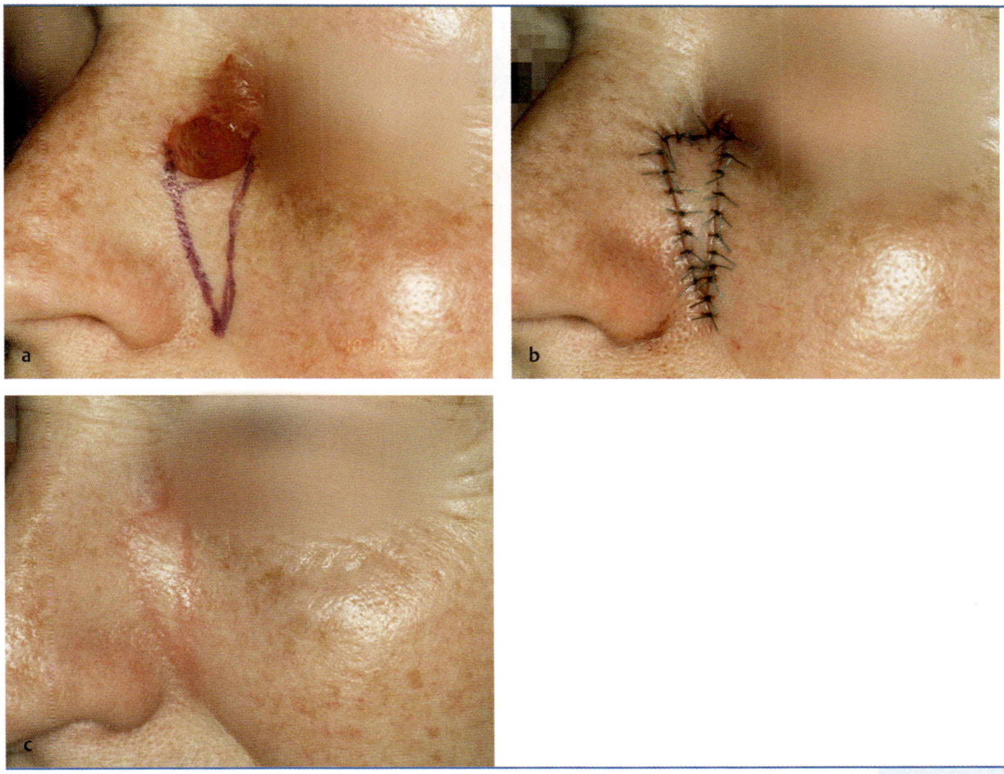

a Einzeichnung des Lappens.
b Verschiebung des Lappens, Einpassung und Vernähung im Defektbereich.
c Eingeheilter Lappen 1 Jahr nach der Operation.

Transplantate

Vollhaut- und Spalthauttransplantation

▶ Definition.

- **Vollhauttransplantat** = Hauttransplantat aus Epidermis und gesamter Dermis.
- **Spalthauttransplantat** = Hauttransplantat aus Epidermis und oberster Dermisschicht.

Anwendung: Bei großen Hautdefekten, die weder durch Dehnungsplastik noch durch Lappenplastiken verschlossen werden können, kann sich die Notwendigkeit eines freien Transplantates ergeben. Bei kleineren Transplantaten in kosmetisch auffälligen Bereichen (z. B. Gesicht) sollte ein Vollhauttransplantat aus der Nähe des zu deckenden Defektes erfolgen (z. B. von retroaurikulär für Gesichtsläsionen). Bei anderen größeren Defekten werden Spalthauttransplantate eingesetzt, wobei die Spalthautentnahme häufig vom Oberschenkel bzw. der Glutealregion erfolgt.

Prinzip: Bei Entnahme eines **Spalthauttransplantates** mittels eines mechanischen oder batteriebetriebenen **Dermatoms** erfolgt die flächige Abtragung der Haut an der Entnahmestelle mit einer Dicke zwischen 0,3 und 0,8 mm. Das entnommene Transplantat kann in seinem originären Zustand verpflanzt werden; bei Deckung von größeren Defekten empfiehlt sich ein sog. **Meshen**, bei der der Transplantationslappen durch Einschnitte zu einem rhomboidalen Netz verarbeitet wird, wodurch man die ursprüngliche Entnahmefläche bis auf das 6-Fache vergrößern kann. Das Transplantat kann entweder mit Fibrinklebern, Metallklammern oder Nähten fixiert werden. Wichtig ist eine Inzision des Transplantates an einigen Stellen, um den Abfluss von Wundsekret zu gewährleisten. Auch sollte beachtet werden, dass es bei der Einheilung zur Schrumpfung kommt und daher das Mesh nicht zu stark gespannt werden darf.
Der Verband sollte abschließend mit semipermeablen Wundauflagen erfolgen. Zudem ist eine ausreichende Immobilisation (z. B. der Extremität) erforderlich, um ein Abreißen des Transplantates zu verhindern (Abb. **4.7**).

Transplantate

Vollhaut- und Spalthauttransplantation

▶ Definition.

Anwendung: Verschluss von großen Hautdefekten, wenn die Plastiken nicht ausreichen. An kosmetisch relevanten Stellen sollten Vollhauttransplantate zum Einsatz kommen. Bei anderen größeren Defekten werden Spalthauttransplantate eingesetzt.

Prinzip: Bei Entnahme eines **Spalthauttransplantates** wird mit einem **Dermatom** das Hauttransplantat abgetragen und dann – ggf. nach sog. **Meshen** zur Vergrößerung der Fläche – verpflanzt und fixiert (Abb. **4.7**).

4.7 Hauttransplantation

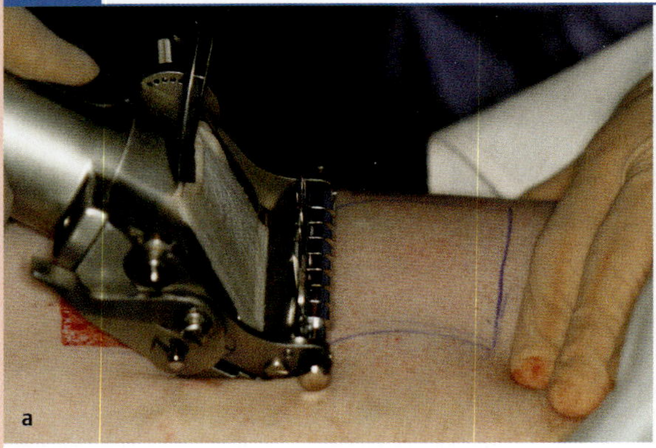

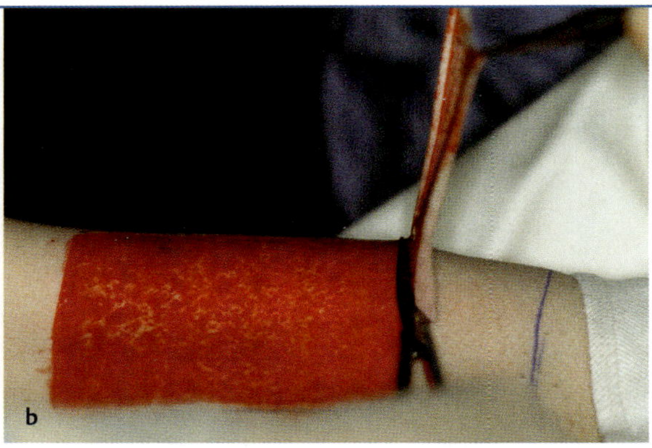

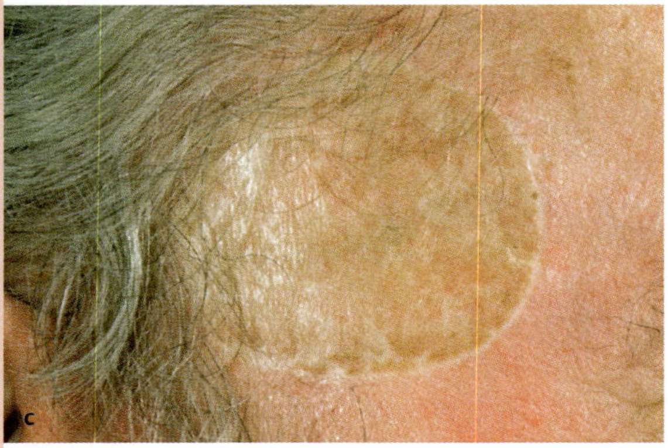

a Entnahme eines Spalthauttransplantates mit dem Elektrodermatom.
b Abgelöstes Spalthauttransplantat über dem Wundbett der Entnahmestelle.
c Eingeheiltes Transplantat im Schläfenbereich nach Defektverschluss nach Melanomexzision: Lokalbefund 1 Jahr nach Deckung.

Bei der Anwendung von **Vollhauttransplantaten** sollte der Wundgrund der Empfängerstelle gut vaskularisiert und granuliert sein.

Bei Entnahme eines **Vollhauttransplantates**, das aus Epidermis und Dermis besteht, sollte beachtet werden, dass der Wundgrund im zu transplantierenden Areal ausreichend vaskularisiert und granuliert ist (flächig mit Granulationsgewebe überzogen ist) sowie keinerlei bakterielle Beläge aufweist. Das Vollhauttransplantat sollte weitgehend von subkutanem Fettgewebe befreit werden und bei der Größenanpassung geringfügig über die Ränder des Defektes hinausreichen, da es bei der Einheilung zur Schrumpfung kommt.

Keratinozyten-Transplantation

Anwendung: schlecht heilende, therapierefraktäre Ulzerationen (z. B. chronisches Ulcus cruris).

Prinzip: Die Wunde muss speziell vorbereitet werden. Kleine, an anderer Stelle entnommene Hautstücke der Patient*innen werden nach Kultivierung und Einbettung in eine Fibrinmatrix auf die Wunde aufgebracht.

Keratinozyten-Transplantation

Anwendung: Bei schlecht heilenden Ulzerationen (z. B. chronisches Ulcus cruris bei chronischer venöser Insuffizienz) und vergeblichen Versuchen einer Deckung durch Transplantate kann das Verfahren der autologen Keratinozyten-Transplantation eingesetzt werden.

Prinzip: Vor Anwendung dieser Technik sind ein ausreichendes Wunddébridement (Abtragung avitaler Areale) und Wundgrundkonditionierung (insbesondere hinsichtlich bakterieller Superinfektionen, also Wundreinigung, sowie ausreichende Vaskularisierung und beginnende Granulation des Wundgrundes) erforderlich. Für die Durchführung der autologen Keratinozyten-Transplantation werden kleine Hautstücke von den Betroffenen entnommen, die dann speziell aufbereitet in ein besonderes Medium eingebracht und für ca. 3–4 Wochen kultiviert werden. Nach Expansion (d. h. Vermehrung) der Keratinozyten bilden sich zum Teil konfluierende Keratinozytenschichten, die zunächst in eine Fibrinmatrix eingebettet und zusammen mit dieser auf die Wunde aufgebracht werden. Diese Fibrinmatrix ist ein Transportvehikel, das die Adhäsion, Proliferation und Migration der Keratinozyten auf den Ulzerationen fördert.

Haartransplantation

Prinzip: Die autologe Haartransplantation bezeichnet einen mikrochirugischen Eingriff, bei dem kahle Stellen im Kopfhautbereich (z. B. bei androgenetischer Alopezie oder nach Traumen) mittels einer Transplantation von Haaren, meistens aus dem Hinterkopfbereich, zur Auffüllung des Haarbestandes in den gelichteten bzw. haarlosen Bereich verpflanzt werden.

Formen:
- **Verpflanzung von sog. Micrografts/Minigrafts:** Mittels mikrochirurgischer Technik wird ein Hautstreifen aus dem Hinterkopfbereich in örtlicher Betäubung entnommen. Aus diesem Bereich werden dann die sog. Grafts (einzelne **Follikel**) herauspräpariert und in den gewünschten Bereich transplantiert. Durch das Einsetzen nur weniger Haare (Micrografts: 1–2 Haare) oder Minigrafts (3–5 Haare) kann ein unauffälliger Übergang von haarlosen zu behaarten Bereichen gewährleistet werden. Typischerweise werden diese Behandlungen in mehreren Sitzungen durchgeführt, um optimale kosmetische Resultate zu erzielen.
- **Verpflanzung von Hautinseln:** Mehrere behaarte Hautstanzen aus dem Hinterkopfbereich werden entnommen und an den gewünschten Bereich verpflanzt. **Nachtei :** kosmetisch oft unbefriedigendes Ergebnis, da die transplantierten Haare als Haarinseln (büschelförmig) imponieren und eine gleichmäßige Verteilung schwierig ist.

Haartransplantation

Prinzip: Bei der autologen Haartransplantation werden kahle Stellen im Kopfhautbereich durch Transplantation von Haaren (meist aus dem Hinterkopfbereich) verpflanzt.

Formen:
- **Verpflanzung von sog. Micrografts/Minigrafts:** Verpflanzung einzelner **Follikel:** Micrografts = 1–2 Haare, Minigrafts = 3–5 Haare.
- **Verpflanzung von Hautinseln:** Behaarte Hautstanzen werden verpflanzt.

Liposuktion

Anwendung und Prinzip: Dieses Verfahren bezeichnet die umschriebene Absaugung von Fettansammlungen in der Subkutis. Eingesetzt werden kann dieses Verfahren bei **pathologischer Fehlverteilung** von Fettdepots bzw. Neuentstehung von Fettpolstern (Lipomatosen, Lipomastie, flächige Lipome). Viel häufiger wird es jedoch aus **kosmetischen Gründen** eingesetzt, z. B. zur Entfernung von Fettpolstern im Oberschenkel- und Hüftbereich. Ebenso kann dieses Verfahren zur **Gewinnung von Fettgewebe mit anschließender Reimplantation** an anderer Stelle zur Auffüllung von Substanzdefekten bzw. Augmentation von bestimmten Körperstrukturen (Lippen, Brust etc.) eingesetzt werden. Die Liposuktion wird typischerweise in Tumeszenzanalgesie (S. 67) durchgeführt. Durch die große Menge der Tumeszenzflüssigkeit können die Fettzellen leichter abgelöst werden, zudem stehen bei den neueren Verfahren zur Lösung des Fettgewebes sowohl Ultraschall als auch Vibrationsgeräte zur Verfügung, die zusätzlich zur Mobilisierung des Fettgewebes beitragen. Nach der Absaugung kann das Fett gesammelt und für entsprechende Augmentationsverfahren benutzt werden.

Gefahren und Nebenwirkungen: Nervenverletzungen mit persistierenden Dysästhesien, großflächige Einblutungen in die Haut, Entstehung von Furchen bzw. Asymmetrien im behandelten Bereich, verstärkte Hautfaltenbildung (aufgrund fehlender Rückstellkräfte der Haut, insbesondere bei älteren Patient*innen); im Extremfall Gefahr von Nekrosenbildung, Perforation von Körperhöhlen sowie Thrombosen.
Zu weiteren Augmentationsverfahren (z. B. Hyaluronsäureinjektionen) siehe Kapitel Ästhetische Dermatologie (S. 104).

Liposuktion

Anwendung und Prinzip: Bei der Liposuktion werden Fettansammlungen in der Subkutis abgesaugt. Mögliche Indikationen sind **pathologische Fehlverteilung** von Fettdepots bzw. Neuentstehung von Fettpolstern (Lipomatosen, Lipomastie, flächige Lipome) sowie **kosmetische Gründe**. Entnommenes Fettgewebe kann auch wieder reimplantiert werden, z. B. bei Substanzdefekten.

Gefahren und Nebenwirkungen: Nervenverletzungen, großflächige Einblutungen, Furchen/Asymmetrien, verstärkte Hautfaltenbildung, Nekrosen.

Phlebochirurgie

Anwendung: Phlebochirurgische Maßnahmen werden typischerweise zur Behandlung der **chronischen venösen Insuffizienz** (CVI, Stadien I–III nach Widmer, siehe Tab. **41.4**) eingesetzt. Betroffen sind meist die **V. saphena magna** und/oder die **V. saphena parva**, zum Teil mit Insuffizienz der Mündungsklappen. In vielen Fällen liegt gleichzeitig auch eine Insuffizienz der Vv. perforantes vor. Ausgeprägte Stammvarizen (Krampfadern) stellen nicht nur ein kosmetisches Problem dar, sondern können bei Persistenz über viele Jahre zu Hautveränderungen führen (S. 559).

Prinzip: Verschiedene operative Verfahren stehen bei der Therapie der chronischen venösen Insuffizienz zur Verfügung und werden stadiengerecht durchgeführt: In Tumeszenzanästhesie (S. 67) wird nach einem Schnitt am Übergang zwischen Oberschenkel und Leiste intraoperativ die V. saphena magna an der Mündung an der V. femoralis dargestellt. Danach werden alle zuführenden Seitenäste der V. femoralis

Phlebochirurgie

Anwendung: Behandlung der **chronischen venösen Insuffizienz** (CVI, Stadien I–III nach Widmer, siehe Tab. **41.4**), v. a. V. saphena magna und/oder V. saphena parva.

Prinzip: Beim sog. Venen-Stripping wird ein Metalldraht in die Vene eingeführt; nach Unterbindung aller Seitenäste wird die Vene unter Zug an diesem Draht entfernt. Postoperativ sind konsequente Kompressionstherapie und ausreichend Bewegung entscheidend.

4.8

4.8 Sentinel-Lymphknoten-Biopsie

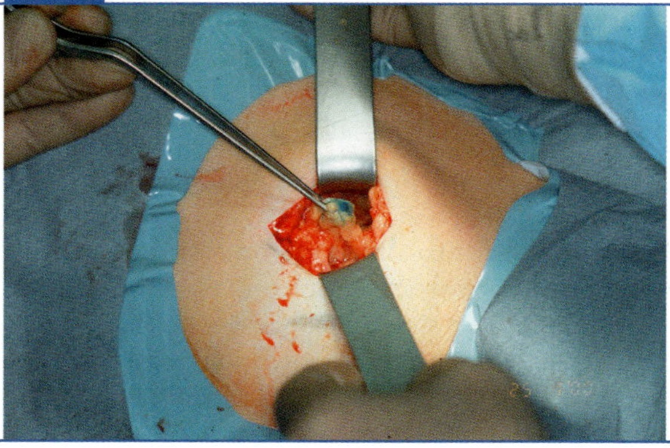

Blau markierter Lymphknoten im Wundbett vor der Exstirpation.

ligiert und die V. saphena magna durch Einführen eines Metalldrahtes von proximal nach distal kanalisiert, fixiert und nach Unterbindung der insuffizienten Seitenäste und Perforansvenen exstirpiert (**Varizen-Stripping**). Unmittelbar postoperativ sollte eine Kompressionstherapie mit maßangepassten Kompressionsstrümpfen erfolgen und 2–3 Monate weitergeführt werden. Wichtig ist zudem, dass sich die Patient*innen viel bewegen.

► Merke.

► Merke. Keine Bettruhe nach Varizenoperationen!

Exstirpation des Sentinel-Lymphknotens

Exstirpation des Sentinel-Lymphknotens

► Synonym.

► Synonym. SLND = Sentinel-Lymph-Node-Dissektion

► Definition.

► Definition. Der Sentinel-Lymphknoten (Wächterlymphknoten) ist der erste Lymphknoten im Abflussgebiet der regionären Lymphknotenstation.

Anwendung: malignes Melanom.

Anwendung: Die Entfernung des Sentinel-Lymphknotens spielt vor allem beim malignen Melanom eine Rolle. Überschreitet der Breslow-Index (S. 372) 0,75 mm, wird die Exstirpation des Sentinel-Lymphknotens empfohlen.

Prinzip: Zum Auffinden des Sentinel-Lymphknotens wird dieser mittels eines radioaktiven Kolloids (Detektion mit Gamma-Sonde) und durch peritumorale Injektion eines Farbstoffes (direkt sichtbare Verfärbung) markiert. Der entfernte Lymphknoten wird dann histologisch untersucht (Abb. **4.8**). Bei Befall mit malignen Zellen schließt sich die Entfernung aller Lymphknoten der Region an, alternativ eine spezielle Immuntherapie.

Prinzip: Vor Durchführung der Operation muss der Sentinel-Lymphknoten zunächst identifiziert werden. Dies erfolgt mittels Einbringung eines radioaktiv markierten (^{99m}Tc) Kolloids, das peritumoral injiziert wird. Präoperativ wird zusätzlich der Farbstoff Patentblau peritumoral injiziert, sodass der Sentinel-Lymphknoten intraoperativ sowohl visuell durch die Anreicherung des blauen Farbstoffs als auch mittels Gamma-Sonde (Identifizierung des angereicherten radioaktiven Kolloids) identifiziert werden kann. Der Sentinel-Lymphknoten wird anschließend freipräpariert, exzidiert und histologisch untersucht (Abb. **4.8**). Konsequenz bei nachgewiesenem Befall des Sentinel-Lymphknotens ist eine radikale Ausräumung der gesamten Lymphknotenregion oder eine spezielle Immuntherapie. Ob diese Vorgehensweise die Überlebensrate verbessert, wird zurzeit in größeren Studien geklärt.

► Merke.

► Merke. Der Befall des Sentinel-Lymphknotens ist von außerordentlicher **prognostischer Bedeutung:** Bei positivem Befund (Befall mit Melanomzellen) beträgt die 5-Jahres-Überlebensrate ca. 30 %, bei negativem Befund liegt sie dagegen bei ca. 85 %.

4.3 Lasertherapie in der Dermatologie

4.3 Lasertherapie in der Dermatologie

W. Kimmig; vormals beteiligt: I. Hadshiew, S. Stangl**

4.3.1 Grundlagen

4.3.1 Grundlagen

► Definition.

► Definition. Bei der Laserstrahlung handelt es sich um hochenergetisches, einfarbiges, gebündeltes Licht, das physikalisch gesehen zeitlich und räumlich kohärent ausgestrahlt wird.

Es gibt unterschiedliche Medien, in denen man Laserstrahlung durch „Einpumpen" von Lichtenergie erzeugen kann: **Kristalle** (Festkörperlaser wie Rubinlaser, Neodym: YAG-Laser, Alexandritlaser), **Gase** (Argonlaser, Helium-Neon-Laser, Excimerlaser) sowie **Flüssigkeiten** (Farbstofflaser). Die **Wellenlänge** des erzeugten Lichtes hängt hierbei vom Medium ab, sodass man zur Veränderung der Wellenlänge immer ein anderes Lasermedium heranziehen muss, d. h. ein komplettes neues Lasergerät benötigt. Das macht diese Behandlungen sehr kostenaufwendig. Außer der Wellenlänge lassen sich noch die **zugeführte Energie**, die **Pulsdauer** und die **Spotgröße** (Behandlungsfleck) verändern. Laser können z. B. kontinuierlich Energie abgeben (cw = continuous wave) und durch die hohe Energiedichte, die sie auf das Gewebe übertragen, dieses unmittelbar zerstören (und ähnlich einem Skalpell eingesetzt werden) oder aber durch definierte Impulslängen (q-switched: quality switched/gütegeschaltet) kurze energetische Impulse abgeben, die bestimmte Zielstrukturen erreichen und nur diese zerstören.

Die Wellenlänge des erzeugten Laserlichtes hängt vom Medium des Lasers ab (**Kristalle**, **Gase**, **Flüssigkeiten**), sodass man zur Veränderung der Wellenlänge u. U. ein anderes Lasermedium heranziehen muss, d. h. ein komplett anderes Lasergerät benötigt.

Auf der anderen Seite haben die Zielstrukturen in der menschlichen Haut unterschiedliche Absorptionseigenschaften. So absorbiert der rote Blutfarbstoff Hämoglobin besonders gut im gelben und grünen Bereich des Lichtes, wohingegen größere Zielstrukturen wie pigmentierte Haarwurzeln verstärkt im nahen Infrarotbereich absorbieren. Diese Unterschiede in der Absorption des Lichtes werden ausgenutzt, um selektiv spezifische Zielstrukturen in der menschlichen Haut zu zerstören. Man spricht hierbei vom Prinzip der **selektiven Fotothermolyse**. Das bedeutet vereinfacht, dass man eine Zielstruktur, wie z. B. ein kleines Blutgefäß, mit dem Laserlicht erhitzt und damit eine Verödung erzielt, ohne das umgebende gesunde Gewebe zu schädigen.

Das Prinzip der **selektiven Fotothermolyse** ermöglicht die Zerstörung spezifischer Zielstrukturen (z. B. von Blutgefäßen oder Pigment), ohne das umgebende gesunde Gewebe zu schädigen.

4.3.2 Anwendungen

Die Hauptindikationen der unterschiedlichen Lasertypen sind in Tab. **4.3** dargestellt.

4.3.2 Anwendungen

Hauptindikationen der unterschiedlichen Lasertypen siehe Tab. **4.3**.

4.3 Lasertypen und deren Anwendungen an der menschlichen Haut

Laser	Wellenlänge	Hauptindikationen
Argonlaser	488 nm, 514 nm	noduläre Feuermale (bei Erwachsenen), Teleangiektasien, Hämangiome
Farbstofflaser (gepulst 0,3–40 ms)	577 nm, 585 nm, 590 nm, 595 nm, 600 nm	Feuermale (v. a. bei Kindern), Hämangiome, Teleangiektasien, Besenreiservarizen
Kupferdampflaser (cw)	511 nm, 578 nm	hypertrophe noduläre Feuermale
Kryptonlaser (cw und gepulst)	568 nm, 530 nm, 520 nm	Teleangiektasien, vaskuläre und pigmentierte epidermale Läsionen
Nd:YAG-Laser (cw), frequenzverdoppelt	532 nm, 1064 nm	noduläre Feuermale, tief liegende Hämangiome
Nd:YAG-Laser (lang gepulst 1–10 ms)	532 nm	Besenreiservarizen, Teleangiektasien, Feuermale
Rubinlaser (gütegeschaltet [q-switched] 25 ns, 40 ns)	694 nm	Tätowierungen (schwarz, blau, grün), Schmutzeinsprengungen, pigmentierte Hautveränderungen
Rubinlaser (lang gepulst 1–3 ms)	694 nm	Epilation (Haarentfernung)
Alexandritlaser (gütegeschaltet 100 ns)	755 nm	Tätowierungen (schwarz, blau, v. a. grün), pigmentierte Läsionen
Alexandritlaser (lang gepulst 20 ms)	755 nm	Epilation (Haarentfernung)
CO_2-Laser (cw)	10 600 nm	superfizielle Vaporisation, „Lichtskalpell"
CO_2-Laser (gepulst 6 ms bis ultragepulst 0,6 ms)	10 600 nm	Skin Resurfacing, Aknenarben, benigne dermale Tumoren, aktinische Cheilitis, Syringome, Xanthelasmen
Erbium-YAG-Laser (gepulst 0,2–0,5 ms)	2 940 nm	Narben, sehr oberflächliche Hautveränderungen

cw = Continuous Wave; Nd:YAG = Neodymium:Yttrium-Aluminium-Granat; KTP = Kaliumtitanylphosphat

▸ **Merke.** Wichtig ist immer ein **ausführliches Aufklärungsgespräch** über die Methode, die Alternativen und auch die Risiken der Behandlungen. Zunächst muss geklärt werden, ob die zu behandelnde Hautveränderung überhaupt einer Lasertherapie zugänglich ist. Je eingreifender die Therapie ist, desto ausführlicher muss auch die Aufklärung sein. Sinnvoll sind auch Fotos vom Behandlungsverlauf, die zu einem besseren Verständnis bei den Betroffenen führen. Einige Laser hinterlassen nämlich – völlig normale – Verkrustungen oder extreme Blutergüsse, die erst nach 1–2 Wochen verblassen.

▸ Merke.

Gefäßveränderungen

Zur Behandlung von Gefäßveränderungen der Haut wie **Feuermale**, **Blutschwämme**, **Spider-Nävi**, **Teleangiektasien** im Gesicht (Couperose) eignen sich v. a. **gepulste Farbstofflaser**, meist im Rahmen von mehreren Anwendungen. Durch Erhitzung der Erythrozyten in kleinen Gefäßen zerbersten die Gefäßwände und nach sekundärer Organisation/Reparation kommt es zur Aufhellung der störenden Gefäßveränderungen.

Gefäßveränderungen

Zur Behandlung von Gefäßveränderungen der Haut wie **Feuermale**, **Blutschwämme**, **Spider-Nävi**, **Teleangiektasien** im Gesicht (Couperose) können mit dem **gepulsten Farbstofflaser** die besten Behandlungsergebnisse erzielt werden.
In einer Farbstofflösung wird gelbes Laserlicht erzeugt, das in Einzelpulsen von 0,3 ms oder 15 ms Dauer in die Haut eingestrahlt wird. Dadurch werden die Erythrozyten in kleinen Gefäßen erhitzt, denaturiert und es kommt zum Zerbersten der Gefäßwände; das Gewebe wird sekundär organisiert/repariert und störende Gefäßveränderungen werden dadurch aufgehellt. Meist muss man diese Behandlungen **mehrfach wiederholen** (z. B. bei Feuermalen), weil pro Sitzung immer nur ein Teil der Gefäße in der jeweiligen Hautschicht verödet werden kann. Insgesamt lassen sich mit dieser Methode aber **ausgezeichnete narbenfreie Behandlungsergebnisse** erzielen, wobei man im günstigsten Fall der behandelten Haut nicht mehr ansieht, dass in diesem Bereich vorher eine krankhafte Veränderung, wie z. B. ein Feuermal, bestand.
Alternative Lasersysteme zur Behandlung von Gefäßveränderungen der Haut sind z. B. der Diodenlaser oder der frequenzverdoppelte Neodym:YAG-Laser (KTP-Laser). Die Behandlung der typischen bläulichen Besenreiservarizen an den Beinen ist allerdings bisher mit dem Laser noch nicht zufriedenstellend möglich, sodass hierbei überwiegend auf die herkömmliche Methode der Verödung zurückgegriffen wird.

Pigmentveränderungen

Für Pigmentveränderungen eignen sich insbesondere der gütegeschaltete **Rubinlaser**, der gütegeschaltete **Alexandrit-Laser** und der gütegeschaltete **Neodym:YAG-Laser**. Das Laserlicht führt zur Zerreißung der Pigmentpartikel durch fotoakustische Schockwellen und zur nachfolgenden Resorption bzw. Ausschleusung dieser Partikel durch die Haut. Haupteinsatzgebiete sind **Tätowierungen** und **Pigmentstörungen** (Abb. **4.9**; Abb. **4.10**; Abb. **4.11**).

Pigmentveränderungen

Zur Behandlung von Pigmentveränderungen der Haut werden insbesondere der gütegeschaltete **Rubinlaser**, der gütegeschaltete **Alexandrit-Laser** und der gütegeschaltete **Neodym:YAG-Laser** eingesetzt.
Diese Festkörperlaser geben durch eine spezielle Schaltung (sog. Güteschaltung) **extrem kurze Lichtblitze** ab (Pulsdauer 20–100 ns, neuerdings auch im Picosekundenbereich). Wenn das rote oder infrarote Licht von den Zielstrukturen, d. h. dem natürlichen Pigment oder Tätowierungsfarben aufgenommen wird, kommt es zur Zerreißung dieser Pigmentpartikel durch fotoakustische Schockwellen und zur nachfolgenden Resorption bzw. Ausschleusung dieser Partikel durch die Haut. Folge ist eine erwünschte Abblassung von störenden Hyperpigmentierungen oder Tätowierungen ohne Schädigung der Haut. Haupteinsatzgebiete dieser Laser sind die narbenlose Entfernung von **Tätowierungen** und **Pigmentstörungen** wie z. B. Altersflecke (Lentigines seniles oder solares) oder Café-au-Lait-Flecke (Abb. **4.9**, Abb. **4.10**, Abb. **4.11**).

Laserepilation

Zur Entfernung von Haaren mit dem Laser (meist **Infrarotlaser**) wird die Haarwurzel erhitzt, was zur dauerhaften Verödung der haarbildenden Strukturen führt. Mögliche Indikationen sind **Hirsutismus, Transsexualität (Transgender)** und rein **kosmetische Indikationen**.

Laserepilation

Die Entfernung von Haaren mit dem Laser ist ein weiteres Anwendungsgebiet der selektiven Lasertherapie der Haut. Hierbei wird die Haarwurzel mit dem sog. Wulst (Bulge-Region) und den Stammzellen durch **hochenergetisches, lang gepulstes Laserlicht** erhitzt, sodass eine dauerhafte Verödung der haarbildenden Strukturen stattfindet. Man benutzt hierzu in der Regel **Infrarotlaser**, die relativ tief in die Haut eindringen (bis zu 5 mm) mit Pulsdauern bis zu 100 ms. Eingesetzt werden beispielsweise der lang gepulste Alexandritlaser, Diodenlaser, lang gepulste Neodym: YAG-Laser und auch spezielle hochenergetische Blitzlampen (IPL-Technologie: Intense Pulse Light, s. u.).

4.9

4.9 Einsatz des Rubinlasers zur Entfernung einer Tätowierung

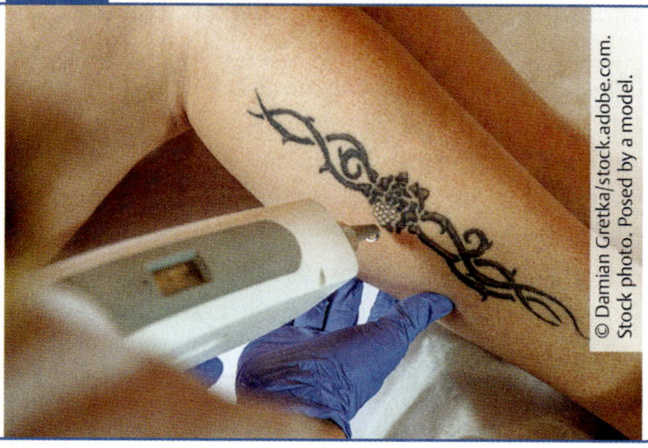

Lokalbefund mit Weißverfärbung der Haut durch Dampfblasen in der Epidermis unmittelbar nach der Lasertherapie.

Quelle: ©Damian Gretka/stock.adobe.com. Stock photo. Posed by a model.

Indikationen sind zum einen medizinische Haarentfernungen bei **Hirsutismus** (männlichem Behaarungstyp bei der Frau) oder **Transsexualität** (Geschlechtsangleichung vom Mann zur Frau) mit Barthaarentfernung, zum anderen **kosmetische Indikationen** wie beispielsweise die Entfernung von störendem Haarwuchs an Beinen, Bikinizone, Axillen oder im Gesichtsbereich. Auch diese Behandlungen müssen **mehrfach wiederholt** werden, weil sich die Haare in unterschiedlichen Wachstumszyklen befinden. Insgesamt lässt sich mit diesem modernen Verfahren eine dauerhafte Reduktion der Haare in Zahl, Dicke und Pigmentierung erreichen, ohne dass die gesunde Haut geschädigt wird und ohne dass Narben entstehen (Abb. **4.12**).

4.10 Narbenlose Entfernung einer Tätowierung mit dem Rubinlaser

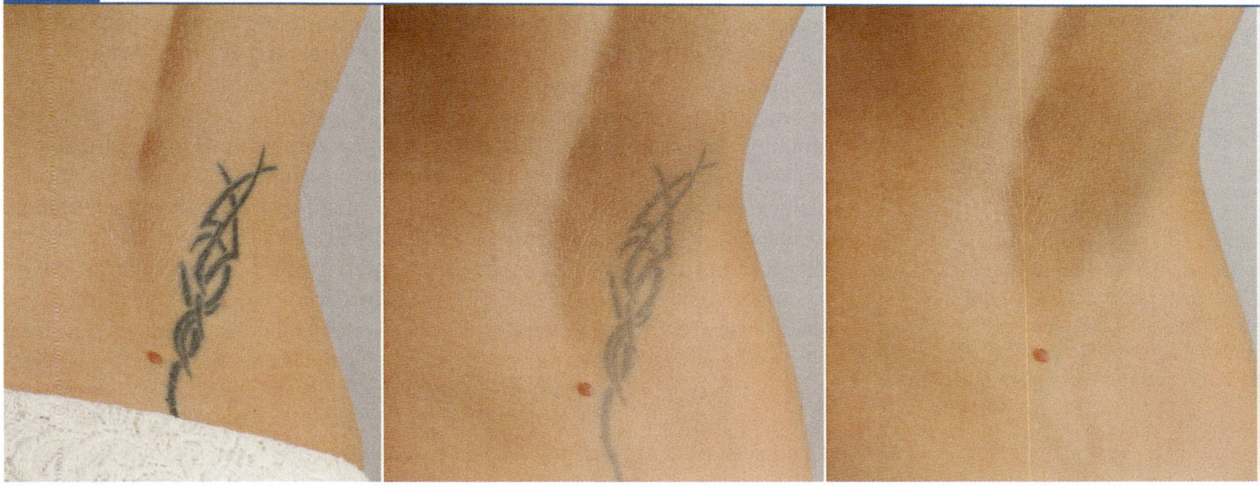

© dream@do/stock.adobe.com – Stock photo. Posed by a model.

Quelle: ©dream@do/stock.adobe.com. Stock photo. Posed by a model.

4.11 Narbenfreie Entfernung eines kongenitalen Naevus pigmentosus vom oberflächlichen Typ

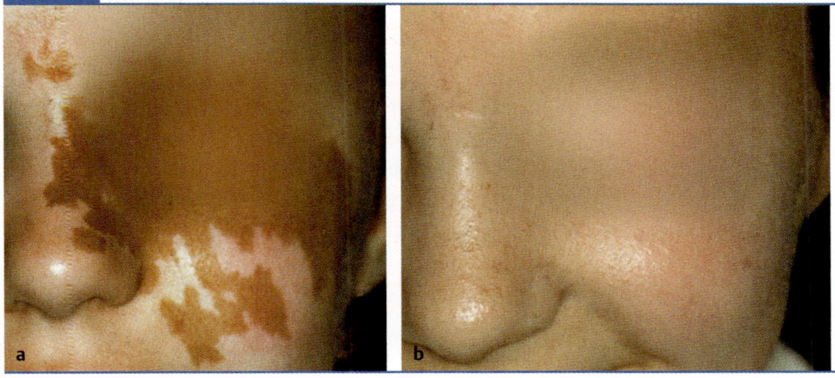

a Vor Therapiebeginn.
b Nach 3 Behandlungen mit dem gütegeschalteten Rubinlaser in Intubationsnarkose im Abstand von jeweils 3 Monaten.

4.12 Epilationstherapie mit dem gütegeschalteten Alexandritlaser bei Hirsutismus

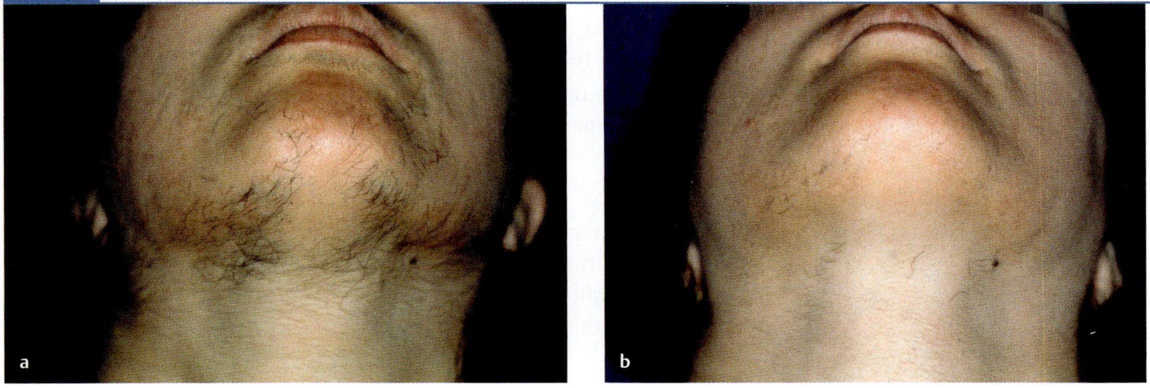

a Vor Behandlungsbeginn.
b Nach 8 Behandlungen im Abstand von jeweils 8 Wochen.

Abtragungslaser

Zur **Glättung von Narben** und **Falten** bzw. zur Abtragung von **Warzen** kann der **CO_2- oder Erbium:YAG-Laser** eingesetzt werden. Durch thermische Wirkungen „verdampft" das bestrahlte Gewebe.
Die Methode hat die **höchste Nebenwirkungsrate**, bei den Verbrennungswunden kann es zu Wundheilungsstörungen, Infektionen oder störenden Narben kommen.

Abtragungslaser

Hierbei wird durch die Einstrahlung von gepulstem Infrarotlicht des **CO_2- oder Erbium:YAG-Lasers** das Gewebe in sehr feinen Schichten verdampft. Das Infrarotlicht dieser Laser wird in den obersten Zell-Lagen der Haut absorbiert und führt zu einer sofortigen explosionsartigen Verdampfung des Gewebes. Man kann hiermit also sehr gezielt Strukturen der Oberhaut (Epidermis) abtragen. Der CO_2-Laser hat eine etwas größere thermische Tiefenwirkung, wohingegen der Erbium:YAG-Laser in Form einer sog. kalten Ablation (Abtragung) wie ein mechanisches Abschleifen oder Abschälen der Haut wirkt.
Diese Laser werden insbesondere zur **Glättung von Aknenarben** im Gesichtsbereich, zum Abtragen von Veränderungen an der Oberhaut (**Warzen, Fibrome, Syringome** etc.) und zum Glätten von **Gesichtsfalten** eingesetzt. Bei der kosmetischen Faltenbehandlung wird der Effekt ausgenutzt, dass diese Laser nicht nur die Oberhaut abtragen, sondern durch eine gewisse Hitzewirkung auch das Bindegewebe der Haut, also das Kollagen, zum Schrumpfen bringen (Kollagen-Shrinking) und damit eine Straffung der Haut erzielen. Man spricht hierbei allerdings von einer kontrollierten Verbrennung mit allen Risiken einer Verbrennungswunde (Superinfektion, Wundheilungsstörungen, Narbenbildung). Diese Behandlungen haben auch die **höchste Nebenwirkungsrate** von allen modernen Lasereingriffen an der Haut.

Subsurfacing oder **Skin-Rejuvenation** sind neue Methoden, um o. g. Risiken zu vermeiden. Weiter innovative Methoden sind die **fraktionierte Fotothermolyse** und die **fraktionierte ablative Lasertherapie** („Fraxel").

Deshalb ist man heute verstärkt übergegangen zu dem sog. **Subsurfacing** oder **Skin-Rejuvenation** mit Lasern, die durch die Hautoberfläche hindurchstrahlen und damit eine Gewebestraffung und Verjüngung erzielen, ohne die oben genannten Risiken. Eine weitere innovative Methode der Laserapplikation ist die **fraktionierte Fotothermolyse**. Verschiedene Lasertypen kommen hierbei zur Anwendung, die insbesondere Erbium:YAG, Nd:YAG oder CO_2 als Medium verwenden. Wie bei der traditionellen Ablation ist die Zielstruktur das Gewebewasser. Durch spezielle Linsensysteme wird der Laserstrahl jedoch so fokussiert, dass er eine bestimmte Tiefe innerhalb der Dermis erreicht und eine sog. fraktionierte Thermolyse bewirkt. Eine weitere Fortentwicklung dieses Therapieprinzips stellt die **fraktionierte ablative Lasertherapie** („Fraxel") dar. Hierbei werden mit einem CO_2-Laser oder Er:YAG-Laser mikroskopische Gewebeabtragungen durchgeführt. Der Eingriff nimmt hinsichtlich der Risiken und Nebenwirkungen eine Mittelstellung zwischen fraktionierter Fotothermolyse und ablativer Lasertherapie der Haut dar.

▸ Merke.

▸ Merke. Die ersten 3 Gruppen (**Gefäßlaser**, **Pigmentlaser** und **Epilationslaser**) zeichnen sich durch ein relativ geringes Nebenwirkungspotenzial aus, während **Abtragungslaser** eine Wunde an der Haut erzeugen und dies entsprechende Risiken (Superinfektion, Narbenentstehung etc.) birgt. Der Einsatz dieser Geräte erfordert deshalb eine entsprechend hohe Qualifikation und Erfahrung der behandelnden Ärzt*innen.

Laserfototherapie

Durch eine Hochdosis-Lichttherapie mit UV-B-Licht (**Excimerlaser**) werden erkrankte Hautareale bei **Psoriasis** oder **Vitiligo** isoliert bestrahlt.

Laserfototherapie

Es handelt sich um die Behandlung von **Psoriasis** und **Vitiligo** mit hochenergetischem UV-B-Licht. Benutzt wird der **Excimerlaser**, ein Gaslaser mit Xenonchlorid als Medium, der monochromatisches UV-B-Licht mit 308 nm Wellenlänge abgibt. Durch diese Hochdosis-Lichttherapie werden die erkrankten Hautareale von Psoriasis oder Vitiligo isoliert bestrahlt. Vorteile dieser Behandlung sind die Schonung der gesunden Haut und die Behandlung mit deutlich weniger Sitzungen als bei der herkömmlichen Lichttherapie.

IPL-Technologie

Hochenergetische Blitzlampen (IPL = Intense Pulsed Light) kommen heute bei allen oben genannten Indikationen zum Einsatz (Ausnahme: Gewebeabtragung, Tätowierungen).

IPL-Technologie

Bei allen oben genannten Indikationen, mit Ausnahme der Gewebeabtragung und der Tätowierungsentfernung, kommen heute auch **hochenergtische Blitzlampen (IPL = Intense Pulsed Light)** zum Einsatz. Hierbei wird durch spezielle vorgeschaltete Filtersysteme das polychromatische Licht der Blitzlampe den entsprechenden Indikationen angepasst.

Ausblick

Für die Zukunft sind weitere Indikationsgebiete zu erwarten bzw. schon im Einsatz: Laserthermolyse von weiteren Zielstrukturen: Talgdrüsen (Acne vulgaris), Schweißdrüsen, Fettzellen, venöse Gefäße, Nagelmykosen, Tumorzellen etc. Die Geräte werden in Zukunft durch den Einsatz von LEDs und Laserdioden kompakter und auch billiger werden.

Ausblick

Zukünftig wird es weitere Indikationen für eine Lasertherapie geben.

4.3.3 Nachbehandlung

Die Nachbehandlung ist bei manchen Lasereingriffen (z. B. Skin-Resurfacing) oft wichtiger als der eigentliche Lasereingriff und kann u. U. bei eingreifenden Therapien mehrere Wochen in Anspruch nehmen. Hierbei ist die Zusammenarbeit mit Kosmetiker*innen nützlich und sinnvoll. Bei unerwünschten Nebenwirkungen sollten die Patient*innen immer den behandelnden Arzt/die behandelnde Ärztin kurzfristig aufsuchen, damit eine adäquate Therapie eingeleitet werden kann.

4.3.3 Nachbehandlung

Die Nachbehandlung ist bei manchen Lasereingriffen (z. B. Skin-Resurfacing) oft wichtiger als der eigentliche Lasereingriff.

4.3.4 Qualifikation des behandelnden Arztes

4.3.4 Qualifikation des behandelnden Arztes

▶ Merke. Lasereingriffe an der Haut sollten nur von Ärzt*innen mit spezieller Zusatzausbildung oder unter direkter ärztlicher Überwachung durchgeführt werden!

▶ Merke.

Die Behandlung der Haut mit Energielasern durch Kosmetiker*innen oder Angehörige anderer „körperpflegender" Berufe ist, mit Ausnahme der Epilation, nicht mehr erlaubt.
Seit dem 31.12.2020 ist die **NiSV** (Verordnung zum Schutz vor schädlichen Wirkungen nichtionisierender Strahlung bei der Anwendung am Menschen) in Kraft. Ab diesem Zeitpunkt gilt der Arztvorbehalt für bestimmte Anwendungen. Außerdem muss die **Fachkunde „Laser"** erworben und alle fünf Jahre aufgefrischt werden.
Seit 2018 sind die Technischen Regeln zur Arbeitsschutzverordnung zu künstlicher optischer Strahlung **(TROS) Laserstrahlung** neu gefasst worden. Danach richten sich die vorgeschriebenen Laserschutzkurse.
Die Deutsche Dermatologische Lasergesellschaft (www.ddl.de) ist bemüht, entsprechende Informationen und Qualifizierungsangebote anzubieten.

4.4 Lokaltherapie

J. Witte; vormals beteiligt: I. Hadshiew, W. Kimmig**

4.4 Lokaltherapie

4.4.1 Allgemeines

Die dermatologische Lokalbehandlung dient der Therapie von Hautkrankheiten durch umschriebene oder großflächige Applikation von **Externa** (z. B. Cremes, Salben). Dazu stehen sowohl **Fertigpräparate** als auch **individuelle Rezepturen** zur Verfügung. Letztere umfassen einen großen, traditionellen Erfahrungsschatz und sind in wesentlichen Zügen im deutschen Arzneimittelbuch (DAB) unter Einschluss der

4.4.1 Allgemeines

Die dermatologische Lokalbehandlung stellt die gezielte Behandlung erkrankter Hautpartien unter Schonung anderer Organe dar. Dazu stehen **Fertigpräparate** und **individuelle Rezepturen** zur Verfügung.

⊙ 4.13 Phasendreieck der Grundlagen zur lokalen Hautbehandlung

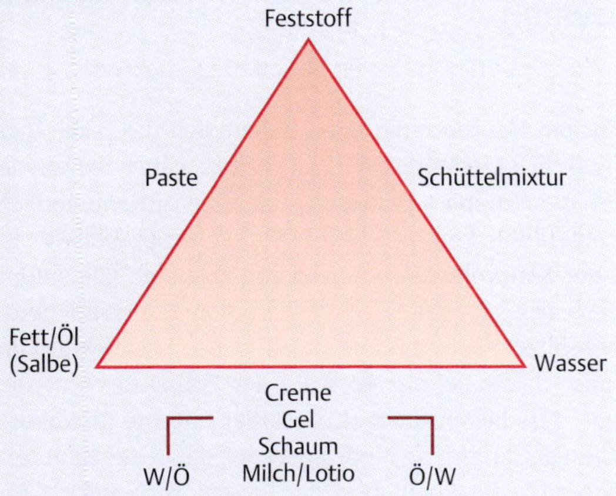

⊙ 4.13

Äußerlich anzuwendende Arzneimittel bestehen aus einem **Träger** und **Wirkstoffen** (Abb. **4.13**).

europäischen Arzneimittelbücher, im deutschen Arneimittelcodex (DAC) und in den neuen Rezeptformeln (NRF) zusammengefasst.

Alle äußerlich anzuwendenden Arzneimittel umfassen einen **Träger** (Grundlage), in den entsprechende **Wirkstoffe** eingearbeitet sind. Als Arzneimittelträger kommen feste Stoffe (Puder), Flüssigkeiten (Lösungen, Spülungen, etc.) sowie streichfähige Fette oder Öle (z. B. als Salben, Cremes, Gele und Pasten) infrage. Letztere bestehen aus 2 Phasen (Wasser und Öl), die mithilfe von Hilfsstoffen (z. B. Emulgatoren) miteinander gemischt werden. Daneben finden sich noch eine Reihe von speziellen Anwendungsformen wie Stifte, Sprays, Pflaster und therapeutische Systeme. Der Zusammenhang der Trägersysteme ist in Abb. **4.13** als Phasendreieck dargestellt.

► Merke.

► Merke. Die Wahl der Grundlagen richtet sich nach der Körperregion und nach dem aktuellen Hautzustand (z. B. trocken, entzündet, nässend).

Bei intakter Hornschicht und Lipidbarriere sind lipophile Träger zur Vermittlung von lipophilen Wirkstoffen am effektivsten und vermitteln die beste Tiefenwirkung. Demgegenüber sind hydrophile Träger und hydrophile Wirkstoffe bei nässenden Dermatosen vorzuziehen.

Streichfähige Grundlagen:

Die weiteste Verbreitung finden **streichfähige Grundlagen:**

► Definitionen.

► Definitionen.

- **Salben** sind wasserfreie, streichfähige Grundlagen mineralischer (Vaseline), tierischer (Wollfette) oder synthetischer (Glyceride) Herkunft.
- **Pasten** sind Salben mit einem Pulveranteil, der sie relativ fest, aber doch noch streichbar gestaltet. Sie haften der Hautoberfläche an und stoßen Wasser ab.
- **Cremes** sind streichfähige Emulsionssysteme, die fetthaltige Produkte, Wasser und Emulgatoren enthalten. Man unterscheidet **lipophile Cremes** (Wasser in Öl = **W/Ö-System**), in welchen Wassertröpfchen in der fetten äußeren Phase emulgieren und somit mit Fett mischbar sind, von **hydrophilen Cremes** (**Ö/W-Systeme**), die umgekehrt kombiniert und unbegrenzt mit Wasser mischbar sind. Wirkstoffe können in die wässrige oder ölige Phase eingearbeitet werden.
- **Gele** sind typischerweise wasserreich und werden mit Quellstoffen wie Cellulosederivaten geliert. Sie sind fettfrei und wirken kühlend.
- **Lotionen, Milch, Ö/W-Emulsion:** flüssige, wässrige (bei Lotionen manchmal auch wässrig-alkoholische) Zubereitung mit suspendierten oder emulgierten Wirk- und Hilfsstoffen.
- **Schüttelmixtur:** flüssige Suspensionen mit hohem Feststoffanteil (z. B. Zinkoxid, Titandioxid) von 50 % und mehr. Da die festen Partikel sich typischerweise am Boden absetzen, muss der Feststoff vor Anwendung durch kräftiges Schütteln wieder in Suspension gebracht werden.
- **Schaum:** Durch Einbringen von Luft in Flüssigkeiten/hydrophile Cremes entsteht flüssiger Schaum. Oft werden Stabilisatoren eingesetzt, um diesen Schaum aus kleinen Gasbläschen zu stabilisieren.

Wollwachsfreie Grundlagen gewinnen an Bedeutung.

Wegen der zunehmenden Sensibilisierung durch Wollwachsbestandteile werden wollwachsfreie Grundlagen immer wichtiger, z. B. Basiscreme DAC, Kühlsalbe DAB (Unguentum leniens), weiße Vaseline, hydrophile Salben DAB (Ung. emulsificans).

4.4.2 Wirkstoffe (Auswahl)

Lokale Glukokortikoide

Lokale Glukokortikoide dienen der Behandlung von **entzündlichen Hautkrankheiten**. Sie werden entsprechend ihrer antientzündlichen und antiproliferativen Wirkung in **4 Gruppen** eingeteilt (Tab. **4.4**).

4.4.2 Wirkstoffe (Auswahl)

Lokale Glukokortikoide

Zur Behandlung von **entzündlichen Hauterkrankungen** haben sich die lokal angewandten Glukokortikoide dank ihrer exzellenten Wirksamkeit bewährt. Sie werden in **4 Gruppen** eingeteilt, wobei die **Gruppe I** (schwach) nur eine **antientzündliche** Wirkung ausübt und keine Proliferationshemmung bewirkt. Die **Gruppen II–IV** sind in der **antientzündlichen** und der **antiproliferativen** Wirkung gestaffelt. Sie sind, in verschiedenste Grundlagen eingearbeitet, bei einer Vielzahl von Hautkrankheiten einsetzbar. Dabei spielen Lebensalter, Körperregion, Zustand der Hauterkrankung sowie Anwendungsfrequenz und -dauer bei der Auswahl des Präparates eine entscheidende Rolle. Prinzipiell gilt, dass besser **kurzzeitig stärker potente Glukokortikoide** angewendet werden sollten als langfristig niedrigpotente, da an der Haut relativ schnell ein Gewöhnungseffekt (Down-Regulation der Rezeptoren) auftritt und somit die ursprüngliche Wirkung graduell nachlässt. Im Gesicht sowie im Genitalbereich und in intertriginösen Arealen sollten grundsätzlich schwächere Steroide als am restlichen Integument verwendet werden. Der therapeutische Index (TIX) erfasst das Verhältnis von erwünschten zu unerwünschten Wirkungen. Präparaten mit einem höheren TIX von 2 (z. B. Hydrocortisonbutyrat, Prednicarbat, Mometasonfuroat) ist hierbei der Vorzug gegenüber Präparaten mit einem niedrigeren TIX (z. B. Betamethasonvalerat: TIX 1,2) zu geben.

Eine Klassifikation der lokalen Glukokortikoide nach den Wirkgruppen I–IV zeigt Tab. **4.4**.

Die Anwendung lokaler Glukokortikoide ist limitiert durch das Risiko der Entstehung unerwünschter **Nebenwirkungen**. Hierzu gehören vor allem die Nebenwirkungen der antiproliferativen Wirkung: **Atrophie**, Teleangiektasien, Blutungsneigung und **Striae distensae**. Zusätzlich können auftreten: **Superinfektionen** (bakterieller, mykotischer und viraler Art), eine **rosazeaähnliche Steroiddermatitis** (S. 491) oder **Hypertrichose**. Insbesondere bei Kindern kann es bei großflächiger Anwendung potenter Glukokortikoide auch zu systemischen Nebenwirkungen und einem Cushing-Syndrom kommen.

Bei langer und unsachgemäßer Anwendung von topischen Glukokortikoiden treten unerwünschte **Nebenwirkungen** auf: **Atrophie**, Teleangiektasien, **Striae distensea**, Hypertrichose, Steroiddermatitis und auch **Superinfektionen**.

4.4 Klassifikation lokaler Glukokortikoide

Wirkstoff	Konzentration	Handelsname (Beispiele)
Gruppe I (schwach)		
Hydrocortison	0,25–2 %	Hydrogalen, Ebenol
Hydrocortisonacetat	1 %	Soventol Hydrocortisonacetat
Prednisolon	0,25–0,4 %	Linola H N, Linola H Fett N
Dexamethason	0,03–0,05 %	Dexamethason LAW
Gruppe II (mittelstark)		
Clobetasonbutyrat	0,05 %	Emovate
Flumetasonpivalat	0,02 %	Locacorten, Cerson
Triamcinolonacetonid	0,025–0,1 %	Volon A, Triamgalen
Fluprednidenacetat	0,1 %	Decoderm
Hydrocortisonbutyrat	0,1 %	Alfason, Laticort
Hydrocortisonbuteprat	0,1 %	Neuroderm Akut
Methylprednisolonaceponat	0,1 %	Advantan
Prednicarbat	0,25 %	Dermatop, Prednitop
Gruppe III (stark)		
Betamethasonvalerat	0,1 %	Betnesol-V, Celestan-V, Betagalen
Betamethasondipropionat	0,05 %	Diprosone, Diprosis
Fluocinolonacetonid	0,025 %	Jellin, Flucinar
Amcinonid	0,1 %	Amciderm
Diflucortolonvalerat	0,1 %	Nerisona
Desoximethason	0,25 %	Topisolon
Mometasonfuroat	0,1 %	Ecural, Monovo, MomeGalen
Gruppe IV (sehr stark)		
Clobetasolpropionat	0,05 %	Dermoxin, Clobegalen, Karison

4.4

Lokale Immunmodulatoren

Wirkung: Oft wird zur Reduzierung der atrophogenen Nebenwirkung der topischen Glukokortikoide alternativ eine andere Gruppe immunsuppressiver Externa verwendet: **Calcineurin-Inhibitoren**. Durch Hemmung der Phosphatase Calcineurin unterbleibt die Aktivierung des Transkriptionsfaktors NFAT (Nuclear Factor of activated T-Cells) und somit die Transkription proinflammatorischer Zytokine. Insbesondere T-Lymphozyten, aber auch Langerhans-Zellen und Mastzellen werden gehemmt.

Vorteile sind gute antientzündliche Wirkung, kein Atrophierisiko, kein Rebound, lang anhaltender Effekt mit Minimierung der Schübe (z. B. bei atopischem Ekzem). Anwendung auch im Gesicht und genital möglich. **Nachteil:** hohe Kosten.

Lokale Immunmodulatoren

Wirkung: Calcineurin-Inhibitoren führen zur Hemmung von T-Lymphozyten, Langerhans-Zellen und Mastzellen.

Vorteile: gute antientzündliche Wirkung, kein Atrophierisiko.
Nachteil: hohe Kosten.

Anwendung: atopisches Ekzem und andere entzündliche Dermatosen.

Anwendung: Zugelassen ist die Anwendung bei **atopischem Ekzem**, jedoch sprechen auch viele andere entzündliche Dermatosen auf eine Behandlung an.

Präparate: Tacrolimus (Protopic), Pimecrolimus (Elidel).

Präparate: Zu den eingeführten Präparaten gehören Tacrolimus (z. B. Protopic Salbe 0,1 % und 0,03 %) oder Pimecrolimus (z. B. Elidel Creme 1 %).

Nebenwirkungen: Brennen, bakterielle und virale Superinfektionen.

Nebenwirkungen: Hierzu zählen neben anfänglichem Brennen ein erhöhtes Risiko für bakterielle und virale Superinfektionen. Ein anfänglich diskutiertes erhöhtes lokales Tumorrisiko hat sich bislang nicht bestätigt. Insbesondere bei Einwirken anderer Noxen, wie z. B. UV-Exposition, steigt jedoch das Risiko der Fotokarzinogenese.

▶ Merke.

▶ Merke. UV-Schutz während der Behandlung mit Calcineurin-Inhibitoren ist obligat.

Lokale Virustatika

Aciclovir: Anwendung bei **Herpes simplex** (HSV-1) und **Herpes genitalis** (HSV-2). Die virale DNA-Polymerase und damit die Proliferation der Viren werden gehemmt.

Aciclovir: Herpes simplex (HSV-1) und **Herpes genitalis** (HSV-2) sind empfindlich gegenüber Aciclovir (z. B. Zovirax Creme/Augensalbe). Die Wirkung erfolgt über die Hemmung der viralen DNA-Polymerase und somit über eine Proliferationsinhibition der Viren. Mehrmals tägliche und frühzeitige Anwendungen sowie die Aufnahme in die Haut bestimmen die Wirkung.

Imiquimod: Verwendung bei **Genitalwarzen** (Condylomata acuminata). Eine Immunmodulation führt zu Entzündungsreaktionen und sekundärer Proliferationshemmung mit Zerstörung der HPV-befallenen Zellen.

Imiquimod: Imiquimod (z. B. Aldara Creme) findet Anwendung bei **Genitalwarzen** (Condylomata acuminata). Durch Immunmodulation, insbesondere Stimulation proinflammatorischer Zytokine, wie z. B. Interferon, Interleukin-(IL)1, IL-6, IL-8 und TNF-α (Tumornekrosefaktor-alpha), kommt es zu Entzündungsreaktionen, sekundärer Proliferationshemmung und Zerstörung der HPV-befallenen Zellen. Dieses Präparat gehört somit sowohl in die Gruppe der Immunmodulatoren als auch der Virustatika.

Ein weiteres Einsatzgebiet sind **oberflächliche Basaliome** und aktinische Keratosen.

Ein weiteres Einsatzgebiet für diese Substanz sind **oberflächliche Basaliome** und flache **aktinische Keratosen**. Auch hier wirkt die Creme über Immunmodulation, potenziell verbessertes Erkennen der karzinomatösen Zellen durch Immunzellen und nachfolgende Elimination.

Lokale Antimykotika

Lokale Antimykotika wirken breit gegen **Dermatophyten**, **Hefen** und **Schimmelpilze** (Tab. **4.5**).

Die modernen Antimykotika zur lokalen Anwendung an der Haut und den hautnahen Schleimhäuten zeigen eine breite Wirksamkeit bei **Dermatophyten**, **Hefen** und **Schimmelpilzen**. In Tab. **4.5** sind lokale Antimykotika aufgeführt, welche die früher gebräuchlichen galenischen Zubereitungen weitgehend abgelöst haben.

≡ 4.5

≡ 4.5 Lokale Antimykotika (Auswahl)

Wirkstoff	Handelsnamen
wirksam bei Infektion mit Dermatophyten, Hefe- und Schimmelpilzen (D-H-S-System)	
Bifonazol	Mycospor, Canesten Extra
Ciclopirox olamin	Batrafen, Ciclopoli
Econazol	Epi-Pevaryl
Ketoconazol	Nizoral, Terzolin
Miconazol	Daktar, Vobamyk
Clotrimazol (Einschränkung bei Schimmelpilzen)	Canesten, Canifug, Clotrigalen
wirksam bei Infektion mit Hefepilzen	
Amphotericin B	Ampho-Moronal
Nystatin	Biofanal, Candio-Hermal, Moronal, Nystatin

Lokale Vitamin-D_3-Analoga

Wirkung und Anwendung: Vitamin-D_3-Analoga wirken **antiproliferativ** und induzieren die normale Differenzierung von Keratinozyten. Anwendung bei **Psoriasis vulgaris**.

Wirkung und Anwendung: Vitamin-D_3-Analoga werden primär zur Therapie der **Psoriasis vulgaris** eingesetzt. Sie wirken **antiproliferativ** und induzieren vor allem die normale Differenzierung (Ausreifung) v. a. der Keratinozyten; darüber hinaus haben sie eine immunmodulierende und antientzündliche Wirkung. Zu Behandlungs-

beginn erfolgt meist eine Kombination mit lokalen Glukokortikoiden, welche auch als Fixkombinationen in Handelspräparaten zur Verfügung stehen (als Gel, Creme, Salbe oder Schaum).
Die Kombination mit einer Fototherapie (UV-B, PUVA) (S. 62) führt zu potenzierten Therapieeffekten.

Wirkstoffe: Calcipotriol (z. B. Daivonex Salbe/Creme), Calcitriol (z. B. Silkis Salbe), Tacalcitol (z. B. Curatoderm Salbe).
Kombinationspräparate: Calcipotriol und Betamethason (z. B. Enstilar Schaum, Wynzora Creme, Daivobet Salbe oder Gel).

Wirkstoffe: Calcipotriol, Calcitriol, Tacalcitol.

Nebenwirkungen: Nebenwirkungen sind minimal; nur bei großflächiger Anwendung besteht durch perkutane Resorption ein Risiko für die Induktion einer Hyperkalzämie.

Lokale Vitamin-A-Säure-Derivate

Wirkung und Anwendung: Retinoide werden vor allem in der **Aknetherapie** und bei **Verhornungsstörungen** (Psoriasis, Morbus Darier, Handekzeme) der Haut eingesetzt. Ähnlich wie Glukokortikoide wirken sie über spezifische nukleäre Rezeptoren und modulieren hierüber die Genexpression von Genen, welche die Zelldifferenzierung beeinflussen.

Wirkstoffe: Tretinoin (z. B. Cordes VAS Creme,), Adapalen (z. B. Differin Creme/Gel, Dipalen Creme/Gel), Trifaroten (Selgamis Creme).

Nebenwirkungen: Nebenwirkungen sind z. T. Rötung (Reizung) der Haut, Austrocknung (durch Hemmung der Talgproduktion) sowie eine erhöhte UV-Sensitivität.

Lokale Vitamin-A-Säure-Derivate

Wirkung und Anwendung: Retinoide wirken über spezifische nukleäre Rezeptoren und modulieren vor allem die Zelldifferenzierung.

Wirkstoffe: Tretinoin, Adapalen, Trifaroten.

Nebenwirkungen: Rötung, Austrocknung, erhöhte UV-Sensitivität.

Lokale Antibiotika

Der Einsatz von lokalen Antibiotika ist aufgrund der Gefahr von Resistenzentwicklungen und Allergien gegenüber den Wirkstoffen nur in wenigen Fällen angezeigt.

Einsatz nur in Ausnahmefällen.

► Merke. Es sollten nur solche Antibiotika angewendet werden, die selten oder gar nicht systemisch eingesetzt werden, um einer Resistenzentwicklung oder Sensibilisierung (Allergie-Entstehung) gegen systemische Antibiotika vorzubeugen.

► Merke.

Zu den lokal anzuwendenden Antibiotika zählen z. B.
- Fusidinsäure (bei Impetigo und Pyodermien)
- Mupirocin (z. B. MRSA-Sanierung der Nasenschleimhaut)

► Merke. Desinfizierende Maßnahmen (s. u.) sollten einer topischen Antibiose vorgezogen werden.

► Merke.

Oberflächendesinfektion bei Hauterkrankungen

Zur Desinfektion bei bakteriell, mykotisch oder viral bedingten bzw. superinfizierten Hauterkrankungen bieten sich **Halogene** (Jodlösungen oder -salben, z. B. Betaisodona), **halogenierte Chinolinderivate** (z. B. Vioform), **Gerbsäure** (Tannin), Octenidindihydrochlorid (z. B. Octenisept), Polihexanid (z. B. Lavanid Gel) oder Chlorhexidin (z. B. Chlorhexamed) an.
Heute kaum noch angewendet werden Farbstoffe wie Eosin, Fuchsin, Gentianaviolett (Pyoktanin) und Brillantgrün.

Oberflächendesinfektion bei Hauterkrankungen
Zur Desinfektion bei infizierten Hauterkrankungen bieten sich **Halogene** (Jodlösungen oder -salben, z. B. Betaisodona), **halogenierte Chinolinderivate** (z. B. Vioform), **Gerbsäure** (Tannin), Octenidindihydrochorid, Polihexanid oder Chlorhexidin an.

Galenische Wirkstoffe

► Definition. Galenik, benannt nach dem griechischen Arzt Galen (129–200), bezeichnet die Lehre von den Arzneiformen. Sie beschäftigt sich mit der Verarbeitung eines Wirkstoffs (noch kein Arzneimittel!) und der Formgebung (durch Hilfsstoffe) in dosierfähige, gebrauchsfertig verpackte Arzneimittelzubereitungen.

► Definition.

Außer den Fertigpräparaten gibt es wirksame galenische Stoffe mit definierten Effekten, die in geeigneten Grundlagen zur Rezeptur verfügbar sind. Einige Beispiele sind in Tab. **4.6** aufgeführt. Für die sog. Magistralrezepturen (Eigenherstellung von

Einige Beispiele zeigt Tab. **4.6**.

- **Keratolytika:** Ablösung fest haftenden Hornmaterials; in Cremes und Salben.
- **juckreizstillende Zusätze:** für großflächige und wiederholte Anwendungen; in Schüttelmixturen, Cremes und Lotionen.
- **Wirkstoffe zur Entzündungs- und Proliferationshemmung:** Probetherapien zur Verträglichkeitsprüfung.

Arzneimitteln) gibt es anerkannte standardisierte Rezepturen, die im Neuen Rezeptur-Formularium (NRF) gesammelt sind.

- **Keratolytika:** Sie werden in Cremes und Salben eingearbeitet und führen zur Ablösung fest haftenden Hornmaterials (Schuppen, Schwielen).
- **juckreizstillende Zusätze:** Sie werden zu Schüttelmixturen, Lotionen und Ö/W-Cremes gemischt und stehen für großflächige und wiederholte Anwendungen zur Verfügung.
- **Wirkstoffe zur Entzündungs- und Proliferationshemmung:** Sie werden umschrieben angewendet. Es empfiehlt sich, zur Verträglichkeitsprüfung Probetherapien durchzuführen, um Allergien oder Unverträglichkeiten frühzeitig zu erkennen. Anschließend wird die Behandlung mit 1–2-mal täglichen Applikationen über 3–12 Tage fortgesetzt.

≡ 4.6

≡ 4.6 **Ausgewählte Wirkstoffe zur Rezeptur in Lokaltherapeutika**

Wirkung	Wirkstoff	Konzentrationsbereich
Keratolyse	Acidum salicylicum (Salizylsäure)	3–20 %
	Urea pura (Harnstoff)	5–40 %
Entzündungshemmung	Ammoniumbituminosulfonat (Ichthyol)	5–40 %
Proliferationshemmung	Dithranol (Cignolin)	0,1–5 %
Juckreizstillung	Thesit (Polidocanol)	1–10 %
	Menthol	0,5–2 %

Lokales Dithranol (Cignolin, synthetisches Chrysarabin)

Wirkung und Anwendung: Therapie der **Psoriasis vulgaris**; immunmodulierende und antiproliferative Effekte werden diskutiert.

Präparate: NRF-Rezepturen, z. B. Dithranol-Macrogolsalbe (NRF 11.53.).

Anwendungsschemata:
- konventionelle Therapie über 12–24 h
- hochdosierte Kurzkontakt-/Minutentherapie über 5–30 min

Nebenwirkungen: Verfärbung von Haut und Kleidung, Hautreizung.

Neue Entwicklungen

Lokaltherapeutika zur Behandlung der Neurodermitis: Topische Formulierungen von Januskinase(JAK)-Inhibitoren stehen möglicherweise zukünftig zur Therapie zur Verfügung.

4.4.3 UV-Schutz für die Haut

Grundlagen

Jeder Aufenthalt in der Sonne erhöht das Hautkrebsrisiko; v. a. UV-B-Strahlung ist hierfür verantwortlich. UV-A-Strahlung dringt tiefer in die Haut ein und führt zur Verstärkung der Hautalterung (S. 60).

Lokales Dithranol (Cignolin, synthetisches Chrysarabin)

Wirkung und Anwendung: Dithranol wird bereits seit über 100 Jahren zur Therapie der **Psoriasis vulgaris** eingesetzt. Obwohl der genaue Wirkmechanismus nicht bekannt ist, scheinen sowohl immunmodulierende als auch antiproliferative Effekte sowie die Modulation des Zytokinmilieus eine Rolle zu spielen.

Präparate: Fertigpräparate sind mittlerweile aus dem Handel. Standardisierte NRF-Rezepturen (z. B. Dithranol-Macrogolsalbe [NRF 11.53.]) sind weiterhin verfügbar. Verschiedene **Anwendungsschemata** stehen zur Verfügung (Durchführung v. a. stationär):

- **konventionelle Therapie:** Dithranol wird in Konzentrationen von 0,05–5 % aufgetragen. Die Einwirkungsdauer beträgt ca. 12–24 h.
- **hochdosierte Kurzkontakt-/Minutentherapie:** Die Konzentration beträgt 0,5–5 %, die Einwirkungsdauer 5–30 min, danach wird abgeduscht.

Nebenwirkungen: Nebenwirkungen sind vor allem Verfärbung von Haut und Kleidung durch Oxidationsprodukte des Dithranols (dithranolbraun) sowie eine Hautreizung, die jedoch bis zu einem gewissen Grad erwünscht ist.

Neue Entwicklungen

Sogenannte Januskinase-(JAK-)Inhibitoren (z. B. Baricitinib) werden zur systemischen Therapie der Neurodermitis bereits erfolgreich eingesetzt. Studiendaten zeigen auch für topische Formulierungen (z. B. mit Ruxolitinib) eine Wirksamkeit. Seit Kurzem ist eine Ruxolitinib Creme zur Behandlung der nicht-segmentalen Vitiligo zugelassen.

4.4.3 UV-Schutz für die Haut

Grundlagen

Als Grenzfläche zwischen Umwelt und Körper kommt der menschlichen Haut eine besondere Schutzfunktion gegenüber Umweltfaktoren, insbesondere gegen Sonnenlicht, zu. Mit jedem Aufenthalt in der Sonne erhöht sich das Risiko für die Entstehung von Hautkrebs und treibt zudem die Hautalterung voran. Die hochenergetische UV-B-Strahlung ist primär für das Entstehen von Sonnenbrandreaktionen und Hautkrebs verantwortlich. Die langwellige UV-A-Strahlung dringt tiefer in die Haut ein und führt über Abbau von Kollagen und elastischen Fasern primär zur Verstärkung der Hautalterung (S. 60). Zudem schädigt UV-A durch Induktion von oxidativem Stress die zelluläre DNA sowie Mitochondrien und trägt somit ebenfalls zur Hautkarzinogenese bei.

Schutzmechanismen

Natürliche Schutzmechanismen

Zu den natürlichen Schutzmechanismen zählen neben der **Hautbräunung** (Melanogenese) die **Verdickung der Epidermis** („Lichtschwiele"), die **Induktion von antioxidativ wirksamen Enzymen** und **DNA-Reparaturmechanismen** in der Haut. All diese Reaktionen werden jedoch erst durch bereits entstandene Schäden getriggert und bieten zwar vor weiteren UV-Schäden einen verbesserten Schutz, die bereits entstandenen Schäden können jedoch nicht vollständig eliminiert werden.

Physikalischer UV-Schutz

Zur Unterstützung der fotoprotektiven Mechanismen in menschlicher Haut sind daher ein vernünftiger Umgang mit und eine Minimierung der UV-Exposition sinnvoll. Den besten Schutz bieten **Kleidung**, entweder dicht gewebte Stoffe oder spezielle UV-Schutzkleidung, sowie eine effektive Kopfbedeckung, z. B. breitkrempige Hüte.
Durch Verwendung von UV-absorbierenden oder -reflektierenden Agenzien („Sonnenschutzcremes") und besonders dicht gewebten Stoffen können UV-Schutzfaktoren von über 40 erzielt werden. Besonders sinnvoll ist eine solche Bekleidung für lichtempfindliche Hauttypen, für Kinder sowie beim Sport. Mittlerweile existiert eine Vielzahl von Anbietern (z. B. Zunblock, UV-protect oder Hyphen). Der UV-Schutz von Kleidung wird analog zum Lichtschutzfaktor (LSF, s. u.) als UV-Schutzfaktor (UPF: Ultraviolet Protection Factor) angegeben. Textilien mit Werten unter 15 UPF bieten keinen ausreichenden Schutz; solche mit Werten über 40 einen sehr guten Schutz. Wichtig ist auch der angegebene Standard, nach dem die UV-Schutzbekleidung geprüft wird (die höchsten Anforderungen gelten beim UV-Standard 801).
Eine Übersicht über physikalische Maßnahmen bietet Tab. **4.7**.

≡ 4.7 Physikalischer UV-Schutz

Schutzmaßnahmen	UV-Schutzfaktor
UV-Schutzkleidung	20–80
dicht gewebte Baumwollbekleidung	ca. 20
Sonnenschutzcreme (LSF)	0–50
Schatten unter einem Baum/Schirm	ca. 5–15
Sonnenhut mit breitem Rand	ca. 10

Lichtschutzfilter („Sonnencremes")

Lichtschutzfiltersubstanzen können in Form von Cremes, Sprays oder Gels als Schutzmöglichkeit eingesetzt werden.
Die UV-Schutzfilter lassen sich grob in chemische und physikalische UV-Filter einteilen. Während **chemische** Filter UV-Strahlen absorbieren (z. B. Cinnamate, Benzoate, Sulfonate), sind **physikalische** Filter (z. B. Titandioxid, Zinkoxid) in der Lage, UV-Strahlen zu reflektieren.

► Merke. Beim Schutz durch Sonnencremes müssen stets der individuelle **Hauttyp** sowie der aktuelle **UV-Index** (S. 61) berücksichtigt werden.

Schutzmechanismen

Natürliche Schutzmechanismen

- **Hautbräunung** (Melanogenese)
- Verdickung der Epidermis („Lichtschwiele")
- Induktion von antioxidativ wirksamen Enzymen und DNA-Reparaturmechanismen

Physikalischer UV-Schutz

Den besten UV-Schutz bietet **Schutzkleidung** (v. a. dicht gewebte Stoffe, UV-Schutzkleidung).

Eine Übersicht über physikalische Maßnahmen bietet Tab. **4.7**.

≡ 4.7

Lichtschutzfilter („Sonnencremes")

Lichtschutzfilter gibt es in Form von Cremes, Sprays oder Gels.
Chemische Filter absorbieren UV-Strahlen (z. B. Cinnamate, Benzoate, Sulfonate), **physikalische** Filter (z. B. Titandioxid, Zinkoxid) reflektieren UV-Strahlen.

► Merke.

Wichtige Definitionen und Normen

Lichtschutzfaktor (LSF) im UV-B-Bereich

▸ Synonym.

▸ Definition.

▸ Merke.

Die Verdopplung des LSF (von 25 auf 50) führt nur zu einer geringen Steigerung des UV-B-Schutzes! Entscheidend sind eine ausreichende Applikationsmenge und Wasserfestigkeit.

Wichtige Definitionen und Normen

Lichtschutzfaktor (LSF) im UV-B-Bereich

▸ Synonym. Sun Protection Factor (SPF)

▸ Definition. Der Lichtschutzfaktor gibt an, wie viel länger man sich mit geschützter Haut im Vergleich zu ungeschützter Haut in der Sonne aufhalten kann, bis ein Sonnenbrand entsteht.

▸ Merke. Der üblicherweise als LSF angegebene Wert bezieht sich ausschließlich auf den Schutz vor kurzwelligen UV-B-Strahlen.

Während ein LSF 20 eine 95 %ige Reduktion der UV-B-Strahlen ermöglicht, führt eine Verdopplung des LSF auf 50 nur zu einer geringen Steigerung des UV-B-Schutzes auf 98 %. Wie gut ein Sonnenschutzmittel schützt, hängt neben dem LSF von weiteren Faktoren ab; hierzu gehören u. a. eine ausreichende Menge des Sonnenschutzmittels (häufig wird zu wenig aufgetragen: eine 200 ml-Flasche sollte nach ca. 5maligem Eincremen des ganzen Körpers eines Erwachsenen leer sein) sowie eine ausreichende Wasserfestigkeit.
Mittlerweile wird die Wirksamkeit von Sonnenschutzmitteln häufig nicht mehr in Zahlenwerten, sondern umschreibend in vier Schutzkategorien (niedrig, mittel, hoch, sehr hoch) angegeben.

Lichtschutzfaktor (LSF) im UV-A-Bereich

Der Lichtschutz eines Sonnenschutzmittels im UV-A-Bereich wird anders als bei UV-B nicht durch eine Zahl (LSF) gekennzeichnet.
Durch die EU-Kennzeichnung (Logo: UVA in einem Kreis) wird ein standardisierter UV-A-Schutz angezeigt (die Höhe des UV-A-Schutzes liegt bei zumindest einem Drittel des UV-B-Schutzes).

Lichtschutzfaktor (LSF) im UV-A-Bereich

Ein ausreichender Schutz vor UVA-Licht ist aufgrund der potenziell schädigenden Wirkungen ebenfalls erforderlich. Bisher gibt es jedoch keine Kennzeichnung, die den LSF im UV-A-Bereich (320-400 nm), analog zum UV-B-Bereich, mittels einer Zahl definiert.
Eine Empfehlung der EU-Kommission sieht vor, dass der gemessene UV-A-Schutzfaktor mindestens ein Drittel des UV-B-Faktors beträgt. Dies bedeutet, dass die Sonnenschutzprodukte einen Mindest-UV-A-Schutz enthalten, der sich parallel zur Höhe des LSF steigert und auf einem Standard-Prüfverfahren basiert. Entsprechende Produkte sind mit einem Logo (UVA in einem Kreis) gekennzeichnet.

Eigenschutzzeit

▸ Definition.

Hautbräune erhöht die Eigenschutzzeit, ein hoher **UV-Index** dagegen vermindert diese (Tab. **4.8**).

Die **„sichere" Aufenthaltsdauer** in der Sonne berechnet sich wie folgt:
Eigenschutzzeit × LSF der Sonnencreme = max. Sonnenzeit ohne Sonnenbrand.

≡ 4.8

Eigenschutzzeit

▸ Definition. Eigenschutzzeit ist die maximale Aufenthaltsdauer in der Sonne (ungebräunt), ohne dass eine Hautrötung hervorgerufen wird. Sie ist abhängig vom Hauttyp (siehe Tab. **37.1**) und vom UV-Index (S. 61).

Hautbräune erhöht die Eigenschutzzeit, ein hoher **UV-Index** dagegen vermindert diese. So beträgt die Eigenschutzzeit z. B. bei einem UV-Index 8 für Hauttyp I max. 5 min, für Hauttyp IV dagegen 40 min (Tab. **4.8**).
Die **„sichere" Aufenthaltsdauer** in der Sonne kann bei bekanntem UV-Index, Hauttyp und Lichtschutzfaktor der Sonnencreme wie folgt berechnet werden:
Eigenschutzzeit × LSF der Sonnencreme = max. Sonnenzeit ohne Sonnenbrand.
Beispiel: UV-Index 5 bei Hauttyp II (Eigenschutzzeit von ca. 25 min) und LSF 10 → 25 min × LSF 10 = 250 min (4 h 10 min) Sonnenzeit.

≡ 4.8 UV-Index und entsprechende Sonnenexpositionszeiten (ungeschützte Exposition) für die Hauttypen I–IV

UV-Index	Hauttyp I	Hauttyp II	Hauttyp III
0–1	60 min	keine Angabe	keine Angabe
2–4	30 min	40 min	60 min
5–7	20 min	25 min	35 min
8	5 min	20 min	30 min

Selbst Sonnenschutzmittel mit einem hohen LSF bieten keinen vollständigen Schutz. Daher sollte die Sonnenschutzcreme niemals dazu benutzt werden, die Sonnenexposition beliebig zu verlängern (die entsprechend dem LSF theoretisch mögliche Expositionszeit sollte höchstens zu 60 % ausgeschöpft werden).

4.4.4 Verbände

4.4.4 Verbände

In der Dermatologie sind Verbände von großer Bedeutung. Man unterscheidet verschiedene Arten.

Es gibt Verbände **ohne zusätzliche Applikation** weiterer Substanzen. Hierzu gehören:

- **Kompressionsverbände** (Abb. **4.14**): Diese sind z. B. zur Behandlung insuffizienter Venenklappen bei chronischer venöser Insuffizienz (CVI) und deren Komplikationen indiziert. Oftmals werden sie auch als Druckverbände nach Operationen eingesetzt (z. B. zur Vermeidung von Nachblutungen oder Seromen, zur Verbesserung der Wundheilung bzw. Narbenreduktion). Kompressionsverbände sollten distal eine höhere Kompression ausüben als proximal.
  - **Vorteil:** sehr gute Wirksamkeit (bei genauer Anpassung und Kompressionsklasse II), individuelle Anpassung (Maßanfertigung) möglich
  - **Nachteil:** oft schwierig anzuziehen (bei Strümpfen) bzw. genaue Kenntnis des Anlegens der Kurzzugbinden erforderlich; u. U. kontraindiziert bei arterieller Minderdurchblutung (pAVK)
- **Wundverbände:** Diese werden zur Lokalbehandlung von chronischen Wunden eingesetzt. Je nach Zustand der Wunde (u. a. Wundheilungsphase, Exsudatmenge, Infektionszeichen) stehen verschiedene Gruppen von Wundverbänden zur Verfügung:
  - Aktivkohleverbände (bei infizierten Wunden)
  - Alginat-Kompressen/-Tamponaden (feucht belegte Wunden, Wundhöhlen)
  - Wundgazen (oberfächliche Wunden)
  - Hydrogelwundauflagen (Abb. **4.15**; oberflächliche, leicht exsudierende Wunden in der Granulations- und Epithelisierungsphase)
  - Polyurethan-(PU-)Schaumverbände (breiter Einsatz: hohes Absorptionsvermögen, Förderung der Granulation, Aufrechterhaltung eines gewünschten feuchten Wundklimas)

Verbände **ohne zusätzliche Applikation** weiterer Substanzen:

- **Kompressionsverbände** (Abb. **4.14**): Einsatz z. B. bei chronischer venöser Insuffizienz oder als Druckverbände nach Operationen.
- **Wundverbände:** zur Lokaltherapie von chronischen Wunden.

4.14 Kompressionsverbände

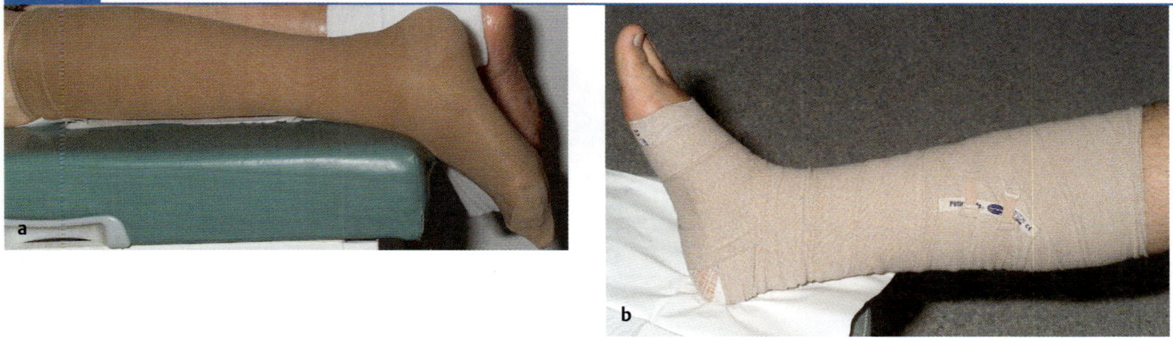

a Kompressionsstrumpf Klasse II bei Ulcus cruris auf dem Boden einer chronischen venösen Insuffizienz (CVI).
b Pütterverband (Kompressionsverband durch elastische Kurzzugbinden).

4.15 Hydrogelwundauflage bei Ulcus cruris

4.15

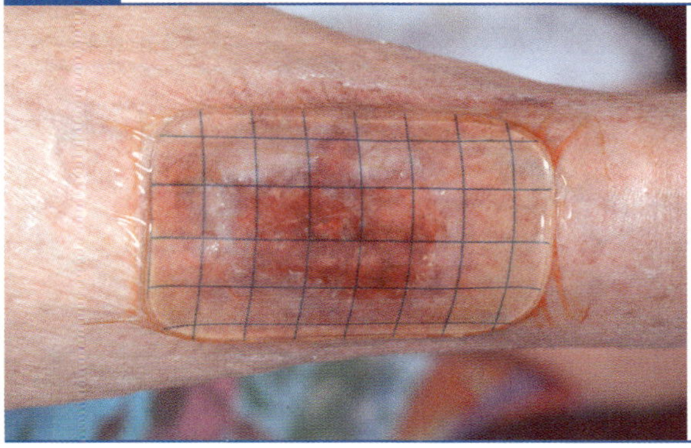

- Superabsorber (stark exsudierende Wunden)
- hydrophobe Wundauflagen (bei infizierten Wunden)
- silberhaltige Wundauflagen (bei infizierten Wunden)
- Hydrokolloidverbände (bei leicht exsudierenden, granulierenden/epithelisierenden Wunden)

Verbände, die einen **topischen Wirkstoff** an Ort und Stelle halten und sein Eindringen in die Haut gewährleisten:

- **Salbenverbände:** Salbe in Verbindung mit einer Fettgaze, Zugsalbenverband (Abb. **4.16**).

Sonderformen der Salbenverbände:

- **Fett-Feucht-Verbände:** Salbe in Kombination mit einem feuchten Verband.
- **Okklusivverbände:** zur Penetrationsverstärkung von Wirkstoffen in die Haut (Abb. **4.17**).

Viele Verbände werden jedoch eingesetzt, um einen **topisch applizierten Wirkstoff** an Ort und Stelle zu halten und sein Eindringen in die Haut zu gewährleisten. Hierzu gehören:

- **Salbenverbände:** Diese bestehen meist aus einer Salbe oder Gel (z. B. Polyhexanidgel) in Verbindung mit einer Fettgaze (Anwendung z. B. bei superinfiziertem Ulkus cruris). Ein weiterer häufiger Salbenverband ist der sog. **Zugsalbenverband**, der bei Abszessen eingesetzt wird (Abb. **4.16**).

Eine Sonderform der Salbenverbände sind die sog. **Fett-Feucht-Verbände** und **Okklusivverbände**.

- **Fett-Feucht-Verbände:** Nach Behandlung mit einer Salbe wird ein feuchter Verband angelegt. Hierdurch können z. B. Krusten und Schuppen gelöst sowie Entzündungen gehemmt und Juckreiz gelindert werden.
- **Okklusivverbände:** Diese können umschrieben oder regional zur Penetrationsverstärkung von Wirkstoffen in die Haut angewendet werden. Die behandelten Hautstellen werden mit einer **Folie** abgedeckt, die meist für mehrere Stunden (oder über Nacht) an der zu behandelnden Stelle verbleibt (Ausnahme topisches Lokalanästhetikum: 30 min). Entsprechend des zu behandelnden Areals werden kleine Pflaster, PVC-(„Frischhalte"-)Folie oder PVC-Handschuhe eingesetzt (Abb. **4.17**). Das körperwarme und feuchte Milieu führt zu einer Quellung der Hornschicht und zu einer Steigerung der Penetration.
  - **Vorteil:** hervorragende Wirkung.
  - **Nachteil:** Mazeration der Haut, Superinfektion

4.16

4.16 Salbenverbände

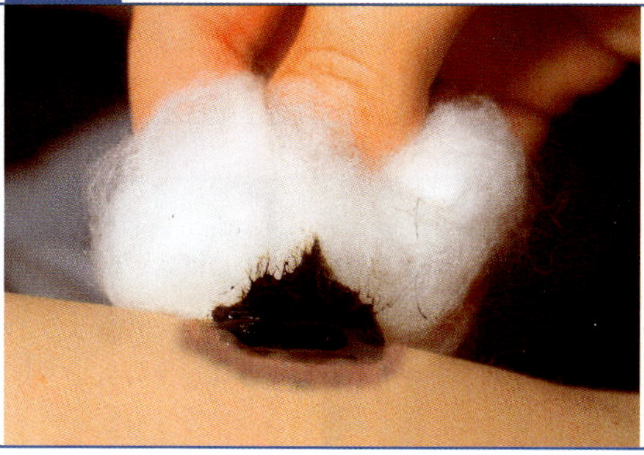

Zugsalbenverband (teerhaltige Salbe, darüber Watte) zur Therapie von Abszessen.

4.17 Okklusivverbände

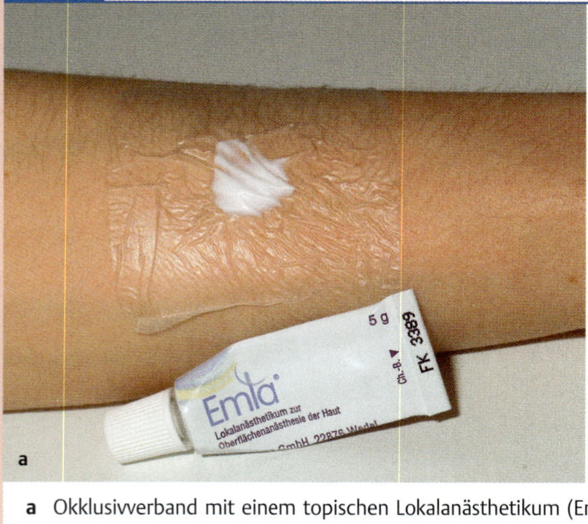

a

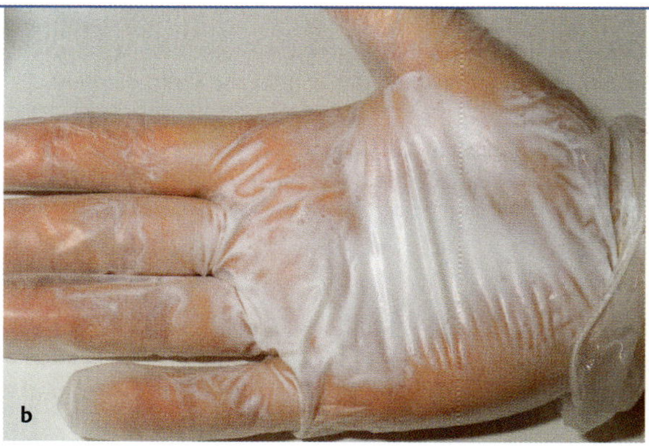

b

a Okklusivverband mit einem topischen Lokalanästhetikum (Emla) vor Abtragung von Mollusca contagiosa (Dellwarzen) bei einem Kind.
b Okklusivverband an der Hand, bei hyperkeratotisch rhagadiformem Handekzem.

4.18 Deckverbände

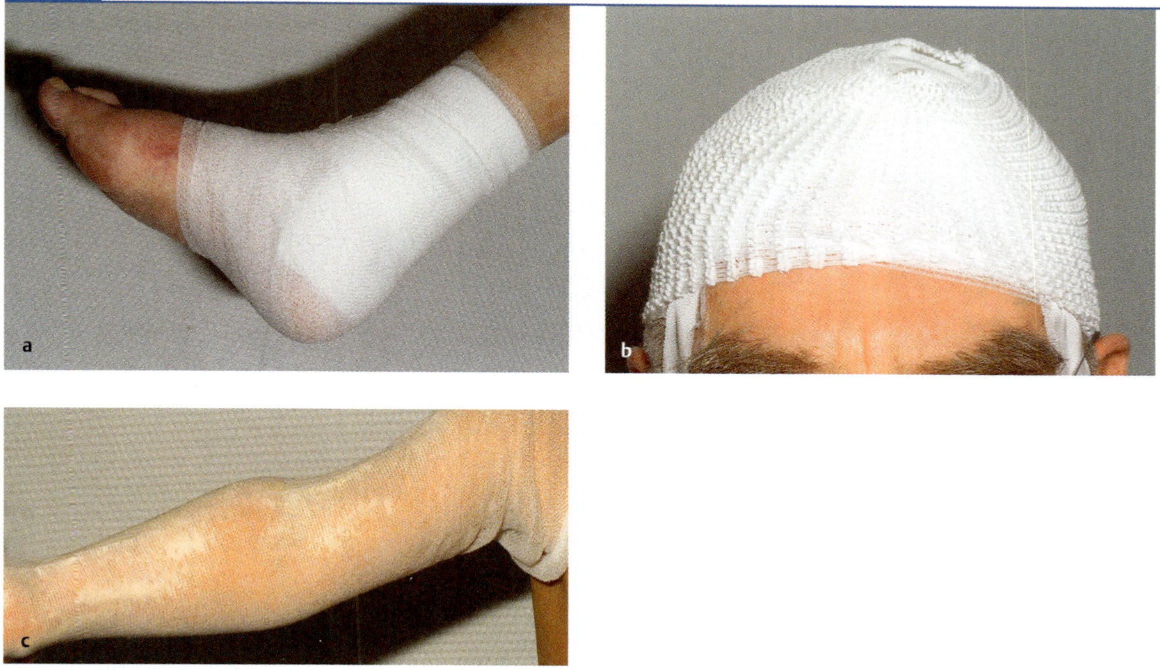

a Mullverband.
b Fixierung mittels Gumminetz (Kopfkappe).
c Schlauchverband.

Salbenverbände werden meist zusätzlich durch sog. Deckverbände abgedeckt.

- **Deckverbände:** Diese schützen Wunden zusätzlich und verhindern das Verschmutzen und die „Geruchsbelästigung" durch „schmierige" Externa. Zudem bieten sie Schutz vor Lichteinwirkung. Typischerweise werden hierzu Baumwollkompressen eingesetzt, die durch Mullbinden (Abb. **4.18a**) oder Gumminetze (Abb. **4.18b**) fixiert werden.
  - **Vorteil:** hervorragende Wirkung, einfache Applikation.
  - **Nachteil:** leichtes Verrutschen, Strangulation bei unsachgemäßem Einsatz.

Eine Sonderform der Deckverbände sind sog. **Schlauchverbände** und **Deckverbände bei der photodynamischen Therapie** (Abb. **4.19**).

- **Schlauchverbände** (z. B. Tubifast): Diese kommen bei großflächiger Anwendung von Externa zum Einsatz. Typischerweise werden sie 2-mal pro Tag bis zu 2 h eingesetzt. Schlauchverbände nehmen eine Zwischenstellung zwischen Okklusiv- und Deckverbänden ein (Abb. **4.18c**).
  - **Vorteil:** hervorragende Wirkung durch Verdopplung der Penetration von Wirkstoffen in die Haut gegenüber der unbedeckten Anwendung
  - **Nachteil:** Hitzestau
- **Deckverband bei der photodynamischen Therapie** (PDT [S. 65]): ein Photosensibilisator (ALA Creme) wird zur Wirkverstärkung und zum Lichtschutz mit einem Verband (PVC-Folie, Aluminiumfolie, Deckverband) abgedeckt. Nach einer Einwirkzeit von 3–4 Stunden erfolgt die Bestrahlung, z. B. mit Rotlicht (Abb. **4.19**).

Salbenverbände werden meist zusätzlich abgedeckt durch

- **Deckverbände:** Schutz der Wunde durch Baumwollkompressen, die durch Mullbinden (Abb. **4.18a**) oder Gumminetze (Abb. **4.18b**) fixiert werden.
- **Schlauchverbände:** bei großflächiger Anwendung von Externa (Abb. **4.18c**).
- **Verband bei photodynamischer Therapie:** zur Vorbereitung der Fototherapie (Abb. **4.19**).

Vakuumtherapie (Unterdruckwundtherapie)

Nach Abdeckung der Wunde mit einem offenporigen Polyurethanschaumverband sowie einer semiokklusiven Folie wird über ein Schlauchsystem die Vakuumpumpe angeschlossen (Abb. **4.20**), die einen negativen Druck in der Wunde erzeugt. Hierdurch kommt es zu einer Bildung von Granulationsgewebe und damit Beschleunigung der Wundheilung.

Indikationen:

- akute (z. B. Wunden nach chirurgischem Débridement) und chronische (z. B. Ulcus cruris bei chronischer venöser Insuffizienz) Wunden
- Lappenplastiken, Transplantate

Vakuumtherapie (Unterdruckwundtherapie)

Mittels einer Pumpe wird ein negativer Druck in der Wunde erzeugt (Abb. **4.20**). Hierdurch kann die Wundheilung beschleunigt werden.

Indikationen:

- akute und chronische Wunden
- Lappenplastiken, Transplantate

4.19 **Deckverband bei der photodynamischen Therapie**

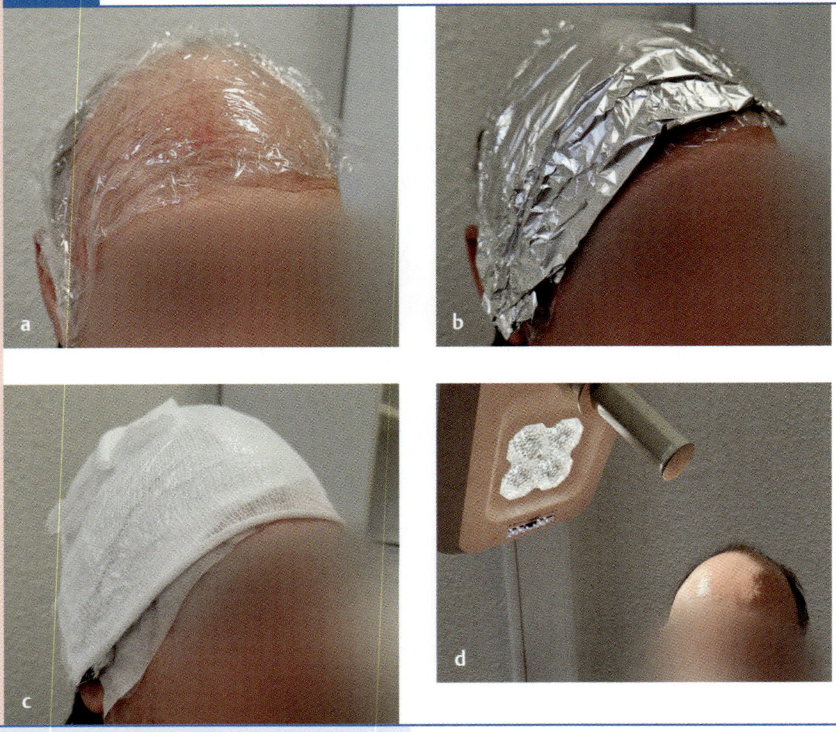

a Folienverband nach Auftragen von ALA-Creme.
b Aluminiumfolie zum Lichtschutz.
c Deckverband.
d Bestrahlung nach Entfernen des Verbandes.

4.20

4.20 **Vakuumpumpentherapie**

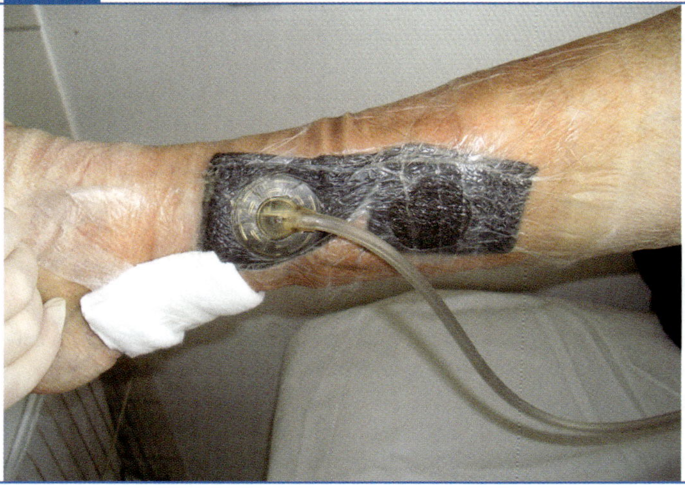

Kontraindikationen, wie z. B. freiliegende Blutgefäße oder ein maligner Wundgrund, sind zu beachten.

Nachteile: hoher Aufwand und Kosten.
Vorteile: Verbandswechselhäufigkeit kann reduziert werden, Patientenkomfort.

Kontraindikationen:

- freiligende Blutgefäße
- maligner Wundgrund
- direkter Kontakt zu Nerven, Blutgefäßen, Anastomosen oder Organen

Nachteile der Vakuumtherapie sind der relativ hohe Aufwand bei den Verbandswechseln und die Kosten (Pumpensytem, Verbandsmaterialien).
Vorteile sind die selteneren Verbandswechsel (Verbände können meist mehrere Tage belassen werden) und der Komfort für die Betroffenen durch das geschlossene Verbandsystem.
Die Behandlung wird meistens im stationären Rahmen eingesetzt.

4.5 Systemische Therapie

A. Pinter; vormals beteiligt: I. Hadshiew, W. Kimmig*, D. Schoch**

4.5.1 Grundlagen

Dermatologische Erkrankungen betreffen primär die Haut und Schleimhäute, können sich jedoch häufig begleitend auch an inneren Organen manifestieren. Neben diversen lokalen Therapieoptionen gibt es daher auch eine Vielzahl systemischer Medikamente, die hier in einer Übersicht vorgestellt werden.

Typische Indikationen einer systemischen Therapie sind:

- **infektiöse Erkrankungen** (bakteriell, viral, parasitär oder mykotisch), wenn diese einer topischen Therapie nicht ausreichend zugänglich sind, einen größeren Flächenbefall aufweisen oder Zeichen einer systemischen Ausbreitung auftreten,
- **allergische Erkrankungen** mit symptomatischer, antiallergischer Therapie,
- **onkologische Erkrankungen** (kutanes Plattenepithelkarzinom, Basalzellkarzinom, malignes Melanom, kutane Lymphome, Sarkome, seltene Hauttumore) und
- **immunvermittelte Erkrankungen** (Psoriasis, atopische Dermatitis, autoinflammatorische Erkrankungen, Kollagenosen). Hier stehen neben den klassischen immunsuppressiven Medikamenten auch monoklonale Antikörper zur Verfügung.

4.5.2 Antibiotika

Penicilline

Penicilline (Tab. **4.9**) werden bei einer Vielzahl von bakteriell vermittelten Hauterkrankungen eingesetzt, wobei in den vergangenen Jahren die Häufigkeit resistenter Erreger rapide zugenommen hat. Sie wirken über die Hemmung der Zellwandsynthese bakterizid, können jedoch bei einigen Erregern durch Penicillinase- und β-Lactamase-Bildung unwirksam werden, sodass Penicilline der neueren Generationen, Kombinationspräparate (mit β-Lactamase Inhibitoren) oder andere Medikamentengruppen verwendet werden müssen. Aufgrund des günstigen Nebenwirkungsprofils und geringeren Gefahr der Resistenzbildung sind diese Penicilline bevorzugt zu verwenden.

4.9 Penicilline und Cephalosporine

Gruppe	Beispiele
Penicilline	
nicht penicillinasefest	Penicillin G, Penicillin V, Propicillin, Depot-Penicilline (Procain-Penicillin G, Clemizol-Penicillin, Benzathin-Penicillin)
penicillinasefest (Isoxazolyl-Penicilline)	Oxacillin, Dicloxacillin, Flucloxacillin
Breitspektrum-Penicilline der 2. Generation (Amino-[benzyl-]Penicilline)	Ampicillin, Amoxicillin (beide nicht penicillinasefest), Amoxicillin/Clavulansäure (penicillinase- und β-Lactamase-fest)
Breitspektrum-Penicilline der 3. Generation (Carboxy-Penicilline)	Ticarcillin, Carbencillin
Breitspektrum-Penicilline der 4. Generation (Acylamino-Penicilline)	Azlocillin, Piperacillin, Mezlocillin
Cephalosporine	
1. Generation	Cefazolin, Cefalexin, Cefadroxil
2. Generation	Cefaclor, Cefuroxim
3. Generation	Cefotaxim, Ceftriaxon, Cefixim, Cefpodoxim, Ceftazidim
4. Generation	Cefepim
5. Generation	Ceftarolin

Zu den empfindlichen Keimen zählen **Staphylokokken** und **Streptokokken**, die einen Großteil der oberflächlichen Hautinfektionen, wie z. B. Impetigo contagiosa, Folliku-

4.5 Systemische Therapie

4.5.1 Grundlagen

Typische Indikationen:

- infektiöse Erkrankungen
- allergische Erkrankungen
- onkologische Erkrankungen
- immunvermittelte Erkrankungen

4.5.2 Antibiotika

Penicilline

Penicilline (Tab. **4.9**) wirken über Hemmung der Zellwandsynthese bakterizid. Zu den empfindlichen Keimen zählen vor allem **Streptokokken** und **Staphylokokken**. Breitspektrum-Penicilline erfassen auch **gramnegative Bakterien**.

4.9

litiden, Furunkel oder Erysipele verursachen. Weitere empfindliche Erreger sind Borrelien (Erythema chronicum migrans), Neisserien (z. B. Gonorrhö), Treponemen (z. B. Syphilis) und Aktinomyzeten.

Breitspektrum-Penicilline erfassen auch **gramnegative Bakterien** (*Enterococcus, H. influenzae, E. coli, Proteus*, etc.), die häufig bei Abszessen und Phlegmonen eine Rolle spielen.

Cephalosporine

Cephalosprine (Tab. **4.9**) erfassen ebenfalls **Staphylokokken** und **Streptokokken**, darüber hinaus aber auch noch penicillinaseproduzierende Bakterien und eignen sich gut bei Weichteilinfektionen.

Ähnlich wie Penicilline erfassen Cephalosporine (Tab. **4.9**) **Staphylokokken** und **Streptokokken**. Sie wirken ebenfalls bakterizid und sind auch wirksam gegen penicillinaseproduzierende Keime. Cephalosporine ab der 2. Generation wirken zunehmend auch gegen **gramnegative Erreger**. Grundsätzlich gilt, dass sich das Wirkspektrum bei Cephalosporinen bei den neuen Generationen vom grampositiven in den gramnegativen Bereich verschiebt. Einige Cephalosporine habe nur eine geringere Bioverfügbarkeit und müssen so in höheren Dosierungen gegeben werden, was zu gastrointestinalen Beschwerden führen kann.

Tetracycline

Tetracycline wirken bakteriostatisch gegen **grampositive** und **gramnegative Bakterien**.

Tetracycline (z. B. Doxycyclin, Tetracyclin, Minocyclin) wirken bakteriostatisch gegen **grampositive** und **gramnegative Bakterien**; häufig bestehen jedoch Resistenzen. Typische Erkrankungen, bei denen sie zum Einsatz kommen, sind Akne, Rosazea, periorale Dermatitis, Borreliose und Geschlechtserkrankungen (Chlamydieninfektionen, Mykoplasmeninfektionen).

Makrolide

Makrolide (Erythromycin, Roxithromycin, Clarithromycin, Azithromycin) wirken bakteriostatisch gegen **Staphylokokken** und **Streptokokken**.

Zu den Makroliden gehören Erythromycin, Roxithromycin, Clarithromycin und Azithromycin. Auch sie wirken „nur" bakteriostatisch und erfassen **Staphylokokken** und **Streptokokken**. Sie werden bei einer Reihe dermatologischer Erkrankungen eingesetzt, insbesondere bei Akne, Rosazea, Borreliose, Diphtherie, milden Formen der Hidradenitis suppurativa sowie Haut- und Weichteilinfektionen und Geschlechtserkrankungen (Chlamydieninfektionen, Mykoplasmeninfektionen, Gonorrhö).

Sulfonamide

Sulfonamide können bakteriostatisch (z. B. **Toxoplasmose**) oder auch bakterizid (**grampositive Keime**) wirken.

Sulfonamide gehören zur Gruppe der Folsäure-Antagonisten. Sie können bakteriostatisch wirken wie z. B. Sulfadiazin, welches bei **Toxoplasmose** zur Anwendung kommt, oder bakterizid wie z. B. Trimethoprim-Sulfamethoxazol, welches bei Blasenentzündungen eingesetzt wird. Sulfonamide können in Kombination mit MTX die potenzielle Toxizität erhöhen und sollten daher nur mit Vorsicht kombiniert werden. Die Gruppe der Sulfonamide kann auch bei Protozoeninfektionen eingesetzt werden.

► Merke.

► Merke. Sulfonamide **verstärken** die Wirkung von oralen Antikoagulanzien, oralen Antidiabetika und Methotrexat (MTX).

Aminoglykoside

Aminoglykoside wirken bakterizid und werden häufig bei **schweren Infektionen mit gramnegativen Erregern** eingesetzt.

Aminoglykoside wirken bakterizid und werden typischerweise bei **schweren**, oft nosokomialen **Infektionen** mit **gramnegativen Erregern** eingesetzt (z. B. Pseudomonaden). Häufig verwendete Präparate sind Gentamicin, Amikacin, Streptomycin und Tobramycin.

► Merke.

► Merke. Aminoglykoside haben nur eine geringe therapeutische Breite und ein hohes **oto-** und **nephrotoxisches** Risikopotenzial.

Fluorchinolone

Zur Gruppe der Fluorchinolone gehören z. B. Norfloxacin, Ciprofloxacin, Ofloxacin und Levofloxacin. Sie werden insbesondere bei **Harnwegsinfekten**, **Gonorrhö** und **Darminfektionen** eingesetzt, aber auch bei Infektionen der Haut und Weichteile. Sensible Erreger sind u. a. Enterobakterien, Salmonellen, Shigellen und Gonokokken.

Metronidazol

Metronidazol (Nitroimidazol) wird bei Infektionen mit **Anaerobiern** eingesetzt und wirkt bakterizid. Selten wird es noch systemisch bei therapieresistenter Rosazea und perioraler Dermatose angewendet. Aufgrund des breiten Nebenwirkungsspektrums (einschließlich Neurotoxizität) wird es aber nur noch gelegentlich verordnet.

Vancomycin

Vancomycin (aus der Gruppe der Glykopeptide) gilt als **Reservemittel**, das bakterizid gegen grampositive Bakterien wirkt. Es wird z. B. bei schweren Infektionen mit multiresistenten Staphylokokken und bestehender Penicillinallergie eingesetzt. Nebenwirkungen sind Oto- und Nephrotoxitiät.

4.5.3 Virustatika

Insbesondere zur Therapie von **Herpeserkrankungen** (HSV-1–3) gibt es eine Reihe von Virustatika, die sich insbesondere durch ihre Bioverfügbarkeit nach oraler Aufnahme unterscheiden (Tab. **4.10**).

4.10 Virustatika

Wirkstoff (Handelsname)	Wirkprinzip	Indikationen	Nebenwirkungen
Aciclovir	Thymidinanalogon → Phosphorylierung durch eine virale Thymidinkinase → Kettenabbruch und somit Hemmung der Virusreplikation	Herpes simplex (HHV-1) Herpes genitalis (HHV-2) Varicella-Zoster (HHV-3)	Übelkeit, Erbrechen und Durchfall, Kopfschmerzen, Schwindel und Verwirrtheitszustände seltener Exantheme und Haarausfall nephrotoxisch bei schneller und hoher i. v. Gabe (Auskristallisation), gilt für alle Derivate (CAVE bei Niereninsuffizienz)
Valaciclovir	siehe Aciclovir im Vergleich 2–3-fach höhere Bioverfügbarkeit	siehe Aciclovir	Kopfschmerzen, Übelkeit und Erbrechen, Schlaflosigkeit, Abgeschlagenheit Exantheme, erhöhte UV-Sensibilität
Brivudin	siehe Aciclovir im Vergleich mehr als 100-fach höhere antivirale Aktivität in vitro	Varicella zoster	Übelkeit, Erbrechen und Durchfall, Kopfschmerzen und Schwindel, Appetitlosigkeit, Schläfrigkeit selten Exantheme
Famciclovir	siehe Aciclovir	Herpes genitalis Varicella zoster	Übelkeit, Kopfschmerzen, selten Verwirrtheitszustände

► Merke. Bei allen Präparaten muss eine Kreatinin-Kontrolle erfolgen, insbesondere vor intravenöser Gabe sowie bei bestehender Niereninsuffizienz (Dosisanpassung notwendig)!

Weitere Virustatika sind z. B. Ganciclovir, Cidofovir, Foscarnet (bei CMV-Infektion und Immunsupression).

4.5.4 Antimykotika

Infektionen mit Dermatophyten und Hefen gehören zu den häufigsten Infektionen überhaupt. Neben der Haut/Schleimhaut und den Nägeln kann auch eine systemische Beteiligung auftreten (z. B. systemische Kandidosen und Aspergillosen), insbesondere bei Immunsuppression. Tab. **4.11** bietet eine Übersicht. Die Antimykotika unterscheiden sich vornehmlich in der Resorptionsrate und somit der Bioverfügbarkeit, klinischen Wirksamkeit, der Möglichkeit der parenteralen Applikation sowie der Behandlung von Kindern und Jugendlichen.

Fluorchinolone

Fluorchinolone (Norfloxacin, Ciprofloxacin, Ofloxacin, Levofloxacin) werden v. a. bei **Harnwegsinfekten, Gonorrhö** und **Darminfektionen**, aber auch bei Infektionen der Haut und Weichteile eingesetzt.

Metronidazol

Metronidazol (Nitroimidazol) wird bei Infektionen mit **Anaerobiern** eingesetzt und wirkt bakterizid.

Vancomycin

Vancomycin ist ein **Reservemittel** z. B. für schwere Infektionen mit multiresistenten Staphylokokken.

4.5.3 Virustatika

Virustatika zur Behandlung von Infektionen durch human **Herpesviren** siehe Tab. **4.10**.

► Merke.

4.5.4 Antimykotika

Tab. **4.11** bietet eine Übersicht.

4.11 Antimykotika

Wirkstoff (Handelsname)	Wirkprinzip	Indikationen	Nebenwirkungen
Itraconazol	**Hemmung der Ergosterolsynthese** in der Pilzzellmembran (über Hemmung der 14α-Demethylase)	▪ Infektionen durch Dermatophyten (inkl. Onychomykosen) ▪ systemische und lokale Hefemykosen (Kandidosen) ▪ Aspergillosen (Schimmelpilz)	gastrointestinale Beschwerden, Hepatotoxizität
Fluconazol	siehe Itraconazol	▪ Infektionen mit Dermatophyten und Hefen ▪ systemische und lokale Hefemykosen (Kandidosen) (einige Hefen sind wenig empfindlich [*C. glabrata*, *C. tropicalis*] oder resistent [*C. krusei*])	gastrointestinale Beschwerden, Hepatotoxizität, Leukopenie
Terbinafin	**Hemmung der Ergosterolsynthese** in der Pilzzellmembran (über Hemmung der Squalenepoxidase)	▪ nur Infektionen mit Dermatophyten	gastrointestinale Beschwerden, Geschmacksstörungen, Arzneimittelexantheme, Muskelschmerzen, Kopfschmerzen, Leberfunktionsstörungen
Amphotericin B	**Komplexbildung mit Ergosterol** der Pilzzellmembran	▪ systemische Hefemykosen (Kandidose, Kryptokokkose) ▪ Aspergillosen ▪ Histoplasmosen (*Histoplasma capsulatum*)	Fieber, Nephro-, Hepato- und Neurotoxizität
Griseofulvin	fungistatisch Störung der Zellwandsynthese durch **Mitosehemmung**	▪ nur Infektionen mit Dermatophyten	Blutbildveränderungen (v. a. Leukopenie), gastrointestinale Beschwerden, Nephro- und Hepatotoxizität, verstärkte Fotosensitivität

4.5.5 Antiparasitika

Seltene Infektionen mit **Helminthen** sind unkompliziert und können mit Benzimidazol-Derivaten (**Albendazol, Mebendazol**) behandelt werden.

Die häufige **Scabies-Infektion** kann durch Einmalgaben von **Ivermectin** hocheffektiv systemisch behandelt werden.

▸ Merke.

4.5.5 Antiparasitika

Parasitäre Infektionen werden in der dermatologischen Praxis ebenfalls regelmäßig gesehen. Besiedlungen mit **Helminthen** bilden eher die Ausnahme und sind unkompliziert mit dem Benzimidazol-Derivaten **Albendazol** oder **Mebendazol** zu behandeln. Therapiedauer und Dosierung systemisch wirksamer **Antihelminthika** richten sich nach Erreger und variieren zwischen Einmalgaben und Therapiedauern von bis zu zwei Jahren. Nebenwirkungen sind gastrointestinale Beschwerden, Schwindel, Alopezie, Kopfschmerzen und Exantheme.
Hingegen sind Infektionen durch ***Sarcoptes scabiei***, die Erreger der **Scabies**, weit häufiger. Als hocheffektive systemische Therapie ist **Ivermectin** zugelassen. Dabei reicht eine orale Einmalgabe von 200 µg Ivermectin pro kg Körpergewicht aus. Eine zweite Behandlung mit Ivermectin ist angebracht, wenn nach der Erstgabe wieder Läsionen auftreten oder ein erneuter Nachweis der Erreger erfolgt. Ivermectin ist ebenfalls für Kinder mit einem Körpergewicht von mindestens 15 kg zugelassen. Nebenwirkungen sind eine transiente Hypereosinophilie, Transaminaseerhöhung, Hyperbilirubinämie, Asthenie, Obstipation, Diarrhö, Übelkeit, Erbrechen, Schwindel, Somnolenz sowie Blutbildveränderungen.

▸ Merke. **Ivermectin** ist als Antiparasitikum bei der Scabies im Kindes- und Erwachsenenalter einsetzbar. Eine Kombination mit einer **Lokaltherapie** ist insbesondere bei **schweren** oder **therapierefraktären Befunden** sinnvoll.

4.5.6 Antihistaminika

Antihistaminika wirken über die Blockade der Histaminrezeptoren (H_1- und H_2-Rezeptoren).

In der Dermatologie werden v. a. **H_1-Blocker** eingesetzt. H_1-Blocker der **1. Generation** wirken sedierend, bei Antihistaminika der **2. Generation** ist der sedierende Effekt weniger stark (Tab. **4.12**).

4.5.6 Antihistaminika

Antihistaminika hemmen die Wirkung der körpereigenen Substanz Histamin, indem sie spezifisch Histaminrezeptoren (H_1- und H_2-Rezeptoren) blockieren.
Während durch die Stimulierung der H_1-Rezeptoren vor allem **allergische Reaktionen** mediiert werden, löst eine Stimulierung der H_2-Rezeptoren eine gesteigerte Magensaftproduktion aus. In der Dermatologie kommen daher typischerweise **H_1-Blocker** (H_1-Rezeptor-Antagonisten) zum Einsatz. H_1-Blocker der **1. Generation** haben häufig eine zentral sedierende Wirkung, Antihistaminika der **2. Generation** in geringerem Maße, da sie durch eine veränderte Löslichkeit nicht mehr oder nur noch in vernachlässigbaren Mengen in das zentrale Nervensystem gelangen (Tab. **4.12**).

Typische **Indikationen** für den Einsatz dieser Substanzklasse sind allergische Rhinitis/Rhinokonjunktivitis, allergisches Asthma bronchiale, akute und chronische Urtikaria, anaphylaktoide Reaktionen sowie Pruritus. Ein sedierender Effekt kann in einigen Fällen erwünscht sein.

Indikationen sind allergische Rhinitis/Rhinokonjunktivitis, allergisches Asthma bronchiale, Urtikaria, anaphylaktoide Reaktionen, Pruritus.

4.12 Antihistaminika

Wirkstoff	Handelsnamen (Beispiele)
Antihistaminika der 1. Generation (sedierend)	
Phenothiazine (Promethazin, Chlorpromazin)	Atosil, Chlorpromazin (neuroleptisch wirksam)
Hydroxyzin	Atarax
Clemastin	Tavegil
Dimetinden	Fenistil
Ketotifen	Ketotifen (H_1-Antagonist, der zusätzlich die Mastzellendegranulation hemmt)
Oxatomid	Tinset (H_1-Antagonist, der zusätzlich die Mastzellendegranulation hemmt)
Antihistaminika der 2. Generation (nicht bzw. wenig sedierend)	
Cetirizin	Zyrtec
Levocetirizin	Xusal
Loratadin	Lorano
Desloratadin	Aerius
Ebastin	Ebastel
Mizolastin	Mizollen
Fexofenadin	Telfast
Rupatadin	Urtimed

≡ 4.12

Typische **Nebenwirkungen** der H_1-Rezeptor-Antagonisten sind gastrointestinale Beschwerden (Brechreiz, Übelkeit, Durchfall), Kopfschmerzen, Herzrhythmusstörung, Schwindelgefühle und Mundtrockenheit.

Nebenwirkungen (H_1-Blocker): gastrointestinale Beschwerden, Herzrhythmusstörung, Kopfschmerzen, Müdigkeit, Schwindel, Mundtrockenheit.

► Merke. Bei sedierenden Antihistaminika, aber **auch bei den nicht sedierenden** Antihistaminika kann es zu **Müdigkeit** kommen. Patient*innen müssen daher auf eine eventuell herabgesetzte Fahrtauglichkeit hingewiesen werden.

► Merke.

4.5.7 Retinoide

Retinoide sind synthetische Vitamin-A-Säure-Derivate, die über spezifische nukleäre Rezeptoren (RAR und RXR) die Transkription von Genen modulieren; dadurch **hemmen** sie die **Keratinozytenproliferation** und **fördern** deren **Differenzierung** (Tab. **4.13**). Somit wirken sie regulierend auf Dermatosen, die mit Hyperkeratosen und Dyskeratosen einhergehen. Insbesondere Isotretinoin wirkt sehr gut **sebostatisch** und wird daher in der Therapie der Akne eingesetzt. Darüberhinaus wirken Retinoide auch antiinflammatorisch in dem die Produktion von proinflammatorischen Botenstoffen in Keratinozyten reduziert wird.

4.5.7 Retinoide

Retinoide **hemmen** die **Keratinozytenproliferation** und **fördern** deren **Differenzierung,** zudem wirken sie **sebostatisch** und **antiinflammatorisch** (Tab. **4.13**).

► Merke.

- Aufgrund der **Teratogenität** der Retinoiden müssen diese während der Schwangerschaft aboslut gemieden werden - Mißbildungen am Fötus sind sonst obligat.
- Retinoide **lagern sich im körpereigenen Fettgewebe ab** und können daher auch nach Beendigung der Therapie noch teratogene Effekte haben.
- Bei allen Frauen im gebärfähigen Alter muss vor Gabe eine **Schwangerschaft ausgeschlossen** werden. Zudem müssen während und nach der Therapie **sehr sichere kontrazeptive Methoden** verwendet werden.
- **Monatliche Schwangerschaftstests** (zum Ausschluss einer Schwangerschaft) während der Therapie und 1 Monat nach Absetzten des Medikaments sind zu empfehlen.
- **Keine Kombination** von Retinoiden **mit Tetracyclinen** wegen des erhöhten Risikos eines Pseudotumor cerebri.

► Merke.

4.13 Retinoide

Wirkstoff (Handelsnamen)	Wirkprinzip	Indikationen	Nebenwirkungen
Isotretinoin, 13-cis-Retinsäure	differenzierungsfördernd Hemmung der Sebumproduktion immunmodulierend antiinflammatorisch	▪ schwere, therapieresistente Acne vulgaris ▪ Acne conglobata ▪ Rosazea ▪ kutane Lymphome	dosisabhängig: Xerosis cutis, insbesondere Cheilitis und Konjunktivitis, Nagelveränderungen (Paronychie), Haarausfall, Arthralgien, Muskel- und Knochenschmerzen (Hyperostosen), Hypertriglyzeridämie, Hypercholesterinämie, Depressionen, erhöhte Fotosensitivität, Kopfschmerzen
Etretinat Acitretin	siehe Isotretinoin	▪ Psoriasis vulgaris/pustulosa ▪ Lichen ruber ▪ Pityriasis rubra pilaris ▪ andere Verhornungsstörungen (z. B. Ichthyosen) ▪ Hand-/Fußekzeme (chronisch, hyperkeratotisch-rhagadiform)	
Alitretinoin	siehe Isotretinoin	▪ Hand-/Fußekzeme (chronisch, hyperkeratotisch-rhagadiform)	

4.5.8 Fumarsäureester

4.5.8 Fumarsäureester

Fumarsäureester wirken antiinflammatorisch und antiproliferativ.
Indikationen sind ausgedehnte, schwere Formen der Psoriasis vulgaris.

Nebenwirkungen: v. a. Flush-Symptomatik, teils ausgeprägte gastrointestinale-Beschwerden.

Fumarsäureester wirken **antiinflammatorisch** und **antiproliferativ** auf Keratinozyten. Sie modulieren eine Vielzahl von Zytokinen, hemmen die Sekretion von IFN-γ (Interferon-γ), TGF-α (Transforming Growth Factor-α) und IL-6 (Interleukin-6) und erhöhen die Konzentration des antiinflammatorischen Zytokins IL-10 (Interleukin-10). Hauptwirkstoff ist das Dimethylfumarat bzw. sein Metabolit Methylhydrogenfumarat.
Indikationen sind ausgedehnte, schwere Formen der Psoriasis vulgaris und Psoriasis pustulosa.
Aus klinischen Studien sind als häufigste (dosisabhängige) **Nebenwirkungen** Flush-Symptomatik mit Gesichtsrötung und Wärmegefühl sowie Magen-Darm-Beschwerden (Durchfälle, Krämpfe, Übelkeit) beschrieben. Selten kommt es zu Müdigkeit, Kopfschmerzen oder Nephrotoxizität. Der pharmakologisch wirksame Bestandteil ist das **Dimethylfumarat**, dass seit 2017 als Monosubstanz zur Behandlung der **Schuppenflechte** zugelassen ist. Die Verwendung von Medikamenten mit Fumarsäureestergemischen mit potenziell höherer Nebenwirkungsrate ist somit nicht mehr indiziert.

4.5.9 Immunsuppressiva

4.5.9 Immunsuppressiva

Immunsuppressiva werden v. a. bei **Immunerkrankungen** eingesetzt; entweder als Monotherapie oder kombiniert.

Indikationen sind insbesondere:
- autoimmune und autoinflammatorische Erkrankungen
- bullöse Dermatosen
- Kollagenosen
- schwere oder chronische Formen der Ekzeme
- mittelschwer bis schwere Formen der Psoriasis
- kutane T-Zell-Lymphome

Wichtig ist eine **engmaschige Überwachung**, je nach Therapeutikum und Dosierung mit Kontrolle von Blutbild, Transaminasen, Kreatinin, Blutfetten, CRP sowie aufgrund des Risikos einer erhöhten Infektanfälligkeit.

Eine Vielzahl schwerer **immunvermittelten Erkrankungen** erfordert oft den Einsatz eines oder mehrerer immunsupprimierender Therapeutika. Neben den Glukokortikoiden existiert heute ein großes Spektrum immer selektiver eingreifender Substanzen von Azathioprin, über Methotrexat (MTX), Mycophenolatmofetil (MMF) und Cyclosporin A bis hin zu diversen hochspezifischen monoklonalen Antikörpern (Biologika).
Als **Indikationen** gelten unter anderem:
- Autoimmun- und autoinflammatorische Erkrankungen
- bullöse Dermatosen (Pemphigus vulgaris, bullöses Pemphigoid)
- Kollagenosen (wie Lupus erythematodes, Dermatomyositis, Vaskulitiden, kutane und systemische Sklerodermie)
- Erythema exsudativum multiforme (EEM)
- toxische epidermale Nekrolyse (TEN) und andere Arzneimittelreaktionen
- Sweet-Syndrom
- mittelschwer bis schwere Formen der Ekzeme
- mittelschwer bis schwere Formen der Psoriasis
- kutane T-Zell-Lymphome

Der Einsatz dieser Medikamente erfordert eine **engmaschige Überwachung** mit Kontrolle der Blutwerte (Blutbild, Transaminasen, Kreatinin, Blutfette etc.), um schweren, z. T. irreversiblen Nebenwirkungen vorzubeugen. Neben den medikamentenspezifischen Nebenwirkungen sollte stets bedacht werden, dass eine langfristige Immunsuppression bei einigen Therapien wie Azathioprin, Cyclosporin A oder MMF das Tumorrisiko (z. B. kutane Plattenepithelkarzinome) langfristig erhöht. Daher sollten, insbesondere breit wirkende Immunsuppressiva, nur nach strenger Nutzen-Risiko-Abwägung sowie möglichst nicht langfristig gegeben werden.

► Merke. Während einer immunsuppressiven Behandlung mit konservativen Immunsuppressiva wie Cyclosporin A, Azathioprin oder MMF sollte ein **konsequenter UV-Schutz** erfolgen.

► Merke.

Die folgende Tab. **4.14** bietet einen kurzen Überblick über die einzelnen Substanzgruppen. Die Dosierungen oder Kombinationstherapien sind individuell.

Tab. **4.14** bietet eine Übersicht.

4.14 Immunsuppressiva

Wirkstoff (Handelsnamen)	Wirkprinzip	Indikationen	Nebenwirkungen
Glukokortikoide (Prednisolon, Methylprednisolon, Fluocortolon)	antiproliferativ antiinflammatorisch immunsuppressiv antipruriginös	universell einsetzbar	Steroidakne, Hautatrophie, Striae distensae, Purpura, Myopathie, Osteoporose, Frakturen, Psychosen, Cushing-Syndrom, Steroiddiabetes, Leukozytose u. a.
Azathioprin	Prodrug, das in 6-Mercaptopurin umgewandelt wird und als Antimetabolit (**Purinantagonist**) fungiert	▪ Kollagenosen: SLE und Dermatomyositis ▪ Dermatologische Indikationen zur Steroideinsparung: bullöse Erkrankungen (Pemphigus vulgaris, bullöses Pemphigoid) ▪ Pyoderma gangraenosum ▪ Vaskulitiden ▪ Morbus Behçet	gastrointestinale Beschwerden, Leber-/Nierenfunktionsstörungen, Hyperbilirubinämie, Panzytopenie, Neuropathien, Arthralgien, Myalgien, Herzrhythmusstörungen, Exantheme, Infektneigung, Haarausfall, Tumorrisiko ↑
Methotrexat (MTX)	**Folsäureantagonist** (Antimetabolit) v. a. sich schnell teilende Zellen (z. B. aktivierte Lymphozyten) werden gehemmt	▪ schwere Formen der Psoriasis vulgaris/Psoriasis-Arthritis ▪ kutane T-Zell-Lymphome* ▪ Ekzeme*	NW in allen Geweben mit hoher Zellteilungsrate: Knochenmark (Panzytopenie), Schleimhäute (Mukositis, Zystitis), Magen-Darm-Bereich (Übelkeit, Erbrechen, Durchfall, Ulzera, Blutungen), Osteoporose, Azoospermie, Alopezie, Ulzerationen der Haut etc.
Cyclophosphamid	stark wirksames Immunsuppressivum/Chemotherapeutikum aus der Gruppe der **Alkylanzien** – nur bei schweren, lebensbedrohlichen Immunerkrankungen einzusetzen	▪ Vaskulitiden ▪ Kollagenosen (SLE, Sklerodermie) ▪ kutane T-Zell-Lymphome ▪ Morbus Behçet* ▪ Pyoderma gangraenosum*	Knochenmarkdepression (Panzytopenie), Nephrotoxizität, Kardiotoxizität, Hepatotoxizität, Alopezie und hämorrhagische Zystitis, Übelkeit und Erbrechen
Mycophenolat-Mofetil (MMF)	stark wirksamer, reversibler, selektiver **Hemmer des Enzyms Inosinmonophosphat-Dehydrogenase** (IMPDH), einem Schlüsselenzym der Guanosin-Nukleotid-Synthese in Lymphozyten	▪ schwere Ekzeme ▪ Psoriasis vulgaris ▪ bullöse Dermatosen ▪ Vaskulitiden ▪ Pannikulitiden ▪ Pyoderma gangraenosum ▪ SLE	gastrointestinale Beschwerden (Übelkeit, Erbrechen, Durchfall), Panzytopenie, erhöhte Infektneigung, erhöhtes Tumorrisiko
Cyclosporin A	**Hemmung von CD4-Lymphozyten** (T-Helferzellen), u. a. durch Suppression der Bildung von Interleukin-2 (IL-2); zusätzlich Hemmung weiterer Zytokine (IFN-γ, TNF-α, IL-1, -3 und -8)	▪ schwere Psoriasis vulgaris ▪ schwere, therapierefraktäre Ekzeme ▪ bullöse Dermatosen* ▪ SLE und andere Kollagenosen (s. o.)*	Nierenschäden (irreversibel), Hypertonie, Neuropathien (Tremor, Dysästhesien, Psychosen), Leberschäden (Erhöhung von Transaminasen und Bilirubin), Übelkeit, Durchfälle, Hyperglykämie, Gingivitis oder Gingivahyperplasie, Infektanfälligkeit

*Off Label Use

Januskinase-Inhibitoren

Januskinasen sind intrazelluläre Enzyme, die durch eine extrazelluläre Rezeptoraktivierung indirekt Transkriptionsfaktoren aktivieren, welche dann proentzündliche und proliferative Gene aktivieren.

Aufgrund der immunsuppressiven Wirkung können einige Jak-Inhibitoren eine erhöhte Rate an **bakteriellen** und **viralen (Re-)Infektionen** induzieren.

Jak-1 bis JAK-3-Inhibitoren dürfen bei erhöhtem Risiko für Thrombosen oder Karzinomentstehung nur nach **strenger Nutzen-Risiko-Abwägung** verabreicht werden.

Januskinase-Inhibitoren sind **schnell wirksame** Therapeutika, die beim **atopischen Ekzem**, **Alopecia areata** und **Psoriasis vulgaris** eingesetzt werden können.

Janukinasen sind intrazelluläre Enzyme, die eine extrazelluläre Rezeptoraktivierung nach intrazellulär weiterleiten und Enzyme wie STAD aktivieren. Dies führt zu einer Aktivierung von Transkriptionsfaktoren, die wiederum proentzündliche und proliferative Gene aktivieren. Dadurch werden unter anderem Zytokine wie IL-1, IL-2, IL-13 oder IL-17 produziert.
Es sind aktuell 4 Unterformen der Januskinasen bekann, die als **Jak-1**, **Jak-2**, **Jak-3** und **Tyk-2** bezeichnet werden. Eine unselektive Inhibition von allen Enzymen führt in der Regel zu einer **starken Immunsuppression** mit entsprechenden **Nebenwirkungen**. Aufgrund der immunsuppressiven Wirkung können einige Jak-Inhibitoren eine **erhöhte Rate an bakteriellen und viralen (Re-)Infektionen** induzieren. Weitere Nebenwirkungen sind Blutbildveränderungen, Transaminasenanstieg, Kreatininkinaseerhöhung oder Hyperlipidämien. Bei zusätzlichen Risiken kann unter Umständen auch eine leicht erhöhte Rate an Thrombosen und Malignomen beobachtet werden.
Ob diese Medikamentengruppe der Jak-1 bis Jak-3-Inhibitoren auch ein erhöhtes Risiko für thrombembolische Ereignisse oder ein erhöhtes karzinogenes Risiko aufweist, ist aktuell Stand der Untersuchung. Bei Patient*innen mit einem erhöhten Risiko für Thrombosen oder Karzinomentstehung sollte eine strenge Nutzen-Risiko-Abwägung erfolgen.
Januskinase-Inhibitoren zeichnen sich durch einen **schnellen Wirkeintritt** aus. Eine spezifische Hemmung einzelner Enzyme kann durch **selektive Janukinase-Inhibitoren** erfolgen und ist bei verschiedenen Indikationen wie dem **atopischen Ekzem**, **Alopecia areata** oder **Psoriasis** zugelassen (Tab. **4.15**).

4.15

Tab. 4.15 Systemische Januskinase-Inhibitoren in der Dermatologie

Wirkstoff und Hemmung der spezifischen Januskinasen	Indikation in der Dermatologie	Besonderheit
Abrocitinib (Jak-1)	atopische Dermatitis (AD)	drei verschiedene Dosierungen zugelassen
Baricitinib (Jak-1 und -2)	atopische Dermatitis, Alopecia areata	systemisches Langzeittherapeutikum für die Alopecia areata
Deucravacitinib (Tyk-2)	Psoriasis vulgaris	einziger Januskinase-Inhibitor für die Psoriasis vulgaris
Tofacitinib (Jak-1 und -3)	Psoriasisarthritis	unselektiver Januskinase-Inhibitor
Upadacitinib (Jak-1)	atopische Dermatitis Psoriasisiarthritis	bereits ab dem 12. Lebensjahr in der AD zugelassen

Glukokortikoide

Nebenwirkungen einer langfristigen systemischen Gabe können durch eine kurzzeitige systemische Verabreichung vermieden werden.

Kurzzeitige systemische Gabe: Glukokortikoid-Stoßtherapie.

Langfristige systemische Gabe: unterhalb der Cushing-Schwelle, suffiziente Osteoporose-Prophylaxe.

Glukokortikoide verursachen bei langfristiger systemischer Anwendung (in Abhängigkeit von ihrer Potenz, Dosis und Dauer der Einnahme) insbesondere folgende **Nebenwirkungen:** Immunsuppression, Verschlechterung eines bestehenden Diabetes mellitus, Zunahme des Risikos von Magengeschwüren und Osteoporose.
Zur Vermeidung dieser langfristigen Nebenwirkungen wird in der Dermatologie häufig eine sog. **Glukokortikoid-Stoßtherapie** eingesetzt. Hierbei werden typischerweise Dosen von ca. 1 mg/kg KG Prednisolonäquivalent gegeben und die Dosis alle 2–3 Tage halbiert (**ausgeschlichen**). Hierdurch kann oft eine schnelle Besserung von entzündlichen Dermatosen erreicht werden, bis weitere (z. B. überlappende topische) Therapien Wirkung zeigen. Bei dieser kurzzeitigen systemischen Therapie entstehen keine Langzeitschäden. Ein Ausschleichen selbst höherer Glukokortikoiddosierungen ist bei einer Therapiedauer von weniger als 7 Tagen nicht erforderlich.
Bei **langfristigen systemischen Gaben** sollte stets beachtet werden, dass unterhalb der **Cushing-Schwelle** (ca. 7,5-10 mg Prednisolonäquivalent) therapiert wird und eine suffiziente **Osteoporose-Prophylaxe** (Kalzium, Vitamin D, ggf. Bisphosphonate) erfolgt. Bei einer Kombination von NSAR und Glukokortikoiden sollten Protonenpumpenhemmer (PPI) zusätzlich eingesetzt werden.

Immunmodulierende Stoffe

Sulfone

Die Gruppe der Sulfone (Diaminodiphenylsulfon [DADPS] Dapson) wurde traditionell zur Therapie der Lepra eingesetzt. Weitere Indikationen sind die Dermatitis herpetiformis Duhring, Erythemata elevatum et diutinum; als Mittel der 2. Wahl können sie z. B. bei Pyoderma gangraenosum, bullösem Pemphigoid, Sweet-Syndrom, Morbus Behçet, SLE, leukozytoklastischer Vaskulitis oder granulomatösen Erkrankungen angewendet werden.
Sulfone wirken **immunmodulierend** und hemmen die Chemotaxis und Adhärenz von Immunzellen, v. a. von neutrophilen (und auch eosinophilen) Granulozyten. Darüber hinaus kommt es zu einer Hemmung der Synthese von Dihydrofolsäure, ähnlich wie bei Sulfonamiden. Der genaue Wirkmechanismus ist jedoch unbekannt. **Nebenwirkungen** sind Methämoglobinämie, Hämolyse, Neuropathie, Agranulozytose und Arzneimittelexantheme (Kombination der o. g. Nebenwirkungen wird auch **Dapson Syndrom** genannt)

► Merke. Vor Therapie muss eine **Kontrolle der Glucose-6-phosphat-Dehydrogenase** erfolgen, die zum Abbau von Dapson notwendig ist (sonst erhöhtes Risiko der Methämoglobinämie). Bei verringerter oder fehlender Funktion der G6PD kann mit verringerter Dosierung unter engmaschiger Kontrolle therapiert werden.

Clofazimin

Clofazimin ist ein Phenazinderivat, das ebenfalls **antiinflammatorisch** wirkt und typischerweise zur Behandlung der Lepra angewendet wurde. Darüber hinaus wird es bei Cheilitis granulomatosa, Granuloma anulare, Granuloma faciale, Necrobiosis lipoidica und Pyoderma gangraenosum eingesetzt. Wie dieser **antigranulomatöse Effekt** entsteht, ist nicht geklärt; es kommt jedoch zur Stabilisierung von Lysosomen, vermehrter Phagoszytosefähigkeit und Hemmung von Entzündungen. Typische **Nebenwirkungen** sind rötliche Verfärbung von Schweiß, Urin und Tränenflüssigkeit sowie eine erhöhte Fotosensibilität.

Thalidomid

Thalidomid ist ein Glutaminsäurederivat, das ebenfalls für die Lepratherapie geeignet ist, jedoch auch bei Sarkoidose, Langerhans-Zell-Histiozytosen, Lupus erythematodes, Pannikulitiden und chronisch rezidivierenden Aphten eingesetzt wird. Thalidomid wirkt **antientzündlich** und **immunsuppressiv**, z. B. über Hemmung von Zytokinen (wie TNF-α), wobei der genaue Wirkmechanismus bisher nicht eindeutig geklärt ist. Zu den häufigsten Nebenwirkungen gehören neben der periphere Neuropathie (reversibel nach Absetzen), Blutbildveränderungen wie Neutropenie oder Thrombozytopenie auch Schwindel, Übelkeit und Müdigkeit. Besonders zu erwähnen ist die **obligate Teratogenität**. Eine rigide Schwangerschaftsverhütung muss bei allen Betroffenen (weiblich und männlich) durchgeführt und kontrolliert werden.

Antimalariamittel

Chloroquin und Hydroxychloroquin wirken **antientzündlich** und **immunsuppressiv**. Beide Stoffe bilden die Basistherapie für den systemischen Lupus erythematodes sowie diskoiden Lupus erythematodes. Sie können off-label auch bei anderen Kollagenosen oder als Malariaphrophylaxe eingesetzt werden. Die gewichtsadaptierte Dosierung von Hydroxychloroquin richtet sich immer nach dem Idealgewicht, nicht nach dem tatsächlichen Gewicht der Patient*innen. Zu den häufigsten Nebenwirkungen zählen **gastrointestinale Beschwerden**, **Neurotoxizität**, **Blutbildveränderungen** (v. a. Hämolyse unter Glucose-6P-Dehydrogenase-Mangel) und **Retinopathien**.

Immunmodulierende Stoffe

Sulfone

Sulfone werden primär bei Lepra, Pemphigus vulgaris, Schleimhautpemphigoid, Dermatitis herpetiformis Duhring, Erythemata elevatum et diutinum sowie bei granulomatösen Erkrankungen eingesetzt.

Sulfone wirken **immunmodulierend** und hemmen die Chemotaxis und Adhärenz von Immunzellen. **Nebenwirkungen** sind Methämoglobinämie, Hämolyse, Neuropathie, Agranulozytose und Arzneimittelexantheme.

► Merke.

Clofazimin

Clofazimin wirkt **antiinflammatorisch** und **antigranulomatös** und wird z. B. bei Lepra, Cheilitis granulomatosa und Granuloma anulare eingesetzt. Typische **Nebenwirkungen** sind rötliche Verfärbung von Schweiß, Urin und Tränenflüssigkeit, erhöhte Fotosensibilität.

Thalidomid

Thalidomid wirkt **antientzündlich** und **immunsuppressiv**. Es wird bei Lepra, Sarkoidose und Lupus erythematodes eingesetzt. **Nebenwirkungen** sind schwere Teratogenität, Blutbildveränderungen, periphere Neuropathie (reversibel nach Absetzen), Schwindel, Übelkeit und Müdigkeit.

Antimalariamittel

Chloroquin und Hydroxychloroquin bilden die Basistherapie für den systemischen und diskoiden Lupus erythematodes. Häufige **Nebenwirkungen** sind gastrointestinale Beschwerden, Neurotoxizität und Blutbildveränderungen.

PDE-4-Inhibitoren

Der PDE-4-Inhibitor Apremilast ist zur Behandlung der mittelschweren bis schweren Psoriasis vulgaris sowie der Psoriasisarthritis zugelassen.

PDE-4-Inhibitoren

Für die Psoriasis vulgaris sowie Psoriasisarthritis ist der selektive PDE-4-Inhibitor Apremilast zugelassen. Apremilast inhibiert das intrazelluläre Enzym Phosphodiesterase-4. Dadurch kommt es zu einem Anstieg des cAMP (cyclisches Adenosinmonophosphat) und führt im Weiterem zu einer verminderten Aktivität des Transkriptionsfaktors NF-κB. Somit werden proinflammatorische Zytokine wie z. B. TNF-α oder IL-17 reduziert. Aufgrund des **immunmodulierenden Effektes** ist keine erhöhte Rate an Infektionen zu erwarten. Lediglich gastrointestinale Beschwerden wie **Durchfall** sowie **Schwindel** und **Übelkeit** sind Nebenwirkungen, die am Anfang der Behandlung zu erwarten sind und meist im Verlauf der Therapie wieder komplett sistieren.

Biologika (Biologics)

Biologika sind gentechnisch hergestellte Antikörper, die **spezifische Zytokine** oder **deren Rezeptoren blockieren**. Die Entzündungskaskade wird somit unterbrochen (Tab. **4.16**).

Biologika (Biologics)

Biologika stellen eine neuere Generation von Medikamenten dar. Es handelt sich um verschiedenartige gentechnisch hergestellte Antikörper, die **spezifische Zytokine** oder **deren Rezeptoren blockieren**, somit die Entzündungskaskade inhibieren. Sie werden bereits bei einer Vielzahl von chronischen-immunvermittelten oder onkologischen Erkrankungen eingesetzt.

Die Liste der zielgerichteten Immunmodulanzien/Biologika erweitert sich rasant. Während Stoffe, die über Modulation **intrazellulärer** Signaltransduktionswege, z. B. als Antimetaboliten oder „small molecules" ihre Wirkung breit und unspezifisch auf alle Zelltypen entfalten, können biologische Wirkstoffe auf **extrazellulärer** Ebene wirken. Biologika bestehen in der Regel aus kompletten Antikörpern, Antikörperfragmenten oder sind Fusionsproteine (Antikörperfragmente + Rezeptoren). (Tab. **4.16**)

Wirkprinzipien:
- Inhibierung von spezifischen Zytokinen, die für eine gesteigerte Immunreaktion verantwortlich sind
- Blockieren von extrazellulären Rezeptoranteilen
- Verhinderung der Auswanderung von Immunzellen aus den Blutgefäßen in die Haut
- Blockierung der B-Zell oder T-Zell-Aktivierung und -Proliferation

→ Wiederherstellung des Gleichgewichts zwischen entzündungsfördernden und -hemmenden Faktoren.

Im Einzelnen werden dabei **5 Wirkprinzipien** verfolgt:
- gezielte Hemmung von Zytokinen im Organismus, die die Entzündungsreaktion auslösen oder aufrecht erhalten (z. B. Adalimumab, Ixekizumab, Guselkumab)
- Bindung an extrazellulären Anteilen von Rezeptoren, sodass keine Zytokinbindung stattfinden kann und intrazelluläre (proinflammatorisch) Signalwege nicht aktiviert werden können (z. B. Brodalumab, Dupilumab)
- spezifische, frühe Blockierung der B-Zell oder T-Zell-Aktivierung und -Proliferation, ohne die T-Zellen zu zerstören (z. B. Abatacept, Pembrolizumab, Atezolizumab)
- Verhinderung der Auswanderung von T-Zellen aus den Blutgefäßen in die Haut (z. B. Efalizumab)
- selektive Zerstörung der für die Erkrankung verantwortlichen spezifischen Zellen (z. B. Rituximab)

→ **Wiederherstellung des Gleichgewichts im Immunsystem** zwischen entzündungsfördernden und entzündungshemmenden Faktoren.

Aufgrund der spezifischeren Bindung und geringeren bis keinen immunsuppressiven Wirkung ist das Nebenwirkungsprofil im Vergleich zu den breiter wirkenden, konventionellen Immunsuppressiva deutlich günstiger. **Fehlendes organtoxisches, immunsuppressives und kanzerogenes Risiko** erlaubt eine langfristige Behandlung.

Zytokine erfüllen im gesunden Organismus wichtige Funktionen für die Immunabwehr, sodass eine langfristige und vor allem komplette Ausschaltung, wie bei den klassischen Immunsuppressiva, negative Effekte (z. B. erhöhtes Infektions- und Tumorrisiko) haben kann. Bei vielen immunbedingten Erkrankungen sind diverse proinflammatorische Zytokine hochreguliert, die zu einem kontinuierlichen, teils subakuten Entzündungsprozess führen. Aufgrund der spezifischeren Bindung und geringeren bis keinen immunsuppressiven Wirkung der Biologika ist das **Nebenwirkungsprofil** im Vergleich zu den breiter wirkenden, konventionellen Immunsuppressiva deutlich **günstiger**. Insbesondere das **fehlende organtoxische, immunsuppressive und kanzerogene Risiko** macht diese Form der Therapeutika für eine langfristige Behandlung sehr attraktiv.

Es besteht das Risiko der Bildung von Antikörpern gegen das Medikament (Fremdprotein → **Anti-Drug-Antibody**), was zum klinischen Wirkverlust führt.

Da es sich um ein Fremdprotein handelt, besteht ein Risiko, dass das zugeführte Protein vom Organismus als Fremdkörper erkannt wird und seinerseits eine Antikörperbildung gegen die fremde Struktur (**Anti-Drug-Antibody**) auslöst. Dies kann unter anderem zum klinisch relevanten Wirkverlust führen.

► Merke.

► Merke. Der große Vorteil der Biologika liegt in ihrer **hohen Spezifität**, mit der sie einzelne Zytokine oder deren Bindungsstellen blockieren können.

4.16 Biologika (Auswahl)

Wirkstoff (Handelsnamen)	Wirkprinzip	Indikationen in der Dermatologie	Besonderheiten
TNF-α-Blocker			
Adalimumab	humaner monoklonaler TNF-α-Antikörper	▪ mittelschwere bis schwere Plaque-Psoriasis ▪ Psoriasis-Arthritis ▪ Hidradenitis suppurativa	▪ Einsatz in der Schwangerschaft möglich ▪ breite Indikation ▪ Biosimilar vorhanden
Certolizumab	Fab-Fragment eines Antikörpers, blockiert TNF-α	▪ mittelschwere bis schwere Plaque-Psoriasis ▪ Psoriasis-Arthritis	▪ Zulassung in der Schwangerschaft erlaubt
Etanercept	Fusionsprotein zwischen einem Antikörper und einem löslichen Rezeptor, bindet und inhibiert TNF-α	▪ schwere rheumatoide Arthritis ▪ mittelschwere bis schwere Psoriasis vulgaris ▪ Psoriasis-Arthritis	▪ Lokalreaktionen an der Injektionsstelle (Erythem, Juckreiz, Schwellung, Schmerz) siehe Infliximab
Infliximab	chimärer monoklonaler TNF-α-Antikörper	▪ mittelschwere bis schwere Psoriasis vulgaris ▪ Psoriasis-Arthritis	▪ kann sowohl i. v. als auch s. c. gegeben werden ▪ hohe Rate an Bildung von Anti-Drug-Antikörpern
IL-12/23- und selektive IL-23-Blocker			
Ustekinumab	humaner monoklonaler IL-12/IL-23-Antikörper	▪ mittelschwere bis schwere Psoriasis vulgaris ▪ Psoriasis-Arthritis	▪ ab dem 6 Lebensjahr zugelassen
Guselkumab	humaner monoklonaler IL-23-Antikörper	▪ mittelschwere bis schwere Psoriasis vulgaris, ▪ Psoriasis-Arthritis	▪ Erhaltungsdosis alle 8 Wochen, bei Psoriasis-Arthritis auch alle 4 Wochen
Risankizumab	humanisierter monoklonaler IL-23-Antikörper	▪ mittelschwere bis schwere Psoriasis vulgaris ▪ Psoriasis-Arthritis	▪ Erhaltungsdosis alle 12 Wochen
Tildrakizumab	humaner monoklonaler IL-23-Antikörper	▪ mittelschwere bis schwere Psoriasis vulgaris	▪ Erhaltungsdosis alle 12 Wochen
IL-17-Blocker und IL-17-Rezeptorblocker			
Bimekizumab	humaner monoklonaler IL-17A/F-Antikörper	▪ mittelschwere bis schwere Psoriasis vulgaris ▪ Psoriasis-Arthritis	▪ Erhaltungsdosis alle 4 oder alle 8 Wochen möglich
Brodalumab	humaner monoklonaler Antikörper gegen den IL-17-Rezeptor (IL-17-Rezeptor: A,C,E,F)	▪ mittelschwere bis schwere Psoriasis vulgaris	▪ sehr schnelles Ansprechen
Ixekizumab	humanisierter monoklonaler IL-17A-Antikörper	▪ mittelschwere bis schwere Psoriasis vulgaris ▪ Psoriasis-Arthritis	▪ ab dem 6 Lebensjahr zugelassen
Secukinumab	humaner monoklonaler IL-17A-Antikörper	▪ mittelschwere bis schwere Psoriasis vulgaris ▪ Psoriasis-Arthritis ▪ Hidradenitis suppurativa	▪ ab dem 6 Lebensjahr zugelassen
IL-4/IL 13- und IL-31-Blocker			
Dupilumab	humaner monoklonaler Antikörper gegen die Rezeptoruntereinheit IL 4Ra – inhibiert dadurch IL-4 und IL-13	▪ atopische Dermatitis ▪ allergisches Asthma bronchiale ▪ Nasenpolypen ▪ Prurigo nodularis	▪ ab dem 6. Lebensmonat in der Indikation atopische Dermatitis zugelassen
Tralokinumab	humaner monoklonaler IL-13-Antikörper	▪ atopische Dermatitis	▪ ab dem 12. Lebensjahr zugelassen
Lebrikizumab	humaner monoklonaler IL-13-Antikörper	▪ atopische Dermatitis	
Nemolizumab	humanisierter monoklonaler IL-31-Antikörper	▪ (atopische Dermatitis*) ▪ (Prurigo nodularis*)	▪ wirkt primär antipruriginös

4.16 Biologika (Auswahl) (Fortsetzung)

Wirkstoff (Handelsnamen)	Wirkprinzip	Indikationen in der Dermatologie	Besonderheiten
Anti-IgA-Antikörper			
Omalizumab	humanisierter Antikörper gegen IgE	▪ chronische spontane Urtikaria ▪ allergisches Asthma ▪ schwere Rhinosinusits mit Nasenpolypen	

*Zulassung für die genannte Indikation noch nicht erfolgt

Auch zur Therapie des malignen Melanoms, kutanen Plattenepithelkarzinoms, Basalzellkarzinoms, Merkelzellkarzinoms oder der Lymphome werden **monoklonale Antikörper** oder **„small molecules"** eingesetzt (Tab. **4.17**).

Die Entwicklung moderner Therapeutika hat die Effektivität bei dermato-onkologischen Erkrankungen in den letzten Jahren revolutioniert. Durch den Einsatz von **Checkpoint-Inhibitoren** (S. 42) (monoklonale Antikörper gegen PD-1/PD-L1 oder CTLA-4) wird primär das Immunsystem aktiv und somit inhibierende Oberflächenrezeptoren des Tumors gegenüber der Immunabwehr inaktiviert. Dieses Wirkprinzip wird sowohl beim malignen Melanom, kutanen Plattenepithelkarzinom sowie Merkelzellkarzinom eingesetzt. Sowohl die rezidivfreie Zeit nach Resektion als auch das Langzeitüberleben kann durch Checkpoint-Inhibitoren signifikant verbessert werden. Jedoch können diese Therapien auch mit einer Vielzahl von teils schweren **Nebenwirkungen** einhergehen. Insbesondere Autoimmunphänomene spielen dabei eine wesentliche Rolle.

Zielgerichtete Therapeutika **unterdrücken tumorassoziierte Signalwege** (z. B. RAS-RAF-MEK-ERK) intrazellulär, was zu einer Inhibition des Tumorwachstums führen kann. Aufgrund der **Gefahr von Resistenzen** werden verschiedene Wirkmechanismen aus dieser Gruppe der Therapeutika miteinander kombiniert.
Einsatz erfolgt beim malignen Melanom und Basalzellkarzinom.

Dem gegenüber sind auch **zielgerichtete Therapeutika** weiterentwickelt worden. Diese Gruppe der Medikamente zeichnet sich dadurch aus, dass bestimmte **tumorassoziierte Signalwege** (z. B. RAS-RAF-MEK-ERK) intrazellulär effektiv **unterdrückt** werden (siehe Abb. **4.21**). Dies kann zu einer schnellen und sehr effektiven **Inhibition des Tumorwachstums** führen. Bei einigen Medikamenten müssen jedoch spezifische Veränderungen (aktivierende Mutationen) der intrazellulären Signalproteine vorhanden sein (z. B. Mutationen im BRAF- oder NRAS-Protein), damit die Therapeutika effektiv binden können. Aufgrund der **Gefahr von Resistenzen**, die zum Beispiel durch die Aktivierung von alternativen Signalwegen auftreten können, werden verschiedene Wirkmechanismen aus dieser Gruppe der Therapeutika in der Regel miteinander kombiniert. Dies erhöht die Langzeiteffektivität und kann sogar das Risiko für Nebenwirkungen reduzieren. Zielgerichtete Medikamente werden beim malignen Melanom und Basalzellkarzinom eingesetzt. Neben den bereits zugelassenen BRAF-MEK-Inhibitoren sind diverse weitere Wirkansätze in klinischer Prüfung

4.21 Wirkungsweise der zielgerichteten Tumortherapeutika (am Beispiel des RAS-RAF-MEK-ERK-Signalwegs)

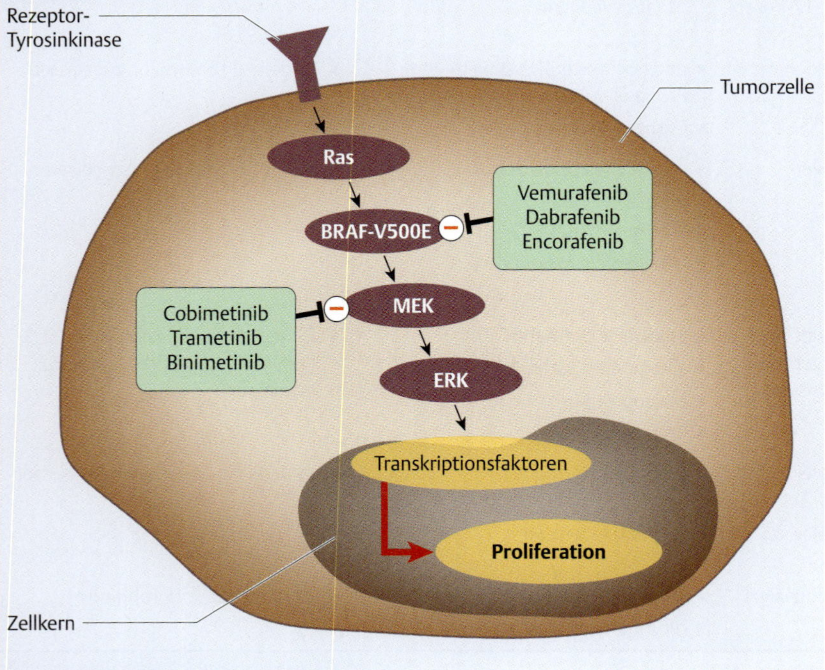

Bei der zielgerichteten Therapie des malignen Melanoms spielen Mutationen im MAPK-Signalweg eine wichtige therapeutische Rolle. Nach externer Aktivierung einer Rezeptor-Tyrosinkinase auf Melanomzellen folgt durch Phosphorylierung die Aktivierung unterschiedlicher intrazellulärer Kinasen, die letztendlich in der Aktivierung von Transkriptionsfaktoren und der Proliferation der Tumorzellen mündet. Weist nun beispielsweise die Kinase BRAF in Tumoren eine aktivierende Mutation (z. B. V500E) auf, können spezifische BRAF-Inhibitoren wie Vemurafenib, Dabrafenib oder Encorafenib an dieser aktivierten Kinase binden und somit inaktiveren. Dies führt zu einer verzögerten Tumorprogression und zu einem besseren Outcome bei inoperabler Metastasierung. Eine Kombinationstherapie mit MEK-Inhibitoren wie Trametinib, Cobimetinib und Binimetinib kann zusätzlich die Wirkung verstärken und Resistenzen minimieren.

oder werden teils off-label eingesetzt (z. B. Multikinaseinhibitoren, c-Kit-Inhibitoren).

Klassische Chemotherapeutika, die früher den – wenn auch ineffizienten – Standard in der Dermatoonkologie bildeten, kommen heute aufgrund der geringen Effektivität und dem hohen Nebenwirkungspotential nur noch selten zum Einsatz.

Tab. **4.17** zeigt eine Übersicht über Systemtherapien in der Dermatoonkologie.

Klassische Chemotherapeutika kommen heute aufgrund der geringen Effektivität und dem hohen Nebenwirkungspotential nur noch selten zum Einsatz.

4.17 Systemische Therapeutika in der Dermatoonkologie

Wirkstoff	Wirkprinzip	Indikationen	Nebenwirkungen
Malignes Melanom			
Zielgerichtete Therapie			
Dabrafenib und **Trametinib**	BRAF/MEK-Inhibition	▪ nicht resezierbares oder metastasiertes malignes Melanom adjuvante Therapie	maligne Neubildungen Myalgien, Arthralgien Fieber QTc-Zeit-Verlängerung Hyperkeratosen kutane Nebenwirkungen Haarausfall GIT-Beschwerden
Vemurafenib und **Cobimetinib**	BRAF/MEK-Inhibition	▪ nicht resezierbares oder metastasiertes malignes Melanom	
Encorafenib und **Binimetinib**	BRAF/MEK-Inhibition	▪ nicht resezierbares oder metastasiertes malignes Melanom	
Checkpoint-Inhibition (Immuntherapie)			
Ipilimumab	humaner monoklonaler CTLA-4-Antikörper	▪ nicht resezierbares oder metastasiertes malignes Melanom	Autoimmunphänomene (Kolitis, Pneumonitis, Hepatitsis, Thyreoditis, Hypophysitis, Myocarditis) Infektionen maligne Neubildungen Myalgien, Arthralgien Fieber Fatigue Exanthem Blutbildveränderungen
Nivolumab und **Pembrolizumab**	humaner monoklonaler PD-1-Antikörper	▪ nicht resezierbares oder metastasiertes malignes Melanom, adjuvante Therapie	Autoimmunphänomene (Kolitis, Pneumonitis, Hepatitis, Thyreoditis, Hypophysitis, Myocarditis) hämolytische Anämie Amylase- und Lipaseanstieg Fatigue Pruritus
Onkolytische Viren			
Talimogen laherparepvec	genetisch veränderte Herpesviren (HSV-1), die zu einer Tumorzelllyse führen	▪ intratumorale Injektion beim metastasierten malignen Melanom	Lokalinfektionen Fieber Blutbildveränderungen Übelkeit Fatigue
Chemotherapeutika			
Dacarbacin (DTIC)	Hemmung der DNA/RNA- und Proteinsynthese	▪ nicht resezierbares oder metastasiertes malignes Melanom	Myelosuppression Transaminasenanstieg Nierenfunktionsstörung Diarrhö Schwindel Erbrechen
Kutanes Plattenepithelkarzinom			
Cemiplimab	humaner monoklonaler PD-1-Antikörper	▪ nicht resezierbares oder metastasiertes kutanes Plattenepithelkarzinom	Autoimmunphänomene (Kolitis, Pneumonitis, Hepatitis, Thyreoditis, Hypophysitis, Myocarditis) hämolytische Anämie Amylase- und Lipaseanstieg Fatigue Pruritus
Cetuximab	humaner monoklonaler EGFR-Antikörper	▪ Plattenepithelkarzinom im Kopf/Halsbereich	Diarrhö, Übelkeit, Erbrechen Kopfschmerzen Transaminasenanstieg Exanthem Infusionsreaktion

4.17 Systemische Therapeutika in der Dermatoonkologie (Fortsetzung)

Wirkstoff	Wirkprinzip	Indikationen	Nebenwirkungen
Basalzellkarzinom			
Vismodegib / Sonedegib	Hedgehog-Inhibitor	▪ lokal fortgeschrittenes/nicht resezierbares oder metastasiertes Basalzellkarzinom	Muskelkrämpfe reversible Alopezie Geschmacksverlust Übelkeit, Durchfall, Gewichtsverlust Fatigue Hyponatriämie, Hypokaliämie Teratogenität
Merkelzellkarzinom			
Avelumab	humaner monoklonaler PD-1-Antikörper	▪ metastasiertes Merkelzellkarzinom	Autoimmunphänomene (Kolitis, Pneumonitis, Hepatitis, Thyreoditis, Hypophysitis, Myocarditis) hämolytische Anämie Amylase- und Lipaseanstieg Fatigue Pruritus
Dermatofibrosarkoma protuberans			
Imatinib	PDGFR-beta-Inhibitor	▪ nicht resezierbares oder metastasiertes Dermatofibrosarcoma protuberans	Blutbildveränderungen Appetitilosigkeit Kopfschmerzen Schlaflosigkeit Ödeme Fatigue Exantheme
Kutane Lymphome			
Bexarothen	antiinflammatorische und apoptotische Prozesse durch Stimulierung des RX-Rezeptors	kutane Lymphome	Hyperlipidämie Hpothyreose Pruritus kutane Arzneimittelnebenwirkung
Brentuximab	humaner monoklonaler CD-30-Antikörper	$CD30^{+}$ kutane T-Zell-Lymphome	Infusionsreaktionen periphere Neuropathie Blutbildveränderungen Hepatotoxizität
Mogamulizumab	humanisierter monoklonaler CCR4-Antikörper	$CCR4^{+}$ peripheren T-Zell-Lymphome Mykosis funguides Sezary-Syndrom	Fieber Übelkeit Kopfschmerzen Obstipation Diarrhö Exantheme
Rituximab	chimärer monoklonaler CD-20-Antikörper	B-Zell-Lymphome	Infusionsreaktion Cytokine-Release-Syndrom Infektionen Myalgie Blutbildveränderungen PML (progressive multifokale Leukencephalopathie)

4.6 Ästhetische Dermatologie

4.6 Ästhetische Dermatologie

U. Siemann-Harms

Die ästhetische Dermatologie beinhaltet kosmetische Anwendungen, Beratung über typgerechte Hautpflege und Behandlung von kosmetisch störenden Hautveränderungen. Einigen, nicht nur weiblichen Betroffenen reicht die Wirkung von frei verkäuflichen „Anti-Aging-Cremes“ nicht aus, andere wollen sich erst einmal darüber informieren, welches Präparat für ihren Hauttyp geeignet ist. Dieses schließt oft den Wunsch nach Faltenverminderung ein. Ein weiterer Bereich der ästhetischen Dermatologie ist die Entfernung von störenden Hautveränderungen, wie dermale Nävi im Gesichtsbereich, seborrhoischen Keratosen, die Verbesserung von Narben oder die Abdeckung störender Hautveränderungen mittels sog. Camouflage.

4.6.1 Faltenbehandlung

Patient*innen äußern immer häufiger den Wunsch nach einem jugendlicheren Aussehen und nach der Reduzierung von Falten. Unrealistische Erwartungen an Effekte und Haltbarkeit müssen in einem ausführlichen Vorgespräch erläutert werden. Je nach Lokalisation, Tiefe und Entstehungsmechanismus der Falten stehen verschiedene Therapieoptionen zur Verfügung. Die Patient*innen müssen ausführlich darüber informiert werden, welche Behandlung für ihn die beste Wahl ist; und auch die Alternativen müssen erläutert werden:

- Faltenbehandlung mit Botulinumtoxin
- Faltenaugmentation (mit Hyaluronsäure)
- Chemical Peelings
- Lasertherapie
- operative Intervention

4.6.1 Faltenbehandlung

Vor der Behandlung ist die genaue Information über Behandlungsalternativen wichtig:

- Botulinumtoxin
- Faltenaugmentation
- Peeling
- Lasertherapie
- operative Intervention

Faltenbehandlung mit Botulinumtoxin

▸ **Definition.** Bei der Faltenbehandlung mit Botulinumtoxin handelt es sich um eine temporäre Neurolyse der mimischen Muskulatur, wodurch es zur Glättung der darüberliegenden Haut kommt.

Faltenbehandlung mit Botulinumtoxin

▸ Definition.

Botulinumtoxin ist ein von *Clostridium botulinum* gebildetes Exotoxin, das durch Hemmung der Acetylcholinfreisetzung an der neuromuskulären Synapse zu einer schlaffen Lähmung der quer gestreiften Muskulatur führt. Es existieren 7 Serotypen A–G. Typ A hat die stärkste Wirkung und die längste Wirkdauer. Es besteht aus 2 Untereinheiten, die nur über eine Disulfidbrücke verbunden sind. Dies macht das Toxin instabil. Das **Botulinumtoxin A** wird in den Zielmuskel injiziert und entfaltet nach 1–3 Tagen seine Wirkung. Die maximale Wirkstärke wird nach ca. 10 Tagen erreicht. Die durchschnittliche Wirkdauer beträgt 3–6 Monate. Schon nach 2 Monaten beginnt eine Reinnervation der Muskeln durch erneute Einsprossung der Nerven – es bilden sich neue Synapsen aus. Die Wirkstärke des Botulinumtoxins wird in sog. Mouse Units (MU) angegeben.

Botulinumtoxin ist ein Exotoxin von *Clostridium botulinum*. Die Wirkung von **Botulinumtoxin A** tritt nach einigen Tagen ein und ist nach 3–6 Monaten rückläufig.

Indikationen:

- Faltentyp: mimische Falten
- Faltenlokalisation: beste Wirkung im oberen Gesichtsdrittel

Zur Behandlung mit Botulinumtoxin eignen sich die mimischen Gesichtsmuskeln, die für die Bildung von **Glabellafalten** („Zornesfalten", Abb. **4.22a**), **Stirnfalten** (Abb. **4.22b**) sowie **periorbitalen Falten** („Krähenfüße", Abb. **4.22c**) verantwortlich sind. Ebenfalls wirksam, aber mit erhöhten Nebenwirkungsraten einhergehend, ist die Behandlung von perioralen Falten, Kinnfalten sowie Falten im Halsbereich. Bei korrekter Injektion ist weiterhin das Anheben der Augenbrauen um bis zu 2 mm möglich sowie ein „Open-Eye-Look" durch Injektionen periokulär.
Im Folgenden wird näher auf die Hauptindikationen von Zornesfalten, Stirnfalten und Krähenfüße eingegangen. Bei der Indikationsstellung ist die Erwartungshaltung der Patient*innen wichtig und sollte ggf. ein Ausschlusskriterium darstellen („Anstelle eines Liftings möchte ich Botulinumtoxin", Dysmorphophobien).

Indikationen: mimische Falten im oberen Gesichtsdrittel.

Gut geeignet sind **Glabellafalten** („Zornesfalten", Abb. **4.22a**), **Stirnfalten** (Abb. **4.22b**) sowie **periokuläre Falten** („Krähenfüße", Abb. **4.22c**).

Aufklärung: Die Betroffenen müssen schriftlich darüber informiert werden, dass Botulinumtoxin in Deutschland nur zur Behandlung der Glabella (Abb. **4.22**), „Krähenfüße" und Stirnfalten zugelassen ist. Sie sollten über mögliche Alternativen der Behandlung informiert werden. Zusätzlich muss über mögliche Nebenwirkungen, Wirkdauer („Haltbarkeit") und Kosten der Behandlung sowie die Notwendigkeit der Fotodokumentation unterrichtet werden. Aufgrund der möglichen Nebenwirkungen sollte diese Behandlung nur von damit erfahrenen Ärzt*innen durchgeführt werden.

Aufklärung: Vor der Behandlung sind ein schriftliches Einverständnis und eine Fotodokumentation erforderlich.

Kontraindikationen: Störungen der Muskelaktivität wie Myasthenia gravis oder Lambert-Eaton-Syndrom, Schwangerschaft, Stillzeit, Infektion der Injektionsareale, gleichzeitige Einnahme von Makrolid- und/oder Aminoglykosid-Antibiotika (Wirkungsverstärkung möglich), Anästhetika oder Muskelrelaxanzien sowie Überempfindlichkeit gegen Bestandteile, Voroperationen im Behandlungsareal und psychische Auffälligkeiten.

Kontraindikationen: Störungen der Muskelaktivität, Schwangerschaft, Stillzeit, Infektion der Injektionsareale, Einnahme von Makrolid- u./o. Aminoglykosid-Antibiotika, Muskelrelaxanzien, psychische Auffälligkeiten.

4.22 Falten im oberen Gesichtsdrittel

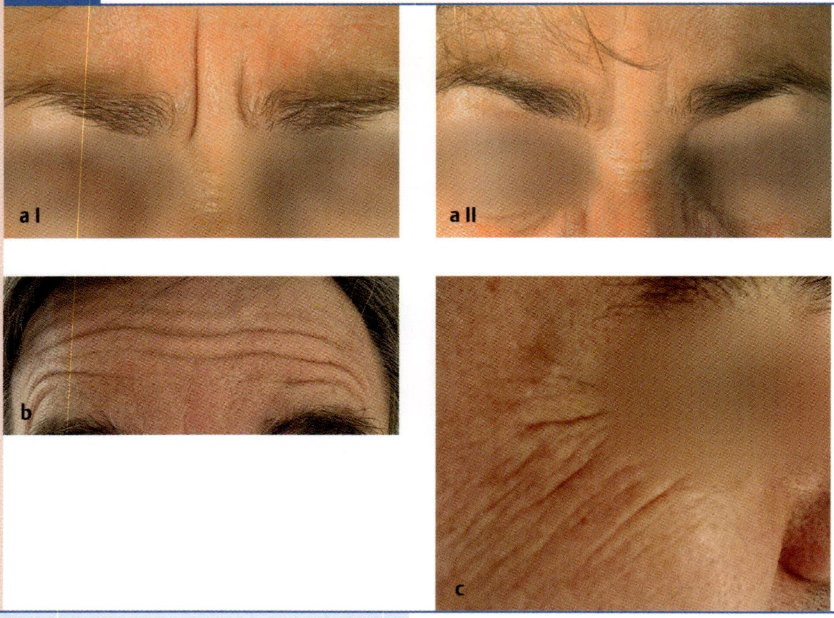

a Patientin mit deutlichen Glabellafalten vor (aI) sowie 2 Wochen nach Botulinumtoxininjektion (aII).
b Stirnfalten.
c Periorbitale Falten („Krähenfüße") bei solarer Elastose.

Ablauf: Nach Ansetzen der Botulinumtoxin-Lösung erfolgt die intramuskuläre Injektion der markierten, desinfizierten Areale.

Ablauf: Nach ausführlicher Beratung und Fotodokumentation des Ausgangsbefundes erfolgt die Markierung der Injektionspunkte. Hierzu kann ein weißer Kajalstift verwendet werden, ohne dass es zu nachfolgenden Tätowierungen kommt. Zur Hautdesinfektion empfiehlt sich Octenisept-Lösung, die komplett trocknen muss, da Botulinumtoxin sonst inaktiviert wird. Botulinumtoxin wird erst kurz vor Gebrauch hergestellt. Je nach Hersteller sind verschiedene Verdünnungsmodalitäten streng zu beachten.

Nebenwirkungen: Hämatome, Taubheitsgefühl, Kopfschmerzen, Asymmetrien, Ptosis, Muskellähmungen, Absinken der Augenbrauen.

Nebenwirkungen: Hämatome, Brennen, Druckgefühl, Infektion der Injektionsstelle, Taubheitsgefühl, Kopfschmerzen, Asymmetrien, Ptosis, Muskellähmungen, Absinken der Augenbrauen, selten allergische Reaktionen.

► Merke.

► Merke. Die Dauer der Nebenwirkung ist maximal so lange wie die Wirkung des Botulinumtoxins. Alle Lähmungen sind **reversibel**!

Faltenaugmentation

► Definition.

Faltenaugmentation

► Definition. Bei der Augmentation handelt es sich um das Auffüllen von Falten, Gewebedefekten oder Lippen mit resorbierbaren oder nicht resorbierbaren Materialien.

Man unterscheidet:
- **nicht permanente** Füllmaterialien (z. B. Hyaluronsäure, Tab. **4.18**)
- **permanente** Füllmaterialien (z. B. Silikon)

Zur Faltenaugmentation werden permanente und nicht permanente **Füllmaterialien** verwendet. Die Wirkung der **nicht permanenten** Füllmaterialien ist reversibel. Die heute am häufigsten verwendeten Materialien sind Hyaluronsäure, kristalline Polymilchsäure, Eigenfett und Calciumhydroxylapatit (Tab. **4.18**). **Permanente** Füllmaterialien wie Silikon und methacrylathaltige Präparate haben den Nachteil, dass nicht nur die Wirkung, sondern auch die Nebenwirkungen lange persistieren, z. T. auch erst nach vielen Jahren auftreten. Diese sollten nicht mehr verwendet werden.

4.18

4.18 Nicht permanente Substanzen zur Faltenaugmentation (Beispiele)

Inhaltsstoff	Handelsname	Herkunft
Hyaluronsäure	Juvederm, Belotero, Restylane	fermentativ
Calciumhydroxylapatit	Radiesse	synthetisch
Polymilchsäure	Sculptra	synthetisches Polymer
Eigenfett	–	Patient*in

4.23 Anwendung von Hyaluronsäure zur Faltenbehandlung

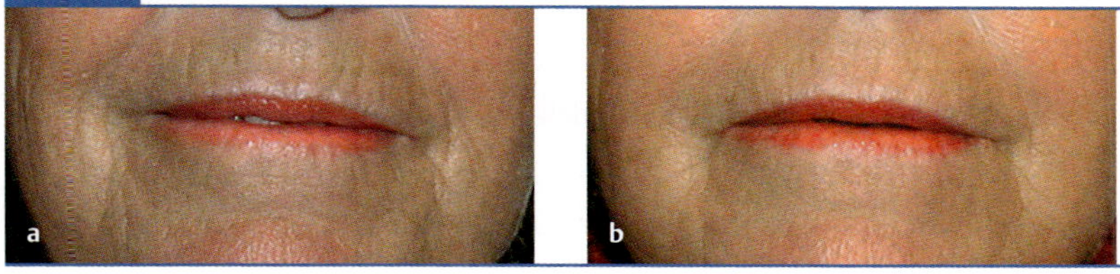

a Nasolabialfalte **vor** Behandlung mit Hyaluronsäure.
b Nasolabialfalte **nach** Behandlung mit Hyaluronsäure.

Hyaluronsäure

Die Hyaluronsäure ist ein Polysaccharid aus N-Acetylglukosamin und Glukonsäure. In der Haut bestehen 50 % des extrazellulären Gewebes aus Hyaluronsäure, die im Alter abnimmt. Sie bindet Wasser und freie Radikale in der Haut. Der Abbau erfolgt zu H_2O und CO_2.

Es befinden sich vernetzte und nicht vernetzte Präparate im Handel. Die **nicht vernetzten Präparate** werden sehr oberflächlich injiziert und bei Elastizitätsverlust und feinen Knitterfältchen im Gesicht, Dekolleté, Halsbereich und Handrücken eingesetzt (Abb. **4.23**). Der Effekt ist eine verbesserte Hydratation der Haut, was sich in einem „frischeren", glatteren Hautbild zeigt. Nach mehreren Anfangsbehandlungen erfolgt eine Erhaltungstherapie. Die **Wirkung ist zeitlich begrenzt** (Wochen bis Monate).

► Merke. Nicht vernetzte Produkte sind zur Faltenkorrektur nicht geeignet.

Die **vernetzten Präparate** zeigen durch eine größere Molekülgröße einen langsameren Abbau. Zum Vernetzen wird meistens BDDE (Butanedioldiglycidether) zugesetzt. Sie werden zum **Unterspritzen von Falten** (z. B. Nasolabialfalten) benutzt. Diese Präparate werden tiefer injiziert, wobei eine Überkorrektur vermieden werden muss. Bei zu oberflächlicher Injektion bleibt das Material lange sichtbar und tastbar. Je nach Präparat besteht eine **Haltbarkeit von ca. 6–15 Monaten**.

Kontraindikationen: Schwangerschaft, Stillzeit, Autoimmunerkrankungen, Therapie mit Azetylsalizylsäure (ASS), Glukokortikoide, Koagulopathien, Allergien gegen Bestandteile.

Ablauf: Nach Aufklärung der Patient*innen über Risiken, Nebenwirkungen, Komplikationen und Kosten erfolgt eine Fotodokumentation. Etwa 30–60 min vorher kann eine Lokalanästhetika-haltige Creme zur oberflächlichen Betäubung aufgetragen werden. Die Injektion erfolgt im Bereich des oberen Koriums. Eine intravasale Injektion muss vermieden werden. In den darauffolgenden Tagen sollte keine direkte Sonnenexposition erfolgen. Kleine Hämatome oder Erytheme können mit Make-up abgedeckt werden. Nach ca. 10 Tagen sollten die Betroffenen nochmals einbestellt werden. Es erfolgt eine erneute Fotodokumentation und ggf. eine weitere Korrektur.

Nebenwirkungen: Nach der Implantation kann es zu Erythemen, Ödemen, Schmerzen, Blutungen und Wundinfektionen kommen. Eine intravasale Injektion kann zu Gefäßverschlüssen führen, die bis zur Erblindung führen können. Auch durch Injektion großer Hyaluronsäuremengen können Gefäße von außen komprimiert werden. Eine genaue Kenntnis der Gefäßverläufe und das Vorhandensein von Hylase zum Auflösen der Hyaluronsäure ist Voraussetzung für diese Behandlung. Gerade durch Laienbehandlungen (z. B. Kosmetiker*innen) treten diese schweren Nebenwirkungen mit möglichen Langzeitfolgen auf. Als seltene Nebenwirkung (< 3 %) können nach mehreren Wochen Granulome auftreten, die eine spezifische Behandlung erfordern.

► Merke. Nach dem heutigen Stand der Wissenschaft gibt es außer dem patienteneigenen Material kein Material, das nicht Sofort- oder Spätkomplikationen (u. U. erst nach Jahren) erzeugen kann.

Hyaluronsäure

Die Hyaluronsäure ist ein Polysaccharid aus N-Acetylglukosamin und Glukonsäure.

Es werden vernetzte und nicht vernetzte Präparate eingesetzt.
Der zeitlich begrenzte Effekt der **nicht vernetzten Präparate** beruht auf einer verbesserten Hydratation der Haut.

► Merke.

Die **vernetzten Präparate** zeigen durch vernetzte, größere Molekülgröße einen langsameren Abbau und längere **Haltbarkeit von 6–15 Monaten**.

Kontraindikationen: Schwangerschaft, Stillzeit, Autoimmunerkrankungen, ASS, Glukokortikoide, Allergien gegen Bestandteile.

Ablauf: nach Aufklärung und ggf. Lokalanästhesie (Creme) Injektion in das obere Korium.

Nebenwirkungen: Erytheme, Ödeme, Schmerzen, Blutungen und Wundinfektion.

► Merke.

Chemical Peeling

Chemical Peeling

▶ Definition.

▶ Definition. Lokale Applikation von exfoliativ wirkenden Substanzen.

Indikationen: Akne, Aknenarben, Pigmentstörungen, Keratosen, Fältchen, Falten.

Indikationen: Je nach Peeling-Tiefe behandelt man Akne, Aknenarben, Pigmentstörungen, Keratosen, Fältchen, Falten.

Peeling-Substanzen: Die **α-Hydroxysäuren** (AHA, Fruchtsäuren) sind die am häufigsten verwendeten Peeling-Substanzen. Daneben werden noch **β-Hydroxysäuren** und die **Trichloressigsäure** eingesetzt.

Peeling-Substanzen: Am häufigsten werden die **α-Hydroxysäuren (AHA)** und deren Derivate wie Glykolsäure, Weinsäure, Milchsäure, Zitronensäure u. a. verwendet. Die ursprüngliche Gewinnung aus Früchten gab ihnen auch den Namen Fruchtsäuren. Die Glykolsäure ist die einfachste AHA. Die Wirkung erfolgt über eine Reduktion der Keratinozytenadhäsion, Induktion der Zellproliferation, Zunahme der Epidermisdicke, bei tieferen Peelings auch die Zunahme von Kollagen und der Fibroblastenaktivität (in vitro).
Darüber hinaus werden auch **β-Hydroxysäuren** wie die **Salizylsäure** und Lipohydroxysäure (LHA) verwendet. Sie zeigen einen deutlichen Schäleffekt.
Für mitteltiefe und tiefe Peelings (s. u.) eignet sich die **Trichloressigsäure**. In Reinform oder in fixen Zusammensetzungen mit anderen Substanzen erfolgt hierbei eine Proteindenaturierung mit nachfolgender Exfoliation.

Es werden **3 Peeling-Ebenen** unterschieden:
- **oberflächliches Peeling:** Exfoliation **epidermaler Anteile**. Indikationen sind Hyperpigmentierungen, Chloasma, milde Akne (Abb. **4.24**), Lentigines solaris, Xerosis cutis, Keratosis pilaris, grobporige Haut, Ichthyosen, oberflächliche Narben.
- **mittleres Peeling:** Effekt auf die gesamte Epidermis bis zum Stratum papillare. Indikationen sind Chloasma, kleine Fältchen, Acne papulosa, milde Aknenarben, aktinische Keratosen, grobporige Haut.
- **tiefes Peeling:** Eindringtiefe bis in das Stratum reticulare. Indikation sind Falten, solare Elastose, Lentigines.

Es werden **3 Peeling-Ebenen** unterschieden:
- **oberflächliches Peeling:** Durch z. B. Glykolsäure 20–40 %, Trichloressigsäure bis 10 %, Tretionin, Azelainsäure und Salizylsäure kommt es zur Exfoliation **epidermaler Anteile** mit Verbesserung und Verfeinerung des Hautbildes. Aufgrund der milden Reizung mit nur kurzfristigem Erythem wird es auch als „Lunch-Peeling“ oder „Soft-Peeling“ bezeichnet. Indikationen sind Hyperpigmentierungen, Chloasma, milde Akne (Abb. **4.24**), Lentigines solaris, Xerosis cutis, Keratosis pilaris, grobporige Haut, Ichthyosen und oberflächliche Narben.
- **mittleres Peeling:** Durch Glykolsäure 50–70 %, Trichloressigsäure bis 35 % wird ein Effekt auf die gesamte Epidermis bis zum **Stratum papillare** erreicht. Als unerwünschte Wirkungen treten länger persistierende Erytheme auf, z. T. auch Narbenbildungen. Aufgrund der möglichen Pigmentstörungen sollte es nur bei den Hauttypen I–III angewendet werden. Indikationen sind Chloasma, kleine Fältchen, Acne papulosa, milde Aknenarben, aktinische Keratosen und grobporige Haut.
- **tiefes Peeling:** Durch Trichloressigsäure 50 % oder 30 % mit Vorbehandlung durch Phenol oder AHA 50 % erfolgt eine Eindringtiefe bis in das Stratum reticulare. Aufgrund der Schmerzen ist eine Behandlung in Vollnarkose anzuraten. Narben, Pigmentstörungen, Rötungen, Superinfektionen treten nicht selten auf. Ebenfalls nur bei Hauttypen I–III. Indikation sind Falten, solare Elastose und Lentigines.

Ablauf des Peelings: Nach ambulanter Vorbehandlung wird die Peeling-Substanz aufgetragen und je nach Reaktionsstärke nach wenigen Minuten neutralisiert.

Ablauf des Peelings: Nach Aufklärung und Fotodokumentation erfolgt vor dem Peeling eine ambulante Vorbehandlung über 4 Wochen mit fruchtsäurehaltigen Externa (AHA 8–15 %). Wird diese nicht vertragen, sollte von einem Peeling Abstand genommen werden. Die Peeling-Substanzen liegen als Lösung oder Gel vor und werden mit Pinsel oder Schwämmchen aufgetragen. Je nach Peeling-Stärke und Erythementwicklung wird die Reaktion nach wenigen Minuten mit einer Neutralisationslösung gestoppt. Bei oberflächlichen und mittleren Peelings wird eine Wiederholung nach 1–4 Wochen durchgeführt, wobei die Konzentration und die Einwirkdauer gesteigert werden.

⊙ 4.24

⊙ 4.24 **Aknenarben**

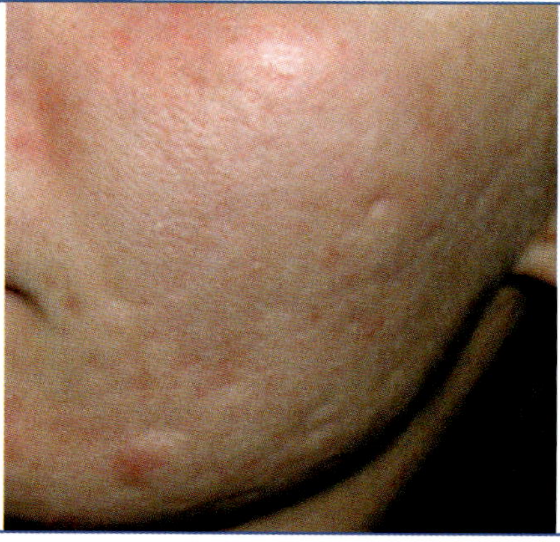

Leichte Rötung nach Fruchtsäure-Peeling bei Akne und Aknenarben.

Lasertherapie

Hier kommt vor allem der Abtragungslaser zum Einsatz. Zu Details siehe Kapitel Abtragungslaser (S. 78).

4.6.2 Hyperpigmentierungen

Bei Hyperpigmentierungen ist neben der Ursacheneliminierung ein strikter UV-Schutz mit Anwendung hoher Lichtschutzfaktoren erforderlich. Bei Chloasma (S. 502) sollte auf ein anderes Kontrazeptivum gewechselt werden. Bei Aknenarben sollten Manipulationen streng unterlassen werden. Zusätzlich können depigmentierende Externa appliziert werden:

- **Azelainsäure** (Skinoren): vermindert Hyperpigmentierungen durch Hemmung der Tyrosinase.
- **Hydrochinon** (Pigmanorm): Hemmung der Oxidierung von Tyrosin zu Dopa; wirkt stärker depigmentierend und ist in Kosmetika nicht zugelassen.
- **Kojisäure:** Hemmung der Tyrosinase. Kojisäure wird aus Getreidekörnern gewonnen. In der Konzentration von 2 % ist sie leicht depigmentierend wirksam.

Lasertherapie

Vor allem durch Abtragungslaser (S. 78).

4.6.2 Hyperpigmentierungen

Bei Hyperpigmentierungen stets strikter UV-Schutz! Zusätzlich lokale Applikation von **Azelainsäure**, **Hydrochinon** und **Kojisäure**.

Leitsymptome

*M. Radtke; vormals beteiligt: M. Augustin**

B

5 Makula

5.1 Grundlagen

► Synonym.

► Definition.

Pathophysiologie: Umschriebene Farbveränderungen können durch Vermehrung **körpereigener** Pigmente (z. B. Melanin, Hämoglobin) oder **körperfremder** Stoffe (Fremdpigmentierung) bedingt sein.

5.1 Grundlagen

► Synonym. umschriebener Fleck, Farbveränderung der Haut

► Definition. Heterogene Gruppe von Effloreszenzen, bei denen die Haut spontan und ohne palpable Konsistenzvermehrung einen Farbwechsel erfährt.

Pathophysiologie: Die Eigenfarbe der Haut ergibt sich im Wesentlichen aus der hellgelblichweißen Eigenfarbe der Keratinozyten, dem rötlichen Durchscheinen der dermalen Gefäße sowie dem Ausmaß der Melaninpigmentierung. Umschriebene Farbveränderungen können durch Vermehrung **körpereigener** Pigmente (z. B. Melanin, Hämoglobin) oder **körperfremder** Stoffe (Fremdpigmentierung) bedingt sein.

5.2 Formen und Einteilungen

5.2.1 Roter Fleck

Es ist wichtig, zwischen **anämisierbaren** (= **Erythem**) und **nicht anämisierbaren** (= **Purpura** bzw. Hämorrhagien) Flecken zu differenzieren, da diese Unterscheidung unterschiedliche diagnostische und auch therapeutische Schritte nach sich zieht.

► Merke. Erytheme verschwinden unter **Glasspateldruck**, während Purpura persistieren (Abb. **5.1**).

Anämisierbarer roter Fleck: Erythem

= **Gefäßerweiterung**
Man unterscheidet **entzündliche**, **nichtentzündliche** und **vasomotorische** Erytheme. Häufige Ursachen siehe Tab. **5.1**.

Es handelt sich um eine **Gefäßerweiterung**, die durch unterschiedliche Mechanismen ausgelöst werden kann:

- **entzündliche** Erytheme: z. B. fixes Arzneimittelexanthem, Erysipel, Erythema chronicum migrans, Verbrennung, Virusexanthem, Dermatitis solaris, Erythrodermie, Erythema exsudativum multiforme, Erythema nodosum
- **nichtendzündliche** Erytheme: z. B. Naevus flammeus, Besenreiservarizen
- **vasomotorische** Erytheme: z. B. Reflexerythem, Flush (episodisches Erröten)

Häufige Ursachen von Erythemen und wegweisende Befunde sind in Tab. **5.1** dargestellt.

5.1 Glasspateluntersuchung

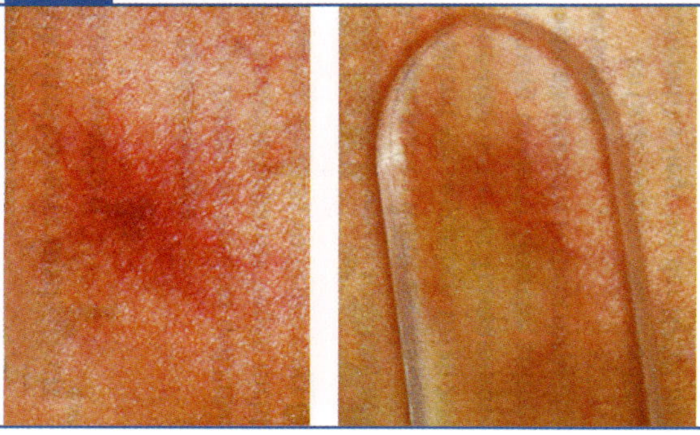

Bei Druck mit dem Glasspatel lässt sich das Gefäß ausdrücken, das Erythem verschwindet.

≡ 5.1 Häufige Ursachen von Erythemen und wegweisende Befunde

häufige Ursachen	wegweisende Befunde/Symptome	Klinik
Naevus flammeus (S. 350)	▪ meist seit Geburt bestehende Läsion ▪ scharf begrenzte, oft lividrötliche Makula, meist Kopfbereich, kein spontanes Flächenwachstum → Vergrößerung mit dem Körperwachstum	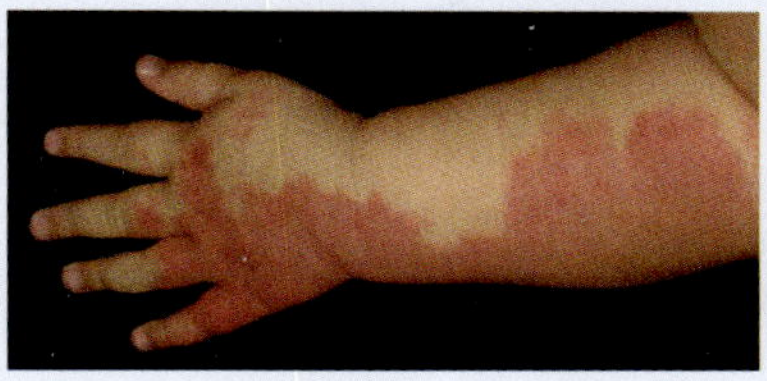 *Quelle: Höger P, Hrsg. Kinderdermatologie. Thieme; 2021*
fixes Arzneimittelexanthem (S. 195)	▪ Medikamentenanamnese ▪ scharf begrenzte, meist rundliche Läsion, oft nur wenig Juckreiz ▪ unterschiedliche Lokalisationen möglich, aber meist an derselben Stelle wiederkehrend (Rezidive in loco) Meist 1–2 Wochen nach Einnahme des auslösenden Arzneimittels. Im Wiederholungsfall auch innerhalb von 24 h. ▪ ggf. Biopsie	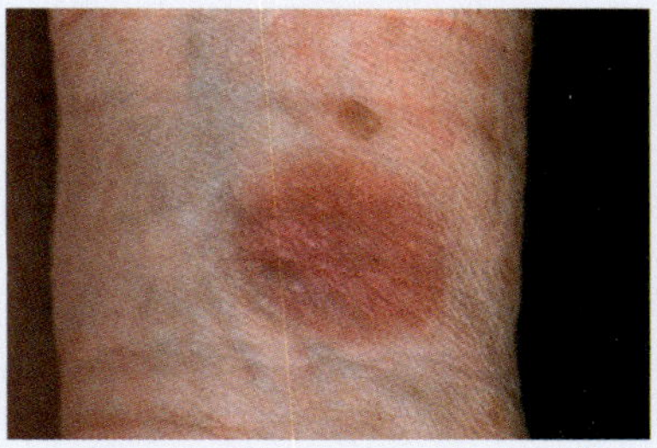
Erysipel (S. 280)	▪ scharf begrenzte, jedoch zur Ausdehnung neigende, flammende druckdolente Rötung ▪ häufig an Unterschenkeln und Füßen, grundsätzlich jede Lokalisation möglich ▪ weitere Zeichen der bakteriellen Entzündung: Überwärmung, regionäre LK-Schwellung, Fieber, Schüttelfrost ▪ Fahndung nach Eintrittspforte notwendig (z. B. Rhagaden bei Interdigitalmykose, nach Insektenstichen) ▪ bei schweren Verläufen auch hämorrhagisch oder bullös (Blasen mit oder ohne Einblutung)	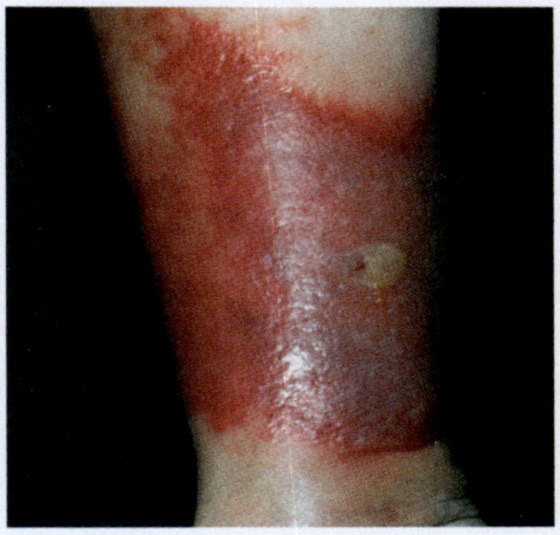
Verbrennung und toxische Dermatitiden I. Grades (S. 230)	▪ Anamnese der Schädigung ▪ umschriebene Rötungen im Bereich der Einwirkungsstellen	
Erythema migrans (S. 289)	▪ Konfiguration, Begrenzung, glatte Oberfläche, häufig ringförmiges Aussehen, zentrifugale Ausbreitung, zentrale Rückbildung ▪ Anamnese: 3–14 Tage nach Zeckenstich, Rückbildung nach 4–10 Wochen ▪ wenig subjektive Symptome ▪ evtl. begleitende Lymphknotenschwellung	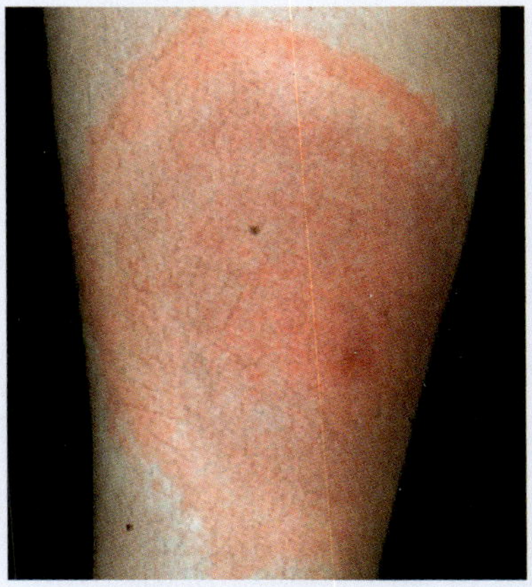

Nichtanämisierbarer roter Fleck: Purpura

Purpura sind **Einblutungen** in die Haut (sog. Erythrozytenextravasate), denen unterschiedliche pathogenetische Mechanismen zugrunde liegen können:

- **Thrombozytopathien**/Thrombozytopenien (z. B. Morbus Werlhof)
- **Vasopathien** (z. B. Vasculitis allergica, Purpura senilis, Morbus Schamberg)
- **Koagulopathien** (z. B. DIC)
- **eigenständige Erkrankungen** (z. B. Purpura pigmentosa progressiva, Purpura Schönlein-Henoch).

Nichtanämisierbarer roter Fleck: Purpura

= Einblutung
Zugrunde liegen **Thrombozytopathien**, **Vasopathien** und **Koagulopathien**. Je nach Größe unterscheidet man Petechien, Sugillationen, Ekchymosen, siehe Kapitel Hämorrhagien (S. 149).
Häufige Ursachen siehe Tab. **5.2**.

Häufige Ursachen von Purpura und wegweisende Befunde sind in Tab. **5.2** dargestellt.
Je nach Größe bzw. Ausdehnung unterscheidet man **Petechien** (klein, stecknadelkopfgroß), **Sugillationen** (münzgroß), **Ekchymosen** (größer, flächenhaft) und **Hämatome** (Subkutis), siehe Kapitel Hämorrhagien (S. 149).

5.2 Häufige Ursachen von Purpura und wegweisende Befunde

häufige Ursachen	wegweisende Befunde/Symptome	Klinik
Morbus Werlhof	▪ disseminierte petechiale Blutungen, Hämaturie ▪ Abklärung durch Labordiagnostik, Knochenmarkszytologie (reaktive Vermehrung von Megakaryozyten)	
Vasculitis allergica (S. 186) **(leukozytoklastische Vaskulitis)**	▪ disseminierte petechiale Blutungen, oft an den Unterschenkeln; z. T. zusätzlich lividrötliche, teils schmerzhafte, in schweren Fällen nekrotische Läsionen ▪ Grunderkrankungen beachten (Kollagenosen, Hepatopathien, maligne Tumoren) ▪ Diagnosesicherung durch Biopsie ▪ fakultativ: Fieber, Arthralgien, Allgemeinzustandsverschlechterung, Kopfschmerzen ▪ Medikamentenanamnese ▪ Infektanamnese ▪ Systembeteiligung ausschließen	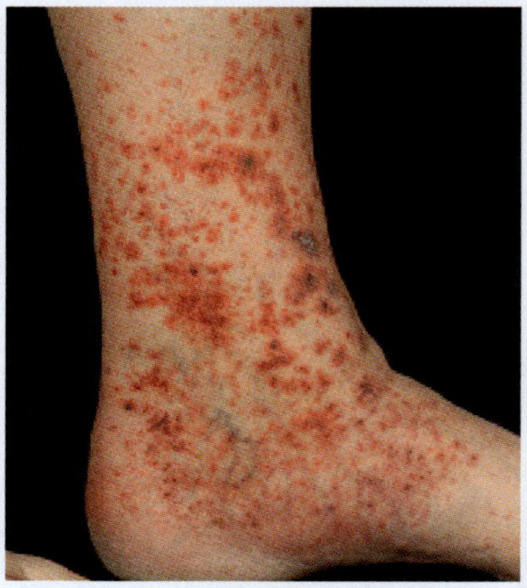
Purpura senilis (Purpura actinica)	▪ Alter (meist nach dem 60. Lebensjahr) ▪ fragile, atrophische Haut mit Zeichen der Altersveränderungen ▪ Ekchymosen, häufig an lichtexponierten Arealen (Handrücken, Unterarmseite), aktinische Schädigung der Gefäßwände ▪ häufig an mechanisch exponierten Hautarealen durch Traumata oder Scherkräfte ausgelöst	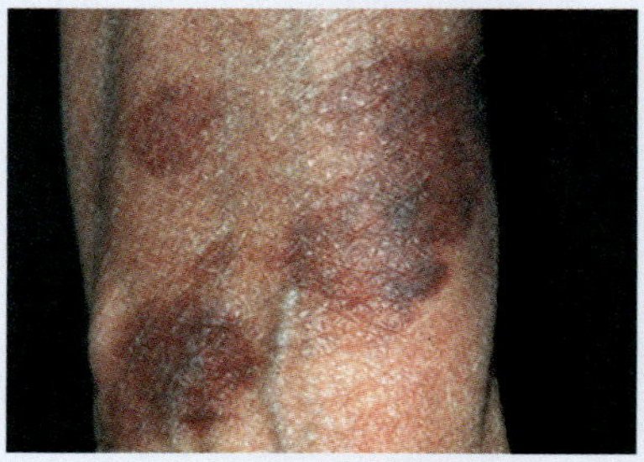
Purpura pigmentosa progressiva (Morbus Schamberg)	▪ punktförmige oder fleckförmige, rötlichbraune Petechien („Cayenne-Pfeffer-Flecken") ▪ häufig gelblich-braune Verfärbungen nach Abblassen der Herde ▪ Prädilektionsstellen: Unterschenkel, fakultativ Oberschenkel, Arme und Stamm ▪ kein Juckreiz, keine Allgemeinsymptome ▪ vor allem bei Erwachsenen höheren Lebensalters, aber Beginn in jedem Alter möglich	

Der Weg zur Diagnose

Rote Flecken sind durch den Kontrast zur gesunden Haut meist gut erkennbare Effloreszenzen. Schwieriger wird es dagegen bei vorgebräunter Haut oder dunklem Hauttyp. Auch das Erkennen von Erythrodermien, also einer universellen Rötung der Haut (wie sie z. B. bei entzündlichen Dermatosen wie Psoriasis auftreten kann), kann aufgrund des fehlenden Kontrastes zu gesunder Haut schwierig sein; wegweisend sind hier u. a. das Vorliegen einer Schuppung oder Frieren.
Erythem und Purpura lassen sich durch die **Glasspateluntersuchung** (S. 112) leicht voneinander differenzieren. Purpura bzw. hämorrhagische Flecken sind im Gegensatz zu Erythemen nicht wegdrückbar und erfordern zur Abklärung gezielte Untersuchungen (S. 149).

Der Weg zur Diagnose

Rote Flecken sind durch den Kontrast zur gesunden Haut meist einfach zu erkennen. Schwieriger wird es z. B. bei dunklem Hauttyp oder bei Vorliegen einer Erythrodermie (universelle Rötung).

Erythem und Purpura lassen sich durch die **Glasspateluntersuchung** (S. 112) leicht voneinander differenzieren. Weitere Abklärung der Purpura, siehe unter Kapitel „Hämorrhagien" (S. 149).

Neben den im Kap. Befundbeschreibung (S. 50) genannten klinischen Aspekten können folgende Punkte bei der Diagnosefindung des Erythems weiterhelfen:

- typische **Lokalisationen** (z. B. Erysipel am Unterschenkel, Erythrasma und *Candida*-Infektion in Intertrigines; Tab. **5.1**)
- entzündliche Ursache: **Entzündungszeichen** wie Schmerzen, Schwellung, Überwärmung; eher dynamisches Erythem
- nichtentzündliche Ursache: keine Entzündungszeichen, eher statisches Erythem
- **solitär** versus **generalisiert** (z. B. als Teilsymptom einer generalisierten oder exanthematischen Erkrankung/Infektionskrankeiten)
- **Medikamentenanamnese** (S. 193), z. B. Sulfonamide, Tetracycline, Pyrazolon- und Phenazonderivate, Barbiturate, Carbamazepin und Azetylsalizylsäure

Wichtige klinische Aspekte zur Diagnosefindung bei Erythem:

- typische Lokalisationen (Tab. **5.1**)
- Entzündungszeichen
- solitär versus generalisiert (generalisierte oder exanthematische Erkrankungen)
- Medikamentenanamnese

5.2.2 Brauner Fleck

Braune Flecken können **melanozytär** oder **nicht melanozytär** bedingt sein und primär oder sekundär im Rahmen von anderen Erkrankungen auftreten.

5.2.2 Brauner Fleck

Melanozytäre Flecken

Die Entstehung beruht entweder auf einer **Vermehrung** oder auf einer **Über- bzw. Fehlfunktion von Melanozyten**. Es resultiert eine Erhöhung der Melaninkonzentration pro Hauteinheit, die zur Entstehung einer braunen Makula führt. Melanozytäre Flecken können angeboren (z. B. Café-au-Lait-Flecke) oder erworben sein (z. B. melanozytäre Nävi) sowie primär oder sekundär infolge einer anderen Hauterkrankung (z. B. nach entzündlichen Hauterkrankungen wie Ekzeme) auftreten.
Die **Intensität der Pigmentierung** ist abhängig von der Höhe, in der die Melanozyten in der Haut das Melanin einlagern. Während epidermales Melanin einen eher braunen Farbton zeigt (z. B. Lentigo senilis), erscheint epidermal plus dermal eingelagertes Melanin eher schwarzbraun (z. B. malignes Melanom).

Melanozytäre Flecken

Die Entstehung beruht entweder auf einer **Vermehrung** oder **Über-** bzw. **Fehlfunktionen von Melanozyten**, die eine Erhöhung der Melaninkonzentration pro Hauteinheit zur Folge haben. Die **Intensität der Pigmentierung** ist abhängig von der Höhe der Melanineinlagerung (epidermal: braun; epidermal + dermal: schwarzbraun).

► Merke. **Dermal** eingelagertes Melanin hat eine **blaugraue** Farbe und ist meist weniger scharf begrenzt (z. B. blauer Nävus).

► Merke.

Nicht melanozytäre Flecken

Die Pathogenese begründet sich in der Regel in einer durch **hämosiderotisches Pigment** (Ferritin-Aggregat) entstandenen Einlagerung in der Haut, die meist infolge einer Einblutung durch den Abbau von interstitiellen Erythrozyten entsteht. Weitere Ursachen finden sich in der Inokulation von **Fremdpigment** (Tätowierung) oder systemisch eingelagertem Fremdpigment (Argyrose: z. B. bei Einnahme von Silbersalzen oder deren Einatmung).
Häufige Ursachen von braunen Flecken und wegweisende Befunde sind in Tab. **5.3** dargestellt.

Nicht melanozytäre Flecken

Sie entstehen durch **hämosiderotisches Pigment** (Einlagerung von Blutabbauprodukten), durch lokalisiert (Tätowierung) oder systemisch eingelagertes **Fremdpigment** (Argyrose).

Häufige Ursachen zeigt Tab. **5.3**.

Der Weg zur Diagnose

Der Weg zur Diagnose

► Merke. Melanomerkennung als grundsätzliche Differenzialdiagnose!

► Merke.

Insbesondere bei Vorliegen eines melanozytären Flecks ist im Rahmen der Differenzialdiagnose die Abgrenzung zum malignen Melanom von besonderer Bedeutung. Mithilfe der sog. ABCDE-Regel (S. 371) kann makroskopisch eine erste Risikoeinstufung vorgenommen werden.
Häufige Ursachen von braunen Flecken und wegweisende Befunde siehe Tab. **5.3** .

Die Abgrenzung zum malignen Melanom ist von besonderer Bedeutung, ABCDE-Regel (S. 371).

Häufige Ursachen von braunen Flecken siehe Tab. **5.3**.

5.3 Häufige Ursachen von braunen Flecken und wegweisende Befunde

häufige Ursachen	wegweisende Befunde/Symptome	Klinik
melanozytären Flecken		
Sommersprossen, sog. Epheliden (S. 502)	▪ meist Hauttyp I und II, häufig bei blonden und rothaarigen Menschen ▪ an lichtexponierten Stellen, reversibel, erworben (Gesicht, Dekolleté, Schultern, Arme), nach Besonnung verstärkt auftretend ▪ umschriebene, kleinfleckige, meist symmetrisch und disseminiert auftretende, bräunliche Makulä ▪ Diagnose: klinisches Bild, Histologie selten notwendig → Hyperpigmentierung der Basalzellschicht	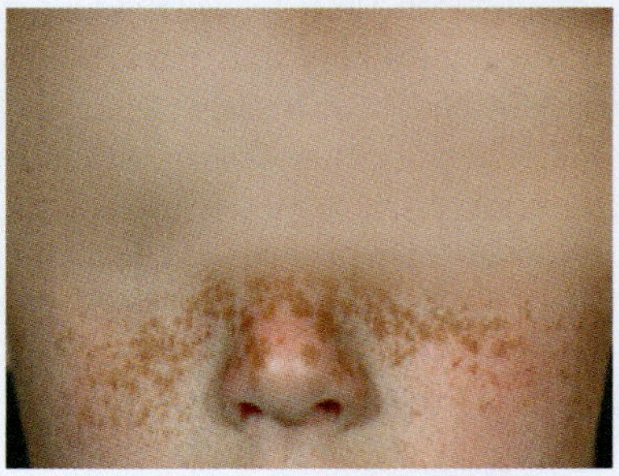
Lentigines seniles (S. 502) (Synonym: **Lentigines solares**)	▪ an lichtexponierten Arealen, v. a. Handrücken, Gesicht ▪ scharf begrenzte, einzeln stehende, unterschiedlich große, homogen gelblich-bräunliche Makulä ▪ Pigmentvermehrung	
Cafe-au-Lait-Fleck (S. 501)	▪ einzeln stehender scharf begrenzter, hellbrauner ausgedehnter Fleck ▪ am gesamten Integument möglich, häufig am Rumpf ▪ bei mehr als 5 Flecken: V. a. Neurofibromatose, Vitamin-B_{12}-Mangel ▪ angeboren oder in Kindheit erworben	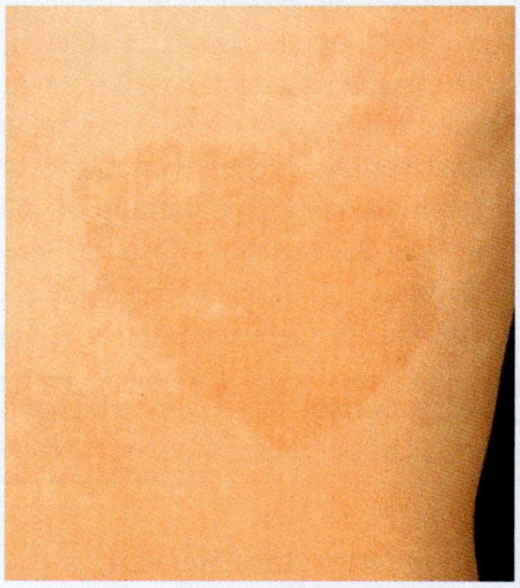
melanozytärer Nävus (S. 343)	▪ einzeln stehender scharf begrenzter, in sich z. T. unterschiedlich pigmentierter, brauner Fleck variabler Größe	
postinflammatorische Hyperpigmentierung	▪ unscharf begrenzte, unterschiedlich intensive Hyperpigmentierung im Bereich vorausgegangene Entzündungen oder Traumen	
Melasma (S. 502) (Synonym: **Chloasma**)	▪ flächige, unscharf begrenzte Hyperpigmentierung, oft im Gesicht, häufig symmetrisch ▪ Anamnese (Kontrazeptiva, Schwangerschaft, Leberzirrhose, östrogenproduzierende Tumoren), eher bei dunklem Hauttyp, deutliche Intensivierung bei Sonnenexposition ▪ Frauen : Männer = 10:1 ▪ bei Schwangerschaft physiologisch, spontane Rückbildung nach Beendigung	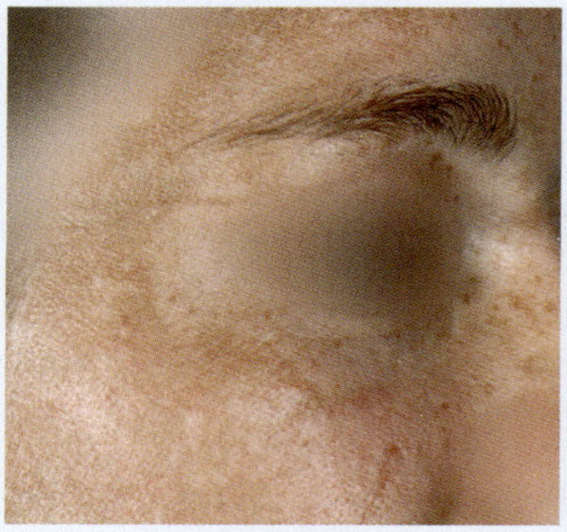

5.3 Häufige Ursachen von braunen Flecken und wegweisende Befunde (Fortsetzung)

häufige Ursachen	wegweisende Befunde/Symptome	Klinik
nicht melanozytäre Flecken (Hämosiderineinlagerung)		
Purpura jaune d'ocre bei chronischer venöser Insuffizienz (CVI) (S. 559) **(Stauungsblutung)**	▪ an den Unterschenkeln, Fußrücken, Streckseiten der Zehen ▪ flächige, inhomogen bräunlich-gelbliche Hyperpigmentierung ▪ Zeichen der CVI bei erhöhtem hydrostatischen Druck	
Purpura pigmentosa progressiva (Morbus Schamberg)	▪ disseminierte kleinfleckige, gelb-braune bis rötlich-braune, von Petechien begleitete Makulä → Cayenne-Pfeffer-artige Petechien – nicht wegdrückbar – bei chronischem Verlauf Abblassung und gelblicher Farbumschlag ▪ häufig Unter- oder Oberschenkel, symmetrisch ▪ zumeist schubweises Auftreten ▪ mögliche Auslöser sind u. a.: Arzneimittel (z. B. Benzodiazepine), Nahrungsmittelzusatzstoffe, Bleich- und Färbemittel in Textilien ▪ ggf. Biopsie	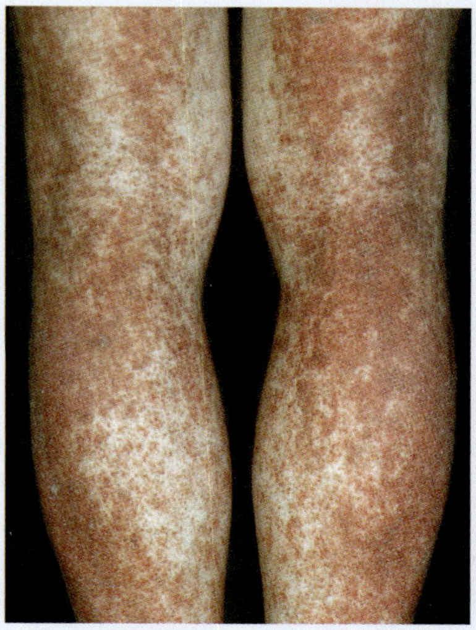

5.2.3 Weißer/heller Fleck

Helle Flecken können angeboren oder erworben sein. Sie entstehen entweder durch:

- umschriebene **Störung der Blutgefäßdynamik:** z. B. weißer Dermografismus bei atopischem Ekzem,
- Verminderung oder **Fehlen von Pigmentzellen:** z. B. Vitiligo, depigmentierte Narben,
- **Störung der Melanozytenfunktion:** z. B. bei der Besiedlung mit dem Hefepilz *Malassezia furfur* (Erreger führt durch die Freisetzung von Azelainsäure zu einer verminderten Pigmentierung der Haut, sog. Pityriasis vesicolor alba) oder
- **Sklerosierung** der Haut bzw. Störungen des dermalen Bindegewebes, z. B. bei Lichen sclerosus et atrophicus.

Der Weg zur Diagnose

Für die Entstehung eines weißen oder hellen Flecks gibt es in Abhängigkeit des zugrunde liegenden Pathomechanismus unterschiedliche Ursachen. Diagnostisch wegweisend sind auch hier die Anordnung und Begrenzung der Effloreszenzen sowie die Verteilung (z. B. „spritzerartige“ Verteilung bei Pityriasis versicolor alba). Des Weiteren sind grundsätzlich auch hier anamnestische Fragen zur Bestandsdauer der Flecken und zu möglichen Vor- und Begleiterkrankungen (z. B. Psoriasis, atopisches Ekzem) gestellt werden. (Weiteres siehe Tab. **5.4**.)

5.2.3 Weißer/heller Fleck

Sie entstehen durch:

- umschriebene Störung der Blutgefäßdynamik
- Verminderung oder Fehlen von Pigmentzellen
- Störung der Melanozytenfunktion
- Sklerosierung der Haut

Der Weg zur Diagnose

Diagnostisch wegweisend sind Anordnung, Begrenzung und Verteilung der Effloreszenzen. Auch Fragen zur Bestandsdauer und zu möglichen Vor- und Begleiterkrankungen (z. B. Psoriasis, atopisches Ekzem) müssen gestellt werden (Weiteres siehe Tab. **5.4**).

≡ 5.4 Häufige Ursachen von weißen/hellen Flecken und wegweisende Befunde

häufige Ursachen	wegweisende Befunde/Symptome	Klinik
Vitiligo (S. 497)	▪ umschrieben, häufig symmetrisch oder generalisiert ▪ hohe Neigung zur Progredienz	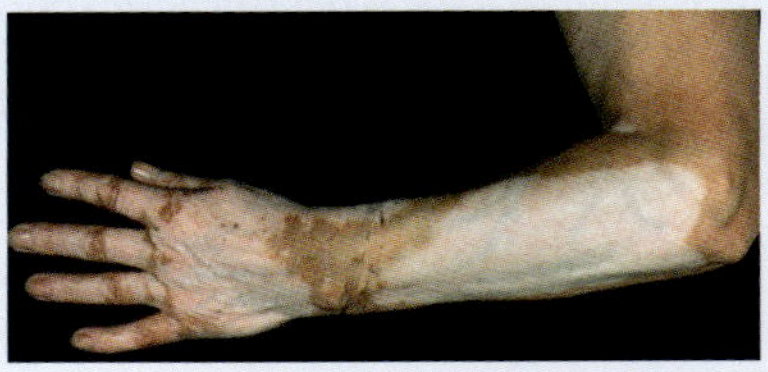
Pityriasis versicolor alba (S. 246)	▪ „spritzerartige“ Verteilung, besonders gut sichtbar auf sonnengebräunter Haut ▪ Hemmung der Melanogenese durch Stoffwechselprodukte von Erregern	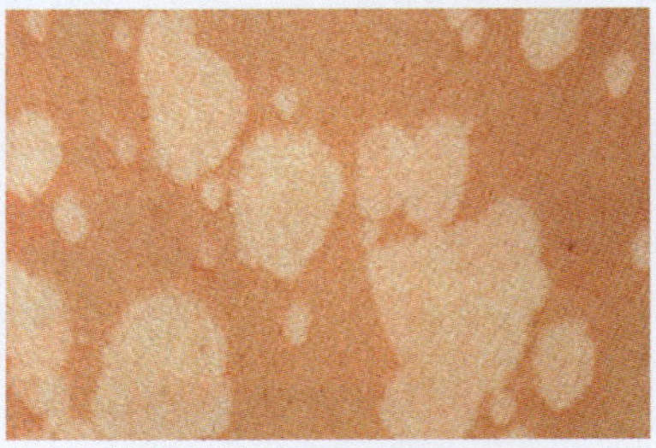
Pityriasis alba	▪ deutliche runde oder landkartenförmige, gering pityriasiform schuppende Pseudoleukoderme ▪ am häufigsten bei Kindern	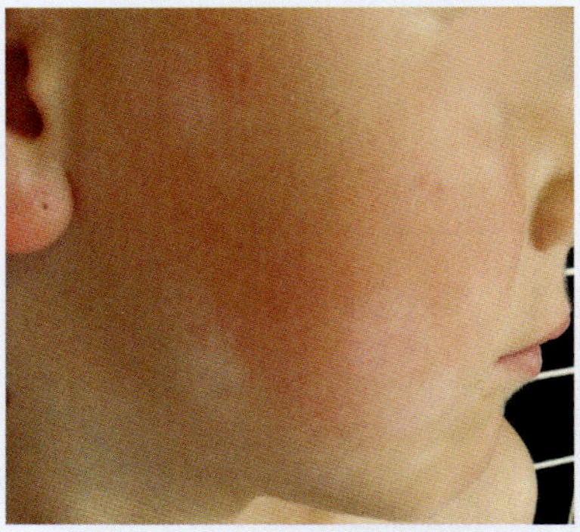 *Quelle: Höger P, Hrsg. Kinderdermatologie. Thieme; 2021*
Pityriasis simplex	▪ z. T. mit kleieförmiger Schuppung einhergehend ▪ insbesondere in der kalten Jahreszeit	
weißer Dermografismus (S. 51)	▪ Vorkommen bei atopischem Ekzem, atopischer Diathese, Fleckfieber oder Systemerkrankungen (z. B. Hypothyreose): weißer Umschlag nach Auslösung durch lokalisierte Vasokonstriktion	
Halo-Nävus (S. 347) (Synonym: Sutton-Nävus)	▪ inkomplett oder komplett depigmentierter Nävus mit unpigmentiertem Hof (Halo), häufig am Stamm ▪ zumeist bei Jugendlichen und jungen Erwachsenen ▪ gehäuft bei Vitiligo ▪ häufig vollständige Rückbildung mit persistierender Depigmentierung	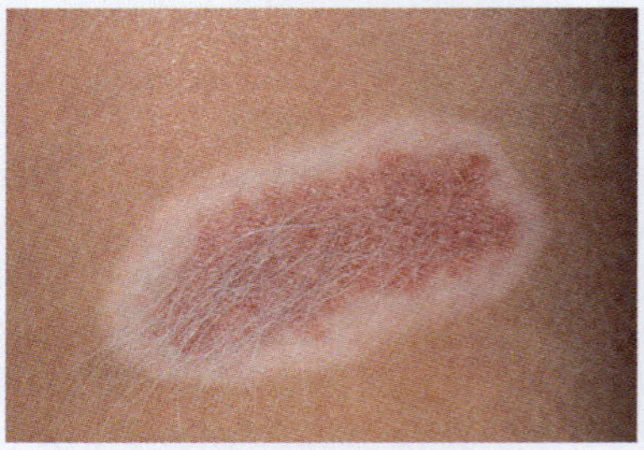
Pseudoleukoderm bei atopischer Dermatitis oder Psoriasis	▪ Abblassung der Haut bei Cignolin-Therapie ▪ pathogenetisch liegt kein verminderter Melaningehalt vor	

5.4 Häufige Ursachen von weißen/hellen Flecken und wegweisende Befunde (Fortsetzung)

häufige Ursachen	wegweisende Befunde/Symptome	Klinik
Narben	▪ Atrophie der Epidermis oder Hautatrophie ▪ vereinzelt spritzerartige Pigmentierung an der Oberfläche als Ausdruck eines Repigmentierungsversuchs	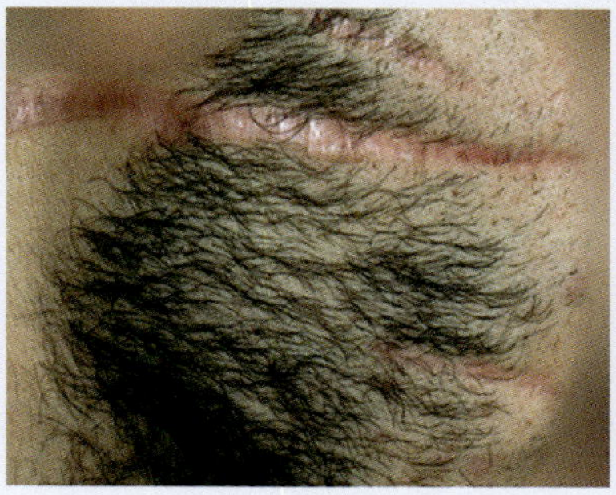
Lichen sclerosus et atrophicus (S. 445)	▪ zumeist Genitoanalbereich, ca. 10 % extragenital ▪ Vulva, Glans penis, Präputium, Analregion ▪ extragenital: seitliche Halspartie, submammär, Intertrigozonen, Extremitäten, druckexponierte Stellen ▪ weißlich-atrophische, porzellanartige, konsistenzvermehrte Flecken mit Schrumpfungstendenz ▪ chronisch-phasenhafter Verlauf, erworben ▪ Männer : Frauen = 1:10 ▪ klinische Symptome bei Genitalbefall: – Dyspareunie – Pruritus – Urethrastenose mit Miktionsbeschwerden – Phimose	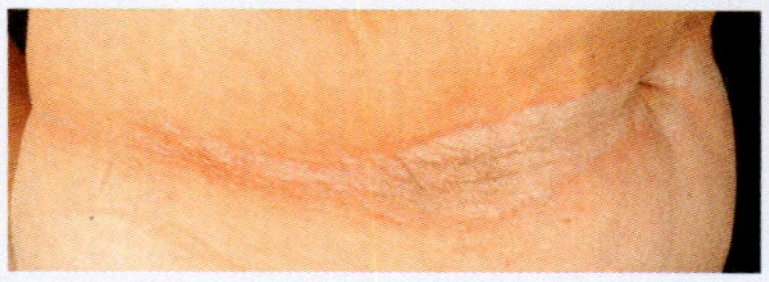

6 Urtika

6.1 Grundlagen

▶ **Definition.** Als Urtika (Quaddel) bezeichnet man eine flüchtige, scharf-begrenzte, teigig-derbe, rötlich-weißliche Erhabenheit der Haut auf dem Boden einer Flüssigkeitsansammlung (Ödem) in der oberen Dermis. Charakteristisch ist die **Flüchtigkeit** der Urtika (meist **<** 24 h, selten einige Tage); häufig besteht außerdem ein starker Juckreiz.

Pathophysiologie: Freisetzung von Histamin aus Mastzellen → Erhöhung der **Kapillarpermeabilität** → Ödem.

Pathophysiologie: Quaddeln können durch eine Vielzahl von immunologischen und nicht immunologischen Faktoren (s. u.) ausgelöst werden. Diese führen zur Freisetzung von Mediatoren (insbesondere Histamin) aus Mastzellen, die über eine Erhöhung der Kapillarpermeabilität zu einem Flüssigkeitsausstrom in die Dermis führen (→ Ödem).

6.2 Formen und Einteilung

Quaddeln können **isoliert** (z. B. Insektenstich, Abb. **6.1a**) oder einzeln bis **disseminiert-exanthematisch** (Urtikaria) verteilt auftreten (Abb. **6.1b**).

Einteilung nach **Verlauf:**
- **akut** (< 6 Wochen)
- **chronisch** (> 6 Wochen)

Einteilung nach **Pathophysiologie:**
- **allergisch** (z. B. Medikamente, Nahrungsmittel)
- **pseudoallergisch** (z. B. Medikamente, Nahrungsmitteladditiva)
- **nicht allergisch:** physikalisch (z. B. Druck, Kälte), toxisch (Insekten, Brennnessel)

Quaddeln können **isoliert** (z. B. ausgelöst durch eine Kontaktnoxe wie Insektengift, Abb. **6.1a**) oder einzeln bis **disseminiert-exanthematisch** verteilt im Rahmen einer Urtikaria auftreten (Abb. **6.1b**). Je nach Ausdehnung des Ödems ändern sich das Aussehen und die Größe (Millimeter bis Zentimeter). Durch appositionelles Wachstum können die Effloreszenzen bei disseminiertem Befall konfluieren, was zur Ausbildung größerer Quaddelflächen führt.

Nach dem **Verlauf** unterscheidet man:
- **akute** urtikarielle Hautveränderungen (**< 6 Wochen**, häufigste Form) und
- **chronische** urtikarielle Hautveränderungen (**> 6 Wochen** bestehend oder **rezidivierend**).

Nach **pathophysiologischen** Gesichtspunkten unterscheidet man:
- **allergische** urtikarielle Hautveränderungen: z. B. Medikamente (z. B. Penicilline und andere Antibiotika), Nahrungsmittel, Pollen, Vakzine, Bienen-/Wespengift
- **pseudoallergische** urtikarielle Hautveränderungen: Medikamente (z. B. Azetylsalizylsäure, andere Analgetika, Röntgenkontrastmittel) oder Nahrungsmitteladditiva
- **nicht allergische** urtikarielle Hautveränderungen:
  - **physikalisch** (S. 184): z. B. Kälte, Wärme, Licht, Druck, Dermografismus
  - **toxisch:** z. B. Brennnessel, Quallen, Insekten, Chemikalien → Kontakturtikaria

6.1 Formen urtikarieller Hautveränderungen

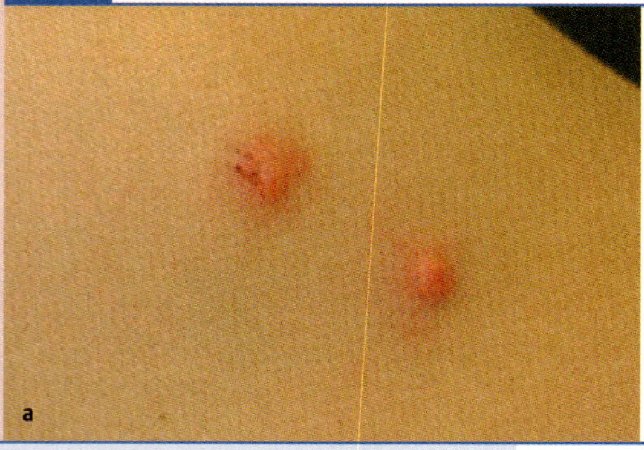

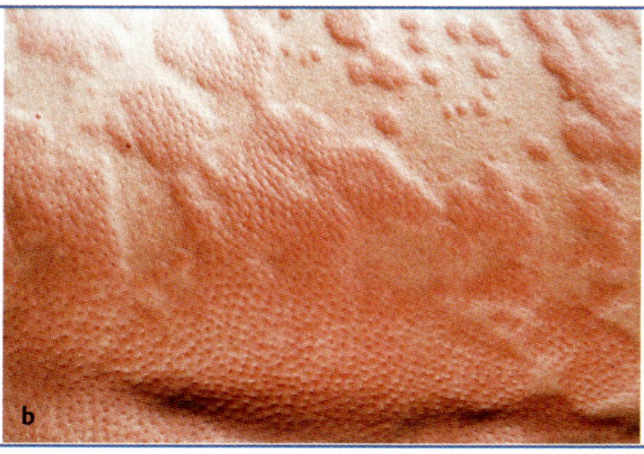

a Isoliert auftretende urtikarielle Hautveränderungen bei Insektenstich.
b Disseminiert-exanthematische urtikarielle Hautveränderungen im Rahmen einer Urtikaria.

6.2 Diagnostische Hilfen bei Verdachtsdiagnosen

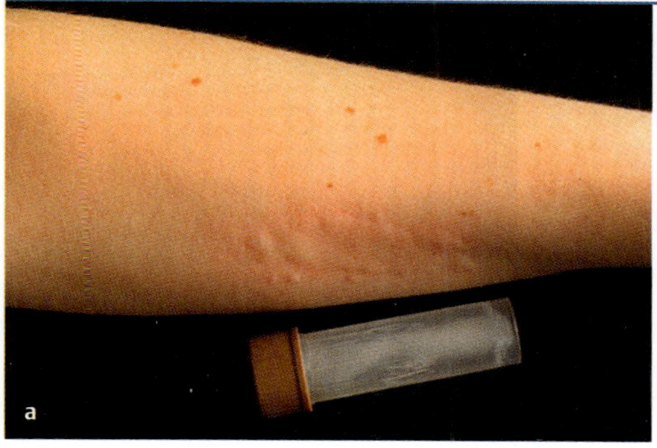

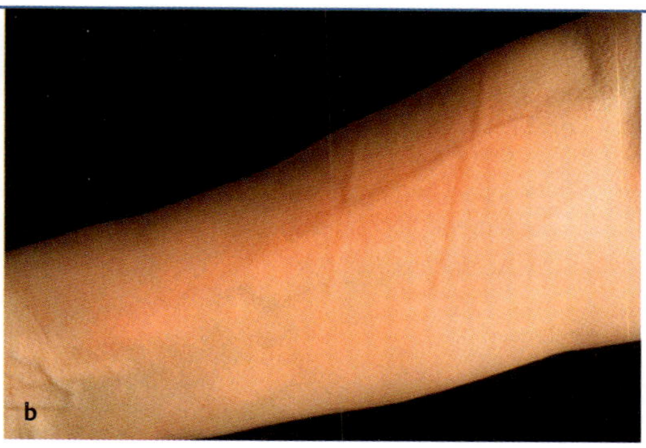

a Kälteurtikaria: Nach Kontakt mit einem kalten Gegenstand kommt es an der Kontaktstelle zu einer Quaddelbildung.
b Urtikarieller Dermografismus: Nach Reiben mit einem stumpfen Gegenstand (z. B. Holzspatel) entsteht eine urtikarielle Schwellung entlang der Strichlinien.

6.3 Der Weg zur Diagnose

Wichtigstes diagnostisches Kriterium der Urtika ist die **Flüchtigkeit** (meist < 24 h); zusätzlich findet sich häufig ein **Reflexerythem** und starker **Juckreiz**.

▸ Merke. Typischerweise kratzen sich Patient*innen mit Urtikaria (S. 183) nicht, sondern versuchen durch **Reiben** den Juckreiz zu lindern.

Eine **akute** Urtikaria (weniger als 6 Wochen bestehend) erfordert in der Regel keine weitere Diagnostik, auch wenn sich meist kein Auslöser finden lässt. Bei **chronischen** Formen muss eine **ausführliche Anamnese** erhoben werden, die sämtliche auslösenden Faktoren (s. o.) einschließen sollte. Bei entsprechenden anamnestischen Hinweisen können **spezifische Testungen** (z. B. physikalische Testungen wie Dermografismus, Drucktest, Kälteprovokation bzw. andere Provokationstestungen, Abb. **6.2**) oder **allergologische Untersuchungen** (z. B. Prick-Test und spezifisches IgE) durchgeführt werden, siehe Details im Kapitel Hauttests (S. 179).
Urtikarielle Hautveränderungen können auch bei anderen Hauterkrankungen auftreten. Differenzialdiagnostisch bedeutsam sind hier vor allem die Dauer und die Dynamik (keine Flüchtigkeit) der Effloreszenz (Erythema multiforme, PUPPP, Arzneimittelexantheme).

6.3 Der Weg zur Diagnose

Wichtige diagnostische Kriterien sind: **Flüchtigkeit** der Urtika, **Reflexerythem** und starker **Juckreiz** („Reiben").

▸ Merke.

Während **akute** Formen meist keine weitere Diagnostik erfordern, muss bei **chronischen** Formen eine **ausführliche Anamnese** erhoben werden (auslösende Faktoren!). Bei Verdacht können entsprechende **spezifische Testungen** (z. B. Dermografismus, Kälteprovokation, Abb. **6.2**) oder **allergologische Untersuchungen** (S. 179) weiterhelfen.

Urtikarielle Hautveränderungen können auch bei anderen Hauterkrankungen auftreten (Erythema multiforme, PUPPP, Arzneimittelexantheme).

6.4 Differenzialdiagnostische Überlegungen

Siehe Tab. **6.1**.

6.4 Differenzialdiagnostische Überlegungen

Siehe Tab. **6.1**.

6.1 Differenzialdiagnosen urtikarieller Hautveränderungen

Diagnose	wegweisende Befunde/Symptome	Klinik
Urticaria factitia	▪ lineare Anordnung der Effloreszenz ▪ meist im Bereich mechanisch irritierter Hautgebiete (Scheuerstellen Gürtel, Schultern, Kratzspuren) ▪ durch Scherkräfte spontan auslösbar ▪ häufig breites Reflexerythem ▪ Anamnese, Juckreiz ▪ kurze Latenzzeit bis zum Auftreten nach Reiz ▪ Quaddelbildung und Pruritus selbstlimitierend	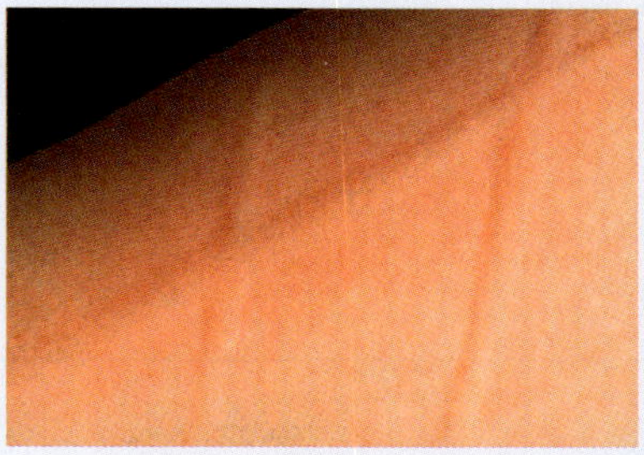

6.1 Differenzialdiagnosen urtikarieller Hautveränderungen (Fortsetzung)

Diagnose	wegweisende Befunde/Symptome	Klinik
chronische Urtikaria	▪ über 6 Wochen bestehende Urtikaria ▪ chronisch schubweiser Verlauf mit Phasen der Beschwerdefreiheit ▪ scharf begrenzte, erhabene, teils solitäre rote bis rosafarbene flüchtige Quaddeln unterschiedlicher Größe ▪ Anamnese, Juckreiz	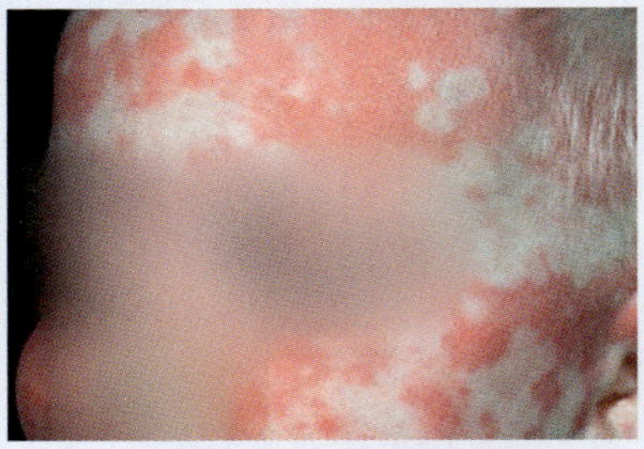
Insektenstich	▪ umschriebene Quaddeln, meist mit zentralem Porus ▪ artifizielle Anordnung, linear oder gruppiert ▪ Anamnese, Juckreiz, Brennen ▪ gelegentlich Schmerzen ▪ fakultativ: Allgemeinsymptome bei Allergie oder Anaphylaxie	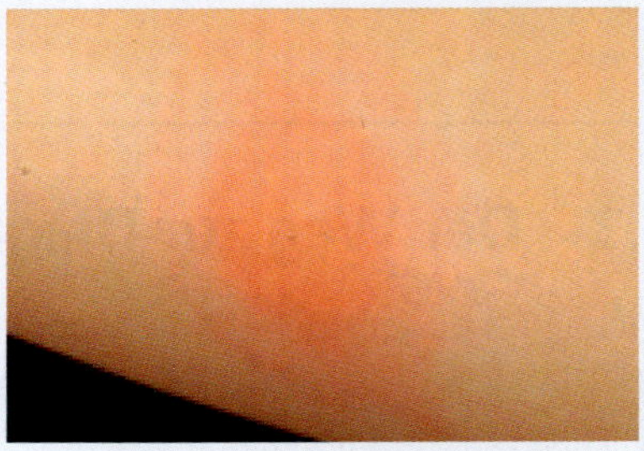
Erythema exsudativum multiforme (EEM) (S. 198)	▪ kreisrunde Quaddeln ▪ im Verlauf Dynamik der Effloreszenz mit z. T. Kokardenbildung (Irisläsion) ▪ zentral livide, hämorrhagisch oder bullös ▪ Prädilektionsstellen: Extremitäten, Schleimhautbefall möglich	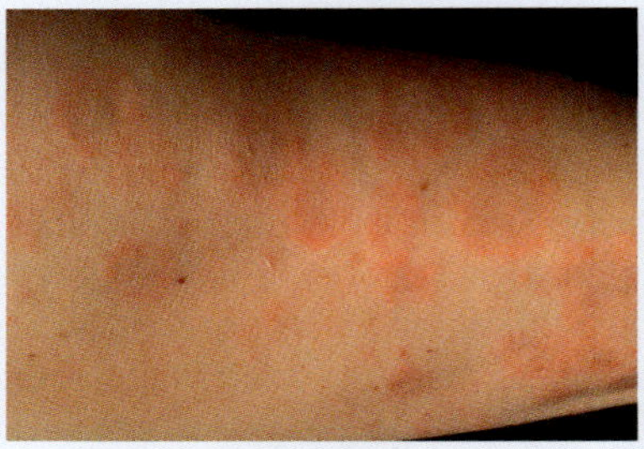
Kälteurtikaria	▪ Erytheme und Quaddeln mit gerötetem Hof ▪ fakultativ: Angioödeme ▪ verzögertes Auftreten und Persistenz möglich ▪ Kontakttyp: an exponierter Körperstelle ▪ Reflextyp: Fernauslösung einer Urtikaria nach örtlich begrenzter Kälteeinwirkung (Kältereflexurtikaria) ▪ häufig Begleitsymptome ▪ Anamnese, Juckreiz	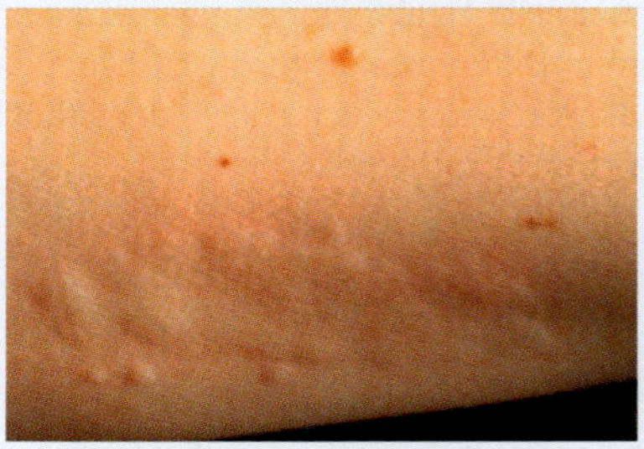
Pruritic Urticarial Papules and Plaques of Pregnancy (PUPPP) (S. 441)	▪ rumpfbetonte, urtikarielle Papeln und Plaques, z. T. stadienhafter Verlauf, Ausbreitung auf Gesäß und Oberschenkel ▪ Gesicht und Nabelregion meist ausgespart ▪ starker, oft quälender Juckreiz ▪ insbesondere bei Erstgebärenden im letzten Trimenon oder unmittelbar postpartal (15 %)	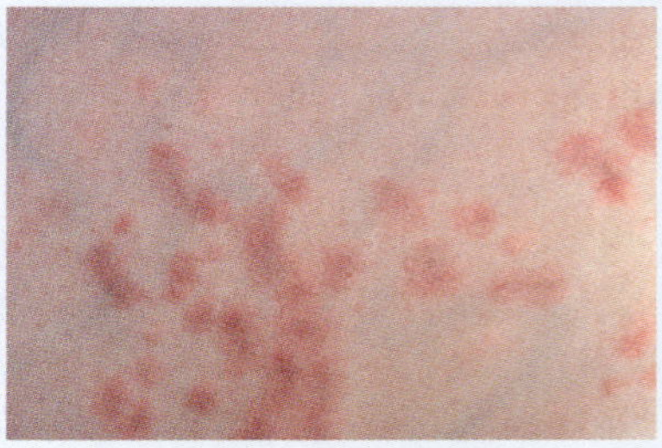

7 Knoten

7.1 Grundlagen

► Definition. Eine Hauterhabenheit, die größer als eine Papel ist (d. h. **> 0,5 cm**), wird als **Knoten** bezeichnet. Knoten können solitär sein oder in Vielzahl auftreten. Die Substanzvermehrung kann sich grundsätzlich in allen Hautschichten und auch unter der Haut (subkutan) manifestieren.

Der Übergang zum Begriff **Tumor** ist fließend, da dieser nicht eindeutig definiert ist. Jede größere Knotenbildung kann als Tumor bezeichnet werden, wobei die Definition keine Rückschlüsse auf die Dignität der Veränderung zulässt. Ein Tumor ist nicht gleichbedeutend mit einem Neoplasma, jedoch kann eine tumoröse Hautveränderung den Verdacht eines Neoplasmas nahelegen.

Pathophysiologie: Histologische Substrate der Knotenbildung sind am häufigsten **Entzündungen** (Furunkel, Follikulitis), Neoplasien (Basaliom, noduläres malignes Melanom), Gewebehyperplasien (Narbenkeloide) oder Ablagerung von Fremdstoffen.

7.2 Formen

Epidermale Knoten sind in der Regel über das Hautniveau erhaben (exophytisch), während **dermale** und **subkutane** Knoten mehr durch die Substanzvermehrung in der Tiefe der Haut bei der Palpation imponieren.

- **epidermale** Knoten: z. B. Follikulitis, Basalzellkarzinom, Spinaliom
- **dermale** Knoten: z. B. Histiozytom, Dermatofibrom
- **subkutane** Knoten: z. B. Lipom, Erythema nodosum, Rheumaknoten

7.3 Der Weg zur Diagnose

Für die korrekte ätiopathologische Einordnung der Hautveränderung sind eine ganze Reihe von zusätzlichen Informationen notwendig, die sowohl **anamnestisch**, **palpatorisch** und durch die **histologische** Aufarbeitung einer Probebiopsie erhoben werden können.
Häufig gibt bereits die **Lokalisation** des Knotens erste diagnostische Hinweise. So finden sich viele maligne Tumoren der Haut (z. B. Basalzellkarzinome, Plattenepithelkarzinome) vorwiegend im Kopf-Hals-Bereich bzw. in sonnenexponierten Bereichen (Tab. **7.1**). Knoten in Gelenknähe können auf einen Rheumaknoten hinweisen.
Für die Diagnostik bedeutsam sind insbesondere die **oberflächliche Hautbeschaffenheit** (Atrophiezeichen z. B. bei Histiozytom; Zeichen der Einschmelzung z. B. bei Furunkel) und die **Eigenfarbe** der Hautveränderung. Eine **rote** Eigenfarbe kann beispielsweise ein Hinweis auf eine verstärkte Durchblutung (Hyperämie) des Knotens sein oder aber auf eine Blutung hindeuten. Ein akuter Prozess mit roter Farbe plus Schmerzhaftigkeit lässt einen entzündlichen Prozess vermuten (z. B. Follikulitis). **Braune** oder **schwarze** Farbgebungen können auf entsprechende proliferierende Zellsysteme (Melanozyten, Histiozyten) hinweisen (Abb. **7.1**).
Für die **palpatorische** Diagnostik sind vor allem die **Konsistenz**, die **Verschieblichkeit** gegenüber der Umgebung sowie die **Schmerzhaftigkeit** der Hautveränderung von Bedeutung. Eine weiche Konsistenz findet man z. B. bei Fibromen, Zysten dagegen sind eher von prallelastischer Konsistenz.

7.1 Grundlagen

► Definition.

Pathophysiologie: am häufigsten **Entzündungen** (Furunkel, Follikulitis), Neoplasien, Gewebehyperplasien, Ablagerung von Fremdstoffen.

7.2 Formen

Epidermale Knoten sind meist über das Hautniveau erhaben, während **dermale** und **subkutane** Knoten durch eine Substanzvermehrung in der Tiefe der Haut gekennzeichnet sind.

7.3 Der Weg zur Diagnose

Für die korrekte ätiopathologische Einordnung der Hautveränderung sind **anamnestische**, **palpatorische** und **histologische** Informationen notwendig.

Häufig gibt bereits die **Lokalisation** des Knotens erste diagnostische Hinweise (Tab. **7.1**).

Bedeutsam für die Diagnostik sind außerdem:
- **oberflächliche Beschaffenheit** (Atrophie, Einschmelzung)
- **Eigenfarbe** (hautfarben, rot, braun, Abb. **7.1**)

- **Palpation:** Konsistenz, Verschieblichkeit, Schmerzhaftigkeit.

⊙ 7.1 Eigenfarbe von Knoten

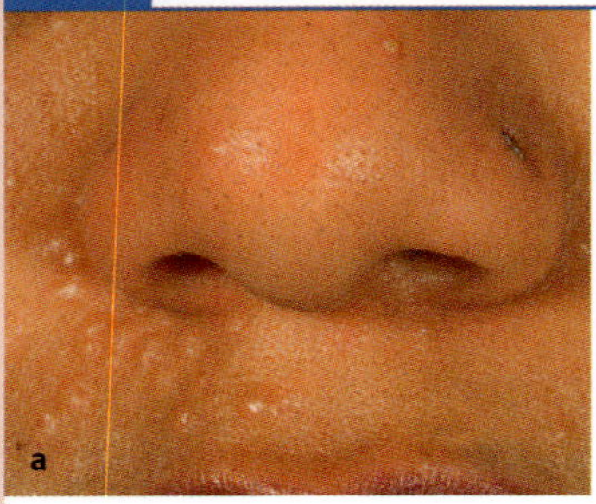

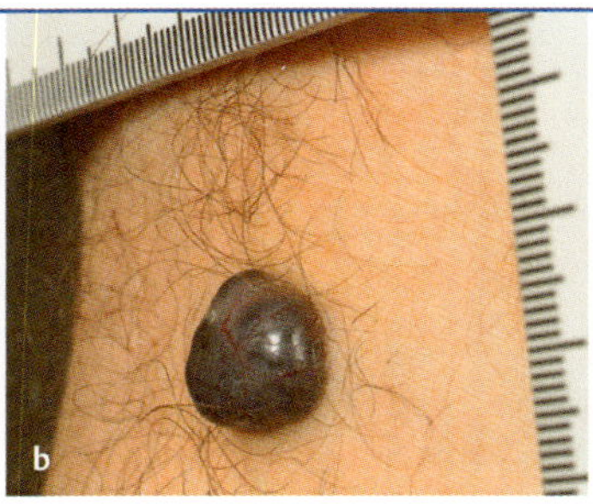

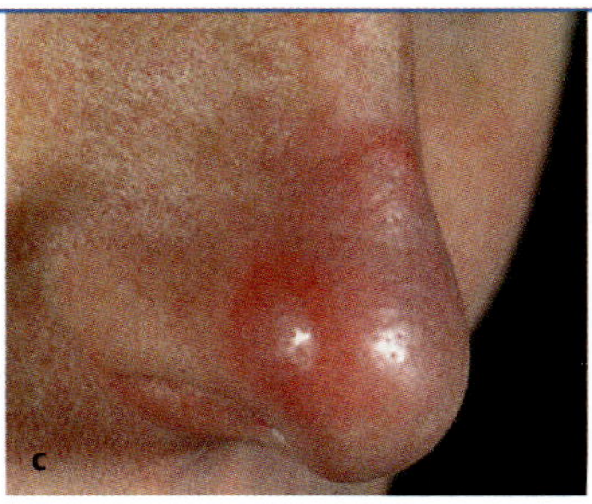

a **Trichoepitheliom:** multiple hautfarbene, symmetrisch angeordnete Knoten mit gleichmäßiger Kontur
b **Noduläres malignes Melanom:** schwarz-bräunlicher Knoten mit inhomogener Pigmentierung.
c **Sarkoidose:** rötlich-brauner Knoten mit teleangiektatischer Zeichnung (gelblich lupoides Infiltrat bei Diaskopie).

Bei **Erodierung** der Oberfläche, die mit einem Substanzverlust einhergehen kann, kann aus einem Knoten ein Ulkus werden. Hierbei sollte insbesondere der Ulkusrand untersucht und zur Ursachenabklärung stets eine bioptische Sicherung des Befundes erwogen werden.

≡ 7.1

≡ 7.1 Differenzialdiagnostische Überlegungen nach Lokalisation des Knotens

Kopf- und Gesichtshaut
- Basalzellkarzinom
- Plattenepithelkarzinom
- Keratoakanthom
- malignes Melanom
- Merkelzellkarzinom
- Angiosarkom
- Hautmetastasen
- Trichoepitheliom
- Nävi
- Acne conglobata
- Sarkoidose

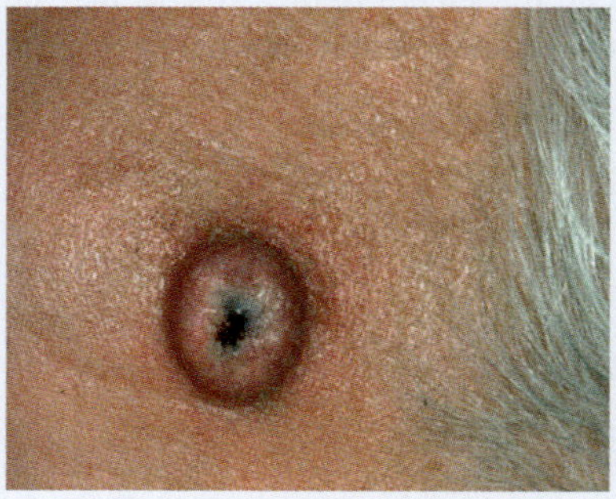

Keratoakanthom

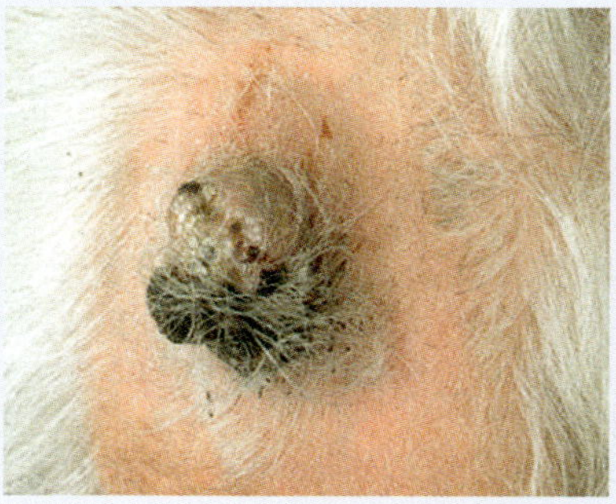

Hautmetastase

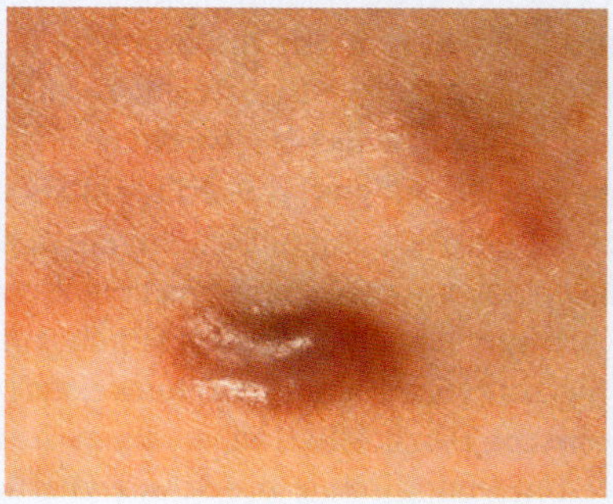

Kutanes B-Zell-Lymphom

≡ 7.1 Differenzialdiagnostische Überlegungen nach Lokalisation des Knotens (Fortsetzung)

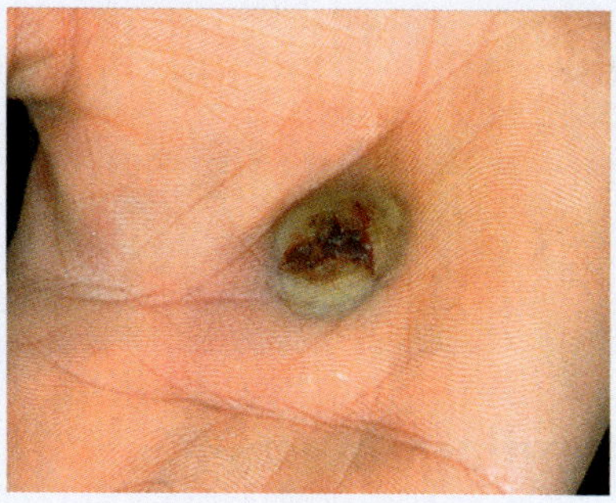

Melkerknoten

Extremitäten	Nagelorgan	perianal
▪ Erythema nodosum (v. a. Unterschenkel) ▪ Nävi ▪ malignes Melanom ▪ Pannikulitis ▪ kutanes Lymphom ▪ Melkerknoten (v. a. Hände, Unterarme) ▪ Granuloma anulare ▪ Karzinome der Haut ▪ Keloid ▪ Sarkome (z. B. Kaposi-Sarkom) ▪ Verruca vulgaris	▪ Glomustumor ▪ akrolentiginöses malignes Melanom ▪ Koenen-Tumor ▪ Fibrokeratom	▪ Hämorrhoiden ▪ Marisken ▪ Analvenenthrombose ▪ Rektumprolaps, Analprolaps ▪ Condylomata acuminata ▪ Acne inversa

≡ 7.1

8 Blasen

8.1 Grundlagen

► Definition.

8.1 Grundlagen

► Definition. Blasen sind umschriebene Hohlraumbildungen mit meist flüssigem oder serösem Inhalt. Sie werden nach Größe unterschieden sowie histologisch und klinisch nach Lokalisation der Blasenbildung innerhalb der Hautschichten. Eine Hohlraumbildung bis zu einer Größe von **0,5 cm** bezeichnet man als **Bläschen** (**Vesikula**), größere Effloreszenzen werden als **Blase** (**Bulla**) bezeichnet.

Pathophysiologie: Blasen entstehen durch Dehiszenz innerhalb der Epidermis oder der Grenzflächen zwischen Epidermis und Dermis.

Pathophysiologie: Blasen entstehen durch Dehiszenz innerhalb des epidermalen Zellverbandes oder der Grenzflächen zwischen Epidermis und Dermis. Meist wird diese Dehiszenz durch die Einwirkung verschiedener Noxen (z. B. physikalisch, allergisch, infektiös) in zuvor gesunder Haut aufgelöst. Nur selten liegt eine erworbene (z. B. bullöse Autoimmundermatosen) oder hereditäre (z. B. hereditäre Epidermolysen) Strukturschwäche des epidermalen Zellverbandes vor.

Nach der **Ursache** lassen sich folgende Untergruppen unterscheiden:
- physikalisch
- allergisch
- medikamentös
- infektiös
- stoffwechselbedingt
- autoimmunologisch
- genetisch

Nach der **Ursache** bzw. dem primär auslösenden Pathomechanismus der Blasenbildung lassen sich folgende Untergruppen unterscheiden:
- **physikalisch:** Verbrennung, Erfrierung, mechanisch durch Druck (Blase nach Fußmarsch), Reibung und Quetschung, toxisch (Verätzung durch Säure oder Lauge), UV-Strahlung (Dermatitis solaris)
- **allergisch:** Ekzemreaktion, bullöse Urtikaria, bullöse Mastozytose
- **medikamentös:** bullöses Arzneimittelexanthem
- **infektiös:** virale Infektionen (Herpes, Varizellen), bakterielle Infektionen (Streptokokken/Staphylokokken: Impetigo contagiosa/bullosa, bullöses Erysipel)
- **stoffwechselbedingt:** Porphyrie, Bullosis diabeticorum
- **autoimmunologisch:** Pemphigus-Gruppe, bullöses Pemphigoid, lineare IgA-Dermatose, Herpes gestationis, vernarbendes Schleimhautpemphigoid, Dermatitis herpetiformis Duhring, Epidermolysis bullosa acquisita
- **genetisch:** hereditäre Epidermolysen

► Merke.

► Merke. Blasen können bei einer Vielzahl von Erkrankungen als Phänomen vorkommen, ohne typisches Merkmal dieser Erkrankung zu sein.

8.2 Formen und Einteilungen

Histologisch unterscheidet man **intraepidermale** und **subepidermale** Blasenbildung (Abb. **8.1**).

8.2 Formen und Einteilungen

Unter Zugrundelegung **histopathologischer** Aspekte kann zunächst eine Unterscheidung nach der Hautschicht der Blasen- bzw. Spaltbildung erfolgen: **intraepidermale** und **subepidermale** Blasenbildung (Abb. **8.1**).

8.2.1 Intraepidermale Blasenbildung

- **akantholytisch** (z. B. Pemphigus-Erkrankungen, Abb. **8.2a**)
- **zytolytisch** (z. B. Herpes-Virusinfektionen, Abb. **8.2b**)
- **spongiotisch** (z. B. Ekzemerkrankungen, Abb. **8.2c**)

8.2.1 Intraepidermale Blasenbildung

- **akantholytische** Blasenbildung: primär Schädigung bzw. Zerreißen der Zell-Zell-Kontakte und sekundär Einstrom von Gewebeflüssigkeit (z. B. durch Autoantikörper gegen Strukturprotein bei Pemphigus-Erkrankungen, Abb. **8.2a**)
- **zytolytische** Blasenbildung: primär Induktion des Zelltods von Keratinozyten und sekundär Einstrom von Gewebeflüssigkeit (z. B. durch Herpesvirus, Abb. **8.2b**)
- **spongiotische** Blasenbildung: Ein primärer Einstrom von Gewebeflüssigkeit (Ödem) führt sekundär zum Zerreißen der Zell-Zell-Kontakte (z. B. Ekzemerkrankungen, Kontaktdermatitiden, Abb. **8.2c**).

8.1 Histologie intraepidermaler und subepidermaler Blasenbildung

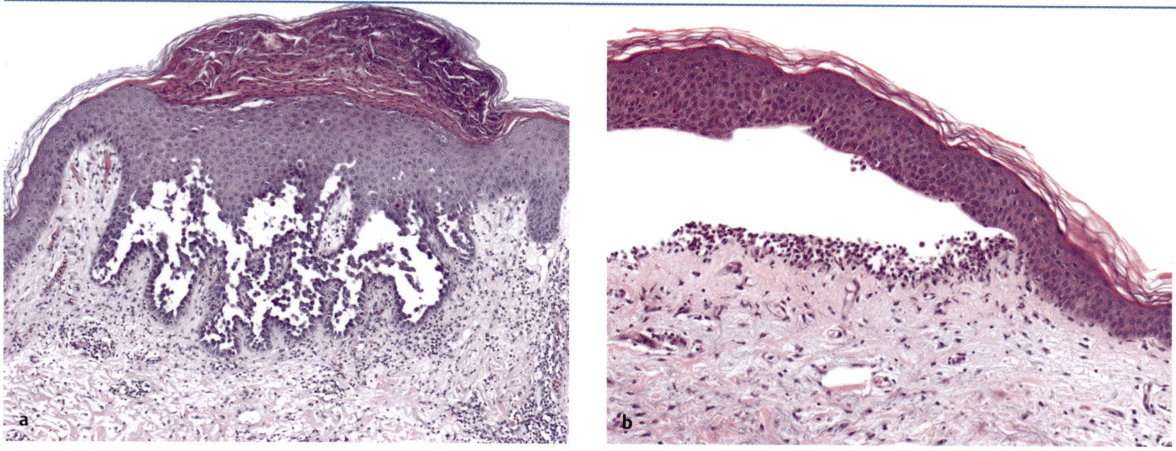

a Intraepidermale Blase.
b Subepidermale Blase.
Quelle: Dr. Rose, Lübeck

8.2 Intraepidermale Blasenbildung

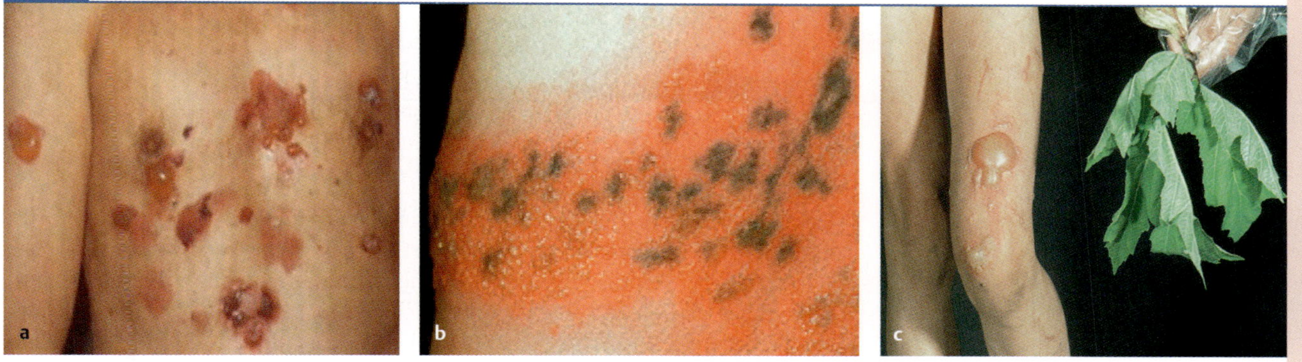

a **Akantholytische Blasenbildung bei Pemphigus vulgaris:** schlaffe Blasen auf scheinbar unveränderter Haut, die schnell aufplatzen und nur noch als flächige Erosion sichtbar sind.
b **Zytolytische Blasenbildung bei Herpes zoster:** kleine, gruppiert stehende schlaffe und pralle Bläschen auf erythematösem Grund.
c **Spongiotische Blasenbildung bei fototoxischer Dermatitis:** häufig streifige Rötung mit prallen, kleinen und großen Blasen; häufig blattförmiges oder netzartiges Muster der Erytheme entsprechend der Kontaktstellen mit fotosensibilisierender Pflanze. Juckreiz und Brennen, seltener Schmerzen.

8.2.2 Subepidermale Blasenbildung

- **junktionale** Blasenbildung: Kontinuitätsdurchtrennung in der Junktionszone (z. B. Pemphigoid-Erkrankungen, Epidermolysis bullosa acquisita, Abb. **8.3a**)
- **dermolytische** Blasenbildung: Spaltbildung unterhalb der Basalmembran (z. B. Dermatitis herpetiformis Duhring, Epidermolysis bullosa dystrophica, Abb. **8.3b**)

8.2.2 Subepidermale Blasenbildung

- **junktional** (z. B. Epidermolysis bullosa acquisita, Abb. **8.3a**)
- **dermolytisch** (z. B. Epidermolysis bullosa dystrophica, Abb. **8.3b**)

8.3 Subepidermale Blasenbildung

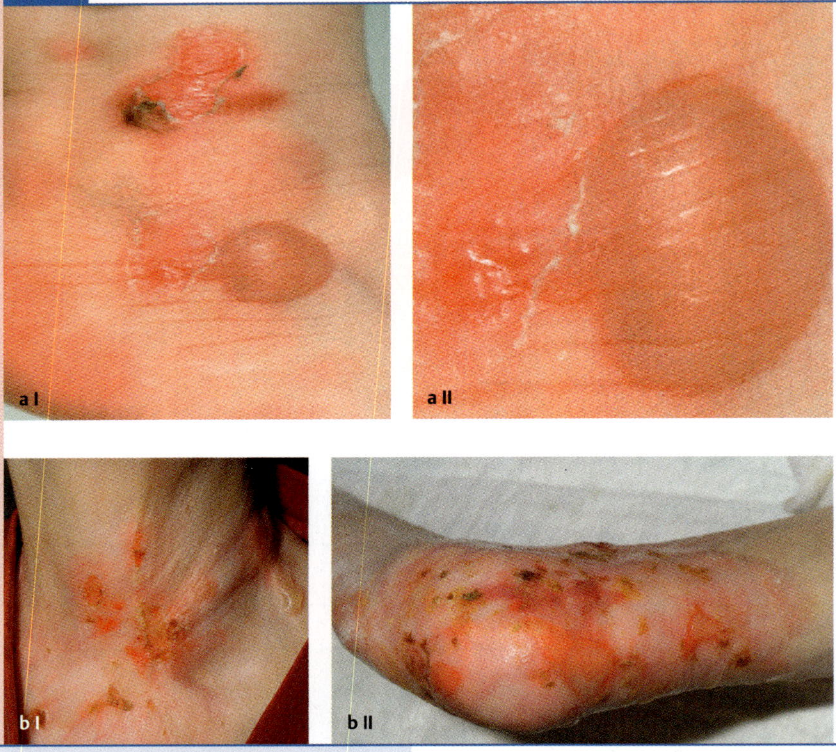

a Junktionale Blasenbildung bei Epidermolysis bullosa acquisita: straffe Blasen und Erosionen unterschiedlicher Größe, überwiegend an mechanisch belasteten Arealen (streng genommen handelt es sich um eine dermolytische Blasenbildung, bei erhöhter Verletzlichkeit im Bereich der dermo-epidermalen Junktionszone, allerdings in deren oberstem Bereich). Abheilung unter Atrophie und Narbenbildung.

b Dermolytische Blasenbildung bei Epidermolysis bullosa dystrophica: multiple flächige rötlichlivide Makulä, Atrophien, Blasen, Erosionen, Vernarbungen.

8.3 Der Weg zur Diagnose

Intraepidermale Blasen platzen sehr schnell und sind bei der Untersuchung häufig nur noch als Erosion und randständiger Schuppung sichtbar (Tab. **8.2**). **Subepidermale** Blasen sind dagegen stabiler.

8.3 Der Weg zur Diagnose

Blasen sind bei der Untersuchung nicht immer in ihrer ursprünglichen Form zu identifizieren. Insbesondere bei sehr oberflächlich bzw. **intraepidermal** gelegenen Blasen (z. B. bei Pemphigus vulgaris) können diese aufgrund ihrer Empfindlichkeit sehr schnell platzen und sind dann lediglich als Erosion und randständiger Schuppung („Collerette") sichtbar (Tab. **8.2**). **Subepidermale** Blasen dagegen reißen aufgrund ihrer dickeren und stabileren Blasenwand nicht so schnell ein und sind daher klinisch länger sichtbar.

▸ Merke.

▸ Merke. Der Sitz der Blasen- bzw. Spaltbildung gibt Hinweise auf die zugrunde liegende Erkrankung:
- intraepidermal:
  - akantholytisch: Pemphigus-Erkrankungen
  - zytolytisch: Herpes-Virus, Epidermolysis bullosa simplex (EBS, hereditär)
  - spongiotisch: Ekzeme
- subepidermal:
  - junktional: Pemphigoid-Erkrankungen, Epidermolysis bullosa acquisita (erworbene Autoimmunerkrankung), Epidermolysis bullosa junctionalis (EBJ, hereditär)
  - dermatolytisch: Dermatitis herpetiformis Duhring, Epidermolysis bullosa dystrophica (EBD, hereditär)

Weiterhin sollte bei der Diagnosefindung beachtet werden:
- Lokalisation der Blasen (Tab. **8.2**)
- Anzahl und Anordnung der Blasen (Verteilungsmuster)
- Größe und Form der Blasen, Beschaffenheit der Blasenwand
- Effloreszenzen auf Blasengrund und in Umgebung
- Form der Abheilung
- Nikolski-Phänomen I (Tab. **8.1**)

Weiterhin sollte bei der Diagnosefindung beachtet werden:
- **Lokalisation** der Blasen (Tab. **8.2**)
- **Anzahl** und **Anordnung** der Blasen (Verteilungsmuster): z. B. Anordnung entlang eines Dermatoms bei Zoster
- **Größe** und **Form** der Blasen, Beschaffenheit der Blasenwand
- **Effloreszenzen** auf dem Blasengrund und in der Umgebung der Blase: z. B. Bläschen auf Erythem bei Varizellen oder Ekzem
- **Form der Abheilung:** z. B. Narbenbildung (vernarbendes Schleimhautpemphigoid) oder Restitutio ad integrum (intraepidermale Blasen, bullöses Pemphigoid)
- **Nikolski-Phänomen I** (Auslösung von Blasen durch seitlichen Schiebedruck): positiv z. B. bei Pemphigus vulgaris (Tab. **8.1**), negativ beim bullösen Pemphigoid

- **Tzanck-Test** (Zytologie vom Blasengrund): zur schnellen diagnostischen Differenzierung von Pemphigus (akantholytische Zellen) und Pemphigoid sowie von TEN und SSSS (akantholytische Zellen), vielkernige Riesenzellen bei Virusblasen
- **Begleitsymptome:** Schmerzen (z. B. bei Epidermolysen), Juckreiz (z. B. Dermatitis herpetiformis Duhring)
- **Familienanamnese:** Hinweis auf blasenbildende Erkrankung anderer Familienmitglieder (hereditäre Epidermolysen)
- **internistische Erkrankungen:** z. B. glutensensitive Enteropathie bei Dermatitis herpetiformis Duhring (90 % der Betroffenen)

- Tzanck-Test
- Begleitsymptome (Schmerz, Juckreiz)
- Familienanamnese
- internistische Erkrankungen

≡ 8.1 Hauterkrankungen mit positivem Nikolski-Phänomen I

- Verbrühungen, Verbrennungen
- Pemphigus-Erkrankung
- Stevens-Johnson-Syndrom und toxische epidermale Nekrolyse (TEN)
- Staphylococcal scalded Skin Syndrome (SSSS)
- Epidermolysis bullosa acquisita

≡ 8.1

Von großer diagnostischer und therapeutischer Relevanz ist die Unterscheidung zwischen einem primär **autoimmunologischen** Pathomechanismus und einem **nichtautoimmunologischen** Geschehen. Bullöse Autoimmunerkrankungen lassen sich mithilfe der Immunfluoreszenz nachweisen (Nachweis gewebegebundener oder zirkulierender Auto-AK, siehe Abb. **28.2**).

Von großer diagnostischer und therapeutischer Relevanz ist die Unterscheidung zwischen einem primär **autoimmunologischen** Pathomechanismus und einem **nichtautoimmunologischen** Geschehen.

► Merke. Während bei bullösen Autoimmundermatosen **Autoantikörper** gegen Strukturproteine der Haut zur Blasenbildung führen (Nachweis spezifischer AK), ist diese bei hereditären Epidermolysen durch **Gendefekte** der Strukturproteine bedingt (Nachweis durch Antigenmapping und molekulargenetische Untersuchungen [S. 471]).

► Merke.

8.4 Differenzialdiagnostische Überlegungen

Siehe Tab. **8.2**.

8.4 Differenzialdiagnostische Überlegungen

Siehe Tab. **8.2**.

≡ 8.2 Differenzialdiagnosen von Blasen

Symptome	Lokalisation	mögliche Ursachen	Klinik
▪ **gruppiert** stehende, kleine Bläschen ▪ Brennen, Schmerzen, Juckreiz ▪ häufig Prodromalstadium mit Allgemeinsymptomen	jede Lokalisation (Typ I) genital, perioral, anal (Typ II)	**Herpes simplex I** (S. 262) **Herpes simplex II** (S. 264)	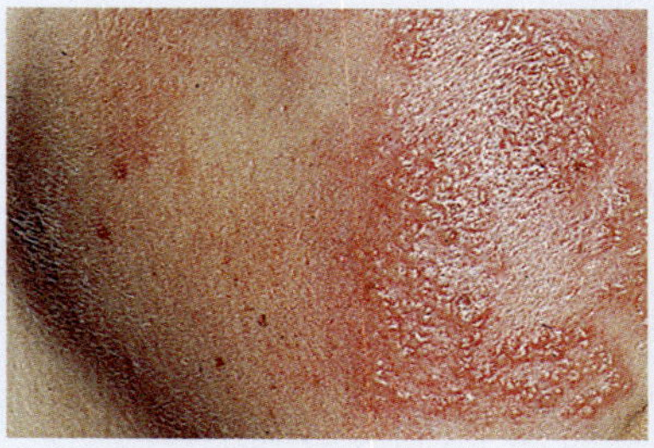
▪ **gruppiert** stehende, kleine Bläschen auf erythematösem Grund ▪ Brennen, Schmerzen, Juckreiz (segmental) ▪ häufig ausgeprägtes Krankheitsgefühl mit unspezifischen Prodromi	linear, am Rumpf häufig zirkulär, entlang eines Dermatoms fakultativ: Beteiligung von Augen, Ohr und Gesicht	**Herpes zoster** (S. 254)	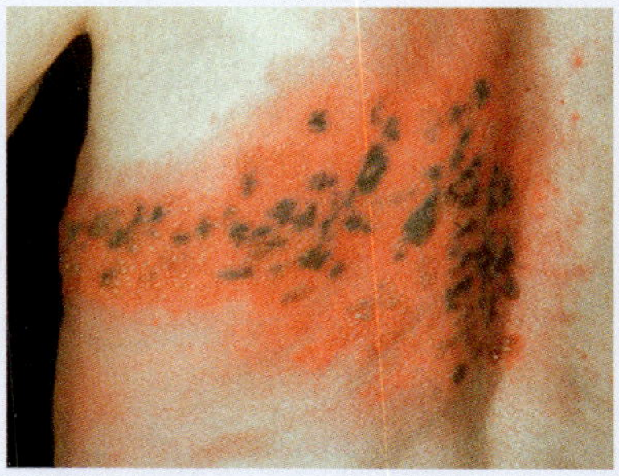

8.2 Differenzialdiagnosen von Blasen (Fortsetzung)

Symptome	Lokalisation	mögliche Ursachen	Klinik
▪ **polymorphes Bild:** Erytheme, Blasen (klein, erosiv), Krusten, Papeln, Quaddeln ▪ Nikolski-Phänomen negativ ▪ **brennender, quälender Juckreiz**	Extremitätenstreckseiten, Rücken- und Schulterbereich sehr selten Schleimhautbefall häufig symmetrisch	**Dermatitis herpetiformis Duhring** (S. 414)	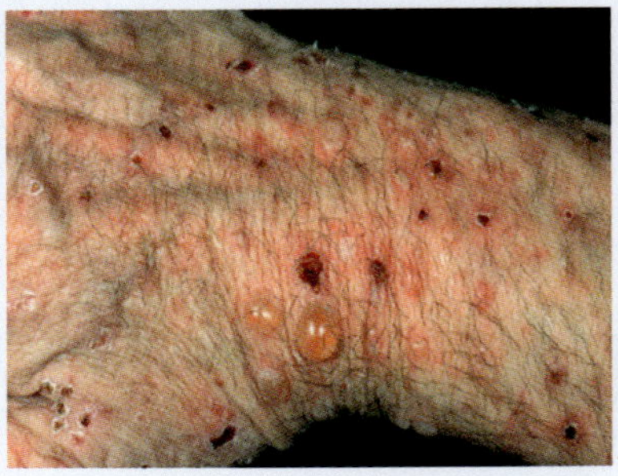
▪ **polymorphes Bild:** Erytheme, Blasen (klein, groß, prall, schlaff, erosiv, eitrig), **honiggelbe Krusten**, Juckreiz, Kratzspuren oft zirzinäre Begrenzung	perioral oder am übrigen Integument lokalisierter, seltener generalisierter Befall häufig zentrofazial	**Impetigo contagiosa** (S. 278)	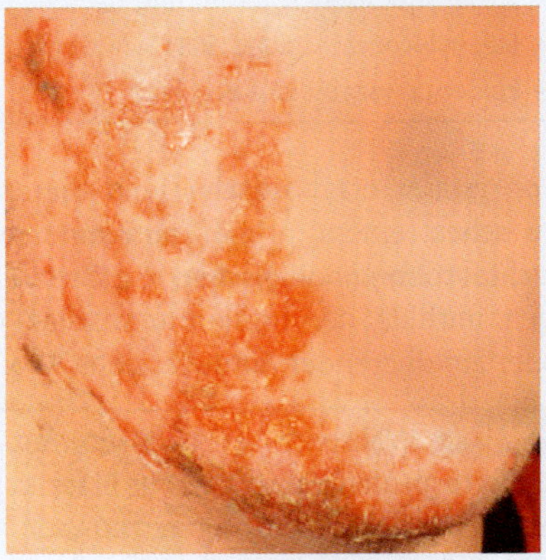
▪ polymorphes Bild ▪ **Heubner-Sternenkarte** (verschiedene Entwicklungsstadien zeitgleich vorhanden): Makulä → Papeln → Bläschen (prall, klein, erosiv) → Krusten ▪ bei Exkoriation mit Sekundärinfektion Gefahr der Narbenbildung	am gesamten Integument, Kopfhaut sowie Schleimhäute mitbetroffen Hände und Füße meist frei	**Varizellen** (S. 253)	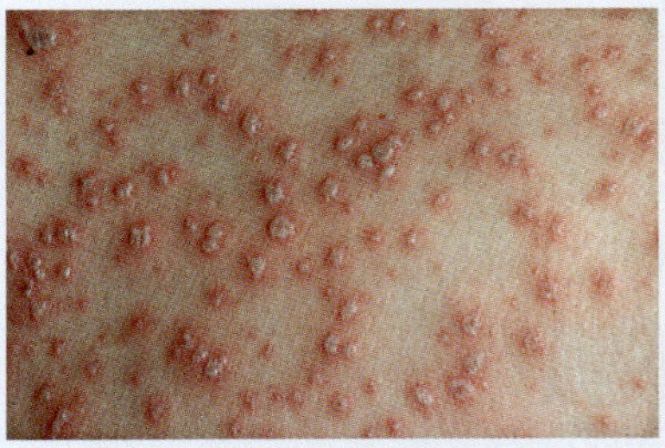
▪ sowohl kleine als auch große, prall gespannte Blasen ▪ starker Juckreiz ▪ bei Persistenz zusätzlich Schuppen und Rhagaden	Fingerseiten, Handinnenflächen (palmar) Fußsohlen, Zehen	**dyshidrotisches Hand- und Fußekzem** (S. 209)	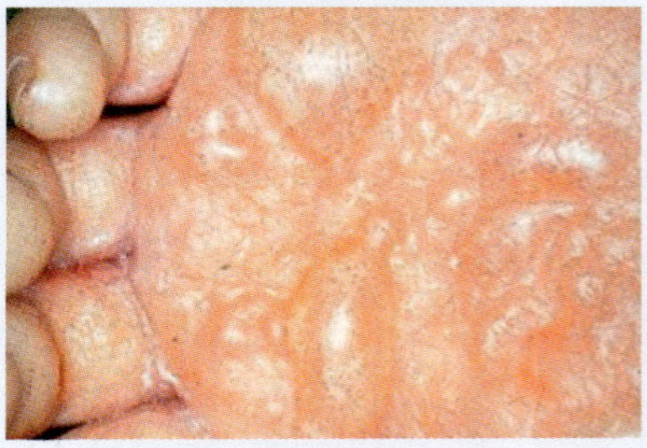
▪ sowohl kleine als auch große, prall gespannte Blase auf erythematösem Grund, Schmerzen je nach Grad	jede Lokalisation	**Verbrennung** oder **Erfrierung** (S. 230)	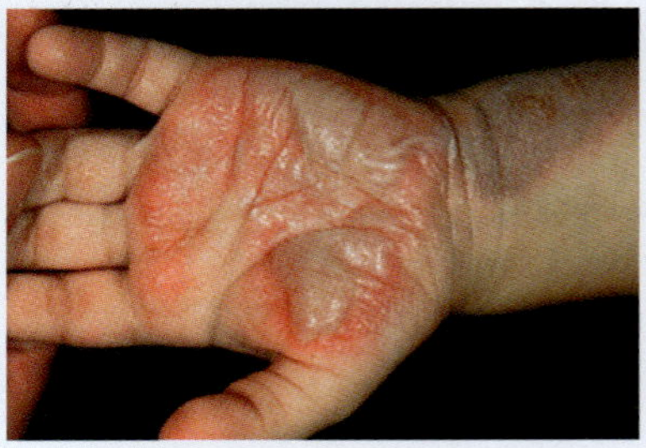

8.2 Differenzialdiagnosen von Blasen (Fortsetzung)

Symptome	Lokalisation	mögliche Ursachen	Klinik
▪ polymorphes Bild: Erytheme, Papeln, Bläschen, Juckreiz ▪ subakut und chronisch: → Lichenifikation, Schuppung, Rhagaden	je nach Kontaktstelle oder Streureaktion evtl. hämatogene Streuung mit exzematösen Hautveränderungen an kontaktfernen Stellen	**Kontaktdermatitis** (S. 201)	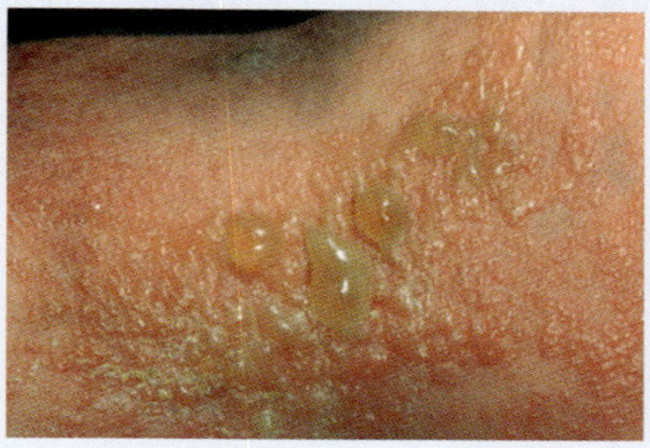
▪ Blasen mit Hyperpigmentierung ▪ Exkoriationen, Krusten	v. a. Handrücken, Gesicht	**Porphyria cutanea tarda** (S. 467)	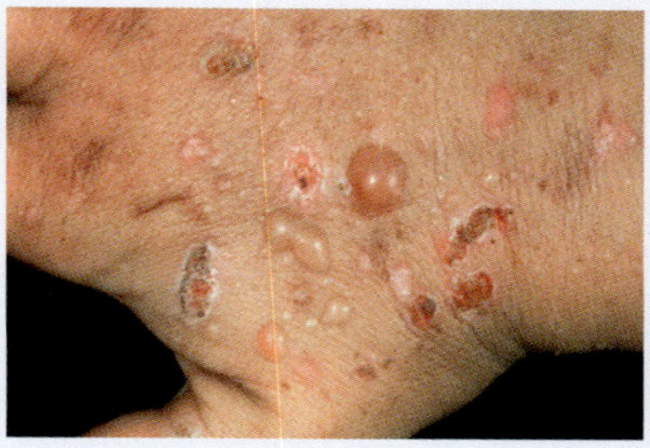
▪ Blasen auf **gerötetem Grund**, anfangs glatte Erytheme und im Verlauf Ödeme ▪ Abheilung unter Krustenbildung und Pigmentierung ▪ Brennen, Schmerzen, während Abheilungsprozess auch Juckreiz	jede Lokalisation, lichtexponierte Hautareale	**Dermatitis solaris** (S. 232)	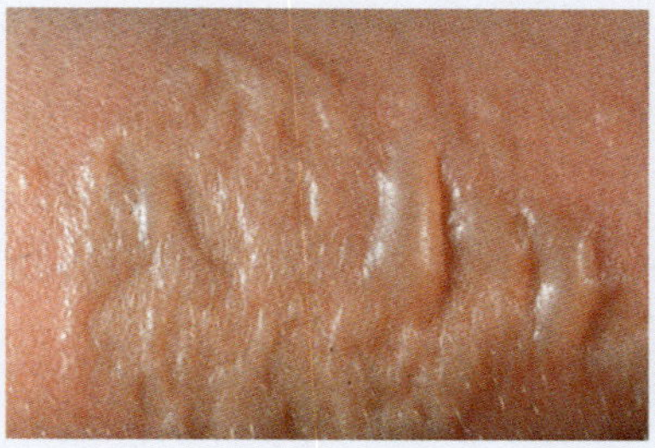
▪ **schlaffe** Blase auf scheinbar unveränderter Haut bzw. Blasenreste ▪ Nikolski-Phänomen positiv ▪ flächige **Erosionen**, Krusten	jede Lokalisation v. a. Rumpf und Mundschleimhaut (!)	**Pemphigus vulgaris/ Pemphigus-Gruppe** (S. 402)	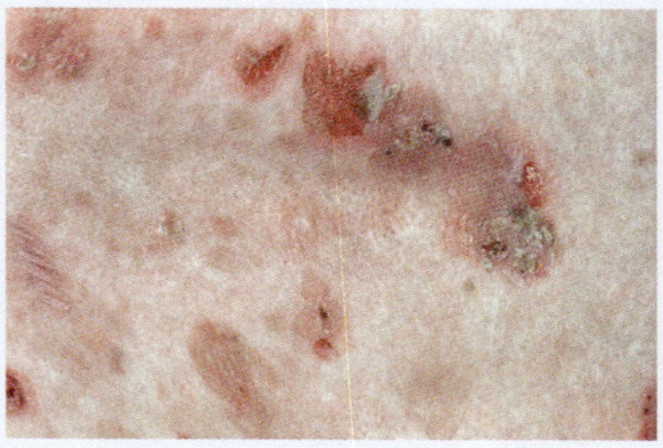
▪ **prall gespannte** Blasen auf **gerötetem Grund**	jede Lokalisation selten Schleimhaut (ältere Patient*innen)	**bullöses Pemphigoid** (S. 409)	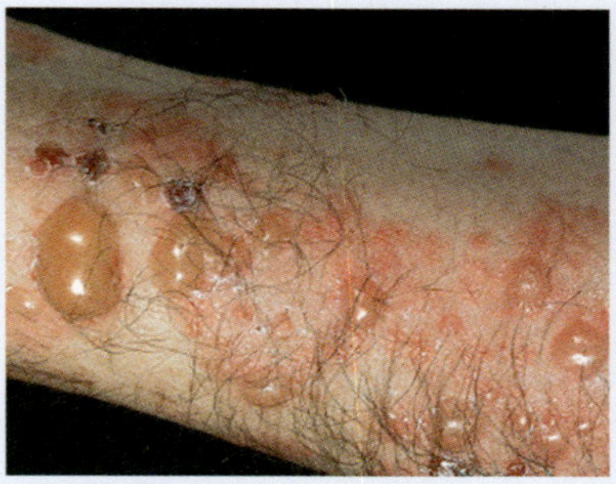

8.2 Differenzialdiagnosen von Blasen (Fortsetzung)

Symptome	Lokalisation	mögliche Ursachen	Klinik
▪ **pralle** Blasen mit sekundären Erosionen	v. a. mechanisch belastete Hautareale	**Epidermolysis-bullosa-Gruppe** (S. 469)	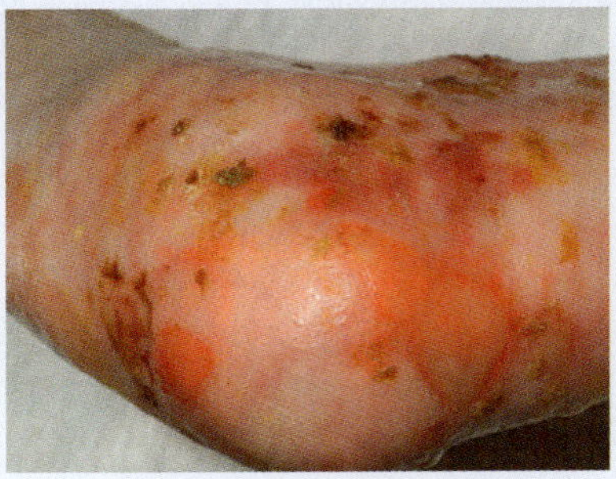
▪ **schlaffe** Blase auf gerötetem Grund	jede Lokalisation meist solitär	**fixe Arzneimittelreaktion** (S. 192)	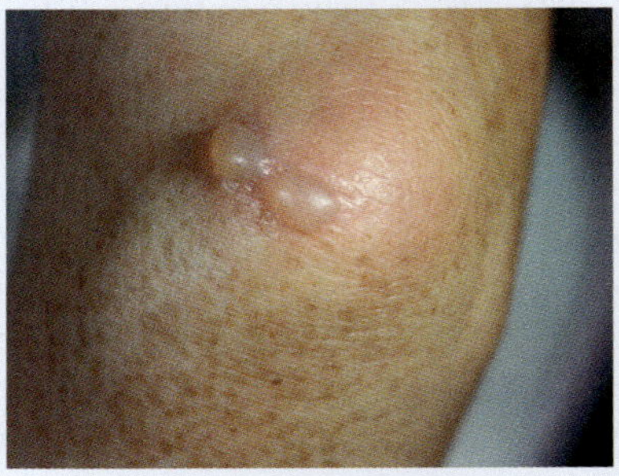
▪ **kokardenförmige** Läsion („Target Lesions") ▪ zentrale Papel oder Blase	**Minorform:** bevorzugt Handrücken, Streckseiten der Arme. **Majorform:** zusätzlich Schleimhautbeteiligung (Mund, Auge, Genital) → Gefahr der narbigen Synechienbildung	**Erythema exsudativum multiforme** (S. 198)	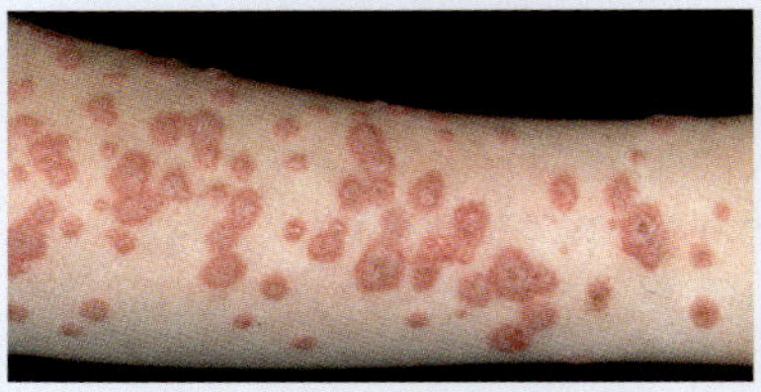
▪ Blasen, die schnell platzen ▪ Erosionen, Nekrosen, narbige Abheilung (Cave: Synechienbildung)	Mundschleimhaut, Konjunktiven seltener Nasen-, Rachen-, Genitalschleimhaut, Hautbeteiligung	**Stevens-Johnson-Syndrom** (S. 199)	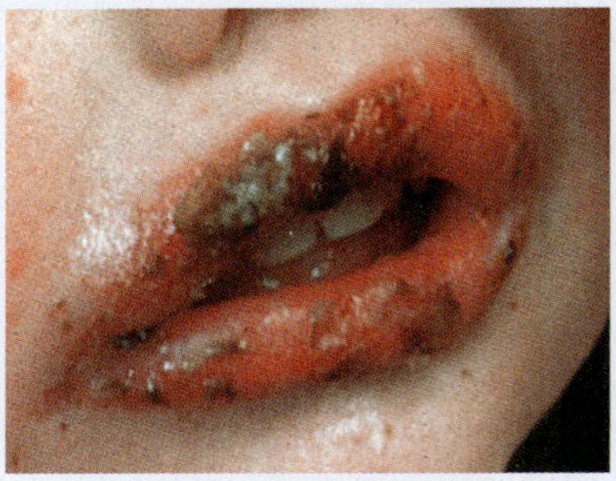

9 Pusteln

9.1 Grundlagen

▸ **Definition.** Pusteln sind oberflächliche mit Eiter gefüllte Hohlräume, die intra- oder subepidermal liegen können. Ihre Größe variiert von 0,1–0,5 cm. Pusteln werden in der Regel von einem erythematösen Hof umgeben.

Pathophysiologie: Eine Pustel kann **primär** (Acne vulgaris) oder nach Umwandlung aus einer Vesikel entstehen (**sekundäre** Pustel), beispielsweise durch Superinfektion vorher steriler Bläschen (z. B. bei Herpes simplex, Ekzema herpeticatum). Der Pustelinhalt kann **steril** sein (z. B. Pustulosis palmoplantaris) oder durch Bakterien (insbesondere *Staphylococcus aureus*, *Streptococcus pyogenes*, *Cutibacterium acnes*) bzw. Pilze (*Candida* spp., Trichophyten) **infiziert** sein.

9.2 Formen

Man unterscheidet **extrafollikuläre** Pusteln (z. B. bei Pustulosis palmoplantaris) von **follikulären** Pusteln (z. B. Acne vulgaris). Follikuläre Pusteln sind meist punktförmig, und ihre Lokalisation wird durch die Lage der Follikel bestimmt.

9.3 Der Weg zur Diagnose

In der klinischen Differenzialdiagnostik ist zunächst die Unterscheidung zwischen **follikulären** und **nichtfollikulären** Pusteln notwendig. Der Stellenwert ergibt sich aus der Tatsache, dass die Bindung einer Pustel an den Follikelapparat auf eine bakterielle Genese (Pyodermie) hinweist.

Die **Lokalisation** bzw. das **Verteilungsmuster** können erste Hinweise auf die Diagnose geben (Abb. **9.1**):

- **lokalisiert (einzeln):** z. B. Follikulitis, Akne, Impetigo contagiosa
- **lokalisiert (gruppiert):** z. B. pustulöser Herpes simplex
- **disseminiert:** z. B. Psoriasis pustulosa generalisata, akute generalisierte exanthematische Pustulose (durch z. B. Medikamente wie Antibiotika), septische Pustulose (+ hohes Fieber, stark reduzierter Allgemeinzustand)
- **gesichtsbetont:** z. B. Acne vulgaris, Rosazea, periorale Dermatitis, gramnegative Follikulitis
- **stammbetont:** z. B. Acne vulgaris, Acne conglobata
- **Hände und Füße betont:** Psoriasis palmoplantaris, eitrige Paronychie
- **an den Endphalangen:** z. B. Acrodermatitis continua suppurativa (konfluierende Pusteln, Erosionen und Ulcerationen; in der Maximalausprägung bis hin zu Mutilationen)

Im Rahmen der Anamnese sollte auch nach **Medikamenteneinnahme** gefragt werden, wobei insbesondere Betalaktamantibiotika, Makrolide und Chinolone eine akute generalisierte exanthematische Pustulose (AGEP) auslösen können (Abklärung durch Epikutantestung mit dem entsprechenden Medikament). Rezidivierende Follikulitiden oder Furunkulosen werden häufig bei Patient*innen mit Diabetes mellitus bzw. Abwehrschwäche anderer Ursache (HIV-Infektion) und müssen als **Nebendiagnosen** beachtet bzw. ausgeschlossen werden.

Assoziierte Symptome wie Schmerzen, Fieber, Abgeschlagenheit, Lymphadenopathie findet man bei Acne fulminans.

9.1 Grundlagen

▸ **Definition.**

Pathophysiologie: Eine Pustel kann **primär** (Acne vulgaris) oder **sekundär** (z. B. durch Superfinfektion steriler Bläschen) entstehen. Der Pustelinhalt kann **steril** oder durch Bakterien bzw. Pilze **infiziert** sein.

9.2 Formen

Man unterscheidet **extrafollikuläre** Pusteln und **follikuläre** Pusteln.

9.3 Der Weg zur Diagnose

Zunächst ist die Unterscheidung zwischen **follikulären** (Hinweis auf bakterielle Genese) und **nichtfollikulären** Pusteln notwendig.

Die **Lokalisation** bzw. das **Verteilungsmuster** können erste Hinweise auf die Diagnose geben (Abb. **9.1**).

Im Rahmen der Anamnese sollte auch eine **Medikamentenanamnese** erhoben werden (Antibiotika?). Rezidivierende Follikulitiden oder Furunkulosen werden häufig bei Patient*innen mit Abwehrschwäche (Diabetes mellitus) beobachtet.

9.1 Lokalisation und Verteilungsmuster von Pusteln

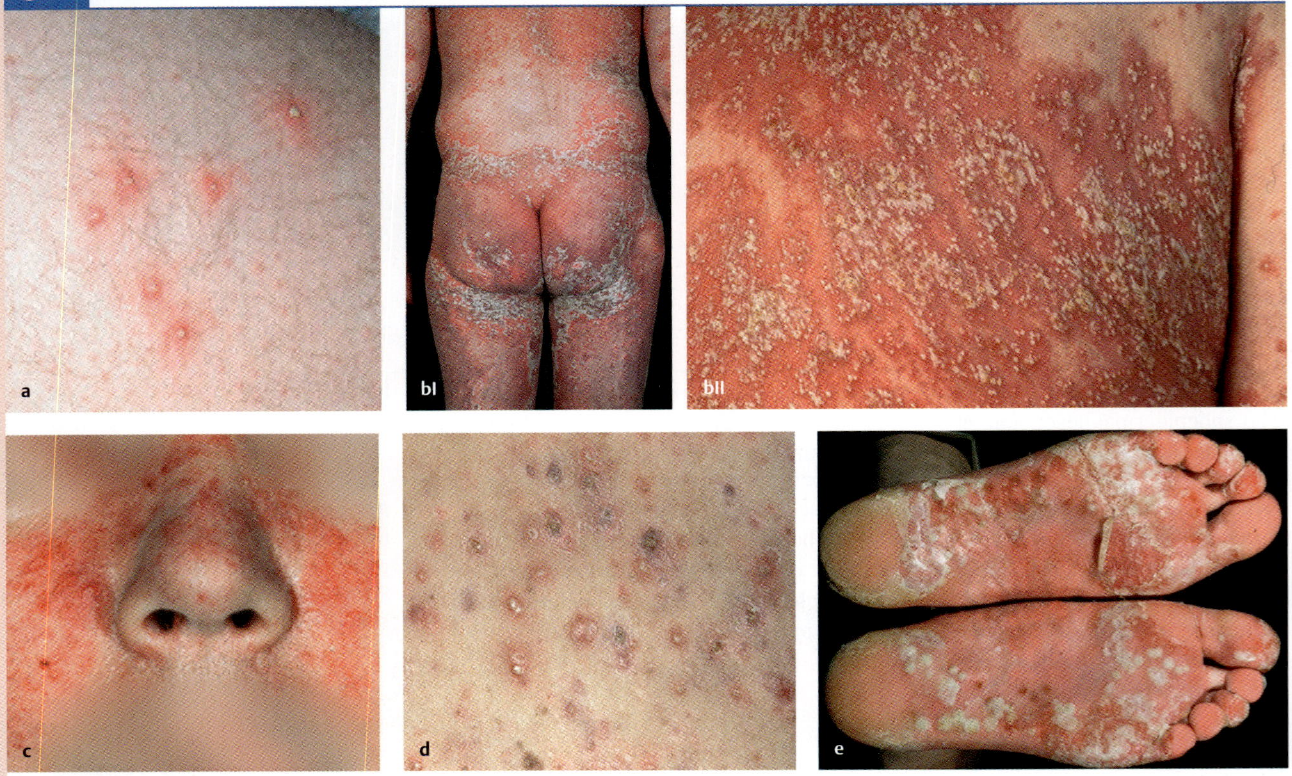

a **Lokalisierte** Pusteln bei Follikulitis.
b **Disseminierte** Pusteln bei Psoriasis pustulosa generalisata (bII = Detailbild).
c **Gesichtsbetonte** Pusteln bei Rosazea.
d **Stammbetonte** Pusteln bei Acne conglobata.
e **Hände und Füße betonte** Pusteln bei Psoriasis palmoplantaris.

9.4 Differenzialdiagnostische Überlegungen
Siehe Tab. 9.1.

9.4 Differenzialdiagnostische Überlegungen

Siehe Tab. **9.1**.

9.1 Differenzialdiagnosen von Pusteln

Symptome	Lokalisation	mögliche Ursachen	Klinik
Komedone, Papeln, Pusteln, Knoten, Abszesse, Zysten, Narben (je nach Form und klinischer Manifestation)	▪ Gesicht ▪ Schultern ▪ Rücken ▪ seborrhoische Areale	**Acne vulgaris** (S. 485)	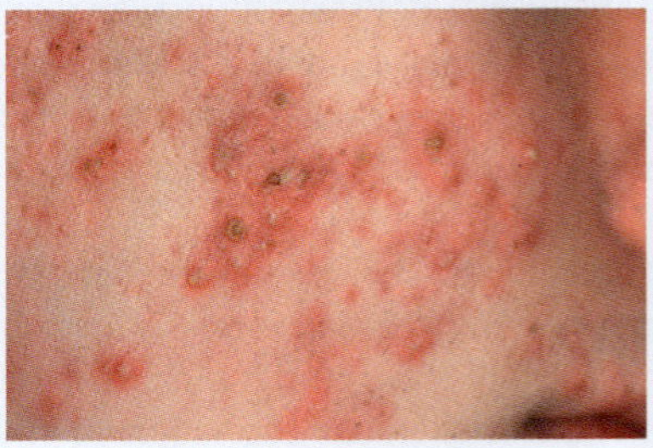
Erytheme, Teleangiektasien, entzündliche Papeln, Pusteln, Papulopusteln Talgdrüsenhyperplasie fakultativ: Rhinophym	▪ zentrofazial ▪ retroaurikulär ▪ Hals ▪ Prästernalbereich	**Rosazea** (S. 490)	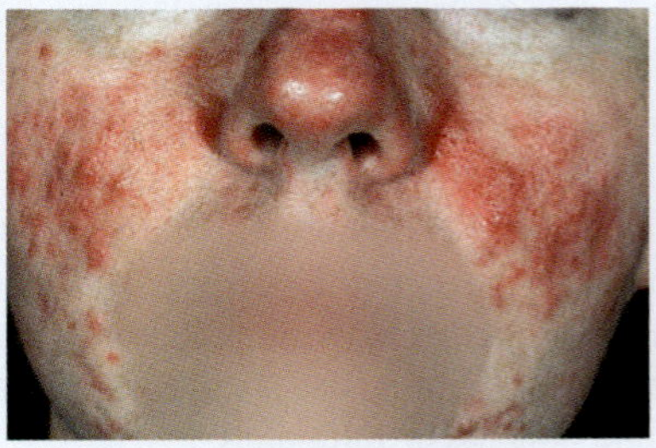

9.1 Differenzialdiagnosen von Pusteln (Fortsetzung)

Symptome	Lokalisation	mögliche Ursachen	Klinik
Pustel → Knoten → Einschmelzung → Granulationsgewebe knotig, follikulär, Abszesshöhle mit starker Pusbildung	▪ Nacken, Gesäß ▪ Oberschenkelinnenseiten ▪ Oberlippe, äußerer Gehörgang ▪ Stirn	**Furunkel** (S. 284)	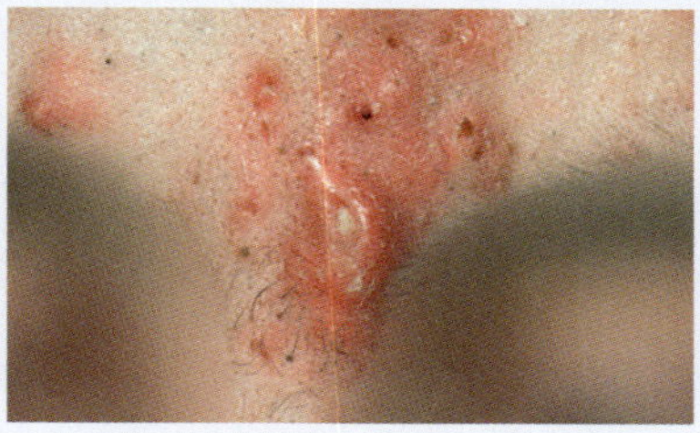
umschriebene Herde mit Streuung zunächst Blase dann Pustel, Konfluenz, Ausbreitung innerhalb von Tagen, meist Kleinkinder	▪ Gesicht (perioral), Hals ▪ Streuherde am gesamten Integument möglich (Hände) ▪ groß- und kleinblasige Formen	**Impetigo contagiosa** (S. 278)	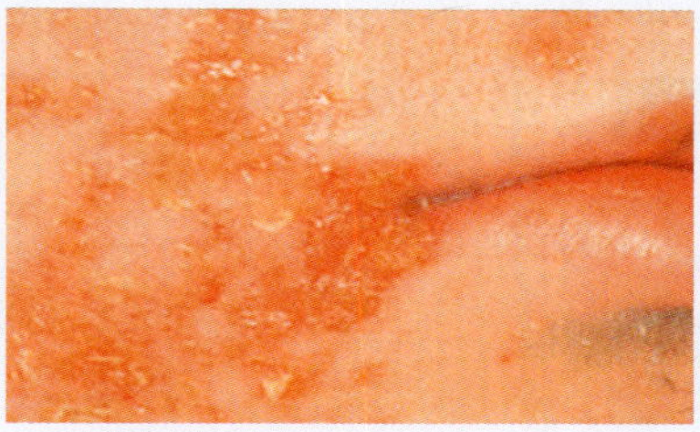
häufig gruppiert stehende, zusammenlaufende weiße Pusteln auf geröteter Haut, schmerzhafte Pusteln, in der Regel steril	▪ meist palmar und plantar ▪ übriges Integument (Psoriasis pustulosa generalisata, Abb. **9.1b**)	**Pustulosis palmaris** (S. 422)	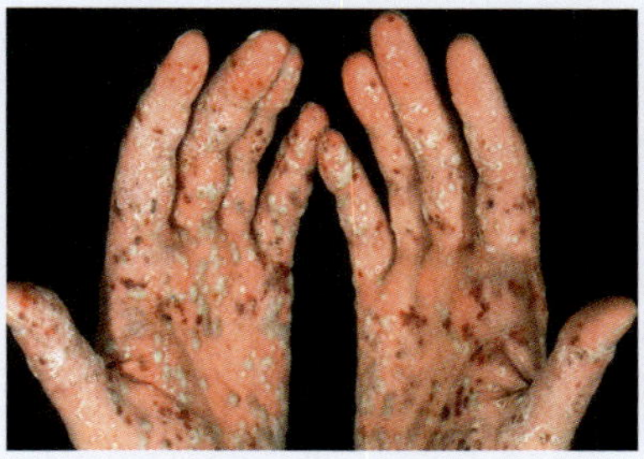
follikuläre Papulopustel blassgelbe, follikuläre Pusteln auf gerötetem Grund, meist schmerzhaft Allgemeinsymptome, regionäre Lymphadenitis	▪ Gesicht (zentrofazial): Nase, Kinn, Oberlippe, Kinn, Mundbereich	**gramnegative Follikulitis** (S. 283)	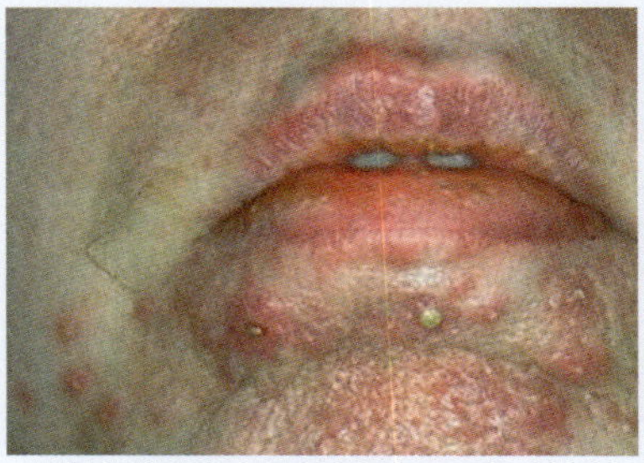

10 Schuppen

10.1 Grundlagen

▸ Definition.

Pathophysiologie: Schuppen entstehen durch **Exsikkation** (Austrocknung der Haut), **Sebostase** (verminderte Lipidproduktion) oder **Keratinisierungsstörungen**. Pathogenetisch unterscheidet man **Retentionshyperkeratosen** und **Proliferationshyperkeratosen**.

Histopathologisch unterscheidet man eine **orthokeratotische** Schuppung (keine Kerne in den Hornlamellen) von einer **parakeratotischen** Schuppung (kernhaltige Hornlamellen).

Schuppenbildende Erkrankungen: **Infektionen** (z. B. Tinea), **Ekzemerkrankungen**, **hereditäre** Veränderungen (Ichthyosen), **Psoriasis** vulgaris.

10.2 Formen und Einteilung

- **pityriasiforme Schuppung:** z. B. Kopfschuppung
- **groblamelläre Schuppung:** z. B. Psoriasis vulgaris (Abb. **10.1a**)
- **kleinlamelläre Schuppung:** z. B. Ekzeme
- **colleretteartige Schuppung:** z. B. Pityriasis rosea (Abb. **10.1b**)
- **exfoliative Schuppung:** z. B. nach Entzündungen

10.1 Grundlagen

▸ Definition. Schuppen sind die häufigsten Sekundäreffloreszenzen. Sie bestehen aus Hornzellen, die im Rahmen des Regenrationszyklus der Haut abgestoßen werden. Zu unterscheiden ist eine **physiologische** Desquamation (Desquamatio insensibilis) von einer vermehrten oder **pathologischen** Desquamation. Die Schuppen lassen sich gewöhnlich gut von ihrer Unterlage abheben. Ihre Entstehung ist häufig gleichzeitig mit der Entstehung einer Papel oder einer Plaque (Primäreffloreszenz) verbunden. Im Rahmen von Hauterkrankungen, die mit einer Entzündungsreaktion einhergehen, wird insbesondere in der Abheilungsphase eine verstärkte Hornbildung mit anschließender Abstoßung in Form einer Schuppe beobachtet.

Pathophysiologie: Die Ursache der Schuppenbildung liegt entweder in einer vermehrten Austrocknung der Haut (**Exsikkation**), in einer verminderten Lipidproduktion (**Sebostase**) oder aber in einer **Keratinisierungsstörung** unterschiedlicher Genese. Pathogenetisch unterscheidet man:

- **Retentionshyperkeratose:** normale Proliferation der Epidermis, während die Hornschicht durch vermehrte Adhäsion länger haften bleibt und dicker wird (z. B. bei Ichthyosis vulgaris).
- **Proliferationshyperkeratose:** vermehrte Proliferation der Epidermis mit überschießender Hornbildung und Abstoßung als Schuppen (z. B. bei Psoriasis, Ekzem).

Unter Berücksichtigung histopathologischer Veränderungen unterscheidet man eine **orthokeratotische** Schuppung (keine Kerne in den Hornlamellen, z. B. bei Parapsoriasis en plaques) von einer **parakeratotischen** Schuppung (kernhaltige Hornlamellen), die häufig Zeichen einer unvollständigen oder überschnellen Verhornungsreaktion (z. B. bei Psoriasis vulgaris) sein kann.

Weiterhin entstehen Schuppen im Rahmen umschriebener Entzündungsprozesse.

Unter schuppenbildenden Erkrankungen subsummieren sich **Infektionen** (z. B. Tinea, Mikrosporie), **Ekzemerkrankungen**, aber auch **hereditäre** Veränderungen (Ichthyosen) und die **Psoriasis** vulgaris.

10.2 Formen und Einteilung

Schuppen können nach Form und Größe unterschieden werden:

- **pityriasiforme Schuppung:** kleie- oder mehlartige Schuppung, z. B. einfache Kopfschuppung, Pityriasis simplex, Pityriasis versicolor
- **groblamelläre Schuppung:** z. B. Psoriasis vulgaris (Abb. **10.1a**), Ichthyosen, Aktinische Keratosen
- **kleinlamelläre Schuppung:** etwa Konfettigröße, z. B. Ekzeme, Pityriasis rosea, Pityriasis lichenoides, Tinea, Exsikkationsekzem
- **colleretteartige Schuppung:** halskrausenartig, z. B. Pityriasis rosea (Abb. **10.1b**), Erythema anulare centrifugum
- **exfoliative Schuppung:** folienartige Abblätterung, z. B. nach Entzündungen, Scharlach (scarlatiniforme, korneolytische Schuppung)

10.1 Varianten der Schuppenbildung

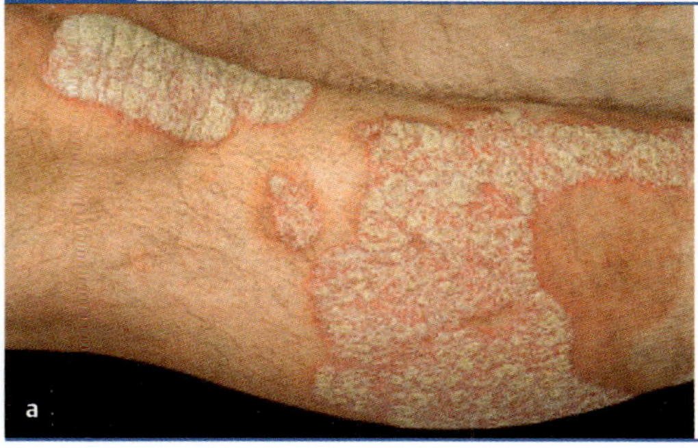

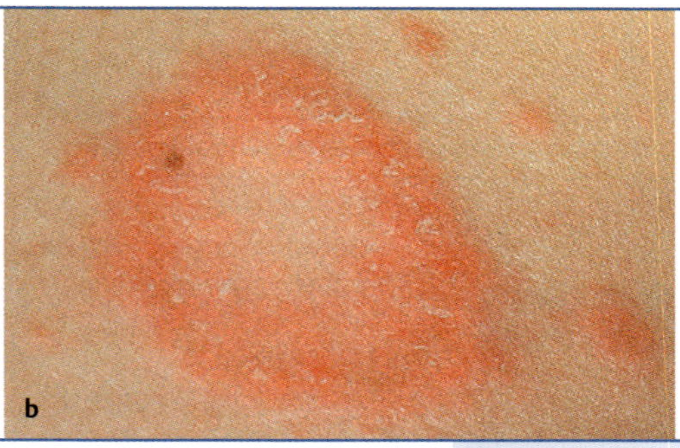

a Groblamelläre Schuppung bei Psoriasis vulgaris.
b Collerette-artige Schuppung bei Pityriasis rosea.

10.3 Der Weg zur Diagnose

Diagnostisch von Bedeutung sind:

- **Art der Schuppung:** z. B. großlamellär bei Psoriasis vulgaris, kleinlamellär bei Ekzemen (siehe Tab. **10.2**)
- **Farbe der Schuppung:** z. B. silberglänzend bei Psoriasis vulgaris, fettiggelb bei seborrhoischem Ekzem
- **Lokalisation und Verteilung der Schuppung:** z. B. Kopf, Stamm, Extremitäten oder palmoplantar (Tab. **10.1**), an Haarfollikel gebunden → follikuläre Keratosen (S. 478)
- Schuppen **leicht abschilfernd** (z. B. Psoriasis) oder **fest haftend** (z. B. bei Ichthyosen)
- **Kratzphänomene:**
  - Kerzentropfen- und Auspitzphänomen (siehe Abb. **29.6**): typisch für Psoriasis vulgaris
  - Hobelspan-Phänomen (Hautschuppung bei Bestreichen mit einem Spatel): typisch für Pityriasis versicolor und lichenoides
- **Familienanamnese:** Verhornungsstörungen bei anderen Familienmitgliedern (Ichthyosen)
- **Medikamentenanamnese**

10.3 Der Weg zur Diagnose

Diagnostisch von Bedeutung sind:

- **Art** der Schuppung
- **Farbe** der Schuppung
- **Lokalisation** und **Verteilung** der Schuppung (Tab. **10.1**)
- **abschilfernd** oder **fest haftend**
- **Kratzphänomene** (Kerzentropfenphänomen, Auspitz-Phänomen, Hobelspanphänomen)
- **Familien-** und **Medikamentenanamnese**

10.1 Schuppenbildung nach Lokalisation

Kapillitium	z. B. Psoriasis vulgaris, Pityriasis simplex, seborrhoisches Kopfekzem, atopisches Ekzem, Pediculosis capitis, Aktinische Keratosen
palmoplantar	z. B. Psoriasis inversa, Psoriasis palmoplantaris, Epidermomycosis palmaris, allergisches Kontaktekzem, kummulativ-toxisches Ekzem, Sezary-Syndrom, Exantheme in Abheilung
Stamm	Pityriasis rosea (v. a. das Primärmedaillon), Pityriasis versicolor, andere Dermatomykosen, Exantheme in der Abheilung, nummuläres Ekzem
Gesicht	seborrhoisches Ekzem, Aktinische Keratosen

10.1

10.4 Differenzialdiagnostische Überlegungen

Siehe Tab. **10.2**.

10.4 Differenzialdiagnostische Überlegungen
Siehe Tab. 10.2.

10.2 Differenzialdiagnosen von schuppenbildenden Erkrankungen

Diagnose	wegweisende Befunde/Symptome	Klinik
Psoriasis vulgaris (S. 419) 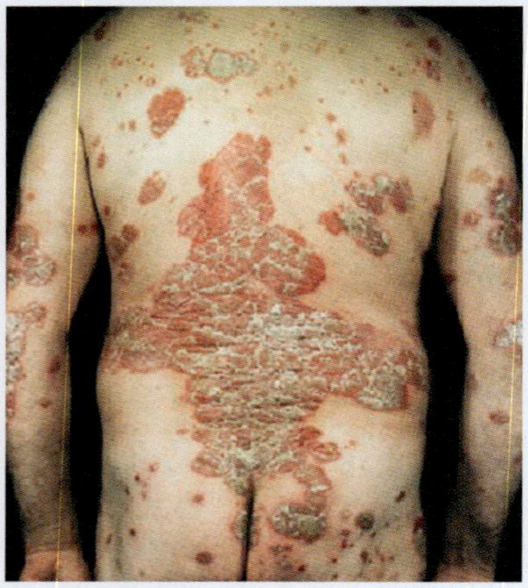	▪ **groblamelläre**, silbrigweiße, locker- oder festhaftende Schuppung, scharfe Begrenzung ▪ **Lokalisation**: Streckseiten der Extremitäten, Sakralregion, Kapillitium ▪ **Kratzphänomene:** Kerzentropfenphänomen, Auspitz-Phänomen, Phänomen des letzten Häutchens ▪ **Histologie:** parakeratotische Schuppung ▪ assoziierte Befunde: Nagelveränderungen, Arthritis (bis 30 %)	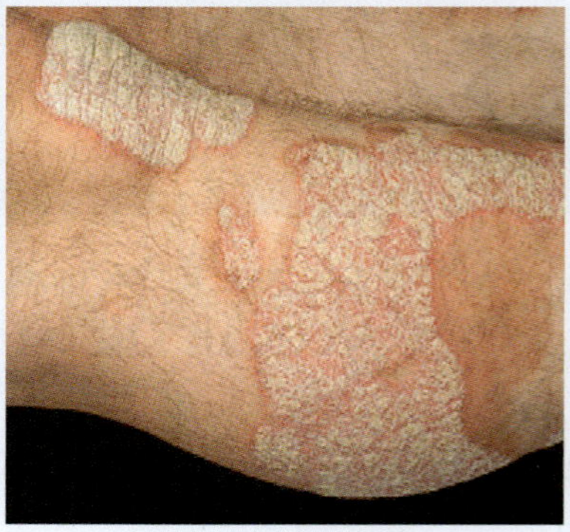
Epidermomykosen (S. 237) 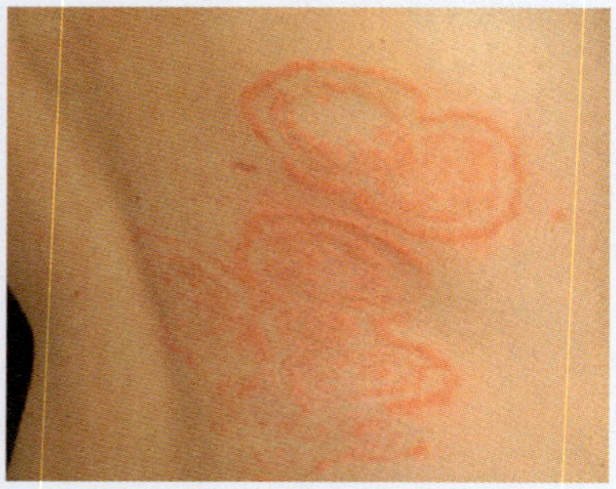	▪ zumeist **kleinlamelläre** Schuppung ▪ meist einzelne Läsionen mit scharfer Begrenzung, **polyzyklischem Rand** und **zentraler Abheilung** ▪ periphere Schuppung ▪ **Lokalisation:** gesamtes Integument möglich ▪ mäßiger bis starker Juckreiz ▪ positives Nativpräparat, Pilzkultur	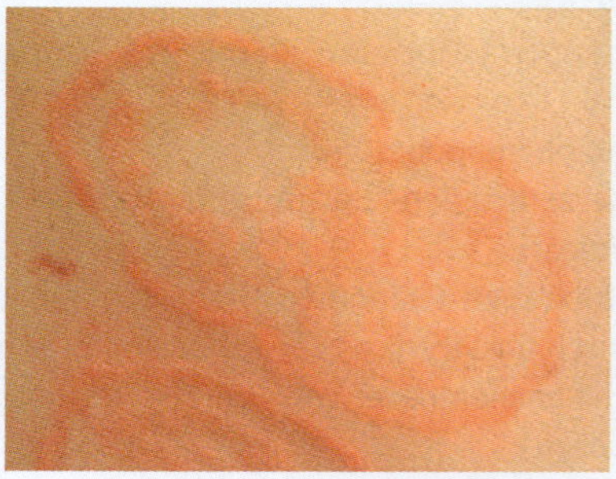
nummuläres Ekzem (S. 210) 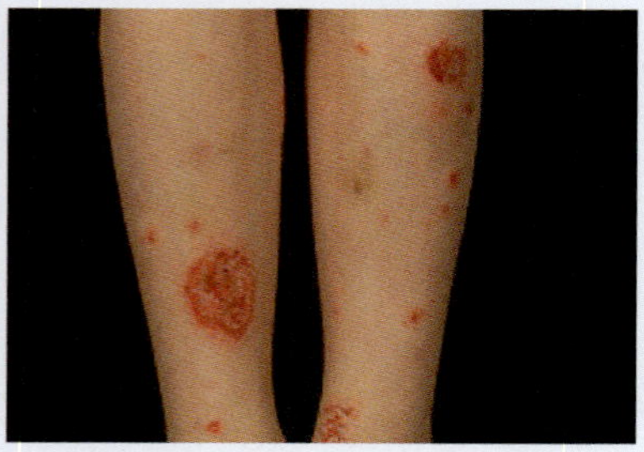	▪ **kleinlamelläre** Schuppung, festhaftend, nässend oder krustös, häufig unscharfe Begrenzung ▪ **Lokalisation:** Extremitäten ▪ häufig Streuherde ▪ häufig Juckreiz ▪ Sekundäreffloreszenzen (durch Kratzeffekte) ▪ oft randbetontes Fortschreiten und zentrale Regression	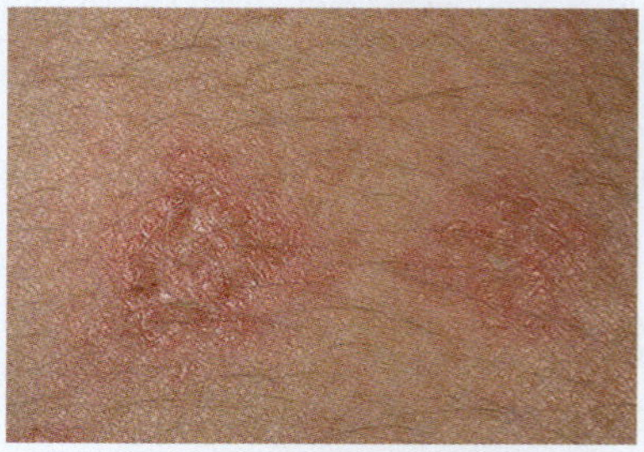
Pityriasis rosea (S. 428) 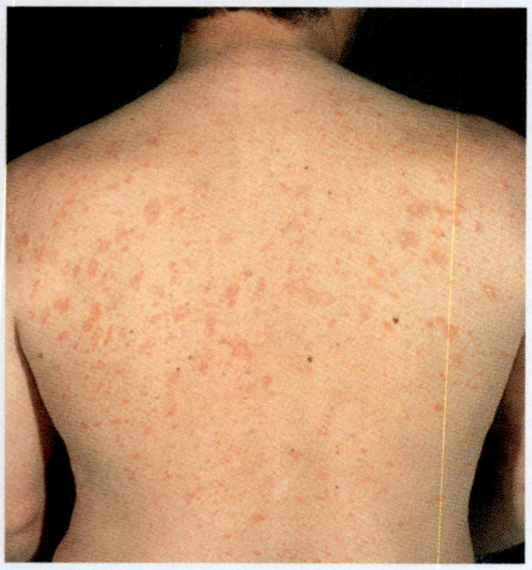	▪ typische nach innen gerichtete, **kleieförmige** Schuppenkrause (**Collerette-Schuppung**) ▪ häufig **Primärmedaillon** als Erstmanifestation (Mutterplatte), münzförmig ▪ **Lokalisation:** Hautspaltlinien, stammbetont (Hände, Füße und Gesicht i. d. R. frei) ▪ meist zweiphasiger Krankheitsverlauf ▪ meist exanthematisch ▪ Juckreiz möglich, meist ohne Begleitsymptome	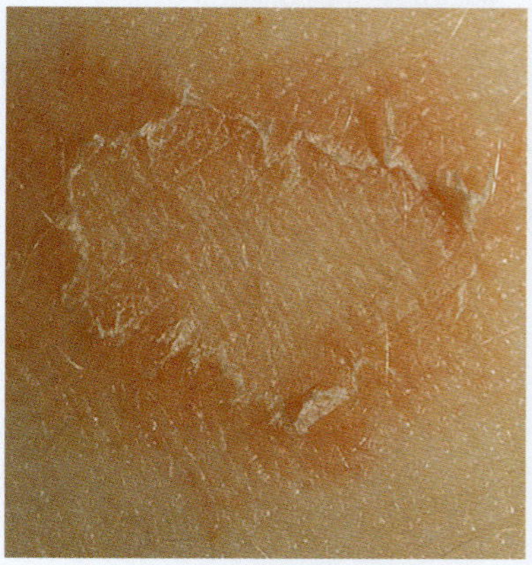

10.2 Differenzialdiagnosen von schuppenbildenden Erkrankungen (Fortsetzung)

Diagnose	wegweisende Befunde/Symptome	Klinik
Pityriasis lichenoides chronica (S. 427) 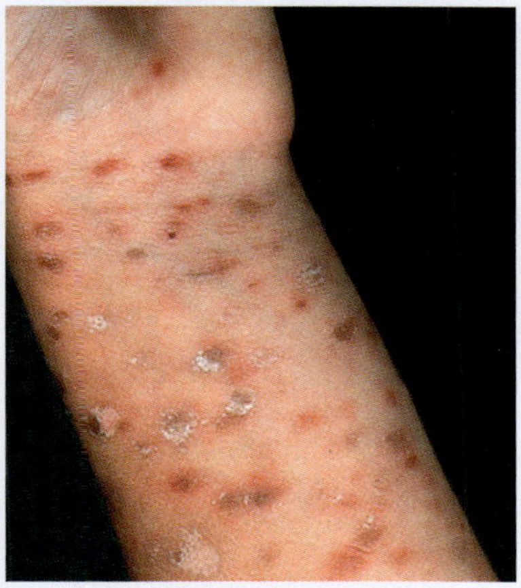	▪ linsengroße, ovale oder runde, scharfbegrenzte Papeln, polymorph ▪ **Lokalisation:** V. a. Rumpf, proximale Extremität, Spaltlinien ▪ **Hobelspanphänomen** (Schuppendeckel, der von der Seite angehoben werden kann) ▪ häufig Nebeneinander von akuten und chronischen Hautveränderungen ▪ meist exanthematisch, schubweise ▪ **Histologie:** fokale Parakeratose, Spongiose, Dyskeratose ▪ selten Juckreiz ▪ Verlauf über Wochen bis Monate ▪ Fokussuche, da z. T. infektallergische Genese	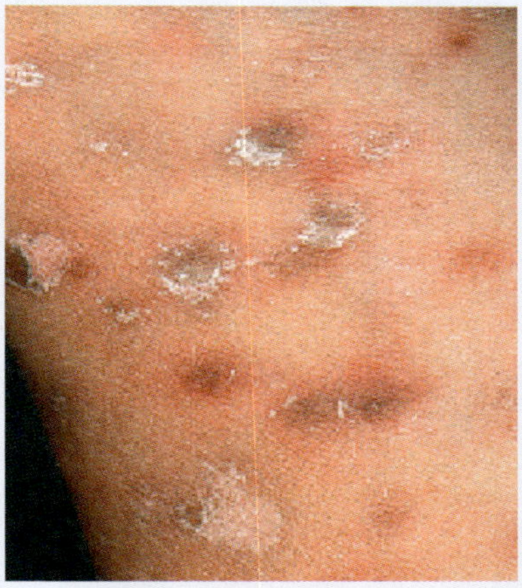
Pityriasis versicolor (S. 246) 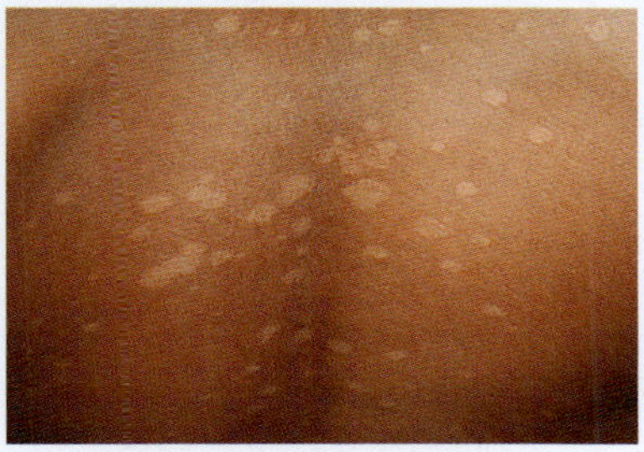	▪ kleinfleckige Hyper- und Hypopigmentierungen, Tönungen der Herde variieren („versicolor“) ▪ leichte **pityriasiforme** Schuppung ▪ **Hobelspanphänomen** (ein Strich über den Herd hinterlässt eine weißliche, zersplitterte Schuppe) ▪ **Lokalisation:** v. a. Nacken, Rücken ▪ kaum Juckreiz	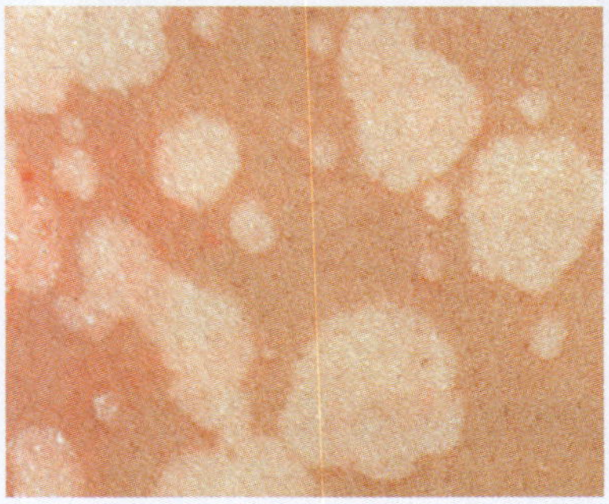
Parapsoriasis en plaques (S. 381) 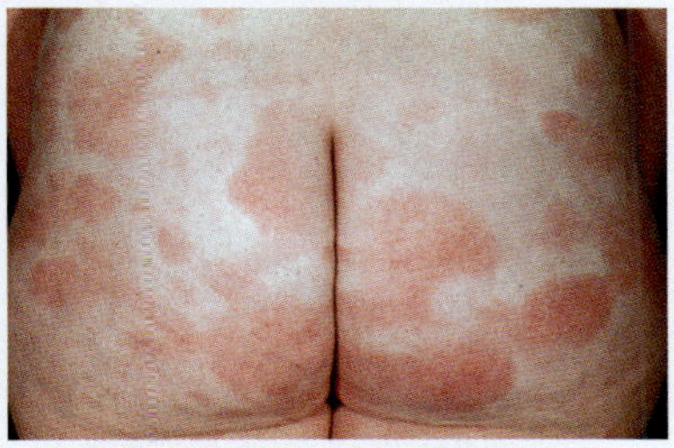	▪ sowohl **klein-** als auch **großherdig** ▪ pityriasiform schilfernde, leicht infiltrierte Herde ▪ Pseudoatrophie der Herde (zigarettenpapierartige Fältelung) ▪ **Lokalisation:** seitlicher Rumpf (Hautspaltlinien), Extremitäten ▪ Besserung unter Sonnenlicht, Verschlechterung im Winter ▪ **Histologie:** orthokeratotische Schuppung ▪ selten Juckreiz	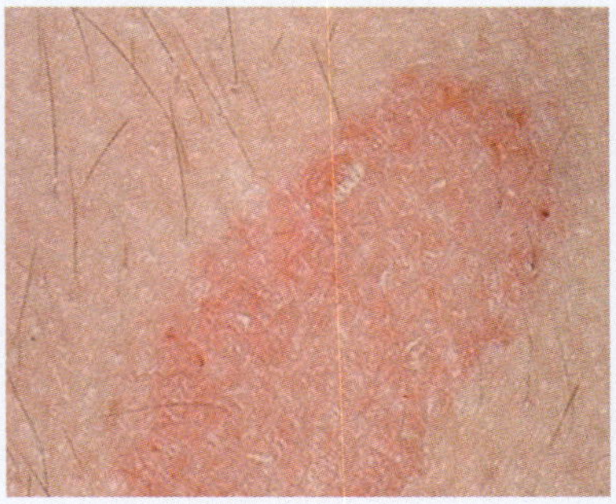
seborrhoisches Ekzem (S. 211) 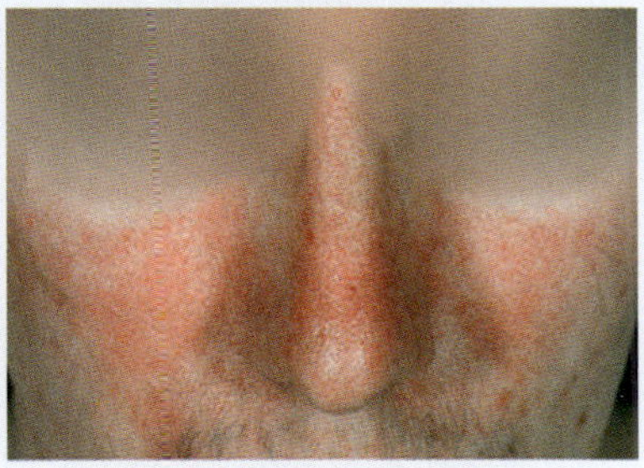	▪ bräunlichrote Herde, konfluierend ▪ Ekzemmorphe ▪ **pityriasiforme**, starke Schuppung ▪ **Lokalisation:** Gesicht, vordere und hintere Schweißrinne (seborrhoische Areale), Kopfhaut, intertriginös; Extremitäten frei ▪ klinische Abheilung unter sommerlichem und maritimem Klima ▪ gelegentlich Juckreiz	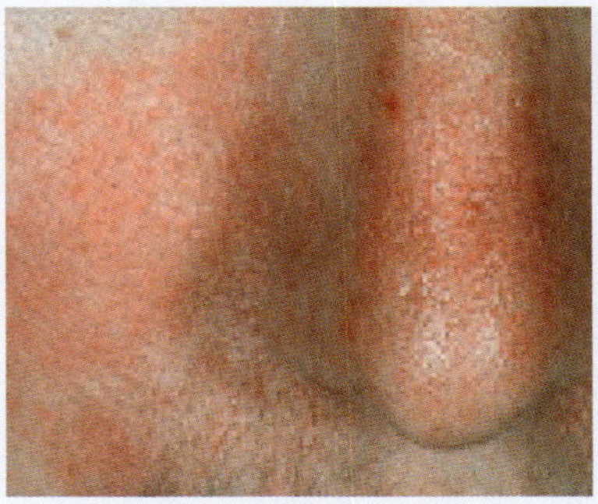

10.2 Differenzialdiagnosen von schuppenbildenden Erkrankungen (Fortsetzung)

Diagnose	wegweisende Befunde/Symptome	Klinik
Pityriasis rubra pilaris (S. 426) 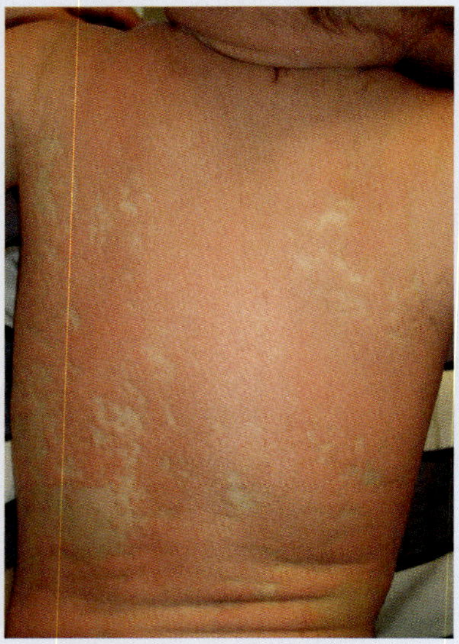 Quelle: Höger P, Hrsg. Kinderdermatologie. Thieme; 2021	▪ follikuläre, keratotische, rot bis rot-bräunliche Papeln mit zentraler Keratose ▪ im Verlauf: flächenhafte, kleieförmige, schuppende, lichenifizierte Erytheme ▪ **Lokalisation:** Finger bis Handrücken, Extremitätenstreckseiten im Verauf: Kapitulum, Gesicht, Stamm ▪ Übergänge in konfluierende Erythrodermie mit einzelnen Inseln „gesunder Haut" (→ **Nappes claires**)	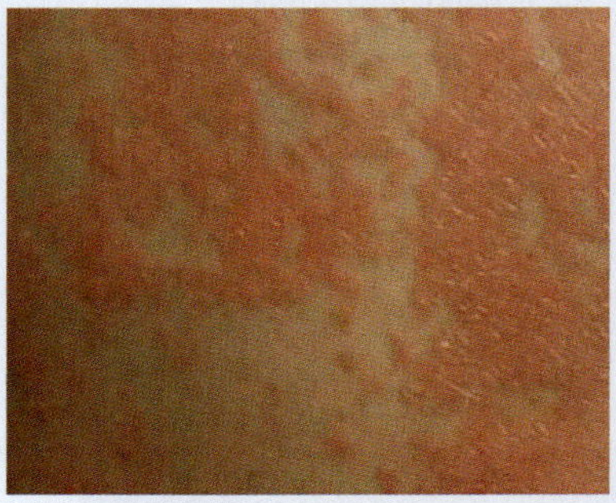 Quelle: Höger P, Hrsg. Kinderdermatologie. Thieme; 2021

11 Erosionen und Ulzera

11.1 Grundlagen

▶ **Definition.** **Erosionen** sind flache, akute oder subakute Wunden durch Verlust des Epithels. **Ulzera** sind tiefe, in die Dermis oder in die Subkutis reichende subakute bis chronische Substanzdefekte auf meist vorgeschädigter Haut.

Pathophysiologie: Erosionen entstehen durch eine entzündliche oder traumatisch bedingte Ablösung der Epidermis. Oft entwickeln sie sich durch Platzen von Bläschen, Blasen oder Pusteln sowie nach oberflächlicher Abschilferung der Haut und verkrusten sekundär (Ausnahme: Schleimhaut). Die Abheilung erfolgt **ohne Narbenbildung**.

Ulzera entstehen durch tiefer reichende, meist hypoxisch und/oder entzündlich bedingte Gewebezerstörung mit nachfolgender Wundheilungsstörung. Ein Ulkus heilt stets **unter Narbenbildung** ab. Die differenzialdiagnostische Einordnung spielt beim Ulkus eine bedeutende Rolle.

Auslösende Mechanismen und Ursachen von Erosionen und Ulzera sind in Tab. **11.1** dargestellt.

11.1 Grundlagen

▶ Definition.

Pathophysiologie: Erosionen entstehen durch eine Ablösung der Epidermis, die meist entzündlich oder traumatisch bedingt ist. Sie heilen **ohne Narbenbildung** ab.

Ulzera entstehen durch eine tiefer reichende Gewebezerstörung, die meist hypoxisch und/oder entzündlich bedingt ist. Sie heilen stets unter **Narbenbildung** ab.

Ursachen von Erosionen und Ulzera siehe Tab. **11.1**.

11.2 Der Weg zur Diagnose

Bei der Beurteilung der Effloreszenz sollten folgende Punkte beachtet werden:

- Liegt eine **Erosion** oder ein **Ulkus** vor?
  - **Erosion:** flacher Gewebsverlust, verbliebenes Epithel, kein Freiliegen dermaler Gefäße, evtl. diskrete Blutung (Abb. **11.1a**)
  - **Ulkus:** tieferer Gewebeverlust, kein Epithel erhalten, Gefäße liegen frei oder sind arrodiert, Blick auf tiefere Gewebe (Dermis, subkutanes Fettgewebe, Faszie, Muskulatur, Knochen), Blutungsneigung (Abb. **11.1b**)
- **Form**, **Größe** und **Randbereich** des Ulkus:
  - bizarr konfigurierte Ulzera bei Ulcus cruris venosum
  - livider, aufgeworfener Randwall oft bei Vaskulitiden; auch nekrotische, initial oft kleine, multipel auftretende Ulzera weisen auf eine vaskulitische Genese hin
- **Ulkusumgebung:** z. B. Purpura jaune d'ocre (Hämosiderineinlagerungen) als Zeichen einer chronischen Veneninsuffizienz, kühle Haut bei Ulcus cruris arteriosum

11.2 Der Weg zur Diagnose

Beurteilung der Effloreszenz:

- Erosion oder Ulkus?
- Form, Größe und Randbereich
- Ulkusumgebung
- Schmerzsymptomatik
- Lokalisation

11.1 Erosion und Ulkus

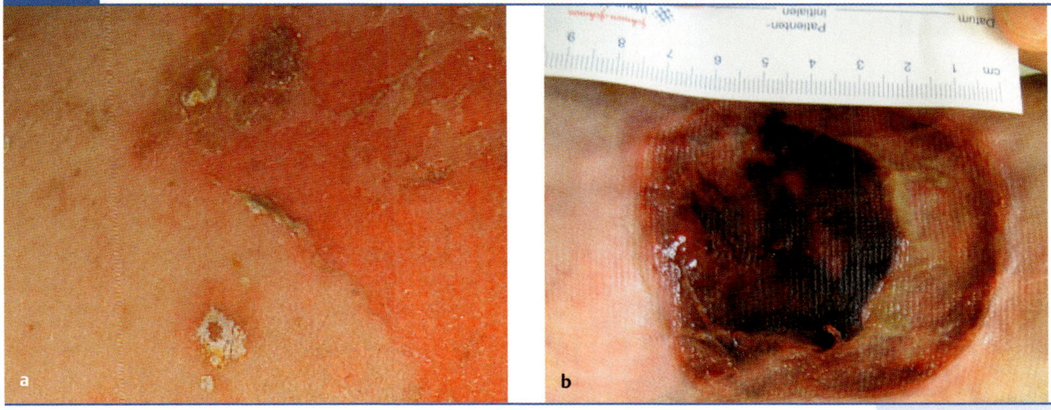

a Erosionen sekundär bei Pemphigus vulgaris.
b Ulkus bei Pyoderma gangraenosum.

- **Schmerzsymptomatik:** Schmerzen bei Ulcus cruris arteriosum stärker als bei Ulcus cruris venosum, sehr stark bei vaskulitischen Ulzera; eher schmerzlose Ulzera bei Diabetes mellitus (Polyneuropathie)
- **Lokalisation** der Läsion (Tab. **11.2**)

Zudem sind **anamnestisch** vorausgegangene Grunderkrankungen (z. B. arterielle oder venöse Durchblutungsstörung), Autoimmunprozesse, Traumata und Hauttumoren in der Vorgeschichte zu erfragen.

11.3 Differenzialdiagnostische Überlegungen
Siehe Tab. **11.1** und Tab. **11.2**.

11.3 Differenzialdiagnostische Überlegungen

Bei den differenzialdiagnostischen Überlegungen von Erosionen und Ulzera müssen auslösende Mechanismen bzw. Grunderkrankungen (Tab. **11.1**) berücksichtigt werden; auch die Lokalisation der Erosionen kann wegweisend sein (Tab. **11.2**).

11.1 Differenzialdiagnose von Erosionen und Ulzerationen nach den auslösenden Mechanismen

Mechanismen	mögliche Ursachen	wegweisende Befunde/Symptome
vaskulär 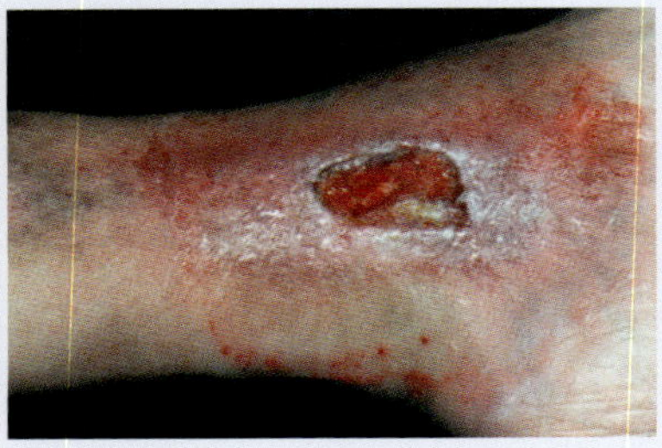	Ulcus cruris venosum (S. 559) (häufiger, siehe **Abb.**)	▪ meist distaler Unterschenkel oder Knöchel (häufig medial) ▪ Zeichen der chronischen Veneninsuffizienz (CVI, siehe Abb. **41.4**)
	Ulcus cruris arteriosum	▪ Lokalisation wie Ulcus cruris venosum, jedoch häufig lateral oder auch akral, oft stärker nekrotisch ▪ klinische Zeichen der pAVK (keine Fußpulse, Claudicatio intermittens) ▪ Schmerzhaftigkeit arteriell > venös
entzündlich (autoimmun) mit Vaskulitis 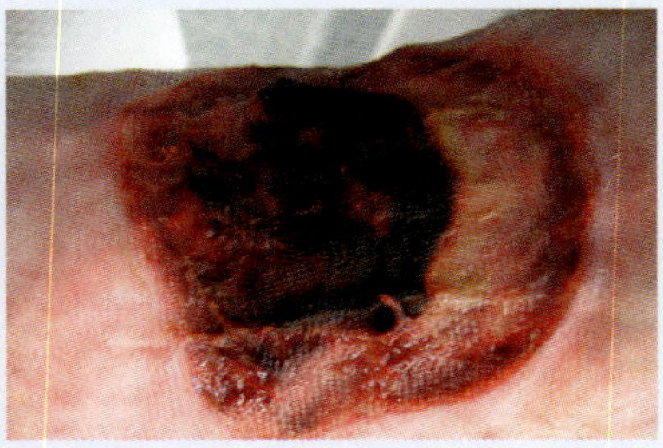	Livedovaskulitis ulzerierende Pannikulitis	▪ Merkmale aller vaskulitischen Ulzera: nekrotische, initial oft kleine, multipel auftretende Ulzera
	Panarteriitis nodosa (S. 571)	▪ unregelmäßige Konfiguration ▪ scharfe Begrenzung
	Granulomatose mit Polyangiitis (S. 572)	▪ am Rand der Ulzera: lividrötliche Entzündung
	Necrobiosis lipoidica (S. 399)	▪ oft Livedo-Zeichen: lividrötliche Gefäßzeichnung als Ausdruck vaskulitisch entzündeter Gefäße in der Dermis
	Pyoderma gangraenosum (S. 438) (siehe **Abb.**)	▪ Verschlechterung durch Traumen
infektiös 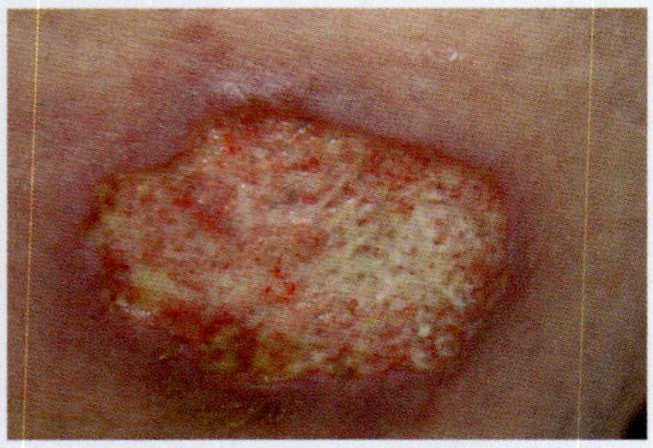	Ecthyma (S. 279)	▪ scharf ausgestanzte, oft fibrinöse oder eitrig belegte Ulzera
	Leishmaniose (S. 308) (siehe **Abb.**)	▪ initial flache, später aufgeweichte, sulzige Ulzera ▪ meist intaktes Gewebe in der Umgebung
	Lepra (S. 305)	▪ granulomatöse Entzündung mit unscharf begrenzten, oft bräunlichrötlichen Läsionen
	Hautuberkulose (S. 300)	▪ granulomatöse Entzündung ▪ fragile Haut (Sondeneinbruch)
traumatisch, posttraumatisch 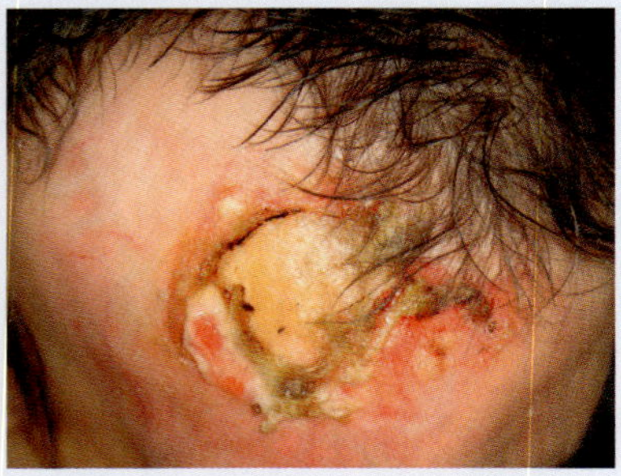	Verbrennung (S. 230)	▪ Anamnese, klinischer Befund
	Verätzung (S. 230)	▪ Anamnese, klinischer Befund
	Radiatio (S. 230) (siehe **Abb.**)	▪ Anamnese ▪ akut: klinischer Befund wie bei Verbrennung I. Grades ▪ chronisch: vernarbte, sklerotische Haut

11.1 Differenzialdiagnose von Erosionen und Ulzerationen nach den auslösenden Mechanismen (Fortsetzung)

Mechanismen	mögliche Ursachen	wegweisende Befunde/Symptome
iatrogen	Sklerosierungstherapie	▪ Anamnese
maligne Tumoren 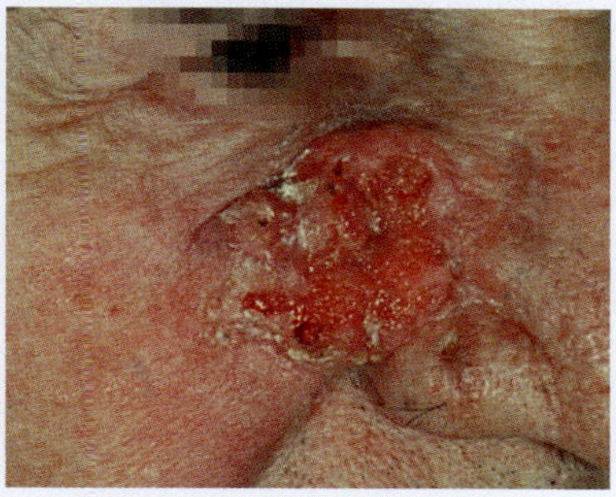	Plattenepithelkarzinom (S. 362)	▪ anamnestisch schlecht heilende Wunde ▪ meist langsam entstehende, unregelmäßig begrenzte, im Randbereich oft hyperkeratotische Ulzeration → ulzerierter Knoten
	Basalzellkarzinom (S. 354) (siehe **Abb.**)	▪ oft erhaltener knotiger Randwall mit den typischen Zeichen des Basalzellkarzinoms
hämatologisch	Thrombozytosen, Leukämie Kryoglobulinämie Hyperfibrinogenämie	▪ Anamnese: Grunderkrankungen ▪ Labordiagnostik
genetisch 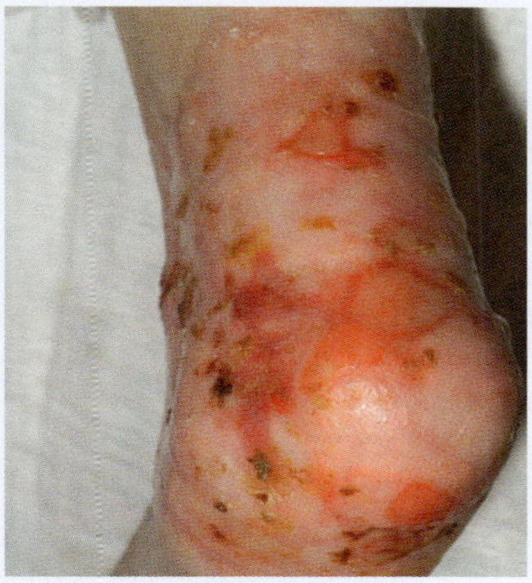	Epidermolysis bullosa hereditaria (S. 469) (siehe **Abb.**) Ehlers-Danlos-Syndrom (S. 480) kongenitale Störungen der Blutgerinnung (Faktor-V-Leiden, APC-Resistenz)	▪ Anamnese ▪ dermatologische und genetische Untersuchung

≡ 11.2 Lokalisation von Erosionen

Lokalisation	mögliche Ursachen	wegweisende Befunde/Symptome
disseminiert 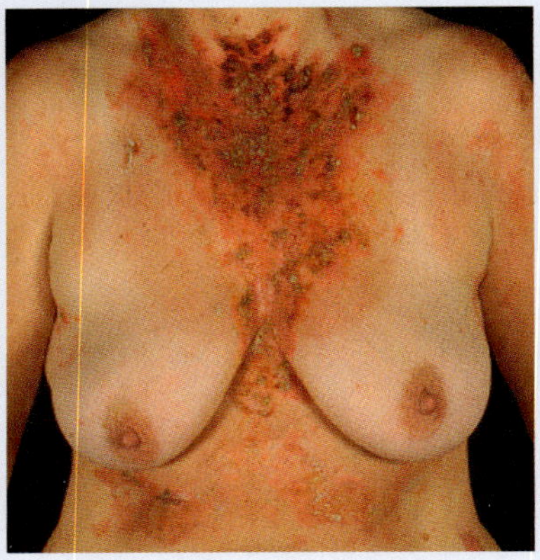	Pemphigus-Erkrankungen (S. 402) (siehe **Abb.**)	▪ scharf begrenzte Erosionen ▪ z. T. mit diskreten randständigen Blasenresten, jedoch selten erhaltenen Bläschen
	toxische epidermale Nekrolyse (TEN) (S. 199)	▪ flächige Epidermolysen, handtuchartig abschiebbare Haut ▪ zunächst feinfleckiges erythematöses Exanthem mit Übergang in Blasenbildung ▪ massiver Schleimhautbefall ▪ schlechter Allgemeinzustand
	bullöse Staphylodermien (SSSS) (S. 286)	▪ Bild ähnlich TEN, jedoch weniger Schleimhautbeteiligung
genital 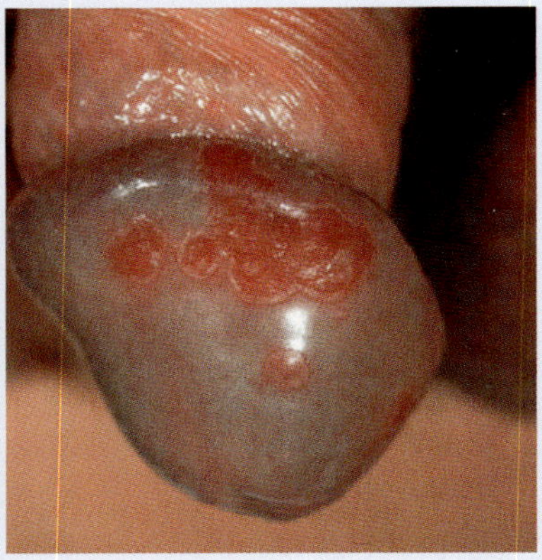	Lichen planus mucosae (S. 433)	▪ schmerzhafte Erosionen ▪ evtl. streifige Wickham-Zeichnung
	fixes Arzneimittelexanthem (S. 195)	▪ wenig schmerzhafte, scharf begrenzte, oft nummuläre erythematöse Läsion
	Balanitis (S. 245) (siehe **Abb.**)	▪ wenig schmerzhafte, scharf begrenzte, unterschiedlich konfigurierte erythematöse Läsion ▪ scharf begrenzte Schleimhautläsion, evtl. LK-Schwellung
	Lues I (Primäraffekt) (S. 321)	▪ meist wenig schmerzhafte, unregelmäßig konfigurierte Läsion ▪ Dysästhesie
	Herpes genitalis (Infektionen mit Herpes-simplex-Virus-Typ 2) (S. 264)	▪ Brennen und Schmerzen, gelegentlich Juckreiz und Bläschen
oral 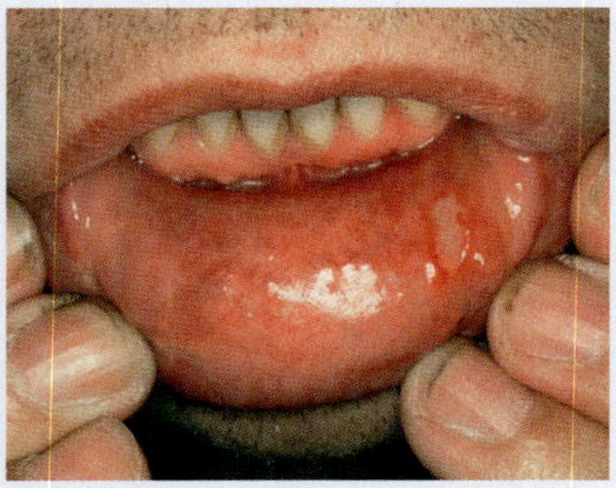	Lichen planus mucosae (S. 433)	▪ meist beidseitiger Wangenbefall, Zahnfleisch, Zunge
	Pemphigus vulgaris (S. 402) (siehe **Abb. oben**)	▪ meist sehr schmerzhafte, in allen Bereichen der Mundhöhle und im Hypopharynx auftretende Läsionen
	Erythema exsudativum multiforme (EEM) (S. 198) (siehe **Abb. unten**)	▪ oft anuläre Läsionen an der Schleimhaut ▪ Kokarden an der Haut (v. a. Handrücken und Streckseiten der Unterarme)
	allergisches Kontaktekzem (S. 201)	▪ Anamnese ▪ unspezifische Rötungen, Lokalisation an der Stelle des einwirkenden Kontaktallergens
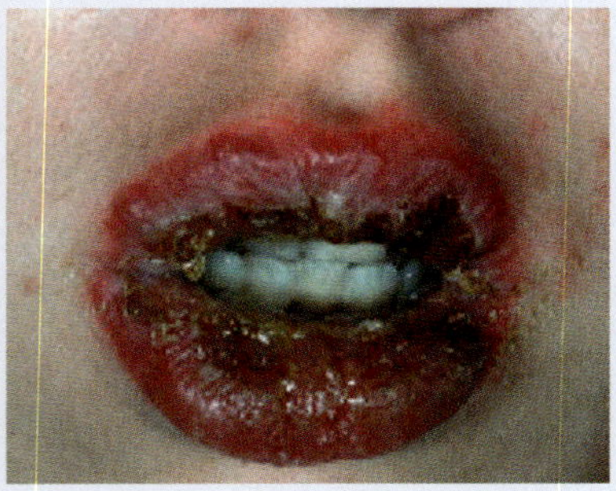	Gingivostomatitis herpetica (S. 262)	▪ äußerst schmerzhafte Läsionen im Bereich der gesamten Mundhöhle
	fixes Arzneimittelexanthem (S. 195)	▪ wie bei genitaler Lokalisation (s. o.)
	Varizellen (S. 253)	▪ unspezifische Läsionen an der Schleimhaut ▪ Diagnosestellung über das typische Hautbild (Heubner-Sternkarte)
	Herpes zoster (S. 254)	▪ Mitbeteiligung im Rahmen eines kutanen Herpes zoster (maxillaris oder mandibularis)
	seltener: Kollagenosen, sonstige Virusinfektionen (z. B. Coxsackie-Viren)	

12 Exantheme

12.1 Grundlagen

12.1 Grundlagen

► Definition. Unter dem Begriff **Exanthem** werden Hauterscheinungen verstanden, die **akut** entstehen und sich **flächig** über weite Teile des Integuments ausbreiten. Exanthem steht für „Aussaat" oder „Aufblühen" und weist darauf hin, dass die Hautläsionen – oft beginnend an einem „Startort" – über größere Areale disseminieren. Treten zusätzlich Schleimhautveränderungen auf, so nennt man dies **Enanthem**.

► Definition.

Das exanthematische Auftreten von Hautveränderungen gibt wichtige Hinweise auf die möglichen Differenzialdiagnosen, da es nur bei einem Teil der Hauterkrankungen anzutreffen ist.

Pathophysiologie: Exantheme können durch unterschiedliche Faktoren bedingt sein. Stets ist anzunehmen, dass ein **systemischer** (endogener) Mechanismus für die Aussaat verantwortlich ist. Am häufigsten werden Exantheme durch **Viren** (z. B. Masern, Röteln) sowie durch **Arzneimittelreaktionen** (z. B. Ampicillin, Penicilline, Sulfonamide) beobachtet.

Pathophysiologie: Exantheme werden durch einen **systemischen** (endogenen) Mechanismus ausgelöst. Die häufigsten Ursachen sind **Viren** und **Arzneimittel**.

► Merke. Exantheme sind aufgrund der systemischen bzw. endogenen Auslösemechanismen in der Regel **symmetrisch** angeordnet. Ein asymmetrisches Verteilungsmuster lässt daher eher auf einen exogenen Auslöser schließen (Ausnahme: fixes Arzneimittelexanthem (S. 195), das meist durch solitäre Läsionen an immer gleicher, „fixer" Lokalisation charakterisiert ist).

► Merke.

Neben den **klassischen** (**infektiösen**) Exanthemerkrankungen gibt es sog. **„parainfektiöse"** Exantheme, die bei unterschiedlichen Infektionskrankheiten auftreten können. Des Weiteren unterscheidet man allergische von pseudoallergischen Exanthemen, idiopathische Exantheme, Exantheme bei rheumatischen Erkrankungen sowie autoimmunologische Exantheme.

Neben den **klassischen** (**infektiösen**) Exanthemerkrankungen gibt es sog. **„parainfektiöse"** Exantheme. Weiterhin unterscheidet man allergische/pseudoallergische und autoimmunologische Exantheme.

12.2 Formen und Einteilung

12.2 Formen und Einteilung

Exantheme lassen sich nach ihrer Morphologie bzw. ihrer Leiteffloreszenz einteilen (Tab. **12.1**):

Einteilung der Exantheme nach Leiteffloreszenz (Tab. **12.1**).

≡ 12.1 Einteilung der Exantheme nach ihrer Leiteffloreszenz

≡ 12.1

Leiteffloreszenz	Erkrankungen
makulöse Exantheme	▪ Arzneimittelexantheme (Abb. **12.1a**) ▪ Virusexantheme ▪ Lues I ▪ Purpura pigmentosa progressiva
makulopapulöse Exantheme	▪ Arzneimittelexantheme ▪ Pityriasis rosea ▪ Pytiriasis lichenoides (Abb. **12.1b**) ▪ Parapsoriasis en plaques ▪ nummuläres Ekzem ▪ Lichen ruber exanthematicus

12.1

12.1 Einteilung der Exantheme nach ihrer Leiteffloreszenz (Fortsetzung)

Leiteffloreszenz	Erkrankungen
papulöse Exantheme	▪ Lichen ruber exanthematicus ▪ Pityriasis lichenoides ▪ Dyskeratosis follicularis ▪ Sarkoidose ▪ Follikulitiden ▪ Mollusca contagiosa (Abb. **12.1c**) ▪ lichenoides Arzneimittelexanthem
vesikulöse/bullöse Exantheme	▪ Varizellen (Abb. **12.1d**) ▪ Zoster generalisatus ▪ Sweet-Syndrom ▪ Dermatitis hepetiformis Duhring ▪ Erythema exsudativum multiforme ▪ Pemphigus vulgaris ▪ bullöses Pemphigoid
urtikarielle Exantheme	▪ Urtikaria ▪ Urtikariavaskulitis ▪ Erythema anulare centrifugum (Abb. **12.1e**)

12.3 Der Weg zur Diagnose

Zunächst muss zwischen **infektiösen** und **nichtinfektiösen** Exanthemen (typische Infektzeichen, Alter, Endemie, Einnahme von Medikamenten) unterschieden werden.

Die **Leiteffloreszenz** (Abb. **12.1**), die **Lokalisation** und das **Ausbreitungsmuster** können die Diagnose weiter eingrenzen (wichtig insbesondere: **Schleimhautbefall**).

Ätiopathogenetische Differenzierung:

12.3 Der Weg zur Diagnose

Bei der Beurteilung von Exanthemen muss zunächst zwischen **infektiösen** und **nichtinfektiösen** Formen unterschieden werden, d. h. es muss überprüft werden, ob **typische Infektzeichen** wie z. B. Fieber, Abgeschlagenheit, Lymphknotenschwellung oder entsprechende Blutbildveränderungen vorliegen. Auch das **Alter** der Patient*innen (Kinderkrankheit?), **endemisches Auftreten** oder „Reiserückkehrer" können den Verdacht eines infektiösen Geschehens erhärten. Wichtig ist auch die Frage nach eingenommenen **Medikamenten**, wobei zu beachten ist, dass Arzneimittelexantheme meist nicht unmittelbar nach der Einnahme auftreten, sondern meist zwischen dem 7. und 10. Behandlungstag.

Neben der **Leiteffloreszenz** (Abb. **12.1**) können auch die **Lokalisation** bzw. das **Ausbreitungsmuster** Hinweise auf die Ursache geben. Während Virusexantheme meist am Kopf beginnen und dann auf Stamm und Extremitäten übergehen, breiten sich Arzeimittelexantheme eher vom Stamm aus. Auch ein **Schleimhautbefall** kann richtungweisend sein und kommt z. B. bei Scharlach oder Masern vor.

Ätiopathogenetische Differenzierung: umfasst die folgenden Aspekte:

- befallene **Lokalisationen**: Schleimhaut, Kopfhaut, Hand- und Fußflächen?
- Form der **Ausbreitung**
- **Effloreszenztyp** (Verteilung, Anordnung)
- **Symptome:** Juckreiz, Schmerz, assoziierte internistische Symptome (Arthralgien, Fieber, Allgemeinzustandsverschlechterung)
- **Labor:** Virusserologie, Entzündungswerte (CRP, Leukozyten, BSG), rotes Blutbild

12.1 Exantheme

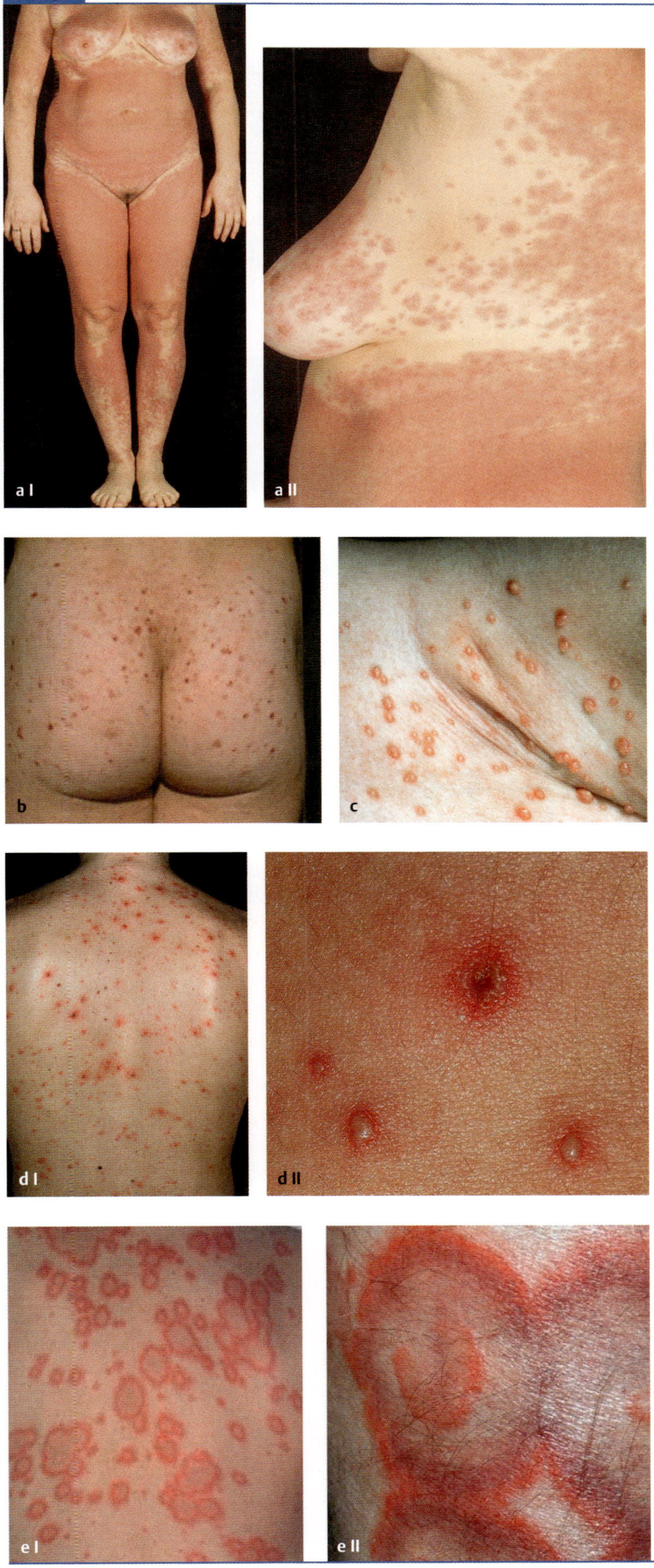

a Arzneimittelexanthem (aI) und Detailbild (aII).
b Pytiriasis lichenoides.
c Mollusca contagiosa.
d Varizellen (dI) und Detailbild (dII).
e Erythema anulare centrifugum (eI) und Detailbild (eII).

12.4 Differenzialdiagnostische Überlegungen

Siehe Tab. **12.2**.

12.4 Differenzialdiagnostische Überlegungen

Siehe Tab. **12.2**.

12.2 Differenzialdiagnosen von Exanthemen

Exanthemform	wegweisende Befunde/Symptome	wichtig für die Diagnosestellung
Arzneimittelexanthem (S. 193)	▪ meist makulopapulös, seltener bullöse oder hämorrhagisch ▪ häufig Juckreiz	Medikamentenanamnese
Virusexantheme	▪ Masern (S. 256): makulös, groß, konfluierend, Wangenschleimhaut mit Koplikflecken ▪ Röteln (S. 257): makulös, klein, nichtkonfluierend, wenig Krankheitsgefühl ▪ Varizellen (S. 253): erythematovesikulös, polymorph (Heubner-Sternkarte → unterschiedliche Entwicklungsstadien der Effloreszenzen gleichzeitig)	Anamnese, klinische Untersuchung, ggf. Serologie Allgemeinsymptome und Prodromi
bakterielle Infektionen	▪ Scharlach (S. 297): punktförmig makulös (Aussparung des Munddreiecks), Enanthem, Schuppung, Himbeerzunge ▪ Lues II (S. 321): vielfältige Morphen möglich, kann andere Exantheme imitieren; z. T. erythematomakulös, psoriasiform, Roseolen	Anamnese, typischer Befund; ggf. Serologie
exanthematischer Lichen ruber (S. 433)	▪ erythematopapulös, oft auch an den typischen Stellen des Lichen ruber; hexagonale Papeln ▪ z. T. Wickham-Streifung, v. a. Schleimhaut	typischer klinischer Befund, starker Juckreiz
Pityriasis rosea (S. 428)	▪ erythematomakulös, teils auch pityriasiform schuppend ▪ oft entlang der Hautspaltlinien; v. a. Stamm, Hals ▪ makulo-papulös	Anamnese (Primärläsion = Mutterplatte), typischer klinischer Befund, kein oder allenfalls geringer Juckreiz
Pityriasis lichenoides et varioliformis (S. 427)	▪ kleinfleckiges, erythematopapulöses, teils auch varizellenähnliches pustulöses Bild mit Nekrosen ▪ kein Pruritus, kein Fieber, Allgemeinbefinden meist ohne Befund (DD zu Varizellen)	typischer klinischer Befund

13 Hämorrhagien

13.1 Grundlagen

▸ Definition. Einblutungen in die Haut werden unter dem Oberbegriff **Purpura** zusammengefasst. Im Gegensatz zu Erythemen sind Einblutungen durch Glasspateldruck nicht wegdrückbar. Unter dem Begriff **Hämorrhagie** versteht sich im engeren Sinne eine Hauterkrankung, die von Erythrozytenextravasaten begleitet wird.

Pathophysiologie: Hämorrhagien sind auf verschiedene pathophysiologische Mechanismen zurückzuführen, die auch in Kombination vorliegen können (siehe Tab. **13.1**).

- **Störung der Blutgerinnung** (Koagulopathie)
- **Störung der Thrombozytenfunktion** (Thrombozytopathie/-penie)
- **Störung der Gefäßwand** (Vasopathie)

13.2 Formen

Folgende Unterformen sind zu unterscheiden (Abb. **13.1**):

- **Petechien:** punktförmige Blutungen (flohstichartig, linsengroß, z. T. konfluierend)
- **Sugillationen:** münzgroße flächige Blutungen (zentimetergroß)
- **Ekchymosen/Suffusionen:** ausgedehnte flächige Blutungen
- **Hämatome:** Einblutung unter Beteiligung der Subkutis

13.3 Der Weg zur Diagnose

Zunächst muss überprüft werden, ob es sich tatsächlich um eine Purpura handelt und nicht um ein Erythem. Tritt beim Druck mit dem **Glasspatel** keine Abblassung auf, spricht dies für das Vorliegen einer Purpura (S. 112).
Weiterhin kann das **klinisch-morphologische Bild** der Purpura einen Hinweis auf die zugrunde liegenden Pathomechanismen geben.

13.1 Grundlagen

▸ Definition.

Pathophysiologie:

- Störung der **Blutgerinnung** (Koagulopathie)
- Störung der **Thrombozytenfunktion** (Thrombozytopathie/-penie)
- Störung der **Gefäßwand** (Vasopathie)

13.2 Formen

Man unterscheidet (Abb. **13.1**):

- **Petechien** (punktförmig)
- **Sugillationen** (münzgroß flächig)
- **Ekchymosen** (ausgedehnt flächig)
- **Hämatome** (Subkutis)

13.3 Der Weg zur Diagnose

Mit dem **Glasspatel** wird zunächst ein Erythem ausgeschlossen.

Die **Morphologie** der Purpura kann Hinweise auf die Pathomechanismen geben:

13.1 Hämorrhagie-Formen

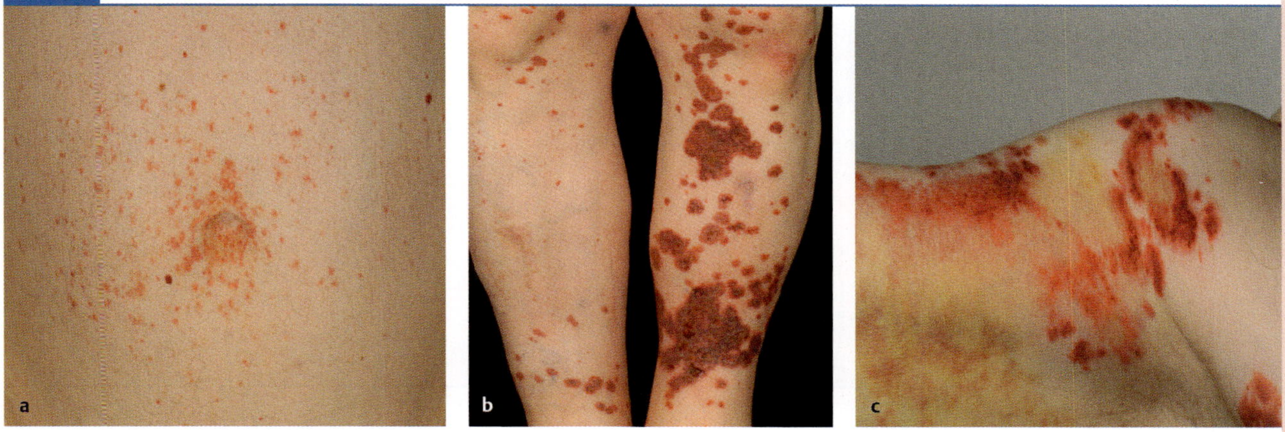

a **Petechien** bei Thrombozytopathie.
b **Sugillationen** und **Ekchymosen** bei Vasculitis allergica.
c **Hämatome** bei Blutungen in die Subkutis und die Muskulatur.

- **Petechien:** v. a. bei Vasopathie oder Thrombozytopathie.
- **Sugillationen/Ekchymosen:** v. a. bei Koagulopathie, auch Vasopathien.

Für die genaue Diagnose sind weitere **laborchemische und klinische Untersuchungen** notwendig (Tab. **13.1**).

► Merke.

Bei der Anamnese sollte insbesondere nach **Medikamenten**, **Grunderkrankungen** und der Blutungsneigung in der Familie gefragt werden.

13.4 Differenzialdiagnostische Überlegungen

Siehe Tab. **13.1**.

- **Petechien** entstehen tendenziell häufiger durch eine Vasopathie oder Thrombozytopathie/-penie.
- **Sugillationen/Ekchymosen** werden dagegen eher durch eine Koagulopathie (z. B. Überdosierung von Antikoagulanzien, Faktor-VIII-Mangel) ausgelöst, aber auch durch Vasopathien (z. B. fragile Gefäße der senilen oder steroidgeschädigten Haut, Traumen).

Ferner kann auch der Befund palpable Purpura (Hinweis auf Vaskulitis) eine erste Einordnung der Genese ermöglichen.

Für die genaue Diagnose des zugrunde liegenden Pathomechanismus sind weitere **laborchemische und klinische Untersuchungen** (Gerinnungsdiagnostik, Rumpel-Leede-Test) notwendig (siehe Tab. **13.1** und Lehrbücher der Inneren Medizin).

► Merke. Eine verlängerte Blutungszeit spricht gegen eine Koagulopathie und für eine Thrombozytopathie oder Vasopathie.

Bei der Anamnese sollte insbesondere nach der **Dauer**- oder **Bedarfsmedikationen** (v. a. Antikoagulanzien, Thrombozytenaggregationshemmer), möglichen **Grunderkrankungen** (z. B. Infektionen, Autoimmunprozesse, Lebererkrankungen) und nach der Blutungsneigung in der Familie gefragt werden. Auch assoziierte klinische Befunde (z. B. Allgemeinzustandsverschlechterung, Gelenkbeschwerden) können von Bedeutung sein.

13.4 Differenzialdiagnostische Überlegungen

Siehe Tab. **13.1**.

13.1 Differenzialdiagnosen von Hämorrhagien

	Koagulopathien	Thrombozytopathie/-penien	Vasopathien
Klinik	**flächenhafte** Blutungen (Sugillationen/Ekchymosen, Hämatome)	**punktförmige** Kapillarblutungen meist der unteren Extremität (Petechien); selten flächenhafte Blutungen	meist **punktförmige** (Petechien) und oft auch **flächenhafte** Blutungen (Ekchymosen)
Laborkonstellation (Rumpel-Leede: Test zum Auslösen von Petechien durch Blutstauung)	**INR:** erhöht[1] **Quick:** erniedrigt[2] **PTT:** verlängert **Blutungszeit:** normal **Rumpel-Leede:** normal	**INR:** normal **Quick:** normal **PTT:** normal **Blutungszeit:** verlängert **Rumpel-Leede:** normal/pathologisch	**INR:** normal **Quick:** normal **PTT:** normal **Blutungszeit:** verlängert **Rumpel-Leede:** pathologisch
mögliche Ursachen	▪ disseminierte intravasale Gerinnung (DIC) ▪ angeborene und erworbene Defizite an Gerinnungsfaktoren (z. B. Hämophilie A/B, Vitamin-K-Mangel)	▪ **primär:** Autoantikörper (idiopathische thrombozytopenische Purpura, Morbus Werlhof) ▪ **sekundär:** Medikamente (Immunthrombozytopenie, v. a. Chinin und Chinidin, Heparin, Sulfonamide), Strahlen, Knochenmarkerkrankungen, Kasabach-Merritt-Syndrom, Splenomegalie → Produktionsstörung, Umsatzsteigerung	▪ Vaskulitis allergica ▪ Vaskulitis mit Purpura und Arthralgien bei Kryoglobulinämie und Kryofibrinogenämie ▪ Gefäßfehlbildungen: Teleangiectasia haemorrhagica hereditaria ▪ erhöhter intravaskulärer Druck: Stasis ▪ toxische Gefäßschädigung durch Medikamente oder bakterielle Toxine ▪ Purpura bei Bindegewebsschäden: senile Atrophie, aktinische Athrophie, Steroidatrophie ▪ Genodermatosen: Pseudoxanthoma elasticum, Ehlers-Danlos-Syndrom, Marfan-Syndrom

[1] normal bei Mangel an Faktor VIII, IX, XI, XII
[2] normal bei Faktor-VII-Mangel

14 Ekzeme

14.1 Grundlagen

► Definition. Ekzem ist ein historisch entstandener Begriff für eine heterogene Gruppe von Entzündungen der Haut, die mit typischer Morphologie und histologischem Bild einhergehen. Im **akuten** Stadium findet sich eine überwärmte, gerötete, juckende oder brennende, z. T. auch nässende Haut, im **chronischen** Stadium dominieren lichenifizierte, schuppende oder hyperkeratotische Läsionen mit Juckreiz, aber wenig Rötungen. Auch andere Dermatosen, z. B. die Psoriasis, können sekundär ekzematisieren. Den Ekzemen gemeinsam ist der Verlust bzw. die **Schwächung der Barrierefunktion** der Haut, die das Eindringen von Noxen ermöglicht.

Die Begriffe „**Dermatitis**" und „**Ekzem**" werden in der Literatur oft synonym verwendet. Beispielsweise wird das „atopische Ekzem" besonders im US-amerikanischen Sprachraum auch „atopische Dermatitis" genannt. Andere Dermatolog*innen unterscheiden zwischen der „Dermatitis" als allgemeiner Entzündung der Haut und dem Ekzem als spezieller Reaktion mit den typischen o. g. Ekzemzeichen. Das Ekzem wäre damit eine Sonderform der „Dermatitis". Zum Teil wird auch heute noch der Begriff „**Ekzematid**" verwendet, der allgemein eine „Vorstufe" des Ekzems oder eine „ekzemähnliche" Erkrankung bezeichnet.
Ekzeme gehören zu den bedeutensten dermatologischen Erkrankungen mit einer stetig zunehmenden Inzidenz, v. a. durch Umwelteinflüsse und Zunahme der Atopie.

Pathophysiologie: Das Ekzem ist eine **T-Zell-vermittelte** akute oder chronische Entzündungsreaktion unterschiedlicher Ätiologie. Typisch ist diese z. B. beim allergischen Kontaktekzem und beim atopischen Ekzem. Auch das subtoxisch-kumulative und das akute toxische Kontaktekzem weisen – obwohl eindeutig nicht allergischer Genese – die Merkmale der T-Zell-vermittelten Reaktion auf. Die Ekzemreaktion stellt somit eine morphologische Endstrecke verschiedener Auslösefaktoren dar.

Histopathologie:
- **akutes** Ekzem: Histologisches Merkmal ist hier die akute Spongiose und Akanthose mit lymphohistiozytären Infiltraten.
- **chronisches** Ekzem: Hier dominieren chronische Akanthose sowie Para- und Hyperkeratose, es finden sich weniger Zellinfiltrate.

Es gibt starke Hinweise dafür, dass das reaktionsspezifische Muster auch auf genetischer Disposition beruht.

14.2 Formen und Einteilung

14.2.1 Einteilung nach dem Verlauf

- **akutes Ekzem:** Hier zeigt sich häufig ein stadienhafter Verlauf:
  1. Stadium **erythematosum:** Erythemstadium
  2. Stadium **vesiculosum:** Ödem, Bläschen/Blasen
  3. Stadium **madidans** et **crustosum:** Aufplatzen der Bläschen und Krustenbildung (Abb. **14.1a**)
  4. Stadium **squamosum:** Abheilung unter Schuppenbildung
- **chronisches Ekzem:** Initial besteht häufig ein „Effloreszenzen-Mix" aus Erythemen, Schuppen, Krusten und Lichenifikationen. Nach langer Bestandsdauer bildet sich eine chronische Entzündungsreaktion mit Erythemen, **Lichenifikation** und Xerosis (Abb. **14.1b**).

14.1 Grundlagen

► Definition.

Die Begriffe „**Dermatitis**" und „**Ekzem**" werden in der Literatur oft synonym verwendet. „**Ekzematid**" bezeichnet eine „Vorstufe" des Ekzems oder eine „ekzemähnliche" Erkrankung.

Pathophysiologie: Das Ekzem ist eine **T-Zell-vermittelte** akute oder chronische Entzündungsreaktion unterschiedlicher Ätiologie.

Histopathologie:
- **akutes** Ekzem: Spongiose und Akanthose
- **chronisches** Ekzem: Akanthose und Para-/Hyperkeratose, weniger Zellinfiltrate

Eine genetische Disposition wird diskutiert.

14.2 Formen und Einteilung

14.2.1 Einteilung nach dem Verlauf

- **akutes Ekzem:**
1. Stadium erythematosum
2. Stadium vesiculosum
3. Stadium madidans et crustosum (Abb. **14.1a**)
4. Stadium squamosum

- **chronisches Ekzem:** chronische Entzündungsreaktion mit Erythemen, **Lichenifikation** und Xerosis (Abb. **14.1b**).

14.1 Akutes und chronisches Ekzem

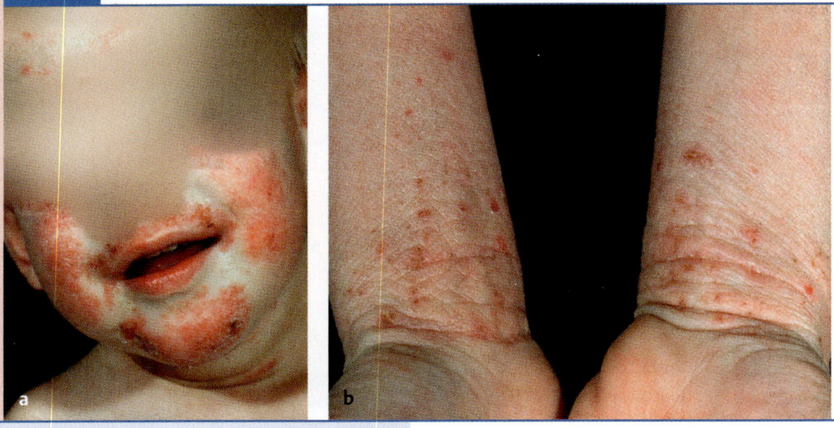

a Akutes atopisches Ekzem (Stadium madidans et crustosum).
b Chronisches atopisches Ekzem mit typischen Lichenifikationen.

14.2 Kontaktekzeme

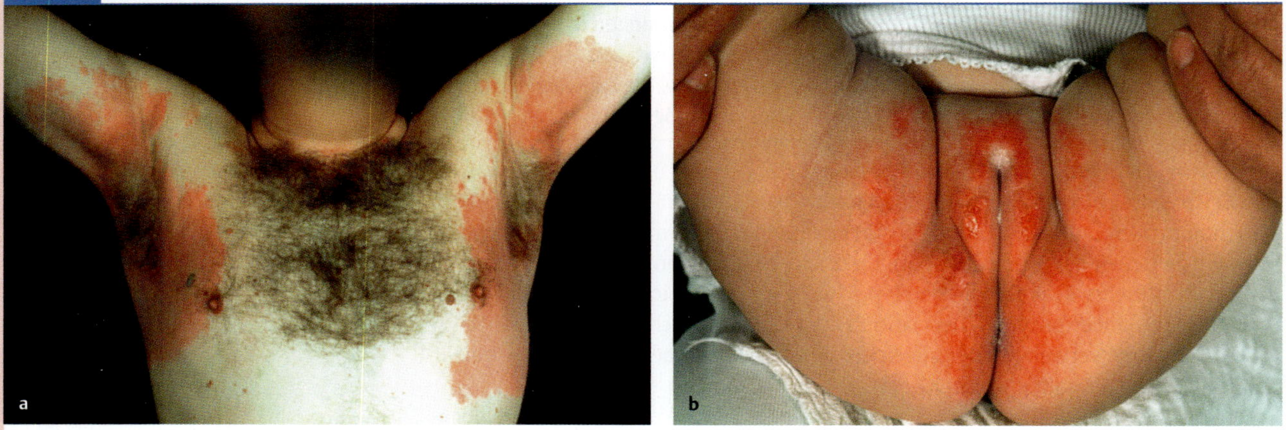

a Allergisches Kontaktekzem nach Deospraybenutzung.
b Toxisches Kontaktekzem: Windeldermatitis.

14.2.2 Einteilung nach der Pathogenese

- Kontaktekzem: (foto)allergisches (Abb. **14.2a**), akut toxisch, subtoxisch-kumulativ.
- atopisches Ekzem
- Exsikkationsekzem
- nummuläres Ekzem
- seborrhoisches Ekzem
- dishydrotisches Ekzem
- Stauungsekzem

14.2.2 Einteilung nach der Pathogenese

- Kontaktekzeme:
  - (foto)allergisch (Abb. **14.2a**)
  - akut toxisch (physikalisch, chemisch, fototoxisch)
  - subtoxisch-kumulativ
- atopisches Ekzem
- Exsikkationsekzem (Austrocknungsekzem)
- nummuläres Ekzem
- seborrhoisches Ekzem
- dishydrotisches Ekzem
- Stauungsekzem
- postskabiöses Ekzem (im Nachgang einer Infektion mit Skabiesmilben)

14.2.3 Einteilung nach der Lokalisation

- **Kopfhaut:** z. B. seborrhoisches Ekzem
- **Gesicht:** z. B. atopisches Ekzem, seborrhoisches Ekzem
- **Extremitäten:** z. B. atopisches Ekzem, Hand-/Fußekzeme
- **Rumpf:** z. B. atopisches Ekzem
- **anogenital:** z. B. Analekzem, Windeldermatitis (Abb. **14.2b**)
- **generalisiert:** z. B. atopisches Ekzem

14.2.3 Einteilung nach der Lokalisation

- **Kopfhaut:** seborrhoisches Ekzem, seltener allergisches Kontaktekzem
- **Gesicht:** atopisches Ekzem, allergisches Kontaktekzem, seborrhoisches Ekzem, periorale Dermatitis
- **Extremitäten:** atopisches Ekzem (meist beugebetont), nummuläres Ekzem (meist einzelnstehend, nicht seitenbetont), Lichen simplex Vidal (oft Unterschenkel, Fußgelenke), hyperkeratotisch-rhagadiforme Hand-/Fußekzeme, dyshidrotisches Ekzem
- **Rumpf:** seborrhoisches Ekzem (Brust), atopisches Ekzem (disseminiert)
- **anogenital:** Analekzem, intertriginöses Ekzem (v. a. inguinal), Windeldermatitis (Abb. **14.2b**), Lichen simplex Vidal (oft Vulva)
- **generalisiert:** atopisches Ekzem, bei Säuglingen auch seborrhoisches Ekzem

14.3 Der Weg zur Diagnose

Um Ekzemerkrankungen richtig einordnen zu können, sind insbesondere die Feinheiten der Morphologie (Tab. **14.2**), der Verlauf, die Lokalisation (S. 152) und eine umfassende krankheitsorientierte Anamnese wichtig.

Akute Ekzemreaktionen (S. 151) findet man am häufigsten bei der akuten toxischen Dermatitis, beim allergischen Kontaktekzem oder als Schub eines atopischen Ekzems.

- Anhaltspunkte für eine **toxische Schädigung:** (S. 201) UV-Schaden, Kontakt mit Irritanzien (z. B. Laugen, Säuren), eher **brennend-schmerzhafte** Läsionen.
- Anhaltspunkte für eine **Kontaktallergie:** Anamnese, Kontakt mit potenziellen Kontaktallergenen (Tab. **14.1**), eher **juckende** Läsionen.

Chronische Ekzemreaktionen (S. 151) werden am häufigsten beim subtoxisch-kumulativen Kontaktekzem oder beim atopischen Ekzem beobachtet (weitere Ekzemformen durch chronische Irritation: hyperkeratotisch-rhagadiformes Handekzem, Exsikkationsekzem, Windeldermatitis, Stauungsekzem).

Da das Erkennen der auslösenden Noxe für den dauerhaften Behandlungserfolg sehr wichtig ist, muss insbesondere die **Anamnese** (inkl. Berufsanamnese!) sehr genau erfolgen. Unter Beachtung der **Lokalisation** (Tab. **14.1**) können dann häufig schon Rückschlüsse auf das auslösende Agens bzw. die Ekzemform gezogen werden. Bei Verdacht auf eine kontaktallergische Auslösung kann ein Epikutantest weiterhelfen. Zu beachten sind außerdem weitere klinische Merkmale wie z. B. Begleitentzündungen, Schmerzen, Juckreiz, allgemeine Symptome.

14.3 Der Weg zur Diagnose

Für die Diagnosefindung sind insbesondere die Morphologie (Tab. **14.2**), der Verlauf, die Lokalisation (S. 152) und eine umfassende Anamnese wichtig.

Akute Ekzemreaktionen: v. a. akute toxische Dermatitis, allergisches Kontaktekzem oder Schub eines atopischen Ekzems.

- Toxisch: eher **brennend-schmerzhafte** Läsionen.
- Allergisch: eher **juckende** Läsionen.

Chronische Ekzemreaktionen: v. a. subtoxisch-kumulatives Kontaktekzem oder atopisches Ekzem.

Es muss eine genaue **Anamnese** (auslösende Noxe?) erfolgen. Zusammen mit der **Lokalisation** (Tab. **14.1**) sind häufig Rückschlüsse auf das auslösende Agens bzw. die Ekzemform möglich.

14.1 Mögliche Allergenquellen

Ekzem-lokalisation	mögliche Allergenquelle
Kopf	Haarpflegemittel, Haarfärbemittel, Haarspangen
Gesicht	Kosmetika, Piercings, Augentropfen, Sonnenschutzmittel, Schutzmasken
Hals	Schmuck, Parfüms, Kosmetika, Kleidungsstücke
Axillen	Deodoranzien, Kosmetika, Kleidung
Hände	berufliche Kontaktstoffe, Latexhandschuhe, Hautpflegemittel, Toilettenartikel, Nagellack, Nagellackentferner
Beine, Unterschenkel	Textilien (Strümpfe), Sonnenschutzmittel
Füße	Schuhmaterialien, Antimykotika, Strümpfe, Kosmetika, Schmuck
anogenital	Toilettenartikel, Kondome, Antimykotika, Hämorrhoidentherapeutika, Unterwäsche, Waschmittel
Bauchnabel	Hosenknopf, Gürtelschnalle, Piercings

14.1

Diagnostik des Berufsekzems:

- **Anamnese:** Dauer, Auftreten, Besserung im Urlaub oder während arbeitsfreien Zeiten?
- **Verlauf:** intermittierend, diskontinuierlich, Erkrankungsdauer
- **Befund:** Lokalisation, Verteilung, Effloreszenz und Morphe, Begrenzung und Ausbreitung
- **Typ-IV-Allergiediagnostik:** Epikutantest unter Berücksichtigung berufstypischer Kontaktallergene
- **Atopiediagnostik:** Gesamt-IgE, SX-1, Atoopiescore, RAST-Untersuchung
- **Hautfunktionstests**

Diagnostik des Berufsekzems:

- Anamnese
- Verlauf
- Befund
- Typ-IV-Allergiediagnostik
- Atopiediagnostik
- Hautfunktionstests

14.4 Differenzialdiagnostische Überlegungen

Siehe Tab. 14.2.

14.4 Differenzialdiagnostische Überlegungen
Siehe Tab. 14.2.

14.2 Differenzialdiagnosen von Ekzemen

Ekzemform	wegweisende Befunde/Symptome	wichtig für die Diagnosestellung	Klinik
akutes toxisches Kontaktekzem (S. 201)	▪ meist beschränkt auf Einwirkungsbereich der Noxe (i. d. R. keine Streuung), Hände zu 90 % betroffen, selten an bedeckten Körperpartien oder Füßen ▪ akute Rötung, Überwärmung, meist eher brennend-schmerzhafte Läsionen, wenig Juckreiz	Anamnese, Befund, Verlauf, Kontaktstoffe	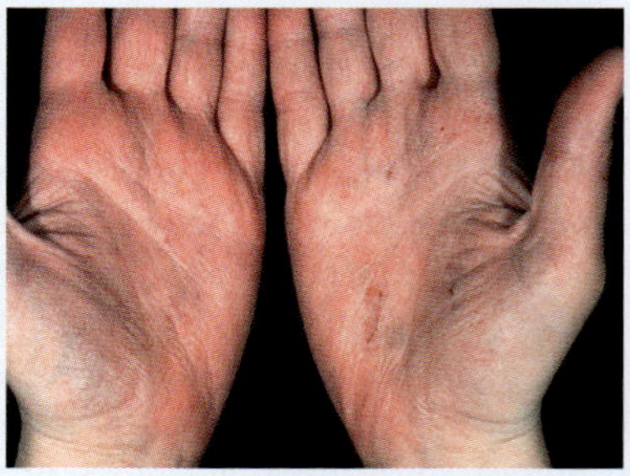
subtoxisch-kumulatives Kontaktekzem (S. 202)	▪ hyperkeratotisch-rhagadiformes, lichenifiziertes Bild ▪ meist sehr trockene Haut, kein Nässen ▪ auf Expositionsort begrenzt	lange Ekzemanamnese (Chronizität)	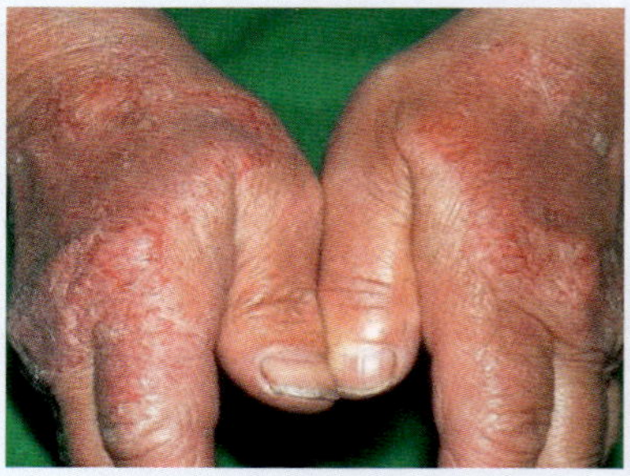
atopische Dermatitis (S. 204)	▪ teils akut entzündete, erythematöse Areale ▪ weißer Dermografismus ▪ nässende Ekzeme ▪ z. T. chronifizierte, wenig entzündete lichenifizierte Areale ▪ stets Juckreiz, Stigmata der atopischen Hautdiathese ▪ Symptome im Abhängigkeit des Krankheitsstadiums	Anamnese, Familienanamnese, Klinik (Befund, Stigmata der Atopie), atopische Eigen- und Familienanamnese Chronizität, allergologische Diagnostik, Dermografismus	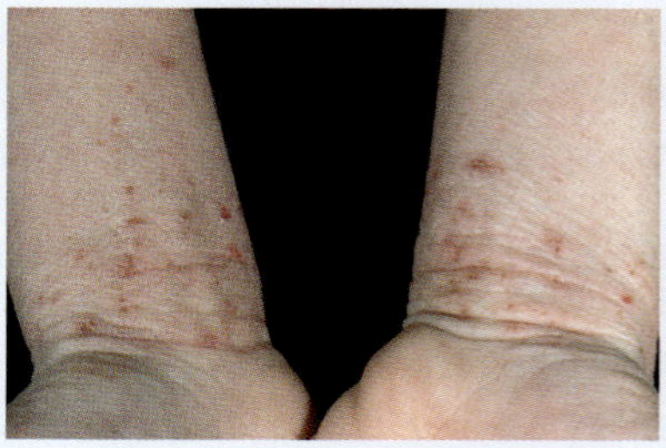
dyshidrosiformes Handekzem (S. 209)	▪ je nach Akuität teils akut erythematöse, meist eher chronifiziertes Handekzem mit juckenden sagokorngroßen Bläschen ▪ in schweren Fällen auch konfluierende Blasen	Anamnese, typisches klinisches Bild häufig in den Sommermonaten, aber auch ganzjährig Atopiediagnostik, Epikutantest, Mykologie	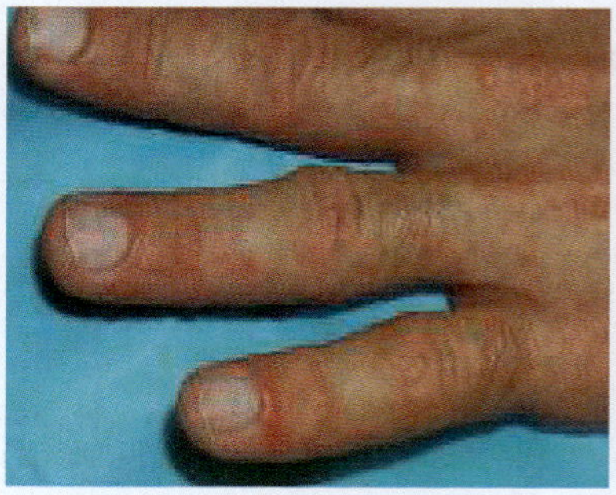

14.2 Differenzialdiagnosen von Ekzemen (Fortsetzung)

Ekzemform	wegweisende Befunde/ Symptome	wichtig für die Diagnosestellung	Klinik
nummuläres Ekzem (S. 210)	▪ meist münzförmige und -große, scharf begrenzte Ekzemherde an Extremitäten und Rumpf ▪ keine Beugebetonug ▪ oft randbetontes Fortschreiten mit zentraler Regression ▪ keine Schleimhautbeteiligung	typische Morphe häuig Juckreiz mögliche CVI (chronische venöse Insuffizienz) bei Befall der Beine	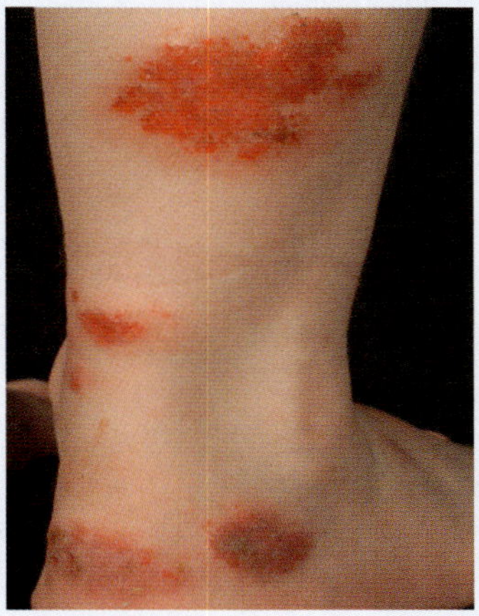
Stauungsekzem (S. 559)	▪ Lokalisationen an den Unterschenkeln ▪ meist symmetrisch ▪ Zeichen der chronischen Veneninsuffizienz	typisches klinisches Bild (Schwellung, Rötung, Spannungsgefühl), assoziierte Symptome der chronischen venösen Insuffizienz Venendiagnostik	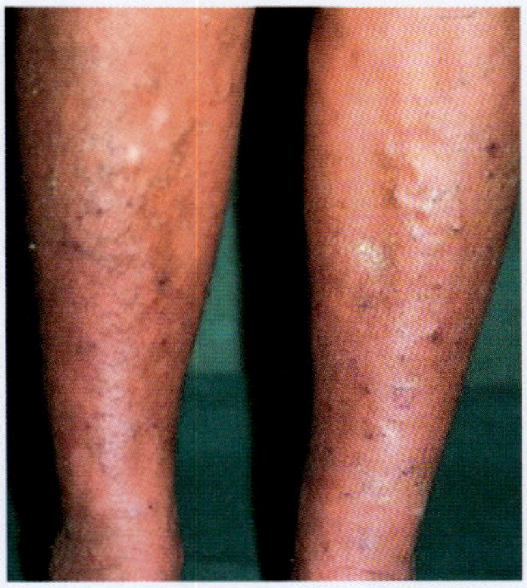
seborrhoisches Ekzem (S. 211)	▪ scharf begrenzte, meist „fettig“ wirkende Ekzeme an Kopfhaaransatz, Kopfhaut, Gesicht und vorderer Schweißrinne ▪ Augenbrauen, Bartregion und Stirn sind seborrhoische Zonen ▪ bei Kleinkindern auch disseminiert	typisches klinisches Bild (seborrhoische Areale) **Säuglingsform:** Beginn in den ersten Monaten am Kapillitium (Gneis), später Ausbreitung **Erwachsenenform:** typische Lokalisation, Chronizität	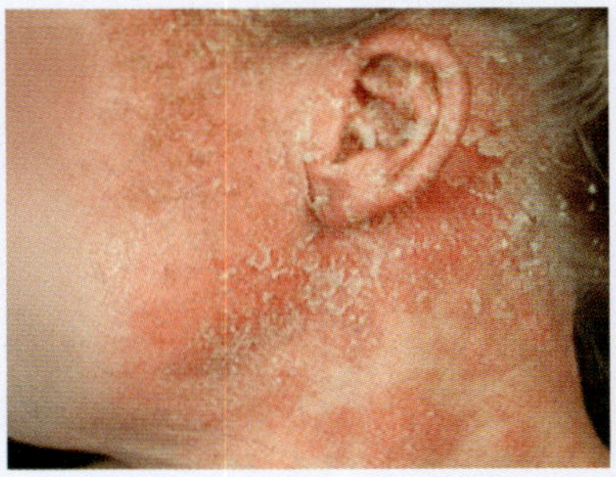
periorale Dermatitis (S. 492)	▪ juckende erythematöse oder erythematopapulöse Effloreszenzen im perioralen, gelegentlich auch periorbitalen Bereich ▪ Randsaum an den Lippen oft ausgespart ▪ disseminierte, follikuläre Papeln, Mikropusteln	typisches klinisches Bild, typische Lokalisation oft Anamnese der „Überpflege“ oder chronische Steroidanwendung	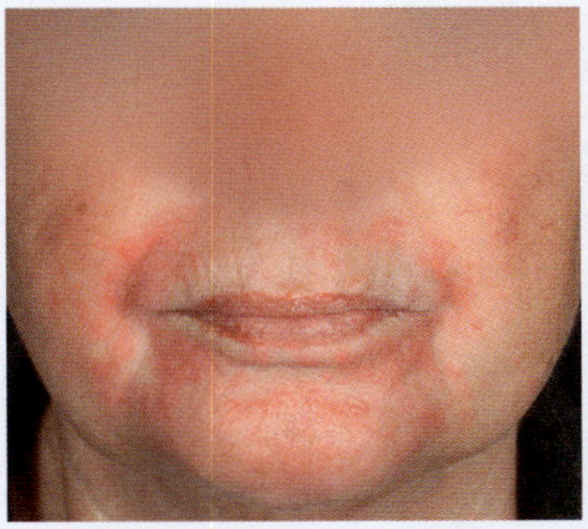

14.2 Differenzialdiagnosen von Ekzemen (Fortsetzung)

Ekzemform	wegweisende Befunde/ Symptome	wichtig für die Diagnosestellung	Klinik
Lichen simplex Vidal (S. 443)	▪ über Monate bis Jahre persistierende umschriebene, meist rundliche ekzematöse Herde an Hals/Nacken oder unterer Extremität ▪ meist keine atopische Diathese ▪ hohe Therapieresistenz	lange Ekzemanamnese, typische Morphologie	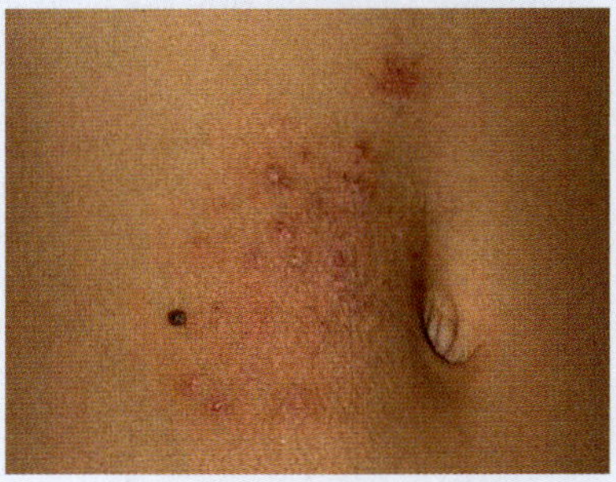
allergisches Kontaktekzem (S. 188)	▪ Juckreiz, Erythem ▪ ggf. Bläschenbildung, Schuppung, Tendenz zur Streuung ▪ je nach Stadium: Erythemstadium, exsudatives Stadium (Ödem, Bläschen, Erosionen), Rückbildungsstadium	Anamnese (Kontakt): Exposition im beruflichen oder privaten Umfeld, Hobbies? Befund Epikutantest	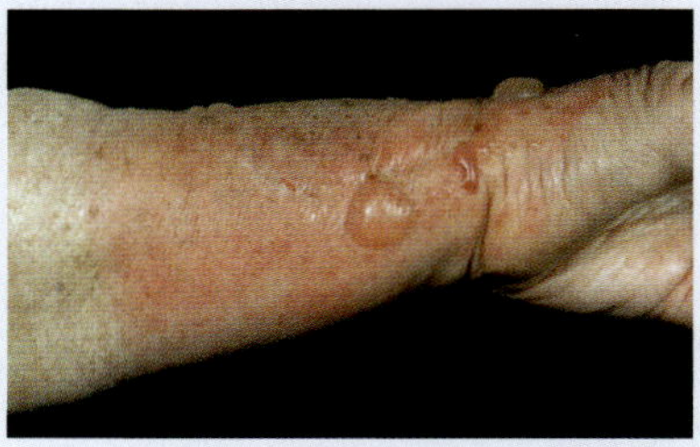
ekzematisierte Dermatosen	▪ Mischform aus anderen Hautkrankheiten und Ekzemen (z. B. psoriasiformes Ekzem)	klinisches Bild, oft Histologie nötig	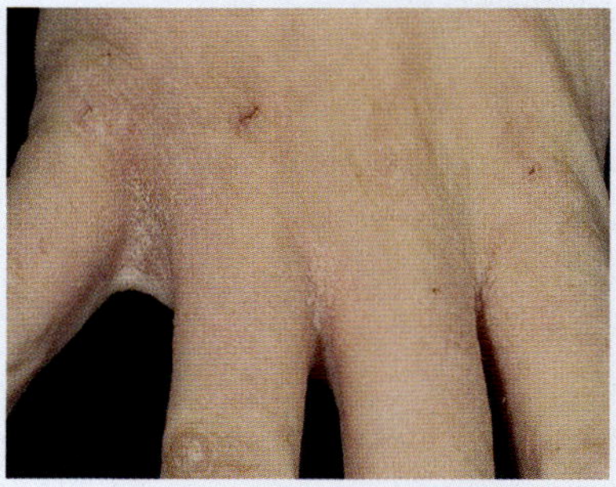

15 Pruritus

15.1 Grundlagen

► **Definition.** Pruritus (Juckreiz) beschreibt ein unangenehmes, subjektives Missempfinden, das einen reflexartigen Kratzimpuls hervorruft.

Häufigkeit und Vorkommen: Juckreiz ist eines der häufigsten Symptome, das vom Hautorgan ausgeht. Er tritt bei einer Vielzahl von **dermatologischen** und **systemischen/internistischen** (Tab. **15.1**) oder auch im Rahmen **psychiatrischer** Erkrankungen (z. B. Depression, Psychosen, Dermatozoenwahn) auf. Beim **„Pruritus auf primär unveränderter Haut"** tritt der Juckreiz ohne ein Korrelat auf der Haut auf.

15.1 Häufigkeit von Pruritus bei einzelnen Erkrankungen

Erkrankung	Häufigkeit	mittlerer Schweregrad des Pruritus
Hauterkrankungen		
Arzneimittelexanthem	variabel	+
atopisches Ekzem	90–100 %	++
chronische Urtikaria	90–100 %	+/++
Lichen ruber planus	70–80 %	+/++
Lichen simplex	80–90 %	+/++
Pediculosis	90–100 %	++
Psoriasis vulgaris	70–80 %	+/++
seborrhoisches Ekzem	50–70 %	+
Skabies	90–100 %	++
Tinea corporis	30–50 %	+
Xerosis cutis	variabel	+
systemische Erkrankungen		
Niereninsuffizienz	50–70 %	+/++
Patient*innen unter Dialyse	80–90 %	+/++
Primäre biliäre Zirrhose	80–100 %	++
Morbus Hodgkin	30–50 %	++

Klinische Aspekte: Es handelt sich um ein Symptom, das nur an der Haut entsteht und nur von den Patient*innen selbst beschrieben werden kann. **Indirekte Zeichen** sind Exkoriationen und Glanznägel, psychische und seelische Veränderungen wie Nervosität, Unruhe, eine reduzierte Leistungsfähigkeit im privaten und beruflichen Bereich sowie Reizbarkeit.
Juckreiz kann durch physikalische oder auch durch psychische Faktoren **moduliert** werden, z. B. Verstärkung durch Bekleidung (Wollfasern), Wärme oder Stress, Verminderung durch Kälte oder Ablenkung.

Pathophysiologie: Die genauen Mechanismen zur Juckreizentstehung sind noch nicht vollständig geklärt. Heute geht man davon aus, dass Juckreiz durch eine Aktivierung markloser **freier Nervenendigungen** (C-Nozizeptoren) in der oberen Dermis und der Epidermis generiert wird. Zahlreiche **Transmitter** sind daran beteiligt, u. a. Histamine und Neuropeptide (Substanz P, NPY, CGRP), die u. a. eine histaminliberierende Wirkung haben.

15.1 Grundlagen

► Definition.

Häufigkeit und Vorkommen: sehr häufiges Symptom, das insbesondere bei **dermatologischen** und **systemischen** (Tab. **15.1**), aber auch bei **psychiatrischen** Erkrankungen auftritt.

15.1

Klinische Aspekte: Indirekte Zeichen sind Exkoriationen, Glanznägel, psychische und seelische Veränderungen (z. B. Nervosität, Unruhe, reduzierte Leistungsfähigkeit, Reizbarkeit).

Modulation durch physikalische (Wärme/Kälte) oder psychische (Stress, Ablenkung) Faktoren.

Pathophysiologie: Juckreiz wird durch eine Aktivierung **freier Nervenendigungen** (C-Nozizeptoren) in der Haut generiert. Daran sind zahlreiche **Transmitter** beteiligt.
Die Genese des Pruritus kann sowohl durch **Entzündungen** der Haut als auch durch **pruritogene Substanzen** erfolgen.

Die Genese des Pruritus kann sowohl durch **entzündliche Vorgänge** in der Haut als auch durch bestimmte **pruritogene Substanzen** erfolgen, die aufgrund unterschiedlicher Ursachen im Gewebe freigesetzt werden.

15.2 Der Weg zur Diagnose

Hautbefund: sichtbare Hautveränderungen?
- **ja** → DD nach Lokalisation, Aggravation und dem zeitlichen Auftreten (Tab. **15.3**, Tab. **15.4** und Tab. **15.5**).
- **nein** → z. B. Medikamente (Tab. **15.2**), systemische Erkrankungen, atopische Diathese.

15.2

15.2 Der Weg zur Diagnose

Hautbefund: Geht der Juckreiz mit **sichtbaren Hautveränderungen** einher?
- **Ja** → Differenzialdiagnose der juckenden Hautveränderungen nach **Lokalisation**, **Aggravation** (Verschlimmerungsfaktoren) und dem **zeitlichen Auftreten** (Tab. **15.3**, Tab. **15.4** und Tab. **15.5**).
- **Nein** → Pruritus auf primär unveränderter Haut: z. B. Medikamente (Tab. **15.2**), systemische Erkrankungen, atopische Diathese, psychologische Faktoren.

15.2 Medikamente als Ursache eines Pruritus

direkte Induktoren eines Pruritus	Opiate, Niacinamid, Cimetidin, Acetylsalicylsäure, Chinidin, Chloroquin, Hydroxyäthylstärke (HAES)
indirekte Induktoren eines Pruritus (Cholestase)	Chlopromazin, Captopril, Trimethoprim/Sulfamethoxazol, orale Kontrazeptiva

Kratzgewohnheit:
- Herauskratzen (z. B. Prurigo simplex)
- Reiben (z. B. Urtikaria)
- Kratzen mit Fingernägeln/Instrumenten (z. B. atopisches Ekzem)

Kratzgewohnheit: Wie kratzen die Patient*innen an ihrer Haut?
- **Herauskratzen** der Hautveränderungen (wie mit einem scharfen Löffel): z. B. Prurigo simplex subacuta
- **Reiben:** z. B. Urtikaria
- **Kratzen** mit Fingernägeln oder Instrumenten: z. B. atopisches Ekzem

Ausdehnung:
- **Generalisierter** Juckreiz bei:
  - Organerkrankungen
  - Stoffwechselerkrankungen
  - psychischen oder psychosomatischen Erkrankungen
- **Lokalisierter Juckreiz:** z. B. bei Prurigoerkrankungen, Lichen ruber planus, Skabies, Insektenstich, Herpes zoster, Dermatomykosen

Ausdehnung: Generalisierter oder lokalisierter Juckreiz?
- **Generalisierter** Juckreiz:
  - Pruritus bei **Organerkrankungen:** Nierenerkrankungen, Lebererkrankungen, maligne Erkrankungen (z. B. Leukämie, Morbus Hodgkin) → paraneoplastischer Pruritus
  - Pruritus bei **Stoffwechselerkrankungen:** Diabetes mellitus, Hyperthyreose, Hyperurikämie, Cholestase
  - Pruritus bei **psychischen** oder **psychosomatischen Erkrankungen:** Neurosen, Depressionen, Dermatozoenwahn, bei Skabies (Infektion mit Milben)
- **Lokalisierter** Juckreiz: z. B. bei Prurigoerkrankungen, Lichen ruber planus, Skabies, Insektenstich, Herpes zoster, Dermatomykosen

15.3 Differenzialdiagnostische Überlegungen

Siehe Tab. **15.3**, Tab. **15.4** und Tab. **15.5**.

15.3

15.3 Differenzialdiagnostische Überlegungen

Siehe Tab. **15.3**, Tab. **15.4** und Tab. **15.5**.

15.3 Differenzialdiagnosen nach Lokalisation

Lokalisation	Hauterkrankung
Kopfhaut	Pediculosis capitis, seborrhoisches Ekzem, atopisches Ekzem, Psoriasis capitis, Tinea capitis, Lichen ruber
Ohren	atopisches Ekzem, Gehörgangsekzem
Nacken	Lichen simplex Vidal, atopisches Ekzem
Gesicht	atopisches Ekzem, Kontaktallergien, seborrhoisches Ekzem, Tinea faciei
Beugen	atopisches Ekzem, Skabies
Fingerzwischenräume	dyshidrosiformes Ekzem, Skabies, atopisches Ekzem
Genitalien	Dermatomykosen, Lichen ruber, atopisches Ekzem, Pediculosis pubis, Kontaktekzeme, Skabies
Analbereich	Analekzem, Lichen ruber, Wurmerkrankungen, Hämorrhoiden, Kandidosen, Kontaktdermatitis
generalisierter Juckreiz	internistische Erkrankungen, Medikamentennebenwirkungen, atopisches Ekzem, Urtikaria, Parasitosen, psychogener Pruritus, paraneoplastischer Pruritus

15.4 Differenzialdiagnosen nach Aggravation

Faktor	Hauterkrankung
Wärme	atopisches Ekzem, cholinerge Urtikaria
Anstrengung	cholinerge Urtikaria, atopisches Ekzem, Mastozytose
mechanische Reizung	Mastozytose, Urticaria factitia
Wollkontakt	atopisches Ekzem
Wasserkontakt	aquagener Pruritus

15.4

15.5 Differenzialdiagnosen nach dem zeitlichen Auftreten

zeitliches Auftreten	Hauterkrankungen
Tageszeit	morgens: Hausstaubmilbenallergie abends: atopisches Ekzem nachts: atopisches Ekzem, Skabies
Jahreszeit	Frühjahr: Pollenallergie Winter: atopisches Ekzem, Xerosis cutis
Arbeitszeiten	Kontakt mit Irritanzien, Glasfasern, Kontaktallergien auf Berufsallergene
Schwangerschaft	Pruritus gravidarum, PUPPP, Pruritus gestationis
Senium	Sebostase, Xerosis cutis, Arzneimittelreaktionen

15.5

16 Trockene Haut

16.1 Grundlagen

16.1 Grundlagen

▸ Synonym.

▸ **Synonym.** Xerosis cutis, exsikkierte Haut

▸ Definition.

▸ **Definition.** Hautzustand, bei dem es durch Mangel an Feuchtigkeit und/oder an Lipiden zu einer Störung der epidermalen Barriere kommt. Klinisch finden sich je nach Ausprägung und Dauer des Bestehens feine Schuppungen, Vergröberungen des Hautreliefs, Faltenbildung und Risse.

Die trockene Haut stellt eines der häufigsten Merkmale der Altershaut dar (Abb. **16.1**).

Die trockene Haut stellt eines der häufigsten Merkmale der Altershaut dar (Abb. **16.1**) und ist bei Personen mit einer entsprechenden Disposition (z. B. Atopie, Ichthyose) stärker ausgeprägt.

Klinische Aspekte: Nur stärkere Formen führen zu Juckreiz, Exsikkationsekzem, Anfälligkeit für mikrobielle Besiedlung und allergische Reaktionen.

Klinische Aspekte: Eine diskret trockene Haut ist meist symptomlos, während stärkere Formen zu Spannungsgefühl, Juckreiz und zur Ausbildung von Exsikkationsekzemen führen; zudem besteht eine erhöhte Anfälligkeit für mikrobielle Besiedlungen und allergische Reaktionen.

Pathophysiologie: Hydrophile und lipophile Faktoren in der Epidermis regulieren die **Barrierefunktion** der Haut (Hydrolipidfilm, wasserspeichernde Substanzen, Zell-Zell-Verbindungen). Bei **Schädigungen**, z. B. durch irritativ-toxische Einflüsse oder chronische Entzündungen (Tab. **16.1**), resultiert ein Verlust von Lipiden.

Pathophysiologie: Die Regulation von Fett und Feuchtigkeit beruht auf einem subtilen Zusammenwirken hydrophiler und lipophiler Faktoren in der Epidermis. Voraussetzung für eine strukturell und funktionell intakte Epidermis ist eine intakte Hautbarrierefunktion, die durch einen Hydrolipidfilm, wasserspeichernde Substanzen („natural moisturizing factor") sowie Zell-Zell-Verbindungen gewährleistet werden. Kommt es zu einer **Schädigung der Barrierefunktion**, so resultiert auch ein Verlust von Lipiden. Fehlende körpereigene Rückfettung wird auch als Sebostase bezeichnet. Schädigungen der epidermalen Barriere treten insbesondere bei irritativ-toxischen Einflüssen, chronischen Entzündungen der Haut und hereditären Faktoren auf (Tab. **16.1**).

16.1

16.1 Begünstigende Faktoren trockener Haut

endogene Faktoren	exogene Faktoren
▪ Alter	▪ UV-Strahlung
▪ Immunstatus	▪ Temperaturwechsel
▪ Hormonstatus	▪ toxische Substanzen
▪ genetische Prädisposition (z. B. atopisches Ekzem, Ichthyose)	▪ pathogene Mikroorganismen
▪ Hauterkrankungen (z. B. Psoriasis)	▪ mechanische Schäden
▪ internistische Erkrankungen (z. B. Diabetes mellitus)	▪ häufige Anwendung von entfettenden Dusch- und Badezusätzen
▪ Stress	▪ häufiger Kontakt mit Wasser

16.1

16.1 Leitsymptom „trockene Haut"

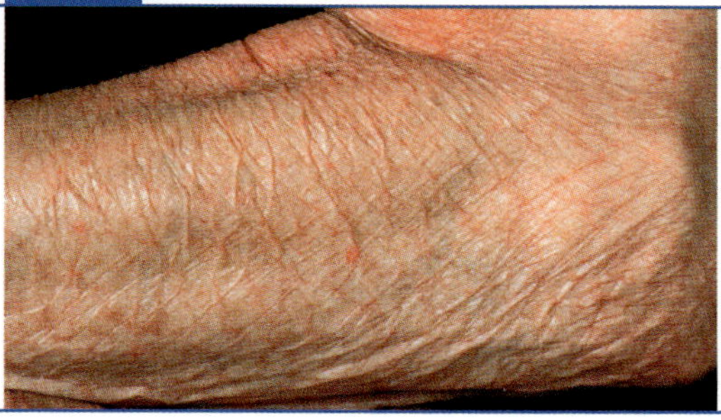

Xerosis cutis mit Hautatrophie bei seniler Haut.

16.2 Der Weg zur Diagnose

Für die ätiopathogenetische Einordnung des Symptoms „trockene Haut" sind grundsätzlich eine Reihe an zusätzlichen Informationen notwendig. Für die Diagnostik von Bedeutung sind insbesondere die **Verteilung** (nur Hände, Rumpf, generalisiert?) und die **Dauer** der Hautveränderungen (akut vs. chronisch). Ergänzt werden diese Informationen durch die **Dynamik** der Hautveränderungen.
Die **Anamnese** sollte gezielt nach bestehenden Grunderkrankungen fahnden, aber auch das Waschverhalten erfragen. Hilfreiche Schritte und Fragestellungen sind:
- Bestehen relevante Grunderkrankungen?
- Welche Medikamente werden eingenommen (Dauermedikation, Bedarfsmedikation)?
- Hautpflege, Waschverhalten?
- Mit welchen Berufsstoffen besteht regelmäßiger oder intermittierender Kontakt?
- Besserung des Hautbildes in der Freizeit und im Urlaub?
- Gibt es Hinweise auf eine atopische Diathese?
- Gibt es Hinweise oder eine Evidenz für bestehende Sensibilisierungen oder Allergien?
- Gibt es Hinweise für einen Mangel an Vitaminen oder Spurenelementen?
- Welche Therapien wurden bisher durchgeführt?
- Wie ist die Compliance einzuschätzen?

16.2 Der Weg zur Diagnose

Für die Diagnostik von Bedeutung sind insbesondere die **Verteilung**, die **Dauer** und die **Dynamik** der Hautveränderungen.

In der Anamnese sollten folgende Punkte erfragt werden:
- Grunderkrankungen
- Medikamente
- Hautpflege, Waschverhalten
- Kontakt mit Berufsstoffen
- atopische Diathese
- Allergien

16.3 Differenzialdiagnostische Überlegungen

Siehe Tab. **16.2**.

16.3 Differenzialdiagnostische Überlegungen

Siehe Tab. **16.2**.

16.2 Differenzialdiagnosen von trockener Haut

mögliche Ursachen	wegweisende Befunde/Symptome	Klinik
Altershaut	▪ spröde, fein schuppende Haut ▪ verminderter Turgor ▪ evtl. Eczema craquelé (feine rote Einrisse der Hornschicht) ▪ andere Zeichen der Altershaut, z. B. Falten, Lentigines seniles (S. 502), seborrhoische Keratose (S. 339) ▪ exogene Alterung, Lichtalterung ▪ Prädilektion an Lichtexponierten Arealen	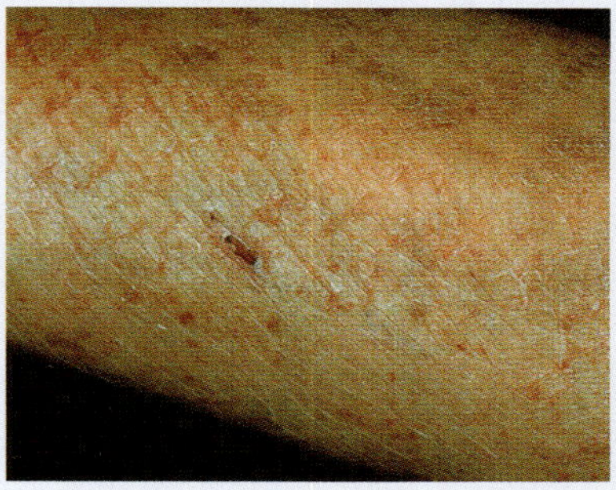 Altershaut 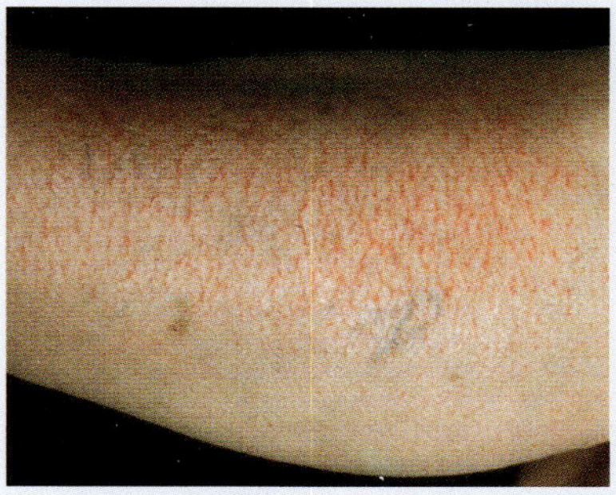 Eczema craquelé
atopische Hautdiathese	▪ Anamnese ▪ Stigmata der atopischen Hautdiathese (S. 204)	

16.2 Differenzialdiagnosen von trockener Haut (Fortsetzung)

mögliche Ursachen	wegweisende Befunde/Symptome	Klinik
atopische Dermatitis (S. 204)	▪ Anamnese ▪ starker Juckreiz ▪ typische Lokalisationen ▪ Stigmata der atopischen Hautdiathese	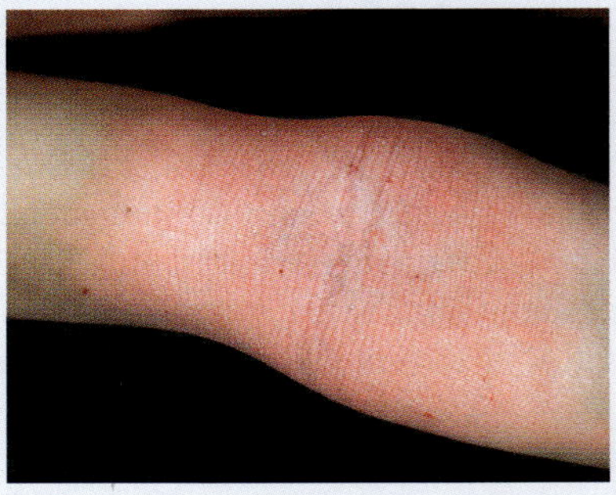 atopische Dermatitis
andere Ekzemerkrankungen	▪ juckende Läsionen ▪ Ekzemmorphen	
Psoriasis vulgaris (S. 419)	▪ typische erythematosquamöse Plaques	
Ichthyosen (S. 471) Syndromale versus nicht-syndromale Ichthyosen, erworbene Ichthyosen	▪ flächige fischschuppenartige Haut	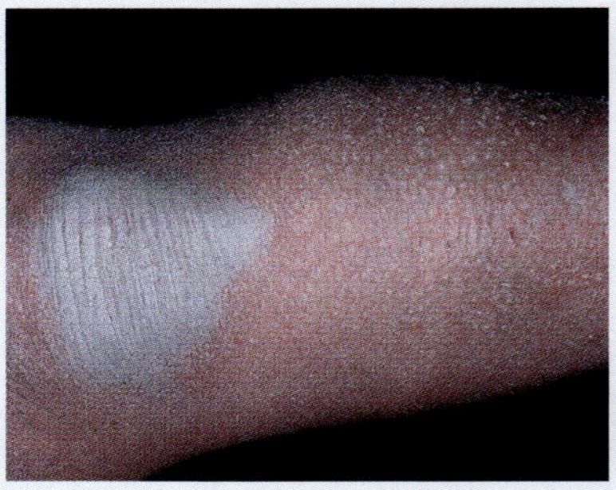 Ichthyosis vulgaris
Hypothyreose, chronischer Zinkmangel, Hypovitaminosen (selten)	▪ Anamnese ▪ Laborwerte	
Medikamente (Retinoide (S. 95), Diuretika)	▪ Anamnese ▪ bei Retinoiden häufig ausgeprägte Lippentrockenheit, die überwiegend mit der Dosis korreliert	

17 Veränderungen der Mundschleimhaut

17.1 Grundlagen

Haut und Schleimhaut bilden weitestgehend eine funktionelle Einheit. Zwischen den Erkrankungen der Haut und der Mundschleimhaut bestehen somit häufig enge Beziehungen, sodass die Schleimhautbeteiligung oftmals ein Charakteristikum der eigentlichen Hauterkrankung darstellt. Beim Lichen ruber planus finden sich beispielsweise neben den Effloreszenzen an den typischen Prädilektionsstellen der Haut auch farnkrautartige weißliche Streifungen der Wangenschleimhaut, die für das Krankheitsbild charakteristisch sind. Somit ist die Inspektion der Mundschleimhaut obligater Bestandteil einer jeden dermatologischen Untersuchung.

Mundschleimhautveränderungen können nicht nur im Rahmen von Hauterkrankungen auftreten, sondern auch durch lokale Einflüsse (z. B. schlecht sitzende Zahnprothese) entstehen oder orale Manifestation einer Allgemeinerkrankung sein (Tab. **17.1**).

17.1 Grundlagen

Zwischen Haut- und Mundschleimhauterkrankungen bestehen oft enge Beziehungen. Daher sollte bei jeder Diagnostik auch immer die Mundschleimhaut inspiziert werden.

Mundschleimhautveränderungen können auch im Rahmen von Allgemeinerkrankungen entstehen (Tab. **17.1**).

17.1 Ursachen oraler Symptome bei Allgemeinerkrankungen

Ursache	Beispiele
angeborene oder syndromale Erkrankungen	▪ Peutz-Jeghers-Syndrom (mukokutane Pigmentflecken) ▪ Morbus Osler/Osler-Rendue-Weber-Krankheit (multiple Teleangiektasien und Angiome der Mundschleimhaut) ▪ Epidermolysis bullosa hereditaria (Blasenbildung und Erosionen der Mundschleimhaut)
Erkrankungen des blutbildenden Systems	▪ Morbus Waldenström (sekundäre Einblutungen der Schleimhaut)
Erkrankungen innerer Organe	▪ Morbus Addison (Pigmentierungen der Schleimhaut) ▪ Granulomatose mit Polyangiitis (nekrotisierende Granulome) ▪ Morbus Crohn (Glossitis, aphtoid-ulzerative Läsionen, mukosale Hyperplasien, granulomatöse Stomatitis, gingivale Schwellungen, rezidivierende Mundschleimhautabszesse, hyperkeratotische Schleimhautveränderungen als Form der Leukoplakie [bei Vitaminmangel]) ▪ Ekchymosen bei Thrombozytopenie, Leukämie, Polyzytämie, Hämophilie, Koagulopathie
endokrinologische Erkrankungen	▪ Diabetes mellitus (Parodontitis, orale Leukoplakien, Lichen ruber mucosae, *Candida*-Stomatitis, Zungenpapillenatrophie)
Stoffwechselerkrankungen	▪ Ablagerungserkrankungen/Speicherkrankheiten, z. B. Amyloidose (Petechien, Makroglossie) ▪ Angiokeratoma corporis diffusum (teleangiektatische Flecken und Papeln) ▪ Vitaminmangelzustände (Glossitis, Stomatitis, Cheilitis)
Autoimmunerkrankungen	▪ systemischer Lupus erythematodes (erythematöse Schleimhautveränderungen, Erosionen, Einblutungen) ▪ diskoider Lupus erythematodes (rundliche oder figurierte, zentral atrophische Erytheme, ggf. kleine Leukoplakieflecken oder Erosionen) ▪ progressive Sklerodermie (Fibrose, Mikrostomie, Lippenretraktion, Verdickung des Zungenbändchens, Skleroglossom)
systemische Tumorerkrankungen	▪ Schleimhautveränderungen bei Tumor- und Strahlentherapie
therapiebedingte Erkrankungen	▪ Chemotherapien und Bestrahlungen: Entzündung in der Mundhöhle (Stomatitis), Mundtrockenheit (Xerostomie), Borkenbildung, Infektionen (Viren, Bakterien, Pilze), Schwellungen, schmerzhafte Einrisse an den Mundwinkeln (Rhagaden), schmerzhafte, hirsekorngroße, grauweißliche Bläschen (Aphthen), Zahnfleischbluten

Tab. 17.1 Ursachen oraler Symptome bei Allgemeinerkrankungen (Fortsetzung)

Ursache	Beispiele
Infektionen	▪ Lues (Stadium 1: Primäraffekt; Stadium 2: fleckiges Enanthem der Mundschleimhaut, Erosionen, Ulzerationen; Stadium 3: Gummen) ▪ Gingivostomatitis herpetica (fakultative Erstmanifestation der Herpes-simplex-Infektion) ▪ Varizellen (Läsionen an den hinteren Abschnitten der Mundhöhle) ▪ Masern (Koplik-Flecken an der Wangenschleimhaut) ▪ AIDS (*Candida*-Infektionen, Soor, Herpes simplex recidivans, orale Haarleukoplakie) ▪ Scharlach (Himbeerzunge) ▪ Reaktive Arthritis (parainfektiöse Schleimhautbeteiligung) ▪ *Candida*-Stomatitis

17.2 Formen

Mögliche Effloreszenzen der Mundschleimhaut sind **Makula**, **Blase, Plaque,** vgl. Leukoplakie (S. 166) sowie **Erosion** und **Ulkus**. **Aphthen** sind schleimhautspezifische Ulkusformen (flaches, fibrinbelegtes Ulkus mit rötlichem Randsaum, Abb. **17.1**).

17.2 Formen

An der Mundschleimhaut können folgende Effloreszenzen entstehen:
- **Makula** (Fleck):
  - roter Fleck: Rötung/Enanthem
  - brauner/braun-schwarzer Fleck: Pigmentierung
- **Plaque:** Von Bedeutung ist v. a. die Differenzialdiagnose der weißen Plaque = Leukoplakie (S. 166).
- **Blase:**
  - Vesikula (< 5 mm)
  - Bulla (> 5 mm)
- **Erosion** (Tab. **11.2**) und **Ulkus: Aphthen** sind schleimhautspezifische Ulkusformen mit einem sehr typischen klinischen Befund. Sie imponieren als flaches, fibrinbelegtes Ulkus, das von einem Erythem umgeben ist (Abb. **17.1**).

► Merke.

► Merke. **Aphthen** und **Leukoplakien** sind schleimhautspezifische Effloreszenzen.

17.2.1 Roter Fleck

Ein roter Fleck kann wie bei der Haut (S. 112) durch eine **Einblutung** oder eine **Gefäßerweiterung** (Abb. **17.2**) entstehen. Ein **Enanthem** ist ein Ausschlag im Bereich der Schleimhaut (entspricht dem Exanthem der Haut).

17.2.1 Roter Fleck

Ein roter Fleck an der Mund- und Lippenschleimhaut kann wie bei der Haut (S. 112) durch **Einblutungen** (Purpura) oder **Gefäßerweiterungen** (Erythem, Abb. **17.2**) bedingt sein und unterschiedliche Ursachen haben.

Als **Enanthem** bezeichnet man in Analogie zum Exanthem den „Schleimhautausschlag“. Dieser tritt z. B. bei Masern auf. Mit Ausnahme des Rachenrings sind Erytheme an der Mundschleimhaut schwer erkennbar. Sie können im Nachgang von Blasen oder Pusteln entstehen, die in aller Regel an der Mundschleimhaut schnell platzen und daher selten gesehen werden.

Abb. 17.1

Abb. 17.1 Aphthen

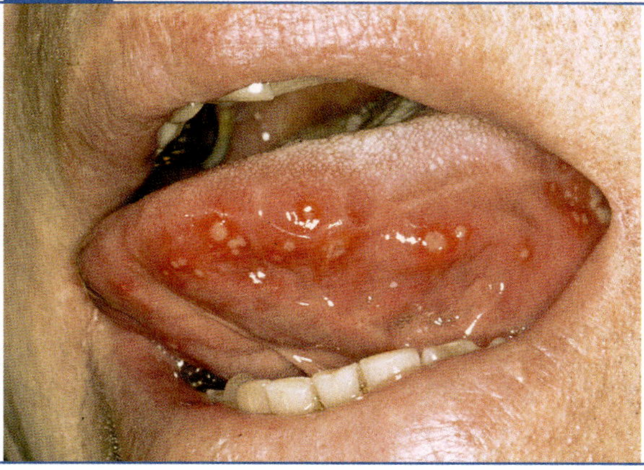

Multiple Aphthen auf der Zunge.

17.2 Kontaktdermatitis des Gaumens auf Prothesenmaterial

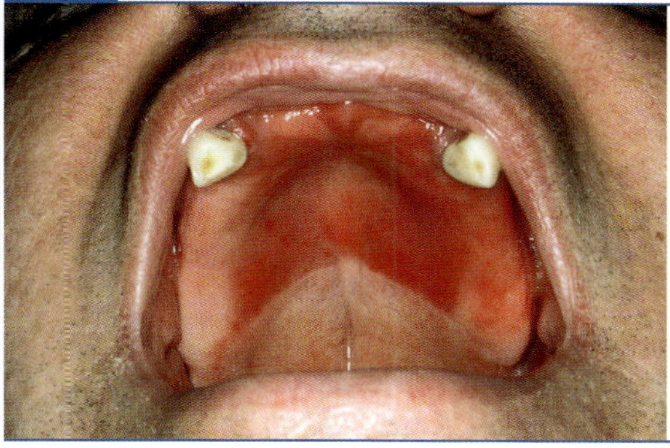

Scharf begrenztes Erythem im Bereich des Gaumens.

17.2

17.2.2 Brauner, braun-schwarzer Fleck

Auch Mundschleimhaut verfügt über **Melanozyten**, die für die biochemischen Voraussetzungen der Melanogenese maßgeblich sind. Bei einem Gesunden bilden diese in der Regel kein Melanin. Wird die Melanogenese aufgrund eines pathologischen Geschehens (Tab. **17.2**) hochgefahren, so kann dies zu Pigmentierungen führen, die von der physiologischen Variationsbreite abweicht. Hier gilt es insbesondere, mögliche Hinweise für ein pathologisches Geschehen zu erkennen.

17.2.2 Brauner, braun-schwarzer Fleck

Die **Melanozyten** der Mundschleimhaut bilden in der Regel kein Melanin. Die Melanogenese kann aber aufgrund eines pathologischen Geschehens (Tab. **17.2**) stimuliert werden.

17.2 **Häufige Ursachen von pigmentierten Mundschleimhautveränderungen und wegweisende Befunde**

häufige Ursachen	wegweisende Befunde/Symptome
endogene Ursachen	▪ Peutz-Jeghers-Syndrom (Lentiginose als klinisches Leitsymptom an Lippen und Wangenschleimhaut, intestinale hamartöse Polypen und Karzinomen, v. a. im Dünndarm) ▪ Morbus Addison (Hyperpigmentierungen der Mundschleimhaut durch ACTH-Erhöhung) (Abb. **17.3**) ▪ Morbus Cushing (Hyperpigmentierungen der Mundschleimhaut durch ACTH-Erhöhung)
exogene Ursachen	▪ Pigmentierung der Gingiva durch Aufnahme von Metallen ▪ Amalgam-Tätowierungen (Verfärbungen in Nachbarschaft amalgambefüllter Zähne)
Fehlbildungen	▪ Naevus Ota (dunkelbraunes bis schwarz-blaues Pigment, Beteiligung von Nasenschleimhaut, Augen, Gaumen und Pharynx möglich) (Abb. **17.4**) ▪ blauer Nävus (blau-schwarzer Knoten, Hyperplasie) ▪ Hämangiom (rote bis blaurote geschwulstartige Hyperplasie) ▪ Lentigo simplex der Schleimhaut (lineare Vermehrung basaler Melanozyten)

17.2

17.3 **Mundschleimhautveränderung bei Morbus Addison**

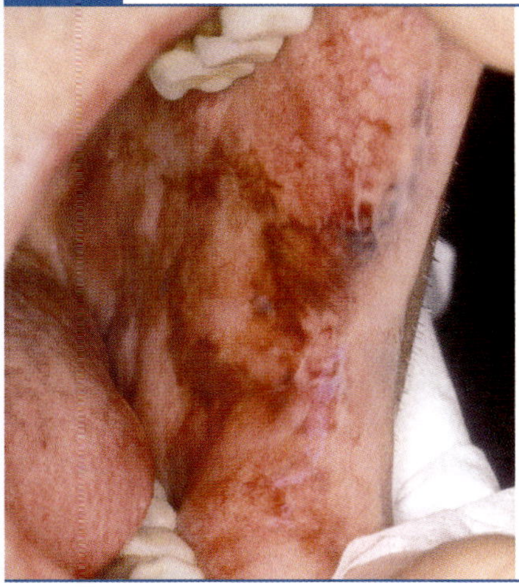

Hyperpigmentierungen der Wangenschleimhaut.

Quelle: Spinas G, Fischli S, Hrsg. Endokrinologie und Stoffwechsel kompakt. Thieme; 2011

17.3

⊙ 17.4

⊙ 17.4 **Naevus Ota der Mundschleimhaut**

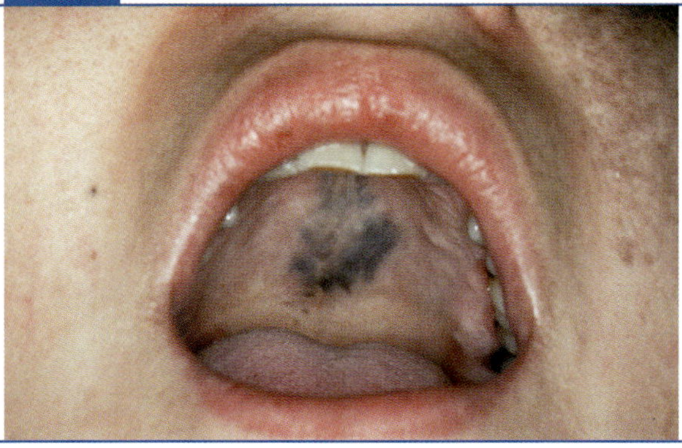

Unregelmäßige, hellrotbraune bis schwarzbläuliche Pigmentierung im Gaumenbereich.

17.2.3 Orale Leukoplakie

▶ Definition.

17.2.3 Orale Leukoplakie

▶ Definition. Leukoplakien sind **weiße, nicht abwischbare** Bezirke der Schleimhaut bestimmter Körperregionen, die keiner anderen bekannten Krankheit zugeordnet werden können (WHO-Definition). Die weißliche Farbe ist Ausdruck einer verstärkten Verhornung (meist als Antwort auf chronische Reize). Leukoplakien bilden sich bevorzugt in der Schleimhaut der **Mundhöhle**, können aber auch im Bereich des Kehlkopfes und der Genitalschleimhaut entstehen. In der Mundhöhle sind vor allem die Wangenschleimhaut, die inneren Mundwinkel, die Zunge, der Mundboden und der Gaumen betroffen.

Grundlagen

Epidemiologie: In Mitteleuropa sind etwa 0,7 % der Frauen und 2,3 % der Männer an einer oralen Leukoplakie erkrankt.

Ätiologie: Leukoplakien entstehen häufig durch **chronische Reizungen** der Mundschleimhaut (v. a. mechanische Reizungen durch Zahnprothesen, Nikotinkonsum) und durch dauerhaften **Alkoholkonsum**.

Grundlagen

Epidemiologie: Schätzungen zufolge sind in Mitteleuropa 0,7 % der Frauen und 2,3 % der Männer an einer Leukoplakie der Mundhöhle erkrankt. Insgesamt sind Männer etwa dreimal so häufig betroffen wie Frauen. Die Erkrankung tritt vor allem im höheren Lebensalter jenseits des 40. Lebensjahres in Erscheinung.

Ätiologie: Leukoplakien entstehen meist durch eine **chronische Reizung** der Mundschleimhaut. Diese kann verschiedene Ursachen haben:

- **mechanische** Reize (schlecht sitzende Zahnprothesen)
- **chemische** Reize (Zigaretten- oder Pfeifenrauchen)
- **biologische** Reize (Virusinfektionen, Mykosen, die v. a. die Schleimhaut des Genitalbereichs betreffen)
- **endogen-irritative** Leukoplakien (Lichen ruber planus, vernarbendes Schleimhautpemphigoid, Lichen sclerosus et atrophicans, Lupus erythematodes, zirkumskripte Sklerodermie, Pityriasis rubra pilaris, fixe Arzneimittelexantheme)
- **erbliche** Leukoplakien (Leuködem, weißer epithelialer Schleimhautnävus, Dyskeratosis follicularis, Dyskeratosis congenita)

Darüber hinaus gibt es bestimmte **Faktoren**, die das Entstehen einer **Leukoplakie begünstigen:**

- Eisenmangel
- Vitamin-A- und Vitamin-B-Mangel
- übermäßiger Alkoholkonsum
- schlechte Mundhygiene

Häufige Ursachen einer Leukoplakie sind dauerhafte mechanische Reizungen, dauerhafter Alkoholmissbrauch und chronischer Nikotinkonsum. Liegen keine Ursachen für die Leukoplakie vor, handelt es sich um eine **idiopathische** Leukoplakie.

Pathophysiologie und Klinik: Leukoplakien verursachen in der Regel **keine Beschwerden**. Die weißen Herde sind Verdickungen des Plattenepithels, die infolge einer **Hyperkeratose** entstehen.

Pathophysiologie und Klinik: Leukoplakien verursachen in der Regel **keinerlei Beschwerden**, weshalb sie meist zufällig entdeckt werden. Die weißen Herde mit glatter oder höckriger Oberfläche treten häufig in größerer Zahl und an verschiedenen Stellen gleichzeitig auf. Es handelt sich dabei um eine **Verdickung des Plattenepithels** (= äußerste Gewebeschicht der Schleimhaut), die durch eine verstärkte Verhornung (Hyperkeratose) hervorgerufen wird. Die weiße Farbe entsteht durch Quellung der verhornten Zellen.

Formen und Einteilung

Nach dem **klinischen** Erscheinungsbild (Aussehen und Oberfläche) unterscheidet man:
- **homogene** Formen:
  - plane Leukoplakie (meist harmlos)
- **inhomogene** Formen:
  - verruköse Leukoplakie mit warziger Oberfläche
  - erosive Leukoplakie mit erodierter Oberfläche

► Merke. Bei inhomogenen Leukoplakien (v. a. bei den erosiven Formen) besteht ein erhöhtes **Entartungsrisiko**. Daher sind Leukoplakien immer abklärungsbedürftig.

Histologisch werden Leukoplakien unterteilt in:
- **dysplastische** Leukoplakien (prämaligne Läsion)
- **non-dysplastische** Leukoplakien

Formen und Einteilung

Klinisch unterscheidet man **homogene** Formen (plane Leukoplakie) und **inhomogene** Formen (verruköse und erosive Leukoplakie).

► Merke.

Der Weg zur Diagnose

Die Leukoplakie ist ein klinischer Begriff, sodass zur Stellung der Diagnose eine Reihe von Differenzialdiagnosen (Tab. **17.3**) zu bedenken sind. Die Dignität dieser Erkrankungen ist sehr unterschiedlich und erfordert neben einem geschulten Untersucher auch klinische Erfahrung.
Orale Leukoplakien können isoliert oder multipel auftreten und werden in der gesamten Mundhöhle beobachtet. Häufig betroffen sind die Wangenschleimhaut, die Schleimhaut des Alveolarfortsatzes, der Mundboden, die Zunge, die Lippen und der Gaumen.
Bei der Diagnosefindung sollten folgende Punkte beachtet werden:
- **Anamnese:**
  - **Grunderkrankungen:** konsumierende Erkrankungen, Vitaminmangelzustände, Erkrankungen mit fakultativer Schleimhautbeteiligung
  - **physikalische Noxen:** Morsicatio buccarum, schlecht sitzende Prothesen, Zahnfehlstellungen
  - **Allgemeinsymptome:** Ernährungszustand, weitere Hinweise für Vitaminmangelzustände
  - **Raucherstatus:** Rauch-, Kau- und Schnupftabak
  - **Alkoholkonsum:** Alkohol kann die Permeabilität des oralen Epithels für weitere Noxen (z. B. Nikotin) verändern.
  - **Hauterkrankungen:** z. B. Lichen ruber, Lupus erythematodes
  - **regelmäßige Medikation:** z. B. Mundspülungen, regelmäßige Lutschtabletten
  - **Dauer der Läsion:** Veränderung nach Weglassen möglicher ätiologischer Faktoren?
  - **Schmerzhaftigkeit:** Leukoplakien sind wenig oder kaum schmerzhafte Läsionen.
  - **Mundhygienestatus und Zahnstatus**
- **klinische Untersuchung:**
  - **Lokalisation:** Leukoplakien werden in allen Bereichen der Mundhöhle beobachtet, sind aber am häufigsten an der Wangenschleimhaut, der Mukosa des Alveolarfortsatzes, dem Mundboden, der Zunge, den Lippen und dem Gaumen.
  - **Größe**: uni- oder multizentrisch, umschrieben oder großflächig
  - **palpatorischer Eindruck**: weiße, nicht abwischbare Herde mit glatter oder höckriger Oberfläche, homogene vs. inhomogene Leukoplakie
  - zervikale Lymphknotenstationen

Der Weg zur Diagnose

Für die Diagnosestellung müssen eine Reihe von Differenzialdiagnosen (Tab. **17.3**) bedacht werden.
Ananmestisch sollten erfragt werden:
- Grunderkrankungen und Allgemeinsymptome
- physikalische Noxen
- Raucherstatus und Alkoholkonsum
- Hauterkrankungen
- Medikation
- Dauer der Läsion
- Schmerzhaftigkeit
- Mundhygiene- und Zahnstatus

Bei der **klinischen Untersuchung** sollten folgende Punkte beachtet werden:
- Lokalisation und Größe der Leukoplakie
- palpatorischer Eindruck
- zervikale Lymphknotenstationen

17.3 Ursachen von Leukoplakien (Auswahl)

häufige Ursachen	wegweisende Befunde/Symptome
Soor	▪ v. a. Kinder, alte Menschen sowie Immunsupprimierte ▪ Beläge durch *Candida albicans* sind im Gegensatz zur klassischen Leukoplakie abwischbar.
Morsicatio buccarum	▪ längliche leukoplakische Beißschwiele in Höhe der Zahnschlussleiste durch Zahnfehlstellung oder habituelles Kauen oder Ansaugen der Wangenschleimhaut
exogen-irritative Leukoplakie	▪ Nikotinabusus, Alkoholabusus, Hygienemissstand, schlecht sitzende Prothesen
Lichen ruber (Abb. **17.5**)	▪ streifige, weiße, netzförmige oder auch farnkrautartig anuläre Plaques (sog. Wickham-Streifung), meist an der Wangenschleimhaut
Dyskeratosis follicularis (Morbus Darier)	▪ Krankheitsbeginn häufig im Kindesalter bzw. während der Pubertät ▪ schubweiser Verlauf mit typischer Hautbeteiligung (S. 479), Schleimhautbeteiligung in 10-20 % d.F., häufig im Bereich des harten Gaumens
endogen-irritative Leukoplakien	▪ vernarbendes Schleimhautpemphigoid: v. a. Mundschleimhaut und Konjunktiven betroffen, rezidivierende Blasenbildung im Bereich des Zahnfleischs und an den Schleimhäuten der Wangeninnenseiten, narbige Abheilung, verstärkter Speichelfluss ▪ Lichen sclerosus et atrophicans: chronisch-entzündliche Dermatose mit porzellanweißen Flecken oder Plaques am Stamm und Atrophien im Genitoanalbereich ▪ fixes Arzneimittelenanthem: makuläre, ödematös-vesikulöse oder erosiv-ulzeröse Stomatitis. Die Stomatitis findet sich häufig am weichen Gaumen oder der Rachenhinterwand. Arzneimittelanamnese, zeitliche Symptomabfolge (Zeitstrahl!) ▪ Vitaminmangelzustände: Anamnese (Mangelernährung?, Absorptionsstörung?, Z. n. Magenresektion?, Alkoholabusus?), je nach Vitaminmangel fakultativ z. B. Schleimhauttrockenheit, Mundwinkelrhagaden, Sehstörungen
HPV-bedingte Schleimhauttumoren	▪ Verrucae vulgares: dunkle punktförmige Hämorrhagien auf der höckrigen Warzenoberfläche ▪ Condylomata acuminata: Papillome der Übergangsschleimhäute, anfangs stecknadelkopfgroß, später hahnenkammähnlich bis blumenkohlartig mit schmaler Basis und breiter Oberfläche ▪ fokale epitheliale Hyperplasie: warzenartige, mundschleimhautfarbene bis weißliche Papeln, meist an Mundschleimhaut und Lippen

17.5

17.5 Lichen ruber der Mundschleimhaut

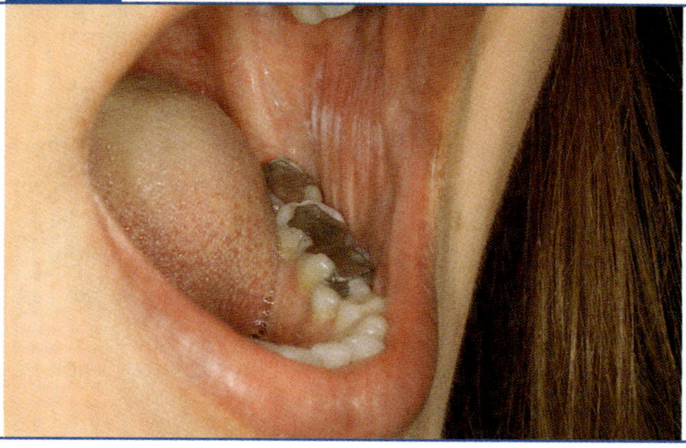

Streifige, weiße, netzförmige Plaques an der Wangenschleimhaut.

18 Atrophie

18.1 Grundlagen

► Definition. Der Begriff Atrophie bezeichnet einen **Substanzverlust**, der sowohl die **Haut** (Epidermis, Dermis) als auch die **Subkutis** (subkutanes Fettgewebe) isoliert betreffen kann oder aber alle Schichten einbezieht (Tab. **18.1**).

Für die differenzialdiagnostische Einordnung ist die **Tiefenausdehnung** und die **Beteiligung der einzelnen Schichten** von besonderer Bedeutung. Grundsätzlich beinhaltet die Atrophie stets eine Konsistenzverminderung durch Verlust von Hautzellen oder einen Umbau des beteiligten Gewebes in den oben genannten 3 Schichten. In den seltensten Fällen ist die Atrophie der Haut auf die Epidermis beschränkt. Sie kann jedoch in den einzelnen Straten je nach Ätiologie stärker akzentuiert sein. Die Ursachen hierfür können in Abhängigkeit der beteiligten Schichten sehr unterschiedlich sein. Unterschieden werden:

18.1 Grundlagen

► Definition.

Differenzialdiagnostisch sind die **Tiefenausdehnung** und die **betroffenen Schichten** von Bedeutung.

18.1 Befunde bei Atrophie der einzelnen Hautschichten

betroffene Hautschicht	Befund
Epidermis	Substanzverlust der Haut in der Oberschicht mit einer charakteristischen zigarettenpapierartigen Fältelung, Fehlen des Oberflächenreliefs und vermehrter Rot-Ton der atrophischen Haut.
Dermis	Schrumpfung des Gewebes durch Verminderung von Kollagenfaserbündeln und Verlust der Elastizität. Die Dermis wird transparenter und Gefäße werden sichtbar.
subkutanes Fettgewebe	Substanzverlust in der Tiefe mit muldenförmiger Eindellung der Hautoberfläche.

18.1

18.2 Einteilung nach Ätiologie

Die **Ursachen** für eine Atrophie können **vielfältig** sein und sind für die therapeutische Planung und Einordnung der Diagnose bedeutsam:

- **Substanzverlust der Haut im Alter** (z. B. Altersatrophie, extrinsische Hautalterung, Abb. **18.1**)
- **entzündliche Prozesse** (z. B. Acrodermatitis chronica atrophicans [S. 293] als Stadium 3 der Lyme-Borreliose, Radiodermatitis [S. 230], Lichen sclerosus et atrophicans [S. 445], zirkumskripte Sklerodermie [S. 444], Pannikulitis, Morbus Sudeck)
- **trophische Störungen** (z. B. Atrophie blanche [S. 559] → chronische venöse Insuffizienz, pAVK, Livedovaskulitis)
- **Kollagensynthesestörungen** (z. B. iatrogen durch Glukokortikoidtherapie, Penicillamin, Morbus Cushing)
- **Systemerkrankungen** (z. B. systemische Sklerodermie [S. 221], Leberzirrhose)
- **Nervenläsionen** (neurogene Hautatrophie → Segmentale Hautatrophie nach Störungen im zentralen Nervensystem oder trophische Störungen im Versorgungsgebiet bei Verletzungen peripherer Nerven oder bei Lähmungen)
- **Striae cutis distensae** (z. B. wachstumsbedingt, Schwangerschaft, Marfan-Syndrom)
- **Narbenbildung** (traumatische Narben [S. 49], atrophe Narbenbildung)
- **Hauterkrankungen** (z. B. Acne vulgaris [S. 485], chronisch diskoider Lupus erythematodes [S. 219], vernarbende Epidermolysen [S. 470], Necrobiosis lipoidica [S. 399], vernarbende Alopezien [S. 538])

18.2 Einteilung nach Ätiologie

Vielfältige Ursachen sind für die therapeutische Planung und Einordnung der Diagnose bedeutsam:

- Substanzverlust der Haut im Alter
- entzündliche Prozesse
- trophische Störungen
- Kollagensynthesestörungen
- Systemerkrankungen
- Nervenläsionen
- Striae cutis distensae
- Narbenbildung
- Hauterkrankungen

18.1

18.1 Hautalterung

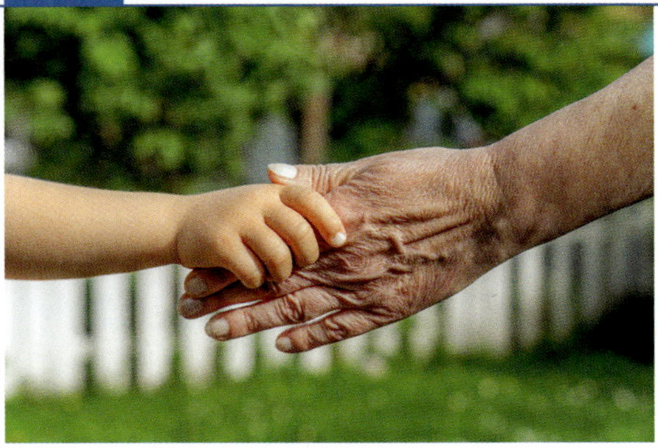

Quelle: ©K.Oborny/Thieme

18.3 Einteilung nach flächiger Ausbreitung

Differenzierung der Hautatrophie in Abhängigkeit von Ausbreitung und Lokalisation (Tab. **18.2**):

- **generalisierte** Hautatrophie
- **lokalisierte** Hautatrophie
- **disseminierte** Hautatrophien

18.2

18.3 Einteilung nach flächiger Ausbreitung

Die Hautatrophie kann in Abhängigkeit von der **Ausbreitung** und **Lokalisation** differenziert werden:

18.2 Einteilung der Hautatrophie nach Ausbreitung

Ausbreitung der Hautatrophie	Ursache
generalisiert	▪ Cutis laxa ▪ senile Hautatrophie ▪ Ehlers-Danlos-Syndrom (S. 480) ▪ Medikamente (Glukokortikoide)
lokalisiert	▪ Verletzungen, Akne (S. 485), Druck und Dekubitus, Furunkel (S. 284) ▪ Acrodermatitis chronica atrophicans (S. 293) (Stadium III der Lyme Borreliose) ▪ Glukokortikoide (topisch, systemisch), Penicillamin (systemisch) ▪ Hauterkrankungen wie Atrophie blanche (S. 559), Aplasia cutis congenita, vernarbende Alopezie (S. 538) ▪ Druck → Dekubitalulzera ▪ Aktinische Atrophie der Haut (chronische Lichtschädigung über die Lebenszeit) ▪ Hautatrophie nach Mobilitätsverlust bei Lähmung ▪ Diabetes mellitus (z. B. Hautreaktionen auf Insulin)
disseminiert	▪ Striae cutis distensae (wachstumsbedingt, Schangerschaft, Marfan-Syndrom) ▪ Lichen sclerosus et atrophicus (S. 445) ▪ Atrophien bei vernarbenden Dermatosen ▪ Anetodermie

18.4 Der Weg zur Diagnose

Folgende Aspekte sind im Rahmen der Diagnostik wegweisend:

- **Lokalisation** und **Verteilung** der Hautatrophie: → lokalisiert vs. generalisiert, universell?
- **Alter** der Patient*innen:
  - **Wachstum:** → **Striae cutis distensae** betrifft streifenförmig die Epidermis und Dermis unter Einbeziehung der elastischen Fasern (Abb. **18.2**).
  - **Stadium der extrinsischen Hautalterung:** → Die **senile Atrophie der Haut** geht häufig mit Hyperpigmentierungen einher, solare Lentigines, in sehr fortgeschrittenen Stadien sind Einblutungen nicht selten, die Dermis ist transparenter mit einem Durchscheinen der Gefäße und einer erhöhte Gefäßfragilität.
- **Begleit-/Systemerkrankungen:** → Liegen Erkrankungen vor, die eine Atrophie der Haut begünstigen oder Medikamente, die diese hervorrufen können (z. B. Sklerodermie, Lyme-Borreliose, chronisch diskoider Lupus erythematodes (Abb. **18.3**), vernarbende Alopezien, Lichen sclerosus et atrophicans, Lupus vulgaris, etc.)?
- **Medikamentenanamnese:** → Einsatz topischer oder systemischer Glukokortikosteroide?
- **Schwangerschaft**
- **Z. n. Verletzungen/Traumata:** traumatische-/atrophe Narbenbildung

18.4 Der Weg zur Diagnose

- Lokalisation und Verteilung der Hautatrophie
- Patientenalter (Wachstum, Stadium der extrinsischen Hautalterung)
- Begleit-/Systemerkrankungen
- Medikamentenanamnese
- Schwangerschaft
- Z. n. Verletzungen, Traumata

18.2 Striae cutis distensae (Dehnungsstreifen)

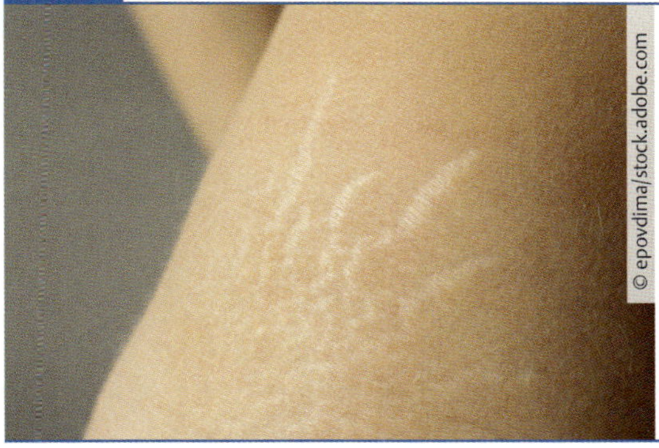

Helle Hautdehnungsstreifen am unteren Rücken.

Quelle: ©epovdima/stock.adobe.com

18.2

18.3 Chronisch diskoider Lupus erythematodes

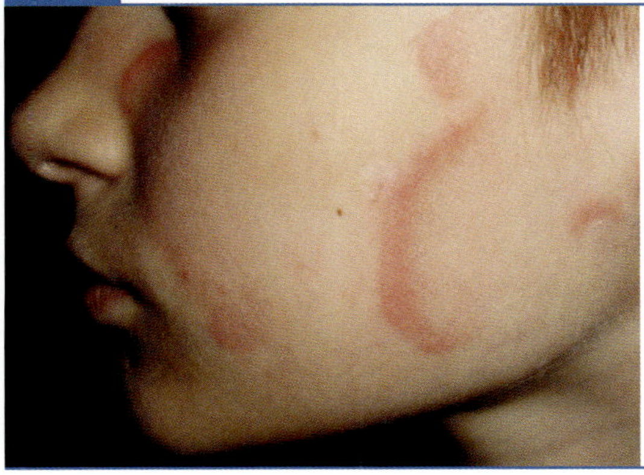

Ovaläre („Dikus-artige"), erythematöse, leicht indurierte Plaques, bevorzugt im Bereich UV-exponierter Areale.

Quelle: Höger P, Hrsg. Kinderdermatologie. Thieme; 2021

18.3

Spezielle Dermatologie

C

19 Allergische Krankheiten

E. Coors; vormals beteiligt: Ch. Bayerl, V. Voigtländer*, R. Weßbecher**

19.1 Allgemeines

Unverträglichkeitsreaktionen werden eingeteilt in:
- **Überempfindlichkeitsreaktionen**
  - allergische Reaktionen
  - nicht allergische Reaktionen: Pseudoallergien, Intoleranz
- **pharmakologisch-toxische Reaktionen**

Unverträglichkeitsreaktionen auf exogene Substanzen werden eingeteilt in:
- **Überempfindlichkeitsreaktionen**
  - allergische Reaktionen
  - nicht allergische Reaktionen: Pseudoallergien, Intoleranz
- **pharmakologisch-toxische Reaktionen:** dosisabhängige toxische Reaktion durch eine Substanz, z. B. diffuses Effluvium durch Chemotherapie oder fototoxische Reaktion bei der Wiesengräserdermatitis.

Allergie: Die Allergie ist eine **immunologisch** bedingte Reaktion. Es gibt 4 verschiedene Typen (Abb. **19.1** und Tab. **19.1**).

Allergie: Die Allergie ist eine **immunologisch** bedingte Reaktion auf eigentlich harmlose exogene Substanzen. Nach einer asymptomatischen **Sensibilisierungsphase** bei Erstkontakt kommt es beim nächsten Kontakt zur allergischen Reaktion. Nach Coombs und Gell werden 4 verschiedene Immunreaktionen unterschieden (Abb. **19.1** und Tab. **19.1**).

Pseudoallergie: Es handelt sich um nicht immunologische Reaktionen, die dem klinischen Bild echter allergischer Reaktionen entsprechen. Sie werden z. B. durch Arzneimittel, Nahrungsmittel oder Zusatzstoffe ausgelöst. Der Nachweis erfolgt über eine Provokationstestung (Allergietestung negativ).

Pseudoallergie: Bei der Pseudoallergie handelt es sich um **nicht immunologisch** ausgelöste Überempfindlichkeitsreaktionen, die dem klinischen Bild echter allergischer Reaktionen entsprechen. Sie existieren für alle Allergieformen, am häufigsten sind aber Reaktionen, die sich klinisch nur unwesentlich von den anaphylaktischen Reaktionen (S. 178) unterscheiden und deshalb auch als anaphylaktoide Reaktionen (S. 178) bezeichnet werden.
Pathogenetisch spielen bei Pseudoallergien die direkte Mediatorfreisetzung (z. B. Histamin), Komplementaktivierung oder direkte Aktivierung von Effektorsystemen (z. B. des Arachidonsäuremetabolismus) eine Rolle.
Die Reaktionen sind **dosisabhängig** und können schon bei Erstkontakt auftreten, d. h. es muss keine Sensibilisierung erfolgen.
Zu den häufigen **Auslösern** gehören
- Arzneimittel (z. B. nichtsteroidale Antiphlogistika, Röntgenkontrastmittel, Muskelrelaxanzien, Plasmaexpander),
- Nahrungsmittel (reifer Käse, Rotwein) und Zusatzstoffe (z. B. Glutamat) und
- physikalische Stimuli (z. B. Urticaria factitia).

In der **Diagnostik** stehen keine zuverlässigen Haut- oder Bluttests zur Verfügung. Der Nachweis muss über Provokationstestungen erfolgen.

Intoleranz: Hier liegt häufig ein **Enzymdefekt** zugrunde.

Intoleranzreaktionen: Intoleranzreaktion ist ein heterogener Sammelbegriff; überwiegend wird Intoleranz synonym zu Pseudoallergie verwendet, es kann damit aber auch ein Enzymdefekt beschrieben werden.

≡ 19.1 Pathogene Immunreaktionen (Coombs und Gell)

Typ der Immunreaktion	vermittelt durch	allergische Reaktionen
I: anaphylaktisch (S. 175) (Soforttyp-Reaktionen, IgE-vermittelte Reaktionen)	IgE	▪ allergische Rhinitis ▪ allergisches Asthma bronchiale ▪ allergische Urtikaria ▪ Nahrungsmittelallergie ▪ Insektengiftallergie ▪ Anaphylaxie (anaphylaktischer Schock)
II: zytotoxisch (S. 186)	IgG, IgM	▪ Transfusionszwischenfall ▪ hämolytische Anämie
III: Immunkomplexe (S. 186)	IgG, IgM	▪ Vasculitis allergica ▪ Serumkrankheit ▪ allergische Alveolitis
IV: zellvermittelt (S. 188)	T-Lymphozyten	▪ allergisches Kontaktekzem ▪ makulopapulöses Arzneimittelexanthem (?) ▪ Tuberkulinreaktion ▪ Transplantatabstoßung

≡ 19.1

Innerhalb der letzten Jahrzehnte haben allergische Erkrankungen in den westlichen Industrieländern signifikant zugenommen. Etwa **25–30 % der Bevölkerung** leiden an allergischen Beschwerden, wobei die atopischen Erkrankungen (S. 204) den Hauptanteil ausmachen. Die Häufigkeit der Nahrungsmittelallergie beträgt ca. 2 %, die des allergischen Kontaktekzems 2,5–10 %.

Etwa **25–30 % der Bevölkerung** leiden an allergischen Beschwerden.

19.2 Typ-I-Allergien

19.2.1 Pathogenese und Klinik der Typ-I-Allergien

Typ-I-Reaktionen werden durch **IgE-Antikörper** vermittelt, die mit ihrem Fc-Anteil an hochaffine Rezeptoren der **Mastzellen** (Fcε-Rezeptor) und **basophilen Granulozyten** binden (Abb. **19.1**). Die Quervernetzung („Bridging") benachbarter IgE-Moleküle durch ein „passendes Allergen" führt zur Freisetzung von **Histamin** und zahlreichen Entzündungsmediatoren (Proteoglykane, Protease, Zytokine etc.).
Die **klinischen Reaktionen** treten innerhalb kurzer Zeit auf, meist innerhalb von 30 min, in Ausnahmefällen auch erst nach einer Latenz von 6–12 Stunden, und manifestieren sich als allergische Rhinokonjunktivitis, allergisches Asthma bronchiale, Urtikaria, Angioödem, Gastroenteritis oder anaphylaktischer Schock. Der wichtigste

19.2 Typ-I-Allergien

19.2.1 Pathogenese und Klinik der Typ-I-Allergien

IgE-Antikörper binden mit ihrem Fc-Anteil an Rezeptoren der **Mastzellen** und **basophilen Granulozyten**. Durch die Quervernetzung benachbarter IgE-Moleküle kommt es zur Freisetzung von **Histamin** und anderer Mediatoren.

⊙ 19.1 Die 4 Haupttypen pathogener Immunreaktionen (Coombs und Gell)

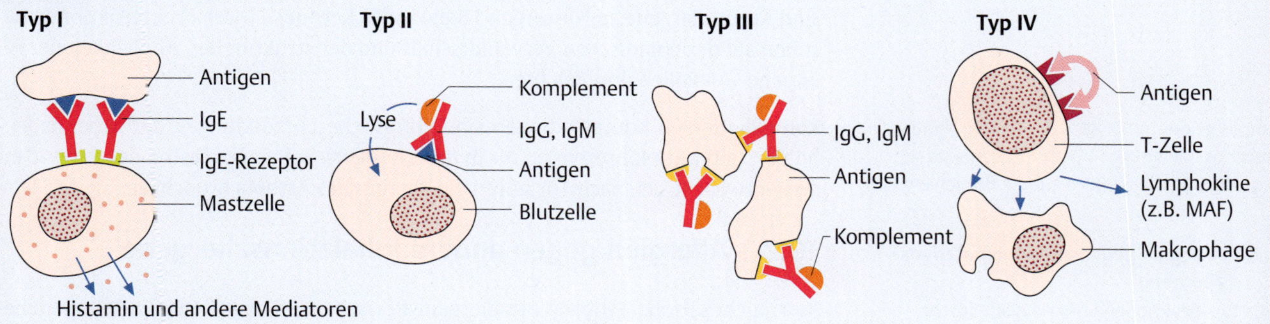

Typ I IgE-tragende Mastzellen setzen nach Antigenbindung Mediatoren frei.
Typ II zellgebundene Antikörper aktivieren Komplement.
Typ III zirkulierende oder gewebsständige Immunkomplexe aktivieren Komplement.
Typ IV sensibilisierte T-Lymphozyten sezernieren nach Antigenkontakt Lymphokine.

Mediator ist Histamin, das die gesamten Symptome der allergischen Soforttyp-Reaktion auszulösen vermag:

- Vasodilatation (**Erythem**)
- Steigerung der Gefäßpermeabilität (**Ödem**)
- Kontraktion der glatten Muskulatur (**Bronchospasmus, Koliken**)
- Hypersekretion der Schleimhäute (**Rhinitis**)
- Juckreiz

19.2.2 Pollenallergie

▶ Synonym.

▶ Definition.

Epidemiologie: Die Prävalenz bei Jugendlichen beträgt > 30 %, bei Erwachsenen 15–25 %.

Ätiologie: Auslösende Allergene sind die **Pollen** windbestäubender Pflanzen. Wind, Regen, Temperatur, Luftfeuchtigkeit und Tageszeit bestimmen den Pollengehalt der Luft.

Klinik: akut einsetzende **Niesattacken**, Fließschnupfen, **Bindehautentzündung** mit juckenden Augen und **Hustenreiz** in der Pollenflugzeit.

Nächtliche Hustenattacken sind oft das erste Symptom für eine Mitreaktion der Bronchien, die in ein **allergisches Asthma** münden können. Diesen Weg beschreibt man als **„allergischen Marsch“**.

Durch **Kreuzreaktionen** zwischen Pollen und sog. pollenassoziierten Nahrungsmitteln (z. B. Frühblüher als Kreuzallergen zu Nüssen) kann ein **orales Allergiesyndrom** entstehen.

Komplikationen: Bei 30 % der Patient*innen kommt es nach einigen Jahren zur Ausweitung des Krankheitsbildes auf die Bronchien.

19.2.3 Allergien gegen andere Inhalationsallergene

Soforttyp-Reaktionen können auch durch ganzjährig vorkommende Inhalationsallergene tierischen, pflanzlichen oder seltener chemischen Ursprungs verursacht werden.

19.2.2 Pollenallergie

▶ Synonym. Pollinose, Erkrankungen: Heuschnupfen (= allergische Rhinitis, allergische Rhinokonjunktivitis), allergisches Asthma bronchiale

▶ Definition. Durch inhalative Allergene saisongebunden auftretende allergische Soforttyp-Reaktion, die durch Pollen windbestäubender Pflanzen ausgelöst wird und an den Schleimhäuten von Auge, Nase, Rachen und Bronchien Entzündungen hervorruft.

Epidemiologie: Die allergische Rhinokonjunktivitis nimmt zu. Die Prävalenz in Deutschland liegt bei Erwachsenen zwischen 15 und 25 %, bei Jugendlichen über 30 %.

Ätiologie: Die Ätiologie ist multifaktoriell. Neben einer genetischen Prädisposition spielt ein früher Allergenkontakt sowie vermutlich die Koppelung an Adjuvanzien (Ruß, Schwebestaub) eine Rolle.
Auslösende Allergene sind die **Pollen** windbestäubender Pflanzen. In unseren Breiten sind im Frühjahr vor allem die Pollen von Hasel, Erle und Birke, im Sommer Gräser und Roggen und im Herbst Beifuß und Wegerich von Bedeutung. Neben der Jahreszeit ist der Pollenflug abhängig von klimatischen Bedingungen (Wind, Regen und Sonne), der Tageszeit und regionalen Unterschieden (Stadt – Land).

Klinik: Zur typischen Klinik gehören in der Pollenflugzeit akut einsetzende **Niesattacken,** Fließschnupfen im Wechsel mit verstopfter Nase, akute **Bindehautentzündung** mit Juckreiz, Rötung, Schwellung und Augentränen, Juckreiz im Rachen und in den Gehörgängen sowie **Hustenreiz**.
Nächtliche Hustenattacken sind oft das erste Symptom für eine Mitreaktion der Bronchien, die in ein **allergisches Asthma** münden können. Diese Ausweitung auf ein zusätzlich betroffenes Organ bezeichnet man als sog. **„allergischen Marsch“**.
Bei einer gleichzeitig bestehenden atopischen Dermatitis kann sich während der Pollenflugzeit der Hautzustand verschlechtern. Schulische und berufliche Leistungen, soziale Aktivitäten wie auch die Lebensqualität sind bei Allergikern oft reduziert.
Durch **Kreuzreaktionen** zwischen Pollen und pollenassoziierten Nahrungsmitteln kann es zu einem sog. **oralen Allergiesyndrom** kommen mit Juckreiz und Schwellung der Mundschleimhaut. Beifuß ist ein Kreuzallergen zu Sellerie und Gewürzen wie Anis und Currymischungen (Sellerie-Beifuß-Gewürz-Syndrom); Frühblüher sind Kreuzallergene zu Nüssen und Stein- oder Kernobst. Diese Kreuzreaktionen beruhen auf der botanischen Verwandtschaft und der strukturellen Ähnlichkeit der Allergene von Pollen und Früchten.

Komplikationen: Komplikationen sind chronische Entzündungen der Nasennebenhöhlen und Mittelohrergüsse (oft in der Kindheit). Bei einem Drittel der Patient*innen entwickelt sich nach 10 Jahren ein allergisches Asthma bronchiale.

19.2.3 Allergien gegen andere Inhalationsallergene

Auch nicht saisonale Inhalationsallergene tierischen, pflanzlichen oder seltener chemischen Ursprungs, die **ganzjährig** Beschwerden verursachen, können Auslöser von Soforttyp-Reaktionen an den Atemwegen, den Augen und dem Gastrointestinaltrakt sein.

Tierallergie

Die tierischen Allergene stammen von Säugetieren (Katze, Hund, Pferd, Nagetiere) und Vögeln (Wellensittich, Papagei). Allergenquellen sind nicht nur die **Haare** bzw. **Federn**, sondern auch **Exkremente** und **Speichel**. Die größte Bedeutung kommt der Katzenallergie zu. Das Katzenallergen ist sehr aggressiv und hält sich lange in der Wohnung, es kann bis zu 2 Jahre nach Abschaffung der Katze noch nachgewiesen werden. Außerdem kann es über die Kleidung verschleppt werden und damit auch bei Nichttierhaltern eine Allergie auslösen.

Tierallergie

Allergenquellen sind nicht nur die **Haare** bzw. **Federn**, sondern auch **Exkremente** und **Speichel**. Die größte Bedeutung hat die Katzenallergie.

Hausstauballergie

Auslöser der Hausstauballergie ist die zu den Spinnentieren (Arachniden) gehörende **Hausstaubmilbe**, in Deutschland vor allem der Gattung *Dermatophagoides pteronyssinus*. Da die Hausstaubmilbe von Hautschuppen lebt, findet sie sich vor allem in Betten und Matratzen sowie in Polstermöbeln. Das Hauptallergen der Hausstaubmilbe ist in den **Kotbällchen** enthalten. Die Milben kommen ganzjährig vor mit einem Gipfel in Spätsommer bis Herbst. Sie vermehren sich optimal bei hoher Luftfeuchtigkeit und mittleren Temperaturen. Typischerweise treten die allergischen Symptome morgens auf, da über Nacht die Allergenexposition stattgefunden hat.

Hausstauballergie

Auslöser ist die **Hausstaubmilbe** (v. a. *Dermatophagoides pteronyssinus*), die insbesondere in Matratzen und Polstermöbeln vorkommt. Das Hauptallergen ist in den **Kotbällchen** enthalten.

19.2.4 Latexallergie

Epidemiologie und Ätiologie: In medizinischen Berufen wurden zum Schutz vor viralen Infektionen (Hepatitis, HIV) seit Anfang der 80er Jahre vermehrt **Latexhandschuhe** eingesetzt. Entsprechend kam es zu einer starken Zunahme der Naturgummi-Latex-Allergie auf etwa 10–17 % der Beschäftigten im Gesundheitswesen. Da das Allergen an Puderpartikel der Handschuhe gebunden in die Atemluft aufgewirbelt wurde, wurden Sensibilisierungen begünstigt und Allgemeinreaktionen ausgelöst. Deshalb wurde inzwischen auf ungepuderte und proteinarme Handschuhe umgestellt.
Ebenfalls häufiger sensibilisiert sind Kinder mit mehrfachen Operationen, v. a. im Urogenitaltrakt. Im täglichen Leben ist Latex fast ubiquitär in allen gut dehnbaren Materialien vorhanden (z. B. Schnuller, Haushaltsgummis, Luftballons, Kondome, Latexmatratzen, Katheter).

19.2.4 Latexallergie

Epidemiologie und Ätiologie: In medizinischen Berufen besteht durch den Einsatz von **Latexhandschuhen** ein hohes Sensibilisierungsrisiko.

Klinik: Latexallergiker zeigen eine Kontakturtikaria, Rhinitis und/oder Asthma, es kann aber auch zu schweren anaphylaktischen Reaktionen kommen.
Es können außerdem **Kreuzreaktionen** zu Nahrungsmitteln wie exotischen Früchten (z. B. Avokado, Banane, Kiwi), Kastanien, Kartoffeln, Tomaten, Buchweizen und zur Pflanze Ficus benjaminus auftreten.

Klinik: Klinisch zeigen sich Kontakturtikaria, Rhinitis und/oder Asthma bis hin zu schweren anaphylaktischen Reaktionen. Zudem sind **Kreuzallergien** bekannt.

19.2.5 Nahrungsmittelallergie

Epidemiologie und Ätiologie: Die Prävalenz IgE-vermittelter Nahrungsmittelallergien beträgt im Kindesalter schätzungsweise 5–10 %, bei Erwachsenen 2 %.
Im **Kindesalter** sind die häufigsten Nahrungsmittelallergene Ei, Kuhmilch, Soja, Fisch, Nüsse, Erdnüsse und Weizen. Im **Erwachsenenalter** erfolgt die Sensibilisierung meistens als Kreuzreaktion auf Pollen, dementsprechend stehen Gemüse und Obst im Vordergrund. Je nach Essgewohnheit gibt es regionale Unterschiede; so ist z. B. in Nordamerika die Erdnussallergie sehr weit verbreitet. Bei strikter Karenz kann ein Großteil der Kinder insbesondere die Ei- und Kuhmilchallergie verlieren, bei Erwachsenen funktioniert dies nicht.

19.2.5 Nahrungsmittelallergie

Epidemiologie und Ätiologie: Die Prävalenz beträgt bei Kindern 5–10 %, bei Erwachsenen 2 %. Auch die Allergene sind vom Alter abhängig:
- **Kinder:** v. a. Ei, Kuhmilch, Soja, Fisch, Nüsse, Erdnüsse und Weizen.
- **Erwachsene:** v. a. kreuzreaktive Nahrungsmittel.

Klinik: Bei ca. 50 % der Patient*innen kommt es zu **Hautsymptomen** (z. B. Pruritus, Urtikaria, Schwellung der Schleimhäute), jeweils 20 % spielen sich im Gastrointestinaltrakt und an den Atemwegen ab und 10–15 % der Betroffenen haben kardiovaskuläre Symptome.

Klinik: Symptome an **Haut** (50 %), Gastrointestinaltrakt und Atemwegen (20 %) sowie kardiovaskulär (10–15 %).

► Merke. Abzugrenzen sind **Pseudoallergien** und **Intoleranzen**, hervorgerufen durch direkte Mediatorfreisetzung (z. B. Farbstoffe, Konservierungsstoffe), Enzymdefekte (z. B. Laktasemangel) oder hohe Dosen biogener Amine (z. B. Rotwein, alter Käse).

► Merke.

19.2.6 Insektengiftallergie

Epidemiologie: vorwiegend nach **Bienen-** und **Wespenstichen**. Systemische Reaktionen treten bei bis zu 5 % der Bevölkerung auf.

Klinik: Die Symptome treten innerhalb von Minuten nach dem Stich auf und können Juckreiz, Urtikaria, Atembeschwerden, Kreislaufsymptome und Magen-Darm-Störungen bis zum Vollbild des anaphylaktischen Schocks umfassen.

19.2.7 Anaphylaxie

▶ Definition.

Ätiologie: Arzneimittel (z. B. Penicillin, Analgetika), **Nahrungsmittel**, **Insektengifte** (Biene, Wespe) und **Latex**.

Klinik: Häufig treten **Alarmsymptome** auf (Juckreiz und Kribbeln an Mundschleimhaut, Handtellern und Fußsohlen).
Man unterscheidet **4 Schweregrade** (Tab. **19.2**).

▶ Merke.

19.2

Therapie: Stopp der Allergenzufuhr, je nach Schwere Antihistaminika und Glukokortikoide i. v., inhalative β_2-Sympathomimetika, Theophyllin, Adrenalin.

19.2.6 Insektengiftallergie

Epidemiologie: Die Häufigkeit systemischer Überempfindlichkeitsreaktionen auf Insektenstiche beträgt 0,8–5 %. Es ereignen sich 10–40 Todesfälle pro Jahr durch Insektenstiche. In unseren Breiten kommen fast nur **Bienen** (Apis meliphera) und **Wespen** (Vespulae vulgaris et germanica) in Betracht, selten Hornissen (Vespa) und fast nie Hummeln (Bombus).

Klinik: Die Symptome setzen bereits Minuten nach dem Stichereignis ein und reichen von **Hautveränderungen** (Juckreiz, beginnend an Handflächen oder Fußsohlen, bis zur generalisierten Urtikaria), über **respiratorische**, **kardiovaskuläre** und/oder **gastrointestinale** Symptome bis hin zum Vollbild des **anaphylaktischen Schocks** (s. u.). Von systemischen Reaktionen abzugrenzen sind gesteigerte Lokalreaktionen, diese finden sich bei 2–19 % der Bevölkerung und stellen keine allergische Reaktion dar.

19.2.7 Anaphylaxie

▶ Definition. Die Anaphylaxie ist eine akute allergische Allgemeinreaktion, die sich an verschiedenen Organen manifestiert (Tab. **19.2**). Sekunden bis wenige Minuten nach Allergenkontakt kommt es zu **Symptomen** unterschiedlichen Ausmaßes bis hin zum Atem- und Kreislaufstillstand. Zugrunde liegen IgE-vermittelte Reaktionen, aber auch andere Mechanismen.

Ätiologie: Die häufigsten Auslöser sind **Arzneimittel** (z. B. Penicillin, Analgetika), **Nahrungsmittel**, **Insektengifte** (Biene, Wespe) und **Latex**. Auch im Rahmen einer Hyposensibilisierungstherapie muss damit gerechnet werden.

Klinik: Typische **Alarmsymptome** können das dramatische Geschehen einleiten. Dazu zählen Brennen, Jucken und Hitzegefühl an der Mundschleimhaut, im Rachen und besonders an den Handtellern und Fußsohlen. Es kann jedoch auch ohne jegliche Vorwarnung durch Hautsymptome direkt zum anaphylaktischen Schock kommen.
Man unterscheidet **4 Schweregrade** (Tab. **19.2**).

▶ Merke. Ähnliche Symptome können auch bei **nicht immunologischen** Reaktionen (pseudoallergische/**anaphylaktoide** Reaktionen) auftreten. Die Therapie entspricht der Anaphylaxie.

19.2 Schweregrade der Anaphylaxie (nach Ring und Messmer)

Grad	Klinik
I: leichte Allgemeinreaktion	▪ Juckreiz, Urtikaria, Flush ▪ Heiserkeit, Dyspnoe ▪ Unruhe, Kopfschmerzen
II: ausgeprägte Allgemeinreaktion	▪ Juckreiz, Urtikaria, Flush ▪ Tachykardie, Hypotonie ▪ Bronchospasmus, Dyspnoe, Larynxödem ▪ Stuhldrang, Übelkeit
III: bedrohliche Allgemeinreaktion	▪ Juckreiz, Urtikaria, Flush ▪ Schock mit Hypotension ▪ Bronchospasmus mit bedrohlicher Dyspnoe ▪ Bewusstseinstrübung ▪ akutes Abdomen, Erbrechen, Stuhl- und Urinabgang
IV: vitales Organversagen	▪ Atem- und Kreislaufstillstand

Therapie: Die **Allergenzufuhr** muss immer sofort **gestoppt** werden! Die Therapie orientiert sich am Schweregrad der klinischen Symptomatik und reicht von intravenöser Gabe von Antihistaminika (H_1-Blocker, ggf. auch H_2-Blocker) und Glukokortikoiden über inhalative β_2-Sympathomimetika, Theophyllin und Adrenalin bis zu intensivmedizinischer Behandlung bzw. Reanimation.

19.2.8 Diagnostik der Typ-I-Allergien

Folgende Bestandteile gehören zur allergologischen Diagnostik:
- Anamnese
- Hauttestungen
- In-vitro-Tests
- Provokationstests

Durch alle Testungen wird zunächst nur eine Sensibilisierung nachgewiesen; erst wenn auch eine passende Anamnese vorliegt, spricht man von einer Allergie.

Anamnese

Die spezielle allergologische Anamnese umfasst die klinische Ausprägung der Symptome, die zeitliche Zuordnung (z. B. Jahreszeit, Tageszeit, Zusammenhang mit Essen), die Expositionszuordnung (Arbeitsplatz, Freizeit), atopische Erkrankungen in der Eigenanamnese, weitere bekannte Allergien sowie die Familienanamnese.

Hauttests

Hauttestungen bei Typ-I-Allergien sind wegen des Einbringens von Allergenen in die Haut letztlich Provokationstestungen, die zu Reaktionen, Nebenwirkungen, aber auch zu Notfallsituationen (!) führen können. Die Auswahl der verwendeten Allergene erfolgt anamnesebezogen. Die wichtigsten zur Verfügung stehenden Hauttests sind: **Prick-Test**, **Scratch-Test** und **Intrakutantest**.

► Merke. Prinzipiell können Hauttestungen immer auch eine Anaphylaxie auslösen und sollten daher nur mit der notwendigen Notfallversorgung durchgeführt werden.

Prick-Test

Bedeutung: Der Prick-Test ist die Methode der Wahl und die am häufigsten angewendete Hauttestmethode in der Allergologie. Er wird eingesetzt
- zum Nachweis oder Ausschluss einer Sensibilisierung.
- als **Suchtest**, wenn die Anamnese lediglich den Verdacht auf eine allergische Genese ergibt.
- als **Bestätigungstest**, wenn die Anamnese begründeten Verdacht auf ein bestimmtes Allergen als Auslöser von Beschwerden ergibt.
- zur Absicherung der Diagnose und/oder Festlegung des Sensibilisierungsgrades vor Einleitung einer spezifischen Immuntherapie (SIT).

Praktische Durchführung: Zur Testung werden standardisierte Allergene verwendet. Ein Tropfen der Testlösung wird an der erscheinungsfreien Unterarminnenseite aufgebracht und mit einer feinen Lanzette in die Haut eingestochen. Als Kontrolllösungen werden Histamin (**Positivkontrolle**) und NaCl 0,9 % (**Negativkontrolle**) mitgeführt. Die Ablesung erfolgt nach 15–20 min. Eine positive Reaktion zeigt sich als Quaddel mit Umgebungsrötung und z. T. Pseudopodien (Abb. **19.2**).
Eine Sonderform des Prick-Tests ist der **Prick-zu-Prick-Test**, der eingesetzt werden kann, wenn keine Standardlösung zur Verfügung steht. Besonders gut eignet er sich für Nahrungsmittelallergien. Die Lanzette wird hier zuerst in das Nahrungsmittel eingestochen und anschließend in die Haut.

Scratch-Test

Bedeutung: Der Scratch-Test ist das älteste Hauttestverfahren und eignet sich vor allem für die Testung von **nativen Materialien** (Nahrungsmittel, Medikamentenbrei). Er ist ca. 20–60-fach sensitiver als der Prick-Test, aber deutlich weniger sensitiv als der Intrakutantest.

Praktische Durchführung: Hier wird mit einer Impflanzette die Haut an Unterarm oder Rücken ca. 1 cm lang eingeritzt und die Extraktlösungen aufgetropft bzw. natives Material auf die eingeritzte Stelle gelegt oder gerieben. Durch Irritation kann es aber zu falsch positiven Reaktionen kommen (Abb. **19.2**).

19.2.8 Diagnostik der Typ-I-Allergien

Zur Diagnostik gehören:
- Anamnese
- Hauttestungen
- In-vitro-Tests
- Provokationstests

Anamnese

Klinische Ausprägung, zeitliche und Expositionszuordnung, atopische Erkrankungen in der Eigenanamnese, weitere bekannte Allergien sowie die Familienanamnese.

Hauttests

► Merke.

Prick-Test

Bedeutung: Der Prick-Test ist die häufigste Hauttestmethode und als **Such-** und **Bestätigungstest** geeignet. Er ist indiziert vor Einleitung einer spezifischen Immuntherapie.

Praktische Durchführung: siehe Abb. **19.2**.

Scratch-Test

Bedeutung: Der Scratch-Test ist gut für **native Materialien** geeignet und sensitiver als der Prick-Test.

Praktische Durchführung: siehe Abb. **19.2**.

19.2 Hauttestungen

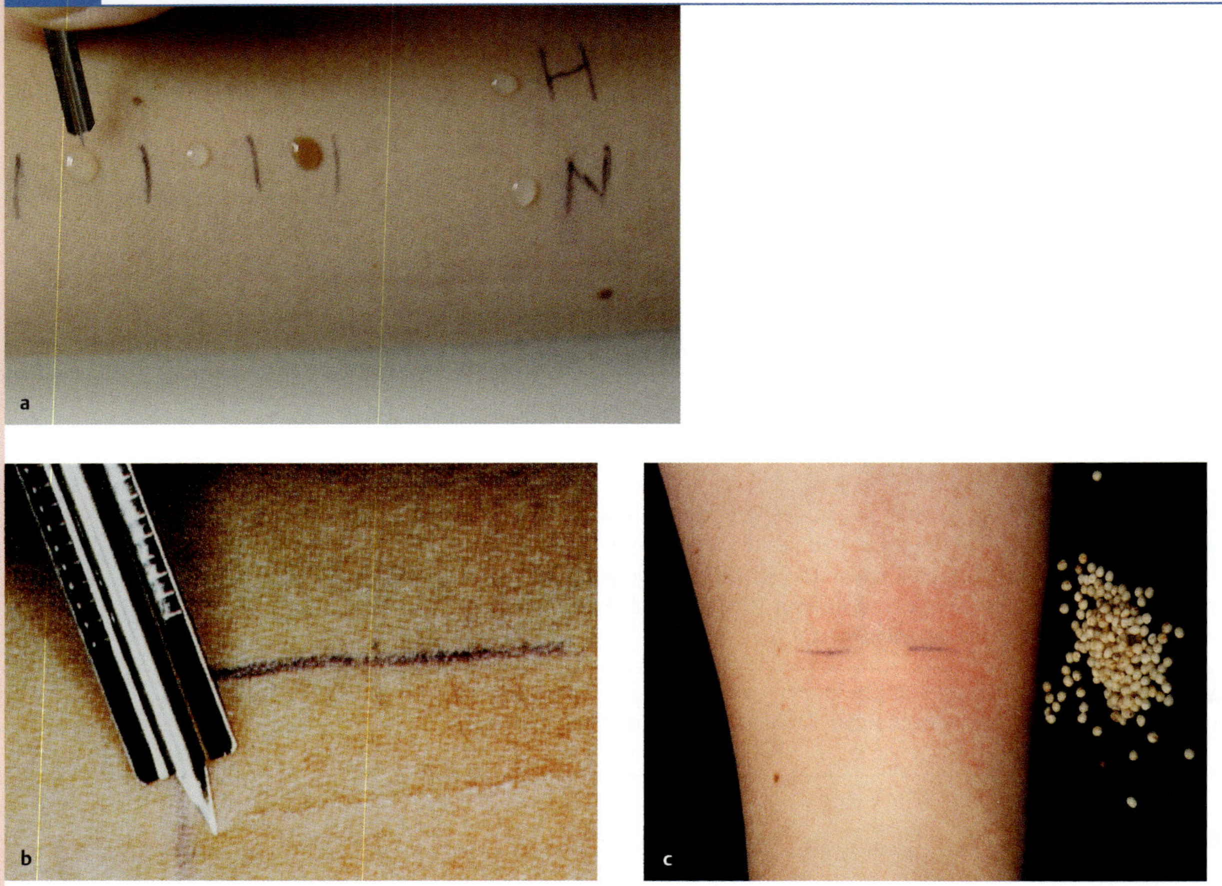

a Prick-Test (praktisches Vorgehen).
b Scratch-Test (praktisches Vorgehen).
c Scratch-Test mit Hirse.

Intrakutantest

Bedeutung: Der Intrakutantest hat unter den Hauttests die **höchste Sensitivität**, ist aber auch risikoreicher.

Praktische Durchführung: siehe Abb. **19.3**.

Intrakutantest

Bedeutung: Der Intrakutantest ist aufwendiger und risikoreicher als alle anderen Hauttests, verfügt aber über eine ca. 1000-fach **höhere Sensitivität** als der Prick-Test. Er wird vor allem angewendet bei Insektengiften, Medikamenten sowie passender Anamnese und negativer Prick-Testung.

Praktische Durchführung: Mit einer Tuberkulinspritze werden geeignete Fertiglösungen am erscheinungsfreien Rücken intradermal injiziert und nach 15–20 min abgelesen (Abb. **19.3**).

In-vitro-Diagnostik

Bei der In-vitro-Diagnostik werden **spezifische IgE-Antikörper** im Blut bestimmt. Zum Teil werden Suchtests mit Allergenmischungen eingesetzt (bewährt bei Säuglingen).

In-vitro-Diagnostik

Zur weiteren Diagnostik können die **spezifischen IgE-Antikörper** im Blut bestimmt werden. Die Untersuchung ist grundsätzlich gleichwertig zu den Hauttestungen. Sie kann als Ergänzung eingesetzt werden, wenn Anamnese und Hauttest diskrepant sind oder vor Einleitung einer spezifischen Immuntherapie. Als erste Untersuchung ist sie u. a. sinnvoll bei Säuglingen und Kleinkindern, Hautveränderungen im Testareal, Gefahr einer systemischen Reaktion durch den Hauttest oder Einnahme von Antihistaminika. Es stehen auch Suchtests mit einer Mischung von Allergenen zur Verfügung; diese haben sich insbesondere bei Säuglingen bewährt, da nur eine geringe Blutmenge erforderlich ist. Bei negativem Ergebnis ist eine IgE-vermittelte Sensibilisierung unwahrscheinlich. Ergänzend ist die Bestimmung des **Gesamt-IgE** sinnvoll. Dieses ist bei allergischen Erkrankungen vom Soforttyp erhöht und ist hilfreich bei der Interpretation der spezifischen IgE-Antikörper. Es kann aber auch bei parasitären Erkrankungen erhöht sein.

19.3 Intrakutantest

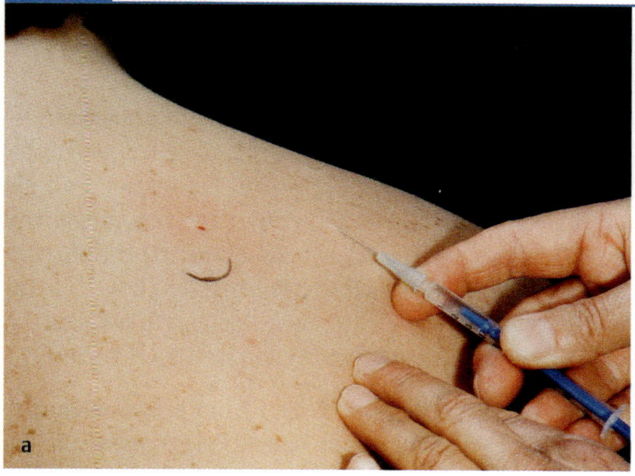

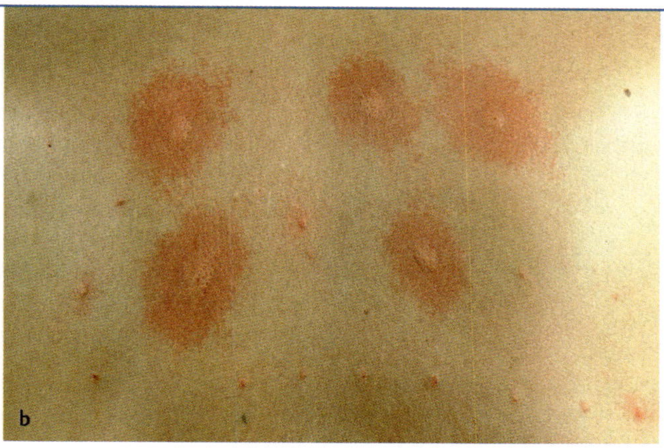

a Praktisches Vorgehen.
b Mehrere positive Reaktionen mit Quaddel und Erythem.

Provokationen

Bestehen Unklarheiten über die Relevanz eines Inhalationsallergens wird eine **nasale** oder **bronchiale** Provokation durchgeführt. Bei Nahrungsmittelallergien wird – nach einer Allergenkarenz – möglichst eine doppelblinde plazebokontrollierte **orale** Provokation durchgeführt.

Provokationen

Nasale, **bronchiale** und **orale** Provokationen sind möglich.

19.2.9 Therapie der Typ-I-Allergien

Allergenkarenz

An vorderster Stelle steht die **Allergenvermeidung.** Dies kann z. B. bei Tierallergien durch Abschaffung eines Haustieres erfolgen, bei Milbenallergie durch Verwendung von milbendichten Bettbezügen, bei Pollenallergien durch Pollenfilter an den Fenstern und bei Insektengiftallergien durch Vermeiden von Barfußlaufen oder Obstessen im Freien. Gerade bei Pollen und Insekten ist aber eine sichere Vermeidung nicht möglich, weshalb zusätzlich weitere Therapien (s. u.) erforderlich sind. Bei einem oralen Allergiesyndrom auf kreuzreaktive Nahrungsmittel hilft oft das Kochen des Nahrungsmittels, da hierdurch das Allergen verändert wird.

19.2.9 Therapie der Typ-I-Allergien

Allergenkarenz

Soweit möglich, sollten die **Allergene** vermieden werden.

Pharmakotherapie

Die Pharmakotherapie stützt sich auf systemische und topische **Antihistaminika** (H_1-Rezeptor-Antagonisten) und **Dinatriumchromoglykat-(DNCG-)Präparate.**
Bei allergischem Asthma bronchiale setzt man Stufenpläne für eine angepasste Dauertherapie ein. Ziel ist eine normale Lungenfunktion und eine kontinuierliche Entzündungshemmung (Therapie des Asthma bronchiale siehe Lehrbücher der Inneren Medizin).
Bei Insektengiftallergie oder Nahrungsmittelallergie mit anaphylaktischer Reaktion erhalten Patient*innen ein **Notfall-Set** zur sofortigen Selbstbehandlung (Antihistaminikum [flüssig oder (Schmelz-)Tabletten], Kortikosteroid [flüssig, Tabletten oder Suppositorium], Adrenalin zur Autoinjektion). Bei beginnenden Anaphylaxie-Symptomen sollen sofort das Antihistaminikum und das Kortikosteroid eingenommen werden. Bei zusätzlichen Anzeichen für eine schwere Reaktion (z. B. Heiserkeit, Atemnot, Symptome an zwei verschiedenen Organen) Einsatz des Autoinjektors in den lateralen Oberschenkelmuskel.

Pharmakotherapie

Die medikamentöse Therapie erfolgt mit **Antihistaminika** und **DNCG-Präparaten.**

Bei anaphylaktischen Reaktionen erhalten die Patient*innen ein **Notfall-Set** zur Selbstmedikation.

Spezifische Immuntherapie (SIT)

► Synonym. Hyposensibilisierung

► Definition. Die spezifische Immuntherapie (SIT) ist eine **Impfung mit Allergenen**, bei der es durch langsam gesteigerte, kontrollierte Zufuhr kleinster Allergenmengen im Laufe der Behandlung zu einer Verringerung der allergischen Reaktion kommt.

Spezifische Immuntherapie (SIT)

► Synonym.

► Definition.

Indikationen: Allergie auf **Aeroallergene** und auf **Insektengifte**.

Indikationen: Die SIT stellt die bisher einzige kausale Therapie bei Allergie auf **Aeroallergene** und die einzige sichere Therapie bei Allergie auf **Insektengift** dar. Die Wirksamkeit der SIT wurde nachgewiesen für Pollen, Hausstaubmilben, Insektengifte, Tierepithelien (Katze) und auch für einige Schimmelpilze.

Wirkprinzip: Das immunologische **Gleichgewicht zwischen TH1- und TH2-Zellen** wird wiederhergestellt.

Wirkprinzip: Allergiesteuernde T-Lymphozyten werden durch funktionelle Ausschaltung (Anergie) und durch Induktion gegenregulatorischer T-Zellen gehemmt. Die regulatorischen T-Zellen produzieren Faktoren, die die IgE-Produktion und die allergische Immunantwort blockieren. Zurzeit wird hierfür das immunologische Modell des **TH2/TH1-Shifts** (S. 36) favorisiert. Die SIT soll zu vermehrtem Auftreten von spezifischen T-Zellen mit einem TH1-Zytokinsekretionsmuster (IFN-γ, IL-12) führen und zu weniger TH2-Zellen (IL-3, IL-4, IL-5). In der Folge entwickelt sich die allergische Entzündungsreaktion zurück und die Beschwerden werden reduziert.

Zeitpunkt: Bei saisonal auftretenden Allergenen wie Pollen wird meist **präsaisonal**, bei ganzjährig vorkommenden Allergenen und Insektengiftallergie wird **zu jeder Jahreszeit** hyposensibilisiert.

Zeitpunkt: Bei saisonal auftretenden Allergenen wie Pollen kann **präsaisonal**, d. h. nach Ende der vorangegangenen und vor Beginn der neuen Pollenflugsaison, als Kurzzeittherapie über einige Wochen hyposensibilisiert werden. Alternativ wird ganzjährig mit einer Reduktion während der Pollenflugsaison hyposensibilisiert.
Bei ganzjährig vorkommenden Allergenen und Insektenallergie wird **zu jeder Jahreszeit** begonnen und ganzjährig hyposensibilisiert.

Durchführung: Die Injektionen erfolgen in **steigender Allergenmenge** subkutan an der Streckseite des Oberarms. Eine Überwachung der Patientin*innen für mindestens 30 min ist obligat.

Durchführung: Die Injektionen bei der subkutanen spezifischen Immuntherapie erfolgen in **steigender Allergenmenge** (bis zur individuellen maximalen Erhaltungsdosis) an der Streckseite des Oberarms. Die Behandlungszeit beträgt i. d. R. 3 Jahre, bei schwerer Insektengiftallergie auch 5 Jahre oder länger.
Nach der Injektion müssen die Patient*innen 30 min in der Praxis/Klinik bleiben, um früh auftretende Nebenwirkungen beobachten und ggf. behandeln zu können.
Bei Insektengiftallergien wird bis zum Erreichen der Erhaltungsdosis meistens eine stationäre Schnellhyposensibilisierung durchgeführt, da insbesondere in der Steigerungsphase systemische anaphylaktische Reaktionen auftreten können.
Für Pollen, Milben und einzelne Tierepithelien stehen auch Präparate zur sublingualen Immuntherapie zur Verfügung. Diese können von den Beroffenen selbst täglich zu Hause angewendet werden. Die Resorption des Allergenpräparates erfolgt hierbei über die Mundschleimhaut.

Kontraindikationen: maligne Tumoren, Autoimmunerkrankungen und die Einnahme von Betablockern.

Kontraindikationen: Da die SIT einen Eingriff in das Immunsystem darstellt, ist sie bei Vorliegen maligner Tumoren oder Autoimmunerkrankungen kontraindiziert. Auch bei schweren akuten (z. B. aktive Tuberkulose) oder chronischen Entzündungen (z. B. Osteomyelitis, eitrige Prozesse) darf keine SIT verabreicht werden. Die Einnahme von Betablockern ist eine weitere Kontraindikation; ACE-Hemmer stellen eine relative Kontraindikation dar.

Ergebnisse: Bei **Insektengiftallergie** liegt die Ansprechrate bei **95 %**, bei **Pollenallergie** bei ca. **70 %**.

Ergebnisse: Die SIT erreicht bei mehr als **95 %** der Patient*innen mit **Insektengiftallergien** einen Schutz, d. h. bei einem Folgestich kommt es nicht zu anaphylaktischen Reaktionen. Für **Pollenallergien** liegen die Ansprechraten niedriger (ca. **70 %**); besonders effektiv ist die SIT hier bei jungen Patient*innen, bei denen der Progress zum allergischen Asthma verhindert werden kann.

► Klinischer Fall.

► Klinischer Fall. Ein 12-jähriger Junge stellt sich Ende des Sommers in Begleitung seiner Mutter in der Sprechstunde vor. Er hat das **1. Jahr einer präsaisonalen Hyposensibilisierung** gegen Frühblüher hinter sich. In der Zeit von Februar bis Anfang Mai hatte er seit 3 Jahren unter laufender Nase, juckenden Augen und nächtlichen Atemnotattacken gelitten. Tagsüber lösten geringe Anstrengungen wie Treppensteigen im Schulhaus oder Fahrradfahren pfeifende Geräusche beim Atmen aus. Äpfel isst er nicht mehr, da sie ein unangenehmes Kribbeln an der Mundschleimhaut auslösen. Er hatte **Antihistaminika** und **Inhalationssprays** mit Glukokortikoiden und Betamimetika eingenommen, fühlte sich aber aufgrund des durch Asthmaanfälle gestörten Nachtschlafs trotzdem nicht leistungsfähig. Eine **Lungenfunktionsprüfung** zeigte keine Einschränkung der Atemfunktion außerhalb der Pollenflugsaison. Die **Hauttestung** außerhalb der Pollenflugsaison bestätigte die Sensibilisierung auf Frühblüher (2-fach positiv) bei Erle, Hasel und Birke. Bei leicht erhöhtem Gesamt-IgE zeigte sich eine ähnliche Verteilung bei der Bestimmung des **spezifischen IgE** auf Erle, Hasel und Birke. Entsprechend wurde ein Hyposensibilisierungs-Depot-Präparat, das diese 3 Allergenextrakte enthielt, eingesetzt. In der darauffolgenden Pollenflugsaison waren Antihistaminika erstmals ausreichend, um die Symptomatik zu unterdrücken. Die Hyposensibilisierung ist für 3–4 Jahre geplant.

19.2.10 Urtikaria und Angioödem

▶ Definition. Die **Urtikaria** (Nesselsucht; Urtica = Brennnessel) ist der Oberbegriff für eine Gruppe von Erkrankungen, bei denen Quaddeln im Vordergrund stehen. Begleitend kann ein **Angioödem** (Quincke-Ödem) auftreten, das durch eine Schwellung tieferer Hautschichten gekennzeichnet ist.

Epidemiologie

Ca. 25 % der Bevölkerung haben einmal im Leben eine akute spontane Urtikaria, die in bis zu 50 % der Fälle mit einem Angioödem vergesellschaftet ist. Angioödeme treten jedoch auch isoliert auf. Bei ca. 40 % der Patient*innen mit Urtikaria und Angioödem halten die Beschwerden länger als 6 Wochen an.

Pathogenese

Viele verschiedene Gründe, sowohl **immunologisch** als auch **nicht immunologisch**, können zu einer Urtikaria führen. Allen gemeinsam ist die pathogenetische Endstrecke mit Freisetzung von Mediatoren aus Mastzellen. Neben **Histamin**, dem wichtigsten Mediator, spielen u. a. noch saure Proteasen, Prostaglandine und Leukotriene eine Rolle. Es kommt zu einer Vasodilatation der Hautarteriolen (Rötung), einhergehend mit erhöhter Gefäßpermeabilität (Ödem) und Juckreiz.

Klinik

Die Symptomatik reicht von einzelnen kleinen bis hin zu großflächigen, disseminiert verteilten **Quaddeln** (Urtikae). Quaddeln sind flüchtige (**< 24 Stunden**), juckende, oft von einem Reflexerythem umgebene Hautveränderungen, die durch ein Ödem in der Dermis entstehen (Abb. **19.4**). Häufig treten die Quaddeln abends oder nachts auf. Typisch für die Urtikaria ist außerdem ein starker **Juckreiz**, der nicht zu Kratzen, sondern eher zu Reiben führt.

▶ Merke. Die Quaddeln treten oft nur für wenige Stunden auf. Bleiben sie **länger als 24 h** bestehen, muss differenzialdiagnostisch an eine **Urtikariavaskulitis** gedacht werden, die als Teilsymptom von Autoimmunkrankheiten auftreten kann.

Das Auftreten der Urtikaria kann von **Angioödemen** begleitet sein. Dabei handelt es sich um Schwellungen der unteren Dermis und Subkutis ohne wesentliches Erythem. Diese kommen häufig im Gesicht, an Händen und Füßen und im Genitalbereich vor (Abb. **19.4**) und bilden sich langsamer zurück als Quaddeln (bis 72 h). Bei einer Mitbeteiligung von Schleimhäuten (Zunge, Larynx, Pharynx) besteht Erstickungsgefahr.

Einteilung

Die klinische Einteilung der Urtikaria erfolgt nach dem **Verlauf** und den möglichen **Ursachen**.

Spontane Urtikaria

Die **akute spontane Urtikaria** ist die häufigste Verlaufsform und ist charakterisiert durch meist tägliches, spontan beginnendes Auftreten von Quaddeln. Etwa 20–30 % der Bevölkerung haben einmal im Leben eine akute Urtikaria. Sie hält **weniger als 6 Wochen** an und ist selbstlimitierend.
Auslöser sind häufig Infekte, manchmal auch getriggert durch Medikamente wie Analgetika, die später wieder problemlos vertragen werden. Häufig bleibt der Auslöser aber auch unklar.
Kommt es **länger als 6 Wochen** zum spontanen Auftreten von Quaddeln, spricht man von einer **chronisch spontanen Urtikaria**. Sie hat häufig einen jahrelangen Verlauf. Bei bis zu 50 % der Patient*innen treten zusätzlich Angioödeme auf.
Mögliche **Auslöser** der chronisch spontanen Urtikaria sind chronisch-persistierende Infekte (z. B. Streptokokken, *Helicobacter pylori*), pseudoallergische Reaktionen (Medikamente, v. a. Azetylsalizylsäure, seltener Lebensmittelzusatzstoffe wie Konservie-

---

19.2.10 Urtikaria und Angioödem

▶ Definition.

Epidemiologie

Ca. 25 % der Bevölkerung haben einmal im Leben eine akute spontane Urtikaria.

Pathogenese

Sowohl **immunologische** als auch **nicht immunologische** Vorgänge führen über eine Freisetzung von Mediatoren aus Mastzellen (v. a. **Histamin**) zur Urtikaria.

Klinik

Typisch sind **Quaddeln** (einzeln klein bis großflächig, disseminiert) und starker **Juckreiz** (Abb. **19.4**), oft nachts.

▶ Merke.

Die Urtikaria kann von einem **Angioödem** (tieferes Ödem) begleitet sein. Es tritt v. a. im Gesicht, an Händen/Füßen und genital auf (Abb. **19.4**).

Einteilung

Einteilung nach Verlauf und Ursachen.

Spontane Urtikaria

Häufigste Verlaufsform: **akute spontane Urtikaria** mit einer Dauer **< 6 Wochen**.
Auslöser sind häufig Infekte, evtl. zusätzlich durch Medikamente getriggert.

Kommt es länger als **6 Wochen** zum spontanen Auftreten von Quaddeln, spricht man von einer **chronisch spontanen Urtikaria**.

Auslöser können chronisch-persistierende Infekte, Autoreaktivität oder pseudoallergische Reaktionen sein.

19.4 Urtikaria und Angioödem

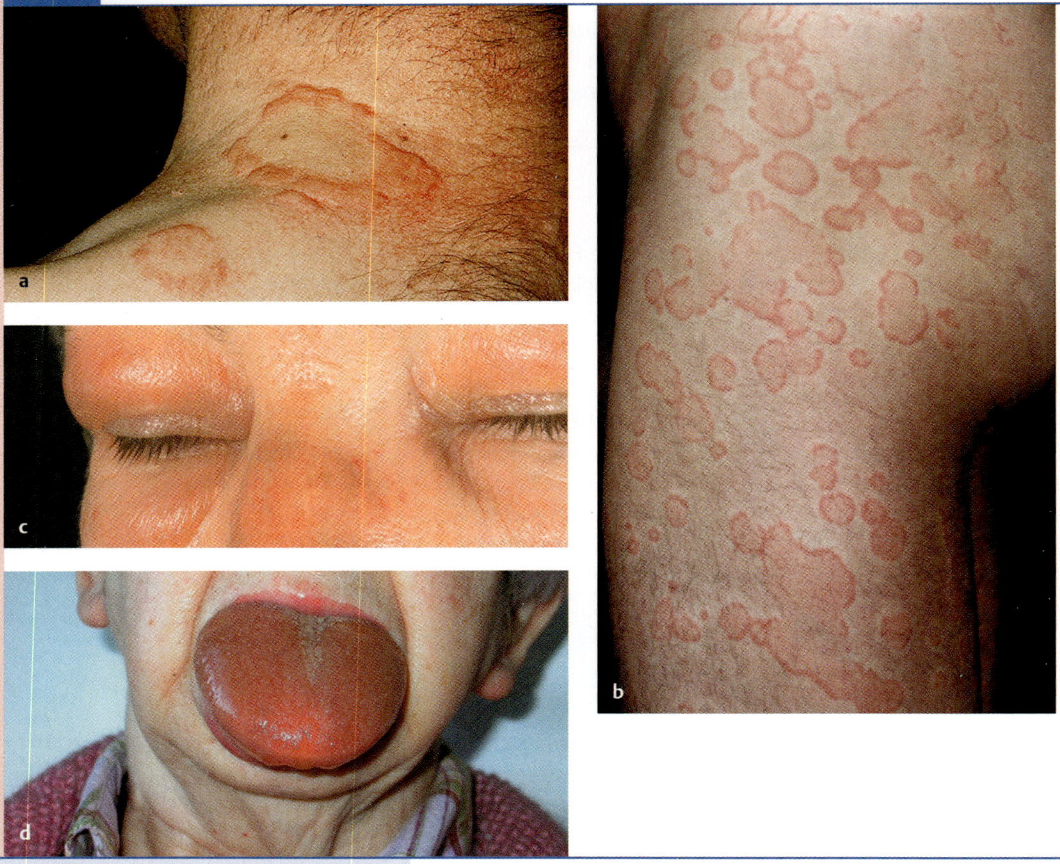

a Randbetonte Quaddeln, zentral durch Ödemdruck abgeblasst (hier linke Schulter und Nacken).
b Großflächig konfluierende Quaddeln, Urticaria geografica.
c Angioödem der Lider.
d Angioödem mit monströser Zungenschwellung.

rungs- und Farbstoffe) oder autoimmune Ursachen (Schilddrüsenautoantikörper). Die Angaben über die Häufigkeit der einzelnen Gruppen schwanken und in ca. 50 % der Fälle findet man keine Ursache.

Induzierbare Urtikaria

Die induzierbare Urtikaria umfasst die **physikalische Urtikaria** sowie **Sonderformen** (Tab. **19.3**).

Induzierbare Urtikaria

Die induzierbare Urtikaria umfasst die **physikalische Urtikaria** sowie **Sonderformen**. Bei der physikalischen Urtikaria treten die Quaddeln nach entsprechenden Stimuli auf, entweder an der Kontaktstelle oder reflektorisch generalisiert. Je nach den auslösenden Faktoren unterscheidet man verschiedene Formen (Tab. **19.3**), die häufigste ist die Urticaria factitia. Als Sonderform gilt die cholinergische Urtikaria.

19.3 Formen der induzierbaren Urtikaria

Form	auslösende Faktoren
Urticaria factitia (Abb. **19.5a**)	Durch die Einwirkung geringer **Scherkräfte** entsteht innerhalb weniger Minuten eine scharf begrenzte urtikarielle Reaktion. Juckreiz führt zum Kratzen und schließlich zu strichförmigen Quaddeln entlang der Kratzspur (urtikarieller Dermografismus).
Kälteurtikaria	Kontakt mit **Kälte** (z. B. kalte **Luft/Flüssigkeiten/Gegenstände**) kann zu einer lokalisierten Quaddel- bzw. Ödembildung am Einwirkort oder einer reflektorisch ausgelösten Systemreaktion führen (Schwellung der Schleimhäute, Kollapszustände). Dementsprechend muss plötzlicher Kältekontakt (z. B. Sprung ins kalte Wasser) vermieden werden.
Druckurtikaria (Abb. **19.5c**)	Nach starker lokaler **Druckeinwirkung** (u. a. durch Gewichte bis 10 kg) kommt es verzögert nach 3–6 Stunden zu einer tiefen, tastbaren, z. T. schmerzhaften Schwellung mit nur diskreter Rötung. Allgemeinsymptome wie Abgeschlagenheit und Arthralgien sind möglich.
Lichturtikaria	**Licht** unterschiedlicher Wellenlänge wie UV-B (280–320 nm), UV-A (320–400 nm) oder sichtbares Licht (400–760 nm).
cholinergische Urtikaria (Abb. **19.5b**)	**Körperliche Anstrengung**, Schwitzen oder **emotionale Erregung** lösen stecknadelkopfgroße Quaddeln aus (vermutlich neurovegetativ bedingt). Es handelt sich um eine Sonderform der induzierbaren Urtikaria, die v. a. bei jungen Patient*innen auftritt.

19.5 **Formen der induzierbaren Urtikaria**

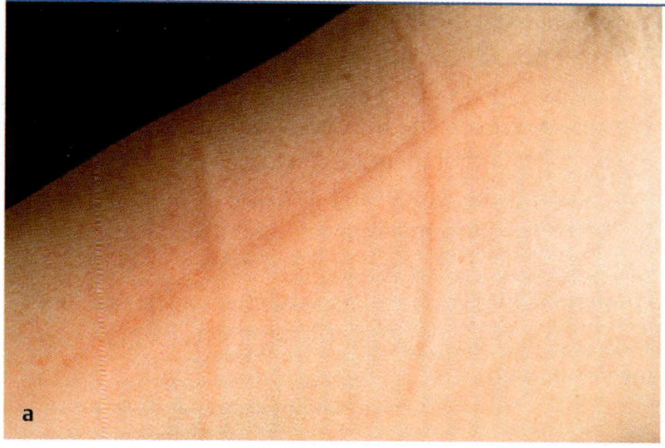

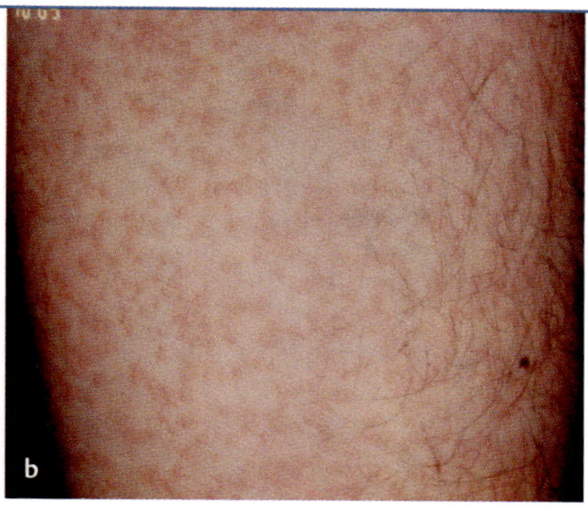

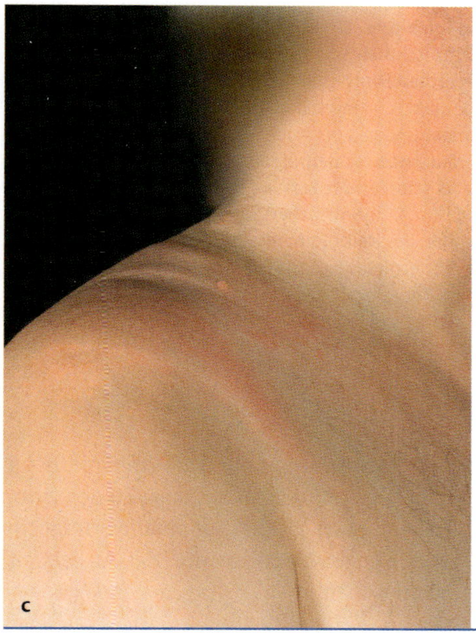

a Urticaria factitia.
b Cholinergische Urtikaria.
c Druckurtikaria, provoziert durch Tragen eines Gewichts.

Diagnostik

Das Krankheitsbild der Urtikaria muss von Quaddeln als Teilsymptom einer anaphylaktischen oder anaphylaktoiden Reaktion abgegrenzt werden.

Die Grundlage der Diagnostik bildet die strukturierte **Anamnese** zu Verlauf und möglichen Auslösern der Urtikaria. Zu erfassen sind u. a.: Dauer, Häufigkeit, tageszeitliche Veränderungen der Quaddeln, Atopiemerkmale, das Auftreten assoziierter Angioödeme, Unverträglichkeiten gegenüber Nahrungsmitteln, Medikamenten und physikalischen Reizen sowie die Medikamenteneinnahme.

Bei der **akuten spontanen Urtikaria** muss – sofern sich nicht aus der Anamnese ein besonderer Hinweis ergibt – keine weitere Diagnostik erfolgen.

Bei einer **chronischen** spontanen Urtikaria sollten als Basisdiagnostik ein Differenzialblutbild erstellt sowie Entzündungsparameter (CRP) untersucht werden. Als erweitertes Programm können mithilfe von Untersuchungen von Blut, Stuhl und Urin die o. g. möglichen Ursachen ausgeschlossen werden (z. B. Bestimmung von Schilddrüsenautoantikörpern im Blut, Stuhluntersuchung auf pathogene Keime oder Ausschluss einer chronischen Sinusitis).

Bei Verdacht auf eine pseudoallergische Reaktion auf Lebensmittelzusatzstoffe kann über 4 Wochen eine pseudoallergenarme Diät erfolgen. Führt dies zur Erscheinungsfreiheit, werden orale **Provokationstestungen** angeschlossen.

Ergeben sich anamnestisch Hinweise für eine induzierbare Urtikaria, werden **physikalische Testungen** durchgeführt (Dermografismus, Drucktest, Kälteprovokation, Anstrengung, ggf. UV). Weiterführende Laboruntersuchungen sind meistens nicht erforderlich.

Diagnostik

Die strukturierte **Anamnese** ist Grundlage der Diagnostik.

Keine weitere Diagnostik bei der **akuten spontanen Urtikaria**.

Fokussuche bei der **chronischen** spontanen Urtikaria.

Physikalische Testungen bei Verdacht auf induzierbare Urtikaria.

Therapie

- Vermeidung des Auslösers
- Antihistaminika
- orale Glukokortikoide
- extern antipruriginöse Maßnahmen
- monoklonaler Anti-IgE-Antikörper (bei chronischer Urtikaria)

Therapie

Sofern ein **Auslöser** ermittelt werden kann, muss er **vermieden** bzw. eliminiert werden. Zur symptomatischen Therapie der akuten spontanen Urtikaria stehen **Antihistaminika** zur Verfügung. Wenn nötig, kann die Dosis dabei bis auf das Vierfache erhöht werden. Bei fehlendem Ansprechen können kurzfristig zusätzliche **orale Glukokortikoide** gegeben werden. **Externe Lokaltherapeutika** mit antipruriginösen Zusätzen (z. B. Polidocanol) können zusätzliche Linderung bringen. Bei bedrohlichen Allgemeinsymptomen (z. B. bei Schleimhautschwellung) müssen die Medikamente parenteral verabreicht und ggf. durch Adrenalin ergänzt werden.
Zur Therapie der chronisch spontanen Urtikaria stehen zusätzlich noch der monoklonale Anti-IgE-Antikörper Omalizumab, Cyclosporin A oder der Leukotrienrezeptorantagonist Montelukast zur Verfügung.

► Exkurs.

► Exkurs. **Angioödem bei C 1-Esterase-Inhibitormangel**
Das Angioödem bei C 1-Esterase-Inhibitormangel ist eine sehr seltene Erkrankung und beruht auf einer gestörten Aktivität des **C 1-Esterase-Inhibitors** (**C 1-INH**). Diese ist meistens **angeboren** (hereditär), kann aber auch **erworben** (z. B. im Rahmen von Lymphomen) sein. Die hereditäre Form ist Folge eines autosomal-dominant vererbten Synthesedefekts des C 1-INH, der den Organismus vor einer unkontrollierten Komplementaktivierung schützt. **Klinisch** kommt es nach Bagatelltraumen wie Injektionen oder Zahnbehandlungen, aber auch ohne erkennbare Ursache zu umschriebenen Ödemen im Bereich der Haut und Schleimhäute, des Magen-Darm-Trakts (krampfartig wiederkehrende Schmerzen) und seltener der Luftwege (Erstickungsgefahr durch Larynxödem!). Eine Urtikaria tritt nicht auf. Zur **Diagnosesicherung** erfolgt eine quantitative und funktionelle Bestimmung des C 1-INH sowie der Komplementfaktoren C 3 und C 4, die aufgrund des erhöhten Komplementverbrauchs oft erniedrigt sind. **Therapeutisch** werden im Anfall C 1-Esterase-Inhibitor i. v. oder Bradykinin-Rezeptor-Antagonist s. c. verabreicht. Antihistaminika und Glukokortikoide sind beim C 1-Esterase-Inhibitor-Mangel unwirksam!

19.3 Typ-II-Allergien

Typ-II-Reaktionen sind häufig **medikamentös** bedingt und spielen sich als komplementvermittelte Zytolyse in erster Linie an Blutzellen ab.

19.3 Typ-II-Allergien

Bei diesem Reaktionstyp (Tab. **19.1**) kommt es durch Bindung von Antikörpern zur Lyse der Zielzelle mit oder ohne Beteiligung der Komplementkaskade. Zu den zytotoxischen Reaktionen gehören die Transfusionsreaktion (Blutgruppenunverträglichkeit) oder die Überempfindlichkeitsreaktionen gegen **Medikamente** (z. B. Analgetika, Antibiotika, Antikonvulsiva) mit hämolytischer Anämie.

19.4 Typ-III-Allergien

Bei Typ-III-Reaktionen kommt es über Antigen-Antikörper-Komplexe zu Entzündungsreaktionen und Zerstörung des Gewebes.

19.4 Typ-III-Allergien

Bei Typ-III-Reaktionen (Tab. **19.1**) kommt es zu Antigen-Antikörper-Komplexen, die das Komplementsystem oder andere Mechanismen aktivieren. Dazu gehört die Immunkomplex-Anaphylaxie als Sofortreaktion, die bei Gabe von Fremdserum auftreten kann, die Serumkrankheit, die sich mit klinischen Symptomen wie Fieber, Arthritis, Vaskulitis und Urtikaria bemerkbar macht, sowie die **Vasculitis allergica**.

19.4.1 Vasculitis allergica

► Synonym.

► Definition.

19.4.1 Vasculitis allergica

► Synonym. leukozytoklastische Vaskulitis, anaphylaktoide Purpura, Purpura Schoenlein-Henoch

► Definition. Es handelt sich um eine akut oder schubweise auftretende Vaskulitis der postkapillaren Venolen, die mit Petechien, insbesondere an den Unterschenkeln, einhergeht. Auch innere Organe können beteiligt sein.

Ätiologie: Häufigste Ursachen sind **Medikamente** und bakterielle **Infektionen**, besonders durch Streptokokken (Tab. **19.4**).

Ätiologie: In ca. 80 % der Fälle wird die leukozytoklastische Vaskulitis durch **medikamentöse** und **bakterielle** Antigene (Streptokokken) ausgelöst. Besonders häufig gehen Infekte der oberen Luftwege voraus. Fast alle Medikamente können eine leukozytoklastische Vaskulitis verursachen, insbesondere aber Antiphlogistika, Antibiotika und Diuretika (Thiazide). Weitere Ursachen sind in Tab. **19.4** zusammengefasst.

≡ 19.4 Ursachen der Vasculitis allergica

Medikamente	Antibiotika, Antiphlogistika, Thiazide u. a.
Infekte	Bakterien (z. B. β-hämolysierende Streptokokken), Viren (z. B. Hepatitis B/C), Mykobakterien (z. B. *M. tuberculosis*), Spirochäten u. a.
Fremdproteine	Immunseren, Hyposensibilisierungslösungen
Grundkrankheiten	Kollagenosen, Hepatopathien, maligne Tumoren

≡ 19.4

Klinik und Verlauf: Leitsymptom ist die **palpable Purpura** mit hämorrhagischen Papeln (Abb. **19.6b**). Bevorzugte Lokalisation sind die Streckseiten der Beine, insbesondere der Unterschenkel (Abb. **19.6a**), bei ausgedehnterem Befall können auch Oberschenkel, Rumpf (Aufliegestellen!), Schleimhäute und Konjunktiven mitbetroffen sein.

Klinisch-morphologisch können unterschieden werden (Abb. **19.6c**, **d**, **e**):
- **hämorrhagischer Typ:** entspricht der klassischen Purpura Schoenlein-Henoch
- **papulonekrotischer Typ:** mit nekrotisierenden Ulzera
- **polymorph-nodulärer Typ:** mit urtikariellen und nodösen Effloreszenzen

Klinik und Verlauf: Leitsymptom ist die **palpable Purpura.** Unterschenkelstreckseiten werden bevorzugt. Eine akute einmalige Manifestation (meist) oder ein schubweiser Verlauf sind möglich. Man unterscheidet 3 Typen: **hämorrhagischer**, **papulonekrotischer** und **polymorph-nodulärer Typ** (Abb. **19.6**).

⊙ 19.6 Vasculitis allergica

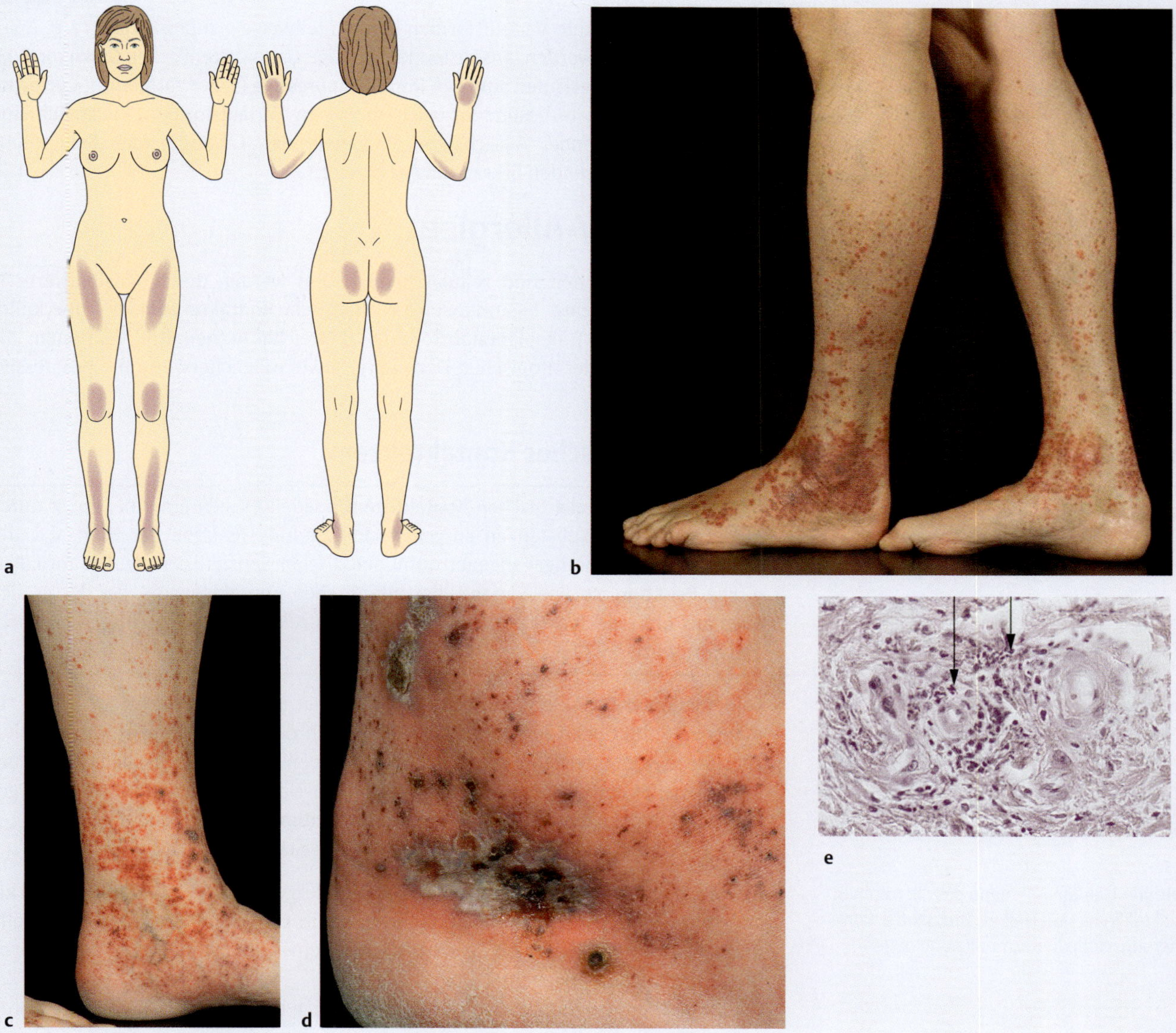

a Bevorzugte Lokalisation der Vasculitis allergica.
b Petechien und palpable Purpura.
c Papulonekrotischer Typ (Übersicht).
d Papulonekrotischer Typ (Detail).
e Perivaskuläres leukozytoklastisches Infiltrat („Kernstaub" [Pfeile], HE × 400).

Allgemeinerscheinungen wie Fieber und Arthralgien können hinzukommen. Eine **systemische Beteiligung** betrifft v. a. den Magen-Darm-Trakt und die Nieren.

Die Vaskulitis tritt meist akut auf, kann ein einmaliges Ereignis sein oder in Schüben rezidivieren.
Allgemeinerscheinungen wie Abgeschlagenheit, Arthralgien und Fieber können hinzukommen. Eine **systemische Beteiligung** kann Gelenke (Schmerzen; 40 %), Magen-Darm-Trakt (Blutstühle, Koliken; 30 %), Nieren (hämorrhagische Glomerulonephritis, Proteinurie; 30 %), Lunge (Dyspnoe, Thoraxschmerzen; 20 %) oder ZNS (Kopfschmerzen; 10 %) betreffen. Die Prognose wird im Wesentlichen durch die Organbeteiligung bestimmt.

Diagnostik: klinisches Bild, Histopathologie, ausgedehnte Diagnostik zur Ursachenfindung und Ausschluss einer Organbeteiligung.

Diagnostik: Die Diagnose lässt sich aufgrund des klinischen Bildes und der Histopathologie stellen. Daneben sollte eine ausgedehnte Diagnostik erfolgen, um einerseits die Ursache für die Vasculitis allergica zu finden und andererseits die Beteiligung innerer Organe auszuschließen (v. a. Niere und Darm).

Histopathologie: Merkmal ist die **Leukozytoklasie** (zerfallende Neutrophile) (Abb. **19.6e**).

Histopathologie: Betroffen sind vor allem die postkapillaren Venolen in der oberen Dermis. Die Gefäßwand ist fibrinös durchtränkt, nekrotisch und wird von Erythrozyten durchwandert (Erythrozytendiapedese). Die Granulozyten treten aus den Gefäßen aus, werden zerstört und bleiben als Kernstaub (**Leukozytoklasie**) um die Gefäße verteilt zurück (Abb. **19.6e**).

In der Gefäßwand lassen sich Immunglobuline (IgG, IgM) und Komplementkomponenten nachweisen.

Immunfluoreszenzmikroskopisch lassen sich Immunglobuline (IgG, IgM) und Komplementkomponenten (C 3) in der Gefäßwand nachweisen.

Therapie: Elimination des Auslösers, Behandlung einer zugrunde liegenden Erkrankung, **systemische Glukokortikoidgabe**; in schweren Fällen **Immunsuppressiva**.

Therapie: Milde, akute Verlaufsformen können teilweise symptomatisch (z. B. Analgetika) behandelt werden, ansonsten kurzfristige Gabe systemischer **Glukokortikoide**. Bei schweren Verläufen sind ggf. **Immunsuppressiva** (z. B. Azathioprin, Cyclosporin A) erforderlich, insbesondere bei chronischen Verlaufsformen. Zusätzlich sind Kompressionsverbände, Ausschalten disponierender Faktoren und Behandlung einer zugrunde liegenden Erkrankung angezeigt.

19.5 Typ-IV-Allergien

Zelluläre Allergie durch spezifisch sensibilisierte T-Lymphozyten. Beispiele sind das allergische **Kontaktekzem**, die Tuberkulinreaktion und die Transplantatabstoßung.

19.5 Typ-IV-Allergien

Die Typ-IV-Reaktionen sind zellulär bedingt und werden durch sensibilisierte T-Lymphozyten ausgelöst. Sie umfassen das allergische **Kontaktekzem**, die Tuberkulinreaktion und die Transplantatabstoßung, zahlreiche Arzneimittelreaktionen, die chronische Phase der atopischen Dermatitis sowie möglicherweise die progressive Pigmentpurpura.

19.5.1 Allergisches Kontaktekzem

▸ Definition.

19.5.1 Allergisches Kontaktekzem

▸ Definition. Beim **allergischen Kontaktezem** handelt es sich um eine, meist durch niedermolekulare Substanzen ausgelöste Entzündungsreaktion der Haut, v. a. der Epidermis, nach vorangegangener immunologischer Sensibilisierung. Die **fotoallergische Reaktion** ist eine Variante des allergischen Kontaktekzems, bei der es sich ebenfalls um eine Typ-IV-Reaktion handelt, das Allergen aber erst durch UV-Licht aktiviert wird.

Epidemiologie: Die Prävalenz des allergischen Kontaktekzems liegt bei 2,5–10 %. Es gehört zu den häufigsten **Berufskrankheiten**. Etwa 1–2 % der Typ-IV-Reaktionen sind fotoallergisch.

Epidemiologie: Das allergische Kontaktekzem hat eine Prävalenz von 2,5–10 %, in manchen Subgruppen liegt die Prävalenz jedoch deutlich höher. Bei Kindern sind allergische Kontaktekzeme sehr selten, sie nehmen im Laufe des Lebens mit Dauer und Intensität der lokalen Allergenexposition zu. Das allergische Kontaktekzem gehört außerdem zu den häufigsten **Berufskrankheiten** in Deutschland.
Etwa 1–2 % der Typ-IV-Reaktionen sind fotoallergisch.

Ätiologie: Häufige Allergene des allergischen Kontaktekzems sind **Nickel**, **Duftstoffe**, Konservierungsstoffe in Kosmetika und andere.

Ätiologie: Die Hitliste der häufigsten Kontaktallergene wird seit Jahren von **Nickel** angeführt. Weitere häufige Kontaktallergene sind **Duftstoffe**, Konservierungsstoffe und andere Bestandteile von Kosmetika und Cremes, Klebstoffe (Acrylate), externe Medikamente und Pflanzen.
Die Disposition, ein Kontaktekzem zu entwickeln, wird durch verschiedene Faktoren gefördert, z. B. durch eine verminderte Hautbarriere bei einem chronischen Ekzem anderer Ätiologie oder eine gestörte Barriere beim Ulcus cruris. Auch die Art des Kontakts spielt eine Rolle (Okklusion).

Fotosensibilisierende Substanzen, die zu einer fotoallergischen Reaktion führen können, sind u. a. Duftstoffe (z. B. Moschus), chemische Filter in Sonnenschutzpräparaten (z. B. Para-Aminobenzoesäure-Derivate), Konservierungsstoffe und systemische Medikamente (z. B. Chlorpromazin, Hydrochlorothiazid, Benzodiazepine).

Pathogenese: Es handelt sich beim **allergischen Kontaktekzem** um eine T-Zell-vermittelte immunpathologische Reaktion, die in 2 Phasen abläuft:
1. Sensibilisierungsphase: Kontaktallergene sind kleine, sehr reaktionsfreudige Moleküle (**Haptene**), die erst nach Bindung an ein Protein zum Vollantigen werden. Die Allergene durchdringen bei Erstkontakt die Haut und werden durch epidermale Langerhans-Zellen oder dermale dendritische Zellen aufgenommen und prozessiert. Die allergenbeladenen Zellen wandern in die regionalen Lymphknoten, wo der Komplex von naiven T-Zellen mit passendem T-Zell-Rezeptor erkannt wird. Durch die Interaktion verschiedener proinflammatorischer Interleukine (IL-1β, nachfolgend TNF-α, INF-γ u. a.) entstehen allergenspezifische TH1- ($CD4^+$) und zytotoxische ($CD8^+$) Zellklone, die sich über das Blut und mithilfe von Adhäsionsmolekülen vor allem in der Haut am Ort des Allergenkontakts anreichern. Damit besitzen diese Zellen eine „Memory"-Funktion, die bei erneutem Allergenkontakt schnell zu einer Reaktion führt.
2. Auslöse- oder Effektorphase: Bei erneutem Allergenkontakt treffen die antigenpräsentierenden Zellen auf eine hohe Zahl antigenspezifischer TH1-Memory-Zellen. Es kommt zur Proliferation und Zytokinausschüttung (IL-1, IL-2, IFN-γ) und weitere Entzündungszellen (T-Zellen, Neutrophile und Basophile) werden angelockt. Durch diese Reaktion entsteht klinisch das Kontaktekzem. Heute weiß man, dass T-Zell-abhängige Immunantworten **genetisch** kontrolliert werden; die für das HLA-System verantwortlichen Gene liegen auf dem kurzen Arm von **Chromosom 6**.
Manche Substanzen werden erst nach Aktivierung durch UV-Licht zu einem Allergen und lösen dann ein **fotoallergisches Kontaktekzem** in lichtexponierten Arealen aus. Meist liegt der Spektralbereich des Lichts, der eine Fotosensibilisierung induzieren kann, im UV-A-Bereich. Das aktivierte Allergen (in der Regel ein kleinmolekulares Hapten) geht unter dem Einfluss des Lichts eine chemische Reaktion mit Trägerproteinen ein und es entsteht das vollwertige Allergen (Abb. **19.7**).

Klinik: Das akute Ekzem entwickelt sich an der Körperstelle, die mit dem Kontaktallergen in Berührung kommt, wobei das Reaktionsmaximum nach 18–48 h auftritt. Das **akute** Stadium ist exsudativ und zeigt Erythem, Ödem, Bläschen und Papeln, die entweder auf den Ort des einwirkenden Allergens beschränkt sind oder bei sehr heftiger Reaktion in die Umgebung streuen können (Abb. **19.8a**, Abb. **19.8c**). Bei längerem Bestehen und Übergang in den **chronischen** Zustand wandelt sich das klinische Bild in ein mehr infiltratives Stadium mit Schuppen, Krusten, Lichenifikation, Hyperkeratosen und Rhagaden um (Abb. **19.8b**).
Die Lokalisation der Ekzeme gibt oft einen wichtigen Hinweis auf das ursächlich einwirkende Allergen (Tab. **19.5**).

19.7 Ablauf der fotoallergischen Reaktion

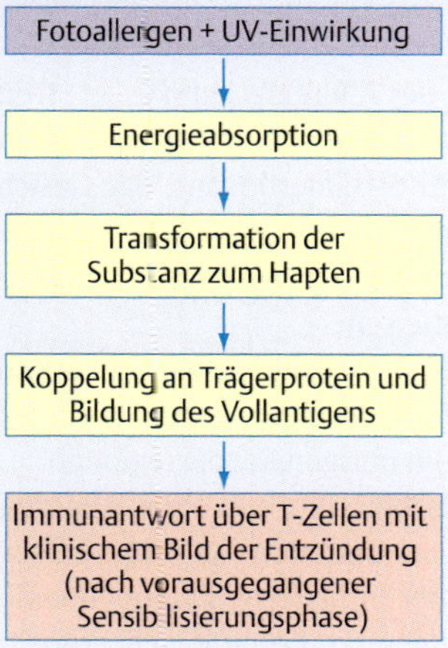

Fotosensibilisierende Substanzen sind u. a. Duftstoffe, chemische Filter in Sonnenschutzpräparaten, Konservierungsstoffe und systemische Medikamente.

Pathogenese: Beim **allergischen Kontaktekzem** läuft die T-Zell-vermittelte Reaktion in 2 Phasen ab:

1. Sensibilisierungsphase:
- Antigenbildung durch Hapten-Protein-Koppelung
- Antigenpräsentation durch dendritische Zellen oder Langerhans-Zellen
- Proliferation sensibilisierter T-Lymphozyten

2. Auslöse- oder Effektorphase:
- Sekretion von Zytokinen (INF-γ) durch sensibilisierte T-Lymphozyten
- Nach erneutem Antigenkontakt Anlockung von Entzündungszellen

T-Zell-abhängige Immunantworten werden **genetisch** kontrolliert.

Manche Substanzen werden erst nach Aktivierung durch UV-Licht zu einem Allergen und lösen dann ein **fotoallergisches Kontaktekzem** in lichtexponierten Arealen aus.

Klinik: Das **akute** Ekzem ist gekennzeichnet durch Erythem, Ödem und Papulovesikel (Abb. **19.8a**, Abb. **19.8c**), das **chronische** allergische Kontaktekzem durch Hyperkeratosen, Lichenifikation und Rhagaden (Abb. **19.8b**).
Die Lokalisation der Ekzeme kann Hinweise auf das auslösende Allergen geben (Tab. **19.5**).

19.7

19.8 Allergisches Kontaktekzem

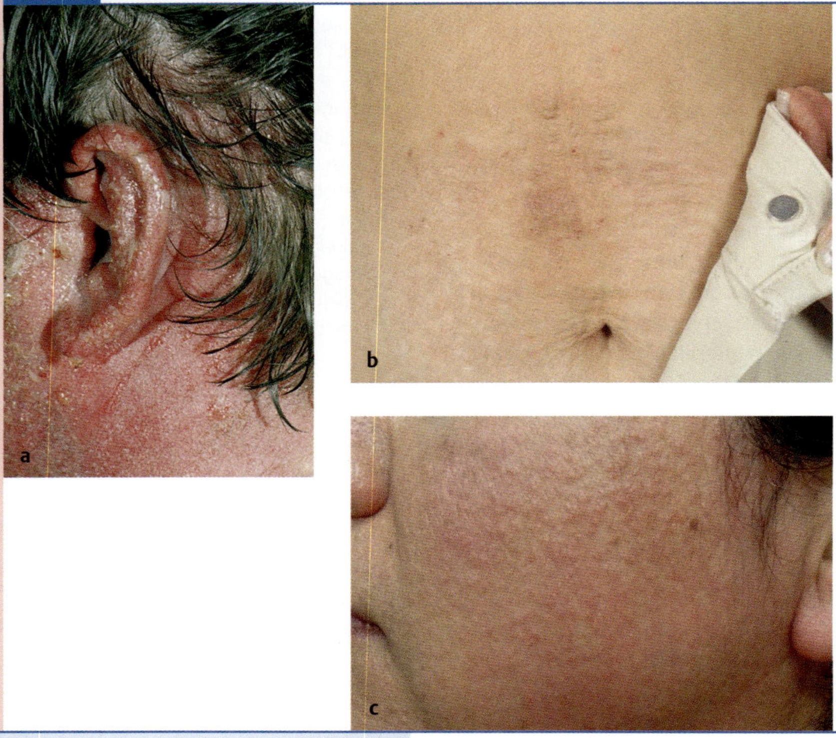

a Akut nässendes allergisches Kontaktekzem des Ohres durch antibiotikahaltige Ohrentropfen.
b Chronisches allergisches Kontaktekzem auf Nickel mit Papeln und Schuppung.
c Konfluierende Papeln im Gesicht nach Anwendung einer neuen Gesichtscreme. mit Papeln und Schuppung.

19.5 Typische Ekzemlokalisationen und auslösende Allergene (Auswahl)

Lokalisation	Allergen
Kapillitium	Haarfärbemittel
Gesicht	Augentropfen, Kosmetika (Mascara, Lidschatten), Parfüm (Duftstoffe)
Hals	Schmuck (**Nickel**), Parfüm (Duftstoffe)
Axillen	Deodorants (Duftstoffe)
Hände	Schmuck (**Nickel**), Gummi (aus Handschuhen), berufliche Kontaktstoffe (Desinfektionsmittel, Pflanzen, Baustoffe, Klebstoffe) etc.
Beine, Unterschenkel	Textilien, Inhaltsstoffe von Externa (Grundlagen- und Wirkstoffe) v. a. bei Ulkustherapie
Füße	Inhaltsstoffe von Lederwaren (Azofarbstoffe, sonstige Textilfarbstoffe, Gummi, Chromatsalze), Antimykotika

► Merke.

► Merke. In Abhängigkeit von individuellen (z. B. Hautbarriere) und genetischen Faktoren, der allergenen Potenz des Kontaktstoffes und chemisch-physikalischen Faktoren (Einwirkungszeit, Löslichkeit) führt das allergische Kontaktekzem nicht nur zu lokalen Reaktionen, sondern auch zu Umgebungsreaktionen und zu weiter entfernten **Streureaktionen**. Auch die fotoallergische Reaktion kann in nicht lichtexponierte Regionen streuen.

- **hämatogenes Kontaktekzem** durch hämatogene Verschleppung oder systemische Aufnahme des Allergens
- **aerogenes Kontaktekzem** durch Stäube
- **fotoallergisches Kontaktekzem** durch Einfluss von UV-Licht

Durch lymphogene oder hämatogene Verschleppung des Allergens kann es zu Streuherden weit entfernt vom ursprünglichen Kontaktort kommen (hämatogen streuendes allergisches Kontaktekzem). Prädilektionsorte für Streuherde sind das Gesicht (Periorbitalregion) und die Streckseiten der Oberarme. In seltenen Fällen kann ein **hämatogenes Kontaktekzem** durch systemische Aufnahme des Allergens entstehen. Auslöser können hierbei Arzneimittel oder Aromastoffe sein.

Stäube oder flüchtige Substanzen (Epoxidharze, Pflanzen) können **aerogene Kontaktekzeme** an exponierten Stellen auslösen, vor allem im Gesicht, das auf geringere Allergenkonzentrationen empfindlicher reagiert als die übrigen Körperregionen.

Manche Betroffene entwickeln unter **chronischem** Einfluss eines Allergens in Verbindung mit UV-Licht eine **persistierende Lichtreaktion** (Abb. **19.9**), die mit Brennen, Jucken und schuppenden Plaques einhergeht und im Verlauf in ein **aktinisches Retikuloid** münden kann.

Bei manchen Betroffenen entwickelt sich bei **chronischem** Einfluss eines Allergens in Verbindung mit UV-Licht eine sog. **persistierende Lichtreaktion** (Abb. **19.9**). Dabei besteht meist Juckreiz oder Brennen und man sieht dick infiltrierte, schuppende flächenhafte Plaques. Die Lichtempfindlichkeit ist herabgesetzt. Erneute Lichtexposition führt hier auch ohne Fotoallergen zur Verschlechterung. Im weiteren Verlauf kann ein aktinisches Retikuloid (S. 388) entstehen.

19.9 Persistierende Lichtreaktion

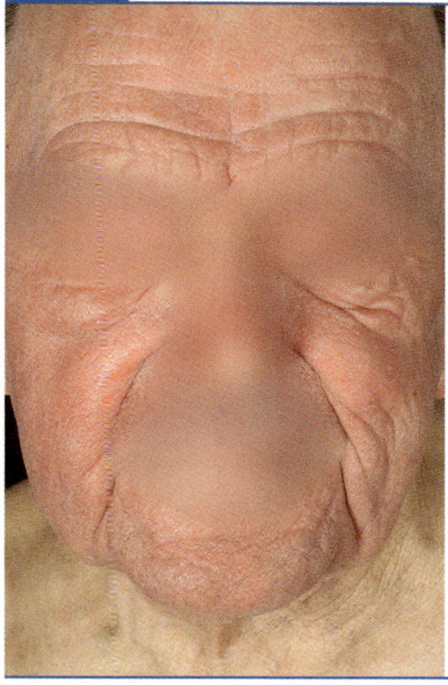

Im Bereich der lichtexponierten Areale flächige Rötung mit Infiltration, Nässen, im weiteren Verlauf Schuppung und Lichenifikation.

19.9

Diagnostik: In einer **detaillierten Anamnese** werden Angaben zu Auftreten, Verlauf und möglichen Einflussfaktoren der Hauterkrankung erfasst. Von Interesse sind dabei Angaben zu Beruf, Hobbies, Kosmetika und Kontaktstoffen des täglichen Lebens. Oftmals weist die Lokalisation der Ekzeme auf mögliche Auslöser hin, sodass hier gezielt nachgefragt werden kann (Tab. **19.5**).

Diagnostik: detaillierte **Anamnese**; oftmals weist die Lokalisation der Ekzeme auf den Auslöser hin (Tab. **19.5**).

Der **Epikutantest** (Läppchentest, Patch-Test, Abb. **19.10**) ist das Standardverfahren zur Diagnostik des **allergischen Kontaktekzems**. Dabei wird das **Allergen** in geeigneter Verdünnung und Grundlage für (24–)48 h auf den Rücken **aufgeklebt**; nach 48 und 72 h erfolgt die Ablesung, bei manchen Substanzen ist zusätzlich eine Spätablesung nach 1 Woche sinnvoll. Bei einer positiven Reaktion entsteht ein **kleines Ekzem** mit Erythem, Papeln und Bläschen bis hin zu konfluierenden Bläschen.
Es ist üblich, routinemäßig eine Standardreihe mit den häufigsten Allergenen zu testen, dazu kommen je nach Anamnese weitere standardisierte Reihen oder eigene Substanzen. Positive Ergebnisse müssen zur Anamnese in Beziehung gesetzt werden, um zwischen einer Sensibilisierung ohne klinische Relevanz und einer echten Allergie zu unterscheiden. Bei Nachweis einer Allergie wird ein Allergieausweis ausgestellt.
Kontraindikationen für einen Epikutantest sind u. a. akute Ekzeme, Einnahme immunsuppressiver Medikamente und UV-Exposition am Rücken.

Der **Epikutantest** ist der Standardtest beim **allergischen Kontaktekzem** (Abb. **19.10**).

Bei Verdacht auf **ein fotoallergisches Kontaktekzem** wird zur weiteren Diagnostik ein **belichteter Epikutantest** (**Foto-Patch-Test**, Abb. **19.11**) durchgeführt. Dabei werden die Testsubstanzen doppelt aufgeklebt und eine Seite nach 24 Stunden mit UV belichtet.

Zur Sicherung der Diagnose bei V. a. ein **fotoallergisches Kontaktekzem** wird der **Foto-Patch-Test** (Abb. **19.11**) durchgeführt.

19.10 Epikutantestung (Patch-Test)

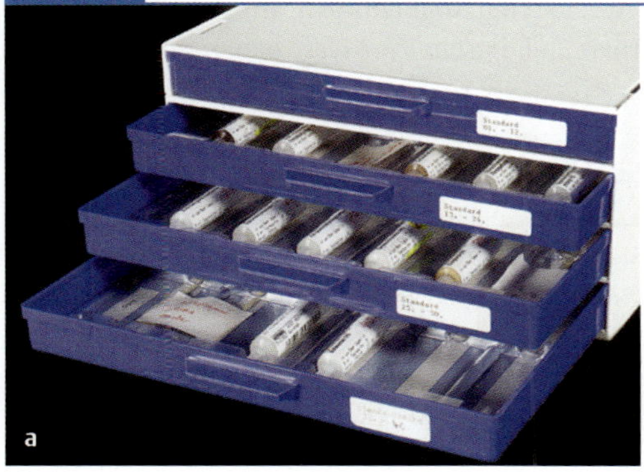

a

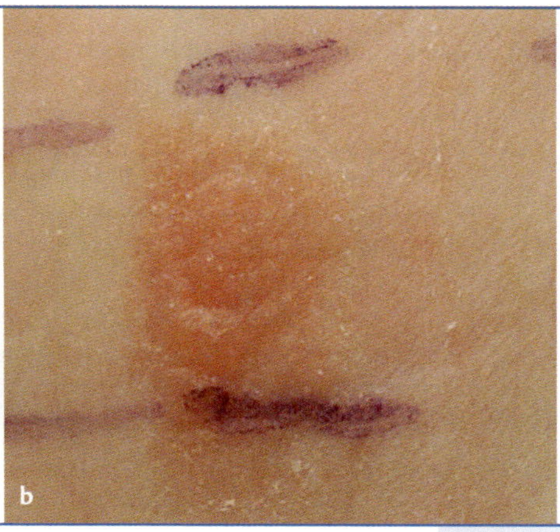

b

a Die Testsubstanzen werden in standardisierten Konzentrationen mittels spezieller Testpflaster auf die gesunde Rückenhaut aufgeklebt und 48 h belassen. *Quelle: E.G. Jung, Heidelberg*

b 3-fach positive Reaktion mit Rötung, Infiltration und konfluierenden Bläschen.

19.11 Foto-Patch-Test

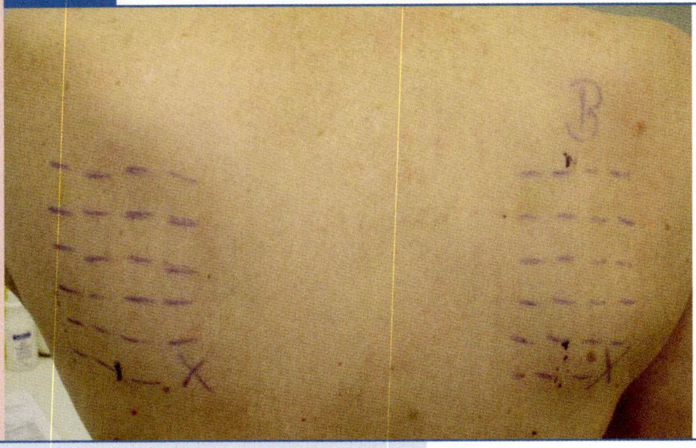

Doppelt aufgeklebter Epikutantest, rechts wurde mit UV-A belichtet. Nach 24 h noch negative Reaktion.

▸ Merke.

▸ Merke. Hat sich eine positive Reaktion auf einen **Berufsstoff** ergeben, so ist der Arzt/die Ärztin verpflichtet, die zuständige Berufsgenossenschaft darüber zu informieren (Hautarztbericht/Anzeige Berufskrankheit). Schon der begründete Verdacht ist **meldepflichtig**. Eine gewerbedermatologische Begutachtung hat dann zu klären, ob durch spezielle Maßnahmen ein Verbleiben im Beruf möglich oder eine Berufsaufgabe unumgänglich ist.

Differenzialdiagnose: Die Abgrenzung vom **toxischen Kontaktekzem** kann schwierig sein. Bei Hand- und Fußekzemen muss immer eine **Mykose** ausgeschlossen werden.

Differenzialdiagnose: Die Abgrenzung von **toxischen Kontaktekzemen** (akut toxisch oder subtoxisch-kumulativ) kann schwierig sein. Das klinische Bild bietet hierbei oftmals kein sicheres Unterscheidungsmerkmal. Ein akut toxisches Geschehen zeigt sich allerdings eher lokalisiert und scharf begrenzt; Streueffekte fehlen. **Mykosen**, insbesondere an Händen und Füßen, lassen sich durch entsprechende native und kulturelle Diagnostik ausschließen. Ein **atopisches Handekzem** unter Berücksichtigung weiterer Atopiekriterien muss ebenfalls differenzialdiagnostisch abgegrenzt werden. Das seborrhoische und das nummuläre Ekzem sind durch Lokalisation und typische Morphe zu unterscheiden.

Therapie: symptomatische Therapie des akuten **allergischen Kontaktekzems** mit lokalen **Glukokortikoiden**. Die Grundlage des Externums muss dem Hautzustand angepasst werden.

Für langfristigen Erfolg muss das **Allergen ermittelt** und **gemieden** werden.
Bei **fotoallergischen Reaktionen** muss zusätzlich geeigneter UV-Schutz betrieben werden.

Bei berufsbedingter Allergie müssen Maßnahmen am Arbeitsplatz ergriffen werden.

Therapie: Zur **symptomatischen** Therapie des **akuten allergischen Kontaktekzems** werden feuchte Umschläge und **glukokortikoidhaltige** Lotionen, Emulsionen oder wasserreiche Cremes eingesetzt. Im chronischen Zustand werden fettere Grundlagen wie Cremesalben oder Salben eingesetzt. Zusätzlich bieten sich auch Gerbstoffe und Teerpräparate an.
Für den langfristigen Therapieerfolg ist es unerlässlich, das ursächliche **Allergen zu ermitteln** und konsequent zu **vermeiden**.
Bei **fotoallergischen Reaktionen** muss zusätzlich geeigneter UV-Schutz betrieben werden. Langfristige Ziele sind die dauerhafte Stabilisierung des Hautbefundes und Wiederherstellung der gestörten Hautbarriere. Eine Sensibilisierung bleibt lebenslang bestehen, eine Hyposensibilisierung wie bei Typ-I-Allergien gibt es nicht.
Bei nachgewiesener berufsrelevanter Allergie sollte durch technische/organisatorische sowie geeignete Haut- und Arbeitsschutzmaßnahmen am Arbeitsplatz eine strikte Allergenkarenz erreicht werden. Auf diesem Weg lässt sich oft langfristig die Arbeitsfähigkeit erhalten.

19.6 Arzneimittelreaktionen

19.6 Arzneimittelreaktionen

▸ Definition.

▸ Definition. Eine **u**nerwünschte **A**rzneimittel**w**irkung (**UAW**) ist eine unbeabsichtigte und potenziell schädigende Reaktion auf ein Arzneimittel, das in der üblichen Dosis eingesetzt wird. Sie kann sich an fast allen Organen manifestieren, am häufigsten an der **Haut**, dem **Magen-Darm-Trakt** sowie am **Zentralnervensystem**.

Epidemiologie: Etwa 5 % der stationären Behandlungen sind durch UAW bedingt, 1–3 % verlaufen letal.

Epidemiologie: Unerwünschte Arzneimittelreaktionen an der Haut sind häufig, jedoch gibt es keine exakten Zahlen. Es gibt flüchtige Reaktionen, die keinem Arzt vorgestellt werden, und auf der anderen Seite falsch positive Reaktionen. Im ambulanten Bereich werden UAW mit 2–40 % angegeben. Für den stationären Bereich gilt, dass ca. 5 % der stationären Aufnahmen durch UAW bedingt sind, ca. 10–25 % der im

Krankenhaus behandelten Patient*innen erleiden eine UAW, davon 10–15 % an der Haut, 1–3 % verlaufen letal.

► Merke. An der Haut sind **Exantheme** die häufigste Reaktion (ca. 40 %), gefolgt von **Urtikaria** (30 %).

► Merke.

Ätiologie und Pathogenese: Die Pathomechanismen sind vielfältig, wobei nur ein kleiner Teil der Reaktionen **immunologisch** (allergisch, siehe auch Tab. **19.1**) ist, **nicht immunologische** Pathomechanismen überwiegen:

- direkte Mediatorfreisetzung oder Komplementaktivierung durch z. B. Röntgenkontrastmittel, Antibiotika, Muskelrelaxanzien, Lokalanästhetika (S. 174) u. a.
- Modifizierung **vorbestehender Hauterkrankungen** (z. B. Verschlechterung einer Psoriasis durch Betablocker)
- Enzyminhibition (z. B. Angioödem durch Hemmung des Bradykininabbaus unter ACE-Hemmern)

Daneben kann es auch durch eine relative (bei Leber- oder Niereninsuffizienz) oder absolute **Überdosierung** sowie durch Arzneimittelinteraktionen zu Hautreaktionen kommen.

Ätiologie und Pathogenese: vielfältige Pathomechanismen; **immunologisch** bedingte allergische Reaktionen (Tab. **19.1**) und **nicht immunologische** Reaktionen.

Risikofaktoren, die das Auftreten einer UAW begünstigen, sind Alter, Geschlecht, der Arzneimittelmetabolismus und Grunderkrankungen (renale, hepatische Einschränkungen). Bei manchen Autoimmunerkrankungen, lymphoproliferativen Erkrankungen und viralen Infekten (HIV, EBV, CMV, HHV-6) ist häufiger mit Exanthemen zu rechnen.

Risikofaktoren sind: Alter, Geschlecht, Arzneimittelmetabolismus, Grunderkrankungen.

Diagnostik: Im Vordergrund steht die ausführliche, oft detektivische **Anamnese**. Zu erfassen sind:

- alle infrage kommenden Medikamente
- andere potenzielle Auslöser (Nahrungsmittel/Additiva, körperliche Anstrengung, psychische Belastungssituationen)
- bakterielle oder virale Grunderkrankungen

Diagnostik: ausführliche Anamnese, Begleitumstände beachten.

Nach Abheilung der Hautveränderungen (frühestens nach ca. 3 Wochen) können **Hauttestungen** durchgeführt werden, am besten innerhalb von 6 Monaten. Je nach Reaktionstyp und klinischem Verlauf werden Prick-, Scratch-, Intrakutan- (S. 179) und auch Epikutantestungen (S. 191) durchgeführt. Negative Tests, mit Ausnahme der Provokation, sind wenig aussagekräftig, da häufig nicht immunologische Intoleranzreaktionen vorliegen.

Hauttestung frühestens 3 Wochen nach Abklingen der Hautveränderungen. Die Testmethode richtet sich nach dem klinischen Reaktionstyp.

Die **In-vitro-Diagnostik** von Arzneimittelunverträglichkeiten bietet nur ein geringes Spektrum an. Antigene der meisten Arzneimittel sind nicht bekannt, selten bilden sich spezifische IgE-Antikörper.

Nur wenige Substanzen können mit **In-vitro-Verfahren** überprüft werden.

Zur abschließenden Diagnostik ist häufig eine **orale Provokationstestung** erforderlich, die in der Regel unter stationärer Überwachung erfolgt. Sie dient entweder der Überprüfung eines Arzneimittels, wenn die Anamnese nicht eindeutig ist, oder der Suche nach Ausweichpräparaten (z. B. bei Analgetika).

Zur weiteren Diagnostik kann eine **orale Provokation** erfolgen.

19.6.1 Arzneimittelexantheme

19.6.1 Arzneimittelexantheme

► Definition. Arzneimittelexantheme sind die häufigste kutane Nebenwirkung von Medikamenten und treten in der Regel ab der 2. Behandlungswoche auf. Morphologisch sind sie sehr vielgestaltig.

► Definition.

Epidemiologie: Makulöse und makulopapulöse Arzneimittelexantheme machen einen Anteil von ca. 40 % aller kutanen Nebenwirkungen aus. Fast alle Medikamente, die regelmäßig verschrieben werden, können Exantheme auslösen. Besonders häufig finden sich Exantheme nach Penicillinen, Carbamazepin, Goldsalzen, Allopurinol, Cephalosporinen, Sulfonamiden und nichtsteroidalen Analgetika.

Epidemiologie: Arzneimittelexantheme sind die häufigste kutane Nebenwirkung an der Haut.

Ätiologie und Pathogenese: Sie ist noch nicht endgültig geklärt, es finden sich aber Hinweise für eine T-Zell-vermittelte Spättypreaktion.

Ätiologie und Pathogenese: nicht endgültig geklärt, evtl. T-Zell-Reaktion.

19.12 Kleinfleckige Arzneimittelexantheme

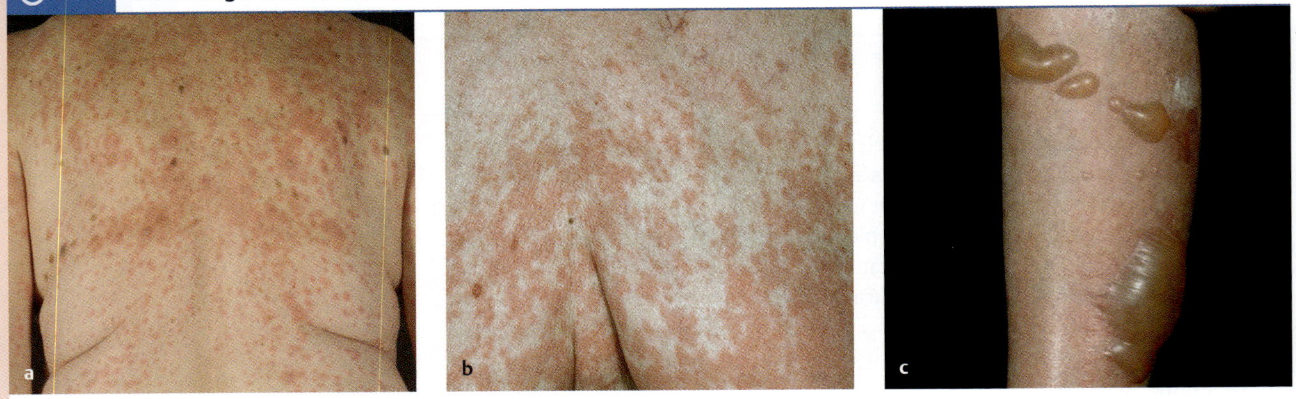

a Makulopapulöses Arzneimittelexanthem (Rücken).
b Makulopapulöses Arzneimittelexanthem (Ausschnitt vom Dekolleté).
c Bullöses Arzneimittelexanthem (Unterschenkel).

Klinik: Arzneimittelexantheme sind morphologisch sehr **vielgestaltig** (Abb. **19.12**), am häufigsten **makulopapulös** und treten **symmetrisch** auf. Sie beginnen i. d. R. ab der 2. Behandlungswoche am **Rumpf** und gehen dann auf die Extremitäten über. Meist besteht **Juckreiz**.

Klinik: Meistens findet sich im Anfangsstadium eher ein makulopapulöses (Abb. **19.12**), später ein makulöses Bild. Andere Formen sind seltener. Arzneimittelexantheme sind morphologisch sehr **vielgestaltig**, abhängig von Größe, Gestalt und Farbe der Flecken:

- **makulopapulös** (skarlatiniform, morbilliform, rubeoliform [häufigste Form], großfleckig)
- makulourtikariell
- erythematovesikulös, -bullös, -hämorrhagisch
- akneiform, nodös, lichenoid

Ein Rückschluss auf das auslösende Medikament ist durch die Form aber nicht möglich. Sie sind **symmetrisch**, entstehen meistens am **Rumpf** und gehen dann auf die Extremitäten über. Das Gesicht kann ausgespart bleiben, es kann aber auch eine diffuse Gesichtsschwellung auftreten. Eine Beteiligung der Mundschleimhaut ist möglich (Enanthem). Meist besteht **Juckreiz**.

Prinzipiell können die Exantheme zu jedem Zeitpunkt innerhalb der ersten 8 Wochen nach Medikamentenstart entstehen, am häufigsten ab der 2. Behandlungswoche. Ein Auftreten ist auch noch nach Absetzen des Medikaments möglich (z. B. 8 Tage nach Start eines Antibiotikums, das für 6 Tage gegeben wurde). Eine erneute Exposition führt schneller zum Auftreten eines Exanthems.

Differenzialdiagnose: Virusexantheme, Ampicillin-Exanthem bei infektiöser Mononukleose.

Differenzialdiagnose: Spezifische und unspezifische Virusexantheme können sehr ähnlich aussehen (hier ist die Anamnese wichtig). Eine weitere Differenzialdiagnose und Sonderform der Arzneimittelexantheme ist das Ampicillin-Exanthem bei infektiöser Mononukleose.

► Exkurs.

► Exkurs. **Ampicillin-Exanthem**

Eine Sonderform der Arneimittelexantheme stellt das durch **Ampicillin** ausgelöste Exanthem bei Patient*innen mit **infektiöser Mononukleose** (Epstein-Barr-Virus) dar. Es handelt sich wahrscheinlich nicht um eine Allergie, sondern um eine unspezifische B-Zell-Stimulierung im Sinne eines toxischen Effekts durch das Zusammenwirken von Infekt und Medikament. Dies bedeutet, dass Ampicillin zu einem späteren Zeitpunkt bei einer anderen Erkrankung wieder gegeben werden darf (es besteht keine Penicillinallergie!).

Da bei Patient*innen mit einer Epstein-Barr-Virus-Infektion die Gabe von Ampicillin in nahezu 100 % zum Auftreten eines Exanthems führt, ist es bei diesem Krankheitsbild kontraindiziert. Zu berücksichtigen ist, dass sich trotz **Absetzen von Ampicillin** das klinische Bild vorübergehend erst noch verschlimmern kann, bevor es selbstlimitiert zum Stillstand kommt. Orale Glukokortikoide sind entbehrlich.

Therapie: Das **Absetzen des Medikaments** ist vorrangig. Äußerlich juckreizstillende Maßnahmen, ggf. orale Glukokortikoide.

Therapie: Am wichtigsten ist es, das auslösende **Medikament** zu erkennen und **abzusetzen**. Als juckreizstillende Maßnahme können z. B. polidocanolhaltige Präparate oder eine Zinkschüttelmixtur (Lotio alba) eingesetzt werden. In ausgedehnten Fällen ist eine kurzzeitige orale Glukokortikoidgabe erforderlich.

19.13 Fixes Arzneimittelexanthem

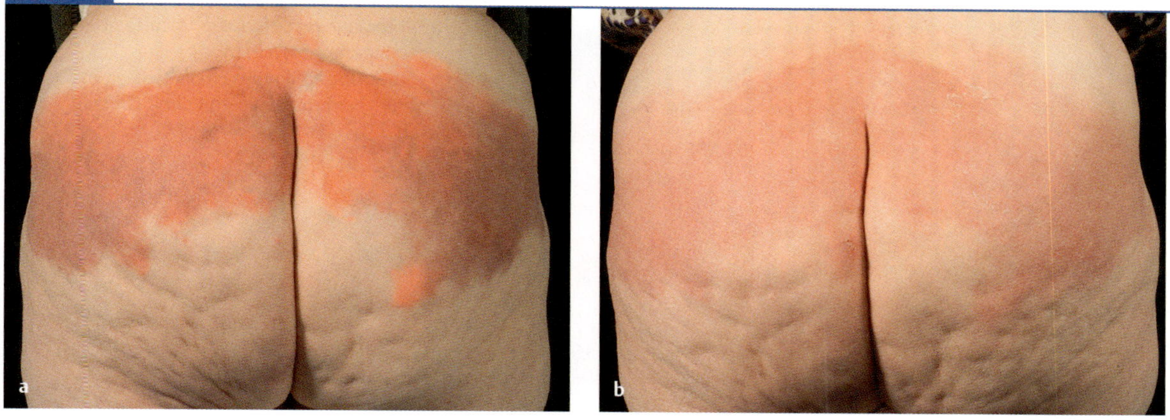

Scharf begrenztes, flächiges, bräunlich-rotes fixes Arzneimittelexanthem am Gesäß.
a In akuter Phase.
b Nach 3 Wochen.

19.6.2 Fixes Arzneimittelexanthem

► **Definition.** Es handelt sich um eine Arzneimittelreaktion, die bei wiederholter Zufuhr des auslösenden Medikaments immer an gleicher Stelle auftritt. Typisch sind eine oder mehrere scharf begrenzte livid-erythematöse Makulä.

Ätiologie und Pathogenese: Fixe Arzneimittelexantheme können durch eine Vielzahl von Medikamenten ausgelöst werden, z. B. Sulfonamide, Tetracycline, Barbiturate, Carbamazepin, Azetylsalizylsäure und andere NSAR. Pathogenetisch ist aufgrund von Hauttestergebnissen und histologischen Untersuchungen eine **T-Zell-vermittelte** Reaktion mit Nachweis von $CD8^+$-T-Zellen in aktiven Herden wahrscheinlich.

Klinik: Es tritt ein meist solitärer, wenige Millimeter bis mehrere Zentimeter großer, scharf begrenzter, livid-roter, z. T. auch ödematöser Fleck auf. Dieser kann zentral eine Vesikel oder Bulla aufweisen. Juckreiz besteht meistens nicht, es kommt gelegentlich zu Brennen. Die Herde können monatelang bestehen bleiben. Nach erneuter Zufuhr des auslösenden Medikaments kommt es typischerweise innerhalb weniger Stunden zu **Rezidiven an gleicher („fixer") Lokalisation**. Die Abheilung erfolgt unter Zurücklassung einer bräunlichen Hyperpigmentierung, die jahrelang persistieren kann (Abb. **19.13**). Bevorzugt befallen sind Extremitäten, Handflächen und Fußsohlen, Genitale und Mundschleimhaut.

Diagnostik: Aufgrund der pathognomonischen Morphe ist die Diagnose relativ einfach zu stellen. Die **Epikutantestung** des Medikaments erfolgt nach Abheilung im ehemaligen Herd. Im positiven Fall kommt es dort zur Aufflammreaktion.

Therapie: Im Vordergrund steht die konsequente **Meidung des Auslösers**. Bei Bedarf können lokale Glukokortikoide eingesetzt werden, um die Abheilung zu beschleunigen.

19.6.2 Fixes Arzneimittelexanthem

► Definition.

Ätiologie und Pathogenese: Eine Vielzahl an Medikamenten kommt in Betracht. Pathogenetisch besteht wahrscheinlich eine **T-Zell-vermittelte** Reaktion.

Klinik: meist solitäre, münzgroße, scharf begrenzte, livid-rote Flecken mit zentraler Vesikel oder Bulla. Nach Abheilung bestehen oft persistierende Hyperpigmentierungen (Abb. **19.13**).

Diagnostik: Sie ist relativ einfach, wenn an das Krankheitsbild gedacht wird. Der **Epikutantest** im Herd kann eine Aufflammreaktion hervorrufen.
Therapie: konsequente **Meidung des Auslösers**; bei Bedarf lokale Glukokortikoide.

19.6.3 Purpura pigmentosa progressiva

► **Synonym.** progressive Pigmentpurpura, Morbus Schamberg

► **Definition.** Feinste Punktblutungen mit sekundären Hämosiderinablagerungen kennzeichnen diese schubweise, vor allem an den Unterschenkeln auftretende Dermatose.

Epidemiologie: Es handelt sich um eine relativ häufige Erkrankung, die überwiegend bei älteren Männern auftritt.

19.6.3 Purpura pigmentosa progressiva

► Synonym.

► Definition.

Epidemiologie: relativ häufig, überwiegend bei älteren Männern.

19.14 **Purpura pigmentosa progressiva**

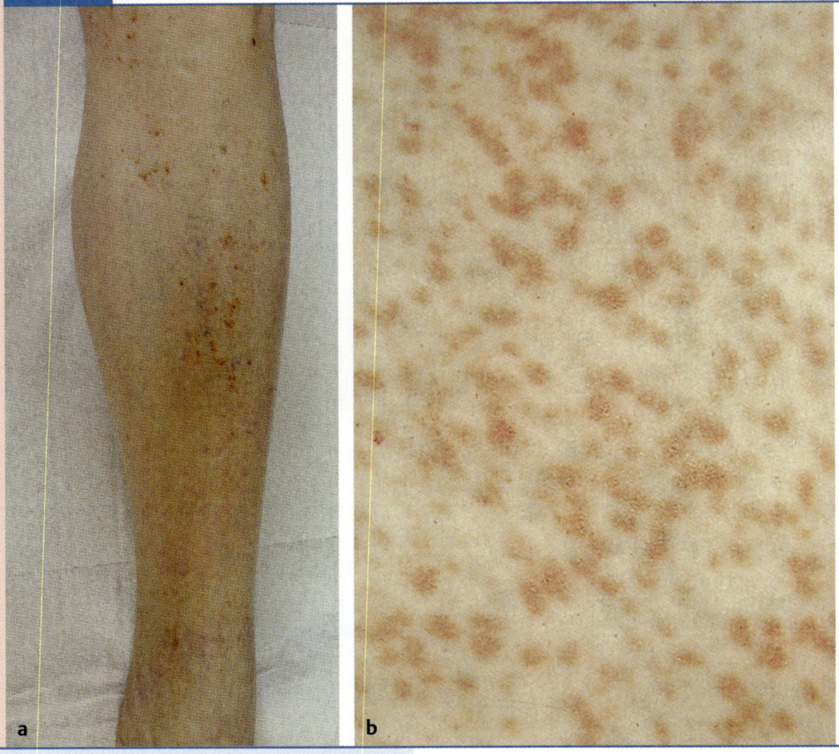

a Rotbraune punktförmige Maculae an den Unterschenkeln.
b Stecknadelkopfgroße Effloreszenzen mit typischem rostbraunem Kolorit (Detail).

Ätiologie und Pathogenese: oberflächliche lymphozytäre Vaskulitis, möglicherweise ausgelöst durch **Typ-IV-Reaktion**. Oft wird keine Ursache gefunden.

Ätiologie und Pathogenese: Es liegt eine chronische oberflächliche lymphozytäre Vaskulitis vor. Als Ursache wird eine **allergische Reaktion vom Spättyp** (Typ IV) diskutiert. Verschiedene Medikamente, insbesondere sedierend wirkende Substanzen (Benzodiazepine, Barbiturate), außerdem Nahrungsmittel, Zusatzstoffe oder Kontaktstoffe (Textilfarbstoffe) kommen als Auslöser in Betracht. Oft bleibt die Genese aber unklar.

Klinik: Feinste **Punktblutungen** mit sekundärer **Hämosiderose** ergeben das charakteristische rostbraune Kolorit der progressiven Pigmentpurpura (Abb. **19.14**).

Klinik: An den Unterschenkeln beginnend entstehen umschriebene, verschieden große Flecken, die zunächst durch **punktförmige Einblutungen** hellrot erscheinen und im weiteren Verlauf durch **Hämosiderinablagerungen** ockergelb bis dunkelbraun werden (Abb. **19.14**). Das fleckig gestreute Aussehen vermittelt einen cayennepfefferartigen Aspekt.

Diagnostik und Differenzialdiagnose: Abgrenzung von Gerinnungsstörung und Stauungsdermatitis.

Diagnostik und Differenzialdiagnose: Differenzialdiagnostisch muss an andere Purpuraformen gedacht werden, vor allem an eine Gerinnungsstörung, eine Vaskulitis oder eine Purpura bei chronischer venöser Insuffizienz (Purpura jaune d'ocre, Stauungsdermatitis). Bei klinisch nicht eindeutigem Befund kann eine Histologie entnommen werden. Hierbei finden sich extravasal liegende Erythrozyten und Siderophagen.

Therapie: auslösendes Agens eliminieren. Die Abheilung dauert oft Wochen, Schübe sind möglich. Bei starker Ausdehnung **PUVA-Therapie**; an den Beinen Kompressionstherapie und lokale **Glukokortikoide**.

Therapie: Im Vordergrund stehen nach Möglichkeit die Ermittlung und **Elimination des auslösenden Agens**. Dies ist allerdings selten möglich. Oft dauert es Wochen bis zur definitiven Abheilung. Eine zufällige erneute Gabe des Auslösers führt zu einem Schub, der wochenlang andauern kann. Bei starker Ausdehnung mit Ausbreitung auf den Stamm kann ggf. eine **PUVA-Therapie** helfen. Bei Lokalisation an den Beinen sind Kompressionsverbände, lokal mäßig starke **Glukokortikoide** (Klasse II) und eine blande Therapie mit z. B. harnstoffhaltigen Präparaten indiziert.

19.6.4 Erythema nodosum

19.6.4 Erythema nodosum

► Synonym.

► Synonym. Erythema contusiforme

► Definition.

► Definition. Polyätiologisches Krankheitsbild, das ein typisches klinisches Bild mit schmerzhaften, subkutanen Knoten an den Streckseiten der Unterschenkel zeigt. Oft treten auch Arthralgien und leichte Allgemeinsymptome auf.

19.15 Erythema nodosum

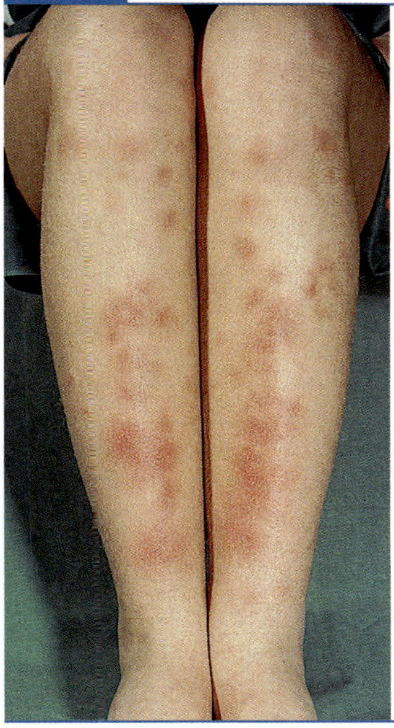

Druckschmerzhafte, subkutane Knoten über den Unterschenkelstreckseiten.

Epidemiologie: Frauen sind in der Regel 3–5-mal häufiger betroffen als Männer. Das Hauptmanifestationsalter liegt zwischen dem 15.–30. Lebensjahr.

Ätiologie: Eine Vielzahl von Faktoren kommt als Auslöser in Betracht:
- **Infektionen** mit **Bakterien** (Streptokokken, Meningokokken, Mykobakterien, Yersinien, Chlamydien etc.), **Pilzen** (Histoplasmose, Sporotrichose), **Protozoen** (Toxoplasmose) und **Viren** (Herpesgruppe, Hepatitisviren)
- **Sarkoidose:** Sie ist in ca. ⅓ der Fälle mit einem Erythema nodosum assoziiert, insbesondere beim Löfgren-Syndrom (beidseitige Hiluslymphome, Erythema nodosum, flüchtige Polyarthritis).
- **maligne Erkrankungen:** Morbus Hodgkin, Leukämien, manche Karzinome
- **chronisch-entzündliche Erkrankungen:** Morbus Behçet, Colitis ulcerosa, Morbus Crohn, Reaktive Arthritis
- **hormonelle Veränderungen** (Gravidität, Kontrazeptiva)
- **Medikamente:** z. B. Penicillin, Analgetika, Antipyretika

Klinik: Prodromalerscheinungen können für einige Tage Infekte oder gastrointestinale Beschwerden sein. Danach treten akut symmetrische, **subkutane**, sehr **druckschmerzhafte** hochrote, unscharf begrenzte **Knoten** auf, die meist an den Streckseiten der **Unterschenkel** lokalisiert sind (Abb. **19.15**). Diese sind von teigiger Konsistenz, die darüberliegende Epidermis ist gestrafft und glänzend. In selteneren Fällen bilden sich die Knoten auch an Oberschenkeln und Unterarmstreckseiten. Das Auftreten kann mit Fieber, Kopfschmerzen und Krankheitsgefühl einhergehen. Die Rückbildung erfolgt innerhalb von 3–6 Wochen.

Diagnostik: Die Entzündungsparameter sind erhöht (BSG, CRP). Eine symptomorientierte Suche nach einer Grundkrankheit (z. B. Bestimmung von ACE, Röntgenthorax, Koloskopie, Rachenabstrich etc.) ist erforderlich.

Histopathologie: In der Subkutis zeigen sich Zeichen einer akuten Pannikulitis mit entzündlichen Infiltraten entlang der bindegewebigen Fettgewebssepten. Charakteristisch sind septale histiozytäre Granulome mit vielkernigen Riesenzellen in radiärer Anordnung um eine zentrale Lücke (Miescher-Radiärknötchen).

Differenzialdiagnose: In erster Linie Sweet-Syndrom (Herde wirken hier meist sukkulenter), kutane Periarteriitis nodosa, knotige Infiltrate bei Leukämien und Lymphomen.

19.15

Epidemiologie: Frauen zwischen 15.–30. Lebensjahr sind häufig betroffen.

Ätiologie: Zahlreiche Auslöser sind bekannt:
- Infektionen mit Bakterien, Pilzen, Protozoen, Viren
- Sarkoidose
- Malignome
- chronisch-entzündliche Erkrankungen
- Medikamente

Klinik: Prodromalphase mit Infekt oder gastrointestinalen Beschwerden. Danach treten symmetrische, **druckschmerzhafte**, **subkutane Knoten** meist an den **Unterschenkeln** auf (Abb. **19.15**). Rückbildung innerhalb von 3–6 Wochen.

Diagnostik: erhöhte Entzündungsparameter, Suche nach der Grunderkrankung.

Histopathologie: septale Pannikulitis.

Differenzialdiagnose: Sweet-Syndrom und Periarteriitis nodosa sind auszuschließen.

Therapie: Die symptomatische Therapie besteht aus Bettruhe und nichtsteroidalen Antiphlogistika; bei starken Beschwerden helfen **Glukokortikoide**. Eine zugrunde liegende Grunderkrankung muss immer mitbehandelt werden.

Therapie: Die symptomatische Therapie besteht aus Bettruhe, Hochlagern oder leichter Kompression und nichtsteroidalen Antiphlogistika (z. B. Diclofenac, Indometacin). Bei starker lokaler Schmerzhaftigkeit der Läsionen können potente lokale **Glukokortikoide** helfen, ggf. unter Okklusion. Bei starken Allgemeinerscheinungen sind kurzfristig auch systemische Kortikosteroide indiziert. Diese können den Verlauf erheblich verkürzen, dürfen aber nur gegeben werden, wenn eine infektiologische Genese ausgeschlossen bzw. gleichzeitig therapiert wird. Eine zugrunde liegende Grunderkrankung muss immer mitbehandelt werden.

19.6.5 Erythema exsudativum multiforme (EEM)

19.6.5 Erythema exsudativum multiforme (EEM)

▶ Synonym.

▶ **Synonym.** Erythema multiforme

▶ Definition.

▶ **Definition.** Das Erythema exsudativum multiforme (EEM) ist eine relativ häufige, akute, selbstlimitierte Entzündungsreaktion in der oberen Dermis mit Ausbildung typischer **kokardenförmiger Plaques**. Man unterscheidet eine Minor- und eine Majorform.

Ätiologie und Pathogenese: möglicherweise Typ-IV-Reaktion. Die Minorform tritt nach Infektionen (v. a. **Herpes-simplex-Virusinfektion**) auf, die Majorform ist meistens eine Überempfindlichkeitsreaktion auf Medikamente.

Ätiologie und Pathogenese: Die Ätiologie ist noch nicht endgültig geklärt, eine Typ-IV-Reaktion wird diskutiert. Die Minorform tritt nach **Infektionen** (v. a. nach vorausgegangener **Herpes-simplex-Virusinfektion**) auf. Auch Streptokokken- und Mykoplasmeninfektionen können ein EEM auslösen. Bei der Majorform sind v. a. **Medikamente** ursächlich.

Klinik: Prodromi sind Symptome eines banalen Infekts, danach rasches Auftreten kokardenförmiger Plaques (Abb. **19.16**). Prädilektionsstellen sind Handrücken und Streckseiten der Unterarme (**Minorform**). Bei der **Majorform** treten zusätzlich ausgeprägte Schleimhauterosionen auf.

Klinik: Variable Prodromi mit Symptomen eines banalen Infekts gehen voraus. Die typischen Plaques mit 2–3 konzentrisch aufgebauten erythematösen Ringen (**Kokarden**) mit zentraler Papel oder Blase schießen dann sehr rasch auf (Abb. **19.16**). Prädilektionsstellen sind Handrücken und Streckseiten der Unterarme (**Minorform**), leichte Erosionen an den Lippen können auftreten. Eine Häufung im Frühjahr und Herbst wurde beschrieben. Bei der **Majorform** treten zusätzlich ausgeprägte Schleimhauterosionen auf (siehe Tab. **8.2**).

Diagnostik und Differenzialdiagnose: bei typischen Kokarden Blickdiagnose.

Diagnostik und Differenzialdiagnose: Bei Auftreten der typischen Kokarden ist die Diagnose eindeutig. Ansonsten kommen differenzialdiagnostisch eine Urtikaria, das Sweet-Syndrom oder ein multilokuläres fixes Arzneimittelexanthem in Betracht.

19.16 Erythema exsudativum multiforme

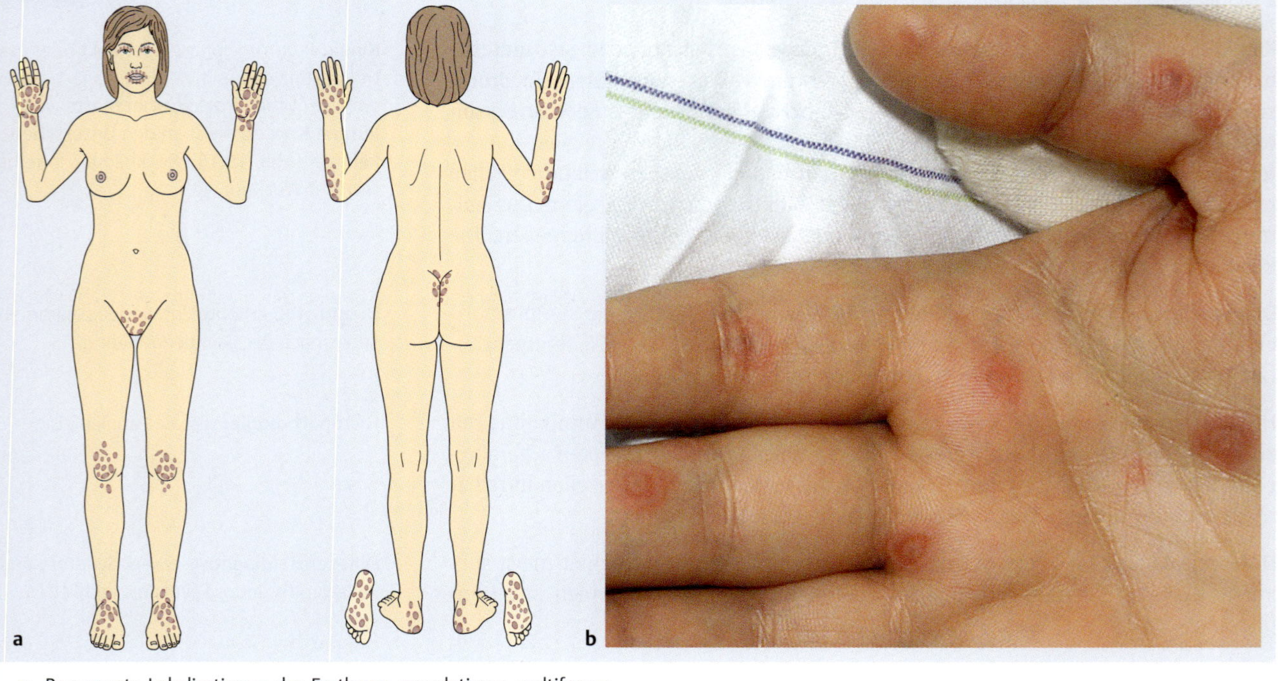

a Bevorzugte Lokalisationen des Erythema exsudativum multiforme.
b Typischer Hautbefund mit kokardenförmigen erythematösen Plaques mit zentraler Blase oder Bläschen, umgeben von einer lividen Zone.

Therapie: Oft reicht eine **topische** Therapie mit Lotio alba oder kortikosteroidhaltigen Externa aus. Bei Erosionen an der Mundschleimhaut helfen Spülungen mit Kamillelösung, bei Krusten an den Lippen fette Salben. Sofern noch eine aktive Herpesinfektion vorliegt, sollte systemisch mit Aciclovir behandelt werden. Meistens ist dies jedoch nicht mehr erforderlich. Schwere Verläufe können mit einem internen Steroidstoß behandelt werden, um den Verlauf abzukürzen.
Bei Herpes recidivans ist ein rezidivierender Verlauf möglich, dann sollte eine **Herpesprophylaxe** mit niedrig dosiertem Aciclovir über 3–6 Monate erfolgen.

Therapie: topisch mit Lotio alba und Glukokortikoiden; ggf. Aciclovir bei floridem Herpes.
Bei rezidivierendem Verlauf sollte eine **Herpesprophylaxe** erfolgen.

19.6.6 Schwere arzneimittelinduzierte Hautreaktionen

▸ Definition. Zu akut lebensbedrohlichen Erkrankungen mit ausgedehnter Blasenbildung und Verlust der Epidermis gehören:
- das **Erythema exsudativum multiforme majus (EEM majus)**
- das **Stevens-Johnson-Syndrom (SJS)**
- die **toxisch epidermale Nekrolyse (TEN)**

Epidemiologie: Die Inzidenz beträgt 1–2 pro 1 Mio. Einwohner pro Jahr. Schwere Hautreaktionen können in jedem Lebensalter auftreten; 75 % der Patient*innen mit einer TEN sind aber älter als 40 Jahre.

Epidemiologie: Die Inzidenz beträgt 1–2 pro 1 Mio. Einwohner pro Jahr.

Ätiologie: Das EEM majus (S. 198) kann mit **Herpes simplex**, seltener auch mit Mykoplasmen und anderen Infektionen der oberen Luftwege assoziiert sein. Überwiegend handelt es sich jedoch um eine Überempfindlichkeitsreaktion auf Medikamente. SJS und TEN werden dagegen nahezu ausschließlich durch **Arzneimittel** ausgelöst. Da Patient*innen mit schweren Infektionen oft auch Antibiotika eingenommen haben, ist es jedoch häufig schwierig, zwischen Infekt und Medikament als Auslöser zu unterscheiden. Ein erhöhtes Risiko für schwere Hautreaktionen besteht u. a. für Cotrimoxazol, Aminopenizilline, Chinolone, Carbamazepin, Phenobarbital und Allopurinol.

Ätiologie:
- EEM majus: kann mit **Herpes-simplex-Infektionen** assoziiert sein oder durch Arzneimittel ausgelöst werden.
- SJS und TEN: fast ausschließlich durch **Arzneimittel** ausgelöst.

Pathogenese: Es handelt sich um immunologische, T-Zell-vermittelte Reaktionen. Bei der TEN kommt es durch Apoptose zur Nekrose von Keratinozyten. Die endgültige Pathogenese ist jedoch noch ungeklärt.

Pathogenese: immunologische, T-Zell-vermittelte Reaktionen.

Klinik: Den Hauterscheinungen geht eine Prodromalphase mit unspezifischen Beschwerden wie Fieber, Konjunktivitis und Rhinitis voraus.
Beim **EEM majus** sieht man noch die typischen kokardenförmigen Plaques, wie sie auch beim postherpetischen EEM minus beschrieben sind. Allerdings kommt es zusätzlich zu ausgedehnten Erosionen der Schleimhäute (Augen, Mund, genital).
Das **SJS** zeigt ebenfalls eine massive Schleimhautbeteiligung, aber eher unscharf begrenzte Erytheme, die zentral dunkler sind (atypische Kokarden). Es gibt auch Patient*innen, bei denen hauptsächlich die Schleimhaut und weniger die Haut betroffen ist (Abb. **19.17a**).
Bei der **SJS/TEN-Übergangsform** und der **TEN** entwickeln sich innerhalb kurzer Zeit großflächige konfluierende Makulä, auf denen sich Bläschen und schlaffe Blasen bilden. Im weiteren Verlauf kommt es zur flächenhaften Ablösung der Epidermis (Syndrom der „verbrühten Haut", Abb. **19.17b**, **c**).
Die klinische Differenzierung der einzelnen Formen ist in Tab. **19.6** zusammengefasst.

Klinik: Unspezifische Prodromi gehen meistens voraus.
- **EEM majus:** typische Kokarden und ausgedehnte Schleimhautbeteiligung
- **SJS:** massive Schleimhauterosionen, atypische Kokarden (Abb. **19.17a**)
- **SJS/TEN-Übergangsform und TEN:** flächenhafte Ablösung der Epidermis (Abb. **19.17b, c**)

Klinische Differenzierung der einzelnen Formen siehe Tab. **19.6**.

19.6 Klinisches Bild von EEM majus, SJS und TEN

Einteilung	EEM majus	SJS	SJS/TEN-Übergangsform	TEN
Hautablösung	< 10 %	< 10 %	10–30 %	> 30 %
typische Kokarden	ja	–	–	–
atypische Kokarden	erhaben	flach	flach	flach
Makulä	–	ja	ja	ja

Diagnostik: Bei schweren Hautreaktionen sollte trotz des klinisch typischen Bildes eine Biopsie entnommen werden, um die u.g. Differenzialdiagnosen auszuschließen. Es gibt weder spezifische Laborparameter noch allergologische Tests für diese Diagnosen.

Diagnostik: Hautbiopsie.

19.17 Schwere arzneimittelinduzierte Hautreaktionen

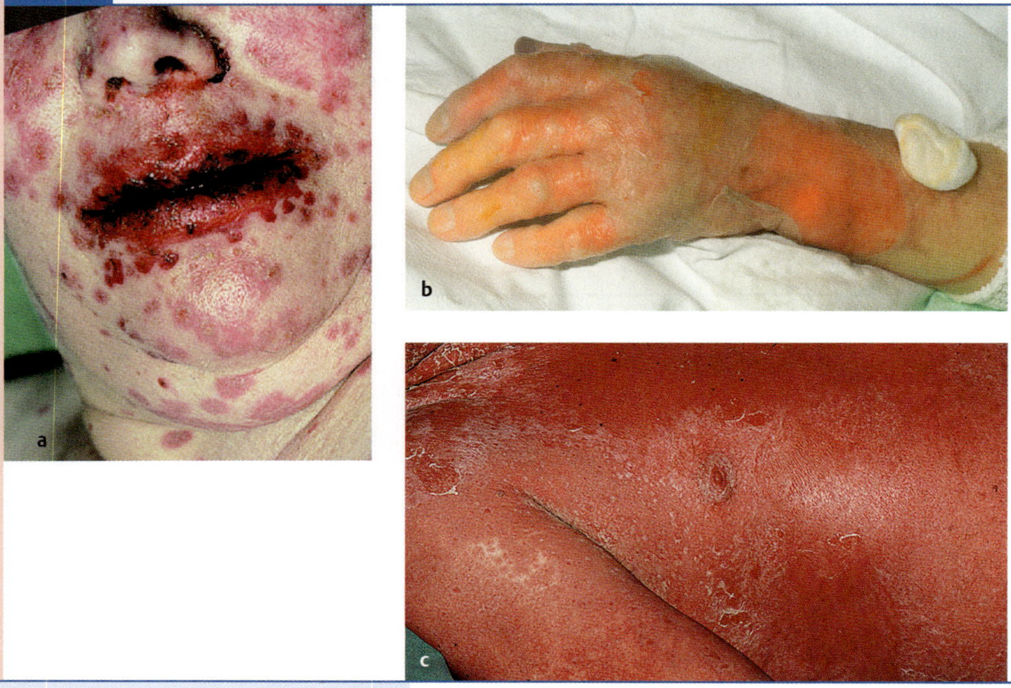

a Stephens-Johnsson-Syndrom mit ausgedehnter Schleimhautbeteiligung.
b Toxisch epidermale Nekrolyse: Syndrom der „verbrühten Haut" mit großflächiger Ablösung der Epidermis an Unterarm und Hand.
c Toxisch epidermale Nekrolyse: Syndrom der „verbrühten Haut" mit großflächiger Ablösung der Epidermis am Rumpf.

Histopathologie: nekrotische Keratinozyten, Vakuolisierung der Basalmembran.

Histopathologie: Es finden sich nekrotische Keratinozyten und eine Vakuolisierung der Basalmembran bis hin zur **subepidermalen** Spaltbildung.

Differenzialdiagnose: Wichtigste Differenzialdiagnose ist das Staphylococcal scalded Skin Syndrome (**SSSS**), daneben EEM-artige Arzneimittelexantheme und bullöse Dermatosen anderer Genese.

Differenzialdiagnose: Differenzialdiagnostisch muss vor allem ein Staphylococcal scalded Skin Syndrome (SSSS) ausgeschlossen werden. Dieses kommt v. a. bei Kleinkindern und immunsupprimierten älteren Menschen vor und zeigt eine großflächige Blasenbildung, meist ohne Schleimhautbeteiligung. Histopathologisch liegt die Spaltebene **subkorneal**, die epidermale Nekrosezone fehlt. EEM-artige Arzneimittelexantheme und bullöse Dermatosen anderer Genese müssen ebenfalls erwogen werden.

Therapie: Alle verdächtigen Arzneimittel müssen abgesetzt werden. Wichtig ist eine **interdisziplinäre** Zusammenarbeit. Bei großflächiger Hautablösung ist eine **intensivmedizinische Versorgung** indiziert. Für die Gabe von Glukokortikoiden und Immunglobulinen gibt es keine eindeutigen Empfehlungen. Die **lokale Therapie** erfolgt mit desinfizierenden Lösungen, wirkstofffreien Fettgazen und feuchten Umschlägen.

Therapie: Arzneimittel, die als Auslöser infrage kommen, müssen abgesetzt werden. Besonders verdächtig sind Medikamente, die in den letzten 2–3 Wochen neu angesetzt wurden.

Eine **interdisziplinäre** Zusammenarbeit ist wichtig. Bei großflächiger Hautablösung gelten die Therapieregeln wie bei Verbrennungspatient*innen: **intensivmedizinische Maßnahmen** mit Behandlung des Flüssigkeits-, Eiweiß-, Elektrolytverlusts, Herz-Kreislauf-Überwachung und strenger Infektionsprophylaxe. Eine parenterale Ernährung kann bei erschwerter Nahrungsaufnahme indiziert sein. Bei Augenbeteiligung muss eine ophthalmologische Vorstellung erfolgen, um die Gefahr eines Symblepharons (Verwachsung des Lids mit dem Bulbus) zu verringern.

Zur **systemischen Therapie** können keine einheitlichen Empfehlungen gegeben werden. Die kurzzeitige hochdosierte Gabe von Glukokortikoiden wird oft eingesetzt; für die Gabe von Immunglobulinen kann keine generelle Empfehlung ausgesprochen werden.

Die **lokale Therapie** erfolgt mit desinfizierenden Lösungen, wirkstofffreien Fettgazen und feuchten Umschlägen an den Schleimhäuten.

Verlauf: Während die Letalität des EEM majus sehr gering ist, erreicht sie bei TEN ca. 50 %. Die Hauterscheinungen heilen in der Regel narbenlos ab, ggf. bleiben Hypo- oder Hyperpigmentierungen bestehen.

Verlauf: Die Letalität des EEM majus ist sehr gering, beim SJS beträgt sie 6 %, bei der SJS/TEN-Übergangsform etwa 25 % und bei der TEN erreicht sie knapp 50 %. Die Hauterscheinungen heilen in der Regel narbenlos ab, es können jedoch monatelang Hypo- oder Hyperpigmentierungen bestehen bleiben. Problematisch sind Schleimhautstrikturen, insbesondere das Symblepharon am Auge, das zu Erblindung führen kann.

20 Ekzeme

E. Coors

20.1 Allgemeines

► Definition. Ekzeme sind **nicht kontagiöse** und **nicht infektiöse** entzündliche Dermatosen. Klinisch findet man nach-, aber auch nebeneinander Rötung, Juckreiz, Papeln, Bläschen, Nässen, Schuppenbildung, Krusten und Lichenifikation. Histopathologisch ist das Ekzem durch herdförmige Spongiose, Akanthose und Parakeratose gekennzeichnet.

Ekzeme (S. 151) gehören mit einer Prävalenz von ca. 20 % zu den häufigsten Hauterkrankungen. Die Nomenklatur der Ekzeme ist uneinheitlich, da weder ätiologisch noch pathogenetisch eine klare Klassifikation möglich ist.

► Merke. Während früher der Begriff **„Dermatitis"** meist für die akute Verlaufsform und **„Ekzem"** für den chronischen Zustand verwendet wurde, werden die Begriffe heute meist **synonym** gebraucht.

20.1 Allgemeines

► Definition.

Ekzeme zählen zu den häufigsten Hauterkrankungen (ca. 20 % der Bevölkerung).

► Merke.

20.2 Kontaktekzeme

► Definition. Es handelt sich um eine **exogen** ausgelöste allergische oder toxische Reaktion auf eine Noxe. Die Reaktion kann durch eine individuelle Disposition begünstigt sein.

Das allergische Kontaktekzem (S. 188) und die fotoallergischen Kontaktekzeme (S. 189) werden im Kapitel „Allergische Krankheiten" behandelt.

20.2 Kontaktekzeme

► Definition.

20.2.1 Akutes toxisches Kontaktekzem

► Synonym. akute nicht allergische Kontaktdermatitis

► Definition. Das akute toxische Kontaktekzem entsteht durch unmittelbare Einwirkung einer obligat hautschädigenden Noxe. Eine vorherige Sensibilisierung wie beim allergischen Kontaktekzem erfolgt nicht.

Ätiologie: Eine Vielzahl von Substanzen kann ein toxisches Kontaktekzem auslösen: physikalische Noxen (z. B. UV, Hitze, Kälte), chemische Noxen (z. B. Laugen, Säuren), fototoxische Kontaktnoxen, z. B. Wiesengräserdermatitis (S. 233), und aerogene Noxen (z. B. Holzstäube). Während starke Noxen immer zu einer Hautreaktion führen (z. B. starke Säuren oder Laugen), ist das Ausmaß der Reaktion auf schwächere Noxen von endogenen und exogenen Faktoren abhängig, z. B. betroffene Körperregion, Einwirkzeit der Noxe, atopische Diathese u. a.

Klinik: Das Kontaktekzem ist auf den Bereich der einwirkenden Noxe beschränkt, es treten **keine Streuphänomene** wie beim allergischen Kontaktekzem auf. Im Einwirkbereich kommt es zu Rötung, Ödem und Bläschenbildung, evtl. auch Erosionen und Blasen, im weiteren Verlauf zu Krusten und Schuppung (Abb. **20.1**). Im Falle einer tiefreichenden Hautschädigung können auch Blasen, Nekrosen und Narben hinzukommen.

20.2.1 Akutes toxisches Kontaktekzem

► Synonym.

► Definition.

Ätiologie: Auslöser können physikalische, chemische, fototoxische oder aerogene Noxen sein.

Klinik: Akute toxische Kontaktekzeme sind auf den Einwirkungsbereich der schädigenden Noxe begrenzt. Es kommt zu Rötung, Ödem und Bläschenbildung, evtl. auch zu Erosionen und Blasen (Abb. **20.1**).

⊙ 20.1

⊙ 20.1 Akutes toxisches Kontaktekzem durch Verätzung

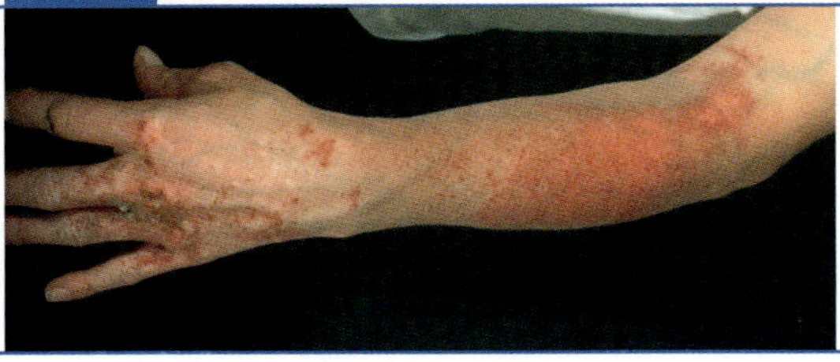

Therapie: Beseitigung der Noxe, lokale Glukokortikoide, später Rückfettung.

Therapie: Die auslösende Noxe muss beseitigt und eine stadiengerechte dermatologische Therapie eingeleitet werden, anfangs in der Regel mit lokalen Glukokortikoiden. Darunter kommt es meist schnell zu einer Besserung und Abheilung des Befundes, sodass nur noch eine rückfettende und hydratisierende Therapie erforderlich ist.

20.2.2 Subtoxisch-kumulatives Kontaktekzem

20.2.2 Subtoxisch-kumulatives Kontaktekzem

▶ Synonym.

▶ Synonym. toxisch-degeneratives Ekzem, chronisches irritatives Ekzem, Abnutzungsdermatose

▶ Definition.

▶ Definition. Das subtoxisch-kumulative Ekzem ist häufig und wird durch längerfristigen Kontakt mit einer schwachen Noxe ausgelöst, die bei einfachem Kontakt keine Hautreaktion hervorruft. Häufigste Ursachen sind entfettende Substanzen (Alkalien, Detergenzien, Lösungsmittel u. a.), chronische Feuchtbelastung oder mechanische Belastungen.

Ätiologie und Pathogenese: Wiederholter Kontakt zu irritierenden Substanzen schädigt die Hautschutzmechanismen.

Ätiologie und Pathogenese: Wiederholter oder andauernder Kontakt mit austrocknenden oder irritierenden Substanzen (z. B. Tenside, Wasser, Schneideöle und andere Berufssubstanzen), aber auch Okklusion unter Handschuhen führt zu einer Schädigung der verschiedenen Hautschutzmechanismen und damit zur Entstehung eines Ekzems. Häufig kommen mehrere Faktoren zusammen.
Oft handelt es sich um ein beruflich bedingtes Ekzem (Pflegeberufe, Bauberufe, Reinigungskräfte), aber auch häusliche Tätigkeiten können durch eine hohe Feuchtbelastung zu Handekzemen führen.

Klinik: Überwiegend sind die Hände betroffen. Lichenifikation, Schuppung und Rhagaden bestimmen das Bild (Abb. **20.2a**).

Klinik: Die chronische Schädigung zeigt sich mit Schuppung, Lichenifikation und Rhagaden; akute Zeichen wie Rötung, Schwellung und Bläschen sind ebenfalls möglich (Abb. **20.2a**). Meistens sind die Hände betroffen und hier vor allem Handrücken, Fingerzwischenräume und -spitzen (besonders dünne Hornschichtbarriere).
Auf dem Boden eines subtoxisch-kumulativen Ekzems kann als Komplikation ein allergisches Kontaktekzem entstehen.

Therapie: v. a. **Meidung der Noxe**, kurzfristig lokale **Glukokortikoide**, später konsequente Hautschutzmaßnahmen.

Therapie: In der akuten Phase können lokale **Glukokortikoide** in fetter Grundlage eingesetzt werden. Wichtig ist aber die konsequente **Vermeidung einer weiteren Schädigung** der epidermalen Barriere, d. h. der Kontakt zur schädigenden Noxe muss möglichst vermieden und eine konsequente Rückfettung durchgeführt werden. Geeignete und ggf. zu den Berufsstoffen passende Hautschutzpräparate und Schutzhandschuhe sollten verwendet werden.

20.2.3 Exsikkationsekzem

20.2.3 Exsikkationsekzem

▶ Definition.

▶ Definition. Das Exsikkationsekzem stellt eine leichte Variante des subtoxisch-kumulativen Ekzems dar. Es tritt häufig im höheren Lebensalter und insbesondere in der kalten Jahreszeit auf.

Klinik: zunächst Juckreiz, später kleine Ekzemherde oder rote Einrisse der Hornschicht (**Eczema craquelé**, Abb. **20.2b**).

Klinik: Anfangs kommt es zu Juckreiz, dann zu runden bis ovalen, disseminiert verteilten, geröteten Ekzemherden mit pityriasiformer Schuppung. Bevorzugt betroffen sind Gesicht und distale Extremitäten, oft aber auch das gesamte Integument. Daneben können feine rote Einrisse der Hornschicht auftreten, die an eine „trockene Wüstenlandschaft" oder an das Krakelee einer Vase erinnern und deshalb als **Eczema craquelé** bezeichnet werden (Abb. **20.2b**).

20.2 Subtoxisch-kumulatives Kontaktekzem und Exsikkationsekzem

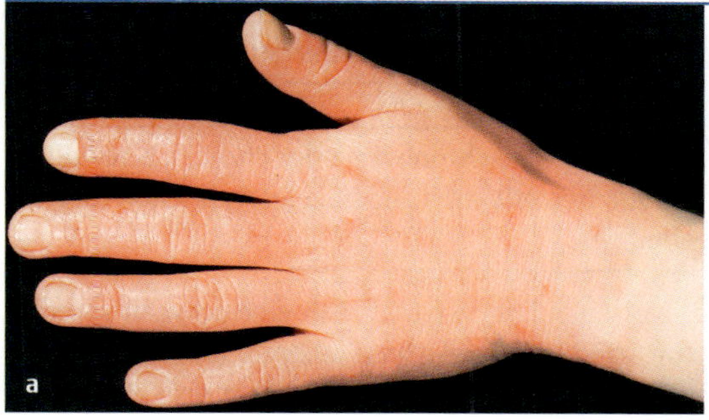

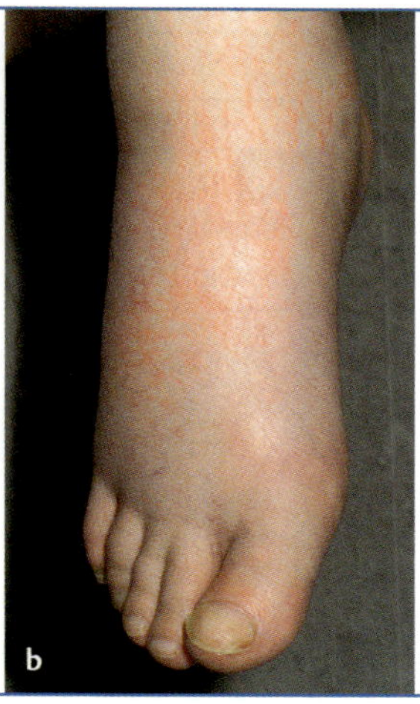

a Subtoxisch-kumulatives Handekzem mit flächiger Rötung, Erosionen und Rhagaden am Handrücken.
b Exsikkationsekzem (Eczema craquelé) mit roten Einrissen der Hornhaut.

Therapie: Die Therapie besteht im Wesentlichen aus **rückfettenden** und **hydratisierenden** Maßnahmen (Ölbäder, Salben, Urea). Besonders wichtig ist, den austrocknenden Wasserkontakt zu reduzieren. Steht die entzündliche Komponente im Vordergrund, können kurzfristig Glukokortikoidsalben angewendet werden.

Therapie: rückfettende und hydratisierende Maßnahmen.

20.2.4 Windeldermatitis

20.2.4 Windeldermatitis

▶ Definition. Die Windeldermatitis ist eine irritativ-toxische Dermatitis des Windelbereichs bei Neugeborenen und Säuglingen oder bei Erwachsenen mit Inkontinenz.

▶ Definition.

Ätiologie und Pathogenese: Okklusion und Reibung durch die Windel sowie Sekretstau von Stuhl und Urin, begünstigt durch zu seltenen Windelwechsel. Superinfektionen, v. a. durch *Candida albicans* kommen hinzu. Auch die Gabe von Antibiotika mit Veränderung der Darmflora kann zu einer Windeldermatitis beitragen.

Ätiologie: Okklusion und Reibung durch die Windel, zu seltener Windelwechsel, längerer Kontakt der Haut mit Stuhl und Urin. Häufig Superinfektionen mit Hefepilzen.

Klinik: meist gluteal, an den Oberschenkeln und genital Rötung und Schuppung, im weiteren Verlauf auch stärkere Entzündung mit Nässen, Bläschen und Krusten (Abb. **20.3**). Bei sekundärer *Candida*-Infektion treten im Randbereich kleine weißliche Pusteln auf.

Klinik: anfänglich Rötung und Schuppung, später Nässen, Bläschen und Krusten (Abb. **20.3**).

Differenzialdiagnose: infantile Psoriasis, primäre *Candida*-Infektion oder Impetigo.

Differenzialdiagnose: infantile Psoriasis oder primäre *Candida*-Infektion.

Therapie: Ein **häufiger Windelwechsel** ist die wichtigste Maßnahme, zusätzlich können austrocknende Externa eingesetzt werden. Bei Pilzbefall wird mit Antimykotika behandelt. Bei bakterieller Superinfektion sind lokale antibakterielle Substanzen indiziert.

Therapie: Häufiger Windelwechsel ist die wichtigste Maßnahme, außerdem austrocknende Externa und Behandlung einer Superinfektion.

20.3 Windeldermatitis

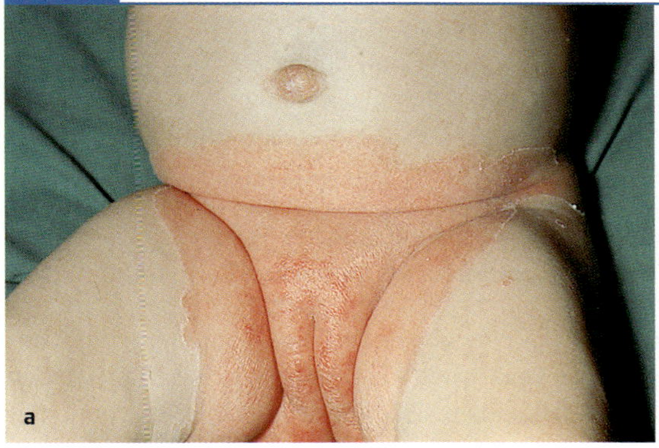

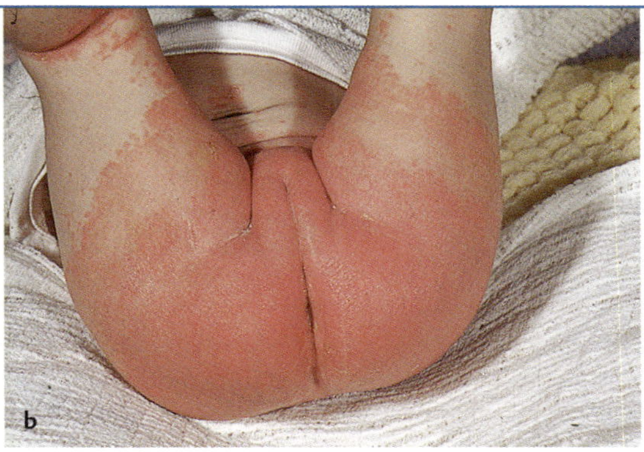

a Flächenhafte Hautrötung.
b Zusätzlich Streuherde außerhalb des Windelbereichs.

20.3 Atopische Dermatitis

▶ Synonym. Neurodermitis, endogenes Ekzem, atopisches Ekzem

▶ Definition. Die atopische Dermatitis ist eine chronische oder chronisch-rezidivierende, nicht kontagiöse Hauterkrankung mit altersabhängiger typischer Morphe und Lokalisation der Hauterscheinungen.

Unter **Atopie** (griech. atopos = am falschen Ort) versteht man eine polygen vererbte Bereitschaft zur Entwicklung von allergischem Asthma, allergischer Rhinitis und atopischer Dermatitis. Diese Erkrankungen bilden zusammen den sog. **atopischen Formenkreis**. Atopie ist außerdem verbunden mit einer erhöhten IgE-Bildung und/oder einer erhöhten unspezifischen Reaktivität.

Epidemiologie: 10–15 % aller **Kinder** und 1,5–3 % der **Erwachsenen** in Europa betroffen.

Epidemiologie: In den letzten 5 Jahrzehnten hat sich die Prävalenz um das 4–6-Fache erhöht. Bis zur Einschulung leiden 10–15 % der europäischen **Kinder** zumindest zeitweilig unter einer atopischen Dermatitis. Bei **Erwachsenen** ist die Erkrankung seltener mit einer Prävalenz von 1,5–3 %.

Erbgang: Die Disposition zur atopischen Dermatitis wird **polygen** vererbt.

Erbgang: Die Disposition für die atopischen Erkrankungen wird **polygen** über verschiedene Gene auf mehreren Chromosomen vererbt. Das Risiko eines Kindes, an atopischer Dermatitis, allergischer Rhinitis oder allergischem Asthma zu erkranken, ist am höchsten, wenn beide Eltern an derselben atopischen Erkrankung leiden (60–80 %).

Pathogenese: Immunologische, neurovegetative und Barrierefunktionsstörungen wirken zusammen; zusätzlich spielen Umwelteinflüsse eine Rolle (Abb. **20.4**).

- **immunologische Störungen**:
  - Es finden sich **erhöhte IgE-Spiegel** im Serum, bei Erwachsenen v. a. gegen Katzenepithelien, Hausstaubmilben und Gräserpollen, bei Säuglingen gegen Hühnerei und Kuhmilch. Die Beurteilung der klinischen Relevanz kann jedoch schwierig sein.
  - Es besteht ein Ungleichgewicht der TH1- und TH2-Lymphozyten.

Pathogenese: Die Pathogenese der atopischen Dermatitis ist komplex und noch nicht bis ins Detail geklärt. Neben der genetischen Disposition liegen immunologische, neurovegetative und Barrierefunktionsstörungen vor. Zusätzlich wirken sich Einflüsse aus der Umwelt aus (Abb. **20.4**). Die Entstehung der Erkrankung kann trotz starker erblicher Disposition ausbleiben oder durch Prävention verhindert bzw. abgeschwächt werden.

- **immunologische Störungen**:
  - Bei der atopischen Dermatitis finden sich **erhöhte IgE-Spiegel** im Serum. Die IgE-Antikörper sind bei Erwachsenen vor allem gegen Katzenepithelien, Hausstaubmilben und Gräserpollen gerichtet, bei Säuglingen gegen Hühnerei und Kuhmilch. Die Relevanzbeurteilung der nachgewiesenen Sensibilisierungen für das Ekzem kann jedoch schwierig sein. Die atopische Dermatitis wird inzwischen als eine Mischform einer Typ-I- und einer Typ-IV-Reaktion nach Coombs und Gell (S. 174) angesehen. Es konnte gezeigt werden, dass sich auch auf den epidermalen Langerhans-Zellen IgE-Rezeptoren befinden, die Antigene erkennen und an T-Lymphozyten präsentieren können, wodurch Entzündungsmediatoren freigesetzt werden.
  - Daneben wurden Antikörper gegen mikrobielle Antigene der Hautoberfläche (*Staphylococcus aureus*, *Pityrosporum ovale*) und bei schweren Formen auch Autoantikörper gegen ein epidermales Protein nachgewiesen.
  - Als weitere immunologische Störung sieht man ein **Ungleichgewicht der TH1-** und **TH2-Lymphozyten**yzyten. Die abgeschwächte TH1-Abwehr geht mit einer erhöhten Infektanfälligkeit gegenüber Viren und Bakterien einher. Die Dominanz der TH2-Zellen führt über die dazugehörigen Zytokine (v. a. Interleukin-4 und -13) zur Differenzierung der B-Zellen in Plasmazellen und damit zu vermehrter IgE-Produktion.

▶ Merke. Bei ca. 20 % der Patient*innen wird kein erhöhtes IgE nachgewiesen. In diesen Fällen spricht man auch von der **intrinsischen atopischen Dermatitis.**

- **neurovegetative Störung:** Es liegen eine **verstärkte α-adrenerge und cholinerge Reaktivität** mit Mediatorfreisetzung durch kleine Reize vor.

- **neurovegetative Störungen:** Es liegen eine **abgeschwächte β-adrenerge** und **verstärkte α-adrenerge und cholinerge Reaktivität** vor. Dies zeigt sich z. B. am weißen Dermografismus (siehe Abb. **20.6d**). Kleinste Reize können bei Menschen mit atopischer Dermatitis zu Mediatorfreisetzung führen, was nicht nur die Entzündung fördert, sondern auch über TH2-Stimulation wieder die IgE-Produktion erhöht.

Auch psychische Faktoren wie Stress oder Angst können auf diese Weise sowohl positiv als auch negativ auf das Erkrankungsgeschehen einwirken.

20.4 Multifaktorielle Genese der atopischen Dermatitis

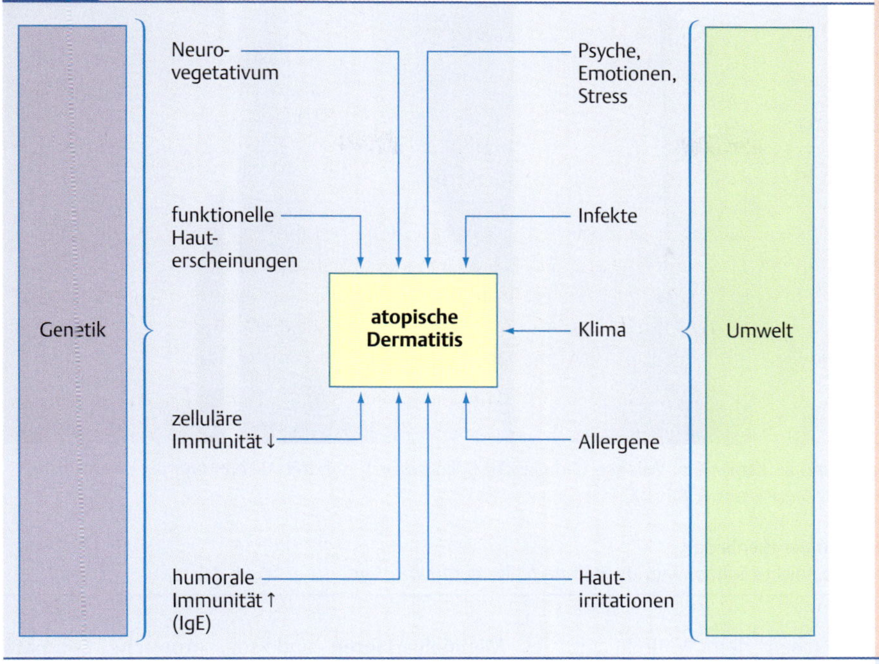

20.4

- **Barrierestörungen:** Mehrere Ursachen führen zu der für die atopische Dermatitis typischen **trockenen Haut**: erhöhter transepidermaler Wasserverlust, erhöhte Permeabilität, verminderte Oberflächenlipide und Veränderung der interzellulären Lipiddoppelschicht durch quantitativ und vermutlich auch qualitativ veränderte Ceramidproduktion. Identifiziert wurden Mutationen im Gen für das Protein Filaggrin als eine wichtige Ursache der Barrierestörung. Die verminderte Hautbarriere erleichtert das Eindringen von Allergenen und Irritanzien. Durch die stark ausgetrocknete Haut entsteht **Juckreiz** und durch Kratzen werden Hautläsionen ausgelöst. Die Juckreizschwelle ist bei der atopischen Dermatitis erniedrigt. Veränderungen in der Zusammensetzung der Bakterien auf der Haut, dem sog. Mikrobiom (S. 32), fördern ebenfalls die Entstehung von Ekzemen.

Die multifaktorielle Genese der atopischen Dermatitis fasst Abb. **20.4** zusammen.

- **Barrierestörung:** Verschiedene Faktoren führen zu **trockener Haut**; die **Juckreizschwelle** ist erniedrigt.

Klinik: Klinisch findet man die typische **Polymorphie** aller Ekzemerkrankungen mit Erythem, Papeln, Seropapeln, Bläschen, Erosionen, Lichenifikation, Prurigoknoten und Schuppung. Morphologie und Lokalisation wechseln im Laufe des Lebens. Anfangs ist das Bild eher nässend und exsudativ, später steht die Trockenheit im Vordergrund. Starker Juckreiz begleitet die verschiedenen Formen.

- **Säuglingsalter:** Die Erkrankung manifestiert sich meist nach dem 3. Lebensmonat, auch ein früherer Beginn ist möglich. Häufig findet sich anfangs der sog. **Milchschorf** – gelb-bräunliche Krusten auf erythematösem Grund an Stirn, Kapillitium, seitlicher Wangenregion und Gesicht (Abb. **20.5a**). Der Name ist auf die Ähnlichkeit mit angebrannter Milch (Crusta lactea) zurückzuführen. Die Ekzeme breiten sich unter Betonung der **Streckseiten** weiter aus, die Windelregion bleibt oft ausgespart.
- **Kindheit:** Nach dem 1. Lebensjahr stehen eher **trockene** Ekzeme mit Papeln, Schuppung und Lichenifikation im Vordergrund. Die **Beugeseiten** (Abb. **20.5b**, Abb. **20.5d**) sind bevorzugt befallen (Kniekehlen, Ellenbeugen, Hals, Lider). Auch an nicht betroffenen Arealen nimmt die Trockenheit zu.
- **Jugendliche/Erwachsene:** Typisch sind flächige, **lichenifizierte** Ekzeme (Abb. **20.5c**) im Gesicht, am oberen Thorax und in den Beugen, aber auch **exkoriierte** Papeln und Knoten. Akute Exazerbationen mit allen Veränderungen nebeneinander sind möglich.

Klinik: Typisch ist ein **polymorphes Bild** mit Wechsel der Morphe und Lokalisation im Laufe des Lebens.
- **Säuglinge:** Milchschorf und streckseitenbetonte Ekzeme (Abb. **20.5a**).
- **Kindheit:** eher trockene Ekzeme mit Betonung der Beugen (Abb. **20.5b**, Abb. **20.5d**).
- **Jugendliche/Erwachsene:** Lichenifikation (Abb. **20.5c**), exkoriierte Papeln.

Subjektiv steht für die Betroffenen die **trockene Haut** und der **Juckreiz** mit quälenden und den Schlaf störenden Juckreizattacken im Vordergrund der Beschwerden.

Trockene Haut und v. a. nächtlicher **Juckreiz** bestimmen das Bild.

20.5 Atopische Dermatitis

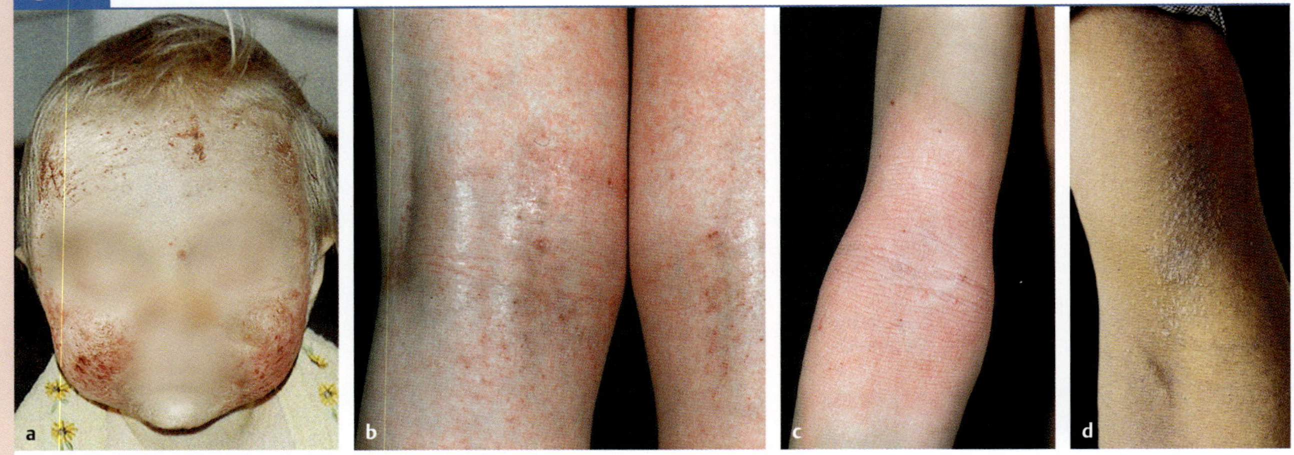

a Schuppen und Krusten auf erythematösem Grund an Kapillitium, Wangen und Gesicht (Milchschorf); ggf. mit Ausbreitung auf das restliche Integument. *Quelle: Gortner L, Meyer S, Hrsg. Duale Reihe Pädiatrie. Thieme; 2018*
b Typisches Beugenekzem in den Kniekehlen.
c Vergröberung der Hautfalten (Lichenifikation) in der Ellenbeuge.
d Konfluierende Papeln/Plaques in der Ellenbeuge, leichte Schuppung; die Rötung fehlt auf dunkler Haut.

Es bestehen **Minimalvarianten** und sog. **atopische Stigmata** (Tab. **20.1**, Abb. **20.6**).

Neben dem Vollbild gibt es **Minimalvarianten** und sog. **atopische Stigmata** (Tab. **20.1**, Abb. **20.6**), die bei atopischer Diathese häufiger als in der Normalbevölkerung zu finden sind.

20.1

20.1 Atopische Stigmata

- lokalisierte leichte Ekzeme an den Lidern, Fingerkuppen und Zehenspitzen (Pulpitis sicca), an der Vulva, perianal; Lippen-(leck-)ekzem oder Handekzem
- Pityriasis alba: fein schuppende hypopigmentierte (UV-Filterung!) nicht entzündliche Herde im Gesicht
- Rhagaden am Ohrläppchen
- doppelte infraorbitale Lidfalte (Denny-Morgan-Falte)
- laterale Ausdünnung der Augenbrauen (Herthoge-Zeichen), tiefer Haaransatz (pelzmützenartiger Haaransatz)
- Keratosis pilaris (follikuläre Papeln und Hornpfröpfe)
- Sebostase und Schuppung mit Juckreiz und Wolleunverträglichkeit
- verstärkte Linienzeichnung (Hyperlinearität) der Handflächen und Fußsohlen
- Gesichtsblässe und weißer Dermografismus

Verlauf: Ein **rezidivierender** Verlauf oder **Spontanheilungen** sind möglich. Bis zur **Pubertät klingt die atopische Dermatitis oft ab**, 30 % der Kinder haben auch als Erwachsene Ekzeme. Bei einem Drittel der betroffenen Kinder treten zusätzlich ein **allergisches Asthma bronchiale** oder eine **allergische Rhinitis** auf.
Als **Provokationsfaktoren** kommen Jahreszeit (Kälte), Allergene, biogene Amine aus Lebensmitteln und andere Irritanzien in Betracht.

Verlauf: Die Erkrankung zeigt häufig einen **rezidivierenden** Verlauf, jedoch ist auch jederzeit eine **Spontanheilung** möglich. **Bis zur Pubertät klingt die atopische Dermatitis oft ab**, allerdings haben mindestens 30 % der Kinder auch im Erwachsenenalter noch Ekzeme. Auch Erwachsene können eine atopische Dermatitis neu entwickeln. Bei einem Drittel der betroffenen Kinder treten zusätzlich ein **allergisches Asthma bronchiale** (um das 5. Lebensjahr) oder eine **allergische Rhinitis** (um das 10. Lebensjahr) auf. Eine gesteigerte Hautempfindlichkeit bleibt lebenslang bestehen.
Verschiedene **Provokationsfaktoren** können die Schübe triggern:
- Jahreszeit: Verschlechterung in Herbst und Winter (Kälte, trockene Luft)
- Allergene: Nahrungsmittelallergene (v. a. im Kindesalter), aerogene Allergene
- biogene Amine aus Lebensmitteln (z. B. Zitrusfrüchte und -säfte, Tomaten)
- Irritanzien: Schweiß, häufiges Händewaschen
- psychischer und emotionaler Stress
- hormonelle Faktoren
- Infektionen

Diese Faktoren müssen ggf. bei der Berufswahl berücksichtigt werden (Vorsicht bei Berufen mit der Notwendigkeit zu häufigem Händewaschen, z. B. Krankenpflege, Koch, Friseur).

20.6 Minimalvarianten und Stigmata der atopischen Dermatitis

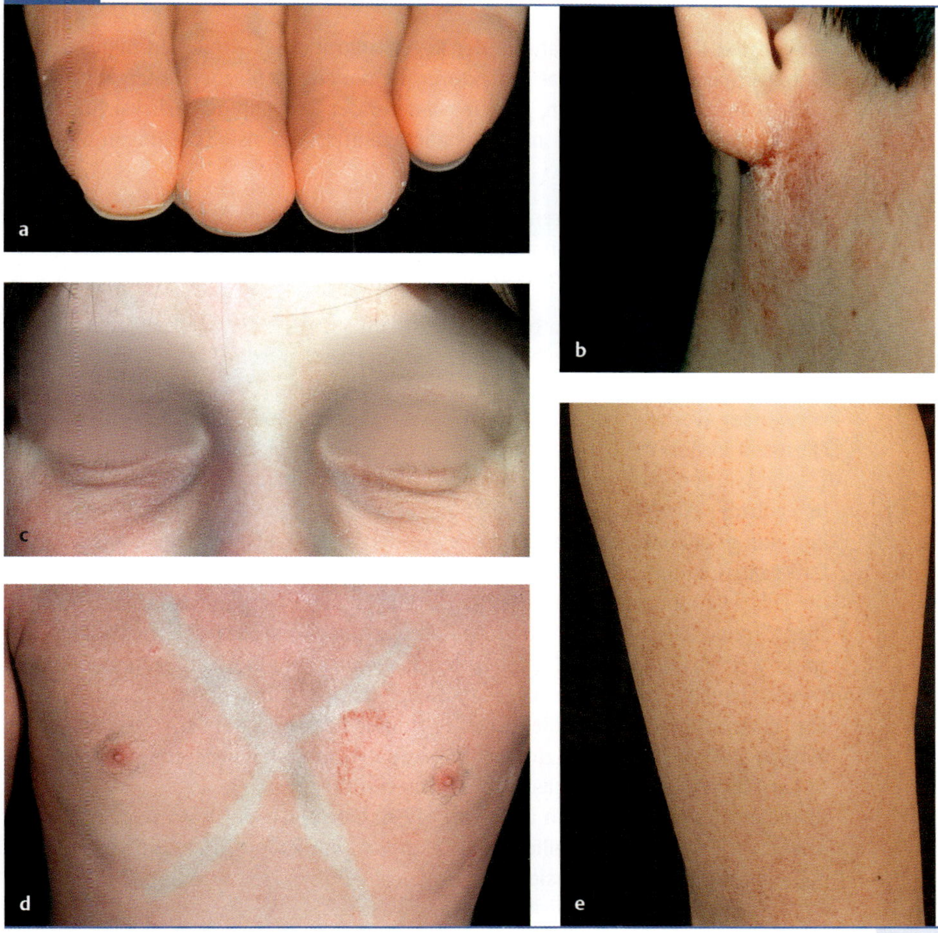

a Pulpitis sicca: Schuppung an den Fingerspitzen.
b Ohrrhagade mit umgebendem Ekzem.
c Lidekzeme, Denny-Morgan-Falte und Hertoghe-Zeichen.
d Weißer Dermografismus.
e Keratosis pilaris: follikuläre Papeln und Hornpfröpfe.

20.7 Eczema herpeticatum

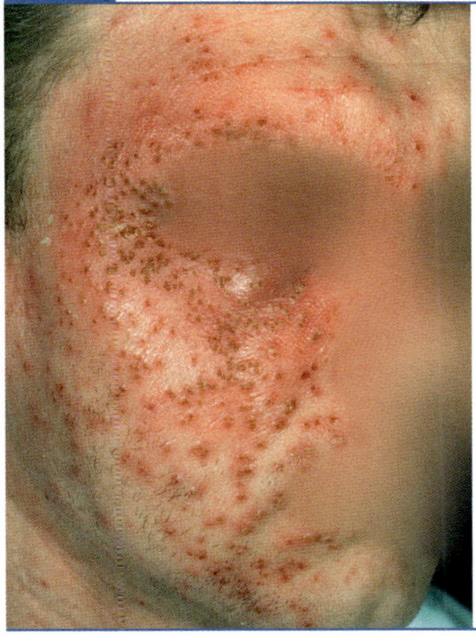

Disseminierte Bläschen und Krusten auf Erythem im Gesicht.

20.7

Komplikationen: Durch die verminderte Abwehr und die vermehrten Eintrittspforten besteht die Gefahr der **Superinfektion** (auch Impetiginisierung genannt) mit Bakterien (Staphylokokken, Streptokokken). Infektionen mit Herpesviren sind gefürchtet, da die Aussaat auf der ekzematösen Haut zu einem ausgedehnten oder generalisierten Eczema herpeticatum führen kann (Abb. **20.7**). Humane Papillomviren oder das Molluscum-contagiosum-Virus zeigen bei atopischer Dermatitis besonders ausgeprägte Formen.

Komplikationen: Es besteht die Gefahr einer **Superinfektion** mit Bakterien (Staphylokokken, Streptokokken) oder Viren (Abb. **20.7**) sowie die Entwicklung einer atopischen **Erythrodermie**.

Eine weitere Komplikation ist die Entwicklung des Maximalbildes einer atopischen **Erythrodermie**.

Diagnostik: Die Diagnose wird in der Regel klinisch gestellt, evtl. ergänzend Allergietests.

Diagnostik: Die Diagnose kann in der Regel aufgrund des klinischen Bildes gestellt werden. Spezifische Provokationsfaktoren sollten eruiert werden. Allergietests können ergänzend sinnvoll sein, jedoch muss bei der Beurteilung berücksichtigt werden, dass die Patient*innen meistens auch zahlreiche Sensibilisierungen ohne klinische Relevanz zeigen.

Differenzialdiagnose: seborrhoisches Ekzem, ekzematisierte Skabies und andere Ekzemformen.

Differenzialdiagnose: Differenzialdiagnostisch müssen bei Säuglingen das seborrhoische Ekzem, bei Kindern eine ekzematisierte Skabies und bei Erwachsenen andere Ekzemformen wie das allergische Kontaktekzem abgegrenzt werden.

Therapie: erfolgt individuell.

Die **Basistherapie** besteht aus rückfettenden Maßnahmen (fette Salben, Öl-in-Wasser-Emulsionen).

Zur **akuten antientzündlichen Therapie** werden lokale Glukokortikoide eingesetzt, im subakuten Zustand Calcineurininhibitoren.

Zur **adjuvanten Therapie** wird UV-Licht eingesetzt, außerdem lokale Antiseptika.

In schweren Fällen erfolgt eine **systemische Therapie** mit oralen Glukokortikoiden (kurzfristig) oder Biologika.

Therapie: Die Therapie der atopischen Dermatitis muss individuell gestaltet werden und u. a. an Akuität, Hautzustand und Alter angepasst werden.
Als **Basistherapie** erfolgt eine konsequente Rückfettung. Dazu können fette Salben verwendet werden, bei weniger trockener Haut auch Öl-in-Wasser-Emulsionen. Harnstoff fördert die Hydratation, sollte jedoch nur bei erscheinungsfreier Haut eingesetzt werden, da er sonst ein Brennen verursachen kann. Zur Hautreinigung können Ölbäder oder rückfettende Duschöle benutzt werden.
Zur **akuten antientzündlichen Therapie** werden lokale Glukokortikoide angewendet. Dabei muss die Grundlage (Salbe, Creme) an den Hautzustand und die Wirkstärke an die Lokalisation angepasst werden (z. B. keine starken Glukokortikoide im Gesicht). Die Wirkung kann durch Anwendung von feuchten Verbänden über den Salben verstärkt werden (fett-feucht). Im subakuten Schub und bei Kontraindikation von Glukokortikoiden kommen außerdem die topischen Calcineurininhibitoren Tacrolimus und Pimecrolimus zum Einsatz, die nicht zu Atrophie führen. Um ein schnelles Rezidiv zu verhindern, wird die antientzündliche Therapie nicht abrupt abgesetzt, sondern langsam in der Wirkstärke reduziert oder als Intervalltherapie eingesetzt.
Als **adjuvante Therapie** kann UV-Licht (UV-A, UV-A + UV-B, UV-A1 oder PUVA) zur Anwendung kommen. Mithilfe von lokalen Antiseptika wie Triclosan oder Clioquinol kann die mikrobielle Besiedlung reduziert werden. Eine weitere Möglichkeit ist das Tragen antimikrobiell wirkender Unterwäsche.
In schweren Fällen muss eine **systemische Behandlung** erfolgen. Zur Unterbrechung einer akuten Exazerbation ist eine kurzfristige Stoßtherapie mit oralen Glukokortikoiden (0,5–1 mg/kg KG Prednisolonäquivalent) möglich. Orale Antihistaminika können unterstützend eingesetzt werden, jedoch ist die juckreizstillende Wirkung beim Ekzem individuell sehr unterschiedlich. Abends kann der sedierende Effekt der älteren Generation von Antihistaminika genutzt werden.
Gute therapeutische Wirkung zeigt **Cyclosporin A**, jedoch müssen hierbei mögliche Nebenwirkungen (arterielle Hypertonie, Kreatininanstieg) berücksichtigt werden. Die Anwendung sollte auf 2 Jahre beschränkt werden. Alternativ sind inzwischen erste **Biologika** für die Behandlung des schweren atopischen Ekzems auch als First-Line-Therapie zugelassen. Dazu gehören der monoklonale Antikörper Dupilumab, der sich gegen den IL 4-/IL 13-Rezeptor wendet sowie Tralokinumab, der IL 13 blockiert. Daneben gibt es **Januskinase (JAK)-Inhibitoren** (Baricitinib, Upadacitinib und Abrocitinib), die durch die Blockade der Januskinasen 1 und 2 die Sekretion mehrerer proinflammatorischer Zytokine unterbinden. Weitere Substanzen befinden sich in der Entwicklung und werden das Spektrum der Systemtherapie ergänzen.

Weitere Behandlungsmöglichkeiten sind Vermeidung von Irritanzien, Klimatherapie und Neurodermitisschulungen.

Weitere Behandlungsmöglichkeiten sind das Vermeiden von bekannten Allergenen und unspezifischen Irritanzien wie Wolle, Zitrusfrüchte, Feuchtarbeit etc. Eine pauschale Diät ist jedoch nicht sinnvoll. Eine Verbesserung bringt auch eine Klimatherapie im Hochgebirge oder am Meer. Interdisziplinäre Neurodermitisschulungen haben einen positiven Effekt, bei einigen Patient*innen kann auch eine psychosomatische Beratung sinnvoll sein.

Prävention: Bei Risikokindern wird **Stillen** empfohlen; auf Katzen als Haustiere sollte verzichtet werden.

Prävention: Bei sog. Risikokindern, bei denen mindestens ein Elternteil oder Geschwister unter einer atopischen Erkrankung leidet, wird volles **Stillen** für 4 Monate empfohlen. Ist Stillen nicht oder nicht ausreichend möglich, sollte hydrolysierte hypoallergene Säuglingsnahrung verwendet werden. Aktive und passive Exposition gegenüber Rauch erhöht das Allergierisiko (insbesondere Asthma) und sollte deshalb vermieden werden. Auf Katzen als Haustier sollte in Familien mit Risikokindern verzichtet werden.

20.4 Dyshidrotisches Ekzem

20.4 Dyshidrotisches Ekzem

► Synonym. Dyshidrose, dyshidrosiformes Ekzem

► Synonym.

► Definition. Kleine juckende Bläschen und Blasen an Händen und Füßen, die oft rezidivierend auftreten.

► Definition.

Ätiologie und Pathogenese: Ursprünglich wurde die Erkrankung fälschlicherweise als Funktionsstörung der ekkrinen Schweißdrüsen angesehen, daher auch der Name. Es liegt jedoch eine **Ekzemreaktion der schweißdrüsenreichen Areale** vor. Die zugrunde liegenden Ursachen sind vielfältig: atopische Diathese, Id-Reaktion (z. B. Mykid bei Fußmykose durch starke Antigenresorption), Kontaktallergie, psychogen durch Stress oder idiopathisch. Verstärkend liegt oft noch eine Hyperhidrose vor.

Ätiologie und Pathogenese: Es liegt eine **Ekzemreaktion der schweißdrüsenreichen Areale** zugrunde. Die Ursachen sind vielfältig (atopische Diathese, Id-Reaktion, Kontaktallergie u. a.).

Klinik: In den Sommermonaten findet man ein gehäuftes Auftreten. Im akuten Stadium zeigen sich multiple dicht stehende, prall gespannte und oft stark juckende wasserklare Bläschen an Handflächen und Fingerkanten sowie Fußsohlen. Die Bläschen können sich oberflächlich oder tiefer befinden und anfangs eher tast- als sichtbar sein. Häufig kommt es zu einem schubweisen Verlauf. Die Abheilung erfolgt oft unter Ausbildung einer feinen Schuppung (Abb. **20.8a** und Abb. **20.8b**). In ausgeprägten Fällen entstehen durch Konfluenz große Blasen, sog. **Cheiro-** oder **Podopompholyx** (Abb. **20.8c**). Als Komplikation kann es zu einer bakteriellen oder mykotischen Superinfektion kommen. Außerdem kann sich ein allergisches Kontaktekzem auf dem Boden der geschädigten Haut entwickeln.

Klinik: wasserklare juckende kleine Bläschen an Handflächen, Fingerkanten und Fußsohlen (Abb. **20.8**).

Diagnostik: Das klinische Bild ist typisch, insbesondere bei Superinfektion kann jedoch eine Psoriasis pustulosa palmoplantaris schwierig abzugrenzen sein (ggf. Biopsie). Die weitere Diagnostik dient der Suche nach der zugrunde liegenden Ursache: Atopiediagnostik, Epikutantest, Mykologie.

Diagnostik: typisches klinisches Bild, Suche nach Ursachen.

20.8 Dyshidrotisches Ekzem

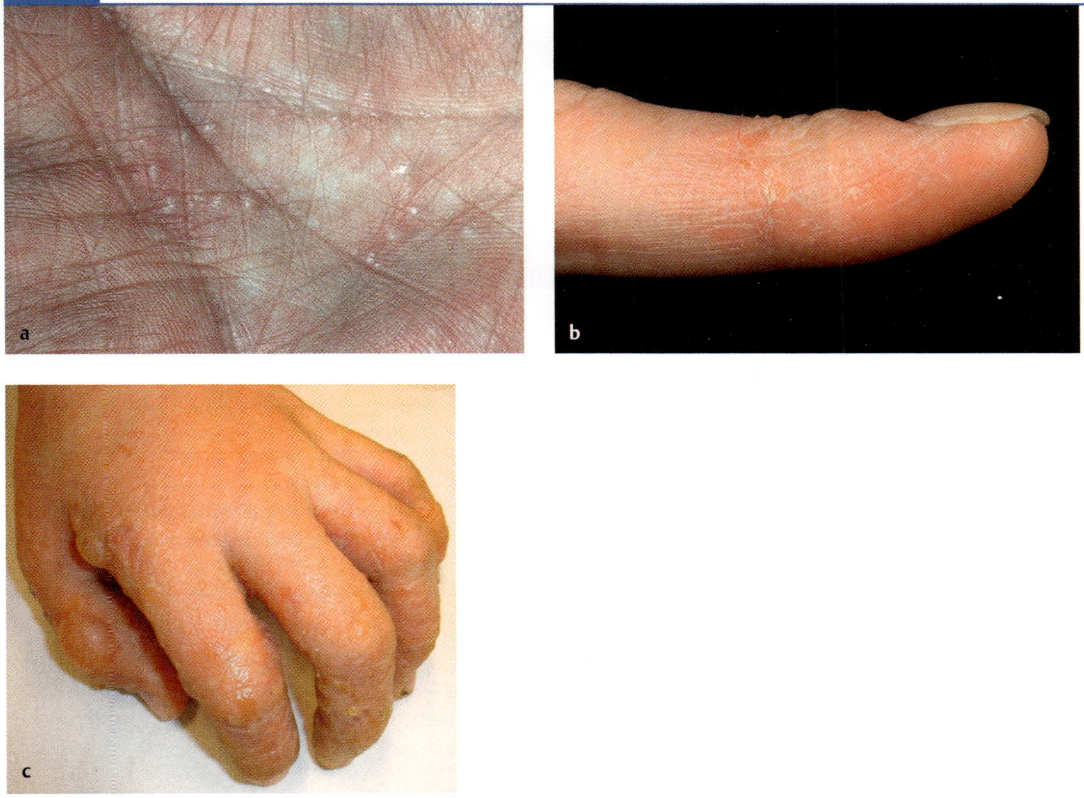

a Kleine wasserklare Bläschen palmar.
b Feine Schuppung nach Eintrocknen der Bläschen.
c Cheiropompholyx mit großen Blasen an den Händen.

Therapie: lokale **austrocknende Maßnahmen**, ggf. lokale, in schweren Fällen auch orale **Glukokortikoide**. PUVA-Therapie bei chronischem Verlauf.

Therapie: Im Vordergrund stehen lokale **austrocknende Maßnahmen** mit gerbstoffhaltigen Bädern oder Lotionen. Kurzfristig können auch potente lokale **Glukokortikoide** angewendet werden, wobei eine austrocknende Grundlage gewählt werden sollte (Paste, Lösung). Im späteren trockeneren Stadium muss dann wieder eine Rückfettung erfolgen. Ein schwerer und ausgeprägter Befund kann durch eine kurzfristige Stoßtherapie mit oralen Glukokortikoiden abgefangen werden. Bei chronischen Verläufen ist eine lokale PUVA-Therapie hilfreich.

20.5 Hyperkeratotisch-rhagadiformes Hand- und Fußekzem

20.5 Hyperkeratotisch-rhagadiformes Hand- und Fußekzem

▸ Definition.

▸ **Definition.** Durch starke Hyperkeratosen und Rhagaden gekennzeichnetes chronisches Ekzem unbekannter Ätiologie.

Klinik: schwielenartige hyperkeratotische Plaques mit schmerzhaften Rhagaden (Abb. **20.9**).

Klinik: Palmar und/oder plantar bilden sich schwielenartige hyperkeratotische Plaques mit schmerzhaften Rhagaden aus (Abb. **20.9**). Manchmal finden sich im Randbereich auch dyshidrotische Bläschen.

Differenzialdiagnose: Psoriasis, hyperkeratotische Mykose, allergisches Kontaktekzem.

Differenzialdiagnose: Differenzialdiagnostisch müssen v. a. eine Psoriasis, eine hyperkeratotische Mykose und ein allergisches Kontaktekzem abgegrenzt werden.

Therapie: schwierig, da chronischer Verlauf. Anfangs **keratolytische Maßnahmen**, später lokale **Glukokortikoide**, ggf. Antipsoriatika, PUVA oder orale Vitamin-A-Säure-Derivate.

Therapie: Die Therapie gestaltet sich oft schwierig und der Verlauf ist chronisch. Anfangs werden **keratolytische Maßnahmen** (Salicylsäure) eingesetzt, später lokale **Glukokortikoide** in fetter Salbengrundlage, ggf. verstärkt durch Okklusion unter Folien. Daneben können Antipsoriatika (Cignolin, Vitamin-D_3-Präparate) oder eine lokale PUVA-Therapie angewendet werden. In schweren Fällen kommt eine orale Therapie mit Vitamin-A-Säure-Derivaten (Alitretinoin) in Betracht.

⊙ 20.9

⊙ 20.9 Hyperkeratotisches Handekzem

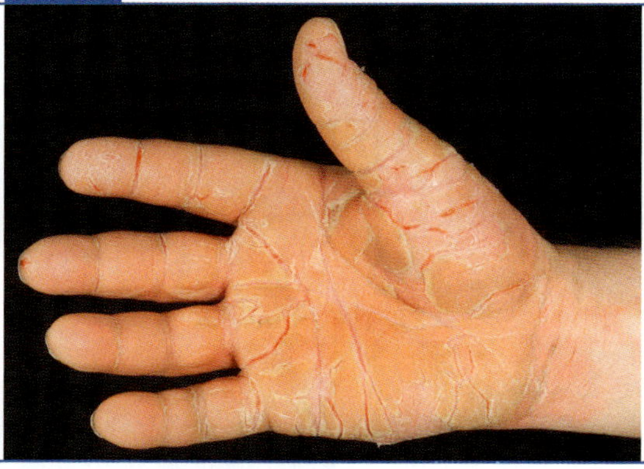

Ausgeprägte palmare Hyperkeratosen und Rhagaden.

20.6 Nummuläres Ekzem

20.6 Nummuläres Ekzem

▸ Synonym.

▸ **Synonym.** mikrobielles Ekzem

▸ Definition.

▸ **Definition.** Das nummuläre Ekzem ist ein vermutlich polyätiologisch bedingtes Ekzem mit typischen münzförmigen Plaques, das überwiegend bei Erwachsenen zwischen dem 50. und 70. Lebensjahr auftritt.

Ätiologie: kontaktallergische oder direkte Reaktion auf bakterielle Antigene werden diskutiert; vermutlich liegt ein polyätiologisches Geschehen vor.

Ätiologie: Diskutiert wird eine kontaktallergische oder direkte Reaktion auf bakterielle Antigene, die sich entweder lokal auf der Haut oder in systemischen Foki (chronische Bronchitis, Sinusitis) finden. Nach Sanierung solcher Foki kann es zu einer Besserung des Ekzems kommen. Vermutlich liegt aber ein polyätiologisches Geschehen vor.

Klinik: scharf begrenzte **münzförmige**, erst exsudative, dann schuppende Plaques (Abb. **20.10**).

Klinik: Meist an den Beinen beginnend kommt es zu scharf begrenzten erythematösen **münzförmigen** Plaques, anfänglich eher exsudativ, im weiteren Verlauf mit gelblichen Schuppen und Krusten (Abb. **20.10**). Dabei besteht unterschiedlich stark aus-

20.10 Nummuläres Ekzem

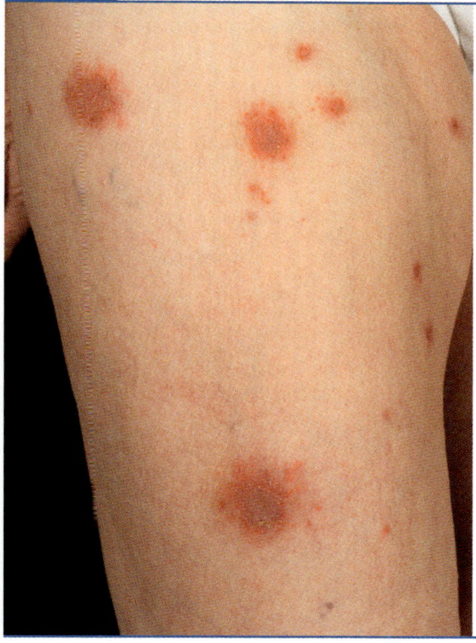

Scharf begrenzte münzförmige, entzündlich gerötete Plaques.

geprägter Juckreiz. Prädilektionsstellen sind Unterschenkel, Rücken und Oberarme. Der Verlauf ist meist chronisch-rezidivierend.

Differenzialdiagnose: Die Abgrenzung zu Psoriasisplaques kann schwierig sein, Einzelherde erinnern an eine Tinea. Andere Ekzeme (atopische Dermatitis, allergisches Kontaktekzem) können unter dem Bild eines nummulären Ekzems verlaufen.

Differenzialdiagnose: Psoriasis vulgaris, Tinea, andere Ekzemformen.

Therapie: Lokal antiseptische Maßnahmen (z. B. Clioquinol, Triclosan) und ggf. Sanierung eines bakteriellen Fokus können zur Abheilung der Herde führen. Daneben werden glukokortikoidhaltige Cremes oder UV-Licht eingesetzt. Nur in schweren Fällen ist ein kurzfristiger oraler Glukokortikoidstoß erforderlich.

Therapie: Sanierung mikrobieller Foki, lokale Glukokortikoide und UV-Licht.

20.7 Seborrhoisches Ekzem

20.7 Seborrhoisches Ekzem

► Synonym. seborrhoische Dermatitis

► Definition Vorwiegend in seborrhoischen Arealen (Kopf, vordere und hintere Schweißrinne) auftretendes, chronisch-rezidivierendes Ekzem. Männer sind bevorzugt betroffen, daneben gibt es aber auch eine Säuglingsform des seborrhoischen Ekzems.

Ätiologie und Pathogenese: Die genaue Ursache ist unklar. Faktoren, die eine Rolle spielen, sind eine Überfunktion der Talgdrüsen (Seborrhö), die Besiedlung mit dem Hefepilz *Pityrosporum ovale*, der Immunstatus und möglicherweise eine Änderung im Stoffwechsel essenzieller Fettsäuren. Eine externe Beeinflussung ist durch klimatische Bedingungen (Besserung bei Sonnenexposition) und psychische Faktoren (Verschlechterung unter Stress) möglich.

Ätiologie und Pathogenese: letztlich unklar. Mitwirkende Faktoren sind Seborrhö, *Pityrosporum ovale*, der Immunstatus und ggf. Fettsäurestoffwechselstörungen.

Klinik:

- **Erwachsene:** Bevorzugt bei Männern finden sich erythematöse Plaques mit kleieförmiger fettiger Schuppung, insbesondere in folgenden Arealen: Haaransatz, Bartbereich, Augenbrauen, Glabella, Nasolabialfalte und sternal. Eine Ausweitung auf weitere Areale bis hin zur Erythrodermie (v. a. bei älteren Menschen) ist möglich. Eine sehr starke Ausdehnung bei jüngeren Menschen kann auf eine **HIV**-Infektion hinweisen. Patient*innen mit **Psoriasis** oder psoriatischer Diathese können eine sog. Seborrhiasis entwickeln, d. h. durch den isomorphen Reizeffekt entsteht aus dem seborrhoischen Ekzem eine Psoriasis. Auch Patient*innen mit einer **Parkinson-Erkrankung** können aufgrund vermehrter Talgdrüsenproduktion ein seborrhoisches Ekzem entwickeln.

Klinik:

- **Erwachsene:** In den seborrhoischen Arealen kommt es zu erythematösen Plaques mit fettiger Schuppung. Weitere Ausbreitung bis zur Erythrodermie ist möglich.
- **Säuglinge:** in den ersten 3 Monaten auftretend, „Gneis" am Kapillitium (Abb. **20.11**), evtl. Ausbreitung auf Gesicht und Körperfalten.

20.11

20.11 Seborrhoisches Ekzem

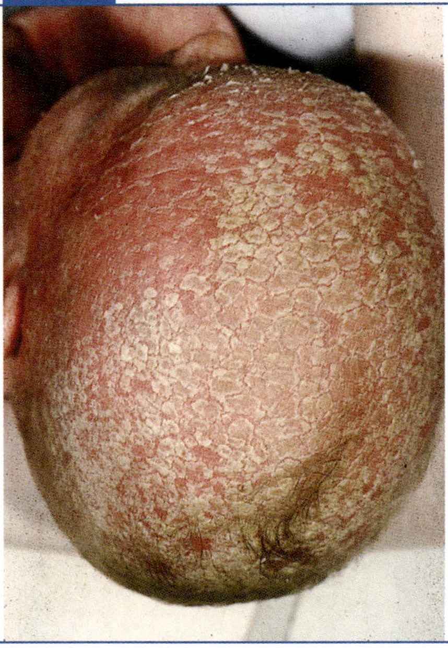

Seborrhoisches Kopfekzem bei einem Säugling („Gneis").

- **Säuglinge:** Die Symptome treten überwiegend in den ersten 3 Lebensmonaten auf, da es danach zu einer Inaktivität der Talgdrüsen bis zur Pubertät kommt. Typisch sind fettige, gelbliche fest haftende Schuppenkrusten mit feinen Einrissen am Kapillitium mit geringer oder fehlender Rötung („Gneis", Abb. **20.11**). Im weiteren Verlauf ist eine Ausbreitung auf Gesicht und Körperfalten möglich.

Diagnostik und Differenzialdiagnose: Meist ist eine Blickdiagnose möglich. Differenzialdiagnostisch kommt bei Erwachsenen eine Psoriasis capitis in Betracht, bei Säuglingen v. a. eine atopische Dermatitis.

Diagnostik und Differenzialdiagnose: Die Diagnose ist in der Regel klinisch zu stellen, allerdings kann eine Psoriasis capitis manchmal schlecht abzugrenzen sein. Weitere mögliche Differenzialdiagosen sind Impetigo contagiosa, periorale Dermatitis und ein Pemphigus foliaceus. Bei Säuglingen kommt differenzialdiagnostisch auch eine atopische Dermatitis in Betracht.

Therapie:
- **Erwachsene:** ketoconazol- oder ciclopiroxhaltige Cremes und Shampoos, nur bei starker Entzündung glukokortikoidhaltige Präparate.
- **Säuglinge:** Olivenöl am Kapillitium, kurzfristig schwache lokale Glukokortikoide.

Therapie:
- **Erwachsene:** Zur Reduktion der Besiedlung mit *Pityrosporum ovale* werden ketoconazol- oder ciclopiroxhaltige Cremes und Shampoos eingesetzt. Eine Kombination mit antiseborrhoischen Shampoos ist hilfreich. Nur bei stark entzündlichen Fällen sollte man kurzfristig lokale Glukokortikoide einsetzen.
- **Säuglinge:** Die Schuppenkrusten können mit Olivenöl über Nacht aufgeweicht und mit Babyshampoo ausgewaschen werden. Für kurze Zeit ist die Behandlung mit schwachen lokalen Glukokortikoiden (Klasse 1) möglich. Zur Pflege der Intertrigines wird weiche Zinkpaste empfohlen. Fette Grundlagen und kleidungsbedingter Hitzestau müssen vermieden werden.

21 Kollagenosen

*I. Moll; vormals beteiligt: A. Rauterberg**

21.1 Allgemeines

▸ Definition. Kollagenosen sind Krankheiten der Haut und innerer Organe, die eine vielfältige klinische Symptomatik mit Übergängen zwischen einzelnen Formen aufweisen. In der Pathogenese der Kollagenosen spielen Dysregulationen des angeborenen sowie des adaptiven Immunsystems bei der Produktion von Antikörpern und die zelluläre Immunität eine wichtige Rolle. Typisch sind daher eine **hohe B-Zellaktivität** und dadurch **hohe Antikörper-Titer** gegen verschiedene Autoantigene, Aktivierung von Zytokinen und Typ-I-Interferonen, was zu **Immunkomplexen** und deren **Ablagerungen** führt. In der Folge entstehen Zellschäden.

Einteilung: Die Kollagenosen werden nach klinischen Charakteristika eingeteilt:
- Lupus erythematodes (S. 213)
- systemische Sklerodermie (S. 221)
- Dermatomyositis (S. 227)
- Connective Tissue Disease (S. 229)

21.2 Lupus erythematodes (LE)

Der LE bietet ein Spektrum verschiedener, mit Autoimmunphänomenen assoziierter Krankheiten. Es bestehen eine Dysregulation und Hyperaktivität des Immunsystems, welche durch eine T- und B-Zellaktivierung sowie inadäquate Aktivierung des Typ-I-Interferon-Systems gekennzeichnet sind. Dies führt zu Autoantiköpersynthese und infolge zu Immunkomplexen, die Entzündungen und Vaskulitis in den Organen hervorrufen. Daher werden die Lupus-Krankheiten als ein Spektrum von entzündlichen Krankheiten einerseits der Haut, andererseits der Haut und innerer Organe gesehen. Sie verlaufen akut oder limitiert, gehen ineinander über oder sind Zwischenformen und Varianten.

21.2.1 Systemischer Lupus erythematodes (SLE)

▸ Synonym. Lupus erythematodes disseminatus, Lupus erythematodes visceralis

▸ Definition. Systemkrankheit, die dadurch charakterisiert ist, dass Zellen durch Autoantikörper und Immunkomplexe geschädigt und Entzündungen induziert werden. Die Dysregulation der Aktivität der T- und B-Zellen führt zur Bildung zahlreicher Autoantikörper gegen Zellkernbestandteile u. a. Deren Immunkomplexe aktivieren das Komplementsystem, was zu Entzündungen führt (C3, C4 bei SLE erniedrigt!). Die Erkrankung entsteht bei genetischer Disposition durch Triggerung.

Epidemiologie: Die Prävalenz liegt zwischen 15 und 50 pro 100 000, mehr als 80 % sind jüngere Frauen (20–40 Jahre), Männer sind nur sehr selten betroffen. Eine genetische Disposition ist beschrieben (viele Gene).

21.1 Allgemeines

▸ Definition.

Einteilung:
- Lupus erythematodes (S. 213)
- Systemische Sklerodermie (S. 221)
- Dermatomyositis (S. 227)
- Connective Tissue Disease (S. 229)

21.2 Lupus erythematodes (LE)

Der Lupus erythematodes ist eine Autoimmunerkrankung. Man unterscheidet die bedrohliche systemische Form (SLE) von den vergleichsweise harmlosen Formen (CCLE), die sich vornehmlich auf die Haut beschränken.

21.2.1 Systemischer Lupus erythematodes (SLE)

▸ Synonym.

▸ Definition.

Epidemiologie: Der SLE betrifft ganz überwiegend jüngere Frauen (20–40 Jahre), Männer nur sehr selten.

Ätiologie und Pathogenese: Es handelt sich um **pathologische Immunantworten** bei gestörter Immunregulation der T- und B-Lymphozyten mit Bildung von verschiedenen **Autoantikörpern** und **Immunkomplexen**, die Entzündungen am Gefäßendothel verursachen und dadurch Gewebeschäden in den Organen bedingen.

Ätiologie und Pathogenese: Zugrunde liegen **pathologische Immunantworten**, bedingt durch gestörte Regulationen und Interaktionen von Interferon Typ I sowie T- und B-Lymphozyten. Eine B-Zell-Aktivierung führt zu einer erhöhten Produktion von pathogenen Autoantikörpern, die vermehrt Immunkomplexe bilden. Die verschiedenen **Autoantikörper**, **Immunkomplexe** und Komplementaktivierungen verursachen Entzündungen am Gefäßendothel und dadurch Gewebeschäden an multiplen Organen. Infektionen (Viren), Medikamente, UV-Strahlung, Östrogen und Nikotin triggern den SLE möglicherweise durch Freilegung endogener Antigene.

Klinik: Die Symptome des SLE sind vielfältig. An **Hauterscheinungen** beobachtet man ein Gesichtserythem (**Schmetterlingserythem**; Abb. **21.1a**), **disseminierte makulöse Exantheme** am Rumpf (Abb. **21.1d**), eine Livedo racemosa an den Extremitäten, fleckig gerötete, schuppende Plaques an den Fingern (Abb. **21.1b**), Hämorrhagien und **Teleangiektasien** am Nagelfalz (Abb. **21.1c**). Der diffuse Haarausfall ist i. d. R. reversibel. Eine **Raynaud-Symptomatik** (S. 570) kann vorkommen.

Klinik: Zu Beginn treten oft Allgemeinsymptome wie Krankheitsgefühl, Fieber, Gewichtsverlust und Lymphknotenschwellungen auf. Es können unterschiedliche Symptome folgen:

Hauterscheinungen treten bei 70–80 % der Betroffenen auf. Typisch ist ein unscharf begrenztes, makulöses bis urtikarielles Erythem im Gesicht (**Schmetterlingserythem**; Abb. **21.1a**), das meist fotoinduziert ist. Am Rumpf finden sich **makulopapulöse Exantheme** (Abb. **21.1d**) oft mit vaskulitischer Note. Bevorzugt an den Extremitäten kommt es zu **Livedo racemosa** (bizarr geformte rötlich-livide Hautzeichnung). An den Akren, besonders an der Dorsalseite der Finger, beobachtet man fleckige, gerötete, zum Teil auch keratotische Plaques (Abb. **21.1b**); am Nagelfalz und an den Fingerspitzen **Teleangiektasien** und kleine Hämorrhagien (Abb. **21.1c**). Manchmal tritt eine **Raynaud-Symptomatik** (S. 570) auf. Der diffuse Haarausfall ist reversibel, aber vernarbende Alopezieherde kommen ebenso vor. An der Mundschleimhaut sieht man ödematöse Erytheme, kleinere Erosionen und Ulzera.

► Merke.

► Merke. Die dermatologische Symptomatik des SLE ist außerordentlich vielgestaltig. Die SLE wird daher auch als „Chamäleon" der Medizin bezeichnet.

21.1 Hauterscheinungen bei systemischem Lupus erythematodes

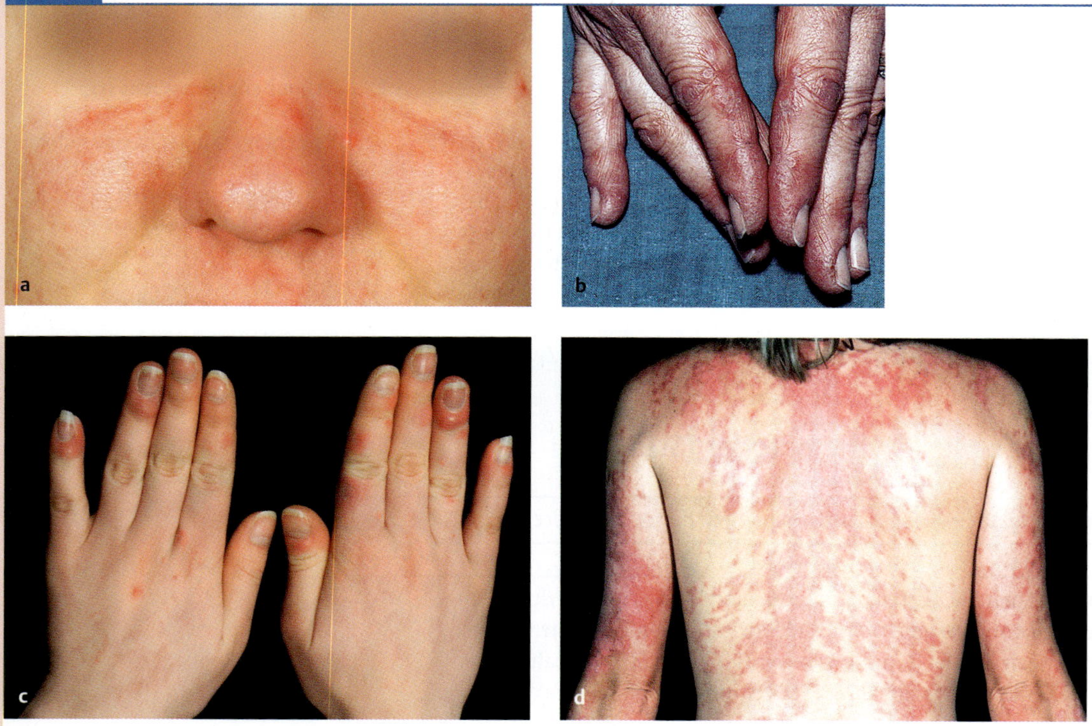

a Schmetterlingsförmiges Erythem über Nase und Wangen.
b Plaques und streifige Rötungen mit geringer Hyperkeratose an den seitlichen Fingern bei SLE.
c Livide Erytheme an den Fingerendgliedern.
d Makulopapulöses, teils schuppendes Exanthem am Rumpf.

21.2 Schema des Befalls beim systemischen Lupus erythematodes

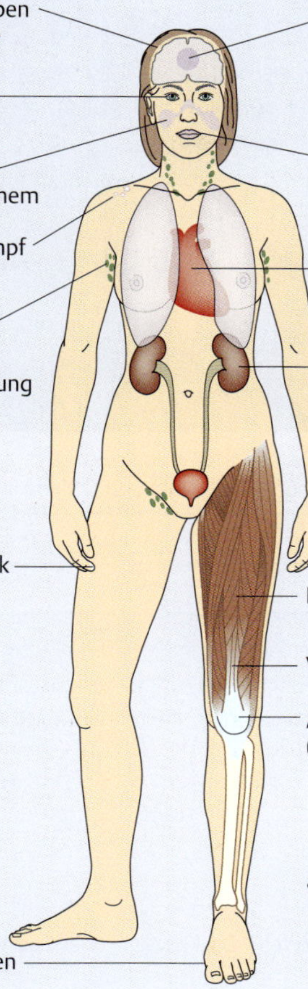

Fast alle Patient*innen leiden an **Arthralgien**, bevorzugt der kleinen Gelenke der Hände, und an **Myalgien**. Der Befall der serösen Häute kann sich als **Pleuritis** oder **Perikarditis** manifestieren. Die verruköse Endokarditis Libman-Sacks ist sehr selten. Eine **Glomerulonephritis** (mit Mikrohämaturie, Proteinurie, zellulären Zylindern) tritt bei 70 % der Patient*innen auf; zur deutlichen Nierenfunktionseinschränkung kommt es jedoch nur bei etwa 15 %.
Diverse neurologische bzw. psychiatrische Symptome wie Kopfschmerzen, Migräne, epileptische Anfälle, psychotische Zustände, kognitive Störungen, aber auch Apoplexe und periphere Neuropathien, weisen auf eine Beteiligung des **Nervensystems** hin. Einen zusammenfassenden Überblick gibt Abb. **21.2**.

Sehr oft treten **Allgemeinsymptome**, **Lymphknotenschwellungen**, **Arthralgien** und **Myalgien** auf, seltener eine **Pleuritis** oder **Perikarditis**. Entscheidend für die Prognose ist das Ausmaß der **Glomerulonephritis**, die 70 % der Patient*innen betrifft. Auch **ZNS**-Veränderungen werden beobachtet. Einen zusammenfassenden Überblick gibt Abb. **21.2**.

Diagnostik: Bei der klinischen Diagnostik helfen die Kriterien des American College of Rheumatology (ACR). Die **ACR-Kriterien** (Tab. **21.1**) umfassen die häufigsten und wichtigsten klinischen und Laborsymptome und erlauben die Diagnose eines SLE, wenn ≥ 4 dieser Kriterien erfüllt sind. Cave: es gibt viele Übergangsformen und milde Verläufe (z. B. weniger als 4 Kriterien). Neuere Diagnosekriterien liegen vor. Für die klinische Diagnostik werden jedoch die ACR-Kriterien weiterhin am meisten angewandt.

Diagnostik: Die Diagnose gilt als sehr wahrscheinlich, wenn mindestens 4 der **ACR-Kriterien** (Tab. **21.1**) vorhanden sind.

Histopathologie: Interface-Dermatitis ist typisch, eine Quellung der PAS-reaktiven Basalmembran ist möglich. Die **dermalen** Veränderungen beim SLE sind ein lockeres lymphozytäres, entzündliches Infiltrat und ein massives Ödem.

Histopathologie: Interface-Dermatitis ist typisch, in der **Dermis** ein lymphozytäres Infiltrat.

Immunhistopathologie: In befallener Haut zeigen sich fluoreszenzmikroskopisch (direkte Immunfluoreszenz) an der dermoepidermalen Junktionszone meist bandförmige Ablagerungen von IgG und IgM (seltener IgA) und C3 (ca. 80 %). Dieses „**Lupusband**“ (Abb. **21.3**) ist bei SLE auch in nicht erkrankter Haut nachweisbar.

Immunhistopathologie: charakteristisch ist das **„Lupusband“** (IgG- und C3-Ablagerungen), bandförmig entlang der dermoepidermalen Junktionszone (Abb. **21.3**). Diese Veränderungen sind beim SLE in kranker und oft gesunder Haut zu finden.

21.3 Histopathologie und Immunhistopathologie bei SLE

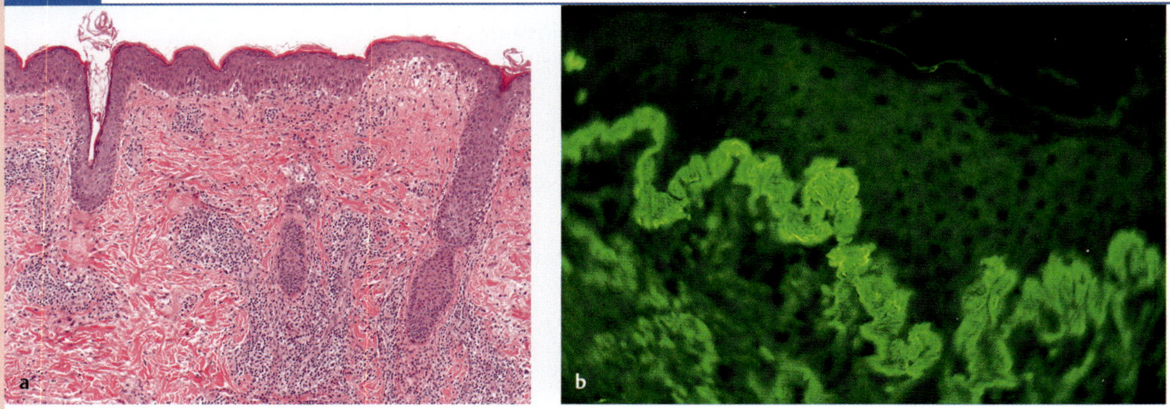

a Histologischer Schnitt mit Basalzelldegeneration der Epidermis und Infiltration in der Dermis (HE-Färbung). *Quelle: Dr. Rose, Lübeck*
b Immunfluoreszenzmikroskopische Darstellung des „Lupusbandes“: granuläre Ablagerung von IgG, IgM und C 3 entlang der Basalmembran.

21.1 ACR-Kriterien für die Diagnostik des SLE (1997)

Kriterien	Bemerkung
▪ Schmetterlingserythem	Erythem im Nasen-Wangen-Bereich
▪ diskoider Lupus erythematodes	diskoide gerötete, schuppende Plaques (v. a. Gesicht), die mit zentraler Atrophie abheilen
▪ Fotosensitivität	positive Lichttestung (Fotoprovokation)
▪ Schleimhautulzera	oral, nasal und/oder pharyngeal
▪ nicht destruierende Arthritis	≥ 2 Gelenke betroffen (ohne Erosionen)
▪ Serositis	Pleuritis oder Perikarditis
▪ Nephritis	> 0,5 g/d Protein oder Zylindrurie (Erythrozyten-, Leukozyten- oder Epithelzylinder)
▪ ZNS-Beteiligung	Krampfanfälle, Psychosen
▪ hämatologische Befunde	hämolytische Anämie oder Leukopenie (< 4 000/µl) oder Lymphopenie (< 1500/µl), Thrombozytopenie (< 100 000/µl)
▪ immunologische Befunde	LE-Zellen oder Anti-ds-DNA oder Anti-Sm oder falsch positive Luesreaktion (> 6 Monate)
▪ antinukleäre Antikörper (ANA)	

Autoantikörper: sind ein bedeutendes Merkmal des SLE (Tab. **21.2**).

Autoantikörper: Eine Vielfalt von nicht organspezifischen **Autoantikörpern** (Tab. **21.2**) sind ein bedeutendes Merkmal des SLE.

21.2 Autoantikörper bei LE

Autoantikörper		Antigene	assoziierte Erkrankungen und Befunde
ANA (antinukleäre Antikörper)		Zellkernbestandteile, die pauschal durch Immunfluoreszenz nachgewiesen werden	SLE: (meist) positiv DLE: gelegentlich positiv SCLE: oft positiv
Anti-ds-DNA		Doppelstrang-DNA	spezifisch für SLE
Anti-Histon		Histone	arzneimittelinduzierter LE (oft)
ENA	Anti-Sm	Ribonukleoproteine	spezifisch für SLE (negativ schließt *nicht* aus), Nephritis
	Anti-U1-RNP	Ribonukleoproteine	Überlappungssyndrom (Overlap-Syndrom; gleichzeitiges Auftreten von Symptomen verschiedener Kollagenosen)
	Anti-Ro (SS-A)	Ribonukleoproteine	Sjögren-Syndrom, SCLE
	Anti-La (SS-B)	Ribonukleoproteine	Sjögren-Syndrom, Glomerulonephritis (selten), SCLE
Anti-rRNP		ribosomale Phosphoproteine	spezifisch für ZNS-Beteiligung
Antikörper gegen Erythrozyten, Lymphozyten, Thrombozyten, Endothelzellen u. a.			Blutbildveränderungen (Anämie, Lymphozytopenie, Thrombozytopenie), Gefäß- und Nierenbeteiligung
Antiphospholipid		Phospholipid	ca. 30 % bei SLE Thrombosen, Lungenembolien, zerebrale Insulte

ENA = extrahierbare nukleäre Antigene, SLE = systemischer Lupus erythematodes; DLE = diskoider Lupus erythematodes; SCLE = subakut kutaner Lupus erythematodes

- **Antinukleäre Antikörper (ANA)** sind gegen Nukleinsäuren und verschiedene Proteine im Zellkern gerichtet und bei fast allen Patient*innen mit SLE nachweisbar. Da die Zielstrukturen vielfältig sind, ergibt die indirekte Immunfluoreszenz (Patientenserum auf Gewebeschnitten) unterschiedliche Färbemuster, u. a. eine ringförmige, gesprenkelte oder homogene Anfärbung des Zellkerns (meist bei SLE) oder nukleoläre Färbungen.
- **Antikörper gegen Doppelstrang-DNA (Anti-ds-DNA-AK)** und gegen **Proteinkomplexe mit RNA (Anti-Sm-AK)** sind spezifisch für SLE.

- Fast alle Patient*innen haben **antinukleäre Antikörper (ANA)** im Serum.
- Charakteristisch für den SLE sind **Antikörper gegen Doppelstrang-DNA** und **Sm**.

▸ Merke. Charakteristisch sind hohe Titer von **antinukleären Antikörpern (ANA)**, spezifisch für den SLE sind **ds-DNA-** und **Sm-Antikörper**.

▸ Merke.

Laborwerte: Leukozytopenie, Anämie und Thrombozytopenie sind die typischen Blutbildveränderungen des SLE. Die BSG ist in aktiven Krankheitsphasen deutlich erhöht, C-reaktives-Protein dagegen nicht. Rheumafaktoren sind in 20–40 % positiv, C 3 und C 4 sind häufig erniedrigt.

Laborwerte: Man findet Leuko- und Thrombozytopenie, Anämie, BSG-Erhöhung, häufig Komplementerniedrigung.

Differenzialdiagnose: Schwierig kann die Abgrenzung von Arzneimittelexanthemen, CCLE und SCLE sein, wobei Änderungen der Medikamente und die Antikörpermuster klären können.
Häufige oligosymptomatische Verläufe (z. B. viele Hautsymptome oder geringer Organbefall) können die Diagnose außerordentlich erschweren. Isolierte Organerkrankungen sind abzugrenzen, z. B. bei isolierten Arthralgien muss der SLE von einer primär chronischen Polyarthritis abgegrenzt werden. Die Krankheit kann auch mit anderen Kollagenosen verwechselt werden, z. B. der Dermatomyositis und der systemischen Sklerodermie (Abb. **21.4**, Abb. **21.5** und Abb. **21.9**).

Differenzialdiagnose: Diese umfasst Arzneimittelexantheme, andere Formen des LE (Abb. **21.4**), die primär chronische Polyarthritis, andere Kollagenosen, insbesondere die Dermatomyositis. Zur Unterscheidung dieser Krankheitsbilder vergleiche Abb. **21.5** und Abb. **21.9**.

Therapie: Die Therapie sollte dem jahrelangen Verlauf und den Symptomen der Krankheit angepasst sein. In allen Fällen ist UV-Exposition strikt zu vermeiden. Bei Patient*innen mit milden Symptomen und fehlender Organbeteiligung kann ein Therapieversuch mit **nichtsteroidalen Antiphlogistika** (NSAIDs; z. B. Azetylsalizylsäure) oder **Chloroquin** bzw. **Hydroxychloroquin** unternommen werden. Im Falle ernsterer Organmanifestationen wie Nieren- oder ZNS-Beteiligung sind zusätzlich zu Hydroxychloroquin **systemische Gaben von Glukokortikoiden** erforderlich, anfangs hochdosiert (100–200 mg Prednisolon/d), dann auf eine möglichst geringe Erhaltungsdosis reduziert. Zusätzlich können **Immunsuppressiva** wie Azathioprin, Cyclophosphamid, Methotrexat gegeben werden. **Neue Therapieoptionen** sind Belimumab und Rituximab (CD-20-Antikörper), welche die B-Zellen und damit die Antikörper reduzieren. Weitere Therapien richten sich nach dem Organbefall. Infekte sind immer zu behandeln, da sie triggern können.
Zur Kontrolle des Therapieerfolges eignet sich vor allem die klinische Beobachtung, zusammen mit BSG, Blutbild, Komplement und Proteinurie.

Therapie: Nichtsteroidale Antiphlogistika und **Chloroquin** sind die Mittel der Wahl bei mildem Verlauf. Im Falle ernster Organmanifestationen, z. B. Nieren- und ZNS-Beteiligung, werden **Glukokortikoide systemisch** gegeben, evtl. zusätzlich **Immunsuppressiva** (Azathioprin, Methotrexat) und/oder **immunmodulierende Antikörper**.

Prognose: Der SLE verläuft in der Regel über Jahre und **in Schüben**, zwischen denen monatelange Remissionsphasen liegen können, selten „brennt" er aus.
Die Prognose ist abhängig von Art und Ausmaß des Organbefalls, insbesondere der Nieren und des ZNS. Die 5-Jahres-Überlebensrate liegt über 90 %. Todesursachen sind meist unbeherrschbare Infektionen aufgrund therapie- oder krankheitsbedingter Abwehrschwäche oder Nierenversagen.

Prognose: Kennzeichnend ist der **schubweise** Verlauf über Jahre.

Die Prognose ist abhängig von der Nierenbeteiligung. Die 5-JÜR beträgt 90 %.

21.2.2 Subakut kutaner Lupus erythematodes (SCLE)

▸ Definition. Es handelt sich um eine Form zwischen CCLE und SLE. Sie ist gekennzeichnet durch diskoide, psoriasisform-schuppige, ausgedehnte Plaques. Typisch sind eine starke Fotosensitivität und Ro/SS-A-Antikörper. Akute Verlaufsformen (ACLE) sind möglich.

21.2.2 Subakut kutaner Lupus erythematodes (SCLE)

▸ Definition.

Klinik: Es zeigen sich CCLE-ähnliche diskoide und psoriasisform-schuppige, polyzyklische Herde an UV-exponierten Arealen (Brust, Arme, Gesicht, Nacken), und am Rumpf in exanthematischer Ausprägung. Die Läsionen heilen mit Depigmentierungen, aber ohne Narben ab. Zusätzlich treten manchmal Arthralgien und Myalgien auf, selten geringe Nephritis und Serositis sowie eine B-Symptomatik.

Klinik: CCLE-ähnliches Exanthem.

21.4 Systemischer Lupus erythematodes (SLE) und chronisch discoider Lupus erythematodes (CDLE) im Vergleich

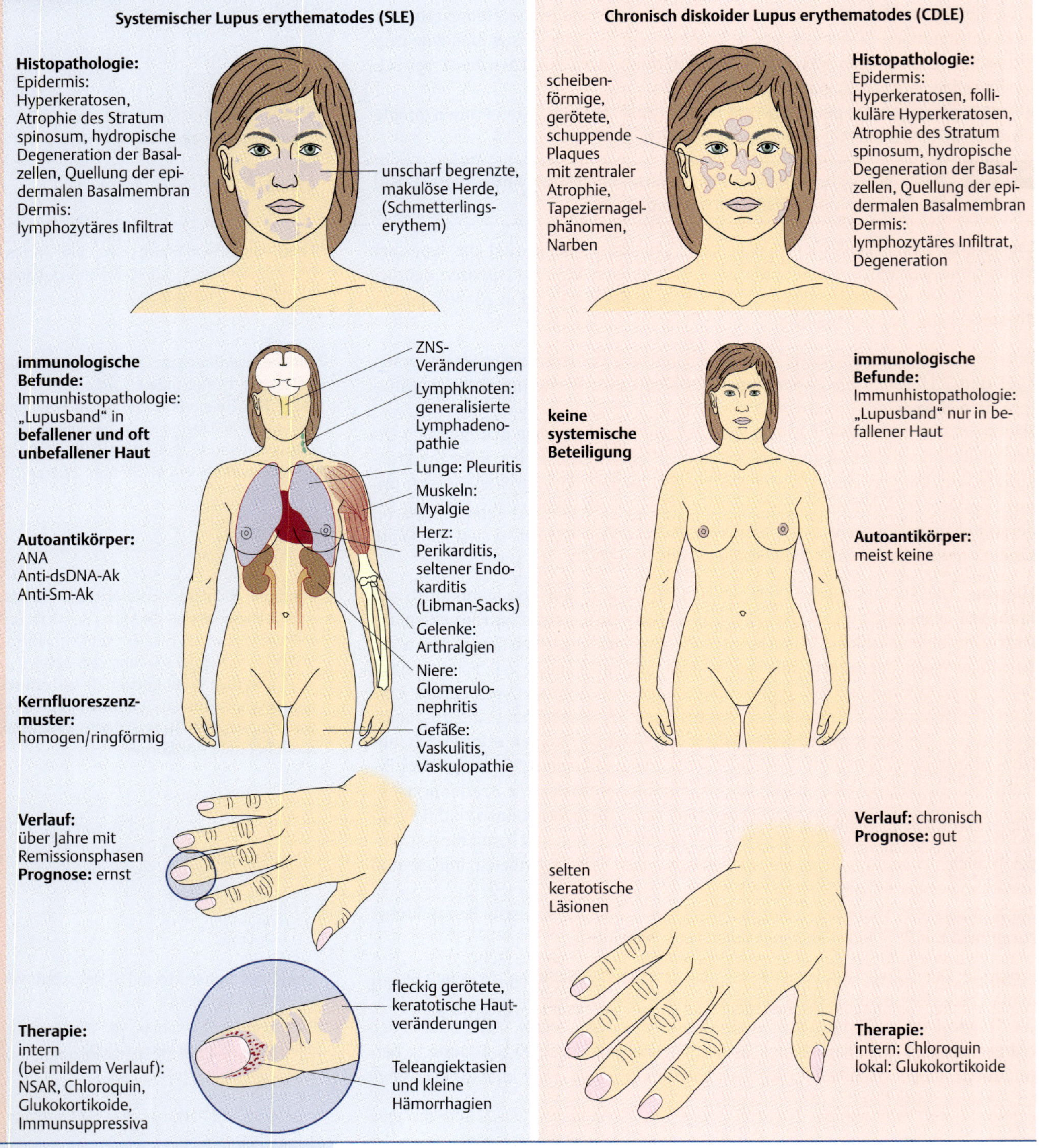

Diagnostik: Ro/SS-A-Antikörper positiv, La/SS-B-Antikörper manchmal positiv, ds-DNA-Antikörper negativ.
Histopathologie: siehe CCLE (S. 219).

Therapie: Chloroquin, Hydoxychloroquin, Glukokortikoide.
Prognose: oft Spontanheilung, Übergang in einen SLE möglich.

Diagnostik: Ro/SS-A-Antikörper sind meist, La/SS-B-Antikörper und Rheumafaktoren manchmal positiv, ds-DNA-Antikörper meist negativ.

Histopathologie und Immunhistologie: wie bei CCLE (S. 219).

Therapie: Chloroquin, Hydroxychloroquin, evtl. zusammen mit Glukokortikoiden.

Prognose: Spontanheilung oft nach Jahren, geht aber nicht selten in einen SLE über.

21.2.3 Arzneimittelinduzierter SLE

► **Definition.** Meist milde Verlaufsform des SLE, die von einem Medikament induziert wird und sich in wenigen Wochen nach Absetzen dieses Medikaments zurückbildet. Antikörper gegen Histone sind meist nachweisbar, ds-DNA-Antikörper dagegen nicht.

Zu den auslösenden Medikamenten gehören häufig Hydralazin, Hydrochlorothiazid, Kalziumkanalblocker, Terbinafin, Procainamid, INH und Methyldopa, Minocyclin, Interferone, Chinidin, ACE-Hemmer und viele andere.

Klinik: Erytheme (wie beim SLE [S. 213]), Arthralgien und Pleuritis.

Diagnostik: Anamnese (Medikamente!), UV-Exposition, Histon-Antikörper positiv, ds-DNA-Antikörper negativ.

Therapie: Absetzen der verdächtigen Medikamente, evtl. kurzfristig Glukokortikoide.

► **Klinischer Fall.** Die 25-jährige Patientin fühlt sich seit 4 Monaten abgeschlagen und leicht ermüdbar. Sie leidet rezidivierend unter leichten Muskel- und Gelenkschmerzen und subfebrilen Temperaturen. Ein viraler Infekt wird vermutet, SARS-CoV-2 negativ. Als – erstmalig nach Sonnenexposition – ein makulöses Exanthem an Brust und Oberarmen und eine symmetrische Rötung beider Wangen (siehe Abb. **21.1a** und Abb. **21.1d**) auftreten, sucht die Patientin einen Hautarzt auf. Bei der dermatologischen Untersuchung fallen zudem diskrete fleckige Erytheme an den Fingerendgliedern (siehe Abb. **21.1c**) und orale Erosionen auf. Die immunhistopathologische Untersuchung je einer Probeexzision aus befallener und unbefallener Haut lässt ein typisches Lupusband erkennen (siehe Abb. **21.3b**). Die hochtitrigen ANA und Antikörper gegen ds-DNA, die deutlich erhöhte BSG verbunden mit einer Leukopenie sowie die persistierende diskrete Proteinurie bestätigen die Diagnose eines SLE. 100 mg Prednisolon/d und 50 mg Imurek/d führten zu einer raschen Besserung der Symptome, innerhalb von 3 Monaten konnte Prednisolon auf 12 mg/d reduziert werden, was dann längerfristig zusammen mit Imurek gegeben wird.

21.2.4 Chronisch kutaner Lupus erythematodes (CCLE)

Der CCLE umfaßt den discoiden LE - die häufigste, klassische Form - den LE profundus und den Chilblain LE.

Discoider Lupus erythematodes (DLE)

► **Synonym.** Lupus erythematodes integumentalis

► **Definition.** Der DLE ist eine chronische, schubweise verlaufende entzündliche Dermatose vorwiegend des Gesichtes, gekennzeichnet durch diskoide (scheibenförmige) gerötete, schuppende Plaques, die mit zentraler Atrophie abheilen. Die Erkrankung bleibt auf die Haut beschränkt, heilt nach Jahren aus oder geht in einen SLE über.

Epidemiologie: Es erkranken überwiegend jüngere Erwachsene (20–40 Jahre). Frauen sind ca. 3-mal so häufig betroffen wie Männer.

Ätiologie und Pathogenese: Sie sind weitgehend unbekannt. UV-Strahlung spielt eine Rolle, denn die Herde bevorzugen chronisch lichtexponierte Areale (Gesicht, Kapillitium!). Möglicherweise fördert UV-Strahlung bei immungenetischer Disposition (Assoziation mit HLA-Antigenen) die Bildung eines Antigens, gegen das in der Folge Autoantikörper gebildet werden, welche Entzündungsreaktionen in der Haut induzieren, siehe SLE (S. 213).

Klinik: Vorwiegend im **Gesicht** und an lichtexponierten Arealen (Ohrmuscheln, Brust, Schultern, Nacken) und am **behaarten Kopf** (Kapillitium) finden sich scheibenförmige, scharf begrenzte, leicht elevierte Erytheme, die mit fest haftenden rauen Schuppen bedeckt sind. Entfernt man eine Schuppe, ist an ihrer Unterseite ein keratotischer Sporn zu erkennen. Dieses sog. **Tapeziernagelphänomen** ist typisch für den DLE und durch follikuläre Hyperkeratosen bedingt. Die Herde dehnen sich langsam zentrifugal aus und heilen im Zentrum unter Hinterlassung atrophischer, blasser narbiger Areale ab (Abb. **21.5**). Auch grübchenförmige Narben, mit Teleangiektasien, fleckige Hypo- und Hyperpigmentierungen sind häufig zu beobachten. Cha-

---

21.2.3 Arzneimittelinduzierter SLE

► Definition.

Zu den auslösenden Medikamenten gehören Hydralazin, Hydrochlorothiazid, Methyldopa, Interferone und viele andere.

Klinik: Erytheme (wie SLE [S. 213]), häufig Arthralgien und Pleuritis.
Diagnostik: Anamnese (Medikamente), Histon-Antikörper.

Therapie: Absetzen der Medikamente, evtl. Glukokortikoide.

► Klinischer Fall.

21.2.4 Chronisch kutaner Lupus erythematodes (CCLE)

Discoider Lupus erythematodes (DLE)

► Synonym.

► Definition.

Epidemiologie: betrifft vorwiegend das weibliche Geschlecht (20–40 Jahre).

Ätiologie und Pathogenese: UV-Strahlung spielt eine Rolle.

Klinik: Vorwiegend an lichtexponierten Arealen (**Gesicht**, Kapillitium) finden sich scharf begrenzte, scheibenförmige, gerötete, keratotische Plaques, die im Zentrum atrophisch abheilen (Abb. **21.5**). Typisch sind das **Tapeziernagelphänomen**, **Hyperästhesie** der Herde, Narbenbildung mit Teleangiektasien, Hyper- und Hypopigmentierungen sowie Alopezie. Daneben erosive Veränderungen an der Mundschleimhaut.

21.5 Hauterscheinungen bei CDLE

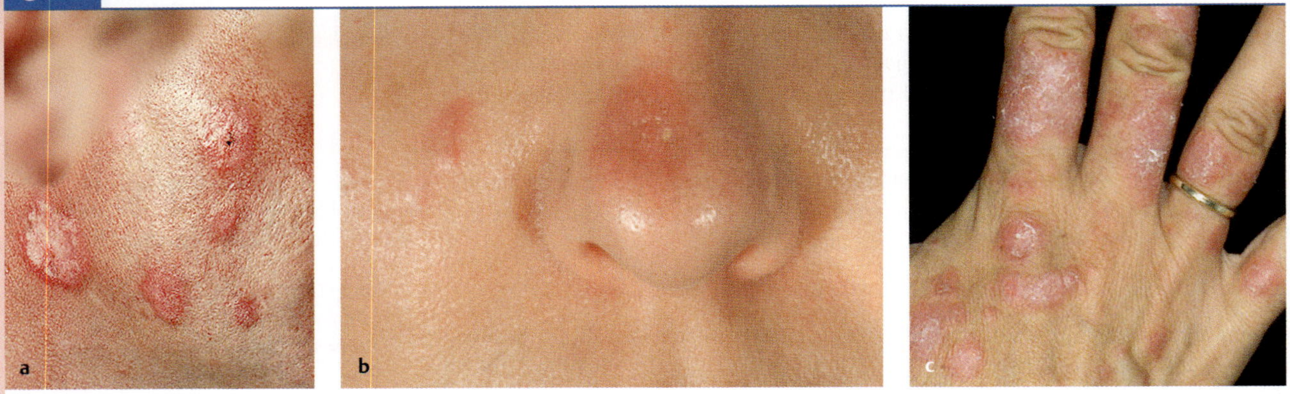

Hyperkeratotische diskoide Plaques mit follikulären Keratosen und entzündlichem Randsaum.
a Multiple Einzelherde an der Wange.
b Multiple Einzelherde zentral im Gesicht.
c Multiple Einzelherde an den Handrücken.

rakteristisch ist die **gesteigerte Berührungsempfindlichkeit** der Herde. Am behaarten Kopf kommt es zu narbiger Alopezie (Pseudopelade). An der Mundschleimhaut können sich erythematöse, leukoplakische oder erosive Läsionen bilden. Allgemeinsymptome fehlen.
Eine seltene Variante ist der **verruköse DLE**, der dickere hyperkeratotische Herde meist an den Unterschenkeln aufweist.

Diagnostik: klinisches Erscheinungsbild (Abb. **21.5**), histo- und immunhistopathologische Untersuchung.
Histopathologie: Die histopathologischen Veränderungen sind eine Orthohyperkeratose, Interface-Dermatitis, hydropische Degeneration der Basalzellen und follikuläre Hyperkeratosen. Lymphozytäres Infiltrat in der Dermis.
Immunhistopathologie: Das „**Lupusband**" (s. o.) findet sich nur in den Herden (siehe Abb. **21.3**).

Diagnostik: Für die Diagnose sind das klinische Erscheinungsbild (Abb. **21.5**) sowie die histo- und immunhistopathologische Untersuchung entscheidend.

Histopathologie: Typisch sind beim DLE eine Orthohyperkeratose, hydropische Degeneration der Basalzellen der **Epidermis** mit ödematöser Auflockerung der Basalmembran und Interface-Dermatitis (S. 57). Die Haarfollikel sind mit konischen keratotischen Pfröpfen angefüllt. Die **Dermis** ist von einem dichten, überwiegend lymphozytären Infiltrat mit perivasaler und perifollikulärer Betonung durchsetzt.

Immunhistopathologie: In Biopsien aus erkrankter Haut, insbesondere in älteren Herden, zeigt sich das sog. „**Lupusband**", das Ablagerungen von IgG und IgM sowie Komplement C 3 darstellt (siehe Abb. **21.3**). Die gesunde Haut ist frei von derartigen Ablagerungen.

► Merke.

► Merke. Während das Lupusband beim **DLE** nur in den Hautläsionen zu finden ist. Kommt das Band beim SLE auch in gesunder Haut vor.

Laborwerte: Die Laborwerte sind i. d. R. unauffällig.

Laborwerte: Niedrige ANA-Titer, eine mäßige Anämie oder Leukopenie können vorkommen (ca. ⅓ der Fälle). Ds-DNA-Antikörper sprechen für einen häufigeren Übergang in einen SLE.

Therapie: Bei kleineren Herden ist in der Regel Lokaltherapien mit **Glukokortikoiden** (auch als intraläsionale Injektionen) sowie mit **Calcineurin-Inhibitoren** (Tacrolimus, Pimecrolimus) oder **Farbstofflaser** erfolgreich. Systemisch gibt man niedrig dosiert **Chloroquin** oder **Hydroxychloroquin**.

Therapie: Bei wenigen Herden sind in der Regel **Lokaltherapien** mit **Glukokortikoiden** (auch intraläsional) sowie **Calcineurin-Inhibitoren** (Tacrolimus, Pimecrolimus) oder Farbstofflaser erfolgreich. **Systemisch** gibt man in allen Fällen **Chloroquin** oder **Hydroxychloroquin**. Eine gefürchtete, wenn auch seltene Nebenwirkung dieser Präparate ist die Retinopathie, daher sind regelmäßige augenärztliche Kontrollen notwendig. Bei ausbleibender Besserung nach mehreren Wochen können Immunsuppressiva (MTX, Azathioprin) oder Retinoide (z. B. Isotretinoin, Acitretin) oder auch Thalidomid oder Lenalidomid versucht werden. Systemische Glukokortikoide sind Ausnahmefällen vorbehalten.

Prognose: Die Prognose ist gut. Übergang in einen SLE möglich.

Prognose: Die Prognose ist gut, ein Übergang des DLE in einen SLE (S. 213) kann erfolgen. Die DLE-Herde können atrophische, weiße, gelegentlich mutilierende oder grübchenartige Narben hinterlassen.

⊙ 21.6 Lupus erythematodes profundus

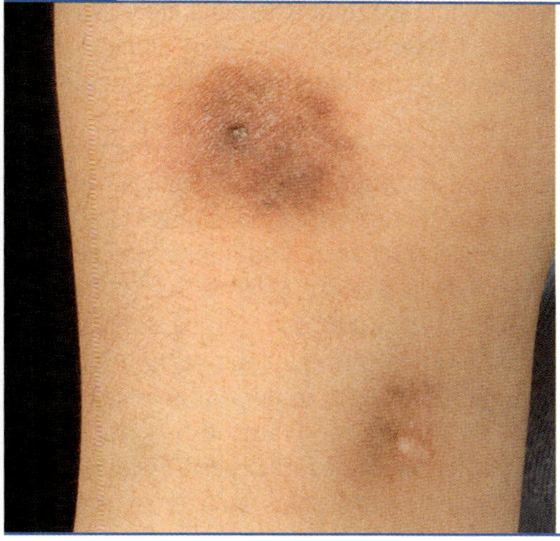

⊙ 21.6

Lupus erythematodes profundus (LE profundus)

Lupus erythematodes profundus (LE profundus)

▶ Synonym. Lupus panniculitis

▶ Synonym.

▶ Definition. Der LE profundus ist eine seltene Form des CCLE und gekennzeichnet durch tiefe, schmerzhafte, subkutane Knoten aufgrund einer Pannikulitis. Typisch sind tief eingezogene Narben.

▶ Definition.

Ätiologie und Pathogenese: wahrscheinlich eine spezielle Form des CCLE. Sie tritt auch selten bei meist milde verlaufendem SLE (S. 213) auf.

Ätiologie und Pathogenese: siehe DLE (S. 219).

Klinik: Es treten subkutane, schmerzhafte, derbe Knoten oder Platten mit livider Oberfläche auf, die manchmal ulzerieren und eingezogen narbig abheilen. Sie sind meist am oberen Stamm, an den Oberschenkeln und im Gesicht lokalisiert (Abb. **21.6**).

Klinik: subkutane, schmerzhafte, derbe Knoten, die evtl. ulzerieren und narbig abheilen (Abb. **21.6**).

Diagnostik: Wegweisend sind die subkutanen Knoten und eventuelle DLE-Herde sowie die histo- und immunhistopathologischen Untersuchungen (Biopsie aus dem subkutanen Fett): lobuläre lymphozytäre Pannikulitis; Ablagerung von IgG und C3 an den Gefäßen neben DLE-typischen Veränderungen (S. 219).

Diagnostik: Wegweisend sind subkutane Knoten, manchmal auch DLE-Herde sowie die histo- und immunhistopathologische Untersuchung.

Therapie: siehe DLE (S. 220).

Therapie: siehe DLE (S. 220).

Chilblain Lupus erythematodes (Chilblain LE)

Chilblain Lupus erythematodes (Chilblain LE)

▶ Synonym. Frostbeuln Lupus erythematodes

▶ Synonym.

▶ Definition. Der Chilblain LE ist eine knotige Variante des CCLE an den Akren, die sich im Winter verschlechtert.

▶ Definition.

Klinik: Meist an den Zehen, aber auch an Fingern und Ohren finden sich – verstärkt im **Winter** – **livid-bläuliche Plaques**. Übergang in SLE ist möglich.

Klinik: livid-bläuliche Plaques an Zehen, Fingern und Ohren, verstärkt im Winter auftretend.

Diagnostik: Nachweis von **ANA**, eventuell auch **SS-A** und **Rheumafaktoren**. Die Differentialdiagnose von Frostbeulen ist schwierig.

Diagnostik: ANA, SS-A, Rheumafaktoren.

Therapie: Siehe DLE (S. 220).

Therapie: siehe DLE (S. 220).

21.3 Systemische Sklerodermie (SS)

21.3 Systemische Sklerodermie (SS)

▶ Synonym. diffuse Sklerodermie, Systemsklerose, progressive systemische Sklerodermie (PSS)

▶ Synonym.

▶ Definition.

▶ Definition. Es handelt sich um chronisch-entzündliche Systemerkrankungen des Bindegewebes, die in 2 Phasen (einer ödematös-entzündlichen und einer sklerosierenden) abläuft. Die Überproduktion von Bindegewebe, vor allem Kollagen, wird durch immunologische Reaktionen induziert. Es resultiert eine diffuse Sklerose der Haut und der inneren Organe.

Ätiologie und Pathogenese: Die Ursache der SS ist nicht bekannt. Diskutiert werden:

- **Regulationsstörung der extrazellulären Matrix** (Fibrose)
- **Immunphänomene**
- **Gefäßschäden** (Endothel!)
- **genetische Disposition**
- **Chemikalien** („Pseudosklerodermie")

Ätiologie und Pathogenese: Was letztlich die im Zentrum des pathogenetischen Geschehens stehende Vermehrung des Kollagens induziert, ist noch ungeklärt. Wahrscheinlich erhöht ein Zusammenspiel von Gefäßschäden, Immunphänomenen und eine Prädisposition die erhöhte Kollagensynthese (Fibrose, Sklerose):

- **Regulationsstörung im Metabolismus der Fibroblasten**: Die Störung des Fibroblasten- und des Kollagenmetabolismus wird durch Dysregulation der T- und B-Zellen, die das Zytokinmuster verändert, induziert. Auch in der Kultur zeigen Fibroblasten von Patient*innen eine erhöhte Kollagensyntheserate.
- **Immunphänomene:** Das häufige Vorkommen von Autoantikörpern, die direkt oder über gestörte Immunprozesse den Kollagenmetabolismus induzieren, kann zur Aktivierung von Fibroblasten führen.
- **Gefäßschäden:** Am Anfang scheinen entzündliche Endothelschäden der Gefäße den Kollagenmetabolismus durch Mediatoren (TGF-β ist wichtig) zu stören. Die häufige Raynaud-Symptomatik am Anfang weist auf eine primäre Vaskulopathie hin.
- **Genetische Disposition:** Assoziation mit Histokompatibilitätsantigenen (HLA).
- **Chemikalien:** Für spezielle Formen sind chemische Agenzien wie Verunreinigungen in L-Tryptophan, Silikate, Benzol, Toluol und Polyvinylchloride mögliche Auslöser („Pseudosklerodermie").

Epidemiologie: Die SS ist selten, vorwiegend sind Frauen zwischen dem 40.–50. Lebensjahr betroffen. Ca. 95 % der Patient*innen weisen die **limitierte** und 5 % die **diffuse** SS-Form auf.

Epidemiologie: Die systemische Sklerodermie ist selten (ca. 10/1 Mio./Jahr Neuerkrankungen). Bevorzugt betroffen sind 30–50-Jährige, wobei Frauen deutlich überwiegen. Jugendliche sind im Gegensatz zur zirkumskripten Sklerodermie (S. 444) extrem selten betroffen. Etwa 95 % der Patient*innen weisen die **limitierte** (akrosklerotische) und 5 % die **diffuse** (zentrosklerotische) SS-Form auf (s. u.).

21.3.1 Verlaufsformen

Unspezifische Symptome (z. B. Raynaud-Symptomatik, Müdigkeit, subfebrile Temperaturen, Arthralgien) können erste Krankheitszeichen sein. Es können 2 Verlaufsformen unterschieden werden (Tab. **21.3**):

- **limitierte systemische Sklerodermie** = akrosklerotischer Typ (s. u.)
  - **CRST-Syndrom** = milde Form der limitierten SS
- **diffuse systemische Sklerodermie** = zentrosklerotischer Typ (s. u.)

21.3.1 Verlaufsformen

Die SS zeigt sehr unterschiedliche Krankheitsverläufe und Ausprägungen. Erste Krankheitszeichen können Müdigkeit, Kopfschmerzen, subfebrile Temperaturen und Arthralgien oder Raynaud-Symptomatik sein. Entsprechend der Kardinalsymptome und Lokalisation können folgende 2 Formen unterschieden werden, die allerdings Überlappungen zeigen (Tab. **21.3**):

- **limitierte systemische Sklerodermie** = akrosklerotischer Typ: Charakteristisch ist der Beginn mit Sklerose der Hände und am Mund. Erst nach langem Verlauf tritt eine milde Beteiligung innerer Organe auf. Dazu gehört das
  - **CRST-Syndrom** als sehr milde Verlaufsform.

  Oft gehen vasomotorische Störungen wie Raynaud-Symptomatik, Parästhesien und Akrozyanose der eigentlichen Krankheitsmanifestation jahrelang voraus.
- **diffuse systemische Sklerodermie** = zentrosklerotischer Typ: Beginn mit stammbetonten Sklerosen, oft rascher Progress. Eine Beteiligung innerer Organe ist häufig.

21.3 Einteilung und Verlauf der systemischen Sklerodermie

	limitierte systemische Sklerose		diffuse systemische Sklerose
	akrosklerotischer Typ	**CRST**	
Hautbefund	Sklerosen der Akren, Ellenbogen und Knie	Sklerosen der Akren Teleangiektasien Kalzinose	Sklerosen am Stamm und im Gesicht, später an den Akren
Organbefall	spät, mäßig	spät, sehr diskret meist nur Ösophagus	früh, v. a. Ösophagus, Lunge, Herz und Niere
Raynaud-Syndrom	Jahre voraus	Jahre voraus	selten, spät
Antikörper	ANA (teils) Anti-Scl-70 (Anti-Topoisomerase) Anti-Centromere (gelegentlich)	ANA (teils) Anti-Centromere	ANA Anti-Scl-70 (meist) keine Anti-Centromere Anti-RNA Polymerasen (Fibrillarin-AK)
Verlauf	Jahrzehnte langsam progredient	Jahrzehnte sehr langsam progredient	wenige Jahre unterschiedlich

21.7 Limitierte systemische Sklerodermie

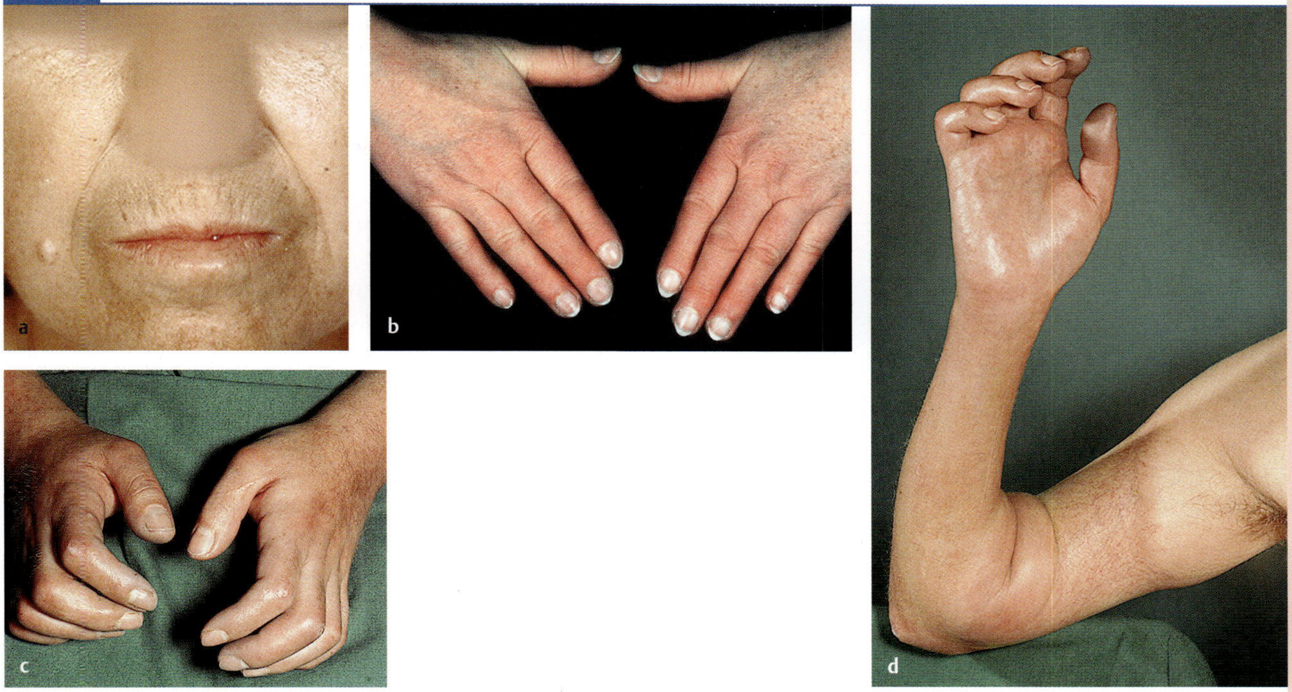

a Typische Fazies mit Mikrostomie, perioralen Falten und mimischer Starre.
b Schwellung und Rötung der Hände und Finger (Stadium oedematosum).
c Starre Beugehaltung der Finger bei derber Hautsklerose (Stadium sclerosum).
d Starre Beugehaltung der Finger, Fingerkuppennekrosen und straffe Sklerose der Haut am Vorderarm. Die Haut des Oberarmes und der Axilla ist wenig befallen und tritt deshalb hernienartig hervor.

Limitierte systemische Sklerodermie

Klinik: Eine Raynaud-Symptomatik (S. 570) geht praktisch immer voraus. Sehr früh kommt es zu periungualen Schrumpfungen mit Kapillarektasien und Teleangiektasien, die in der Auflichtmikroskopie erkennbar sind. Die Hautsklerose beginnt **akral** an den Händen und im Gesicht und breitet sich **zentripetal** aus. Die Füße sind seltener betroffen. Es treten zunächst eine teigig-ödematöse Schwellung und livide Rötung der Hände und Finger auf (**Stadium oedematosum**, Abb. **21.7b**); im späteren Krankheitsstadium entsteht eine gespannte, spiegelnd glänzende Haut (**Stadium sclerosum** Abb. **21.7c**). Durch sklerotische Schrumpfung wird die Gelenkbeweglichkeit eingeschränkt. Es können völlig unbewegliche Gelenke (Beugekontrakturen) entstehen (Abb. **21.7d**). An den Fingerendgelenken entstehen Verschmälerungen der Endglieder (**Madonnenfinger**) und häufig Nekrosen mit Akroosteolysen, klinisch meist **Sklerodaktylie** genannt.
Ein zweiter Ausgangspunkt der Sklerose kann das **Gesicht** sein, was im fortgeschrittenen Stadium zur typischen Physiognomie der Patient*innen führt. Straffung und Sklerose der Haut verkleinern das Gesicht, die Mundöffnung und die Lippen (**Mikrostomie** bzw. Mikrocheilie). Um den Mund entwickelt sich eine radiäre Fältelung (**Tabaksbeutelmund**, Abb. **21.7a**). Die Nase wird spitz und von glänzender Haut überzogen. Die Wangen sind gestrafft, die Stirn kann nicht mehr gefaltet werden. Das Gesicht verliert seine Mimik. Sehr spät können sich die Sklerosen auf Hals und proximale Extremitäten und zunehmend auch auf den Stamm ausbreiten. Letztlich werden die Patient*innen wie von einem Panzer eingemauert.
Innere Organe sind erst nach langem Krankheitsverlauf und nur in milder Form betroffen (meist pulmonale Hypertonie).

Limitierte systemische Sklerodermie

Klinik: Eine Raynaud-Symptomatik geht oft voraus, die Sklerose beginnt **akral**. Die Erkrankung verläuft in 2 Stadien:
- **Stadium oedematosum:** livide Rötung und teigige Schwellung der Finger (Abb. **21.7b**).
- **Stadium sclerosum:** An den Fingern kommt es zu verhärteter, geschrumpfter Haut mit Nekrosen und Beugekontrakturen (Madonnenfinger, Abb. **21.7c** und Abb. **21.7d**).

Perioral entsteht die typische **Mikrostomie** mit Faltenbildung und mimischer Starre des Gesichts (Abb. **21.7a**). Im weiteren Verlauf breiten sich die Sklerosen auf die gesamten Extremitäten und den Stamm (meist gering) aus.

CRST-Syndrom

Das CRST-Syndrom ist eine sehr mild verlaufende Sonderform.

CRST-Syndrom

CRST als sehr mild verlaufende Sonderform der limitierten systemischen Sklerodermie.

⊙ 21.8

⊙ 21.8 **CRST-Syndrom**

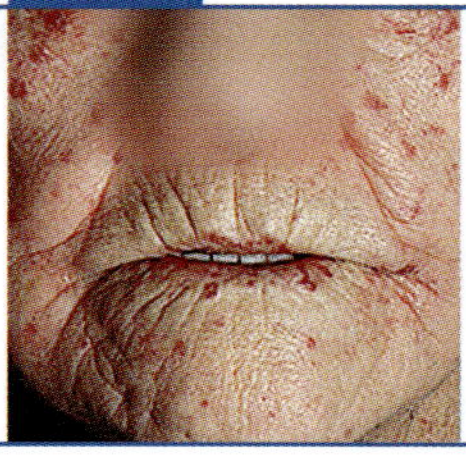

Mikrostomie, periorale Falten und Teleangiektasien im Gesicht.

Klinik:
C – Calcinosis
R – Raynaud-Symptomatik
S – Sklerodaktylie (Abb. **21.7c**)
T – Teleangiektasien (Abb. **21.8**)

Häufig sind Motilitätsstörungen des Ösophagus (**CREST**-Syndrom).

Klinik: Es stehen 4 Symptome im Vordergrund, die auch zur Diagnosebezeichnung führten:
C – Calcinosis (Kalkablagerungen) an den Fingern
R – Raynaud-Symptomatik (S. 570)
S – Sklerodaktylie (Abb. **21.7c**)
T – Teleangiektasien (Gesicht, Abb. **21.8**)
Häufig kommt eine Motilitätsstörung des Ösophagus hinzu (dann **CREST** genannt mit „E" für Esophagus), ansonsten treten Organmanifestationen erst sehr spät oder nicht auf. Die manchmal gehäuft familiär vorkommende Erkrankung bevorzugt Frauen des mittleren Erwachsenenalters.

▸ Merke.

▸ Merke. Pathognomonisch sind die bei fast allen Patient*innen nachweisbaren Autoantikörper, die gegen die **Centromere** der Chromosomen gerichtet sind, Scl-70-Antikörper fehlen meist.

Diffuse systemische Sklerodermie

Klinik: Die diffuse SS beginnt hauptsächlich im Schulter- und Thoraxbereich und dehnt sich rasch **zentrifugal** aus. Typisch sind stammlokalisierte Ödeme (Stadium oedematosum), nachfolgende Sklerosen (Stadium sclerosum) und ein frühzeitiger **Organbefall**.

Weitere Hautsymptome der limitierten und diffusen SS sind:
- **Calcinosis cutis**
- **Atrophie der Hautadnexe**
- **Schleimhautsklerosen:** z. B. als Verdickung und Verkürzung des Zungenbändchens.

Diffuse systemische Sklerodermie

Klinik: Die diffuse SS beginnt hauptsächlich im Schulter- und Thoraxbereich und dehnt sich rasch **zentrifugal** aus. Typisch sind frühe stammlokalisierte Sklerosen. Bald fühlen sich die Betroffenen wie in einem Panzer und klagen über behinderte Atembewegungen. Die **Hautsklerose** und der **Organbefall** schreiten viel rascher fort als bei der limitierten SS. Dabei treten nicht selten febrile Arthritisschübe auf. Im Gegensatz zur limitierten SS findet sich ein Raynaud-Symptom erst in späten Krankheitsphasen, wenn sich die Sklerose zentrifugal auf die Hände ausgedehnt hat.
Weitere Hautsymptome, die sowohl bei der limitierten als auch bei der diffusen SS auftreten:
- Bei 10 % der Patient*innen lagert sich vornehmlich in Gelenknähe und an den Akren kutan und/oder subkutan Kalk ab, der sich nach außen entleeren kann (**Calcinosis cutis**).
- Auch die **Hautadnexe** werden oft **atrophisch**, u. a. sklerodermatische Alopezie und die reduzierte Schweißsekretion. Zugleich treten Hypo- und Hyperpigmentierungen sowie Teleangiektasien auf.
- **Schleimhaut:** Pathognomonisch ist die oft frühzeitig nachweisbare Sklerose und Verkürzung des Zungenbändchens. Später wird die Zunge zunehmend verkleinert und bewegungseingeschränkt. Der Mitbefall der Speicheldrüsen bedingt eine Mundtrockenheit. Die Mundschleimhaut wird ebenfalls sklerotisch und atrophisch, zuweilen sind auch die Genitalschleimhäute befallen.
- **Periunguale Teleangiektasien**, **Kapillarektasien**, **gefäßfreie Bereiche** (nur diffuse Sklerodermie).

Beteiligte **innere Organe** (Abb. **21.9**).

- **Verdauungstrakt:** Der **Ösophagus** ist am häufigsten betroffen.
- **Lunge:** In etwa 60 % der Fälle ist die Lunge beteiligt, meist Fibrose mit restriktiven Störungen. Klinisch fallen Belastungsdyspnoe und Husten auf.

Befall **innerer Organe** (Abb. **21.9**): Typisch ist ein frühzeitiger Befall des Ösophagus mit Atonie, gefährlich ist der Befall der Nieren.
- **Verdauungstrakt:** Am häufigsten und frühzeitig ist der Befall des **Ösophagus** (Reflux und Dysphagie) durch Atonie und reduzierte Peristaltik, sowie Schleimhautatrophie und Ulzerationen. Bei Mitbefall des Ileums und Kolons kommt es zu Diarrhö, Obstipation oder Ileus. Bei Dünndarmbefall geht die Schleimhautatrophie mit einer Malabsorption einher. Der Magen ist seltener betroffen.
- **Lunge:** Klinisch fallen **Belastungsdyspnoe** und **Husten zuerst** auf. 60 % der Patient*innen zeigen pathologische Lungenfunktionsprüfungen. Hierfür ist eine diffuse interstitielle Lungenfibrose verantwortlich, die eine Erstarrung, restriktive Ventilationsstörungen und Diffusionsstörungen bedingt. Röntgenologisch ist dann

⊙ 21.9 **Systemische Sklerodermie und Dermatomyositis im Vergleich**

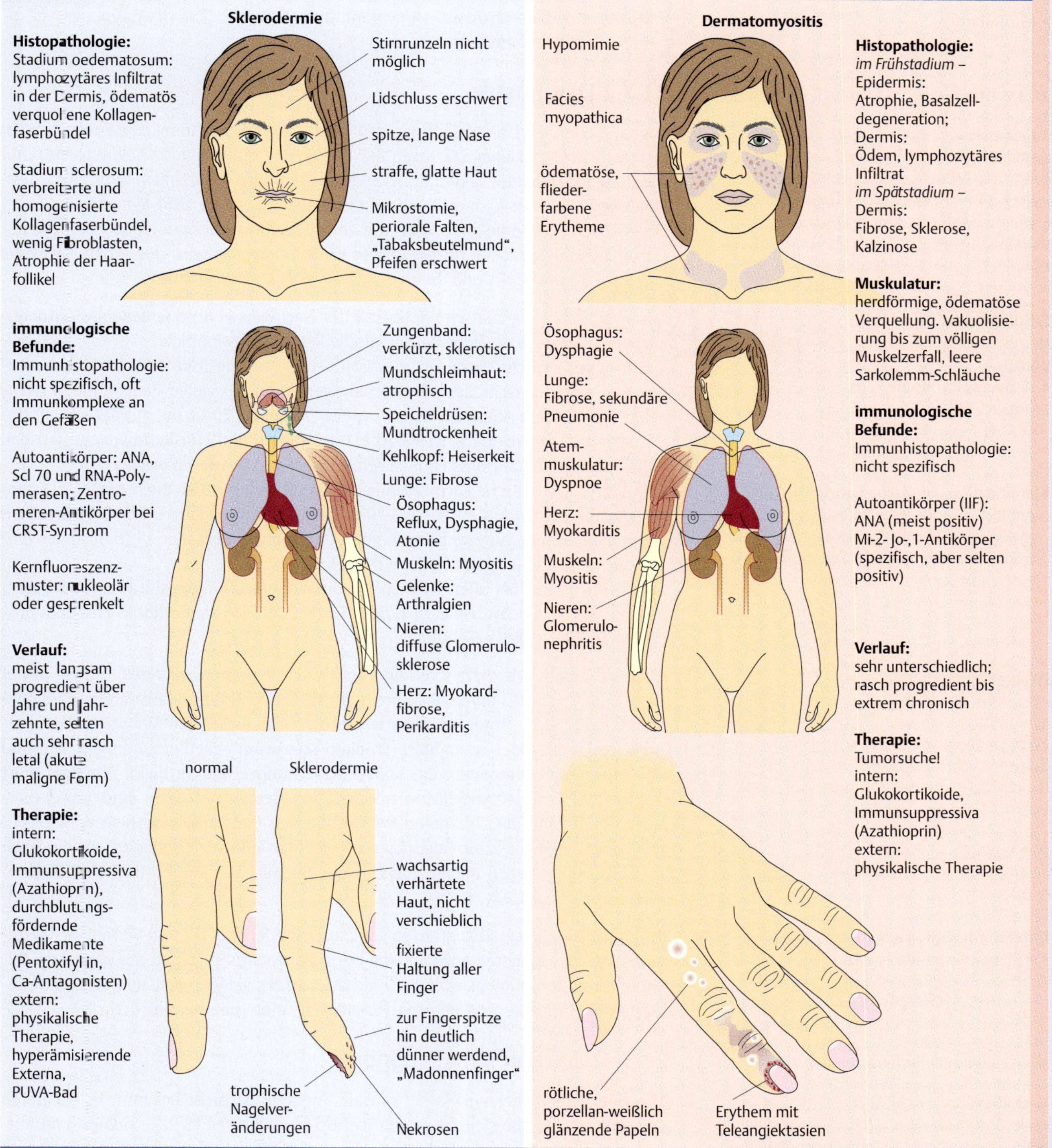

eine Reduktion des Parenchyms zugunsten des interstitiellen Bindegewebes erkennbar. Eine pulmonale Hypertension kann hinzukommen, oft bei der limitierten SS.

- **Nieren:** Erstes klinisches Zeichen einer Nierenbeteiligung ist die Proteinurie, erst viel später folgen Insuffizienz (Kreatinin erhöht) und maligner Hypertonus. Ursächlich sind eine interstitielle Fibrose, eine Atrophie der Tubuli und die Entwicklung einer Schrumpfniere.
- **Kehlkopf:** Sklerosen der Stimmbänder führen zu Heiserkeit und rauer Stimme.
- **Herz:** Es besteht eine diffuse interstitielle Fibrose mit nachfolgender Degeneration der Herzmuskelfasern, auch eine Herdmyositis ist möglich mit nachfolgender Herzinsuffizienz. Die Lungenfibrose kann auch sekundär eine Herzbeteiligung

- **Nieren** (oft letal)
- **Kehlkopf**
- **Herz**

nach sich ziehen (Cor pulmonale). Unterschiedliche EKG-Auffälligkeiten bestehen bei 50 % der Patient*innen.

- **Muskulatur**

- **Muskulatur:** Eine Myositis kann vorkommen, besonders bei Überlappungssyndromen mit Dermatomyositis.

21.3.2 Diagnostik

Raynaud-Symptomatik, Ödeme der Finger, später Sklerose der Finger und des Mundes (Mikrostomie) und des Zungenbändchens weisen auf eine **limitierte SS** hin, Verkalkungen auf ein **CRST-Syndrom**. Ödeme am Stamm mit zentrifugaler Ausdehnung und ev. Organbefall sprechen für die **diffuse SS**.

21.3.2 Diagnostik

Raynaud-Symptomatik zusammen mit ödematöser Schwellung der Finger und in fortgeschrittenen Fällen Sklerosen der Finger, der Mundregion (Mikrostomie) und des Zungenbändchens lassen klinisch an die **limitierte SS** denken. Zusätzliche Verkalkungen (Calcinosis) und Teleangiektasien weisen auf ein **CRST-Syndrom** hin.
Derbe, flächige Ödeme am Stamm mit zentrifugaler Ausdehnung und ein eventueller Organbefall sprechen für die **diffuse SS**. Die Diagnose wird durch den Nachweis von Antikörpern (s. u.), und durch den Organbefall wahrscheinlich.

Laborbefunde: Diagnostisch wichtig ist der Nachweis von verschiedenen **Autoantikörpern**.
- **diffuse systemische Form:** ANA, Anti-Scl-70.
- **limitierte systemische Form: ANA** (oft), Anti-Scl-70-Antikörper (manchmal), ACA (gelegentlich); **CRST-Syndrom**: Anti-Centromere-Antikörper (**ACA**, fast immer), ANA (siehe Tab. **21.3**).

Laborbefunde: Diagnostisch wichtig ist der Nachweis von verschiedenen **Autoantikörpern**, allerdings ist deren pathologische Relevanz noch unklar.
- **diffuse systemische Form:** Diagnostisch bedeutsam: **positive ANA**. Diese Autoantikörper gegen verschiedene Zellkernantigene sind bei vielen Patient*innen nachweisbar. Weitere Autoantikörper, **Anti-Scl-70 (bei ca. 70 %)**, die mit der DNA-Topoisomerase I (Molekulargewicht 70 kD) reagieren, und Fibrillarin-Autoantikörper, die auf eine Lungenfibrose hinweisen, können nachgewiesen werden.
- **limitierte systemische Form: ANA** kommen oft, gelegentlich auch Anti-Centromere-Antikörper (ACA, s. u.) vor. Scl-70-Antikörper sind negativ. Beim **CRST-Syndrom** kommen immer Autoantikörper gegen die Centromere der Chromosomen vor (**ACA**), ANA sind oft positiv (siehe Tab. **21.3**).

Gelegentlich sind bei allen Formen Rheumafaktoren, Kälteagglutinine und Borrelien-Antikörper nachweisbar. In akuten Schüben finden sich erhöhte Entzündungsparameter (BSG, CRP, γ-Gobuline).

Histopathologie: lymphozytäres Infiltrat in der Dermis und ödematös verquollene Kollagenfaserbündel (Stadium oedematosum); verdickte, homogenisierte Kollagenfaserbündel, wenig Fibroblasten und Atrophie der Haarfollikel (Stadium sclerosum) (Abb. **21.9**).

Histopathologie: Die ersten Veränderungen sind ein lymphozytäres Infiltrat in der Dermis und Subkutis und eine Mikroangiopathie. Die Kollagenfaserbündel sind ödematös verquollen (**Stadium oedematosum**). Nach dieser Entzündungsphase entwickelt sich das Sklerosestadium (**Stadium sclerosum**). Die Entzündungszellen und Fibroblasten verschwinden, die Kollagenfaserbündel sind verdickt, homogenisiert und parallel zur Hautoberfläche ausgerichtet. Dieses faserreiche Bindegewebe ersetzt zunehmend das subkutane Fettgewebe. Das elastische Fasernetz wird rarefiziert. Die Haarfollikel mit Talgdrüsen atrophieren und verschwinden, die ekkrinen Schweißdrüsen liegen eingemauert in der Dermis. Die Epidermis ist häufig verschmälert (Abb. **21.9**).

Differenzialdiagnose: Abzugrenzen sind der SLE und die Dermatomyositis.

Differenzialdiagnose: Abzugrenzen sind, insbesondere bei akutem Verlauf, der systemische Lupus erythematodes und die Dermatomyositis aufgrund des klinischen Bildes und der immunologischen Befunde (Abb. **21.9**); gelegentlich auch eine disseminierte zirkumskripte Sklerodermie (S. 444) oder eine rheumatoide Arthritis.

21.3.3 Therapie und Prognose

Therapie: Eine kausale Therapie ist nicht bekannt. Die Palette umfasst Glukokortikoide, Immunsuppressiva, Kalziumantagonisten und durchblutungsfördernde Substanzen.

21.3.3 Therapie und Prognose

Therapie: Eine sicher wirksame, kausale Therapie ist nicht bekannt. Es existieren Therapieansätze, die sich gegen die Pathogenesefaktoren (S. 221) richten und entsprechend dem sehr variablen Verlauf und der Klinik bei allen Formen eingesetzt werden. Die Therapie sollte allgemein **antiinflammatorisch** sein, die **extrazelluläre Matrix reduzieren** (antifibrotisch) und **durchblutungsfördernd** wirken. Als antiinflammatorische Medikamente sind **Glukokortikoide** (hochdosiert im Schub, danach in niedriger Dosis) in Kombination mit **Immunsuppressiva** wie Azathioprin, Methotrexat und Cyclophosphamid z. T. erfolgreich, was für eine immunologische Genese spricht. Zur **Reduktion der Fibrose** werden meist PUVA oder UV-A-1 eingesetzt, selten noch D-Penicillinamin.
Als **durchblutungsfördernde Substanzen** kommen Pentoxifyllin, Azetylsalizylsäure, ACE-Hemmer, Prostazykline oder Kalziumantagonisten (z. B. Nifedipin) in Betracht, bei akuten Nekrosen auch der Endothelin-Rezeptor-Antagonist Bosentan.
Zur Vermeidung von Kontrakturen bzw. zur Besserung der Beweglichkeit sind begleitende **physikalische Therapiemaßnahmen**, Wärmeanwendung, Bewegungsübun-

gen, Massagen und Bäder sowie hyperämisierende Externa, z. B. Nitroglyzerin überaus wichtig. Auf Kälteschutz ist zu achten.

Wichtig sind zudem begleitende **physikalische Maßnahmen** zur Erhaltung der Beweglichkeit sowie Kälteschutz.

Prognose: Verläufe sind schwer einzuschätzen, bei Männern allgemein ungünstiger als bei Frauen. Die diffuse SS kann in wenigen Monaten letal, aber auch progredient über 10 und mehr Jahre verlaufen, bis zum Tod durch Organversagen, meist der Niere (ca. 50 % überleben 10 Jahre). Spontanheilungen sind sehr selten. Die limitierte SS und das CRST-Syndrom verlaufen wesentlich günstiger.

▶ Klinischer Fall. Die 45 Jahre alte Patientin hat seit 4 Jahren eine Raynaud-Symptomatik, eine zunehmende Steifigkeit und Verschmälerung der Finger mit wiederholt schlecht heilenden Ulzerationen an den Fingerkuppen. Außerdem klagt sie über straffe Wangenhaut.
Die klinische Untersuchung zeigt eine Mikrostomie und periorale Faltenbildung, Sklerosen an beiden Wangen, ein verkürztes, sklerotisches Zungenbändchen und eine atrophische Zungenoberfläche. An den Unterarmen ist eine mäßige Sklerose erkennbar, daneben besteht eine Sklerodaktylie (Abb. **21.7**). Die Blutuntersuchungen ergaben eine erhöhte BSG von 30/72, positive antinukleäre Faktoren (1 : 640) und eine Kreatinkinase (CK) von 8 U/l. Der histopathologische Befund zeigte ein Infiltrat und verquollene Kollagenfaserbündel in der Dermis. Bei der Ösophagus-Breipassage wurden eine reduzierte Peristaltik und eine Ösophagusdilatation beobachtet. Diese Befunde sichern die klinische Verdachtsdiagnose einer limitierten systemischen Sklerodermie (akrosklerotischer Typ).

▶ Klinischer Fall.

21.4 Dermatomyositis (DM)

21.4 Dermatomyositis (DM)

▶ Synonym. Lila-Krankheit, primär idiopathische Dermatomyositis

▶ Synonym.

▶ Definition. Die DM ist eine bei genetischer Prädisposition auftretende Autoimmunkrankheit der Skelettmuskulatur und Haut, bei der Vaskulopathien zu Gefäß- und Muskelfasernekrosen führen. Niere, Herz und Lunge können beteiligt sein. Bei älteren Patient*innen kann es sich um eine Paraneoplasie handeln. Die DM zählt zu den idiopathischen inflammatorischen Myopathien (zusammen mit Polymyositis und Einschlußkörperchenmyositis, siehe Lehrbücher der Neurologie)

▶ Definition.

Epidemiologie: Die Erkrankung ist selten. Am häufigsten sind Frauen zwischen dem 30. und 50. Lebensjahr (adulte Form) betroffen (zur kindlichen Form siehe Pädiatrie-Lehrbücher).

Epidemiologie: Die Erkrankung ist selten, sie betrifft bevorzugt Frauen (auch Kinder).

Ätiologie und Pathogenese: Bei genetischer Disposition induzieren antikörper- oder immunkomplexvermittelte Reaktionen durch Endothelschädigung Vaskulopathien, die Gefäß- und Muskelfasernekrosen in Haut und Skelettmuskulatur verursachen. Als Trigger werden myotrope Viren (u. a. Coxackie, Picorna, Influenza) und ein molekulares Mimikri diskutiert. Weitere Trigger stellen Medikamente dar (nichtsteroidale Antiphlogistika, Hydroxy-Urea, Statine, Fibrate u. a.). Bei älteren Erwachsenen wird eine Syntropie mit **Malignomen** (20-70 % der Patient*innen) vermutet (bevorzugt Karzinome des Gastrointestinaltrakts, des Ovars, der Lunge oder der Mamma). Nach Tumorentfernung heilt die DM oft ab, bei Tumorprogression rezidiviert sie. Dabei kann die DM zugleich mit dem Malignom manifest werden, aber auch vorausgehen oder nachfolgen. Die Pathogenese solcher Zweiterkrankungen bei Malignomen ist noch unklar. Denkbar ist die Bildung von Tumortoxinen, die direkte Gewebsnoxen sind oder von Tumorantigenen, welche Antikörperreaktionen auslösen, die in der Folge die Endothelien schädigen.

Ätiologie und Pathogenese: autoimmunologisch, genetisch prädisponiert, evtl. infekt-/tumorgetriggert; 20–70 % der Patient*innen haben ein **Malignom**.

Klinik:

- **Hautsymptome:** Symmetrisch an Stirn und Wangen, am oberen Rücken und Dekolleté sowie an den proximalen Extremitäten herrschen die typischen fliederfarbenen Erytheme (heliotrope Erytheme) vor, die anfänglich ödematös sind und später in flache, porzellan-weißlich glänzende Plaques übergehen (Abb. **21.10**). Die Schwellungen bedingen den charakteristischen, traurigen Gesichtsausdruck. An den Fingerrücken, betont über den Gelenken, bestehen striäre rötliche Papeln mit Eindellungen und porzellanfarben-lichenoidem Glanz (Gottron-Zeichen). Weiterhin typisch sind an den Fingern periunguale Erytheme mit Teleangiektasien (Abb. **21.10**). Es kann ein poikilodermatisches Bild (**Poikilodermatomyositis**) entstehen.

Klinik:

- **Hautsymptome:** Typisch sind symmetrisch angeordnete **fliederfarbene**, später porzellan-weißlich glänzende **Erytheme** an Stirn, Wangen, im Dekolleté (Abb. **21.10**) und striär angeordnet an den Fingerrücken (Gottron-Zeichen); ferner treten an den Fingern periunguale Erytheme mit Teleangiektasien auf (Abb. **21.10**). Ein **poikilodermatisches Bild** und Kalkablagerungen (Calcinosis cutis) sind möglich.

21.10 Dermatomyositis

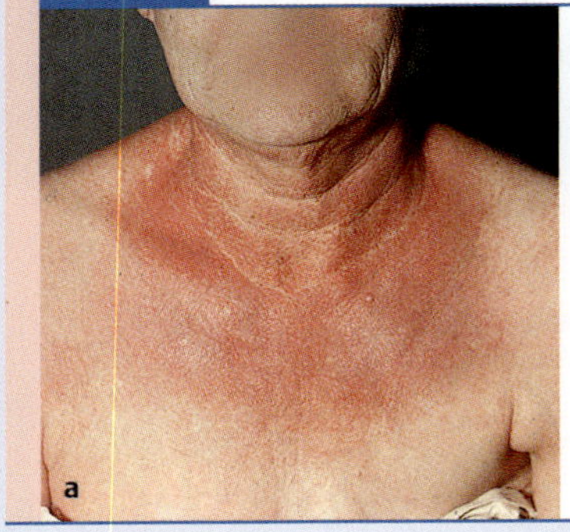

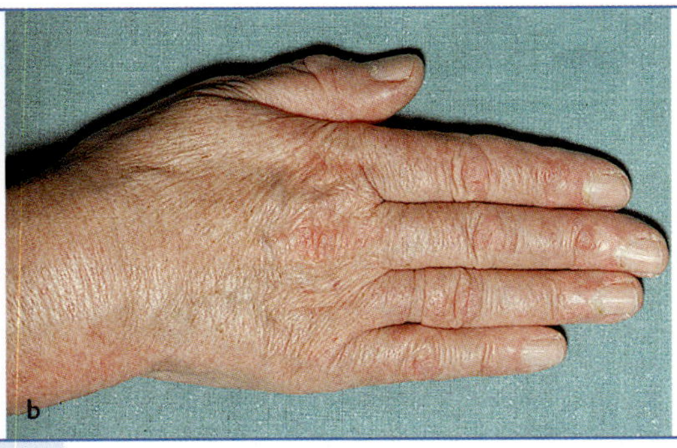

a Akuter Schub einer Dermatomyositis mit Rötung und Schwellung im Hals-Brust-Bereich, weniger im Gesicht. Die Rötung ist unscharf begrenzt.
b Dermatomyositis am Handrücken mit lividen, leicht keratotischen Infiltraten über den Streckseiten der Fingergelenke.

- **Muskulatur:** Myositis kann den Hautsymptomen nachfolgen oder vorausgehen. Es besteht ein herdförmiger Befall mit Muskelschwäche, bevorzugt der proximalen Extremitäten.
- **Organbeteiligung:** Niere, Herz, Lunge (Abb. **21.9**).

Diagnostik: Die Diagnosesicherung erfolgt bei klinischem Verdacht durch den Nachweis erhöhter **Enzyme** (s. u.), die **histopathologische Untersuchung** (Muskelbiopsie) und durch das **EMG**, das eine myogene Schädigung zeigt.

Laborwerte: In akuten Schüben sind erhöht: BSG, CRP, CK, LDH, Aldolase und Kreatinin. Bei Nierenbeteiligung besteht eine Proteinurie oder Hämaturie. **ANA** sind häufig, andere Autoantikörper (**Jo-1, Mi-2, p155**) und Rheumafaktoren sind manchmal positiv.

Histopathologie: Die **Epidermis** ist atrophisch mit vakuoliger Basalzelldegeneration. In der **Dermis** ist ein perivasal betontes, lymphozytäres Infiltrat vorhanden, später Fibrose und Sklerose.
Die **Muskeln** zeigen eine herdförmige Myositis.

► Merke.

Differenzialdiagnose: SS, SLE, Sharp-Syndrom, Muskelerkrankungen, Trichinose.

Therapie: Tumorsuche und -therapie sind notwendig. Therapeutisch kommen **Glukokortikoide** (Mittel der Wahl), Immunsuppressiva und Immunglobuline in Betracht, welche die Prognose bessern.

- **Muskulatur:** Die Myositis kann den Hautsymptomen nachfolgen oder vorausgehen. Eine progrediente symmetrische Muskelschwäche und Schmerzhaftigkeit, besonders der proximalen Extremitätenmuskeln, sind typisch. Häufig können zuerst die Arme nicht mehr über den Kopf gehoben werden und das Treppensteigen wird schwer. Gefährlich ist die Beteiligung der Pharynx-, Larynx- und Atemmuskulatur, die zu Dysphagie und Dyspnoe führt.
- **Innere Organe** (Abb. **21.9**): Häufig ist die Niere (Glomerulonephritis), selten sind Herz (Myokarditis) und Lunge (Fibrose, sekundäre Pneumonie, Jo-1-Positivität weist darauf hin!) mitbefallen.

Diagnostik: Kraftminderung, zunehmende Muskelschmerzen und erythematös-papulöse Effloreszenzen, besonders im Gesicht und Dekolleté, aber auch an den Fingerrücken, weisen auf eine Dermatomyositis hin. Die Diagnose wird bestätigt durch die typischerweise **erhöhten Enzyme** (s. u.), die **histopathologische Untersuchung** von Haut und Muskel sowie durch das **Elektromyogramm (EMG)**, das eine myogene Schädigung zeigt.

Laborwerte: In akuten Schüben sind erhöht: BSG, CRP, Kreatinkinase, Transaminasen (GPT, GOT), Laktatdehydrogenase (LDH) und Aldolase. Im Urin ist Kreatinin erhöht. Bei Nierenbeteiligung besteht eine Proteinurie oder Hämaturie. In den meisten Fällen sind im Serum Autoantikörper gegen Zellkernstrukturen (**ANA**) und **SS-A-Antikörper** (siehe SLE [S. 213]) nachweisbar. Spezifisch für eine Dermatomyositis, aber nur manchmal nachweisbar, sind der **Jo-1-Antikörper** (gegen Histidyl-tRNA-Synthetase, Lungenbeteiligung!, ca. 20 %), der **Mi-2-Antikörper** (gegen Nukleoproteine ca. 10 %) und **p155-Antikörper** (Transcriptional intermediary factor 1-gamma, ca. 15 %).

Histopathologie: Die **Epidermis** zeigt Atrophie, vakuolige Basalzelldegeneration und eine verbreiterte Basalmembran. In der **Dermis** besteht ein Ödem und ein perivasal betontes, lymphozytäres Infiltrat. Später überwiegen Fibrose und Sklerose des dermalen Bindegewebes. Die **Muskulatur** ist typischerweise herdförmig befallen. Die Muskelfasern zeigen zunächst eine ödematöse Quellung, degenerieren und zerfallen schließlich völlig, sodass leere Sarkolemm-Schläuche übrigbleiben.

► Merke. Bei Erwachsenen ist immer eine komplette Durchuntersuchung zum Ausschluss eines malignen Tumors angezeigt.

Differenzialdiagnose: Wesentlich ist die Differenzierung von **Hautkrankheiten** wie Rosazea, Ekzemen, von Systemkrankheiten wie systemischer Sklerodermie, Sharp-Syndrom und systemischem Lupus erythematodes, **Muskelerkrankungen** (Muskeldystrophie, rheumatische und medikamentös/toxisch induzierte Myositis, Polymyositis, Einschlußkörperchenmyositis, Fibromyalgiesyndrom, Myasthenia gravis) und einer **Trichinose.** Letztere verläuft in nur 7–8 Wochen. Anfangs zeigt diese ebenfalls Myalgien, Gesichtsödeme, Fieber und Eosinophilie. Jedoch sind in der 4. Woche Trichinellen im Blut und in der Muskulatur nachweisbar, die die Diagnose sichern.

Therapie: Initial sind **Glukokortikoide** Mittel der Wahl, anfangs in hoher Dosis. Die Reduktion richtet sich nach dem klinischen Verlauf, den Serumparametern (CK, LDH, Aldolase) und der Kreatinin-Ausscheidung im Urin. Oft ist eine immunsuppressive Behandlung mit Azathioprin (z. B. Imurek), Methotrexat oder Cyclosporin zur Einsparung von Glukokortikoiden nötig. Immunglobuline i. v. erwiesen sich als sehr wirksam, daneben auch Plasmapherese oder Rituximab (CD20-AK). Bei älteren Patient*innen ist eine Tumorsuche angezeigt. Physiotherapeutische Maßnahmen verhindern Kontrakturen. Meist ist eine jahrelange Therapie notwendig.

Prognose: Milde Verläufe und Abheilungen sind nicht selten. Die DM kann mit Defekten „ausbrennen". Die Behandlung mit Glukokortikoiden, Immunglobulinen und Immunsuppressiva hat die früher extrem schlechte Prognose deutlich gebessert. Im Vordergrund der Sterblichkeit stehen jetzt Tumoren, interkurrente Infekte (bedingt durch die langfristige Kortikoid- und immunsuppressive Therapie) und Pneumonien (bedingt durch Ateminsuffizienz und Aspiration).

Prognose: Milde Verläufe und Abheilungen sind nicht selten, aber hochakute Verläufe gibt es auch.

► Klinischer Fall. Seit 9 Monaten bemerkt die 58-jährige Patientin zunehmend eine Rötung der Augenregion, der Wangen, Finger und des Dekolletés (Abb. **21.10a**). Zugleich waren eine Schwäche beim Anheben der Arme und eine geringe Kraftminderung beim Treppensteigen aufgefallen.
Stark erhöhte Werte für BSG, LDH, Aldolase, Transaminasen und Kreatinkinase (CK) sprachen für eine DM. Das EMG mit polyphasischen Potenzialen bestätigte die Muskelbeteiligung. Die Durchuntersuchung ergab keinen Anhalt für ein Malignom. Mit Glukokortikoiden (anfangs 60 mg Prednisolon/d) und Azathioprin (Imurek, 100 mg/d) trat rasch eine Besserung ein, sodass das Prednisolon innerhalb von 6 Monaten auf 8 mg täglich reduziert werden konnte. Nach weiteren 12 Monaten kam es zu einer deutlichen Befundverschlechterung, die sich unter hohen Glukokortikoiddosen wieder gut besserte. Die erneute Durchuntersuchung erbrachte ein invasiv-duktales Mammakarzinom, dessen Operation und Radiatio zur Remission der DM führte, die andauert.

► Klinischer Fall.

21.5 Connective Tissue Disease (CTD)

21.5 Connective Tissue Disease (CTD)

► Synonym. Sharp-Syndrom

► Synonym.

► Definition. Relativ gutartig verlaufende systemische Autoimmunerkrankung, die eine Überlappungssymptomatik aus systemischem Lupus erythematodes (SLE), systemischer Sklerodermie (SS), Dermatomyositis (DM) und rheumatoider Arthritis (RA) darstellt.

► Definition.

Epidemiologie: Meist sind Frauen betroffen.

Epidemiologie: meist Frauen.

Klinik: Die Symptome setzen sich aus einer Kombination aller drei o. g. Kollagenosen und der rheumatoiden Arthritis zusammen. Beginn meist mit Schwellungen der Hände, Raynaud-Symptome, Schmetterlingserythem und Muskelschwäche. Im Verlauf entwickelt sich CTD in Richtung SS, DM oder SLE. Organbefall ist meist mild.

Klinik: Symptomkombination aus den drei o. g. Kollagenosen (ggf. auch Symptome einer RA), oft in Richtung Sklerodermie oder SLE verlaufend.

Diagnostik und Therapie: Die Diagnose wird klinisch (mindestens drei Symptome) und durch den Nachweis von **U1-RNP-Antikörpern** (U1-Ribonukleoprotein-Antikörper) gestellt. Ds-DNA-Antikörper sind negativ!
Die Therapie ist abhängig von der Organbeteiligung, siehe Kapitel Kollagenosen (S. 213).

Diagnostik und Therapie: Nachweis von **U1-RNP-AK** ist beweisend, Therapie siehe Kapitel Kollagenosen (S. 213).

22 Physikalisch und chemisch bedingte Hauterkrankungen

E. Coors, I. Moll; vormals beteiligt: E. Coors, E.G. Jung †**

22.1 Mechanische Hautschäden

22.1 Mechanische Hautschäden

Zur subepidermalen **Blasenbildung** kann es durch Scheuern oder Reibung kommen. Zu **Schwielenbildung** und **Klavi** (Hühneraugen) kommt es bei chronischem Reiz.

Bei punktuellem Druck kommt es zu Blutung (Tenniszehe, Abb. **22.1a**) oder Onycholysis haemorrhagica (Abb. **22.1b**).

Ein **Granuloma fissuratum** (Druckschwiele) entsteht durch Brillendruck.

Die **Therapie** besteht aus Druckentlastung, Abtragen von Schwielen und Klavi.

*I. Moll; vormals beteiligt: E.G. Jung †**

Durch intensives Scheuern und Reiben kommt es zur akuten subepidermalen **Blasenbildung**. Eine chronische, mäßige Schädigung führt zu **Schwielen** (Hautverdickung), oft mit späterer Ausbildung eines zentralen keratotischen Pfropfs, der einem Fremdkörper gleicht und schmerzhaft auf die Unterlage drückt, ein **Klavus** (Hühnerauge). Schwielen und Klavi treten an den mechanischen Druckstellen durch Arbeitsgeräte oder enges Schuhwerk, punktuelle Belastung beim Sport und in der Umgebung von Warzen an den Füßen auf.

Bei punktueller wiederholter Überlastung kann es zu rezidivierenden **Hämatomen** kommen: z. B. Tenniszehe (Abb. **22.1a**) oder Onycholysis haemorrhagica (blutige Nagellösung beim Sport, Abb. **22.1b**).

Durch Brillendruck kann es hinter dem Ohr oder am Nasenrücken zu Druckschwielen oft mit schmerzhaftem Granulationsgewebe kommen, die meist kaffeebohnenartig aussehen, sog. **Granuloma (Acanthoma) fissuratum**.

Die **Therapie** besteht in jedem Fall in der Druckentlastung oder Druckverteilung z. B. durch Einlagen in den Schuhen. Blasen sind steril zu punktieren (Blasendach belassen), Schwielen und Klavi abzutragen. Die Entfernung des zentralen Pfropfes ist oft schwierig und beinhaltet die Gefahr der Fistelbildung (besonders bei Diabetes mellitus und bei Durchblutungsstörungen).

22.1 „Tenniszehe“

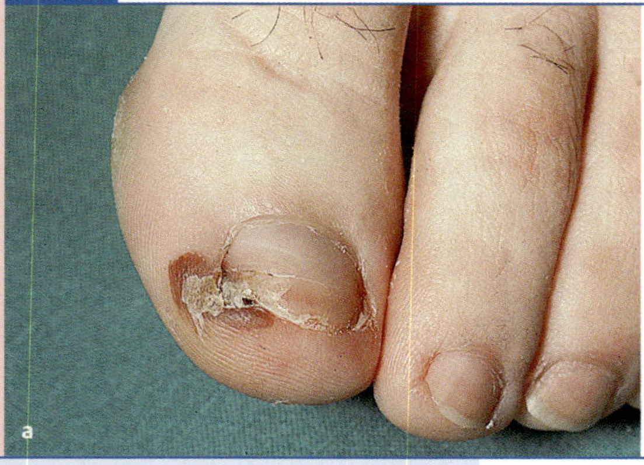

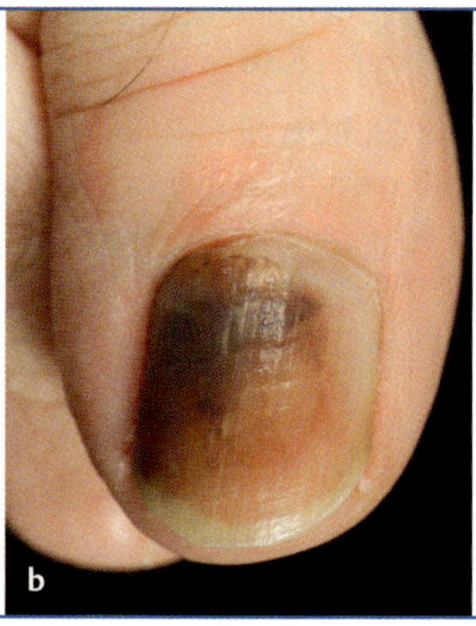

a Durch wiederholten Schuhdruck kommt es zur subepidermalen und interepidermalen Blasenbildung, die sich erst nach Wochen nach außen abschilfert.
b Subunguale Hämorrhagien durch sportliche Belastung.

22.2 Hautveränderungen durch Temperatur, Strahlen und chemische Einwirkungen

22.2 Hautveränderungen durch Temperatur, Strahlen und chemische Einwirkungen

Hautveränderungen durch Hitze, Kälte, Verätzungen und Strahlung zeigen eine dosisabhängige Gliederung in 3 Grade (Tab. **22.1**, Abb. **22.2**).
Strahlenschäden zeigen eine charakteristische Latenzzeit (Tab. **22.2**).

I. Moll; vormals beteiligt: E. Coors, E.G. Jung †**

Hautveränderungen durch Hitze, Kälte, Verätzungen, Säuren und Alkalien sowie durch Strahlung (ultraviolette und ionisierende Strahlung) zeigen eine typische dosisabhängige Gliederung in 3 Grade (Tab. **22.1**, Abb. **22.2**).

Während nach Verbrennung, Unterkühlung und Verätzungen die Schäden sofort auftreten und nach wenigen Tagen ihre endgültige Ausdehnung erkennen lassen, zeigen die Strahlenschäden eine charakteristische Latenzzeit. Letztere sind in Tab. **22.2** zusammengestellt.

22.2 Verbrennung 2. Grades

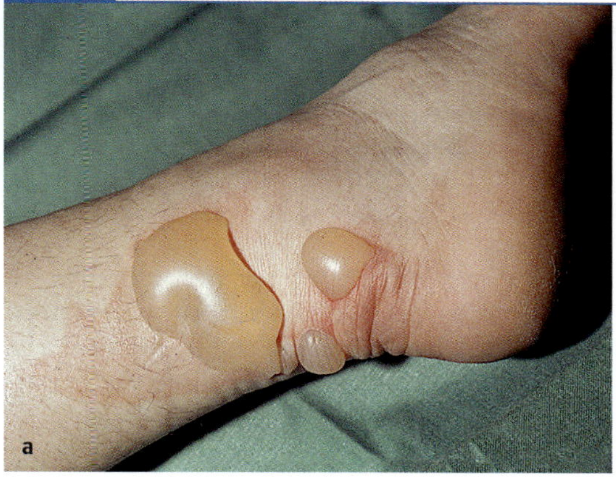

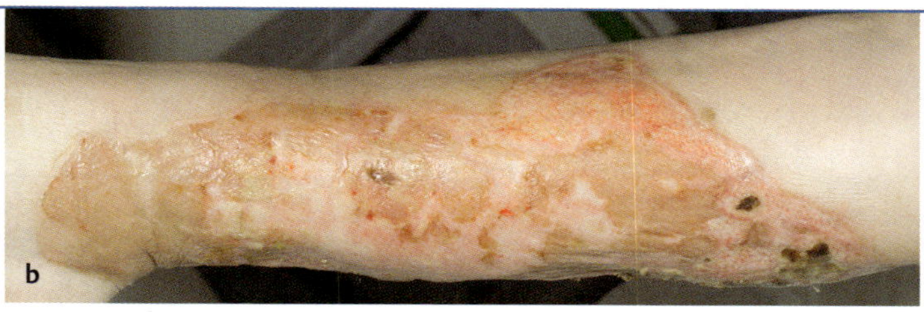

a Prall gefüllte Blasen und umgebende Rötung (Verbrennung 1. Grades der Umgebung).
b Stadium der Abheilung nach Verbrennung 2. Grades.

22.1 Gradeinteilung von Verbrennungswunden

Grad der Verbrennung	Symptome, Konsistenz	Bemerkungen
1 – Erythem	Haut gerötet, geschwollen, weich	▪ Schädigung auf die **oberen Schichten der Epidermis** beschränkt ▪ Erythem ist Folge der Hyperämie ▪ Restitutio ad integrum
2 – Blase (Abb. **22.2**)	2a Haut rot, auch am Blasengrund, Oberfläche feucht/weich 2b Haut am Blasengrund weiß/derb, teilweise nekrotisch	▪ **gesamte Epidermis** betroffen; bei tiefen Verbrennungen 2. Grades (2b) können auch **Teile der Dermis** zerstört sein ▪ Zerstörung von Hautanhangsgebilden ▪ intra-/subepidermale Blasen ▪ sehr schmerzhaft, Infektionsgefahr ▪ Restitutio ad integrum (2a) ▪ Abheilung mit Narben (2b)
3 – Nekrose	Haut trocken, grau, weiß, evtl. mit schwarzem Schorf bedeckt/lederartig	▪ vollständige Zerstörung von **Epidermis** und **Dermis**, auch die **Subkutis** kann mitbetroffen sein ▪ Infektionsgefahr ▪ Heilung per granulationem mit Narbenbildung und Schrumpfung ▪ nach dem Trauma analgetisch, da auch die Nervenendigungen verbrennen

Therapie: Verbrennungen und Verätzungen sollten sofort gekühlt und mit reichlich Wasser gespült werden. Neutralisationsversuche sind wenig sinnvoll. Erfrierungen sind langsam aufzuwärmen.

- **Veränderungen 1. Grades:** Hier reichen externe mit Desinfizienz und/oder Kortison meist aus; bei großer Ausdehnung eventuell unterstützt durch kurzfristige systemische Gabe von Kortison oder nichtsteroidalen Antirheumatika.
- **Veränderungen 2. Grades:** Die Behandlung erfolgt wie bei Grad 1, zusätzlich sterile Eröffnung der Blasen (Blasendecke als Verband verwenden).
- **Veränderungen 3. Grades:** Ziel ist eine schonende Entfernung der Nekrosen. Nekrolytische Lokaltherapien mit Enzymen, Hydrogelen und modernen Wundauflagen sind bei geringer Ausdehnung hilfreich. Bei größeren Läsionen muss die Nekrose meist in mehreren Schritten chirurgisch entfernt werden.

Therapie: Verbrennungen und Verätzungen sollen sofort mit Wasser gekühlt und gespült werden. Erfrierungen sind langsam aufzuwärmen.

- **Veränderungen 1. bis 2. Grades** (Erythem und Blasen): Hier reicht die lokale Behandlung. Bei großflächigem Befall werden kurzfristig systemische Steroide oder Antirheumatika eingesetzt.
- **Veränderungen 3. Grades:** Hier sind die Nekrosen möglichst früh abzutragen und die Defekte nach der Säuberung plastisch zu decken.

22.2 Strahlenschäden der Haut

Auslösung	Latenzzeit für Erythem und Blasen (Grad 1 + 2)	klinische Beispiele	Folgezustände
UV-B	6–12 h	Sonnenbrand (Abb. **22.3**)	Pigmentierung
UV-A und Sensibilisator	48–72 h	Wiesengräserdermatitis (Abb. **22.4**), PUVA-Verbrennung	Pigmentierung
ionisierende Strahlen (Röntgenstrahlen)	21–28 d	Zustand nach Röntgentherapie, Röntgenschäden	Pigmentierung, Hautatrophie, Fibrose

22.2.1 Sonnenbrand

22.2.1 Sonnenbrand

*I. Moll; vormals beteiligt: E.G. Jung †**

► Synonym.

► Synonym. Dermatitis solaris, UV-Erythem

► Definition.

► Definition. Sonnenbrand ist eine akute Entzündung der Haut mit Rötung, Schwellung, Blasen, Schmerzen und Juckreiz durch UV-Licht, mit strenger Begrenzung auf die lichtexponierten Areale.

Epidemiologie: Ein Sonnenbrand tritt nach jeder übermäßigen Sonnenexposition auf und ist bei hellhäutigen Menschen sehr häufig.

Epidemiologie: Ein Sonnenbrand tritt nach jeder übermäßigen Sonnenexposition auf. Er ist sehr häufig bei hellhäutigen Menschen (Hauttyp I und II). Bei Menschen mit starker Pigmentierung (Hauttyp III–VI) ist der Sonnenbrand ausgesprochen selten. Zur Einteilung der Hauttypen siehe Tab. **37.1**.

Ätiologie und Pathogenese: Der Sonnenbrand stellt den akuten Strahlenschaden der UV-Strahlung dar. Die primär epidermale Schädigung induziert durch Mediatoren die dermale Entzündung.
Schwerer Sonnenbrand führt zu posteruptiver Hyperpigmentierung.
Der Sonnenbrand wird im Wesentlichen durch **UV-B** (280–320 nm) ausgelöst.

Ätiologie und Pathogenese: Der Sonnenbrand stellt den akuten Schaden durch UV-Strahlung dar, unabhängig davon, ob die Exposition durch Sonnenlicht oder durch künstliche Strahlungsquellen erfolgte. Primär wird die Epidermis geschädigt. Diese setzt verschiedene Entzündungsmediatoren (Interleukine, Prostaglandine, Histamin u. a.) frei, die in wenigen Stunden eine Entzündung in der Dermis verursachen. Es folgt fast immer eine posteruptive Hyperigmentierung.
Der Sonnenbrand wird im Wesentlichen durch **UV-B**-Strahlen (280–320 nm) ausgelöst. Prinzipiell können auch UV-C-Strahlen (250–280 nm) und sehr hohe Dosen von UV-A-Strahlen (320–400 nm) ein Erythem auslösen. Jedoch löst die UV-A-Bestrahlung in der Regel eine Pigmentierung ohne Erythem aus.

Klinik: Rötung und Schwellung treten 6–12 h nach Lichtexposition in den exponierten Arealen auf mit einem Höhepunkt nach 24–36 h (Abb. **22.3**). Juckreiz und Schmerzen prägen die 1. Phase. Zurück bleibt eine Hyperpigmentierung. Bei einem Sonnenbrand im Gesicht sind eine begleitende Konjunktivitis und Keratitis solaris möglich.

Klinik: Streng auf die lichtexponierten Hautareale begrenzt treten Rötung, Schwellung und bei starker Exposition Blasen auf (Abb. **22.3**). Die Symptome beginnen 6–12 h nach der Exposition, haben ihren Höhepunkt nach 24–36 h und klingen nach 1–2 Wochen ab. Der Sonnenbrand juckt und schmerzt in der Anfangs- und Kulminationsphase. Es folgt eine posteruptive Hyperpigmentierung, bei schwerstem Sonnenbrand auch hypopigmentierte flache Narben. Sehr geringer wiederholter Sonnenbrand führt zu Epidermisverdickung, der **Lichtschwiele**.
Im Rahmen eines Sonnenbrandes im Gesicht können an den Augen Konjunktivitis und Keratitis solaris auftreten. Ein großflächiger Sonnenbrand mit bullöser Komponente kann zu Fieber, Krankheitsgefühl und Superinfektionen führen.

Diagnostik: Exposition, zeitlicher Ablauf und Morphologie ermöglichen die Diagnose.

Diagnostik: Die Diagnose ist aus der Anamnese, dem zeitlichen Ablauf mit dem Maximum 24 h nach der Exposition und dem sehr typischen, scharf begrenzten Erythem leicht zu stellen.

Histopathologie: Die Veränderungen beginnen in der Epidermis mit „Sonnenbrandzellen“, später Ödem oder nekrolytische Blasenbildung sowie entzündliches Infiltrat in der Dermis.

Histopathologie: Die Erstveränderungen finden sich in der Epidermis. Schon nach wenigen Stunden treten dyskeratotisch veränderte und vakuolisierte Keratinozyten – sog. Sonnenbrandzellen – auf, denen je nach Stärke des Schadens ein Ödem oder eine nekrolytische Blasenbildung sowie ein entzündliches Infiltrat in der Dermis folgen.

22.3 Akuter Sonnenbrand

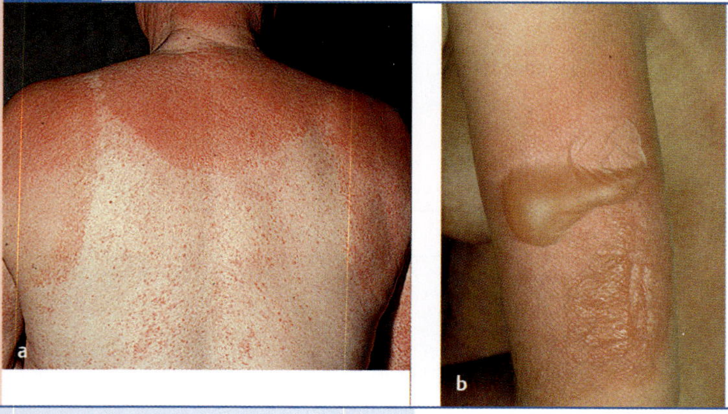

a Sonnenbrand 24 h nach Sonnenexposition bei Gartenarbeit (entspricht der 4-fachen minimalen Erythemdosis).
b Sonnenbrand am Oberarm mit Erythem und Blasenbildung.

Differenzialdiagnose: Differenzialdiagnostisch muss eine fototoxische Reaktion abgegrenzt werden, die in der Regel eine längere Latenzzeit nach der Lichtexposition aufweist und den Kontakt mit dem Sensibilisator nachzeichnet (Tab. **22.2**).

Differenzialdiagnose: Differenzialdiagnostisch ist eine fototoxische Reaktion abzugrenzen, die verzögert abläuft (Tab. **22.2**).

Therapie: Ein **leichter** und kleinflächiger Sonnenbrand kann lokal mit **Kortikoiden** (Klasse II–III) behandelt und bei frühem Beginn teilweise unterdrückt werden. Zur Kühlung empfiehlt sich die Anwendung als Gel oder Lotion und nicht als Salbe.
Bei **schwerem** oder großflächigem Sonnenbrand sollte zusätzlich eine frühzeitig einsetzende, systemische Behandlung mit **Prostaglandinhemmern** durchgeführt werden, die in der Regel besser als systemische Glukokortikoide wirken.

Therapie: Bei **leichtem** Sonnenbrand reichen lokale **Glukokortikoide** aus. **Schwere** Fälle sollten möglichst frühzeitig mit **Prostaglandinhemmern** oral behandelt werden.

Prognose: Ein Sonnenbrand heilt in 1–2 Wochen mit Pigmentierung ab. Schwere Formen mit Blasenbildungen können auch zu depigmentierten Narben führen.

Prognose: gut, Abheilung in 1–2 Wochen.

► Merke. Der Sonnenbrand stellt ein biologisches Alarmsignal dar und ist ein Hinweis darauf, dass kumulative Effekte nach Jahren und Jahrzehnten zur **Fotokarzinogenese** der Haut führen können.

► Merke.

22.2.2 Fototoxische Dermatitis

*I. Moll; vormals beteiligt: E.G. Jung †**

22.2.2 Fototoxische Dermatitis

Wiesengräserdermatitis

Wiesengräserdermatitis

► Synonym. Dermatitis pratensis, lokale fototoxische Dermatitis

► Synonym.

► Definition. Die Wiesengräserdermatitis ist eine lokale fototoxische Reaktion verursacht durch Pflanzenextrakte, die extern auf die Haut gelangen und eine zeitnahe Bestrahlung mit UV-A oder sichtbarem Licht. Die Wiesengräserdermatitis betrifft jeden (keine Sensibilisierung!). Typisch sind große Blasen und eine anhaltende posteruptive Pigmentierung.

► Definition.

Epidemiologie: Es sind vorwiegend Menschen betroffen, die beruflich oder in der Freizeit mit **Pflanzen** in Berührung kommen und sich anschließend der **Sonne** aussetzen. Menschen aller Hauttypen und aller Pigmentierungsstärken können betroffen sein. Sie wird durch „normale“ Lichtdosen ausgelöst, eine „zu hohe“ Lichtexposition wie beim Sonnenbrand ist nicht nötig.

Epidemiologie: Sie tritt im Sommer nach Pflanzenkontakt und UV-Exposition auf.

Ätiologie und Pathogenese: Es handelt sich um eine obligate **fototoxische** Hautreaktion, die nur dann zustande kommt, wenn ein Fotosensibilisator von außen in die Haut gelangt. Der Sensibilisator absorbiert Lichtenergie und überträgt diese auf benachbarte Moleküle. Dadurch entstehen u. a. energiereiche freie Radikale, Peroxide, die die Entzündung initiieren. Die auslösenden Wellenlängen liegen im UV-A- und im sichtbaren Licht.
Fotosensibilisatoren der Wiesengräserdermatitis sind meist **Furokumarine** (Tab. **22.3**), die in Blättern, Stängeln, Fruchtständen und Pollen vieler heimischer und exotischer Pflanzen, sowie auch in Kosmetika und Parfüms mit pflanzlichen Inhalten, enthalten sind. Fototoxische Reaktionen werden in gleicher Weise auch durch lokale Applikation von Chemikalien (z. B. Teeren) ausgelöst.

Ätiologie und Pathogenese: Es handelt sich um eine obligate **fototoxische** Hautreaktion, die durch das Zusammenwirken eines Fotosensibilisators mit Licht (UV-A- und sichtbares Licht) zustande kommt. Fotosensibilisatoren der Wiesengräserdermatitis sind meist pflanzliche **Furokumarine** (Tab. **22.3**).

22.3 Häufige Auslöser fototoxischer Reaktionen

pflanzliche Furokumarine	Pastinak, Herkulesstaude, Zitruspflanzen, Feigenbaum, Bergamotte, Knorpelmöhre, Sellerie u. a.
Medikamente	Psoralene, siehe PUVA-Therapie (S. 64) Phenothiazine, Tetracycline, Nalidixinsäure, nichtsteroidale Antiphlogistika, Itraconazol, Johanniskraut, Furosemid, Naproxen, Vemurafenib
weitere	Akridinfarbstoffe, Teere, Duftstoffe, Kosmetika

22.3

22.4 **Hauterscheinungen bei Wiesengräserdermatitis**

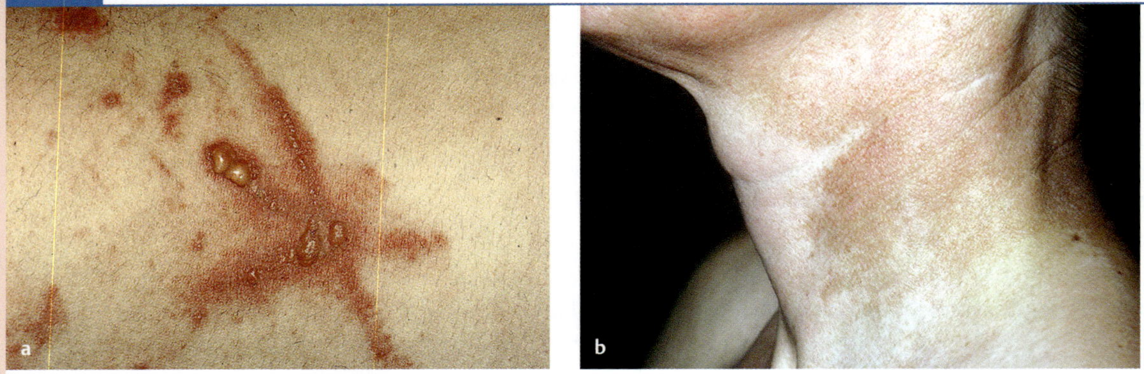

a Streifige Rötung der Haut mit prallen, kleinen bis mittelgroßen Blasen.
b Berloque-Dermatitis: diffuse Hyperpigmentierung durch Parfüm-Spray am Hals (häufig!).

Klinik: Streifige oder blattförmige Muster zeigen die Kontaktstellen von Pflanzen an sonnenexponierten Hautstellen. Nach 1–2 Tagen zeigt sich eine scharf begrenzte Rötung mit Blasenbildung, die ihr Maximum nach 3 Tagen ausbildet (Abb. **22.4a**). Neben **Juckreiz** wird vor allem brennender Schmerz empfunden. Abheilung nach 2–4 Wochen mit starker **Hyperpigmentierung**.

Klinik: Die Hautveränderungen zeigen in der Regel ein streifiges, blattförmiges oder netzartiges Muster, das den Kontaktstellen mit Pflanzen oder Kosmetika entspricht, die UV-exponiert waren. 24–48 h nach dem Pflanzenkontakt und der anschließenden Sonnenexposition treten Rötungen und Blasenbildungen auf, die ihr Maximum nach 3 Tagen ausbilden (Abb. **22.4a**). Subjektiv wird **Juckreiz**, vor allem aber **brennender Schmerz** empfunden, der mehrere Tage anhalten kann. Nach 2–4 Wochen erfolgt eine Abheilung mit starker **Hyperpigmentierung**, welche monatelang persistieren kann.

Lokale fototoxische Reaktion

Auslösung fototoxischer Reaktionen durch **Chemikalien** (Tab. **22.3**).

Ein Fotosensibilisator und sehr schwache Lichtexposition führen ohne entzündliche Phase direkt zur Hyperpigmentierung. Dies wird **Photodermatitis pigmentaria** genannt (z. B. bei kosmetikainduzierten fototoxischen Reaktionen: sog. **Berloque-Dermatitis**, Abb. **22.4b**).

Lokale fototoxische Reaktion

Auch Kontakte mit verschiedenen **Chemikalien** (z. B. Teeren) können fototoxische Reaktionen in gleicherweise auslösen (Tab. **22.3**).
Folgt nach Kontakt mit den Fotosensibilisatoren nur eine sehr schwache Lichtexposition, so kann die entzündliche Phase (s. o.) fehlen. Es kommt dann nach 1–2 Wochen direkt zur Hyperpigmentierung, die oft die bizarren Muster der Kontakte wiedergeben. Diese Sonderform wird **Photodermatitis pigmentaria** genannt. Sie wird oft bei fototoxischen Reaktionen durch Duftstoffe beobachtet (sog. **Berloque-Dermatitis,** Abb. **22.4b**) und zeigt häufig eine den herabrinnenden Tropfen des Parfüms entsprechende Hyperpigmentierung.

Diagnostik und Differenzialdiagnose: Die streifige Anordnung, die Blasen und das 2- bis 3-tägige Intervall nach der Sonnenexposition erlauben die Diagnose und Abgrenzung vom Sonnenbrand (Tab. **22.2**).

Diagnostik und Differenzialdiagnose: Die Diagnose ist aus der ganz besonderen streifigen Anordnung, der Blasen mit Umgebungserythemen und dem 2- bis 3-tägigen Intervall nach Sonnenexposition zu stellen. Diese Merkmale erlauben auch eine Abgrenzung zum Sonnenbrand (Tab. **22.2**). Die Porphyria cutanea tarda (S. 467) kann aufgrund der hohen Porphyrinwerte, die bei der Wiesengräserdermatitis immer normal sind, leicht abgegrenzt werden.

Histopathologie: Sonnenbrandzellen in der Epidermis, nekrolytische Blasenbildungen und dermale Rundzellinfiltrate wie beim Sonnenbrand, jedoch deutlich verzögert.

Histopathologie: Wie der Sonnenbrand weisen die Wiesengräserdermatitis und andere lokale fototoxische Reaktionen Sonnenbrandzellen in der Epidermis auf, jedoch verzögert erst ca. 24 h nach der UV-Exposition. Nekrolytische Blasenbildungen sind häufig. Die Entzündung mit Vasodilatation und Rundzellinfiltraten in der Dermis tritt am 2. und 3. Tag in voller Stärke auf.

Therapie: lokal oder in schweren Fällen systemisch mit Kortikosteroiden, leider nur mit geringem Erfolg.

Therapie: Die Behandlung wird mit glukokortikoidhaltigen Cremes und Lotiones durchgeführt. In schweren Fällen kann mit einer systemischen Glukokortikoidgabe über 2–3 Tage und Antihistaminika eine gewisse Linderung erreicht werden. Prostaglandinhemmer wirken nicht.

Prognose: gut, Abheilung nach 2–4 Wochen mit starker Hyperpigmentierung.

Prognose: Abheilung nach 2–4 Wochen, wobei eine starke, oft monatelang persistierende Hyperpigmentierung zurückbleibt. Die Therapie kann den Ablauf kaum beeinflussen, wenn man von den subjektiven Empfindungen absieht.

Systemische fototoxische Dermatitis

Klinik: Auch **systemische Medikamente** (Tab. **22.3**), die auf dem Blutweg in die Haut gelangen, können eine fototoxische Dermatitis auslösen. Die typische Beschränkung auf die UV-bestrahlten Areale weist auf die Diagnose hin.

Therapie: Wichtig ist das Absetzen des verdächtigen Medikaments, sonst siehe lokalisierte Formen.

► Klinischer Fall. Eine Gruppe von 12 Kindern spielte an einem sonnigen Frühsommertag an den Waldrändern eines Bachlaufes in Badehosen und schnitt frisches Gras als Futter für Kaninchen. Am Tag darauf zeigten 8 dieser Kinder typische Sonnenbrände der nicht durch Kleidung geschützten Körperstellen, die bei dem einen hellrot, bei dem anderen tiefrot, überwärmt und berührungsempfindlich imponierten. Einige Kinder hatten erhöhte Temperatur und blieben, zumal im Sonnenbrand einzelne Bläschen auftraten, wegen Varizellenverdacht zu Hause und wurden dem Kinderarzt vorgestellt. Erst als am 3. Tag nach der Sonnenexposition die Bläschen aufgereiht erschienen und sich auf streifigen oder sternförmigen tiefroten Entzündungen stehend Kontaktstellen mit geschnittenem Gras abzeichneten, konnte die Diagnose einer Wiesengräserdermatitis gestellt werden. Insgesamt 6 Kinder waren gleichzeitig von Sonnenbrand und Wiesengräserdermatitis (Abb. **22.4**) betroffen. Deutlich wurde die Unterscheidung erst, als der Sonnenbrand (teilweise unter oralen nichtsteroidalen Antiphlogistika) zurückging und die Wiesengräserdermatitis 2 Wochen persistierte. Zurück blieben über mehrere Monate streifige Hyperpigmentierungen. Infektiöse Kinderkrankheiten konnten ausgeschlossen werden.

22.2.3 Polymorphe Lichtdermatose (PLD)

E. Coors

► Definition. Die PLD ist eine lichtprovozierte, meist stark juckende Erkrankung unbekannter Ätiologie.

Epidemiologie: Die Erkrankung ist in unseren Breiten relativ häufig und hat eine Prävalenz von ca. 20 %. Sie betrifft vorwiegend Frauen im Erwachsenenalter, seltener Männer und Jugendliche. Familiäre Häufung kommt vor.

Ätiologie und Pathogenese: Die Ätiologie ist unbekannt. Pathogenetisch liegt vermutlich eine immunologische Reaktion in Anlehnung an eine Spättypreaktion (Typ IV) (S. 188) zugrunde, vermutlich auf Autoantigene, die durch UV-Bestrahlung entstehen. Die Auslösung erfolgt überwiegend durch UV-A-Strahlung, selten auch durch UV-B. Bei betroffenen Patient*innen können isomorphe Elemente durch wiederholte **UV-A-Bestrahlungen** (5–30 Joule/cm^2) ausgelöst werden.

Klinik: Die Hauterscheinungen treten beim ersten intensiveren Sonnenkontakt im **Frühjahr oder Sommer** auf, oft erstmals während des Urlaubs in einer sonnenreichen Gegend. Manchmal treten sie erst 3-5 Tage nach der UV-Exposition auf. Es kommt im Verlauf des Sommers zu einer Gewöhnung mit zunehmender Toleranz der Sonne. Die Dermatose heilt im Winter ohne Residuen ab und erscheint im Frühling wieder. Nur in wenigen Fällen schwächt sie sich nach Jahren und Jahrzehnten ab.

An den im Winter bedeckten und nun erstmalig frei getragenen Körperstellen, insbesondere an Hals, Brust und Armen, kommt es Stunden bis Tage nach der Sonnenexposition zu einem quälenden **Juckreiz** mit Aufschießen von **Papeln, Bläschen** oder **lichenoiden Hautveränderungen** (Abb. **22.5**). Auch ein akneiformes Erscheinungsbild ist möglich (sog. Mallorca-Akne). Meist ist das morphologische Bild bei Patient*innen relativ uniform, während es von Person zu Person stark variiert (daher „polymorph" genannt). Gesicht und Handrücken werden in der Regel verschont (Härtung durch Gewöhnung).

Diagnostik: Anamnese und klinisches Bild sind typisch, eventuell Lichttestung (Testfeld wird wiederholt mit UV-A bestrahlt).

Systemische fototoxische Dermatitis

Klinik: fototoxische Dermatitis in UV-bestrahlten Arealen nach Einnahme **systemischer Medikamente**.

Therapie: Absetzen des verdächtigen Medikaments.

► Klinischer Fall.

22.2.3 Polymorphe Lichtdermatose (PLD)

► Definition.

Epidemiologie: relativ häufig, vorwiegend Frauen.

Ätiologie und Pathogenese: Die Ätiologie ist unbekannt, die Pathogenese weist auf eine allergische Spättypreaktion vermutlich auf durch UV-Bestrahlung gebildete Autoantigene hin. Die Auslösung erfolgt überwiegend durch **UV-A-Strahlung**.

Klinik: Die Hauterscheinungen treten im **Frühjahr und Sommer**, oft erstmals im Urlaub auf. Im Lauf des Sommers zunehmende Toleranz.

Befallen sind die zuvor bedeckten und nun frei getragenen Körperstellen (Hals, Brust, Arme), während Gesicht und Hände meist frei sind (Lichtgewöhnung). **Papeln, Bläschen** oder **lichenoide Hautveränderungen** treten auf (Abb. **22.5**).

Diagnostik: klinisches Bild, evtl. Lichttestung.

22.5 Polymorphe Lichtdermatose

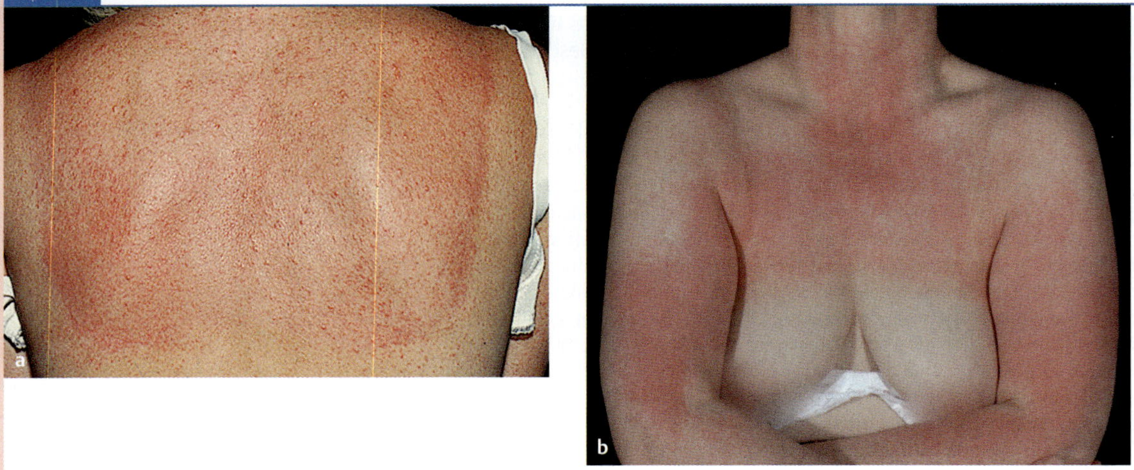

a An den frei getragenen Stellen des Oberkörpers bei einer 25-jährigen Frau zeigen sich stark juckende erythematöse Papeln.
b Konfluierende Rötung und Papeln im Dekolleté, an Hals und Armen.

Therapie und Prophylaxe: Die Vermeidung von UV-A-Bestrahlung und konsequenter **Lichtschutz** stehen im Vordergrund. Abhärtung durch langsame Lichtgewöhnung (ansteigende Ganzkörperbestrahlung) 4–6 Wochen vor Sonnenexposition (UV-A und/oder UV-B) möglich.

Therapie und Prophylaxe: Die Therapie ist symptomatisch und besteht im Vermeiden der UV-A-Bestrahlung durch konsequenten **Lichtschutz** gegen UV-A und UV-B. Nach neueren Untersuchungen ist die Zugabe eines Antioxidans (z. B. α-Glucosylrutin) oder von DNA-Reparaturenzymen zum UV-Filter hilfreich. In Anlehnung an die Lichtgewöhnung im Laufe des Jahres und an die Abhärtung von Gesicht und Handrücken kann 4–6 Wochen vor stärkerer UV-Exposition eine Abhärtung durch langsam ansteigende Ganzkörperbestrahlungen (UV-A und/oder UV-B) eingeleitet werden. Frische Hautveränderungen können mit lokalen Glukokortikoiden behandelt werden.

23 Erregerbedingte Krankheiten

F.A. Bahmer, M. Fischer, M. Köberle, H. Schöfer, C. Sunderkötter; vormals beteiligt: M. Grimme, H. Hofmann*, M. Meissner*, I. Moll**

23.1 Mykosen der Haut

*M. Köberle; vormals beteiligt: H. Hofmann**

23.1.1 Allgemeines

Pilze stellen taxonomisch neben den Pflanzen und Tieren ein eigenes Reich dar. Sie sind **Eukaryonten**, d. h. das Genom liegt in einem Zellkern. Pilze sind **heterotroph**, d. h. sie leben von organischen Substanzen, die sie nach enzymatischem Aufschluss durch die Zellwand aufnehmen. Sie haben kein Chlorophyll.

Pilze sind **Eukaryonten**, sie sind **heterotroph**.

Die **Zellwand** von Pilzen enthält Glukane und Chitin, dadurch unterscheidet sich die Pilzzelle von der Pflanzenzelle, deren Zellwand aus Zellulose besteht, und von der Säugetierzelle, die keine Zellwand besitzt. Diese zytologischen Unterschiede sind von Bedeutung bei der Entwicklung von nebenwirkungsarmen spezifischen Antimykotika.

Die **Zellwand** der Pilze enthält Chitin und Glukane.

Systematik und Nomenklatur: Die humanpathogenen Pilze werden bisher nach morphologischen Merkmalen eingeteilt. Sie stammen im Wesentlichen aus der Abteilung der *Ascomycota*, *Basidiomycota* und *Deuteromycota*, auch *Fungi imperfecti* genannt, da die sexuellen Organe bei vielen Pilzen noch nicht bekannt sind.
Für den medizinischen Gebrauch werden die relevanten humanpathogenen Pilze in 3 Gruppen gegliedert:

D-H-S-System:
- **D**ermatophyten (Fadenpilze)
- **H**efen (Sprosspilze)
- **S**chimmelpilze.

Diese Einteilung ist für die Auswahl des Antimykotikums von Bedeutung, die selektive Wirksamkeit bei Dermatophyten, Hefen oder Schimmelpilzen haben. Weitere Erreger von Haut- und Systemmykosen mit hoher Pathogenität sind die **dimorphen oder biphasischen Pilze**. Sie kommen in Europa nur sporadisch vor. Fast immer werden sie bei Auslandsaufenthalten in Endemiegebieten akquiriert.

Systematik und Nomenklatur:

Die medizinisch relevanten Pilze werden in 3 Gruppen eingeteilt:

D-H-S-System:
- **D**ermatophyten
- **H**efen
- **S**chimmelpilze

Ätiologie und Pathogenese: Entscheidend für die Entstehung einer Mykose ist die Möglichkeit, in die Haut einzudringen und dort der Immunabwehr des Wirtes zu entkommen. Die meisten Pilze sind **fakultativ pathogen**, d. h. nur bei gestörter Hautbarriere oder Immunabwehrstörungen können sie eine Erkrankung auslösen (opportunistische Infektionen).
Dermatophyten besitzen Keratinasen, die humanes Keratin verdauen können. Sie befallen **ausschließlich Haut, Haare und Nägel**.
Hefen besiedeln bevorzugt das feuchtwarme Milieu der Schleimhäute und Hautfalten. Bei angeborenen und erworbenen zellulären Immundefekten können sie zu schweren chronischen und granulomatösen Mykosen der Haut und inneren Organe führen, bei Störung der Granulozytenfunktion auch zur Sepsis (z. B. *Candida*-Sepsis).
Schimmelpilze sind meist harmlose Anflugkeime auf organischem Material (z. B. in Blumentöpfen), die bei schweren Schädigungen der Haut (z. B. Verbrennungen) oder bei schweren Immunabwehrstörungen über die Inhalation der Sporen zu lebensbedrohlichen Systemmykosen führen können (z. B. Aspergillose, Mukormykose bei Leukämie).

Ätiologie und Pathogenese: Die meisten Pilze sind **fakultativ pathogen**, d. h. nur bei gestörter Hautbarriere oder Störungen der zellulären Immunabwehr kommt es zur Erkrankung.

Dermatophyten befallen ausschließlich Haut, Haare und Nägel.
Hefen können Haut, Schleimhäute und innere Organe befallen.
Schimmelpilze sind nur bei schweren Immunabwehrstörungen pathogen.

23.1.2 Infektionen durch Dermatophyten (Tinea)
Grundlagen
► Synonym.
► Definition.

23.1.2 Infektionen durch Dermatophyten (Tinea)

Grundlagen

► Synonym. Dermatophytosen, Dermatophyteninfektion

► Definition. Infektionen von Haut, Haaren und Nägeln durch Dermatophyten, die humanes Keratin abbauen können, werden als Tinea bezeichnet. Sie werden aktuell in 9 Gattungen unterteilt, von denen in der Humanmedizin vor allem 3 relevant sind:

- *Trichophyton* species
- *Microsporum* species
- *Epidermophyton* species.

Weitere Dermatophyten Gattungen sind *Arthroderma*, *Nannizzia*, *Lophophyton*, und *Paraphyton*.

Epidemiologie: Dermatophyten kommen im Erdboden vor (geophil), werden von Tieren auf den Menschen (zoophil) oder von Mensch zu Mensch (anthropophil) übertragen.

Häufigster Erreger der Tinea ist der anthropophile Dermatophyt ***Trichophyton rubrum***.

Trichophyton mentagrophytes*, *Microsporum canis*, *Trichophyton benhamiae und ***Trichophyton verrucosum*** werden von Tieren auf den Menschen übertragen.

Epidemiologie: Sie können aus dem Erdboden (geophile Arten), von Tieren (zoophile Arten) oder von Mensch zu Mensch (anthropophile Arten) übertragen werden. Weltweit gibt es ca. 40 verschiedene Arten, die in regional unterschiedlicher Häufigkeit zu finden sind.

Häufigster Erreger der Tinea im mitteleuropäischen Raum ist der anthropophile Dermatophyt ***Trichophyton rubrum***, der in 60–80 % der Fälle aus Hautschuppen und Nägeln isoliert wird (Tinea corporis, Tinea unguium). Dabei ist kein direkter Hautkontakt erforderlich. Die Hyphen und Sporen können lange Zeit auf Gegenständen überleben.

In 10–20 % wird ***Trichophyton mentagrophytes*** isoliert, der meist von Haustieren auf den Menschen übertragen wird (in den letzten Jahren wird zunehmend auch die sexuelle Übertragung beobachtet). Immer häufiger wird das sehr kontagiöse ***Microsporum canis*** – vor allem von Katzen – übertragen, das bevorzugt die Haare von Kindern befällt (Tinea capitis), sowie der ebenfalls zoophile ***Trichophyton benhamiae***. In ländlichen Regionen kommen Infektionen mit ***Trichophyton verrucosum*** vor, der von Rindern auf den Menschen übertragen wird

Der anthropophile Dermatophyt ***Epidermophyton floccosum*** wird inzwischen nur noch sehr selten als Erreger einer Tinea diagnostiziert. Er befällt meist die intertriginösen Hautfalten. Gelegentlich endemisch gehäufte Infektionen werden durch den anthropophilen Dermatophyten ***Trichophyton tonsurans*** verursacht, der aus den USA eingewandert ist und häufig von Kampfsportlern, insbesondere Ringern, innerhalb von Vereinen und bei Wettkämpfen übertragen wird (sog. Ringerpilz).

Klinische Formen

Klinische Formen

Dermatophyten können sich nach Eindringen in die Epidermis zentrifugal ausbreiten und eine Entzündungsreaktion von sehr unterschiedlicher Intensität hervorrufen. Gelegentlich sieht man mehrere konzentrische Wachstumsringe. *Trichophyton rubrum* ruft meist nur eine geringe Entzündung am Rand der Läsion hervor, im Zentrum heilt die Mykose wieder ab. Die Pilze leben im Stratum corneum der Epidermis.

Bei der **Tinea superficialis** (Abb. **23.1a**) finden sich Pilze nur in der oberen Schicht der Epidermis.

Diese häufigste Form mit typischen randbetonten erythematosquamösen Herden wird als **Tinea superficialis** bezeichnet (Abb. **23.1a**). Man unterscheidet akute entzündliche, stark juckende Schübe mit vesikulösen, dyshidrosiformen Effloreszenzen und langsam wandernde chronisch entzündliche, randbetonte Herde, die durch stärkere Schuppung charakterisiert sind. *Trichophyton rubrum* kann vor allem an Handflächen und Fußsohlen eine hyperkeratotische Tinea ohne Entzündungszeichen hervorrufen. Man findet in den Hautschuppen massenhaft Hyphen.

Wenn die Pilze entlang der Haarfollikel in die Tiefe wandern, entsteht die **Tinea profunda** mit Pusteln und entzündlichen Infiltraten. Sie tritt vor allem im Bartbereich (Abb. **23.1b**) und am behaarten Kopf bei Kindern auf (Abb. **23.4b**).

Zoophile Dermatophyten rufen in der Regel eine intensivere Entzündung hervor. Häufig dringen sie entlang des Haarfollikels in die Tiefe ein und führen zu Pusteln und entzündlichen Infiltraten. Pilzelemente sind in den entzündlichen Läsionen nur spärlich vorhanden. Diese Form wird als **Tinea profunda** bezeichnet. Sie tritt bevorzugt als Tinea barbae profunda im Bartbereich auf (Abb. **23.1b**) und als Tinea capitis profunda am behaarten Kopf (Abb. **23.4b**). Die abszedierende Entzündung am Kapillitium wird traditionell **Kerion Celsi** genannt.

⊙ 23.1 **Tinea**

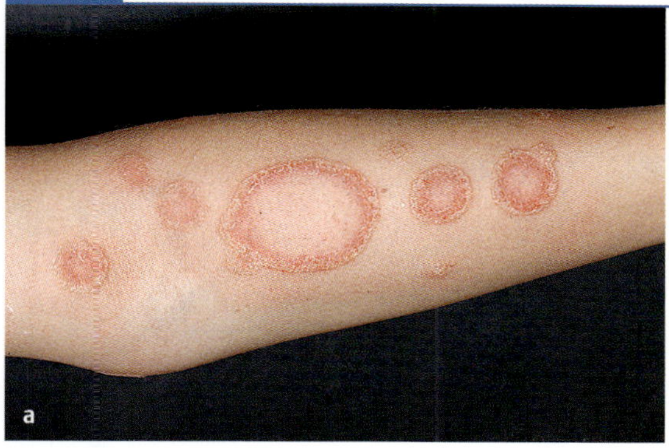

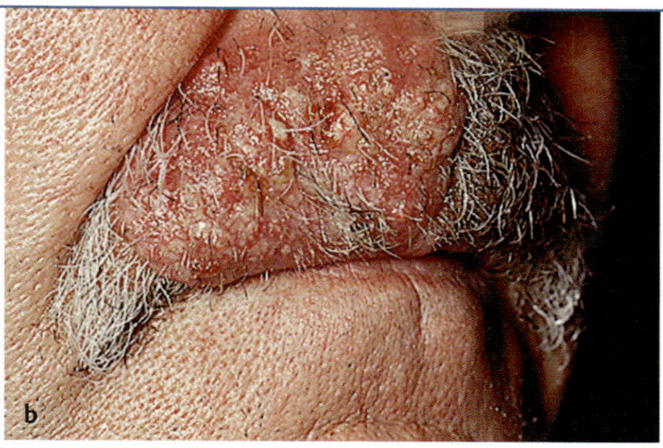

a Tinea superficialis.
b Tinea barbae profunda.

Tinea corporis

Besonders häufig befallen sind Kontaktstellen an Armen und Oberkörper und die Inguinal- und Glutealregion. Im Prinzip kann aber jede Körperstelle befallen sein.
Eine generalisierte Infektion deutet immer auf eine schlechte zelluläre Immunabwehr hin, z. B. beim **Trichophyton-rubrum-Syndrom**, bei dem eine ausgedehnte chronische Infektion der Haut und der Nägel oft über Jahrzehnte besteht. Nach Therapie kommt es bald wieder zu Rezidiven. Diese Form tritt familiär gehäuft auf, was auf eine genetische Disposition hinweist. Sehr kontagiöse Dermatophyten (z. B. *Microsporum canis* oder *Microsporum audouini*) können auch zu einer sich schnell ausbreitenden Tinea corporis et capitis bei Kindern führen, der **Mikrosporie**, die kleine Epidemien in Kindergärten und Schulen auslösen kann.

Tinea corporis

Bei genetischer Disposition kommt es zu einer sehr chronischen, ausgedehnten Tinea der Haut und Nägel, die als **Trichophyton-rubrum-Syndrom** bezeichnet wird.

Tinea pedum

Die häufigste Dermatophyteninfektion ist die Tinea pedis interdigitalis. Durch das feuchtwarme Klima in geschlossenen Schuhen können sich die Dermatophyten besonders gut zwischen den eng stehenden Zehen ansiedeln (Abb. **23.2a**). Es kommt immer wieder zu stark juckenden Bläschenschüben und zur Mazeration mit bakteriellen Superinfektionen (Abb. **23.2b**). Die Tinea kann Wegbereiter für einen gramnegativen bakteriellen Fußinfekt sowie eine Eintrittspforte für Gruppe-A-Streptokokken sein und zum **Erysipel** führen.

Tinea pedum

Die häufigste Dermatophyteninfektion ist die Tinea pedis interdigitalis (Abb. **23.2a**), die oft die Eintrittspforte für den gramnegativen bakteriellen Fußinfekt und das **Erysipel** ist (Abb. **23.2b**).

⊙ 23.2 **Tinea pedum**

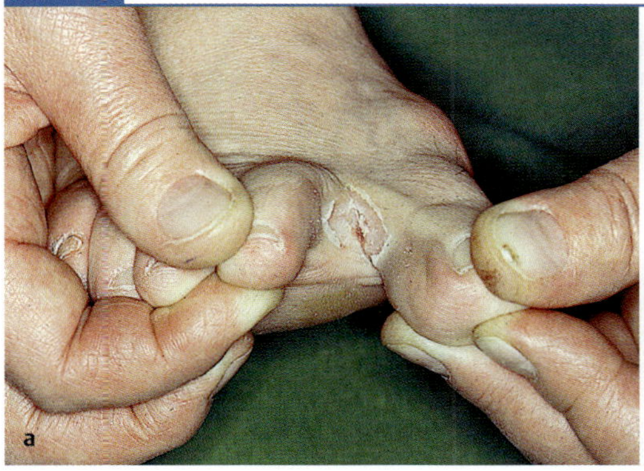

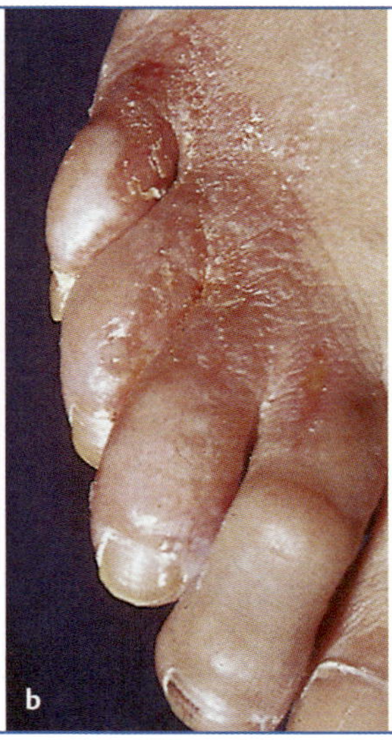

a Zehenzwischenraum-Mykose: weiße aufgequollene Haut mit Rhagaden.
b Vesikulomazerative Variante.

23.3 Tinea palmoplantaris

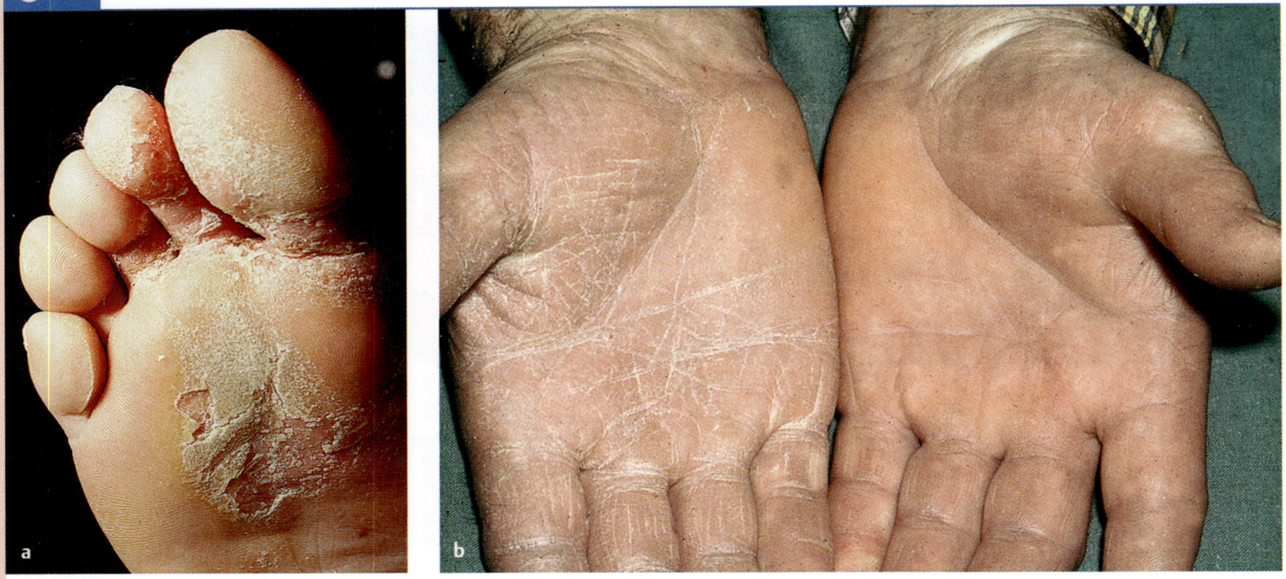

a Tinea plantaris rechts.
b Tinea manus rechts.

Tinea palmoplantaris

Es handelt sich um eine chronische, schuppende Tinea der Handflächen und Fußsohlen durch ***Trichophyton rubrum*** (Abb. **23.3**).

Tinea palmoplantaris

Diese chronische Infektion mit ***Trichophyton rubrum*** ist gekennzeichnet durch eine Verdickung und Schuppung der Handflächen und Fußsohlen, gelegentlich können an den Rändern entzündliche, juckende Schübe auftreten. Meist sind nur eine Palma, aber beide Plantae befallen. An den Füßen sieht die flächige schuppende Infiltration, die an den seitlichen Fußrändern mit randbetonter leicht entzündlicher Infiltration endet, wie ein Mokassin aus (Abb. **23.3**). Diese Form wird häufig als chronisches irritativ-toxisches Hand- und Fußekzem verkannt.

Tinea capitis

Die Tinea capitis kommt fast nur bei Kindern vor.

Man unterscheidet eine Tinea capitis **superficialis** (Abb. **23.4a**) und **profunda** (Abb. **23.4b**).

In Europa sind ***Microsporum canis*** und ***Trichophyton mentagrophytes*** die häufigsten Erreger.

Tinea capitis

Das Kapillitium wird meist bei Kindern, sehr selten bei geschädigter Haarstruktur bei älteren Frauen und zumindest in Europa meist von zoophilen Dermatophyten befallen.

Man unterscheidet verschiedene Formen: Die Tinea capitis **superficialis** bei Microsporum-Infektion mit kreisrunden Herden mit dichter Schuppung und abgebrochenen Haaren (wie gemähte Wiese!) (Abb. **23.4a**) und die sehr schmerzhafte abszedierende Form der Tinea capitis **profunda** mit Lymphknotenschwellung (Kerion Celsi), die häufig auch zur vernarbenden Alopezie führt (Abb. **23.4b**).

In Europa sind ***Microsporum canis*** und ***Trichophyton mentagrophytes*** die häufigsten Erreger der Tinea capitis, in den USA ***Trichophyton tonsurans***, in Afrika und Asien ***Trichophyton violaceum***.

23.4 Tinea capitis

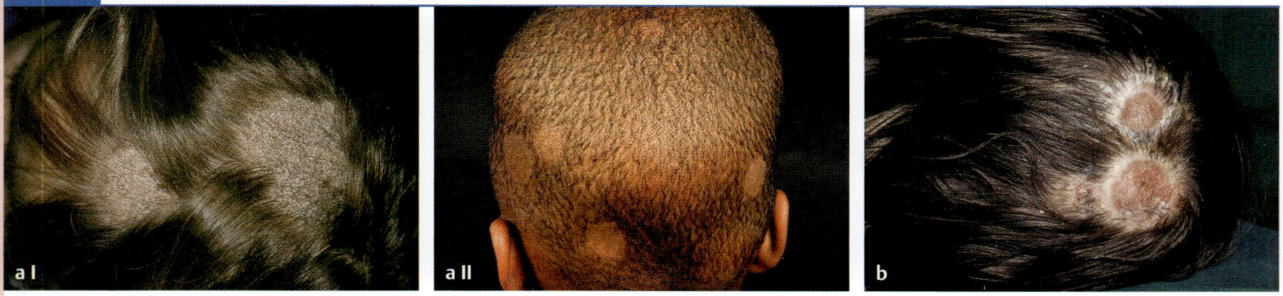

a Tinea capitis superficialis
aI: auf heller Haut.
aII: auf dunkler Haut. *Foto: A. Mauermayer. TUM*
b Tinea capitis profunda.

Kinder können auch asymptomatische Träger und damit unerkannte Überträger der Infektion sein oder eine seborrhoisch diffuse Form haben, die schwer von einem seborrhoischen Kopfekzem zu unterscheiden ist. Ein typisches Zeichen der Tinea capitis im Gegensatz zum seborrhoischen Kopfekzem ist die leichte Epilierbarkeit der befallenen Haare.

Die Infektionsquelle, z. B. das Haustier, muss unbedingt gefunden und behandelt werden, sonst kommt es zum Rezidiv!

Eine Sonderform ist der **Favus**, eine durch ***Trichophyton schönleinii*** hervorgerufene chronische Tinea capitis, der in den Mittelmeerländern und Nordafrika vorkommt.

Die Tinea capitis kann nur durch eine systemische antimykotische Therapie (S. 242) über mindestens 4 Wochen behandelt werden.

Kinder können asymptomatische Träger sein.

Die Infektionsquelle muss mitbehandelt werden, um Rezidive zu verhindern!

Tinea unguium

▶ Synonym. Onychomykose durch Dermatophyten

Bei besonderer genetischer Disposition, bei zellulären Immundefekten, peripheren Durchblutungsstörungen, chronischer Traumatisierung der Zehen in engen Schuhen und beim Sport sowie Störungen des Nagelwachstums durch andere Erkrankungen werden die Nägel der Zehen, seltener der Finger, von Dermatophyten befallen. Gleichzeitig besteht immer eine Tinea pedum.

Nach epidemiologischen Untersuchungen haben zwischen 5 und 12 % der europäischen Bevölkerung eine Nagelmykose. Die Häufigkeit nimmt mit dem Alter zu.

Man unterscheidet 4 verschiedene Typen. Am häufigsten ist der **distal-laterale subunguale Typ** (ca. 95 %), meist durch *Trichophyton rubrum* verursacht (Abb. **23.5a**), seltener der **proximale subunguale Typ** (z. B. bei HIV-Infektion, bei der die Nagelplatte von der Matrix her befallen wird) und der **superfizielle weiße Typ** durch *Trichophyton interdigitale*. Der Befall des gesamten Nagels inklusive der Nagelmatrix wird als **totale Onychodystrophie** (Abb. **23.5b**) bezeichnet. Diese Form ist trotz neuer systemisch wirkender Antimykotika schwer zu behandeln. Nur durch eine kombinierte systemische und lokale antimykotische Therapie über mehrere Monate ist eine Heilungsrate von ca. 70 % zu erreichen.

Tinea unguium

▶ Synonym.

5–12 % der europäischen Bevölkerung haben eine Onychomykose.

Man unterscheidet 4 verschiedene Typen der Tinea unguium:
- **distal-lateraler subungualer** Typ (Abb. **23.5a**)
- **proximal subungualer** Typ
- **superfiziell weißer** Typ
- **totale Onychodystrophie** (Abb. **23.5b**)

Die Tinea unguium mit Matrixbefall ist schwer zu heilen.

23.5 Tinea unguium

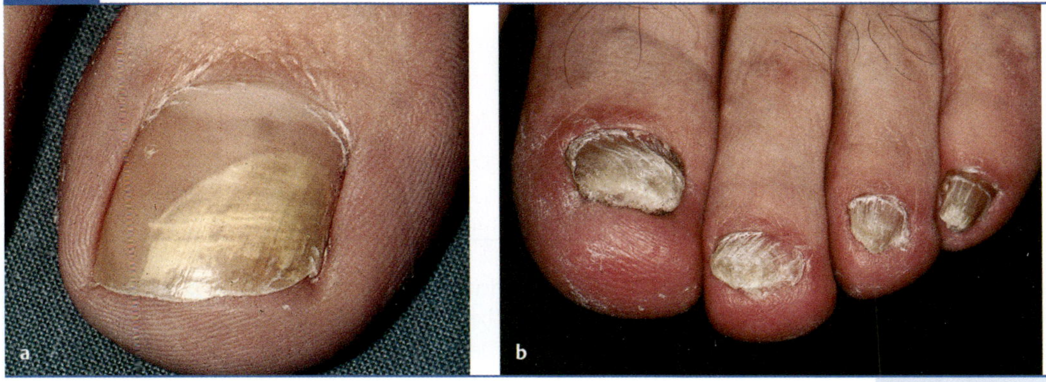

a Onychomykose vom distal-lateral subungualen Typ.
b Totale Onychodystrophie.

Diagnostik

Die Diagnose einer Tinea wird durch den mikroskopischen Nachweis von Pilzelementen (Hyphen und Sporen) im Nativpräparat und die kulturelle Anzucht der Dermatophyten gestellt. Das Untersuchungsmaterial (Hautschuppen, Nagelspäne und epilierte Haare) wird – nach Abwischen von Anflugkeimen mit 70 %igem Alkohol – aus dem Randbereich der befallenen Areale entnommen.

Nativpräparat: Das Untersuchungsmaterial wird auf einem Objektträger mit 10–30 %iger Kalilauge überschichtet und mit einem Deckglas abgedeckt. Nach Mazeration in einer feuchten Kammer (ca. 30–60 min) wird das Präparat im abgedunkelten Hellfeld bei 100–400-facher Vergrößerung mikroskopiert (Nachweis von Hyphen, Abb. **23.6**).

Diagnostik

Das Untersuchungsmaterial wird aus dem Randbereich der Läsionen entnommen.

Pilzelemente können im **Nativpräparat** mikroskopisch nachgewiesen werden (Abb. **23.6**).

23.6

23.6 Nativpräparat einer Hautschuppe (250-fache Vergrößerung)

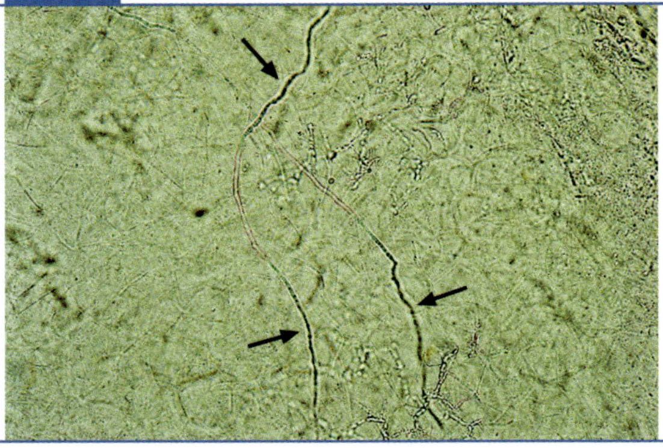

Mikroskopischer Nachweis von septierten Hyphen (Pfeile) neben Artefakten durch Kalilauge (sog. Mosaik-Fungi).

Kultur: Die Anzucht von Dermatophyten gelingt auf einem Selektivmedium.

Die Differenzierung erfolgt nach mikromorphologischen Merkmalen.

Kultur: Die zerkleinerten Hautschuppen, Haarwurzeln und -schäfte, bzw. Nagelspäne werden z. B. auf Dermasel-Agar geimpft und bei 22–28 °C bis zu 4 Wochen inkubiert. Langsam wachsende Formen werden erst nach 3–4 Wochen auf dem Agar erkennbar.
Die Differenzierung der Kolonien erfolgt nach mikromorphologischen Merkmalen der Hyphen, Makro- und Mikrokonidien. Zunehmend spielt auch die molekularbiologische Differenzierung durch PCR eine Rolle.

Therapie

Topische Therapie: Die Behandlung von Hautmykosen sollte möglichst topisch erfolgen (Tab. **23.1**).

Therapie

Topische Therapie von Hautmykosen: Mykosen der Haut und Schleimhäute sollten, wenn möglich, topisch behandelt werden. Hierzu steht eine Vielzahl von Lokalantimykotika zur Verfügung (Tab. **23.1**).

23.1 Antimykotika zur Lokaltherapie von Haut- und Schleimhautmykosen

Substanzklasse	Freiname	Wirkung auf	Wirkungsmechanismus
Polyene	Amphotericin B, Nystatin, Natamycin	Hefen und Schimmelpilze	Ruptur der Zellmembran
Pyridone	Ciclopirox	Breitspektrum D-H-S und Bakterien	Hemmung der Aufnahme von Aminosäuren, Kalium und Phosphat
Azole	Clotrimazol, Bifonazol, Ketoconazol, Econazol, Croconazol, Fenticonazol, Serticonazol	Breitspektrum D-H-S und grampositive Bakterien	Ergosterinbiosynthese-Inhibitoren über Hemmung der Cytochrom-P450-abhängigen Lanosterin-Demethylase
Allylamine	Naftifin, Terbinafin	Breitspektrum	Hemmung der Ergosterinbiosynthese (Squalenepoxidase)
Mopholoine	Amorolfin	Breitspektrum	Hemmung der Ergosterinbiosynthese (D 14-Reduktase/D 7–8-Isomerase)

Meist werden **Breitspektrumantimykotika** eingesetzt, die auf Dermatophyten, Hefen und zusätzlich auf grampositive Bakterien wirken.

Einzelne Herde einer Tinea superficialis oder *Candida*-Infektion können mit antimykotischen Lösungen oder Cremes behandelt werden. Meist werden **Breitspektrumantimykotika** eingesetzt, die auf Dermatophyten, Hefen und zusätzlich auf grampositive Bakterien wirken. Aus der Substanzklasse der Pyridone hat sich das fungizid wirkende Ciclopiroxolamin als Creme, Lösung und Nagellack bewährt. Aus der Gruppe der Azole sind zahlreiche Derivate im Handel, z. B. Clotrimazol, Bifonazol, Ketoconazol, Econazol, Croconazol, Fenticonazol und Serticonazol. Aus der Gruppe der **Allylamine** kann Terbinafin eingesetzt werden, das fungizid wirkt und eine lange Verweildauer im Stratum corneum hat. Aus der Gruppe der **Morpholine** steht Amorolfin als Creme und Nagellack bei Onychomykose zur Verfügung.

Systemische Therapie: Tinea capitis und Tinea unguium mit Matrixbeteiligung sind nur durch eine systemische Therapie heilbar (Tab. **23.2**). Die systemische Therapie sollte mit einer Lokaltherapie kombiniert werden, um die Therapiedauer und das Risiko von unerwünschten Wirkungen niedrig zu halten.

Systemische Therapie von Hautmykosen: Tinea capitis und Tinea unguium mit Matrixbeteiligung sind nur durch eine systemische Therapie heilbar (Tab. **23.2**). Im Vergleich zum in Deutschland nicht mehr verfügbaren Griseofulvin führt die Therapie mit den Ergosterinbiosynthese-Inhibitoren Itraconazol, Fluconazol und Terbinafin zu wesentlich besseren Heilungsraten. Die Therapiezeiten können wegen der guten Anreicherung im Stratum corneum, in Haaren und Nägeln auf die Hälfte verkürzt werden. Bei ausgedehnter Tinea corporis, Tinea profunda und der chronischen Tinea palmoplantaris ist eine 2-wöchige systemische Therapie erforderlich, bei Tinea capi-

tis liegt die Therapiedauer bei ca. 4 Wochen, bei Tinea unguium bei 3–4 Monaten. Die systemische Therapie sollte mit einer Lokaltherapie kombiniert werden, um die Therapiedauer und das Risiko von unerwünschten Wirkungen niedrig zu halten. Bei Anwendung von Griseofulvin ist die Therapiedauer 2–3-mal länger, als bei Anwendung von Ergosterinbiosynthese-Inhibitoren.
Wegen der Inhibition von Cytochrom-P450-Enzymen, die für den Arzneimittelabbau notwendig sind, muss bei der Verordnung von systemischen Antimykotika die Komedikation berücksichtigt werden. Es kann zu schwerwiegenden Interaktionen kommen!

23.2 Antimykotika zur systemischen Therapie von Hautmykosen

	Griseofulvin	Triazole	Allylamine
Medikament	mikronisiert, ultramikronisiert	Itraconazol, Fluconazol	Terbinafin
Wirkort	Zellkern	Plasmamembran, Ergosterinbiosynthese-Inhibition	Plasmamembran, Ergosterinbiosynthese-Inhibition
Wirkungsmechanismus	Blockierung der Mitosespindel	Hemmung der Cytochrom-P450-abhängigen Lanosterin-14α-Demethylase	Hemmung der Squalenepoxidase
Wirkung	fungistatisch	**fungistatisch**	**fungizid**
Spektrum	Dermatophyten	**Dermatophyten, Hefen**, einige Schimmelpilze	**Dermatophyten**, einige Hefen
Resistenz	selten	*Candida albicans* unter Langzeittherapie, *C. krusei*	bisher unbekannt
Interaktionen	mit Alkohol	Itraconazol mit vielen Medikamenten, die über Cyp3A4 abgebaut werden (z. B. Marcumar, Midazolam, Terfenadin), Fluconazol über Cyp2C 9	Hemmung von Cyp2D 6 (für Arzneimetabolismus geringe Bedeutung)
unerwünschte Wirkungen	ZNS, Leber	Leberschäden bei Langzeittherapie	selten schwere Hautreaktionen, Geschmacksstörungen
Resorption	mit fettreicher Nahrung	Itraconazol bei saurem pH	gut, ca. 85 %
Keratinbindung	schlecht	**sehr gut, dadurch verkürzte Therapiedauer**	**sehr gut, dadurch verkürzte Therapiedauer**
Tagesdosis	500–1000 mg	100–400 mg	250 mg

23.1.3 Infektionen durch Hefen (Levurosen)

Kandidose

► Synonym. Hefemykose, Soor, Moniliasis, Kandidiasis

► Definition. Die Kandidose wird durch Hefen der Gattung *Candida* hervorgerufen. In erster Linie handelt es sich um ***Candida albicans***, seltener um ***Candida glabrata***. Bei zellulärer Immunsuppression können auch weniger pathogene Hefen wie ***Candida tropicalis*, *krusei*, *guilliermondii*** oder ***parapsilosis*** zu Infektionen führen.

Pathogenese: Hefen besiedeln passager die Schleimhäute der Mundhöhle und des Gastrointestinaltraktes. Keimzahlen von 10^3–10^4 KBE/ml in Sputum und Stuhl sind im Normbereich. Bei Störungen der lokalen oder systemischen Immunabwehr und der physiologischen Flora können sie sich stark vermehren und zu symptomatischen Infektionen der Haut und Schleimhäute sowie der inneren Organe bis zur Sepsis führen. *Candida*-Infektionen sind ein exzellentes Beispiel für opportunistische Infektionen, d. h. wenn die Bedingungen günstig sind, können Hefen invasiv wachsen. Entscheidend hierfür sind weniger die Virulenzfaktoren der Hefen, sondern vielmehr die zelluläre Immunabwehr des Wirtes. Patient*innen mit angeborenen und erworbenen Defekten der T-Lymphozyten werden besonders schwer von *Candida*-Infektionen befallen. Begünstigend für *Candida*-Infektionen sind Endokrinopathien (v. a. Diabetes mellitus), maligne Erkrankungen, Chemotherapien und Radiatio sowie langzeitige Glukokortikoid- und Antibiotikatherapien.

23.1.3 Infektionen durch Hefen (Levurosen)
Kandidose
► Synonym.
► Definition.

Pathogenese: Hefen sind opportunistische Pilze, die die Schleimhäute besiedeln. Bei Störungen der lokalen und systemischen Immunabwehr kommt es zu Infektionen der Haut und Schleimhäute sowie der inneren Organe.

Klinische Formen:
- **orale Kandidose:** Der Mundsoor macht sich durch eine Entzündung der Mundschleimhaut mit weißen Belägen bemerkbar (Abb. **23.7**). Es gibt 3 Formen des Mundsoors: die akute pseudomembranöse Form, die chronische atrophe und die chronische hypertrophe Form.
- **genitogluteale Kandidose:** Bei Säuglingen kommt es im Windelbereich häufig zu einer *Candida*-Infektion. Bei adipösen oder chronisch bettlägerigen Menschen tritt häufig in den Hautfalten eine **intertriginöse Kandidose** auf (Abb. **23.8a**).

Klinische Formen:
- **orale Kandidose** (Syn.: Mundsoor, *Candida*-Stomatitis): Der Mundsoor macht sich durch eine Entzündung der Mundschleimhaut mit weißen Belägen bemerkbar (Abb. **23.7**). Häufig sind auch die Mundwinkel betroffen (Perlèche oder Angulus infectiosus). Die Entzündung kann sich über die Tonsillen in die Speiseröhre fortsetzen und zu schmerzhaften Schluckstörungen und Appetitlosigkeit führen (*Candida*-Ösophagitis). Neben dieser akuten pseudomembranösen Form gibt es eine chronische atrophe Form und eine chronisch hypertrophe Form. Häufig sind Säuglinge in den ersten Lebensmonaten betroffen, deren Immunabwehr noch nicht voll entwickelt ist. Bei Erwachsenen ist das Auftreten eines Soors ein ernst zu nehmender Hinweis auf einen zellulären Immundefekt, z. B. kann es der erste Hinweis auf eine HIV-Infektion sein oder eine Endokrinopathie wie Diabetes mellitus.
- **genitogluteale Kandidose (Windeldermatitis):** Bei Säuglingen kommt es im Windelbereich, begünstigt durch die feuchte Kammer, häufig zu einer *Candida*-Infektion mit stark entzündlichen Papeln, Pusteln und Mazeration mit weißen Belägen. Davon ausgehend kann eine intertriginöse oder auch generalisierte Kandidose der Haut entstehen. Im Zusammenhang mit dieser ersten immunologischen Auseinandersetzung des Säuglings mit *Candida* kann es zu einer seborrhoischen Dermatitis kommen. Die Maximalvariante wird als Erythrodermia desquamativa Leiner bezeichnet. Bei inkontinenten, adipösen und chronisch bettlägerigen Menschen tritt ebenfalls häufig eine **intertriginöse Kandidose** in den großen Hautfalten inguinal, axillar und submammär auf (Abb. **23.8a**). Hier ist bereits eine prophylaktische Hautpflege unter Zusatz von polyen- oder azolhaltigen Externa von großer Bedeutung.

23.7

23.7 Stomatitis candidomycetica

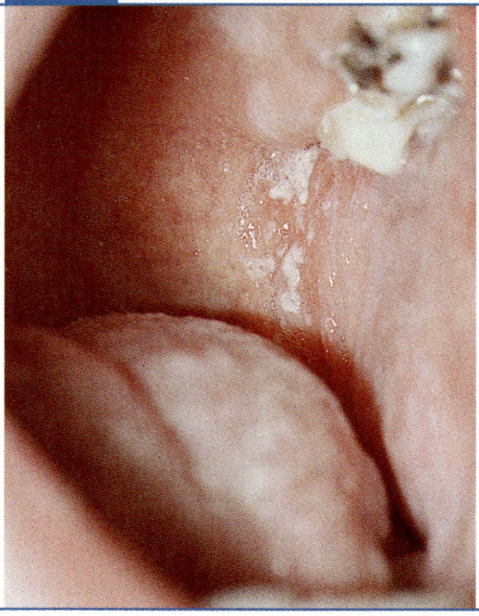

Weiße, abstreifbare Beläge auf geröteter, schmerzhafter und leicht verletzlicher Mundschleimhaut. Solche Veränderungen treten nach Antibiotikabehandlungen und bei Immunabwehrstörung auf.

23.8 Kandidose

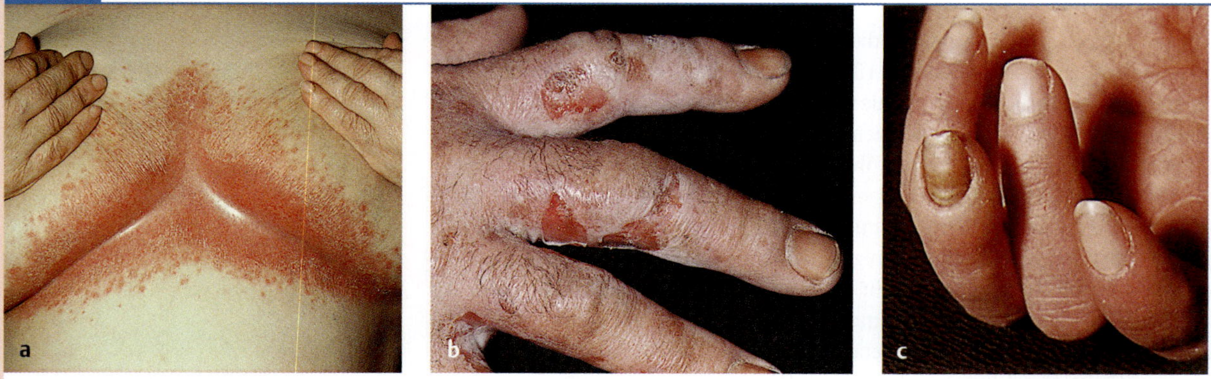

a **Submammäre Kandidose** mit starker Entzündung und Mazeration zentral und zahlreichen Papeln an der Peripherie des Herdes.
b **Interdigitale Kandidose** mit grauweißlich mazerierter Haut und Erosionen zwischen den Fingern.
c ***Candida*-Paronychie** mit periungualer entzündlicher Schwellung und sekundärer Nageldystrophie.

- **genitale Kandidose:** Der Genitaltrakt wird häufig von Hefen besiedelt. Bei gestörter Vaginalflora und verminderter Abwehr können sie sich vermehren und bei der Frau zur **akuten Vulvovaginitis** führen. Die ersten Symptome sind Juckreiz und verstärkter weißer, käsiger, vaginaler Fluor. Beim Mann kommt es zu juckenden Papeln und Vesikeln, schließlich zu flächigen Erosionen auf der Eichel. Die **akute Balanitis** kann sich zur Balanoposthitis ausdehnen. Die Infektion wird durch Geschlechtsverkehr übertragen, aber nicht jede Kontaktperson erkrankt. Viele sind nur asymptomatische Träger von *Candida*. Es sollte eine Partneruntersuchung und -behandlung durchgeführt werden. Häufig wird *Candida* species durch Autoinokulation aus dem Darm in den Genitalbereich übertragen. Bei manchen Frauen besteht eine Disposition zur **chronisch rezidivierenden Vulvovaginitis**, die schwer zu therapieren ist. Die alleinige Lokaltherapie mit Antimykotika ist oft nicht ausreichend. Es muss eine systemische Therapie mit Azol-Antimykotika durchgeführt werden. Bei *Candida-glabrata*-Infektionen besteht eine verminderte Empfindlichkeit gegenüber Azolen. Die Reduktion der *Candida*-Besiedlung im Darm kann hier ausnahmsweise einmal indiziert sein. Eine sog. Darmsanierung im Sinne einer Eradikation von *Candida* ist jedoch weder möglich noch sinnvoll.
- ***Candida*-Paronychie:** Die Entzündung des Nagelwalls durch ***Candida albicans*** wird durch Feuchtarbeiten begünstigt (Abb. **23.8c**). Es kommt zu einer stark schmerzhaften, anfangs eitrigen Entzündung und Schwellung des Paronychiums. Differenzialdiagnostisch kommt auch ein bakterielles Panaritium infrage. Bei chronischer Infektion der Nagelwälle werden die Nägel sekundär von proximal und lateral befallen. Typischerweise verfärben sich die Nägel dunkel. Und die Nagelplatte wird wellig und brüchig (sekundäre Nageldystrophie). Differenzialdiagnostisch sind eine Tinea unguium bzw. bei Schwarzverfärbung der Nägel eine *Pseudomonas*-Infektion auszuschließen. Der kulturelle Nachweis kann schwierig sein, wenn man kein Material aus der Tiefe entnehmen kann. Bei dauernder Arbeit im feuchten Milieu kann es auch in den Zwischenfingerräumen zu einer **interdigitalen Kandidose** kommen (Abb. **23.8b**).

Diagnostik: Man entnimmt mit einem sterilen Abstrichtupfer, der am besten mit 0,9 %igem NaCl angefeuchtet ist, einen Abstrich aus einer Pustel oder von einer mazerierten Läsion.

Das Material kann auf einem Objektträgerausstrich im Phasenkontrastmikroskop oder nach Gram gefärbt auf Blastosporen und Pseudomyzelien untersucht werden (Abb. **23.9**). *Candida* ist sehr leicht auf Sabouraud-Glukose-Agar innerhalb von 48 h anzuzüchten und kann biochemisch differenziert werden. Zunehmend kommen chromogene Nährmedien zum Einsatz, bei denen die Farbstoffbildung der Kolonien die Diagnostik erleichtert. Auch massenspektrometrische Bestimmungen kommen immer häufiger zum Einsatz.

Bei Befall der Mundhöhle kann man entweder Abstriche entnehmen oder eine semiquantitative Keimzahlbestimmung aus Mundspülwasser vornehmen. Stuhluntersuchungen sind meist sinnlos. Bei speziellen Fragestellungen kann man quantitative Analysen aus frischen Stuhlproben vornehmen. Bei einer Keimzahl > 10^4 KBE/g Stuhl kann von einer übermäßigen Besiedlung des Darmes ausgegangen werden.

- **genitale Kandidose:** Bei der Frau kann eine akute **Vulvovaginitis**, beim Mann eine **akute Balanitis** auftreten, die dann beim Geschlechtsverkehr auf den Partner übertragen werden kann. Bei manchen Frauen besteht eine Disposition zur **chronisch rezidivierenden Vulvovaginitis**, die schwer zu behandeln ist.
- ***Candida*-Paronychie:** Die Entzündung des Nagelwalls durch ***Candida albicans*** wird durch Feuchtarbeiten begünstigt (Abb. **23.8c**). Auch die Zwischenfingerräume (**interdigitale Kandidose**) können betroffen sein (Abb. **23.8b**).

Diagnostik: Mit einem sterilen angefeuchteten Abstrichtupfer entnimmt man einen Abstrich.

Direkte Untersuchung im Phasenkontrastmikroskop (Abb. **23.9**) und Anzucht auf Sabouraud-Glukose-Agar.

23.9 Mundhöhlenausstrich mit Sprosspilzen in hefeartiger (runder) und fadenartiger (myzelialer) Phase

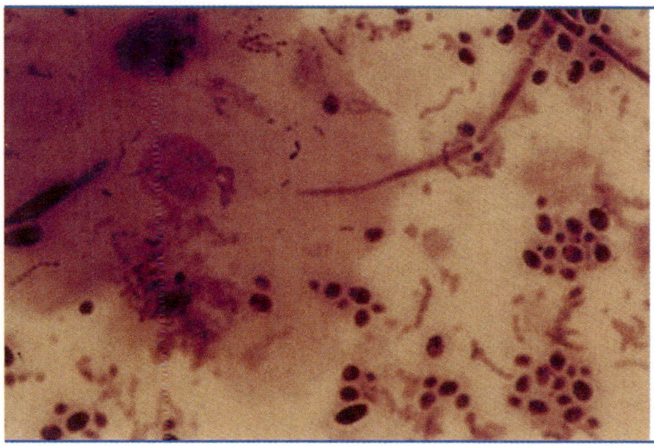

Gramfärbung, 1000-fache Vergrößerung.

23.9

Therapie: Zur Therapie der Hefeinfektionen sind Triazolantimykotika am besten geeignet (siehe auch Tab. **23.1** und Tab. **23.2**).

Therapie: Zur Therapie der Hefeinfektionen sind die Triazolantimykotika Itraconazol und Fluconazol besonders geeignet. Insbesondere Fluconazol hat bei den chronischen *Candida*-Infektionen und bei der Kryptokokkose eine hervorragende Wirkung bei geringer Toxizität (Tab. **23.1** und Tab. **23.2**). Bei HIV-Infizierten sind durch den Langzeitgebrauch fluconazolresistente *Candida-albicans*-Stämme aufgetreten. Diese Stämme können mit den neuen Azolantimykotika Voriconazol oder Posaconazol sowie Caspofungin, einem Hemmstoff der Glukanbiosynthese, behandelt werden.

Pityriasis versicolor

▶ Synonym.

▶ Definition.

▶ Synonym. Tinea versicolor

▶ Definition. Oberflächliche, nicht entzündliche Pilzerkrankung mit *Malasseziae sympodialis* und *globosa*, selten *Malassezia furfur* (früher *Pityrosporon* species), die mit kleinfleckigen Hypo- oder Hyperpigmentierungen einhergeht.

Epidemiologie und Mikrobiologie: *Malassezia* species gehört zur physiologischen Flora des oberen Follikels. Die Häufigkeit hängt von Wärme und Feuchtigkeit der Haut ab (Erkrankung in europäischen Ländern bei 0,5–5 %, in den Tropen bei 60 % der Bevölkerung).

Epidemiologie und Mikrobiologie: Diese oberflächliche Mykose wird durch lipophile *Malassezia* species verursacht, die weltweit verbreitet ist. *Malassezia* species (inzwischen sind 14 verschiedene Arten bekannt) gehört zur physiologischen Flora des Haarfollikelinfundibulums.

Die Häufigkeit der Erkrankung hängt von Wärme und Feuchtigkeit der Haut ab. In europäischen Ländern kommt sie bei 0,5–5 %, in den Tropen bei 60 % der Bevölkerung vor. *Malassezia* scheidet als Stoffwechselprodukte Porphyrine ab, die im Wood-Licht (UV-A) gelborange fluoreszieren. Dieses Phänomen kann besonders zur Erfassung der Ausdehnung, weniger zur Diagnostik der Erkrankung verwendet werden.

Klinische Formen: Folgende Manifestationen kommen vor:

- **Pityriasis versicolor rubra:** rötlichbraune, linsengroße bis landkartenartige Flecken (Abb. **23.10a**). Die Tönungen innerhalb der Herde variieren („versicolor"). Ein Strich über den Herd hinterlässt eine weißliche, zersplitterte Schuppe (**Hobelspan-Phänomen**). Kaum Juckreiz. Prädikationsstellen sind oberer Rumpf, Schultern und Hals.
- **Pityriasis versicolor alba:** Die befallenen Stellen zeigen nach UV-Exposition eine homogene und vollständige Depigmentierung (Abb. **23.10b**).
- **Pityrosporon-Follikulitis:** Diese Form kommt häufig bei Patient*innen mit geschwächter Abwehr (z. B. HIV) vor. Es entstehen papulopustulöse Follikulitiden.

Klinische Formen: Der Befall der Haut durch *Malassezia* manifestiert sich als Pityriasis versicolor oder Follikulitis.

- **Pityriasis versicolor rubra:** Erste Hauterscheinungen sind scharf umschriebene, rötlichbraune, linsen- bis pfennigstückgroße Flecken, die zu größeren, landkartenartigen Herden konfluieren. Die Oberfläche der Effloreszenzen ist manchmal glatt, manchmal kleieartig schuppig. Ein Strich über den Herd hinterlässt eine weißliche, zersplitterte Schuppe (**Hobelspan-Phänomen**). Es besteht kaum Juckreiz. Am häufigsten bilden sich die Effloreszenzen am oberen Rumpf (Brust und Rücken), den Schultern und am Hals aus. Gelegentlich können sie auch auf die Arme und mittleren Abschnitte des Stammes übergreifen (Abb. **23.10a**).
- **Pityriasis versicolor alba:** Die befallenen Stellen zeigen nach UV-Exposition eine homogene und vollständige Depigmentierung (Abb. **23.10b**). Aufgrund experimenteller Arbeiten wird angenommen, dass der Erreger Substanzen produziert (Decarboxylsäuren C_9, C_{12}, C_{14} Azelainsäure), die durch Hemmung der Tyrosinase-Dopa-Reaktion in Melanozyten zur Pigmentstörung führen. Wegen dieses „Farbwechsels" bei UV-Exposition wurde die Erkrankung Pityriasis versicolor genannt.
- **Pityrosporon-Follikulitis** (*Malassezia*-Follikulitis): Diese Form kommt v. a. bei Patient*innen mit geschwächter Abwehr nach Zytostatikaapplikation und bei HIV-Infekt vor. Es entstehen papulöse Follikulitiden, die oft kleine, pustulöse Einschmelzungen tragen. Die entzündliche Komponente und der Juckreiz sind abhängig von der Ruptur der Follikelwand mit nachfolgender zellulärer Infiltration.

Diagnostik: In Schuppen findet sich *Malassezia* in der dimorphen Phase (Abb. **23.10c**, Sporen- und Fadennachweis).

Diagnostik: In Schuppen von den erkrankten Stellen findet sich *Malassezia* species in einer dimorphen Phase – Sporen sind hier zu Haufen gruppiert und zeigen teilweise kurze Fäden (Abb. **23.10c**).

Therapie: lokale Antimykotika und Haarwäsche mit Selendisulfit.

Therapie: Es erfolgt eine Lokalbehandlung mit Azolantimykotika oder Selendisulfit; mit gleichzeitiger Haarwäsche 2-mal wöchentlich, um eine Erregerausbreitung ausgehend von den Haarfollikeln zu verhindern. Bei sehr ausgeprägten Formen, die auf eine Lokaltherapie nicht ansprechen, kann eine 1-wöchige systemische Therapie mit den Triazolantimykotika Itraconazol oder Fluconazol durchgeführt werden.

23.10 Pityriasis versicolor

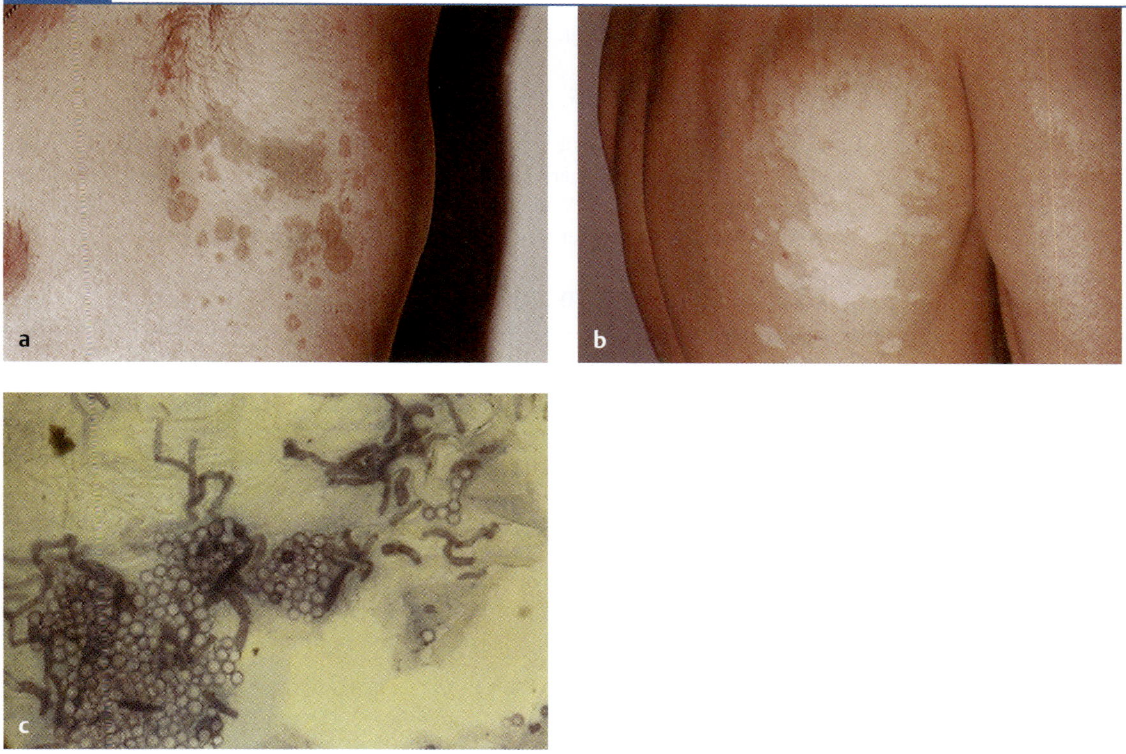

a Pityriasis versicolor rubra am Rumpf.
b Pityriasis versicolor alba am Rücken.
c Hautschuppen mit *Malassezia species* in dimorpher Phase (400-fache Vergrößerung) (Sporen und kurze Hyphen).

Kryptokokkose

Epidemiologie und Mikrobiologie: Der Hefepilz ***Cryptococcus neoformans*** lebt als fakultativ pathogener Keim im Verdauungstrakt von domestizierten Vogelarten, die durch ihre Körpertemperatur (41–43 °C) dessen Vermehrung verhindern. Außerdem kommt er im Erdreich und auf Pflanzen und Früchten vor. Taubenkot ist ein wichtiges Reservoir von *C. neoformans*. Er kommt weltweit vor und ist Auslöser der Busse-Buschke-Krankheit (auch europäische Blastomykose genannt). In der heutigen Zeit hat *Cryptococcus neoformans* als Erreger oppurtunistischer Infektionen bei HIV-Patient*innen an Bedeutung gewonnen (siehe Tab. **23.14**).

Klinische Formen:

- **systemische Form:** Bei Inhalation des Erregers entwickeln sich bronchopulmonale Herde, die durch Lymph- und Blutwege in innere Organe, vor allem auf das ZNS, übergreifen und zur Leptomeningitis sowie Enzephalitis führen können.
- **mukokutane Form:** Sie entsteht durch hämatogene Aussaat mit akneiformen, abszessartigen bis ulzerös-vegetierenden Läsionen .

Diagnostik: Der Erregernachweis erfolgt:

- **mikroskopisch:** In Ausstrichen von nativem Material finden sich die Pilzzellen mit lipoidartigen lichtbrechenden Granula und einer großen Kapsel. Diese Schleimkapsel ist gut in der Färbung mit chinesischer Tusche darstellbar und zeigt auch histopathologisch ein typisches Bild.
- **kulturell:** Die Kryptokokken präsentieren sich als Hefezellen (3–8 µm) oder mit Schleimkapsel.
- **serologisch:** Nachweis der Kryptokokkose durch die Komplement-Bindungsreaktion (KBR), den Agglutinations- und den Immundiffusionstest.

Therapie: Die systemische Therapie einer lebensbedrohlichen Infektion kann mit Amphotericin B i. v. und Fluconazol erfolgen.

Kryptokokkose

Epidemiologie und Mikrobiologie: *Cryptococcus neoformans* lebt als fakultativ pathogener Keim im Verdauungstrakt domestizierter Vogelarten.

Klinische Formen:

- **systemische Form:** gefürchtet; mit bronchopulmonalen und zerebralen Herden.
- **mukokutane Form:** bildet akneiforme, abszessartige Läsionen.

Diagnostik: Erregernachweis

- **mikroskopisch.**
- **kulturell**
- **serologisch** (Nachweis durch KBR, Agglutinations- und Immundiffusionstest).

Therapie: Amphotericin B oder Fluconazol.

23.2 Viruskrankheiten der Haut

23.2 Viruskrankheiten der Haut

H. Schöfer; vormals beteiligt: M. Grimmel, M. Meissner**

23.2.1 Allgemeines

Auslösung durch direkten Kontakt, hämatogen oder Ausbreitung entlang von Hautnerven. **Klinische Manifestationen** sind Exantheme sowie Proliferationen der Haut und hautnahen Schleimhäute.

23.2.1 Allgemeines

Virale Infektionen der Haut können durch **direkten Kontakt** mit humanpathogenen Viren, aber auch **hämatogen** oder durch **Ausbreitung entlang von Hautnerven** ausgelöst werden. Klinische Manifestationen sind **Exantheme** aber auch benigne oder maligne **Proliferationen** der Haut und evtl. der hautnahen Schleimhäute.

23.2.2 Mollusca contagiosa

23.2.2 Mollusca contagiosa

► Synonym.

► Synonym. Dellwarzen, Epithelioma contagiosum, Epithelioma molluscum

► Definition.

► Definition. Häufige, gutartige, streng epidermotrope virale Infektion der Haut, die durch perlenartige, derbe, zentral gedellte, meist multipel auftretende Papeln gekennzeichnet ist.

Epidemiologie: weltweites Vorkommen, v. a. bei Kindern und Jugendlichen, aber auch bei Erwachsenen mit Atopie und Menschen mit Immundefizienz.

Epidemiologie: Die gutartige Erkrankung tritt weltweit auf, vorwiegend bei Kindern und Jugendlichen, aber auch bei immundefizienten Erwachsenen (z. B. mit HIV-Infektion, unter einer Langzeittherapie mit Steroiden oder anderen immunsuppressiven Medikamenten) und Menschen jeden Alters mit Atopie.

Ätiologie: Erreger ist ein DNA-Virus der **Orthopockenvirus-Gruppe**, das **MCV** (Molluscum-contagiosum-Virus). Die Übertragung erfolgt von Mensch zu Mensch durch direkte Hautkontakte, aber auch als Schmierinfektion und durch Schwimmbadwasser. Die Viren gelangen durch kleine Epitheldefekte in die Epidermis.

Ätiologie: Das Krankheitsbild wird durch ein humanspezifisches quaderförmiges DNA-Virus der **Orthopockenvirus-Gruppe** hervorgerufen (Molluscum contagiosum Virus, MCV, Typ I-IV). Die **Inkubationszeit** beträgt 2–7 Wochen. Die Übertragung erfolgt durch **direkten Hautkontakt** von Mensch zu Mensch (auch sexuelle Kontakte), aber auch durch **Schmierinfektion** über kontaminierte Gegenstände (z. B. Handtücher) und Schwimmbadwasser (v. a. in Kinderplanschbecken). Über kleine Epitheldefekte gelangt das Virus in die Haut. Das Vorliegen einer Atopie oder eine immunsuppressive Therapie kann die Entstehung von Dellwarzen begünstigen. Bei Erwachsenen mit ausgedehntem Befall (besonders bei Befall im Gesicht!): Ausschluss einer HIV-Infektion. Bei immungeschwächten oder atopischen Patient*innnen können durch Autoinokulation (Zerkratzen juckender Ekzeme) Hunderte von Mollusca entstehen (Eczema molluscatum).

Klinik: Hautfarbene, halbkugelige, vorgewölbte **Papeln mit zentraler Delle** (Abb. **23.11**), aus denen sich durch Druck **Molluscum-Körperchen** exprimieren lassen. Die Umgebung zeigt keine Entzündungsreaktion. Bevorzugt werden der Stamm, die Oberarme, Axillen und die Genitalregion (Weichteile, Intertrigines) befallen; strichförmige Aussaat (Köbner) und eine bakterielle Superinfektion sind möglich.

Klinik: Es finden sich isoliert oder in Gruppen stehende, stecknadelkopf- bis erbsengroße, hautfarbene, relativ harte, halbkugelig vorgewölbte **Papeln mit zentraler Delle** (Abb. **23.11**). Aus diesen lassen sich durch seitlichen Druck **Molluscum-Körperchen** (Epidermiszellen voller Viren) exprimieren. Bevorzugt werden der Stamm, die Oberarme, Axillen und die Genitalregion (Weichteile, Intertrigines), selten das Gesicht und die Oberlider befallen. Gruppierte und strichförmige Aussaat (Köbner Phänomen) kommt vor. Die Umgebung der Papeln zeigt typischerweise keine Entzündungsreaktion. Umgebungserytheme und starker Juckreiz sind meist Hinweise auf eine spontan einsetzende Abheilung oder eine bakterielle Superinfektion.

23.11 Molluscum contagiosum

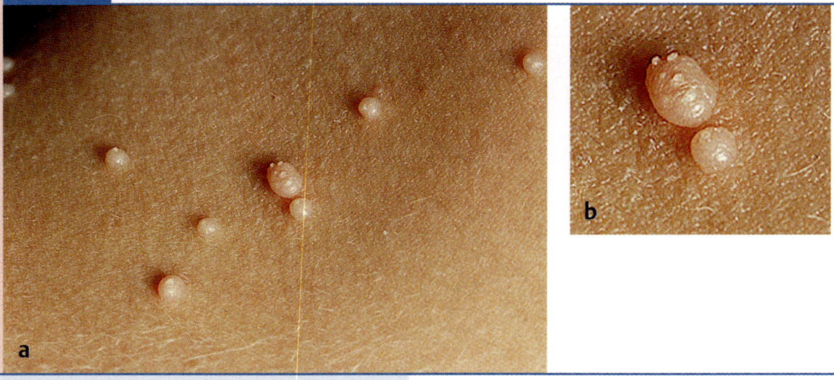

a Mollusca contagiosa mit typischen Molluscum-Körperchen in der Kuppel der Papeln.
b Detailbild.

Diagnostik: klinisches Bild. Ein virologischer Erregernachweis ist nicht erforderlich. Bei Erwachsenen mit multiplen Mollusken (besonders bei Gesichtsbefall!): Ausschluss einer Immunschwäche/HIV-Infektion.

Histopathologie: Die Epidermis ist hypertroph und hyperplastisch. Oberhalb der normal erscheinenden Basalzellschicht finden sich sackartige Läppchen, die durch dünne, radiär gestellte Bindegewebssepten getrennt sind und Pakete von virusinfizierten Epithelzellen umschließen. Aus den zylindrischen Basalzellen türmen sich zahlreiche basophile Zellen auf, die im Zytoplasma massenhaft DNA-haltige **Einschlusskörperchen** (Viren) enthalten. Die Gesamtheit dieser veränderten Zellen wird als **Molluscum-Körperchen** bezeichnet. Lympho-histiozytäres Begleitinfiltrat in der Dermis.

Differenzialdiagnose: Milien, vulgäre Warzen, dermale melanozytäre Nävi, Xanthome, Talgdrüsenhyperplasien, Hydrozystome.

Therapie und Verlauf: Therapeutisch können die Knötchen mit einer gebogenen Pinzette („Eihautpinzette") ausgedrückt oder mit dem scharfen Löffel oder einem Laser abgetragen werden (möglichst nach analgetischer Vorbehandlung mit einer 5,0 % Lidocain-Prilocain-Creme). Je nach Anzahl wird eine Lokal- oder Allgemeinnarkose nötig. Lokale Therapien mit Immunmodulatoren (z. B. Imiquimod) oder lokal irritierende Maßnahmen (z. B. stark verdünnte Kalilauge, Salicylsäure oder Cantharidin) oder eine Kryokontakttherapie können in vielen Fällen zum Erfolg führen. Selbstlimitierung nach Monaten, aber auch Ausbreitung und Persistenz sind möglich.

Diagnostik: klinisches Bild. Ein virologischer Erregernachweis ist nicht erforderlich. Ggf. (v. a. bei Erwachsenen) Ausschluss einer Immunschwäche/HIV-Infektion.
Histopathologie: Kugelförmige, symmetrische Struktur in der Epidermis mit sackartigen Läppchen (voller virusinfizierter Epithelzellen), die durch Bindegewebssepten eingefasst sind.

Differenzialdiagnose: Milien, vulgäre Warzen, dermale melanozytäre Nävi, Xanthome, Talgdrüsenhyperplasien, Hydrozystome.
Therapie und Verlauf: Exprimieren oder Kürettage; ggf. topische Immunmodulatoren, Auslösen einer Entzündungsreaktion, Kryotherapie, Lasertherapie.
Meist selbstlimitierend innerhalb von 6–9 Monaten; manchmal auch jahrelange Persistenz.

23.2.3 Hand-Fuß-Mund-Exanthem

► Synonym. Hand-Foot-Mouth-Disease, falsche Maul- und Klauenseuche

► Definition. Häufige und fast immer harmlose febrile bis subfebrile Exanthemkrankheit (Kinderkrankheit) durch hochkontagiöse Enteroviren, mit unterschiedlich ausgeprägter vesikulärer Stomatitis und Bläschen an Handflächen und Fußsohlen, seltener auch an den Ellenbogen, Knien und gluteal.

Epidemiologie: weltweit vorkommende Epidemien und kleinere regionale Endemien, hauptsächlich bei Kindern < 10 Jahren. Ganzjährig, aber besonders häufig in den Sommermonaten auftretend. Typische Kinderkrankheit, nur selten infizieren sich Erwachsene. Je nach Erregertyp unterschiedliche Verläufe.

Ätiologie: Häufigste Ursache ist das **Enterovirus Coxsackie A16**. Aber auch A6, A10 (sowie A12, A14 u. a.) und das Enterovirus A71 können die Hand-Fuß-Mund-Krankheit (HFMK) auslösen. Einziges Erregerreservoir ist der Mensch. Kein Bezug zur tierischen Maul- und Klauenseuche (durch MKS-Viren, Genus Aphthoviren). Die **Inkubationszeit** beträgt **3–10 Tage** (bis maximal 30 Tage). In der Westpazifischen Region treten rezidivierend große Epidemien durch Coxsackie A71 mit z. T. schwererem Verlauf (ZNS- und Lungenbeteiligung, letalen Verläufen) auf. Die Übertragung erfolgt an den ersten Tagen überwiegend aerogen (initial Racheninfekt) dann durch direkten Kontakt mit Körperflüssigkeiten (Rachen- und Nasensekrete, Speichel, Sekreten aus Bläschen) und fäkal-oral (Hände, kontaminierte Oberflächen). Auch nach Abklingen der Symptome werden evtl. mehrere Wochen lang Erreger im Stuhl ausgeschieden.

Klinik: Initial kann ein 12- bis 24-stündiges Prodromalstadium mit leichter Temperaturerhöhung, Übelkeit und Bauchschmerzen auftreten. Dann treten Halsschmerzen und schmerzhafte orale Bläschen (Abb. **23.12c**) auf erythematösem Grund auf, die bald zu kleinen, aphthösen Ulzera erodieren. Sie finden sich gehäuft an Zunge, Gingiva, Gaumen und der Wangenschleimhaut. Gleichzeitig oder kurz darauf erscheinen an Handflächen, Fingern (Abb. **23.12a**), Zehen und Füßen (Abb. **23.12b**), selten auch an Ellenbogen, Knien und gluteal nicht juckende, makulöse bis papulovesikulöse Effloreszenzen. Bei atypischen Verläufen sind häufiger Erwachsene mit Coxsackie A6 betroffen (stärkere Symptome, hohes Fieber, auch Juckreiz etc. möglich). Vereinzelt treten bei HFMK nur subfebrile Temperaturen und regionale Lymphadenopathien auf. Die Krankheit klingt nach 7–10 Tagen komplikationslos ab. Nach akralen Läsionen können einige Wochen später Onycholysen auftreten. Mehr als 80 % aller Infektionen verlaufen asymptomatisch.

23.2.3 Hand-Fuß-Mund-Exanthem

► Synonym.

► Definition.

Epidemiologie: weltweite Epidemien. Meist erkranken Kinder < 10 Jahren, v. a. in den Sommermonaten, selten Erwachsene.

Ätiologie: häufigste Ursache: **Enterovirus Coxsackie A16**, auch A6, A10 und Enterovirus A71. Einziges Erregerreservoir ist der Mensch.
Inkubationszeit 3–10 Tage. Rezidivierende große Epidemien im Westpazifik (Enterovirus A71, schwerere Verläufe, ZNS- und Lunge, vereinzelt letal). Übertragung initial aerogen durch Tröpfchen, anschließend auch durch Körpersekrete und fäkal-oral (Hände, Oberflächen). Evtl. wochenlange Erregerausscheidung im Stuhl.

Klinik: kurzes Prodromalstadium mit leichtem Fieber und abdominellen Beschwerden, dann Halsschmerzen, schmerzhafte orale Bläschen und ein nichtjuckendes makulöses bis papulovesikulöses Exanthem an Palmae und Plantae (selten auch an Ellenbögen, Knien gluteal). Komplikationslose Abheilung nach 7–10 Tagen. Evtl. später Onycholysen. Insgesamt > 80 % asymptomatische Verläufe.

23.12 Hand-Fuß-Mundkrankheit

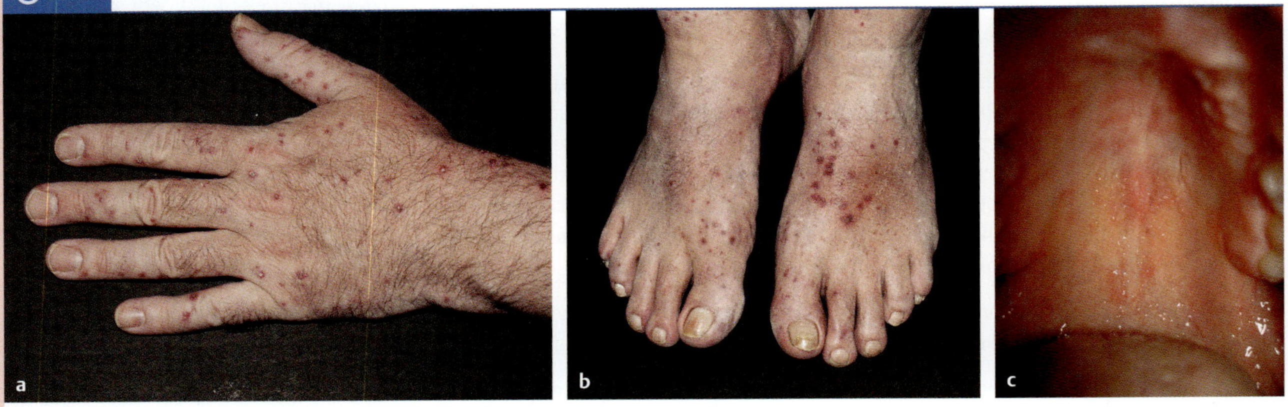

a Bläschen an den Händen.
b Bläschen an den Füßen.
c Sagokornartige Bläschen am harten Gaumen.

Diagnostik: aufgrund des klinischen Bildes.

Diagnostik: aufgrund des klinischen Bildes. Eine Virustypisierung ist ohne klinische und therapeutische Relevanz. Sie ist jedoch möglich aus Stuhl, Bläscheninhalt, Rachenabstrichen und Liquor. Schnelldiagnostik: Enterovirus-PCR (5'NCR) und molekulare Typisierung.

Differenzialdiagnose: Herpangina Zahorsky, Aphthoid Pospischill-Feyrter, Erythema exsudativum multiforme, Maul- und Klauenseuche.
Therapie: symptomatisch (Mundspülungen).

Differenzialdiagnose: Herpangina Zahorsky, Aphthoid Pospischill-Feyrter, Erythema exsudativum multiforme, Maul- und Klauenseuche (Zoonose, beim Menschen sehr selten).

Therapie: Sie erfolgt symptomatisch mit milden Mundspülungen. Topisch desinfizierend bei Sekundärinfektionen.

Prophylaxe: intensive Handhygiene, Vermeidung von Schmierinfektionen (Oberflächen, Spielzeug, Türgriffe etc.) und engen Körperkontakten.

Prophylaxe: intensive Handhygiene (häufig, mit Seife, besonders nach dem Windelwechseln, nach Stuhlgang), Vermeidung von Schmierinfektionen (kontaminierte Oberflächen, Spielzeug, Türgriffe, Essgeschirr etc.) und engen Körperkontakten. Für den Westpazifischen Raum stehen Impfstoffe gegen Enterovirus A71 zur Verfügung.

23.2.4 Herpangina Zahorsky

► Synonym.

► Definition.

23.2.4 Herpangina Zahorsky

► **Synonym.** Herpetic Pharyngitis, Pharyngitis vesicularis, ulzerative Pharyngitis

► **Definition.** Ausschließlich auf die Schleimhaut der Gaumenbögen, Uvula und Tonsillen beschränkte, durch Coxsackie-Typ-A-Viren ausgelöste Erkrankung mit Ausbildung kleiner Bläschen auf gerötetem Grund.

Epidemiologie: vorwiegend bei Kindern unter 7 Jahren auftretender Racheninfekt.

Epidemiologie: Die Erkrankung tritt vorwiegend bei Kindern unter 7 Jahren, selten bei Jugendlichen und Erwachsenen, mit einem Häufigkeitsgipfel im Spätsommer und Herbst auf.

Ätiologie: Erreger sind Coxsackie-A-Viren. Übertragungsweg: fäkal-oral oder über Ausscheidungen des Respirationstraktes.

Ätiologie: Die häufigsten Erreger sind Coxsackie-A-Viren (über 20 verschiedene Typen, meist A1–A6, A8, A10, A22). Sehr selten Coxsackie-B oder ECHO-Viren. Die Infektion erfolgt in der Regel als Schmierinfektion (fäkal-oral) oder über Ausscheidungen des Respirationstraktes (Tröpfchen). Die Inkubationszeit beträgt 4 (2–9) Tage.

Klinik: Die Herpangina beginnt plötzlich mit hohem Fieber, Halsschmerzen und Störung des Allgemeinbefindens. An Gaumenbogen, Uvula und Tonsillen treten sagoähnliche Bläschen auf, die erodieren und ulzerieren können (Abb. **23.13**). Komplikationslose Abheilung.

Klinik: Die Herpangina beginnt plötzlich mit hohem Fieber bis 40 °C, das bis zu 4 Tage anhalten kann. Häufig klagen die Kinder über Hals- und Kopfschmerzen, Schluckbeschwerden und Allgemeinsymptome wie Übelkeit und Appetitlosigkeit. Im Anschluss an die Prodromi bilden sich an den Gaumenbögen 2–4 mm große, grauweißliche, sagokorn-ähnliche Bläschen, die von einem roten Hof (Areola) umgeben sind. Im Verlauf von 2–3 Tagen nimmt die Areola zu, die Bläschen vergrößern sich, erodieren und bilden flache, graugelbliche Ulzerationen (Abb. **23.13**), die nach 10–14 Tagen komplikationslos abheilen. Subklinische oder inapparente Infektionen sind häufig.

23.13 Herpangina Zahorsky

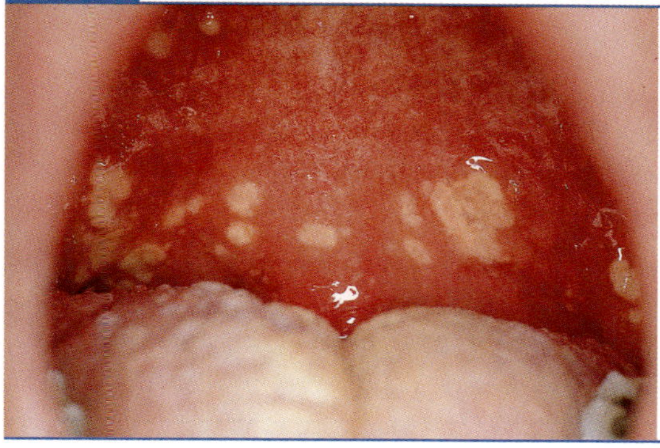

Multiple flache Erosionen.

Quelle: Strutz J, Mann W, Hrsg. Praxis der HNO-Heilkunde, Kopf- und Halschirurgie. Thieme; 2023

Diagnostik: Die Diagnose wird aufgrund des klinischen Bildes gestellt. Virusnachweis aus oropharyngealen Bläschen und serologischer Nachweis (Serokonversion, Antikörperanstieg) sind möglich.

Differenzialdiagnose: Gingivostomatitis herpetica, Diphtherie, Mundsoor, Plaut-Vincent Angina (*Treponema vincenti* und spindelförmige Fusobakterien).

Therapie: symptomatische Therapie mit Mundspülungen, ggf. Analgetika und Antipyretika (z. B. Paracetamol), bei bakterieller Sekundärinfektion auch Antibiotika.

23.2.5 Melkerknoten

► Synonym Melkerpocken, Spitzpocken, Paravakzine Knoten, Paravaccinia, Milker's Nodule

► Definition. Gutartige, virale Erkrankung, die durch einen oder zahlreiche Knoten an den Händen und Unterarmen v. a. von Landwirten und Tierärzten (Kontakt mit infizierten Kühen) gekennzeichnet ist.

Epidemiologie: weltweites Vorkommen; die meisten Fälle sind sporadisch. Die Infektion führt zu lebenslanger Immunität. Bei Rindern finden sich Pocken an den Eutern und/oder eine virale Stomatitis.

Ätiologie: Hautinfektion durch spiralenförmiges Virus der **Pockengruppe (Paravaccinia-Virus)**. Nahe mit dem Orf-Virus verwandt. Es besteht keine Kreuzimmunität mit dem Vaccinia-Virus. Die Übertragung erfolgt durch direkten Kontakt mit durch Euterpocken infizierten Kühen.

Klinik: Nach einer Inkubationszeit von 4–14 Tagen entwickeln sich an der Inokulationsstelle bis zu linsengroße, livide Flecken, die sich innerhalb von Tagen zu bräunlichroten, derben, halbkugeligen Knötchen von Erbsengröße entwickeln. Zentral findet sich eine nabelförmige Einsenkung. Die umgebende Haut ist reizfrei. Die Abheilung erfolgt nach 4–6 Wochen, zentral beginnend unter bräunlichschwarzer Krustenbildung ohne Narben (Abb. **23.14**). Eine klinische Unterscheidung zu den Schafpocken (Ecthyma contagiosum [Orf]) ist nicht möglich.

23.14 Melkerknoten

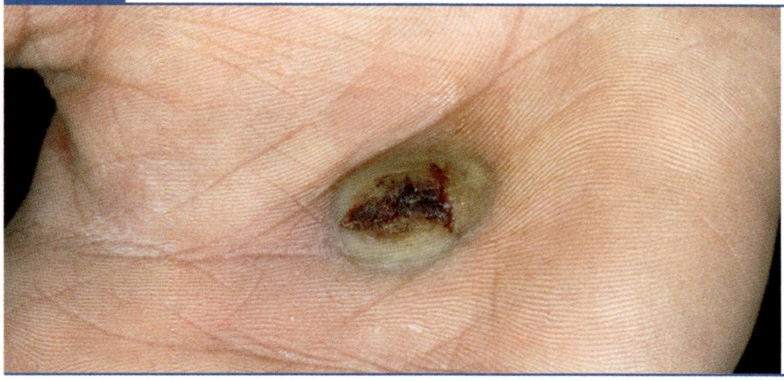

23.13

Diagnostik: klinisches Bild.

Differenzialdiagnose: Gingivostomatitis herpetica, Diphtherie, Mundsoor, Plaut-Vincent Angina.
Therapie: symptomatisch.

23.2.5 Melkerknoten

► Synonym.

► Definition.

Epidemiologie: weltweit, sporadisch, lebenslange Immunität.

Ätiologie: Virus aus der **Parapoxvirus Gruppe (Paravaccinia-Virus)**. Übertragungsweg durch direkten Kontakt mit infizierten Kühen.

Klinik: Wie beim Ecthyma contagiosum (Orf): an der Inokulationsstelle linsengroße livide Flecken, die sich zu erbsengroßen Knötchen weiterentwickeln. Narbenfreie Abheilung nach 6–8 Wochen (Abb. **23.14**).

23.14

Diagnostik: Anamnese (Kuhkontakt!), klinisches Bild und histopathologischer Befund, ggf. PCR.

Differenzialdiagnose: Ecthyma contagiosum, Herpes-simplex-Infektionen, Tularämie, Anthrax, syphilitischer Primäraffekt, atypische Mykobakteriose, Granuloma pyogenicum und Panaritium.
Therapie: antiseptische Lokaltherapie.

Diagnostik: Die Diagnose wird anhand der Anamnese (Kontakt mit Kühen), der Klinik und dem histopathologischen Befund gestellt. Gegebenenfalls Erregernachweis durch Viruskultur oder PCR möglich.

Differenzialdiagnose: Ecthyma contagiosum (klinisch nicht sicher abzugrenzen, siehe Kapitel Ecthyma contagiosum [S. 252]), Herpes-simplex-Infektionen, Tularämie, Anthrax, syphilitischer Primäraffekt, atypische Mykobakteriose, Granuloma pyogenicum und Panaritium.

Therapie: Die Erkrankung ist selbstlimitierend, antiseptische Lokaltherapie ausreichend.

23.2.6 Ecthyma contagiosum

23.2.6 Ecthyma contagiosum

► Synonym.

► Synonym. Orf, Ecthyma infectiosum, Lippengrind der Schafe, atypische Schafpocken

► Definition.

► Definition. Viruserkrankung durch das Parapoxvirus ovis, das bei Schafen und Ziegen weltweit endemisch vorkommt. Übertragung auf den Menschen bei Umgang mit Schafen durch Schmierinfektion.

Ätiologie: Erreger ist ein DNA-Virus der **Parapockenvirus-Gruppe (Parapoxvirus ovis)**. Die Infektion erfolgt meist durch Kontakt mit infizierten Tieren nach vorangegangenen Traumen. Berufserkrankung von Schafhirten oder Tierärzten.

Ätiologie: Ecthyma infectiosum wird durch ein lang-gestrecktes, quaderförmiges, gegen Kälte und Austrocknung sehr widerstandsfähiges DNA-Virus der **Parapockenvirus-Gruppe (Parapoxvirus ovis)**. hervorgerufen. Die Infektion erfolgt meist durch Kontakt mit infizierten Tieren, häufig nach vorangegangenen Traumen. Die Viren können auch an Zäunen und Stallungen einige Zeit überleben und per Schmierinfektion übertragen werden.

Klinik: Initial Erythem an der Kontaktstelle. Irisartige Größenzunahme und Bildung eines schmerzlosen, festen, genabelten Knotens, der nässen und verkrusten kann. Meist solitäre Läsion (Abb. **23.15**).

Klinik: Nach einer Inkubation von 3–11 Tagen kommt es überwiegend an den Händen oder Unterarmen zu einem umschriebenen Erythem, aus dem sich dann über eine Papel ein schmerzloser, fester, genabelter Knoten entwickelt. Meistens handelt es sich um eine Solitärläsion. Sie kann nässen und Krusten bilden. Durch blasige Abhebung des Zentrums entsteht eine Kokardenform mit zentraler Nekrose (Abb. **23.15**). Allgemeinsymptome treten nicht, eine regionale Lymphadenopathie kann jedoch auftreten. Die harmlose und spontan abheilende Erkrankung gilt als Berufserkrankung der Schafhirten und Tierärzte und tritt weltweit auf.
Nach Abtrocknung heilt die Effloreszenz innerhalb von 5–10 Wochen spontan und narbenlos ab. Durch bakterielle Superinfektion ist eine Komplikation mit narbiger Abheilung möglich.

Diagnostik: Anamnese (Kontakt mit Schafen!), klinisches Bild und Histopathologie. Erregerisolation mittels Viruskultur oder PCR.

Differenzialdiagnose: Melkerknoten, Herpes-simplex-Infektionen, Tularämie, Anthrax, syphilitischer Primäraffekt, atypische Mykobakteriose, Granuloma pyogenicum und Panaritium.
Therapie: Ruhigstellung und lokale Desinfektion.

Diagnostik: Neben Anamnese (Kontakt zu Schafen!), klinischem Bild und Histopathologie besteht die Möglichkeit der Erregerisolation mittels Viruskultur oder PCR (in der Routinediagnostik nicht zwingend erforderlich).

Differenzialdiagnose: Melkerknoten (klinisch nicht sicher abzugrenzen, siehe Kapitel Melkerknoten [S. 251]), Herpes-simplex-Infektionen, Tularämie, Anthrax, syphilitischer Primäraffekt, atypische Mykobakteriose, Granuloma pyogenicum und Panaritium.

Therapie: Die Therapie erfolgt symptomatisch mit Ruhigstellung und lokal desinfizierenden Maßnahmen zur Vermeidung einer Superinfektion.

23.15

23.15 **Ecthyma contagiosum**

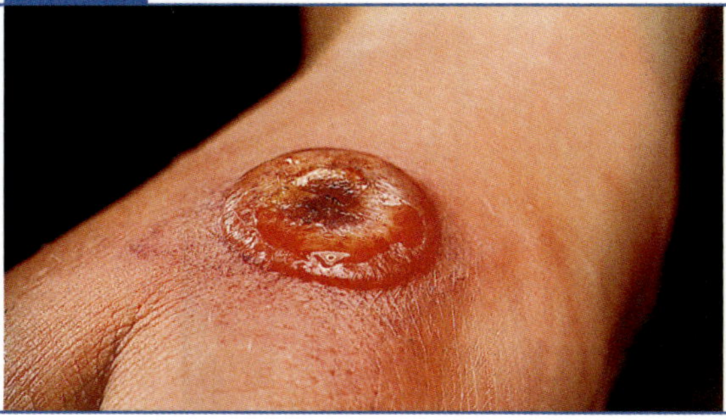

Genabelter, zentral nekrotischer Knoten als Primär-Element von Ecthyma contagiosum.

23.2.7 Varizellen

► Synonym. Windpocken, Chickenpox, Wasserpocken

► Definition. Durch das Varicella-Zoster-Virus aus der Herpesvirusfamilie verursachte, exogene, hochkontagiöse Infektion mit polymorphem, vesikulären Haut- und Schleimhautexanthem.

Ätiologie und Epidemiologie: Weltweit vorkommende, hochkontagiöse, exogene Erstinfektion mit dem humanpathogenen **Varicella-Zoster-Virus (VZV)**, einem Alpha-Virus aus der Herpesvirusfamilie. Typische Kinderkrankheit: 90 % der Betroffenen sind jünger als 12 Jahre. Die seit 2004 von der ständigen Impfkommission (STIKO) empfohlene Standardimpfprophylaxe hat zu einem deutlichen (ca. 85 %) Rückgang der Erkrankungen geführt. Unter den Erwachsenen erkranken v. a. Ungeimpfte nach Kontakt mit Varizellen- oder Zoster-Infizierten. Der Mensch ist die einzige Infektionsquelle. Die Übertragung erfolgt aerogen durch Tröpfchen, die beim Atmen oder Husten über mehrere Meter ausgestoßen werden und 9 von 10 ungeimpften Kontaktpersonen auf Distanz infizieren können (Kontagionsindex nahe 1,0!). Auch Schmierinfektionen durch Bläscheninhalt sind möglich. Ansteckungsfähigkeit ab der Prodromalphase (1–2 Tage vor Auftreten des Exanthems) bis zum vollständigen Verkrusten aller Bläschen. Schwangere übertragen die Infektion auf die Feten und perinatal.

Klinik: Nach einer Inkubationszeit von meist 14–16 (8-21) Tagen und kurzzeitigen Prodromi (Kopf- und Gliederschmerzen, Schwäche, Krankheitsgefühl) über 1–2 Tage treten am ganzen Körper verstreut, besonders an Kopf und Rumpf, rote **Flecken** auf, die dann zu **Papeln** und im Verlauf von Stunden zu 1–2 mm großen **Bläschen** werden. Über mehrere Tage entstehen neue Effloreszenzen. Ältere Bläschen trüben ein und verkrusten. Durch den schubweisen Verlauf finden sich Einzeleffloreszenzen in allen möglichen Phasen nebeneinander (polymorphes Bild, **Heubner-Sternkarte** Abb. **23.16a**, Abb. **23.16b**). Typischerweise sind die behaarte Kopfhaut und die Mundschleimhaut (harter Gaumen, Wangenschleimhaut) beteiligt (Abb. **23.16c**). Während des Bläschenstadiums besteht mäßiger bis starker Juckreiz. Die Bläschen heilen narbenlos nach 2–3 Wochen ab, wenn keine Exkoriationen und bakterielle Sekundärinfektionen auftreten. Bei Erwachsenen häufig schwerer und längerer Krankheitsverlauf. Besteht eine Immundefizienz können sich hämorrhagische Varizellen, auch mit Einblutungen an den Schleimhäuten und gastrointestinal, entwickeln. Letale Verläufe sind möglich.

Komplikationen: vor allem bakterielle Superinfektionen. Bei einer disseminierten Infektion im Erwachsenenalter, aber auch bei Immunsupprimierten, ist die primäre **Varizellenpneumonie** die häufigste Komplikation; wesentlich seltener (0,1 % aller Fälle) ist ein **ZNS-Befall**. Im Vordergrund stehen meningeale Reizungen und eine akute zerebelläre Ataxie. Schwere Verläufe mit Enzephalitis, Meningoenzephalitis, Myelitis oder Guillain-Barré-Syndrom, Reye-Syndrom oder auch mit Beteiligung von Herz, Niere oder Leber und letalem Ausgang sind sehr selten, aber möglich. Durch lebenslanges Überdauern der Viren in Ganglienzellen kann es nach Jahrzehnten durch Immundefizienz zu einer Reaktivierung (endogene Zweiterkrankung = Zoster

23.2.7 Varizellen

► Synonym.

► Definition.

Ätiologie und Epidemiologie: Weltweit vorkommende, hochkontagiöse Erstinfektion mit dem **Varicella-Zoster-Virus** (VZV), aus der Herpesvirusfamilie. Typische Kinderkrankheit. Übertragung nur von Mensch zu Mensch. Unter den Erwachsenen erkranken v. a. Ungeimpfte nach Kontakt mit Varizellen- oder Zoster-Patient*innen (aerogene Tröpfchen- oder Schmierinfektion). Feten im 1. und 2. Trimenon der Schwangerschaft und perinatal.

Klinik: Nach Inkubation von 14–16 (8–21) Tagen kurze Prodromalphase mit Kopf- und Gliederschmerzen, Schwächegefühl. Anschließend am ganzen Körper, betont an Kopf und Rumpf, rote **Flecken,** die dann zu **Papeln** und zu **Bläschen** werden. Über mehrere Tage entstehen neue Effloreszenzen. Ältere Bläschen trüben ein und verkrusten. Durch den schubweisen Verlauf finden sich Einzeleffloreszenzen in allen möglichen Phasen nebeneinander (polymorphes Bild, **Heubner-Sternkarte** Abb. **23.16**). Typischerweise finden sich auch Effloreszenzen an der behaarten Kopfhaut und in der Mundschleimhaut. Während des Bläschenstadiums besteht Juckreiz. Narbenlose Abheilung nach 2–3 Wochen. Narben bei Exkoriationen und bakteriellen Sekundärinfektionen. Schwere Verläufe bei Immundefizienz.

Komplikationen: vor allem bakterielle Superinfektionen, gelegentlich **Varizellenpneumonie**, insbesondere bei Immunsupprimierten; selten **Befall des zentralen Nervensystems** oder verschiedener Organe (Herz, Niere, Leber). Letale Verläufe möglich. In der Schwangerschaft können **fetales** und **neonatales Varizellensyndrom** mit schwersten Schäden auftreten.

23.16 Varizellen-Exanthem

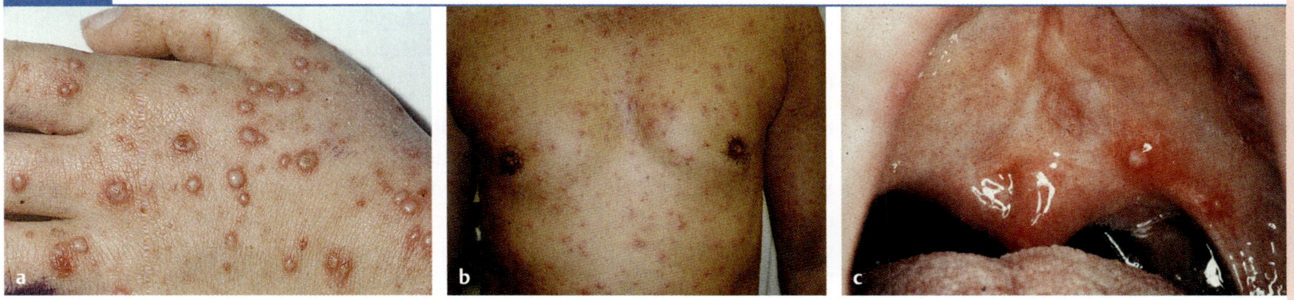

a Detail eines Handrückens mit unterschiedlich reifen Elementen (Sternenhimmel).
b Vesikulöses Exanthem am Stamm.
c Aphthöse Läsionen am Gaumensegel.

[S.254]) kommen. In der Schwangerschaft (1. bis 2. Trimenon) kann das **fetale Varizellensyndrom** mit schweren Fehlbildungen u. a. an Haut, Skelett- und Nervensystem sowie am Auge auftreten. Neonatale Varizellen (Infektion der Mutter kurz vor der Geburt) verlaufen ebenfalls mit schwersten Schäden und evtl. Exitus letalis (bis 30 %) des Neugeborenen.

Diagnostik: klinisches Bild. Evtl. Serologie (ELISA, IFT). Erregernachweise (PCR, IFT) aus Bläschenabstrichen, Liquor. Krankheitsverdacht, Erkrankung sowie Tod an Windpocken sind nach dem IfSG **meldepflichtig**.

Diagnostik: Die Diagnose wird in der Regel klinisch gestellt. Bei klinisch unklaren Fällen mit serologischer Bestätigung (ELISA, IFT) oder Erregerisolation aus Bläschen, Bronchiallavage, Liquor (Antigennachweis durch direkten IFT, PCR, Virusanzucht in Zellkulturen).
Krankheitsverdacht, Erkrankung sowie Tod an Windpocken sind nach dem IfSG **namentlich meldepflichtig**. Für den Erregernachweis besteht eine **Labormeldepflicht**.

Differenzialdiagnose: disseminierte Herpes-simplex-Infektion (Eczema herpeticatum), Strophulus infantum, Zoster generalisatus, Impetigo contagiosum.
Therapie: symptomatisch, bei Sekundärinfektionen desinfizierend, antibiotisch; ggf. Aciclovir i. v.

Differenzialdiagnose: disseminierte Herpes-simplex-Infektion (Eczema herpeticatum), Strophulus infantum, Zoster generalisatus, Impetigo contagiosum.

Therapie: Die Therapie erfolgt symptomatisch (juckreizstillende Medikamente). Bei bakteriellen Sekundärinfektionen desinfizierend, antibiotisch. Bei schweren Verlaufsformen (Pneumonie, immundefiziente Personen) ist eine antivirale Therapie mit Aciclovir (meist i. v.) indiziert.

Prophylaxe: für Kleinkinder STIKO Impfempfehlung ab 11. Lebensmonat (2 Dosen), Impfung auch für seronegative Risikopersonen (z. B. vor Eintritt in medizinische Berufe, vor stark immunsupprimierenden Therapien, Frauen bei Kinderwunsch).

Prophylaxe: für Kleinkinder STIKO Impfempfehlung ab 11. Lebensmonat, 2. Impfdosis im 15. Monat (mindestens 4 Wochen Abstand), Impfung meist in Kombination mit MMR-Impfung (MMRV-Impfstoff). Impfung auch für seronegative Risikopersonen (z. B. vor Eintritt in medizinische Berufe, Frauen bei Kinderwunsch, vor stark immunsupprimierenden Behandlungen, nach VZV-Exposition innerhalb von 5 Tagen postexpositionelle Prophylaxe).

23.2.8 Zoster

23.2.8 Zoster

► Synonym.

► Synonym. Herpes zoster, Gürtelrose, Zona, Shingles

► Definition.

► Definition. **Endogene Zweitinfektion** mit dem Varicella-Zoster-Virus (VZV). Je nach Reaktivierungsort (Spinal- oder Hirnnervenganglien) und Immunsituation ein- oder mehrsegmentaler Befall (in der Regel halbseitig) mit entzündlichen Nervenschmerzen und gruppierten Bläschen auf erythematösem Grund.

Epidemiologie: weltweites sporadisches Vorkommen. v. a. aber bei Erwachsenen ab dem 50. Lebensjahr mit einsetzender Immunoseneszenz. Bei sonstiger Immundefizienz (durch Infekte, Tumoren, Medikamente u. a.) in jedem Alter möglich. Voraussetzung für die endogene VZV-Infektion (Reaktivierung latenter Viren) ist immer eine frühere Varizellen-Erstinfektion. Rezidive des Zosters sind möglich, aber selten.

Epidemiologie: weltweites Vorkommen; die meisten Fälle treten sporadisch auf. Vorwiegend erkranken Erwachsene nach dem 50. Lebensjahr mit fortschreitender, altersbedingter Immunschwäche (Immunoseneszenz). Die Inzidenz nimmt mit ansteigendem Alter zu. Betroffen sind aber auch immundefiziente Personen jeden Alters bei schweren Infekten (z. B. HIV-Infektion), Tumorerkrankungen, unter Chemotherapien, nach Bestrahlungen oder unter immunsuppressiver Therapie (z. B. bei Autoimmunerkrankungen). Voraussetzung ist immer eine vorher (meist Jahrzehnte früher) durchgemachte VZV-Erstinfektion. Die Gürtelrose boostert das Immunsystem gegen VZV. Rezidive sind jedoch in 4–6 % aller Fälle möglich.

Ätiologie: Zoster ist die endogene Zweitinfektion mit dem **Varicella-Zoster-Virus** (VZV, Herpesvirusfamilie). Voraussetzung ist eine früher abgelaufene VZV-Erstinfektion (siehe Varizellen [S. 253]). VZV wird aus sensiblen Ganglien reaktiviert.

Ätiologie: Zoster ist die endogene Zweitinfektion mit dem **Varicella-Zoster-Virus** (VZV, aus der Familie der humanpathogenen Herpesviren). Voraussetzung ist eine früher abgelaufene VZV-Erstinfektion (siehe Varizellen [S. 253]) mit lebenslang in den sensiblen Spinal- und Hirnnervenganglien persistierenden VZV. Diese werden bei Immundefizienz reaktiviert und lösen durch Wanderung entlang sensibler Hautnerven Nervenschmerzen (Neuritis) und Hautläsionen in den versorgten Hautsegmenten aus.

Klinik: Nach uncharakteristischen Prodromi mit regionalen Nervenschmerzen treten gruppierte, stecknadelkopf- bis reiskorngroße, wasserklare **Bläschen** auf einem scharf umschriebenen Erythem auf (Abb. **23.17**). Im Allgemeinen erfolgt eine Abheilung nach 2–3 Wochen. Regionale Lymphadenopathie. Zu Narbenbildung kommt es durch Sekundärinfektion. Multisegmentaler Befall und Generalisation bei schwerer Immundefizienz.

Klinik: Nach **uncharakteristischen Prodromalerscheinungen** wie Abgeschlagenheit, Müdigkeit evtl. auch Fieber mit neuralgiformen **Schmerzen und Parästhesien** in einem Dermatom (mangels noch fehlender Hautläsionen werden initial häufig Fehldiagnosen gestellt) entwickelt sich ein scharf umschriebenes Erythem. Im Folgenden schießen innerhalb dieses Erythems 1–3 mm große, wasserklare, prall gespannte, Bläschen auf (Abb. **23.17**). Das Aufschießen der **herpetiformen Bläschen** (herpetiform = gruppiert angeordnet, Abb. **23.17b**) ist meist innerhalb von 2–3 Tagen abgeschlossen. Nach 2–7 Tagen trübt sich der Inhalt eitrig gelblich ein und die Rötung klingt ab. Nach einer Woche beginnt die Austrocknung der Bläschen unter Bildung

23.17 Zoster

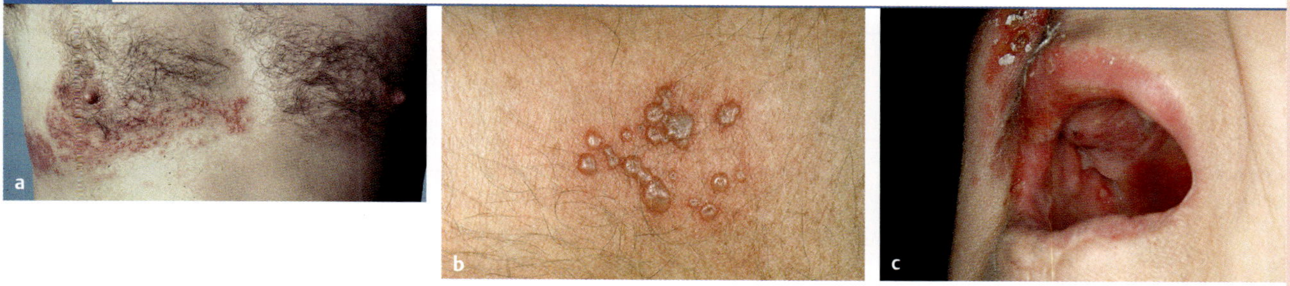

a Segmental links (Th 4) angeordnete Bläschen.
b Zosterdetail, gruppierte Bläschen.
c Zoster Trigeminus II rechts (Wange, Oberlippe und Mundschleimhaut beteiligt).

23.18 Ausbreitung des Herpes zoster

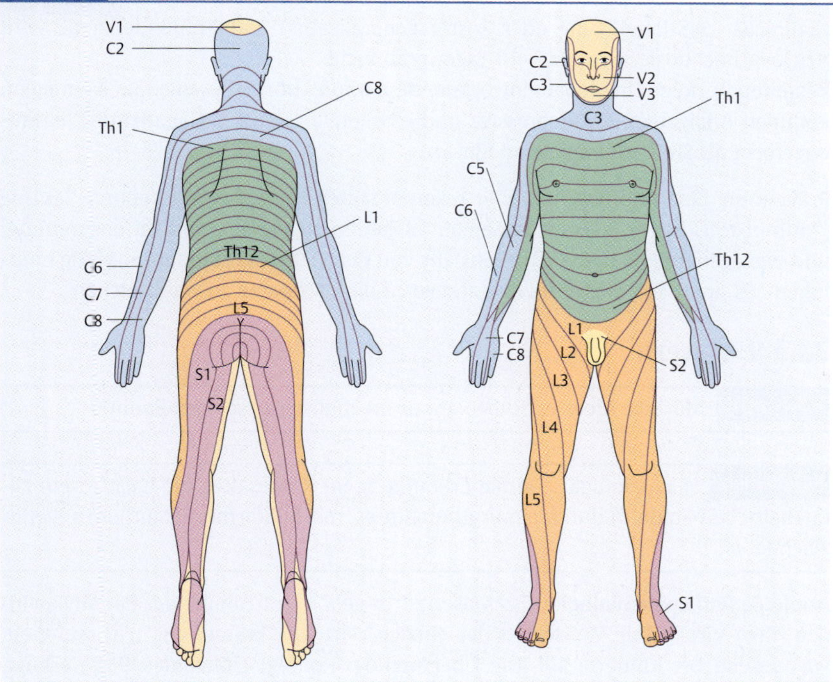

Schema der segmentalen Nervenversorgung (Dermatome), nach dem die Ausbreitung des Herpes zoster erfolgt.

einer bräunlich-gelblichen Borke. Eine regionale Lymphadenopathie ist häufig. Im Allgemeinen heilt der Zoster nach 2–3 Wochen ab, kann aber bei schwerer Immundefizienz auch länger bestehen. Narbenbildungen sind häufig, besonders wenn es zu nekrotisierender Entzündung oder Sekundärinfektionen gekommen ist. Etwa die Hälfte aller Fälle tritt am Thorax auf (**Zoster thoracicus**), 20 % am Kopf/im Gesicht, die restlichen Fälle in zervikalen, lumbalen und sakralen Dermatomen (Abb. **23.18**). Es können mehrere benachbarte Nervensegmente befallen sein, eine Generalisation (ca. 1 % aller Fälle) zeigt eine schwere Immundefizienz an.

Komplikationen: Eine bakterielle Superinfektion tritt häufig auf. Paralyse peripherer Nerven, besonders häufig Fazialisparese, die meist vollständig rückbildungsfähig ist. Bei Befall des 1. Trigeminusastes V1 (**Zoster ophthalmicus**) besteht die Gefahr einer Beteiligung der Konjunktiva und der Kornea (augenärztliche Untersuchung veranlassen!), beim Trigeminusast V2 finden sich (ebenfalls unilateral) enorale Bläschen und Ulzera (Abb. **23.17c**).
Gefürchtet sind die **Neuralgien** des Zoster, die noch Monate bis Jahre nach der Infektion als **postzosterische Neuralgien** persistieren können. Die Wahrscheinlichkeit einer Persistenz nimmt mit steigendem Lebensalter zu. Das ZNS kann auch mit meningealen Reizungen, Meningoenzephalitis, granulomatöser Angiitis oder aufsteigender Myelitis (Paralysen) beteiligt sein.

Komplikationen: häufig bakterielle Superinfektionen.
Bei **Zoster im Gesicht:** Zoster ophthalmicus (Trigeminusast V1) mit Beteiligung von Konjunktiva und Kornea; Trigeminusast V2: enorale Läsionen (Abb. **23.17c**); Fazialisparese.
Gefürchtet sind **Zosterneuralgien**, die noch Jahre nach der Infektion **persistieren** können. Zosterenzephalitis und Zoster generalisatus sind seltene, aber schwere Komplikationen.

Eine Zosterenzephalitis oder hämatogene Aussaat mit Generalisierung der Hautläsionen (Zoster generalisatus) sind seltene, aber schwere Komplikationen.

► Merke.

► Merke. Der Zoster, besonders der **Zoster generalisatus** und der Zoster bei jungen Menschen kann Ausdruck einer Immundefizienz (krankheitsbedingt, iatrogen) sein oder im Rahmen einer Tumorerkrankung auftreten.

Diagnostik: klinisches Bild (segmental und unilateral betroffenes Hautareal mit Bläscheneruption).

Diagnostik: Das klinische Bild mit einer segmental und unilateral angeordneten Eruption gruppiert angeordneter Bläschen auf einem Erythem ermöglicht in der Regel die Diagnosestellung. Virusnachweise (DNA, Antigen) aus Abstrichen vom Bläschengrund und serologische Antikörpernachweise (spezifische IgA- Antikörper) aus Serum oder Liquor mittels ELISA oder IFT sind möglich, aber nur in Problemfällen nötig. Bei jungen Patient*innen und/oder schwerem Verlauf: Abklärung einer evtl. zugrundeliegenden Immundefizienz (z. B. HIV).

Therapie: möglichst frühzeitige **virustatische** Therapie mit z. B. Aciclovir über 5–7 Tage. Begleitend erfolgt eine **lokal** eintrocknende antiinfektiöse Therapie.

Therapie: Eine orale **virustatische** Therapie mit Aciclovir, Brivudin, Famciclovir oder Valaciclovir sollte möglichst innerhalb von 72 h nach Beginn der Hautsymptomatik beginnen und 5–7 Tage durchgeführt werden. Bei schwerem Verlauf (Zoster ophthalmicus, ZNS-Beteiligung oder Zoster generalisatus) und Immundefizienz wird Aciclovir hochdosiert i. v. für 7–10 Tage verabreicht.
Begleitend erfolgt eine **lokal** eintrocknende antiinfektiöse Therapie. Bei Neuralgien kommen Analgetika, Antidepressiva und Antikonvulsiva (z. B. Gabapentin) leitliniengerecht als Stufentherapie zum Einsatz.

Prävention: Eine Impfung mit einer rekombinanten Herpes zoster-Vakzine (Totimpfstoff) wird für Risikopersonen als Indikationsimpfung und ab dem 60. Lebensjahr als Standardimpfung von der STIKO empfohlen.

Prävention: Eine Impfung mit einer rekombinanten Herpes-zoster-subunit-Vakzine (Totimpfstoff) ist für Risikopersonen ab 18 Jahren zugelassen (Indikationsimpfung) und wird generell ab dem 60. Lebensjahr von der STIKO als Standardimpfung empfohlen. Es sind 2 Impfdosen im Abstand von 2 bis 6 Monaten zu verabreichen.

23.2.9 Masern

23.2.9 Masern

► Synonym.

► Synonym. Morbilli, Measles, Rubeola (nur im englischsprachigen Raum!)

► Definition.

► Definition. Hochkontagiöse virale Erkrankung im Kindesalter, die nach einem katarrhalischen Stadium durch ein erythematöses, morbilliformes Exanthem gekennzeichnet ist.

Ätiologie und Epidemiologie: Das Masernvirus gehört zu den **Paramyxoviren** (RNA-Virus). Weltweites Vorkommen, vorwiegend bei Kindern. Einziger Wirt ist der Mensch. Übertragung durch Tröpfchen. Kontagiositätsindex 98 %, Manifestationsindex fast 100 %.

Ätiologie und Epidemiologie: Das Masernvirus gehört zur Familie der **Paramyxoviridae** (RNA-Virus). Der Mensch ist der einzige Wirt. Die Erkrankung tritt weltweit, vorwiegend bei Kindern, auf. Die Übertragung (Kontagiositätsindex 98 %) erfolgt, vor allem im katarrhalischen Stadium, durch Tröpfchen aus dem Nasen-Rachenraum und direkten Kontakt (Manifestationsindex fast 100 %). Versuche der WHO, die Masern durch Impfung auszurotten (erforderlich ist eine Immunität von > 95 % der Bevölkerung), zeigen weltweit Erfolge, es kommt jedoch immer wieder zu regionalen Epidemien. Infektiosität besteht ab ca. 1 Woche vor und noch 3–4 Tage während des Exanthems. Anteilmäßig hat die Rate über 15-jähriger und erwachsener Infizierter zugenommen. Nach der Erkrankung besteht eine lebenslange Immunität.

Klinik: Zwei bis 3 Tage nach dem **katarrhalischem Initialstadium** beginnt das **exanthematische Stadium** intraoral mit einem Enanthem an Gaumen, Tonsillen und Uvula. Zusätzlich für kurze Zeit **Koplik-Flecken** an der Wangenschleimhaut. Am Integument breiten sich unter hohem Fieber konfluierende Flecken vom Gesicht über den Hals auf Stamm und Extremitäten aus (Abb. **23.19**). Meldepflichtige Erkrankung nach dem IfSG.

Klinik: Nach einer Inkubation von 8–12 Tagen tritt das **katarrhalische Stadium** mit Fieber, Rhinitis, Konjunktivitis, Pharyngitis sowie Tracheitis mit trockenem Husten auf. Am 2. oder 3. Tag erscheinen punktförmige, rein weiße, nicht wegwischbare Flecken mit rotem Hof auf der Wangenschleimhaut oberhalb der Molaren (**Koplik-Flecke**). Danach (14. Tage nach Infektion) tritt das **exanthematische Stadium** auf, das mit einem Enanthem an Gaumen, Tonsillen und Uvula beginnt. Das initial hell- später dunkelrote, makulöse Exanthem beginnt hinter den Ohren und im Gesicht, dann Befall des Halses, des Rumpfes und der Extremitäten (Abb. **23.19**). Die Flecken tendieren zur Konfluenz. Petechien und Ekchymosen sind möglich. Es besteht hohes Fieber, Kopfschmerzen und schweres allgemeines Krankheitsgefühl. Nach einigen Tagen Abblassen des Exanthems in der Reihenfolge des Auftretens. Asymptomatische oder symptomarme (aber dennoch infektiöse) Verläufe nur bei vorhandenen Antikörpern (z. B. durch 3–4 Monate Nestschutz nach Geburt). Krankheitsverdacht, Erkrankung sowie Tod an Masern sind nach dem IfSG namentlich meldepflichtig.

⊙ 23.19 **Masern**

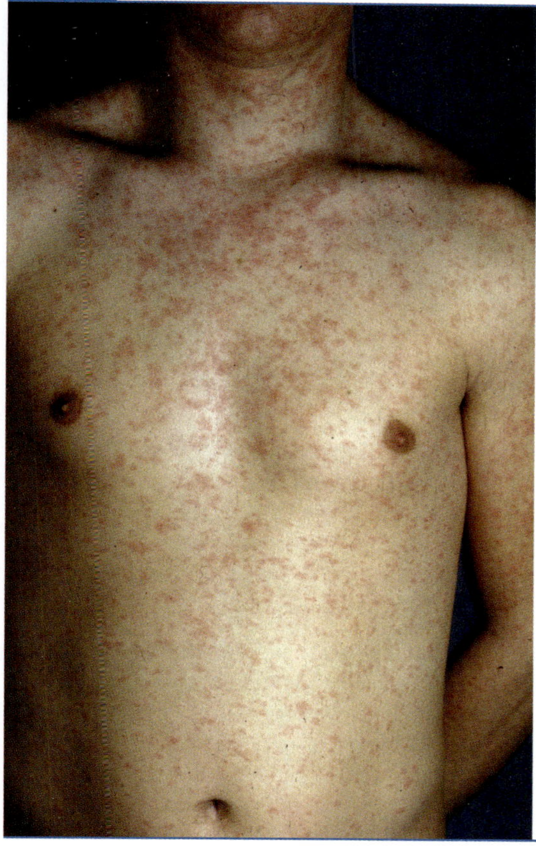

Masernexanthem, makulös, leicht konfluierend, kraniokaudale Ausbreitung.

Komplikationen: Häufige Komplikationen sind Bronchopneumonien durch das Masernvirus selbst oder bakteriell, eine Otitis media und andere bakterielle Sekundärinfektionen. Seltene, sehr gefürchtete Komplikationen sind eine Laryngotracheitis (Masern-Krupp), die Masern-Enzephalitis sowie die, erst nach 6–15 Jahren auftretende subakut sklerosierende Panenzephalitis (SSPE), eine Slow-virus Infektion, mit infauster Prognose.

Diagnostik: Die Diagnose erfolgt klinisch, sollte aber immer auch laborchemisch durch einen Erregernachweis (PCR, Rachenabstrich, Urin) sowie den serologischen Nachweis von IgM-Antikörpern (ELISA) gegen das Masernvirus bestätigt werden (WHO-Eliminationsprogramm). Im Blutbild findet sich eine Leukozytopenie (Lympho- und Neutrozytopenie).

Differenzialdiagnose: Arzneimittelexantheme, Röteln, Ringelröteln, Scharlach, Adeno- und EBV-Infektionen, Kawasaki-Syndrom, Tropenrückkehrer: Zikavirus-Infektion.

Therapie und Prophylaxe: symptomatisch. Bei bakteriellen Sekundärinfektionen: Antibiotika. Bei Immundefizienz und schwerem Verlauf: Therapieversuch mit Ribavirin. In Entwicklungsländern/bei Mangelernährung: Vitamin A Substitution. Standardimpfung im Kindesalter mit 2 Dosen (11. und 15. Lebensmonat) meist im Rahmen einer MMR- oder MMRV-Mehrfachimpfung.

23.2.10 Röteln

► Synonym. Rubeola, German Measles

► Definition. Selten gewordene virale Kinderkrankheit von moderater Kontagiosität, die durch ein makulopapulöses Exanthem mit Lymphknotenschwellung gekennzeichnet ist.

⊙ 23.19

Komplikationen: häufig Bronchopneumonien (virusbedingt oder bakteriell), Otitis media u. a. Sekundärinfekte durch Masern-bedingte Immundefizienz. Späte ZNS-Manifestation: infauste subakut sklerosierende Panenzephalitis (SSPE).

Diagnostik: klinisch, WHO-Programm: Bestätigung durch Erregernachweis (Rachenabstrich, Urin) und Serologie mittels IgM-AK-Nachweis. Leukozytopenie.

Differenzialdiagnose: Arzneimittelexantheme, Röteln, Ringelröteln, Scharlach, Adeno- und EBV-Infektionen, Kawasaki-Syndrom, Tropenrückkehrer: Zikavirus-Infektion.

Therapie und Prophylaxe: symptomatisch. Bei Sekundärinfektionen: Antibiotika. Bei Immundefizienz und schwerem Verlauf: Therapieversuch mit Ribavirin.

Standardimpfung im Kindesalter (MMR- oder MMRV-Mehrfachimpfung).

23.2.10 Röteln

► Synonym.

► Definition.

23.20

Ätiologie und Epidemiologie: Erreger ist das **Rötelnvirus** (RNA-Virus). Es tritt weltweit und nur beim Menschen auf. Tröpfchenübertragung mit moderater Kontagiosität (7 Tage vor bis 7 Tage nach Exanthembeginn). Weltweiter Rückgang der Erkrankungszahlen, in Deutschland eliminiert. Inkubation 2–3 Wochen.
Klinik: schmetterlingsförmiges **makulopapulöses Exanthem**, das sich über den Rumpf und die Extremitäten ausbreitet (Abb. **23.20**). Gleichzeitig kommt es zu **Lymphknotenschwellung** okzipital, zervikal und retroaurikulär.

Komplikationen: selten. Gefürchtet ist die **konnatale Röteln-Embryofetopathie (CRS)** bei Infektion nicht immunisierter Schwangerer. Ältere Patient*innen mit Röteln können begleitend an Bronchitiden, Myo- und Perikarditiden, Otitis, Enzephalitis und einer Thrombozytopenie erkranken.

Diagnostik: klinisches Bild, PCR aus Rachenabstrich/und oder Urin (innerhalb von 5 Tagen nach Symptombeginn), IgM-AK-Nachweis serologisch ab 5. Krankheitstag. Namentliche- und Labormeldepflicht nach dem IfSG.

Differenzialdiagnose: Masern, infektiöse Mononukleose u. a. Virusexantheme; Scharlach und Sekundärsyphilis, Arzneimittelexantheme.

Therapie: symptomatisch. Standardimpfung im Kindesalter.

23.20 Röteln

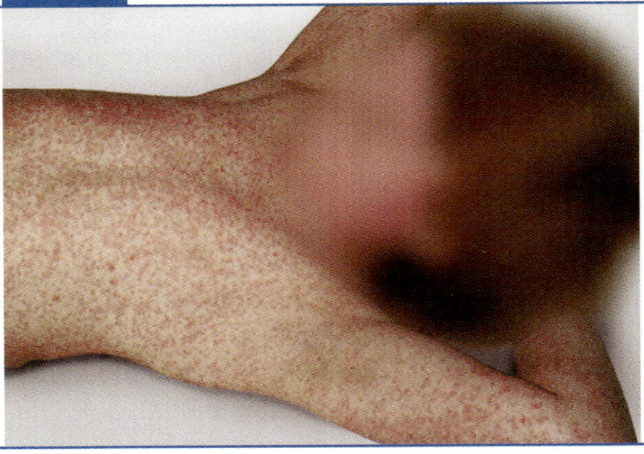

Klein- bis mittelgroße, gering erhabene, einzeln stehende, rötliche Effloreszenzen.

Quelle: Gortner L, Meyer S, Hrsg. Duale Reihe Pädiatrie. Thieme; 2018

Ätiologie und Epidemiologie: Erreger ist das **Rötelnvirus** (RNA-Virus aus der Togagruppe) mit einem Durchmesser von 50–70 nm. Die Erkrankung kommt weltweit vor und nimmt impfbedingt an Häufigkeit ab. Sie gilt in Deutschland seit 2020 als eliminiert. Die Übertragung (nur von Mensch zu Mensch, moderate Kontagiosität) erfolgt als Tröpfcheninfektion. Inkubationszeit 2–3 Wochen. Infektiosität besteht ca. 7 Tage vor bis 7 Tage nach Auftreten des Exanthems.

Klinik: Die meist milden Symptome können mit Prodromalzeichen wie Kopfschmerzen, subfebrilen Temperaturen, katarrhalischen Symptomen und Konjunktivitiden beginnen. Nahezu gleichzeitig treten dann eine Lymphadenopathie (okzipital, nuchal und retroaurikulär) und ein **schmetterlingförmiges, makulopapulöses, nicht konfluierendes Exanthem** auf. Es beginnt im Gesicht, breitet sich rasch über Rumpf und Extremitäten aus und verschwindet bereits nach 3 Tagen (Abb. **23.20**). Bei fast jedem 2. Infizierten verlaufen die Röteln asymptomatisch.

Komplikationen: Komplikationen sind bei Kindern selten. Bei infizierten Erwachsenen können die Prodromi stärker und mit Arthralgien und Arthritiden verlaufen. Mit höherem Lebensalter können auch Komplikationen wie Bronchitiden, Myo- und Perikarditiden, Otitis und Enzephalitis auftreten. Eine begleitende Thrombozytopenie kann mit Purpura und Hämorrhagien sichtbar werden.
Gefürchtet ist die **konnatale Röteln-Embryofetopathie (CRS)** bei nicht immunisierten Schwangeren im 1. Schwangerschaftstrimenon. Diese kann zu ausgedehnten Fehlbildungen des Kindes (z. B. offener Ductus arteriosus, Myokarditis, Katarakt, Innenohrtaubheit, Enzephalitis, Mikrozephalie u. a.) aber auch zum Spontanabort oder einer Frühgeburt führen.

Diagnostik: Das klinische Bild ist wegweisend. RT-PCR aus Rachenabstrich/und oder Urin (innerhalb von 5 Tagen nach Symptombeginn), IgM-AK-Nachweis serologisch ab 5. Tag der Erkrankung in > 90 % positiv und bis 6 Wochen nach Infektion (aber auch bei Geimpften) nachweisbar. Einbeziehung des Nationalen Referenzzentrums (NRZ) für Masern, Mumps und Röteln (WHO-Eliminationsprogramm). Krankheitsverdacht, Erkrankung sowie Tod an Röteln sind nach dem IfSG namentlich meldepflichtig. Für den Erregernachweis besteht eine Labormeldepflicht.

Differenzialdiagnose: Viele virale Infektionen mit Fieber und Exanthem wie z. B. Masern, Ringelröteln, infektiöse Mononukleose (EBV) und das Dreitagefieber (HHV), aber auch Scharlach, Sekundärsyphilis und Arzneimittelexantheme kommen in Frage.

Therapie: Die Therapie erfolgt symptomatisch. Standardimpfung im Kindesalter mit 2 Dosen (11. und 15. Lebensmonat) meist im Rahmen einer MMR- oder MMRV-Mehrfachimpfung.

23.2.11 Erythema infectiosum

► Synonym. Ringelröteln, fünfte Krankheit, Slapped Cheek Disease

► Definition. Seltene, endemisch auftretende Viruserkrankung, die durch gerötete Wangen und gyrierte Erytheme gekennzeichnet ist. Eine Assoziation mit akuter Anämie, Arthritiden und Gloves-and Socks-Syndrom (Papular purpuric Syndrom) ist möglich.

Ätiologie und Epidemiologie: Erreger ist das **Parvovirus B19** ein sehr kleines, einsträngiges **DNA-Virus der Familie der Parvoviridae.** Die wenig kontagiöse Erkrankung tritt sporadisch oder endemisch, weltweit bevorzugt bei Kindern oder jungen Erwachsenen auf. Das weibliche Geschlecht wird bevorzugt. Die Durchseuchung nimmt altersabhängig zu und erreicht bei 70-Jährigen 80 %. Der Mensch ist der einzige Wirt und trägt die Viren nach Infektion vermutlich lebenslang in verschiedenen Geweben (z. B. Haut und Leber) in geringer Konzentration mit sich. Die Übertragung erfolgt von akut Erkrankten oral über (Speichel-) Tröpfchen.

Klinik: Nach einer Inkubationszeit von 6–17 Tagen kommt es zu einem unspezifischen, erkältungsähnlichem Prodromalstadium (leichtes Fieber, Kopfschmerzen, Übelkeit). Nach 2–5 Tagen beginnt ein zweiphasiges Exanthem: initial kräftig rote bis livide Wangenerytheme, die die Mundregion aussparen. Nach weiteren 1–4 Tagen erscheint, extremitätenbetont, ein makulopapulöses Exanthem, mit Ausbildung großer, scharf begrenzter Flecken, die zu ring- bis **girlandenförmigen Strukturen** konfluieren (Abb. **23.21**). Die Abheilung erfolgt nach einer Woche ohne residuäre Schuppung oder Pigmentierung.
Bei immunkompetenten Menschen verläuft die Infektion in etwa 30 % asymptomatisch. Bei Patient*innen mit Immundefizienz oder hämatologischen Grunderkrankungen können schwere Verläufe mit aplastischer Anämie, Arthritiden, Herz-, Leber- und ZNS-Beteiligung auftreten. Chronisch-rezidivierende Verläufe sind möglich. Bei nicht immunisierten Schwangeren ist das Kind durch Hydrops fetalis, Spontanabort oder intrauterinen Kindstod bedroht.

Diagnostik: Serologischer Nachweis von spezifischen IgG- und IgM-Antikörpern. In der frühen Inkubationsphase (ca. 1 Woche nach Kontakt): auch Parvovirus-B19-DNA-Nachweis (PCR).

Differenzialdiagnose: Arzneimittelexanthem, Masern, Röteln, Windpocken, Scharlach, Enterovirusinfektion.

23.2.11 Erythema infectiosum

► Synonym.

► Definition.

Ätiologie und Epidemiologie: Erreger ist das **Parvovirus B19, ein DNA-Virus.** Weltweit sporadisches oder endemisches Auftreten; wenig kontagiös. Weibliches Geschlecht wird bevorzugt. Komplikationen in der Schwangerschaft.

Klinik: Unspezifisches, erkältungsähnliches Prodromalstadium. Danach zweiphasiges Exanthem mit initial Wangenerythemen, dann extremitätenbetontes, makulopapulöses Exanthem. Konfluierende, ring- bis **girlandenförmigen Erytheme** (Abb. **23.21**). Abheilung ohne residuäre Schuppung oder Pigmentierung. Bei Immundefizienz schwere Verläufe mit Anämie, Arthritiden, Organ- und ZNS Beteiligung. In der Schwangerschaft drohen Hydrops fetalis, intrauteriner Kindstod oder Spontanabort.

Diagnostik: Serologischer Nachweis von spezifischen IgG- und IgM-Antikörpern. In der frühen Inkubationsphase (ca. 1 Woche nach Kontakt): auch Parvovirus-B19-DNA-Nachweis (PCR).
Differenzialdiagnose: Arzneimittelexanthem, Masern, Röteln, Windpocken, Scharlach, Enterovirusinfektion.

23.21 Ringelröteln

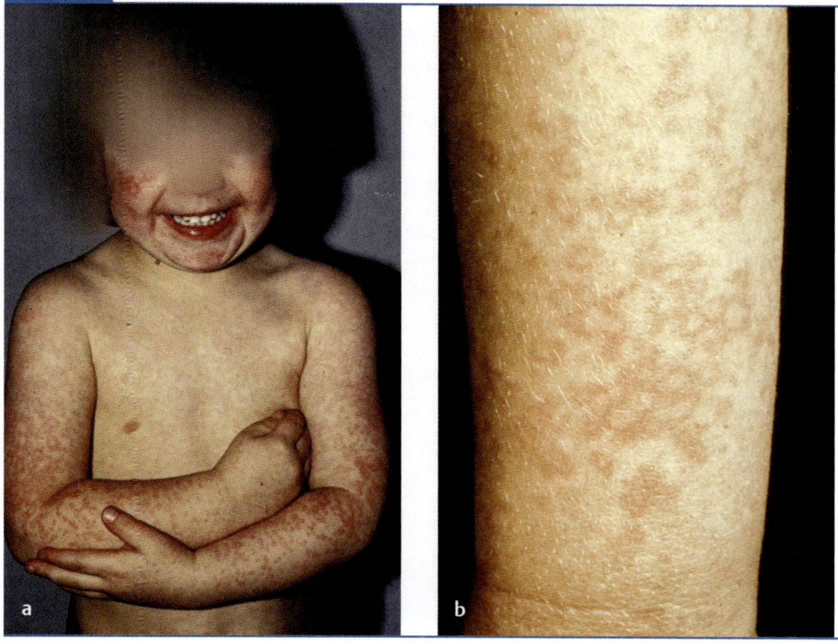

a Ringelröteln Exanthem, Mundregion ausgespart, unauffälliger Allgemeinzustand.
b Ringelröteln, Detailaufnahme mit namensgebenden Effloreszenzen.

Therapie: meist nicht erforderlich, keine spezifische Therapie oder Impfung verfügbar.

Therapie: Eine Therapie ist in der Regel nicht erforderlich. Eine spezifische Therapie oder Impfung ist nicht verfügbar. Bei schwerer Anämie Bluttransfusionen, bei immundefizienten Patient*innen mit persistierender Infektion evtl. hoch dosierte Immunglobuline.

23.2.12 Exanthema subitum

23.2.12 Exanthema subitum

► Synonym.

► Synonym. Dreitagefieber, Roseola infantum, 6. Krankheit

► Definition.

► Definition. Virusbedingte Erkrankung bei Kleinkindern mit einem nur 1–2 Tage dauernden Exanthem, das nach 3-tägigem hohem Fieber auftritt.

Ätiologie und Epidemiologie: Erreger ist das humane Herpesvirus-Typ 6 **(HHV-6)**. Ubiquitär vorkommend, geringe Kontagiosität. Übertragung aerogen durch Tröpfchen und Speichel, auch intrauterin und perinatal übertragbar.

Ätiologie und Epidemiologie: Häufigster Erreger ist das humane Herpesvirus Typ 6 (**HHV-6**), ein lymphozytotropes ß-Herpesvirus. In selteneren Fällen auch HHV-7. Weltweit vorkommende Erkrankung mit geringer Kontagiosität. Bevorzugt erkranken Säuglinge und Kleinkinder. Die Übertragung erfolgt durch Tröpfchen (Speichel, aerogen), kann aber auch intrauterin und perinatal erfolgen. Asymptomatische Virusträger (in Speicheldrüsenzellen) und Langzeitausscheider kommen vor.

Klinik und Diagnostik: Es kommt zu plötzlichem Auftreten von hohem Fieber, evtl. mit Begleitsymptomen. Nach 3 Tagen folgt ein Temperaturabfall, und es treten masern- oder rötelnähnliche Flecken an Rumpf und Extremitäten auf (Abb. **23.22**). Das **Gesicht** bleibt meist **ausgespart**. Die Diagnose wird klinisch gestellt.

Klinik und Diagnostik: Nach einer Inkubationszeit von 1–2 Wochen plötzliches Auftreten von hohem Fieber (39–40,5 °C) über 3 Tage. Beim Entfiebern (am 4. Tag) tritt ein makulöses Exanthem mit 3–5 mm großen, roten Flecken am Rumpf und den Extremitäten auf (morbilli- oder rubeoliform, Abb. **23.22**). Das **Gesicht** bleibt meist **ausgespart**. Nach 1–2 Tagen ist das Exanthem abgeklungen. Gelegentlich treten, begleitend zum Fieber, Krämpfe, eine Meningoenzephalitis, Atem- und gastrointestinale Beschwerden (Erbrechen) sowie eine zervikale/retroaurikuläre Lymphadenopathie auf. Im Blutbild zeigen sich eine Granulozytopenie und eine relative Lymphozytose. Spezifisch können die Erreger in Lymphozytenkulturen, serologisch kann ein HHV6-spezifisches Antigen nachgewiesen werden. Die Diagnose wird in der Regel klinisch gestellt. Bei erstinfizierten Erwachsenen ist ein schwereres, Mononukleose-ähnliches Krankheitsbild möglich.

⊙ 23.22

⊙ 23.22 **Exanthema subitum**

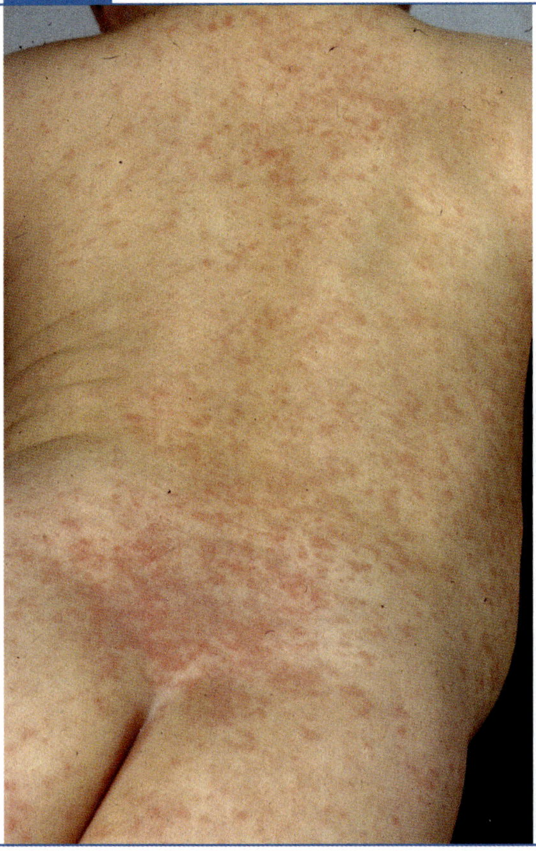

Kleinkind, makulöses Exanthem nach dem Entfiebern (Tag 4).

Differenzialdiagnose: Röteln, Masern, Scharlach, Erythema infectiosum, Enterovirusinfektion, Arzneimittelexantheme. Bei Erwachsenen: infektiöse Mononukleose.

Therapie: Die Therapie erfolgt symptomatisch (Fiebersenkung), Bettruhe. Bei Säuglingen, Kleinkindern evtl. Krampfprophylaxe. Bei schweren, virämischen Verläufen mit ZNS-Beteiligung (selten und nur bei schwerer Immundefizienz vorkommend): antivirale Therapie (Foscarnet, Ganciclovir).

Differenzialdiagnose: Röteln, Masern, Scharlach, Erythema infectiosum, Enterovirusinfektion, Arzneimittelexantheme.
Therapie: symptomatisch, evtl. Fieberkrampfprophylaxe.

23.2.13 Acrodermatitis papulosa eruptiva infantilis

23.2.13 Acrodermatitis papulosa eruptiva infantilis

► **Synonym.** infantile papulöse Akrodermatitis, Gianotti-Crosti-Syndrom

► Synonym.

► **Definition.** Eine seltene, durch verschiedene Virusinfektionen oder Impfungen verursachte, akute, entzündliche, **parainfektiöse Erkrankung**. Selbstlimitiertes Auftreten symmetrischer, akral lokalisierter Papeln. Polylymphadenopathie und subfebrile Temperaturen.

► Definition.

Ätiologie und Epidemiologie: Die Erkrankung tritt bei Kleinkindern im Alter von 2–6 Jahren nach Virusinfektionen, wie z. B. EBV, Hepatitis B, CMV oder Coxsackieviren, auf. Vermutlich handelt es sich um eine allergische/toxische Hautreaktion auf virale Proteine (frühere Bezeichnung „id-Reaktion"). Auch Impfungen (z. B. gegen Mumps) werden als Auslöser angesehen. Die Übertragungswege sind abhängig vom auslösenden Virus (z. B. aerogen oder fäkal-oral). Erwachsene sind nur in Einzelfällen betroffen.

Ätiologie und Epidemiologie: Ubiquitäres Vorkommen bei/nach viralen Infektionen (z. B. EBV, Hepatitis B, CMV) oder Impfungen. Vermutlich allergische/toxische Hautreaktion auf virale Proteine. Bevorzugt Kleinkinder im Alter von 2–6 Jahren.

Klinik: Nach uncharakteristischen Prodromi (häufiger im Zusammenhang mit Infekten der Atemwege, des Gastrointestinaltrakts, Hepatitis B oder EBV-Infektionen) treten akut monomorphe, rötliche, auch sukkulente Papeln (Abb. **23.23**) oder Papulovesikel an den streckseitigen, akralen Regionen der Extremitäten, den Wangen und am Gesäß auf. Armbeugen und Kniekehlen sind ausgespart. Mäßiger Juckreiz kommt vor. Nach 2-4 Monaten spontane Abheilung. Zusätzlich können subfebrile Temperaturen, eine reaktive Polylymphadenitis und eine Hepatosplenomegalie auftreten.

Klinik: Meist bei/nach Infekten (Atemwege, Gastrointestinaltrakt, Hepatitis B oder EBV-Infektionen) akut auftretende monomorphe, rötliche Papeln (Abb. **23.23**) oder Papulovesikel an den akralen Extremitäten, Wangen und Gesäß. Begleitend Lymphadenitis und Hepatosplenomegalie möglich. Spontane Abheilung nach 2-4 Monaten.

Diagnostik: klinisches Bild, HBs-Ag zum Ausschluss einer Hepatitis B-Infektion, weitere Virusdiagnostik (z. B. EBV) nur bei klinischer Relevanz.

Differenzialdiagnose: Lichen ruber, Pityriasis lichenoides et varioliformis acuta, infektiöse Mononukleose, ECHO-Virus-Exantheme, Skabies, atopische Dermatitis.

Therapie: Die Therapie erfolgt symptomatisch. Bei Bedarf werden externe antipruriginöse Therapien mit Polidocanol, Klasse 1 Steroiden, Lotio alba aquosa empfohlen.

Diagnostik: klinisches Bild, Ausschluss einer chronisch aktiven Hepatitis B (HBs-Ag-Nachweis).
Differenzialdiagnose: Lichen ruber, Pityriasis lichenoides et varioliformis acuta, infektiöse Mononukleose, ECHO-Virus-Exantheme, Skabies, atopische Dermatitis.
Therapie: symptomatisch. Bei Bedarf externe antipruriginöse Therapie.

23.23 Acrodermatitis papulosa Gianotti-Crosti bei Hepatitis B

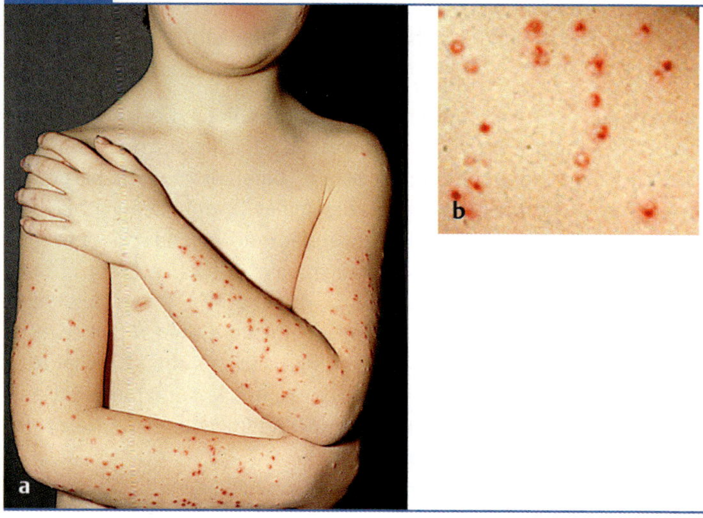

a Papulovesikulöse Herde, akral betont.
b Detailbild.

23.2.14 Infektionen durch Herpes-simplex-Virus

▸ Definition.

Ätiologie: **Herpes-simplex-Virus** vom Typ 1 (HSV-1) mit überwiegend „oraler“ Lokalisation und vom Typ 2 (HSV-2) mit überwiegend „genitaler“ Lokalisation. Die DNA-Viren verbleiben lebenslang im Wirt; symptomatische Reaktivierungen aber auch passagere asymptomatische Virusausscheidungen sind möglich.

Infektionen mit Herpes-simplex-Virus-Typ 1

Klinische Varianten: Primärinfektionen: Gingivostomatitis herpetica (Synonyme: Stomatitis aphthosa, „Mundfäule“), Aphthoid Pospischill-Feyrter.
Rezidivinfektionen: Herpes simplex labialis recidivans (Synonyme: „Fieberbläschen“, „Gletscherbrand“), Herpes simplex facialis, Keratokonjunktivitis herpetica, Eczema herpeticatum (Synonym: Eczema herpeticum).
Epidemiologie: HSV-1 kommt **weltweit häufig** vor, die Primärinfektion verläuft meist schon im Kleinkindalter und ist in > 90 % inapparent. Hohe Durchseuchungsrate bei Erwachsenen. Endogene Reinfektionen mit gruppierten Bläschen, bei Immundefizienz auch Organmanifestationen möglich.

Meist Tröpfcheninfektion, aber auch durch Haut- und Sexualkontakte. Provokation von Herpesrezidiven durch Sonne, Fieber, Verletzung, Stress, Immunsuppression etc.

Klinik: Primärinfektionen (nur bei 1 % der Infizierten!): großflächig Bläschen und Erosionen in der Mundhöhle und perioral (Gingivostomatitis herpetica), Schmerzen, Allgemeinsymptome (Abb. **23.24a**).

23.2.14 Infektionen durch Herpes-simplex-Virus

▸ Definition. Infektionen durch die dermato- und neurotropen **Herpes-simplex-Viren HSV-1** und **HSV-2** werden in **Primärinfektionen** (meist asymptomatisch) und **rezidivierende Sekundärinfektionen** mit lokalisierten Bläscheneruptionen an Haut oder Schleimhäuten unterschieden. Bei Immundefizienz sind schwere Komplikationen mit Organbefall (Gehirn, Lunge, Ösophagus, Leber) und besondere klinische Verläufe möglich.

Trotz ähnlicher Struktur unterscheiden sich die beiden Virusarten, wenn auch nicht obligat, in Übertragungsweg, Erstmanifestationen, klinischem Bild, Komplikationen und z. B. dem Ansprechen auf eine antivirale Therapie. Sie werden daher in getrennten Unterkapiteln besprochen.

Ätiologie: Das **Herpes-simplex-Virus** (HSV) ist ein karyotropes DNA-Virus der Herpesvirusgruppe. Zwei verschiedene Virusstämme werden mithilfe biochemischer, enzymatischer oder molekularbiologischer Methoden unterschieden. **HSV-1** verursacht hauptsächlich Haut- und Mundschleimhautläsionen, **HSV-2** Genitalaffektionen. Diese Zuordnung ist jedoch nicht obligat. Beide Herpesviren verbleiben nach Primärinfektion lebenslang in Nervenganglienzellen und können durch äußere Einflüsse (Immundefizienz) reaktiviert werden („Einmal Herpes, immer Herpes.“). Solche endogenen Reinfektionen können sich als symptomatisches Herpesrezidiv (**Herpes simplex in loco recidivans**), aber auch als passagere asymptomatische Virusausscheidung (auf Schleimhäuten und in Körpersekreten) manifestieren. Erkrankungen durch HSV-2 sind durch eine höhere Rezidivrate gekennzeichnet.

Infektionen mit Herpes-simplex-Virus-Typ 1

Klinische Varianten: Primärinfektionen: Gingivostomatitis herpetica (Synonyme: Stomatitis aphthosa, „Mundfäule“), Aphthoid Pospischill-Feyrter
Rezidivinfektionen: Herpes simplex labialis recidivans (Synonyme: „Fieberbläschen“, „Gletscherbrand“), Herpes simplex facialis, Keratokonjunktivitis herpetica, Eczema herpeticatum (Synonym: Eczema herpeticum)

Epidemiologie: HSV-1 kommt weltweit häufig vor. Die nur selten diagnostizierte, weil in über 90 % asymptomatisch verlaufende Primärinfektion erfolgt nach Kontakt mit infizierten Erwachsenen (meist Familienmitglieder). Übertragungswege im Kindesalter sind Haut- und Schleimhautkontakte sowie Speicheltröpfchen. Im Jugendlichen- und Erwachsenenalter kann HSV-1 auch sexuell übertragen werden. Die Durchseuchungsrate (positive HSV-1 Antikörper) im Erwachsenenalter wird auf 80–90 % geschätzt. Zwischen 20 und 50 % der seropositiven Virusträger*innen erkranken im ersten Jahr nach Primärinfektion an endogenen Rezidiven mit klinischen Symptomen.
Die Übertragung erfolgt durch Tröpfcheninfektion oder unmittelbaren Kontakt über kleine Haut- oder Schleimhautläsionen. Das einzige Erregerreservoir ist der Mensch. Herpesrezidive werden durch Provokationsmechanismen, u. a. UV-Licht, fieberhafte Infekte, Traumen oder Stress und krankheitsbedingte oder iatrogene Immunsuppression ausgelöst.

Klinik: Primärinfektionen (meist asymptomatisch!): führen bei nur etwa 1 % der Infizierten nach einer 1–2-tägigen Prodromalphase zu großflächig auftretenden Bläschen und Erosionen in der Mundhöhle und perioral (**Gingivostomatitis herpetica**) mit Allgemeinsymptomen (Schmerzen, Fieber, regionaler Lymphadenopathie), die über 1–3 Wochen anhalten können. Meist sind Kinder oder Jugendliche betroffen. Nach einer Inkubationszeit von 2–7 Tagen und uncharakteristischen Prodromi treten akut im Vestibulum oris zahlreiche (20–50) 2–4 mm große, scharf begrenzte, aphthöse Läsionen mit zentralen gelblichen Erosionen und einem rötlichen, entzündlichen Saum auf. Neben einer Gingivitis und Stomatitis finden sich Foetor ex ore, Salivation, Schluckbeschwerden mit Störung der Nahrungsaufnahme und eine schmerzhafte **regionäre Lymphadenopathie.** Zunge, Mundumgebung und Naseneingang können mitbeteiligt sein (Abb. **23.24a**).
Die Maximalvariante, das sehr seltene **Aphthoid Pospischill-Feyrter**, tritt bei ausgeprägter Immundefizienz mit Bläschen und aphthenähnlichen Ulzera in der gan-

23.24 Infektionen mit Herpes-simplex-Virus-Typ 1

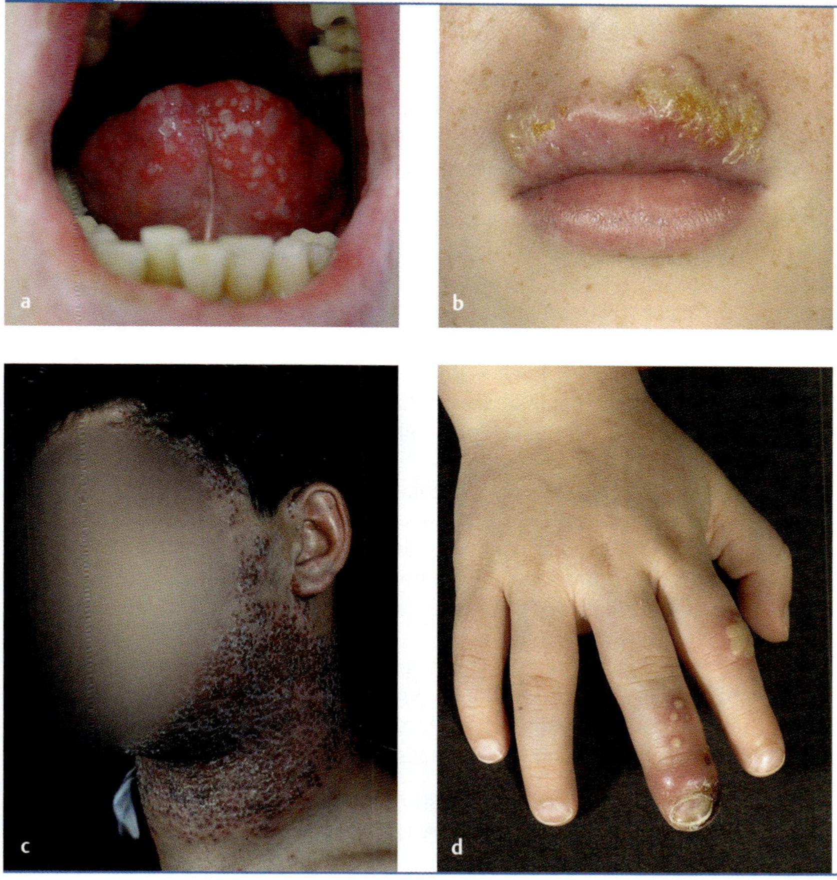

a Gingivostomatitis herpetica, HSV-1 Primärinfektion: schmerzhafte aphthöse Läsionen der Mundschleimhaut, reduzierter Allgemeinzustand.
b Herpes labialis recidivans: Wasserhell gefüllte, gruppierte Bläschen im Lippenrot und perioral.
c Eczema herpeticatum: Aussaat von Bläschen, Erosionen mit hämorrhagischen Krusten.
d Herpetic whitlow: mit HSV-2 Serokonversion.

zen Mundhöhle und starken Allgemeinsymptomen auf. Typisch ist ein Auftreten als Zweiterkrankung nach anderen Infektionen („Kinder-Infektionskrankheiten").
Bei sexueller HSV-1-Übertragung sind Primärinfektion und endogene Reaktivierungen im Genitalbereich möglich (klinisches Bild siehe HSV-2-Infektionen).
Sekundärinfektionen: Häufigstes klinisches Symptom **endogener HSV-1-Reaktivierungen** ist der **Herpes labialis** mit dem Auftreten gruppierter Bläschen im Lippenrot und/oder perioral (Abb. **23.24b**). Auch an anderen Stellen im Gesicht (Herpes facialis) und auch am Auge (**Keratokonjunktivitis herpetica**) können Rezidive auftreten. Herpesbläschen kündigen sich häufig am Vortag durch ein Kribbeln/Ameisenlaufen an und sind typischerweise schmerzhaft. Die Bläschen erscheinen auf gerötetem Grund und wandeln sich rasch in oberflächliche Ulzera mit Krustenbildung um. Nach ca. 6–10 Tagen heilen die Läsionen spontan und ohne Narbenbildung ab. Immundefizienz fördert die Bildung tieferer Ulzera, die dann auch mit Narben abheilen können, sowie großflächigere Ausbreitung. Auch Finger und Hände können bei Kindern direkt mit HSV-1 (z. B. beim Daumenlutschen, Nägelkauen), bei Erwachsenen eher mit HSV-2 infiziert werden (**Herpetic whitlow**) und schmerzhafte Bläscheneruptionen entwickeln (Abb. **23.24d**).

Endogene Reinfektionen: meist kleine Gruppe schmerzhafter Herpesbläschen an Lippen oder perioral (Herpes labialis recidivans), narbenfreie Abheilung (Abb. **23.24b**).

Der **Herpes recidivans in loco** tritt in unregelmäßigen Abständen immer wieder an der gleichen Stelle auf und ist eine Sonderform des Herpesrezidivs.
Eczema herpeticatum (Eczema herpeticum, varizelliforme Eruption Kaposi): Die besondere immunologische Situation und die Störung der epithelialen Barriere bei Menschen mit Neurodermitis (seltener auch bei anderen chronischen Hautkrankheiten wie Morbus Darier, Morbus Hailey-Hailey, Mycosis fungoides, Ichthyosen u. a.) können zu einer massiven Aussaat von HSV-1 auf großen Hautflächen, dem Eczema herpeticatum, führen (HSV-2 ist nur sehr selten die Ursache). Es ist meist von hohem Fieber und Lymphadenopathien begleitet. Auch Bronchopneumonien und ZNS-Infektionen können auftreten. Die linsengroßen vesikulären Effloreszenzen (später Pusteln) beginnen oft im Gesicht und am Hals und breiten sich auf die obere Extremität und den Stamm aus (Abb. **23.24c**). Durch ein verzögertes Neuauftreten von Bläschen entsteht ein über 2–3 Wochen anhaltendes, polymorphes Bild (DD: impetiginisiertes Ekzem).

Das **Eczema herpeticatum**, eine massive Aussaat einer kutanen HSV-1-Infektion auf ekzematisierter Haut, tritt v. a. bei Patient*innen mit Neurodermitis auf (Abb. **23.24c**).
Bei Immundefizienz können diverse innere Organe, v. a. aber das Gehirn, infiziert werden.

Organmanifestationen, neurologische Beteiligung: Je nach Immunitätslage können schwere Komplikationen mit Organmanifestationen (Lunge, Ösophagus, Leber) und unter Umständen letale Infektionen des Gehirns (Herpes-Enzephalitis) auftreten.

Diagnostik: klinisches Bild. Ggf. Erregernachweis (Antigen, PCR, Viruskultur).

Diagnostik: Die Diagnose wird **klinisch** gestellt (gruppiert angeordnete Bläschen, Ulzera, Krusten, Schmerzhaftigkeit). Bei Erstinfektionen und bei unsicherer Diagnose empfiehlt sich ein einmaliger Erregernachweis (Antigennachweis, PCR, Viruskultur), auch zur Differenzierung von HSV-1 und HSV-2 Infektionen (therapierelevant).

Therapie: Läsionen der äußeren Haut: Symptomatisch (desinfizierend, austrocknend, analgetisch).
Frühe Läsionen: antivirale Cremes.
In schweren Fällen systemisch antiviral, bei Superinfektionen zusätzlich antibakteriell.

Therapie: Bei kutanen Bläscheneruptionen und initialen Ulzerationen symptomatische desinfizierende, austrocknende und ggf. antientzündliche und analgetische Behandlung. Eine antivirale Therapie (Hemmung der Virusreplikation) ist nur in der Prodromal- und der frühen Bläschenphase wirksam. Bei Beteiligung der Mundschleimhaut symptomatische Therapie mit antiseptischen und analgetischen Mundspüllösungen. Bei schweren Verläufen systemische Virustatika, wie z. B. Aciclovir, Valaciclovir, Famciclovir oder Brivudin oral. Bei immunsupprimierten Patient*innen mit schwerem Verlauf Aciclovir oder Foscarnet i. v., bei bakterieller Superinfektion Antibiotikagabe.

Infektionen mit Herpes-simplex-Virus-Typ 2

► Definition.

Infektionen mit Herpes-simplex-Virus-Typ 2

► **Definition.** HSV-2 Infektionen können mit schmerzhaften, herpetiform angeordnete Bläschen und Ulzerationen im Genitoanalbereich als Primär- und Sekundärinfektion auftreten. Als sexuell übertragbare Infektionen (STI) manifestieren sie sich meist erst ab der Geschlechtsreife.

Klinische Varianten: Primärinfektion: Vulvovaginitis herpetica, Balanoposthitis herpetica, Anitis herpetica, Neugeborenen-Herpessepsis, Herpetic whitlow.
Rezidivinfektionen: Herpes simplex genitalis recidivans, Herpes glutealis.
Epidemiologie und Klinik: Die **Herpesinfektion der Genitalschleimhäute** geht mit stark schmerzhaften, gruppierten Bläschen und Erosionen sowie häufig mit schmerzhafter Lymphknotenschwellung einher. In Europa ist der Anteil von HSV-1 an genitalen Infektionen auf über 50 % gestiegen.

Klinische Varianten: Primärinfektion: Vulvovaginitis herpetica, Balanoposthitis herpetica, Anitis herpetica, Neugeborenen-Herpessepsis, Herpetic whitlow
Rezidivinfektionen: Herpes simplex genitalis recidivans, Herpes gluteali s

Epidemiologie und Klinik: Herpes genitalis Primärinfektion: Nach einer Inkubationszeit von 4–7 Tagen können zunächst uncharakteristische Prodromalerscheinungen, wie Fieber, Abgeschlagenheit, Kopf- und Muskelschmerzen auftreten. An der Vulva, am männlichen Genitale oder auch in der Perianalregion beginnen eine entzündliche Rötung und ödematöse Schwellung. Es folgen gruppierte, wasserhelle Bläschen, die sehr rasch in oberflächliche Erosionen, bei Immundefizienz auch in Ulzerationen, übergehen (Abb. **23.25a**). Die regionalen Lymphknoten sind häufig schmerzhaft vergrößert und die Infektion kann auch auf die Urethra übergreifen (Urethritis). Die Abheilung erfolgt nach Krustenbildung. Symptomatische Primärinfektionen verlaufen meist schwer (starke Prodrome, großflächiger Befall, starke Schmerzen), bei Neugeborenen kann eine HSV-2-Übertragung von der Mutter zu einer vital bedrohlichen Neugeborenen-Herpessepsis führen. Selten kommt es auch einmal zu einer Schmier-Primärinfektion der Finger **(Herpetic whitlow)** mit schmerzhaften Bläschen.
Endogene Rezidivinfektionen treten als **Herpes simplex genitalis in loco** an den Genitalien (Abb. **23.25b**) oder auch als **Herpes glutealis** mit gruppierten Bläschen in der Glutealregion auf (Abb. **23.25c**). Der genitoanale Herpes simplex und der Herpes glutealis durch HSV-2 neigen häufig zu Rezidiven (im ersten Jahr nach der Primärinfektion in 70–90 %). In Einzelfällen > 10 Rezidive/Jahr. (Der Anteil von HSV-1 an genitalen Infektionen ist auf über 50 % gestiegen. Der klinische Verlauf ist milder, die Rezidivneigung geringer als bei HSV-2).
Die **Diagnostik** der HSV-2 Infektionen unterscheidet sich nicht von der HSV-1-Diagnostik (S. 264).

Diagnostik: entspricht der Diagnostik bei HSV-1 (S. 264).

Differenzialdiagnose: Erkrankungen mit genitalen Ulzerationen (GUD) wie Syphilis, Ulcus molle, Lymphogranuloma venereum, Mpox-Infektion, *Candida*-Infektionen u. a. Beim einseitigen Herpes glutealis auch Zoster.

Differenzialdiagnose: Erkrankungen mit genitalen Ulzerationen (GUD = „genital ulcer disease") wie Syphilis, Ulcus molle, Lymphogranuloma venereum, Mpox-Infektionen u. a., aber auch eine genitale *Candida*-Infektion kommen in Frage. Wichtige Hinweise auf einen Herpes sind **Schmerzhaftigkeit** und **gruppierte Anordnung der Läsionen**. Ein einseitiger Herpes glutealis wird häufiger als rezidivierender Zoster fehldiagnostiziert.

Therapie: symptomatisch austrocknende Externa, evtl. Aciclovir. Bei häufigen Rezidiven orale Dauerprophylaxe (über 6–12 Monate). Höhere Dosierung als bei HSV-1. Brivudin bei HSV-2 unwirksam.

Therapie: Die Therapie erfolgt symptomatisch mit austrocknenden Externa, die antibiotische oder antiseptische Zusätze enthalten. Virostatika-Cremes sind nur wenig wirksam. Bei Immundefizienz und schweren Verläufen auch systemische antivirale Therapie (siehe Therapie bei HSV-1-Infektionen [S. 264]). Achtung: Bei HSV-2-Infektionen muss Aciclovir höher dosiert werden als bei HSV-1-Infektionen und Brivudin

23.25 Herpes simplex Virus-Typ 2 (HSV-2) Infektionen

23.25

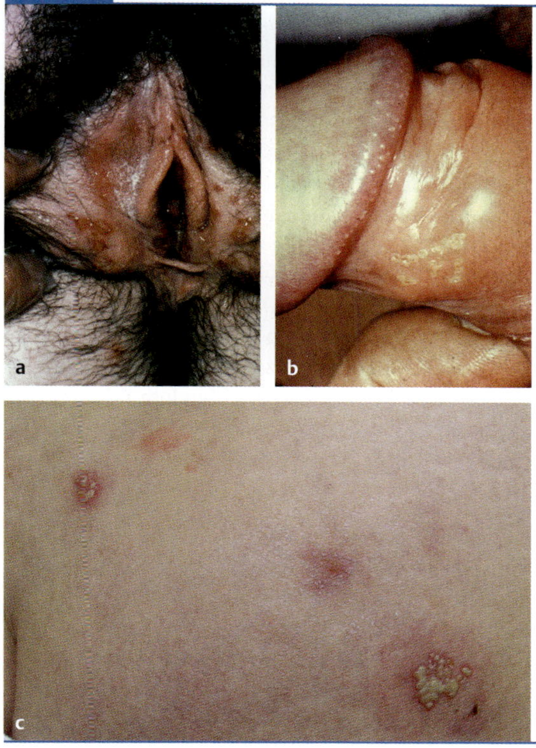

a Primärer Herpes genitalis: Vulvovaginitis herpetica. Stark schmerzhafte, peri- und intravulväre Bläscheneruption, reduzierter Allgemeinzustand.
b Herpes genitalis recidivans: Gruppierte, bereits erodierte Bläschen am Penisschaft, nahe der Kranzfurche.
c Herpes glutealis recidivans: neu auftretende Herde mit gruppierten Bläschen, gleichzeitig Reste abheilender Läsionen (DD: Zoster!).

ist nicht wirksam! Aciclovir oral verkürzt die akute Erkrankungsdauer, zeigt jedoch nur bei einer Dauerprophylaxe (6–12 Monate) eine Verringerung der Rezidivhäufigkeit. Bei floride erkrankten Personen muss ein Kontakt zu Neugeborenen, Ekzempatient*innen oder Immundefizienten unterbleiben.

23.2.15 Erkrankungen durch Papillomviren (HPV)

23.2.15 Erkrankungen durch Papillomviren (HPV)

▶ **Definition.** Papillomaviren rufen je nach onkogener Potenz unterschiedliche Krankheitsbilder hervor. Während Niedrigrisiko-HPV-Typen (benigne, low-risk) für plane Warzen, Verrucae vulgares, Plantarwarzen und Condylomata acuminata verantwortlich sind, rufen die Hochrisiko-HPV-Typen (maligne, high-risk) verschiedene Karzinome (z. B. Zervix-, Anal-, Penis- und Oropharyngeal-Karzinom) und ihre Vorstufen hervor. Bei der Epidermodysplasia verruciformis findet man eine Mischinfektion mit Niedrig- und Hochrisiko-HPV-Typen.

▶ Definition.

Epidemiologie: Papillomvirusinfektionen durch low-risk-HPV-Typen sind weltweit häufige Erkrankungen, die vorwiegend Kinder, Jugendliche und junge Erwachsene befallen. Die Übertragung erfolgt durch direkten Hautkontakt von Mensch zu Mensch (mukosale HPV-Typen auch sexuell über die Schleimhäute) oder über kontaminierte Oberflächen. Ein Großteil der Infektionen bleibt asymptomatisch latent. Die **Inkubationszeit** beträgt 1–8 Monate. Spontanheilungen innerhalb eines Jahres sind bei Kindern und Jugendlichen häufig. Es verbleibt eine immunologisch kontrollierte latente Infektion, die bei entsprechender Immundefizienz reaktiviert werden kann. Die **Spontanheilungstendenz** nimmt mit dem Alter (Erwachsene) ab. Durch sexuelle Kontakte übertragene low-risk-HPV führen zu STI -Erkrankungen wie Condylomata acuminata; high-risk-Typen oft nach langer Latenz über prämaligne Vorstufen zu genitoanalen oder oralen Karzinomen (Plattenepithelkarzinome, SCC).

Epidemiologie: Infektionen durch low-risk-HPV-Typen finden sich weltweit häufig bei Kindern, Jugendlichen und jungen Erwachsenen. Mit dem Alter Zunahme der malignen Erkrankungen durch high-risk-HPV. Ansteckungsquelle ist der Mensch, häufig asymptomatische, latente Infektionen. Übertragung durch direkten Kontakt mit Haut, kontaminierten Oberflächen, Schleimhäuten (sexuell).

Ätiologie: Humane Papillomviren (HPV) sind doppelsträngige DNA-Viren. Die fast 200 bekannten Typen werden unterteilt **in low-risk HPV (z. B. HPV 1–4, 6, 10, 11, 27–29, 40–42, 44, etc.)**, die gutartige Tumoren der Haut und Schleimhäute (Warzen, Kondylome) induzieren können, sowie in onkogene, **high-risk-HPV-Virustypen (z. B. 16, 18, 31, 33, 35, 39, 45, 51, 52, etc.)** die HPV induzierte Präkanzerosen und maligne Tumoren auslösen können.

Ätiologie: Humane Papillomviren (HPV) sind karyotrope doppelsträngige DNA-Viren. Sie gehören zur weltweit auftretenden Familie der Papillomaviren und repräsentieren eine heterogene Gruppe von annähernd 200 Typen, die mittels molekularbiologischer Techniken unterschieden werden können und in 5 Gattungen (Alpha, Beta, Gamma, Mu, Nu) unterteilt werden. Bei Infektionen der Haut **(kutane HPV-Typen)** und der Schleimhäute **(mukosale Typen)** des Menschen handelt es sich überwiegend um alpha-HPV-Typen.
Man unterscheidet Papillomviren mit Tropismus zur Haut oder zur Schleimhaut und außerdem je nach onkogenem Potenzial in „low-risk"- und „high-risk"-Typen. **Low-risk-HPV**-Typen (z. B. HPV 1–4, 6, 10, 11, 27–29, 40–42, 44, etc.) können gutartige Tumoren der Haut und der Schleimhäute (Warzen, Kondylome) induzieren. Onkogene, **high-risk-HPV-Virustypen** (z. B. 16, 18, 31, 33, 35, 39, 45, 51, 52, etc.) sind für HPV-induzierte Präkanzerosen und maligne Tumoren (Zervix-, Vulva-, Penis-, Mund-Rachen- und Analkarzinome) in einem hohen Prozentsatz mitverantwortlich. Bei der Karzinogenese spielen neben der HPV-Infektion noch andere Faktoren wie z. B. Nikotin und Hormone eine Rolle. Insbesondere das Zervixkarzinom (annähernd 100 %!), aber auch das Vulva-, Anal- und Peniskarzinom zeigen eine hohe Assoziation mit HP-Viren.

Prophylaxe: Risikoreduktion maligner, HPV-bedingter Erkrankungen durch eine nona-valente Vakzine gegen die häufigsten onkogenen HPV-Typen. Verabreichung möglichst früh vor ersten sexuellen Kontakten.

Prophylaxe: Zur Risikoreduktion der HPV-bedingten malignen Erkrankungen wurden zunächst bi- und tetra-valente HPV-Impfstoffe entwickelt. Heute steht eine nona-valente Vakzine gegen die häufigsten onkogenen HPV-Typen (HPV 6, 11, 16, 18, 31, 33, 45, 52, 58) zur Verfügung. Sie soll möglichst früh vor ersten sexuellen Kontakten verabreicht werden (zugelassen ab 9. Lebensjahr für beide Geschlechter). Erste Ergebnisse von Langzeitstudien zeigen eine deutliche Effizienz solcher Impfungen. Die Häufigkeit genitaler Warzen, Präkanzerosen und Karzinome in geimpften Populationen nimmt gegenüber ungeimpften Vergleichskollektiven ab

Plane Warzen

► Synonym. Verrucae planae juveniles, Flachwarzen, Flat Warts

► Definition. Besonders bei Kindern und Jugendlichen (seltener bei Erwachsenen) plötzliche Aussaat von multiplen, kleinen, hautfarbenen Papeln.

Ätiologie: vorwiegend **HPV-Typen 3 und 10**.

Ätiologie: Erreger sind vorwiegend **HPV-Typen 3 und 10**, aber auch HPV 28, 29 und 41 können plane Warzen verursachen.

Klinik: flache, papulöse, oft gruppierte Elemente, stecknadelkopf- bis linsengroß (Abb. **23.26**). Die Papillome können nach monate- oder jahrelangem Verlauf abheilen.

Klinik: An der Stirn, den Wangen, perioral sowie an den Händen und Armen finden sich flache, epidermale Papeln von 1–4 mm Durchmesser. Die Papeln sind rundlich oder oval und zeigen eine dumpfe, feingepunzte Oberfläche (Abb. **23.26**). Eine rötliche Umwandlung signalisiert häufig die immunologische Abstoßung der Viruspapillome, die spontan nach monate- oder jahrelangem Verlauf abheilen können. Eine isomorphe Reizung und Ausbreitung ist möglich (Köbner-Phänomen).

Diagnostik: klinisches Bild.

Diagnostik: Die Diagnose wird grundsätzlich klinisch gestellt. Bei Unklarheiten stehen bei allen HPV-Infektionen standardisierte Methoden zum HPV-DNA-Nachweis zur

⊙ 23.26

⊙ 23.26 Verrucae planae juveniles

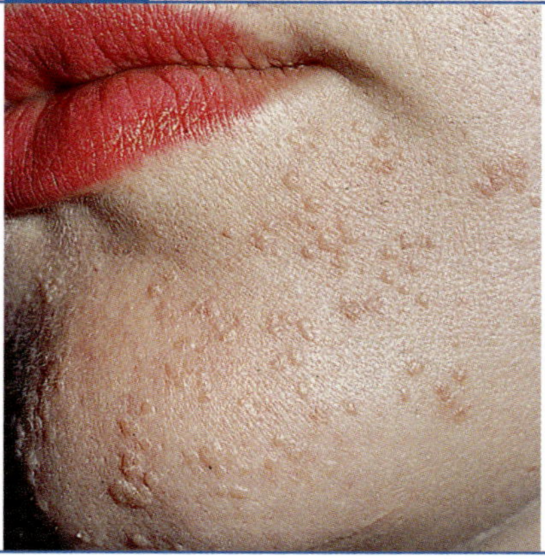

Dichte Aussaat am Kinn (oft auch an Stirn und Schläfen).

Verfügung: Polymerasekettenreaktion (PCR), HPV-DNA-Test und Hybrid-Capture-2-Test.

Histopathologie: Histopathologisch findet man eine mäßige Akanthose mit geringer Hyperkeratose und Parakeratose und eine geringgradige Papillomatose.

Differenzialdiagnose: Lichen ruber planus, Lichen nitidus, Milien, Syringome, seborrhoische Warzen, Stukkokeratosen.

Therapie: Wegen der hohen Spontanheilungsrate sollte zurückhaltend behandelt werden. Gebräuchliche Behandlungsmöglichkeiten sind der Einsatz von Keratolytika wie Salizyl- oder Milchsäure, aber auch die Anwendung von Vitamin-A-Säure-haltigen Cremes kann erwogen werden.

Histopathologie: mäßige Akanthose mit geringer Hyper- und Parakeratose.

Differenzialdiagnose: Lichen ruber planus, Lichen nitidus, seborrhoische Warzen, Stukkokeratosen.

Therapie: Wegen der hohen Spontanheilungsrate therapiert man zurückhaltend.

Verrucae vulgares

► Synonym. vulgäre Warzen, gemeine Warzen, common warts

► Definition. Eine HPV-induzierte Hyperkeratose und Hyperplasie der Epidermis mit vergrößerten dermalen Papillen führt zu umschriebenen, derben, über das Hautniveau erhabenen Papeln mit rauer, unregelmäßiger Oberfläche (benigne infektiöse Papillome). Weltweit häufigste Virusinfektion der Haut, v. a. bei Kindern und Jugendlichen.

Ätiologie: Erreger sind die **HPV-Typen 1, 2, 4,** 27 und 57. Sie werden durch direkte Hautkontakte, aber auch durch kontaminierte Oberflächen und Autoinokulation (Kratzen) in Mikrotraumen der Haut übertragen. Ein gehäuftes Auftreten findet man bei Kindern und Jugendlichen sowie immunsupprimierten Erwachsenen (z. B. bei HIV-Infektion, Zustand nach Organtransplantation, hereditäre Immundefekte).

Klinik und Diagnostik: Die initiale Effloreszenz ist ein hartes, hautfarbenes, sich kalottenförmig vorwölbendes Knötchen. Durch zunehmende Verhornung wird ihre Oberfläche rau und zeigt eine zerklüftete, graugelbliche Hyperkeratose (Abb. **23.27**). Intraläsional sind punkt- oder strichförmige Einblutungen erkennbar (Dermatoskopie!). Die Papillarleisten werden unterbrochen. In der Umgebung entstehen durch Autoinokulation oft sog. Tochterwarzen. Je nach Sitz der Warzen können sie unterschiedliche Formen annehmen. Neben **kalottenförmigen**, **papillomatösen** Warzen freier Oberflächen finden sich bevorzugt an Augenlidern und in der Bartgegend **filiforme** Warzen. **Peri-** und **subunguale** Warzen können zu Nageldystrophie, aber auch einem tumorartigen, schmerzhaftem Wachstum mit Knochenursuren führen. Die Inokulation der Papillomviren findet sich bevorzugt an den Akren. Bei Patient*innen mit Immundefekten kann es zu einer disseminierten Aussaat von Warzen kommen (**Verrucosis generalisata**). Auch bei Menschen mit Atopieneigung können durch Autoinokulation zahlreiche Warzen am ganzen Körper auftreten (**Eczema verrucatum**).

Ätiologie: Erreger sind die **HPV-Typen 1, 2, 4,** 27 und 57.
Übertragung: Hautkontakte, Oberflächen.

Klinik und Diagnostik: Als Effloreszenzen zeigen sich **papulöse** oder **warzige Knötchen** (Abb. **23.27**), oft gruppiert angeordnet an den Akren (Hände, Arme, Füße) aber auch im Gesicht und am restlichem Integument. Dermatoskopisch schwarze Punkte/Striche. **Filiforme** Warzen finden sich meist im Gesicht (periokulär). Bei Immundefizienz disseminierte Aussaat möglich (Verrucosis generalisata).

23.27 Verrucae vulgares

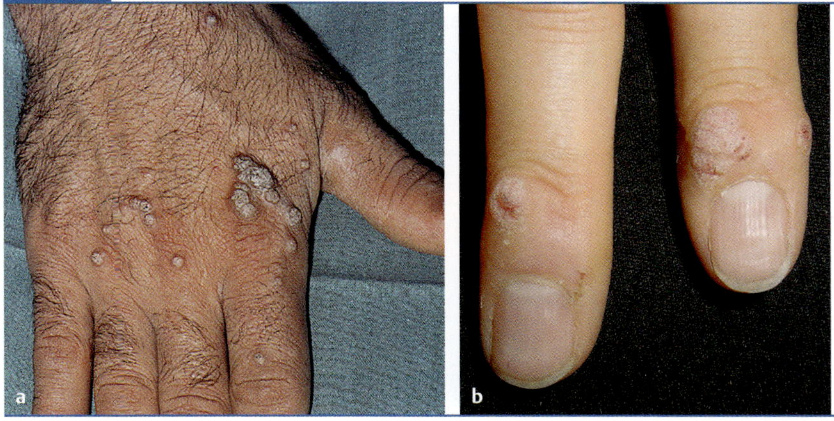

a Multiple Warzen an einer Hand mit streifiger Aufreihung am Handrücken (Köbner-Phänomen).
b Verrucae vulgares, zerklüftete, keratotische Oberflächen, Kapillarthromben (schwarze Punkte).

Differenzialdiagnose: seborrhoische Warzen, Dorsalzysten, kutane Mykobakteriosen, Cornu cutaneum auf aktinischer Keratose, Lichen ruber verrucosus, Morbus Darier, Rheuma-Knoten u. a.
Therapie: Hohe Spontanheilungsrate; ansonsten Keratolyse, Kryotherapie oder operative Behandlung. Zytostatisch- oder immunologisch wirksame Externa.

Differenzialdiagnose: seborrhoische Warzen, Dorsalzysten, Druckschwielen, kutane Mykobakteriosen, Cornu cutaneum auf aktinischer Keratose, Lichen ruber verrucosus, Morbus Darier, Rheuma-Knoten u. a.

Therapie: Die insgesamt hohe Spontanheilungsrate liegt in den ersten 6 Monaten bei ca. 20 %. Stark schmerzhafte oder kosmetisch störende Warzen können destruktiv (z. B. mittels Keratolyse, Kryotherapie mit flüssigem Stickstoff, operative Abtragung, Lasertherapie) behandelt werden. Auch zytostatisch oder immunologisch wirksame Externa, wie z. B. 5-Fluoruracil, Podophyllotoxin oder im Off-Label-Use (!) Imiquimod oder Grüntee-Katechine, sowie unzählige „Hausmittel" kommen ggf. zum Einsatz. Adjuvant Verbesserung der akralen Durchblutung, Verminderung einer Hyperhidrose.

Verrucae plantares

Verrucae plantares

▶ Synonym.

▶ Synonym. Plantarwarzen, plantar warts, Fußsohlenwarzen, Dornwarzen, Mosaikwarzen

▶ Definition.

▶ Definition. Plantarwarzen sind, durch äußeren Druck bedingt, endophytisch wachsende HPV-Warzen der Fußsohlen. An druckbelasteten Stellen entstehen tief einwachsende, schmerzhafte Einzelwarzen (Dornwarzen) oder oberflächlich ausgebreitete, sogenannte Mosaikwarzen.

Ätiologie und Pathogenese: vorwiegend HPV-Typen 1, 2, 4 (auch 60 und 63). Verbreitung v. a. durch Barfußgehen in feuchtwarmer Umgebung.

Klinik: Plantarwarzen können **solitär** (Dornwarzen) oder **flächig ausgebreitet** (Mosaikwarzen) auftreten. Lokalisationsbedingt (Fußsohle) führt eine erhöhte Druckbelastung zu tiefem, schmerzhaften Einwachsen der Dornwarzen und einer reaktiven, derben Verhornung (schwielenartig) der Umgebung. (Abb. **23.28**). Sehr rezidivfreudige Warzen.

Differenzialdiagnose: Clavus, Schwiele, Epithelioma (Carcinoma) cuniculatum.

Therapie: Keratolyse (Salizylsäurepflaster), destruktive Therapien (Kürettage, Elektrokauterisation, Laserabtragung, Kryotherapie).

Ätiologie und Pathogenese: Erreger sind vorwiegend die **HPV-Typen 1, 2** und **4** aber auch 60 und 63. Die Verbreitung der Plantarwarzen erfolgt durch Barfußgehen vorwiegend in feuchtwarmer Umgebung (z. B. Schwimmbad, Turnhalle, Umkleidekabine, Sauna, Badezimmer).

Klinik: Plantarwarzen können **solitär** (als Verruca vulgaris-artige Dornwarzen) oder **flächig ausgebreitet,** als sogenannte Mosaikwarzen (Abb. **23.28**) an den Fußsohlen auftreten. Lokalisationsbedingt führt eine erhöhte Druckbelastung an den Vorfußballen und den Fersen zu tiefem, schmerzhaften Einwachsen von Dornwarzen und einer reaktiven, derben Verhornung (schwielenartig) der Umgebung. Die flächenhaft ausgebreiteten Mosaikwarzen finden sich mehr an den Hohlfüßen und den Plantarflächen der Zehen. Für beide Plantarwarzenarten sind **zahlreiche bräunliche bis schwärzliche Punkte oder kleine Streifen**, die durch thrombosiertes Blut in Kapillaren des Warzengewebes entstehen, charakteristisch und differentialdiagnostisch bedeutsam (klinisch und dermatoskopisch). Weiteres wichtiges diagnostisches Merkmal ist die Verdrängung/Unterbrechung der Papillarleisten der Haut durch das Warzengewebe.
Plantarwarzen sind ausgesprochen rezidivfreudig.

Differenzialdiagnose: Clavus (Hühnerauge), Schwiele, Epithelioma (Carcinoma) cuniculatum (verruköses Karzinom)

Therapie: Nach Keratolyse (z. B. mit Salizylsäurepflastern) kommen destruktive Therapien (Kürettage, Elektrokauterisation, Laserabtragung, Vereisung) in Betracht. Auch eine lokale zytostatische Therapie mit 5-Fluoruracil oder Podophyllotoxin kommt infrage.

23.28 Plantarwarzen

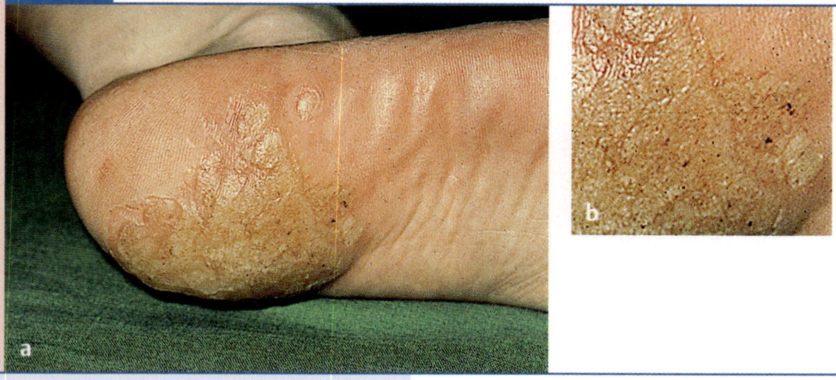

a Plantarwarzen in beetartiger Ausdehnung an der Ferse (Mosaikwarzen).
b Detailbild.

Condylomata acuminata

▸ Synonym. Feigwarzen, Feuchtwarzen, Genitalwarzen, Kondylome, (Variante: Condylomata gigantea, „Buschke-Löwenstein-Tumor")

▸ Definition. In genitoanalen Haut- und Schleimhautregionen vorkommende, sexuell übertragene benigne HPV-Infektionen. Manifestation als spitze oder plane Kondylome, selten als Riesenkondylome.

Ätiologie: Die häufigsten Erreger genitoanaler Warzen sind die **HPV-Typen 6** und **11**, aber auch 40, 42 oder 44. Sie werden überwiegend sexuell übertragen und besitzen einen niedrigen Malignitätsgrad. Das Erkrankungsrisiko steigt mit der Zahl der Sexualpartner und bestehender Immundefizienz.

Klinik: An der Haut und den Schleimhäuten der Genital- und Perianalregion bilden sich, gefördert durch Feuchtigkeit, Mazeration und Epithelläsionen, neben asymptomatischen, subklinischen Infektionen, exophytische, meist schmalbasig aufsitzende, weiche Papeln (spitze Kondylome). Sie treten gruppiert, aber auch kammartig aufgereiht auf und können im Verlauf zu größeren Beeten konfluieren (maulbeer- oder himbeerartiges Aussehen) (Abb. **23.29**). Sexuelle Übertragungen in die Mundschleimhaut sind mögliche (orale Kondylome). Perinatale Übertragung auf Neugeborene führt selten zu einer juvenilen Larynxpapillomatose. **Condylomata plana** finden sich als Sonderform im Bereich der Zervix uteri und des Präputiums. Bei unzureichender Abwehrlage und besonders günstigen Milieubedingungen kann es bei jahrelanger Persistenz zu invasiv-destruierend wachsenden **Condylomata gigantea** („Buschke-Löwenstein-Tumor") mit maligner Entartung (Plattenepithelkarzinome) kommen.

Diagnostik: Die Diagnose wird klinisch gestellt. Charakteristisch sind warzige, zerklüftete Oberflächen. Sichtbarmachung subklinischer Läsionen mittels Essigsäuretest (Weißverfärbung nach Applikation 5 %iger Essigsäurelösung). Dermatoskopie. Bei Verdacht auf intraepitheliale Dysplasien (Präkanzerosen durch onkogene HPV-Typen) HPV-DNA-Screening. Ausschluss weiterer STI (S. 316).

Histopathologie: Hyperkeratose mit Akanthose und Hyperpapillomatose.

Differenzialdiagnose: Condylomata lata (Sekundärsyphilis), Hirsutis papillaris penis/vulvae, bowenoide Papulose, intraepitheliale Neoplasien, verruköse Karzinome, Pemphigus vegetans.

Therapie: Häufig erfolgt eine Abtragung mittels CO_2-Laser, Elektrokauter oder Kürettage. Alternativ kommt eine Lokaltherapie mit Podophyllotoxin, Imiquimod, konzentriertem Grüntee-Extrakt (Sincatechine) oder eine Kryotherapie mit flüssigem Stickstoff infrage. Bei allen Therapieverfahren besteht eine **hohe Rezidivrate**. Sorgfältige klinische Nachkontrollen sind erforderlich.

Condylomata acuminata

▸ Synonym.

▸ Definition.

Ätiologie: hauptsächlich HPV-Typen 6 und **11**, aber auch 40, 42, 44; sexuell übertragbare low-risk HPV-Typen.

Klinik: An genitoanaler Haut und Schleimhaut (intertriginös) asymptomatische, subklinische Infektionen oder exophytische, schmalbasige, weiche Papeln (spitze Kondylome) (Abb. **23.29**). Besonders an der Zervix uteri aber auch am Präputium finden sich als Sonderform flache **Condylomata plana**. Maximalvariante bei jahrelanger Persistenz sind die **Condylomata gigantea** („Buschke-Löwenstein-Tumor") mit invasiv-destruierendem Wachstum.

Diagnostik: klinisches Bild. Dermatoskopie. Subklinische Läsionen: Essigsäuretest. STI-Diagnostik.

Histopathologie: Hyperkeratose und -papillomatose.

Differenzialdiagnose: Condylomata lata, Hirsutis papillaris penis/vulvae, bowenoide Papulose, intraepitheliale Neoplasien, verruköse Karzinome.

Therapie: Unbehandelt evtl. jahrelanges Bestehen. Spontanheilung bei etwa 30 %. Chirurgische Abtragung, Kryotherapie oder Lokaltherapie mit Podophyllotoxin, Imiquimod oder Sincatechinen. Hohe Rezidivraten.

23.29 Condylomata acuminata

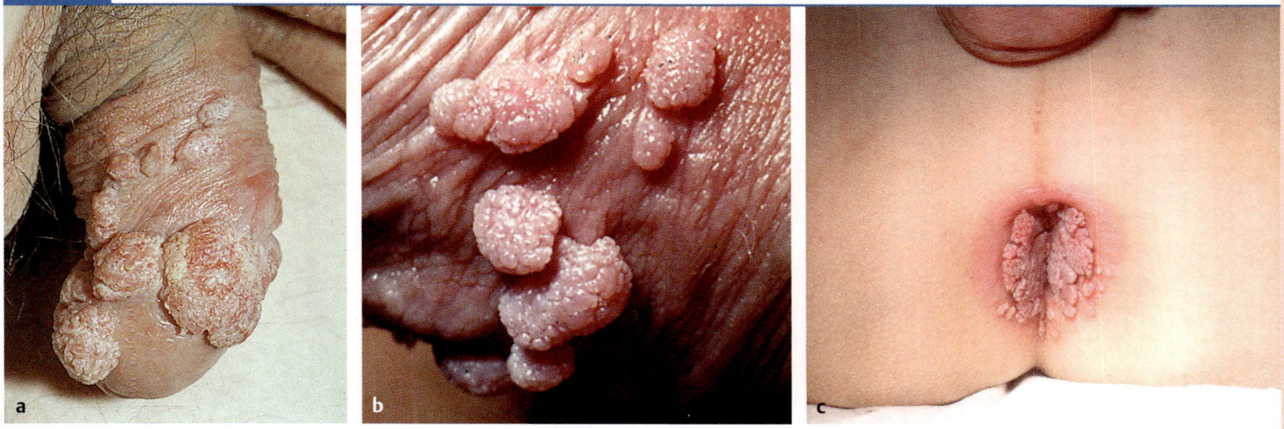

a Blumenkohlartige, große und kleine Kondylome am männlichen Genitale.
b Condylomata acuminata, Nahaufnahme.
c Perianal lokalisierte Feigwarzen.

Bowenoide Papulose

▶ Synonym.

▶ Definition.

Ätiologie: Sexuell übertragene onkogene HPV-Typen (meist 16, 18, 31, 33).

Klinik: Bei 20–40-jährigen Erwachsenen asymptomatische, 2–5 mm große, makulöse bis flach papulöse, rotbraune Effloreszenzen am äußeren Genitale.

Differenzialdiagnose: Condylomata acuminata, Morbus Bowen, Erythroplasie (Queyrat), Lichen planus.
Diagnostik: klinisches Bild, Histopathologie, HPV-Typisierung (PCR).

Therapie und Prognose: Abtragung mittels Kürettage, Elektrokauter oder CO_2-Laser. Regelmäßige Nachsorge (Rezidive, Kanzerisierung).

⊙ 23.30

Bowenoide Papulose

▶ Synonym. Bowenoide Papeln; pigmentierte Penis/Vulva Papeln

▶ Definition. Mit onkogenen HPV-Typen assoziierte papulöse Dermatose des äußeren Genitale und/oder der Analregion bei beiden Geschlechtern. Histologisch wie Morbus Bowen (Carcinoma in situ), aber nur selten und erst nach langer Latenz in Karzinome übergehend.

Ätiologie: Überwiegend sexuell übertragene onkogene HPV-Typen (meist 16, 18, 31, 33). Lange Latenz zwischen Virusübertragung und klinischer Manifestation möglich.

Klinik: Meist bei 20–40-jährigen Erwachsenen auftretende, multiple, asymptomatische, 2–5 mm große, makulöse bis flach papulöse Effloreszenzen am äußeren Genitale. Bei Männern an Glans penis, Präputium, Penisschaft, bei Frauen an den Labia majores et minores. Bei beiden Geschlechtern am Perineum und perianal (Abb. **23.30**). Rotbraune Färbung der vereinzelt, aber auch gruppiert auftretenden Papeln mit glatter, samtartiger bis verruköser (dann weißlicher) Oberfläche. Hohe Spontanheilungs- und Rezidivrate. Nur bei jahrzehntelangem Bestehen selten Übergang in einen Morbus Bowen oder ein invasives genitoanales Karzinom möglich.

Differenzialdiagnose: Condylomata acuminata, Morbus Bowen, Erythroplasie (Queyrat), Lichen planus.

Diagnostik: Die Diagnose wird anhand des klinischen Bildes in Kombination mit dem histopathologischen Befund (Aufhebung der typischen epidermalen Schichtung wie beim Morbus Bowen, intraepidermale, atypische, dyskeratotische Keratinozyten) und einer HPV-Typisierung (onkogene HPV-Typen) mittels PCR gesichert.

Therapie und Prognose: Die Therapie erfolgt durch Abtragung mittels Kürettage, Elektrokauter oder CO_2-Laser. Es besteht Rezidivneigung, der Übergang in ein Karzinom ist aber selten und findet auch erst nach langer Latenz statt. Aufgrund der Rezidivneigung und des (wenn auch niedrigen) Karzinomrisikos sollte eine regelmäßige Nachsorge erfolgen.

⊙ 23.30 **Bowenoide Papulose**

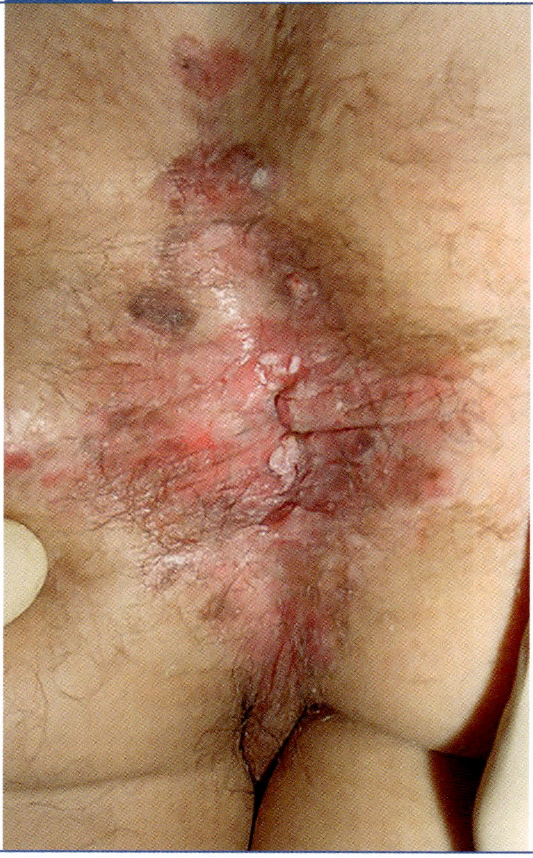

Perianale bowenoide Papulose, bräunliche Papeln und Plaques (Form der perianalen intraepithelialen Neoplasie [PAIN]).

Intraepitheliale Neoplasien

▸ Synonym. CIN, VIN, PIN, VAIN, AIN, PAIN, Erythroplasie Queyrat, bowenoide Papulose, Morbus Bowen, Leukoplakie

▸ Definition. Mit onkogenen HPV-Typen assoziierte makulöse bis papulöse Läsionen der genitalen und analen **Schleimhäute** beider Geschlechter, die sich zu Präkanzerosen und Plattenepithelkarzinomen weiterentwickeln können. Abgeleitet von der zervikalen intraepithelialen Neoplasie (CIN, dysplastischen Zellveränderungen an der Zervix uteri in der Gynäkologie) werden heute ebensolche Veränderungen an der Vagina, der Vulva, dem Penis und der analen Schleimhaut (siehe Tab. **23.3**) histopathologisch in drei Grade (I, II, III) eingestuft und entsprechend beobachtet oder behandelt. Ältere, meist klinisch entstandene Krankheitsbezeichnungen wie Leukoplakie, Morbus Bowen und bowenoide Papulose werden heute aufgrund histopathologischer und viraler Zusatzbefunde teilweise ersetzt.

23.3 Intraepitheliale Neoplasien

Abkürzung	Diagnose	klinische Bezeichnung
CIN	zervikale intraepitheliale Neoplasie	Dysplasie der Zervix uteri, SIL = Squamous Intraepithelial Lesion
VIN	vulväre intraepitheliale Neoplasie	Leukoplakie der Vulva, Morbus Bowen, bowenoide Papulose der Vulva
PIN	penile intraepitheliale Neoplasie	Erythroplasie Queyrat, Morbus Bowen, bowenoide Papulose des Penis
AIN	anale intraepitheliale Neoplasie	anales Carcinoma in situ, Morbus Bowen, anale bowenoide Papulose
PAIN	perianale intraepitheliale Neoplasie	perianaler Morbus Bowen, perianale bowenoide Papulose
VAIN	vaginale intraepitheliale Neoplasie	(keine HPV-Infektion)

Ätiologie: Sexuell übertragene onkogene HPV-Typen (meist 16, 18, 31 und 33, seltener auch 35, 39, 45, 51 und 52) sind für HPV-induzierte Präkanzerosen und maligne Tumoren (Zervix-, Vulva-, Penis-, Mund-Rachen- und Analkarzinome) in einem hohen Prozentsatz mitverantwortlich. Mit steigendem Grad der zellulären Dysplasien wird vor allem bei Männern mit einer HIV-Infektion eine steigende Zahl von onkogenen HPV-Typen in den Läsionen diagnostiziert.

Klinik und Diagnostik: Die Diagnose wird anhand des klinischen Verdachtes (Erytheme und erythematöse flache Infiltrate oder leukoplake Herde an den genitoanalen Schleimhäuten bei Dysplasie Grad I und II, Abb. **23.31**) in Kombination mit dem histopathologischen Befund (Dysplasie unterschiedlichen Grades, Mitosen, dyskeratotische Keratinozyten) und dem Nachweis onkogener HPV-Typen (mittels PCR) gesichert. Bei fortgeschrittener Dysplasie (Grad III) zeigen sich klinisch und histopathologisch etablierte Plattenepithelkarzinome.

Therapie und Prognose: Bei oberflächlichen Läsionen Grad I–II erfolgt eine lokale Abtragung mittels Kürettage, Elektrokauter, photodynamischer Therapie oder CO_2-Laser. Bei Grad-III-Läsionen mit invasivem Wachstum ist eine komplette chirurgische Exzision mit histopathologischen Kontrollen der Ränder erforderlich. In allen Fällen intraepithelialer Neoplasien sind aufgrund der Rezidivneigung und dem Risiko sekundärer Kanzerisierung regelmäßige Nachsorgeuntersuchung notwendig.

Intraepitheliale Neoplasien

▸ Synonym.

▸ Definition.

23.3

Ätiologie: Sexuell übertragene onkogene HPV-Typen (meist 16, 18, 31 und 33, seltener auch 35, 39, 45, 51 und 52) sind bei Präkanzerosen und malignen Tumoren der genitoanalen Schleimhäute (Zervix-, Vulva-, Penis-, Mund-Rachen- und Analkarzinome) in einem hohen Prozentsatz beteiligt.

Klinik und Diagnostik: Je nach Lokalisation infiltrierte erythematöse Plaques und flachpapulöse Effloreszenzen der betroffenen Schleimhautareale (histopathologische Dysplasiegrade I und II, Abb. **23.31**) oder bereits etablierte Plattenepithelkarzinome (Grad III). HPV-Typisierung (PCR).

Therapie und Prognose: Flache Läsionen Grad I–II: Abtragung mittels Kürettage, Elektrokauter, photodynamischer Therapie oder CO_2-Laser. Bei Grad-III-Läsionen komplette Exzision mit histopathologischer Randkontrolle. In allen Fällen regelmäßige Nachsorge (Rezidive, sekundäre Kanzerisierung).

23.31

23.31 **Intraepitheliale Neoplasie**

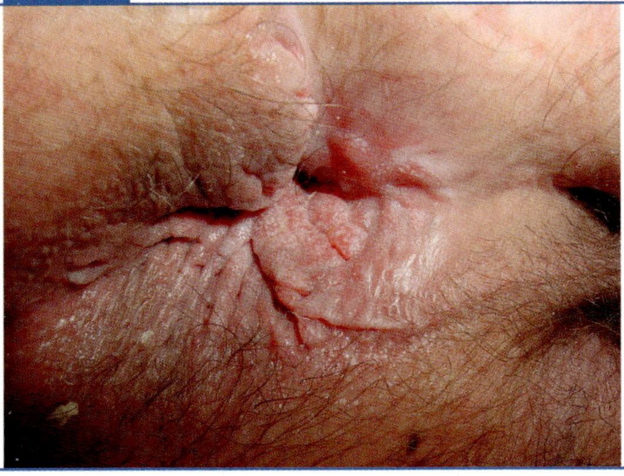

Anale intraepitheliale Neoplasie (AIN) Grad III, Morbus Bowen, Analrandkarzinom in situ.

Morbus Heck

Morbus Heck

▸ Synonym.

▸ **Synonym.** Floride epitheliale Hyperplasie, Mundschleimhautwarzen

▸ Definition.

▸ **Definition.** Es handelt sich um eine in Europa seltene, bei den Inuit und indigenen Völkern im Amazonas-Gebiet häufigere (auch familiär gehäufte) asymptomatische Infektion der oralen Schleimhäute mit HPV 13 (selten auch HPV 32). Benigner Verlauf mit spontaner Rückbildungstendenz innerhalb von 2 Jahren.

Ätiologie: HPV 13, selten HPV 32. Genetische Komponente.

Ätiologie: HPV 13, selten HPV 32. Wegen familiären Auftretens wird eine genetische Komponente vermutet.

Klinik: multiple, rötliche bis weiße weiche orale Papeln mit zerklüfteter Oberfläche (Warzen).

Klinik: In der Regel asymptomatische, oft von den Patient*innen unbemerkte, multipel auftretende, wenige Millimeter große, rötliche bis weiße, weiche orale Papeln mit zerklüfteter Oberfläche (orale Warzen, Abb. **23.32**). Einzelstehend, aber auch zu etwas größeren Plaques konfluierend. Lippen, bukkale Schleimhaut und Zunge können betroffen sein.

Differenzialdiagnosen: Leukoplakien, oraler Lichen planus, White-Sponge Nevus (WSN).

Differenzialdiagnosen: Leukoplakien, oraler Lichen planus, White-Sponge Nevus (WSN).

Diagnostik: klinisches Bild.

Diagnostik: Klinisches Bild, sorgfältige Inspektion der Mundschleimhaut.

Therapie: Wegen der Tendenz zur Spontanremission meist nicht erforderlich.

Therapie: Da die oralen Warzen in aller Regel nach einigen Monaten (bis 2 Jahren) spontan abheilen und eine maligne Entartung nicht zu befürchten ist, kann auf eine Therapie verzichtet werden. Bei v. a. funktionell störenden Befunden kann eine chirurgische Abtragung, Laserbehandlung oder Elektrokauterisation erfolgen.

23.32

23.32 **Morbus Heck**

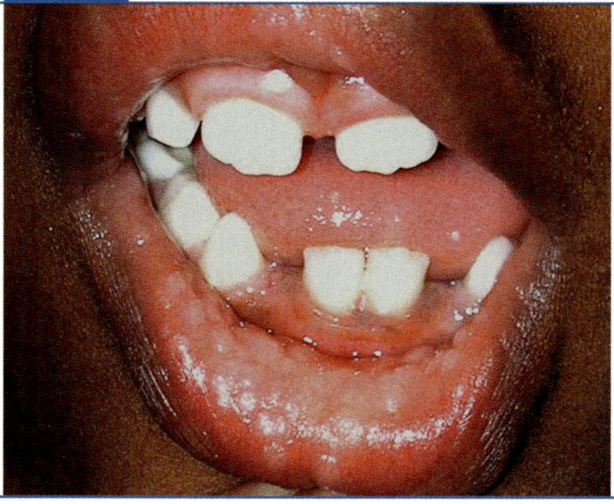

Im Bereich der Unterlippe, beetartige Aussaat leicht erhabener hautfarbener Papeln mit verruziformer Oberfläche.

Quelle: Höger P, Hrsg. Kinderdermatologie. Thieme; 2021

Epidermodysplasia verruciformis (EV)

▶ **Synonym.** Verrucosis generalisata, Lewandowski-Lutz Syndrom

▶ **Definition.** Es handelt sich um eine seltene, familiär gehäufte Erkrankung mit nachgewiesenen autosomal-rezessiv vererbten Gendefekten, die für verschiedene HPV-Infektionen ab früher Kindheit empfänglich machen. Neben Befunden, die planen Warzen entsprechen, treten auch Pityriasis-versicolor-artige Effloreszenzen, Präkanzerosen und kutane Plattenepithelkarzinome auf.

Ätiologie: Bei nachgewiesenen autosomal-rezessiv vererbten Gendefekten können zahlreiche HPV-Virustypen in Assoziation mit bestimmten Hautbefunden isoliert werden. Bei der **benignen** Verlaufsform bestehen Verruca-plana-artige Effloreszenzen (durch HPV 3 und 10). Es können jedoch auch Makulae und Plaques auftreten, die einer Pityriasis versicolor ähneln (durch HPV 5, 8, 9, 12, 14, 15, 17, 19–25, 36–38, etc). Diese können im Sinne einer Kokarzinogenese in mit **UV-Licht assoziierte Hautkarzinome** und deren **Präkanzerosen** übergehen (durch HPV 5, 8, 14, 17 und 20). Bei Betroffenen werden oft gleichzeitig multiple HPV-Typen und mehrere Verlaufstypen der Erkrankung (polymorphes Warzenbild) beobachtet.

Klinik: Charakteristischerweise entwickeln sich zunächst plane Warzen vorwiegend an chronisch lichtexponierten Körperstellen (Abb. **23.33**). Erste Läsionen treten in der Regel vor dem 7. Lebensjahr auf und breiten sich symmetrisch aus. Insgesamt resultiert ein Bild pleomorpher Warzen. Die Schleimhäute sind nicht betroffen. Neben den lichtexponierten Arealen, auf denen bevorzugt die Plattenepithelkarzinome auftreten, können auch Handinnenflächen und Fußsohlen, Axillen und äußeres Genitale befallen sein. Im Gegensatz zu vulgären Warzen zeigen die EV-assoziierten Warzen keine spontane Rückbildungstendenz.

Differenzialdiagnose: Multiple pleomorphe Warzen bei hereditären Immundefekten (z. B. T- und B-Zelldefekten), unbehandelter HIV-Infektion und beim Wiskott-Aldrich-Syndrom, Eczema verrucatum bei Atopikern.

Diagnostik: Die Diagnose wird anhand des Auftretens pleomorpher Warzen, des histopathologischen Befundes (entspricht planen Warzen [S. 267]) sowie der HPV-Typisierung (v. a. Nachweis von HPV 3, 5, 8 und 10) mittels PCR gesichert.

Therapie: Aufgrund des onkogenen Potenzials multipler potenziell involvierter HPV-Typen sind regelmäßige dermatologische Kontrollen (Tumorscreening) und eine ausführliche Beratung zum UV-Schutz erforderlich. Funktionell störende Warzen und malignitätsverdächtige Läsionen und Tumoren werden exzidiert. Bei oberflächlichen Tumoren können 5-Fluorouracil-Externa, bei massiver Tumorentwicklung systemische Retinoide eingesetzt werden. Zur Verminderung der Kokarzinogenese durch UV-Licht sind ein dauerhafter, konsequenter Lichtschutz und eine sorgfältige Lichtschutzberatung erforderlich.

23.33 Epidermodysplasia verruciformis

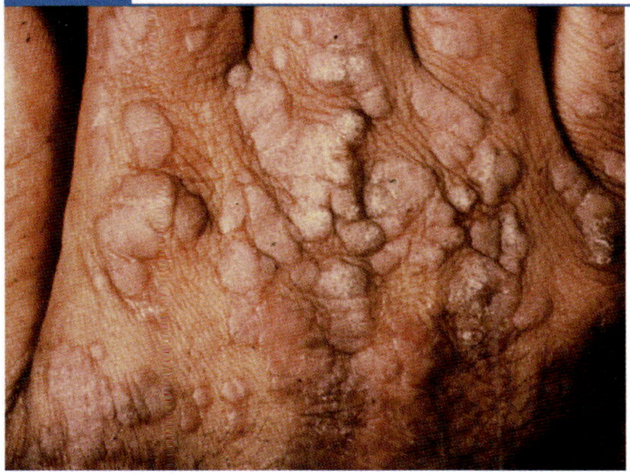

Quelle: Plettenberg A, Meigel W, Schöfer H, Hrsg. Infektionskrankheiten der Haut. Thieme; 2010

Epidermodysplasia verruciformis (EV)

▶ **Synonym.**

▶ **Definition.**

Ätiologie: Neben einer **benignen** Verlaufsform gibt es eine durch die potenziell onkogenen HPV-Typen 5 und 8 charakterisierte Form, die besonders unter UV-Einfluss zu kutanen Präkanzerosen (z. B. Morbus Bowen) und Plattenepithelkarzinomen führen kann.

Klinik: multiple, polymorphe Warzen. Besonders an lichtexponierten Stellen können jahrelang persistierende warzige Läsionen sich zu malignen Plattenepithelkarzinomen und deren Vorstufen umwandeln. Keine Spontanremissionen EV-assoziierter Warzen.

Differenzialdiagnose: Multiple pleomorphe Warzen bei hereditären Immundefekten, unbehandelter HIV-Infektion und beim Wiskott-Aldrich-Syndrom, Eczema verrucatum bei Atopikern.

Diagnostik: Klinisches Bild, Histopathologie und HPV-Typisierung.

Therapie: regelmäßige Kontrolle mittels Tumorscreening; ggf. Entfernung störender Warzen und prämaligner Läsionen. Lichtschutzberatung.

23.33

23.3 Bakterielle Erkrankungen der Haut

23.3.1 Die mikrobielle Besiedlung der Haut

Die Haut wird nach der Geburt mit aeroben und anaeroben Bakterien lipophilen Hefepilzen und Haarbalgmilben besiedelt. Diese Keime bezeichnet man als Standortflora oder **residente Flora und Fauna der Haut**.

Die Gesamtzahl der Standortflora wird auf 10^{12} Mikroorganismen geschätzt.
Mikroorganismen, die nur vorübergehend die Haut besiedeln, bezeichnet man als **transiente Flora**.

23.3.2 Pathogenese von bakteriellen Infektionen

Die Entstehung von bakteriellen Infektionen hängt ab von:

- den **pathogenen Eigenschaften** des Erregers
- der **Eintrittspforte** (Störung der Hautbarriere)
- der **Produktion von antimikrobiellen Peptiden** der Haut
- der **zellulären und humoralen Immunantwort** der Haut.

23.3 Bakterielle Erkrankungen der Haut

C. Sunderkötter; vormals beteiligt: H. Hofmann, M. Meissner**

23.3.1 Die mikrobielle Besiedlung der Haut

Die Besiedlung der Haut mit Mikroorganismen beginnt bei der Geburt. Die geringere Talgsekretion im Kindesalter bedingt niedrige Mengen an *Corynebacterium*, *Cutibacterium* und *Malassezia*, sowie höhere Konzentrationen an Staphylokokken, Streptokokken und insbesondere *Candida*-Arten.

Mit verstärkter Talgproduktion siedeln, je nach Hautregion und Beschaffenheit, in den **talgdrüsenreichen Arealen** wie Gesicht, Rücken und Brust lipophile Taxa (hauptsächlich *Cutibacterium* und *Malassezia*-Pilze [*Malassezia furfur*, alter Name: *Pityrosporum ovale*]). Aber auch viele Staphylokokken (*Staphylococcus aureus* und *Staphylococcus epidermis*) existieren dort, da sie gegenüber den Fettsäuren und dem leicht sauren pH unempfindlicher sind als die nun zurückgehenden Streptokokken und da sie, durch ihre Lipasen, die Fettsäuren für sich nutzbar machen können (Abb. **2.2**).

In **feuchteren Arealen** mit vielen apokrinen Schweißdrüsen (z. B. Axilla und Leiste), dominieren *Staphylococcus* spp. und *Corynebacterium* spp., während in vergleichsweise **trockenen Regionen** (z. B. Unterarm und Bauch) zwar niedrigere Mengen (10^2–10^3/cm^2), aber eine höhere Vielfalt an mikrobiellen Besiedlern zu finden sind (*Cutibacterium*, *Corynebacterium*, und *Streptococcus* spp.).

In den **Talgdrüsen von Vellushaaren**, v. a. im Bereich der Nase, der Stirn und der Augenbrauen, siedeln Milben der Spezies *Demodex folliculorum* und *Demodex brevis*.

Die Gesamtzahl des Mikrobioms des Menschen wird auf fast 40 Trillionen mikrobielle Zellen (Bakterien, Viren, Fungi) geschätzt. Auf der Haut beträgt die Dichte 10^4–10^6 Bakterien pro cm^2. Durch Umweltkontakte kommt es zur vorübergehenden Besiedlung mit den verschiedensten Mikroorganismen, die zwar auf der Hornschicht haften können, aber bei guter Abwehrlage keine Infektionen hervorrufen. Diese Mikroorganismen bezeichnet man als **transiente oder temporär residente Flora** (S. 32).

23.3.2 Pathogenese von bakteriellen Infektionen

Die Entstehung von bakteriellen Infektionen hängt von erregerspezifischen und wirtsspezifischen Faktoren ab:

- den **pathogenen Eigenschaften** des Erregers: z. B. der Fähigkeit des Mikroorganismus, Endo- und Exotoxine zu bilden, sich an Zellen anzuheften bzw. der Phagozytose zu entgehen.
- der **Eintrittspforte:** Die Besiedlung mit und die Invasion von pathogenen Bakterien wird durch Störungen der epidermalen Barriere begünstigt (z. B. quantitative und qualitative Defekte der Hornschicht, veränderte Zusammensetzung der Lipide sowie Störung des Wassergehaltes der Haut). Ein leicht saurer pH-Wert kommt dem pH-Optimum der Enzyme für die Keratinisierung entgegen (→ Barriere) und behindert die Vermehrung einiger Bakterien. Bedeutsam ist die Standortflora, da sie, u. a. über eigene bakterizide Substanzen, eine Besiedlung durch andere (ortsfremde) Mikroorganismen unterdrückt (bakterielle Interferenz).
- der **Produktion von antimikrobiellen Peptiden der Haut:** Unterschiedliche antimikrobielle Peptide, wie Cathelicidin LL 37 und β-Defensine, werden nach Traumen und bei Besiedlung mit Mikroorganismen vermehrt von Keratinozyten synthetisiert und wirken gegen Bakterien, Viren und Pilze. Sie sind auf der Hautoberfläche, im Haarfollikel und in den Schweißdrüsen nachweisbar. Bei atopischem Ekzem werden einige antimikrobielle Peptide vermindert synthetisiert (z. B. HBD-2, LL-37, Dermicidin). Dies geht einher mit einer dort stets vorhandenen Besiedlung mit *Staphylococcus aureus*. Bei Psoriasis hingegen sind diese Peptide erhöht.
- der **zellulären und humoralen Immunabwehr der Haut:** Nach Eindringen von Mikroorganismen sind die Erkennung und Prozessierung von Antigenen durch antigenpräsentierende Zellen, die Aktivierung von Lymphozyten und die Phagozytose durch Makrophagen oder Granulozyten wichtig für den weiteren Verlauf der Infektion.

23.3.3 Erkrankungen durch Bakterien der Standortflora

Erythrasma

▶ **Definition.** Häufige, oberflächliche, intertriginöse Dermatitis, vor allem axillär und inguinal durch rasenartigen Bewuchs mit pigmentbildendem *Corynebacterium minutissimum*, erkennbar durch karminrote Fluoreszenz im Wood-Licht.

Ätiologie: Durch okklusionsbedingte Zunahme von Wärme und Durchfeuchtung in den so genannten Intertrigoarealen oder dort, wo Haut auf Haut liegt, kommt es zur Vermehrung von ***Corynebacterium minutissimum*** im Stratum corneum. Prädisponierend sind feuchtwarmes Klima, Hygienemängel, okkludierende Kleidung, Adipositas, Diabetes mellitus, hohes Alter und Immunsuppression.

Klinik: Das Erythrasma ist charakterisiert durch scharf begrenzte, blass- oder bräunlich-rote flächige Erytheme ohne Randbetonung mit diskreter Schuppung in intertriginöser Lokalisation, vor allem inguinal, perianal, axillär und submammär (Abb. **23.34a**). Juckreiz ist selten.

Diagnostik: typisches klinisches Bild und **karminrote Fluoreszenz im Wood-Licht (UVA-Licht)** (Abb. **23.34b**). Die Fluoreszenz ist bedingt durch Porphyrinproduktion von *Corynebacterium minutissimum*.

Differenzialdiagnose: intertriginöse Mykose, Intertrigo (irritative Dermatitis), seborrhoisches Ekzem.

Therapie: Eine lokale antimikrobielle Behandlung (z. B. Azol-haltige Cremes, Rezepturen mit Antiseptika [Octenidin oder Polihexanid]) und die Verbesserung der Körperpflege sind die therapeutischen Maßnahmen. Topische Antibiotika (Erythromycin, Fusidinsäure) sind zwar erwiesenermaßen wirksam, sollten aber vermieden werden, um die Selektion resistenter Bakterien und Sensibilisierung der Betroffenen auf Antibiotika zu vermeiden. Bei Persistenz systemische Therapie mit einmaliger Gabe von Clarithromycin.

23.3.3 Erkrankungen durch Bakterien der Standortflora

Erythrasma

▶ Definition.

Ätiologie: Durch Zunahme von Wärme und Durchfeuchtung in so genannten Intertrigoarealen kommt es zur Vermehrung von ***Corynebacterium minutissimum***.

Klinik: Es finden sich scharf begrenzte, flächige Erytheme mit diskreter Schuppung in intertriginöser Lokalisation (Abb. **23.34a**).

Diagnostik: Die **karminrote Fluoreszenz** im Wood-Licht ist typisch (Abb. **23.34b**).

Differenzialdiagnose: intertriginöse Mykose, Intertrigo (irritative Dermatitis), seborrhoisches Ekzem.

Therapie: Lokal austrocknende, antimikrobielle Behandlung; ggf. systemische Antibiotika.

23.34 Erythrasma

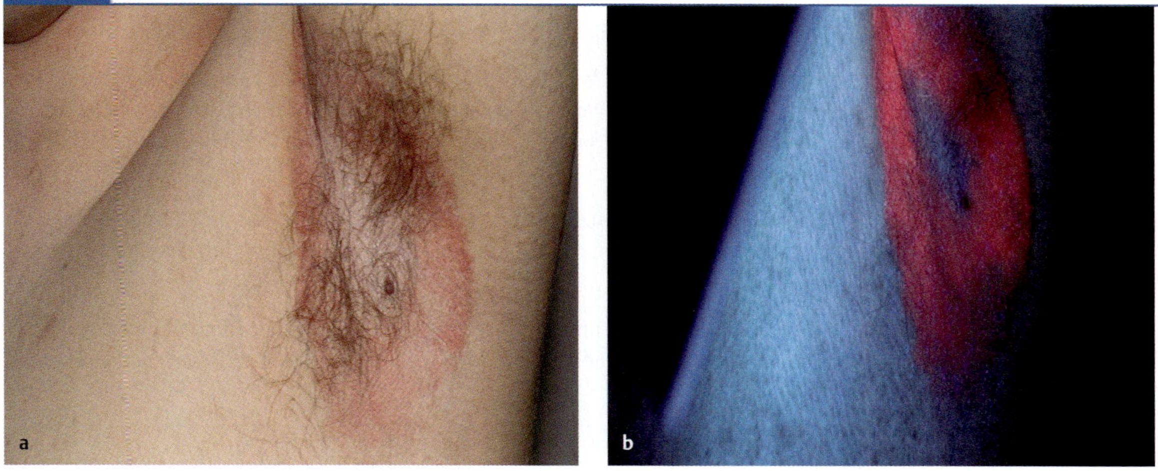

a Erythrasma im Bereich der Axilla.
b Unter Wood-Licht.

Trichobacteriosis palmellina

▶ **Definition.** Oberflächliche Infektion der Achselhaare mit Bakterien (*Corynebacterium tenue*).

Ätiologie: Dichte Besiedlung der Haarschäfte durch Korynebakterien (im Wesentlichen *Corynebacterium tenue*), meist in der Axilla, begünstigt durch Hyperhidrose und mangelnde Körperpflege.

Trichobacteriosis palmellina

▶ Definition.

Ätiologie: Dichte Besiedlung der Haarschäfte durch Korynebakterien, begünstigt durch Hyperhidrose und mangelnde Körperpflege.

⊙ 23.35

⊙ 23.35 **Trichobacteriosis palmellina**

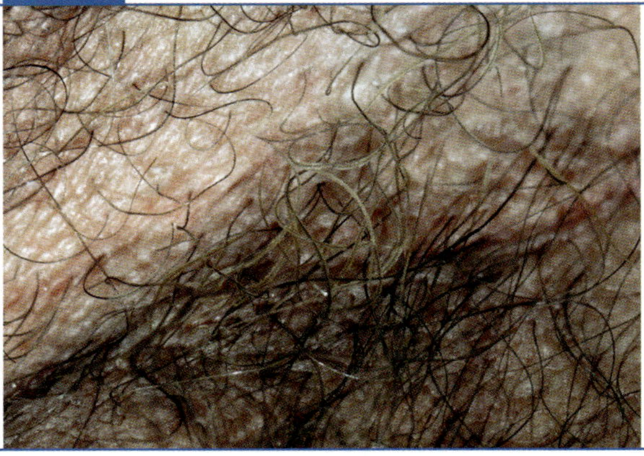

Klinik: Ranzig (u. a. nach Fettsäuren) riechende Beläge der Achselhaare (Abb. **23.35**).

Klinik: Die Achselhaare sind mit gelblich-rötlichen, auch schwärzlichen, schwer abstreifbaren Belägen umgeben, von denen ein ranziger Geruch ausgeht (Abb. **23.35**).

Therapie: Rasieren, danach regelmäßige Körperpflege. Bei Persistenz Erythromycin-Lösung.

Therapie: Die Haare sollten rasiert werden, danach steht regelmäßige Körperpflege im Vordergrund. Bei Persistenz lokale Applikation von Antiseptika (z. B. Lösung mit Benzylbenzoat).

Keratolysis sulcata plantaris

Keratolysis sulcata plantaris

► Synonym.

► Synonym. Pitted Keratolysis (pit = Grube), Keratoma sulcatum

► Definition.

► Definition. Durch Mazeration und Bakterien bedingte, grübchenförmige Hornhautdefekte an den Fußsohlen bei Hyperhidrose und Okklusion.

Ätiologie: Korynebakterien.

Ätiologie: Die Keratolyse wird vor allem durch Korynebakterien und *Dermatophilus congolensis* hervorgerufen, ggfs. auch durch *Kytococcus sedentarius*. Prädispositionsfaktoren sind Hyperhidrosis, Okklusion durch Schuhwerk, aber auch durch plantare Hyperkeratose und feuchtwarmes Milieu. Infolge Aufquellung der Hornschicht und durch Keratinasen der Bakterien entstehen flache Grübchen in der Hornschicht.

Klinik: In feuchtwarmem Klima kommt es durch Korynebakterien zu umschriebener, grübchenförmiger Keratolyse mit starkem Brennen der Fußsohlen (Abb. **23.36**).

Klinik: wie ausgestanzt wirkende Grübchen in oft weißlich mazerierter gequollener Hornschicht, begleitet von einem starken Brennen der Fußsohlen bei Belastung (Abb. **23.36**). Betroffen sind vor allem Soldaten, Arbeiter und Leistungssportler mit okklusivem Schuhwerk.

Diagnostik und Differenzialdiagnose: Klinik und Anamnese sind typisch. Eine Plantarmykose ist auszuschließen.

Diagnostik und Differenzialdiagnose: Die Diagnose ergibt sich aus dem typischen klinischen Bild. Differenzialdiagnostisch ist eine nicht entzündliche Plantarmykose auszuschließen.

Therapie: Beseitigung der Hyperhidrosis und antimikrobielle Lösungen.

Therapie: Die Therapie umfasst die Beseitigung der prädisponierenden Faktoren soweit möglich sowie eine lokale antimikrobielle Behandlung (Azol-haltige Cremes,

⊙ 23.36

⊙ 23.36 **Keratoma sulcatum**

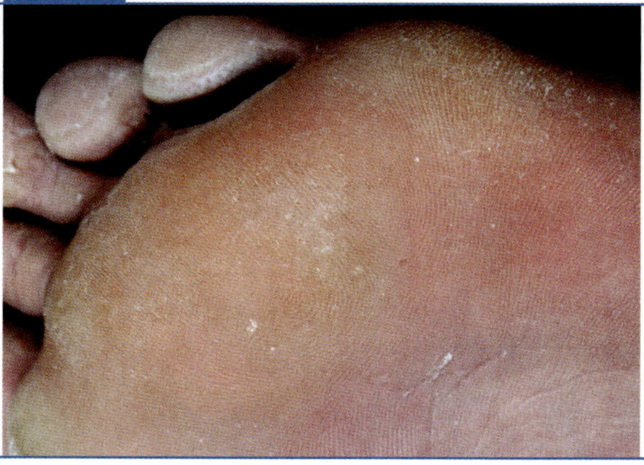

Antiseptika) und Verbesserung der Körperpflege. Bei starker Hyperhidrose z. B. auch Leitungswasseriontophorese oder gar Botulinumtoxin.

Kutane Aktinomykose

▸ Definition. Weltweit auftretende, chronische, granulomatöse Infektion mit Aktinomyzeten, deren Virulenz durch Mischinfektion mit anderen Erregern erhöht wird.

Ätiologie: Infektion durch **grampositive Aktinomyzeten** (*Actinomyces israelii*), deren Virulenz durch **Mischinfektion** mit anderen Erregern erhöht wird. Ursachen für eine Infektion sind oft Traumata, vor allem Eingriffe am Zahnapparat bei vorheriger schlechter Dentalhygiene. Weitere Risikofaktoren sind Diabetes mellitus und Immunsuppression. Bei Durchbruch und Verletzung der Schleimhautbarriere kommt es an der Haut zu abszedierenden Entzündungen und Fistelbildung. Je nach Lokalisation werden **3 Haupttypen** unterschieden:

- **zervikofaziale Aktinomykose** (50–65 % der Fälle)
- **thorakale Aktinomykose** (15–30 % der Fälle)
- **abdominale Aktinomykose** (20 % der Fälle).

Klinik: Man findet meist eine im Bereich des Kieferwinkels (Halsweichteile) beginnende Entzündung mit oft hart oder derb tastbaren knotigen oder plaqueartigen, dermalen Infiltraten und oberflächlichem, rotlividem Erythem, später eitriger Einschmelzung und Fistelbildung sowie Abszessen, Osteomyelitis, Infektionen des Urogenitaltraktes und auch Endo- und Perikarditiden. Selten tritt die Aktinomykose auch nach Verletzung an anderen Stellen auf (Abb. **23.37a**). Es besteht eine Rezidivneigung.

Diagnostik: Anamnese, Klinik, radiologische Bildgebung und Histologie sowie mikrobiologischer Nachweis mittels PCR. Histopathologisch zeigt sich eine granulomatöse Entzündung mit Nachweis von **Drusen**, die auch mikroskopisch im Quetschpräparat nachzuweisen sind. Drusen sind geflechtartige Konglomerate von Aktinomyzeten (Abb. **23.37b**). Eine anaerobe Anzüchtung von Aktinomyzeten und anderen Anaerobiern auf Spezialnährböden ist ebenfalls möglich. Die Diagnose wird oft verzögert gestellt.

Differenzialdiagnose: Differenzialdiagnostisch ist an eine Tuberculosis cutis colliquativa, Nocardiose, andere chronische Abszesse oder Phlegmonen, eine Leishmaniasis, eine tiefe Mykose oder an einen Tumor zu denken.

Therapie: Kombination aus Inzision oder Drainage von Abszessen und einer antimikrobiellen Therapie, wobei Penicillin G das Therapeutikum der ersten Wahl darstellt. Aufgrund der schlechten antibiotischen Penetration des fibrosierten Gewebes ist eine ausreichende Dauer der Therapie wichtig (2–6 Wochen parenteral, 3–12 Monate oral). Bei **Penicillin-Allergie**: Eine Penicillin-Hyposensibilisierung wäre wegen der langen Gabe angemessen, andernfalls Doxycyclin, Clindamycin oder, bei Resis-

Kutane Aktinomykose

▸ Definition.

Ätiologie: Infektion mit *Actinomyces israelii*. Aktinomyzeten sind grampositive Stäbchenbakterien, **keine Pilze!**
Unterscheidung in **zervikofaziale**, **thorakale** und **abdominale Aktinomykose**.

Klinik: Man findet eine Entzündung mit knotigen, derben Infiltraten, später eitriger Einschmelzung im Bereich der Halsweichteile; eine Knochenbeteiligung ist häufig (Abb. **23.37a**).

Diagnostik: Histopathologisch und mikroskopisch werden **Drusen** nachgewiesen (Abb. **23.37b**). Eine kulturelle Anzüchtung ist ebenfalls möglich.

Differenzialdiagnose: Tuberculosis cutis colliquativa, Phlegmone, tiefe Mykose, Tumor

Therapie: Nach der Inzision und Drainage von Abszessen erfolgt eine lang dauernde Antibiotikabehandlung mit Penicillin.

⊙ 23.37 Kutane Aktinomykose

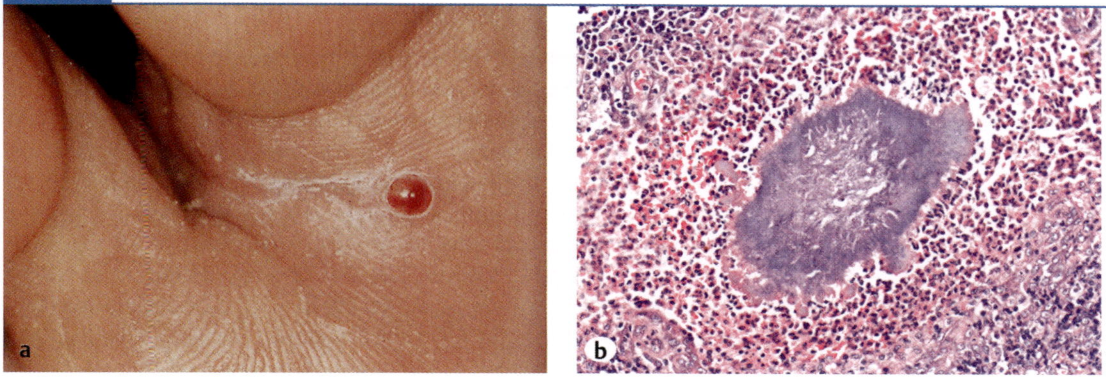

a Rezidivknoten einer Aktinomykose am Fuß.
b Histopathologisches Bild einer Aktinomykose mit einer Druse (Geflecht von Aktinomyzeten). *Quelle: Dr. Rose, Lübeck*

tenzen, auch Imipenem. Wegen der vermutlich bedeutsamen Koinfektion oder Kolonisation mit anderen Bakterien wird auch Ampicillin plus Sulbactam empfohlen, obwohl *Actinomyces* keine Betalaktamase bildet.

23.3.4 Haut- und Weichgewebeinfektionen (primär bakterielle oberflächliche und tiefe Infektionen der Haut)

Haut- und Weichgewebeinfektionen betreffen **Haut**, **Subkutis**, **Hautanhangsgebilde** sowie **Muskulatur** mit ihren **Faszien**.

23.3.4 Haut- und Weichgewebeinfektionen (primär bakterielle oberflächliche und tiefe Infektionen der Haut)

Unter den Haut- und Weichgewebeinfektionen werden Infektionen der **Haut** und **Subkutis**, der **Hautanhangsgebilde** (Nägel, Haare und Haarbalg) sowie der **Muskulatur** (Myositis) einschließlich ihrer **Faszien** (Fasziitis) zusammengefasst. Sie umfassen ein weites Spektrum. Es reicht von meist milden **Lokalinfektionen** (Impetigo) bis hin zu schweren, **foudroyant-septischen** Erkrankungen.
Die Terminologie war oder ist vielfältig, wurde aber in den letzten Jahren vereinfacht. Historisch geprägte Begriffe wie die Pyodermie, das Erysipel oder die Phlegmone überschneiden sich inhaltlich mit angelsächsischen Definitionen.

Pyodermie ist eine eitrige Hautinfektion.
Hauptverursacher von Haut- und Weichgewebeinfektionen sind vor allem **hämolysierende Streptokokken** und ***Staphylococcus aureus***.

Unter **Pyodermie** versteht man eine eitrige Infektion der Haut.
Hauptverursacher von Haut- und Weichgewebeinfektionen sind vor allem **β-hämolysierende Streptokokken** und ***Staphylococcus aureus***. β-hämolysierende Streptokokken breiten sich infolge der enzymatischen Wirkung von Streptokinase und Hyaluronidase eher horizontal aus. *Staphylococcus aureus* ist durch Enzyme wie Koagulase und Hämolysine in der Lage, sich vertikal entlang der Follikel und Schweißdrüsen auszubreiten und Abszesshöhlen zu bilden. Je nach Eindringtiefe und Erreger können verschiedene Hautschichten betroffen sein.

Eine Einteilung der Weichgewebeinfektionen nach Erreger und Lokalisation zeigt Tab. **23.4**.

Eine Einteilung der Weichgewebeinfektionen nach Erreger und Lokalisation zeigt Tab. **23.4**.

23.4

23.4 Übersicht über Lokalisation und Erreger von Weichgewebeinfektionen

Erreger	*Staphylococcus aureus*	β-hämolysierende Streptokokken
Leitenzyme	Koagulase Hämolysine	Streptokinase, Hyaluronidase
Ausbreitung	vertikal (entlang der Follikel und der Schweißdrüsen)	horizontal
betroffene Hautschicht		
Epidermis	Impetigo contagiosa (bullöse Form) Dermatitis exfoliativa (staphylogenes Lyell-Syndrom)	Impetigo contagiosa
obere Dermis	Follikulitis	Ecthyma
tiefe Dermis	Furunkel Karbunkel Phlegmone	Ecthyma Erysipel (in Lymphspalten) nekrotisierende Fasziitis

Impetigo contagiosa

▸ Definition.

Impetigo contagiosa

▸ **Definition.** Häufige, ansteckende, oberflächliche Infektion der Haut, vorwiegend im Kindesalter.

Ätiologie: Erreger der kleinblasigen Form sind **β-hämolysierende Streptokokken**, Erreger der großblasigen Form ist ***Staphylococcus aureus***.

Ätiologie: Invasion von **β-hämolysierenden Streptokokken** der Gruppe A oder von ***Staphylococcus aureus*** in die bei Kindern noch nicht voll entwickelte epidermale Barriere durch oberflächliche Mikroläsionen (z. B. Kratzerosionen unter Juckreiz bei Skabies, atopischem Ekzem). Infektionsquellen sind Nasen- und Racheninfektionen bei Patient*innen oder Impetigoherde bei Kontaktpersonen, vor allem Geschwister, Kindergarten- oder Schulkamerad*innen. Blasen entstehen, wenn im Falle von *Staphylococcus aureus* eines der exfoliativen Toxine (ETA, ETB) gebildet wird, welche das epidermale Desmoglein 1 in Desmosomen spalten (auch Zielantigen bei Pemphigus foliaceus [S. 406]). Wenn die Exfoliatine in großen Mengen in die Blutbahn geschwemmt werden und noch keine Antikörper vorhanden sind, kommt es zum generalisierten **Staphylococcal-Scalded-Skin-Syndrome**.

23.38 Impetigo contagiosa

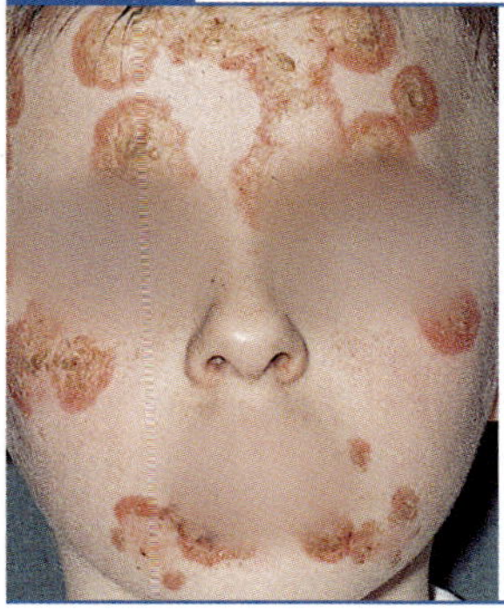

Scharf begrenzte goldbraune krustöse Herde im Gesicht eines Kindes.

Eine Impetigo durch den sog. nephritogenen *Streptococcus pyogenes*, v. a. der Serotypen 1, 4, 12 und 25, birgt das Risiko einer **akuten Poststreptokokken-Glomerulonephritis**

Klinik: Die Impetigo beginnt bevorzugt im Nasen-Mund-Bereich und an den Händen mit einem umschriebenen Erythem und kleinen dünnwandigen Bläschen und Pusteln. Diese brechen schnell auf und breiten sich peripher aus, während Blasendach und das austretende Serum honigfarbene braun- oder gold-gelbe Krusten bilden (**Borkenauflagerungen** nach Eintrocknen). Im weiteren Verlauf **Collerette-artige Schuppung**, manchmal starker Juckreiz.
Die Infektion breitet sich durch **Schmierinfektion** aus (Abb. **23.38**).

Klinik: Beginn bevorzugt im Gesichtsbereich und an den Händen. Es entstehen erythematöse, vesikulopustulöse und krustöse Hautveränderungen (**goldgelbe Krusten**). Ausbreitung erfolgt durch Schmierinfektion (Abb. **23.38**).

Komplikationen: Als Komplikationen können eine regionäre Lymphangitis und -adenitis, selten auch eine postinfektiöse Glomerulonephritis auftreten.

Komplikationen: Regionäre Lymphangitis und -adenitis, postinfektiöse Glomerulonephritis (selten).

Diagnostik: Das klinisch typische Bild und die Anamnese führen zur Diagnose. Eine mikrobiologische Diagnostik ist nicht notwendig. Antibio- oder Resistogramm (Empfindlichkeitsprüfung) sind allenfalls bei hoher Prävalenz makrolidresistenter *Staphylococcus-aureus*- oder *Staphylococcus-pyogenes*-Stämme sowie bei Verdacht auf PVL-bildende Community-acquired MRSA (CA-MRSA) angezeigt. Antikörpertiter gegen *Streptococcus pyogenes* (Anti-Streptodornase-(DNAse-)B-Antikörper) sind für die Diagnostik und Therapie nicht hilfreich, können aber bei Patient*innen mit Verdacht auf Poststreptokokken-Glomerulonephritis auf eine vorher durchgemachte Streptokokken-Infektion hinweisen (dagegen findet man nach kutaner Streptokokkeninfektion nur selten Anti-Streptolysin-O-Antikörper).

Diagnostik: Die Diagnose wird aus dem klinischen Bild und dem bakteriologischen Erregernachweis gestellt.

Differenzialdiagnosen:
- Beim rezidivierenden Herpes simplex (S. 262) bestehen gruppierte Bläschen auf rotem Grund (nicht mehrere Herde mit honiggelben Krusten).
- Pemphigus foliaceus (S. 406) (bei Kindern selten)
- Pustulöse Tinea (S. 238)

Differenzialdiagnosen: Rezidivierender Herpes-simplex, Pemphigus foliaceus und pustulöse Tinea.

Therapie: Topische Anwendung von **Antiseptika** in geeigneten Rezepturen (Octenidin, Polihexanid, ggf. Polyvidon; z. B. Octenidindihydrochlorid 0,1 % in Basiscreme DAC). Topische Antibiotika (Mupirocin, Fusidinsäure) sind zwar erwiesenermaßen wirksam, sollten aber nur lokal nasal bei MRSA-Befall zum Einsatz kommen, um Selektion resistenter Bakterien und Sensibilisierung der Betroffenen auf Antibiotika zu vermeiden. Indikationen für zusätzliche Gabe systemischer Antibiotika sind multiple Herde (dann Cefadroxil p. o.).

Therapie: Man verwendet lokale Antiseptika und Antibiotika, bei starker Ausbreitung und Rezidiven auch systemische Antibiotikabehandlung.

Ecthyma

Ecthyma

► Synonym. Ecthyma terebrans

► Synonym.

► Definition. Umschriebene, ulzerierende Infektion der Haut durch *Staphylococcus aureus* oder *Streptococcus pyogenes*, die bei Erwachsenen unter feuchtwarmen klimatischen Bedingungen und Okklusion oder bei schlechten hygienischen Verhältnissen auftritt. Ebenso ist ein Auftreten durch Panton-Valentine-Leukozidin (PVL) bildende *Staphylococcus aureus* möglich.

► Definition.

Ätiologie: Infolge hoher Erregerdichte oder PVL-Bildung (*Staphylococcus aureus*) dringen *Staphylococcus aureus* oder Streptokokken in die Dermis ein und schädigen das Gewebe.

Ätiologie: Durch Okklusion oder schlechte hygienischen Verhältnisse kommt es zu hoher Erregerdichte von *Staphylococcus aureus* oder Streptokokken. Durch die zusätzlich oft schon beeinträchtigte epidermale Barriere dringen diese ein und verursachen in der Dermis eine gewebeschädigende Entzündung, in deren Verlauf sich Pusteln und Ulzerationen bilden. Wenn *Staphylococcus aureus* Panton-Valentine-Leukozidin (PVL) bildet, reichen bereits niedrigere Erregerkonzentrationen.

Klinik: einzelne oder multiple, wie **ausgestanzt** wirkende, kreisrunde Ulzera mit gerötetem Rand.

Klinik: Initial besteht eine Pustel, in der sich unter einer gräulich-gelblichen Kruste Eiter sammelt, bis sie aufbricht und ein flaches Ulkus mit scharf begrenzten Rändern und Erythem hinterlässt, das sich binnen weniger Tage auf 1–3 cm ausdehnt. Es finden sich einzelne oder multiple Herde.

Diagnostik: klinisches Bild und geschilderter Verlauf; mikrobiologische Untersuchung bei fehlendem Ansprechen oder bei Verdacht auf PVL-Bildner.
Differenzialdiagnosen: Pyoderma gangraenosum, Ecthyma gangraenosum, Ecthyma contagiosum, kutane Leishmaniasis.

Diagnostik: Das typische klinische Bild und der geschilderte Verlauf ermöglichen die Diagnose. Eine mikrobiologische Untersuchung ist bei fehlendem Ansprechen auf Antibiotika oder bei Verdacht auf PVL-Bildner indiziert.

Differenzialdiagnosen:

- Eine Pyoderma gangraenosum (S. 438) ist gekennzeichnet durch unterminierte livide Ränder, nekrotischen Ulkusgrund und stärkere Schmerzen.
- Beim Ecthyma gangraenosum (S. 288) handelt es sich um eine bakterielle Absiedlung an der Haut aufgrund von Bakteriämie bei abwehrgeschwächten, oft neutropenischen Patient*innen.
- Das Ecthyma contagiosum (S. 252) ist eine von Schafen, Ziegen und Katzen übertragene Kontaktinfektion mit Parapoxviren.
- In Endemiegebieten vorkommende kutane Leishmaniasis (S. 308), welche langsamer (über Wochen) entsteht.

Therapie: antiseptische Lokalbehandlung und systemisches Antibiotikum mit gezieltem Spektrum (Cephalosporine der Gruppe 1 oder 2).

Therapie: Antiseptische Lokalbehandlung (z. B. Octenidin-Lösung, Polihexanid-Gel) oder systemische Therapie mit Cefadroxil oder Cefalexin (gegen Streptokokken und *Staphylococcus aureus* wirksam). Bei gesicherten Streptokokken auch Penicillin V. Im Falle PVL-positiver Keime, sog. Community-acquired MRSA (CA-MRSA), zunächst kalkuliert Cotrimoxazol oder Doxycyclin mit Anpassung des Antibiotikums im Verlauf entsprechend des Antibiogramms.
Regelmäßige Körperhygiene, vor allem bei starkem Schwitzen; in den Subtropen luftige, aber abdeckende Kleidung.

Erysipel

▶ Synonym.

▶ Definition.

Erysipel

▶ Synonym. Wundrose, Erysipelas, Zellulitis

▶ Definition. Es handelt sich um eine häufige, akute Infektion in der Haut und in den Lymphspalten der Dermis durch β-hämolysierende Streptokokken der Gruppe A (seltener G und C). Die Bakterien können nur über eine Eintrittspforte in die Lymphspalten der Haut eindringen.

Klinik: plötzlicher Beginn mit Kopfschmerzen, Fieber, Schüttelfrost und schwerem Krankheitsgefühl. Es bildet sich ein flächenhaftes, meist scharf begrenztes, leuchtend rotes Erythem aus. Das Erysipel ist eine Erkrankung der Kutis, die Ausbreitung erfolgt entlang der Lymphspalten mit **zungenförmigen Ausläufern** und kann zu Lymphangitis (Abb. **23.39b**) und regionärer Lymphknotenschwellung führen.

Klinik: Akut auftretendes, überwärmtes Erythem mit glänzender Oberfläche, scharf begrenzten Rändern und manchmal bogenförmigen Ausläufern (Lymphangitis), meist einige Zentimeter entfernt von der Eintrittspforte (z. B. Interdigitalmykose). Schon bei oder gar vor Auftreten des Erythems typischerweise **systemische Entzündungsreaktion** mit Fieber und zumindest Frösteln, mitunter Kopfschmerzen, Übelkeit und Schüttelfrost sowie entsprechende Laborwerte in Form von erhöhtem CRP und neutrophiler Leukozytose. Je nach möglichem Toxinbestand der Bakterien und Entzündungsreaktion der Betroffenen können Blasen und Einblutungen auftreten. Prädilektionsstellen sind die Unterschenkel oder das Gesicht.
Die Ausbreitung entlang der Lymphspalten kann, neben den **typischen zungen-** oder **strangförmigen Ausläufern**, zu Lymphangitis und regionaler Lymphknotenschwellung im Lymphabflussgebiet führen (Abb. **23.39b**).

Komplikationen: Begleitthrombophlebitis; beim Gesichtserysipel (Abb. **23.39a**) kann eine lebensgefährliche Hirnvenenthrombose auftreten.

Komplikationen: Als Komplikation können eine Begleitthrombophlebitis oder auch eine tiefe Venenthrombose auftreten. Beim **Gesichtserysipel** (Abb. **23.39a**) ist die **Hirnvenenthrombose** eine lebensgefährliche Komplikation. Bei nicht ausreichender Antibiotikabehandlung oder versäumter Sanierung der Eintrittspforte kann es leichter zu Rezidiven kommen. Durch den wiederholten Entzündungsprozess besteht die

23.39 Erysipel

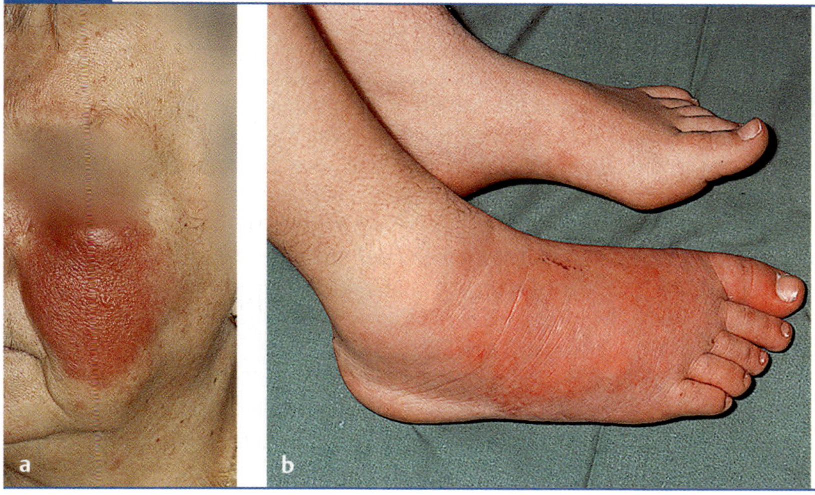

a Gesichtserysipel: hochrote, ödematöse Schwellung der linken Wange mit zungenförmigen Ausläufern über dem Nasenrücken.
b Beginnendes Erysipel am rechten Fuß (Eintrittspforte Zwischenzehenmykose) mit lymphogener Ausbreitung zur Wade.

Gefahr der Obliteration der Lymphgefäße mit nachfolgendem chronischem Lymphödem (Elefantiasis).

Diagnostik: Die Diagnose wird anhand der dargestellten Symptome klinisch gestellt. Die mikrobiologische Diagnostik durch kulturellen Erregernachweis aus Aspiraten oder Biopsien verläuft meist negativ. Hinweise sind erhöhte BSG, CRP, Leukozytose, Neutrophilie, Titer (s. u.) und ggf. Fieber.

Diagnostik: Die Diagnose erfolgt klinisch, bei Unsicherheit mit Hilfe der Entzündungsparameter.

Differenzialdiagnosen:

- Eine begrenzte oder unkomplizierte Phlegmone durch *Staphylococcus aureus* zeichnet sich durch eine matte, lividrote und ödematöse Schwellung aus. Es bestehen kaum initiale Allgemeinsymptome. Ausgangspunkt sind meist ein Ulkus oder eine Wunde.
- Die akute Stauungsdermatitis (Stasisdermatitis, Hypodermitis) an den Unterschenkeln bei chronischer venöser Insuffizienz ist die häufigste Ursache für Fehldiagnosen. Sie zeigt sich meist ebenfalls hellrot, aber es besteht ein deutlicheres Ödem (tiefer eindrückbar als beim Erysipel). Vergesellschaftet ist die akute Stauungsdermatitis mit tastbarer Dermatoliposklerose, aber nicht mit einem initialen Unwohlsein. Allein eine Kompression bringt Besserung.
- Bei erythematöser Insektenstichreaktion breitet sich das ebenfalls helle Erythem mit zungenförmigen Ausläufern binnen Stunden schneller aus. Es bestehen in der Regel weder Fieber noch Allgemeinsymptome.
- Bei Thrombophlebitis besteht eine schmerzhafte, strangförmige Verhärtung. Die Thrombophlebitis ist durch Duplex-Sonografie abgrenzbar, genauso wie die tiefere Phlebothrombose. Ein Erysipel kann aber eine Thrombophlebitis verursachen.
- Auch ein Gichtanfall kommt differenzialdiagnostisch in Frage.

Differenzialdiagnosen: Begrenzte Phlegmone, akute Stauungsdermatitis, erythematöse Insektenstichreaktion, Thrombophlebitis, Phlebothrombose und Gichtanfall.

Therapie: Alle β-hämolysierenden Streptokokken sind penicillinempfindlich, daher ist Penicillin die Therapie der Wahl (und wirksamer als Aminopenicilline oder Cephalosporine). Bei unkomplizierten Erysipelen eines ansonsten gesunden Erwachsenen reicht eine orale Therapie. Meist jedoch liegt ein schweres oder kompliziertes Erysipel vor, bei welchem eine hochdosierte parenterale **Penicillin-Therapie** indiziert ist. Ergänzend sind relative Bettruhe, Kompressionsbehandlung des erkrankten Beines sowie die Sanierung der Eintrittspforte (z. B. Fußmykose) erforderlich. Zur Thromboseprophylaxe werden niedrig dosierte Heparinoide s. c. gegeben.
Kommt es nach 48 h nicht zur Entfieberung oder zum Rückgang des Ödems (erkennbar an Fältelung der Haut), muss die Diagnose überprüft und das Antibiotikum eventuell umgestellt werden (z. B. Cephalosporine der 2. oder 3. Generation oder Clindamycin). Bei häufigen Rezidiven muss eine prophylaktische Langzeitbehandlung mit Penizillin oral oder Depotpenizillin (z. B. Tardocillin) durchgeführt werden.

Therapie: Bettruhe, hochdosierte, parenterale **Penicillin-Therapie** und Sanierung der Eintrittspforte. Bei Rezidiven antibiotische Langzeitbehandlung. Thromboseprophylaxe.

Nekrotisierende Weichgewebeinfektionen

► Synonym.

► Definition.

Nekrotisierende Weichgewebeinfektionen

► Synonym. Streptokokkengangrän

► Definition. Die sogenannten nekrotisierenden Weichgewebeinfektionen (z. B. nekrotisierende Fasziitis) sind foudroyante, unmittelbar vital bedrohliche Infektionen der Haut, des Unterhautgewebes, der Faszie und auch der darunterliegenden Skelettmuskulatur aufgrund Toxin-vermittelter ischämischer, flächiger Nekrosen der Subkutis und Faszien.
Sie gehen nicht regelhaft aus Phlegmonen oder Abszessen hervor, sondern aus Infektionen mit Erregern, die besondere Toxine bilden, welche intravasale Thrombosen und ischämische Nekrosen induzieren. Durch eine Fehlsteuerung der humoralen und zellulären Wirtsabwehr wird eine Schocksymptomatik verursacht.
Eintrittspforten der Erreger sind neben der hämatogenen Streuung meist Bagatelltraumen, infizierte Operationswunden und Injektionsstellen (Spritzenabszess), seltener entzündete periurethrale Drüsen oder perianale Infektionen (Fournier'sche Gangrän).

Ätiologie: Infektion der Subkutis und Faszien mit bestimmten Bakterien (u. a. Streptokokken der Gruppe A), welche besondere Toxine bilden, die ischämische Nekrosen verursachen.
Prädisponierende Faktoren sind diabetische Ulzera, Dekubitus, Rektumfissuren oder Operationen am Unterbauch.

Ätiologie: Infektion durch besondere toxinbildende Streptokokken der Gruppe A oder auch Mischinfektionen mit gramnegativen Enterobacteriaceae und Anaerobiern (z. B. *Bacteroides fragilis*, *Prevotella melaninogenica*, aber auch Clostridien wie *Clostridium perfringens* [Gasbrand]) oder durch Vibriobakterien. Im Fall der Streptokokken-bedingten nekrotisierenden Weichgewebeinfektion gehen sie nicht aus einer vorbestehenden Weichgewebeinfektion hervor. In der Regel bilden sie sich, wenn Erreger in die Haut gelangen, welche – z. B. Phagen-vermittelt – besondere Toxine bilden, die ischämische Nekrosen und eine Schocksymptomatik verursachen. Zusätzlich wird eine fehlgesteuerte humorale und zelluläre Immunantwort, ähnlich eines Zytokinfreisetzungssyndroms, vermutet. Die polymikrobiellen Formen treten eher bei älteren Patienten mit Komorbiditäten auf. Typische **prädisponierende Faktoren** sind diabetische Ulzera, Dekubitus, Rektumfissuren oder Operationen am Unterbauch.

Klinik: Lebensbedrohliche Gangrän aufgrund besonderer Toxinbildung durch Streptokokkken oder Mischinfektionen.

Klinik: Klinisch charakteristisch sind ein heftiger Schmerz und der akute **foudroyante Verlauf** mit schwerer Allgemein- und letztendlich Schock-Symptomatik, bzw. ein frühzeitig einsetzendes Organversagen. Die Ischämie bedingt den Schmerz, der in keinem offensichtlichen Verhältnis zu dem zunächst sichtbaren klinischen Befund steht.
Die Streptokokken-bedingten nekrotisierenden Weichgewebeinfektionen zeigen sich oft als schmerzhafte, erysipelartige Rötungen und später harte Schwellungen, meist an Extremitäten, Unterbauch oder Perinealregion, die innerhalb von Stunden zu hämorrhagischer Infarzierung und Gangrän führen.

Komplikation: Sepsis, Verbrauchskoagulopathie.
Diagnostik: Das klinische Bild mit dem unverhältnismäßigen Schmerz sollte zur Diagnose führen, Bildgebung (MRT) oder Laboruntersuchungen dürfen die chirurgische Sanierung nicht verzögern.

Komplikation: Sepsis, Verbrauchskoagulopathie.

Diagnostik: Klinisch aufgrund des akuten foudroyante Verlaufes, des im Verhältnis zum Erythem überproprotional schweren Schmerzes und der zunehmend schweren Allgemeinsymptomatik bzw. des frühzeitig einsetzenden Organversagens.
Bildgebung mittels MRT oder Laboruntersuchungen dürfen die chirurgische Sanierung nicht verzögern.

Therapie: Großzügige Entfernung aller nekrotischen Bereiche, parenterale Antibiotikagabe und Schocktherapie.

Therapie: Ein früher Beginn der Therapie durch radikales chirurgisches Débridement und eine von Beginn an ausreichend hohe Dosierung der Antibiotika sind entscheidend. Die Antibiotika müssen die infrage kommenden grampositiven und gramnegativen Bakterien (einschließlich Anaerobier) erfassen sowie die Toxinbildung inhibieren und eine gute Gewebegängigkeit haben (z. B. Carbapeneme in Kombination mit Clindamycin oder Linezolid). Die Anwendung hyperbaren Sauerstoffs kann helfen.
Bei zu spätem Therapiebeginn besteht eine hohe Letalität (20–30 %).

Follikulitis

Superfizielle Follikulitis

▶ Synonym. oberflächliche Haarfollikelentzündung, Osteofollikulitis Bockhart

▶ Definition. Follikulitiden sind oberflächliche, durch Infektionserreger bedingte Entzündungen der Haarfollikel, meist durch auf der Haut kolonisierende *Staphylococcus aureus*, klinisch als Pusteln erscheinend.

Ätiologie: Infektion des oberen Teils des Haarfollikels, meist durch auf der Haut kolonisierenden *Staphylococcus aureus*, seltener durch gramnegative Bakterien, *Candida* spp., zoophile Dermatophyten oder durch den im Follikel residenten Hefepilz *Malassezia furfur*. Durch Okklusion der Follikelausführungsgänge kommt es zu einer Störung der Homöostase und einer Vermehrung des residenten *Staphylococcus aureus*. Begünstigend wirken feuchtwarmes Klima, Okklusivverbände oder Reibung (jeweils Verlegung der Follikelöffnungen).

Klinik: Follikulär gebundene Pusteln mit gerötetem Rand, zentral meist ein Terminalhaar (bei Vellushaarfollikeln mit Lupe untersuchen). Sekundär mit gelben Krusten belegte Papeln mit Randerythem. Prädilektionsstellen sind Gesicht, Rücken, Gesäß und Oberschenkelstreckseiten, nicht an Palmae und Plantae vorkommend. Ggf. Übergang in Furunkel.

Diagnostik: Diagnose wird anhand der Klinik und Anamnese gestellt. Eine mikrobiologische Kultur ist nur erforderlich, wenn die Ursache oder Art der Follikulitis nicht klar sind: Z.B. zum Ausschluss von Follikulitis bei Tinea barbae (epilierte Haare für die mykologische Kultur), *Candida*-Follikulitis oder Follikulitis durch gramnegative Bakterien sowie zum Ausschluss von MRSA oder PVL-positivem *Staphylococcus aureus*.

Differenzialdiagnosen und Varianten:
- Follikulitiden bei Acne vulgaris (→ mit Komedonen).
- Bei Rosazea mit *Demodex*-Follikulitis zeigen sich gruppiert stehende Papeln und Papulopusteln, oft einseitig betont an den Wangen. Zusätzlich bestehen Zeichen der Rosazea.
- Follikulitis durch gramnegative Bakterien (Whirlpool-Follikulitis): Es bestehen follikuläre Pusteln, z. B. nach Aufenthalt in kontaminierten Whirlpools oder als Komplikation einer antibiotischen Therapie von Acne vulgaris. Kulturell können gramnegative Erreger wie *Pseudomonas*, *Aeromonas hydrophila* u. a. nachgewiesen werden.
- Die *Candida*-Follikulitis entwickelt sich eher perioral oder perianal bei Prädispositionsfaktoren für *Candida albicans*. Der Verlauf ist chronisch.
- Bei der Folliculitis barbae durch Dermatophyten (bei Tierkontakt, z. B. Rinder) besteht eine eitrige Follikulitis der Barthaare.
- Die *Malassezia furfur*-Follikulitis entwickelt sich meist im Sommer und zeigt sich mit Papeln und Pusteln v. a. an Oberarmen, Rücken und Brust, aber nicht im Gesicht.

Therapie: Bei vereinzeltem Auftreten ist eine spontane Abheilung möglich. Bei Persistenz oder Ausbreitung meidet oder behandelt man Auslöser oder Provokationsfaktoren (Rasur meiden) und gibt antiseptische Lösungen (z. B. Octenidin, Triclosan, Chlorhexidin-Lösung). Topische Antibiotika kommen nicht zum Einsatz. Bei stärkerer Entzündungsreaktion können kurzfristig zusätzlich topische Glukokortikoide verabreicht werden. Nur bei ausgeprägten Follikulitiden oder Immunsuppression systemische Gabe von Antibiotika, bzw. bei Tinea barbae systemische Antimykotika. Bei PVL bildenden *Staphylococcus aureus* Dekontamination.

Follikulitis

Superfizielle Follikulitis

▶ Synonym.

▶ Definition.

Ätiologie: Infektion des oberen Haarfollikels, meist durch auf der Haut kolonisierenden *Staphylococcus aureus*, begünstigt durch Okklusion, feuchtwarmes Klima oder Reibung.

Klinik: follikuläre Pustel (oft zentrales Haar mit Lupe erkennbar) im behaarten Bereich.

Diagnostik: Die Diagnose wird klinisch gestellt. Zur Identifikation der Keime dient die bakteriologische Untersuchung des Pustelinhalts. Zur Differenzialdiagnose der pustulösen Mykose epilierte Haare zur mykologischen Kultur entnehmen.

Differenzialdiagnosen und Varianten: Follikulitiden bei/durch Acne vulgaris, Rosazea (Demodex-Follikulitis), gramnegative Bakterien (Whirlpool-Follikulitis), *Candida*, Dermatophyten (Folliculitis barbae), *Malassezia furfur*.

Therapie: Die Behandlung erfolgt lokal antiseptisch oder mit Antibiotika systemisch.

Furunkel und Karbunkel

▸ Synonym.

▸ Definition.

Ätiologie: Der häufigste Erreger ist ***Staphylococcus aureus***. Disseminierte Furunkel treten bei gestörter Immunabwehr oder Diabetes mellitus auf. Rezidivierende Furunkel sind auch Zeichen für einen Befall mit PVL-bildenden *Staphylococcus aureus*.

Klinik und Komplikationen: Zum klinischen Bild siehe Abb. **23.40**. Eine gefürchtete Komplikation ist bei Oberlippen- und Nasenfurunkeln die **septische Sinus-cavernosus-Thrombose**.

Das Auftreten von beetartig konfluierten Furunkeln nennt man **Karbunkel**.

Diagnostik: klinisches Bild, Punktionseiter zur bakteriologischen Untersuchung.

Therapie: Therapeutische Möglichkeiten sind lokale Anwendung von Ichthyol, Stichinzision und systemische Antibiotikagabe.

▸ Merke.

⊙ 23.40

Furunkel und Karbunkel

▸ **Synonym.** tiefe Follikulitis und Perifollikulitis

▸ **Definition.** Tiefe bakterielle, abszedierende Entzündung, ausgehend vom Haarfollikel.

Ätiologie: Der häufigste Erreger ist ***Staphylococcus aureus***. Multiple, disseminierte Furunkel (Furunkulose) weisen auf schlechte hygienische Verhältnisse, Diabetes mellitus oder eine gestörte Immunabwehr hin. Rezidivierende Furunkel sind auch Zeichen für einen Befall mit PVL-bildenden *Staphylococcus aureus*.

Klinik und Komplikationen: In der Umgebung eines Follikels entwickelt sich innerhalb von Stunden bis Tagen eine tiefe entzündliche Infiltration (Perifollikulitis) und ein stark druckschmerzhafter, hyperthermer, fluktuierender Abszess (Abb. **23.40**), mögliches Fortschreiten bis zum handgroßen Karbunkel mit Fieber. Typisch ist die zentrale Nekrose, die zur Abheilung mit Narben führen kann. Es kommt entweder zur Spontanentleerung nach außen oder seltener zur Resorption. Einbruch der Bakterien in die Lymphbahnen führt zur regionalen Lymphangitis und Lymphadenitis. Eine gefürchtete Komplikation ist die hämatogene Aussaat. Insbesondere bei Oberlippen- und Nasenfurunkeln kann es zur **septischen Sinus-cavernosus-Thrombose** oder Orbitaphlegmone kommen, da es keine zwischengeschalteten Lymphknoten gibt.
Das Auftreten von beetartigen Furunkeln, die konfluieren, bezeichnet man als **Karbunkel**. Das Karbunkel tritt häufig im Bereich des Nackens auf und reicht meist weiter in die Tiefe.

Diagnostik: Die Diagnosestellung erfolgt anhand des klinischen Bildes. Außerdem erfolgt ein Abstrich aus Punktionseiter, der zur bakteriologischen Kultur und für das Antibiogramm verwendet wird. Eine Untersuchung auf PVL muss separat beauftragt werden.

Therapie: Furunkel und Karbunkel sollten inzidiert werden, wenn sie genügend abszediert („gereift") und im Stadium der Fluktuation sind („Ubi pus, ibi evacua!"). Die lokale Anwendung von ichthyolhaltigen Zugsalben oder warm-feuchten Umschlägen können die eitrige Einschmelzung fördern. Bei Lippen-, Nasen- und Augenlidfurunkel sollte meist schnell eine Antibiotikatherapie erfolgen. Weitere Indikationen zur Antibiotikagabe sind deutliche Rötung und Induration des umgebenden Weichgewebes oder Bestehen systemischer Symptome. Mittel der Wahl sind Cefalexin und Cefadroxil sowie Cefazolin oder Flucloxacillin parenteral; wenn Anaerobier nicht ausgeschlossen sind (z. B. bei tiefergehenden Karbunkeln) auch Clindamycin. Wenn Furunkel sich bei ansonsten gesunden Patient*innen außerordentlich rasch entwickeln, ausdehnen, Nekrosen ausbilden oder rezidivieren, ist oft ein PVL-bildender *Staphylococcus aureus* der Erreger (CA-MRSA). In diesen Fällen kann kalkuliert mit Cotrimoxazol oder auch Doxycyclin begonnen und das Antibiogramm abgewartet werden.

▸ **Merke.** Bei Gesichtsfurunkeln sind zusätzlich absolute Bettruhe und weiche Kost indiziert.

⊙ 23.40 **Furunkel**

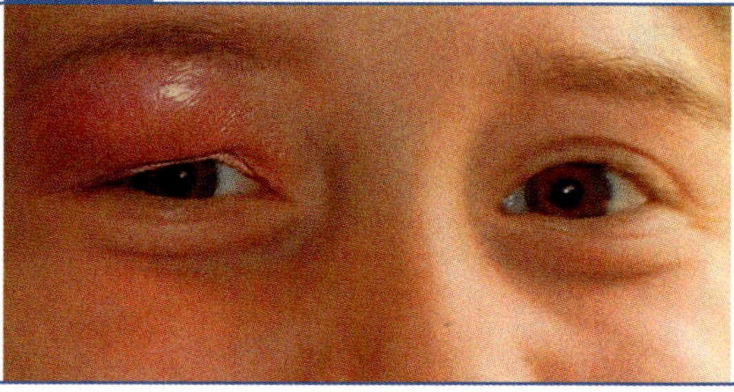

Furunkel des rechten Oberlides.

Quelle: Gortner L, Meyer S, Hrsg. Duale Reihe Pädiatrie. Thieme; 2018

Bei Rezidiven sollte nach der Infektionsquelle und/oder einer zugrunde liegenden Immunabwehrschwäche gesucht werden.

Komplizierte (schwere) und unkomplizierte (begrenzte) Phlegmone

▶ Definition. Eitrig-nekrotische Weichgewebeinfektion der Dermis und Subkutis, in der Regel durch *Staphylococcus aureus*. Wenn die Infektion noch nicht bis an die Faszie reicht und kein Débridement erfordert, spricht man von **unkomplizierter Phlegmone**. Bei invasiver, grenzüberschreitender, mindestens bis zur Faszie reichender Weichgewebeinfektion und/oder deutlichen Zeichen einer systemischen Reaktion von **komplizierter Phlegmone** (in Anlehnung an den Begriff komplizierte Haut- und Weichgewebeinfekition, der früher für klinische Studien benutzt wurde).

Ätiologie: Meist entsteht eine Phlegmone nach Verletzung der Haut oder postoperativ durch Eindringen von Bakterien in das Weichgewebe. Bei Immunkompetenten ist meist *Staphylococcus aureus* der Verursacher, unabhängig davon, ob noch andere kolonisierende oder kontaminierende Mikroorganismen (z. B. Vertreter der Hautmikrobiota oder aus den Intestinalmikrobiota) im Wundabstrich isoliert wurden.
Zunächst kommt es zu einer lokalen Entzündungsreaktion des Körpers (anders als beim Erysipel). Wenn Beeinträchtigungen der Immunabwehr vorliegen (periphere arterielle Verschlusskrankheit, nicht gut eingestellter Diabetes mellitus, Immunsuppression inkl. Neutropenie), oder bei Eindringen von Fremdkörpern, können auch andere Bakterien das Weichgewebe infizieren. Dann liegt meist schon eine komplizierte Phlegmone vor.
Bestimmte Erreger verursachen **Varianten** von begrenzten Phlegmonen mit teilweise typischer eigener Symptomatik:

- *Erysipelothrix rhusiopathiae* verursacht das Erysipeloid (S. 294).
- Die bukkale Zellulitis bei Kindern bis zum 2. Lebensjahr wird verursacht durch *Haemophilus influencae.*
- Vibrionen (Vorkommen v. a. küstennah im aufgewärmten Meerwasser) verursachen schwere nekrotisierende Weichgewebeinfektionen, v. a. bei vorbestehender Hepatopathie.

Klinik: Flächiges, überwärmtes, eher livides, schmerzhaftes Erythem mit teigiger Schwellung um eine Eintrittspforte (Ulkus, Wunde). Das Erythem ist matter und unschärfer begrenzt als beim klassischen Erysipel.
Beim Übergang in eine komplizierte Phlegmone liegen zum Teil bis zur Faszie reichende Nekrosen vor, die oft ein chirurgisches Débridement notwendig machen. In der Tiefe kann es zu eitriger Einschmelzung kommen (Abb. **23.41**). Systemzeichen wie Fieber und Krankheitsgefühl sind anfänglich selten, bei ausbleibender Behandlung im Verlauf aber häufiger. Laborchemisch zeigen sich eine Leukozytose und ein erhöhtes CRP.

Diagnostik: Die Diagnose wird klinisch gestellt und mikrobiologisch unterstützt durch kulturellen Erregernachweis aus der Wunde (Nachweis von *Staphylococcus aureus*) samt Antibiogramm (u. a. zur Erkennung von MRSA). Im Verlauf können Dif-

23.41 Phlegmone

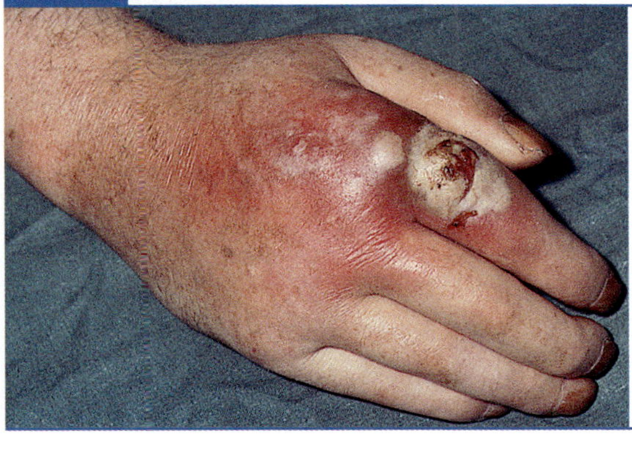

Phlegmone der rechten Hand mit eitriger Einschmelzung am Zeigefinger.

Bei Rezidiven sollte nach der Infektionsquelle und/oder einer zugrunde liegenden Immunabwehrschwäche gesucht werden.

Komplizierte (schwere) und unkomplizierte (begrenzte) Phlegmone

▶ Definition.

Ätiologie: Meist nach Verletzungen der Haut, führt das Eindringen von *Staphylococcus aureus* zu einer lokalen Infektion und Entzündungsreaktion. Wenn Beeinträchtigungen der Immunabwehr vorliegen (z. B. periphere arterielle Verschlusskrankheit, nicht gut eingestellter Diabetes mellitus, Immunsuppression inkl. Neutropenie), oder bei Eindringen von Fremdkörpern, können auch andere Bakterien das Weichgewebe infizieren. Dann liegt meist eine komplizierte Phlegmone vor.

Klinik: flächiges, livides, **schmerzhaftes** Erythem mit teigiger Schwellung (Abb. **23.41**). Allgemeinsymptome.

Diagnostik: klinisch, kultureller Erregernachweis (Antibiogramm) aus Wundabstrich, Blutkultur.

23.41

ferenzialblutbild und Körpertemperatur pathologisch werden. Bei schwererem Verlauf Anlage von Blutkultur und Bestimmung der Vitalparameter.
Bildgebung nur bei Verdacht auf eine Abszedierung oder eine seltene nekrotisierende Weichgewebeinfektion. Eine MRT ist besser geeignet als eine CT.

Differenzialdiagnose: Erysipel, Abszess, Erysipeloid, nekrotisierende Fasziitis

Differenzialdiagnose:
- Das Erysipel (S. 280) zeigt sich initial ohne Fieber oder Frösteln.
- Abszesse sind gekennzeichnet durch eine tastbare, fluktuierende, druckschmerzhafte Eiteransammlung.
- Erysipeloid (S. 294) (Schweinerotlauf)
- nekrotisierende Fasziitis (S. 282)

Therapie: Wichtig ist die ausreichend dosierte Behandlung mit penicillinasefesten Betalaktamantibiotika. Bei komplizierten Phlegmonen ist ein **frühzeitiges chirurgisches Vorgehen** indiziert.

Therapie: Wichtig ist die ausreichend dosierte Behandlung mit penicillinasefesten Betalaktamantibiotika, da diese gegen *Staphylococcus aureus* wirksam sind (Cefadroxil oder Cefalexin p. o.; Flucloxacillin, Cefazolin). Bei tiefen Wunden kommt auch Clindamycin zum Einsatz (wirksam gegen Anaerobier, gute Gewebegängigkeit).
Zusätzlich erfolgen eine symptomatische Lokalbehandlung der Eintrittspforte mit Antiseptika und eine Thromboseprophylaxe. Bei komplizierten Phlegmonen sind ein **frühzeitiges chirurgisches Vorgehen** (Inzision und Drainage) und Betalaktam-Antibiotika mit breiterem Spektrum unbedingt erforderlich (bei stark kontaminierter Eintrittspforte mit gramnegativen Bakterien z. B. Cefuroxim, Amoxicillin/Clavulansäure oder Ampicillin/Sulbactam parenteral).
Gefährlich sind Mundboden- und Sehnenscheidenphlegmonen, da sie durch nekrotische Einschmelzung zu Schädigungen der Gefäß-Nerven-Stränge und der Muskulatur führen.

Panaritium

Panaritium

▸ Synonym.

▸ Synonym. Umlauf, eitrige Paronychie

▸ Definition.

▸ Definition. Eitrige Entzündung in der Umgebung des Nagels.

Ätiologie und Klinik: durch *Staphylococcus aureus* bedingte Infektion von Nagelwall und Nagelbett mit Einschmelzung.

Ätiologie und Klinik: *Staphylococcus aureus* dringt in kleine Verletzungen des Nagelwalls ein, z. B. nach Nagelpflege mit Entfernung der Cuticula oder durch eingewachsene Fußnägel. Die Erkrankung beginnt meist mit einer schmerzhaften Entzündung an einer Stelle des Paronychiums, die schließlich den ganzen Nagel umschließt (Umlauf). Das Nagelbett kann mitbetroffen werden, sodass sich der Nagel später abhebt. Starke, klopfende Schmerzen weisen auf eine Ausbreitung in der Tiefe hin.

Therapie: Initial Seifenbäder und Antiseptika, bei Befall der Matrix Antibiotika.

Therapie: Die Behandlung besteht anfänglich aus Seifenbädern und antiseptischen Lösungen. Bei Befall der Matrix Therapie mit penicillinasefesten Betalaktamantibiotika.

Staphylococcal scalded Skin Syndrome (SSSS)

Staphylococcal scalded Skin Syndrome (SSSS)

▸ Synonym.

▸ Synonym. Dermatitis exfoliativa neonatorum Ritter von Rittershain, Staphylokokken-Schälsyndrom

▸ Definition.

▸ Definition. Schwere, durch Staphylokokkentoxine ausgelöste, flächenhafte, blasige Ablösung der Haut.

Epidemiologie: Die Erkrankung tritt bei Säuglingen und Kindern auf; selten bei Erwachsenen im Falle einer Immunsuppression oder schweren Niereninsuffizienz.

Epidemiologie: Die Erkrankung tritt bei Säuglingen und Kleinkindern (1.–5. Lebensjahr) auf, die noch nicht genügend Antikörper gegen die Toxine (Exfoliatine) haben und eine noch nicht ausgereifte Nierenfunktion. Selten Vorkommen auch bei immunologisch geschwächten Erwachsenen oder Patient*innen mit schwerer Niereninsuffizienz und mangelnder Eliminierung der Toxine. Manchmal findet man eine vorausgehende bullöse Impetigo bei den Betroffenen oder bei Kontaktpersonen.

Ätiologie: akantholytische Spalt- und Blasenbildung unter dem Stratum corneum durch Exotoxine; oft verursacht von extrakutan kolonisierenden *Staphylococcus aureus*.

Ätiologie: Von einem, oft extrakutanen Fokus werden von *Staphylococcus aureus* sog. **exfoliative Toxine** A (ETA, chromosomal kodiert) und B (ETB, von Phagen kodiert) ins Blut abgegeben. Diese hochspezifischen Serinproteasen bewirken in der Haut den Abbau von Desmoglein 1 und verursachen dadurch die Auflösung der Desmosomen,

23.42 Staphylococcal scalded Skin Syndrome (SSSS)

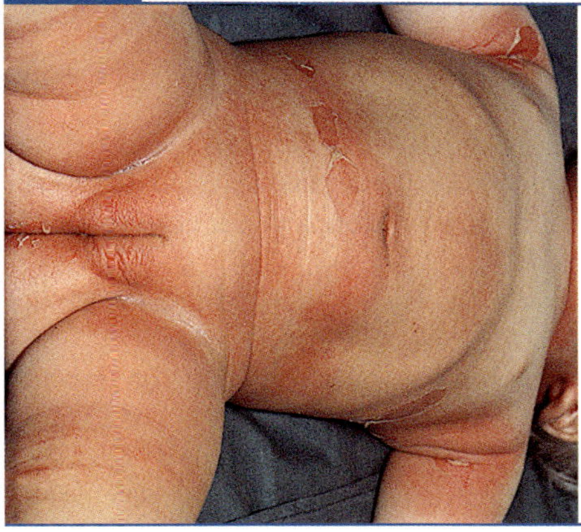

Großflächige blasige Ablösung der Haut.

Akantholyse und intraepidermale Blasen. Die Spaltebene gleicht folglich der des Pemphigus foliaceus (S. 406), bei dem sich Autoantikörper gegen Desmoglein 1 bilden. In den Blasen sind die auslösenden Staphylokokken nicht nachweisbar (nur im Ausgangsherd). Ausgangsherde sind bei Kindern v. a. Nasopharynx und Konjunktiva, bei Erwachsenen auch staphylogene Lungeninfektionen und Bakteriämie. Die auslösenden *Staphylococcus aureus*-Stämme gehören meist zur Phagen-Gruppe II (z. B. Typ 55, 71) und sind manchmal auch nur kolonisierend.

Klinik und Komplikationen: Initial Fieber und scharlachartiges Exanthem, meist am Kopf beginnend. Auftreten mitunter nach bullöser Impetigo, Otitis media oder Pharyngitis. Nach 1–2 Tagen kommt es am ganzen Integument zu diffuser Rötung und vor allem an den Intertrigoarealen oder an Beugeseiten zu faltiger Abhebung oder schlaffen Blasen, die schnell aufreißen und zu flächigen, aber flachen Erosionen und dann Krusten führen („scalded Skin", Abb. **23.42**). Die **Schleimhäute** werden **nicht befallen**, perioral oder periokkulär bilden sich typischerweise Krusten oder radiale Fissuren. Als Komplikationen können Sekundärinfektionen der Haut, Pneumonie und Sepsis auftreten.

Klinik: Beginn mit Fieber und scharlachartigem Exanthem. Bildung von schlaffen Blasen, die wegen der oberflächlichen, dünnen Blasendecke schnell aufreißen und keine tiefen Erosionen hinterlassen (Abb. **23.42**).
Die **Schleimhäute** werden **nicht befallen**.

Diagnostik: Die Diagnose sollte schnell klinisch gestellt und mikrobiologisch, in Zweifelsfällen auch über histopathologischen Schnellschnitt, gesichert werden. Letzterer zeigt die **akantholytische Blasenbildung** im Bereich des Stratum granulosum und subkorneale Blasenbildung (Nikolski-Phänomene positiv [S. 402]) oder eine nicht die gesamte Epidermis umfassende nekrotische Blasendecke.
Der bakteriologische Nachweis von *Staphylococcus aureus* gelingt in den Fokalherden (z. B. Rachen). Der Toxinnachweis erfolgt nicht automatisch, sondern muss gesondert angefordert werden.

Diagnostik: histopathologischer Schnellschnitt und bakteriologische Kultur sichern die Diagnose.

Differenzialdiagnosen:

- Die medikamentös bedingte **toxische epidermale Nekrolyse (TEN)** (S. 199) (früher Lyell-Syndrom) zeigt subepidermale Blasenbildung und Befall der Schleimhäute. Sie verläuft auch heute noch bei Erwachsenen in vielen Fällen letal.
- Ausgedehnte großblasige Impetigo (S. 278): Lokal begrenzter Befall mit ETA- oder ETB-produzierenden *Staphylococcus aureus* bei Anwesenheit von Antikörpern gegen ETA oder ETB im Blut.
- Verbrühungen oder Verbrennungen Grad II (S. 230) haben eine subepidermale Spaltbildung wie TEN, eine entsprechende Anamnese und sind schmerzhafter als das SSSS; Sonnenbrand (S. 232) Grad II entspricht einer Verbrennung Grad II.

Weitere Differenzialdiagnosen sind Scharlach (S. 297) und Toxisches Schock Syndrom (bei beiden ebenfalls Streuung von bakteriellen Toxinen mit nachfolgenden Haut- und ggf. weiteren Organerkrankungen) sowie Virusexantheme, Kawasaki Syndrom, Graft-versus-host Erkrankung (GVHD) oder Pemphigus foliaceus (S. 406).

Differenzialdiagnose: Das **toxische epidermale Nekrolyse-Syndrom** (TEN) wird klinisch und histopathologisch unterschieden. Klinisch zeigt es meist einen **Schleimhautbefall**.

Therapie: Neben der intravenösen Antibiotikatherapie mit penicillinasefesten Penicillinen oder Cephalosporinen (z. B. Flucloxacillin oder Cefazolin i. v., später Cefadroxil oral) ist bei kleinen Kindern zunächst die stationäre Therapie, je nach Ausmaß und Allgemeinzustand auch eine Intensivpflege ratsam. Bei rechtzeitiger Antibiotikatherapie ist die Prognose günstig. Abheilung innerhalb von 2 Wochen.

Therapie: Intensivpflege, Antibiotikatherapie.

Weitere Erkrankungen mit Haut- und anderer Organbeteiligung durch hämatogene Streuung von Bakterien

Weitere Erkrankungen mit Haut- und anderer Organbeteiligung durch hämatogene Streuung von Bakterien

Hämatogene Streuung von Bakterien mit nachfolgenden Haut- und ggfs. auch anderen Organbeteiligungen finden sich bei:

- **Ecthyma gangraenosum**: chronisch verlaufende Ulzera, meist bei Abwehrschwäche mit Neutropenie. Hervorgerufen wird das Ecthyma gangraenosum durch Bakteriämie mit *Pseudomonas aeruginosa*, manchmal auch anderen Enterobacteriaceae (*Proteus* spp., *E. coli*).
- hämorrhagischen und nekrotischen Papeln und Pusteln im Rahmen einer **Meningokokken-** und **Gonokokken-Sepsis** (S. 316).
- Janeway-Flecken (schmerzlose, hämorrhagische Maculae und Papeln an Handflächen und Fußsohlen) oder Osler-Knötchen (druckschmerzhafte Knötchen, vor allem an Finger- und Zehenkuppen sowie an Thenar und Hypothenar) oder subunguale Splitterblutungen (subunguale hämorrhagische Streifen im mittleren Teil des Nagels) sind Hautveränderungen bei akuter oder subakuter **Endokarditis**. Die Effloreszenzen sind von Klinik und Pathogenese her nicht immer eindeutig abgrenzbar (bakterielle Embolie, Vaskulitiden).

23.3.5 Sekundäre bakterielle Infektionen der Haut – Superinfektionen

Dermatosen können sekundär bakteriell infiziert werden. Man nennt das auch **superinfiziert**, **impetiginisiert** oder **pyodermisiert**.

23.3.5 Sekundäre bakterielle Infektionen der Haut – Superinfektionen

Dermatosen können sekundär bakteriell infiziert werden. Man nennt das **Superinfektion** oder **Impetiginisierung** (früher auch **Pyodermisierung**). Besonders häufig kommt es dazu bei Hauterkrankungen, die zu einer Schädigung der Epidermis geführt haben oder bei denen infolge des Juckreizes die Epidermis zerkratzt wird, z. B. bei Ekzemen, Skabies, blasenbildenden Dermatosen.

Superinfiziertes Ekzem

Sekundäre Besiedlung von Ekzemen mit grampositiven Bakterien.

Superinfiziertes Ekzem

Ekzematöse Hautveränderungen sind meist mit grampositiven Bakterien besiedelt und heilen erst nach antiekzematös-antiseptischer Kombinationsbehandlung ab. Besonders Menschen mit Atopie neigen u. a. aufgrund ihrer genetisch bedingten verminderten Bildung von antimikrobiellen Peptiden zu bakteriellen Infektionen. Langwierig sind Phlegmonen des Fußes bei Besiedlung oder Wundinfektion der Zehenzwischenräume mit gramnegativen Bakterien (so genannter „gramnegativer bakterieller Fußinfekt").

Superinfektion einer Fußmykose mit gramnegativen Bakterien bei Okklusion (Abb. **23.43**).

Eine Mykose der Zehenzwischenräume oder eine toxische Kontaktdermatitis sind bei Menschen mit Diabetes mellitus, Adipositas oder/und pAVK häufig Eintrittspforte und guter Kolonisationsboden für gramnegative Bakterien (z. B. *Pseudomonas aeruginosa*). Vor allem bei heißem Wetter unter Okklusion (z. B. Gummistiefel) können sich diese stark vermehren und eine akute Wundinfektion des gesamten Fußes mit Mazeration hervorrufen (Abb. **23.43**).

Phlegmonen, die von den infizierten Wunden aus entstehen, werden aber bei vielen Patient*innen eher von *Staphylococcus aureus* verursacht. Anfangs stellen sie begrenzte Phlegmonen dar, die bei ungenügender Behandlung und bei den genannten

⊙ 23.43

⊙ 23.43 Phlegmone am Fuß bei gramnegativer Besiedlung (sog. gramnegativer bakterieller Fußinfekt)

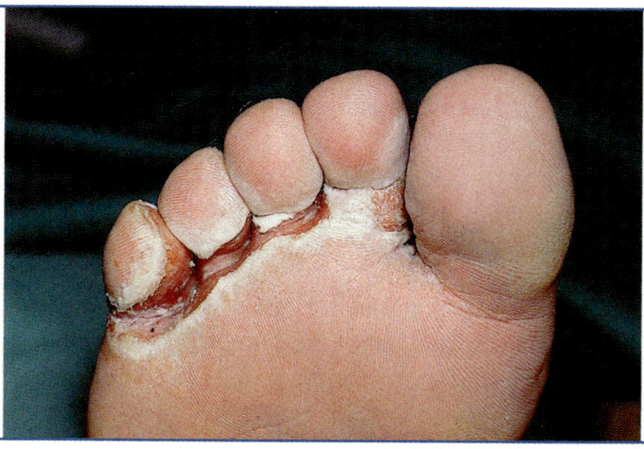

Gramnegativer bakterieller Fußinfekt bei einem Kanalarbeiter, ausgehend von einer Zwischenzehenmykose mit Mazeration der Hornschicht, entzündlich erosiven Zwischenzehenräumen und fötidem Geruch.

Prädispositionsfaktoren schneller in schwere Phlegmonen übergehen und dann auch von gramnegativen Bakterien zusätzlich infiziert werden können.

23.3.6 Systemische bakterielle Infektionen mit Hautbeteiligung

23.3.6 Systemische bakterielle Infektionen mit Hautbeteiligung

Borrelia-burgdorferi-Infektion

► **Synonym.** Erythema-migrans-Krankheit, Lyme Disease, Lyme-Borreliose

► **Definition.** Häufigste von Zecken übertragene bakterielle Infektion, die über Jahre persistiert und bevorzugt die Haut, seltener das Nervensystem, die Gelenke, den Herzmuskel und die Augen befällt.

Epidemiologie: Die Erkrankung ist entsprechend dem Vorkommen der Zecken vor allem in der nördlichen Hemisphäre zwischen dem 40. und 60. Breitengrad verbreitet. Hauptvektor in Europa ist die **Zecke *Ixodes ricinus***, die je nach Region zu 5–35 % mit Borrelien durchseucht gefunden wird. Aufgrund der Lebensweise der Zecken treten Neuinfektionen vor allem in der wärmeren Jahreszeit auf. Serologische Untersuchungen deuten auf eine Durchseuchung der deutschen Bevölkerung je nach Expositionshäufigkeit von 6–30 % hin. Nur ein Teil der Infizierten erkrankt (ca. 25 %).

Epidemiologie: In waldreichen Gegenden ist der Hauptvektor die **Zecke *Ixodes ricinus***, die, je nach Gegend, zu 5–35 % mit Borrelien infiziert ist.

Ätiologie: Zecken übertragen beim Blutsaugen die Spirochäte ***Borrelia burgdorferi sensu lato*** auf den Wirt. In Europa gibt es mindestens 5 humanpathogene Genospezies aus dem *Borrelia-burgdorferi-sensu-lato*-Komplex: u. a. *B. afzelii* (Erreger der Acrodermatitis chronica atrophicans [S. 293]), *B. garinii* und *B. bavariensis* (beide häufig bei neurologischen Manifestationen) sowie *B. burgdorferi sensu stricto* (Gelenkbefall).

Ätiologie: Erreger ist die durch Zeckenstich übertragene Spirochäte ***Borrelia burgdorferi sensu lato.***

Klinik: Die kutane Lyme-Borreliose kann je nach Immunitätslage und Genospezies aus dem *Borrelia-burgdorferi-sensu-lato*-Komplex unterschiedlich verlaufen.
Am häufigsten kommt es zu einer lokalisierten Infektion der Haut in der Umgebung des Zeckenstichs, seltener zur Disseminierung der Borrelien. Das erste Infektionszeichen ist typischerweise das **Erythema (chronicum) migrans**, seltener das Lymphozytom. Borrelien können bereits kurz nach Infektion der Haut hämatogen disseminieren und in ca. 10–20 % verschiedene Organe befallen (erkennbar an multiplen Erythemata migrantia und grippeartigen Symptomen).
Die Einteilung nach **Früh-** und **Spätmanifestationen** (s. u.) ist wegweisend für die **Therapie**.
Die folgende Tabelle (Tab. **23.5**) und Abbildung (Abb. **23.44**) geben einen Überblick über das Krankheitsspektrum und die Infektionswege der *Borrelia-burgdorferi*-Infektion.

Klinik: Die Erkrankung verläuft in 2 Stadien (Tab. **23.5**, Abb. **23.44**).

Die Einteilung nach **Früh-** und **Spätmanifestationen** ist wegweisend für die **Therapie**.

23.44 Infektionswege der Borreliose

23.44

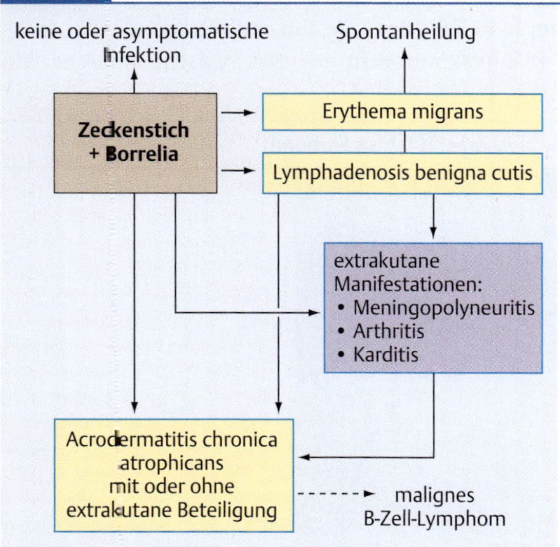

≡ 23.5 **Krankheitsspektrum der *Borrelia-burgdorferi*-Infektion**

	Frühstadium		Spätstadium
	lokalisiert	**disseminiert**	**chronisch**
Haut	▪ keine Symptome ▪ Erythema migrans ▪ Lymphozytom	▪ multiple Erythemata migrantia ▪ Erythema (chronicum) migrans mit Allgemeinsymptomen	▪ Acrodermatitis – akut infiltrativ – chronisch atrophisch – mit Fibrose und Sklerose der Haut
Allgemeinsymptome		▪ „Sommergrippe“ – Fieber – Kopfschmerzen – Myalgie – Arthralgie	
Gelenke		▪ akut intermittierende Arthritis	▪ chronische Arthritis
Muskeln		▪ Karditis (AV-Block)	▪ Kardiomyopathie
Nerven		▪ Radikulitis ▪ Meningoradikulopolyneuritits ▪ Paresen, u. a. Fazialisparese	▪ Polyneuritis ▪ Enzephalopathie
Antikörper im Serum			
IgG	+ in ca. 40 %	+ + in 80–90 %	+ + + immer
IgM	+ in ca. 60 %	+ + meist	+ selten

Diagnostik: Für die Routinediagnostik ist die **serologische Untersuchung** auf IgM- und IgG-Antikörper im ELISA und Immunoblot geeignet, aber nur bei klinischen Symptomen.

Da eine Serokonversion von IgM nach IgG ausbleiben kann spricht ein positiver IgM-Titer nicht unbedingt für eine frühe oder erneute Infektion. Isoliert, ohne IgG, spricht er sogar gegen eine chronische Infektion.
Orientierende Einteilung in frühe und späte Phase der Immunantwort durch Immunoblot.

Antikörpernachweis in Serum und Liquor ist besonders hilfreich bei Verdacht auf Neuroborreliose.
Die **Anzüchtung** von Borrelia burgdorferi auf Spezialnährböden ist **schwierig**.

Das typische klinische Bild ermöglicht auch ohne serologischen Nachweis von borrelienspezifischen IgM- und IgG-Antikörpern die Diagnose.

⊙ 23.45

Diagnostik: Die richtige Deutung serologischer Befunde und ihre Korrelation mit den Symptomen sind essenziell. Im Rahmen einer **Stufendiagnostik** werden ein Suchtest (**ELISA, CLIA**) und in der Folge ggf. ein Bestätigungstest (**Immunoblot**) empfohlen. Spezifische IgM-Antikörper erscheinen 2–6 Wochen nach Krankheitsbeginn, IgG-Antikörpertiter nach 6 Wochen, auf bestimmte Testantigene (VlsE-, C6-Peptid) aber auch ähnlich früh wie IgM-Antikörper.
Nach frühzeitiger erfolgreicher Therapie kann eine Serokonversion von IgM nach IgG ausbleiben und der Titer nur verzögert abfallen. Somit spricht ein positiver IgM-Titer nicht unbedingt für eine frühe oder erneute Infektion, dafür aber isoliert, ohne IgG, sogar gegen eine chronische Infektion.
Der **Immunoblot** erlaubt eine orientierende Einteilung in eine frühe oder späte Phase der Immunantwort (schmales Spektrum von Banden mit Antikörpern gegen Frühphase-Antigene versus breites Bandenspektrum mit Reaktionen gegen Spätphase-Antigene auch bei asymptomatischer Durchseuchung oder Seronarbe).
Der Antikörpernachweis in Serum und Liquor ist besonders hilfreich bei Verdacht auf eine Neuroborreliose.
Die **Anzüchtung** von Borrelia burgdorferi auf Spezialnährböden ist **schwierig** (Abb. **23.45**). Die Isolierung der Erreger ist bisher vor allem aus befallener Haut und aus Zecken gelungen. Mittels PCR kann Borrelien-DNA nachgewiesen werden.
Der serologische Nachweis von IgM- und/oder IgG-Antikörpern gelingt im Frühstadium bei Erythema migrans nur in ca. 60 % der Fälle. Ein negatives serologisches Ergebnis schließt deshalb eine Frühinfektion **nicht** aus. Das typische klinische Bild

⊙ 23.45 **Anzucht von *Borrelia burgdorferi* (Giemsa-Färbung)**

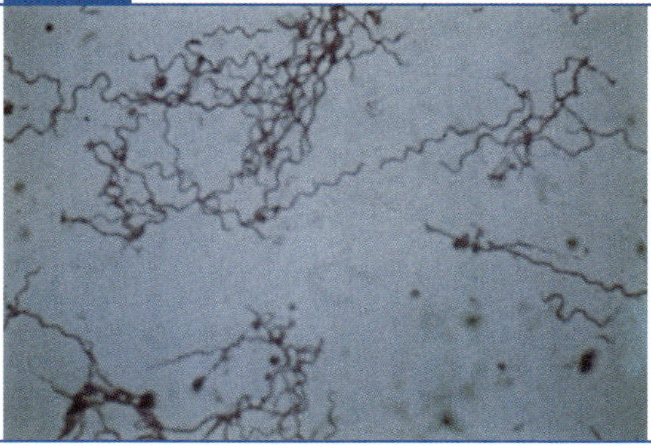

(Abb. **23.46**) ermöglicht hier auch ohne serologischen Nachweis von IgM und IgG die Diagnose.
Aus dem Erythemrand von Gewebeproben können dann zwar Borrelien angezüchtet oder Borrelien-DNA mittels PCR nachgewiesen werden, doch ist diese Diagnostik nur seltenen unklaren Fällen vorbehalten und sollte Speziallaboren überlassen werden.

Therapie: Die Borrelien haben wie die Treponemen einen sehr langsamen Generationszyklus (ca. 20 h) und können langzeitig im Gewebe persistieren. Im **Frühstadium** sind beim Erwachsenen Doxycyclin, Amoxicillin oder Azithromycin oder ggf. Cefuroximaxetil (oral ist die Bioverfügbarkeit nicht immer zuverlässig) über meist 14 Tage die Therapie der Wahl, bei Disseminierung bis zu 21 Tagen.
Bei Acrodermatitis chronica atrophicans (ödematös-infiltratives und atrophes Stadium) ohne neurologische Symptome werden Doxycyclin und Amoxicillin für 30 Tage empfohlen.
Bei Vorhandensein neurologischer Symptomatik wird Penicillin G, Ceftriaxon oder Cefotaxim parenteral über 14-21 Tage verarbreicht.

Prognose: Bei frühzeitiger Antibiotikatherapie heilt die Lyme-Borreliose vollständig aus.
Bei unzureichender oder fehlender Behandlung kann es zu chronischen Gelenk- und Muskelbeteiligungen und zentralen und peripheren Neuropathien kommen (Tab. **23.5**).
Im Folgenden werden die dermatologisch relevanten Krankheitsbilder der Borrelia-burgdorferi-Infektion dargestellt.

Therapie: Im **Frühstadium** orale Therapie mit Doxycyclin oder Amoxicillin für 2–3 Wochen.

Bei **Acrodermatitis chronica atrophicans** Doxycyclin und Amoxicillin für 30 Tage.

Bei **neurologischer Symptomatik** parenterale Therapie mit Penicillin, Ceftriaxon oder Cefotaxim.

Prognose: Ausheilung bei frühzeitiger Antibiotikatherapie.

Frühstadium: Erythema (chronicum) migrans

Klinik: Einige Tage bis Wochen nach dem Zeckenstich entsteht im Bereich des Einstichs ein meist symptomloses Erythem, das sich zentrifugal ausbreitet und zentral abblasst. Es kommt durch eine zelluläre Immunreaktion auf die durch die Haut wandernden Borrelien zustande. Das Erythema migrans kann spontan abheilen, aber auch über Monate „wandern" und rezidivieren. Häufig sieht man dann nur noch Teile des Ringes.
Es gibt unterschiedliche klinische Erscheinungsformen. Neben dem typischen randbetonten wandernden (ringförmigen) Erythem gibt es homogen gerötete, erysipelartige Reaktionen, aber auch flüchtige oder fleckige Erytheme (Abb. **23.46**). Nach hämatogener Disseminierung, oder auch multiplen infektiösen Zeckenstichen, kann man multiple ovaläre Erytheme von unterschiedlicher Intensität und Größe beobachten, in denen Borrelien nachgewiesen werden können.

Frühstadium: Erythema (chronicum) migrans

Klinik: Einige Tage bis Wochen nach Zeckenstich symptomloses Erythem mit zentrifugaler Ausbreitung und zentralem Abblassen. Neben spontaner Abheilung auch monatelanges Persistieren und Rezidivieren möglich.

Unterschiedliche klinsche **Erscheinungsformen**: typisches randbetontes (ringförmiges) Erythem, aber auch homogen gerötet, erysipelartige oder fleckige Erytheme möglich.

23.46 Erythema migrans

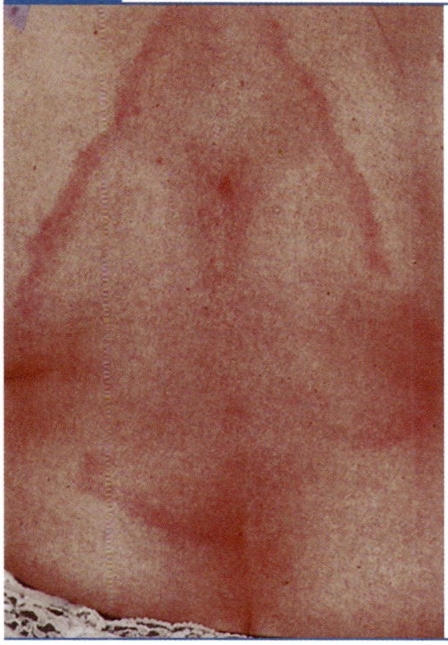

Von der Stichstelle im Bereich der LWS ausgehendes Erythem, das ringförmig zentrifugal wandert und zentral abblasst.

23.46

Differenzialdiagnosen: superfizielle Tinea corporis, beginnendes Granuloma anulare, Erysipel, hyperergische Insektenstichreaktion.

Differenzialdiagnosen: Es kommen eine superfizielle Tinea (S. 238) (langsameres zentrifugales Wachstum und randständige Schuppung), ein beginnendes Granuloma anulare (S. 397) (erhabener Randwall), eine hyperergische Insektenstichreaktion, ein mitigiertes Erysipel (S. 280) oder auch eine zirkumskripte Sklerodermie (S. 444) infrage.

Frühstadium: Lymphadenosis cutis benigna

▸ Synonym.

▸ Synonym. Borrelien-Lymphozytom

Klinik: An der Stichstelle können vor allem bei Kindern lymphfollikelähnliche Knötchen im Bereich des Ohrs, des Gesichtes und der Mamillen entstehen (Abb. **23.47**).

Klinik: An der Zeckenstichstelle können sich lymphfollikelähnliche Knötchen mit rötlich-bläulicher Verfärbung der Haut bilden. Relativ kühlere Hautregionen wie Ohr, Gesicht und Mamillen sind betroffen. Diese Frühmanifestation der Borrelieninfektion sieht man gehäuft bei Kindern. Unbehandelt bleibt sie Monate bis Jahre bestehen. Häufig kommt es zu regionaler Lymphknotenschwellung (Abb. **23.47**).

Differenzialdiagnosen: kutanes B-Zell-Lymphom, Sarkoidose, Insektenstichreaktion oder auch Keloid.

Differenzialdiagnosen: Differenzialdiagnostisch kommen ein kutanes B-Zell-Lymphom (S. 387), eine Sarkoidose (S. 393), eine Insektenstichreaktion oder auch ein Keloid (S. 342) infrage.

Stadium der frühen Dissemination

Klinik: Als Zeichen einer hämatogenen Aussaat können im Frühstadium Allgemeinsymptome und multiple Erytheme auftreten.

Klinik: Als Zeichen einer hämatogenen Aussaat der Borrelieninfektion können im Frühstadium Krankheitsgefühl, Nackensteifigkeit, Glieder- und Kopfschmerzen, Fieber (Symptome wie bei einer „Sommergrippe“) sowie multiple Erytheme auftreten. Mitunter ist die lokalisierte Hautinfektion nicht mehr sichtbar oder wird übersehen. Die hämatogene disseminierte Frühinfektion ist eine Indikation für eine längere Antibiotikagabe (s. o.).

Zweithäufigste Manifestation der Lyme-Borreliose im Stadium der frühen Dissemination bei Erwachsenen ist die **Meningoradikuloneuritis** (Garin-Bujadoux-Bannwarth-Syndrom).

Im Stadium der frühen Dissemination tritt meist 4–6 Wochen nach Zeckenstich oder Erythema migrans eine **Meningoradikuloneuritis** (Garin-Bujadoux-Bannwarth-Syndrom) als zweithäufigste Manifestation einer akuten Lyme-Borreliose bei Erwachsenen auf. Dieses wird aber nur bei etwa 25–50 % der akuten Neuroborreliosefälle berichtet. Die Meningoradikuloneuritis ist erkennbar an zuerst **segmentalen neuropathischen Schmerzen** – oft zunächst in der Extremität, in der zuvor ein Erythema migrans bestand, im Verlauf dann aber oft wechselnde Lokalisationen. Bei ca. 75 % der Fälle kommt es nach 1–4 Wochen zu neurologischen Symptomen (Paresen > Sensibilitätsstörungen) und Hirnnervenausfällen mit Rückbildung meist innerhalb von 1–2 Monaten. Bei Kindern kommt es eher zur isolierten Meningitis ohne radikuläre Symptomatik (Kopfschmerzen, Meningismus, Lichtscheu, emotionale Labilität, Übelkeit, Erbrechen).

Auch Befall von Gelenken (akut intermittierende Lyme-Monoarthritis) und Herz (akute Karditis mit AV-Block) nach Wochen bis Monaten möglich.

Im Rahmen einer disseminierten Infektion können nach Wochen bis Monaten auch Gelenke (akut intermittierende Lyme-Monoarthritis) und Herz (akute Karditis mit AV-Block) befallen werden.

Diagnostik: serologischer Nachweis von borrelienspezifischen Antikörpern.

Diagnostik: In diesem Stadium ist der serologische Nachweis von borrelienspezifischen Antikörpern in 70–90 % der Fälle möglich.

Therapie: hämatogene disseminierte Frühinfektion ist Indikation für eine längere Antibiotikagabe.

Therapie: Die hämatogene disseminierte Frühinfektion ist eine Indikation für eine längere Antibiotikagabe (s. u.).

⊙ 23.47

⊙ 23.47 **Lymphadenosis cutis benigna**

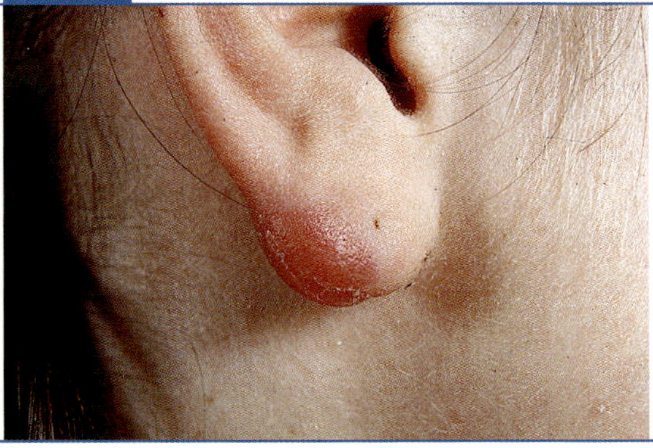

Lymphadenosis cutis benigna des rechten Ohrläppchens mit Lymphknoten präaurikulär.

Spätstadium: Acrodermatitis chronica atrophicans Herxheimer

Klinik: Im Spätstadium, das Jahre bis Jahrzehnte (!) nach der Infektion mit Borrelien auftreten kann, kommt es in der Umgebung von Gelenken oder an den Streckseiten der Gliedmaßen zu entzündlichen, streifigen bis flächigen Hautveränderungen. Anfangs ist die Haut ödematös verdickt, in der zweiten Phase wird die Haut zunehmend atrophisch und nimmt eine lividrote bis bläuliche Verfärbung an (Abb. **23.48a**). Im Bereich der Gelenke entwickeln sich fibromatöse Knoten (Abb. **23.48c**). Die Betroffenen suchen häufig erst wegen einer gleichzeitig auftretenden sensiblen Polyneuropathie und/oder Arthritis ärztlichen Rat.

Diagnostik: Klinisches Bild und der histopathologische Befund einer Hautbiopsie mit plasmazellreichen Infiltraten führen zur Diagnose. Der Nachweis von Borrelia-burgdorferi-spezifischen IgG- und IgM-Antikörpern im Serum bestätigt sie. Bei nicht eindeutigem klinischem Erscheinungsbild sollte ein direkter Erregernachweis mittels Kultur und molekularbiologischen Verfahren versucht werden (Abb. **23.45**).

Differenzialdiagnose: chronische venöse Insuffizienz, Erfrierungen (Perniones), Akrozyanose, Altersatrophie der Haut.

Spätstadium: Neuroborreliose

Klinik: Polyneuropathie oder Polyneuritis sind die Manifestation der **Neuroborreliose** und treten meist in Assoziation mit einer Acrodermatitis chronica atrophicans auf, so dass Betroffene daraufhin untersucht werden sollten. In den USA tritt bei *Borrelia burgdorferi sensu strictu* eher eine isolierte Polyneuropathie auf, die Zuordnung zu einer Borreliose ist dann schwieriger.
Eine Beteiligung des zentralen Nervensystems ist selten und verläuft schleichend und chronisch, meist als Myelitis mit spastisch-ataktischem Gang und Blasenstörung. Eine schwere Tetra- oder Paraparese kann eintreten und zusätzlich bestehen oft Zeichen einer Enzephalitis (Symptome: Paresen, Koordinationsstörungen, Sprach- und Sprechstörungen, mitunter epileptische Anfälle) und Hirnnervenbeteiligung. Im Rahmen der Enzephalitis können psychiatrische Krankheitsbilder oder hirnorganische Psychosyndrome auftreten (Bewusstseinsminderung, Konzentrationsschwäche, Halluzinationen).

Diagnostik: Im Liquor finden sich Pleozytose, Eiweißerhöhung sowie Zeichen der intrathekalen Antikörperbildung. Im Spätstadium ist der serologische Nachweis von borrelienspezifischen IgG-Antikörpern immer möglich.

Therapie: Eine Rückbildung unter antibiotischer Behandlung ist möglich.

Post-Treatment Lyme Disease Syndrome (PTLDS)

Klinik: Vermeintliche neurologische oder psychiatrische Nachkrankheiten bei positiven Borrelientitern werden nicht selten vermutet. Außerhalb der definierten Krankheitsbilder einer gesicherten Borreliose (s. o.) wird mitunter ein breites Spektrum anhaltender Allgemeinsymptome ohne wissenschaftlichen Beleg mit positiven Borrelientitern in Zusammenhang gebracht. Dahinter wird oft eine Neuroborreliose vermutet, ohne dass ein entzündlich-infektiöser Prozess nach labordiagnostischen Kriterien nachgewiesen werden kann. Dieser Zustand wird als **„Post-Treatment-Lyme-Disease-Syndrome"** (**PTLDS**) oder gar als **„(Post-) Lyme-Enzephalopathie"** bezeichnet. Häufig werden dann auch vom Dermatologen wiederholte Antibiotikagaben erwartet, obwohl es keine Evidenz für deren anhaltende Wirksamkeit gibt.

Diagnostik und Therapie: Bislang lässt sich auch das so genannte PTLDS nicht als Krankheitsentität, chronische Borrelien-Infektion oder Autoimmunprozess definieren. Es wird eine symptombezogene Diagnostik empfohlen und Verzicht auf eine Antibiotikatherapie.

Spätstadium:

Klinik: Nach Jahren kommt es in der Umgebung von Gelenken und an den Streckseiten von Gliedmaßen zu entzündlich geröteten, flächigen Hautveränderungen, fibromatösen Knoten und schließlich zu lividroter Verfärbung mit zunehmender Atrophie der Haut (Abb. **23.48**). Gleichzeitig kann eine sensorische Polyneuropathie oder Arthritis auftreten.

Diagnostik: Klinisches Bild, histopathologischer Befund einer Hautbiopsie sowie Nachweis von *Borrelia-burgdorferi*-IgG- und -IgM-Antikörpern im Serum (Abb. **23.45**).

Differenzialdiagnose: chronische venöse Insuffizienz, Erfrierungen, Akrozyanose.

Spätstadium: Neuroborreliose

Klinik: Polyneuropathie oder Polyneuritis sind Manifestationen der **Neuroborreliose**. Diese ist häufig assoziiert mit einer Acrodermatitis chronica atrophicans.

Die seltene Beteiligung des zentralen Nervensystems äußert sich meist mit schleichend-chronischem Verlauf einer Myelitis mit spastisch-ataktischem Gangbild und Blasenstörung. Oft kommen Zeichen einer Enzephalitis oder Hirnnervenbeteiligung hinzu.

Diagnostik: Im Liquor: Pleozytose, Eiweißerhöhung, Zeichen der intrathekalen Antikörperbildung. Serologischer Nachweis von borrelienspezifischen IgG-Antikörpern: im Spätstadium immer.
Therapie: Rückbildung unter antibiotischer Behandlung ist möglich.

Post-Treatment Lyme Disease Syndrome (PTLDS)

Klinik: Vermeintlich neurologische oder psychiatrische Nachkrankheiten sowie anhaltende Allgemeinsymptome in Kombination mit positiven Borrelientitern aber laborchemisch nicht nachweisbarem entzündlich-infektiösem Prozess bezeichnet man als **„Post-Treatment Lyme Disease Syndrome"** (**PTLDS**) oder **„(Post-)Lyme Enzephalopathie"**.

Diagnostik und Therapie: symptombezogene Diagnostik und Verzicht auf eine Antibiotikatherapie.

23.48 Acrodermatitis chronica atrophicans

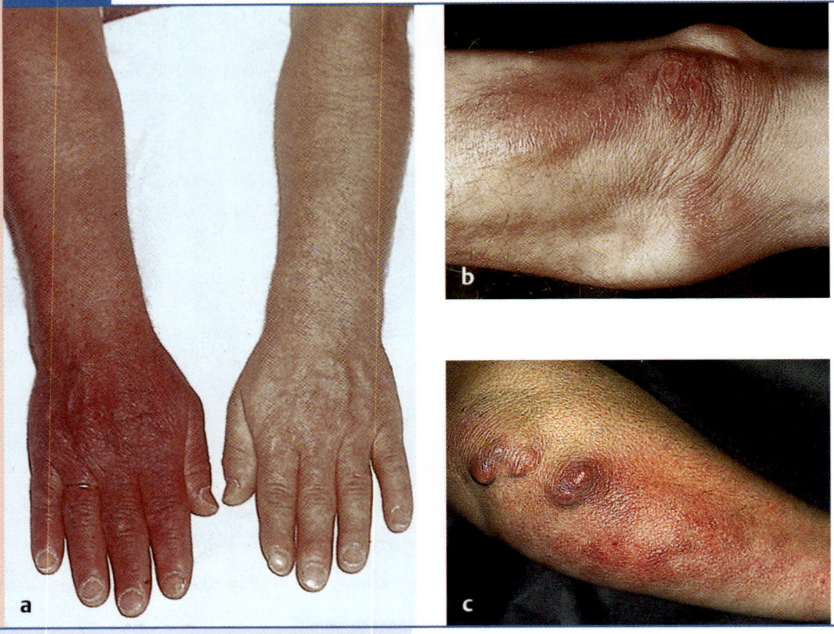

a Livide bis bläuliche Verfärbung und Hautatrophie des rechten Arms, insbesondere der rechten Hand.
b Ulnarstreifen am Ellenbogen.
c Fibroide Knoten am Ellenbogen.

► Klinischer Fall.

► **Klinischer Fall.** Bei einer 47-jährigen Patientin traten vor 2 Jahren am linken Ellenbogen lividrote Verfärbungen mit einem Streifen am Unterarm entlang der Ulnarseite auf (Abb. **23.48b**). Seit etwa einem Jahr sind symmetrisch an den Handrücken, Fußrücken und Kniegelenken ähnliche livide, leicht ödematöse Erytheme aufgetreten. Die Haut am linken Unterarm ist inzwischen papierdünn gefältelt, am Ellenbogen ist ein fibromatöser Knoten entstanden. Die Patientin leidet zunehmend unter Gelenkschmerzen und wird wegen „Rheuma" behandelt. Sie fühlt sich schlapp, die tägliche Arbeit kann sie nur mit Mühe erledigen. Immer häufiger fühlt sie ein „Kribbeln" in den Unterarmen und Händen. Sie arbeitet seit vielen Jahren im Wald und kann sich auf Befragen auch an einen Zeckenstich mit nachfolgender ringförmiger Rötung der Haut in der linken Leiste vor 5 Jahren erinnern. Der Hausarzt hat die Hautveränderungen bisher als „Frostbeulen" und venöse Stauungen aufgefasst und die übrigen Symptome auf die Wechseljahre zurückgeführt. Laborbefunde: BSG 20/50. Das Blutbild ist unauffällig. *Borrelia-burgdorferi*-Antikörper sind im Serum stark erhöht (IgG-Antikörper im ELISA und Western Blot sehr stark erhöht, IgM-Antikörper leicht erhöht). Die histopathologische Untersuchung zeigt eine abgeflachte Epidermis mit mäßigem lymphohistiozytärem Infiltrat und reichlich Plasmazellen in allen Lagen der Dermis. Damit kann die Diagnose einer *Borrelia-burgdorferi*-Infektion im chronischen Stadium mit Acrodermatitis atrophicans, Arthritis und Polyneuropathie gestellt werden. Die Patientin erhält 3 Wochen täglich Ceftriaxon 2 g i. v. Bereits während der Therapie verschwinden die Gelenkschmerzen und die Parästhesien. Die lividen Erytheme blassen in den folgenden Monaten ab, nur am linken Ellenbogen bleiben atrophische, sklerodermieartige Herde zurück.

Erysipeloid

Erysipeloid

► Synonym.

► **Synonym.** Rotlauf, Schweinerotlauf des Menschen

► Definition.

► **Definition.** Von einer Hautverletzung ausgehend entwickelt sich an Händen oder Fingern von Menschen, die mit Meerestieren, Schweinen oder Geflügel arbeiten, eine rote, schmerzhafte begrenzte Phlegmone. Auslöser ist der Erreger des Schweinerotlaufs *Erysipelothrix rhusiopathiae*.

Ätiologie: Der Erreger kommt bei bestimmten Tierarten vor (z. B. Schweine, Meerestiere) und kann beim Kontakt übertragen werden.

Ätiologie: Der Erreger, das grampositive Bakterium ***Erysipelothrix rhusiopathiae***, kommt bei Schweinen, Salzwasserfischen, Krabben, anderen Schalentieren und bei Geflügel vor. Bei Kontakt mit infizierten Tieren kann das Bakterium über Hautverletzungen übertragen werden. Fast ausschließlich betroffen sind die Hände von Beschäftigten in Metzgereien, der Fischerei, Tiermedizin, im Haushalt arbeitenden Personen sowie Menschen, die Kontakt mit frischem Geflügel, Fisch oder Fleisch haben.

⊙ 23.49 **Erysipeloid**

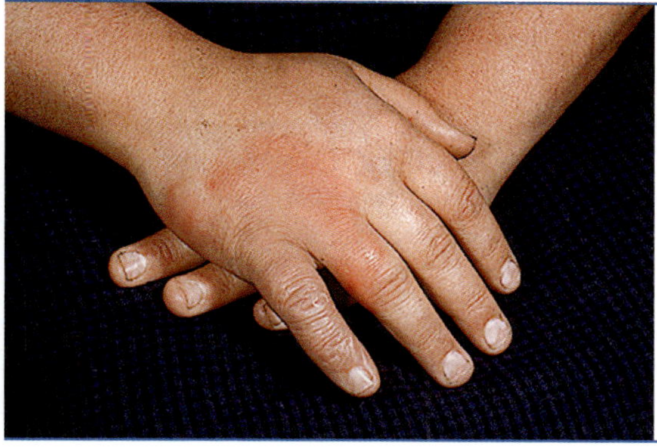

Erysipeloid der Hand bei einem Metzger. Flächige randbetonte Rötung ohne epidermale Veränderungen.

⊙ 23.49

Klinik: Nach einer Inkubationszeit von 2–7 Tagen entwickelt sich, von einer Hautverletzung ausgehend, ein schmerzhaftes, rotes Infiltrat, das sich zentrifugal ausbreitet und nach einiger Zeit eine scharfbogige lividrote Begrenzung zeigt (Abb. **23.49**). Das Allgemeinbefinden ist meist gut. Selten kommt es zu Arthritis oder Sepsis mit Endokarditis.

Klinik: schmerzhaftes, hellrotes Infiltrat, das sich zentrifugal ausbreitet und nach einiger Zeit eine scharfbogig lividrote Begrenzung zeigt (Abb. **23.49**).

Diagnostik: Die klinische Symptomatik und Berufsanamnese führen zum Verdacht. Die Bestätigung erfolgt mikrobiologisch durch die Isolierung des Erregers (am ehesten aus der Randzone) oder histologisch durch Darstellung langer, schlanker grampositiver Stäbchen im Biopsie-Präparat aus tieferen Hautschichten. Wenn sich Fieber einstellt, ist eine Blutkultur ratsam.

Diagnostik: Erregernachweis im Wundsekret.

Differenzialdiagnose: Ein Erysipel entwickelt sich schneller, mit Fieber und mit Allgemeinsymptomen. Das Erythema migrans nach Zeckenstich breitet sich langsamer aus als das Erysipeloid.

Therapie: orale Gabe von Penicillin V für 10 Tage, bei Penicillin-Allergie Clindamycin oder Doxycyclin.

Differenzialdiagnose: Erysipel (entwickelt sich schneller und mit Allgemeinsymptomen), Erythema migrans (entwickelt sich langsamer).
Therapie: Penicillin oder Tetracyclin für 1 Woche.

Anthrax

▸ Synonym. Milzbrand der Haut, Pustula maligna

Anthrax

▸ Synonym.

Ätiologie und Epidemiologie: Haus- und Wildtiere werden von ***Bacillus anthracis***, einem grampositiven, aeroben, sporenbildenden Bakterium, befallen. Die Sporen können lange in der Umgebung überleben. Virulenzfaktoren sind eine vor Phagozytose schützende Kapsel und ein Toxin aus 3 Komponenten, welche Neutrophile und Wasserhaushalt behindern (Ödem) und die Freisetzung von TNF-α und IL-1β verursachen. Bei Kontakt mit infizierten Tieren oder Gegenständen kann das Bakterium auf den Menschen übertragen werden. In erster Linie erkranken Beschäftigte in Schlachthöfen, der Tiermedizin und der Landwirtschaft. Eine direkte Übertragung von Mensch zu Mensch findet nicht statt. Der Hautmilzbrand ist die **häufigste und mildeste Milzbrandform**, neben Infektion durch Inhalation oder oraler Aufnahme.
Bacillus anthracis war das erste Bakterium, welches als Ursache einer Infektion entdeckt wurde, leider auch eines der ersten biologischen Kampfstoffe (erster Weltkrieg).

Ätiologie und Epidemiologie: Die Übertragung des Milzbranderregers ***Bacillus anthracis*** erfolgt von Haus- und Wildtieren auf den Menschen. Das *Bacillus anthracis* kann lange auf Materialien persistieren. Der Hautmilzbrand ist die **häufigste und mildeste Milzbrandform,** neben Infektion durch Inhalation oder oraler Aufnahme. Seine Pathogenität basiert auf einem Toxin.

Klinik: 1–12 Tage nach Infektion kommt es zu einer lividen Makula oder Papel, die sich binnen 2 Tagen in eine kleine Blase auf nichteindrückbarem Ödem entwickelt. Diese ulzeriert zentral und wird von Bläschen umgeben. Schließlich wird sie über eine Einblutung zu einer eingesunkenen, charakteristischerweise schmerzlosen und schwarzen Nekrose (Eschar), umgeben von einem größeren ödematösen Erythem. Eine Pustel kommt nicht vor (das Synonym „Pustula maligna" ist eine Fehlbezeichnung).
Unbehandelt kann sich über eine lymphogene Aussaat eine tödlich endende **Milzbrandsepsis** entwickeln. Besonders gefährlich ist die Einatmung von Milzbrandsporen, die zum Lungenmilzbrand führen kann. Milzbrand ist nach dem Infektionsschutzgesetz **meldepflichtig**.

Klinik: Über eine initiale, livide Makula oder Papel kommt es zu einer Blase auf nicht eindrückbarem Ödem und schließlich zu einer eingesunkenen, charakteristischerweise schmerzlosen und schwarzen Nekrose (Eschar). Diese ist umgeben von einem größeren ödematösen Erythem. Eine gefährliche Komplikation ist die **Milzbrandsepsis**. Die Erkrankung ist **meldepflichtig**.

Diagnostik: klinisch mit mikrobiologisch.

Diagnostik: Klinisch erfolgt die Diagnosestellung über die schmerzlose schwarze Nekrose. Mikrobiologisch kann der Erreger im Exsudat durch Gramfärbung oder durch Kultur nachgewiesen werden. Cave: das Labor muss vorgewarnt werden! Mittels PCR lässt sich das Toxin nachweisen.

Differenzialdiagnosen: bestimmte Insektenstiche, Rickettsiose, Ecthyma gangraenosum, Orf, Melkerknoten, opportunistische kutane Infektionen bei Immunsuppression, Tularämie, Beulenpest, kutane Tuberkulose, Rattenbissfieber und kutane Diphtherie.

Differenzialdiagnosen: Stiche bestimmter Insekten in Endemiegebieten, Eschar bei Rickettsiosen, Ecthyma gangraenosum (S. 288), Orf (S. 252), Melkerknoten (S. 251), opportunistische kutane Infektionen bei Immunsuppression, Tularämie, Beulenpest, kutane Tuberkulose (S. 300), Rattenbissfieber (*Streptobacillus moniliformis*, *Spirillum minus*), kutane Diphtherie.

Therapie: frühzeitig hochdosiert Penizillin G oder Ciprofloxacin, um die Toxin-Bildung zu vermindern.

Therapie: rasche Gabe von hochdosiertem Penizillin G oder von Ciprofloxacin, ggfs. jeweils kombiniert mit ZNS-gängigem Antibiotikum (z. B. Clindamycin), um die Bildung des gefährlichen Toxins zu vermindern.

► Merke.

► Merke. Die Erkrankung stellt eine **Kontraindikation für einen chirurgischen Eingriff** dar.

Staphylogenes toxisches Schocksyndrom (TSS)

Staphylogenes toxisches Schocksyndrom (TSS)

► Synonym.

► Synonym. Toxic-Shock-Syndrome (TSS)

► Definition.

► Definition. Multiorganerkrankung mit den obligaten Leitsymptomen Fieber, Hypotonie und Exanthem in der akuten Phase und Desquamation in der Rekonvaleszenz.

Ätiologie: Ursache ist ein toxinbildender ***Staphylococcus-aureus***-Stamm. Das TSS tritt in 80–90 % bei jungen Frauen und Mädchen während der Menstruation auf, in selteneren Fällen aber auch nach Operationen oder im Zusammenhang mit kutanen Infektionen, Nasentamponaden oder Insulinpumpen.

Ätiologie: Ursache ist ein toxinbildender ***Staphylococcus aureus***, gehäuft der Phagengruppe II. Das Toxin wird als **Toxic-Shock-Syndrome-Toxin-1** (TSST-1) bezeichnet und löst im Tierversuch Fieber und Hypotonie aus. In ca. 80–90 % der Fälle tritt das TSS bei bislang gesunden jungen Frauen und Mädchen während der Menstruation auf. Die menstruelle Vagina begünstigt die Toxinproduktion und -resorption vor allem bei lang liegenden Tampons. Es ist aber selten auch nach Operationen oder im Zusammenhang mit kutanen Infektionen, Abszessen, Nasentamponaden oder Insulinpumpen beschrieben worden. Das Toxin scheint als Superantigen zu wirken und einen so genannten Zytokinsturm auszulösen.

Klinik: Kennzeichnend ist ein abrupter Beginn mit Fieber und Schüttelfrost bis hin zum protrahierten **Schock**. Innerhalb von 12–48 h tritt ein **diffuses fleckiges Exanthem**, bevorzugt an Palmar- und Plantarflächen, auf. Die Letalität beträgt 3–5 %.

Klinik: Kennzeichnend ist ein abrupter Beginn mit Fieber, Schüttelfrost, schwerem Krankheitsgefühl, Kopfschmerzen, Myalgien, Erbrechen, Schwindel, hypotonen Kreislaufreaktionen und Synkopen bis zum protrahierten **Schock**. Innerhalb von 12–48 h tritt ein **diffuses, feinfleckiges Exanthem** bis zur Erythrodermie auf, bevorzugt an Palmar- und Plantarflächen sowie am Schultergürtel. Zusätzlich finden sich Erdbeerzunge und Hyperämie der Konjunktiven, bei Fortschreiten auch ein generalisiertes Ödem. Der Kopf bleibt meist frei. Nach Überwindung der akuten Schockphase kommt es nach ca. 12 Tagen zu einer groblamellären Abschuppung der Haut, nach 2–3 Monaten kann es zu Haar- und Nagelverlust kommen. Todesfälle können in den ersten 3 Wochen auftreten. Die Letalität beträgt 3–5 %.

Diagnostik: Klinische Diagnose anhand der klassischen Symptomkonstellation.

Diagnostik: Das typische klinische Bild mit Hypotonie (systolisch < 90 mmHg), Temperatur über 39 °C, Exanthem und Desquamation ist diagnostisch wegweisend. Es sollte schnell erkannt und behandelt werden. Durch den Abstrich aus Vagina und anderen Schleimhäuten gelingt der kulturelle Nachweis von TSST-1-bildenden Staphylokokken. Der Nachweis des TSST-1-Toxins muss im Labor extra angefordert werden, ist aber relativ schnell möglich.

Differenzialdiagnose: toxisches Schocksyndrom durch Streptokokken, Sepsis.

Differenzialdiagnose: toxisches Schocksyndrom durch Streptokokken, Sepsis (z. B. durch Meningokokken).

Therapie: Die Schocktherapie und Clindamycinbehandlung müssen rasch einsetzen.

Therapie: Schnell einsetzende intensivmedizinische Behandlung kann lebensrettend sein. Entscheidend sind eine angemessene Therapie der Schocksymptomatik und die schnelle Sanierung des Ausgangsherdes (Entfernung von Tampons, Nasentamponaden, Spülung von Wunden). Zur kalkulierten Antibiotikatherapie werden Ampicillin oder Cephalosporine der 3. Generation und zusätzlich Clindamycin (Inhibition der Protein- und Toxinbiosynthese, wirksam gegen Bakterien in stationärer Wachstumsphase) empfohlen. Nach Erregerisolierung und Antibiogramm wird die Antibiotikagabe angepasst.

Prophylaxe: gute Menstrualhygiene mit häufigem Tamponwechsel. TSS tritt nur bei Patient*innen auf, die keine Antikörper gegen TSST-1 haben.

Prophylaxe: gute Menstrualhygiene.

Scharlach

► **Synonym.** Scarlatina, Scarlet Fever

► **Definition.** Bakterielle Erkrankung des Kindesalters durch toxinbildende Streptokokken, die durch eine Pharyngitis mit hohem Fieber, Lymphknotenschwellung und typischem makulopapulösem Exanthem gekennzeichnet ist.

Ätiologie und Pathogenese: Erreger sind **β-hämolysierende Streptokokken** der Gruppe A, seltener auch C und D, die mit lysogenen Bakteriophagen infiziert sind. Sie bilden erythrogene Toxine (SPE-A, B, C), die zum typischen Scharlachexanthem führen. Die Übertragung erfolgt durch Tröpfcheninfektion. Scharlach folgt meist einer Infektion von Rachen und Tonsillen, gelegentlich aber auch einer Wundinfektion mit Streptokokken, einer Verbrennung oder einem Kindbettfieber. Erythrogene Toxine wirken als Antigene und führen zu immunisierender Antikörperbildung, so dass die meisten Menschen ab dem 10. Lebensjahr genügend anti-SPE Antikörper gebildet haben.

Ätiologie und Pathogenese: Erreger sind **β-hämolysierende Streptokokken,** die ein erythrogenes Toxin bilden, das als Antigen wirkt und zum Scharlachexanthem führt.

Klinik: Nach einer Inkubationszeit von 2–5 Tagen treten plötzlich Initialsymptome wie Pharyngotonsillitis, hohes Fieber, Kopfschmerzen und Schwellung der Halslymphknoten auf, bei kleinen Kindern auch Übelkeit, Erbrechen und Krämpfe. Nach 12–48 Stunden zeigt sich am weichen Gaumen ein fleckiges Enanthem und ein wegdrückbares Erythem an Nacken, Brust und Achselhöhlen. Je nach Immunitätslage tritt ca. 12 Stunden später (oder verzögert) eine Ausbreitung des Exanthems mit zusätzlich kleinen Papeln (wie Sandpapier oder Gänsehaut auf Sonnenbrand) auf (Abb. **23.50a**). Es betont Leisten und Armbeugen, ausgespart bleiben Palmae und Plantae sowie eine periorale Zone („Facies scarlatinosa"). Durch abnorme Kapillarfragilität können Hautblutungen auftreten (linear in der Axillar-, Inguinal- oder Ellenbogengegend, Rumpel-Leede-Test positiv).
Die Zunge erscheint zunächst weißlich mit roten Papillen. Der Zungenbelag schilfert nach dem 2. Tag ab, die Zunge ist rot, die Papillen sind geschwollen (sog. **Himbeerzunge** oder Scharlachzunge, Abb. **23.50b**). Die schwere Angina bleibt bestehen. Nach Temperaturabfall klingen die Haut- und Schleimhautveränderungen ab und die Haut schält sich nach 7–10 Tagen vor allem an Händen und Füßen großflächig lamellös ab (Abb. **23.50c**).

Klinik: Nach 2- bis 5-tägiger Inkubationszeit Beginn mit Fieber, Kopfschmerz, Angina, Lymphknotenschwellung, **makulopapulösem Exanthem** (Abb. **23.50a**) und fleckigem Enanthem. Typische Betonung der Leisten- und Armbeugen mit scharlachroten konfluierenden Flecken, **Himbeerzunge** (Abb. **23.50b**). Nach lytischem Fieberabfall klingt das Exanthem ab, die Haut schält sich an Händen und Füßen großflächig lamellös (Abb. **23.50c**).

23.50 Scharlach

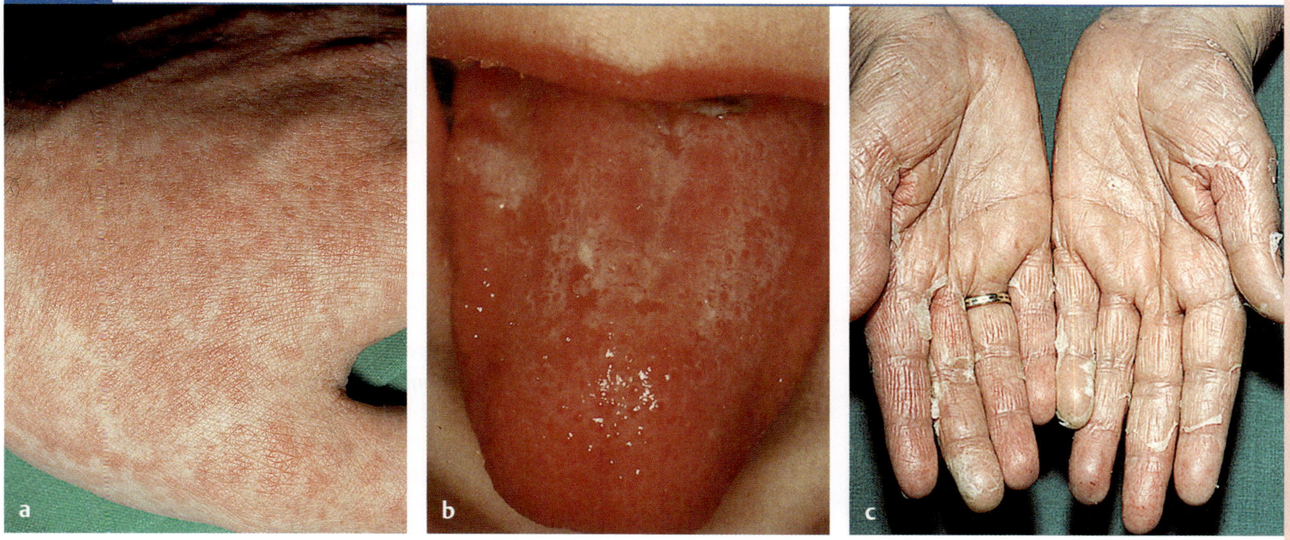

a Scharlachexanthem mit erythematösen Makulä und kleinen Papeln am Handrücken.
b Typische Himbeerzunge bei Scharlach mit roten geschwollenen Zungenpapillen.
c Großflächige Ablösung der Haut an den Händen beim Abklingen des Scharlachexanthems.
Quelle: E.G. Jung, Heidelberg

Komplikationen: Bei starker Toxinwirkung gibt es besonders schwere, auch tödliche Verläufe.
Typische Folgeerkrankungen nach Streptokokken-Infektion sind möglich.
Otitis, Sinusitis, Myokarditis, Glomerulonephritis und Polyarthritis sind möglich.

Komplikationen: Der Verlauf kann durch die Toxinwirkung sehr schwer sein und durch Hyperpyrexie, Somnolenz, Krämpfe, Purpura und Kreislaufkollaps zum Tode führen.
Aufgrund immunologischer Fehlreaktionen (z. B. kreuzreagierende Antikörper) können die typischen **Folgeerkrankungen** einer Streptokokken-Infektion auftreten. So kann es 10–20 Tage nach Haut- oder Racheninfektionen durch β-hämolysierende Streptokokken zur akuten Immunkomplex-Nephritis kommen. Diese so genannte akute **Poststreptokokken-Glomerulonephritis** ist wie das **akute rheumatische Fieber** in den letzten Jahren in Mitteleuropa sehr selten geworden. Das akute rheumatische Fieber tritt ebenfalls nach *Streptococcus-pyogenes*-bedingter Tonsillitis oder Pharyngitis, selten jedoch nach Hautinfektionen auf. Zu seinen Symptomen gehört an der Haut das **Erythema marginatum** (schnelle Ausbreitung, 2–10 mm in 12 Stunden).
Weitere mögliche Komplikationen sind Otitis, Mastoiditis, Sinusitis, Pneumonie und Meningitis.

Diagnostik: Nachweis von hämolysierenden Streptokokken im Rachenabstrich, Leukozytose, später Anstieg des Antistreptolysintiters.

Diagnostik: Richtungsweisend ist das klinische Bild (schwere schmerzhafte Pharyngitis, hohes Fieber, typisches Exanthem) und der bakteriologische Nachweis von hämolysierenden Streptokokken aus dem Rachenabstrich oder Strep-A-Schnelltest mit Nachweis von M-Antigenen direkt vom Rachenabstrich. Aufgrund der höheren Sensitivität bleibt der kulturelle Erregernachweis aus Pharynx- oder Tonsillenabstrichen der Goldstandard. Vor allem bei negativem Ausfall des Schnelltestes und anhaltendem klinischem Infektionsverdacht sind eine neutrophile Leukozytose mit Linksverschiebung, später eine Eosinophilie und steigende Antistreptokokkentiter (Verläufe bestimmen; Antikörper gegen Streptolysin O vor allem nach Racheninfekten, gegen DNAse B meist nach Hautinfektionen mit Streptokokken) diagnostisch wichtig.

Differenzialdiagnose: Masern, Röteln, infektiöse Mononukleose.

Differenzialdiagnose: Masern (S. 256), Röteln (S. 257), infektiöse Mononukleose und andere Viruserkrankungen, Kawasaki-Syndrom, Toxic Schock Syndrom (S. 296), sowie scarlatiniforme Arzneimittelexantheme (S. 193).

Differenzialdiagnosen bei der Trias Fieber, Arthritis oder Arthralgien und Exanthem:
- virale und bakterielle Infektionskrankheiten
- Autoimmunerkrankungen
- systemischer Lupus erythematodes
- Serumkrankheit (z. B. medikamentös bedingt)
- Sweet-Syndrom

Differenzialdiagnosen bei der Trias Fieber, Arthritis oder Arthralgien und Exanthem: Mögliche Auslöser der symptomatischen Trias aus Fieber, Arthritis/Arthralgie und Exanthem können sein:
- virale Infektionskrankheiten (z. B. Eneroviren, EBV, Parvivirus B19)
- bakterielle Infektionskrankheiten (z. B. Rocky Mountain Feckfieber, akute order chronische Meningokokken-Bakteriämie), akutes rheumatisches Fieber, Rattenbiß–Fieber oder Syphilis
- autoinflammatorische Syndrome mit periodischem Fieber wie Morbus Still, Schnitzler-Syndrom und weitere
- systemischer Lupus erythematodes
- Serumkrankheit (z. B. medikamentös bedingt)
- Sweet-Syndrom

Therapie: Penicillin ist sehr gut wirksam. Seither sind keine schweren oder tödlichen Verläufe mehr zu beobachten.

Therapie: Penicillin V ist sehr gut wirksam (Dosierung 1–2 Mio. I.E./d über 10 Tage). Durch frühzeitige Behandlung können die toxischen Wirkungen und Folgekrankheiten verhindert werden. Bei Penicillinallergie können Azithromycin oder Clarithromycin gegeben werden.

23.3.7 Hautdiphtherie

► Synonyme. Wunddiphtherie, Diphtherie der Haut

Ätiologie und Epidemiologie: Auslöser sind Diphtherie-Toxin-produzierende (toxigene) Stämme von ***Corynebacterium diphtheriae***, *Corynebacterium ulcerans* und selten *Corynebacterium pseudotuberculosis*.
Möglich sind nichtinfektiöse Besiedlungen der (Schleim-)Haut bis hin zu schweren Infektionen mit toxinbedingten Organschäden.
Risikofaktoren sind schlechte hygienische Verhältnisse, Alkohol- und Drogenabusus.

Ätiologie und Epidemiologie: Diphtherie wird durch Diphtherie-Toxin-produzierende (toxigene) Stämme von ***Corynebacterium diphtheriae*** (humanpathogen; respiratorische Diphterie, Hautdiphterie) verursacht, zuletzt auch von *Corynebacterium ulcerans* (eher zoonotisch, meist Hautdiphtherie) und selten von *Corynebacterium pseudotuberculosis*. Ähnlich wie bei *Bacillus anthracis*, ist die Virulenz durch das Toxin bedingt. Nichttoxigene *Corynebacterium-diphtheriae*-Stämme können durch Infektion mit spezifischen Corynephagen, auf denen das Gen für die Toxinbildung kodiert ist, zu Toxinbildnern werden (Phagenkonversion). Sie vermögen die Haut- und Schleimhaut zu besiedeln ohne Infektionen auszulösen, können aber auch schwere Infektionen mit toxinbedingten Organschäden (Myokarditis, Atemlähmung) aus-

lösen. Nichttoxigene *Corynebacterium diphtheriae* finden sich manchmal auf Wundinfektionen (häufiger als toxigene *Corynebacterium diphtheriae*). Risikofaktoren sind schlechte hygienische Verhältnisse, Alkohol- oder Drogenabusus.
Die Infektionen durch *Corynebacterium diphtheriae* sind nach Einführung der Impfung zurückgegangen, treten aber in einzelne Regionen immer noch endemisch auf (Indien, Afrika, Asien und Osteuropas, u. a. Ukraine). Infektionen mit toxigenen *Corynebacterium ulcerans* kommen hingegen auch in Deutschland vor, meist infolge Kontaktes zu Haus- und Nutztieren.
Eine Impfung verhindert nicht immer eine Wundinfektion oder Hautdiphtherie.

Eine Impfung verhindert nicht immer eine Wundinfektion oder Hautdiphtherie.
Klinik: Im Rahmen einer Wundinfektion bildet sich ein Ulkus mit gräulichem, „pseudomembranösen" Eschar. Systemische Schäden durch Diphtherietoxin sind selten, es besteht aber eine Ansteckungsgefahr für Rachendiphtherie.

Klinik: Nach 2–5 Tagen kommt es zu lokaler oder systemischer Symptomatik durch das Toxin. Im Rahmen einer Wundinfektion oder nach einem Insektenstich bildet sich ein oft ausgestanzt wirkendes Ulkus (Ecthyma diphthericum) mit unterschiedlich gräulichem bis schwärzlichem „pseudomembranösen" Schorf (Eschar). Manchmal entsteht auch nur eine Pustel. Üblicherweise werden in den Wunden auch *Staphylococcus aureus* oder A-Streptokokken nachgewiesen.
Bei Befall mit toxigenen *Corynebacterium-diphtheriae*-Stämmen ist die Menge des abgegebenen Toxins abhängig von der Größe des Ulkus und bleibt bei Wundflächen unter 2–3 cm² gering. Die Stämme können aber eine autochthone Rachendiphtherie oder eine Infektion von Kontaktpersonen auslösen.
Schäden durch das Toxin treten eher bei der Rachendiphtherie auf. Über den Blutweg führt es am häufigsten zu einer Myokarditis (→ Arrhythmien, kardiogener Schock) und einer demyelinisierenden peripheren Neuritis (Paresen von Kopf-, Gesichtsbereich, Lähmung des Gaumensegels [→ charakteristische näselnde Sprache] oder der Rumpf- und Atemmuskulatur).
Die Symptome der klassischen **respiratorischen Diphtherie** des Pharynx und der Tonsillen sind Halsschmerzen, Fieber und Schluckbeschwerden. Innerhalb von 2–3 Tagen entstehen die grau-weißen oder bräunlichen Pseudomembranen auf Pharynx, Gaumen Uvula und Tonsillen, manchmal bis zum Kehlkopf reichend. V. a. bei Kindern bilden sich auch Husten, Dyspnoe und ggf. Zyanose durch Verlegung der Luftwege.
Bei Personen mit nachlassendem oder nicht vollständigem Impfschutz kommt es zu abgeschwächten Verläufen einer bakteriellen Pharyngitis ohne Pseudomembranen.

Symptome der klassischen **respiratorischen Diphtherie** sind Halsschmerzen, Fieber und Schluckbeschwerden. Innerhalb von 2–3 Tagen folgen Pseudomembranen auf Pharynx, Gaumen, Uvula und Tonsillen. V. a. bei Kindern auch Husten, Dyspnoe und ggf. Zyanose.

Therapie: Da bei Hautdiphtherie die Freisetzung und Absorption von genügend Toxin zur Auslösung systemischer Wirkungen unwahrscheinlich ist, wird bei Ulzera unter 2 cm² im Gegensatz zur Rachendiphtherie eine Antitoxin-Gabe nicht empfohlen. Neben lokaler antiseptischer Wundbehandlung wird eine kalkulierte Gabe von Penicillin oder einem Makrolid (z. B. Azithromycin, Clarithromycin) für 14 Tage empfohlen. *Corynebacterium ulcerans* ist anders als *Corynebacterium diphtheriae* resistent gegen Clindamycin. Kontrolle über Abstriche aus Wunde und Nasopharynx.
In Deutschland werden Impfung und alle 10 Jahre Auffrischung (in Kombination mit Tetanus-Impfstoff) empfohlen.

Therapie: Penicillin oder ein Makrolid, antiseptische Wundbehandlung. Antitoxin-Gabe in der Regel nicht nötig. Vorbeugende Impfung mit Auffrischung alle 10 Jahre.

23.3.8 Hidradenitis suppurativa

23.3.8 Hidradenitis suppurativa

▸ Synonym. Acne inversa

▸ Synonym.

▸ Definition. Es handelt sich um eine abszedierende, fistulierende Entzündung im Bereich der Terminalhaarfollikel in Arealen mit hoher Dichte an apokrinen Drüsen, wie Achselhöhlen, Leisten, Genital- und Perianalregion. Sie tritt chronisch-rezidivierend auf.

▸ Definition.

Ätiologie: Es handelt sich um eine Erkrankung mit Fehlfunktionen im Bereich der Terminalhaarfollikel, Talgdrüsen und apokrinen Drüsen. Diese führt zu Hyperkeratosen, Verschluss der Terminalhaarfollikel, Ausweitung und Ruptur der Haarfollikel. Außerdem löst sie eine ausgeprägte lokale Entzündungsreaktion aus. Pathogenetische Faktoren oder mögliche Auslöser sind genetische Mutationen im Bereich der γ-Secretase und des sog. Notch-Signalweges, höhere Androgenaktivität, hormonelle Schwankungen im Rahmen des Menstruationszyklus, Konsum von Zigaretten, Adipositas, hyperkalorische Ernährung oder metabolisches Syndrom, Reibung, starkes

Ätiologie: Störung in der Einheit aus Terminalhaarfollikel, Talgdrüse und apokriner Drüse. Zusätzlich Veranlagung zu einer ausgeprägten lokalen Entzündungsreaktion, die einige bekannte Trigger hat, wie hormonelle Schwankungen im Rahmen des Menstruationszyklus oder Zigarettenkonsum.
Sekundäre bakterielle Infektion und Abszessbildung.

23.51 Hidradenitis suppurativa – Abszesse in der Axilla und genital

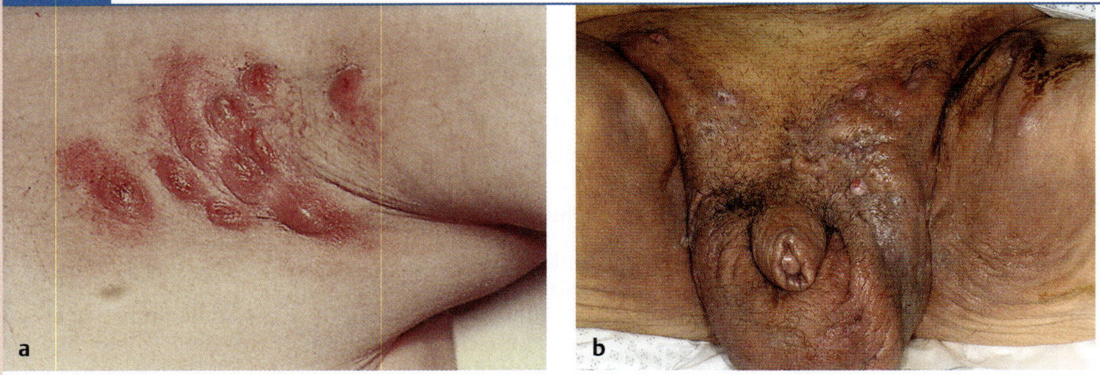

a Acne inversa im Bereich der Axilla.
b Befall der Genital- und Leistenregion.

Schwitzen und immunologische Fehlsteuerungen, welche mit erhöhter Expression von TNF-α, IL-1β und IL-17 einhergehen.
Sekundär kommt es zu einer bakteriellen Infektion und Abszessbildung durch Keime der physiologischen Hautflora und *Staphylococcus aureus*.

Klinik: In Achselhöhlen, Leisten, an den oberen Oberschenkeln und der Genitoanalregion treten chronisch-rezidivierend konfluierende, rotbraune, indurierte und pustulöse Knoten, eitrige Einschmelzung und Fisteln auf (Abb. **23.51**). Es besteht eine beeinträchtigende Geruchsbildung.

Klinik: An den Prädilektionsorten wie Achselhöhlen, Leisten und Genitoanalregion, manchmal am oberen Oberschenkel, Nacken oder Abdomen findet man konfluierende, rotbraune, indurierte schmerzhafte Knoten mit eitriger Einschmelzung, Narben und Fistelbildung (Abb. **23.51**). Häufig kommt es durch Sekrete und Eiter zu einer beeinträchtigenden Geruchsbildung. Rezidivierendes Auftreten über mehrere Monate.

Diagnostik: Erfassung der klinischen Befunde und deren Ausdehnung. Bakterielle Untersuchung des Eiters allenfalls zur Detektion weiterer pathogener Keime oder von MRSA.

Diagnostik: Erfassung der Ausdehnung von Komedonen, Knoten, Abszessen und Fisteln in den Prädilektionsorten (wichtig auch für Therapieentscheidung). Bakterielle Untersuchung des Abszesseiters ist nicht unbedingt erforderlich. Sie zeigt lediglich, ob neben der physiologischen Flora noch pathogene Keime oder MRSA nachweisbar sind.

Therapie: Therapie der Wahl ist die radikale Exzision der Herde. Bei inoperablen Patient*innen oder zur Überbrückung ggf. Gabe bestimmter Antibiotika oder TNF-α- oder IL-17-Blocker.

Therapie: Neben möglicher Vermeidung oder Behandlung von Triggerfaktoren können Antibiotika transiente Linderung verschaffen. Bevorzugt werden wegen ihrer antiinflammatorischen Wirkung in leichten und moderaten Fällen Tetrazyklinderivate verabreicht. In schweren Fällen aber sind Clindamycin und Rifampicin indiziert, die bei langer Anwendung der Selektion resistenter Bakterien Vorschub leisten.
Besser anwendbar sind die neu zugelassenen Therapien mit TNF-α- und IL-17-Blockern bei ausgedehnten oder bei inoperablen Fällen. Eine langfristige Heilung lässt sich indes nur durch eine radikale Exzision der Abszesse und Fisteln erzielen (Standardtherapie). Die entstehenden großen Defekte heilen relativ schnell und ermöglichen oft währenddessen die Berufsausübung.

23.4 Mykobakteriosen

23.4 Mykobakteriosen

F.A. Bahmer

23.4.1 Hauttuberkulosen

23.4.1 Hauttuberkulosen

Einteilung und Epidemiologie: Den eigentlichen **erregerbedingten** Hauttuberkulosen (*Mycobacterium tuberculosis*) lassen sich die parainfektiösen **Tuberkulide** gegenüberstellen (Tab. **23.6**). Hauttuberkulosen sind selten geworden; in weniger entwickelten Ländern stellen diese noch ein Problem dar, daher vor allem bei Patient*innen mit Migrationshintergrund daran denken.

Einteilung und Epidemiologie: Die Hauttuberkulosen sind infektiöse Hauterkrankungen durch *Mycobacterium tuberculosis* (meist *Typus humanus*, seltener *Typus bovinus*). Sie lassen sich in sicher **erregerbedingte** Erkrankungen und in Mitreaktionen bei Organtuberkulosen (**Tuberkulide**, Tab. **23.6**) aufteilen. Hauttuberkulosen sind selten geworden; in weniger entwickelten Ländern stellen sie jedoch ein Problem dar. Bei Patient*innen mit Migrationshintergrund differenzialdiagnostisch an Hauttuberkulose denken.

23.6 Kutane Tuberkulosen

I Inokulationstuberkulose (mit exogener Genese)	▪ tuberkulöser Primärkomplex ▪ Tuberculosis verrucosa cutis ▪ Lupus vulgaris (teilweise)
II sekundäre Tuberkulose (mit endogener Genese)	
▪ per continuitatem ▪ per Autoinokulation	▪ Tuberculosis colliquativa cutis ▪ periorifizielle Tuberkulose
III hämatogene Tuberkulose	▪ akute Miliartuberkulose ▪ Lupus vulgaris (teilweise)
IV Tuberkulide	
▪ mikropapulös ▪ papulös ▪ nodös	▪ Lichen scrofulosorum ▪ papulonekrotisches Tuberkulid ▪ Erythema induratum (Bazin) ▪ knotige Vaskulitiden (teilweise)

23.6

Inokulationstuberkulose

Tuberkulöser Primärkomplex der Haut

Inokulationstuberkulose

Tuberkulöser Primärkomplex der Haut

► **Definition.** Es handelt sich um eine primäre Infektion der Haut mit *Mycobacterium tuberculosis* oder *Mycobacterium bovis*.

► Definition.

Ätiologie: Ein tuberkulöser Primärkomplex der Haut entsteht durch Inokulation von Mykobakterien, z. B. durch Zirkumzision mit kontaminierten Instrumenten, vor allem bei Kindern, die noch keine Tbc durchgemacht haben.

Ätiologie: Der Primärkomplex entsteht durch Inokulation von Mykobakterien v. a. bei Kindern, die noch keine Tbc durchgemacht haben.

Klinik: Klinisch bildet sich an der Inokulationsstelle eine Papel, dann ein **Ulkus** mit schmerzloser **regionärer Lymphknotenschwellung** (Primärkomplex, Abb. **23.52**). Das Ulkus heilt schlecht ab, gelegentlich kommt es zur Abszedierung oder Fistelbildung. Das Allgemeinbefinden ist nur wenig oder gar nicht gestört.

Klinik: Die klinischen Symptome bestehen aus **Ulkus** mit **regionärer Lymphknotenschwellung** (Primärkomplex, Abb. **23.52**), Abszedierung und Fistelbildung.

Diagnostik: Die Erreger können im Eiter oder im Gewebe mittels Spezialfärbung und PCR nachgewiesen oder kultiviert werden (aufwendig!).
Sicherste Nachweismethode ist die Kultur des Erregers auf Spezialmedium (aufwendig). Molekularbiologische Methoden sind schneller, erfordern aber eine höhere Anzahl von Erregern. Mit molekularbiologischen Methoden (PCR, AMTD [amplified *M. tuberculosis* direct test]) können die Erregerspezies bestimmt und atypische Mykobakteriosen abgegrenzt werden.

Diagnostik: Der Erregernachweis gelingt am sichersten mittels Kultur, am schnellsten mittels PCR.

Histopathologie: Initial findet sich eine abszedierende, „verkäsende" Entzündung. Die charakteristischen tuberkuloiden Granulome entstehen erst nach Wochen.

Histopathologie: initial abszedierende, „verkäsende" Entzündung; tuberkuloide Granulome nach Wochen.

Differenzialdiagnose: Differenzialdiagnostisch kommen vor allem Pyodermien, isolierte Acne-conglobata-Knoten, Primärsyphilis, superinfizierter Herpes genitalis, Sporotrichose sowie Infektionen durch atypische Mykobakterien in Betracht.

Differenzialdiagnose: Klinisch ähnlich können aussehen: Pyodermie, Primärsyphilis, superinfizierter Herpes genitalis, Sporotrichose.

23.52 Inokulationstuberkulose

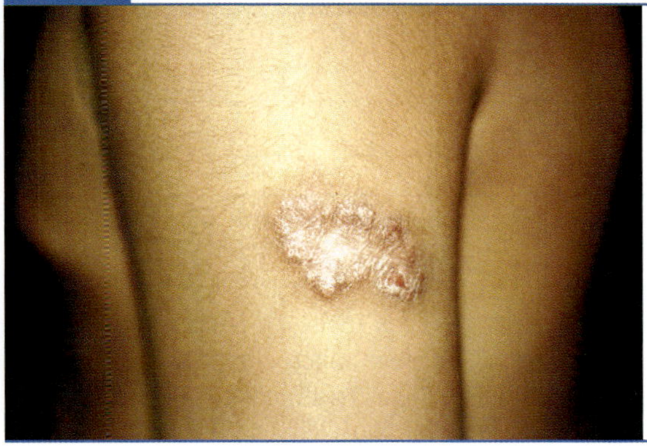

Inokulationstuberkulose am Oberarm eines 8-jährigen Jungen aus Sri Lanka.

23.52

Therapie: tuberkulostatische Behandlung mit **Mehrfachkombination**.

Therapie: Therapeutisch ist eine tuberkulostatische Behandlung mit einer **Mehrfachkombination** angezeigt. In der **Initialphase** Isoniazid (INH) 5 mg/kg KG/Tag, Rifampicin 10 mg/kg KG/Tag und Pyrazinamid 30 mg/kg KG/Tag für 2 Monate. In schweren Fällen und bei Immunsuppression zusätzlich Ethambutol 15–25 mg/kg KG/Tag. In der anschließenden **Erhaltungsphase** für 4–6 Monate INH und Rifampicin wie in der Initialphase.
Bei **Persistenz** der Veränderungen oder vermuteter **Resistenz** des Erregers, Therapie in spezialisierter Einrichtung.

Tuberculosis verrucosa cutis

► Definition.

► Definition. Diese Form der Hauttuberkulose ist eine exogene Reinfektions-Tbc bei Patient*innen mit partieller Immunität.

Ätiologie: meist durch beruflichen Kontakt mit erregerhaltigem Material.

Ätiologie: Besonders betroffen sind Beschäftigte aus der Pathologie, Veterinärmedizin, der Tierkadaverbeseitigung sowie aus Schlachtbetrieben. In weniger entwickelten Ländern sind auch Kinder und Jugendliche betroffen. Die Infektion erfolgt durch erregerhaltiges Material, vor allem Sputum, über kleine Hautwunden

Klinik: anfangs **hyperkeratotische**, warzenartige **Effloreszenzen**, später plaqueartig (Abb. **23.53**).

Klinik: Klinisch entsteht meist nur eine **hyperkeratotische Effloreszenz** (selten mehrere), die kaum von vulgären Warzen zu unterscheiden sind. Diese entwickeln sich zu flachen, verrukösen, oft zentral abheilenden Plaques (Abb. **23.53**).

Diagnostik: charakteristisches klinisches Bild, Histopathologie, Erregernachweis.

Diagnostik: Die Diagnose ergibt sich aus dem charakteristischen klinischen Bild, dem histopathologischen Befund und eventuellem Erregernachweis.

Histopathologie: abszedierende Entzündung, wenig tuberkuloide Granulome.

Histopathologie: Es finden sich irreguläre Epidermisverdickung und dermale Abszessbildung. Die eher spärlich vorhandenen tuberkuloiden Granulome zeigen im Allgemeinen keine Verkäsung. Tuberkelbazillen sind nur in geringer Zahl nachweisbar.

Differenzialdiagnose: Warzen, Lupus vulgaris, atypische Mykobakteriosen, Mykosen.

Differenzialdiagnose: Differenzialdiagnostisch kommen vulgäre Warzen, Lupus vulgaris, vegetierende Pyodermie, atypische Mykobakteriosen und tiefe Mykosen in Betracht.

Therapie: Exzision unter Tuberkulostatika-Schutz.

Therapie: therapeutische Exzision kleinerer Herde unter tuberkulostatischer Behandlung mit einer Mehrfachkombination.

⊙ 23.53

⊙ 23.53 Tuberculosis verrucosa cutis

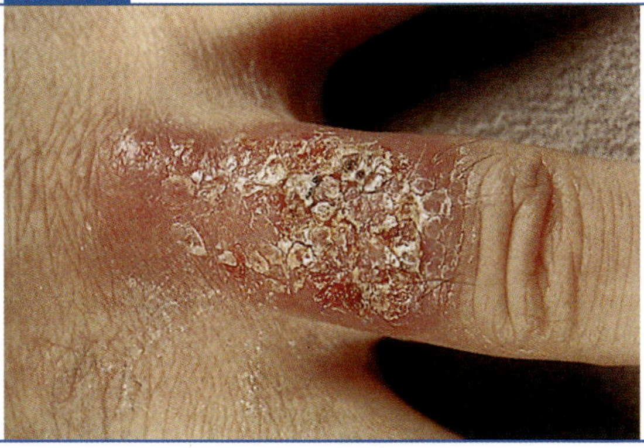

Tuberculosis verrucosa cutis am Fingerrücken eines 35-jährigen Veterinärs mit flächenhaftem, infiltriertem, grob schuppendem Erythem.

Lupus vulgaris

► Synonym.

► Synonym. Tuberculosis luposa cutis

► Definition.

► Definition. Der Lupus vulgaris ist eine chronische, schwere und progrediente Reinfektions-Tbc der Haut.

Ätiologie und Epidemiologie: durch lokale oder hämatogene Ausbreitung der Erreger. Weltweit verbreitet, unter schlechten hygienischen Bedingungen häufiger.

Ätiologie und Epidemiologie: Die Erreger gelangen meist als fortgeleitete Entzündung aus einem Lymphknotenherd oder nach einer Tuberculosis colliquativa cutis (S. 303), seltener durch hämatogene Streuung, in das Hautbindegewebe. Diese Form

23.54 Lupus vulgaris mit karzinomatöser Umwandlung

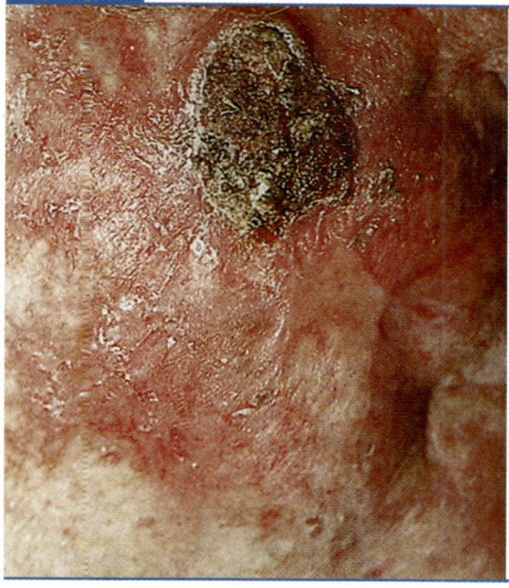

Seit 40 Jahren bestehender Lupus vulgaris mit karzinomatöser Umwandlung bei einer 68-jährigen Frau. Ausgedehntes erythematöses, teils atrophisches, teils hypertrophisches Areal. Großer keratotischer Tumor.

23.54

der Hauttuberkulose ist weltweit verbreitet, vor allem in Ländern mit schlechten hygienischen Bedingungen. Frauen sind häufiger betroffen als Männer.

Klinik: Klinisch findet sich zumeist nur ein planer oder leicht erhabener, polyzyklisch begrenzter, manchmal schuppender Herd, bevorzugt im Gesichtsbereich (Abb. 23.54). Im weiteren Verlauf kommt es zu Ulzerationen, die unter Narbenbildung abheilen. Tief reichende Gewebedestruktionen führen zu **Mutilationen** (Verstümmelung, Lupus!). Gelegentlich kommt es zu Schleimhautbefall mit trockener Rhinitis.

Klinik: klinisch meist polyzyklischer Herd im Gesichtsbereich (Abb. **23.54**). Im Verlauf Ulzeration und Narbenbildung sowie **Mutilationen** („Lupus"!).

Diagnostik: Diagnostisch bietet der Lupus vulgaris wegen der langen Vorgeschichte, des charakteristischen klinischen Bildes, des positiven Sondenphänomens (Tab. **23.7**) und der Histopathologie wenig Probleme.

Diagnostik: Anamnese, klinisches Bild und positives Sondenphänomen (Tab. **23.7**) sind wegweisend.

23.7 Differenzialdiagnose des Lupus vulgaris

diagnostische Hilfen	Lupus vulgaris	kutane Sarkoidose (S. 393)
Glasspateldruck	braune Eigenfarbe	gelbbraune Eigenfarbe
Sondenphänomen	Knopfsonde bricht ein	Knopfsonde bricht nicht ein

23.7

Histopathologie: Typisch sind tuberkuloide, epitheloidzellige Granulome mit Riesenzellen vom Langhans-Typ in der Dermis, selten verkäsend, von Lymphozyten umgeben. Säurefeste Stäbchen sind nur in geringer Menge nachweisbar.

Histopathologie: kaum verkäsende, tuberkuloide Granulome in der Dermis, wenig säurefeste Stäbchen.

Differenzialdiagnose: Klinisch sind vor allem der Lupus erythematodes und die Hautsarkoidose (S. 393) abzugrenzen (siehe Tab. **23.7**), außerdem tiefe Mykosen und die Tertiärsyphilis.

Differenzialdiagnose: Lupus erythematodes und Hautsarkoidose, außerdem tiefe Mykosen und Tertiärsyphilis.

Therapie: Der chronische Verlauf macht eine konsequente systemische tuberkulostatische Behandlung mit der Mehrfachkombination notwendig.

Therapie: systemische Tuberkulostatikagabe in Mehrfachkombination.

Prognose: Gut, nach langjährigem Bestand kann sich in Lupusherden ein Plattenepithelkarzinom (Spinaliom) entwickeln.

Prognose: gut, selten Plattenepithelkarzinome in alten Lupusnarben.

Sekundäre Tuberkulose

Sekundäre Tuberkulose

Tuberculosis colliquativa cutis

Tuberculosis colliquativa cutis

► Synonym. Skrofuloderm, tuberkulöses Gumma

► Synonym.

Ätiologie und Epidemiologie: Dies ist die häufigste Form der Hauttuberkulose in den Tropen und Subtropen, in der Regel als Reinfektion bei schlechter bis mäßiger Abwehrlage. Hierzulande gehört das Skrofuloderm zu den Raritäten.

Ätiologie und Epidemiologie: Reinfektions-Tbc bei mäßiger oder schlechter Abwehrlage.

Klinik: Ausgehend von einer Tuberkulose in oberflächlichen Lymphknoten (Hals, Axillen, Inguinalregion) oder im Knochen kommt es zu einer eitrig-abszedierenden Entzündung der Haut (Abb. **23.55**). In der floriden Phase finden sich subkutane Infil-

Klinik: eitrig-abszedierende Hautveränderungen über tuberkulösen Herden in Lymphknoten oder Knochen (Abb. **23.55**). Die Abheilung erfolgt mit zipfligen Narben.

⊙ 23.55

⊙ 23.55 **Tuberculosis colliquativa cutis**

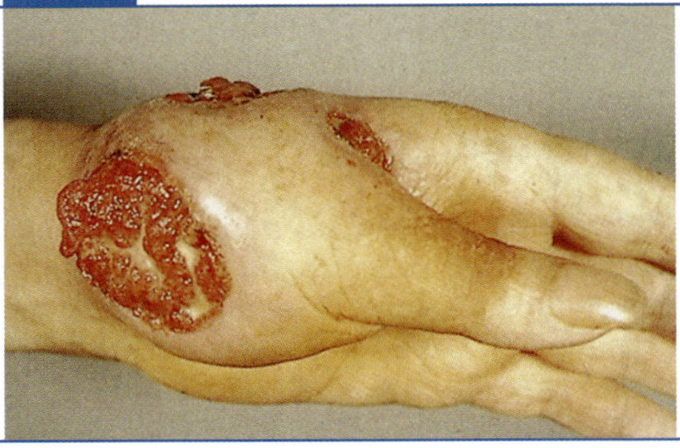

Tuberculosis colliquativa cutis an der Hand einer 55-jährigen Frau. Vegetierende und ulzerierende, lividrote, tumoröse Veränderung am aufgetriebenen Daumenballen.

trate, die einschmelzen und nach außen durchbrechen; außerdem serpiginöse Ulzera mit unterminierten Rändern. Nach Abheilung charakteristische, strangförmige, zipflige Narben.

Therapie: tuberkulostatische Mehrfachkombination.

Therapie: Wie bei den anderen Tuberkuloseformen auch, ist die konsequente Behandlung mit einer Mehrfachkombination erforderlich.

Tuberkulide

▸ Definition.

Tuberkulide

▸ **Definition.** Es handelt sich um eine Gruppe seltener, heterogener, unscharf definierter, abakterieller Eruptionen der Haut, denen teilweise eine immunologische Reaktion im Verlauf einer Organtuberkulose zugrunde liegt.

Bei manchen Tuberkuliden kann Tuberkelbazillen-DNA mittels PCR nachgewiesen werden, ohne dass der ätiologische Zusammenhang eindeutig ist. Beim **Lichen scrofulosorum** handelt es sich um ein kleinpapulöses Exanthem bei tuberkulosekranken Kindern. Das **papulonekrotische Tuberkulid** mit mittelgroßen, zentral nekrotischen Papeln kommt auch bei Erwachsenen vor.

Erythema induratum (Bazin)

Epidemiologie und Klinik: betrifft v. a. Frauen mittleren Alters. Klinisch teils knotige, teils flächenhafte, indurierte, persistierende Hautveränderungen.

Diagnostik: histopathologische Diagnose.

Histopathologie: chronisch-granulomatöse Entzündung der Dermis und des Subkutangewebes.

Differenzialdiagnose: Necrobiosis lipoidica und granulomatöse Entzündungen des Subkutangewebes.

Therapie: falls tuberkulöse Genese wahrscheinlich, tuberkulostatische Dreifachkombination.

Erythema induratum (Bazin)

Epidemiologie und Klinik: knotige Gefäßentzündungen der Waden, selten in anderen Lokalisationen, vor allem bei Frauen mittleren Alters. Klinisch teils knotige, teils flächenhafte, indurierte, selten auch ulzerierte Hautveränderungen. Der Verlauf ist chronisch, Spontanheilungen sind selten.

Diagnostik: Die Diagnosestellung erfolgt histopathologisch.

Histopathologie: Es findet sich eine chronisch-granulomatöse Entzündung der Dermis und des Subkutangewebes („noduläre Vaskulitis").

Differenzialdiagnose: Differenzialdiagnostisch sind vor allem die Necrobiosis lipoidica und andere granulomatöse Entzündungen des Subkutangewebes (Pannikulitiden), insbesondere die Periarteriitis nodosa, abzugrenzen.

Therapie: Falls eine tuberkulöse Ursache gesichert oder wahrscheinlich ist (PCR positiv), Behandlung mit tuberkulostatischer Dreifachkombination (s. o.).

23.4.2 Infektionen durch atypische Mykobakterien

▸ Definition.

23.4.2 Infektionen durch atypische Mykobakterien

▸ **Definition.** Auch andere Mykobakterien als *M. tuberculosis* und *M. leprae* können gelegentlich ulzeröse oder granulomatöse, chronische Hautveränderungen verursachen. Da die Erreger früher für atypische Tuberkelbazillen gehalten wurden, werden diese Erkrankungen noch als „atypische" Mykobakteriosen bezeichnet. Die für Menschen unterschiedlich pathogenen Erreger finden sich als Saprophyten in Boden, Wasser und Tierreich.

Schwimmbadgranulom

Ätiologie und Klinik: Granulomatöse Hauterkrankung durch *Mycobacterium marinum*, selten durch *Mycobacterium kansasii*, die beide im Wasser und in feuchtem Milieu vorkommen. Nach Inokulation des Erregers in kleine Wunden kommt es zu subkutanen Schwellungen, die eitrig einschmelzen oder zu verrukösen, plaqueartigen Effloreszenzen werden können. Die Ausbreitung entlang der Lymphbahnen, wie bei der Sporotrichose, kommt vor.

Diagnostik: Die Diagnose wird am besten durch Kultivierung des Erregers auf geeigneten Nährmedien gestellt, eventuell auch mittels PCR am Gefrierschnitt. Die histopathologisch fassbare granulomatöse Entzündung ist unspezifisch, säurefeste Stäbchen lassen sich nur selten nachweisen.

Differenzialdiagnose: Differenzialdiagnostisch kommen vor allem tiefe Mykosen wie Sporotrichose und Chromomykose in Betracht, außerdem Tuberculosis verrucosa cutis sowie vegetierende Pyodermien.

Therapie: antibiotische Therapie am besten nach Resistogramm; wirksam sind meist Tetracycline (z. B. Doxycyclin 200 mg/d für mehrere Wochen), Clarithromycin, Azithromycin und Rifampicin. Kleine Herde können exzidiert oder kryotherapeutisch angegangen werden.

▸ Klinischer Fall. Etwa 6 Wochen nach einer Verletzung an der Hand traten bei der 40-jährigen Patientin, die als Aushilfe im Geschäft ihres Ehemanns arbeitete, der mit exotischen Fischen handelt, granulomatöse Hautveränderungen auf (Abb. **23.56**). Diese heilten trotz intensiver Lokalbehandlung nicht ab. Histopathologisch wurde der Verdacht eines Schwimmbadgranuloms bestätigt und die Diagnose durch eine anschließende Kultivierung von *Mycobacterium marinum* gesichert. Unter der Behandlung mit Tetracyclinen kam es zur langsamen Rückbildung der Hautveränderungen.

Durch andere atypische Mykobakterien (z. B. durch *M. scrofulaceum*, *M. haemophilum* und durch die Komplexe *M. avium*, *M. fortuitum*, *M. chelonae*/*M. abscessus* sowie *M. smegmatis*) verursachte Hautveränderungen betreffen fast ausschließlich Immunsupprimierte. In Afrika, Asien und Mexiko ist das **Buruli-Ulkus** durch *M. ulcerans* heimisch, mit Ausbildung extrem schnell an Größe zunehmender Ulzera.

23.56 Schwimmbadgranulom

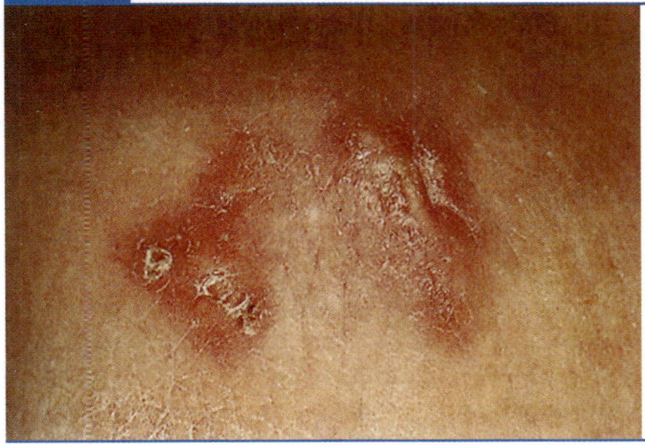

Schwimmbadgranulom mit subkutaner Granulombildung bei 40-jähriger Frau. Erythematöse, indurierte Herde mit beginnender Ulzeration.

23.4.3 Lepra

▸ Definition. Lepra ist eine durch *Mycobacterium leprae* hervorgerufene, früher kosmopolitische, heute in wärmeren Klimaten vorkommende Infektionskrankheit der Haut und der peripheren Nerven.

Ätiologie und Epidemiologie: Weltweit gibt es geschätzt noch 2 Millionen Erkrankte mit nur langsam fallender Tendenz, v. a. in Äquatorialafrika, Indien, Brasilien und Südostasien. In Mitteleuropa gibt es noch vereinzelt autochthone Herde in Italien, Griechenland, Türkei, Spanien und Portugal. Die Inkubationszeit ist lang, manchmal viele Jahre. Betroffen sind alle Altersgruppen und beide Geschlechter. Eine **genetisch fixierte Disposition** mit einem relativ isolierten Defekt der zellulären Immunabwehr gegenüber *Mycobacterium leprae* ist wahrscheinlich, da die Kontagiosität der Lepra

Schwimmbadgranulom

Ätiologie und Klinik: Das Schwimmbadgranulom ist eine Mykobakteriose durch *M. marinum* oder *M. kansasii*. Eine Ausbreitung entlang der Lymphbahnen, wie bei Sporotrichose, ist möglich.

Diagnostik: Erregernachweis kulturell aus Gewebe oder Eiter, evtl. am Gefrierschnitt mittels PCR.

Differenzialdiagnose: Mykosen, Tuberculosis verrucosa cutis sowie Pyodermie.

Therapie: Antibiotika nach Resistogramm; evtl. Exzision oder Kryotherapie kleiner Herde.

▸ Klinischer Fall.

23.56

23.4.3 Lepra

▸ Definition.

Ätiologie und Epidemiologie: Weltweit gibt es in tropischen und subtropischen Regionen immer noch geschätzte zwei Millionen an Lepra Erkrankte. Die Inkubationszeit dauert im Extremfall mehrere Jahre. Ein **genetischer Defekt** der zellulären Immunität ist wahrscheinlich. Die **Übertragung** erfolgt durch **infektiöses Wund-** oder **Nasensekret**.

23.57 Klinische Befunde bei Lepra

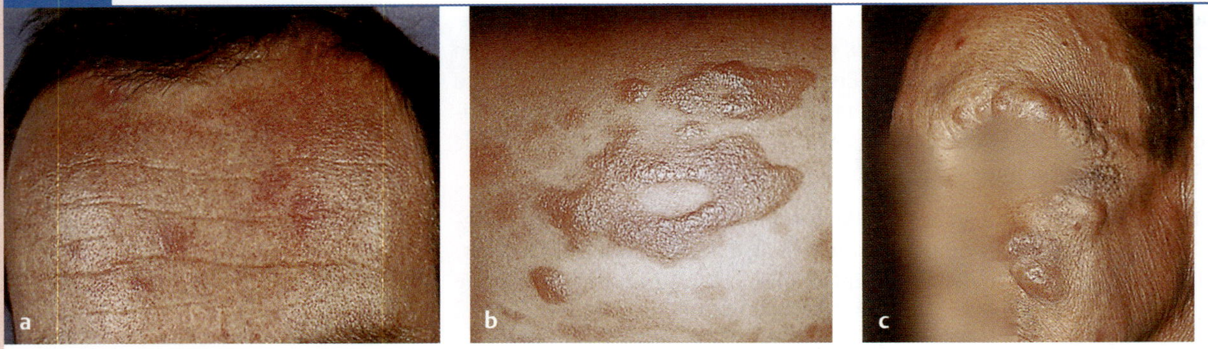

a Tuberkuloide Lepra: diskrete erythematöse, relativ unscharf begrenzte, teils makulöse, teils leicht infiltrierte Effloreszenzen an der Stirn eines 40-jährigen Mannes.
b Borderline-lepromatöse Lepra: charakteristisch konfigurierte, flach erhabene, bräunlich-rötliche, zentral abgeheilte, scharf begrenzte Herde am Stamm eines 60-jährigen Mannes.
c Lepra lepromatosa mit knotigen und wulstigen, teils hyperpigmentierten Veränderungen an den kühleren Stellen des Gesichtes. 72-jähriger Mann, seit 30 Jahren Lepra bekannt.

Klinik: Nach dem uncharakteristisches Frühstadium (**Lepra indeterminata**) kommt es zu einer der eigentlichen Lepraformen:
- **tuberkuloide Lepra:** bei guter zellulärer Immunität (Abb. **23.57a**)
- **Borderline-Formen:** bei verminderter zellulärer Immunität (Abb. **23.57b**)
- **lepromatöse Lepra:** bei geringer zellulärer Immunität (Abb. **23.57c**)

nicht sehr hoch ist. Die **Übertragung** erfolgt höchstwahrscheinlich **durch bakterienhaltiges Wund-** oder **Nasensekret** von Patient*innen mit lepromatöser Lepra.

Klinik: Nach einem uncharakteristischen Frühstadium (**Lepra indeterminata**) kommt es nach unterschiedlich langer Zeit, je nach Immunitätslage, zu einer der eigentlichen Lepraformen (Tab. **23.8**).
- Bei guter zellulärer Immunität entwickeln sich die **tuberkuloide Lepra** („Fleckenlepra") mit einer Mono- oder Oligoneuritis im Bereich der Hautveränderungen (Abb. **23.57a**).
- Bei verminderter zellulärer Abwehr kommt es zu den **Borderline-Formen** (dimorphe Formen). Charakteristisch sind oft zentral abgeheilte Herde (Abb. **23.57b**).
- Mit geringer Immunität (Tab. **23.8**) entstehen die Knoten der **lepromatösen Form** („Knotenlepra"), vor allem an den Akren, (Abb. **23.57c**).

23.8 Klinische, bakteriologische und immunologische Kriterien der Lepra

Befunde	Polar tuberkuloide Lepra (TT)	Borderline-Lepra („dimorphe Lepra")	Polar lepromatöse Lepra (LL)
Effloreszenzen	einzelne oder wenige, asymmetrisch angeordnet, scharf begrenzt, makulös oder randerhaben, erythematös oder hypopigmentiert	Übergangsformen mit Eigenschaften der polaren Form, von rein makulösen bis hin zu plaqueförmigen Effloreszenzen	papulös, knotig, plaqueartig, Gesicht und Ohren bevorzugt, symmetrisch. Maximalform: Facies leontina
periphere Nerven	Neuritis, frühzeitig Sensibilitätsstörung, verminderte Schweißsekretion im Herd, herdnaher Nerv verdickt	Befallsmuster je nach Nähe zu einer der polaren Formen	Nervbefall und sensible Ausfälle eher spät, durch Kompression bedingt. Später distal betonte, symmetrische Sensibilitätsstörung.
Lepra-Bakterien	bakterienarm („paucibazillär")	wenige bis viele Bakterien	bakterienreich („multibazillär")
Lepromin-Test (Mitsuda-Reaktion)	positiv	meist negativ	negativ

Eine Zusammenfassung klinischer Symptome, bakteriologischer und immunologischer Befunde zeigt Tab. **23.8**.
Exazerbationen werden als **Lepra-Reaktion** bezeichnet.
Man unterscheidet eine **Typ-1-Reaktion** (zellvermittelt) bei tuberkuloiden Formen und eine **Typ-2-Reaktion** (antikörpervermittelt) bei lepromatösen Formen.

Die klinischen Symptome der Lepra sind, zusammen mit bakteriologischen und immunologischen Parametern, ausführlich in Tab. **23.8** zusammengefasst.
Durch einen Wechsel in der Immunitätslage, meist im Rahmen der Therapie, kann es zu Exazerbationen kommen, die als **Lepra-Reaktionen** bezeichnet werden.
Bei tuberkuloiden Formen kommt es zur **Typ-1-Reaktion**, einer zellvermittelten akuten Entzündungsreaktion mit ausgeprägt neuritischen Erscheinungen. Die **Typ-2-Reaktion**, wahrscheinlich eine Immunkomplex-Reaktion, kommt häufiger bei den lepromatösen Formen vor in Form eines Erythema nodosum, als Erythema nodosum leprosum bezeichnet.

Diagnostik: Diagnostisch wegweisend sind Anamnese sowie die charakteristischen kutanen und nervalen Veränderungen. Besonders wichtig ist die Frage nach Aufenthalten in Endemiegebieten (Tab. **23.9**). Die Diagnostik stützt sich auf den **Erregernachweis** in Gewebeflüssigkeit, durch Skarifikation gewonnen, und auf die Histologie mit typischen Granulomen und Leprabazillen im nach Fite-Faraco oder Triff gefärbten Gewebeschnitt.

Diagnostik: Diagnostisch wegweisend sind Anamnese, Hautveränderungen und periphere Nervenschädigungen (Tab. **23.9**). Die Diagnostik stützt sich auf den **Erregernachweis** in Gewebeflüssigkeit.

23.9 Wegweisende Diagnostik bei Lepra

Anamnese	▪ Herkunft aus oder Aufenthalt in Endemiegebieten (auch Jahre vorher!) ▪ Dauerbehandlung mit Diaminodiphenylsulfon (Dapson) bei ausländischen Patient*innen
Haut- und neurologische Veränderungen	▪ hypopigmentierte oder erythematöse Flecken/Plaques (Formvielfalt) mit: – dissoziierter Empfindungsstörung – verminderter Schweißsekretion – Alopezie – trophischen Störungen ▪ disseminierte Papeln oder Knoten mit: – Bevorzugung kühler Körperteile – assoziierten neurologischen Störungen – Verdickung oberflächennaher peripherer Nerven – Mononeuritis multiplex

23.9

Die **Lepromin-(Mitsuda-)Reaktion**, ein Intrakutantest mit einem standardisierten Extrakt aus inaktivierten *M. leprae*. Dieser Test eignet sich nur zur Klassifikation der Immunreaktion, nicht jedoch zur Diagnostik, da er auch bei Gesunden aus Endemiegebieten positiv sein kann.

Der **Lepromin-Test** (Mitsuda-Reaktion) eignet sich nur zur Klassifikation, nicht zur Diagnostik.

► Merke. Bei Patient*innen aus anderen Ländern und bei Einheimischen, die aus Endemiegebieten zurückkehren, ist immer an Lepra zu denken.

► Merke.

Therapie: Die Therapie richtet sich nach der Menge der Erreger im Abstrich oder im Gewebe. Patient*innen mit erregerarmer Lepra („paucibazillär"), in der Regel Tuberkuloide (TT-) oder Boderline-Tuberkuloide (BT-)Formen, nehmen täglich 100 mg **Dapson** und 1-mal im Monat unter Kontrolle 600 mg **Rifampicin** ein. Dauer der Behandlung: 6 Monate. Betroffene mit erregerreicher Lepra („multibazillär") erhalten zusätzlich pro Tag 50 mg **Clofazimin** (Lamprene). Diese Behandlung wird 24 Monate lang durchgeführt oder so lange, bis in der Gewebeflüssigkeit keine Bazillen mehr nachweisbar sind. Wird eines der Medikamente nicht vertragen, kommen Prothionamid oder Ethionamid in Betracht. Wegen der Gefahr der Leprareaktion sollte die Behandlung durch erfahrene Therapeut*innen erfolgen.

Therapie: Um Resistenzentwicklungen vorzubeugen, ist eine Kombinationstherapie mit **Dapson**, **Rifampicin** und **Clofazimin** nötig. Erregerarme Formen werden 6 Monate, erregerreiche Formen 24 Monate oder länger behandelt.

► Klinischer Fall. Bei dem Bergmann kam es 1 ½ Jahre nach einem längeren Aufenthalt in Venezuela zu umschriebenen, gefühllosen Hautveränderungen an den Unterschenkeln. Erst nachdem weitere kleinere, erythematöse Herde am Stamm und im Gesicht (Abb. **23.57a**) aufgetreten waren, wurde ein Hautarzt aufgesucht. Die klinische Verdachtsdiagnose einer tuberkuloiden Lepra ließ sich histopathologisch und neurologisch sichern. Unter der Monotherapie mit Dapson kam es zu einer völligen Rückbildung der Hautveränderungen innerhalb eines Jahres (Rifampicin wurde wegen einer Leberschädigung nicht eingesetzt).

► Klinischer Fall.

23.5 Leishmaniosen

▶ Definition.

Ätiologie und Epidemiologie: weltweites Vorkommen in warmen Klimazonen; alle Altersgruppen und beide Geschlechter sind betroffen. Zur geografischen Verteilung siehe Tab. **23.10**. Leishmaniosen sind Zoo- oder Anthroponosen. Reservoir sind vor allem wild lebende Nagetiere. Die Überträger sind **Sandmücken** (meist *Phlebotomus*-Arten).

≡ 23.10

Klinik: Die **kutane Leishmaniose der Alten Welt** („Orientbeule"), die auch in Südeuropa (Spanien Festland und Mallorca!) heimisch ist, bleibt auf die Haut beschränkt. Nach Insektenstichen treten eine oder wenige papulöse oder plaqueartige Effloreszenzen auf (Abb. **23.58a**), die gelegentlich ulzerieren (Abb. **23.58b**).
Sonderformen sind die rezidivierende und die anergische Form.

23.5 Leishmaniosen

F.A. Bahmer

▶ **Definition.** Leishmaniosen sind chronisch-granulomatöse Hautveränderungen durch Protozoen des Genus *Leishmania*.

Ätiologie und Epidemiologie: Für die humanen Leishmaniosen der **Alten Welt** sind im Wesentlichen 5 Erregergruppen, für die der **Neuen Welt** 3 Erregergruppen verantwortlich (Tab. **23.10**). Weltweit leiden viele Millionen Menschen aller Altersgruppen, Männer und Frauen in etwa gleichermaßen, an Leishmaniosen. Die Leishmaniosen sind Zoo- und Anthroponosen, der Mensch kann sowohl Zwischen- als auch Endwirt sein. Erregerreservoir sind außer Menschen Nagetiere und Hunde. Überträger sind **Sandmücken**, in der Alten Welt vor allem *Phlebotomus*-Arten.

≡ 23.10 **Leishmaniosen**

Erreger	Verbreitungsgebiet	Krankheitsbild
Alte Welt		
L. donovani	Ostafrika, Indien, China	VL, PKDL
L. infantum	Mittelmeerraum, Asien	VL, KL, selten MKL
L. tropica	Mittelmeerraum, Vorderer Orient, Zentralasien	KL
L. major	wie bei L. tropica, außerdem Subsahara	KL, selten MKL
L. aethiopica	Äthiopien, Kenia, Sudan	KL, selten DKL
Neue Welt		
L. chagasi	Süd- und Mittelamerika	VL
L.-brasiliensis-Komplex	Süd- und Mittelamerika einschl. Guayana, Panama und Brasilien	KL, MKL
L.-mexicana-Komplex	Mittelamerika, Venezuela, Kolumbien, Amazonasgebiet	KL, selten DKL

L. = Leishmania
DKL = diffuse kutane Leishmaniose
KL = kutane Leishmaniose
LR = Leishmaniosis recidivans
MKL = mukokutane Leishmaniose
PKDL = Post-Kala-Azar-dermales Leishmanoid
VL = viszerale Leishmaniose

Klinik: Klinisch lassen sich die Leishmaniosen in kutane und mukokutane Formen (der Alten und Neuen Welt) sowie in die viszerale Form einteilen.
Die **kutane Leishmaniose der Alten Welt** (Südeuropa einschl. Südspanien und Mallorca, Balkan, Vorderer Orient [historisch: „Orientbeule"]) bleibt, außer bei Immunsupprimierten, auf die Haut beschränkt (Abb. **23.58a**). Zumeist besteht nur eine Effloreszenz, die sich langsam zu einer verrukösen Plaque umwandelt, manchmal auch in ein Ulkus (Abb. **23.58b**).
Selten kommt es zu Rezidiven (Leishmania recidivans). Bei disseminierten Veränderungen können die regionären Lymphknoten geschwollen sein, bei Generalisierung kommt es zu der seltenen anergischen Form, die klinisch große Ähnlichkeit mit der lepromatösen Lepra hat.

⊙ 23.58 **Kutane Leishmaniose**

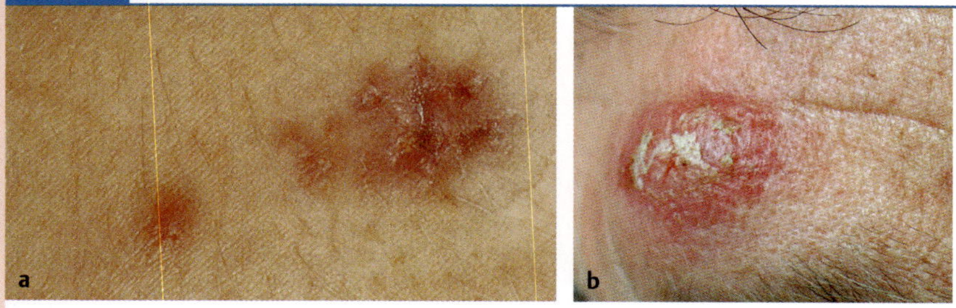

a Kutane Leishmaniose mit erythematösem Infiltrat bei einem Mädchen mit kutaner Leishmaniose nach einem Urlaub in Südspanien. Die größere Effloreszenz zeigt den Zustand nach Probeexzision.
b Kutane Leishmaniose im Stirnbereich. Aufgetreten mehrere Monate nach einem Urlaubsaufenthalt in der Südtürkei. *Quelle: Arastéh K, Baenkler H, Bieber C et al. Duale Reihe Innere Medizin. Thieme; 2018*

Bei den **Leishmaniosen der Neuen Welt** (Mittel- und Lateinamerika) sind die Hautveränderungen ausgeprägter, außerdem ist oft die Schleimhaut der Orifizien betroffen. Die Prognose dieser **mukokutanen Leishmaniosen** (historisch: „Espundia") ist ernster, da Spontanheilungen seltener sind und gelegentlich tiefere Strukturen zerstört werden.
Die klinischen Symptome der **viszeralen Form** der Leishmaniose (historisch: „Kala-Azar") mit Anämie, Hepatosplenomegalie und Fieber können leicht mit der Malaria verwechselt werden. Nach der Abheilung kommt es bei bis zu 20 % der Betroffenen zur „Post-Kala-Azar-dermalen-Leishmaniose", auch als „dermales Leishmanid" bezeichnet, mit papulösen oder makulösen, meist hypopigmentierten Hautveränderungen.

Bei **Leishmaniosen der Neuen Welt** (Mittel- und Südamerika) ist Schleimhautbefall mit destruierendem Wachstum (**mukokutane Form**) nicht selten.

Die **viszerale Form** der Leishmaniose (historisch: „Kala-Azar"), mit einem malariaartigen Krankheitsbild, zeigt in den Spätstadien papulöse und makulöse, oft depigmentierte Hautveränderungen („Post-Kala-Azar-dermale Leishmaniose" oder „dermales Leishmanid").

Therapie: Kutane Leishmaniosen der Alten Welt heilen meist spontan, größere und multiple Veränderungen können mittels Kryotherapie, Paromomycin-Salbe oder intraläsionaler Applikation von 5-wertigen Antimonverbindungen behandelt werden. Ausgedehntere Veränderungen und **mukokutane Formen** werden u. a. systemisch mit Amphotericin B oder Pentamidine behandelt, mukokutane Formen auch mit Miltefosin. Eine Behandlungsoption der **viszeralen Form** stellt Amphotericin B in liposomaler Zubereitung dar.

Therapie: Die **kutane Leishmaniose** kann bei Vorliegen kleiner Herde chirurgisch, kryochirurgisch oder topisch mit Paromomycin-Salbe therapiert werden; sonst Gabe 5-wertiger Antimonverbindungen intraläsional oder systemisch. Die **viszerale Form** wird mit liposomalem Amphotericin B behandelt.

23.5.1 Sonstige tropische Hauterkrankungen

Viele der in tropischen und subtropischen Ländern vorkommenden infektiösen und parasitären Systemerkrankungen können auch Hautveränderungen hervorrufen.
Häufiges „Souvenir" eines Urlaubs in Ostafrika, Brasilien oder Südostasien ist die **Larva migrans**. Die Infestation mit Larven von Hakenwürmern, die im Darm von Hunden und Katzen leben, führt zu charakteristischen, geröteten, stark juckenden, gewundenen, leicht erhabenen Gängen („creeping eruption"), meist an der Fußsohle (Abb. **23.59**). In der Regel sterben die Hakenwurmlarven nach Tagen bis Wochen ab. Eine Therapie mit Mebendazol (2-mal 100 mg/d für 3 Tage), Albendazol (400 mg/d für 3 Tage) oder Ivermectin (Einmalgabe 200 µg/kg KG) ist nur bei ausgedehntem Befall oder extremem Juckreiz notwendig.
Bei der **Strongyloidiasis**, einer Darminfektion durch den Zwergfadenwurm *Strongyloides stercoralis*, kommt es häufig zu schnell wandernden, streifigen, urtikariellen Veränderungen (**„Larva currens"**).
Relativ häufiges Urlaubs-Mitbringsel sind Fliegenlarven, die sich in der Subkutis entwickeln (**Myiasis**). In Afrika sind es meist Larven der Tumbu-Fliege (*Cordylobia antropophaga*), in Südamerika dagegen die einer Dasselfliegenart (*Dermatobia hominis*).
Aus der Fülle der tropischen Hautkrankheiten werden gelegentlich hierzulande beobachtet: **Tungiasis** (Sandflöhe) in Form stark juckender Papeln mit zentraler schwarzer Verfärbung vor allem an den Zehen und den Fußsohlen, hervorgerufen durch Sandflohweibchen. Sekundärinfektionen sind häufig, therapeutisch bleibt oft nur die chirurgische Entfernung.

23.5.1 Sonstige tropische Hauterkrankungen

- **Larva migrans** durch Hakenwurmlarven (Abb. **23.59**)
- **„Larva currens"** durch Zwergfadenwurmlarven
- **Tungiasis** durch Sandflöhe

23.59 Gang einer Larva migrans

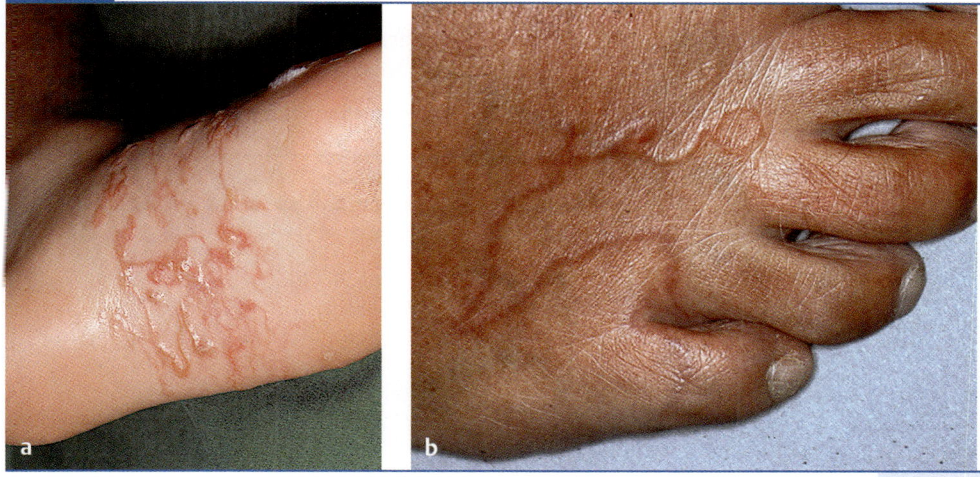

- **a** Typische gewundene erythematöse Gänge einer Larva migrans an der Fußsohle.
- **b** Typische gewundene erythematöse Gänge einer Larva migrans am Fußrücken.

- **Zerkariendermatitis** durch Schistosomenlarven
- **„Seabather's Eruption"** durch Larven von Nesseltieren
- **Filariosen** durch Mikrofilarien
- **Onchozerkose** durch erwachsene Würmer und Mikrofilarien

In heißen Sommern nicht selten ist die **Zerkariendermatitis** („swimmers itch") nach dem Baden in Gewässern, die Larven der im Darmtrakt von Wassergeflügel lebenden Trichobilharzien enthalten. Die juckenden, papulösen Hautveränderungen sind eher flüchtig. Betroffen sind die nicht von der Badekleidung bedeckten Körperstellen, im Gegensatz zur sog **„Seabather's Eruption"**. Hier finden sich die juckenden, oft wochenlang persistierenden, exanthematischen Hautveränderungen an bedeckten Körperteilen. Ursache sind meist Larven von Nesseltieren (Seeanemonen!). Selten sind Hautveränderungen bei Wurmerkrankungen wie **Filariosen** mit Elefantiasis als Spätfolge und **Onchozerkose** mit subkutanen Knoten oder einer psoriasiformen Dermatose.

► Klinischer Fall.

► **Klinischer Fall.** Schon kurz nach der Rückkehr von einem Urlaub an der ostafrikanischen Küste fiel dem 23-jährigen Mann eine Rötung an der Fußsohle auf. Aus dieser entwickelte sich im Lauf der nächsten Tage die langsam fortschreitende, mäandrierende (schlangenförmige), streifige Rötung durch die Larva migrans (Abb. **23.59**). Nach lokaler Kryotherapie am vorderen, larvenhaltigen Ende komplette Rückbildung innerhalb weniger Tage.

23.6 Parasitäre Hauterkrankungen (Epizoonosen)

23.6 Parasitäre Hauterkrankungen (Epizoonosen)

*M. Fischer; vormals beteiligt: H. Hofmann**

23.6.1 Hauterkrankungen durch Milben

23.6.1 Hauterkrankungen durch Milben

Skabies

Skabies

► Synonym.

► **Synonym.** Krätze

Ätiologie und Pathogenese: Die Krätzmilbe ***Sarcoptes scabiei variato hominis*** bohrt Gänge in die **Hornschicht** und legt dort Eier ab, die sich innerhalb von 3 Wochen zu geschlechtsreifen Milben entwickeln (Abb. **23.60**).

Ätiologie und Pathogenese: Der Erreger der Skabies ist die Krätzmilbe ***Sarcoptes scabiei variato hominis***. Die weiblichen Milben sind 0,3–0,4 mm groß und gerade noch mit bloßem Auge wahrnehmbar. Das Männchen ist nur halb so groß. Das begattete Weibchen gräbt Gänge in die **Hornschicht** der Haut, legt dort Eier ab und stirbt nach wenigen Wochen. Aus den Eiern entwickeln sich innerhalb von 3 Wochen zunächst Larven, dann Nymphen und schließlich geschlechtsreife Milben. Larven, Nymphen und Männchen leben auf der Hautoberfläche. Die Männchen gehen nach der Kopulation zugrunde (Abb. **23.60**).

Die Übertragung erfolgt durch **engen körperlichen Kontakt**, seltener durch die Wäsche. Zunächst erfolgt eine Sensibilisierung gegen die Milbenantigene, die dann zu dem stark juckenden papulösen Exanthem führt.

Die Übertragung der Milben erfolgt durch **engen körperlichen Kontakt**, vor allem Sexualkontakt. Bis die Infektion bemerkt wird, vergehen meist mehrere Wochen, da zunächst eine Sensibilisierung gegen die Milbenantigene erfolgen muss, die dann zu einem stark juckenden papulösen bis urtikariellen Exanthem führt. Bei der Untersuchung der Kontaktpersonen ist dies zu berücksichtigen.

Klinik: Leitsymptome sind quälender Juckreiz, besonders in der Bettwärme, und gangartige Papeln an den **Prädilektionsstellen** (Beugestellen, Interdigitalfalten, Genitale). Sekundär kommt es zu immunologischen Hautreaktionen und bakteriellen Superinfektionen (Abb. **23.61a**, Abb. **23.61b**).

Klinik: In den ersten Wochen nach Infektion ist das Leitsymptom der äußerst quälende Juckreiz, besonders in der Bettwärme. In dieser Phase kann man bereits an den **Prädilektionsstellen** (Interdigitalfalten, Handgelenke, vordere Axillarlinie, Mamillen und bei Erwachsenen **meist auch Genitalbereich**) typische gangartige, längliche Papeln (**Milbengänge**) erkennen (Abb. **23.61a**, Abb. **23.61b**). Geübte Untersucher sehen die Milbe als dunkles Pünktchen, mit dem Auflichtmikroskop auch als dunkle Trapezform am Ende des Ganges. Nach einigen Tagen bis Wochen kommt es durch die Sensibilisierung auf die Milbenantigene zu generalisiertem Juckreiz und

23.60 Entwicklungszyklus von *Sarcoptes scabiei variato hominis*

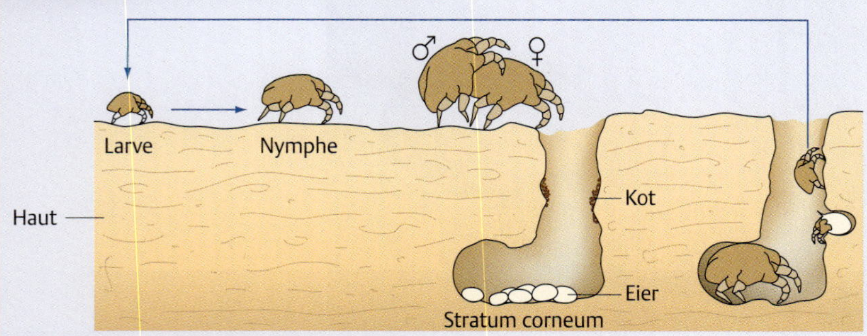

Schematische Darstellung des Entwicklungszyklus von *Sarcoptes scabiei variato hominis*.

23.61 Skabies

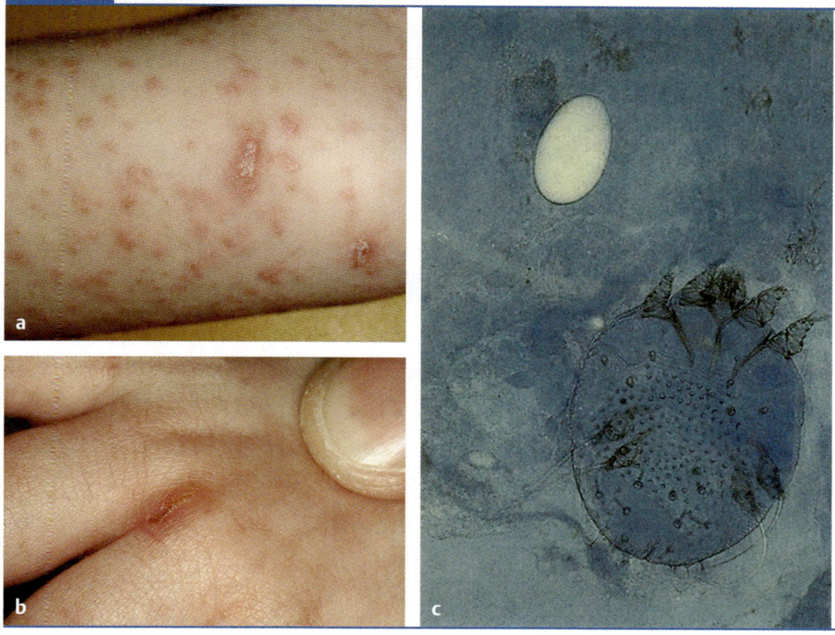

a Typische längliche Papeln mit leichter Schuppung und Umgebungsreaktion. *Quelle: Höger P, Hrsg. Kinderdermatologie. Thieme; 2021*
b Gangartige Papeln in den Interdigitalfalten.
c Mikroskopisches Präparat einer Papel mit Krätzmilbe und Ei.

papulovesikulösen bis urtikariellen Hauterscheinungen. Durch Kratzen und Sekundärinfektion entsteht ein buntes Bild mit Exkoriationen, Ekzematisation und Impetiginisierung.
Diagnostische Schwierigkeiten kann die sog. **„gepflegte"** oder **larvierte Skabies** machen (Scabies incognito). Gut gepflegte Patient*innen klagen lediglich über starken Juckreiz. Es fehlen entzündliche Hauterscheinungen. Bei guter Beleuchtung sieht man aber die hautfarbenen länglichen Papeln an den Prädilektionsstellen und kann auch Milben nachweisen. Kleinere Epidemien können in Alten- und Pflegeheimen sowie Intensivpflegestationen durch Übertragungen zwischen Bewohner*innen bzw. Patient*innen und Pflegepersonal entstehen.
Eine besonders schwere Verlaufsform mit massivem Milbenbefall kann bei Menschen mit Immunabwehrschwäche und Malignomen auftreten. Sie wird **Scabies norvegica** oder **Borkenkrätze** genannt und ist durch eine borkige, z. T. psoriasisartige Hautverdickung gekennzeichnet.

Diagnostisch schwierig ist die **larvierte Skabies**. Es fehlen entzündliche Hauterscheinungen.

Eine besonders schwere Verlaufsform bei Immunabwehrschwäche ist die **Scabies norvegica** (Borkenkrätze).

Diagnostik: Wegweisend sind das klinische Bild und der insbesondere **nachts** ausgeprägte **Juckreiz**. Der mikroskopische Nachweis gelingt am besten in den gangartigen, papulösen Herden an den Prädilektionsstellen, vor allem in den Zwischenfingerräumen und im Genitalbereich beim Erwachsenen. Mit dem Dermatoskop kann man die Milbe am Gangende erkennen. Man skarifiziert die Haut über der Papel und entnimmt die Milbe mit einer Nadel oder einem Tesafilmstreifen oder schneidet die Papel tangential mit einem Skalpell ab. Das Material wird auf einen Objektträger mit 15 % Kalilauge gebracht und mit einem Deckglas abgedeckt. Man erkennt bei 100-facher mikroskopischer Vergrößerung Milben, Eier oder Kotballen (Skybala) (Abb. **23.61c**). Wegen der geringen Anzahl von Milben ist der Nachweis nicht einfach.

Diagnostik: Wegweisend sind das klinische Bild und der v. a. **nachts** ausgeprägte **Juckreiz**. Mikroskopischer Nachweis von Milben, Eiern oder Kotballen in typischen Papeln (Abb. **23.61c**).

Differenzialdiagnose: Differenzialdiagnostisch kommen ein pruriginöses Ekzem, eine atopische Dermatitis oder Pyodermie, bei entsprechender Anamnese auch eine Tiermilbendermatitis oder Trombidiose infrage.

Differenzialdiagnose: pruriginöses Ekzem, atopische Dermatitis, Pyodermie.

Therapie: Therapie der Wahl ist die Behandlung mit Permethrin 5 % Creme (InfectoScab). Bei Erwachsenen und Kindern ab 3 Jahren wird die Creme einmalig 8–12 h aufgetragen und danach abgeduscht. Die Therapie sollte sicherheitshalber nach 7–14 Tagen wiederholt werden.
Bei kleinen Kindern und Schwangeren können wegen der Möglichkeit der erhöhten Resorption mit der Gefahr von neurotoxischen Nebenwirkungen auch Benzylbenzoat oder Crotamiton angewendet werden.
Behandlung **unter** den Fingernägeln nicht vergessen!

Therapie: Behandlung mit Permethrin 5 % Creme (InfectoScab), bei schweren Verläufen ggf. Einsatz von Ivermectin systemisch.

Die Betroffenen müssen nach der Skabiestherapie Wäsche und Kleidung mit direktem Körperkontakt bei > 60 °C waschen. Nicht waschbare Kleidung muss mindestens 4 Tage gelüftet werden, da die Milben außerhalb der Haut nur 2–3 Tage überleben. Bei schweren Verläufen (Scabies norvegica), Rezidiven oder bei epidemischem Auftreten in Gemeinschaftsunterkünften, wie z. B. in Altenheimen, kann zusätzlich eine orale Therapie mit Ivermectin (z. B. Scabioral) in Erwägung gezogen werden.

Auch **Kontaktpersonen** (z. B. Familienmitglieder) untersuchen und behandeln.

Die **Nachbehandlung** der ekzematösen Hautveränderungen wird mit rückfettenden Salben und Bädern durchgeführt.

Alle **Kontaktpersonen** (z. B. Familienmitglieder) müssen behandelt werden, auch wenn sie (noch) keine Symptome haben.
Die **Nachbehandlung** der ekzematösen Hautveränderungen, die durch die stark austrocknende Therapie meist noch schlimmer werden, wird mit rückfettenden Bädern und Salben, eventuell mit Kortikosteroidzusatz durchgeführt.

Trombidiose

▶ Synonym.

Ätiologie: Im Herbst können die Larven der Laufmilben ***Trombicula autumnalis*** Hautveränderungen verursachen.
Klinik: Einige Stunden nach Kontakt treten rote Makulae, später Seropapeln auf, die stark jucken.

Diagnostik: Evtl. sind die Milben als winzige rote Pünktchen erkennbar.

Therapie: juckreizstillende Externa.

▶ Synonym. Erntekrätze, Herbstkrätze

Ätiologie: Viele Arten von Laufmilben leben auf Pflanzen. Nur ihre Larven verursachen Hauterscheinungen, im Herbst vor allem ***Trombicula autumnalis***.

Klinik: Hauterscheinungen treten an den Körperstellen mit besonders engem Kleidungskontakt auf: Gürtellinie, Büstenhalter etc. Einige Stunden nach Kontakt kommt es zu roten Makulae und Urtikaria, später zu Seropapeln mit starkem Juckreiz.

Diagnostik: Gelegentlich kann man die Trombidien als winzige rote Pünktchen erkennen. Häufig treten kleine Epidemien in feuchten Spätsommermonaten auf.

Therapie: juckreizstillende, indifferente Therapie mit Eichenrinde und Zinkschüttelmixtur. Eine spezifische Therapie gegen Milben ist nicht erforderlich.

23.6.2 Erkrankungen durch Läuse

Läuse sind flügellose Insekten. Kopf-, Kleider- und Filzläuse werden von Mensch zu Mensch übertragen.

Läuse sind flügellose Insekten. Kopf-, Kleider- und Filzläuse werden von Mensch zu Mensch übertragen, vor allem unter schlechten hygienischen Bedingungen bei engem körperlichem Kontakt.
Läuse saugen in stündlichen Abständen Blut. Die befruchteten Weibchen kleben Nissen, in denen sich die Eier befinden, je nach Spezialisierung an Kopfhaare, Schamhaare oder in die Nähte der Kleider.

Pediculosis capitis

▶ Synonym.

Ätiologie: Kopfläuse befallen die Kopfhaare und führen vor allem bei Kindern zu Epidemien.

Klinik: Hauptsymptome sind: starker Juckreiz, durch die Kratzeffekte **sekundäre Impetiginisierung**, nuchale Lymphknotenschwellung.

Diagnostik: Nachweis von weißen Nissen, die sich nicht von den Haaren abstreifen lassen (Abb. **23.62a**, Abb. **23.62b**).

Therapie: Lokaltherapie mit Permethrin, Allethrin oder Dimeticon und Auskämmen der Nissen.

▶ Synonym. Kopfläuse

Ätiologie: Kopfläuse (*Pediculi capitis*) sind 2–3,5 mm lang. Sie befallen die Kopfhaare. Besonders unter Kindern treten immer wieder Epidemien in Kindergärten und Schulen auf.

Klinik: Zu den Hauptsymptomen zählen starker Juckreiz, durch die Kratzeffekte **sekundäre Impetiginisierung**, insbesondere an der Kopfhaut und der Nacken-Haar-Grenze, und Lymphknotenschwellung nuchal (Nacken).

Diagnostik: Bei geeigneter Beleuchtung sieht man die weißen Nissen, die sich im Gegensatz zu Hautschuppen nicht von den Haaren abstreifen lassen (Abb. **23.62a**). Oft sind auch die krabbelnden Läuse sichtbar (Abb. **23.62b**).

Therapie: Permethrin (InfectoPedicul) oder Allethrin (z. B. Jacutin Pedicul) wird als Gel oder Spray aufgetragen und nach mehreren Stunden ausgewaschen. Die Behandlung wird nach 5–8 Tagen wiederholt. Eine weitere Alternative stellen dimeticonhaltige Präparate (Nyda) dar.
Die Nissen werden durch Auskämmen der Haare mit Essig und einem ganz feinen Läusekamm entfernt. Anschließend erfolgt die Behandlung des Kopfekzems und der Superinfektion mit Antiseptika und Kortikosteroidlösungen.

⊙ 23.62 Läuse

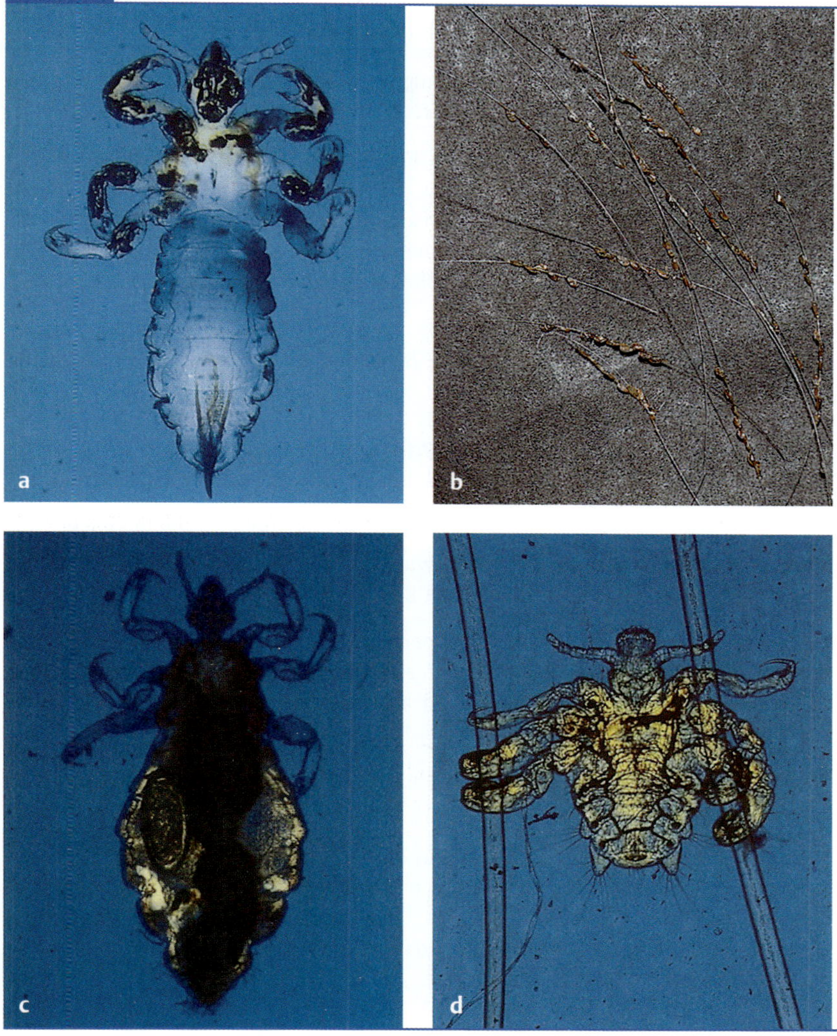

a Kopflaus
b Nissen von Kopfläusen an den Haarschäften.
c Kleiderlaus.
d Filzlaus.

Pediculosis vestimentorum

▶ Synonym. Kleiderläuse

Ätiologie: Die Kleiderlaus ist größer als die Kopflaus (3–4 mm) (Abb. **23.62c**) und legt ihre Eier meist in der Kleidung, insbesondere in den Nähten der Unterwäsche, ab.

Klinik: Der Läusebiss führt zu Juckreiz und Quaddelbildung. Durch den Juckreiz wird die Haut stark zerkratzt und unter schlechten hygienischen Bedingungen sekundär bakteriell infiziert. Der gesamte Körper wird schließlich befallen. Bei entsprechender Verwahrlosung kann es zu schweren entzündlichen und ekzematischen Hautreaktionen kommen. Diese Erscheinungen werden als **Vagantenhaut** bezeichnet. Läuse übertragen Rickettsiosen (epidemisches Fleckfieber), Bartonellosen (Wolhynisches Fieber) und das durch Borrelien ausgelöste Rückfallfieber.

Diagnostik: Wegweisend ist das klinische Bild mit starken Kratzeffekten.

▶ Merke. Die Läuse und Nissen findet man nicht auf der Haut, sondern in den Nähten der Kleider.

Therapie: Kleider bei 60 °C waschen oder in der Tiefkühltruhe über 24 h einfrieren. Die Behandlung der Haut erfolgt mit Desinfizienzien und glukokortikoidhaltigen Externa, bei fortgeschrittener Sekundärinfektion ist ggf. ein Einsatz von Antibiotika erforderlich. Behandlung infizierter Kontaktpersonen.

Pediculosis vestimentorum

▶ Synonym.

Ätiologie: Die Kleiderlaus (Abb. **23.62c**) legt ihre Eier meist in der Kleidung ab.

Klinik: Der Biss der Kleiderlaus führt zu Juckreiz und Quaddelbildung. Die Haut wird stark zerkratzt und sekundär ekzematisiert und impetiginisiert.

Diagnostik: klinisches Bild.

▶ Merke.

Therapie: Kleider entwesen und Sekundärinfektionen behandeln.

Pediculosis pubis

▸ Synonym.

Ätiologie: Filzläuse (Abb. **23.62d**) werden durch Geschlechtsverkehr übertragen.

Klinik und Diagnostik: Filzläuse befallen die Regionen mit **apokrinen Schweißdrüsen** (Scham-, Achsel-, Brusthaare). An den Bissstellen entwickeln sich kleine Hämatome (sog. **Tâches bleues**) und starker **Juckreiz**. Nachweis der Filzläuse mit bloßem Auge möglich.

Therapie: wie bei Kopfläusen. Behandlung des Partners bzw. der Partnerin!

23.6.3 Erkrankungen durch Wanzen

▸ Synonym.

Ätiologie: Die Bettwanze wandert nachts aus und saugt Blut.

Klinik: Der Stich der Bettwanze erzeugt Juckreiz und Quaddeln.

Diagnostik: Wanzen finden sich in Betten oder Sofas.

Therapie: Die Vernichtung der Wanzen in Räumen erfolgt durch Insektizide. Hautreaktionen werden symptomatisch behandelt.

23.6.4 Erkrankungen durch Flöhe

▸ Synonym.

Ätiologie: Flöhe sind flügellose Insekten. Der Menschenfloh (Pulex irritans) ist weitgehend ausgerottet, häufig sind Katzenflohbisse.

Klinik und Diagnostik: Flohbisse erzeugen Quaddeln mit hämorrhagischem Fleck (Abb. **23.63**). Die Bisse sind meistens gruppiert an bedeckten Körperstellen zu finden.

⊙ 23.63

Pediculosis pubis

▸ Synonym. Filzläuse, Phthiriasis

Ätiologie: Filzläuse sind nur 1,5–2 mm lang und rund (Abb. **23.62d**) und werden in der Regel durch Geschlechtsverkehr übertragen, selten auch durch engen Kontakt.

Klinik und Diagnostik: Befallen werden Regionen mit **apokrinen Schweißdrüsen:** Schamhaare, Achselhaare, Mamillenhaare, bei Kindern auch Wimpern und Augenbrauen. An den Bissstellen entwickeln sich kleine Hämatome, sog. **Tâches bleues** (Maculae coeruleae). Die Betroffenen werden meist durch den starken Juckreiz alarmiert. Filzläuse bewegen sich und können mit bloßem Auge entdeckt werden; häufig auch schon durch die Betroffenen selbst.

Therapie: wie bei Kopfläusen (s. o.). Die Behandlung der Partner*innen muss besprochen werden.

23.6.3 Erkrankungen durch Wanzen

▸ Synonym. Cimikose

Ätiologie: In Europa kommen Wanzen wieder gehäuft vor. Die Bettwanze (*Cimex lectularius*) wandert nachts aus und saugt Blut.

Klinik: Das beim Stich eingebrachte Speicheldrüsensekret erzeugt Juckreiz und Quaddeln. In der Mitte der Quaddel kann ein hämorrhagischer Punkt sichtbar sein. Die Wanzenstiche finden sich vor allem an unbekleideten Hautstellen, gruppiert oder aufgereiht.

Diagnostik: Wanzen können hinter Wandleisten, in Betten oder Sofas gefunden werden.

Therapie: Die Vernichtung der Wanzen in Räumen erfolgt durch Insektizide. Hautreaktionen werden symptomatisch lokal mit Glukokortikoiden und systemisch mit Antihistaminika behandelt.
Tropische Raubwanzen in Mittel- und Südamerika sind deutlich gefährlicher, da sie die Chagas-Krankheit übertragen können.

23.6.4 Erkrankungen durch Flöhe

▸ Synonym. Pulikose

Ätiologie: Flöhe sind flügellose Insekten, die meist auf einen Wirt spezialisiert leben. Der Menschenfloh *Pulex irritans* ist durch gute Wohnungshygiene bei uns weitgehend ausgerottet.
Tierflöhe können mangels eines spezifischen Wirtes auch Menschen befallen. Häufig sind Katzenflohbisse. Der tropische Sandfloh ruft die Tungiasis (S. 309) hervor.

Klinik und Diagnostik: Flohbisse sind meist multipel und asymmetrisch gruppiert angeordnet an bedeckten Körperstellen zu finden. An der Bissstelle entsteht eine

⊙ 23.63 **Flohbisse**

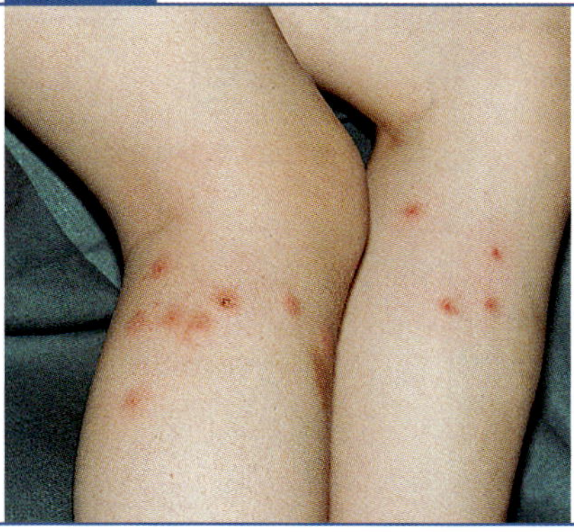

Quaddel und zentral sieht man auf Spateldruck einen kleinen hämorrhagischen Fleck. Diese Beobachtung ist diagnostisch richtungsweisend (Abb. **23.63**).

Therapie: symptomatische Behandlung der stark juckenden Quaddeln mit Antihistaminika. Kleidung mit Insektiziden einsprühen. Prophylaktisch Auftragen von Repellentien, Sanierung und Behandlung von Haustieren.

Therapie: symptomatisch; evtl. Antihistaminika.

23.6.5 Erkrankungen durch Zeckenstiche

Zecken sind in Gärten, Parks, Wäldern und Wiesen sehr weit verbreitet. In Europa ist der häufigste Vertreter ***Ixodes ricinus***. Sie leben in Laub, Gras und Gebüsch bis ca. 2 m Höhe. Die Zecke durchläuft einen Entwicklungszyklus vom Ei zur Larve (6 Beine), dann zur Nymphe und schließlich zur adulten Zecke (8 Beine). Um sich weiterzuentwickeln und vor der Eiablage muss sie eine Blutmahlzeit zu sich nehmen. Mit dem Stechsaugapparat hakt sie sich in die Haut und nimmt über mehrere Tage eine reichliche Blutmahlzeit zu sich (Abb. **23.64**). Sie kann dabei ihr Körpervolumen um ein Mehrfaches vergrößern. Nach dem Saugakt zieht die Zecke die Mundwerkzeuge wieder aus der Haut zurück und fällt vom Wirt ab.

23.6.5 Erkrankungen durch Zeckenstiche

In Europa ist der häufigste Vertreter der Zecken ***Ixodes ricinus***. Sie haken sich mit ihrem Stechsaugapparat in die Haut ein und saugen Blut (Abb. **23.64**).

Klinik: Der Saugakt verursacht einen leichten örtlichen Juckreiz. Wird die Zecke gewaltsam entfernt, können zurückbleibende Teile eine entzündliche **Fremdkörperreaktion** verursachen (Zeckengranulom). Beim Saugen können auch pathogene Erreger von der Zecke auf den Wirt übertragen werden, z. B. **Eiterkokken**, die zu Pyodermie oder Erysipel führen. Besondere Beachtung verdient die durch Zecken übertragene ***Borrelia-burgdorferi*-Infektion** (S. 289) und eine **Arbovirus-Infektion**, die die Frühsommer-Meningoenzephalitis (FSME) verursacht.

Klinik: Der Zeckenstich verursacht leichten Juckreiz. Bei der gewaltsamen Entfernung können zurückbleibende Teile ein Zeckengranulom verursachen. Beim Zeckenstich können pathogene Erreger von der Zecke auf den Wirt übertragen werden, z. B. **Eiterkokken**, ***Borrelia burgdorferi*** (S. 289) und **Arboviren**.

Therapie: Nach einem Aufenthalt in Zeckengebieten sollte man den Körper nach Zecken absuchen und diese so schnell wie möglich entfernen. Man packt die Zecke mit den Fingern oder einer Zeckenpinzette am Kopf und zieht sie vorsichtig aus der Haut heraus, ohne dabei den Körper zu quetschen. Die früher empfohlene Vorbehandlung mit Öl oder Klebstoff gilt heute als riskant, da bei der Erstickung der Zecke eventuell vermehrt Erreger in die Haut übergehen können. Gelingt die Entfernung nur unvollständig, sollten zurückgebliebene Reste kürettiert werden.
In Endemiegebieten von **FSME** empfiehlt sich eine aktive Immunisierung mit FSME-Impfstoff für Personen, die sich aus beruflichen Gründen oder in der Freizeit häufig im Freien aufhalten (Indikationsimpfung). FSME-Risikogebiete werden durch das Robert-Koch-Institut und über die Gesundheitsämter ausgewiesen.
Die Durchseuchung der Zecken mit ***Borrelia burgdorferi*** ist in Deutschland hoch. Je nach Region sind 5–35 % der Zecken infiziert. Die frühzeitige Entfernung der Zecken (innerhalb von 12–24 h) vermindert das Risiko der Borrelienübertragung. Die Infektion macht sich erst nach 1–2 Wochen an der Stichstelle bemerkbar, entweder als Erythema migrans oder als Lymphadenosis cutis benigna (S. 388) (sog. Pseudolymphom). Auch ohne Hautreaktion kann es zu einer Disseminierung der Borrelien kommen, die dann mit grippeartigen und neurologischen Symptomen einhergeht. Bei der Entfernung der Zecke muss auf diese Folgen aufmerksam gemacht werden. Eine serologische Untersuchung auf *Borrelia*-Antikörper ist nach ca. 6 Wochen empfehlenswert.

Therapie: frühzeitige Entfernung der Zecke mit Zeckenpinzette ohne vorherige Anwendung von Öl oder Klebstoff. Zurückgebliebene Reste müssen kürettiert werden.

In Endemiegebieten von **FSME** empfiehlt sich eine aktive Immunisierung mit FSME-Impfstoff.

Nach Entfernung der Zecke sollten die Betroffenen auf die möglichen Folgen einer ***Borrelia-burgdorferi*-Infektion** aufmerksam gemacht werden. Serologische Untersuchungen nach ca. 6 Wochen sind empfehlenswert.

23.64 Zecke

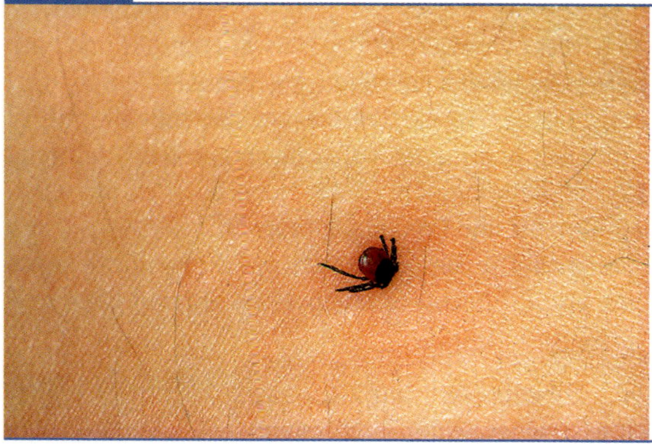

Adulte weibliche Zecke (*Ixodes ricinus*) bei der Blutmahlzeit.

23.64

23.7 Sexuell übertragbare Krankheiten (STI)

M. Fischer, H. Schöfer; vormals beteiligt: H. Hofmann, I. Moll**

► **Synonym.** genitale Kontaktinfektionen, Geschlechtskrankheiten, venerische Infektionen, STD (sexually transmitted diseases), STI (sexually transmitted infections)

Infektionskrankheiten, die überwiegend oder ausschließlich beim Geschlechtsverkehr übertragen werden, haben eine besondere mikrobiologische, psychologische, soziale und rechtliche Stellung.
Seit dem 01.01.2001 ist in Deutschland das Gesetz zur Verhütung und Bekämpfung von Infektionskrankheiten beim Menschen (**Infektionsschutzgesetz – IfSG**) gültig. Nach diesem neuen Infektionsschutzgesetz § 7 Abs. 3 ist nur noch der direkte oder indirekte Nachweis von ***Treponema pallidum*** **und HIV nicht namentlich** innerhalb von 2 Wochen an das Robert-Koch-Institut zu melden. Die Behandlung von Patient*innen mit Syphilis und HIV-Infektion ist nach § 24 **nur Ärzt*innen** im Rahmen der berufsmäßigen Ausübung der Heilkunde gestattet. Bei epidemischer Ausbreitung von sexuell übertragbaren Krankheiten kann aufgrund § 15 Abs. 1 durch eine Rechtsverordnung diese Erkrankung in die Meldepflicht einbezogen werden.

23.7.1 Sexuell übertragbare Krankheiten durch Bakterien

*M. Fischer; vormals beteiligt: H. Hofmann**

Gonorrhö

► **Synonym.** Tripper

► **Definition.** Die Gonorrhö tritt primär im Bereich der Schleimhäute des Urogenitaltraktes, des Analkanals, des Rachens oder der Konjunktiven auf.

Epidemiologie: Vor Einführung der Antibiotikatherapie war die Gonorrhö, besonders in Zeiten schlechter sozialer und hygienischer Umstände mit hoher Promiskuität, eine der häufigsten Infektionskrankheiten. Wegen ihrer schweren entzündlichen Komplikationen im Urogenitaltrakt mit den Folgen der Urethrastriktur, Adnexitis und Unfruchtbarkeit war sie gefürchtet. Die Einführung der Sulfonamide und besonders des Penicillins sowie weltweite Kontrollmaßnahmen brachten in den 1950er Jahren zunächst einen Rückgang der Gonorrhö, nach Einführung der hormonellen Kontrazeption und der größeren sexuellen Freizügigkeit in der westlichen Welt kam es erneut zu einem Anstieg.
Nach Auftreten der HIV-Infektion und dem damit verbundenen Appell zur partnerschaftlichen Treue bzw. zum Kondomgebrauch („safer sex") ist über zwei Jahrzehnte die Zahl der gemeldeten Gonorrhö-Fälle, vor allem der Rektalgonorrhö, zurückgegangen. In den letzten Jahren hat die Zahl aber unter Männern, die Sex mit Männern haben (MSM), wieder deutlich zugenommen. Neben Infektionen mit *Chlamydia trachomatis* und *Trichomonas vaginalis* gehören Gonokokken-Infektionen zu den **häufigsten sexuell übertragbaren Infektionen der Welt**. Nach Schätzungen der WHO (2020) treten jährlich über 80 Millionen Neuerkrankungen auf. Der Erkrankungsgipfel liegt dabei zwischen dem **15.** und **25. Lebensjahr**.

Ätiologie und Pathogenese: Der Erreger wurde 1879 von Neisser entdeckt und nach ihm benannt. *Neisseria gonorrhoeae* ist äußerst empfindlich gegenüber Temperaturschwankungen und Austrocknung. Deshalb ist die Übertragung ausschließlich durch direkten Schleimhautkontakt möglich, meist durch Geschlechtsverkehr. Während der Geburt ist eine Übertragung auf die Konjunktiven der Neugeborenen mit nachfolgender eitriger Blepharokonjunktivitis und Erblindung möglich.
Ein pränatales Screening der Mütter auf sexuell übertragbare Erkrankungen sowie deren Behandlung werden heute als die effektivste Prophylaxemaßnahme für Neugeborene angesehen.

Genitale Gonorrhö: Nach einer Inkubationszeit von 2–10 Tagen kommt es im Bereich der infizierten Schleimhäute zu einer akuten Entzündung.

23.7 Sexuell übertragbare Krankheiten (STI)

► Synonym.

Infektionskrankheiten, die überwiegend oder ausschließlich beim Geschlechtsverkehr übertragen werden, haben eine besondere mikrobiologische, psychosoziale und rechtliche Stellung.
Seit dem 01.01.2001 ist in Deutschland das Gesetz zur Verhütung und Bekämpfung von Infektionskrankheiten beim Menschen (**Infektionsschutzgesetz**) gültig.

23.7.1 Sexuell übertragbare Krankheiten durch Bakterien

Gonorrhö

► Synonym.

► Definition.

Epidemiologie: Vor Einführung der Antibiotikatherapie war die Gonorrhö eine der häufigsten Infektionskrankheiten, die wegen ihrer Komplikationen gefürchtet war.

Gonokokken-Infektionen gehören **weltweit** zu den **häufigsten sexuell übertragbaren Infektionen**. Die Inzidenz der Gonorrhoe hat in Europa und in den USA in den letzten Jahren wieder deutlich zugenommen.

Ätiologie und Pathogenese: Erreger ist *Neisseria gonorrhoeae*. Die Übertragung ist ausschließlich durch direkten Schleimhautkontakt möglich, meist beim Geschlechtsverkehr (früher auch häufiger bei der Geburt).

Die Prophylaxe für Neugeborene besteht in einem pränatalen Screening der Mütter und deren Behandlung.

Genitale Gonorrhö: Die Inkubationszeit beträgt 2–10 Tage.

23.65 Klinische und diagnostische Befunde bei Gonorrhö

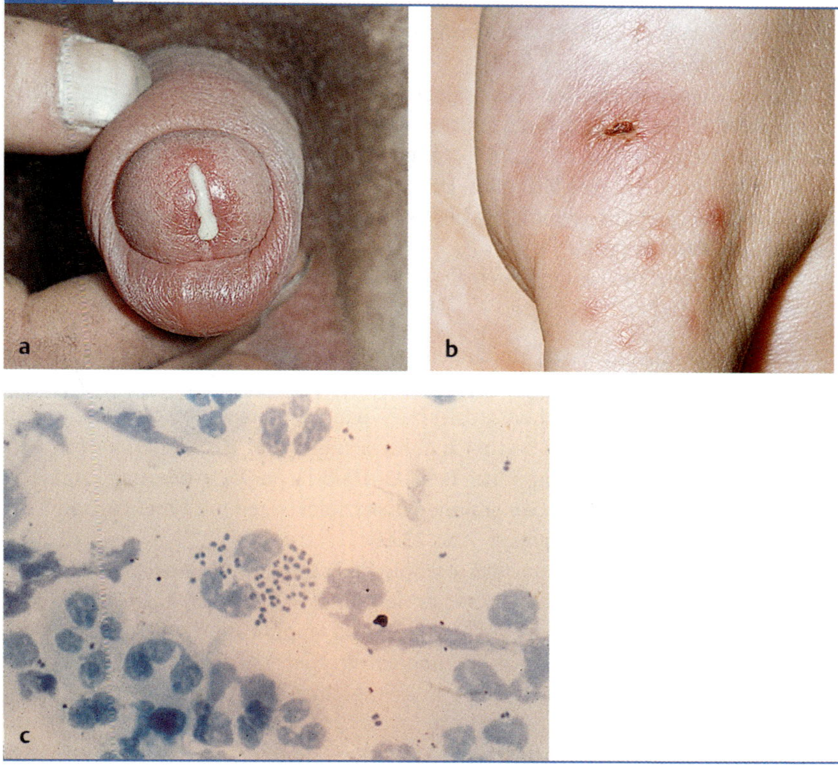

a **Akute Urethritis gonorrhoica anterior** mit gelbgrünem eitrigen Ausfluss und gerötetem Orificium urethrae und Präputiumödem.
b **Disseminierte Gonokokkeninfektion** mit typischen hämorrhagischen Papeln und Pusteln und Ulzeration am Daumen.
c **Ausstrichpräparat,** Methylenblau-Färbung mit Leukozyten und intra- und extrazellulär gelegenen, semmelförmigen Diplokokken.

Beim **Mann** äußert sich die unkomplizierte Gonorrhö als **akute eitrige Urethritis anterior** mit Dysurie und reichlich gelbgrünlichem Ausfluss aus der Harnröhre. Das Orificium urethrae ist gerötet, durch den Fluor kann es zu einer begleitenden Balanoposthitis (Eichel- und Vorhautentzündung) und Infektion der paraurethralen Drüsen kommen (Abb. **23.65a**). Als Komplikation können die Gonokokken in Prostata und Nebenhoden aszendieren und dort eine akute oder chronische **Urethroprostatitis** und **Epididymitis** mit nachfolgender Infertilität infolge des Verschlusses der Nebenhodenkanälchen verursachen. In ca. 20 % der Fälle verläuft die Infektion beim Mann asymptomatisch.

Beim **Mann** tritt eine eitrige **Urethritis anterior** auf (Abb. **23.65a**). Als Komplikation können eine **Prostatitis** und **Epididymitis** mit nachfolgender Infertilität entstehen. In 20 % der Fälle verläuft die Infektion beim Mann asymptomatisch.

Bei der **Frau** verläuft die Gonorrhö in der Frühphase milder als beim Mann. In 50–70 % bleiben die **Urethritis** und **Zervizitis** unbemerkt, da Ausfluss oder leichte Dysurie als „nichts Besonderes" angesehen werden. Selten tritt eine Bartholinitis auf, die dann sehr schmerzhaft und diagnostisch wegweisend ist. Eine **Kolpitis** (Vaginitis) kommt bei der geschlechtsreifen Frau nicht vor. Gonokokken können nur das Vaginalepithel von Mädchen vor der Menarche infizieren.

Bei der **Frau** verläuft die Gonorrhö in der Frühphase milder als beim Mann. In 50–70 % der Fälle bleiben die **Urethritis** und **Zervizitis** unbemerkt.

► **Merke.** Bei der Frau verläuft die Gonorrhö in der Frühphase oft asymptomatisch.

► **Merke.**

Erst die Komplikationen einer aufsteigenden Infektion führen zu einer äußerst schmerzhaften ein- oder doppelseitigen **Salpingitis** mit Fieber und starker Druckschmerzhaftigkeit im Unterbauch (bei vaginaler Untersuchung Portiohebeschmerz). Weiterhin kann es auch zu einer lokalisierten Peritonitis, der **Perihepatitis acuta Fitz-Hugh-Curtis** kommen, die mit atemabhängigen Schmerzen im Oberbauch einhergeht.

Erst die aufsteigende Infektion führt zur schmerzhaften **Salpingitis** und evtl. lokalisierten Peritonitis.

Die Salpingitis führt je nach Schweregrad der Entzündung zur Zerstörung des Flimmerepithels der Eileiter und zu Verwachsungen und Verklebungen im Bereich der Adnexe, die zur **Infertilität** führen können.

Die Salpingitis kann zum Tubenverschluss und damit zur **Infertilität** führen.

Extragenitale Gonorrhö: Bei entsprechendem Sexualverhalten kann es auch primär zu einer extragenitalen Gonorrhö, z. B. der **anorektalen** Gonorrhö (Proktitis) oder der **oropharyngealen** Gonorrhö (Pharyngitis) bei Mann und Frau, kommen. Auch die Konjunktivitis des Kleinkindes durch *N. gonorrhoeae* gehört zur Gruppe der extragenitalen Gonorrhöen (s. o.).

Extragenitale Gonorrhö: Bei entsprechendem Sexualverhalten kann es primär zur extragenitalen Gonorrhö (z. B. **anorektal** oder **oropharyngeal**) kommen. Zu dieser Gruppe zählt auch die Gonokokken-Konjunktivitis des Kleinkindes.

Disseminierte Gonokokkeninfektion: Eine hämatogene Aussaat von Gonokokken tritt nur in 1–3 % der Fälle auf.

Klinisch typisch ist die Trias von intermittierendem Fieber, Arthralgien und einer Dermatitis mit hämorrhagischen Pusteln an den Akren (Abb. **23.65b**).

Die **Arthritis gonorrhoica** kann als einziges Symptom auftreten.

Diagnostik: kultureller Nachweis von *N. gonorrhoeae*.

- **mikroskopischer Direktnachweis:** Nachweis von **gramnegativen intraleukozytär** liegenden Diplokokken im Ausstrichpräparat (Abb. **23.65c**).
- **kulturelle Anzüchtung:** Da das mikroskopische Präparat nur eine Sensitivität von 40–70 % hat, kann eine Gonorrhö sicher **nur** durch das Anlegen einer Kultur oder molekulardiagnostisch durch NAAT ausgeschlossen werden.

▸ Merke.

Differenzialdiagnose: Chlamydieninfektion (siehe Abb. **23.67**).

Therapie: möglichst frühzeitig.

- **unkomplizierte Gonorrhö:** Einzeittherapie mit **Ceftriaxon** und Azithromycin.
- **komplizierte Gonorrhö:** hochdosierte parenterale Antibiotikatherapie.

Disseminierte Gonokokkeninfektion: Eine hämatogene Aussaat der Gonokokken kommt nur in ca. 1–3 % der Fälle vor, meist bei Frauen mit Komplementmangel der Fraktionen C 6–8. Es handelt sich um besondere Gonokokkenstämme (Auxotypen) mit hoher Penicillinempfindlichkeit.
Klinisch ist diese benigne Gonokokkensepsis erkennbar an der Trias von intermittierendem Fieber bis 39 °C, Arthralgien und einer sehr charakteristischen Dermatitis mit hämorrhagischen Pusteln an den Akren (Abb. **23.65b**). Histopathologisch handelt es sich hierbei um eine Vaskulitis. Der Gelenkbefall äußert sich in der Frühphase der Disseminierung mit asymmetrischen Polyarthralgien, in der Spätphase als Monarthritis mit Gelenkerguss.
Die **Arthritis gonorrhoica** kann auch als alleiniges Symptom hämatogener Streuung auftreten.

Diagnostik: Die Diagnose wird durch den Erregernachweis gesichert; beweisend ist die kulturelle Anzucht.

- **mikroskopischer Direktnachweis:** Urethral- oder Zervikalsekret wird auf einem Objektträger ausgestrichen und nach Lufttrocknung und Hitzefixierung mit Methylenblau oder nach Gram gefärbt. Bei 800–1000-facher Vergrößerung kann man im Mikroskop **intraleukozytäre gramnegative** Diplokokken mit typischer semmelförmiger Konfiguration erkennen (Abb. **23.65c**).
- **kulturelle Anzüchtung:** Da das mikroskopische Präparat nur eine Sensitivität von 40–70 % hat, kann eine Gonorrhö sicher **nur** durch das Anlegen einer Kultur oder molekulardiagnostisch durch NAAT (**n**ucleic **a**cid **a**mplification **t**ests) ausgeschlossen werden. Der kulturellen Anzüchtung von *N. gonorrhoeae* kommt eine besondere Bedeutung bei der Erkennung von asymptomatischen Infektionen, vor allem bei Frauen, zu.
- **Nukleinsäure-Amplifikationstests (NAATs):** Diese automatisierten Testverfahren sind hoch sensitiv, können bei allen klinischen Untersuchungsmaterialien eingesetzt werden und liefern schneller Ergebnisse als die kulturelle Untersuchung. Ein weiterer Vorteil ist die gleichzeitige Testung auf *N. gonorrhoeae* und *C. trachomatis* in vielen kommerziellen Assays.

▸ Merke. Nach erfolgter Behandlung ist eine Therapiekontrolle erforderlich (Klinik/Kultur nach 3–7 Tagen, NAAT nach 3 Wochen). Vor Therapie sollten – sofern möglich- ein Gonokokkennachweis und eine Kultur erfolgen.

Differenzialdiagnose: Die klinische Symptomatik der Chlamydieninfektion ist der Gonorrhö sehr ähnlich (siehe Abb. **23.67**).

Therapie: Eine möglichst frühzeitige Therapie ist notwendig, um Spätfolgen zu vermeiden.

- **unkomplizierte Gonorrhö:** Einzeitbehandlung mit **Ceftriaxon** 1–2 g i.v./i.m. (WHO-Empfehlung) oder oral mit Cefixim einmalig 800 mg und mit Azithromycin 1,5 g p.o., Nachkontrolle nach 1 Woche. Bei postgonorrhoischer Urethritis Untersuchung auf Chlamydien und Mykoplasmen, serologische Untersuchung zum Ausschluss einer gleichzeitig akquirierten Syphilis nach 6 Wochen. Patient*innen auch auf die Möglichkeit einer gleichzeitig erworbenen HIV-Infektion hinweisen! Aufklärung über Safer Sex! Behandlung der Partner*innen!
- **komplizierte Gonorrhö:** Bei Adnexitis (pelvic inflammatory disease) oder disseminierter Gonokokkkeninfektion (DIG) besteht die Basistherapie aus einer hochdosierten parenteralen Gabe von Ceftriaxon 2 g i.v. alle 24 Stunden über 7–14 Tage. Zusätzlich, bei schweren Verläufen der Adnexitis, Einsatz von Metronidazol 2 x 500 mg/d (i.v. oder p.o.) und Doxycyclin 2 x 100 mg/d über 14 Tage. Bei der disseminierten Gonokokkensepsis wird zusätzlich Azithromycin 1,5 g als Einmalgabe empfohlen. Die Epididymitis gonnorrhoica wird mit Ceftriaxon 1–2 g i.m. oder i.v. plus Azithromycin 1,5 g p. o jeweils als Einmaldosis und mit Doxycyclin 2 x 100 mg über 14 Tage behandelt.

Seit den 1970er Jahren wird eine zunehmende Resistenz der Gonokokken gegen Penicillin und Tetracycline und seit einem Jahrzehnt auch gegenüber Gyrasehemmern (Ciprofloxacin) beobachtet. Vor allem die Entwicklung einer chromosomalen und Plasmid-Resistenz gegen Penicillin durch unterdosierte Antibiotikatherapie ist hierfür verantwortlich.

Genitale Chlamydieninfektionen

▸ **Definition.** weltweit verbreitete, häufige Infektionskrankheit im Genitalbereich durch *Chlamydia trachomatis.*

Epidemiologie: ***Chlamydia trachomatis*** ist der häufigste Erreger einer nicht gonorrhoischen Urethritis und Zervizitis. Die allgemeine Prävalenz bei sexuell aktiven Personen liegt bei 2–4 %, in Abhängigkeit vom Risikoverhalten auch höher.

Ätiologie und Pathogenese: Chlamydien sind sehr kleine gramnegative Bakterien, die sich **obligat intrazellulär** vermehren. Sie besitzen eine Zellwand, DNA und RNA. Sie vermehren sich in einem besonderen **Entwicklungszyklus**, bei dem die Elementarkörperchen von der Wirtszelle phagozytiert und vermehrt werden. Die freigesetzten reifen Elementarkörperchen können weitere Zellen, vorzugsweise Zylinderepithelien, infizieren (Abb. **23.66**).

Man unterscheidet 15 Serotypen von *Chlamydia trachomatis* Serotyp A–C ruft das Trachom hervor, Serotyp D–K okulogenitale Infektionen und Serotyp L1–L3 das Lymphogranuloma inguinale.

23.66 Intrazellulärer Entwicklungszyklus von *Chlamydia trachomatis*

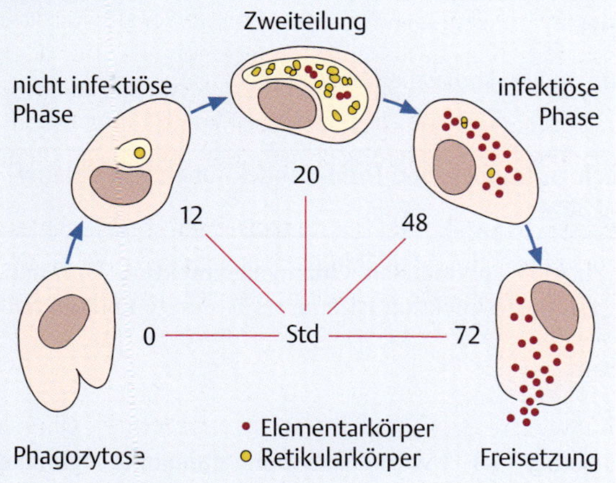

23.67 Klinisches Spektrum der Gonokokken- und Chlamydieninfektion

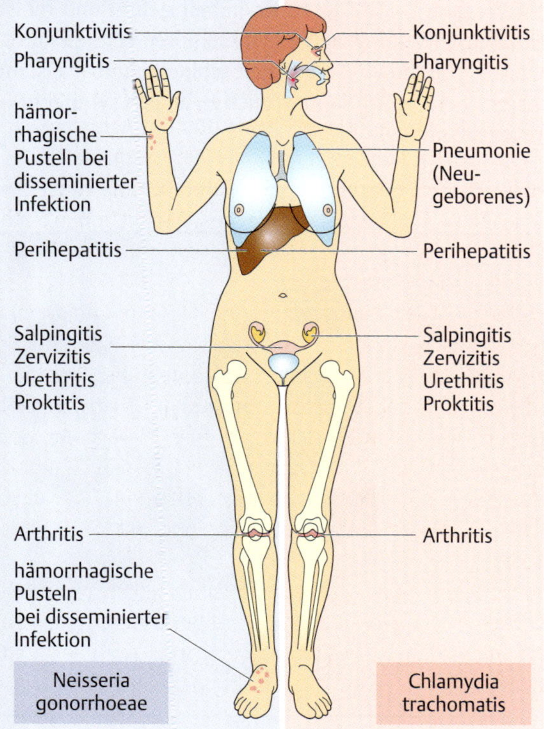

Genitale Chlamydieninfektionen

▸ Definition.

Epidemiologie: ***Chlamydia trachomatis*** ist der häufigste Erreger einer nicht gonorrhoischen Urethritis und Zervizitis.

Ätiologie und Pathogenese: Chlamydien sind kleine Bakterien, die sich **obligat intrazellulär** vermehren. Sie haben einen besonderen Entwicklungszyklus (Abb. **23.66**).

Man unterscheidet 15 Serotypen von *Chlamydia trachomatis.*

23.66

23.67

Okulogenitale Chlamydieninfektion

Klinik: Befall der Urogenital- und Konjunktivalepithelien mit gonorrhöähnlichem Krankheitsbild (Abb. **23.67**).

Beim Mann tritt 1–3 Wochen nach der Infektion eine **seröse Urethritis** auf. Bei Aszension der Chlamydien kommt es zu **Epididymitis** und bei Analverkehr zur **Proktitis**.

Bei der Frau tritt nach Infektion eine meist unerkannte serös-mukopurulente **Zervizitis** auf. Bei Aszension der Chlamydien kommt es zur **Salpingitis** mit nachfolgender Verklebung der Eileiter und **Infertilität**.

Komplikationen: Perihepatitis, Einschlusskörperchen-Konjunktivitis (Abb. **23.68a**) und reaktive Arthritis.

Differenzialdiagnose: Gonorrhö, Mykoplasmeninfektion.

► Merke.

Beim **Neugeborenen** kann es zur **perinatalen Chlamydieninfektion** mit Konjunktivitis kommen.

Lymphogranuloma inguinale

Es wird durch *Chlamydia trachomatis* Serotyp L 1–3 hervorgerufen und kommt in Europa selten vor.

Klinik: Nach unscheinbarer Primärläsion, die spontan abheilt, kommt es nach 3–4 Wochen zu Krankheitsgefühl und **einseitiger** Lymphknotenschwellung mit eitriger Einschmelzung (Abb. **23.68b**).

Okulogenitale Chlamydieninfektion

Klinik: *Chlamydia trachomatis* Serotyp D–K befällt die Urogenital- und Konjunktivalepithelien und ruft ein der Gonorrhö sehr ähnliches Krankheitsspektrum hervor (Abb. **23.67**).
Beim Mann tritt nach dem infizierenden Geschlechtsverkehr innerhalb von 1–3 Wochen eine **seröse Urethritis** auf. Hauptsymptom ist die Dysurie mit morgendlichem wässrigem Fluor. Die Beschwerden können unbehandelt wieder abklingen und jederzeit rezidivieren. Bei Aszension der Chlamydien kann es zur **Epididymitis**, ggf. auch zur **Prostatitis** kommen. Bei Analverkehr kann eine **Proktitis** entstehen.
Bei der Frau tritt nach der Infektion zunächst eine **Zervizitis** auf. Meist bleibt diese Infektion unerkannt. Dem vermehrten serösen bis mukopurulenten Zervikalfluor wird oft keine Bedeutung beigemessen, bis es zur aufsteigenden Infektion in das Endometrium, die Eileiter und das Peritoneum kommt. Den größten Schaden richten die Chlamydien am Flimmerepithel der Eileiter an. Die Entzündung führt zur Verklebung und derben Infiltration der Eileiter und bei doppelseitiger **Salpingitis** zur **Infertilität**.

Komplikationen: Komplikationen bei länger bestehender Chlamydieninfektion sind die Perihepatitis, die Einschlusskörperchen-Konjunktivitis mit typischen, meist einseitigen pflastersteinartigen Veränderungen der Bindehaut (Abb. **23.68a**) und schließlich die reaktive Arthritis.

Differenzialdiagnose: Gonorrhö und Mykoplasmeninfektion.

► Merke. Häufig kommt es auch zu Doppel- und Dreifachinfektionen von Chlamydien, Mykoplasmen und Gonokokken.

Bei **Neugeborenen** kann es zu einer **perinatalen Chlamydieninfektion** kommen, wenn die Mutter infiziert ist. Häufigste Infektion ist eine serös-eitrige **Konjunktivitis**.

Lymphogranuloma inguinale

Durch *Chlamydia trachomatis* Serotyp L 1–3 wird das Lymphogranuloma inguinale hervorgerufen. Es ist in tropischen Regionen häufig, in Europa selten und wird meist von Auslandsreisen mitgebracht.

Klinik: Die Primärläsion ist ein unscheinbares herpesartiges Bläschen, das erodiert und spontan abheilt. Nach 3–4 Wochen kommt es zu Krankheitsgefühl und meist **einseitigen** inguinalen Lymphknotenschwellungen. Die Lymphknoten können faustgroß anschwellen, verbacken, eitrig einschmelzen und sich schließlich über Fisteln entleeren (Abb. **23.68b**). Bei analer Übertragung kann es auch zu analen Lymphogranulomen mit ulzerierender Proktitis kommen.

23.68 Befunde bei Chlamydieninfektion

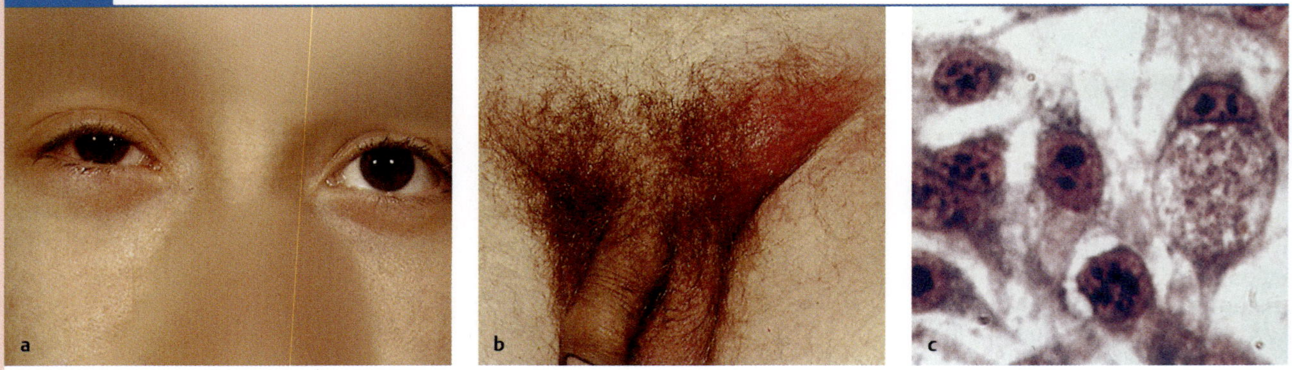

a Konjunktivitis und Lidödem des rechten Auges durch *Chlamydia trachomatis*, Serotyp D–K.
b Lymphogranuloma inguinale durch *Chlamydia trachomatis*, Serotyp L 1–L 3.
c Intrazellulärer Einschluss mit Elementarkörperchen von *Chlamydia trachomatis* im Zytoplasma eines Fibroblasten (McCoy-Zellkultur, Giemsa-Färbung 1000-fache Vergrößerung).

Diagnostik:
- **direkter Nachweis:** *Chlamydia trachomatis* kann **auf Zellkulturen** gezüchtet werden. Die Einschlüsse können mit verschiedenen Färbungen sichtbar gemacht werden, z. B. Giemsa (Abb. **23.68c**), Jod oder mit fluoreszenzmarkierten monoklonalen Antikörpern. Dieses Verfahren ist zeitaufwendig und teuer. Einfacher ist der Nachweis von **Chlamydien-DNA** mit Amplifikationsverfahren (PCR, LCR) oder von **Chlamydienantigenen** mithilfe von polyklonalen oder monoklonalen Chlamydienantikörpern im direkten Immunfluoreszenztest oder im Enzymimmunoassay. Da die Chlamydien intrazellulär liegen, muss bei der Entnahme darauf geachtet werden, dass Epithelien im Ausstrichmaterial enthalten sind. Am besten können Chlamydien aus Urethra, Zervix und Bindehaut isoliert werden; bei Nachweis mittels PCR auch aus dem Morgenurin.
- **serologischer Nachweis:** Serumantikörper werden nur bei komplizierten Chlamydieninfektionen gebildet.

Therapie: Orale Behandlung mit Doxycyclin 2-mal 100 mg über mind. 7–10 Tage, alternativ Azithromycin 1,5 g einmalig oder Gyrasehemmer (z. B. Moxifloxacin 400 mg 1-mal tgl. über 7 Tage). In der Schwangerschaft werden Amoxicillin 500 mg 3-mal tgl. p. o. oder Erythromycin 500 mg 4-mal tgl. jeweils über 7 Tage empfohlen. Die Untersuchung der Kontaktpersonen und ggf. deren Behandlung ist – wie bei jeder Geschlechtskrankheit – wesentlich.

▸ Klinischer Fall. Ein 24-jähriger Patient hatte vor 3 Monaten eitrigen Urethralausfluss. Nachdem mikroskopisch gramnegative Diplokokken nachgewiesen worden waren, wurde er unter der Diagnose einer akuten Urethritis gonorrhoica mit 1 g Ceftriaxon i. m. behandelt. Danach war der Patient zunächst beschwerdefrei und stellte sich daher nicht mehr zur Nachkontrolle vor. Nach 2–3 Wochen bemerkte er wieder einen leichten glasigen Ausfluss morgens und leichtes Brennen nach dem Wasserlassen. In den letzten Wochen hatte er in beiden Kniegelenken Schmerzen und entwickelte eine Konjunktivitis rechts. Bei der Wiedervorstellung konnten im Urethral- und Konjunktivalabstrich im Immunfluoreszenztest Chlamydienantigene nachgewiesen werden. Die kulturelle Untersuchung auf Gonokokken, Mykoplasmen und Trichomonaden war negativ. Im Morgenurin war mittels PCR Chlamydien-DNA nachweisbar. Im Serum waren erhöhte IgG- und IgA-Antikörper gegen *Chlamydia trachomatis* nachweisbar.
Diagnose: postgonorrhoische Chlamydieninfektion.
Therapie: Doxycyclin 2-mal 100 mg über 14 Tage oral. Zusätzlich Lokaltherapie der Bindehaut mit Erythromycin-Augentropfen. Eine Partneruntersuchung wurde veranlasst.

Genitale Mykoplasmeninfektion

Bei sexuell aktiven Personen kann man auf den Urogenitalschleimhäuten häufig Mykoplasmen nachweisen. Unter für sie günstigen Bedingungen können sie sich vermehren und Entzündungen hervorrufen. Man rechnet sie deshalb zu den opportunistischen Keimen. Häufig findet sich ***Ureaplasma urealyticum*** bei der Urethritis des Mannes und ***Mycoplasma hominis*** bei der Salpingitis der Frau. Wesentlich pathogener ist das schwer nachweisbare *Mycoplasma genitalium.* Seit Einführung der *M.-genitalium*-PCR wird dieser Erreger häufig bei chronisch rezidivierender Urethritis nachgewiesen.

Therapie: Einzeldosis Azithromycin 1 g p. o., alternativ Doxycyclin 100 mg p. o. 2-mal tgl oder Erythromycin 500 mg tgl p. o., Ofloxacin 300 mg p. o. 2-mal tgl. oder Levofloxacin 500 mg 1-mal tgl. p. o. für jeweils 7 Tage.

Syphilis

Erworbene Syphilis

▸ Synonym. Lues, harter Schanker, Schaudinn-Hoffmann-Krankheit

▸ Definition. Schwere, in Stadien verlaufende, chronische Geschlechtskrankheit, die alle Organsysteme befallen und unbehandelt zu Siechtum und Tod führen kann.

Geschichte und Epidemiologie: Die erste bekannte Epidemie trat 1495 in und um Neapel auf. Möglicherweise wurde sie von Seeleuten, die mit Kolumbus in der Karibik waren, eingeschleppt. Die Erkrankung breitete sich in den folgenden Jahren vor allem in den Söldnerheeren rapide aus und hatte wegen der hohen Mortalität katastrophale Auswirkungen (Beispiel: von 8 000 Schweizer Söldnern überlebten nur

---

Diagnostik:

- **direkter Nachweis:** *Chlamydia trachomatis* kann **auf Zellkulturen** gezüchtet werden (zur Darstellung in Giemsa-Färbung siehe Abb. **23.68c**); einfacher ist der Nachweis von **Chlamydien-DNA** (PCR aus Morgenurin) oder **Chlamydienantigenen**.

- **serologischer Nachweis:** Serumantikörper nur bei komplizierten Infektionen.

Therapie: Doxycyclin oder Azithromycin oral, bei Komplikationen parenteral.
Behandlung der infizierten Kontaktpersonen!

▸ Klinischer Fall.

Genitale Mykoplasmeninfektion

Ureaplasma urealyticum und ***Mycoplasma hominis*** sind transiente Keime der Urogenitalschleimhaut. Ureaplasmen können eine Urethritis, *Mycoplasma hominis* eine Salpingitis hervorrufen.

Therapie: Einmaldosis Azithromycin oder Doxycyclin, Erythromycin, Ofloxacin oder Levofloxacin als Monotherapie über 7 Tage.

Syphilis

Erworbene Syphilis

▸ Synonym.

▸ Definition.

Geschichte und Epidemiologie: Die erste Epidemie trat 1495 in Neapel auf und hatte anfangs wegen der hohen Mortalität katastrophale Auswirkungen. Im Verlauf der Jahrhunderte wandelte sich die Syphilis zu einer chronisch verlaufenden Krankheit.

148. Ihre Heimatstadt Bern nahm sie wegen Angst vor Ansteckung nicht auf). Im Verlauf der Jahrhunderte wandelte sich die Syphilis – durch abnehmende Virulenz des Erregers oder Selektion von immunologisch kompetenteren Patient*innen – zu einer chronisch verlaufenden Krankheit. Gelegentlich kann man auch heute noch bei immunabwehrgeschwächten Patient*innen solche foudroyanten Verläufe sehen. Sie werden als **Lues maligna** bezeichnet.

Erreger: Der Erreger der Syphilis, ***Treponema pallidum***, wurde 1905 entdeckt. Er lässt sich bisher nur auf lebenden Organen kultivieren.

Erreger: Der Erreger der Syphilis, die Spirochäte ***Treponema pallidum***, wurde 1905 von Schaudinn und Hoffmann entdeckt. Bis heute ist es nicht gelungen, das Bakterium auf Nährböden oder in Zellkulturen anzuzüchten. Lediglich auf lebenden Organen – vorzugsweise Kaninchenhoden – können sie kultiviert werden. Der Teilungszyklus ist sehr langsam (ca. 30 h).

Klinik: Das klinische Bild ist sehr **vielgestaltig**, alle Organsysteme können befallen werden.

Klinik: Das klinische Bild ist sehr **vielgestaltig**, und die Krankheitssymptome können individuell sehr unterschiedlich sein. Alle Organsysteme können im jahrzehntelangen Verlauf der Syphilis befallen werden.

Stadium I: 2–3 Wochen nach Infektion tritt an der Eintrittspforte ein Ulcus durum, der Primäraffekt, auf (Abb. **23.69a**, Abb. **23.69b**); 1 Woche später eine derbe, indolente regionale Lymphknotenschwellung (sog. Bubo).

Primäraffekt und Bubo werden als **syphilitischer Primärkomplex** bezeichnet.

Stadium I: Nach einer Inkubationszeit von 2–3 Wochen tritt an der Eintrittspforte eine derbe Papel auf, die sich in ein nicht oder wenig schmerzhaftes Ulkus mit derbem Rand umwandelt. Dieses harte Ulkus (**Ulcus durum**) wird als **Primäraffekt** oder harter Schanker bezeichnet. Die Lokalisation ist abhängig von der Art des Geschlechtsverkehrs: beim Mann am häufigsten an der Glans penis, dem Frenulum, Präputium oder anorektal (Abb. **23.69a**), bei der Frau im Bereich der kleinen Labien, an der Portio uteri oder extragenital, z. B. an der Lippe (Abb. **23.69b**). Etwa 1 Woche später tritt eine derbe, indolente regionale Lymphknotenschwellung (sog. **Bubo**) auf. Primäraffekt und regionale Lymphknotenschwellung zusammen werden als **syphilitischer Primärkomplex** bezeichnet. Ohne Behandlung heilt das Ulkus nach einigen Tagen bis Wochen narbig ab.

23.69 Befunde in verschiedenen Erkrankungsstadien der Syphilis

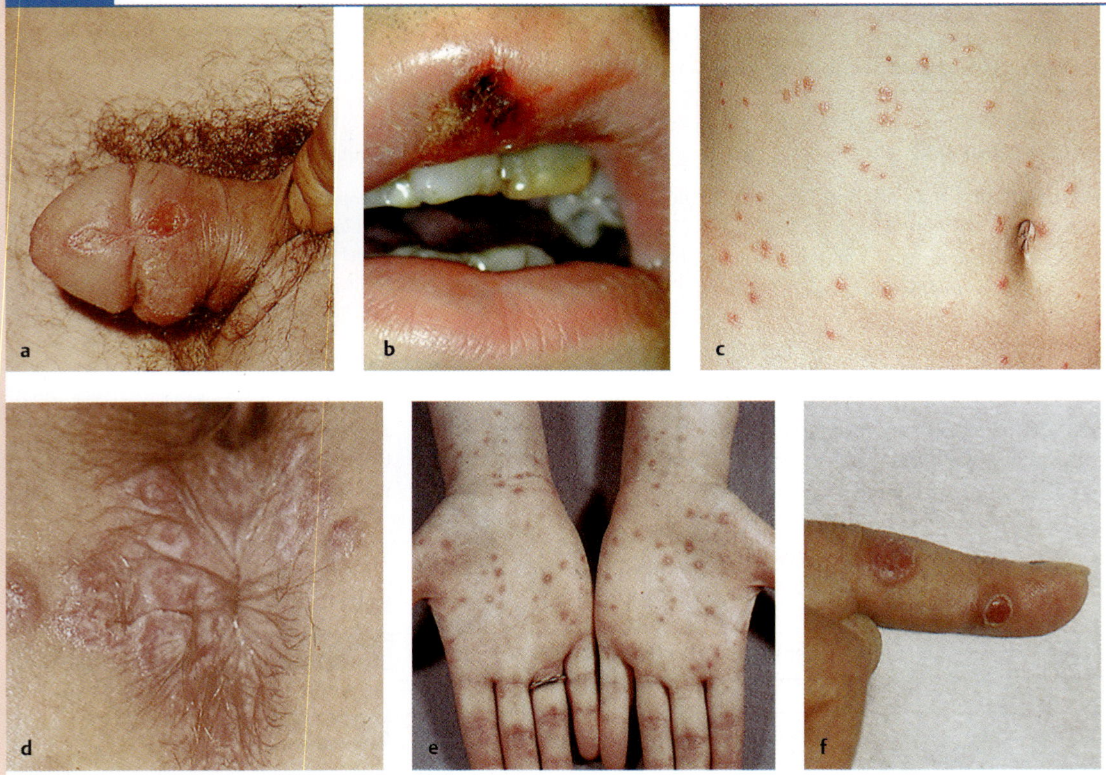

a Ulcus durum an Glans und Präputium, luetischer Primäraffekt.
b Ulcus durum an der Oberlippe, luetischer Primäraffekt.
c Papulöses generalisiertes Exanthem am Stamm bei Lues II.
d Condylomata lata perianal bei Lues II.
e Papulöses Syphilid bei Lues II in den Palmae.
f Exulzerierende Papeln bei Lues maligna.

23.11 Differenzialdiagnose der syphilitischen Exantheme

morphologisches Bild des Syphilids	besondere Merkmale	Differenzialdiagnose
makulöses monomorphes Syphilid (Roseola)	kein Juckreiz	▪ Masern ▪ Mononukleose ▪ akutes HIV-Exanthem ▪ Pityriasis rosea ▪ Arzneimittelexanthem
papulöses oder makulo-papulöses Syphilid	Befall von Handtellern und Fußsohlen	▪ Parapsoriasis lichenoides ▪ Lichen ruber ▪ Arzneimittelexanthem ▪ Tuberkulid
papulosquamöses Syphilid	Befall von Haaransatz und Handtellern	▪ Psoriasis vulgaris ▪ seborrhoische Dermatitis ▪ Pityriasis rosea
papulopustulöses Syphilid	kein Fieber, nässende Papeln nasolabial und in den Mundwinkeln	▪ Acne vulgaris ▪ Rosacea pustulosa ▪ Varizellen ▪ Perlèche

Stadium II: Die generalisierte Aussaat der Treponemen und die immunologischen Reaktionen kennzeichnen das klinische Bild der Sekundärphase, der Lues II. Etwa nach 3–4 Wochen sind Antikörper im Serum nachweisbar. Nach 8–12 Wochen kommt es zu Antigen-Antikörper-Reaktionen, die sich klinisch in Krankheitsgefühl, Arthralgien, Temperaturanstieg und schließlich in **Exanthemen** äußern. Diese Exantheme bezeichnet man als **Syphilide**. Sie sind morphologisch sehr vielgestaltig und können anderen dermatologischen Erkrankungen, vor allem Virusexanthemen (Roseola syphilitica), Arzneimittelexanthemen, schuppenden Dermatosen oder einer Acne vulgaris ähneln (Abb. **23.69c**). Die Differenzialdiagnosen der Syphilide sind in Tab. **23.11** dargestellt.

Die Lymphknoten sind **generalisiert** vergrößert und meist sehr derb und gut abgrenzbar zu tasten (**Polyskleradenitis**). Diagnostisch richtungsweisend ist die Vergrößerung der kubitalen Lymphknoten.

Gleichzeitig oder einige Wochen später treten weitere Krankheitserscheinungen auf, in denen im „Reizsekret“ Treponemen nachweisbar sind und die wie der Primäraffekt infektiös sind; dazu zählen: die akute eitrige Tonsillitis (**Angina specifica**), weißlich opaleszierende Papeln an der Mundschleimhaut (**Plaques muqueuses**) sowie die im Genital- und Analbereich auftretenden, breitbasig aufsitzenden, zur Mazeration neigenden Papillome (**Condylomata lata**, Abb. **23.69d**).

Etwa 4 Monate nach der Infektion klingt das Exanthem wieder spontan ab. Es können in den folgenden 2 Jahren **Rezidivexantheme** mit unterschiedlicher Morphologie auftreten. Besonders typisch ist das Auftreten von Papeln in den Handlinien der Palmae oder an den Plantae (Abb. **23.69e**). Das abheilende Exanthem kann ein postinflammatorisches **Leukoderm** hinterlassen, das besonders auffällig im Nacken ist und sinnigerweise als „Halsband der Venus“ (Corona venerea) bezeichnet wurde.

Nach 5–6 Monaten kann es zu einem kleinfleckigen, „Mottenfraß“-ähnlichen Haarausfall kommen, sog. **Alopecia areolaris**.

Die Beteiligung innerer Organe bleibt meist unerkannt, da sie leicht verläuft. Häufiger treten eine Begleithepatitis, Immunkomplexnephritis, Meningitis, Myositis und Periostitis auf.

Sonderform: Eine besonders schwere Verlaufsform im Stadium II ist die **Lues maligna**. Sie tritt bei schlechter Immunabwehrlage auf (z. B. bei malignen Erkrankungen und HIV-Infektion). Die Hautläsionen sind größer und exulzerieren (Abb. **23.69f**).

Im Anschluss an die Sekundärphase können die Patient*innen völlig erscheinungsfrei werden.

23.11

Stadium II: Nach 3–4 Wochen sind Antikörper im Serum nachweisbar, nach 8–12 Wochen kommt es zu Antigen-Antikörper-Reaktionen mit **syphilitischen Exanthemen** (Abb. **23.69c**, Tab. **23.11**).

Die Lymphknoten sind **generalisiert** vergrößert.

Weitere Krankheitserscheinungen sind die **Angina specifica** und die im Genital- und Analbereich auftretenden **Condylomata lata** (Abb. **23.69d**); aus der Schleimhaut und den Papeln können im „Reizsekret“ Treponemen im Dunkelfeld nachgewiesen werden.

In den folgenden 2 Jahren können **Rezidivexantheme** auftreten.

Besonders typisch ist das Auftreten von Papeln in den Handlinien (Abb. **23.69e**). Postinflammatorisch kann ein **Leukoderm** auftreten (Corona venerea).

Der fleckförmige Haarausfall wird **Alopecia areolaris** genannt.

Sonderform: Eine schwere Verlaufsform bei schlechter Immunabwehrlage mit ulzerierenden Hautläsionen wird **Lues maligna** genannt (Abb. **23.69f**).

Latenzstadium: Dieses Stadium kann viele Jahre oder lebenslänglich andauern. Eine Spontanheilung ist möglich. Nur mithilfe des treponemenspezifischen Antikörper-Nachweises lässt sich entscheiden, ob die Lues noch behandlungsbedürftig ist.

Latenzstadium: Das sog. Latenzstadium im Anschluss an die Sekundärphase kann über viele Jahre oder lebenslänglich andauern. Die Betroffenen fühlen sich gesund. Das Stadium nennt man **Lues latens seropositiva**. In dieser Phase kann es zur Spontanheilung oder zumindest zur permanenten Latenz kommen. Nur mithilfe des treponemenspezifischen IgM-Antikörper-Nachweises lässt sich entscheiden, ob die Lues noch behandlungsbedürftig ist.

▶ Merke.

▶ Merke. Die Syphilis ist das „Chamäleon" unter den Krankheiten und kann viele Krankheiten imitieren.

Stadium III: Nach 3–5 Jahren kann sich eine granulomatöse Gewebereaktion (sog. Syphilome oder Gummen) auf Treponemenantigene entwickeln. Behandelte exulzerierte Gummen heilen narbig ab.

Diese Form der Tertiärsyphilis tritt wie auch die Neurosyphilis und kardiovaskuläre Syphilis, heute nur noch **sehr selten** auf.
Die **kardiovaskuläre Spätsyphilis** kann zur Endarteriitis im ZNS und zur **Mesaortitis** mit **Aortenaneurysma** führen.

Stadium III: Nach 3–5 Jahren oder Jahrzehnten kann sich eine granulomatöse Gewebereaktion auf die **Treponemenantigene** an verschiedenen Organen entwickeln. Die Granulome werden **Syphilome** oder **Gummen** genannt und können sich auch an Haut oder Schleimhäuten manifestieren. Die antibiotische Behandlung eines exulzerierten Gummas an der Haut führt zu narbiger Abheilung.
Diese Form der Tertiärsyphilis tritt, ebenso wie die Neurosyphilis und die kardiovaskuläre Syphilis heute nur noch **sehr selten** auf.
Die **kardiovaskuläre Spätsyphilis** kann als obliterierende **Endarteriitis Heubner** die kleinen Gefäße des ZNS befallen mit Parenchymatrophie und Demenz, oder sie kann durch Befall der Vasa vasorum der Brustaorta zu einer **Mesaortitis** und zum **Aortenaneurysma** führen.

Stadium IV (Metalues): Die Immunitätslage ist abgeschwächt. Es kommt zu **Tabes dorsalis** und **progressiver Paralyse**.

Stadium IV: Dieses Stadium wird auch **Metalues** genannt. Im Gegensatz zur Tertiärlues ist die **Immunitätslage abgeschwächt**. Die Treponemen vermehren sich wieder. Den Befall der Leptomeningen, der Hinterstränge und Dorsalganglien nennt man **Tabes dorsalis**; klinisch gekennzeichnet durch Sensibilitätsausfälle, Ataxie und Schmerzattacken sowie Reflexausfälle und Pupillenstarre. Die **progressive Paralyse** ist gekennzeichnet als chronische Meningoenzephalitis mit atrophisierendem Parenchymschaden. Sie führt zu psychotischen Wesensveränderungen und schließlich zur Demenz.

Diagnostik: Direkter Nachweis im Dunkelfeld: Im Reizsekret des Primäraffekts oder der Condylomata-lata-Papeln können Treponemen im Dunkelfeld nachgewiesen werden (Abb. **23.70b**).

Diagnostik: Direkter Nachweis im Dunkelfeld: Da *Treponema pallidum* ein Gewebeparasit ist, muss zum Nachweis Sekret aus der Tiefe der Läsion gewonnen werden. Man desinfiziert und arrodiert die Oberfläche und presst das Ulkus (Primäraffekt) oder eine Papel (Condylomata lata) seitlich zusammen, sodass zellfreies **klares Reizsekret** austritt, das mit einem Tropfen NaCl auf einen Objektträger gebracht wird. Das Präparat wird mit einem Deckgläschen abgedeckt und **sofort** mit dem Dunkelfeldmikroskop untersucht. Nach einiger Übung erkennt man silbrighell aufleuchtende, spiralige Bakterien mit typischen Knick- und Rotationsbewegungen (Abb. **23.70b**).

23.70 Diagnostik bei Syphilis

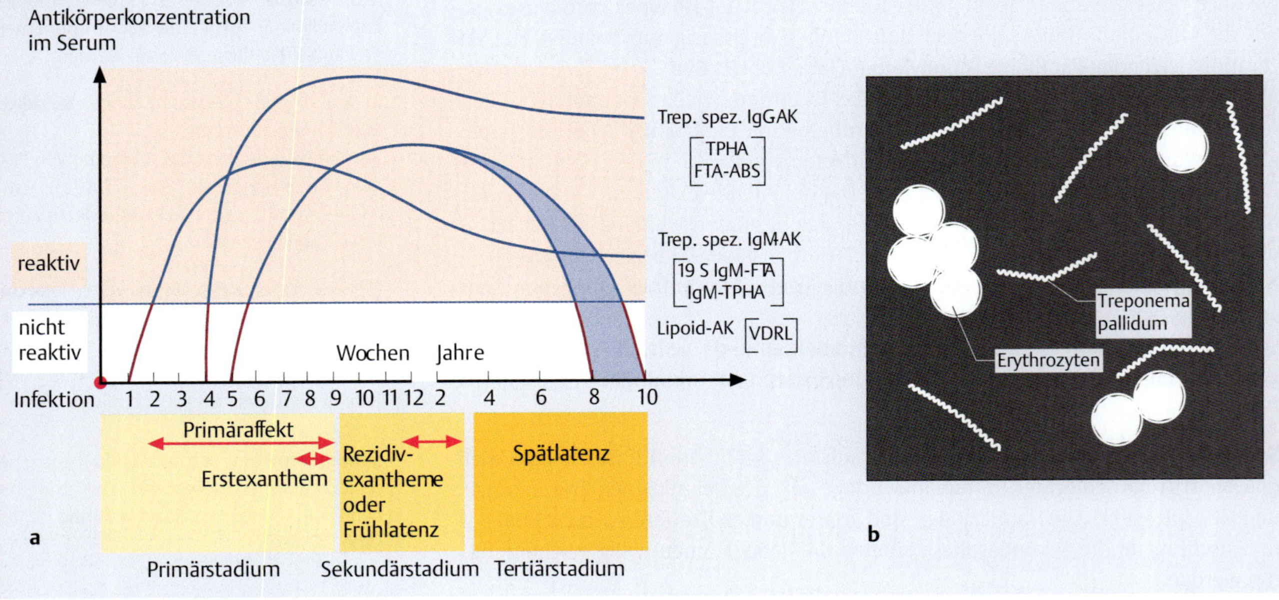

a Antikörper-Nachweis im Serum in den verschiedenen Stadien der unbehandelten Syphilis.
b *Treponema pallidum* im Dunkelfeldmikroskop (Zeichnung). *Quelle: Weyerstahl Th, Stauber M. Duale Reihe Gynäkologie und Geburtshilfe. Thieme; 2013*

Serologischer Nachweis von Antikörpern: Ca. 3–4 Wochen nach Infektion können **treponemenspezifische Immunglobulin-Antikörper** im Serum nachgewiesen werden, zunächst werden IgM-Antikörper gebildet, dann IgG-Antikörper. Außerdem werden ca. 6 Wochen nach Infektion auch unspezifische, **nicht treponemale Lipoid-Antikörper** gebildet, die früher mit der Wassermann-Reaktion, heute mit dem sog. VDRL-Test (Venereal Disease Research Laboratory Test) nachgewiesen werden. Als Antigen wird Cardiolipin, ein humanes Phospholipid, verwendet.
Die heute gebräuchlichen Methoden zum Nachweis von treponemalen Antikörpern sind der **TPPA-Test** (= *Treponema pallidum*-Partikelagglutinationstest), der **TPHA-Test** (= *Treponema-pallidum*-Hämagglutinationstest), der **FTA-Abs-Test** (= Fluoreszenz-*Treponema*-Antikörper-Absorptionstest) und der ***Treponema-pallidum*-Western-Blot**, bei dem 4 *Treponema-pallidum*-spezifische rekombinante Proteine als Antigene verwendet werden (p15; p17; p44,5; p47).
TPPA/TPHA- und FTA-Test sind auch zum Nachweis von IgM-Antikörpern geeignet. Weitere Methoden sind der IgM-Western-Blot und ELISA (**E**nzyme **L**inked **I**mmunosorbent **A**ssay)-Test.

Serologischer Nachweis von Antikörpern: Ca. 3 Wochen nach Infektion sind **treponemenspezifische Antikörper** im Serum nachweisbar. Nach 6 Wochen werden auch **nicht treponemale Lipoid-Antikörper** gebildet, die mit dem VDRL-Test nachgewiesen werden.

Methoden zum Nachweis von treponemalen Antikörpern sind u. a. der **TPPA/TPHA-Test**, der **FTA-Test** und der ***Treponema-pallidum*-Western-Blot**.

TPPA/TPHA- und FTA-Test und Western Blot sind auch zum Nachweis von IgM-Antikörpern geeignet.

▶ Merke. Die Beurteilung der Seroreaktionen sollte nur im Zusammenhang mit den anamnestischen und klinischen Daten der Patient*innen vorgenommen werden.

▶ Merke.

Der Verlauf der Seroreaktionen ist in Abb. **23.70a** dargestellt, die verschiedenen Testverfahren in Tab. **23.12**.

Den Verlauf der Seroreaktionen zeigt Abb. **23.70a**, die verschiedenen Testverfahren Tab. **23.12**.

23.12 Serologische Testverfahren zur Diagnostik der Syphilis

Suchtest	TPPA/TPHA-Test Schnelltests
Bestätigungstests	VDRL-Test mit Titration FTA-Abs-Test T.-pallidum-Western-Blot
Test zur Beurteilung der Behandlungsbedürftigkeit	IgM-Antikörper-Nachweisverfahren (ELISA, Immunoblot)
Test zur Verlaufskontrolle	VDRL-Test mit Titration

23.12

Suchtest: Als Suchtest in der STD-Diagnostik oder zum Ausschluss einer Syphilis im Rahmen der Differenzialdiagnostik eignen sich besonders **TPPA/TPHA-Tests.** 3–4 Wochen nach Infektion werden diese Suchtests reaktiv (ca. 15 % falsch negativ!) und bleiben meist auch bei behandelter Lues lebenslang reaktiv. Sie sind leicht durchführbar, gut reproduzierbar, hochspezifisch und sensitiv.
Der **VDRL-Test** wird nach 5–6 Wochen reaktiv, nach Behandlung fallen die Antikörpertiter ab. Da als Antigen Cardiolipin verwendet wird, ist er weniger spezifisch.

Suchtest: TPHA- und TPPA-Tests werden als Suchtests in der Routine eingesetzt. 3–4 Wochen nach Infektion wird der **TPHA-Test** reaktiv und bleibt meist auch bei behandelter Lues lebenslang reaktiv (sog. „Seronarbe").

Der **VDRL-Test** wird nach 5–6 Wochen reaktiv und ist weniger spezifisch.

Bestätigungstests: Als Bestätigungstests eignen sich der FTA-Abs-Test, der VDRL-Test mit Titration und der *T.-pallidum*-Western-Blot.
Beim FTA-Abs-Test werden Treponemen auf Objektträgern fixiert und mit indirekter Fluoreszenztechnik treponemenspezifische Antikörper nachgewiesen. Um Kreuzreaktionen mit apathogenen Treponemen zu vermeiden, wird das Serum vorher mit Reiter-Treponemen absorbiert (daher **FTA-Abs-Test**). IgG-Antikörper können mit diesem Test nach ca. 4 Wochen nachgewiesen werden. Der Test bleibt auch nach Behandlung positiv und ist deshalb nicht zur Therapiekontrolle geeignet. Falsch positive Ergebnisse treten bei Vorliegen von Autoimmunerkrankungen auf.

Bestätigungstests: Hierfür eignet sich der **FTA-Test**, der **VDRL-Test** mit Titration und der **Western Blot**.

Testverfahren zur Beurteilung der Behandlungsbedürftigkeit: Bei länger bestehender Infektion können IgG-Antikörper gegen *T. pallidum* lebenslänglich im Serum nachweisbar bleiben (sog. „Seronarbe"). Um die Therapiebedürftigkeit einer Lues latens festzustellen, führt man treponemenspezifische IgM-Antikörper-Tests durch.

Testverfahren zur Beurteilung der Behandlungsbedürftigkeit: treponemenspezifische IgM-Antikörper-Tests. Bei länger bestehender Infektion können IgG-Antikörper lebenslänglich im Serum nachweisbar bleiben.

▶ Merke. IgM-Antikörper sind bei unbehandelter Lues nachweisbar. Nach Behandlung verschwinden sie innerhalb von 6–12 Monaten.

▶ Merke.

Testverfahren zur Verlaufskontrolle: Der quantitativ durchgeführte **VDRL-Test** ist zur Verlaufskontrolle sehr gut geeignet. Nach Therapie sinken die Titer der Lipoid-Antikörper im Serum schnell ab, während die treponemenspezifischen IgG-Antikörper anwesend bleiben, vor allem wenn die Lues vor Therapie schon länger als ein

Testverfahren zur Verlaufskontrolle: Der **VDRL-Test** ist zur Verlaufskontrolle geeignet. Nach Therapie sinken die Titer der Lipoid-Antikörper im Serum schnell ab.

Bei Verdacht auf **Neurolues** sollte auch eine **Liquoruntersuchung** durchgeführt werden.

Jahr bestanden hat. Die IgM-Antikörper-Diagnostik ist als Verlaufsuntersuchung nur bei quantitativen Angaben geeignet.
Bei Verdacht auf **Neurolues** oder bei Luesinfektionen, deren Dauer unbekannt ist, sollte auch eine **Liquoruntersuchung** auf treponemenspezifische Antikörper durchgeführt werden.

Therapie: Penicillin ist in allen Stadien der Syphilis das **Mittel der Wahl**. Bei Frühsyphilis (< 1 Jahr) Einzeittherapie mit Benzathin-Penicillin G (2,4 Mio IE i. m.). Bei Spätsyphilis (> 1 Jahr) Benzathin-Penicillin i. m. an Tag 1, 8 und 15.

Therapie: Penicillin ist in allen Stadien der Syphilis das **Mittel der Wahl**. Auch nach 50 Jahren sind keine Resistenzentwicklungen bekannt geworden. Mit Penicillin können genügend hohe Gewebespiegel ohne die Gefahr toxischer Nebenwirkungen erreicht werden und es ist auch gut liquor- und plazentagängig. Ab einem Blutspiegel von 0,03 IE/ml wirkt Penicillin treponemocid. Wegen der langsamen Generationszeit der Treponemen ist auf ausreichend lange und hohe Gewebsspiegel zu achten. Bei Infektionen, die **weniger als 1 Jahr** (Frühsyphilis) bestehen, wird einmalig ein Depot-Penicillin (Benzathin-Penicillin G 2,4 Mio IE i. m.) verabreicht. Bei Infektionen, die **länger als 1 Jahr** (Spätsyphilis) bestehen, wird diese Behandlung nochmals an den Tagen 8 und 15 wiederholt. Bei Neurolues und HIV-Patient*innen wird eine intravenöse Penicillin- oder Ceftriaxontherapie durchgeführt.

Bei **Penicillinallergie** alternativ **Doxycyclin** oder **Ceftriaxon**.

Bei Behandlung der Lues kann durch den Erregerzerfall eine toxische Reaktion auftreten, die **Jarisch-Herxheimer-Reaktion**.

Besteht eine **Penicillinallergie**, kann alternativ mit **Doxycyclin** 2-mal 100 mg/d über 14 Tage oder mit Ceftriaxon 1,0 g/d i. v. über 10 Tage behandelt werden.
Bei Behandlung der Lues in einem treponemenreichen Stadium kann der durch die erste Injektion hervorgerufene Erregerzerfall zu toxischen Reaktionen mit Fieber, Schüttelfrost und verstärktem Exanthem, der sog. **Jarisch-Herxheimer-Reaktion**, führen. Durch die gleichzeitige Gabe von 50–100 mg Prednisolon mit der ersten Penicillininjektion kann dies verhindert werden.

Serologische Nachkontrollen sollten nach 3, 6, 9 und 12 Monaten erfolgen.

Serologische Nachkontrolle: Alle Betroffenen sollte 3, 6, 9 und 12 Monate mit dem quantitativen VDRL-Test nachuntersucht werden. Je länger die Lues vor Therapiebeginn bestanden hat, desto langsamer sinken die Antikörpertiter ab. **Reinfektionen** können an einem Titeranstieg über mehr als 4 Stufen sowie an einem erneuten Nachweis von IgM-Antikörpern erkannt werden.

Behandlung der Partner*innen ist wichtig.
Der Nachweis von *Treponema pallidum* bzw. *T.-pallidum*-Antikörpern ist **meldepflichtig**.

Wichtig sind die Untersuchung und Therapie der Partner*innen.
Der Nachweis von *Treponema pallidum* bzw. *Treponema-pallidum*-Antikörpern ist nach dem seit 01.01.2001 in Kraft getretenen Infektionsschutzgesetz ohne Namensnennung durch das Labor **meldepflichtig**.

Angeborene (konnatale) Syphilis

Treponemen können **diaplazentar** von der Mutter auf das Kind übertragen werden.

In der Frühschwangerschaft wird deshalb heute routinemäßig ein serologischer Lues-Test durchgeführt.
Je nach Schweregrad der **Lues connata** kann es zu Totgeburt oder Symptomen der Lues II bei Geburt kommen. Das Kind kann auch erscheinungsfrei geboren werden und die Diagnose ist nur serologisch zu stellen.

Angeborene (konnatale) Syphilis

Treponema pallidum kann nach Abschluss der Plazentaentwicklung im 4.–5. Schwangerschaftsmonat **diaplazentar** von der Mutter auf das Kind übertragen werden, sofern die Mutter eine **floride** Lues hat. Daraus folgt, dass Luesinfektionen der Mutter, die vor der Schwangerschaft oder im ersten Trimenon ausreichend behandelt werden, das Kind nicht schädigen.
Deshalb wird heute in der Frühschwangerschaft routinemäßig ein serologischer Luestest (TPHA-Test) durchgeführt.
Der Schweregrad der **Lues connata** hängt von der Infektiosität der mütterlichen Lues ab. Im schwersten Fall – bei Frühlues der Mutter – wird das Kind im 7.–8. Schwangerschaftsmonat tot geboren. Liegt die Infektion bei der Mutter schon länger zurück, kommt das Kind mit Symptomen der Lues II zur Welt: Haut- und Schleimhautexantheme, Rhinitis syphilitica, interstitielle Hepatitis, Hydrozephalus, Osteochondritis, Pneumonia alba, Anämie u. a. Symptome weisen auf die generalisierte Aussaat der Treponemen hin. Das Kind kann auch bei der Geburt erscheinungsfrei sein, und erst im Jugendlichen- oder Erwachsenenalter werden bei einer serologischen Untersuchung die Lues erkannt und Zeichen der **Lues connata tarda** offenbar. Sichere Erkennungszeichen sind die Sattelnase als Folge der ulzerösen Rhinitis syphilitica mit Knorpel- und Septumzerstörung und die Parrot-Furchen perioral bis ins Lippenrot.

► Merke.

► Merke. Die **Hutchinson-Trias** mit Tonnenform der oberen Schneidezähne, Keratitis parenchymatosa und Innenohrschwerhörigkeit ist beweisend für eine Lues connata tarda. Diese Symptome entwickeln sich in den ersten Lebensjahren.

Ulcus molle

▶ **Synonym.** weicher Schanker, Chancroid

Ätiologie: Durch das Bakterium ***Haemophilus ducreyi*** hervorgerufene Geschlechtskrankheit, die vor allem in tropischen und subtropischen Ländern Asiens und Afrikas verbreitet ist; in Deutschland werden Erkrankungen nur sporadisch beobachtet.

Klinik: Nach einer Inkubationszeit von 1–5 Tagen treten im Genitalbereich multiple, **sehr schmerzhafte**, scharf begrenzte **Ulzera** mit weichem Infiltrat (= Ulcus molle) auf. Die Ulzera können spontan abheilen, aber auch durch Autoinokulation an anderen Stellen neu auftreten. Tage bis Wochen nach Auftreten der genitalen Ulzera kommt es zu ein- oder doppelseitiger inguinaler **Lymphadenitis** mit starker Schwellung und Rötung (Bubonen), eitriger Einschmelzung und Fistelbildung.

Diagnostik: mikroskopischer Nachweis von „fischzugartig" angeordneten gramnegativen zarten Stäbchen aus dem aktiven Rand der Geschwüre. Die kulturelle Anzüchtung auf Spezialnährböden ist schwierig.

Differenzialdiagnose: syphilitischer Primäraffekt, Herpes genitalis und Pyodermie, Lymphogranuloma inguinale, Granuloma venereum.

Therapie: Azithromycin 2 g oral oder Ceftriaxon 500 mg i. m. als Einzeittherapie, alternativ Ciprofloxacin oder Erythromycin.

Ulcus molle

▶ Synonym.

Ätiologie: Durch ***Haemophilus ducreyi*** hervorgerufene Geschlechtskrankheit.

Klinik: 1–5 Tage nach Infektion treten **sehr schmerzhafte Ulzera** auf; im weiteren Verlauf eine doppelseitige inguinale **Lymphadenitis** mit Rötung und eitriger Einschmelzung.

Diagnostik: mikroskopischer Nachweis von „fischzugartig" angeordneten gramnegativen Stäbchen.

Differenzialdiagnose: syphilitischer Primäraffekt, Lymphogranuloma inguinale u. a.

Therapie: Azithromycin (2 g oral) oder Ceftriaxon 500 mg i. m. als Einzeittherapie.

23.7.2 Sexuell übertragene Krankheiten durch Viren

H. Schöfer, vormals beteiligt: H. Hofmann, I. Moll**

23.7.2 Sexuell übertragene Krankheiten durch Viren

HIV-Infektion

▶ **Definition.** Die HIV-Infektion ist eine weltweit auftretende, epidemische Infektionskrankheit mit unbehandelt letalem Ausgang. Sie wird durch ein überwiegend sexuell übertragenes Retrovirus, das HIV (= humanes Immundefizienzvirus) ausgelöst und zerstört das Immunsystem.

HIV-Infektion

▶ Definition.

Ätiologie und Epidemiologie: 1981 wurde erstmals in den USA bei jungen homosexuellen Männern (MSM = men who have sex with men) ein nicht erklärbarer Zusammenbruch des Immunsystems (AIDS = Acquired Immunodeficiency Syndrome) mit tödlich verlaufenden Pneumonien und dem Auftreten eines bis dahin bei jungen Menschen sehr seltenen Kaposi-Sarkoms beobachtet. Die epidemische Ausbreitung in den Großstädten und in bestimmten Gruppen legte die Vermutung einer Infektionskrankheit nahe. 1983 konnten L. Montagnier und Mitarbeiter in Paris und 1984 R. Gallo und Mitarbeiter in Bethesda, USA, ein Retrovirus isolieren, das seit 1986 **HIV 1** genannt wird. Nach phylogenetischen Untersuchungen hat HIV 1 seinen Ursprung in Schimpansen und wurde vermutlich um 1940 (evtl. auch früher) in Afrika auf Menschen übertragen. Nach jahrzehntelanger langsamer Ausbreitung über den afrikanischen Kontinent gelangte HIV 1 in den 70iger Jahren in die USA und nach Europa.
1985/86 wurde **HIV 2** in Westafrika entdeckt, ein weiteres Retrovirus, das AIDS hervorruft und dem SIV (Simian Immundeficiency Virus) von Mangaben und Meerkatzen nahe verwandt ist.

Ätiologie und Epidemiologie: 1981 wurde diese Erkrankung erstmals in den USA beobachtet. Der Erreger ist ein Retrovirus, das 1983 entdeckt und seit 1986 **HIV 1** genannt wird.

1985/86 wurde **HIV 2** bei AIDS Patient*innen in Westafrika entdeckt.

▶ **Merke.** HIV wird durch Blut, Sperma, Genitalsekrete und Muttermilch übertragen.

▶ Merke.

HIV konnte auch aus anderen Körpersekreten isoliert werden (z. B. Speichel, Tränenflüssigkeit, Schweiß und Urin). Es sind jedoch bisher keine Übertragungen auf diesem Weg nachgewiesen worden (zu geringe Viruskonzentrationen) und auch die Epidemiologie spricht gegen diese Übertragungswege. Es ist davon auszugehen, dass die HIV-Infizierten lebenslänglich Virusträger sind und unbehandelt (mit hoher Viruslast) auch Überträger*innen sein können.
In **Gruppen mit risikoreichem Verhalten** (z. B. ungeschützter Geschlechtsverkehr mit häufig wechselnden Partner*innen oder gemeinsame Benutzung von Injektionskanülen beim Fixen) hat sich die Zahl der HIV-Infizierten seit 1981 weltweit rasch

HIV konnte auch aus anderen Körpersekreten (z. B. Speichel, Tränen, Urin) isoliert werden. Jedoch sind bisher keine Übertragungen auf diesem Wege nachweisbar.

Risikogruppen sind MSM mit häufig wechselnden Geschlechtspartnern, Sexworker, Drogenabhängige (Needle-Sharing), Hämophilie-Patient*innen (Blutprodukte).

erhöht. Besonders betroffen sind MSM mit häufig wechselnden Geschlechtspartnern, i. v.-Drogenabhängige, Menschen mit Hämophilie (die infizierte Blutprodukte vor 1985 erhalten haben), Partner*innen und Kinder von HIV-Infizierten sowie Menschen, die Sexarbeit nachgehen (Sexworker) und keine Kondome benutzen.

Die Infektion hat sich weltweit ausgebreitet (HIV-Pandemie). Besonders betroffen sind Menschen mit risikoreichem Sexualverhalten.

Die Infektion hat sich weltweit ausgebreitet, besonders in Zentralafrika, Asien, der Karibik und in den großstädtischen Ballungsräumen Nordamerikas und Europas finden sich die höchsten Infektionsraten. Nach UNAIDS (Joint United Nations Programme on HIV/AIDS) Schätzung (2022) leben weltweit ca. 39 Millionen Menschen mit einer HIV-Infektion; jährlich kommen 1,3 Millionen Neuinfizierte hinzu; bisher starben insgesamt ca. 40,4 Millionen an AIDS-assoziierten Erkrankungen. In Deutschland (RKI 2021) leben ca. 90 000 Menschen mit einer HIV-Infektion, insgesamt verstarben bisher ca. 30 000 Menschen an den Folgen von AIDS. Jährlich kommen zwischen 2300 und 3 250 (Stand Ende 2022) Neuinfektionen hinzu.

Pathogenese: HIV bindet sich an Zellen, die an der Oberfläche CD4-Rezeptoren und Korezeptoren tragen. Es kann diese Zellen (v. a. T-Helferlymphozyten, Langerhans-Zellen, Makrophagen und Gliazellen) infizieren.

Pathogenese: HIV 1 bindet sich mit seinem Oberflächenprotein gp120 an Zellen, die an der Oberfläche CD4-Rezeptoren oder Korezeptoren wie CCR5 oder CXCR4 tragen. Es kann diese Zellen (v. a. T-Helferlymphozyten, Makrophagen, Monozyten, Langerhans-Zellen der Haut und Gliazellen im ZNS) infizieren. HIV ist aufgrund eines Enzyms, der reversen Transkriptase, in der Lage, RNA in DNA umzuschreiben und dann mittels einer Integrase in das Genom der Wirtszelle einzuschleusen. Aus dem nunmehr im Genom eingebauten Provirus können jederzeit wieder neue Viren synthetisiert werden und durch Knospung (Budding) aus den infizierten Zellen ausgeschleust werden.

Die Infektion und Zerstörung immunkompetenter Zellen, v. a. der CD4-positiven **T-Helferlymphozyten** führen schließlich zu einem Zusammenbruch des Immunabwehrsystems (Abb. **23.71**) und zum Auftreten opportunistischer Infekte und Tumoren mit letalem Ausgang.

Die Infektion und Zerstörung immunkompetenter Zellen, v. a. der **T-Helferlymphozyten,** führt ohne antiretrovirale Behandlung über 9-11 Jahre zu einer massiven Abnahme der $CD4^+$-T-Helferlymphozyten. Reicht die kompensatorische Neubildung dieser Zellen nicht mehr aus, fällt die Zellzahl unter 200/µl und das Immunsystem bricht zusammen. Es resultieren eine Vielzahl von opportunistischen Infektionen und Tumoren an denen die Patient*innen in der letzten Krankheitsphase, dem AIDS -Stadium, versterben (Abb. **23.71**).

Klinik: DIn Abhängigkeit von der CD4-Zellzahl (und evtl. klinischen Symptomen) verläuft die HIV-Infektion in drei **Stadien** (Abb. **23.71**). **Alle** Organsysteme können betroffen sein. Dabei unterscheidet man zwischen direkten, HIV-verursachten und sekundären, durch die HIV-bedingte Immundefizienz begünstigten Krankheitserscheinungen, den sog. opportunistischen Infektionen und Tumoren.

Klinik: Abb. **23.71** stellt den Verlauf der HIV-Infektion in **Stadien** dar. Wichtigstes Einteilungskriterium ist die absolute (Zellen/µl) oder relative (%) Zahl CD4-positiver T-Helferlymphozyten. Bei bestehender HIV-Infektion können mit ihrer Abnahme **alle** Organsysteme betroffen sein. Dabei sind direkt durch die HIV-Infektion bedingte Krankheitserscheinungen (z. B. die akute HIV-Erkrankung, s. u.) von denen zu unterscheiden, die sekundär durch die fortschreitende Beeinträchtigung des Immunsystems ermöglicht werden (sogenannte opportunistische Infektionen und Tumoren).

23.71 Natürlicher Verlauf der HIV-Infektion

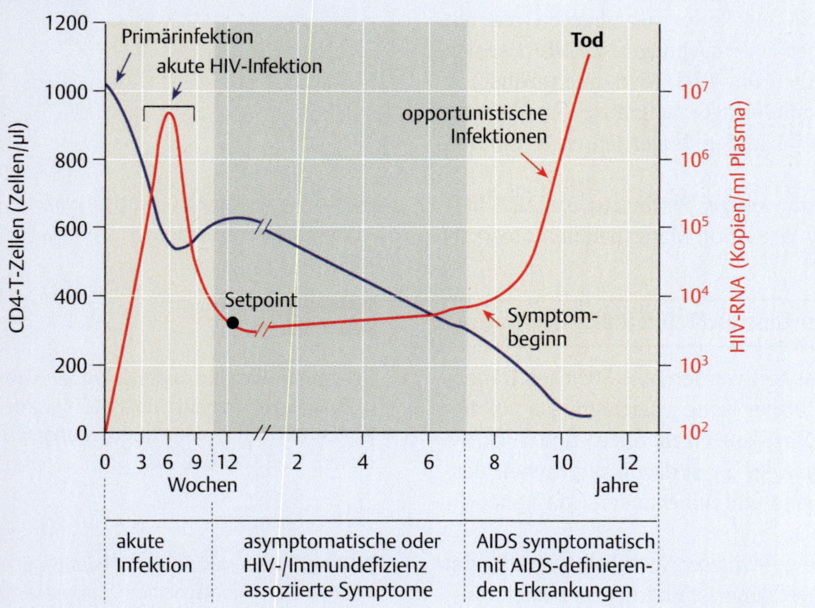

In der Phase der akuten HIV-Infektion steigt die Viruslast (= Zahl der HIV-RNA-Kopien pro ml Plasma) steil an. Parallel verringert sich die Zahl der CD4-Zellen deutlich. Nach Einsetzen der Immunantwort nimmt die Viruslast wieder ab (Setpoint = Viruslast am Ende der akuten Phase), und die Zahl der CD4-Zellen stabilisiert sich. Die folgende Phase der asymptomatischen HIV-Infektion ist durch ein sukzessives Absinken der T-Helferzellzahlen und einen langsamen Anstieg der Viruslast gekennzeichnet. Die Erschöpfung des Immunsystems führt schließlich zum Auftreten von ersten Symptomen und AIDS-definierenden Erkrankungen.

Quelle: Arastéh K, Baenkler H, Bieber C et al. Duale Reihe Innere Medizin. Thieme; 2018

Die auch heute noch aktuelle Einteilung nachgewiesener HIV-Infektionen ist die **CDC-Klassifikation** von 2008. Mit ihr wird die HIV-Erkrankung gemäß der Zahl nachgewiesener **CD4⁺-T-Lymphozyten** in 3 Stadien (1. latent, akute HIV-Erkrankung; 2. latent, mit assoziierten Erkrankungen; 3. AIDS) eingeteilt. Klinisch können im Stadium 1 und 2 noch alle Symptome fehlen. Im Stadium 1 kann aber auch eine akute HIV-Erkrankung auftreten. Im Stadium 2 sind verschiedene HIV- bzw. mit einer Immundefizienz assoziierte Infektionen (aber keine AIDS-definierenden Erkrankungen) möglich (siehe Tab. **23.14**). Das Stadium 3. (AIDS) wird definiert durch eine weit fortgeschrittene Immundefizienz (CD4-Zellen < 200/µl) in Kombination mit mindestens einer AIDS-definierenden Erkrankung (siehe Tab. **23.14**).

Die derzeit am häufigsten verwendete Einteilung ist die **CDC-Klassifikation** von 2008 (Tab. **23.13**, Tab. **23.14**).

23.13 CDC-Klassifikation der HIV-Infektion (2008)

HIV-Einstufung bei Erwachsenen und Jugendlichen (HIV-Infektion nachgewiesen)			
Stadium	**CD4⁺-Zellzahl pro µl**	**CD4⁺-Zellen in Prozent aller Lymphozyten**	**Klinische Befunde**
1 akut	≥ 500	> 29 %	nicht erforderlich (evtl. akute HIV-Krankheit) keine AIDS-definierende Erkrankung
2 Latenz oder mit HIV-assoziierte Erkrankungen	200–499	14–28 %	nicht erforderlich (evtl. HIV-assoziierte Erkrankungen) keine AIDS-definierende Erkrankung
3 AIDS	< 200	< 14 %	mindestens eine AIDS-definierende Erkrankung
unbekannt	keine Werte		und kein Befund einer AIDS-definierenden Erkrankung verfügbar

Quelle: Revised Surveillance Case Definitions for HIV Infection Among Adults, Adolescents, and Children Aged < 18 Months and for HIV Infection and AIDS Among Children Aged 18 Months to < 13 Years, CDC: Center for Disease Control and Prevention (USA) 2008: https://www.cdc.gov/mmwr/preview/mmwrhtml/rr5 710a1.htm/ >

23.14 HIV-assoziierte und AIDS-definierende Erkrankungen

Stadium	Erkrankung
Stadium 1 akut/latent	▪ asymptomatische HIV-Infektion ▪ akute, symptomatische (primäre) HIV-Krankheit (auch anamnestisch)
Stadium 2 latent/HIV-assoziierte Erkrankungen	Krankheitssymptome oder Erkrankungen, die nicht in die AIDS-definierende Kategorie 3 fallen, dennoch aber der HIV-Infektion ursächlich zuzuordnen sind oder auf eine Störung der zellulären Immunabwehr hinweisen. Hierzu zählen: ▪ bazilläre Angiomatose ▪ oropharyngeale *Candida*-Infektion (Abb. **23.72f**) ▪ vulvovaginale *Candida*-Infektionen, die entweder chronisch (länger als 1 Monat) oder nur schlecht therapierbar sind ▪ zervikale Dysplasien oder Carcinoma in situ ▪ konstitutionelle Symptome wie Fieber über 38,5 °C oder eine länger als 4 Wochen bestehende Diarrhö ▪ persistierende generalisierte Lymphadenopathie ▪ orale Haarleukoplakie (Abb. **23.72b**) ▪ Herpes zoster bei Befall mehrerer Dermatome oder nach Rezidiven in einem Dermatom ▪ idiopathische thrombozytopenische Purpura ▪ Listeriose ▪ Entzündungen des kleinen Beckens, besonders bei Komplikationen eines Tuben- oder Ovarialabszesses ▪ periphere Neuropathie

23.14

23.14

23.14 HIV-assoziierte und AIDS-definierende Erkrankungen (Fortsetzung)

Stadium	Erkrankung
Stadium 3 AIDS	**AIDS-definierende Erkrankungen:** ▪ Pneumocystis-jiroveci-Pneumonie ▪ Toxoplasma-Enzephalitis ▪ ösophageale *Candida*-Infektion oder Befall von Bronchien, Trachea oder Lungen ▪ chronische Herpes-simplex-Ulzera (Abb. **23.72a**) oder Herpes-simplex-Bronchitis, -Pneumonie oder -Ösophagitis ▪ CMV-Retinitis ▪ generalisierte CMV-Infektion (nicht von Leber oder Milz) ▪ rezidivierende Salmonellen-Septikämien ▪ rezidivierende Pneumonien innerhalb eines Jahres ▪ extrapulmonale Kryptokokken-Infektionen ▪ chronische intestinale Kryptosporidien-Infektion ▪ chronische intestinale Infektion mit Isospora belli ▪ disseminierte oder extrapulmonale Histoplasmose ▪ Tuberkulose ▪ Infektionen mit *Mycobacterium-avium*-Komplex oder *M. kansasii*, disseminiert oder extrapulmonal ▪ Kaposi-Sarkom (Abb. **23.72c**, Abb. **23.72d** und Abb. **23.72e**) ▪ maligne Lymphome (Burkitt, immunoplastisches oder primäres zerebrales Lymphom) ▪ invasives Zervixkarzinom ▪ HIV-Enzephalopathie ▪ progressive multifokale Leukenzephalopathie ▪ Wasting-Syndrom

Stadium 1: Ca. 2–4 Wochen nach Infektion kann die **akute HIV-Krankheit** auftreten (Mononukleose- oder Grippe-ähnliches Krankheitsbild mit Allgemeinsymptomen). Hierbei kann es zu einem kleinfleckigen, nicht juckenden Exanthem (Abb. **23.72h**) und zu meningitischen Symptomen kommen. Diese Symptome klingen spontan wieder ab.

Stadium 1: Etwa 2–4 Wochen nach HIV-Übertragung kommt es bei einem Teil der Patient*innen zur klinischen Erstmanifestation der Infektion, die als Grippe-ähnliche **akute HIV-Krankheit** oder akutes retrovirales Syndrom bezeichnet wird. Sie erscheint als Mononukleose-ähnliches Krankheitsbild mit Fieber, Frösteln, nächtlichem Schwitzen, Muskel- und Halsschmerzen, oralen Ulzera, Erschöpfung und einer generalisierten Lymphadenopathie. Hierbei kann es erstmalig zu Hautveränderungen (makulöses, nicht-juckendes Exanthem, Abb. **23.72h**) und zu meningitischen Symptomen kommen. Diese Symptome klingen spontan wieder ab. Die HIV-infizierten Patient*innen kommen in eine **asymptomatische Latenzphase,** die unterschiedlich lange (Monate bis Jahre) dauern kann und in der er sich klinisch völlig gesund fühlt. Eine akute HIV-Krankheit kann durch einen positiven Antigen/Antikörper-Suchtest der 4. Generation, der neben Antikörpern auch HIV-Antigene nachweist, nach spätestens 6 Wochen sicher nachgewiesen (oder ausgeschlossenen) werden. Ein negatives Ergebnis liegt vor, wenn weder spezifische Antikörper noch das p24-Antigen nachweisbar sind.

Stadium 2 kann über mehrere Jahre asymptomatisch bleiben oder es entwickeln sich HIV-assoziierte Symptome (siehe Tab. **23.14**).

Das **Stadium 2** kann über Jahre völlig asymptomatisch bleiben. Es können jedoch mit abnehmender Immunabwehr (abnehmender CD4-Zellzahl) auch HIV-assoziierte Symptome wie eine generalisierte Lymphadenopathie, Fieber, Nachtschweiß, Diarrhoen u. a. (siehe Tab. **23.14**) auftreten, die jedoch noch nicht zu den AIDS-definierenden Erkrankungen zählen.

Stadium 3: Das manifeste Immunmangelsyndrom (CD4-Zellzahl < 200 Zellen/µl) wird als **AIDS** bezeichnet. Es kommt zu unfreiwilligem Gewichtsverlust, persistierendem Fieber, neurologischen Symptomen und ZNS-Tumoren. Insgesamt 24 verschiedene opportunistische Infektionen und Tumoren dieser 3. Krankheitsphase wurden als „AIDS-definierende Erkrankungen" zusammengefasst. Unbehandelt nehmen viele einen letalen Verlauf (Tab. **23.14**).

Das manifeste Immunmangelsyndrom durch die HIV-Infektion erhielt 1982 die Bezeichnung **AIDS = Acquired Immune Deficiency Syndrome** (**Stadium 3**). Es kommt zu einer klinischen Verschlechterung des Allgemeinzustandes mit unfreiwilligem Gewichtsverlust, persistierendem Fieber, nächtlichen Schweißausbrüchen und Durchfällen. Es können **neurologische Symptome** wie Myelopathie, periphere Neuropathie, chronische AIDS-Enzephalopathie und ZNS-Infektionen mit Toxoplasmen, Zytomegalievirus (CMV) oder *Cryptococcus neoformans* sowie ZNS-Tumoren (v. a. Lymphome) auftreten. Die bei AIDS am häufigsten vorkommenden, schweren **opportunistischen Infektionen** und Tumoren wurden als „AIDS-definierende Erkrankungen" zusammengefasst und sind in Tab. **23.14** aufgeführt.

Bei 30–40 % unbehandelter Menschen mit HIV-Infektion entwickeln sich Tumoren, am häufigsten das **Kaposi-Sarkom** (KS, HHV-8-assoziiert) und Non-Hodgkin-Lymphome. Beim voll ausgeprägten AIDS (Stadium 3) können gleichzeitig opportunistische Infektionen, Tumoren und neurologische Symptome bestehen, die dann innerhalb von 2–3 Jahren nach qualvollem Siechtum zum Tode führen. Mit der Einführung effizienter antiretroviraler Therapien (ART) wurden die AIDS-definierenden Erkrankungen erheblich seltener und besser therapierbar. Das Kaposi-Sarkom kann sich unter alleiniger ART zurückbilden. Es gibt jedoch auch einzelne Patient*innen mit einer raschen Verschlechterung oder sogar einem Neuauftreten des KS in den

Bei 30–40 % unbehandelter Menschen mit HIV-Infektion entwickeln sich Tumoren, am häufigsten das **Kaposi-Sarkom** (Abb. **23.72c**, Abb. **23.72d** und Abb. **23.72e**) und Non-Hodgkin-Lymphome mit oft letalem Ausgang. Mit der Einführung effizienter antiretroviraler Therapien (ART) wurden sie erheblich seltener und besser therapierbar.

23.72 Klinischer Verlauf einer HIV-Infektion

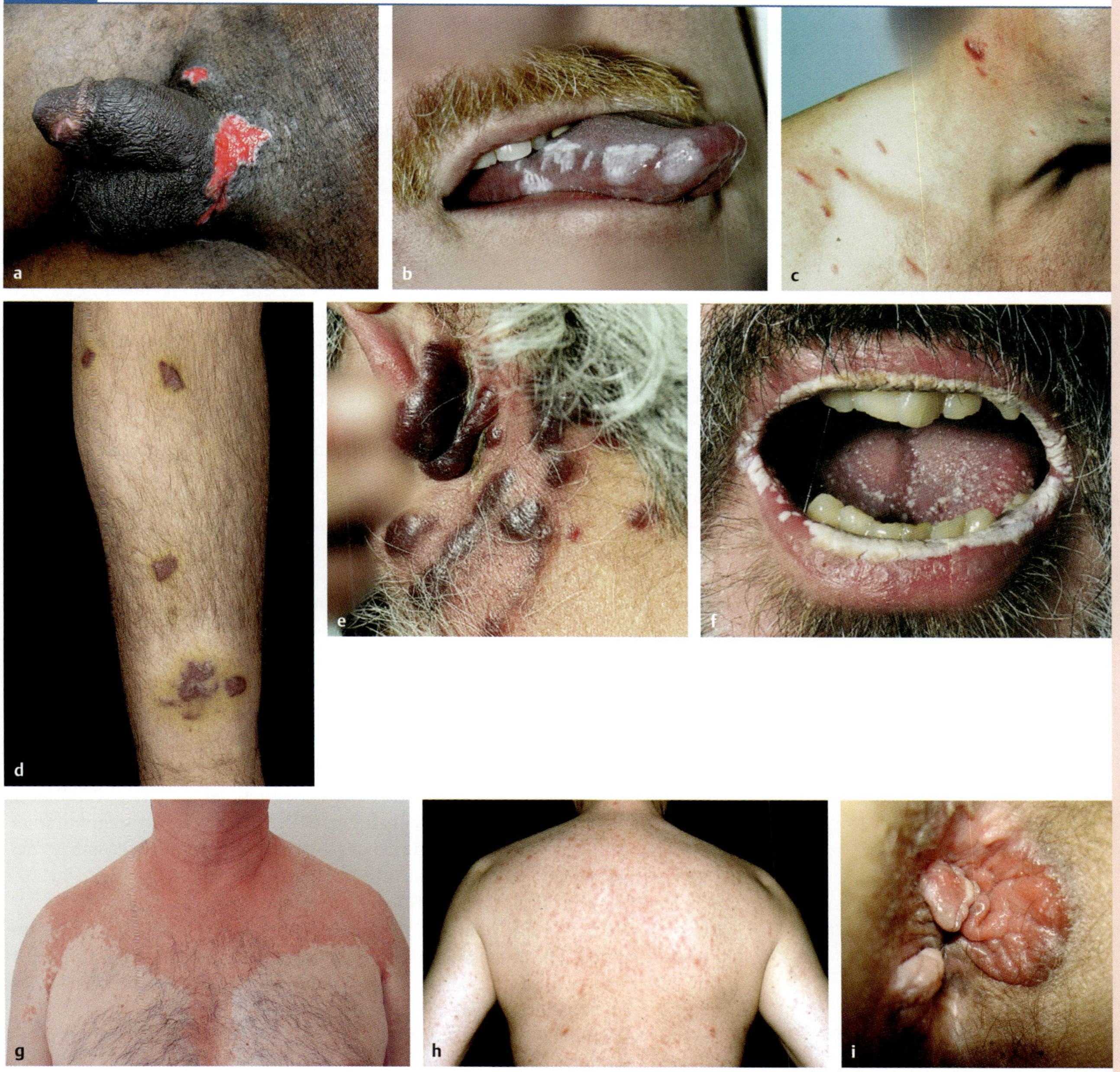

Haut- und Schleimhautveränderung bei HIV-Infektion.
- **a** Ulzerierter Herpes genitalis (HSV-2) bei HIV-Infektion.
- **b** Orale Haarleukoplakie (OHL) durch Epstein-Barr-Virus.
- **c** Initiale Kaposi-Sarkome, makulös-papulös in den Hautspaltlinien angeordnet.
- **d** Progrediente Kaposi-Sarkome, gelbe Höfe durch Einblutungen in die Umgebung.
- **e** Kaposi-Sarkom: fortgeschrittenes Stadium mit lividroten bis bläulichen Knoten. *Quelle: Schöfer Kaposi-Sarkom - Update 1997 in Garbe C, Rassner G. Dermatologie - Leitlinien und Qualitätssicherung für Diagnostik und Therapie Berichte von der 39. Tagung der Deutschen Dermatologischen Gesellschaft. Springer; 1998*
- **f** Massive orale und labiale *Candida*-Infektion (*C. albicans*) bei AIDS, 3 Wochen präfinal.
- **g** Seborrhiasis bei HIV-Infektion (auch axillär und genital).
- **h** Akutes HIV-Exanthem, 3½ Wochen nach Infektion.
- **i** Bowenoides Analkarzinom, HPV assoziiert, 45jähriger HIV + Patient.

ersten Monaten der ART (IRIS-assoziiertes KS). Unter IRIS (= inflammatorisches Immunrekonstitutionssyndrom) versteht man eine paradoxe, überschießende Entzündungsreaktion, vermutlich gegen residuelle Antigene verschiedener Krankheitserreger (HHV-8 beim KS).

Haut- und Schleimhautveränderungen bei HIV-Infektion: In allen Stadien können Haut- und Schleimhauterkrankungen auftreten. Sie sind häufig durch besonders schweren Verlauf, atypisches Erkrankungsalter und erhebliche Therapieresistenz auffällig.

Haut- und Schleimhautveränderungen bei HIV-Infektionen: In allen Stadien kann es zu Haut- und Schleimhauterkrankungen kommen. Einige Krankheitsbilder korrelieren mit dem Schweregrad des Immundefektes und werden als prognostische Marker angesehen. Sie sind häufig durch besondere Schwere des klinischen Befundes, atypisches Erkrankungsalter und erhebliche Therapieresistenz gekennzeichnet. Unter der seit 1995 eingeführten antiretroviralen Kombinationstherapie (ART) sind opportunistische HIV-assoziierte Haut- und Schleimhautveränderungen aufgrund des sich stabilisierenden Immunsystems wesentlich seltener geworden. Bei einzelnen Diagnosen (Kaposi-Sarkom, ulzerierender Herpes genitalis, orale Haarleukoplakie u. a.) wurde ein Rückgang um bis zu 90 % beobachtet. Lange unentdeckt und unbehandelt gebliebene Menschen mit HIV-Infektion (sogenannte **„Late Presenters"** mit weniger als 350 CD4-Zellen/µl oder einer AIDS-definierenden Erkrankung) zeigen jedoch weiter das Vollbild aller HIV-assoziierten Dermatosen der 1980- bis 1990er Jahre. Die Einleitung einer ART mit der Stabilisierung des Immunsystems gilt bei solchen Patient*innen auch für die Haut- und Schleimhauterkrankungen als erste und wichtigste therapeutische Maßnahme.

Erstes dermatologische Zeichen einer frühen HIV-Infektion kann ein **unspezifisches, makulöses, nichtjuckendes Exanthem** (bei akuter HIV-Krankheit) sein. Später (im Stadium 2) treten bei vielen HIV-Infizierten eine **seborrhoische Dermatitis** (bis zu 60 %), ein **altersuntypischer Herpes zoster** und andere opportunistische Haut- und Schleimhautinfektionen auf.

Ca. 2–4 Wochen nach Infektion kann ein unspezifisches **makulöses Exanthem** im Rahmen der akuten HIV-Krankheit auftreten (s. o.). Später (im Stadium 2), bei evtl. noch gering ausgeprägtem zellulären Immundefekt, treten bei vielen HIV-Infizierten eine **seborrhoische Dermatitis** (bis zu 60 %), ein altersuntypischer Herpes zoster und andere opportunistische Haut- und Schleimhautinfektionen auf. Die seborrhoische Dermatitis zeigt sich zunächst zentrofazial und am Kapillitium, später auch disseminiert. Bei entsprechender genetischer Disposition kann sich auch eine **exsudative Form der Psoriasis** manifestieren, deren Symptome sich mit der seborrhoischen Dermatitis überschneiden können (sog. Seborrhiasis, Abb. **23.72g**).

Stadium 2 und 3. Viruserkrankungen der Haut sind häufiger und verlaufen schwerer (z. B. Herpes simplex exulcerans Abb. **23.72a**), Mollusca contagiosa im Gesicht).

Bei manifester Immundefizienz treten in auffälliger Häufung und mit schweren Verläufen ulzerierende **Herpes-simplex-Infektionen** (Abb. **23.72a**), ulzerierender Zoster über mehrere Dermatome, disseminierte Mollusca contagiosa (auch im Gesicht!), ausgedehnte Condylomata acuminata oder HPV-induzierte intraepitheliale Neoplasien bis zu Karzinomen durch onkogene HPV-Typen (v. a. HPV 16 und 18) der Genitoanalregion (Abb. **23.72i**) auf.

Die **orale Haarleukoplakie** an den seitlichen Zungenrändern wird durch das oral latente Epstein-Barr-Virus hervorgerufen (Abb. **23.72b**). Durch die ART ist sie selten geworden.

Ein erstmals im Zusammenhang mit der HIV-Infektion beobachtetes Krankheitsbild ist die **orale Haarleukoplakie** an den seitlichen Zungenrändern. Es handelt sich um eine Reaktivierung einer oral latenten Epstein-Barr-Virus-Infektion. Die flachen weißen hyperkeratotischen Herde an den seitlichen Zungenrändern machen keine Beschwerden. Differenzialdiagnostisch abzugrenzen sind die *Candida*-Stomatitis, der Lichen ruber mucosae und Leukoplakien anderer Genese (Abb. **23.72b**). Das Auftreten der oralen Haarleukoplakie ist ein klinisches Zeichen fortgeschrittener Immundefizienz. Da sie nach der Rekonstitution des Immunsystems durch eine antiretrovirale Therapie verschwindet oder gar nicht erst auftritt, ist sie selten geworden. 2023 standen > 95 % aller Deutschen mit HIV-Diagnose unter ART.

Pilzinfektionen, v. a. ***Candida*-Stomatitis** und **-Ösophagitis**, sowie oberflächliche kutane Pilzinfektionen sind häufig, bakterielle Hautinfektionen eher selten (z. B. die bazilläre Angiomatose).

Auch **Pilzinfektionen** sind häufiger: v. a. ***Candida*-Stomatitis**, **-Ösophagitis** und **-Paronychie** sowie auch **Dermatophyten-Infektionen** der Haut und der Nägel. Im Brust- und Rückenbereich kann eine stark juckende papulöse **Pityrosporum-Follikulitis** oder auch eine **Pityriasis versicolor** auftreten.

Bakterielle Infektionen der Haut (v. a. Pyodermien) treten seltener bei Erwachsenen, häufiger bei Kindern mit HIV-Infektion auf. Ungewöhnliche, weiche blaurote kutane Knoten können durch *Bartonella henselae* verursacht sein (Bazilläre Angiomatose). DD: Kaposi-Sarkome.

Das **Kaposi-Sarkom (KS)** (S. 376) tritt bei bis zu einem Drittel aller unbehandelten HIV-Infizierten auf (bei rechtzeitiger ART jedoch selten!). Es ist ein **multizentrischer Tumor lymphatischer Endothelzellen** und am häufigsten an Haut und Schleimhäuten lokalisiert. Ursache aller KS ist das **Humane Herpesvirus Typ 8**.

Das **Kaposi-Sarkom (KS)** (S. 376), ein sonst sehr seltener Tumor, tritt bei etwa 15–30 % der unbehandelten HIV-Infizierten auf; vor allem bei MSM, selten bei Frauen. Es ist ein **multizentrischer Tumor lymphatischer Endothelzellen**, der durch das humane Herpesvirus (HHV-8) bei zellulärer Immundefizienz verursacht wird. Die häufigsten Lokalisationen sind die Haut und die Mundschleimhaut. Man sieht einzelne oder multiple, zunächst hellrote Infiltrate, die bevorzugt in den Spaltlinien der Haut entstehen (Abb. **23.72c**). Sie wachsen zu lividen bis bräunlichen Tumorknoten heran und haben durch Blutaustritte ins Gewebe häufig einen hämatomartigen gelb-grünen Hof (Abb. **23.72d**, Abb. **23.72e**). Der Verlauf ist langsam progredient, gelegentlich gibt es auch aggressiv wachsende Formen, die schnell disseminieren und Lymphknoten, Lunge, Mundhöhle und Gastrointestinaltrakt befallen. Beim **IRIS-assoziierten KS**, das besonders bei stark immundefizienten Patient*innen kurze Zeit (Wochen/Monate) nach Einleitung einer ART auftreten kann, besteht die Gefahr einer raschen Dissemination mit – unbehandelt – evtl. letaler pulmonaler Beteiligung. **Histopathologisch** sieht man im Frühstadium eine vaskuläre Proliferation, die an Granulationsgewebe erinnert. Ältere Tumoren haben Spindelzellen, Gefäßspalten und ausgeformte Kapillaren oder ähneln Angiosarkomen mit reichlichen Mitosen. Immunhistochemisch lässt sich das beteiligte HHV-8 nachweisen. Bei rechtzeitiger und konsequenter ART tritt das Kaposi-Sarkom nur noch selten auf. Ausgeprägte Fälle werden chemotherapeutisch mit liposomalen Antrazyklinen (z. B. mit pegyliertem liposomalen Doxorubicin) und immer in Kombination mit einer ART behandelt.

Therapie des KS: initial gegen die HIV-Infektion (ART), sekundär auch Chemotherapie mit liposomalen Anthrazyklinen.

Diagnostik:

HIV-Screening (Suchtest): Allein anhand klinischer Symptome kann eine HIV-Infektion nicht sicher diagnostiziert werden. Zum Labor-Screening werden **HIV-Antigen-Antikörper-Kombinationstests** oder Antikörpertests (Schnelltests, Selbsttests mit > 99,9 % Spezifität) eingesetzt. Sind diese reaktiv, erfolgt mittels einer 2. Blutprobe ein Bestätigungstest (serologisch z. B. Immunoblot oder Line-Immunoassay/LIA) oder spezifischer **Nukleinsäurenachweis der HIV-RNA** (NAAT, PCR).

Bei Verdacht auf eine primäre/akute HIV-Infektion werden HIV-Antigen-Antikörper-Kombinationstests (mit Nachweis des p24-Antigens) und HIV-Nukleinsäuretests (NAAT, quantitative HIV-RNA PCR) eingesetzt. Die Bestimmung der Virusmenge dient u. a. zur Kontrolle des Therapieverlaufs.

Nach Infektion bestehen für die einzelnen Nachweismethoden unterschiedlich lange diagnostische Fenster:

- HIV-Antigen-Antikörpertests (im Labor): 6 Wochen
- Schnelltests und Selbsttests: 12 Wochen (Point of care-Tests)
- Antikörpertests (inkl. AK-Schnelltests und Selbsttests): bis zur Serokonversion, d. h. > 3 Monate nach Infektion

Im diagnostischen Zeitfenster vor dem Auftreten HIV-spezifischer Antikörper kann die Infektion nur durch p24-Antigen oder den Nachweis von HIV-RNA mittels Nukleinsäureamplifikationstests (NAAT) im Blut nachgewiesen werden.

Diagnostik:
HIV-Screening: mittels HIV-Antigen-Antikörper-Kombinationstests oder Antikörpertests (Schnelltests, Selbsttests). Bestätigung (2. Probe) serologisch z. B. durch Immunoblot oder Line-Immunoassay/LIA oder durch einen Nukleinsäurenachweis (NAAT, PCR).

HIV-Basisdiagnostik: Nach Bestätigung der HIV-Infektion erfolgen eine Untersuchung des **zellulären Immunstatus** ($CD4^+$-T-Zellzahl, $CD4^+/CD8^+$-T-Zell-Ratio), der HIV-Viruslast (quantitative HIV-RNA-PCR, Viruskopien/µl), ein genotypischer **Resistenztest** und die Untersuchung auf die HLA-B*5 701-Genvariante. Zusätzlich erfolgt ein **Screening auf andere STI**, Hepatitiden und diverse Komorbiditäten (Details siehe Leitlinien zur HIV-Infektion).

HIV-Basisdiagnostik: Bei bestätigter HIV-Infektion werden der zelluläre Immunstatus, die HIV-Viruslast und bekannte Resistenzmuster untersucht. Zusätzlich Screening auf STI u. a. Komorbiditäten.

Diagnostik der Immunabwehrlage: Hierzu wird eine quantitative Analyse der Lymphozyten-Subpopulation durchgeführt ($CD4^+$-T-Zellzahl und der $CD4^+/CD8^+$-T-Zell-Ratio). Ein Absinken der $CD4^+$-T-Helferlymphozyten unter 200/µl weist auf einen schweren Defekt der zellulären Immunität hin (Stadium 3 = AIDS-Stadium). Mit dem Auftreten von lebensbedrohlichen opportunistischen Infektionen und Tumoren ist dann zu rechnen.

Diagnostik der Immunabwehrlage: quantitative Bestimmung der $CD4^+$-T-Zellzahl und der $CD4^+/CD8^+$-T-Zell-Ratio.

Entsprechend der Allgemeinsymptomatik und einer häufig organbezogenen Symptomatik (pulmonal, gastrointestinal, dermatologisch) ist eine Diagnostik möglicher Infektionskrankheiten (inklusive opportunistischer Erreger und STI) durchzuführen. Bei den STI können die Kardinalsymptome Urethritis, genitale Ulzera, genitoanale Warzen, nicht-juckende Exantheme und regionale bzw. generalisierte Lymphadenopathie im Vordergrund stehen. Ggf. sind genitale, orale und anale Abstriche zu entnehmen sowie serologische Tests für Syphilis und übertragbare Virushepatitiden.

Gezielte Suche nach Infektionskrankheiten (opportunistische Infektionen) inklusive STI (gleiches Risikoverhalten, gleicher Übertragungsweg) und anderer Komorbiditäten.

Nach dem seit 2001 gültigen Infektionsschutzgesetz (IfSG) besteht bei Nachweis von HIV-RNA oder HIV-Antikörpern eine **nicht namentliche Labormeldepflicht** an das Robert-Koch-Institut in Berlin. Epidemiologische und anonymisierte individuelle Daten werden durch den untersuchenden Arzt ergänzt (eine Durchschrift des Labor-

Bei Nachweis von HIV oder HIV-Antikörpern besteht eine **nichtnamentliche Meldepflicht (IfSG)**.

meldebogens geht vom Labor an den Arzt und mit Ergänzungen weiter ans RKI). Für das Jahr 2021 geht das RKI von 1800 Neuinfektionen in Deutschland aus.

Therapie: Nach Bestätigung der Diagnose wird heute möglichst umgehend eine Kombination aus 2 oder 3 Wirkstoffen gegen HIV eingesetzt. Basistherapeutika können sein:
- Integrase-Inhibitoren,
- NNRTI (= nukleosidale Reverse-Transkriptase-Inibitoren) oder
- PI (= Protease-Inhibitoren).

In Ein- oder Mehrtablettenschemata werden diese mit anderen antiretroviralen Substanzen kombiniert. Therapieziele sind eine anhaltende Verminderung der Virus-RNA unter 50 Kopien/ml und ein Anstieg der $CD4^{+}$-T-Lymphozyten.

Therapie: Nach Einschätzung 2024 soll eine Therapie der HIV-Infektion (ART) möglichst direkt nach Feststellung der Diagnose (s. o.) und unabhängig von der immunologischen Situation der Patient*innen eingeleitet werden. Die Kombination von 2 oder 3 Wirkstoffen (meist in einer einzigen Tablette vereint) verhindert die unter Monotherapien häufige Entwicklung sekundärer Resistenzen und reduziert die unerwünschten Nebenwirkungen einzelner, hochdosierter Substanzen. Mit der ART werden individuell Morbidität und Mortalität vermindert (opportunistische Infektionen und die Entwicklung von Tumoren nehmen ab). Bei Verträglichkeit der lebenslang notwendigen Medikation und ausbleibender Resistenzentwicklung normalisiert sich die Lebenserwartung der Betroffenen. Epidemiologisch können weitere Übertragungen verhindert werden, da HIV-Infizierte bei gut eingestellter Therapie die Infektion nicht an ihre Sexualpartner*innen weitergeben. Ebenso wenig infizieren HIV-infizierte Schwangere ihre Kinder (keine vertikale Übertragung). Behandlungsziele sind eine Viruslast unter 50 RNA-Kopien/ml und ein Anstieg der $CD4^{+}$-T-Lymphozyten.
Die Kombinationstherapien basieren derzeit (Deutsch-Österreichische HIV-Therapie-Leitlinie, 9. Auflage 2020) auf:
- **Reverse-Transkriptase-Inhibitoren (Nukleosidanaloga),**
- **nicht-nukleosidale Reverse-Transkriptase-Inhibitoren (NNRTI),**
- **Protease-Inhibitoren (PI),**
- **Fusions-Inhibitoren, CCR5-Rezeptorenblocker** und
- **Integrase-Inhibitoren,**

die mit anderen antiretroviralen Substanzen kombiniert werden.
Die Auswahl des jeweiligen Therapieschemas ist abhängig von virologischen, immunologischen, anamnestischen und klinischen (Komorbiditäten, Medikationen) Ausgangsdaten der Patient*innen und sollte möglichst in auf die HIV-Betreuung spezialisierten Praxen und Kliniken erfolgen.
Aktualisierte Informationen über die HIV-Therapie (neue Therapieansätze, Langzeitmedikationen, Einsatz neutralisierender Antikörper und therapeutischer Vakzine) sind online verfügbar (z. B. Deutsch-Österreichische Leitlinien zur antiretroviralen Therapie der HIV-1-Infektion (AWMF 055-001, Version 8, 2021), www.rki.de; www.daignet.de, www.unaids.org).

Die rechtzeitige **Erkennung und Behandlung der opportunistischen Infektionen und Tumoren** ist lebensverlängernd.

Die rechtzeitige Erkennung und Behandlung opportunistischer Infektionen ist eine wichtige, lebensverlängernde Maßnahme. Regelmäßige klinische und laborchemische Kontrolluntersuchungen HIV-Infizierter bezüglich des Therapieverlaufs und HIV-assoziierter Komorbiditäten sind daher alle 3–6 Monate durchzuführen.
Aus dermatologischer Sicht sind unter ART opportunistische Infektionen der Haut und Schleimhäute sowie das Kaposi-Sarkom deutlich seltener geworden, während Arzneimittelreaktionen, epitheliale Tumoren (z. B. das Analkarzinom) und STI zugenommen haben.

Prävention: Ein wirksamer Impfstoff konnte bisher noch nicht bis zur Zulassungsreife entwickelt werden. Seuchenhygienische Maßnahmen sind bei Geschlechtskrankheiten schwer durchzusetzen. Die einzig wirksame Maßnahme zurzeit ist der **Schutz vor Ansteckung** (Kondome, Abstinenz, Präexpositionsprophylaxe).

Prävention: Die einzige wirksame präventive Maßnahme ist noch immer der **Schutz vor Ansteckung** und **die Verhinderung von Neuinfektionen**. Hierzu gehören die Aufklärung der Bevölkerung und besonders gefährdeter Gruppen über die Übertragungswege von HIV, die Aufforderung sich beim Sexualverkehr zu schützen (Kondomgebrauch), Partnertracing, gesetzlich vorgeschriebene Kontrollen von Blut- und Blutprodukten auf HIV sowie strikte Einhaltung der Hygienevorschriften beim Umgang mit Körpersekreten im Krankenpflegebereich. Auch wenn seit einigen Jahren immer wieder neue **präventive und therapeutische Impfstoffe** in klinischen Studien geprüft werden, steht doch noch kein Impfstoff vor der Zulassung.
Für Personen mit einem besonders hohen Risiko für eine HIV-Infektion (z. B. promiskuitive MSM mit mehreren STI in der Anamnese) steht die sogenannte **Präexpositionsprophylaxe (PrEP)** zur Verfügung. Die Betroffenen erhalten entweder kontinuierlich oder situationsbezogen ein antivirales Kombinationspräparat (oral Emtricitabin/Tenofovir, i. m. Cabotegravir) zur Vermeidung einer HIV-Übertragung. Ergibt sich aus einer Risikosituation (s. u.), dass es bereits zu einer HIV-Übertragung gekommen sein kann, besteht die Möglichkeit mit einer frühestmöglichen (spätestens nach 72 Stunden) **postexpositionellen Prophylaxe (PEP)** einer bleibenden Manifestation der Infektion entgegenzuwirken.

► Exkurs. **Postexpositionelle Prophylaxe (PEP)**
Nach Risikosituationen für eine HIV-Übertragung (berufliche oder nichtberufliche relevante Exposition gegenüber infektiösen Materialien/Körperflüssigkeiten von HIV-Infizierten) kann eine **Postexpositionsprophylaxe (PEP)** durchgeführt werden. Eine Übertragung von HIV ist möglich, wenn HIV-haltiges Material in den Körper eingebracht wird, durch
- Schnitt- und Stichverletzungen
- direkten Kontakt mit geschädigter Haut
- gemeinsamen Gebrauch von Drogeninjektionsbestecken
- Transfusion von kontaminiertem Blut oder Blutprodukten.

Besteht ein hohes Risiko einer HIV-Übertragung, sollte nach sofortigen antiseptischen Maßnahmen frühestmöglich, spätesten innerhalb von 72 Stunden, mit einer PEP für 4 Wochen begonnen werden (Tenofovirdisoproxil/Emtricitabin [1x1 Tbl. á 245 mg/200 mg] und Raltegravir [2x1 Tbl á 400 mg täglich]).

► Exkurs.

► Klinischer Fall. Dem 38-jährigen Patienten sind seit 2 Jahren vergrößerte Lymphknoten an Hals, Nacken und unter den Axillen aufgefallen, die jetzt wieder kleiner werden. Seit ca. 6 Monaten leidet er unter Leistungsminderung, Appetitlosigkeit und Gedächtnisstörungen. Seit dieser Zeit beobachtet er auch hellrote ovaläre Flecken in den Spaltlinien der Haut der Oberarme und Brust, die jetzt teilweise zu lividroten Knoten gewachsen sind. Neue Herde sind an den Wangen und am rechten Augenlid aufgetreten. In der Mundhöhle sieht man:
1. eine diffuse Rötung mit fleckigen weißen Belägen an der Wangenschleimhaut
2. lividrote Flecken am harten Gaumen und
3. weiße längsgeriffelte Hyperkeratosen an den Zungenrändern.

Der Patient hat seit 20 Jahren überwiegend homosexuellen Geschlechtsverkehr mit wechselnden Partnern, seit 1 Jahr nur noch mit Kondom. Vor 10 Jahren wurde er wegen einer Syphilis behandelt. Er hatte 3-mal eine Gonorrhö. Im Serum ist der HIV-Antikörper-Antigen-(p24)-Kombinationstest bestätigt positiv. Die $CD4^+$-T-Lymphozyten sind mit 280/µl deutlich erniedrigt, die Immunglobuline G und A stark erhöht. Die histopathologische Untersuchung eines Knotens sichert die Verdachtsdiagnose Kaposi-Sarkom. Im Mundspülwasser werden *Candida albicans* 105 KBE/ml nachgewiesen. Nach antimykotischer Therapie bleibt die streifige, nicht abstreifbare Leukoplakie an den Zungenrändern bestehen. Nach der CDC-Klassifikation befindet sich der Patient im Stadium CDC 3 (AIDS). Die kosmetisch entstellenden Kaposi-Herde werden teilweise mit flüssigem Stickstoff, teilweise mit Röntgenweichstrahltherapie entfernt. Er wird seither mit einer antiretroviralen Kombinationstherapie nach den aktuellen Deutsch-Österreichischen Leitlinien zur HIV-Therapie behandelt. Der Allgemeinzustand des Patienten hat sich verbessert, die Kaposi-Sarkome bilden sich zurück. (Diagnosen: HIV- Infektion (Stadium AIDS) mit Kaposi-Sarkomen, oraler *Candida*-Infektion und oraler Haarleukoplakie).

► Klinischer Fall.

Genitale Infektionen durch humane Papillomviren (HPV)

Condylomata acuminata

Siehe Kapitel Condylomata acuminata (S. 269).

Bowenoide Papulose

Siehe Kapitel Bowenoide Papulose (S. 361).

Genitale Herpes-simplex-Infektion

Ulzerierende und persistierende Herpes-genitalis-Infektionen weisen auf einen manifesten Immundefekt hin, z. B. bei HIV-Infektion. Weiteres dazu in Kapitel Herpes genitalis (S. 264).

Mpox-Infektion („Affenpocken“, „Monkeypox“)

► Definition. Die Mpox-Infektionen („Affenpocken“) sind eine virale Zoonose durch das ursprünglich bei Nagetieren in Afrika und bei Makaken (nicht-humane Primaten) nachgewiesene Mpox-Virus (Monkeypox-Virus, MPXV) aus der Gruppe der Poxviren. Die Übertragung von Mensch zu Mensch erfolgt durch enge körperliche Kontakte und Körperflüssigkeiten (meist sexuell). Trotz der Verwandtschaft der Erreger zu den Pocken (Variola, Smallpox) nimmt die Erkrankung des Menschen einen meist benignen Verlauf.

Genitale Infektionen durch humane Papillomviren (HPV)
Condylomata acuminata

Siehe Kapitel Condylomata acuminata (S. 269).

Bowenoide Papulose

Siehe Kapitel Bowenoide Papulose (S. 361).

Genitale Herpes-simplex-Infektion

Weiteres dazu in Kapitel Herpes genitalis (S. 264).

Mpox-Infektion („Affenpocken“, „Monkeypox“)

► Definition.

Ätiologie und Epidemiologie: Ab den 1970er Jahren wurden zunächst in **Zentral-** und **Westafrika** und später aus **Nigeria** importierte Einzelfälle von Mpox-Virusinfektionen („Affenpocken") bei Reisenden beobachtet. Seit dem **Frühjahr 2022** breitet sich die Mpox-Infektion ohne Tierkontakte und Reisen in die afrikanischen Endemiegebiete, meist **sexuell übertragen**, von Mensch zu Mensch aus.
Die Infektion hat sich weltweit ausgebreitet (Mpox-Pandemie). Aktualisierte Daten unter: https://extranet.who.int/publicemergency und RKI - Infektionskrankheiten A-Z - Affenpocken/Mpox.

Ätiologie und Epidemiologie: Nach Entdeckung des Mpox-Virus 1958 in Tieren wurden seit 1970 sporadische Einzelfälle und kleine Endemien von Mpox-Infektionen des Menschen in **West-** und **Zentralafrika** beschrieben, seit 2017 auch in **Nigeria**. 2003 trat erstmals ein größerer Ausbruch außerhalb der Endemiegebiete Afrikas in den USA auf. Die Erreger waren durch junge Präriehunde, die bei der Aufzucht zu Hamsterratten und Mäusen aus Ghana Kontakt hatten und als Haustiere verkauft wurden, verbreitet worden.
Im **Frühjahr 2022** begann ein **weltweiter Ausbruch** (über 115 Länder betroffen, besonders Zentralafrika, Nigeria, Europa, Nord- und Südamerika, Indien und Australien) mit Ende 2023 bereits mehr als 90 000 Fällen, der von der WHO als gesundheitliche „Notlage internationaler Tragweite" eingeordnet wurde. In Deutschland wurden bis Mitte 2023 bereits über 3 700 Fälle in allen 16 Bundesländern ans RKI gemeldet.
Aktualisierte epidemiologische Übersichten bietet die WHO unter: https://extranet.who.int/publicemergency. In Deutschland werden die Meldedaten vom RKI zusammengefasst (RKI - Infektionskrankheiten A-Z - Affenpocken/Mpox). Seit Mitte 2022 gehen die Mpox-Neuinfektionen aus noch ungeklärten Gründen weltweit stark zurück. Es werden nur noch einzelne kleine Ausbruchherde (Afrika, West-Pazifik-Region u. a.) berichtet.

Übertragung und Risikogruppen: Für die Übertragung bei engen körperlichen Kontakten spielen **erregerreiche Haut-** und **Schleimhautläsionen** eine wichtige Rolle. Auch **Blut**, **Sperma** und **Rachen-** und **Genitalsekrete** kommen infrage. Längeres Überleben der Viren auf Oberflächen von Gegenständen ermöglicht ebenfalls Übertragungen. Risikogruppen sind v. a. MSM mit häufig wechselnden Geschlechtspartner*innen und Sexworker.

Übertragung und Risikogruppen: Prinzipiell scheint sexuelles Risikoverhalten (v. a. rezeptiver Analverkehr sowie häufig wechselnde Partner*innen) mit Infizierten bei allen Geschlechtern das größte Infektionsrisiko zu sein.
Neben **Körpersekreten** können auch **infektiöse Hautläsionen** (siehe klinische Befunde) und **Gegenstände** (z. B. Bettwäsche, Kleidung, Sexspielzeug etc.) mit anhaftenden Viren zur Übertragung führen.
Bei der weltweiten Ausbreitung seit 2022 sind Männer, die Sex mit Männern haben (MSM), besonders häufig betroffen (nach RKI-Daten in Deutschland ca. 95 % aller Infizierten). (Frauen oder Kinder < 1 %!)

► Merke.

► Merke. Das MPXV wird durch Blut, Sperma, genitale und orale Sekrete aber auch durch intensive Körperkontakte (infektiöse Hautläsionen) überwiegend sexuell von Mensch zu Mensch übertragen.

Erreger: Erreger der Mpox-Infektionen ist ein **umhülltes Doppelstrang DNA-Virus** vom **Genus Orthopox-Viren**, **Familie Pockenviren**. Unterschieden werden die zwei Kladen MPXV I und II.

Erreger
Das Mpox-Virus (MPXV, Monkeypox-Virus) wurde erstmals 1958 in einem Makaken in Kopenhagen nachgewiesen. Es handelt sich um ein **umhülltes Doppelstrang-DNA Orthopox-Virus** aus der **Familie der Pockenviren** (> 80 Spezies) zu denen u. a. die Erreger der Pocken, der Kamelpocken und auch der Kuhpocken gehören. **Hauptreservoir** sind **Nagetiere** und **nicht-humane Primaten West- und Zentralafrikas**. Heute werden 2 Varianten (Kladen) des MPXV unterschieden: Kongo-Bassin-MPX Klade I (Dem. Rep. Kongo, Kamerun), Westafrikanische MPX Klade II (Sierra Leone bis Westkamerun und globaler Ausbruch 2022).

Klinik: Generell phasenhafter Verlauf der Mpox-Infektionen:
- **asymptomatische Mpox-Infektion**
- **akute, symptomatische Mpox-Infektion**
- **Spätphase**

Klinik: Die Mpox-Infektion zeigt generell einen phasenhaften Verlauf. Dieser ist gekennzeichnet durch eine:
- **asymptomatische Mpox-Infektion:** während der Inkubationszeit (variiert je nach Klade), nicht ansteckend
- **akute, symptomatische Mpox-Infektion:** infektiöse Phase mit ca. 2 Wochen andauerndem Exanthem (Abb. **23.73**), kutanen Ulzera und ggf. Allgemeinsymptomen
- **Spätphase:** nach Ablösung aller Krusten und abgeklungenen Allgemeinsymptomen, Ende der Infektiosität.

Die klinischen Symptome der bisherigen, überwiegend von Tieren auf den Menschen übertragen Einzelinfektionen unterscheiden sich von der Klinik des seit 2022 von Mensch zu Mensch sexuell übertragenen Ausbruchs.

Hinsichtlich der Ausprägung und teilweise auch der Dauer der Phasen unterscheidet sich die Mpox-Infektion abhängig von der vorherrschenden Klade:
Bei der bisher bekannten, **reiseassoziierten MPXV-Zoonose** kommt es zunächst nach einer Inkubationszeit von 5–21 Tagen zu einem unspezifischen allgemeinen Krankheitsgefühl mit Prodromalsymptomen wie hohes Fieber, Kopf- und Muskelschmerzen und Müdigkeit. Nach wenigen Tagen Ausbruch eines disseminierten synchronen Exanthems mit typischem Ablauf: Maculae, Papeln, Bläschen, Pusteln. Eine Beteiligung der oralen Schleimhäute und des Kapillitiums ist möglich. Die Läsionen verkrusten anschließend und heilen schließlich meist narbig ab. Häufig besteht eine generalisierte Lymphadenopathie.

23.73 Typische Effloreszenzen bei Mpox-Infektion

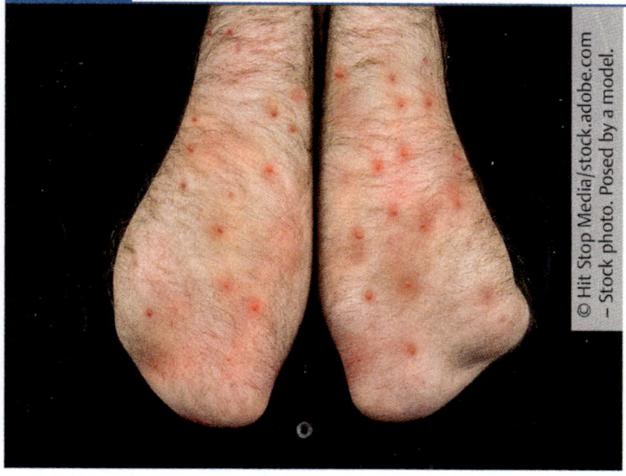

Quelle: ©Hit Stop Media/stock.adobe.com – Stock photo. Posed by a model.

23.73

Bei den **autochthonen, meist sexuell übertragenen Infektionen** treten oft schon nach 1–2, im Mittel nach 5–7 Tagen papulöse, dann vesikulöse bis pustulöse Hauteffloreszenzen an den genitoanalen Kontaktstellen auf. Gleichzeitig oder anschließend entwickeln sich Allgemeinsymptome und das Exanthem kann sich disseminiert ausbreiten. Auch hier ist eine Beteiligung der oralen Schleimhäute und des Kapillitiums möglich. Meist entwickeln sich die Effloreszenzen synchron, es wurden aber auch asynchrone Verläufe beobachtet. Hämorrhagische oder maligne Verläufe traten bisher nur bei stark immundefizienten Patient*innen (z. B. Komorbidität mit AIDS) auf. Die Hautsymptome ähneln den Pocken (Variola) und den Windpocken (Varizellen [S. 253]), können aber auch wie Kuhpocken- und Herpes-simplex-Läsionen (S. 262) (bei schwerer Immundefizienz) tief exulzerieren.

Diagnostik: In der Prodromalphase können vereinzelt bereits MPXV im Rachenabstrich nachgewiesen werden (NAAT, PCR), später sind v. a. die Hautläsionen (Bläschen, Pusteln, Ulzera) inklusive der Krusten zur Erregerdiagnostik gut geeignet. Bei einem positive PCR-Nachweis von Orthopox-Viren, sollte sich eine zweite, spezifische Untersuchung auf MPXV anschließen. Abstrichmaterial oder Krusten sollen mit der klinischen Verdachtsdiagnose möglichst an ein S 2- oder S 3-Viruslabor eingesandt werden (Referenzlabor am RKI, Berlin).

Diagnostik: Direkter Nachweis der MPXV im **Rachenabstrich** oder **aus Hautläsionen** aller Stadien (NAAT, PCR), evtl. Stufendiagnostik: Orthopoxviren → Mpox-Viren.

Meldepflicht: Bei Auftreten von Mpox besteht gemäß § 6 Abs. 1 Nr. 5 IfSG (Auftreten einer bedrohlichen Krankheit) und beim Nachweis der Erreger nach § 7 Abs. 2 IfSG eine **namentliche Meldepflicht** an das zuständige Gesundheitsamt. Von dort werden die Infektionsdaten an das RKI weitergeleitet.

Meldepflicht: Bei der Manifestation von Mpox oder dem Nachweis ihrer Erreger besteht eine **namentliche Meldepflicht** an das zuständige Gesundheitsamt.

Therapie: Da viele der aktuellen autochthonen Mpox-Fälle einen milden, benignen und auf 2–3 Wochen limitierten Verlauf nehmen, reicht meist eine **symptomatische Behandlung** (Fieber senken, Analgesie, topische Therapie des Exanthems) aus. Schwerere Verläufe treten vereinzelt bei immundefizienten Patient*innen, Kindern unter 12 Jahren, Schwangeren und sehr alten Patient*innen auf und können antiviral mit **Tecovirimat** behandelt werden.

Therapie: Meist reicht eine **symptomatische Behandlung** (Fieber senken, Analgesie, topische Therapie des Exanthems) aus. Vereinzelte, schwerere Verläufe können antiviral mit **Tecovirimat** behandelt werden.

Isolation: Häuslich isoliert werden sollen laut RKI Patient*innen mit:
- **Hautläsionen** an Stellen, die im Alltag **nicht** mit Kleidung oder Schutzverband **abgedeckt** werden können (z. B. Mundhöhle, Gesicht oder Hände),
- Symptomen einer **Allgemeininfektion** (z. B. Fieber, Kopf- oder Gliederschmerzen) oder
- **respiratorischen** Symptomen (Halsschmerzen, Husten).

Asymptomatische Kontaktpersonen werden nicht isoliert (siehe auch Flyer von RKI und BZgA zu Mpox/Affenpocken).

Isolation: Häuslich isoliert werden sollen laut RKI Patient*innen mit:
- **Hautläsionen** an Stellen, die im Alltag **nicht** mit Kleidung oder Schutzverband **abgedeckt** werden können (z. B. Mundhöhle, Gesicht oder Hände),
- Symptomen einer **Allgemeininfektion** (z. B. Fieber, Kopf- oder Gliederschmerzen) oder
- **respiratorischen** Symptomen (Halsschmerzen, Husten).

Asymptomatische Kontaktpersonen werden nicht isoliert.

Prävention und Impfprophylaxe: Die Bevölkerung, besonders aber gefährdete Gruppen, sind zum Schutz vor Ansteckung über die Übertragungswege und entsprechende Schutzmaßnahmen **aufzuklären**. Der **Pockenimpfstoff Imvanex** wurde zur Prävention der Mpox-Infektion zugelassen und wird für besondere Risikogruppen empfohlen.

Prävention und Impfprophylaxe: Wichtigste präventive Maßnahme ist der Schutz vor Ansteckung (Verhinderung von Neuinfektionen). Hierzu gehören die **Aufklärung** der Bevölkerung und besonders gefährdeter Gruppen über die Übertragungswege des Mpox-Virus. Im medizinischen Bereich sind **Hygienevorschriften** zum Umgang mit Körpersekreten und infektiösen Hautläsionen strikt einzuhalten.
Die Zulassung des **Pockenimpfstoffes Imvanex** wurde von der EMA (Europäische Arzneimittel-Agentur) zur Impfung gegen die Mpox-Viren erweitert. Es handelt sich um einen **Lebendimpfstoff** mit attenuierten Mpox-Viren. Er wird von der STIKO v. a. zur postexpositionellen Prophylaxe (S. 338) und als **Indikationsimpfung** zum Schutz von Hochrisikopersonen (z. B. Mitarbeitende in Speziallaboren, aber auch promiskuitive MSM oder bei häufig wechselnden Sexualpartner*innen) empfohlen.
Ältere Erwachsene, die vor Jahrzehnten noch eine Standard-Pockenimpfung erhielten, sind nicht vollständig gegen eine MPXV-Infektion geschützt, scheinen aber leichtere Verläufe zu haben.

Postexpositionelle Prophylaxe (PEP): Bei möglicher MPXV-Übertragung kann eine postexpositionelle Prophylaxe in der Inkubationszeit mittels Impfung erfolgen.

Postexpositionelle Prophylaxe (PEP): Ergibt sich aus einer Risikosituation, dass es zu einer MPXV-Übertragung gekommen sein könnte, besteht die Möglichkeit mit einer frühestmöglichen postexpositionellen Prophylaxe **in der Inkubationszeit** zu behandeln. Bei rechtzeitiger Gabe des **Impfstoffes** soll nach Angaben des RKI eine 85 %ige Schutzwirkung erreicht werden. Treten jedoch bereits Symptome der Mpox-Infektion auf, ist eine PEP nicht mehr indiziert.

24 Benigne Tumoren und Nävi

*I. Moll; vormals beteiligt: E.G. Jung †**

24.1 Benigne Tumoren

Benigne Tumoren können sich aus nahezu allen Zellen der Haut entwickeln, d. h. aus der interfollikulären Epidermis, den Haarfollikeln (mit Talgdrüse und M. arrector pili), Schweißdrüsen, Gefäßen und dem Bindegewebe der Dermis. Sie werden in jedem Alter manifest, bevorzugt jedoch im höheren Alter. Dies erklärt die enorme Vielfalt von Hauttumoren. Unter den benignen Hauttumoren gibt es einige sehr häufige, die hier angesprochen werden (Tab. **24.1**); seltene Tumoren werden nicht beschrieben.

24.1 Benigne Tumoren

Benigne Tumoren können sich aus der Epidermis (interfollikulär, follikulär oder aus den Schweißdrüsengängen) sowie aus dem Bindegewebe entwickeln. Die häufigsten sind in Tab. **24.1** aufgelistet.

24.1 Die häufigsten gutartigen Tumoren

- seborrhoische Keratosen
- Talgdrüsenhyperplasien
- Fibrome
- senile Angiome
- Keloide
- Leiomyome
- Lipome
- Zysten

24.1

24.1.1 Seborrhoische Keratose

24.1.1 Seborrhoische Keratose

▸ Synonym. Verruca seborrhoica senilis, Alterswarze

▸ Synonym.

▸ Definition. Sehr häufige, hellbraune bis schwarze, breitbasige, epidermale Akanthose, die im Laufe des Lebens in zunehmender Vielzahl auftritt.

▸ Definition.

Epidemiologie: Alle Menschen entwickeln im Laufe des Lebens einige bis enorm viele, diskrete bis sehr auffällige seborrhoische Keratosen. Alle Geschlechter sind gleichermaßen betroffen.

Epidemiologie: Seborrhoische Keratosen sind bei allen Menschen zu finden.

Ätiologie und Pathogenese: Es handelt sich um eine typische, gutartige Altersveränderung der normalen Haut, wahrscheinlich genetisch determiniert. Eine Abhängigkeit von exogenen Einflüssen (z. B. Licht, Chemikalien) besteht nicht.

Klinik: Seborrhoische Keratosen sind harmlos. Sie machen in der Regel keine Beschwerden und treten in großer morphologischer Variationsbreite und Größe auf. Prädilektionsstellen sind der Rumpf und das Gesicht, wo sie sich aus Lentigines solares entwickeln können. Es handelt sich um rundlich-ovaläre, scharf begrenzte, weiche, hellbräunliche bis schwarz hyperpigmentierte Akanthopapillome der Haut, die sich fettig anfühlen (daher der Name). Die Oberfläche ist anfangs matt, gefeldert, mehr oder weniger exophytisch vorgewölbt (Abb. **24.1**) und zeigt im fortgeschrittenen Stadium eine zerklüftete Oberfläche mit Hornperlen und Pseudokomedonen. Zu Beginn sind die seborrhoischen Keratosen rötlich-bräunlich und flach. Sie können trotz flächiger Vergrößerung flach bleiben und zunehmend pigmentieren (endophytische Variante, Lentigo senilis, siehe Abb. **37.11b**). Ihre rundliche Form behalten sie bei.

Ätiologie und Pathogenese: Umschriebene Altersveränderung der Haut, die unabhängig von exogenen Einflüssen auftritt, wahrscheinlich genetisch bedingt.

Klinik: In großer morphologischer Variationsbreite treten wenige bis sehr viele, teils flächige, teils exophytische, hellbraun bis tief schwarz pigmentierte Akanthopapillome in gesunder Haut auf (Abb. **24.1**).

24.1 Seborrhoische Warzen

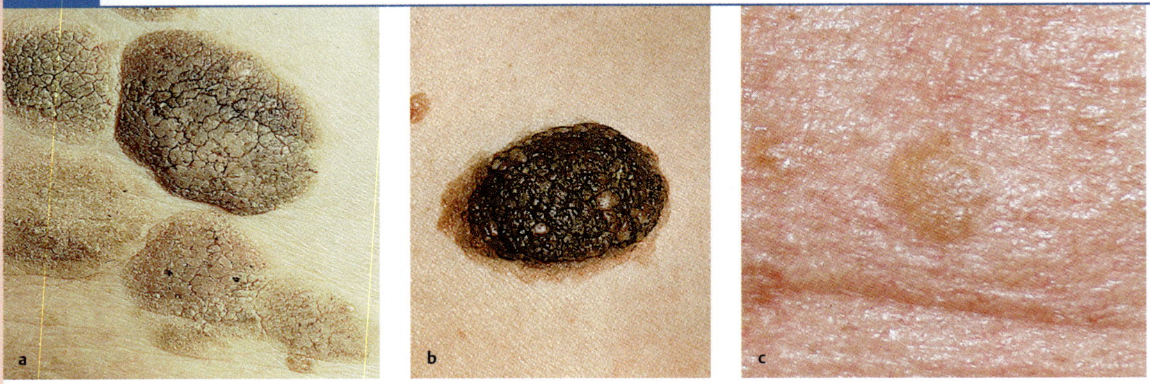

a Gruppierte exophytische seborrhoische Keratosen mit fettiger Oberfläche, Hornperlen und partieller Hyperpigmentierung.
b Seborrhoische Keratose mit Hornperlen und Pseudokomedonen, stark exophytisch.
c Seborrhoische hautfarbene Keratose.

► Merke.

► **Merke.** Seborrhoische Keratosen sind harmlos und bleiben es auch auf Dauer.

Sie können allerdings mechanisch irritiert werden, zu Blutungen und lokalen Infektionen führen.

Diagnostik und Differenzialdiagnose: typischer Aspekt. Gelegentlich ist die Abgrenzung zu Nävuszellnävi nötig; in Zweifelsfällen histopathologische Klärung.

Diagnostik und Differenzialdiagnose: Die Diagnose ergibt sich aus dem typischen Aspekt, der Lokalisation sowie aus dem Verlauf. Sie sind von melanozytären Nävi (S. 343) und malignen Melanomen (S. 369) abzugrenzen, wobei die zerklüftete, fettige und von Hornperlen durchsetzte Oberfläche für seborrhoische Keratosen typisch ist. In Zweifelsfällen muss eine histopathologische Klärung angestrebt werden.

Histopathologie: papillomatöse Epithelproliferation basaloider Zellen mit Hornperlen.

Histopathologie: Es findet sich eine papillomatöse Epithelproliferation aus basaloiden Tellen. Bei größeren Tumoren kann es zur adenoiden Proliferation, zu Hornperlen (Pseudozysten) und zu einer deutlichen melanozytären Hyperpigmentierung kommen.

Therapie: Kürettage oder Laser.

Therapie: Kürettage oder Laser.

Prognose: gutartig.

Prognose: Es handelt sich um eine gutartige Dermatose, die nie maligne entartet.

24.1.2 Talgdrüsenhyperplasie

24.1.2 Talgdrüsenhyperplasie

► Definition.

► **Definition.** Es handelt sich um Proliferationen von Talgdrüsenläppchen oft an Stirn und Wangen, meist mit Seborrhö assoziiert.

Epidemiologie: sehr häufig, v. a. bei Männern.

Epidemiologie: Talgdrüsenhyperplasien treten sehr häufig auf, vor allem Männer sind betroffen.

Klinik: kleine gelbliche polynoduläre Tumoren mit zentraler Eindellung ohne Ulzeration (Abb. **24.2**).

Klinik: Typisch sind kleine gelbliche polynoduläre Tumoren mit zentraler Eindellung ohne Ulzeration an Stirn und Wangen (Abb. **24.2**).

24.2 Talgdrüsenhyperplasie

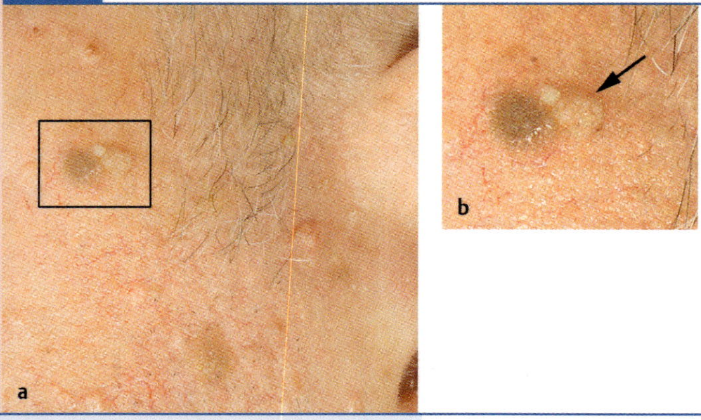

a Zahlreiche gelbliche Knötchen, zusätzlich zwei bräunliche seborrhoische Keratosen.
b Detailbild: Talgdrüsenhyperplasie (→) und seborrhoische Keratose (bräunlich, links).

Diagnostik und Differenzialdiagnose: Das typische klinische Bild erlaubt die Diagnose. Sie können Basaliomen sehr ähnlich sein (aber ohne Teleangiektasien!). Die Abgrenzung erfolgt histopathologisch.

Histopathologie: Es finden sich große, typische Talgdrüsenläppchen.

Therapie: Es ist keine Behandlung nötig, eine Entfernung mittels Laser ist aber möglich.

Diagnostik und Differenzialdiagnose: typische Klinik, ggf. Histologie (Ausschluss Basaliom).

Histopathologie: große, typische Talgdrüsenläppchen.
Therapie: keine.

24.1.3 Fibroma pendulans

▶ **Synonym.** Fibroma molle, weiches Fibrom

▶ **Definition.** Weiche Fibrome sind sehr häufige Tumoren des Bindegewebes, insbesondere in den Faltenregionen und bei adipösen Menschen.

Klinik: Typisch sind hautfarbene, weiche, breitbasig aufsitzende oder gestielte Hautausstülpungen, die meist nur wenige Millimeter groß sind und bevorzugt am Hals und in den Axillen auftreten (Abb. **24.3**).

Therapie: Eine Behandlung ist nicht erforderlich, ggf. Entfernung durch Exzision.

24.1.3 Fibroma pendulans

▶ Synonym.

▶ Definition.

Klinik: kleine hautfarbene, oft gestielte Hautausstülpungen, v. a. am Hals und in den Axillen (Abb. **24.3**).

Therapie: keine, ggf. Entfernung.

24.1.4 Histiozytom

▶ **Synonym.** Dermatofibrom, hartes Fibrom

▶ **Definition.** Das Histiozytom ist eine spezielle knotige Bindegewebsreaktion, die häufig an den unteren Extremitäten auftritt.

Ätiologie: Wahrscheinlich handelt es sich um eine abnorme Narbenbildung nach kleinen Traumen (Insektenstich, pflanzliche Dornen, Follikulitis u. a.) mit Hämosiderineinlagerung.

Klinik: Es handelt sich um kleine, derbe, in der Haut verhaftete Knoten, die oft bräunlich entlang der Ränder gefärbt sind (Hämosiderin!) und in die Umgebung auslaufen. Bei seitlichem Druck weicht das Fibrom aufgrund der dermalen Verankerung in die Tiefe aus, wodurch sich eine kleine Delle bildet (Abb. **24.3c**). Meist bleiben sie nach der Wachstumsphase stabil, sehr selten Regression.

Differenzialdiagnosen: Basaliom, dermale melanozytäre Nävi.

24.1.4 Histiozytom

▶ Synonym.

▶ Definition.

Ätiologie: wahrscheinlich Narbenbildung nach kleinen Traumen (Insektenstich).

Klinik: kleine, derbe, in der Haut verhaftete Knoten, oft mit bräunlicher Färbung (Abb. **24.3c**).

Differenzialdiagnosen: Basaliom, dermale melanozytäre Nävi.

24.3 Fibrome

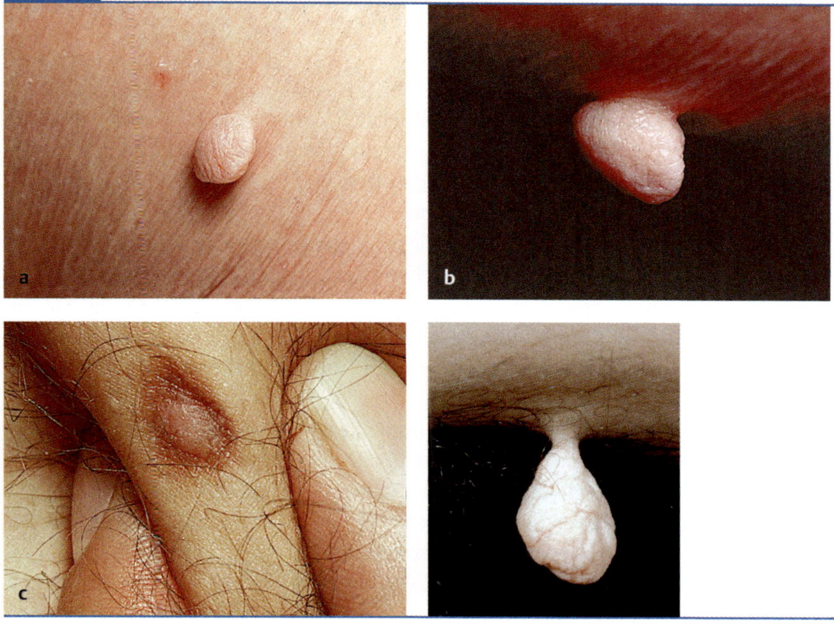

a Fibroma pendulans: hautfarbenes, weiches Hautanhängsel.
b Fibroma pendulans, wie sie gehäuft am Hals und in den Axillen vorkommen.
c Histiozytom: Auf seitlichen Druck spürt man das „derbe Fibrom" und die dermale Verankerung durch Einziehung. Cave: brauner Rand durch Hämosiderinablagerung.
d Stielgedrehtes Fibrom.

Therapie: keine, ggf. Exzision.

Therapie: Es erfolgt in der Regel keine Behandlung, ggf. Exzision aus kosmetischen oder differenzialdiagnostischen Gründen.

24.1.5 Keloide

24.1.5 Keloide

► Definition.

► Definition. Keloide sind überschießende Narben, die sich umschrieben knotig oder flächig panzerartig im Bereich von Verletzungen und deren Umgebung ausbilden.

Ätiologie, Klinik: Bindegewebig verdickte Narbe, wächst über Verletzung hinaus, kann zu dermatogenen Kontrakturen führen (Abb. **24.4**).

Ätiologie und Klinik: Sie entstehen Wochen nach Verletzungen und sind über Monate bis Jahre progredient, um schließlich in eine bindegewebig verdickte Narbe überzugehen (Abb. **24.4a**), die ausgedehnter als die ursprüngliche Verletzung ist. Am Anfang zeigen sie eine hyperämische Rötung und Juckreiz, später Hautfarbe. Flächige Keloide können zu einer dermatogenen Kontraktur und zur Einschränkung der Gelenk- und Thoraxbeweglichkeit führen (Abb. **24.4b**).

Keloide können auch aus Aknenarben entstehen oder als **Spontankeloide**.

Keloide können auch aus Aknenarben entstehen oder als sog. **Spontankeloide** ohne erkennbare Verletzung. **Hypertrophe Narben** bleiben im Gegensatz auf den verletzten Bereich beschränkt.

Therapie: Lokalbehandlung mit Glukokortikoiden, Silikon und Druckverbänden; Röntgenweichbestrahlung in den Wachstumsphasen, entlastende Operation bei dermatogenen Kontrakturen in der Spätphase.

Therapie: Die Lokalbehandlung erfolgt mit Druckverbänden, Glukokortikoiden (Creme, intrafokale Injektion) und Silikon (Pflaster, Gele). In der frühen Wachstumsphase führt Röntgenweichbestrahlung zu einem Stopp der Progression. Entlastende Operationen sind bei funktionellen Störungen vorzusehen.

► Merke.

► Merke. Die Rezidivhäufigkeit bei Operationen von Keloiden beträgt 30 %!

Prognose: gutartig, teilweise selbstlimitierend. Bei dermatogenen Kontrakturen ist eine Behandlung notwendig.

Prognose: Keloide sind gutartig. Sie können aber zu beträchtlichen funktionellen Beeinflussungen der Gelenkbeweglichkeit oder der Körperöffnungen führen. Verletzungen auf Keloiden heilen ausgesprochen schlecht.

24.4 Keloide

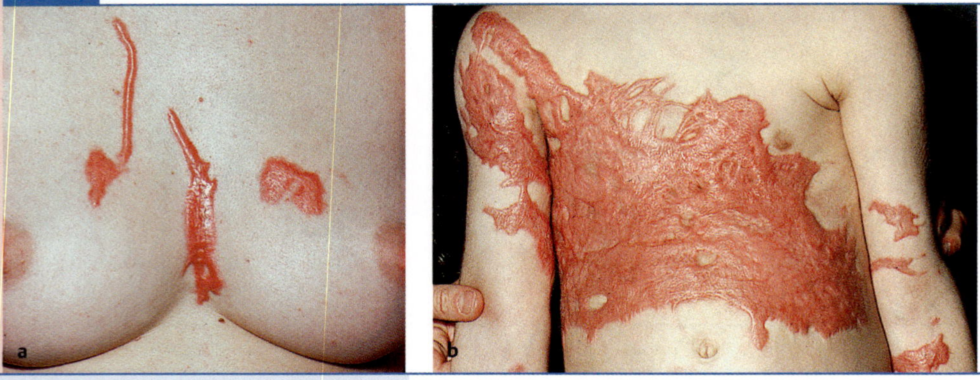

a Spritzerartige frische Keloide auf der Brust einer jungen Dame mit deutlicher Rötung und Juckreiz.
b Flächiges Keloid, zusätzlich von Narbenzügen durchsetzt, 4 Monate nach Verbrennung 2. und 3. Grades bei einem 5-jährigen Kind.

24.1.6 Zysten

24.1.6 Zysten

Zysten sind epithelausgekleidete Hohlräume, die durch Verlegung eines Follikelausführungsganges entstehen. Therapie durch Exzision.

Zysten sind Hohlräume, die von einer epithelialen Zystenwand umkleidet sind. Ihre Größe schwankt von Stecknadelkopfgröße bis zu Faustgröße. Meistens entstehen sie durch Verlegung eines Follikelausführungsganges, was funktionell oder traumatisch bedingt sein kann. Therapie durch Exzision.

Milien sind stecknadelkopfgroße, weißliche Zysten. Sie können nach Anritzen entleert werden.

Milien sind stecknadelkopfgroße, weißliche, kugelig erhabene Zysten, die meist gruppiert im Gesicht auftreten. Sie entstehen spontan oder in Narben z. B. nach blasenbildenden Krankheiten (Pemphigus, Porphyrien, Epidermolysen u. a.). Es handelt sich um intraepitheliale, verhornte Zysten an Drüsenausführungsgängen oder auch interfollikulär. Therapeutisch können sie nach Anritzen entleert oder ausgekratzt werden.

Epidermalzysten imponieren als kugelige Knoten der Follikelausführungsgänge mit Hornmasse als Inhalt. Therapeutisch kommt nur die Exzision infrage.

Epidermalzysten sind kugelige, derbe bis pralle Knoten von unterschiedlicher Größe in der Haut. Oft kann man den obliterierten Follikelausführungsgang als Porus noch erkennen. Es handelt sich um zystische Ausweitungen des Infundibulumanteils eines Haarfollikels (äußerer Anteil des Follikels), wobei der Inhalt vorwiegend aus abgeschilferten Hornmassen in zwiebelschalenartiger Anordnung besteht. Therapeutisch kommt nur die Exzision infrage. Am Skrotum finden sich oft multiple Epidermalzysten, die man sehen und palpieren kann, die aber kaum stören.

Atherome (Grützbeutel, Tricholemmalzyste) sind kugelige, fast immer an der Kopfhaut einzeln oder multipel auftretende Zysten, ausgehend vom tiefen Haarfollikelanteil (Tricholemm). Bei großer Spannung ist die Zystenwand dünn und die Haare darauf können verdrängt sein. Die Zysten sind mit einer Mischung aus Hornlamellen und Talg gefüllt, die bei der Öffnung als übelriechende Masse ausfließt. Therapeutisch muss das Atherom mit dem gesamten „Sack“ exzidiert werden, da sonst Rezidive vorkommen.

Atherome (Tricholemmalzysten) sind kugelige, meist an der Kopfhaut sitzende Zysten der tiefen Haarfollikelanteile mit Hornmasse und Talg als Inhalt. Therapeutisch Exzision mit dem gesamten „Sack“, da sonst Rezidive vorkommen.

Steatocystoma multiplex sind Talgretentionszysten mit autosomal-dominantem Erbgang, wobei sich während und nach der Pubertät multiple Zysten aus Talgdrüsenläppchen (gefüllt mit Talg) entwickeln. Sie treten gruppiert und multipel in den Achselhöhlen, auf der Brust, am Rücken und seltener an der Stirn auf. Sie sprechen auf eine orale Retinoidtherapie nicht an.

Steatocystoma multiplex sind autosomal-dominant vererbte, multiple und in der Pubertät auftretende Talgretentionszysten. Auf eine orale Retinoidtherapie sprechen sie nicht an.

Neben diesen relativ häufigen gibt es noch eine Vielzahl von **(seltenen) zystischen Gebilden** der Haut: Riesenporen oder Riesenkomedonen, ekkrine und apokrine Syringome (Schweißdrüsenzysten), u. a. An der Mundschleimhaut finden sich Speicheldrüsen- und Schleimdrüsenzysten.

24.1.7 Lipome

Lipome gehen vom subkutanen Fettgewebe aus und bilden solitäre oder disseminierte, meist indolente oder selten schmerzhafte Tumoren. Sie sind meist genetisch bedingt. Selten können sie gigantische Ausmaße annehmen, meist im Schultergürtelbereich und an den Armen. Bei der Palpation zeigen sie sich prall-elastisch.
Therapie ist die Exstirpation, auch Liposucction kann versucht werden.

24.1.7 Lipome

Lipome gehen vom subkutanen Fettgewebe aus, sind oft disseminiert und meist indolent, wahrscheinlich genetisch bedingt.

24.2 Nävi

24.2 Nävi

► **Synonym.** Male, Muttermale, Leberflecke

► Synonym.

► **Definition.** Nävi sind umschriebene, gutartige Fehlbildungen. Es kann sich sowohl um genetische Gewebealterationen (Hamartome) handeln als auch um benigne Tumoren (siehe Melanozytäre Nävi (MN) [S. 345]). Sie sind charakterisiert meist durch ein Zuviel oder selten ein Zuwenig von normal vorkommenden Zellen oder Strukturen der Haut. Oft manifestieren sie sich in den Blaschko-Linien (Blaschko-Linien, Abb. **1.1**).

► Definition.

Nävi können bereits bei der Geburt vorhanden sein oder erst im Lauf des Lebens manifest werden. Viele zeigen eine charakteristische Entwicklung und Rückbildung. Praktischerweise werden **Nävi des melanozytären Systems** (melanozytäre Nävi, Nävuszellnävi) abgegrenzt von **Nävi, die von einzelnen Strukturen der Haut** ausgehen oder Mischungen darstellen (epitheliale Nävi, Bindegewebsnävi, Blutgefäßnävi). Davon gibt es eine große Vielfalt.

Nävi können bereits bei Geburt vorhanden sein oder erst im Lauf des Lebens manifest werden.

24.2.1 Pigmentzellnävi

24.2.1 Pigmentzellnävi

Epidermale Pigmentzellnävi

Epidermale Pigmentzellnävi

► **Definition.** In umschriebenen Bereichen sind die disseminierten, dendritischen, epidermalen Melanozyten vermehrt (keine Nester!) – vgl. melanozytäre Flecken (S. 115) – und produzieren mehr Melanin. Klinisch handelt es sich um scharf begrenzte, pigmentierte Flecken.

► Definition.

Dazu gehören die kleinfleckigen Lentigines (**Lentigo simplex**) und der **Café-au-Lait-Fleck** (Naevus pigmentosus) (Abb. **24.5a**), siehe auch „Umschriebene Hyperpigmentierungen“ (S. 501).
Die **Lentigo simplex** ist eine meist kleine, scharf umschriebene Hyperpigmentierung von homogener Braunfärbung, die bereits im Kindesalter entsteht. Ob sich die Lentigo simplex in einen melanozytären Nävus weiterentwickelt, ist unklar. **Café-au-lait-Flecken** sind rundliche, scharf begrenzte, milchkaffeefarbige Flecken, die solitär häufig vorkommen.

Vertreter sind kleinfleckige Lentigines (**Lentigo simplex**), **Café-au-Lait-Fleck** (Naevus pigmentosus) (Abb. **24.5a**).

24.5 Epidermale melanozytäre Nävi

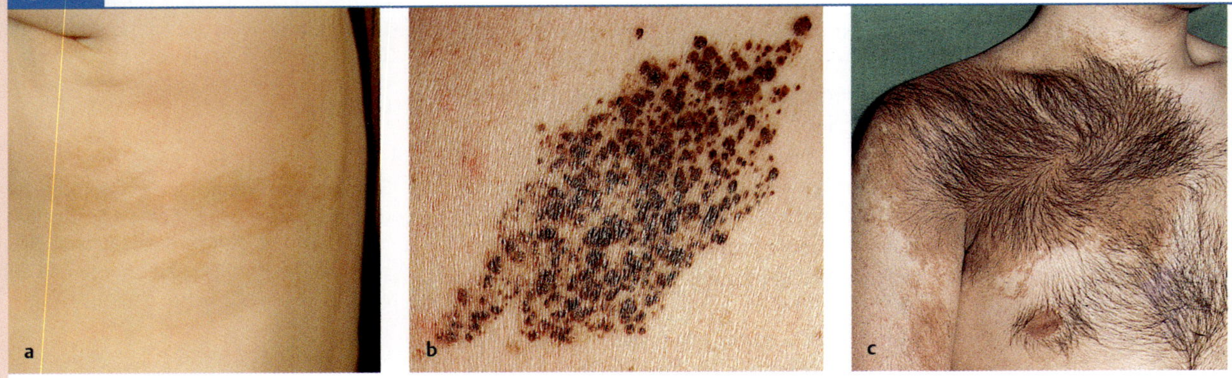

a Café-au-Lait-Fleck: hellbräunlicher, scharf umschriebener Fleck.
b Naevus spilus: Café-au-Lait-Fleck mit eingesprenkelten, kleinfleckigen Pigmentnestern.
c Becker-Nävus: flächige Hyperpigmentierung und wirbelartige Hypertrichose. *Quelle: E.G. Jung, Mannheim*

Sonderformen:
- **Naevus spilus**: Café-au-Lait-Fleck mit **Pigmentzellnestern** (Abb. **24.5b**)
- **Becker-Nävus:** erworbene Hyperpigmentierung mit **Hypertrichose** (Abb. **24.5c**)

Sonderformen:
- **Naevus spilus:** Kombination eines Café-au-Lait-Flecks mit eingesprenkelten, kleinfleckigen **Pigmentzellnestern** (Abb. **24.5b**)
- **Becker-Nävus** (Melanosis naeviformis): handtellergroße melanozytäre Hyperpigmentierung mit einer **Hypertrichose**, die spontan oder posttraumatisch im Laufe der Adoleszenz meist an der Schulter auftritt (Abb. **24.5c**)

Dermale Pigmentzellnävi

▶ Definition.

Dermale Pigmentzellnävi

▶ Definition. Dendritische Melanozyten finden sich im dermalen Bindegewebe. Man nimmt an, dass sie bei der embryonalen Wanderung die Epidermis nicht erreicht haben und in der Dermis liegen geblieben sind. Hier reifen sie aus und produzieren Melaninpigment.

Kongenitale dermale Melanozytose: graublauer Fleck über dem Kreuzbeinbereich, Gesäß und Rücken (Abb. **24.6a**), der bei Neugeborenen dunkler Hauttypen (Typ IV und V) in 90–100 % zu finden ist und sich bis zur Pubertät zurückbildet.
Naevus coeruleus (blauer Nävus): blauschwarze, derbe und manchmal etwas prominente Knötchen, die insbesondere an Handrücken und Unterarmen auftreten (Abb. **24.6b**, Abb. **24.6c**).

Kongenitale dermale Melanozytose: (S. 501) Bei Neugeborenen dunkler Hauttypen (Typ IV und V) ist in 90–100 % ein solcher Fleck zu beobachten (früher: „Mongolenfleck"); bei Menschen hellerer Hauttypen sieht man ihn selten. Der Fleck ist unscharf begrenzt und zeigt eine graublaue Verfärbung der Haut über dem Kreuzbein, Gesäß und Rücken (Abb. **24.6a**). Er bildet sich bis zur Pubertät zurück.
Naevus coeruleus (Naevus bleu, blauer Nävus): Es finden sich blauschwarze, derbe und manchmal etwas prominente Knötchen durch Anhäufung von pigmentbildenden Melanozyten in der Dermis. Sie kommen in der Regel einzeln vor, können überall am Körper auftreten und werden meist erst im Lauf des Lebens bemerkt. Prädilektionsstellen sind die Handrücken und Unterarme (Abb. **24.6b**, Abb. **24.6c**). Es besteht kein Therapiebedarf.

24.6 Dermale melanozytäre Nävi

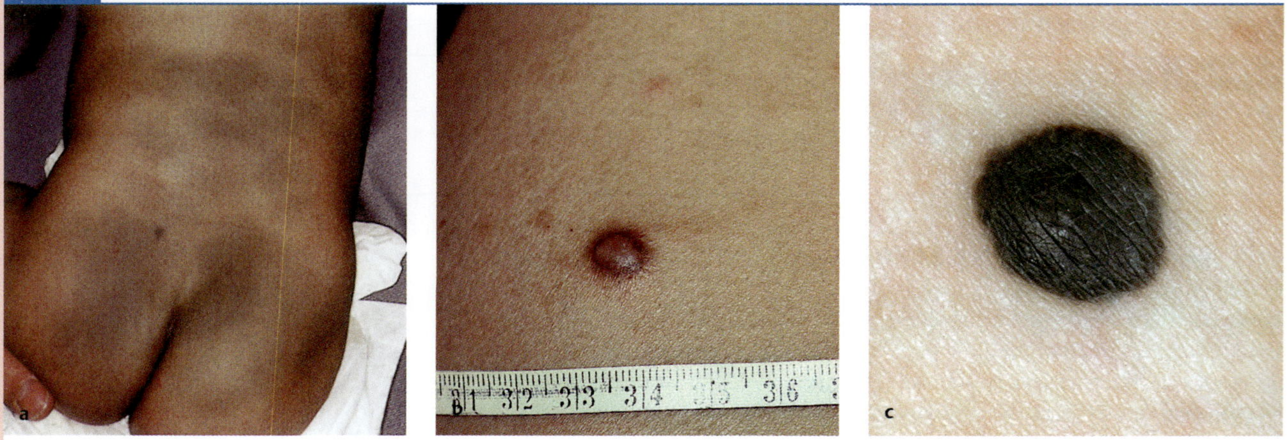

a Kongenitale dermale Melanozytose. *Quelle: Gortner L, Meyer S, Hrsg. Duale Reihe Pädiatrie. Thieme; 2018*
b Naevus coeruleus (blauer Nävus) mit zentralem fibromatösem Anteil.
c Naevus coeruleus (blauer Nävus).

24.2.2 Melanozytäre Nävi (MN)

▶ **Synonym.** Nävuszellnävi (NZN)

▶ **Definition.** Melanozytäre Nävi (MN) werden aus **Nävuszellen** gebildet, die sehr eng mit den Melanozyten verwandt sind. Nävuszellen kommen **nur in Nestern** vor, Melanozyten dagegen einzeln in der basalen Epidermis. Aufgrund dieser sehr engen Verwandtschaft werden diese Nävi „Nävuszellnävi“ und auch „melanozytäre Nävi“ genannt. Es gibt wenige kongenitale MN (Hamartome), die meist größer und behaart sind und erworbene MN, die viel zahlreicher und meist klein sind. Sie entstehen um die Pubertät und stellen gutartige Hauttumoren dar.

Einteilung und Histopathologie: Die MN werden nach dem **Sitz der Nävuszellnester** eingeteilt, wobei im Laufe der Adoleszenz ein gewisser Wandel zu beobachten ist (Abb. **24.7**).

- **Junktionsnävi** sind im jugendlichen Alter auftretende, punkt- bis fleckförmige Nävi mit homogen brauner bis braunschwarzer Pigmentierung, oft papulös und immer scharf begrenzt. Histologisch liegen die Nester der Nävuszellen in der Grenzzone (Junktionszone) zwischen Dermis und Epidermis.
- **Compoundnävi** sind meist knotige, braune bis braunschwarze, scharf begrenzte Nävi, die oft eine zerklüftete Oberfläche und eine Hypertrichose aufweisen (Abb. **24.8**). Histologisch finden sich die Nävuszellnester in der Junktionszone und vermehrt im dermalen Bindegewebe. Compoundnävi bilden sich in der Regel aus Junktionsnävi im Lauf der Pubertät (Reifung und Tiefenausdehnung).
- **Dermale Nävi** stellen den Endzustand der Nävi dar mit papulöser, wulstiger Gestalt, hellbrauner Farbe und manchmal Haarbesatz. Histologisch sind die Nester ausschließlich in der Dermis zu finden. Sie enthalten wenig Pigment, sind im Erwachsenenalter anzutreffen und zeigen oft eine bindegewebige Degeneration.

24.7 Nävuszellnester (Lokalisation) und Compoundnävus (Histologie)

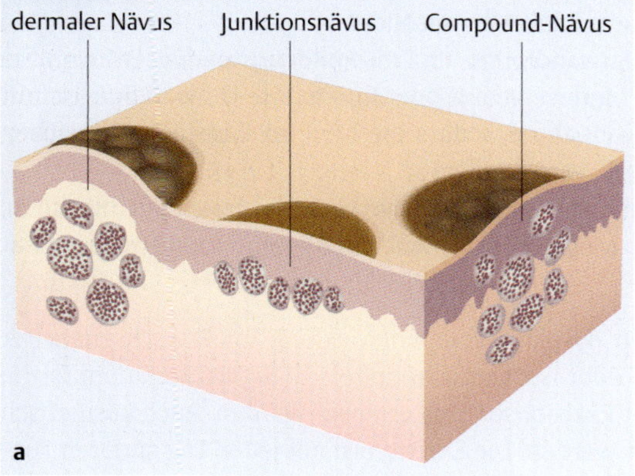

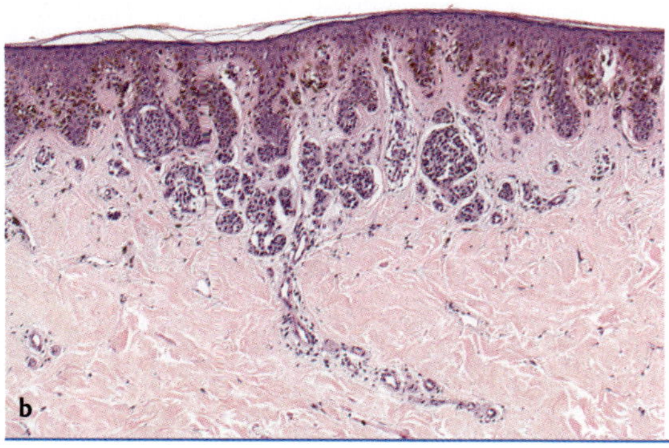

a Lokalisation der Nävuszellnester.
b Compoundnävus: Nester von Nävuszellen in der Junktionszone und in der oberen Dermis. *Quelle: Dr. Rose, Lübeck*

24.2.2 Melanozytäre Nävi (MN)

▶ **Synonym.**

▶ **Definition.**

Einteilung und Histopathologie: Die MN werden nach dem Sitz der Nävuszellnester eingeteilt:

- **Junktionsnävi** sind im jugendlichen Alter auftretende, in der dermoepidermalen Grenzzone gelegene Nävuszellnester, die eine homogene braune bis braunschwarze Pigmentierung aufweisen.
- **Compound-Nävi** sind Nävuszellnester in der Junktionszone und mit Schwerpunkt in der Dermis. Sie sind knotige, braune bis braunschwarze, scharf begrenzte Nävi. Oft findet man eine zerklüftete Oberfläche und eine Hypertrichose (Abb. **24.8**).
- **Dermale Nävi** sind der Endzustand der Nävi, meist papulös mit ausschließlich dermalen Pigmentzellnestern (schon in Rückbildung).

24.7

24.8 Nävuszellnävi

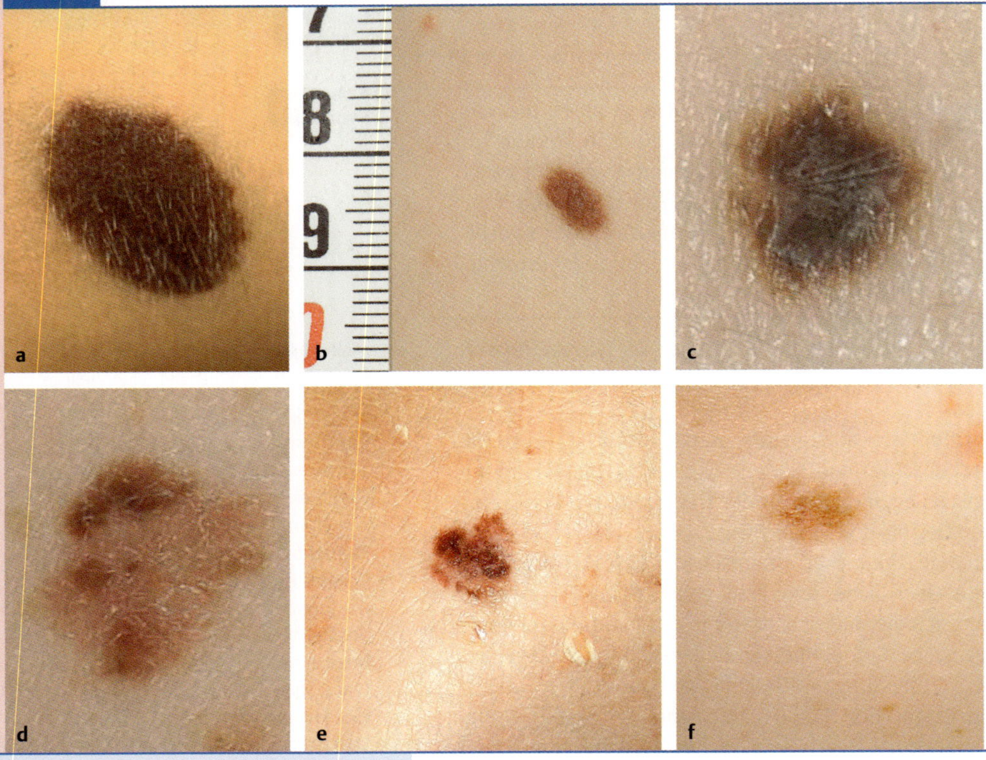

Insbesondere die **dysplastischen Nävi (b–f)** zeigen bizarre, auslaufende Ränder, verschiedene, rötliche, braune und schwarze Farben und Asymmetrie **(d, e)**. Die klinische Vielfalt ist sehr groß.
a Compoundnävus.
b–f Dysplastischer Nävus.

Klinik: MN sind unterschiedlich groß. Sie kommen meist in großer Vielzahl vor und entstehen um die Pubertät aus Melanozyten (erworbene MN), nur wenige sind angeboren. Oft bildet sich auch eine **Hypertrichose** auf den Nävi aus.
Es kann zur **Rückbildung** durch lipomatöse oder fibromatöse Umwandlung der Nävi kommen. Im Endstadium können sie weichen Fibromen ähneln.
Dysplastische Nävi sind Vorläufer von Melanomen (Abb. **24.8**).

Klinik: MN können punktförmig bis kleinflächig erscheinen, einzeln, gruppiert oder in großer Vielzahl auftreten und alle Schattierungen von braun bis schwarz aufweisen. Nur wenige sind bei der Geburt vorhanden (**kongenitale Nävi**). Die Vielzahl entwickelt sich in der Jugend zur definitiven Form und Farbe (**erworbene Nävi**), wobei sich oft auch eine **Hypertrichose** auf den Nävi ausbildet.
Im Lauf des Lebens zeigen sie Umwandlungs- und **Rückbildungstendenzen** (s. o.). Sie machen sich bemerkbar durch bindegewebige oder lipomatöse Umwandlungen mit Pigmentverlust und Konsistenzabnahme, sodass die Nävi im Endstadium weichen Fibromen (S. 341) ähneln können.
Aber MN können auch **dysplastische**, also **progressive** Veränderungen durchmachen, und stellen damit Vorläufer der Melanome dar (Abb. **24.8**), siehe dazu Details in Kapitel Malignes Melanom (S. 369).

Therapie: Exzisionsbiopsien sind bei dysplastischen Nävi mit Progression nötig.

Therapie: MN mit den Zeichen dysplastischer Entwicklung im Erwachsenenalter sollten regelmäßig kontrolliert oder bei Verdacht auf ein malignes Melanom (siehe ABCDE-Regel [S. 371]) mit einer Exzisionsbiopsie entfernt werden. Auch kosmetisch störende Nävi können exzidiert werden. Die Exzision ist auf jeden Fall anderen Therapieversuchen vorzuziehen.

► Merke.

► Merke. Kongenitale MN, die größer als 2 cm sind, sollten vor dem 20. Lebensjahr wegen der gesteigerten **Entartungsgefahr** exzidiert werden.

Prognose: gut. Dysplastische Nävi müssen in 6–12-monatlichen Abständen kontrolliert und bei Progredienz exzidiert werden.

Prognose: Die Prognose der MN ist gut. Sie machen die beschriebene Entwicklung bis zur Adoleszenz und meist im Lauf des Erwachsenenalters eine Rückbildung durch. Mit mehr Vorsicht ist die Prognose von dysplastischen und „neuen Nävi" nach dem 30. Lebensjahr zu sehen, die kontrollbedürftig sind (alle 6–12 Monate) und bei eindeutigen klinischen Atypiezeichen (siehe ABCDE-Regel [S. 371]) prophylaktisch exzidiert werden sollten.

Besondere Nävusformen

Sutton-Nävus

► Synonym. Halo-Nävus

Es handelt sich um MN, die meist während der Adoleszenz am Körperstamm auftreten. Charakteristisch sind ein weißer, depigmentierter Hof um den Nävus und eine mehr oder weniger vollständige Rückbildung des zentralen Nävus. Man nimmt eine autoimmunologische Ursache an, da sie oft mit Vitiligo und anderen Autoimmunerkrankungen assoziiert sind. Der Sutton-Nävus ist harmlos.

Spindelzellnävus

► Synonym. Spitztumor, Naevus Spitz, benignes juveniles Melanom

Es handelt sich um solitäre, umschriebene, gutartige, meist papillomatöse Nävi, die bei Kindern und Jugendlichen oft im Gesicht vorkommen. Meist besteht eine sehr geringe Pigmentierung, bei Erwachsenen sind sie oft dunkelbraun (dann Reed Tumor genannt). Histopathologisch typisch sind bizarre, polymorphe, spindelförmige Nävuszellen, die an ein malignes Melanom erinnern. Spindelzellnävi sind **gutartig**. Bestehen Zweifel an der Diagnose, ist zum Ausschluss eines malignen Melanoms eine Exzision erforderlich.

Kongenitale melanozytäre Nävi

► Synonym. Naevus pigmentosis et pilosus

Diese Nävusform ist in der Regel solitär, rund und 1-3 cm groß, selten auch sehr ausgedehnt z. B. Badehosennävus. In diesem Fall oft kombiniert mit einer Vielzahl von kleinen behaarten Pigmentnävi und selten mit einer neurokutanen Melanose (Melanozyten in den Meningen). Eine familiäre Häufung kommt vor.

Therapie: Wegen der erhöhten **Gefahr der Melanomentwicklung** sind solche großflächigen Nävi schon in der Kindheit kurzfristig (alle 3–12 Monate) zu kontrollieren, was bei kleineren, solitären Nävi oft ausreicht. Bei großflächigen besteht die Möglichkeit, durch eine großflächige Schleifung während der ersten Lebenswochen Teile davon zu entfernen. Erfolgte dies nicht oder – meist – nicht vollständig, so sind pigmentreiche und knotige Anteile möglichst früh zu exzidieren.

Prognose: Nicht selten entwickeln sich in größeren kongenitalen Nävi einzelne oder multiple Melanome bereits im Kindesalter. Die Manifestation dieser Melanome steigt in der Pubertät deutlich an.

Dysplastischer Nävus

► Synonym. atypischer Nävus, aktivierter Nävus, aktiver Nävus, Naevus Clark

Epidemiologie: Dysplastische Nävi kommen sowohl solitär als auch in der Vielzahl vor. Sie können mit mehr oder weniger gewöhnlichen MN assoziiert oder auch familiär gehäuft vorkommen (Syndrom der dysplastischen Nävi, s. u.).

Klinik: Dysplastische Nävi sind erworbene MN mit typischen klinischen Merkmalen (Abb. **24.8**, Abb. **24.9**):
- **A**symmetrie: unregelmäßige Form
- **B**egrenzung: polyzyklische Ausläufer
- **C**olorit: Farbveränderung und -vielfalt
- **D**urchmesser: Größenzunahme > 5 mm
- **E**ntwicklung, rasches Wachstum

ABCDE-Regel siehe Abb. **24.9** und Kapitel Malignes Melanom (S. 369).

Histologie: Dysplastische Nävi unterscheiden sich histologisch von den gewöhnlichen Nävi durch disseminierte Melanozyten in der Epidermis mit Kernatypien, Mitosen und einem Entzündungsinfiltrat in der Dermis.

Besondere Nävusformen

Sutton-Nävus

► Synonym.

Melanozytärer Nävus (MN) mit weißem Hof, harmlos.

Spindelzellnävus

► Synonym.

Erworbener, **gutartiger**, papillomatöser Nävus mit ungewöhnlicher Histopathologie.

Kongenitale melanozytäre Nävi

► Synonym.

Kongenitale Nävi sind meist solitär, größer, sehr selten ausgedehnt und zusammen mit neurokutaner Melanose.

Therapie: Die großflächige Schleifung während der ersten Lebenswochen oder später Serienexzisionen, besonders der knotigen Bereiche, sind wegen der erhöhten **Gefahr der Melanomentwicklung** zu empfehlen.

Prognose: In kongenitalen Nävi treten schon kindliche Melanome auf.

Dysplastischer Nävus

► Synonym.

Epidemiologie: können familiär gehäuft auftreten.

Klinik: typische Merkmale sind (Abb. **24.8** und Abb. **24.9**):
- **A**symmetrie
- **B**egrenzung
- **C**olorit: Farbveränderung und -vielfalt
- **D**urchmesser > 5 mm
- **E**ntwicklung, rasches Wachstum

Histologie: disseminierte Melanozyten mit Kernatypien, Mitosen und Entzündung.

24.9 Differenzialdiagnose von Pigmentgeschwülsten der Haut (ABCDE-Regel)

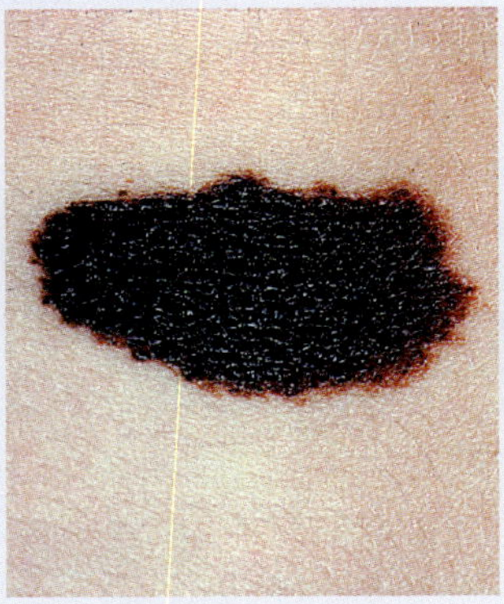

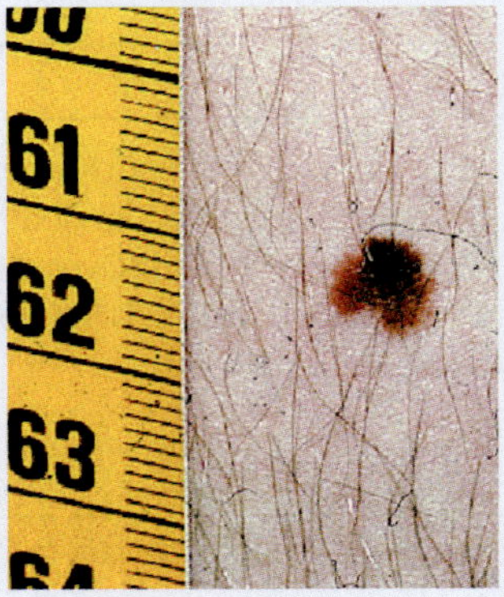

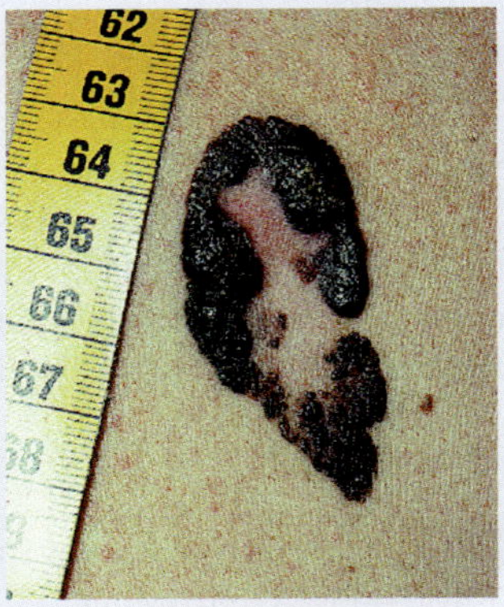

	Nävus	dysplastischer Nävus	Melanom (SSM)
A Asymmetrie	–	+	+
B Begrenzung	rund-oval	bizarr	unregelmäßig
C Farbe	braun, schwarz homogen	rosa, braun, schwarz inhomogen	braun, blau, schwarz inhomogen
D Durchmesser > 5 mm, Zunahme	+	+	+
E Entwicklung	seit Jahren unverändert	Form und/oder Farbe geändert	nach der Pubertät, rasch, horizontal und vertikal
Blutung	–	–	++
ärztliches Vorgehen	Beratung Beobachtung (> 1J)	Beratung und regelmäßige Beobachtung (< 1J), Exzisionsbiopsie	Exzision mit Sicherheitsabstand, Durchuntersuchung

► Merke.

► Merke. Dysplastische Nävi erhöhen das Melanomrisiko.

Therapie: Exzision.

Therapie: Bei klinischen Hinweisen auf Dysplasie (Atypie) sollen Nävi engmaschig kontrolliert oder exzidiert werden.

Syndrom der dysplastischen Nävi (DNS)

Syndrom der dysplastischen Nävi (DNS)

► Definition.

► Definition. Familiäres Syndrom, das durch eine Vielzahl dysplastischer Nävi gekennzeichnet ist, aus denen häufig im Lauf des Lebens, teils bereits in der Jugend, maligne Melanome entstehen können.

Epidemiologie: Ca. 20 % aller Melanome entstehen auf dem Boden eines DNS.

Epidemiologie: Das DNS ist autosomal-dominant vererbt, nicht selten ist es auch sporadisch. Man nimmt an, dass ca. 20 % aller Melanome auf dem Boden eines DNS entstehen.

Vorgehen und Therapie: Diagnose und Familienuntersuchung sind wichtig. Träger*innen des DNS sind alle 3–6 Monate zu kontrollieren. Progrediente dysplastische Nävi müssen exzidiert werden.

Vorgehen und Therapie: Die Diagnose des DNS wird gesichert durch:

- dermatologische Untersuchung
- Familienanamnese
- Exzision und histopathologische Untersuchung der Nävi

Eine Familienuntersuchung, umfassende Information der Patient*innen und ihrer Angehörigen sowie Kontrolluntersuchungen alle 6 Monate sind notwendig. Dysplastische Nävi, die die ABCDE-Kriterien aufweisen, sollen kontrolliert oder durch Exzisionsbiopsien entfernt werden. Nur so kann die Entstehung von Melanomen – oft in jungen Jahren – erkannt werden.

Prognose: Die Prognose wird durch die auftretenden Melanome bestimmt.

Prognose: Hochgerechnet kommt es bei allen Patient*innen mit einem DNS bis zum 70. Lebensjahr zu einem oder mehreren Melanomen.

24.2.3 Epidermale Nävi

► **Definition.** Es handelt sich um eine angeborene, meist streifig-wirbelig angeordnete Verdickung der Epidermis mit oder ohne Hyperkeratosen (harte bzw. weiche Form). Meist entwickeln sie sich in der Kindheit weiter.

Epidemiologie: Sie kommen relativ häufig vor und sind bei Geburt vorhanden oder prägen sich in der Kindheit aus.

Ätiologie: Es handelt sich um eine embryonale Fehlbildung (S. 343) mit somatischen Mutationen.

Klinik: Epidermale Nävi sind umschriebene, linear-wirbelige, papillomatöse, verruköse oder schuppende, scharf begrenzte **Verdickungen der Epidermis**, die manchmal Juckreiz verursachen. Meist sind sie unilateral und wellenförmig entlang der Blaschko-Linien. Unterschieden werden 3 Formen:

- papillomatös (weiche Form)
- verrukös (harte Form)
- verruköse Streifen mit entzündlicher Reaktion und Juckreiz

Letztere tritt vorwiegend in der Kindheit an den Extremitäten auf und breitet sich langsam aus. Diese Form hat als entzündlicher, linearer, verruköser, epidermaler Nävus (inflammatory linear verrucous epidermal naevus) die Bezeichnung **ILVEN** (Abb. **24.10**).

Diagnostik: Die Diagnose ist aufgrund des klinischen Bildes und der Histopathologie zu stellen.

Histopathologie: Die Epidermis ist akanthotisch verdickt und papillomatös aufgeworfen mit oder ohne Hyperkeratose. Beim ILVEN besteht ein entzündliches Infiltrates in der Dermis.

Differenzialdiagnose: Differenzialdiagnostisch muss ein striärer Lichen ruber abgegrenzt werden.

Therapie: Sofern die Veränderungen stören, kommt therapeutisch die Exzision (evtl. in Serien) in Betracht. Die Dermabrasio und die Kürettage führen, sofern sie nicht sehr tief ausgeführt werden, zu Rezidiven.

Prognose: gutartig, keine maligne Entartung.

24.2.3 Epidermale Nävi

► Definition.

Epidemiologie: relativ häufig, sporadisch, frühkindlich.

Ätiologie: embryonale Fehlbildung.

Klinik: umschriebene, streifige oder halbseitig systematisiert auftretende **Verdickungen der Epidermis** mit schuppender, warziger oder pflastersteinartiger Oberfläche (Abb. **24.10**); gelegentlich Juckreiz.

Diagnostik: klinisches Bild und Histopathologie.

Histopathologie: Akanthose und Papillomatose mit Hyperkeratose.

Differenzialdiagnose: Abgrenzung von striären Formen des Lichen ruber.

Therapie: Therapeutisch sind Serienexzisionen möglich, Dermabrasio und Kürettage sind meist unzureichend.

Prognose: gutartig.

24.10 Segmentärer epidermaler Nävus

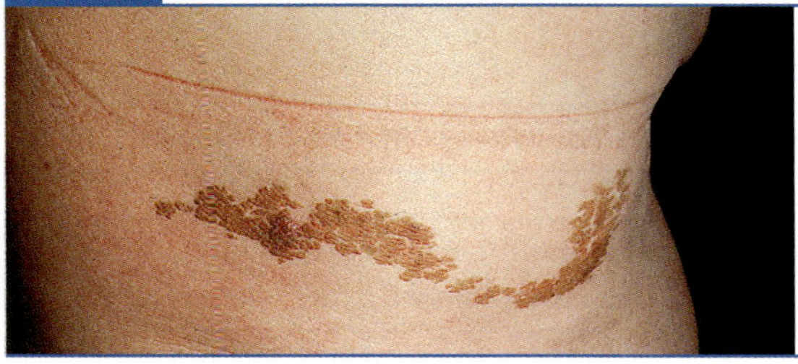

ILVEN im Stammbereich mit Rötung und Juckreiz, entlang einer Blaschko-Linie (S. 14).

24.10

24.2.4 Naevus sebaceus

► **Synonym.** Talgdrüsennävus

► **Definition.** Epitheliale Fehlbildung mit prominenten Talgdrüsen und Haarfollikelanlagen.

Ätiologie: Ursache ist eine embryonale Fehlbildung (S. 343).

Klinik: Umschriebene, streifig oder unregelmäßig, immer aber scharf begrenzte, in der Kindheit flache, nach der Pubertät pflastersteinartige bis papillomatöse Wucherungen mit gelblicher Farbe. Der bevorzugte Sitz ist die Kopfhaut und der Rand des Gesichtes. Die Haare fehlen meistens vollständig (Abb. **24.11**).

24.2.4 Naevus sebaceus

► Synonym.

► Definition.

Ätiologie: embryonale Fehlbildung.

Klinik: umschriebene, scharf begrenzte, gelbliche, papillomatöse, streifige Herde in der Kopfhaut oder am Rand des Gesichtes. Im Nävus fehlen meistens die Haare (Abb. **24.11**).

24.11 Talgdrüsennävus

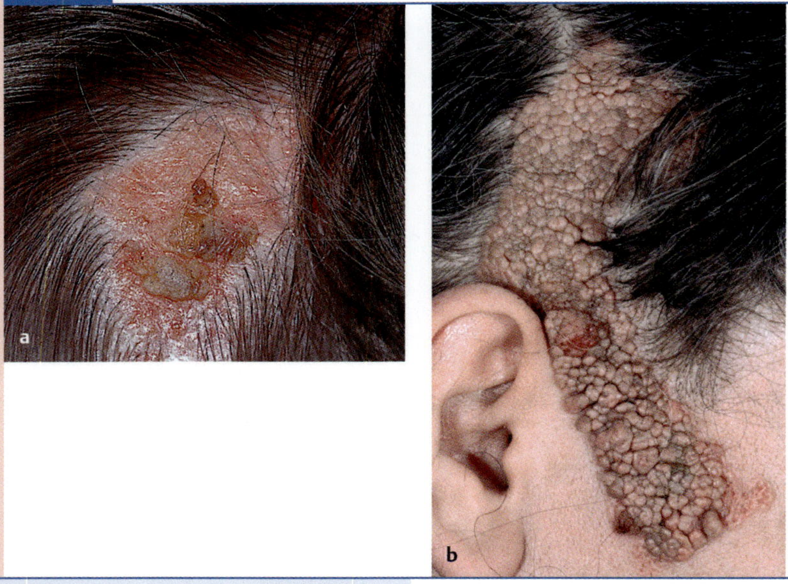

a Angeborener Talgdrüsennävus im behaarten Kopf mit warzigen und kugeligen Exophyten.
b Talgdrüsennävus mit ungleichmäßigen Papeln.

Im Erwachsenenalter können sich Exophyten, aber auch Trichoblastome und **Basaliome im Nävus entwickeln.**
Diagnostik: klinisches Bild, Histopathologie.

Im Lauf des Lebens treten in Nävi sebacei warzige oder filiforme Exophyten auf, auch Trichoblastome und **Basaliome** können sich entwickeln.

Diagnostik: Die Diagnose ist klinisch. Sekundäre papillomatöse Exophyten sind histopathologisch zu klären.

Histopathologie: In der Dermis finden sich knotige Anreicherungen von Talgdrüsenläppchen, die kaum Talg sezernieren.

Histopathologie: Prominente reife Talgdrüsenläppchen sind angehäuft, sezernieren aber kaum Talg. Die Haarfollikel sind atrophisch, während die übrige Epidermis meist hyperplastisch ist.

Therapie und Prognose: Eine operative Entfernung kann erfolgen. Exophyten sind zu exzidieren, da sich Tumoren entwickeln können.

Therapie und Prognose: Man kann mit der Behandlung zuwarten. Exophyten sind dringend zu exzidieren, da es sich um Basaliome oder Trichoblastome handeln könnte.

24.2.5 Gefäßtumoren

24.2.5 Gefäßtumoren

Im Folgenden werden nur die wichtigsten Gefäßfehlbildungen (Hamartome) und Tumoren (Hämangiome) besprochen.

Naevus flammeus

Naevus flammeus

▸ Synonym.

▸ Synonym. Feuermal, Portweinfleck, planes Hämangiom, Naevus teleangiectaticus

▸ Definition.

▸ Definition. Angeborene oder frühkindlich auftretende, hellrote bis blaurote, scharf umschriebene Flecken aufgrund von **Gefäßerweiterungen** in der oberen Dermis.

Epidemiologie: sehr häufig, ohne familiären Bezug.

Epidemiologie: Sie sind sehr häufig und treten solitär (selten systemisch) bei der Geburt oder meist frühkindlich auf, ohne deutlichen familiären Bezug.

Ätiologie: angeboren.

Ätiologie: Es handelt sich um angeborene Fehlbildungen.

Klinik: hellrote, scharf und oft bizarr begrenzte, plane Farbveränderungen ohne subjektive Symptome.

Klinik: Es finden sich hellrote, oft auch hochrote, scharf und oft bizarr begrenzte, plane Farbveränderungen ohne subjektive Symptome. Die Größe reicht von linsengroß bis zu großflächiger Ausdehnung. Prädilektionsstelle ist das Gesicht. Mit dem Glasspatel können die Gefäße blutleer gedrückt werden, sodass die Farbe vorübergehend verschwindet.

Die **medialen Naevi flammei** sind sehr häufig (30–50 % aller Kinder), meist diskret im Nacken und an der Stirn gelegen (sog. Storchenbiss), sie bilden sich bis zum 2. Lebensjahr deutlich zurück.

Die **medialen Naevi flammei** finden sich sehr häufig (bei 30–50 % aller Kinder) diskret im Nacken und manchmal auch auf der Stirn (sog. „Storchenbiss"). Vor allem die Angiome an der Stirn blassen nach dem 2. Lebensjahr deutlich ab und verschwinden oft, während die am Nacken persistieren.

24.12 Laterale Naevi flammei

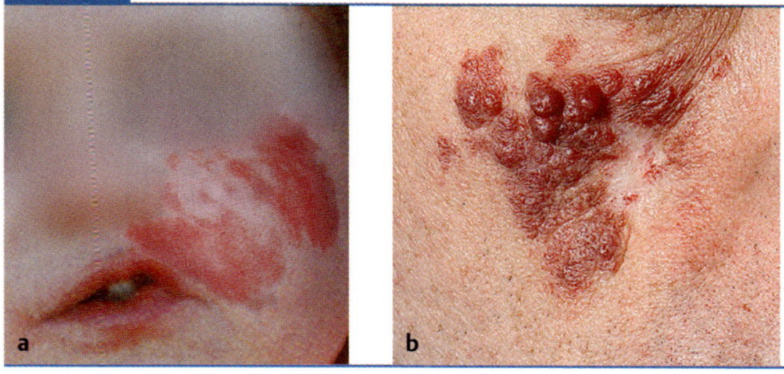

a Lateraler Naevus flammeus beim Kind an der Wange, seit Geburt.
Quelle: Gortner L, Meyer S, Hrsg. Duale Reihe Pädiatrie. Thieme; 2018
b Naevus flammeus beim Erwachsenen (ebenfalls seit Geburt vorhanden), der nun sekundär exophytische, gutartige Proliferationen aufweist. Der Versuch einer Strahlentherapie in der Kindheit führte zur atrophischen Strahlennarbe.

Die **lateralen Naevi flammei** dagegen treten selten auf und sind einseitig – meist im Gesicht, selten am Bein lokalisiert. Diese Naevi flammei zeigen keine Rückbildungstendenzen und können im Erwachsenenalter kugelige, gutartige Exophyten ausbilden (Abb. **24.12**).

Die **lateralen Naevi flammei** sind selten, meist auf einer Gesichtshälfte zu finden. Sie persistieren und können sekundär gutartige, kugelige Exophyten ausbilden (Abb. **24.12**).

Diagnostik: Die Diagnose ist klinisch zu stellen.

Diagnostik: klinisches Bild.

Histopathologie: Es handelt sich um flächig vernetzte Kapillarerweiterungen im subepidermalen Bindegewebe.
Laterale Naevi flammei im Gesicht oder an den Extremitäten können im Rahmen von komplexen Fehlbildungssyndromen auftreten und diagnostisch von Bedeutung sein:
- **Sturge-Weber-Syndrom:** einseitiger Naevus flammeus im Gesichtsbereich, mit einer Angiomatose des gleichseitigen Auges (mit Glaukom) und einer zerebralen Angiomatose mit epileptischen Anfällen, Hemiparesen u. a.
- **Klippel-Trenaunay-Syndrom:** Naevus flammeus eines Beins mit Varikose und einem Riesenwuchs des Beins. Meist sind arteriovenöse Anastomosen vorhanden, die zu starken Schmerzen führen können und operativ unterbunden werden müssen; selten begleitet von Epilepsie u. Ä.

Den Naevi flammei verwandt sind Krankheitsbilder mit Teleangiektasien (erweiterte Kapillaren und Venolen):
- **Teleangiectasia hereditaria haemorrhagica** (Morbus Osler-Rendu): Die autosomal-dominante Erbkrankheit ist selten. Die meist planen, teils papulösen Teleangiektasien finden sich akral an der Haut, an den Schleimhäuten und Lippen sowie an inneren Organen, wo sie eine erhöhte Blutungsgefahr darstellen.
- **Naevus araneus (Spinnennävus, Spider-Nävus):** Von einem zentralen roten Punkt strahlen kleine Gefäße aus. Sie treten einzeln oder multipel bei Kindern auf (Abb. **24.13**). Gelegentlich bilden sie sich spontan zurück. Andererseits entstehen sie auch im Lauf von progressiven Leberleiden exanthematisch am Oberkörper bei Erwachsenen.

Histopathologie: flächig vernetzte Kapillarerweiterungen im subepidermalen Bindegewebe.
Laterale Naevi flammei können im Rahmen von komplexen Fehlbildungssyndromen diagnostische Bedeutung erlangen:
- **Sturge-Weber-Syndrom**
- **Klippel-Trenaunay-Syndrom**

Auch den Naevi flammei zuzuordnende Krankheitsbilder:
- **Teleangiectasia hereditaria haemorrhagica** (Morbus Osler-Rendu)
- **Naevi aranei** können solitär bei Kindern (Abb. **24.13**) und exanthematisch bei Erwachsenen (begleitend zu Lebererkrankungen!) auftreten.

Therapie: Lasertherapie (S. 74), Elektrokoagulation.

Therapie: Lasertherapie, Elektrokoagulation.

24.13 Solitärer Spinnennävus

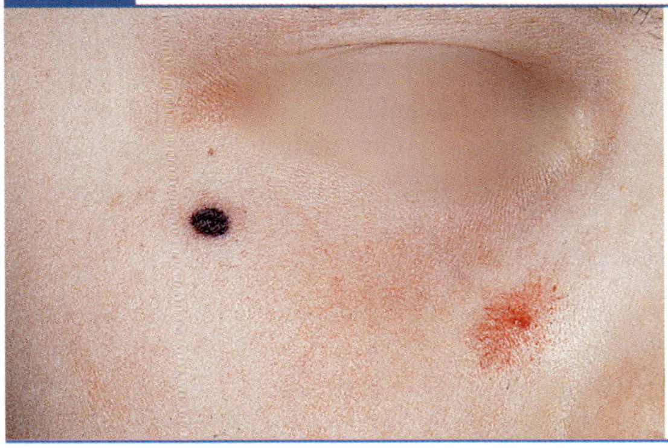

Naevus araneus an der Nase eines 9-jährigen Mädchens mit zentraler Papel und sternförmig angeordneten Venolen, juvenile Spinnennävi gehen oft spontan zurück. Am äußeren Augenwinkel findet sich noch ein Pigmentnävus.

24.13

24.14 Kavernöses Hämangiom (Rückbildung nach ca. 4 Jahren)

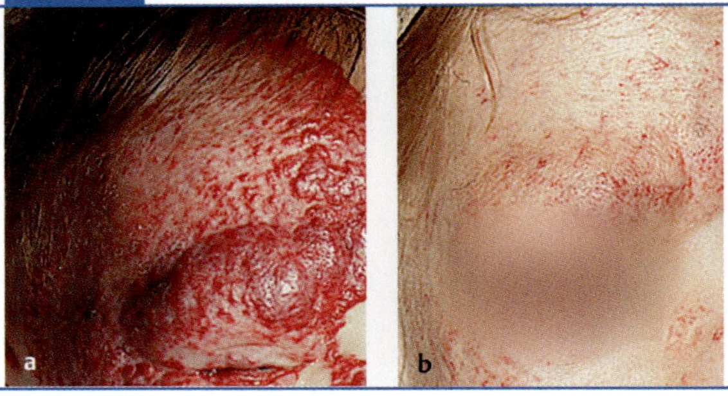

24.14

Kapilläres infantiles Hämangiom

▶ Synonym. Blutschwamm

▶ Definition. Umschriebene, gutartige **Gefäßtumoren** in der Haut im frühen Kindesalter mit Rückbildungstendenz.

Epidemiologie: sehr häufig, solitär, angeboren oder frühkindlich auftretend, nicht vererbt.

Epidemiologie: sehr häufig, nicht vererbt.

Ätiologie: gutartige Tumoren der Endothelien mit Regression.

Klinik: Bei der Geburt oder kurz danach sichtbar, finden sich blaurote bis schwarzblaue, flache bis kugelige, weiche und teilweise ausdrückbare Gefäßgeschwülste in oder unter der Haut, meist im Gesicht und am Stamm. Sie können wenige mm bis segmental groß sein und entwickeln sich typisch. In den ersten 9–12 Lebensmonaten ist in der Regel ein deutliches Wachstum in alle Richtungen zu beobachten, das langsam in eine **Regression** übergeht, die bis zum 6.–9. Lebensjahr andauert (Abb. **24.14**). Die Angiome flachen ab und verfärben sich weißlich. In den meisten Fällen kommt es erfreulicherweise zur vollständigen Rückbildung. Es bleiben aber oft atrophische Narben mit Teleangiektasien zurück. Eine lebensbedrohliche Blutungsgefahr besteht nie.
Je nach Sitz und Ausmaß der Gefäßsprossung und des Wachstums spricht man klinisch von planen, tuberösen oder kavernösen Hämangiomen.

Ätiologie: gutartige Neubildung mit Regression.
Klinik: Bei Geburt oder kurz danach finden sich in oder unter der Haut blaurote bis schwarzblaue, weiche „Blutschwämmchen“. Progression in den ersten 12 Lebensmonaten und **Regression** bis zum 9. Lebensjahr (Abb. **24.14**).

Man kann plane, tuberöse und kavernöse Hämangiome unterscheiden.

Diagnostik: Blickdiagnose.

Diagnostik: Blickdiagnose.

Histopathologie: echte kapillare Gefäßneubildungen, wobei endotheliale Zellen im Bereich des Papillarkörpers, der Kutis oder Subkutis herdförmig proliferieren.

Histopathologie: kapilläre Gefäßneubildungen.

Therapie: Im Bewusstsein der eigendynamischen Rückbildung ist in vielen Fällen keine Therapie notwendig, insbesondere bei kleinen Hämangiomen. Nur in den Fällen, in denen das Hämangiom die Funktion oder die Entwicklung eines Organs beeinträchtigt (Saugstörung bei Befall der Lippe, Atemstörungen bei Angiomen der Nase, Sehbehinderung oder Schielen bei Angiomen am Auge) ist ein frühzeitiges Eingreifen notwendig. Dies erfolgt konservativ durch β-Blocker (Propranolol), was gute Erfolge erzielt. In besonderen Fällen kommen Lasertherapien infrage. Narben können exzidiert werden.

Therapie: Eine Behandlung ist kaum notwendig, da es zu spontanen Rückbildungen kommt. Narben können nach dem 10. Lebensjahr operativ korrigiert werden. Aktive Therapie nur, wenn die Funktion oder die Entwicklung eines Organs beeinträchtigt ist: β-Blocker, Laser.

Prognose: Die Eigendynamik mit Regression (bis zum 9. Lebensjahr) ist immer vorhanden, ist aber nicht immer vollständig (s. o.). Eine maligne Transformation ist nicht zu befürchten.

Prognose: Regression bis zum 9. Lebensjahr.

Multiple und erworbene Hämangiome

Multiple Hämangiome der Haut und inneren Organe können Symptome von komplexen Krankheitsbildern darstellen:

- **Mafucci-Syndrom** mit Hämangiomatose und Chondrodysplasie
- **Kasabach-Merritt-Syndrom** mit Hämangiomen an Haut und Organen mit einer permanenten Verbrauchskoagulopathie und Blutungsneigung
- **Blue-Rubber-Bleb-Nävus** mit Hämangiomatose der Haut und des Gastrointestinaltraktes

Multiple Hämangiome als Symptome komplexer Krankheiten:

- **Mafucci-Syndrom**
- **Kasabach-Merritt-Syndrom**
- **Blue-Rubber-Bleb-Nävus**

Hämangiome treten auch gelegentlich nach Verletzungen als **eruptive Angiome** – Granuloma pyogenicum (S. 353) (s. u.) – oder im Laufe des Lebens in großer Vielzahl als meist punktförmige, flache, **senile Angiome** oder als Angiome des freien Lippenrandes (Lippenrandangiome) auf.
Hämangiome können auch im Rahmen von kombinierten nävoiden Herden imponieren als Angiofibrome, Angiolipome oder als **Angiokeratome**. Letztere können näviform am Körper vorkommen. Im Rahmen des Angiokeratoma corporis diffusum Fabry sind disseminierte Angiokeratome das kutane Leitsymptom einer angeborenen Stoffwechselstörung (Glykosphingolipidosis als Grund eines Defektes der α-Galaktosidase A).
Weiter kommen Angiome kombiniert mit Lymphgefäßen vor und selten als gutartige **Glomustumoren**, ausgehend von den kutanen arteriovenösen Anastomosen, oft an den Fingerendgliedern.

Erworbene Hämangiome:
- **Granuloma pyogenicum**
- **senile Angiome**

Granuloma pyogenicum

▸ Synonym. Granuloma teleangiectaticum, Granuloma pediculatum

▸ Definition. Gefäßreicher, entzündlicher Hauttumor, der nach einem Trauma in wenigen Wochen entsteht.

Ätiologie und Pathogenese: Häufiger, gutartiger, an Händen und im Gesicht bevorzugt lokalisierter, reaktiver Hauttumor, der nach einer Verletzung in 1–3 Wochen aufschießt. Es handelt sich um überschießendes Granulationsgewebe mit einem kapillaren Hämangiom.

Klinik: weiche, gefäßreiche, kugelige, der Haut aufsitzende Tumoren (Abb. **24.15**). Sie sind unvollständig oder kaum mit Epidermis überzogen, zeigen eine entzündliche Rötung, Erosionen, oft Exsudation und Blutkrusten. Typisch ist eine leichte Verletzlichkeit mit oft schwer stillbaren Blutungen.

Diagnostik und Differenzialdiagnose: Die klinische Diagnose ist durch den Aspekt, die leichte Verletzlichkeit und das schnelle Entstehen charakterisiert. Differenzialdiagnostisch müssen ein gestieltes Fibrom, ein nekrotisches Angiom und vor allem ein blutendes kugeliges Melanom abgegrenzt werden.

Histopathologie: Es handelt sich um ein knapp überhäutetes kapillares Hämangiom mit granulozytärer oder granulomatöser Entzündung der Basis.

Therapie: Exzision unter Mitnahme der entzündlichen Basis.

Prognose: Die Prognose ist gut, jedoch tritt selten eine Regression ein.

Granuloma pyogenicum

▸ Synonym.

▸ Definition.

Ätiologie und Pathogenese: rasch aufschießender, reaktiver, gutartiger, leicht blutender Hauttumor nach Verletzungen.

Klinik: kugelige Hauttumoren, entzündlich verändert, mit Blutkrusten bedeckt; sie zeigen leichte Verletzlichkeit und schwer stillbare Blutungen (Abb. **24.15**).

Diagnostik und Differenzialdiagnose: Die Diagnose ist aus dem klinischen Aspekt, der leichten Verletzlichkeit und dem schnellen Entstehen zu stellen. Ein Melanom muss abgegrenzt werden.
Histopathologie: kapillares Hämangiom mit Entzündungsreaktion.

Therapie: Exzision mit der Basis.

Prognose: gut.

24.15 Granuloma pyogenicum

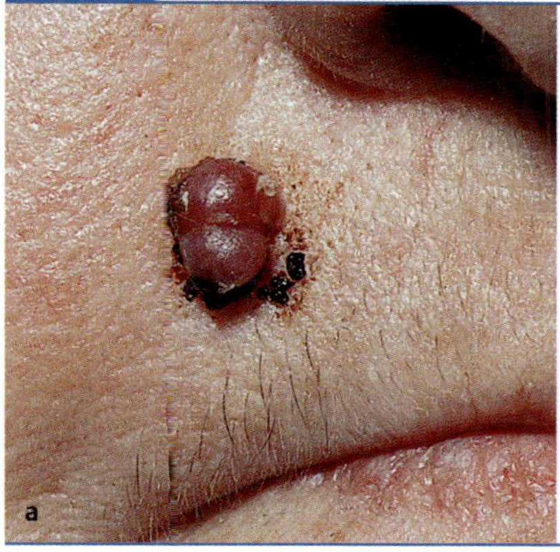

a

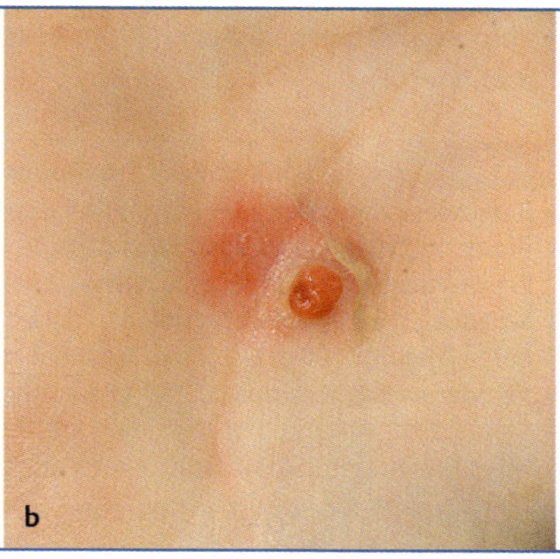

b

a An der Oberlippe kugeliger, leicht blutender Tumor, nach einer infizierten Stichverletzung.
b An der Handfläche prall kugeliger gefäßreicher Tumor.

25 Maligne Tumoren

U. Hauswirth

25.1 Basalzellkarzinom (BZK)

25.1 Basalzellkarzinom (BZK)

► Synonym.

► Synonym. Basaliom, Epithelioma basocellulare

► Definition.

► Definition. Das Basalzellkarzinom (BZK) ist ein langsam lokal infiltrierend und destruierend wachsender Tumor, dessen Name auf seine an das Stratum basale der Epidermis und der Haarfollikel erinnernden basophilen Zellen zurückzuführen ist. Da BZK nur in wenigen Ausnahmefällen metastasieren, werden sie als **semimaligne** bezeichnet.

Epidemiologie: Das BZK ist der **häufigste maligne Tumor**. Das Durchschnittsalter liegt bei 72 Jahren. Am häufigsten treten die Tumoren im Kopf-Hals-Bereich auf.

Epidemiologie: Das BZK ist der **häufigste maligne Tumor des Menschen** in Mitteleuropa. Die Inzidenz beträgt mindestens 200 Neuerkrankungen auf 100 000 Einwohner und Jahr mit jährlich steigender Tendenz. Das Durchschnittsalter liegt bei 72 Jahren. Eine Tendenz zu jüngerem Manifestationsalter ist erkennbar. BZK treten v. a. bei Menschen mit Hauttyp I und II, infolge hoher UV-Exposition, v. a. im Kopf-Hals-Bereich sowie häufiger bei Männern als bei Frauen und bei Vorliegen eines genetischen Syndroms auf.

Ätiologie und Pathogenese: BZK stammen von Zellen der **äußeren Haarwurzelscheide** ab. Risikofaktoren sind insbesondere **genetischen Faktoren** und **UV-Belastung** (UV-B); bedeutsam sind außerdem Immunsuppression, ionisierende Strahlen, Arsen und chronische Hautschädigung.

Ätiologie und Pathogenese: BZK nehmen ihren Ursprung von den im Wulst des Haarfollikels gelegenen epidermalen Stammzellen der **äußeren Haarwurzelscheide**. Dies erklärt das ausschließliche Auftreten auf behaarter Haut.
Das Erkrankungsrisiko ist sowohl von **genetischen Faktoren**, einschließlich des individuellen Hauttyps, als auch von der Exposition gegenüber exogenen Noxen abhängig, wobei insbesondere die **UV-Belastung** (v. a. die kumulative UV-B-Dosis) für die Tumorentstehung bedeutsam ist. Weitere exogene Risikofaktoren sind:

- **medikamentöse Immunsuppression** nach Organtransplantation
- **ionisierende Strahlen**, v. a. häufige Bestrahlungen mit niedrigerer Einzeldosis (bis 2 Gy)
- Karzinogene wie **Arsen** (früher als Fowler-Lösung zur Behandlung der Psoriasis verwendet)
- **chronische Hautschädigung** (lang bestehendes Ulcus cruris, Narben, Druckstellen, Radioderm)

► Exkurs.

► Exkurs. **Erbliche Syndrome mit Prädisposition für Basalzellkarzinome**

- **Basalzellkarzinomsyndrom (Gorlin-Goltz-Syndrom):** komplexes Fehlbildungs- und Tumorsyndrom; multiple Basalzellkarzinome bereits im frühen Erwachsenenalter, grübchenförmige Einsenkungen an Palmae und Plantae, Skelettfehlbildungen (z. B. Kieferzysten, vergrößerter Schädelumfang), okuläre Symptome (Katarakte, Strabismus) und gehäuftes Auftreten von anderen Tumoren (Ovarialfibrome, Medulloblastome).
- **Xeroderma pigmentosum** (S. 461), Bazex-Syndrom, multiple familiäre Trichoepitheliome.

Klinik: Am häufigsten ist das **Gesicht** betroffen (v. a. zentrofazial, Abb. **25.1**). Zu Beginn zeigt sich eine wenige Millimeter große **grauweiße Papel** mit perlmuttartigem Glanz und einzelnen **Teleangiektasien**; bei mechanischer Manipulation (Kratzen) mit einer **hämorrhagischen Kruste** bedeckt. Im weiteren Verlauf kann der Tumor **ulzerieren** und bei schrankenlosem Wachstum lebenswichtige Strukturen zerstören.

Klinik: Die meisten BZK finden sich im **Gesicht**, überwiegend im zentrofazialen Bereich (Abb. **25.1**). Seltener entstehen diese Tumoren an Rumpf, Kapillitium und den übrigen Hautarealen.
BZK beginnen häufig als eine kaum wenige Millimeter große **grauweiße Papel** mit perlmuttartigem Glanz und einzelnen **Teleangiektasien** (Basaliomperle). Durch mechanische Manipulation (Rasieren, Kratzen) bildet sich oft eine **hämorrhagische Kruste**. Das BZK entwickelt sich über Monate bis Jahre und geht langsam in eine **ulzerierende** Läsion über, die auch tiefe Gewebestrukturen zerstören kann. Wenn

⊙ 25.1 Lokalisation von Basalzellkarzinomen am menschlichen Kopf

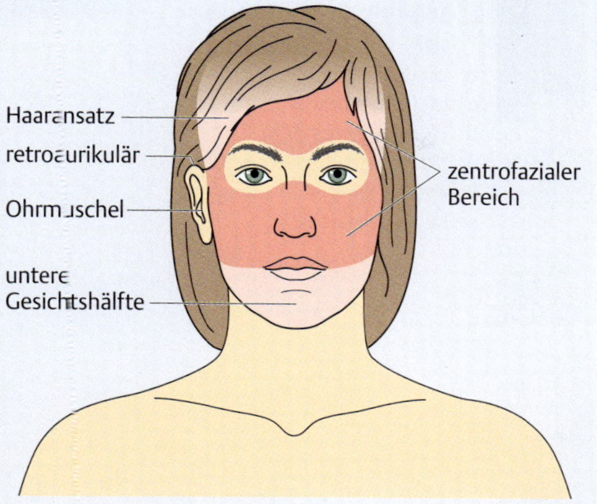

⊙ 25.1

durch das schrankenlose Wachstum lebenswichtige Strukturen erreicht werden (z. B. Frontobasis, A. carotis), sind letale Verläufe möglich.

Klinische Typen des BZK:

- **noduläres (solides) BZK** (häufigster Typ): langsam wachsender, scharf begrenzter, der Haut breitbasig aufsitzender, kuppelartiger Tumor von wachsartiger, glasiger Farbe und derber Konsistenz, von Teleangiektasien durchzogen. Im weiteren Verlauf **perlartig aufgeworfener Randsaum mit zentraler Einsenkung**, die sich zur Ulzeration weiterentwickeln kann (Abb. **25.2a**).
- **ulzeriertes BZK:** Nach längerer Bestandsdauer kommt es zur Ulzeration, wobei man zwischen dem peripher nagend fortschreitenden **Ulcus rodens** (lat. rodere = nagen) (Abb. **25.2b**) und dem in die Tiefe destruierend wachsenden **Ulcus terebrans** (lat. terebere = bohren) (Abb. **25.2c**) unterscheidet.
- **pigmentiertes BZK:** Variante des nodulären BZK mit Melanineinlagerungen (Abb. **25.2d**).
- **sklerodermiformes BZK:** Am schwierigsten zu erkennen, da es aufgrund des **klinisch diskreten Befundes** oft übersehen wird. Prädilektionsstellen sind Nase, Stirn und Wangen. Klinisch zeigt sich eine unscharf begrenzte, atrophische oder leicht erhabene narbige Plaque, die von einzelnen Teleangiektasien durchzogen wird. Da dieser Tumortyp zur **Infiltration tiefer gelegener Strukturen** neigt, kann die Behandlung problematisch sein (Abb. **25.2e**).
- **zystisches BZK:** Weiche, bläulich-weißlich durchscheinende, glasige Tumoren, die von Teleangiektasien durchzogen sind und der Haut breitbasig aufsitzen (Abb. **25.2f**).
- **superfizielles BZK (Rumpfhautbasaliom):** imponiert als scharf, aber unregelmäßig begrenzte, rötlichbraune, leicht erhabene Plaque mit vereinzelten Schuppen oder Krusten. Prädilektionsstellen sind der Rumpf und die Extremitäten (Abb. **25.2g**).

Klinische Typen des BZK: (siehe Abb. **25.2**)

- **nodulär** (solide): häufigster Typ
- **ulzeriert**
- **pigmentiert**
- **sklerodermiform**
- **zystisch**
- **superfiziell** (Rumpfhautbasaliom)

► Merke. Das noduläre bzw. solide BZK ist der häufigste Subtyp. Charakteristisch ist ein wachsartig glänzendes Knötchen mit **perlschnurartigem Randsaum, Teleangiektasien** und **zentraler Einsenkung**.

► Merke.

Komplikationen: Das BZK **metastasiert sehr selten**. Die Häufigkeit beträgt in etwa 0,003–0,55 % aller BZK (insbesondere große, ulzerierte, tief infiltrierende Tumoren). Die Metastasierung erfolgt lymphogen und hämatogen (v. a. in Lunge und Knochen).

Komplikationen: Das BZK **metastatasiert** sehr selten (0,003–0,55 % der Fälle).

Diagnostik: BZK werden fast immer aufgrund der typischen **klinischen Merkmale** (wachsartig glänzender Tumor mit perlschnurartigem Randsaum und Teleangiektasien) diagnostiziert. Zusätzliche diagnostische Hilfsmittel stellen die Dermatoskopie, die Optische Kohärenztomographie und die Konfokale Lasermikroskopie dar.
Die klinische Diagnose muss **histologisch** durch eine komplette Exzision oder Probeexzision gesichert werden. Bei destruierenden BZK und/oder klinischem Anhalt für eine Infiltration in tiefe Strukturen oder bei Metastasierung kann eine **Ausbreitungsdiagnostik** mittels CT oder MRT notwendig sein.

Diagnostik: Typisches **klinisches Bild** (wachsartig glänzender Tumor mit perlschnurartigem Randsaum und Teleangiektasien) mit **histologischer** Sicherung; ggf. CT oder MRT bei destruierenden Tumoren.

25.2 Basalzellkarzinome (BZK)

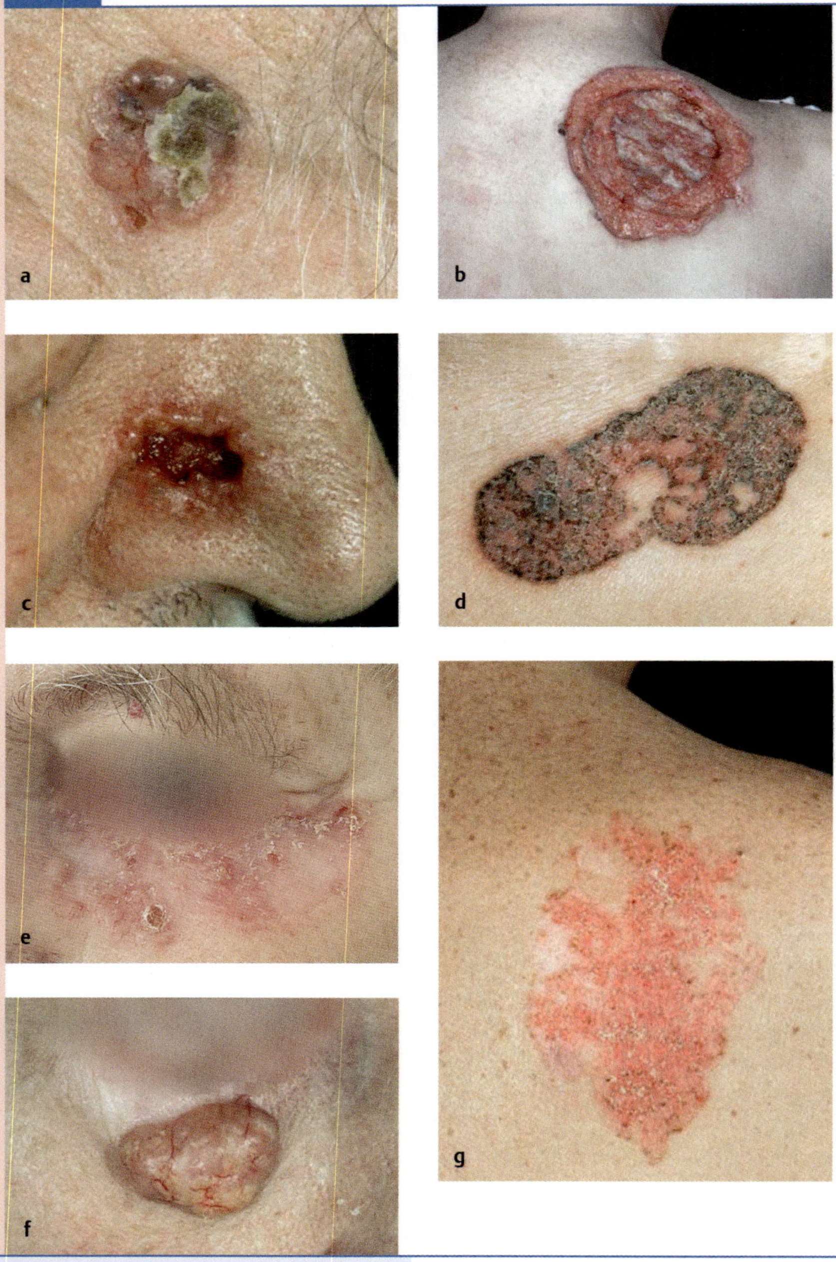

a Solides BZK: Basaliomperlen und Teleangiektasien.
b Ulcus rodens.
c Ulcus terebrans.
d Pigmentiertes BZK.
e Sklerodermiformes BZK.
f Zystisches BZK.
g Superfizielles BZK.

Differenzialdiagnose: siehe Tab. **25.1**.

25.1

Differenzialdiagnose: siehe Tab. **25.1**

25.1 Differenzialdiagnosen der verschiedenen Basalzellkarzinom-Typen

Basalzellkarzinom	Differenzialdiagnosen
kleines solides BZK	Talgdrüsenhypertrophie, senile Angiofibrome
superfizielles BZK (Rumpfhautbasaliome)	Morbus Bowen, Morbus Paget, Psoriasis, nummuläres Ekzem
ulzierierendes BZK	Plattenepithelkarzinom, Keratoakanthom
pigmentiertes BZK	exophytische seborrhoische Keratose, Pigmentnävus, Angiokeratom, malignes Melanom, Naevus bleu

Histopathologie: Die Tumorzellen haben große ovale, **basophile Kerne** und schmale Zytoplasmasäume. Charakteristisch ist eine **palisadenartige Aufreihung** im Randbereich (Abb. **25.3**).

Histopathologie: Von der Basalzellschicht gehen knötchenförmig epidermale Tumorzellproliferationen aus. Die Epidermis darüber ist meist atroph, erodiert oder ulzeriert. Mit ihren großen ovalen, **basophilen Kernen** und den schmalen Zytoplasmasäumen erinnern die Tumorzellen an normale Basalzellen. Charakteristisch ist eine **palisadenartige Aufreihung** der Tumorzellen im Randbereich. Zwischen Tumor-

25.3 Histopathologie eines Basalzellkarzinoms

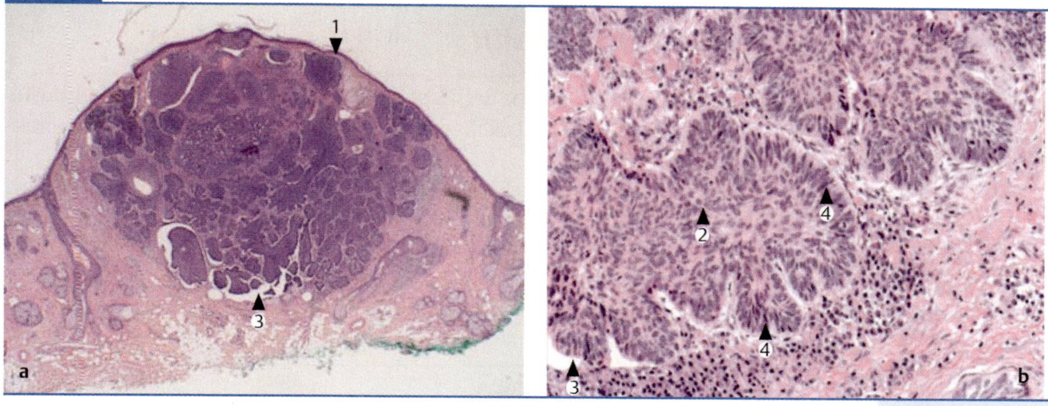

1 atrophe Epidermis
2 basophile Zellkerne
3 Spaltbildung
4 palisadenartige Aufrichtung der Tumorzellen im Randbereich

zellen und Tumorstroma ist häufig ein **Spalt** zu sehen, der fixationsbedingt zustande kommt und diagnostisch wegweisend ist (Abb. **25.3**).

Therapie: Die **chirurgische Exzision** mit 3–5 mm Sicherheitsabstand einschließlich **mikroskopischer Schnittrandkontrolle** stellt das Standardvorgehen in der Behandlung dar. Unter Umständen ist bei ulzerierenden BZK mit Übergang auf Weichteile und Knochen eine Zusammenarbeit mit Kolleg*innen der (Kiefer-)Chirurgie, HNO oder Augenmheilkunde nötig.
Bei initial kleinen und superfiziellen BZK eignen sich Verfahren wie Kürettage, Kryotherapie, Elektrokauter oder Laserablation.
Für die Behandlung superfizieller BZK stehen weitere Therapiealternativen zur Verfügung: **photodynamische Therapie (PDT)** (S. 65), lokale Behandlung mit dem Immunmodulator **Imiquimod** 5 % und dem Zytostatikum **5-Fluorouracil.**
Die **Strahlentherapie** stellt insbesondere bei sehr alten und multimorbiden Patient*innen sowie bei allgemeiner oder lokaler Inoperabilität eine Alternative zur Exzision dar.
Zur Behandlung von **inoperablen, nicht strahlentherapierbaren und metastasierenden BZK** steht die Substanzklasse der Hedgehog-(Hh)-Inhibitoren mit den Wirkstoffen **Vismodegib** und **Sonidegib** zur Verfügung. Der Hh-Signaltransduktionsweg ist für die Karzinogenese vieler solider Tumoren von Bedeutung und bei fast allen BZK pathologisch aktiviert.
Neu ist zudem auch der Wirkstoffe **Cemiplimab** aus der Substanzklasse der **PD-1-Inhibitoren** für inoperable oder metastasierende BZK zugelassen.

Therapie: Das Standardvorgehen ist die **chirurgische Exzision** mit anschließender **histologischer Untersuchung**.
Initial kleine und superfizielle BZK können mit Kürettage, Kryotherapie, Elektrokauter oder Laserablation behandelt werden.

Nachsorge: Trotz geringer Rezidivrate nach In-toto-Exzision ist eine Nachsorge nötig. Empfohlen sind 1-mal pro Jahr über 3 Jahre; Betroffene mit lokal rezidivierenden oder subtotal exzidierten Tumoren sowie Risikopatient*innen (Immunsuppression, genetische Disposition) sollten engmaschiger kontrolliert werden.

Nachsorge: Empfehlenswert sind klinische Nachkontrollen 1-mal/Jahr über 3 Jahre.

► Klinischer Fall. Eine 65-jährige, ehemals dunkelblonde Patientin stellte sich wegen eines vor etwa einem Jahr bemerkten ca. 2 mm großen Knötchens am rechten Nasenflügel vor. Im Verlauf sei das Knötchen auf ca. 5 mm Größe angewachsen, jucke und blute gelegentlich. Bei der klinischen Inspektion zeigte sich am rechten Nasenflügel eine ca. 5 mm große, perlmuttfarben glänzende Papel mit zentraler Ulzeration und einzelnen Teleangiektasien im Randbereich. Unter dem klinischen Verdacht eines soliden Basalzellkarzionoms wurde eine Exzision mit 2–3 mm Sicherheitsabstand durchgeführt, ein primärer Wundverschluss konnte aufgrund der Größe (Durchmesser nach Exzision 10 mm) nicht vorgenommen werden. Nach Erhalt des histologischen Befundes eines soliden Basalzellkarzinoms wurden mit der Patientin die Möglichkeiten des Wundverschlusses (Lappenplastik, Hauttransplantation, sekundäre Wundheilung) besprochen. Die Patientin entschied sich für die sekundäre Wundheilung, die nach 4 Wochen mit einem sehr guten kosmetischen Ergebnis abgeschlossen war.

► Klinischer Fall.

25.2 Maligne epitheliale Tumoren der Haut

25.2.1 Carcinomata in situ

▶ Definition.

25.2 Maligne epitheliale Tumoren der Haut

25.2.1 Carcinomata in situ

▶ Definition. Carcinomata in situ der Haut sind **präinvasive maligne epitheliale Tumoren.** Je nach Auslöser und Lokalisation lassen sich verschiedene Typen unterscheiden:
- aktinische Keratose, aktinische Cheilitis (UV-Licht)
- nicht-UV-induzierte Carcinomata in situ: z. B. Röntgenkeratose (ionisierende Strahlung)
- Morbus Bowen (chemische Karzinogene, HPV 16 und 18)
- Erythroplasie Queyrat (HPV 16 und 18, chemische Karzinogene?)
- bowenoide Papulose.

Aktinische Keratose (AK)

▶ Synonym.

Aktinische Keratose (AK)

▶ Synonym. Keratosis actinica, solare Keratose

Epidemiologie: v. a. bei Menschen mit Hauttyp I und II sowie kumulativer Sonnenexposition; zunehmende Inzidenz in Europa.

Epidemiologie: Aktinische Keratosen (AK) kommen vor allem bei Menschen mit Hauttyp I und II vor, betroffen sind dabei überwiegend Männer. Disponiert sind hauptsächlich Personen, die beruflich längere Zeit sonnenexponiert waren (Outdoor-Worker: Straßen-, Bau-, Landarbeiter, Seeleute). Zudem steigt die Inzidenz in Europa in den vergangenen Jahrzehnten deutlich an, nicht zuletzt aufgrund der zunehmenden Reisefrequenz in Länder mit höherer UV-Strahlung und freizeitbedingter erhöhter Sonnenexposition (Wassersport, Tennis, Wandern, Golf, Skifahren).

Ätiologie und Pathogenese: Nach **chronischer UV-Exposition** entwickeln sich atypische Zellen mit irreparablen DNA-Schäden, die langsam die Epidermis durchsetzen. Sobald diese die Basalmembran durchbrechen, gehen aktinische Keratosen in ein **invasives Plattenepithelkarzinom** über.

Ätiologie und Pathogenese: Durch chronische UV(B)-Exposition und nach jahre- bis jahrzehntelanger Latenz können in chronisch lichtexponierter Haut, v. a. durch Mutation des Tumorsuppressorgens p53, irreparable DNA-Schäden in Form von Zellklonen atypischer Zellen induziert werden. Diese atypischen Zellen durchsetzen langsam die normale Epidermis und führen zum Verlust der normalen epithelialen Schichtung und zu Verhornungsstörungen. Wird die Basalmembran durchbrochen und dringen die Zellen in die Dermis vor, hat der Übergang in ein **invasives Plattenepithelkarzinom** stattgefunden. Nach wie vor ist unklar, mit welcher Wahrscheinlichkeit und nach welcher Zeit bei aktinischen Keratosen eine solche maligne Transformation auftritt. Fest steht allerdings, dass bei Immunsupprimierten dies deutlich häufiger der Fall ist.

Klinik: Prädilektionsstellen sind chronisch lichtexponierte Areale. Zunächst bilden sich scharf begrenzte, gerötete Rundherde mit rauer Oberfläche (**erythematöser Typ**, Abb. **25.4a**). Im Verlauf verstärkt sich die Hyperkeratose und zeigt eine gelbliche, schmutzigbraune Farbe (**keratotischer Typ**, Abb. **25.4b**). Sonderformen sind das **Cornu cutaneum** (Abb. **25.4c**) und die **aktinische Cheilitis** (Abb. **25.4d**).

Klinik: Prädilektionsstellen sind chronisch lichtexponierte Areale, wie die **Sonnenterrassen des Gesichts** (Glatze, Stirn, Nase, Wangen, Unterlippe, Ohrmuscheln) sowie Unterarme und Handrücken. Einzeln oder multipel kommt es zunächst zu scharf begrenzten, runden oder ovalen geröteten Herden mit rauer Oberfläche (**erythematöser Typ**) (Abb. **25.4a**). Mit der Zeit wird die Hyperkeratose ausgeprägter, sodass eine gelbliche, schmutzigbraune verdickte Keratose sichtbar wird (**keratotischer Typ**, Abb. **25.4b**). Ist eine sehr starke Hornausbildung vorhanden, spricht man vom **Cornu-cutaneum-Typ** (Abb. **25.4c**). Die **aktinische Cheilitis** (Abb. **25.4d**) entspricht einer aktinischen Keratose im Bereich der Lippen.

Diagnostik: klinische Diagnosestellung mit histologischer Sicherung.

Diagnostik: AK werden fast immer aufgrund ihrer klinischen Merkmale diagnostiziert, wobei nur eine histologische Untersuchung die Diagnose sichern kann. Dermatoskopie, die Optische Kohärenztomographie und die Konfokale Lasermikroskopie können zusätzliche diagnostische Hilfsmittel darstellen.

Histopathologie: atypische Keratinozyten mit Kern- und Zellpolymorphien in den unteren Epidermisschichten und hyperkeratotischen Hornauflagerungen.

Histopathologie: Es liegt eine Proliferation atypischer Keratinozyten mit Kern- und Zellpolymorphien in den unteren Epidermisschichten vor. Stets kommt es zu hyperkeratotischen Hornauflagerungen. In der Dermis sieht man ein teils diffuses, teils perivaskuläres lymphohistiozytäres Infiltrat.

Differenzialdiagnose: Alle Keratosen anderer Genese kommen infrage, insbesondere **seborrhoische Keratosen**.

Differenzialdiagnose: Alle Keratosen anderer Genese kommen infrage, insbesondere seborrhoische Keratosen (S. 339). Diese bevorzugen den Rumpf, aber auch Gesicht und Handrücken, sitzen breitbasig auf, sind pigmentiert und zeigen häufig eine gepunzte Oberfläche ohne entzündliche Erscheinung.

25.4 Aktinische Keratosen

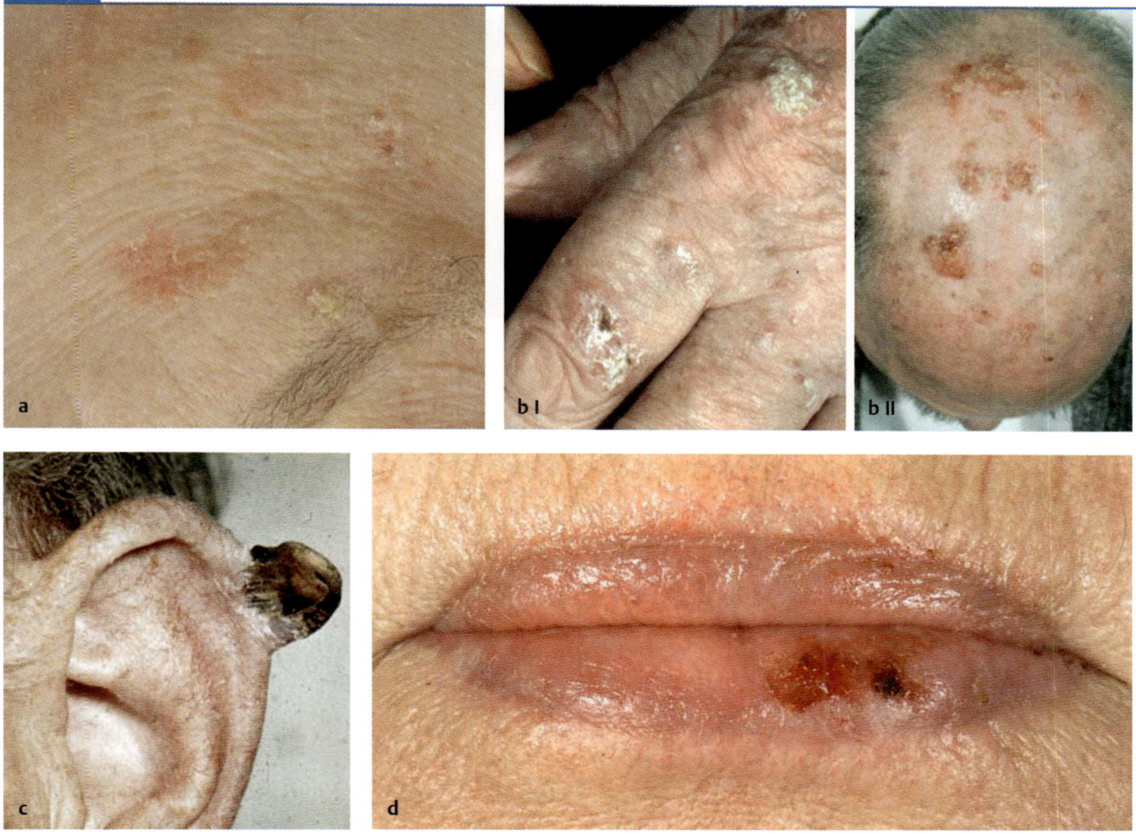

a Überwiegend erythematöser Typ.
b Überwiegend keratotischer Typ.
c Cornu cutaneum.
d Aktinische Cheilitis.

Therapie: Einzelne AK können durch **ablative Verfahren** (Kürettage, Tangentialexzision oder Kryotherapie) entfernt werden. Auch eine oberflächliche elektrochirurgische Behandlung oder eine Laserabtragung sind möglich.
Für eine **flächig** wirksame Therapie stehen der Immunmodulator **Imiquimod** 5 %, das Zytostatikum **5-Fluorouracil** sowie Diclofenac-Gel zur Verfügung. Dabei wird eine Dermatitis provoziert, die sich in der Folge abschält. Im Weiteren kann auch eine **photodynamische Therapie** (PDT) (S. 65) durchgeführt werden.

Therapie: Einzelne Keratosen können mittels **ablativer Verfahren** (Kürettage, Tangentialexzision oder Kryotherapie) entfernt werden. Für eine **flächenhafte** Therapie eignen sich Imiquimod, 5-Fluorouracil, Diclofenac-Gel sowie die photodynamische Therapie.

Prophylaxe: Prophylaktisch ist konsequenter Lichtschutz wichtig, insbesondere im Kindesalter.

Prophylaxe: konsequenter Lichtschutz.

Röntgenkeratose

Röntgenkeratosen sind Hautschäden, die sich durch das Einwirken von **ionisierender Strahlung** bilden. Sie können Jahre nach therapeutischer Bestrahlung (Röntgen, α- oder β-Strahlen) oder nach Unfällen (Atomkraftwerke) auf dem Boden eines Radioderms entstehen und in ein Plattenepithelkarzinom übergehen.

Röntgenkeratose

Röntgenkeratosen sind Hautschäden durch **ionisierende Strahlung**.

Morbus Bowen

▶ Definition. Der Morbus Bowen ist ein intraepidermales Karzinom der Haut, das in ein invasives Bowen-Karzinom übergehen kann.

Morbus Bowen

▶ Definition.

Epidemiologie: Der Morbus Bowen ist nicht selten und tritt vorwiegend bei Menschen nach dem 40. Lebensjahr auf. Bei vielen Patient*innen lassen sich die onkogenen HPV-Typen 16 und 18 nachweisen.

Epidemiologie: Der Morbus Bowen tritt meist ab dem 40. Lebensjahr auf. HPV 16 und 18 lassen sich häufig nachweisen.

25.5

25.5 Morbus Bowen

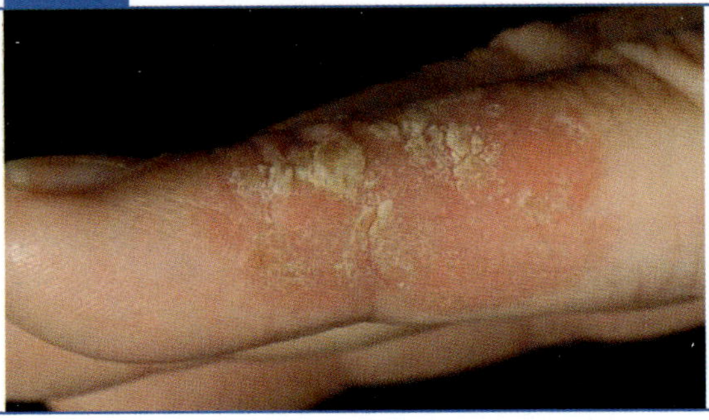

Klinik: Scharf begrenzte, z. T. bizarr konfigurierte **erythematosquamöse Herde** vorwiegend an Rumpf, Gesicht, Unterschenkeln und Fingern (Abb. **25.5**).

Diagnostik: Klinische Diagnose mit histologischer Bestätigung.

Histopathologie: Hyperkeratotische Hornschicht und verbreiterte Epidermis mit atypischen Epithelzellen (Riesenzellen mit mehreren Kernen). Bei Infiltration der Dermis liegt ein **Bowen-Karzinom** vor.

Differenzialdiagnose: Aktinische Keratose, superfizielles Basalzellkarzinom und Morbus Paget.

Therapie: Methode der 1. Wahl ist die **chirurgische Exzision** mit histologischer Kontrolle.

Klinik: An jeder beliebigen Hautstelle, vorwiegend jedoch an Rumpf, Gesicht, Unterschenkeln und Fingern können wenige Millimeter bis einige Zentimeter große, scharf begrenzte, z. T. bizarr konfigurierte **erythematosquamöse Herde** entstehen (Abb. **25.5**), bei ca. 60 % der Betroffenen als Einzelherd, bei ca. 40 % multizentrisch.

Diagnostik: Die Verdachtsdiagnose erfolgt klinisch und muss histologisch bestätigt werden.

Histopathologie: Unter einer hyperkeratotischen Hornschicht findet sich eine verbreiterte Epidermis mit atypischen Epithelzellen (Riesenzellen mit mehreren Kernen, Einzelzellverhornungen, reichlich Mitosen). Wachsen diese Zellkomplexe invasiv in die Dermis ein, liegt ein **Bowen-Karzinom** vor.

Differenzialdiagnose: Die klinische Variabilität ist groß. Differenzialdiagnostisch kommen aktinische Keratose, superfizielles Basalzellkarzinom, Morbus Paget, Psoriasis, nummuläres Ekzem, Mykose, chronisch diskoider Lupus erythematodes oder Lupus vulgaris infrage.

Therapie: Methode der 1. Wahl ist die **chirurgische Exzision** mit histologischer Kontrolle. Als weitere Therapiemöglichkeiten stehen die Laserabtragung, Elektrokauter, Kürettage, Kryotherapie, Röntgenweichbestrahlung und die PDT zur Verfügung. Lokaltherapeutisch kann auch Imiquimod 5 % oder 5-Fluorouracil eingesetzt werden.

Erythroplasie Queyrat

► Definition. Es handelt sich um eine dem **Morbus Bowen** analoge intraepidermale Zellproliferation im Bereich der **Schleimhäute und Übergangsschleimhäute**, die langfristig in ein invasives Plattenepithelkarzinom übergehen kann.

Ätiologie und Pathogenese: HPV 16 und 18 wurden z. T. nachgewiesen.

Klinik: Scharf und polyzyklisch begrenzter, düsterroter, nassglänzender Herd an Präputium, Glans penis, Vulva oder Mundschleimhaut (Abb. **25.6**).

Ätiologie und Pathogenese: HPV 16 und 18 konnte teilweise in den Hautveränderungen nachgewiesen werden; weitere Ursachen sind nicht bekannt.

Klinik: Es zeigt sich ein meist einzeln vorkommender, scharf und polyzyklisch begrenzter, düsterroter, nassglänzender, teilweise leicht verletzlicher Herd. Prädilektionsstellen sind Präputium, Glans penis, Vulva oder Mundschleimhaut (Abb. **25.6**). Betroffen sind meist ältere Erwachsene.

25.6

25.6 Erythoplasie Queyrat

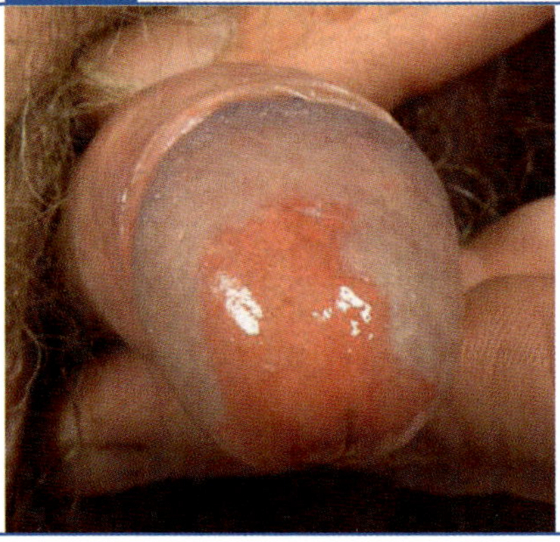

Diagnostik: Die Verdachtsdiagnose erfolgt klinisch und muss histologisch bestätigt werden. Die Histopathologie entspricht dem Morbus Bowen (S. 359).

Differenzialdiagnose: Psoriasis, Soor, Balanoposthitis plasmacellularis Zoon, Balanitis circinata, Lichen ruber, fixes Arneimittelexanthem und bowenoide Papulose.

Therapie: Alle Behandlungsmöglichkeiten des Morbus Bowen (S. 359) können angewendet werden. Wichtig sind Nachsorgeuntersuchungen mit Kontrolle der regionalen Lymphknoten.

Diagnostik: Klinische Diagnose mit histologischer Bestätigung. Histopathologie siehe Morbus Bowen (S. 359).
Differenzialdiagnose: Psoriasis, Soor, Balanoposthitis plasmacellularis Zoon, Lichen ruber.

Therapie: Therapeutische Möglichkeiten siehe Morbus Bowen (S. 359). Die Nachsorge ist wichtig.

Bowenoide Papulose

Bowenoide Papulose

► Synonym. bowenoide Genitalpapeln, pigmentierte Penispapeln (PPP)

► Synonym.

► Definition. Es handelt sich um eine papulöse Form der schweren intraepidermalen Neoplasie Grad III (histopathologisch einem Morbus Bowen entsprechend) des Penis, der Vulva und der perianalen Haut, die bei jungen Erwachsenen im geschlechtsfähigen Alter auftritt und insbesondere mit HPV 16 assoziiert ist.

► Definition.

Epidemiologie: Die bowenoide Papulose tritt fast ausschließlich bei jungen, sexuell aktiven Erwachsenen (15.–45. Lebensjahr) auf.

Epidemiologie: v. a. bei jungen, sexuell aktiven Erwachsenen.

Ätiologie und Pathogenese: Humane Papillomviren (v. a. HPV 16, aber auch HPV 18) werden für die Entstehung der bowenoiden Papulose verantwortlich gemacht. Außer durch Geschlechtsverkehr ist eine Übertragung durch Schmierinfektionen, durch Körperkontakt bei gemeinsamem Baden oder möglicherweise auch durch kontaminierte Gegenstände möglich.

Ätiologie und Pathogenese: Vor allem HPV 16, aber auch HPV 18 werden für die Erkrankung verantwortlich gemacht. Die Übertragung erfolgt durch Geschlechtsverkehr und Schmierinfektion.

Klinik: Im Bereich der Glans, des Präputiums oder des Penisschaftes sowie im Vulvabereich und perianal zeigen sich zahlreiche makulopapulöse, rosafarbene, gräuliche, weißliche oder bräunliche Herde, die weder jucken noch schmerzen (Abb. **25.7**).

Klinik: Makulopapulöse, rosafarbene, gräuliche, weißliche oder bräunliche Herde, die weder jucken noch schmerzen (Abb. **25.7**).

Diagnostik: Klinisches Bild und Histopathologie sichern die Diagnose.

Histopathologie: Das histopathologische Bild entspricht einem Morbus Bowen (Carcinoma in situ) (S. 359).

Diagnostik: klinisches Bild und Histopathologie.
Histopathologie: entspricht einem Morbus Bowen (Carcinoma in situ).

Differenzialdiagnose: Condylomata acuminata, seborrhoische Keratosen, heterotope Talgdrüsen, Fibrome, Lichen ruber planus.

Therapie: Nach histopathologischer Sicherung der Diagnose kann die bowenoide Papulose mittels **Laser** oder **Elektrokauter** abgetragen werden, da eine maligne Entartung selten vorkommt. Eine Spontanheilung ist möglich. Alternativ kann mit Kryotherapie, Imiquimod 5 % Creme oder Trichloressigsäure behandelt werden. Eine sorgfältige Nachsorge ist empfehlenswert.

Differenzialdiagnose: Condylomata acuminata, seborrhoische Keratosen, Lichen ruber planus.
Therapie: Abtragung mittels **Laser** oder **Elektrokauter**. Sorgfältige Nachsorge.

⊙ 25.7 **Bowenoide Papulose**

⊙ 25.7

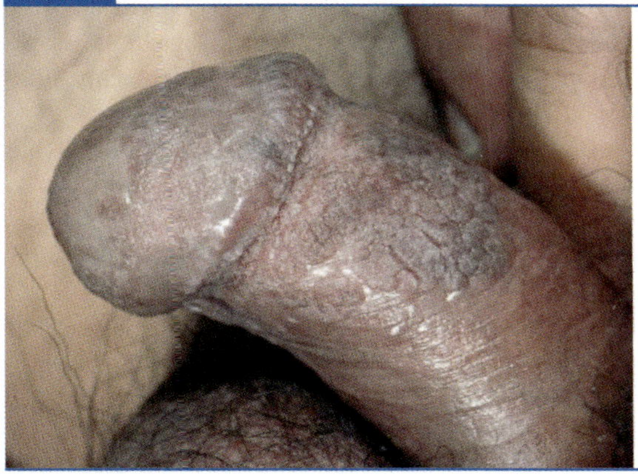

25.2.2 Plattenepithelkarzinom (PEK)

▶ Synonym.

▶ Definition.

Epidemiologie: zweithäufigster maligner Hauttumor mit steigender Inzidenz. Häufig sind Männer um das 70. Lebensjahr betroffen. 80 % der Karzinome sind im Kopf-Hals-Bereich lokalisiert.

▶ Merke.

Ätiologie und Pathogenese: Das PEK entsteht meist aus einem In-situ-Karzinom oder auf durch bestimmte Noxen vorgeschädigter Haut:

- **UV-Licht (!)**
- ionisierende Strahlen
- chronisch-degenerative und chronisch-entzündliche Hauterkrankungen
- chemische Noxen
- onkogene Viren (HPV)
- Immunsuppression

Klinik: Zu Beginn zeigt sich häufig eine unauffällige bräunlich-gelbliche **Hyperkeratose** (Abb. **25.8**). Zunehmende Verdickung des Herdes und fingerförmiges Einwachsen in die Umgebung sprechen für ein invasives Wachstum. Bei ca. 5 % der Patient*innen kommt es zur **Metastasierung**.

Besondere Lokalisationen:

- **Lippenkarzinom** (Abb. **25.8c**)
- **Mundschleimhautkarzinom**
- **Peniskarzinom** (Abb. **25.8d**)
- **Vulvakarzinom**
- **Analrandkarzinom**

25.2.2 Plattenepithelkarzinom (PEK)

▶ Synonym. spinozelluläres Karzinom, Stachelzellkarzinom, Epithelioma spinocellulare, Spinaliom

▶ Definition. Das Plattenepithelkarzinom (PEK) ist ein Tumor epidermalen Ursprungs. Es wächst relativ langsam über Monate bis Jahre infiltrierend und destruierend, metastasiert aber eher selten.

Epidemiologie: Das PEK der Haut ist nach dem Basalzellkarzinom der **zweithäufigste maligne Hauttumor**. In Mitteleuropa beträgt die Anzahl der Neuerkrankungen etwa 30 pro 100 000 Einwohner und Jahr mit steigender Inzidenz (höhere Werte in sonnenreichen Ländern). Das Durchschnittsalter liegt bei 70 Jahren, wobei Männer häufiger betroffen sind als Frauen. 80 % der Karzinome sind im Kopf-Hals-Bereich lokalisiert.

▶ Merke. Basalzellkarzinome und Plattenepithelkarzinome sind die beiden häufigsten malignen Hauttumoren.

Ätiologie und Pathogenese: Das PEK entsteht meist aus einem In-situ-Karzinom (aktinische Keratose, Morbus Bowen oder Erythroplasie Queyrat) oder auf durch bestimmte Noxen vorgeschädigter Haut.
Die wichtigsten ätiologischen Faktoren sind:

- **UV-Licht (!)**
- **ionisierende Strahlen**
- **chronisch-degenerative** und **chronisch-entzündliche Hauterkrankungen** (Narben, Hautatrophien, Lupus vulgaris oder erythematodes, Ulcus cruris, lichenoide Erkrankungen)
- **chemische Noxen** (Öl, Teer, Arsen, Tabak, Ruß)
- **onkogene Viren** (HPV 5, 8, 16 und 18)
- **Immunsuppression**, z. B. nach Organtransplantation (bis zu 250-fach erhöhtes Risiko), bei malignen Erkrankungen oder bei HIV-Infektion

Klinik: Das PEK beginnt häufig unauffällig mit einer kleinen, leicht erhabenen, warzigen, breit aufsitzenden bräunlich-gelblichen **Hyperkeratose** (Abb. **25.8**). Diese abzulösen gelingt meist nicht ohne eine kleine Blutung. Invasives Wachstum zeichnet sich durch eine zunehmende Verdickung des Herdes sowie ein fingerförmiges Einwachsen in die Umgebung mit zumeist entzündlichem Randsaum aus. Aus größeren Tumoren lassen sich z. T. gelbliche Hornmassen entleeren. Schmerzen treten meist keine auf.
Bei ca. 5 % der Patient*innen kommt es zur **Metastasierung**, zunächst in die regionären Lymphknoten, später auch in andere Organe. Die 5-Jahres-Überlebensrate beträgt bei Metastasierung ca. 25–50 %.

Besondere Lokalisationen:

- **Lippenkarzinom:** Die wichtigste Ursache stellt die **UV-Strahlung** dar, daher ist in den meisten Fällen die **Unterlippe** betroffen („Sonnenbalkon“, Abb. **25.8c**). Daneben spielen chemische, thermische und mechanische Noxen (Pfeifenraucher, Glasbläser) eine Rolle.
- **Mundschleimhautkarzinom:** 80 % aller malignen Neubildungen in der Mundhöhle. **Tabakkonsum**, **Alkohol** und HPV-Infektion zählen zu den wichtigsten Risikofaktoren. Das **Zungenkarzinom** stellt eine häufige Variante dar und ist bevorzugt am Zungenrand lokalisiert. Frühzeitig kommt es zur Metastasierung in die regionären Halslymphknoten.
- **Peniskarzinom:** Bestimmte Kofaktoren wie Smegma, chronisch-rezidivierende Entzündungen und Papillomviren (HPV 16 und 18) spielen eine Rolle. Die Erythroplasie Queyrat oder die bowenoide Papulose stellen das Carcinoma in situ dar. Klinisch zeigt sich ein exophytisch verrukös wachsender oder ulzerierender Tumor, der bevorzugt an der Dorsalseite der Glans lokalisiert ist (Abb. **25.8d**). Das Peniskarzinom metastasiert frühzeitig (bei ca. 50 % der Patienten) in die regionären Lymphknoten.

25.8 Plattenepithelkarzinome mit unterschiedlichen Lokalisationen

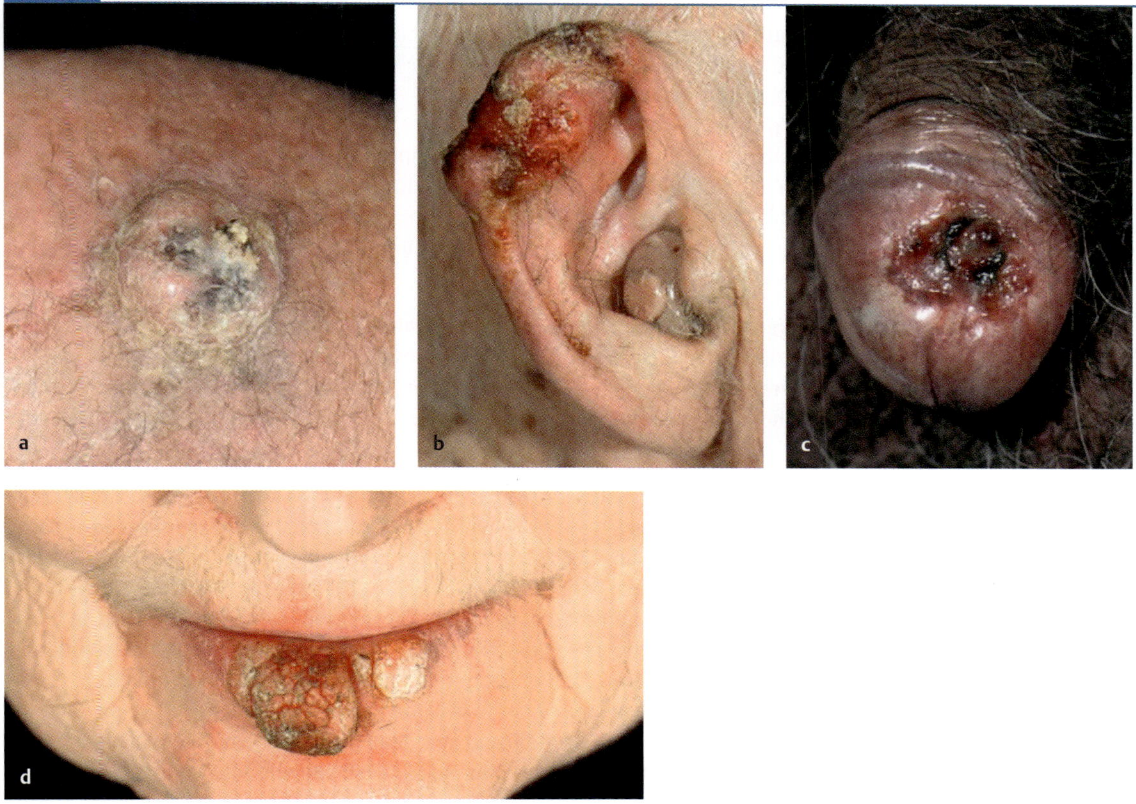

a Handrücken.
b Ohr.
c Penis.
d Unterlippe.

- **Vulvakarzinom:** Es findet sich meist im Bereich des Übergangs der Labia majora zu den Labia minora und im Bereich der Klitoris; häufig auf dem Boden eines Lichen sclerosus et atrophicus, eines Morbus Bowen, einer bowenoiden Papulose oder eines extramammären Morbus Paget. Aufgrund der großen Metastasierungsneigung ist die Prognose ungünstig.
- **Analrandkarzinom:** Es manifestiert sich auf dem Boden einer analen intraepithelialen Neoplasie (AIN), wobei Grad III einem Carcinoma in situ entspricht. Klinisch imponiert das Analrandkarzinom als derber, meist verruköser, hautfarbener bis rötlicher Knoten. Bei Exulzeration macht der Tumor zunehmend Beschwerden in Form von Juckreiz, Nässen, Blutung und Schmerzen. Ohne Therapie kommt es destruierend zur Infiltration tieferer Gewebestrukturen und schließlich zur Metastasierung in die regionären Lymphknoten.

Diagnostik: Die Diagnose wird klinisch gestellt und muss durch Probebiopsie oder therapeutische Exzision histologisch gesichert werden. Weiterhin sollten eine klinische Untersuchung des Lymphabflussgebietes und – ab einer Tumordicke von > 2 mm – eine Lymphknotensonografie erfolgen. Bei infiltrierend und destruierend wachsenden Plattenepithelkarzinomen werden zudem CT- oder MRT-Untersuchungen zur Ausdehnungsdiagnostik notwendig.

Diagnostik: Klinische Diagnose mit histologischer Sicherung durch Probebiopsie oder therapeutische Exzision; weiterhin Lymphknotenpalpation und ggf. -sonografie sowie andere bildgebende Verfahren zur Ausdehnungsdiagnostik.

Histopathologie: Invasive PEK bestehen aus atypischen epithelialen Tumorzellformationen, die über die Epidermis hinaus in die Dermis infiltrierend und destruierend einwachsen. Die Zellen neigen zur **Verhornung** und je nach Differenzierungsgrad bilden sich sog. **Hornperlen** aus (v. a. bei gut differenzierten Tumoren zu finden). Kernpolymorphie, atypische Mitosen oder Kernhyperchromasie sind typische Charakteristika der Tumorzellen. In der Tumorumgebung findet sich häufig ein gemischtzelliges Entzündungsinfiltrat.
Neben dem Differenzierungsgrad der Tumorzellen sind für die Prognose der histologische Tumortyp und die histologisch messbare Tumordicke relevant.

Histopathologie: Atypische epitheliale Tumorzellformationen, die infiltrierend und destruierend in die Dermis einwachsen. Insbesondere bei gut differenzierten Tumoren findet man **Vorhornungen** und sog. **Hornperlen**. Neben dem Differenzierungsgrad der Tumorzellen sind für die Prognose der **histologische Tumortyp** und die histologisch messbare **Tumordicke** relevant.

Man unterscheidet folgende **histologischen Tumortypen:**
- spindelzelliges PEK der Haut (aggressives Verhalten)
- akantholytisches (adenoides) PEK
- PEK mit Hornbildung
- lymphoepitheliomartiges PEK
- verruköses PEK (gutartiges Verhalten)
- desmoplastisches PEK: stark infiltrativ (hohe Rezidiv- und Metastasierungsquote)

Mithilfe der **Tumordicke** lässt sich das Metastasierungsrisiko abschätzen. Während auf die Dermis begrenzte Tumoren (≤5 mm) sehr selten metastasieren, steigt die Metastasierungsrate mit zunehmender Tumordicke und erreicht bei Infiltration von ≥6 mm Werte zwischen 20 und 40 %.

Differenzialdiagnose: aktinische Keratosen, Keratoakanthom, Morbus Bowen, Basalzellkarzinom.

Differenzialdiagnose: Eine Vielzahl von benignen und malignen Hauttumoren kommen differenzialdiagnostisch infrage: aktinische Keratose, Keratoakanthom, Verruca vulgaris, Morbus Bowen, Basalzellkarzinom, seborrhoische Keratose, amelanotisches Melanom, Adnextumoren (z. B. Hidrozystom, Talgdrüsenadenom) und Hautmetastasen.

Therapie: Therapie der 1. Wahl ist die **chirurgische Exzision** mit Schnittrandkontrolle. Weitere Optionen sind Strahlentherapie (bei Inoperabilität) und Immuntherapie (bei Metastasierung).

Therapie: Das therapeutische Vorgehen richtet sich nach Lokalisation, Größe, Ausbreitung und ggf. nach histologischem Typ des Tumors. Die **vollständige chirurgische Exzision** mit einem Sicherheitsabstand von 0,4 cm bei Niedrigrisiko-PEK und ≥0,6 mm bei Hochrisiko-PEK sowie histopathologischer Kontrolle der Schnittränder stellt die Therapie der 1. Wahl dar. Die Sentinel-Lymphknoten-Biopsie (S. 74) kann bei PEK mit hohem Metastasierungsrisiko, v. a. im Rumpf- und Extremitätenbereich, diskutiert werden. Bei Befall der regionären Lymphknoten ist eine therapeutische Lymphadenektomie der jeweiligen Region empfohlen.

Die **Strahlentherapie** stellt aufgrund der hohen Strahlenempfindlichkeit der PEK eine gute Alternative bei lokaler oder allgemeiner Inoperabilität, großer Tumorausdehnung oder ungünstiger Lokalisation dar. Zudem sollte sie bei Vorliegen von Risikofaktoren für ein lokales oder lokoregionäres Rezidiv postoperativ angeboten werden.

Für **metastasierende oder lokal fortgeschrittene PEK** stehen Immuntherapeutika in Form von **PD-1-Inhibitoren** und den Wirkstoffen **Cemiplimab, Pembrolizumab und Nivolumab** zur Verfügung. Die Ansprech- und Überlebensraten sind gut und je nach Studien sehr vielversprechend.

Als prognostisch ungünstige Faktoren bzw. als Kriterien für Hochrisiko-PEK gelten:
- vertikale Tumordicke (> 6 mm)
- horizontaler Tumordurchmesser (≥2 cm)
- histologische Differenzierung (> Grad 3)
- Desmoplasie
- perineurales Wachstum
- Lokalisation (Unterlippe, Ohr)
- Immunsuppression (iatrogen oder erkrankungsbedingt)

Nachsorge: Sie besteht aus einer 5-jährigen klinischen Untersuchung der regionären Lymphknoten.

Nachsorge: Nach klinischer Erfahrung treten Rezidive und Metastasen innerhalb von 5 Jahren auf. Da die Metastasierung primär immer lymphogen lokoregionär erfolgt, ist eine 5-jährige klinische Untersuchung (Palpation) der regionären Lymphknoten ausreichend (je nach Risikoprofil 1–4-mal pro Jahr).

25.2.3 Verruköse Karzinome

Hochdifferenzierte, niedrigmaligne Plattenepithelkarzinome, die alle ein verruköses Aussehen haben, histologisch aber nur minimale Atypien zeigen; geringes Metastasierungsrisiko.

Prädilektionsstellen:
- Mundhöhle
- Genitoanalregion (**Condylomata gigantea**)
- Unterschenkel/Fußrücken (**Papillomatosis cutis carcinoides**)
- Fußsohlen (**Epithelioma cuniculatum**)

25.2.3 Verruköse Karzinome

Es handelt sich um **hochdifferenzierte, niedrigmaligne Plattenepithelkarzinome**, die alle ein verruköses Aussehen besitzen, histologisch aber nur minimale Atypien zeigen und ein geringes Metastasierungsrisiko aufweisen. Betroffen sind vorwiegend Männer. **HPV**, Tabakkonsum und traumatische Einwirkungen scheinen bei der Entstehung eine Rolle zu spielen.

Es gibt 4 Prädilektionsstellen für verruköse Karzinome:
- Mundhöhle: **verruköses Karzinom der Mundhöhle** (floride orale Papillomatose, Ackerman-Karzinom)
- Genitoanalregion: **Condylomata gigantea** (Buschke-Löwenstein-Tumor) (S. 269)
- Unterschenkel/Fußrücken: **Papillomatosis cutis carcinoides**
- Fußsohlen: **Epithelioma cuniculatum**

25.2.4 Keratoakanthom

25.2.4 Keratoakanthom

▸ Definition. Das Keratoakanthom ist ein knotenförmiger, histologisch dem Plattenepithelkarzinom ähnlicher Hauttumor mit zentraler Eindellung, der einerseits durch ein schnelles Wachstum, andererseits durch eine hohe Spontanremission gekennzeichnet ist.

Epidemiologie: Die meisten Betroffenen sind älter als 60 Jahre, Männer sind häufiger betroffen als Frauen.

Ätiologie und Pathogenese: UV-Licht ist der Hauptrisikofaktor, da sich 90 % der Keratoakanthome auf chronisch lichtexponierter Haut entwickeln. Auch Verletzungen, Kontakt mit Teer, Rauchen und andere chemische Karzinogene spielen bei der Entstehung eine Rolle. In einigen Fällen wurde auch HPV-DNA gefunden.

Klinik: Das Keratoakanthom wächst häufig **innerhalb weniger Wochen** als meist solitärer, halbkugeliger, rosaroter bis rot-violetter Tumor, dessen **keratotisches Zentrum** häufig eingedellt oder ulzeriert ist. Prädilektionsstellen sind unbedeckte Körperteile, v. a. Gesicht oder Handrücken. Teleangiektasien ziehen, ähnlich wie beim Basalzellkarzinom, über den Randwall hinweg (Abb. **25.9**). Innerhalb weniger Monate kommt in den meisten Fällen das anfänglich schnelle Wachstum zum Stillstand und der Tumor bildet sich spontan zurück.
Neben dem solitären Keratoakanthom gibt es Sonderformen, die sich durch ihr Aussehen oder ihr multiples Auftreten unterscheiden.

Diagnostik: Die Diagnose wird in der Regel klinisch gestellt und histologisch gesichert.

Histopathologie: Histopathologisch zeigt das Keratoakanthom große Ähnlichkeit zum Plattenepithelkarzinom. Der histologische Schnitt sollte deshalb den gesamten Tumor erfassen. Zentral findet sich ein unregelmäßig geformter Krater mit großem **Hornpfropf**; dieser ist umkleidet oder teilweise lippenförmig überdeckt von pseudoepitheliomatös-hyperplastischem Epithel.

Differenzialdiagnose: Plattenepithelkarzinom (!), Basalzellkarzinom, hypertrophe aktinische Keratose, Molluscum contagiosum.

▸ Merke. Die wichtigste Differenzialdiagnose ist das Plattenepithelkarzinom. Neben den histopathologischen Unterschieden zeigt es im Gegensatz zum Keratoakanthom ein eher langsames Wachstumsverhalten.

Therapie: Eine Spontanremission ist theoretisch möglich, dennoch sollte die **chirurgische Exzision** des ganzen Tumors durchgeführt werden. Durch Kürettage oder Kryotherapie können kleinere Keratoakanthome entfernt werden. Auch eine Strahlentherapie oder 5-Fluorouracil bzw. Bleomycin oder Methotrexat intraläsional können zur Anwendung kommen. Eine Nachbeobachtung ist in jedem Fall indiziert.

⊙ 25.9 Keratoakanthom

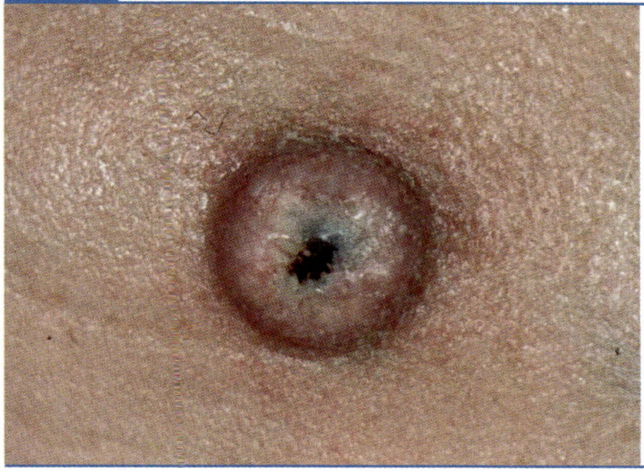

▸ Definition.

Epidemiologie: Meist sind Männer über 60 Jahre betroffen.

Ätiologie und Pathogenese: Hauptrisikofaktor ist das **UV-Licht**, weitere mögliche Auslöser sind chemische Karzinogene (z. B. Teer) und HPV.

Klinik: Das Keratoakanthom wächst als halbkugeliger, rötlicher Tumor, der **zentral verhornt** und häufig eingedellt oder ulzeriert ist (Abb. **25.9**). Prädilektionsstellen sind Gesicht und Handrücken. In den meisten Fällen kommt es zu einer spontanen Rückbildung im Verlauf weniger Monate.

Diagnostik: klinische Diagnose mit histologischer Sicherung.

Histopathologie: große Ähnlichkeit zum Plattenepithelkarzinom, zentral unregelmäßig geformter Krater mit großem **Hornpfropf**.

Differenzialdiagnose: Plattenepithelkarzinom (!), Basalzellkarzinom.

▸ Merke.

Therapie: Trotz Tendenz zur Spontanremission sollte der Tumor **chirurgisch exzidiert** werden.

⊙ 25.9

⊙ 25.10

⊙ 25.10 **Morbus Paget der Mamille**

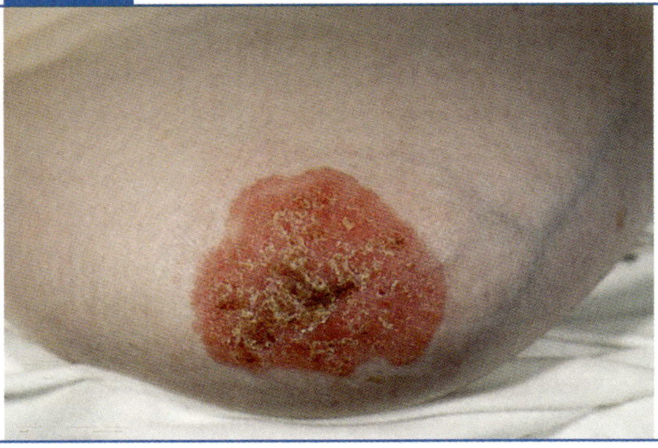

25.2.5 Morbus Paget der Mamille

► Definition.

Epidemiologie: Seltene Erkrankung, die meist bei Frauen ab dem 40. Lebensjahr auftritt.
Ätiologie und Pathogenese: Ausbreitung von Tumorzellen eines **Adenokarzinoms der Brust** in die Mamille und die umgebende Haut.
Klinik: scharf begrenzter, leicht erythematosquamöser, **ekzemähnlicher** Herd (Abb. **25.10**).

Diagnostik: Die Diagnose erfolgt histopathologisch.

Histopathologie: Diffuse Durchsetzung der Epidermis mit **Paget-Zellen**.

Differenzialdiagnose: Mamillenekzem, Kontaktekzem.

Therapie: Sie erfolgt je nach Stadium und Art des zugrunde liegenden Mammakarzinoms.

25.2.5 Morbus Paget der Mamille

► Definition. Der Morbus Paget der Mamille ist ein Adenokarzinom der Haut, das durch kontinuierliche Ausbreitung eines Mammakarzinoms entsteht.

Epidemiologie: Der Morbus Paget ist selten und kommt meist bei Frauen ab dem 40. Lebensjahr vor (sehr selten bei Männern).

Ätiologie und Pathogenese: Tumorzellen eines **Adenokarzinoms der Brust** breiten sich per continuitatem in die Mamille und die umgebende Haut aus (epidermotropes Adenokarzinom).

Klinik: Ein von der Brustwarze ausgehender scharf begrenzter, leicht erythematosquamöser Herd mit Juckreiz oder Schmerzen (Abb. **25.10**). Dieser vergrößert sich langsam und entwickelt ein **ekzemähnliches Aussehen**. Häufig ist retromamillär ein Tumorknoten tastbar.

Diagnostik: Jede **einseitige** ekzemartige Hautveränderung im Bereich der Brustwarze und des Warzenhofs sollte histopathologisch untersucht werden.

Histopathologie: Es zeigt sich eine diffuse Durchsetzung der Epidermis mit **Paget-Zellen** (auffallend große, klare PAS-positive epidermale Zellen mit hellem Zytoplasma und großen, meist ovalen Zellkernen). In der oberen Dermis findet sich ein lymphohistiozytäres Entzündungsinfiltrat.

Differenzialdiagnose: Mamillenekzem, Kontaktekzem, Psoriasis, Skabies, Morbus Bowen, superfizielles Basalzellkarzinom.

Therapie: Prognose und Therapie des Morbus Paget hängen vom Stadium und der Art des zugrunde liegenden Mammakarzinoms ab. Die alleinige Behandlung der Hautveränderung ist nicht ausreichend.

25.2.6 Extramammärer Morbus Paget (EMP)

► Definition.

Epidemiologie: sehr selten, meist bei Frauen.

Ätiologie und Pathogenese: Es handelt sich um ein **Adenokarzinom der Haut**, das meist von den **apokrinen Schweißdrüsen** ausgeht. Selten liegt ein Adenokarzinom anderer Lokalisation (z. B. Rektum) zugrunde.

25.2.6 Extramammärer Morbus Paget (EMP)

► Definition. Der extramammäre Morbus Paget ist ein Adenokarzinom der Haut, zumeist im Anogenitalbereich.

Epidemiologie: Der extramammäre Morbus Paget (EMP) ist sehr selten. Frauen sind deutlich häufiger betroffen als Männer. Der EMP wird in einen primären EMP (Typ I) und sekundären EMP (Typ II – assoziiert mit einem kolorektalen Karzinom – und Typ III – assoziiert mit einem urogenitalen Karzinom) unterteilt.

Ätiologie und Pathogenese: Es handelt sich um ein **Adenokarzinom der Haut**, das klinisch und histologisch dem Morbus Paget der Mamille entspricht. Die Tumorzellen entstammen meist den **apokrinen Schweißdrüsen**, nur in etwa 10 % der Fälle ist die Quelle ein Adenokarzinom anderer Lokalisation (Rektum, Prostata, Blase, Zervix) zu finden, das sich in die Haut ausgebreitet hat.

25.11 Extramammärer Morbus Paget (EMP)

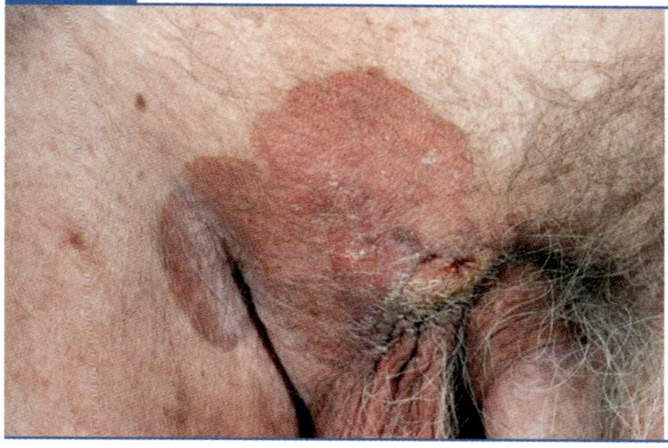

25.11

Klinik: Langsam wachsender, scharf begrenzter, erythematöser, verkrusteter Herd. Die bevorzugte Lokalisation ist die **Anogenital**- oder **Leistenregion** (Abb. **25.11**); aber auch die Axillen, die Nabelregion oder die Ohrmuscheln können betroffen sein.

Klinik: scharf begrenzter erythematöser, verkrusteter Herd, bevorzugt in der **Anogenital**- oder **Leistenregion** (Abb. **25.11**).

Diagnostik: Jede ekzematöse Hautveränderung in den genannten Regionen sollte histologisch abgeklärt werden. Das histologische Bild entspricht dem des Morbus Paget der Mamille (S. 366).
Zudem müssen die regionären Lymphknoten untersucht und durch weitere bildgebende Verfahren ein möglicherweise zugrunde liegendes Adenokarzinom (Rektum, Prostata, Blase, Zervix) ausgeschlossen werden.

Diagnostik: Die Diagnose erfolgt histopathologisch, siehe Morbus Paget der Mamille (S. 366). Zusätzlich Untersuchung der regionären Lymphknoten und Ausschluss anderer Adenokarzinome durch bildgebende Verfahren.

Differenzialdiagnose: nummuläres Ekzem, Psoriasis, Kontaktekzem, intertriginöse Kandidose Morbus Bowen

Differenzialdiagnose: nummuläres Ekzem, Psoriasis, Kontaktekzem, intertriginöse Kandidose.

Therapie: Der Hautherd sollte weit im Gesunden exzidiert werden. Wird ein zugrunde liegendes Adenokarzinom gefunden, so sollten dieses und der Hautherd radikal chirurgisch entfernt werden.
An topischen Therapien werden **Imiquimod** 5 %, **5-Fluorouracil** oder **photodynamische Therapie (PDT)** (S. 65) eingesetzt.
Bei metastasierenden extramammärem Morbus Paget stehen verschiedene Chemotherapeutika und auch PD-1-Inhibitoren zur Verfügung.

Therapie: Der Hautherd sollte weit im Gesunden exzidiert werden; ggf. Exzision eines zugrunde liegenden Adenokarzinoms.

25.2.7 Hautmetastasen

25.2.7 Hautmetastasen

▸ **Definition.** Bei Hautmetastasen handelt es sich um sekundär in die Haut abgesiedelte Tochtergeschwülste aus Karzinomen innerer Organe. Sie entstehen per continuitatem, hämatogen oder lymphogen.

▸ Definition.

Epidemiologie: Bei etwa 1–2 % der Patient*innen mit metastasierenden Tumoren kommt es zu Absiedelungen in der Haut, was prognostisch als schlechtes Zeichen zu werten ist. Dabei gilt, dass die am häufigsten vorkommenden malignen Tumoren auch die meisten Hautmetastasen verursachen:
- Bei Männern: **Bronchialkarzinom**, malignes Melanom, Kolonkarzinom, Plattenepithelkarzinome der Mundhöhle, Nierenzellkarzinom und Adenokarzinom des Magens (beim häufigen Prostatakarzinom dagegen entstehen nur sehr selten Hautmetastasen).
- Bei Frauen: **Mammakarzinom**, Ovarialkarzinom, Lungenkarzinom, Plattenepithelkarzinome der Mundhöhle und Kolonkarzinom.

Epidemiologie: Hautmetastasen entstehen bei etwa 1–2 % der Patient*innen mit metastasierenden Tumoren.

Klinik: Hautmetastasen können kutan oder subkutan lokalisiert sein. Das klinische Bild ist sehr variabel (Abb. **25.12**). Häufig finden sich hautfarbene bis rote, harte, unterschiedlich große Knoten, die selten ulzerieren und häufig nur palpiert werden können.
Hämatogene Metastasen kommen am häufigsten an Bauch und Oberschenkel vor. Dabei behält die Metastase weitgehend ihre histopathologischen Charakteristika bei, wodurch der Sitz des Primärtumors identifiziert werden kann.
Lymphogene Metastasen findet man in erweiterten Lymphgefäßen der oberen und mittleren Dermis. Beim Mammakarzinom kann es dabei zu einer flammenden, erysipelähnlichen Rötung der Haut kommen (**Erysipelas carcinomatosum**, Abb. **25.12b**).

Klinik: Das klinische Bild ist sehr variabel: häufig hautfarbene bis rote, harte, unterschiedlich große Knoten (Abb. **25.12**).

25.12 Hautmetastasen

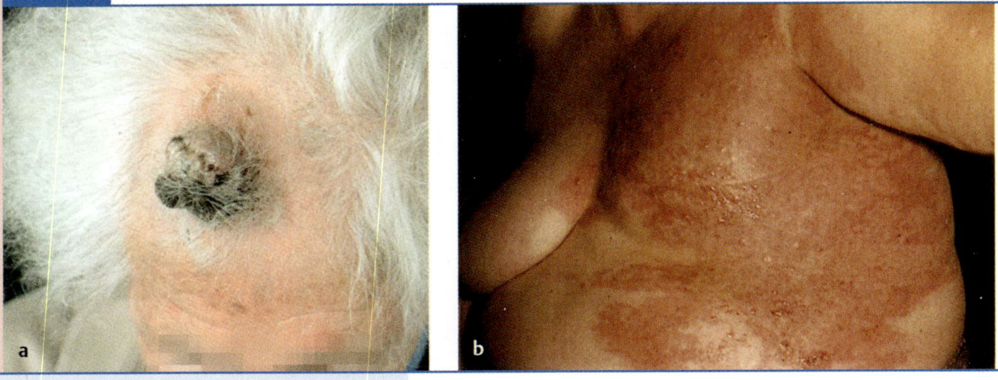

a Hautmetastase bei Bronchialkarzinom.
b Erysipelas carcinomatosum bei Mammakarzinom.

Diagnostik: Anamnese, klinisches Bild und Histopathologie.

Diagnostik: Die Diagnose ergibt sich aus Anamnese, klinischem Bild und Histopathologie.

Histopathologie: Sie ermöglicht einen Rückschluss auf den Sitz des Primärtumors:
- **Adenokarzinome:** Kolon, Lunge, Brust, Niere, Ovar, Magen
- **Plattenepithelkarzinome:** Mundhöhle, Ösophagus, Lunge, Zervix, Penis, Haut

Histopathologie: Aufgrund der Histopathologie ist ein Rückschluss auf den Sitz des Primärtumors möglich:
- **Adenokarzinome:** Der Primärtumor findet sich meist in Kolon, Lunge, Brust, Niere, Ovar oder Magen.
- **Plattenepithelkarzinome:** Der Primärtumor liegt meist in Mundhöhle, Ösophagus, Lunge, Zervix, Penis oder Haut.

Therapie: Die Therapie richtet sich nach der Behandlung des Primärtumors.

Therapie: Die Therapie richtet sich im Wesentlichen nach der Behandlung des Primärtumors. Bei einzelnen Hautmetastasen ist eine chirurgische Exzision möglich, flächenhafte Metastasen können radio- oder chemotherapeutisch behandelt werden.

25.2.8 Merkelzellkarzinom (MZK)

25.2.8 Merkelzellkarzinom (MZK)

► Synonym.

► Synonym. neuroendokrines Karzinom, trabekuläres Karzinom

► Definition.

► Definition. Äußerst maligner neuroendokriner Tumor der Haut, der zu Lokalrezidiven und lymphogener Metastasierung neigt. Mit einem letalen Ausgang ist in 30–70 % der Fälle zu rechnen.

Epidemiologie: selten, meist bei älteren Männern.

Epidemiologie: Das MZK ist selten und findet sich häufiger bei Männern, helleren Hauttypen und älteren Menschen zwischen 75 und 80 Jahren.

Ätiologie und Pathogenese: Merkelzellpolyomavirus, UV-Exposition, Immunsuppression.

Ätiologie und Pathogenese: Merkelzellpolyomavirus, UV-B-Exposition und Immunsuppression spielen in Ätiologie und Pathogenese eine bedeutende Rolle.

Klinik: Solider, rötlich-violetter, weicher Tumor mit raschem Wachstum, der meist im Gesicht und an den Extremitäten lokalisiert ist (Abb. **25.13**). Große Neigung zu Lokalrezidiven und lymphogener Metastasierung.

Klinik: Das MZK ist meist im Gesicht und an den Extremitäten lokalisiert. Es zeigt sich als solider, rötlich-violetter, mäßig scharf begrenzter, weicher Tumor mit raschem Wachstum und (selten) Ulzeration (Abb. **25.13**).

25.13 Merkelzellkarzinom (MZK)

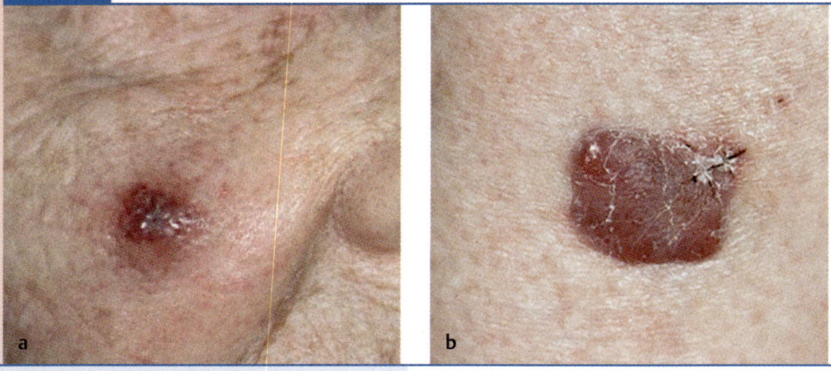

Rötlich-livide Tumoren
a häufig im Gesicht
b an den Extremitäten

Das Akronym **AEIOU** wurde erarbeitet, um eine Hilfestellung bei der Diagnosefindung zu geben:

- A = asymptomatisch
- E = schnelle Expansion
- I = immunsupprimierte*r Patient*in
- O = ältere (older) Betroffene (> 50 Jahre)
- U = UV-exponierte Haut

Es besteht eine große Neigung zu Lokalrezidiven und zu lymphogener Metastasierung.

Diagnostik: Die Diagnose wird klinisch, histopathologisch und immunhistochemisch gestellt. Zur Ausbreitungsdiagnostik sollten eine Lymphknotensonografie, ein CT-Thorax und -Abdomen, ein MRT-Schädel sowie eine Sentinel-Lymphknoten-Biopsie erfolgen. Bei klinischem Verdacht auf Fernmetastasierung schließen sich Abdomen- und Thorax-CT sowie MRT des Gehirns an.

Diagnostik: Klinische, histopathologische und immunhistochemische Diagnose. Ausbreitungsdiagnostik durch Lymphknotensonografie, CT-Thorax und -Abdomen, ein MRT-Schädel sowie Sentinel-Lymphknoten-Biopsie.

Histopathologie: Es finden sich in Dermis bis Subkutis reichende, solide Nester oder breite trabekuläre, anastomosierende Stränge monomorpher kleiner Tumorzellen mit rundlichen oder ovalen Kernen sowie zahlreichen Mitosen. Die Epidermis bleibt zunächst intakt. Der immunhistochemische Nachweis von Zytokeratin 20 (CK20) (S. 20) und Synaptophysin ist diagnostisch bedeutsam.

Histopathologie: solide Nester oder breite trabekuläre, anastomosierende Stränge monomorpher kleiner Tumorzellen. Immunhistochemischer Nachweis von Zytokeratin 20 und Synaptophysin.

Differenzialdiagnose: An eine Vielzahl von benignen und malignen Hauttumoren sowie Hautmetastasen ist zu denken.

Differenzialdiagnose: andere benigne und maligne Hauttumoren.

Therapie: Die **chirurgische Exzision** mit 1–3 cm Sicherheitsabstand ist wegen des hohen Lokalrezidivrisikos anzustreben. Im Weiteren sollte eine **adjuvante Strahlentherapie** der Tumor- und regionären Lymphabflussregion durchgeführt werden.
Isolierte Satelliten- oder In-transit-Metastasen sollten nach Möglichkeit vollständig chirurgisch entfernt werden. Bei Inoperabilität von Primärtumor oder Metastasen sollte eine Radiatio oder eine Systemtherapie in Betracht gezogen werden, wobei hier bevorzugt eine Immuntherapie mit **PD-1/ PD-L 1-Immuncheckpointinhibitoren (Avelumab, Pembrolizumab, Nivolumab)** eingesetzt werden.
Wegen der erhöhten Gefahr von lokoregionären Rezidiven innerhalb der ersten 2 Jahre nach Diagnosestellung soll eine **engmaschige klinische und bildgebende Nachsorge** in vierteljährlichen Abständen durchgeführt werden. Ab dem 3. Jahr kann auf eine Nachsorge in halbjährlichen Abständen für weitere 3 Jahre übergegangen werden.

Therapie: weite **chirurgische Exzision** und **adjuvante Strahlentherapie**.

Nachsorge: engmaschige klinische und bildgebende Nachsorge in zunächst vierteljährlichen Abständen, ab dem 3. Jahr in halbjährlichen Abständen für weitere 3 Jahre.

Prognose: Die 5-Jahres-Überlebensrate beträgt ca. 65 %. Lokalrezidive und/oder Lymphknotenmetastasen treten bei ca. 50 % aller Patient*innen im 1. Jahr nach Entfernung des Primärtumors auf. Ungünstige Prognosefaktoren sind fortgeschrittenes Tumorstadium, männliches Geschlecht sowie jüngeres Lebensalter.

Prognose: Die 5-JÜR beträgt ca. 65 %. Lokalrezidive und/oder Lymphknotenmetasatsen treten bei ca. 50 % aller Patient*innen im 1. Jahr nach Tumorexzision auf.

25.3 Malignes Melanom

25.3 Malignes Melanom

► Definition. Das maligne Melanom der Haut ist ein bösartiger Tumor des **melanozytären Zellsystems**. Es besteht eine frühzeitige Tendenz zur Metastasierung (lymphogen und hämatogen) und damit eine ungünstige Prognose. Das maligne Melanom macht etwa 90 % der Todesfälle an Hautkrebs aus.

► Definition.

Epidemiologie: Bei der weißen Bevölkerung nimmt die Inzidenz weltweit ständig zu. In Deutschland beträgt die durchschnittliche Inzidenz ca. 22 Fälle pro 100 000 Einwohner und Jahr. Bei Menschen mit stärkerer Pigmentierung (Hauttyp V und VI) ist das Melanom selten und kommt nahezu ausschließlich palmoplantar und im Schleimhautbereich vor (siehe auch Kapitel „Dermatologische Besonderheiten der Hautfarbe" [S. 522]).
Männer sind etwas häufiger betroffen als Frauen, wobei das mittlere Erkrankungsalter bei den Männern mit 64 Jahren um etwa 5 Jahre höher liegt als bei den Frauen. Bei Männern finden sich die Melanome meist am **Stamm** (v. a. Rücken), während sie bei Frauen vorwiegend an der **unteren Extremität** (v. a. Unterschenkel) lokalisiert sind.

Epidemiologie: Bei der weißen Bevölkerung nimmt die Inzidenz weltweit ständig zu. Bei Männern sind die Melanome meist am **Stamm**, bei Frauen meist an der **unteren Extremität** lokalisiert.

Ätiologie und Pathogenese: Risikofaktoren für das Melanom sind:
- **multiple** und/oder **atypische Nävi**
- **UV-Exposition**
- **heller Hauttyp**
- **genetische Prädisposition**
- **Immundefizienz**

Ätiologie und Pathogenese: Zu den Risikofaktoren des malignen Melanoms zählen:
- **Vorläuferläsionen:** multiple (> 100) Nävi, atypische (dysplastische) Nävi (S. 347)
- **UV-Exposition:** insbesondere schwere und gehäufte Sonnenbrände, v. a. in der Kindheit
- **heller Hauttyp** (Hauttyp I und II, siehe Tab. **37.1**)
- **genetische Prädisposition:** Bei etwa 5–10 % ist eine familiäre Häufung zu beobachten.
- **Immundefizienz** (z. B. bei medikamentöser Immunsuppression oder HIV-Infizierten)

► Merke.

► Merke. Die meisten Melanome entwickeln sich **de novo** auf gesunder Haut; nur etwa 20–50 % entstehen aus vorbestehenden Vorläuferläsionen.

Klinik: Man unterscheidet 4 Melanomtypen:
- superfiziell-spreitendes Melanom (60–70 %)
- noduläres Melanom (15–20 %)
- Lentigo-maligna-Melanom (5–15 %)
- akrolentiginöses Melanom (5–10 %)

Klinik: Klinisch und histologisch lassen sich 4 Melanomtypen unterscheiden:
- superfiziell-spreitendes Melanom (60–70 %)
- noduläres Melanom (15–20 %)
- Lentigo-maligna-Melanom (5–15 %)
- akrolentiginöses Melanom (5–10 %)

Superfiziell-spreitendes Melanom (SSM):
- **Klinik:** makulöse, z. T. papulöse Läsion mit unregelmäßiger Begrenzung und inhomogener Farbverteilung mit **primär horizontalem Wachstum** (Abb. **25.14a**).
- **Histopathologie:** Charakteristisch sind große, zytoplasmareiche Tumorzellen (**„pagetoide Melanomzellen“**).

Superfiziell-spreitendes Melanom (SSM):
- **Klinik:** Klinisch imponiert das SSM als eine makulöse Pigmentläsion, die teilweise exzentrisch papulöse Anteile aufweisen kann. **Primär** besteht eine **horizontale Wachstumstendenz**. Charakteristisch sind eine asymmetrische Form mit meist **scharfer**, aber **unregelmäßiger Begrenzung** und das Vorkommen **verschiedener Farbtöne**. Diese können von schwarz, braun, rot bis grau-bläulich und weiß reichen. Hellere Anteile entsprechen in der Regel Regressionszonen (Abb. **25.14a**).
- **Histopathologie:** Die Epidermis ist häufig leicht akanthotisch verbreitert und von großen rundlichen, atypischen Melanozyten mit reichlich hellem Zytoplasma durchsetzt, die den Zellen des Morbus Paget ähneln (**„pagetoide Melanomzellen“**). Ist die Basalmembran durchbrochen, liegt ein invasives Melanom vor.

Noduläres Melanom (NMM):
- **Klinik:** knotiger, exophytischer, schwarzbrauner, häufig erosiv-blutiger Tumor, der **primär vertikales Wachstum** zeigt (Abb. **25.14b**).
- **Histopathologie:** Spindelige, epitheloide oder pleomorphe Melanomzellen, die Epidermis und Dermis infiltrieren.

Lentigo-maligna-Melanom (LMM):
- **Klinik:** unregelmäßige, unscharf begrenzte makulöse Pigmentläsion mit verschiedenen Farbtönen (Abb. **25.14d**); entsteht in aller Regel aus einer **Lentigo maligna** (Abb. **25.14c**).
- **Histopathologie:** Nester atypischer, stark pigmentierter melanozytärer Zellen infiltrieren die Dermis.

Akrolentiginöses Melanom (ALM):
- **Klinik:** vorwiegend **palmoplantare** und **subunguale** Lokalisation (Abb. **25.14e**). Meist unscharf begrenzte inhomogene Pigmentierungen, später auch ulzerierte Knoten.
- **Histopathologie:** atypische Melanozyten, die nestförmig die Epidermis durchsetzen und in die Dermis vorwachsen.

Noduläres Melanom (NMM):
- **Klinik:** Das NMM ist ein knotiger, exophytischer, überwiegend schwarz-brauner, häufig erosiv-blutiger Tumor, der **primär vertikales Wachstum** zeigt (Abb. **25.14b**).
- **Histopathologie:** Spindelige, epitheloide oder pleomorphe Melanomzellen infiltrieren Epidermis und Dermis, gelegentlich auch die Subkutis.

Lentigo-maligna-Melanom (LMM):
- **Klinik:** Das LMM tritt fast ausschließlich an sonnenexponierter Gesichtshaut älterer Patient*innen auf und entsteht in aller Regel aus einer **Lentigo maligna** (Melanoma in situ, siehe Abb. **25.14c**). Klinisch imponiert es als unregelmäßige, unscharf begrenzte makulöse Pigmentläsion mit verschiedenen Brauntönen und teilweise schwarzen Anteilen (Abb. **25.14d**).
- **Histopathologie:** Von der Epidermis ausgehend infiltrieren Nester atypischer, zumeist stark pigmentierter melanozytärer Zellen die Dermis.

Akrolentiginöses Melanom (ALM):
- **Klinik:** Das ALM findet sich vorwiegend **palmoplantar** und **subungual**. Es zeichnet sich in seiner Frühphase meist durch unscharf begrenzte inhomogene Pigmentierungen aus. Ulzerierte Knoten werden in späteren Stadien beobachtet. Subunguale ALM beginnen häufig als bräunliche Flecken oder streifige Pigmentierungen des Nagelbettes (Melanonychie), die auch auf die Nagelumgebung übergreifen können (**Hutchinson-Zeichen**, Abb. **25.14e**). In fortgeschrittenen Stadien kommt es zu Entzündung, Knotenbildung und schließlich Destruktion der Nagelplatte.
- **Histopathologie:** In der basalen akanthotischen Epidermis finden sich zahlreiche atypische Melanozyten, die nestförmig die Epidermis durchsetzen und invasiv in die Dermis vorwachsen.

Sonderformen:
- **Amelanotisches malignes Melanom (AMM)** (Abb. **25.14f**)
- Aderhautmelanom
- Schleimhautmelanom
- unklassifizierbare maligne Melanome

Sonderformen: Ca. 5 % aller Melanome sind Sonderformen:
- **Amelanotisches malignes Melanom (AMM)** (Abb. **25.14f**)
- Aderhautmelanom
- Schleimhautmelanom
- unklassifizierbare maligne Melanome

⊙ 25.14 **Malignes Melanom**

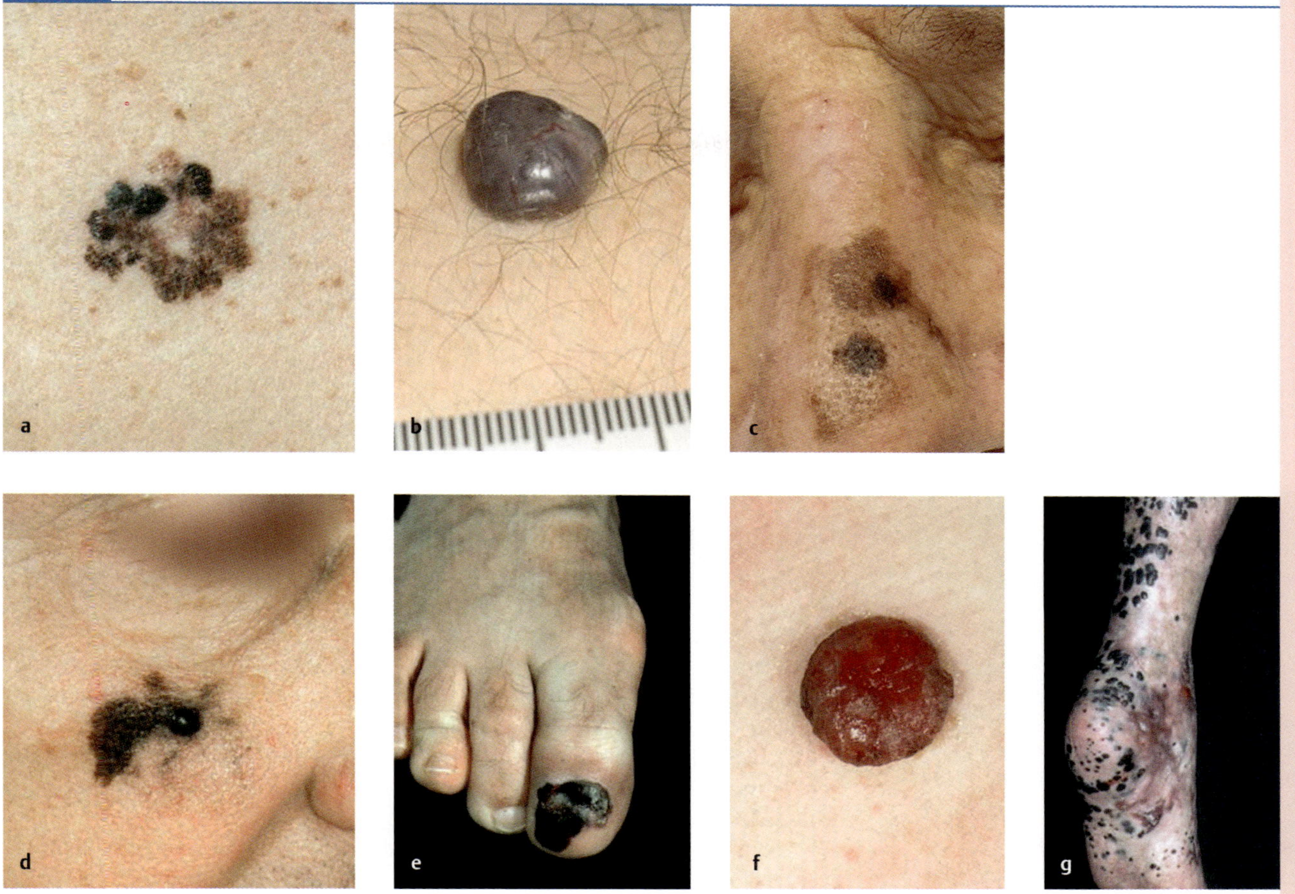

a Superfiziell-spreitendes Melanom.
b Noduläres Melanom.
c Lentigo maligna.
d Lentigo-maligna-Melanom.
e Akrolentiginöses Melanom mit Hutchinson-Zeichen.
f Amelanotisches malignes Melanom.
g Melanommetastasen.

Verlauf: Das maligne Melanom kann frühzeitig primär sowohl lymphogen als auch hämatogen metastasieren. Überwiegend zeigt sich zunächst eine Metastasierung ins regionäre Lymphabflussgebiet (Satelliten-Metatastasen, In-transit-Metastasen, Lymphknotenmetastasen), im späteren Verlauf kann es zur Metastasierung in nahezu jedes Körperorgan kommen (Abb. **25.14g**).

Verlauf: frühzeitig primär lymphogene oder hämatogene Metastasierung; zunächst meist ins regionäre Lymphabflussgebiet (Satelliten-Metatastasen, In-transit-Metastasen, Lymphknotenmetastasen), später in nahezu jedes Körperorgan (Abb. **25.14g**).

► Merke. Das Metastasierungsrisiko steigt mit zunehmender Tumordicke (Breslow) und dem histologischen Vorhandensein einer Ulzeration.

► Merke.

Diagnostik: Der Verdacht auf ein malignes Melanom ist gegeben, wenn ein Pigmentmal neu auftritt, wächst oder sich in Form und/oder Farbe verändert. Hilfreich kann dabei klinisch sowie auflichtmikroskopisch die sog. **ABCDE-Regel** sein (siehe auch Abb. **24.9**).

Diagnostik: Zur Früherkennung des malignen Melanoms hat sich klinisch und auflichtmikroskopisch die **ABCDE-Regel** bewährt.

► Merke. Pigmentmale gelten nach folgenden Kriterien als suspekt:
- **A – Asymmetrie:** in Form und Farbe
- **B – Begrenzung:** unscharf und/oder unregelmäßig
- **C – Colorit:** mehrfarbig, inhomogen
- **D – Durchmesser:** > 5 mm
- **E – Entwicklung:** innerhalb kurzer Zeit

► Merke.

25.15 Tumoreindringtiefen der Melanome: Breslow (mm) und Clark (Level I–IV)

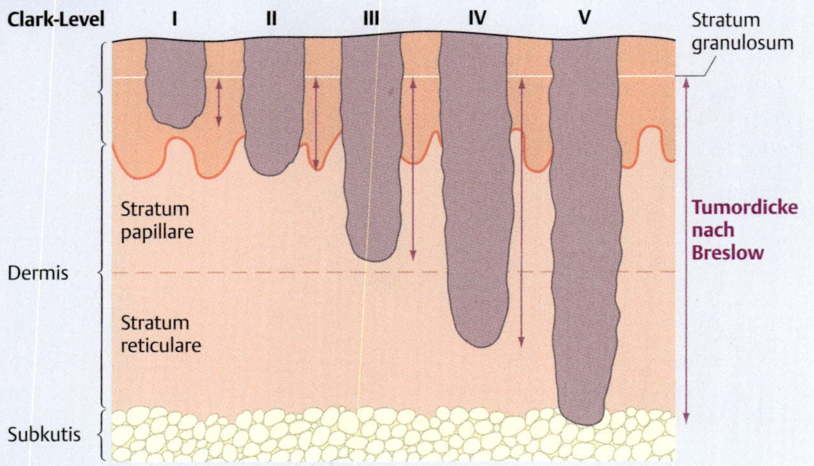

Clark-Level: Angabe nach infiltrierten Hautschichten:
Level I intraepidermal
Level II Invasion bis ins Stratum papillare
Level III Invasion des gesamten Stratum papillare
Level IV Invasion bis ins Stratum reticulare
Level V Invasion bis ins subkutane Fettgewebe
Tumordicke nach Breslow: Absolute vertikale Tumorausdehnung bis zu den am tiefsten liegenden Tumorzellen (Angabe in mm).

Bei suspektem Befund erfolgt eine **Exzisionsbiopsie** des gesamten Pigmentmales. Die histologische Beurteilung umfasst den Melanomtyp, die **Tumordicke nach Breslow**, den **Invasionslevel nach Clark** und das Vorhandensein einer **Ulzeration** (Abb. **25.15**).

Weitere Maßnahmen: Lymphknotensonografie, Labordiagnostik, Biopsie des Wächterlymphknotens, ggf. CT, MRT oder PET.

Zusätzliche **Verdachtskriterien der Auflichtmikroskopie** sind:
- scharf gezeichnetes irreguläres Pigmentnetz, in der Peripherie abrupt abreißend
- braune/schwarze Globuli, Pseudopodien und radiäre Pigmentzeichnung
- Gefäßzeichnung: vermehrt, irreguläre Gefäßabbrüche, Haarnadelgefäße.

Wird ein Pigmentmal klinisch und auflichtmikroskopisch als suspekt beurteilt, erfolgt eine **Exzisionsbiopsie** des gesamten Pigmentmales mit kleinem Sicherheitsabstand. Durch die **histologische Aufarbeitung** wird die Diagnose gesichert. Im histopathologischen Befund werden der Melanomtyp, die **Tumordicke nach Breslow**, der **Invasionslevel nach Clark** sowie das Vorhandensein einer **Ulzeration** angegeben (Abb. **25.15**).
Bei einer Tumordicke ≥ 1 mm oder auch bei dünneren Melanomen (0,75–1 mm) bei vorhandener Ulzeration erhöhte Mitoserate und/oder ein jüngeres Lebensalter (< 40 Jahre) erfolgen zusätzlich eine **Lymphknotensonografie** der regionären Lymphknotenstationen, eine **Labordiagnostik** (Protein S 100) sowie die **Biopsie des Wächterlymphknotens** (S. 74). Je nach Tumorstadium erfolgt eine weitere Ausdehnungsdiagnostik (Staging) mittels CT-Thorax/Abdomen, MRT-Schädels oder PET.

Differenzialdiagnose: siehe Tab. **25.2**.

Differenzialdiagnose: siehe Tab. **25.2**.

25.2

25.2 Differenzialdiagnose des malignen Melanoms

pigmentierte nävoide und melanoyztische Veränderungen	▪ pigmentierter Nävuszellnävus ▪ Naevus papillomatosus et pigmentosus ▪ Lentigo maligna ▪ Naevus bleu
vaskuläre Veränderungen	▪ thrombosiertes Hämangiom ▪ Angiokeratom ▪ Granuloma pyogenicum ▪ Glomustumor ▪ subunguales Hämatom
dermale Veränderungen	▪ pigmentiertes Dermatofibrom
sonstige	▪ pigmentierte seborrhoische Keratose ▪ pigmentiertes Basalzellkarzinom ▪ Keratoakanthom ▪ Hautmetastasen von Karzinomen

Therapie: Therapie des primären Melanoms: Exzisionsbiopsie und Nachexzision mit dem notwendigen Sicherheitsabstand innerhalb von 4 Wochen; ggf. adjuvante Immuntherapie.

Therapie: Therapie des primären Melanoms: Wurde histologisch die Diagnose eines malignen Melanoms gesichert, so sollte innerhalb von 4 Wochen nach der Exzisionsbiopsie eine **Nachexzision** mit einem notwendigen **Sicherheitsabstand** erfolgen. Dieser hängt von der Tumordicke ab:
- **Tumordicke ≤ 2 mm:** 1 cm
- **Tumordicke > 2 mm:** 2 cm

Bei manchen Lokalisationen (z. B. Gesicht, Akren) können diese Sicherheitsabstände nicht eingehalten werden. Hier kann durch eine Schnittrandkontrolle die In-toto-Entfernung sichergestellt werden.

Patient*innen mit erhöhtem Metastasierungsrisiko (Tumordicke > 1 mm oder mit histologisch vorhandener Ulzeration) wird je nach klinischem Stadium eine **adjuvante Immuntherapie mit Interferon-α, PD-1-Antikörper** (S. 42) (Nivolumab und Pembrolizumab), **BRAF- oder MEK-Inhibitoren** (S. 102) (Dabrafenib und Trametinib) angeboten (siehe Abb. **4.21**, Tab. **4.17**).

Therapie von regionären Metastasen: Bei regionären Lymphknotenmetastasen ist die **radikale regionäre Lymphadenektomie** indiziert. Auch hier wird anschließend eine adjuvante Immuntherapie empfohlen. Satelliten-/In-transit-Metastasen sollten ebenfalls nach Möglichkeit chirurgisch entfernt werden. Bei massiver Aussaat kommt fast ausnahmslos nur einer Immuntherapie infrage.

Therapie von regionären Metastasen: radikale regionäre Lymphadenektomie; ggf. adjuvante Immuntherapie.

Therapie von Fernmetastasen: Hier kommen je nach Lokalisation, Anzahl und Operabilität verschiedene therapeutische Optionen infrage (Operation, Chemo- oder Strahlentherapie), überwiegend leider bisher nur mit **palliativem** Ansatz. Allerdings konnte in den letzten Jahren ein Durchbruch in der lebensverlängernden Melanombehandlung mit **Immuncheckpoint-Inhibitoren** (S. 42) wie **CTL 4-Inhibitor** Ipilimumab und **PD-1-Antikörper** Nivolumab und Pembrolizumab, der **zielgerichteten Therapie mit BRAF-/ MEK-Kinase-Inhibitoren** (S. 102) (Dabarfenib und Trametinib, Vemurafenib und Cobimetinib sowie Encorafenib und Binimetinib) und dem **c-KIT-Kinasehemmer** Imatinib erzielt werden.

Therapie von Fernmetastasen: verschiedene Optionen (Operation, Chemo- oder Strahlentherapie sowie v. a. neue immunologische Therapieansätze).

Nachsorge: Die Nachsorgeintervalle und der Umfang der Nachsorgeuntersuchungen orientieren sich am klinischen Stadium der Erkrankung und sollten in den ersten 5 Jahren aufgrund des hohen Rezidivrisikos intensiver erfolgen. Die **Nachsorgeintervalle** für Kontrolluntersuchungen werden daher im 1.–5. Jahr alle 3–6 Monate und im 6.–10. Jahr alle 6–12 Monate empfohlen.

Die **Nachsorgeuntersuchungen** umfassen eine körperliche Untersuchung mit Erhebung des kompletten Pigment- und Lymphknotenstatus sowie je nach Risikogruppe zusätzlich bildgebende Diagnostik und Bestimmung des Tumormarkers Protein S 100.

Nachsorge: Empfohlen werden Kontrollen im 1.–5. Jahr alle 3–6 Monate und im 6.–10. Jahr alle 6–12 Monate.

Prognose: Kriterien zur Prognose liefern das **klinische Stadium**, der **Subtyp** (LMM hat eine bessere Prognose als AMM), die **Tumorlokalisation** und das **Geschlecht** (Männer haben eine schlechtere Prognose).

- **Stadium I** (Primärtumor ≤ 2 mm ohne Ulzeration) 98 %
- **Stadium II** (Primärtumor > 2 mm ohne Ulzeration bzw. > 1 mm mit Ulzeration) 82–94 %
- **Stadium III** (In-Transit-, Satelliten- oder Lymphknoten-Metastasen) 92–93 %
- **Stadium IV** (Stadium der Fernmetastasierung) 10–18 %

Prognose: Die 10-JÜR beträgt im Gesamtkollektiv 75–80 %. Wichtige prognostische Faktoren sind die **Tumordicke nach Breslow** und Ulzerationen.

▸ Klinischer Fall. Bei einem Hautkrebsaktionstag im Mai 2016 wurde bei der damals 33-jährigen Patientin am rechten Oberarm ein Melanom vom SSM-Typ entdeckt und exzidiert: Br. 2.9, Cl. IV mit Ulzeration. Bei der anschliessenden Nachexzision mit 2 cm Sicherheitsabstand und Sentinel-Node-Biopsie zeigte sich der Sentinel positiv, woraufhin die Lymphknoten der rechte Axilla entfernt wurden, und man die Patientin in eine adjuvante Therapiestudie mit Pembrolizumab gegen Plazebo einschloss. Im Mai 2017 zeigten sich dann im CT Lebermetastasen, die reseziert werden konnten. Anschliessend wurde eine adjuvante Immuntherapie mit Ipilimumab eingeleitet und durchgeführt, bis im März 2020 erneut Metastasen in Leber und Ovarien auftraten, die chirurgisch entfernt werden konnten. Jedoch im Staging im September 2020 zeigte sich eine weitere ausgedehnte Metastasierung in der Lunge sowie in den thorakalen und abdominalen Lymphknoten, weshalb die Patientin in eine Stadium IV-Therapiestudie mit Nivolumab, Relatlimab und IDO1-Inhibitor eingeschlossen wurde. Bis im Oktober 2021 liess sich in den regelmässigen Staginguntersuchungen stets eine stable disease nachweisen. Jedoch zeigten sich dann 5 Hirnmetastasen, die daraufhin mit einer stereotaktische Radiochirurgie behandelt wurden.

▸ Klinischer Fall.

25.4 Maligne mesenchymale Tumoren der Haut
25.4.1 Dermatofibrosarcoma protuberans (DFSP)
▶ Definition.

25.4 Maligne mesenchymale Tumoren der Haut

25.4.1 Dermatofibrosarcoma protuberans (DFSP)

▶ Definition. Das Dermatofibrosarcoma protuberans (DFSP) ist ein fibroblastischer Hauttumor von intermediärer Malignität. Es wächst langsam lokal infiltrierend, neigt zu lokalen Rezidiven und metastasiert nur selten.

Epidemiologie: häufigstes Sarkom der Haut, insgesamt aber sehr selten.

Epidemiologie: Sehr selten, stellt aber an der Haut das **häufigste Sarkom** dar. Männer und Frauen sind gleichermaßen betroffen, das Durchschnittsalter liegt bei 40 Jahren.

Klinik: Hautfarbener bis rötlicher, unscharf begrenzter, flach erhabener Tumor, der vorwiegend am Stamm lokalisiert ist (Abb. **25.16**).

Klinik: Das DFSP ist ein meist hautfarbener, manchmal auch braun-gelber oder rötlicher, unscharf begrenzter, flach erhabener, derber, manchmal auch multinodulärer Tumor mit teilweise jahrelanger Bestandsdauer (Abb. **25.16**). Bevorzugte Lokalisation sind der Stamm (v. a. im Schulterbereich) und die proximalen Extremitäten.

Diagnostik: klinisch und histopathologisch.

Diagnostik: Die Diagnose wird klinisch und histopathologisch gestellt. Bei Rezidiven und histologisch entdifferenziertem Typ sollte eine Ausbreitungsdiagnostik in Form einer Lymphknoten- und Abdomensonografie sowie eines Röntgenthorax durchgeführt werden.

Histopathologie: atypische spindelförmige Zellen, oft mit Radspeichenstruktur (CD34-positiv).

Histopathologie: Der Tumor setzt sich aus dicht gelagerten atypischen spindelförmigen und wenig pleomorphen Zellen mit einer oftmals charakteristischen Radspeichenstruktur zusammen. Er infiltriert die Dermis und je nach Bestandsdauer auch die Subkutis sowie tiefer gelegene Strukturen. Die Tumorzellen reagieren auf den Marker CD34 positiv.

Differenzialdiagnose: Narben, Keloide, Dermatofibrome.

Therapie: Therapie der Wahl ist die **chirurgische Exzision**, ggf. postoperative Bestrahlung.

Differenzialdiagnose: Narben, Keloide, Dermatofibrome.

Therapie: Die **chirurgische Exzision** mit 1–2 cm Sicherheitsabstand und dreidimensionale, mikrographische Schnittrandkontrolle stellt die Therapie der Wahl dar.
Durch eine **postoperative Bestrahlung** kann das lokale Rezidivrisiko wesentlich gesenkt werden (strahlensensibler Tumor). Eine Indikation zur definitiven oder postoperativen Strahlentherapie besteht bei primärer Inoperabilität, bei knappem Sicherheitsabstand oder nach mehreren Rezidiven.
Bei **nicht-operablem primären, lokal rezidivierendem oder metastasiertem** Dermato-fibrosarkomen besteht die therapeutische Möglichkeit mit dem **Multikinaseinhibitor Imatinib**.
Eine ½-jährliche Nachsorge ist empfehlenswert.

⊙ 25.16

⊙ 25.16 Dermatofibrosarcoma protuberans

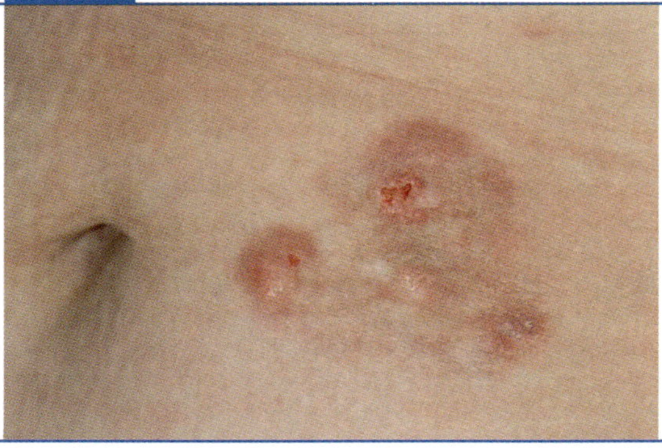

25.4.2 Kutanes und Subkutanes Leiomyosarkom
▶ Definition.

25.4.2 Kutanes und Subkutanes Leiomyosarkom

▶ Definition. Das Leiomyosarkom ist ein bösartiger Tumor, der von der glatten Muskulatur (Haarbalgmuskeln, Gefäßmuskulatur) ausgeht und der metastasieren kann.

Epidemiologie: Das Leiomyosarkom stellt das **zweithäufigste kutane Sarkom** dar. Bevorzugt sind Männer zwischen dem 40. und 60. Lebensjahr betroffen.

Epidemiologie: zweithäufigstes kutanes Sarkom, v. a. bei Männern zwischen dem 40. und 60. Lebensjahr.

Klinik: v. a. an der unteren Extremität treten rötliche bis bläuliche Plaques oder derbe Knoten mit unregelmäßig nodulärer Oberfläche auf. Die subkutane Form ist oft größer und neigt zu ulzerieren. Leiomyosarkome können zudem schmerzhaft sein. Mit zunehmender Tiefenausdehnung und Dedifferenzierung kann es zur **Metastasierung** in Lymphknoten, Lungen und Leber kommen.

Klinik: v. a. an der unteren Extremität treten rötliche bis bläuliche Plaques oder derbe Knoten mit unregelmäßig nodulärer Oberfläche auf.

Diagnostik: Die Diagnose wird klinisch und histopathologisch gestellt. Bei Rezidiven und histologisch entdifferenziertem Typ sollte eine Ausbreitungsdiagnostik durchgeführt werden (Lymphknotensonografie, CT, MRT).

Diagnostik: klinisch und histopathologisch.

Histopathologie: Es findet sich zumeist ein unscharf begrenzter, sehr zellreicher, aber hochdifferenzierter Tumor mit myogenem Charakter: Aufbau aus Faszikeln mit irregulärer Architektur und elongierten Kernen. Deutliche Atypien und Mitosen kommen vor.

Histopathologie: zellreicher, hochdifferenzierter Tumor mit myogenem Charakter.

Differenzialdiagnose: Dermatofibrosarcoma protuberans.

Therapie: Weite **chirurgische Exzision** (Sicherheitsabstand: 3 cm) stellt die Therapie der Wahl dar. Eine ½-jährliche Nachsorge ist zu empfehlen. Bei Metastasierung kommt eine Chemotherapie in Betracht.

Differenzialdiagnose: Dermatofibrosarcoma protuberans.
Therapie: Therapie der Wahl ist die **weite chirurgische Exzision**.

Prognose: Das **kutane (piläre) Leiomyosarkom** hat eine günstige Prognose, allerdings mit Neigung zu Lokalrezidiven. Das **subkutane Leiomyosarkom** hingegen besitzt eine eher schlechte Prognose mit Tendenz zur frühzeitigen Metastasierung (regionäre Lymphknoten und Lunge).

Prognose: kutanes Leiomyosarkom: günstig, neigt aber zu Lokalrezidiven.
subkutanes Leiomyosarkom: schlecht, frühzeitige Metastasierung (regionäre Lymphknoten, Lunge).

25.5 Maligne neuronale Tumoren der Haut

25.5.1 Neurofibrosarkom

25.5 Maligne neuronale Tumoren der Haut

25.5.1 Neurofibrosarkom

► **Synonym.** maligner peripherer Nervenscheidentumor, malignes Schwannom

► Synonym.

► **Definition.** Beim Neurofibrosarkom handelt es sich um einen maligne entarteten Nervenscheidentumor oder um ein maligne entartetes Neurofibrom.

► Definition.

Epidemiologie: Das Neurofibrosarkom kommt **spontan** oder in Assoziation mit einer **Neurofibromatose** (30–50 %) vor. Die spontane Form ist selten und tritt ohne Geschlechtspräferenz im 5. Lebensjahrzehnt auf. Auf dem Boden einer Neurofibromatose kommt es häufiger und 10–15 Jahre früher sowie vorwiegend bei Männern vor.

Epidemiologie: spontanes Auftreten (selten) oder in Assoziation mit einer **Neurofibromatose** (30–50 %; v. a. bei Männern).

Klinik: Klinisch zeigt sich ein schnell wachsender, tief lokalisierter Tumor, der etwa zu 50 % am Rumpf gefolgt von den Extremitäten mit ca. 30 % und zu ca. 20 % am Kopf/Hals lokalisiert ist.

Klinik: schnell wachsender, tief lokalisierter Tumor, der häufig an Rumpf und Extremitäten lokalisiert ist.

Diagnostik: Die Diagnose wird klinisch und histopathologisch gestellt.

Diagnostik: klinisch und histopathologisch.

Histopathologie: Es findet sich ein unscharf begrenzter, manchmal in Assoziation mit einem Nerv oder einem präexistenten Neurofibrom befindlicher Tumor mit landkartenartigem Muster mit hellen, zelldichten, dunklen sowie myxoid aufgelockerten Arealen in faszikulärem, perivaskulär mehr wirbeligem Aufbau. Die meist spindelförmigen Zellen zeigen kommaförmige Zellkerne, Atypien und Mitosen.

Histopathologie: unscharf begrenzter, manchmal in Assoziation mit einem Nerv oder einem präexistenten Neurofibrom befindlicher Tumor mit landkartenartigem Zellmuster und wirbeligem Aufbau.

Differenzialdiagnose: Sarkome anderer Genese.

Therapie und Prognose: Weite chirurgische Exzision ist die Therapie der Wahl. Die Prognose ist insgesamt schlecht. Der Tumor ist nur wenig strahlen- oder chemosensibel. Die 5-Jahres-Überlebensrate beträgt 50 % bei der spontanen Form und 20–25 % bei Neurofibromatose-Assoziation.

Differenzialdiagnose: Sarkome anderer Genese.
Therapie und Prognose: weite chirurgische Exzision. Die Prognose ist insgesamt schlecht.

25.6 Maligne vaskuläre Tumoren der Haut
25.6.1 Kaposi-Sarkom (KS)

► Definition.

Ätiologie und Pathogenese: Humanes Herpesvirus 8 (HHV-8).

Einteilung:
- klassisches KS
- afrikanisches endemisches KS
- HIV-assoziiertes (epidemisches) KS
- KS bei iatrogener Immunsuppression

Klassisches KS: Seltener, wenig maligner Suptyp, der meist bei älteren Männern vorkommt. Klinisch zeigen sich **rote bis schwarz-braune Makulä**, die sich zu rötlich-braunen Plaques und knotigen Tumoren entwickeln können (Abb. **25.17a**).

Afrikanisches endemisches KS: Wenig maligner Subtyp, der v. a. Kinder und junge Männer in Zentralafrika betrifft. Auch **aggressive Verläufe** sind bekannt.

HIV-assoziiertes (epidemisches) KS: Anfangs tritt es häufig im Gesicht (auch Mundschleimhaut), genital oder am Stamm auf. Typisch sind kleine rot-violette Makulä, die in rot-braune Plaques und Knoten übergehen können (Abb. **25.17b**). Der **Verlauf** ist sehr **variabel** (konstant über Jahre bis rasch progressiv).

25.6 Maligne vaskuläre Tumoren der Haut

25.6.1 Kaposi-Sarkom (KS)

► Definition. Das Kaposi-Sarkom (KS) ist eine von den Gefäßendothelien ausgehende multilokuläre Systemerkrankung.

Ätiologie und Pathogenese: Für die Entstehung des KS ist das humane Herpesvirus 8 (HHV-8) verantwortlich.

Einteilung: Klinisch und epidemiologisch wird das KS in 4 Subtypen unterteilt:
- klassisches KS
- afrikanisches endemisches KS
- HIV-assoziiertes (epidemisches) KS
- KS bei iatrogener Immunsuppression

Klassisches Kaposi-Sarkom: Das klassische KS ist selten und kommt meist bei älteren Männern aus dem östlichen Mittelmeerraum vor. Insofern scheint hier neben HHV-8 eine genetische Komponente eine Rolle zu spielen. An Füßen, Unter- und Oberschenkeln zeigen sich uni- oder bilateral **rote bis schwarz-braune Makulä**, die sich zu rötlich-braunen Plaques und knotigen Tumoren, oft mit Ulzeration, weiterentwickeln können. Eine spontane Remission ist möglich. In der Regel zeigt sich aber eine langsame Progredienz mit später Beteiligung innerer Organe. Daher gilt das klassische KS als wenig maligner Tumor (Abb. **25.17a**).

Afrikanisches endemisches KS: In den tropischen Regionen Zentralafrikas stellt das KS einen der häufigsten Tumoren dar. Vor allem Kinder und jüngere Männer sind betroffen. Wenig maligne (dem klassischen Typ entsprechende), aber auch **aggressive Verläufe**, die rasch zum Tode führen, sind bekannt. Siehe auch Kapitel „Dermatologische Besonderheiten der Hautfarbe“ (S. 522).

HIV-assoziiertes (epidemisches) KS: Häufig tritt es anfänglich an der Nasenspitze, den Augenlidern, den Ohren, an der Glans penis und auch am Rumpf entlang der Spalthautlinien auf. Typisch sind kleine rot-violette Makulä, die in rot-braune Plaques und Knoten übergehen können (Abb. **25.17b**). Der Befall von Schleimhäuten (Mundhöhle, harter Gaumen) sowie innerer Organe kommt vor. Der **Verlauf** kann äußerst **variabel** sein. Möglich sind Verläufe mit einzelnen, über mehrere Jahre konstant bestehenden Makulä und Knoten, bis hin zu rasch progressiver Dissemination mit Befall von Lymphknoten und inneren Organen sowie Tod binnen weniger Wochen. Mit der Einführung der hochaktiven antiretroviralen Kombinationstherapie (HAART) konnte die Häufigkeit dieses Subtyps von 25 % auf 5–7 % gesenkt werden. Siehe auch Kapitel „HIV-Infektion“ (S. 332).

25.17 Kaposi-Sarkome (KS)

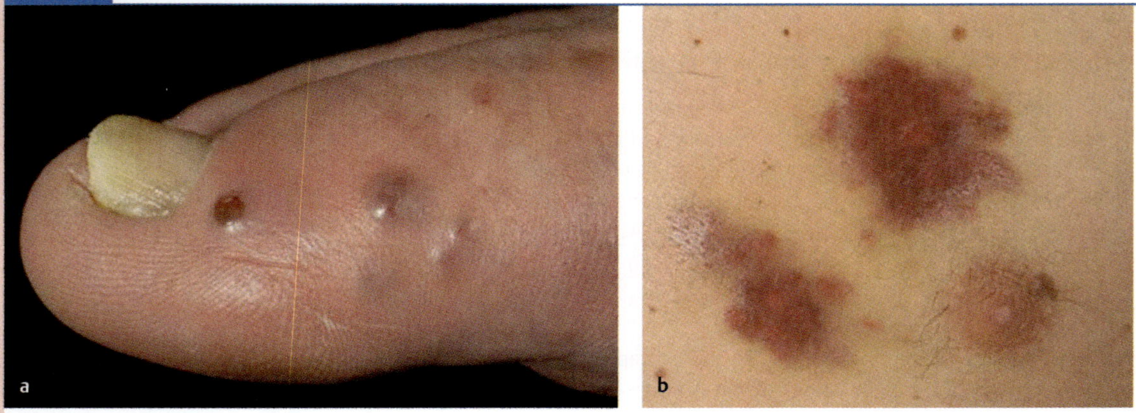

a Klassisches KS.
b HIV-assoziiertes KS.

KS bei iatrogener Immunsuppression: Dieser Typ entsteht unter langfristiger **medikamentöser** Immunsuppression aufgrund von Organtransplantation oder chronisch-entzündlichen Erkrankungen. Der Befall von Haut, Schleimhäuten und inneren Organen ist möglich. Nach Aufhebung der Immunsuppression kann es häufig zu spontaner Rückbildung kommen. Aggressive Verläufe sind selten, aber möglich.

Diagnostik: Die Histopathologie sichert die Verdachtsdiagnose. Zur Ausbreitungsdiagnostik ist eine komplette Inspektion des Integuments einschließlich der Schleimhäute, eine Lymphknoten- und Abdomensonografie, Thorax- und Abdomen-CT sowie Gastroduodeno- und Rektoskopie erforderlich.

Histopathologie:
- Im **makulösen Stadium** finden sich infiltrierende, endothelausgekleidete, blutleere Spalten. Endothelatypien fehlen. Typisch ist das Vorkommen von Hämosiderin, Siderophagen und Plasmazellen.
- Im **Plaquestadium** dominieren kleine Spindelzellfaszikel, blutgefüllte Schlitze und dilatierte Gefäße.
- Im **Tumorstadium** zeigen sich mitosereiche Spindelzellknoten. Charakteristisch sind intrazytoplasmatische hyaline Globuli.

Differenzialdiagnose: Lymphangiome, Hämangiome, Akroangiodermatitis Mali (Pseudo-Kaposi), Angiokeratome, Angiosarkom, Lymphome, Syphilide.

Therapie: Bisher existiert kein allgemein anerkanntes Therapieschema.
Beim **klassischen, wenig aggressiven KS** sind meist lokale Behandlungsmaßnahmen wie Strahlentherapie, Laser, chirurgische Exzision oder Kryotherapie ausreichend. Da es sich aber um eine multilokuläre Systemerkrankung handelt, ist häufig mit Lokalrezidiven zu rechnen.
Beim **KS durch iatrogene Immunsuppression** sollte zunächst versucht werden, die Immunsuppression deutlich zu verringern, ab- oder umzusetzen. Ansonsten bietet sich Strahlentherapie, Interferon-α oder Chemotherapie an.
Bei Patient*innen mit **HIV-assoziiertem KS** sollte zunächst eine antiretrovirale Therapie eingeleitet werden. Sollte hierunter ein weiteres Fortschreiten auftreten, kommen lokale Maßnahmen, Interferon-α oder Chemotherapie (Liposomales Doxorubicin) zum Einsatz.
Eine dem Subtyp und der Aggressivität des Tumors angepasste Nachsorge ist empfohlen.

25.6.2 Kutanes Angiosarkom (AS)

▸ Synonym. malignes Angioendotheliom, früher Lymphangiosarkom

▸ Definition. Das Angiosarkom (AS) ist ein seltener hochmaligner Tumor, der von den Endothelzellen ausgeht.

Epidemiologie: Das AS ist sehr selten (1-2 % der kutanen Weichteilsarkome) und tritt vorwiegend bei älteren Menschen, häufiger Männern und bevorzugt im Kopf-Hals-Bereich auf.

Ätiologie und Pathogenese: Meist ist die Ätiopathogenese unbekannt. Mögliche Ursachen sind **persistierende Lymphödeme**, ionisierende Strahlen, Immunsuppression und chemische Karzinogene.

Klinik: Zunächst zeigen sich bläulich-rötliche, teils makulöse, teils flächige Hautveränderungen, auf denen im weiteren Verlauf angiomatös destruierende Knoten entstehen, die zu Ulzeration neigen. Man unterscheidet mehrere klinisch-pathologische Subtypen:
- **spontanes AS** (ca. 60 %): häufigster Subtyp, der vor allem im Kopf- und Halsbereich älterer Männer vorkommt.
- **lymphödemassoziiertes AS** (**Stewart-Treves-Syndrom**; ca. 10 %): Es kann sich auf dem Boden eines postoperativen chronischen Lymphödems entwickeln.
- **AS der Brust:** nur bei Frauen im 3. und 4. Lebensjahrzehnt, 1–2 ‰ aller malignen Brusttumoren (Abb. **25.18**).

KS bei iatrogener Immunsuppression: Es entsteht unter langfristiger **medikamentöser** Immunsuppression und bildet sich nach Absetzen der Medikation häufig spontan zurück; aggressive Verläufe sind selten.

Diagnostik: histopathologische Diagnose; Ausbreitungsdiagnostik mit kompletter Inspektion des Integuments, Lymphknoten- und Abdomensonografie, CT-Thorax/Abdomen sowie Gastroduodeno- und Rektoskopie.

Histopathologie:
- **makulöses Stadium:** infiltrierende, endothelausgekleidete, blutleere Spalten; Endothelatypien fehlen; Hämosiderin, Siderophagen und Plasmazellen.
- **Plaquestadium:** kleine Spindelzellfaszikel, blutgefüllte Schlitze und dilatierte Gefäße.
- **Tumorstadium:** mitosereiche Spindelzellknoten, intrazytoplasmatische hyaline Globuli.

Differenzialdiagnose: Hämangiome, Akroangiodermatitis Mali, Angiokeratome.

Therapie:
- **klassisches KS:** lokale Behandlungsmaßnahmen (Strahlentherapie, Exzision, Kryotherapie).
- **iatrogenes KS:** Minimierung der immunsuppressiven Therapie.
- **HIV-assoziiertes KS:** zunächst antiretrovirale Therapie, ggf. lokale Behandlungsmaßnahmen.

25.6.2 Kutanes Angiosarkom (AS)

▸ Synonym.

▸ Definition.

Epidemiologie: sehr selten, vorwiegend bei älteren Menschen.

Ätiologie: Mögliche Ursachen sind **persistierende Lymphödeme**, ionisierende Strahlen, Immunsuppression und chemische Karzinogene.

Klinik: Anfangs bläulich-rötliche Makulä, die im Verlauf in einen angiomatösen Knoten übergehen. Subtypen:
- **spontanes AS** (ca. 60 %): häufigster Subtyp, v. a. im Kopf- und Halsbereich
- **lymphödemassoziiertes Angiosarkom** (**Stewart-Treves-Syndrom**; ca. 10 %)
- **AS der Brust** (Abb. **25.18**)
- **Postradiatio-AS**
- **epitheloides AS**
- **epitheloides Hämangioendotheliom**

⊙ 25.18

⊙ 25.18 Angiosarkom der Brust

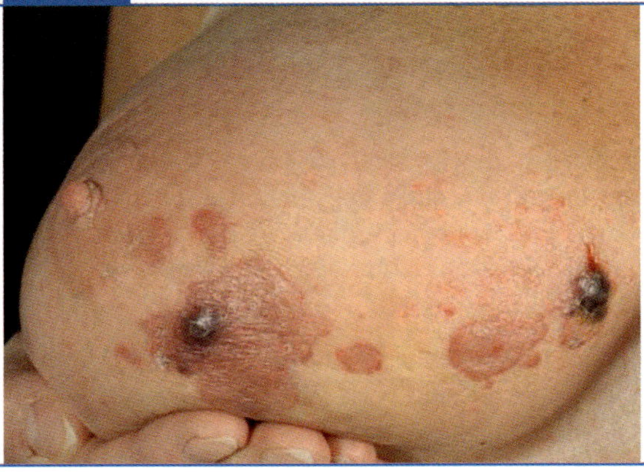

- **Postradiatio-AS:** Es kann Jahre bis Jahrzehnte nach Strahlentherapie im Bestrahlungsfeld auftreten.
- **epitheloides AS:** solitärer, früh metastasierender Tumor, der insbesondere an den unteren Extremitäten und am angrenzenden Stamm vorkommt. Die Prognose ist ungünstig.
- **epitheloides Hämangioendotheliom:** Angiosarkom mit mittlerer Malignität, oft multizentrisches Wachstum (Haut, Weichteile, Knochen).

Diagnostik: Anamnese, Klinik und Histopathologie.

Diagnostik: Die Diagnose erfolgt durch Anamnese, Klinik und Histopathologie. Zur weiteren Ausbreitungsdiagnostik kommen Lymphknotensonographie, MRT und CT zum Einsatz.

Histopathologie: proliferierende atypische Endothelzellen (CD31-positiv).

Histopathologie: Das AS besteht aus proliferierenden atypischen Endothelzellen, charakteristisch ist die Expression des Endothelzellmarkers CD31.

Therapie und Prognose: Trotz frühzeitiger **chirurgischer Exzision mit anschliessender adjuvanter Radiotherapie** ist die Prognose schlecht.

Therapie und Prognose: Es sollte frühzeitig eine **großzügige chirurgische Exzision** mit anschliessender **adjuvanter Radiotherapie** erfolgen. Bei Inoperabilität und Metastasierung stehen **Chemotherapien** mit pegyliertem liposomalem Doxorubicin und Paclitaxel, die **Multikinaseinhibitoren** Sorafenib und Pazopanib, der **VEGF-Antikörper** Bevacizumab oder **PD-1-Immuncheckpointinhibitoren** zur Verfügung. Dennoch ist die Prognose schlecht. Die 10-Jahres-Überlebensrate liegt bei 14 %.

25.7 Kutane Paraneoplasien

25.7 Kutane Paraneoplasien

► Definition.

► Definition. Kutane Paraneoplasien sind Hautveränderungen, die **mit malignen Erkrankungen innerer Organe assoziiert** sind. Sie sind weder auf lokales Tumorwachstum noch auf die Metastasierung des Primärtumors zurückzuführen. Vielmehr liegen immunologische, endokrinologische und chemokinvermittelte Reaktionen zugrunde. Paraneoplasien treten meist zeitgleich mit der zugrunde liegenden Neoplasie auf, können aber auch der Tumordiagnose vorausgehen. In der Regel bilden sich kutane Paraneoplasien zurück, sobald die auslösende maligne Erkrankung erfolgreich behandelt ist.

Einteilung: Man unterscheidet **obligate** und **fakultative** kutane Paraneoplasie (Tab. **25.3**, Tab. **25.4**).

Einteilung: Man unterscheidet **obligate** kutane Paraneoplasien (Tab. **25.3**), bei denen in nahezu allen Fällen eine maligne Erkrankung zu finden ist, von **fakultativen** kutanen Paraneoplasien (Tab. **25.4**).

25.7.1 Obligate kutane Paraneoplasien

25.7.1 Obligate kutane Paraneoplasien

25.3 Obligate kutane Paraneoplasien

Paraneoplasie	assoziierte maligne Tumoren
Acanthosis nigricans maligna	Adenokarzinome des Bauchraumes, v. a. des Magens
Acrokeratosis Bazex	Plattenepithelkarzinome der oberen Luftwege und des oberen GIT, Metastasen anderer Karzinome in zervikalen und mediastinalen Lymphknoten
Erythema gyratum repens Gammel	Adenokarzinome: Bronchus (40 %), Mamma, Intestinum
Erythema necrolyticum migrans (Glukagonom-Syndrom)	Glukagonom des Pankreas
Hypertrichosis lanuginosa acquisita	Karzinome: v. a. Bronchus und GIT, Blase, Gallenblase
paraneoplastischer Pemphigus	hämatologische Neoplasien: Leukämien, Lymphome
eruptive seborrhoische Keratosen (Leser-Trélat-Syndrom)	Adenokarzinom des Magens

Acanthosis nigricans maligna

Hauptsächlich in den großen **Körperfalten** (v. a. Axillen, Leisten und Nacken) zeigen sich symmetrische, unscharf begrenzte, grau-bräunliche bis schwärzliche **Hyperpigmentierungen** mit „baumrindenartiger" **Vergröberung der Haut** (Abb. **25.19a**). Charakteristisch sind auch papillomatöse Hautveränderungen an den Lippen, den Augenlidern, den Mamillen sowie genital und anal. Zu 70-90 % finden sich vizerale Malignome.

Differenzialdiagnostisch muss die Acanthosis nigricans benigna abgegrenzt werden, die als Teilsymptom von endokrinen Erkrankungen oder angeborenen Syndromen sowie durch Pharmaka ausgelöst auftritt.

Acanthosis nigricans maligna

In den großen **Körperfalten** (Axillen, Leisten, Nacken) zeigen sich **Hyperpigmentierungen** mit „baumrindenartiger" **Vergröberung der Haut** (Abb. **25.19a**).

25.19 Obligate kutane Paraneoplasien

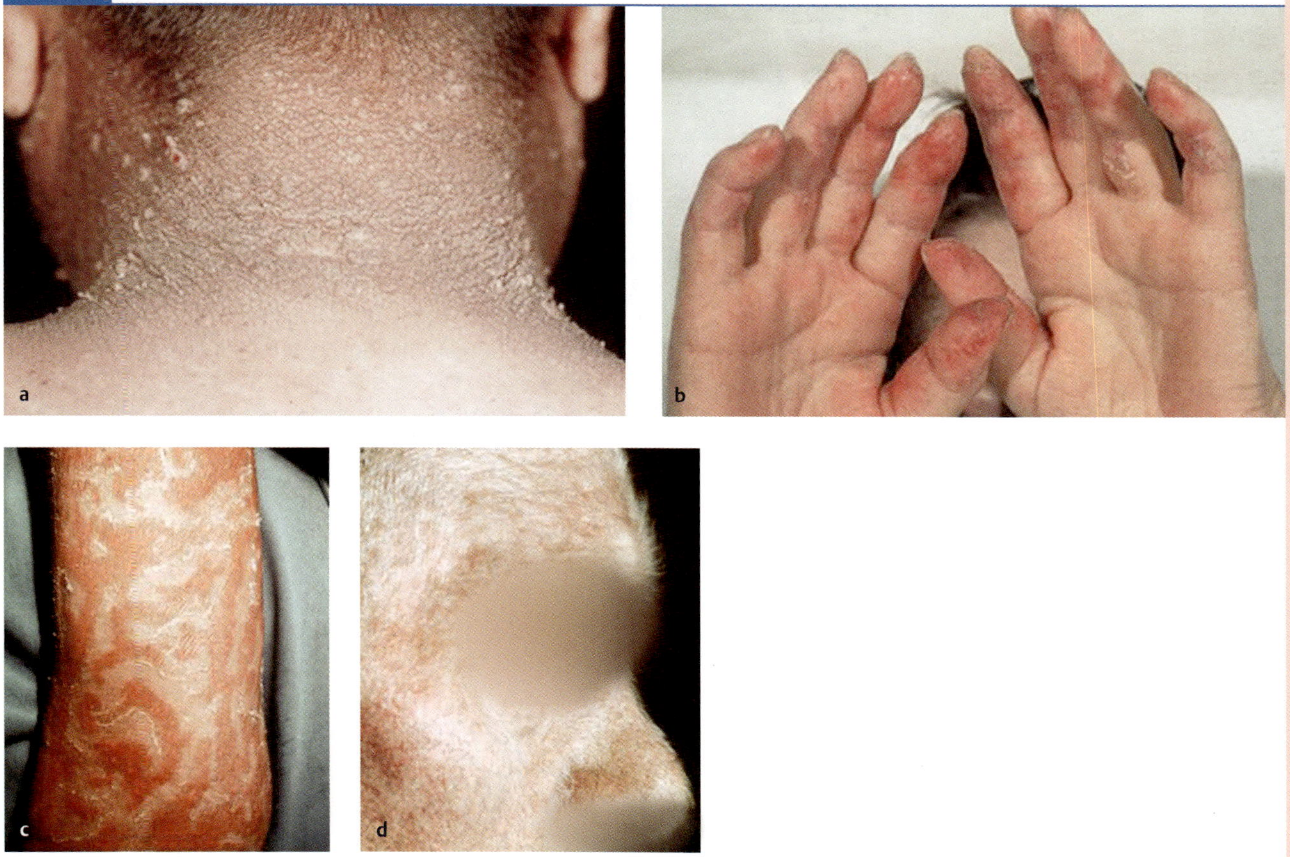

a Acanthosis nigricans maligna.
b Acrokeratosis Bazex.
c Erythema gyratum repens.
d Hypertrichosis lanuginosa aquisita.

Acrokeratosis Bazex

An den **Akren** zeigen sich **psoriasiforme Hyperkeratosen** (Abb. **25.19b**).

Acrokeratosis Bazex

Im Bereich der **Akren** (Hände, Füße, Ohren, Nasenrücken) zeigen sich **psoriasiforme Hyperkeratosen** (Abb. **25.19b**). Die Nägel sind dystroph und das Paronychium ist entzündet. Fast ausschließlich sind ältere Männer betroffen. Häufig geht die Erkrankung dem Tumor voraus und es finden sich häufig Plattenepitelkarzinome des oberen Respirations- und Gastrointestinaltrakts.

Erythema gyratum repens Gammel

Typisch sind streifenförmig oder anulär angeordnete, **halskrausenartig schuppende Erytheme**, die täglich wandern (Abb. **25.19c**). Prädilektionsstellen sind **Stamm** und **proximale Extremitäten**.

Erythema gyratum repens Gammel

Das Erythema gyratum repens tritt bevorzugt am **Stamm** und an den **proximalen Extremitäten** auf. Typisch sind streifenförmig oder anulär angeordnete, **halskrausenartig schuppende Erytheme**, die täglich wandern (1–2 cm pro Tag). Die parallele Anordnung erinnert an eine Holzmaserung bzw. die Jahresringe eines Baumes (Abb. **25.19c**).

Erythema necrolyticum migrans (Glukagonom-Syndrom)

Akral und periorifiziell zeigen sich randbetonte, erythematosquamöse und erosive Hautveränderungen. Zentral können sich Blasen bilden, die sekundär nekrotisieren und eintrocknen.

Erythema necrolyticum migrans (Glukagonom-Syndrom)

Akral und periorifiziell zeigen sich randbetonte, erythematosquamöse und erosive Hautveränderungen. Zentral können sich Blasen bilden, die sekundär nekrotisieren und eintrocknen. Zusätzlich können Stomatitis, Glossitis und Vulvitis sowie Nageldystrophien vorhanden sein. Durch den Glukagoneinfluss kommt es zu Durchfällen und Gewichtsabnahmen.

Hypertrichosis lanuginosa acquisita

Plötzliches Wachstum einer **lanugoartigen Behaarung**, die meist im Gesicht beginnt (Abb. **25.19d**).

Hypertrichosis lanuginosa acquisita

Typisch ist das plötzliche Wachstum einer **lanugoartigen Behaarung**, die meist im Gesicht beginnt und sich über das gesamte Integument ausbreiten kann (Abb. **25.19d**).

Paraneoplastischer Pemphigus

Siehe Kapitel Paraneoplastischer Pemphigus (S. 408).

Paraneoplastischer Pemphigus

Siehe Kapitel Paraneoplastischer Pemphigus (S. 408).

25.7.2 Fakultative kutane Paraneoplasien

25.7.2 Fakultative kutane Paraneoplasien

25.4 Fakultative kutane Paraneoplasien

Paraneoplasie	assoziierte maligne Tumoren
Dermatomyositis (S. 227)	Frauen: Ovarial- und Mammakarzinome Männer: Karzinome des Kolons, des Pankreas und der Atemwege
Sweet-Syndrom (S. 436)	hämatologische Neoplasien Frauen: Karzinome der Brust, Genitalien Männer: Karzinome der Prostata und des GIT
Pyoderma gangraenosum (S. 438)	hämatologische Neoplasien
Erythema anulare centrifugum (siehe Abb. **12.1e**)	Karzinome der Brust, des GIT und der Lunge
Erythemata elevatum et diutinum	Plasmozytom
Erythrodermie	Lymphome, hämatologische Neoplasien
filiforme Hyperkeratosen	multiples Myelom
lineare IgA-Dermatose (S. 413)	lymphoproliferative Erkrankungen
multizentrische Retikulohistiozytose	Karzinome
palmoplantare Hyperkeratosen	Karzinome
Papuloerythroderm Ofuji	Lymphome, gastrointestinale Malignome
Pityriasis lichenoides chronica	Lymphome
Pseudosklerodermie	Bronchialkarzinom, Plasmozytom, metastasierendes Karzinoid
Skleromyxödem	hämatologische Neoplasien
bullöses Pemphigoid (S. 409)	keine spezielle Assoziation zu bestimmten Tumoren bzw. fragliche kutane Paraneoplasie

26 Maligne Lymphome und ähnliche Erkrankungen

*E. Coors· vormals beteiligt: J. Weiß †**

26.1 Allgemeines

▸ Definition. Kutane Lymphome entstehen durch eine klonale Proliferation von neoplastischen T- oder B-Lymphozyten und können die Haut primär oder sekundär befallen. **Primär kutane Lymphome** bleiben definitionsgemäß über mindestens 6 Monate nur auf die Haut beschränkt. Tritt der Hautbefall im Rahmen eines nodalen oder extranodalen Lymphoms auf, spricht man von **sekundär kutanen Lymphomen**.

Epidemiologie: Kutane Lymphome sind **selten**. Nach dem Gastrointestinaltrakt ist die Haut das zweithäufigste Organ für extranodale Lymphome. Etwa 65 % der kutanen Lymphome sind T-Zell-Lymphome.

Klassifikation: Da zwischen primär kutanen Lymphomen und primär nodalen Lymphomen in Bezug auf klinischen Verlauf und Prognose einige Unterschiede bestehen, die in den alten Klassifikationssystemen nicht immer berücksichtigt wurden, wurde die **WHO-EORTC-Klassifikation** (World Health Organization/European Organization for Research on Treatment of Cancer) entwickelt, in die neben histologischen Kriterien auch klinische Erfahrungen in Bezug auf die Prognose einfließen. In Tab. **26.1** sind die häufiger auftretenden kutanen Lymphome dargestellt.
Eine Sonderstellung nimmt die **Parapsoriasis en plaques** ein, eine chronische, benigne Dermatose, die aber in eine Mycosis fungoides übergehen kann. Sie wird auch als Vorstufe der Mycosis fungoides bezeichnet und deshalb in diesem Kapitel mitbehandelt.

≡ 26.1 WHO-EORTC-Klassifikation primär kutaner Lymphome (Auszug)

T-Zell-Lymphome	B-Zell-Lymphome
▪ Mycosis fungoides	▪ Primär kutanes Marginalzonenlymphom
▪ Sézary-Syndrom	▪ Primär kutanes Follikelzentrumslymphom
▪ Primär kutane CD30-positive lymphoproliferative Erkrankungen	▪ Primär kutanes diffus-großzelliges B-Zell-Lymphom der unteren Extremität

26.1.1 Parapsoriasis en plaques (Brocq)

▸ Definition. Diskrete, entzündliche Erkrankung der Haut mit chronisch-rezidivierendem Verlauf und runden bis ovalen, kleinfleckig bis großflächigen, scharf begrenzten, makulösen Herden mit kleieförmiger Schuppung und häufig atropher Oberfläche.

Epidemiologie: Die Erkrankung tritt überwiegend nach dem 50. Lebensjahr auf.

Ätiologie: Die Ätiologie ist nicht bekannt. Die großflächige Form kann die Frühform eines kutanen T-Zell-Lymphoms darstellen oder in ein solches übergehen (Mycosis fungoides [S. 382]).

26.1 Allgemeines

▸ Definition.

Epidemiologie: Kutane Lymphome sind **selten**.

Klassifikation: Neuere Klassifikationssysteme verwenden den Malignitätsgrad der Lymphome als wesentliches Einteilungskriterium. Zur Einteilung kutaner Lymphome siehe Tab. **26.1**.

≡ 26.1

26.1.1 Parapsoriasis en plaques (Brocq)

▸ Definition.

Epidemiologie: überwiegend nach dem 50. Lebensjahr.
Ätiologie: nicht bekannt; die großflächige Form kann in ein kutanes T-Zell-Lymphom übergehen.

⊙ 26.1

⊙ 26.1 **Parapsoriasis en plaques**

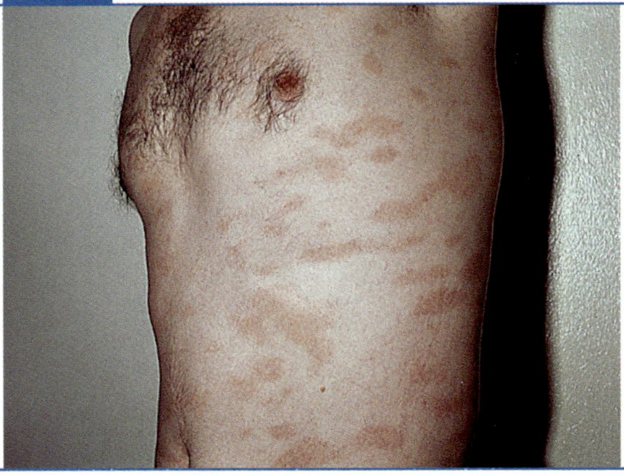

Typische ovale, z. T. fingerförmige Herde an den Flanken des Körpers.

Klinik: ovale, z. T. fingerförmige, stammbetonte und an den Spaltlinien ausgerichtete braun-rote Makulä mit atropher Oberfläche und feiner kleieförmiger Schuppung. Es können eine **kleinfleckige** und eine **großflächige Form** unterschieden werden, wobei die Übergänge fließend sind (Abb. **26.1**). Vor allem die kleinfleckige Form zeigt eine deutliche Besserung im Sommer (UV-Licht!).

Klinik: Die Parapsoriasis en plaques stellt eine chronisch rezidivierende Erkrankung dar mit **kleinfleckigen**, ovalen und z. T. fingerförmigen Makulä, die stammbetont an den Spaltlinien der Haut ausgerichtet sind, an den Extremitäten vorwiegend die Innenseiten befallen und wenig jucken. Die Herde sind scharf begrenzt, flach oder nur angedeutet infiltriert, von hellroter bis leicht gelb-brauner Färbung und zeigen eine leicht gefältelte, an Atrophie erinnernde Oberfläche, die teilweise eine feine kleieförmige Schuppung zeigt (Abb. **26.1**). Bei der **großflächigen Form** treten vorwiegend am Stamm bizarre zusammenfließende Herde auf, die makulöse und manchmal auch stärker infiltrierte Bereiche haben und in der Regel jucken. Die Übergänge sind jedoch fließend.
Die Parapsoriasis en plaques, vor allem die kleinfleckige Form, zeigt eine deutliche Besserung im Sommer und eine Verschlechterung im Winter, was den Einfluss des UV-Lichtes auf die Erkrankung verdeutlicht.

Diagnostik: Verlauf, klinisches Bild und Histopathologie.

Diagnostik: Verlauf, klinisches Bild und Histopathologie (lymphozytäres Infiltrat in der oberen Dermis) sichern die Diagnose.

Differenzialdiagnose: Pityriasis versicolor, seborrhoisches Ekzem, Pityriasis rosea und Mycosis fungoides.

Differenzialdiagnose: Oberflächliche Hautmykosen, vor allem Pityriasis versicolor und seborrhoisches Ekzem mit stammbetonter Ausbreitung sowie Pityriasis rosea, sind zu erwägen. Außerdem kann die Abgrenzung zu einer Mycosis fungoides schwierig sein.

Therapie: Abheilung nach UV-Bestrahlung.

Therapie: Die Parapsoriasis spricht auf eine UV-B-Behandlung (S. 62) und bei stärkerer Ausprägung auf eine PUVA-Therapie (S. 64) an; ggf. zusätzliche lokale Behandlung mit lokalen Glukokortikoiden.

Prognose: Für die großflächige Form wurde ein möglicher **Übergang in eine Mycosis fungoides** beschrieben, ansonsten jahrzehntelanger stabiler Verlauf (v. a. die kleinfleckige Form).

Prognose: Die kleinfleckige Parapsoriasis zeigt über Jahrzehnte einen stabilen Verlauf ohne Verschlechterung. Für die großflächige Form wurde ein **Übergang in eine Mycosis fungoides** beschrieben, wobei die Unterscheidung klinisch und histologisch nicht immer einfach ist. Die Nomenklatur ist deswegen nicht einheitlich. Die großflächige Parapsoriasis wird als Vorstufe oder aber auch als Initial-(Ekzem-)Stadium der Mycosis fungoides angesehen.

26.2 Primär kutane T-Zell-Lymphome (CTCL)

26.2.1 Mycosis fungoides

26.2 Primär kutane T-Zell-Lymphome (CTCL)

26.2.1 Mycosis fungoides

▸ Definition.

▸ **Definition.** Chronisch verlaufendes, kutanes T-Zell-Lymphom, das an der Haut 3 klinische Stadien durchläuft.

Epidemiologie: betrifft v. a. Männer im mittleren und höheren Lebensalter.

Epidemiologie: Die Mycosis fungoides ist das häufigste kutane Lymphom mit 4–5 Neuerkrankungen pro 1 Mio. Einwohner pro Jahr. Die Erkrankung tritt bevorzugt bei Männern im mittleren und höheren Lebensalter auf.

Ätiologie und Pathogenese: nicht bekannt.

Ätiologie und Pathogenese: ungeklärt.

Klinik: Die Krankheit durchläuft typische Stadien.

Klinik: Die klassische Mycosis fungoides durchläuft an der Haut 3 typische Stadien, bevor – sofern keine Therapie erfolgt – ein Lymphknotenbefall und die Generalisati-

26.2 Mycosis fungoides

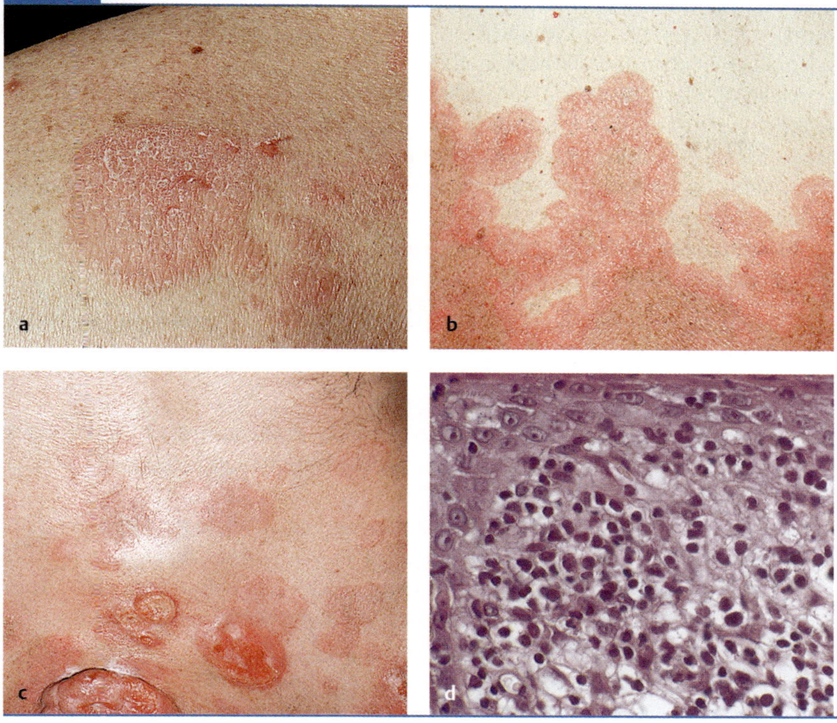

a Ekzemstadium: multiple, in den Spaltlinien angeordnete erythematöse Makulä mit leichter Schuppung und atropher Oberfläche.
b Plaquestadium.
c Tumorstadium: pilzartige Knoten.
d Ansammlung von Lymphomzellen in der Epidermis (Pautrier-Mikroabszess).

on mit Befall der inneren Organe eintritt. Die typischen Läsionen können dabei auch nebeneinander bestehen.

- **Ekzemstadium:** Man findet entzündlich gerötete, schuppende, scharf begrenzte Makulä, die häufig eine atrophe Oberfläche haben und Juckreiz verursachen. In dieser Phase ähnelt der klinische Befund einem nummulären oder lichenoiden Ekzem, einer Psoriasis oder einer großflächigen Parapsoriasis en plaques (S.381) und kann von diesen Erkrankungen schwer abzugrenzen sein. Auffällig sind die Chronizität und die relative Therapieresistenz der Erkrankung (Abb. **26.2a**).

- **Ekzemstadium:** ekzematöse, stark juckende, relativ therapierefraktäre Makulä (Abb. **26.2a**).

- **Plaquestadium:** Bei Fortschreiten geht die Mycosis fungoides in das Plaquestadium (Abb. **26.2b**) über. In ekzematösen Herden oder de novo entstehen Plaques, die eine bräunlich-rote Eigenfarbe aufweisen. Typischerweise finden sich Inseln gesunder Haut (**Nappes claires**) in den Mycosis-fungoides-Bezirken. Der Juckreiz ist in diesem Stadium stark ausgeprägt. Als Maximalform kann eine Erythrodermie auftreten.

- **Plaquestadium:** stark juckende Plaques; typischerweise Inseln gesunder Haut innerhalb der Lymphomplaques (Abb. **26.2b**).

- **Tumorstadium:** Bei weiterem Fortschreiten geht die Erkrankung in das Tumorstadium über (Abb. **26.2c**). Innerhalb der Infiltrate bilden sich halbkugelige Tumoren mit schwammartiger Konsistenz. Der letztlich irreführende Name der Erkrankung (Mycosis!) geht auf den Erstbeschreiber Jean Louis Alibert zurück, der 1806 diese an Pilze erinnernden Tumoren bei seinem Patienten beschrieb. Durch Ulzerationen kann es zu tödlich verlaufenden Sekundärinfektionen kommen. Klinisch (und auch histopathologisch) besteht der Eindruck einer weiteren Entdifferenzierung der Lymphomzellen.

- **Tumorstadium:** Nachweis von schwammartigen, halbkugeligen Tumoren, die zu Ulzerationen neigen (Abb. **26.2c**).

- **generalisiertes Lymphomstadium:** Sowohl im Plaque- als auch im Tumorstadium können die Lymphknoten betroffen sein. Diese sind zunächst unspezifisch geschwollen (**dermopathische Lymphadenopathie**), später können sie auch von Lymphomzellen befallen sein. Insgesamt selten und erst in späten Stadien kann es auch zur **Organbeteiligung** kommen.

- **generalisiertes Lymphomstadium:** häufig unspezifische Lymphknotenschwellung, später dann spezifischer Befall der Lymphknoten (Lymphomzellen) oder der inneren Organe (Leber, Milz) möglich.

Diagnostik: Im Ekzemstadium kann die Diagnosestellung schwierig sein, da oft weder klinisch noch histopathologisch sichere Zeichen der Mycosis fungoides vorliegen. Häufig kann die Diagnose erst im Verlauf gestellt werden.
Im Plaque- und Tumorstadium kann die Diagnose aufgrund des klassischen histopathologischen Bildes sichergestellt werden.

Diagnostik: Die Diagnose wird histopathologisch gestellt, wobei das Bild im Ekzemstadium uncharakteristisch ist.

Histopathologie: Im **Plaquestadium** zeigt sich ein bandförmiges Infiltrat in der oberen Dermis aus monoklonalen Lymphozyten, die in die Epidermis wandern (**Epidermotropismus**). Dadurch kommt es zur Ausbildung von charakteristischen **Pautrier-Mikroabszessen** (Abb. **26.2d**). Im **Tumorstadium** ist das Bild monomorpher.

Histopathologie: Im **Plaquestadium** zeigt sich in der oberen Dermis ein bandförmiges, vorwiegend lymphozytäres Infiltrat. Charakteristisch ist ein sog. **Epidermotropismus** mit Exozytose der Lymphozyten in die Epidermis. Dort bilden sie die pathognomonischen **Pautrier-Mikroabszesse** (Abb. **26.2d**).
Durch molekulargenetische Untersuchungen kann häufig ab dem Plaquestadium, seltener auch schon im ekzematösen Stadium gezeigt werden, dass die Lymphomzellen klonalen Ursprungs sind (**T-Zell-Rezeptor-Rearrangement**). Im peripheren Blut können in diesem Stadium nicht selten ebenfalls Lymphomzellen (klonale T-Zellen) nachgewiesen werden.
Im **Tumorstadium** ist das Bild monomorpher. Die Anzahl der atypischen Lymphozyten steigt deutlich an, lymphozytäre Blasten können hinzukommen.

Differenzialdiagnose: Ekzem, Psoriasis, Mykosen, Parapsoriasis, Arzneimittelreaktionen.

Differenzialdiagnose: Differenzialdiagnostisch kommen v. a. im Ekzemstadium Ekzeme, Mykosen, Psoriasis vulgaris, Parapsoriasis en plaques oder Arzneimittelreaktionen infrage.

Therapie: Sie erfolgt stadienabhängig: in **frühen Stadien** Lokaltherapie mit Glukokortikoiden und Foto-(chemo-)herapie (UV-B, PUVA), **später** systemische Therapie mit Interferon-α, Retinoiden, Methotrexat und Antikörpern.

Therapie: Die Therapie der Mycosis fungoides sollte stadienadaptiert durchgeführt werden. Aggressive Therapien in frühen Stadien beeinflussen den Gesamtverlauf der Krankheit nicht.

- **In frühen Stadien** werden lokale Glukokortikoide und Schmalband-UV-B-Bestrahlungen eingesetzt. Bei Ineffektivität können PUVA-Bestrahlungen, Interferon-α oder das Retinoid Bexaroten gegeben werden. Auch eine Kombination dieser Therapien ist möglich. Zusätzlich ist topisches Mechlorethamin zur lokalen Behandlung der Mycosis fungoides zugelassen.
- **In späten Stadien** (v. a. bei Erythrodermie) kann eine Kombinationsbehandlung mit Kortikoiden und Chlorambucil durchgeführt werden. Eine weitere Therapiemöglichkeit ist die extrakorporale Photopherese. Auch eine Monotherapie mit Methotrexat (10–20 mg/Woche) oder liposomal verkapseltem Doxorubicin ist in vielen Fällen wirksam. Solitäre Tumorknoten sprechen gut auf eine Strahlentherapie (schnelle Elektronen) an. Für therapierefraktäre Fälle stehen Antikörpertherapien zur Verfügung (Brentuximab-Vedotin, Mogamulizumab). Eine Polychemotherapie geht in der Regel mit erhöhter Toxizität, aber nicht mit verbessertem Überleben einher.

Prognose und Verlauf: Die Prognose der Mycosis fungoides ist vom Stadium der Hautveränderungen abhängig.

Prognose und Verlauf: Die Erkrankung verbleibt oft über Jahre oder Jahrzehnte im Ekzemstadium mit einer 5-Jahres-Überlebensrate wie in der Normalbevölkerung. Vollständige Rückbildungen sind insbesondere bei früher und adäquater Therapie möglich. Nach Eintritt in das Tumorstadium führt die Krankheit in der Regel innerhalb einiger Jahre zum Tode.

▶ Klinischer Fall.

▶ Klinischer Fall. Bei einem 69-jährigen Patienten bestanden über mehrere Jahre juckende, schuppende Makulä, v. a. am Stamm und an den Innenseiten der Oberarme. Anfänglich heilten die Herde unter lokalen Glukokortikoiden ab, im Verlauf entstanden jedoch zusätzlich Plaques. Klinisch und histologisch konnte die Diagnose Mycosis fungoides gesichert werden. Unter einer PUVA-Therapie heilten die Herde ab, nach Absetzen trat jedoch ein Rezidiv auf, zusätzlich bildete sich ein Tumorknoten an der Hand aus (Abb. **26.3**). Es erfolgte deshalb eine Kombinationstherapie mit PUVA und Interferon-α, der Knoten wurde mit schnellen Elektronen bestrahlt. Dadurch konnte wieder eine Vollremission erzielt werden. In den folgenden Jahren kam es immer wieder zu Rezidiven, auch mit Tumorknoten, sodass trotz aller Therapiemaßnahmen der Patient schließlich verstarb.

26.3 Mycosis fungoides im Tumorstadium

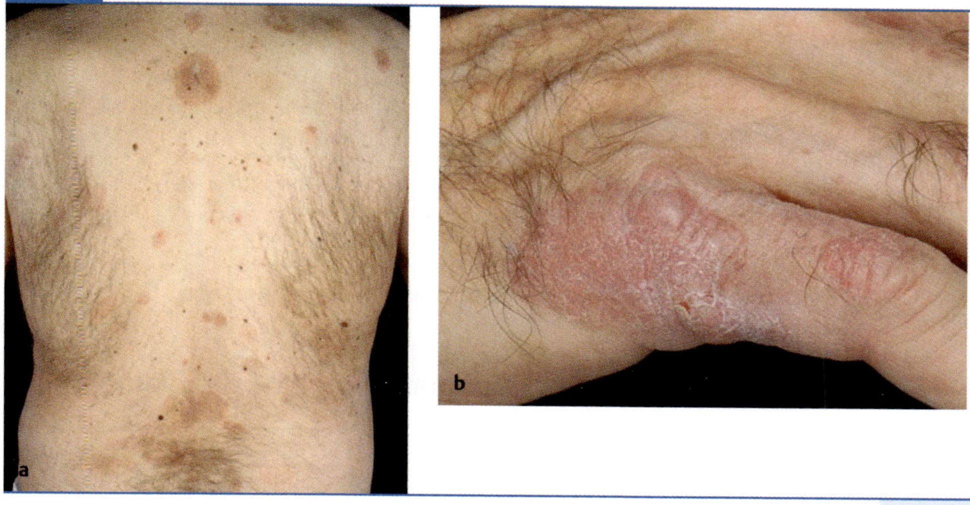

a Braun-rote Makulä und Plaques am Stamm.
b Ein flacher Knoten an der rechten Hand.

26.2.2 Sézary-Syndrom

► **Synonym.** T-Zell-Erythrodermie

► **Definition.** Erythrodermatisch verlaufendes kutanes T-Zell-Lymphom unbekannter Ätiologie mit generalisierter Lymphadenopathie und atypischen T-Zellen (Sézary-Zellen) im Blut.

Epidemiologie: Die Erkrankung ist weitaus seltener als die Mycosis fungoides, der Erkrankungsbeginn liegt selten vor dem 50. Lebensjahr. Männer sind häufiger als Frauen betroffen.

Klinik: Beim Sézary-Syndrom entwickelt sich eine **Erythrodermie** mit ausgeprägter Hautinfiltration (Abb. **26.4a**). Die befallene Haut neigt zu Hyperpigmentierung (**Melanoerythrodermie**) und starkem Juckreiz. An Handflächen und Fußsohlen findet man als paraneoplastisches Zeichen **ausgeprägte Hyperkeratosen** (Abb. **26.4b**). Die oberflächlichen Lymphknoten sind geschwollen, was sowohl dermopathisch (unspezifisch) als auch tumorös bedingt sein kann. Im peripheren Blut sind atypische T-Zellen (**Sézary-Zellen**) nachweisbar.

26.2.2 Sézary-Syndrom

► **Synonym.**

► **Definition.**

Epidemiologie: seltene Erkrankung, die v. a. Männer im höheren Lebensalter betrifft.

Klinik: stark juckende **Erythrodermie** mit Nachweis von atypischen T-Zellen (**Sézary-Zellen**) im peripheren Blut (Abb. **26.4**).

26.4 Sézary-Syndrom

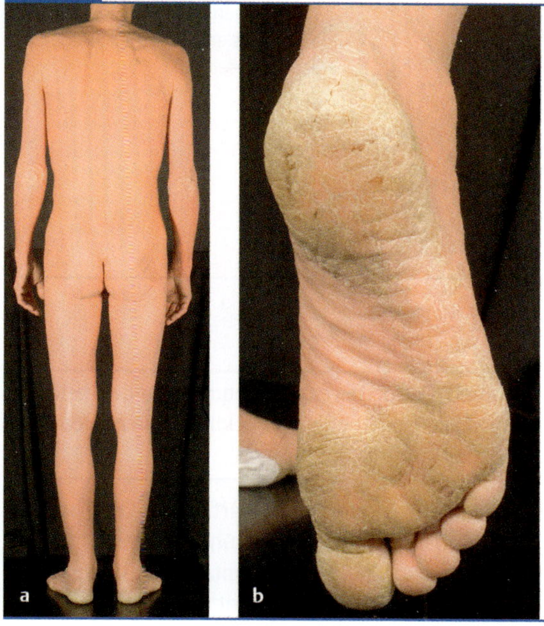

a Erythrodermer Patient.
b Plantare Hyperkeratosen.

26.4

Diagnostik: Klinik, Histologie, Molekularbiologie und Nachweis von Sézary-Zellen im Blut (≥ 1000 Zellen/mm³).

Diagnostik: Die Abgrenzung zu anderen Erythrodermien kann schwierig sein. Wichtig ist neben Klinik, Histologie und Molekularbiologie der Nachweis von ≥ 1000 Sézary-Zellen/mm³ im Differenzialblutbild.

Differenzialdiagnose: Erythrodermie anderer Genese, z. B. Ekzeme, Psoriasis, Lichen ruber.

Differenzialdiagnose: Eine Erythrodermie stellt die Maximalform unterschiedlicher Dermatosen dar. Differenzialdiagnostisch kommen Arzneimittelreaktionen, Ekzeme, Psoriasis vulgaris, Pityriasis rubra pilaris und Lichen ruber in Betracht.

Therapie: siehe Mycosis fungoides (S. 382).

Therapie: Zur Therapie werden, ähnlich wie bei Mycosis fungoides (S. 382), PUVA, Interferon-α, Chlorambucil/Prednison, Methotrexat, extrakorporale Photopherese und Monochemotherapie eingesetzt.

Prognose: unbehandelt letaler Verlauf innerhalb weniger Jahre.

Prognose: Unbehandelt besteht eine schlechte Prognose mit einer 5-Jahres-Überlebensrate von ca. 10–20 %.

26.2.3 CD30-positive lymphoproliferative Erkrankungen

▸ Definition.

▸ **Definition.** Es handelt sich um eine Gruppe von Erkrankungen mit großen Tumorzellen, die T-Lymphozyten sind und das Aktivierungsantigen CD30 exprimieren. Zu dieser Gruppe gehören die **lymphomatoide Papulose** und die **CD30-positiven großzelligen Lymphome**. Eine Unterscheidung der Erkrankungen anhand der Histologie ist alleine oft nicht möglich, wichtig sind Klinik und Verlauf.

Epidemiologie: zweithäufigstes kutanes T-Zell-Lymphom.

Epidemiologie: Mit 30 % sind die CD30-positiven lymphoproliferativen Erkrankungen die **zweithäufigste** Gruppe kutaner T-Zell-Lymphome.

Ätiologie: unbekannt.

Ätiologie: Die Ursache dieser Erkrankungen ist ungeklärt.

CD30-positive großzellige Lymphome

Klinik: Meist solitäre Knoten, die exulzerieren (Abb. **26.5**), aber auch spontan abheilen.

Klinik: Es entstehen solitäre Knoten oder größere Tumoren ohne bevorzugte Lokalisation. Sehr häufig exulzerieren die Tumorknoten (Abb. **26.5**), aber auch eine spontane Regression ist möglich. Ein großflächiger Hautbefall ist ebenso wie eine systemische Beteiligung untypisch.

Therapie: Exzision und/oder Radiatio solitärer Herde.

Therapie: Sie erfolgt eher zurückhaltend mit Exzision und/oder Radiatio, bei multifokalen Läsionen auch mit niedrig dosiertem Methotrexat.

Prognose: Die 5-JÜR liegt bei 90 %.

Prognose: Diese Lymphome haben eine gute Prognose. Die 5-Jahres-Überlebensrate liegt bei 90 %, daneben sind spontane Remissionen möglich.

26.5

26.5 CD30-positive lymphoproliferative Erkrankungen

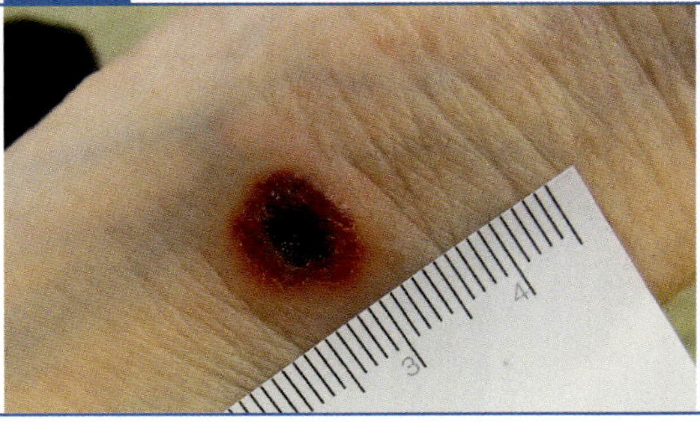

Ulcerierter Knoten eines CD30-positiven großzelligen Lymphoms am rechten Handgelenk beugeseitig.

Lymphomatoide Papulose

▸ Definition.

▸ **Definition.** Chronische Erkrankung, die durch rezidivierende, spontan heilende entzündliche Papeln und Knötchen gekennzeichnet ist. Trotz klinisch benignem Verlauf zeigt sich histologisch ein malignes Bild.

Klinik: Es besteht ein polymorphes Bild durch schubartig auftretende, spontan abheilende Papeln ohne Allgemeinsymptome (Abb. **26.6**). Assoziation mit einem malignen Lymphom ist möglich.

Klinik: Ohne jegliche Allgemeinerscheinungen treten schubartig rote Knötchen auf (Abb. **26.6**). Die meist asymptomatischen Effloreszenzen können sich hämorrhagisch nekrotisch umwandeln und heilen nach 3–8 Wochen unter Narbenbildung ab. Typisch ist ein Verlauf über viele Jahre. Bei 10–20 % der Patient*innen ist die Erkrankung mit einem anderen malignen Lymphom assoziiert, das der lymphomatoiden

26.6 Lymphomatoide Papulose

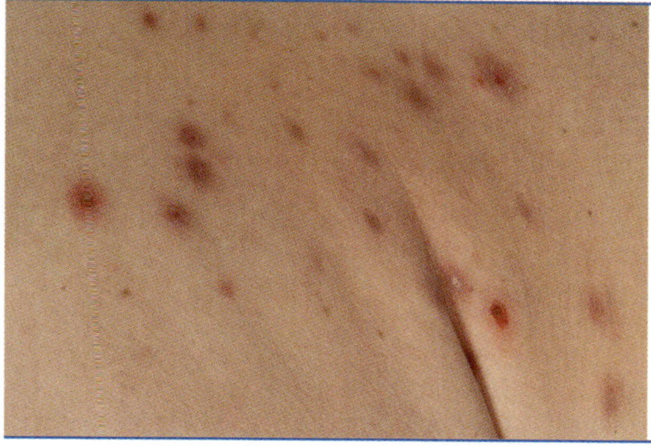

Ovale livid-rote Knötchen mit zentraler Ulzeration neben abgeheilten hyperpigmentierten Herden.

26.6

Papulose vorausgehen oder aus ihr entstehen kann. Meistens handelt es sich dabei um eine Mycosis fungoides (S. 382), ein CD30-positives großzelliges Lymphom oder einen Morbus Hodgkin.

Differenzialdiagnose: Differenzialdiagnostisch kommen die Pityriasis lichenoides acuta, eine Lues II oder ein anderes kutanes Lymphom in Betracht.

Differenzialdiagnose: Pityriasis lichenoides acuta, Lues II, andere kutane Lymphome.

Therapie: Eine sicher wirksame Therapie ist nicht bekannt. Versucht werden kann die Gabe von lokalen Kortikoiden, PUVA, Methotrexat oder Interferon. Bei einzelnen Herden ohne subjektive Beeinträchtigung kann abgewartet werden.

Therapie: Es ist keine sicher wirksame Therapie bekannt.

26.3 Primär kutane B-Zell-Lymphome (CBCL)

26.3.1 Follikuläres B-Zell-Lymphom (Keimzentrumlymphom)

26.3 Primär kutane B-Zell-Lymphome (CBCL)

26.3.1 Follikuläres B-Zell-Lymphom (Keimzentrumlymphom)

▸ **Definition.** Relativ gutartig verlaufende B-Zell-Lymphome, die typischerweise solitäre oder mehrere rötliche Knoten an Kopf, Nacken oder Oberkörper ausbilden.

▸ Definition.

Epidemiologie: Primär kutane B-Zell-Lymphome machen ca. 25 % aller kutanen Lymphome aus, wobei die follikulären die häufigsten unter den B-Zell-Lymphomen sind.

Epidemiologie: häufigste Entität der primär kutanen B-Zell-Lymphome.

Klinik: Das klinische Bild ist gekennzeichnet durch solitäre oder auch gruppiert stehende rötliche Papeln oder Knoten. Diese sind bevorzugt am Kapillitium, Nacken oder Stamm lokalisiert (Abb. **26.7**).

Klinik: meist solitäre Knoten (Abb. **26.7**).

Diagnostik: Die Diagnose wird klinisch und histopathologisch (dermal lokalisierte klonale Infiltrate aus Zentrozyten und Zentroblasten) gestellt. Wichtig ist ein ausgedehntes Staging zum Ausschluss eines primär nodalen Lymphoms mit sekundärer Hautbeteiligung.

Diagnostik: klinische und histopathologische Diagnose.

26.7 Primär kutanes follikuläres B-Zell-Lymphom

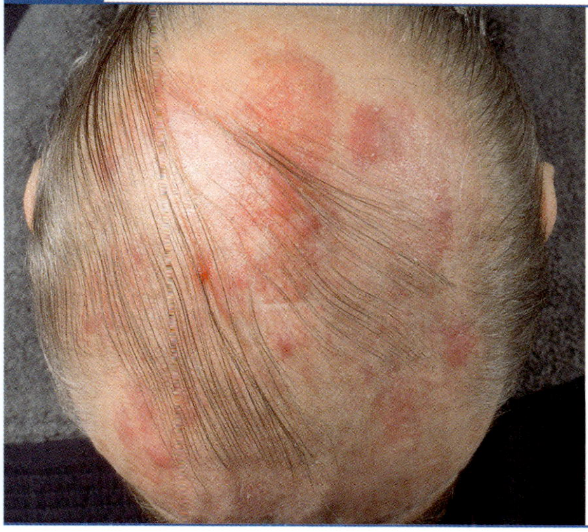

Erythematöse Knoten am Kapillitium.

26.7

Differenzialdiagnose: Pseudolymphome, sekundär kutane Lymphome.

Therapie: Exzision und Radiatio der Knoten, bei ausgedehnterem Befund monoklonale Antikörper.
Prognose: günstige 5-JÜR von 97 %.

26.4 Pseudolymphome

26.4.1 Allgemeines

Folgende Formen werden unterschieden:
- **Lymphadenosis cutis benigna**
- **Lymphocytic Infiltration of the Skin**
- **Aktinisches Retikuloid**
- **nicht klassifizierbare Pseudolymphome**

26.4.2 Aktinisches Retikuloid

► Synonym.

► Definition.

Epidemiologie: selten, betrifft meist ältere Männer.

Ätiologie: nicht sicher bekannt.

Klinik: Man findet lichenoide, ekzematöse Herde an den lichtexponierten Stellen mit starkem Juckreiz (Abb. **26.8**) und eine ausgeprägte Lichtempfindlichkeit.

Diagnostik: klinisches Bild und Histopathologie.

Differenzialdiagnose: fotoallergisches Ekzem, Mycosis fungoides.

Therapie: Lichtschutz
- lokal: Glukokortikoide
- systemisch: Versuch mit PUVA, evtl. Immunsuppression

Differenzialdiagnose: Differenzialdiagnostisch sollten vor allem Pseudolymphome (u. a. Borrelieninfektion) ausgeschlossen werden, wobei die Abgrenzung auch histologisch schwierig sein kann. Ein sekundär kutanes Lymphom muss durch die Staging-Untersuchungen ausgeschlossen werden.

Therapie: Die Therapie der Wahl ist die Exzision und/oder Strahlentherapie. Daneben steht die Injektion von monoklonalen Antikörpern (Rituximab) zur Verfügung.

Prognose: Die Prognose ist sehr günstig mit einer 5-Jahres-Überlebensrate von 97 %.

26.4 Pseudolymphome

26.4.1 Allgemeines

Kutane Pseudolymphome sind gutartige, reaktiv bedingte, rückbildungsfähige lymphoproliferative Prozesse, die klinisch und oft auch histopathologisch einem malignen Lymphom gleichen. Als Ursache dieser Veränderungen kommen Insektenstiche, Arzneimittelallergien oder abnorme Reaktionen auf Licht oder Fremdkörper infrage. Folgende Formen werden unterschieden:
- **Lymphadenosis cutis benigna**; Weiteres dazu siehe Kapitel Frühstadium: Lymphadenosis cutis benigna (S. 292).
- **Lymphocytic Infiltration of the Skin** (Jessner-Kanof): lymphozytäre Infiltrate, besonders in lichtexponierten Arealen. In Gesicht, Nacken und Thorax finden sich scharf begrenzte rote bis rot-braune Plaques, die oft aus einer Papel entstehen und sich unter zentraler Abheilung peripher ausbreiten. Die Ursache der Erkrankung ist unbekannt, möglicherweise handelt es sich um eine Variante des Lupus erythematodes (S. 213). Die Therapie entspricht der des Lupus erythematodes, wobei die Infiltrationen oft sehr therapieresistent sind.
- **Aktinisches Retikuloid** (s. u.)
- **nicht klassifizierbare Pseudolymphome**

26.4.2 Aktinisches Retikuloid

► Synonym. chronisch aktinische Dermatitis

► Definition. Chronische ekzematoide Lichtreaktion, die an ein Lymphom erinnert. Vorausgegangen sind in der Regel Fotoallergien und eine persistierende Lichtreaktion über Jahre.

Epidemiologie: Die Krankheit ist selten und betrifft Männer des mittleren und höheren Alters.

Ätiologie: Die Ursache ist unbekannt. Man nimmt an, dass es infolge einer fotoallergischen Dermatitis zu einer persistierenden Lichtreaktion kommt, die in ein aktinisches Retikuloid übergeht.

Klinik: An lichtexponierten Stellen des Gesichts und des Nackens entsteht ein zunehmend lichenoides, chronisches Ekzem mit Hautverdickung, Rötung, Schuppung und starkem Juckreiz (Abb. **26.8**). In seltenen Fällen mündet die Erkrankung in eine Erythrodermie. Es besteht eine ausgeprägte Lichtempfindlichkeit gegenüber UV-A, UV-B und sichtbarem Licht.

Diagnostik: Die Diagnose ergibt sich aus den klinischen und histopathologischen Befunden.

Differenzialdiagnose: Differenzialdiagnostisch kommen ein chronisches fotoallergisches Ekzem und bei großflächigem Befall auch eine Mycosis fungoides in Betracht.

Therapie: Die absolute Vermeidung von Lichtprovokationen und Lichtschutz sind zwingende Voraussetzung für eine erfolgreiche Therapie. Paradoxerweise ist jedoch eine Lichttherapie mit niedrig dosierter PUVA oft wirksam. Die Lokaltherapie mit Glukokortikoiden kann hilfreich sein, eine systemische immunsuppressive Therapie mit Azathioprin, Methotrexat oder Cyclosporin A sollte schweren Fällen vorbehalten bleiben.

26.8 Aktinisches Retikuloid

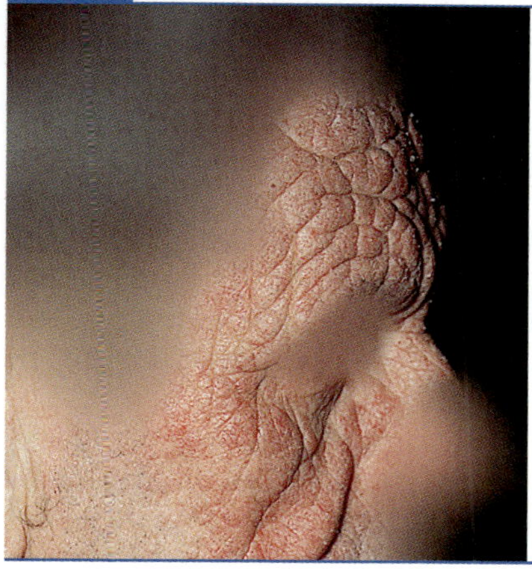

Ausgeprägte chronische, lichenoide Hautverdickung bei einem 59-jährigen Patienten mit multiplen Fotoallergien (Gärtner).

Prognose: Jahrelange Persistenz; eine spontane Rückbildung und auch eine Normalisierung der Lichtempfindlichkeit sind jedoch möglich.

Prognose: Persistenz über Jahre, spontane Rückbildung möglich.

26.5 Histiozytosen

26.5.1 Allgemeines

Histiozytosen sind durch **monozytär-histiozytäre Infiltrate** (Monozyten-Makrophagen-System) gekennzeichnet. Morphologisch erscheinen diese Infiltratzellen als Xanthomzellen, Epitheloidzellen, Fremdkörperriesenzellen oder Langerhans-Zellen. Eine allgemein anerkannte Klassifikation der Histiozytosen gibt es bislang noch nicht. Folgende Einteilung wird üblicherweise verwendet:

- **Langerhans-Zell-Histiozytosen** mit ihren Unterformen
- **Non-Langerhans-Zell-Histiozytosen:** juveniles Xanthogranulom, Xanthoma disseminatum, multizentrische Retikulohistiozytose, generalisierte eruptive Histiozytome und weitere, noch seltenere Formen

Histiozytosen sind durch **monozytär-histiozytäre Infiltrate** gekennzeichnet.

26.5.2 Langerhans-Zell-Histiozytosen

► Synonym. Histiozytosis X

► Definition. Durch Infiltrate und Granulome aus Langerhans-Zellen gekennzeichnete Erkrankung.

Epidemiologie: Die Langerhans-Zell-Histiozytosen sind selten. Sie treten bevorzugt im Kindesalter auf.

Epidemiologie: selten, betrifft vor allem Kinder.

Ätiologie: Die Ätiologie ist unbekannt. Es ist bislang noch nicht geklärt, ob die Langerhans-Zell-Histiozytosen einen reaktiven Prozess oder eine maligne Proliferation darstellen.

Ätiologie: nicht bekannt.

Klinik: Es handelt sich um primäre Systemerkrankungen, wobei in der Hälfte der Fälle Hauterscheinungen vorliegen. Nach Verlaufsform und Manifestationsalter werden 3 Erscheinungsformen unterschieden, wobei Übergänge dieser Formen möglich sind.

- **Abt-Letterer-Siwe-Syndrom:** Es tritt gewöhnlich als akute Erkrankung im 1. Lebensjahr auf. An der Haut findet man gelb-braune, leicht schuppende Papeln, die zum Teil nekrotisch zerfallen und dann sekundär superinfiziert werden. Das schubartige Neuauftreten von Effloreszenzen führt zu einem polymorphen Bild. Die Erkrankung ist primär generalisiert, sie führt zu septischem Fieber und Blutbildveränderungen. Häufig bestehen Lymphadenopathien, eine Hepatosplenomegalie und auch Knochenveränderungen. Die Erkrankung schreitet rasch voran und führt oft innerhalb eines Jahres zum Tode.

Klinik: Einteilung in 3 Unterformen:

- **Abt-Letterer-Siwe-Syndrom:** polymorphes Bild mit superinfizierten, teilweise nekrotischen Papeln. Septisches Fieber, Lymphadenopathie, Hepatosplenomegalie. Oft letaler Verlauf innerhalb eines Jahres.

- **Hand-Schüller-Christian-Krankheit:** polymorphes Bild mit Flecken und zum Teil superinfizierten Papeln an Kopf, Rumpf und Anogenitalgegend. Knochenbefall (Landkartenschädel), oft mit Destruktion der Sella und Diabetes insipidus, Exophthalmus. Chronisch-progredienter Verlauf, oft letal.

- **Hand-Schüller-Christian-Krankheit:** Chronische Verlaufsform der Langerhans-Zell-Histiozytose. Die Erkrankung beginnt im Kindesalter, selten auch im Erwachsenenalter. Die Hautveränderungen sind vielgestaltig, es finden sich braun-rote Flecken und gelb-braune schuppende Papeln, die krustig belegt und oft auch superinfiziert sind. Prädilektionsorte sind der Kopf, die seborrhoischen Areale des Rumpfes und die Anogenitalregion. An den Schleimhäuten kann es zu schmerzhaften Ulzerationen kommen. Durch Granulombildung in den Knochen kommt es zu Defekten, die im Bereich der Schädelkalotte zu einem Landkartenschädel führen. Bei Befall der Sella kommt es zum **Diabetes insipidus**; Granulome in der Orbita führen zum **Exophthalmus**. Der Verlauf ist in der Regel chronisch-progredient und führt in vielen Fällen zum Tode. Die Prognose ist umso besser, je später die Erkrankung auftritt.

- **Eosionophiles Granulom der Knochen:** Hautveränderungen wie bei der Hand-Schüller-Christian-Krankheit, aber diskreter. Obligater Knochenbefall mit häufigen Spontanfrakturen. Relativ gutartige Verlaufsform der Histiozytose.

- **Eosinophiles Granulom der Knochen:** Relativ gutartige Verlaufsform der Langerhans-Zell-Histiozytose. Sie wird als Spielart der Hand-Schüller-Christian-Krankheit aufgefasst, bei der Knochendefekte im Vordergrund stehen. Diese führen oft zu Spontanfrakturen. Die Hautveränderungen entsprechen der Hand-Schüller-Christian-Krankheit, sind jedoch diskreter ausgeprägt. Die Erkrankung schreitet nur langsam fort, zuweilen kommt es zu Spontanheilungen.

Diagnostik: histopathologische Diagnose.

Diagnostik: Die Diagnose wird histopathologisch gesichert.

Histopathologie: Infiltrate von proliferierenden Histiozyten (Langerhans-Zellen).

Histopathologie: Es findet sich eine Proliferation von Histiozyten in der Dermis mit den **Oberflächenmarkern von Langerhans-Zellen (CD1a)**. Elektronenmikroskopisch lassen sich Langerhans- oder **Birbeck-Granula** in diesen Zellen nachweisen. Durch molekulargenetische Untersuchungen konnte gezeigt werden, dass bei den Langerhans-Zell-Histiozytosen eine klonale Proliferation der Tumorzellen vorliegt.

Differenzialdiagnose: seborrhoisches Ekzem, Morbus Darier.

Differenzialdiagnose: Bei allen Erkrankungsformen der Langerhans-Zell-Histiozytosen kommen differenzialdiagnostisch ein seborrhoisches Ekzem sowie ein Morbus Darier in Betracht.

Therapie: symptomatisch Antiseptika, Kortikoide. Polychemotherapie sowie Strahlentherapie der Knochenveränderungen.

Therapie: Die akuten Formen der Langerhans-Zell-Histiozytosen werden meist interdisziplinär mit Chemotherapie nach verschiednenen Studienprotokollen behandelt. Knochenveränderungen sprechen auf eine Strahlentherapie an. Chronische kutane Verlaufsformen können mit einer Lichttherapie (PUVA) behandelt werden, solitäre Herde können exzidiert und ggf. bestrahlt werden. Lokaltherapeutisch kommen symptomatisch außerdem Antiseptika und Kortikoide zum Einsatz.

26.5.3 Juveniles Xanthogranulom

26.5.3 Juveniles Xanthogranulom

▸ Synonym.

▸ Synonym. juveniles Riesenzellgranulom, Nävoxanthoendotheliom

▸ Definition.

▸ Definition. Benigne Histiozytose des frühen Kindesalters, bei der gelb-orange Knoten bevorzugt im Gesicht auftreten, die sich innerhalb einiger Jahre spontan zurückbilden.

Epidemiologie und Ätiologie: Die Erkrankung ist nicht selten und betrifft Säuglinge und Kleinkinder. Die Ätiologie ist unbekannt.
Klinik: gelb-orange glänzende Tumoren im Gesicht und an den Streckseiten der Extremitäten, die sich nach Monaten bis Jahren spontan zurückbilden. Die **Diagnose** wird klinisch gestellt.

Epidemiologie und Ätiologie: Die Erkrankung ist nicht selten und tritt bei Säuglingen und Kleinkindern vor allem im 1. Lebensjahr auf. Die Ätiologie ist unbekannt.

Klinik und Diagnostik: Am Kopf und den Streckseiten der Extremitäten finden sich relativ rasch wachsende, gelb-orange, kutan gelegene Papeln oder halbkugelige Tumoren. Diese treten solitär oder zu mehreren ohne Regelmäßigkeit der Anordnung auf. Ohne Therapie bilden sich die asymptomatischen Herde innerhalb von Jahren unter Hinterlassung einer Hyperpigmentierung zurück. Die Diagnose wird klinisch gestellt, eine histopathologische Bestätigung (histiozytäre granulomatöse Infiltrate) ist nur selten nötig.

Differenzialdiagnose: Mastozytom, Spitz-Nävus.
Therapie: nicht nötig.

Differenzialdiagnose: Mastozytom, Spitz-Nävus.

Therapie: Aufgrund von Spontanremissionen kann abgewartet werden.

26.6 Mastozytosen

▶ Synonym. Mastzellen-Nävus, Mastozytom, Urticaria pigmentosa

▶ Definition. Heterogene Gruppe von Erkrankungen, die durch die Ansammlung von **Mastzellen** in verschiedenen Organen charakterisiert sind. Den Hauptanteil machen dabei die kutanen Mastozytosen aus.

Epidemiologie: Die Mastozytosen sind nicht selten und treten vor allem im Kindesalter und bei jüngeren Erwachsenen auf.

Ätiologie: Die Ätiologie ist unbekannt.

Klinik: Solitäre oder **disseminierte Mastozytome** sind selten und treten in den ersten Lebensmonaten auf. Es finden sich scharf begrenzte, schmutzig-gelbe bis braun pigmentierte Plaques oder Tumoren. Ein Reiben an den Herden führt zur Freisetzung von Histamin aus den Mastzellen und dadurch zu einem urtikariellen Anschwellen der Flecken und zu starkem Juckreiz (Darier-Zeichen). Selten kann es durch mechanische Reizung zu Blasenbildung kommen.
Die **Urticaria pigmentosa** ist die häufigste Form der kutanen Mastozytose. Es finden sich am gesamten Integument multiple bräunlich pigmentierte Flecken und Papeln (Abb. **26.9a**). Das Darier-Zeichen ist positiv. Man kann eine **juvenile** und eine **adulte** Verlaufsform unterscheiden, wobei die juvenile Form wesentlich häufiger ist. Verstärkte Histaminfreisetzung, z. B. durch heiße Bäder oder Medikamente, kann neben Juckreiz und urtikariellen Hauterscheinungen auch zu Kopfschmerzen, Schwindel, Blutdruckabfall bis hin zum Schock führen. Die adulte Form ist in bis zu 50 % mit einem systemischen Befall assoziiert.
Systemische Mastozytosen werden vor allem bei Erwachsenen beobachtet. Es finden sich Infiltrate in inneren Organen (Gastrointestinaltrakt, Leber, Milz, Lymphknoten) und Knochen. Hinweise für diese klinische Erscheinungsform sind Diarrhöen, Kreislaufstörungen und Magengeschwüre. Daneben liegt meistens auch ein Hautbefall vor. Die Entartung von Mastozytosen zu Mastzellleukämien ist sehr selten.

Diagnostik: Die typischen Veränderungen der Herde nach physikalischen Reizen (**Darier-Zeichen**, Abb. **26.9b**) legen die Diagnose einer Mastozytose nahe, die histopathologisch (Mastzellinfiltrate in der Dermis) gesichert werden sollte. Ein erhöhter Tryptasespiegel im Serum weist auf eine systemische Erkrankung hin. Bei entsprechender kutaner Ausdehnung sollte eine systemische Mastozytose ausgeschlossen werden.

Differenzialdiagnose: Differenzialdiagnostisch kommen Lymphome, Arzneimittelexantheme und Insektenstichreaktionen infrage.

Therapie: Mastzellstabilisatoren (Ketotifen) und Antihistaminika unterdrücken die Histamineffekte Flush und Pruritus. Gastrointestinale Erscheinungen sprechen gut auf Cromoglicinsäure an. Eine Urticaria pigmentosa kann durch eine Fototherapie (PUVA, UV-A1) gebessert werden. Die Patient*innen müssen vor Histaminliberatoren (z. B. Kodein, Morphin, Azetylsalizylsäure, Narkotika) sowie vor physikalischen Reizen (z. B. heiße und kalte Bäder) gewarnt werden.

26.6 Mastozytosen

▶ Synonym.

▶ Definition.

Epidemiologie: betrifft Kinder und jüngere Erwachsene.

Ätiologie: unbekannt.

Klinik: Solitäre oder **disseminierte Mastozytome** sind selten und treten im Säuglingsalter auf.

Häufigste Form ist die **Urticaria pigmentosa** mit multiplen bräunlich pigmentierten Flecken und Papeln am gesamten Integument (Abb. **26.9a**).

Systemische Mastozytosen treten vor allem bei Erwachsenen auf. Es finden sich Infiltrate in inneren Organen und Knochen.

Diagnostik: Das positive **Darier-Zeichen** (Abb. **26.9b**) lässt die Diagnose vermuten, die histopathologisch bestätigt wird.

Differenzialdiagnose: Lymphome, Arzneimittelexantheme, Insektenstiche.

Therapie: Antihistaminika, UV-A1-(PUVA-)Bestrahlung.

26.9 Urticaria pigmentosa

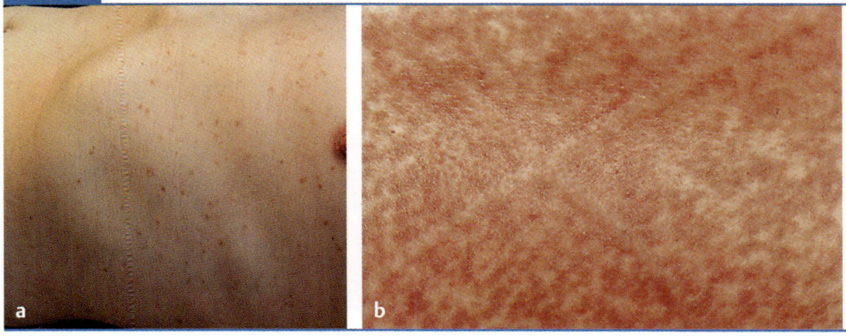

a Kleine hellbraune Maculae und Papeln am Stamm.
b Ausgeprägte Urticaria pigmentosa: Zentral urtikarielles Anschwellen nach Reiben der Herde (Darier-Zeichen) bei einer 39-jährigen Patientin.

Prognose: Im Säuglingsalter entstandene Mastozytome bilden sich spontan zurück. Die juvenile Urticaria pigmentosa ist häufig selbstlimitiert, die adulte Form chronisch.

Prognose: Fast alle der im Säuglingsalter entstandenen Mastozytome bilden sich nach einigen Jahren spontan zurück. Die juvenile Urticaria pigmentosa zeigt häufig ebenfalls einen selbstlimitierten Verlauf. Bei Erkrankungsbeginn im späteren Lebensalter ist der Verlauf chronisch und ein Übergang in eine systemische Mastozytose möglich.

27 Granulomatöse Erkrankungen

H. Boonen

27.1 Allgemeines

Bei granulomatösen Erkrankungen muss man prinzipiell zwischen **infektiösen** und **nicht-infektiösen Granulomen** untscheiden. Die **nicht-infektiösen Granulome** sind durch das Fehlen eines definierten Erregers, die nicht vorhandene Übertragbarkeit und einen krankheitstypischen histologischen Aufbau charakterisiert.
Die Einordnung der granulomatösen Erkrankungen beruht auf dem einheitlichen histopathologischen Substrat, dem **Granulom**; darunter versteht man eine knotenförmige Zellansammlung, die vor allem aus Makrophagen und Lymphozyten besteht. Weiterhin ist diesen Krankheiten die unklare Ätiologie, der chronische Verlauf und der braun- oder blau-rötliche Aspekt der bestehenden Hauteffloreszenzen gemeinsam. Die Farbe der Granulome läßt sich mit Glasspateldruck gut erkennen.

27.1 Allgemeines

Unterscheidung in **infektiöse** und **nicht-infektiöse Granulome**.
Nicht-infektiöse Granulome:
- Fehlen eines definierten Erregers
- fehlende Übertragbarkeit
- krankheitstypischen histologischen Aufbau

Gemeinsamkeiten:
- **Granulom** → knotenförmige Zellansammlung vor allem aus Makrophagen und Lymphozyten
- unklare Ätiologie
- chronischer Verlauf
- braun- oder blau-rötlicher Aspekt der Hauteffloreszenzen

27.2 Sarkoidose

27.2 Sarkoidose

► Synonym Boeck-Sarkoid, Morbus Besnier-Boeck-Schaumann

► Synonym.

► Definition. Nicht verkäsende, granulomatöse Systemerkrankung unklarer Ätiologie und Pathogenese, die meist im mittleren Lebensalter auftritt, und vor allem mediastinale und periphere Lymphknoten, Lunge und Haut betrifft.

► Definition.

Epidemiologie: Die Sarkoidose ist eine relativ häufige, weltweit verbreitete Erkrankung, die meist im mittleren Lebensalter auftritt und beide Geschlechter gleichermaßen befällt; Frauen werden jedoch häufiger von Hautsarkoidose betroffen. Es besteht eine gesicherte familiäre Belastung und eine Assoziation mit HLA-B7 und -DR5. In den USA ist die Inzidenz von Sarkoidose in der afro-amerikanischen Bevölkerung deutlich erhöht.

Epidemiologie: relativ häufige Erkrankung des mittleren Lebensalters mit gleicher Geschlechtsverteilung; Frauen sind jedoch häufiger von Hautsarkoidose betroffen.

Ätiologie: Die Ätiologie ist unklar. Übergänge zu Tuberkulose werden beschrieben. Eine infektiöse Genese bleibt unbestätigt, momentan glaubt man eher an eine **immunologische Störung** (immunologisches Paradox) mit zellulärer Hyporeaktivität und normaler bis gesteigerter humoraler Immunität. Die zelluläre Hyporeaktivität äußert sich durch negative Reaktionen (**kutane Anergie**) gegenüber verschiedenen Antigenen und kann in Funktionstests (z. B. Multitest Mérieux) überprüft werden. Verwendet werden hier sog. Recall-Antigene, d. h. Antigene, mit denen die Patient*innen bereits früher in Kontakt gekommen sein müssen und die demnach eine positive Reaktion auslösen müssten (z. B. Tuberkulin, Tetanus, Diphtherie, *Streptococcus, Candida* etc.).

Ätiologie: unklar. Man vermutet eine **immunologische Störung** mit zellulärer Hyporeaktivität, die sich als **kutane Anergie** gegenüber verschiedenen Antigenen äußert.

Verlauf und Klinik: Zunächst muss man die Sarkoidose nach akuten, subakuten und chronischen Verläufen unterteilen. Die **akute** bzw. **subakute** Form fängt ziemlich plötzlich mit Fieber, schmerzhaften Gelenken und Müdigkeit an. Häufig entwickelt sich ein Erythema nodosum. Die **chronische** Sarkoidose kann unerkannt abheilen, aber auch durch Entwicklung einer irreversiblen Lungenfibrose zum tödlichen Ausgang führen.

Verlauf und Klinik: Man unterscheidet **akute**, **subakute** und **chronische** Verlaufsformen.
Im Frühstadium tritt häufig ein Erythema nodosum auf.

27.1

27.1 Lokalisation und Häufigkeit des Organbefalls der Sarkoidose

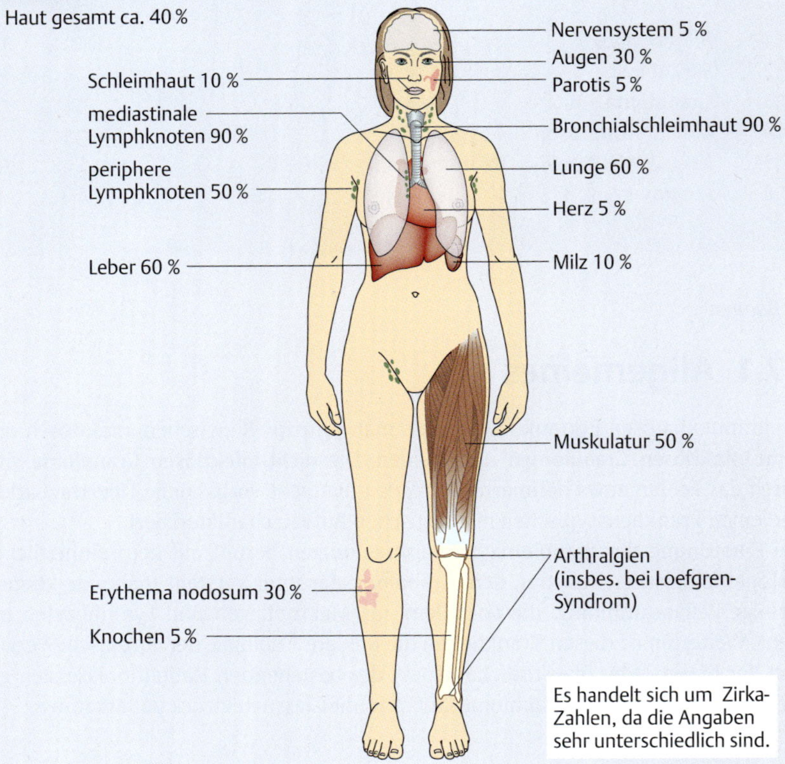

Zum Organbefall siehe Abb. **27.1**.

In allen Stadien kommen Hauterscheinungen vor; im Frühstadium tritt meist ein Erythema nodosum auf. Zum weiteren Organbefall siehe Abb. **27.1**.

Allgemeinerscheinungen: Anfänglich entwickeln sich nur unspezifische Symptome.

Allgemeinerscheinungen: Am Anfang bestehen unspezifische Symptome wie Müdigkeit, Gewichtsverlust und Abgeschlagenheit. Häufig erfolgt die Diagnosestellung erst durch das Auftreten eines Erythema nodosum oder des Löfgren-Syndroms (s. u.).

Hauterscheinungen: Sie treten in 40–50 % der Fälle auf und sind vielgestaltig. Unter Glasspateldruck erscheinen sie lupoid; das Sondenphänomen ist negativ (siehe Tab. **23.7**).

- Das **Erythema nodosum** (Abb. **27.2a**) findet sich bei ca. 30 % der Patient*innen mit Sarkoidose. Von einem **Löfgren-Syndrom** spricht man bei der Trias Erythema nodosum, bihiläre Lymphadenopathie (Abb. **27.2b**) und Arthritis.
- Das **Angiolupoid Brocq-Pautrier** zeigt sich mit angiomartigen Herden an den Brillenauflagestellen.
- Die **kleinknotig-disseminierte Form** entsteht hauptsächlich an den Extremitätenstreckseiten, im Gesicht und am Stamm (Abb. **27.2c**).
- Die **zirzinäre Form** (Abb. **27.2d**) besteht aus gyrierten Herden im Gesicht und im Nacken.
- Die **großknotige Form** tritt meist als **Lupus pernio** im Nasen- und Wangenbereich auf. Fast immer ist auch eine Organbeteiligung vorhanden.

Hauterscheinungen: Bei 40–50 % der Patient*innen mit Sarkoidose bestehen Hauteffloreszenzen mit einer ausgesprochenen Polymorphie, die nur selten Juckreiz verursachen. Typisch ist immer der lupoide Aspekt bei Diaskopie (Glasspateldruck) mit graugelblicher Eigenfarbe (apfelgeleefarbig) und das negative Sondenphänomen (siehe Tab. **23.7**).

- **Erythema nodosum** (S. 196) (Abb. **27.2a**): Es findet sich als Begleiterscheinung bei ca. 30 % der Patient*innen mit Sarkoidose und tritt hauptsächlich im akuten und subakuten Stadium auf. Von einem **Löfgren-Syndrom** (= akute Sarkoidose) spricht man, wenn die Trias Erythema nodosum, bihiläre Lymphadenopathie (unbedingt radiologisch danach fahnden, Abb. **27.2b**) und Arthritis besteht. Das Krankheitsbild ist häufig mit einer Hyp- oder Anergie vergesellschaftet und betrifft bevorzugt junge Frauen.
- **Angiolupoid Brocq-Pautrier:** Auf den Brillenauflagestellen entwickeln sich angiomartige Effloreszenzen mit Teleangiektasien. Die Farbe geht ins Bräunliche und nimmt unter Glasspateldruck einen typischen lupoiden Aspekt an. In der Regel sind Frauen betroffen.
- **Kleinknotig-disseminierte Form** (benignes Miliarlupoid; Abb. **27.2c**): Diese Form ist gekennzeichnet durch multiple, lividrote, mittelderbe, papulöse oder kleinknotige, nicht konfluierende, aber häufig gruppierte Effloreszenzen an den Streckseiten der Extremitäten, im Gesicht und gelegentlich auch am Rumpf.
- **Zirzinäre Form** (Abb. **27.2d**): Sie besteht aus gyrierten Herden, die sich vor allem im Gesichts- und Nackenbereich finden und kann oft nur histopathologisch von der Necrobiosis lipoidica (S. 399) differenziert werden.
- **Großknotige Form:** Sie ist eine relativ häufige Erscheinungsform des **Lupus pernio** und tritt im Rahmen einer chronischen Sarkoidose als eine flächenhafte, livide Infiltration der Nase, Ohren und Wangen auf und ist oft mit Knochenzysten assozi-

27.2 Sarkoidose

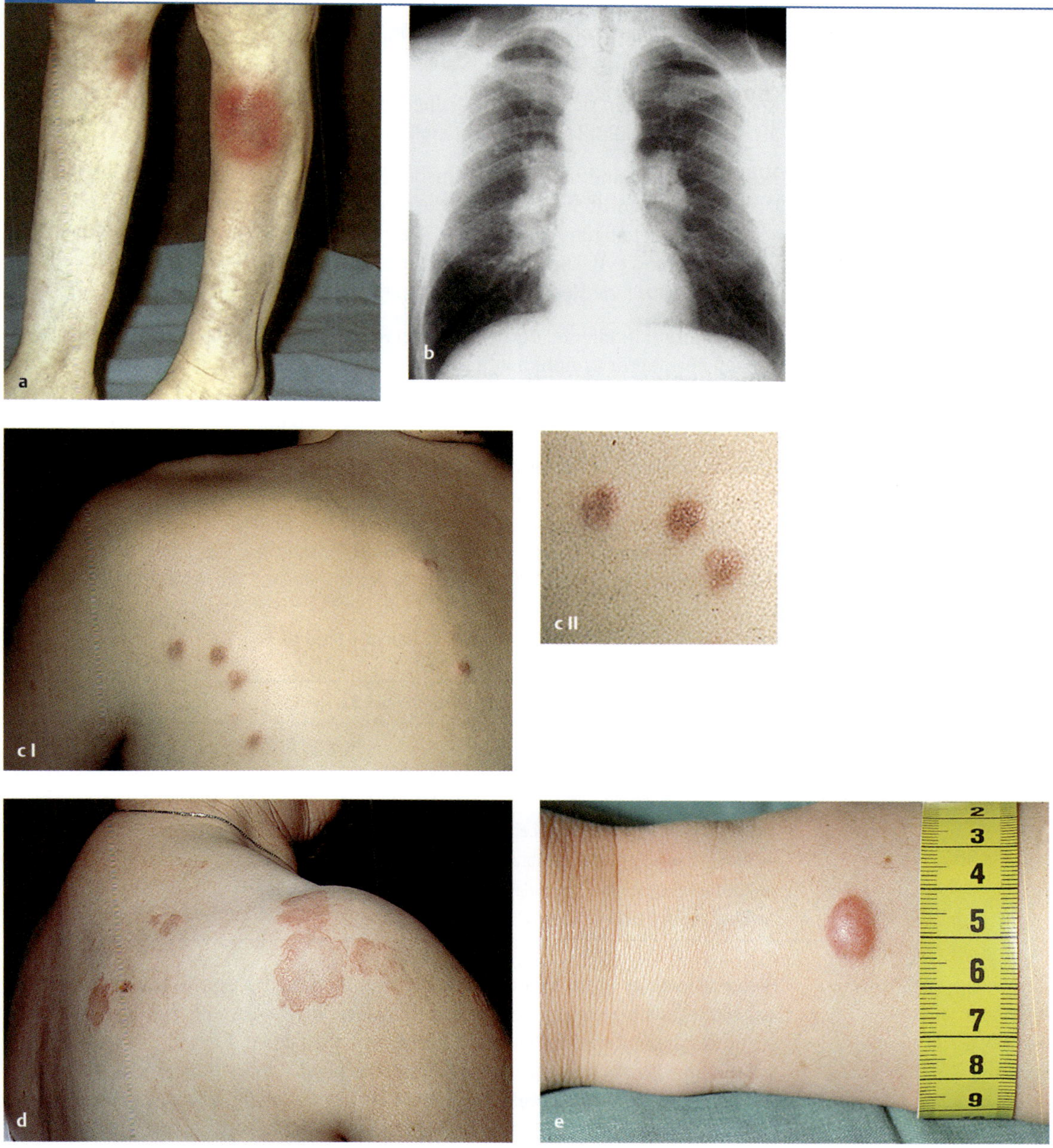

a **Erythema nodosum** bei einer 73-jährigen Frau.
b **Löfgren-Syndrom** mit symmetrischer Lymphknotenschwellung des Lungenhilus (Stadium I) bei Sarkoidose (Röntgenaufnahme).
c **Kleinknotig-disseminierte Form** der Hautsarkoidose am Rücken eines sonst gesunden 35-jährigen Mannes (plus Detailbild).
d **Anuläre und zirzinäre Form** der Hautsarkoidose im Schulterbereich einer 68-jährigen Frau.
e **Subkutan-knotige Form** der Hautsarkoidose am Unterarm eines 42-jährigen Mannes.

iert. Treten die Erscheinungen in ähnlicher Weise an Extremitäten und Rumpf auf, weist dies auf eine Beteiligung innerer Organe hin.

- **Subkutan-knotige Form** (Abb. **27.2e**): In der Subkutis finden sich tastbare sarkoide Granulome. Die überliegende Haut ist leicht livide oder unverändert.
- **Narbensarkoidose:** Sie ist ganz typisch bei Sarkoidose und äußert sich durch eine entzündliche Infiltration und livide Verfärbung einer bestehenden Narbe. Zur Sicherung der Diagnose ist die Histopathologie notwendig.
- Bei der **anulären** und **zirzinären Hautsarkoidose** (Abb. **27.2d**) besteht eine zentrifugale Ausbreitung mit zentraler Abheilung. Betroffen sind meistens die Stirn, das Gesicht und der Schulterbereich. Der Verlauf ist meist chronisch.

- Die **subkutan-knotige Form** (Abb. **27.2e**) tastet man als subkutane Knoten.
- Die **Narbensarkoidose** zeigt sich als livide und knotige Auftreibung in einer Narbe.

- Die **anuläre** und **zirzinäre Hautsarkoidose** zeigt eine zentrifugale Ausbreitung mit zentraler Abheilung (Abb. **27.2d**).

Schleimhauterscheinungen: Diese finden sich vor allem an Konjunktiven, Tonsillen, Nasen- und Kehlkopfschleimhaut, welche glasige Knötchen, Knoten oder Plaques aufweisen.

Schleimhautveränderungen: Sie finden sich v. a. im Augen- und Hals-Nasen-Ohren-Bereich.

Erst später entstehen:
- **Lungenbeteiligung** (evtl. bis zur Fibrose)
- **Ostitis multiplex cystoides Jüngling**
- **Augenbeteiligung** (möglicherweise als Heerfordt-Syndrom)
- Befall des zentralen **Nervensystems**

Lungen: Die bihiläre Adenopathie kann über eine Marmorierung (fleckige Granulombildung) der Lungen zu einer Lungenfibrose führen. Bei bis zu 30 % der Betroffenen mit Lungensarkoidose tritt auch eine Beteiligung des Herzens, typischerweise in Form einer Reizleitungsstörung, auf.

Knochen: Es finden sich zystische Aufhellungen, insbesondere an den Handknochen, als sog. **Ostitis multiplex cystoides Jüngling.**

Augen: Wichtig sind Iridozyklitis, unspezifische Konjunktivitis, Uveitis und Retina-Ödem. Als **Heerfordt-Syndrom** wird die bilaterale Uveitis mit doppelseitiger Parotisschwellung, Beteiligung der übrigen Speichel- und Tränendrüsen, mit Fieber, Nervenparesen und evtl. auch Hautbeteiligung bezeichnet.
Leber und Milz: Eine Hepato-und Splenomegalie ist häufig.

- **Lymphknoten-, Leber-** und **Milzschwellung**

Lymphknoten: Indolente, derbe, nicht verwachsene, in der Regel mäßige Vergrößerungen peripherer Lymphknoten treten in 30–70 % der Fälle auf.

- Befall des **ZNS**.

Zentrales Nervensystem: Polyneuritiden und sarkoide Infiltration des ZNS und der Meningen können eine breite Symptomatik hervorrufen.

Diagnostik: Die Diagnose erfolgt aus dem klinischen Bild, der Histopathologie, der kutanen Anergie (insbesondere gegenüber Tuberkulin).

Diagnostik: Bei dieser Erkrankung können Dermatolog*innen oft eine bis dahin unerkannte Systemerkrankung aufdecken. Die Diagnosesicherung gelingt aus dem klinischen Bild, der Histopathologie und den negativen Reaktionen auf Recall-Antigene (Multitest Mérieux), insbesondere gegenüber Tuberkulin. Die Höhe des Angiotensin-Converting-Enzyms (ACE) erlaubt Rückschlüsse auf die Aktivität der Erkrankung.

Spezielle diagnostische Befunde bei Sarkoidose sind in Tab. **27.1** dargestellt.

Spezielle diagnostische Befunde bei Sarkoidose sind in Tab. **27.1** dargestellt.

≡ 27.1

≡ 27.1 Spezielle diagnostische Befunde bei Sarkoidose

- **BKS beschleunigt**
- Serumelektrophorese: γ- und α_2-Globulinerhöhung
- Hyperkalzämie und -kalzurie
- Leberenzyme: erhöht bei Leberbeteiligung
- Angiotensin-Converting-Enzym (ACE): erhöht bei starker Lungenbeteiligung
- Röntgenthorax: mediastinale Lymphknoten, Lungenbeteiligung
- Röntgen der Hände: Ostitis multiplex cystoides

Histopathologie: Typisch sind „nackte" **Epitheloidzellgranulome** (geringe Infiltration von Lymphozyten) in der mittleren bis tiefen Dermis, mit Langhans-Riesenzellen aber ohne zentrale Nekrose.

Histopathologie: Typisch ist das sarkoide Granulom in der Dermis und Subkutis, das aus bindegewebig eingescheideten **Epitheloidzellinseln** besteht. Zudem finden sich auch Langhans-Riesenzellen und solche mit vielfachen Einschlüssen (Asteroide, Schaumann-Körper). Eine zentrale Nekrobiose fehlt (Sondenphänomen daher negativ). Ein intakter Bindegewebsstreifen trennt das Granulom von der Epidermis. Die Färbungen für Mykobakterien (z. B. Ziehl-Nelsen) sind negativ.

Differenzialdiagnose: siehe Tab. **27.2**.

Differenzialdiagnose: Mögliche Differenzialdiagnosen fasst Tab. **27.2** zusammen.

≡ 27.2

≡ 27.2 Differenzialdiagnosen der Sarkoidose

Erkrankung	Abgrenzung mittels
Lupus vulgaris	▪ Tuberkulintest ▪ Histopathologie ▪ Sondenversuch (S. 303)
Lues II	▪ Serologie
Lepra	▪ Anamnese ▪ Anästhesie der Läsionen
Leishmaniosis	▪ Anamnese ▪ Histopathologie
Pseudolymphome	▪ Anamnese ▪ Histopathologie
örtliche granulomatöse Gewebsreaktion (z. B. Akanthoma fissuratum)	▪ Lokalisation

Therapie: Man sollte 3 Prinzipien berücksichtigen:

1. Die Sarkoidose ist eine Systemerkrankung und erfordert eine **interdisziplinäre Zusammenarbeit**.
2. Es besteht eine hohe Tendenz zur Spontanheilung.
3. Es kann nur ein Voranschreiten der Erkrankung verhindert werden.

Die Behandlung richtet sich nach dem klinischen Bild.

- **systemische Therapie:** Als antientzündliche systemische Therapie sind **Glukokortikoide** und **Mycophenolat** empfehlenswert, wo nötig, in Kombination mit Tuberkulostatika (falls Aktivierungsgefahr einer Begleittuberkulose besteht). Kortikoide sind indiziert sowohl in der arthritischen Initialphase der akuten Verlaufsform als auch als Langzeittherapie in fortgeschrittenen Stadien der chronischen Lungensarkoidose. Im Falle strikter Kortikoid-Kontraindikation kann man auch auf eine antiproliferative Behandlung mit Azathioprin oder Methotrexat zurückgreifen. Nichtsteroidale Antiphlogistika sind nicht wirksam. Hauterscheinungen sprechen zum Teil auch auf (Hydroxy-)Chloroquin an. TNF-α-Antagonisten können in schweren Fällen verwendet werden; ein Tuberkuloseausschluss sollte stets vor Therapiebeginn erfolgen.
- **Lokaltherapie:** Die besten Erfolge erzielt man mit **Glukokortikoiden**, entweder als intraläsionale Injektion oder unter Folienverbänden. Bei kleineren Herden kommt auch eine Exzision infrage. Fotochemotherapie und UV-B zeigen sich zum Teil ebenfalls hilfreich, Radiotherapie dagegen nur in ausgewählten Fällen.

Therapie: Wichtig ist die **interdisziplinäre Zusammenarbeit**. Dennoch kann bei dieser zur Spontanheilung tendierenden Erkrankung nur ein Voranschreiten verhindert werden.

- **systemische Therapie:** Für schwere Formen oder als Übergangsbehandlung sind v. a. **Glukokortikoide** oder **Mycophenolat**, manchmal sogar Zytostatika wie Azathioprin oder Methotrexat notwendig.
- **Lokaltherapie:** Für die externe Therapie stehen die **Glukokortikoide** als intraläsionale Injektion oder unter Folienverbänden an erster Stelle.

Prognose: Die Prognose ist in der Regel **günstig**, wird aber bestimmt von Lungenbefall, Lungenfibrose und Cor pulmonale. Die Mortalität liegt bei 3–6 %. Die akute und subakute Form haben eine wesentlich bessere Prognose (Spontanheilung in > 95 %); bei der chronischen Form mit Lungenfibrose liegt diese Quote z. T. < 50 %. Die Erkrankung ist sehr **rezidivfreudig** und belastet die Betroffenen psychisch (Gesichtsherde) und physisch oft stark, was wiederum richtungweisend für die Behandlung ist. Eine Restitutio ad integrum ist möglich, oft bleiben aber Atrophien und Narben zurück. Passagere Rückbildungen in einer Schwangerschaft sind möglich.

Prognose: Die Prognose ist i. d. R. **günstig** (Ausnahme: Lungenfibrose). Hinsichtlich der Heilungsaussichten ist sie weniger gut aufgrund der **Rezidivfreudigkeit** und der oft atrophischen Abheilung.

27.3 Granuloma anulare

27.3 Granuloma anulare

▸ Definition. Gutartige, chronische, vorwiegend bei Jugendlichen an den Akren auftretende, umschriebene Erkrankung mit Bildung derber, sich zentrifugal ausbreitender Papeln, die häufig ringförmig (anulus = kleiner Ring) angeordnet sind.

▸ Definition.

Epidemiologie: Das Granuloma anulare ist relativ selten. Meistens erkranken Kinder (40 % im 1. Lebensjahrzehnt) und Jugendliche. Das weibliche Geschlecht ist deutlich häufiger betroffen als das männliche.

Ätiologie: Die Ätiologie ist ungeklärt. Man weiß, dass kein Zusammenhang mit Tuberkulose oder mit rheumatischen Erkrankungen besteht. Ein Diabetes mellitus sollte ausgeschlossen werden.

Epidemiologie: relativ selten mit Bevorzugung von Kindern und Jugendlichen. Das weibliche Geschlecht ist deutlich häufiger betroffen als das männliche.
Ätiologie: ungeklärt.

Klinik: Die Dorsalseiten von Händen, Fingern, Füßen und Zehen gelten als Prädilektionsstellen, aber auch Unterarme und Ellenbogen, Unterschenkel und seltener Gesicht, Gesäß und Körperstamm können befallen sein. Es handelt sich um umschriebene, derbe, hautfarbene bis gering gerötete Papeln, die keine Beschwerden verursa-

Klinik: Prädilektionsstellen sind Hände, Finger, Füße und Zehen. Es finden sich derbe, juckreizfreie, hautfarbene bis gering gerötete Papeln, die meist anuläre Figuren bilden (Abb. **27.3**).

⊙ 27.3 Granuloma anulare

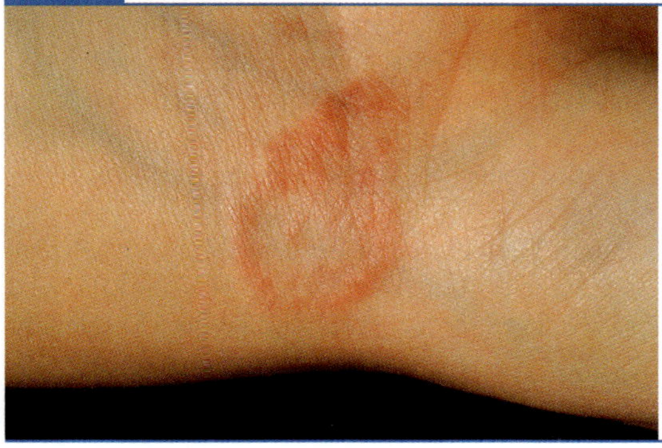

Typischer Knötchensaum am rechten Handrücken eines 11-jährigen Mädchens.

⊙ 27.3

Sonderformen:
- **subkutane Knotenform:** derbe Knoten mit unveränderter Oberfläche; besonders bei Kindern an Beinen, Gesäß und Kopf.
- **disseminierte Form:** Die Ringbildung steht hier nicht im Vordergrund. Es kommt zur disseminierten Eruption von sich aggregierenden Papeln und Knötchen. Meist sind Erwachsene betroffen.

Diagnostik: Das klinische Bild ist meist eindeutig; sonst hilft die Biopsie.

Histopathologie: Epitheloidzellige Granulome in der Dermis mit oder ohne zentrale Nekrobiosezonen.

Differenzialdiagnose: Necrobiosis lipoidica, Rheumaknoten, Lichen ruber anularis und anuläre Sarkoidose sollten abgegrenzt werden.

Therapie: Therapie der Wahl sind **Glukokortikoide** (intraläsionale Injektion oder unter Folienverband). Oft erfolgt nach der Biopsie eine spontane Rückbildung.

Prognose: gut, daher empfiehlt sich therapeutische Zurückhaltung.

27.4 Melkersson-Rosenthal-Syndrom

► Definition.

Epidemiologie: beginnt meist im jungen Erwachsenenalter. Es besteht eine familiäre Häufung.

Ätiologie: unklare Ätiologie, vermutlich polyätiologisches Geschehen.

Klinik: Es besteht eine Symptomentrias:
- **Cheilitis granulomatosa** als rezidivierende, oft asymmetrisch immer länger persistente Schwellung der Lippen mit Spannungsgefühl (Abb. **27.4a**).
- rezidivierende periphere, meist unilaterale **Fazialisparese**

chen, sich peripherwärts ausbreiten und zentral ohne Narbenbildung abheilen können. So entstehen anuläre und polyzyklische Figuren mit alabasterfarbigem Randwall (Abb. **27.3**). In immer neuen Schüben können weitere Papeln hinzutreten.

Sonderformen:
- **subkutane Knotenform:** Es finden sich derbe, manchmal schwer gegenüber Rheumaknoten abgrenzbare Knoten mit unveränderter Oberfläche. Sie bestehen vor allem bei Kindern an den Beinen, am Gesäß, an den Handinnenflächen und am Kopf.
- **disseminierte Form** (Granuloma anulare disseminatum): Die Ringbildung steht hier nicht im Vordergrund. Es kommt zu einer disseminierten Eruption von sich aggregierenden Papeln und Knötchen. Man stellt gelegentlich eine beschleunigte Blutsenkung oder eine Eosinophilie fest. Betroffen sind hauptsächlich Erwachsene, wobei mehrfach eine Beziehung zu Diabetes mellitus und eine Provokation durch Sonnenlicht beobachtet wird. HIV-infizierte Patient*innen scheinen bevorzugt befallen.

Diagnostik: Das klinische Bild erlaubt oft eine einfache Diagnosestellung; sonst hilft die Biopsie.

Histopathologie: Unter der kaum veränderten Epidermis findet man in der Dermis nekrobiotische Bezirke mit mehr oder weniger vollständiger Kollagenfaserdegeneration, sauren Mukopolysacchariden und reichlich Glykogen. Diese Bezirke sind umgeben von epitheloidzelligen Granulomen und lymphozytären Infiltraten.

Differenzialdiagnose: Schwierig ist manchmal die Differenzialdiagnose zu Necrobiosis lipoidica, Noduli rheumatosi, Lichen ruber anularis und anulärer Sarkoidose. Bei Einzelherden an der Hand kommt auch ein Schwimmbadgranulom oder ein Fremdkörpergranulom (z. B. Kakteenstachel-Verletzungen) infrage.

Therapie: **Glukokortikoide** sind die Therapie der Wahl, insbesondere als Folienverband oder als intraläsionale Injektion. Recht häufig erfolgt nach Biopsie oder Kryotherapie eine spontane Rückbildung. Nur bei der disseminierten Form kommt eine systemische Behandlung mit Isoniazid, Etretinat, Dapson oder PUVA infrage.

Prognose: Die Prognose ist gut. Da eine spontane Rückbildung häufig ist, empfiehlt sich therapeutische Zurückhaltung.

27.4 Melkersson-Rosenthal-Syndrom

► Definition. Symptomenkomplex unklarer Genese, gekennzeichnet durch Lingua plicata, rezidivierende periphere Fazialisparesen und Cheilitis granulomatosa.

Epidemiologie: Es handelt sich um ein seltenes, relativ wenig bekanntes und oft inkomplett auftretendes Syndrom. Die ersten Krankheitszeichen treten meist bei jungen Erwachsenen auf, beide Geschlechter sind gleich häufig betroffen. Eine familiäre Häufung ist bekannt.

Ätiologie: Die Ätiologie ist unklar. Vermutlich handelt es sich um ein polyätiologisches Geschehen mit genetischen, vegetativ-dysregulativen sowie entzündlichen, möglicherweise auch infektallergischen Komponenten.

Klinik: Es besteht eine Symptomentrias:
Die **Cheilitis granulomatosa** ist das häufigste und meist auch das erste Symptom und imponiert als rezidivierende, später immer länger persistente Schwellung der Lippen (insbesondere der Oberlippe). Diese sind rüsselförmig, oft asymmetrisch verdickt und gerötet (Abb. **27.4a**). Anfänglich bilden sich die Schwellungen nach Tagen bis Wochen zurück; später bleiben sie als Makrocheilie stehen. Die Patient*innen spüren ein Spannungsgefühl oder Parästhesien. Oft treten begleitend leichtes Fieber und allgemeines Krankheitsgefühl auf.
Das 2. Symptom ist eine rezidivierende, meist einseitige **Fazialisparese** vom peripheren Typ, die gelegentlich auch als 1. Symptom auftreten kann. In 10 % der Fälle wird der Nervus trigeminus mitbetroffen. Sogar zentralnervöse und psychische Symptome werden beobachtet.

27.4 Cheilitis granulomatosa (a) und Lingua plicata (b)

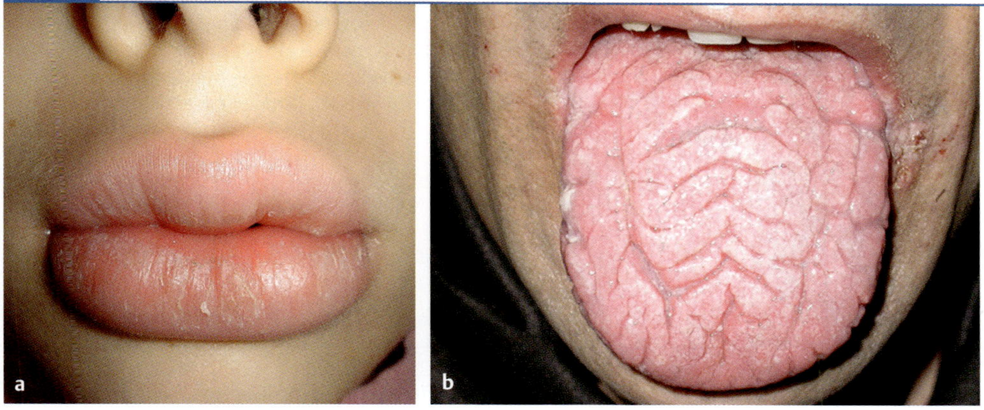

a Cheilitis granulomatosa: Schwellung der Unter- und Oberlippe bei einem 6-jährigen Jungen. Grundsätzlich kann bei der Cheilitis granulomatosa aber auch nur eine Lippe betroffen sein. *Quelle: Höger P, Hrsg. Kinderdermatologie. Thieme; 2021*

b Die **Lingua plicata** (Synonym: Lingua scrotalis) ist durch tiefe multiple Furchungen gekennzeichnet. *Quelle: Füeßl H, Middeke M. Hrsg. Duale Reihe Anamnese und Klinische Untersuchung. Thieme; 2022*

Die **Lingua plicata** (Faltenzunge, Abb. **27.4b**) mit Infiltration und Starre der Zunge, rascher Ermüdung, Geschmacks- und Empfindungsstörungen stellt das 3. Leitsymptom dar. Weitere durch Granulome bedingte Schwellungen betreffen gelegentlich die Wangen (Pareiitis granulomatosa), die Augenlider (Blepharitis granulomatosa), die Stirn (Metopitis granulomatosa), eine oder beide Gesichtshälften (Prosopitis granulomatosa) oder den Gaumen (Uranitis granulomatosa).
Für die Diagnose oligosymptomatischer Formen ist die Kenntnis weiterer **neurovegetativer Randsymptome** wichtig, z. B. migräneähnliche Kopfschmerzen, Geschmacksstörungen, Hyperakusis oder einseitiges Gesichtsschwitzen.

- **Lingua plicata** (Faltenzunge, Abb. **27.4b**) mit Funktionsstörungen

Außerdem sind häufig **neurovegetative Randsymptome** richtungsweisend.

Diagnostik: Wenn kein Vollbild vorliegt, wird die Diagnose häufig verfehlt. Zur Diagnosestellung führen vor allem die Rezidivneigung und die Chronizität der Symptome. Ergänzend zu werten sind die neurovegetativen „Randsymptome". Bei isolierter Cheilitis granulomatosa sollte auch an Morbus Crohn gedacht werden.

Diagnostik: Vor allem die Rezidivneigung und die Chronizität der Symptome führen zur Diagnose.

Histopathologie: Die Cheilitis granulomatosa zeigt sich durch epitheloidzellige Granulome der Submukosa in einer ödematösen Umgebung. Anfangs und zwischen den Schüben finden sich häufig nur spärliche, später perivaskuläre Infiltrate.

Histopathologie: Zunehmende perivaskuläre Infiltrate entwickeln sich zu epitheloidzelligen Granulomen.

Differenzialdiagnose: Die Differenzialdiagnose der Makrocheilie umfasst vor allem Infektionen (z. B. Herpes recidivans und Erysipel), Allergien (z. B. Quinckeödem), das hereditäre Angioödem, Tumoren (z. B. Sarkome), Traumata (z. B. Hämatom), Cheilitis granulomatosa bei M. Crohn und Sarkoidose.

Differenzialdiagnose: Abzugrenzen sind insbesondere das rezidivierende Erysipel und der rezidivierende Herpes simplex.

Therapie: Die Therapie ist symptomatisch. In schweren Fällen, und nur wenn noch keine persistente Makrocheilie besteht, empfiehlt sich die systemische Gabe von 40–60 mg Prednisolon mit langsamer Reduktion der Dosierung nach 3 Wochen. Auch nichtsteroidale Antiphlogistika und Azetylsalizylsäure sind wirksam. Die intraläsionale Kortikoidinjektion (Triamcinolon) wirkt vor allem zum Abfangen eines Schubes. Bei einer stabilen und hochgradigen Makrocheilie bleibt nur die operative Reduktion (Keilexzision).

Therapie:
- systemisch: Prednisolon, Diclofenac oder Azetylsalizylsäure
- lokal: intraläsionale Kortikoidinjektion

Bei einer stabilen hochgradigen Makrocheilie bleibt nur die Operation.

Prognose: Der Verlauf ist chronisch und erstreckt sich schubweise über Jahre bis Jahrzehnte. Die Heilungsperspektiven sind schlecht.

Prognose: Die Heilungschancen sind bei chronischem, schubweisem Verlauf meist schlecht.

27.5 Necrobiosis lipoidica (diabeticorum)

27.5 Necrobiosis lipoidica (diabeticorum)

► Synonym. Dermatitis atrophicans lipoides diabetica

► Synonym.

► Definition. Sklerodermiformer Prozess mit papulösem Rand, der hauptsächlich bei Patient*innen mit Diabetes mellitus, Prädiabetes und Hypertonie auftritt und histopathologisch eine zentralnekrobiotische, granulomatöse Entzündung mit Lipidablagerungen in der Dermis aufweist.

► Definition.

Epidemiologie: Diese relativ häufige Krankheit kann in jedem Alter auftreten, bevorzugt jedoch das mittlere Lebensalter. Frauen sind häufiger befallen. Nur bei 3 von

Epidemiologie: Die relativ häufige Krankheit betrifft bevorzugt das weibliche Geschlecht.

27.5

27.5 Necrobiosis lipoidica

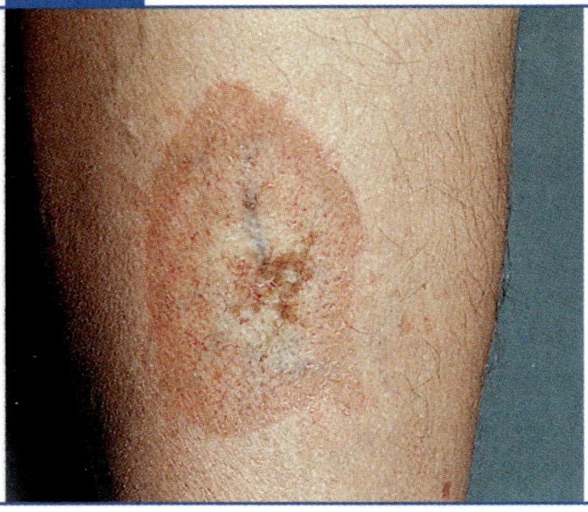

Plattenartige, scharf begrenzte Infiltrationen und zentrale Atrophie (Teleangiektasien) mit scholligen Fetteinlagerungen am Unterschenkel einer 48-jährigen Patientin mit Diabetes mellitus.

1000 Menschen mit Diabetes mellitus findet sich eine Necrobiosis lipoidica, aber 50–70 % der Patient*innen mit Necrobiosis lipoidica haben einen Diabetes mellitus.

Ätiologie: Die Ätiologie ist unklar. Die diabetische Mikroangiopathie spielt eine Rolle.

Ätiologie: Die Ätiologie ist unbekannt. Da die Erkrankung häufig mit einem Diabetes mellitus oder Prädiabetes vergesellschaftet ist, hat man versucht, sie unter dem Überbegriff „Mikroangiopathie" zu subsumieren. Für Necrobiosis lipoidica bei Menschen ohne Diabetes ist damit aber keine Erklärung erbracht.

Klinik: Die Schienbeinregion ist am häufigsten befallen. Es finden sich symmetrische, sklerodermiforme Herde mit zentralen Teleangiektasien und rötlichem bis lividrotem Rand (Abb. **27.5**).

Klinik: Prädilektionsstellen sind die Unterschenkelstreckseiten (Schienbein), die Fußgelenkgegend und die Fußrücken. In nur 15 % sind auch andere Körperteile, manchmal sogar der Kopf, befallen.
Aus papulösen oder makulösen gelbbräunlichen Elementen, die meist symmetrisch auftreten, entwickeln sich unregelmäßige, aber scharf begrenzte, plattenartig indurierte Herde mit Atrophie der Epidermis und Teleangiektasien sowie einem rötlichen bis lividroten Rand (Abb. **27.5**). Bei Glasspateldruck zeigt sich am Rand ein lupoider Aspekt. Nicht selten entstehen schlecht heilende Ulzerationen im Zentrum.

Diagnostik: Klinisches Bild und Histopathologie sichern die Diagnose.

Diagnostik: Das klinische Bild und der Befall der Prädilektionsstellen führen zur Diagnose, die histopathologisch gesichert wird.

Histopathologie: Als Folge einer Angiopathie entwickelt sich eine Nekrobiose kollagenen Gewebes mit Ablagerung von Lipoiden.

Histopathologie: Die Epidermis ist atrophisch verstrichen. In der Dermis finden sich unscharf begrenzte kollagene Degenerationszonen mit Lipoideinlagerungen. Am Rande kommt es zur Bildung von entzündlichen Infiltraten, epitheloidzelligen Granulomen und Fibrose. Die Gefäße zeigen Endothelverdickung und häufig Verschlüsse.

Differenzialdiagnose: Hauptsächlich das Granuloma anulare sorgt für differenzialdiagnostische Probleme.

Differenzialdiagnose: Differenzialdiagnostisch kommen Granuloma anulare, Sclerodermia circumscripta, Sarkoidose und rheumatische Hautmanifestationen in Betracht.

Therapie: Behandlung der Grunderkrankung und lokale Glukokortikoide.

Therapie: Eine befriedigende Therapie ist nicht bekannt. Zunächst sollte die bestehende Grunderkrankung behandelt werden (Diabetes mellitus, Hypertonie), obwohl die optimale Einstellung die Ausdehnung nicht bremsen kann. Gute Erfolge gibt es mit lokalen Glukokortikoiden als intrafokale Injektion oder unter Folienverband. Außerdem werden Kompressionsverbände empfohlen.

Prognose: chronischer Verlauf mit Abheilung unter Narbenbildung; ⅓ entwickelt Ulzera.

Prognose: Bei 20 % besteht Spontanrückbildung mit Narben, aber meist ist der Verlauf chronisch und führt in einem Drittel der Fälle zu Ulzerationen.

27.5.1 Granulomatosis disciformis chronica et progressiva (Mischer)

Vermutlich **Sonderform einer Necrobiosis lipoidica** ohne D. m., wobei sich histopathologisch tiefer gelegene und mehr epitheloidzellige Herde (als nekrobiotische Veränderungen mit Lipoidablagerungen) finden lassen.

27.5.1 Granulomatosis disciformis chronica et progressiva (Mischer)

Wahrscheinlich handelt es sich um eine **Sonderform der Necrobiosis lipoidica** bei Menschen ohne Diabetes mellitus mit Sitz oder Ausgangspunkt im tiefen Corium. Klinisch entsprechen die Herde einer Necrobiosis lipoidica, aber histopathologisch finden sich kaum Nekrobiose und Lipoidablagerungen, dafür mehr epitheloidzellige, granulomatöse Herde in tieferer Lage.

27.6 Rheumaknoten

► Synonym. Noduli rheumatosi, Rheumatismus nodosus.

Ätiologie: Die Ätiologie ist unklar.

Klinik: Man unterscheidet „rheumatische Knötchen" und „rheumatoide Knoten" (Abb. **27.6**):

- **Rheumatische Knötchen** treten hauptsächlich bei Kindern im Rahmen einer **akuten Polyarthritis** – bei über 30 % der Fälle von rheumatischem Fieber – als subkutane, multiple Knötchen über Knochenvorsprüngen und Gelenken auf.
- **Rheumatoide Knoten** sind indolente, subkutane Knoten, die sich in geringer Zahl hauptsächlich im Ulnarbereich in der Nähe des Ellenbogens bei Erwachsenen mit **chronischer Polyarthritis** finden.

Diagnostik: Die Diagnose wird histopathologisch gesichert.

Histopathologie: Es findet sich bei beiden eine fibrinoide Nekrose.

Differenzialdiagnose: Sie umfasst Heberden-Knoten (Fingerendgelenkarthrose), juxtaartikuläre Knoten (Lues), Gichttophi, Xanthome, Kalzinose, Acrodermatitis chronica atrophicans und Granuloma anulare.

Therapie: Das Grundleiden soll behandelt werden. Bei Bedarf kann man die Knoten eventuell exzidieren; sonst ist die intraläsionale Glukokortikoidinjektion die effektivste Therapie.

Prognose: Rheumatische Knötchen bilden sich nach unterschiedlich langer Zeit zurück, während rheumatoide Knoten in der Regel bestehen bleiben, spontan perforieren oder bei Belastung ulzerieren können.

27.6 Rheumaknoten

Ätiologie: unklar.

Klinik:

- **Rheumatische Knötchen** treten meist bei Kindern, multipel und subkutan über Knochenvorsprüngen und Gelenken bei **akuter** Polyarthritis auf.
- **Rheumatoide Knoten** sind indolente, subkutane Knoten, die sich v. a. bei Erwachsenen mit **chronischer Polyarthritis** finden (Abb. **27.6**).

Diagnostik: Histopathologie.

Histopathologie: fibrinoide Nekrose.

Differenzialdiagnose: andere subkutane knotenbildende Dermatosen.

Therapie: Die Behandlung des Grundleidens und intraläsionale Glukokortikoidinjektionen sind neben der Exzision am effektivsten.

Prognose: Rheumatische Knötchen bilden sich nach unterschiedlich langer Zeit zurück, rheumatoide Knoten persistieren meist.

27.6 Rheumaknoten

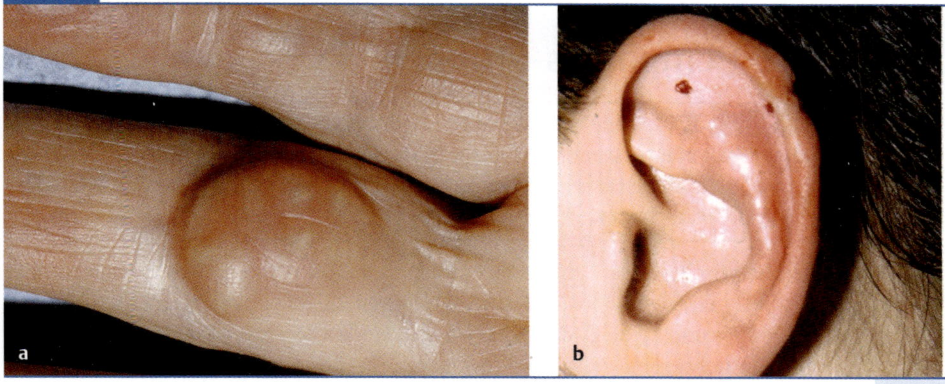

a an Finger.
b an Ohr.
Quelle: Mit freundlicher Genehmigung von Frau Prof. De Haes, Leuven

28 Blasenbildende Erkrankungen

I. Moll

28.1 Allgemeines

Unter dem Begriff „blasenbildende Erkrankungen" werden chronisch verlaufende Hautkrankheiten unterschiedlicher Genese zusammengefasst, deren Primäreffloreszenzen Blasen (Bullae) sind. Es handelt sich einerseits um **Genodermatosen** (S. 469) und andererseits um **immunologische** Dermatosen. Letztere werden in diesem Kapitel besprochen. Sie sind durch pathogene Autoantikörper gegen Adhäsionsmoleküle der Keratinozytenoberfläche oder der dermoepidermalen Junktionszone oder gegen Enzyme in der Epidermis bedingt und lassen sich wie folgt einteilen:

- Pemphigus-Gruppe
- Pemphigoid-Gruppe
- Dermatitis herpetiformis Duhring.

▶ Merke. Die **Nikolski-Phänomene** weisen eine Neigung zur Blasenbildung auf:

- **Nikolski I:** Blasen lassen sich durch Schiebedruck auf gesunder Haut auslösen.
- **Nikolski II:** Stehende Blasen lassen sich durch seitlichen Druck verschieben.

28.2 Pemphigus-Gruppe

▶ Definition. Erworbene chronische Dermatosen, die durch **akantholytische Blasenbildung**, ballonierte Keratinozyten im Blasenlumen und Autoantikörper gegen die Desmosomen (siehe Histologischer Aufbau der Epidermis [S. 17]) der Plattenepithelzellen gekennzeichnet sind.

Akantholytische Blasen entstehen intraepidermal durch Auseinanderweichen der Keratinozyten (siehe Abb. **28.2**). Die getrennten Zellen runden sich ab und können am Blasengrund zytologisch nachgewiesen werden (**positiver Tzanck-Test**). Ursache der Akantholyse sind Autoantikörper gegen die Desmogleine 3 und Desmoglein 1, die Transmembranproteine der Desmosomen aus der Familie der Cadherine (S. 17) sind. Diese Antikörper lösen die Zell-Zell-Kontakte der Keratinozyten und hemmen die Bildung neuer Kontakte.
Die Pemphigus-Gruppe umfasst folgende Krankheiten:

- Pemphigus vulgaris
- Pemphigus vegetans
- Pemphigus foliaceus, Pemphigus erythematosus
- medikamenteninduzierter Pemphigus
- paraneoplastischer Pemphigus

28.2.1 Pemphigus vulgaris

▶ Definition. In gesunder Haut und Schleimhaut entstehen durch **Akantholyse** Blasen in den unteren Epithelschichten. IgG-Autoantikörper speziell gegen **Desmoglein 3 und geringer gegen Desmoglein 1** sind im Serum und abgelagert in den Interzellularräumen der Epidermis und hautnaher Schleimhäute nachweisbar.

Epidemiologie: Der Pemphigus vulgaris hat eine Inzidenz von unter 0,5/100 000/Jahr und ist die häufigste Erkrankung der Pemphigus-Gruppe. Bevorzugt erkranken Men-

---

28.1 Allgemeines

Hierbei handelt es sich um chronisch verlaufende Hautkrankheiten unterschiedlicher Genese, deren Primäreffloreszenzen Blasen sind. Unterschieden werden **Genodermatosen** und **immunologisch** bedingte Dermatosen. Letztere werden in diesem Kapitel besprochen.

▶ Merke.

28.2 Pemphigus-Gruppe

▶ Definition.

Akantholytische Blasen entstehen intraepidermal durch Auseinanderweichen der Keratinozyten (siehe Abb. **28.2**). **Pemphiguszellen** sind ballonierte Keratinozyten im Blasenlumen (**Tzanck-Test**).

Zur Pemphigus-Gruppe zählen:

- Pemphigus vulgaris
- Pemphigus vegetans
- Pemphigus foliaceus, Pemphigus erythematosus
- medikamenteninduzierter Pemphigus
- paraneoplastischer Pemphigus

28.2.1 Pemphigus vulgaris

▶ Definition.

Epidemiologie: Der Pemphigus vulgaris ist selten.

28.1 Pemphigus vulgaris

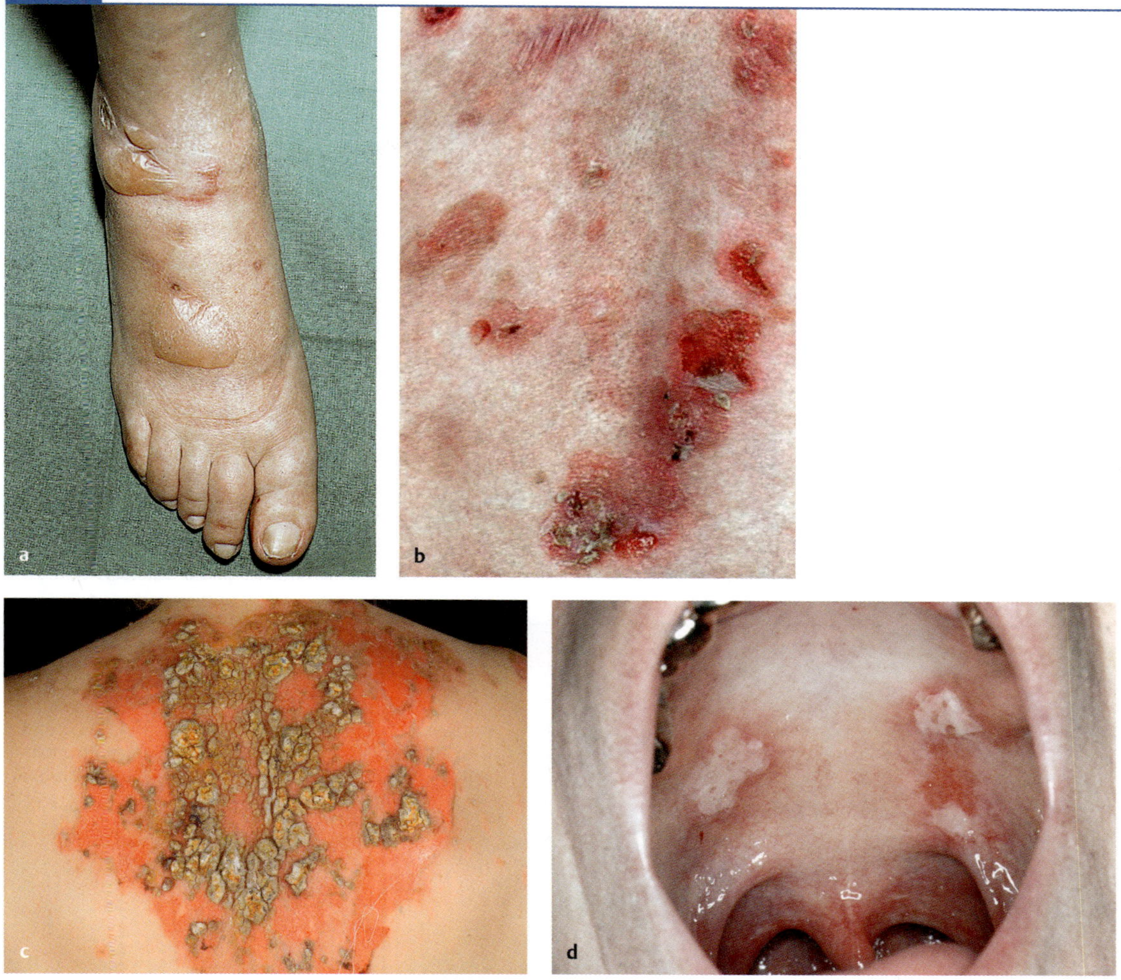

a Große schlaffe intakte Blase mit klarem Inhalt auf gesunder Haut. *Quelle: E.G. Jung, Heidelberg*
b Kleine schlaffe Blasen und Erosionen mit Schuppenkrusten auf gesunder Haut.
c Konfluierte Erosionen mit Schuppenkrusten.
d Weißliche Beläge und Erosionen an der oralen Schleimhaut.

schen im mittleren und höheren Lebensalter, sehr selten auch Kinder. Beide Geschlechter sind gleichermaßen betroffen.

Ätiologie und Pathogenese: Die IgG-Autoantikörper sind gegen **Desmoglein 3 und (weniger) gegen Desmoglein 1** in Desmosomen (S. 17) von Plattenepithelzellen gerichtet und haben eine wesentliche pathogenetische Bedeutung (**Autoimmunerkrankung!**). Klinisch spricht dafür, dass ihr Titerverlauf meist der Schwere der Krankheit parallel geht, Plasmapherese und immunsuppressive Therapien effektiv sind und Pemphigus vulgaris überzufällig häufig mit anderen Autoimmunerkrankungen (u. a. Myasthenie, perniziöse Anämie) kombiniert ist. Es wird diskutiert, dass die Fixation der Autoantikörper an der Zelloberfläche direkt Blasen induziert oder proteolytische Fermente u. a. aktiviert, was sekundär Akantholyse und Blasenbildung induziert. Allerdings bleibt die Ursache der Antikörperbildung unklar. Molekulares Mimikry (Bakterien, Viren), Freilegung von Antigenen durch Traumen, Tumoren und Lymphozyten-Fehlreaktionen werden diskutiert bei genetischem Hintergrund (Assoziation mit HLA- Allelen).

Ätiologie und Pathogenese: Die „Pemphigus-Antikörper“ sind gegen das **Desmoglein 3** (und weniger gegen Desmoglein 1) in Desmosomen (S. 17) gerichtet und haben eine wesentliche pathogenetische Bedeutung (**Autoimmunerkrankung!**).

Klinik: Die ersten Zeichen des Pemphigus vulgaris sind oft lange unscheinbar. Umschrieben an beliebigen Hautstellen, oft am Kopf, am Nabel oder an der Brust treten in gesunder Haut **schlaffe Blasen** mit klarem Inhalt auf, die stark schmerzen. Sie platzen rasch, **Erosionen** und **Krusten** entstehen. Durch Konfluenz der Herde entstehen großflächige Läsionen, die teils erodiert, meist schuppig-krustig belegt sind, aber auch noch intakte Blasen zeigen (Abb. **28.1**). Oft geschieht der generelle Hautbefall erst nach Monaten. Die Reepithelialisierung beginnt im Zentrum und erfolgt ohne Narbenbildung. Eine reaktive Hyperpigmentierung kann jedoch noch lange bleiben.

Klinik: In gesunder Haut treten **schlaffe Blasen** mit klarem Inhalt auf, die rasch platzen und **Erosionen** und **Krusten** ergeben. Sie dehnen sich exzentrisch aus und konfluieren (Abb. **28.1**).

Bevorzugt befallen sind die druckexponierten **Intertrigines** und die **Glutäalregion**.

Bei ca. 50 % der Patient*innen beginnt die Krankheit in der **Mundschleimhaut** (Abb. **28.1d**).

Da während akuter Phasen an normaler Haut durch seitlich schiebenden Druck Blasen auslösbar sind (Nikolski-Phänomen I positiv), sind oft die druckexponierten **Intertrigines** und die **Glutäalregion** bevorzugt und sehr hartnäckig befallen.
Bei ca. 50 % der Patient*innen beginnt die Krankheit an der **Mundschleimhaut** und bleibt oft lange Zeit darauf beschränkt. Die Blasen platzen dort noch rascher und es entstehen blutende, sehr schmerzhafte Erosionen (Abb. **28.1d**). Auch die Ano-Genitalschleimhäute können betroffen sein. Bei ausgedehntem Befall bestehen Krankheitsgefühl, Appetitlosigkeit und oft auch Fieber.

Diagnostik: Das klinische Bild und ein **positives Nikolski-Phänomen** sind diagnostisch hinweisend.

Histopathologie und der Nachweis von **„Pemphigus-Antikörpern"** gegen Desmoglein 3 (und 1) im Serum sind beweisend.

Diagnostik: Erosionen an der Mundschleimhaut und/oder schlaffe Blasen in gesunder Haut mit ballonierten Keratinozyten im Blasenlumen sowie ein **positives Nikolski-Phänomen** lassen an einen Pemphigus vulgaris denken.
Die histo- und immunhistopathologischen Befunde sowie der Nachweis von IgG-Autoantikörper gegen **Desmoglein 3 und 1** im Serum, die fast immer nachweisbar sind, bestätigen die Verdachtsdiagnose.

Histopathologie: Oberhalb der Basalschicht sind lokalisierte, akantholytische Blasen vorhanden in deren Lumen sich Keratinozyten und Leukozyten finden (Abb. **28.2** und Abb. **28.3**).

Histopathologie: Es finden sich oberhalb der Basalschicht lokalisierte, akantholytische Blasen, d. h. die Blasen entstanden durch Verlust des Zell-Zell-Kontaktes und Insudation von Serum. Die basalen Keratinozyten bleiben auf der Basallamina wie

28.2 Histopathologische und immunhistopathologische Befunde bei Pemphigus vulgaris, bullösem Pemphigoid und Dermatitis herpetiformis Duhring

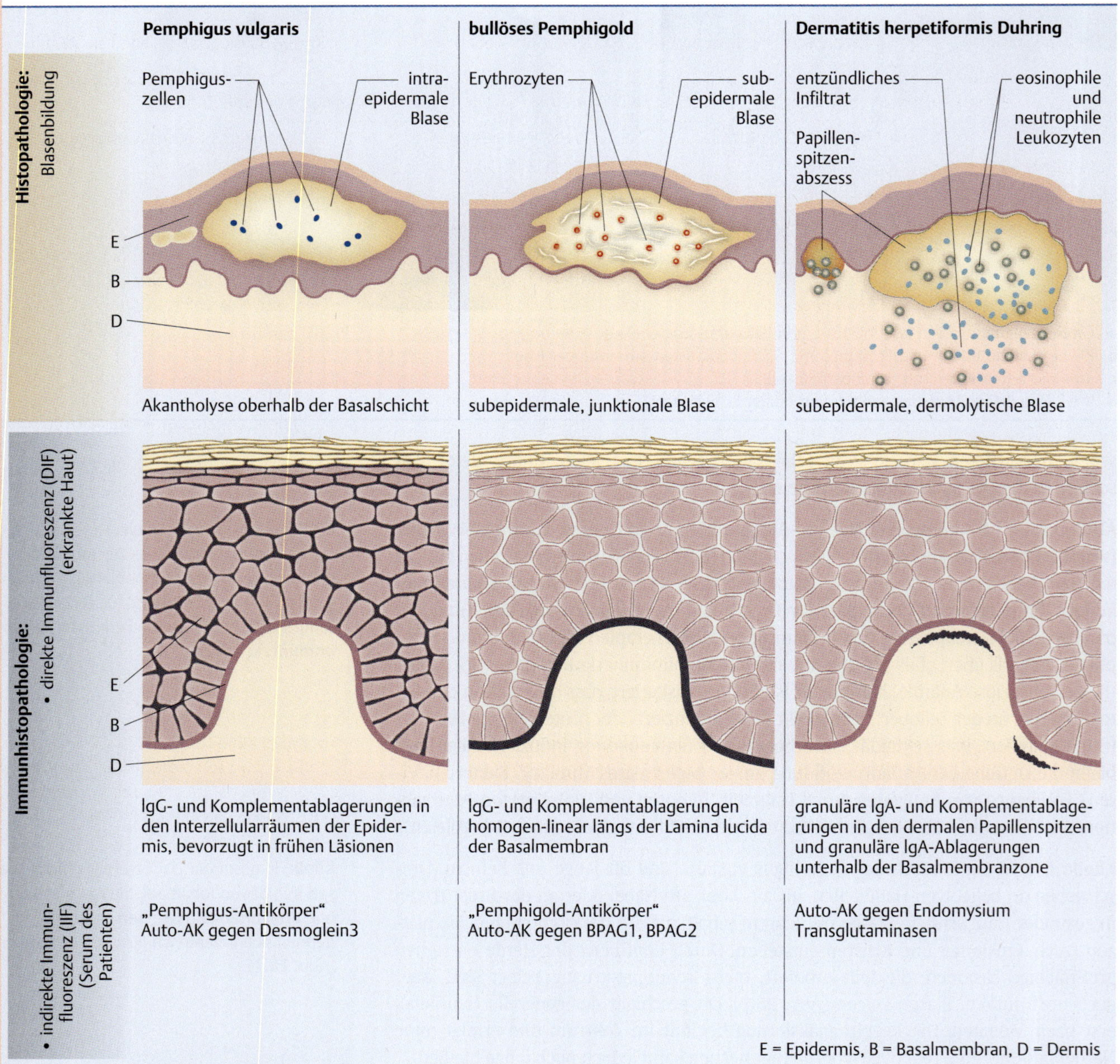

28.3 Tzanck-Test

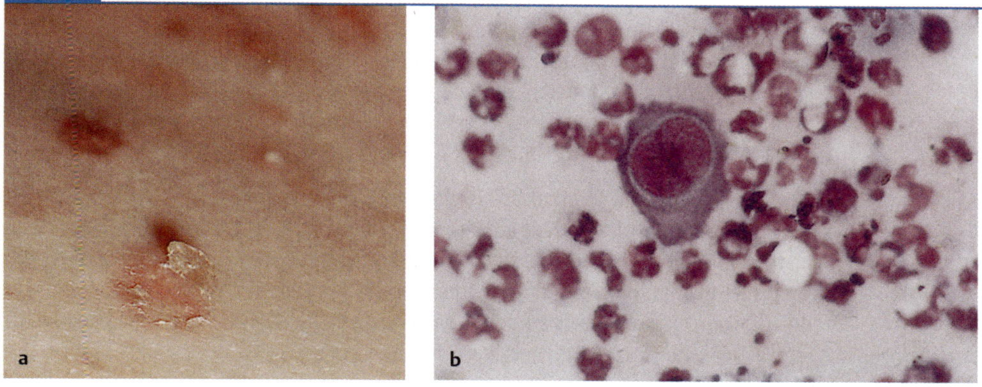

a Bei Verdacht auf Pemphiguskrankheiten wird nach Abschieben der oberen Epidermisschichten (Nikolski I) vom Blasengrund mit dem Messerrücken oder Spachtel Material gewonnen und auf Objektträger ausgestrichen.
b Positiver Tzanck-Test: Im Ausstrichpräparat zeigen sich akantholytische, ballonierte Keratinozyten (Pemphiguszellen → Bildmitte) und Granulozyten (May-Grünwald Giemsa, 1000-fache Vergrößerung).

Quelle: E.G. Jung, Heidelberg

Grabsteine erhalten. Im Blasenlumen finden sich ballonierte Keratinozyten und Leukozyten (Abb. **28.2** und Abb. **28.3**). Die Dermis ist von Leukozyten infiltriert. **Immunhistopathologisch** lassen sich in den Interzellularräumen der gesamten Epidermis IgG und Komplent nachweisen.

Immunhistopathologie: interzelluläre Ablagerungen von IgG und Komplement.

Differenzialdiagnose: Abzugrenzen sind die übrigen bullösen Dermatosen (Tab. **28.1**).

Differenzialdiagnose: siehe Tab. **28.1**.

28.1 Differenzialdiagnose von Pemphigus vulgaris, bullösem Pemphigoid und Dermatitis herpetiformis Duhring

	Pemphigus vulgaris	bullöses Pemphigoid	Dermatitis herpetiformis Duhring
Häufigkeit	< 0,5/100 000/Jahr	1,5/100 000/Jahr	sehr selten
Erkrankungsalter	30–60 Jahre	meist > 60 Jahre	20–50 Jahre
Geschlechtsverteilung	Frauen und Männer gleich	Männer etwas häufiger	meist Männer
Hautbefall	**schlaffe Blasen** vorwiegend auf normaler Haut, Erosionen und Schuppenkrusten	polymorphes Bild mit **prallen, meist großen Blasen** auf erythematöser Haut und Erosionen	**gruppierte Bläschen** auf erythematösen und urtikariellen Plaques, Erosionen und Krusten
Schleimhautbefall	meist, oft zu Beginn	sehr selten	praktisch nie
Vernarbung	nein	nein	möglich
Tzanck-Test (Abb. **28.3**)	positiv (ballonierte Keratinozyten)	negativ	negativ
Antigene	Desmoglein 3, 1 u. a.	BP180, BP230 u. a.	Endomysium glatter Muskulatur (Transglutaminase 2) Transglutaminase 3
Nikolski-Phänomen I (S. 128)	positiv	negativ (positiv nur im Erythem)	negativ
Nikolski-Phänomen II (S. 402)	positiv	positiv	negativ
subjektive Beschwerden	Schmerzen (bes. im Mund)	Juckreiz, Schmerzen	Brennen, Jucken
Therapie	Glukokortikoide, Rituximab, Azathioprin, Cyclosporin A, Plasmapherese	Tumorsuche! Glukokortikoide, Azathioprin, Tetrazykline	Sulfone, Sulfapyridin, gluten- und jodfreie Diät

Therapie: Mittel der Wahl ist die systemische Therapie mit **Glukokortikoiden**. Zu Beginn der Therapie haben sich hohe Dosen (ca. 1-2 mg/kg Prednison/d) bewährt, die (insbesondere bei ausgeprägten Fällen) frühzeitig mit einer **immunsuppressiven** Therapie, z. B. mit Azathioprin (Imurek 100–200 mg/d), kombiniert werden sollten. Damit kann die Glukokortikoiddosis oft rasch reduziert werden. Bei schweren Verlaufsformen kommen auch Cyclophosphamid, Methotrexat, Cyclosporin A und **Plasmapherese** in Betracht.
Die Therapie kann auch mit Glukokortikoiden zusammen mit **Rituximab** (CD20-Antikörper; 2 Infusionen im Abstand von 2 Wochen) begonnen werden. Auch dadurch sind die Glukokortikoide oft ähnlich rasch zu reduzieren. Bei ausbleibender Remission kann die Rituximab-Gabe wiederholt werden.

Therapie: Mittel der Wahl ist die systemische Therapie mit **Glukokortikoiden** und **Immunsuppressiva** (z. B. Azathioprin), Rituximab, Zytostatika oder **Plasmapherese**.

Externa fördern die Reepithelialisierung und verhindern sekundäre Infektionen.

Die zusätzliche **externe Therapie** (u. a. Antiseptika, Metallfolien) soll die Beschwerden lindern, die Reepithelialisierung der Erosionen fördern und sekundäre Infektionen verhindern.

Nebenwirkungen der immunsuppressiven Therapie, wie Leukopenie, Infektanfälligkeit und Nephro-/Hepatotoxizität, sind zu beachten. Die Therapie richtet sich nach dem klinischen Verlauf und dem Titerverlauf der Autoantikörper, die oft eng korreliert sind (s. o.).

Prognose: Der Verlauf ist akut bis chronisch mit Remissionen. Glukokortikoide und Immunsuppressiva verbessern die Prognose jedoch entscheidend.

Prognose: Der Verlauf kann akut bis chronisch mit intermittierenden Remissionen sein. Unbehandelt und vor dem Einsatz von Glukokortikoiden verlief die Erkrankung meist in 1–3 Jahren letal. Glukokortikoide und Immunsuppressiva verbessern die Prognose entscheidend; langfristige Erscheinungsfreiheit und sogar Ausheilung sind möglich. Die Todesursachen sind jetzt vorwiegend die Folgen der langfristigen Glukokortikoid- und immunsuppressiven Therapie.

► Exkurs.

► Exkurs. **Pemphigus vegetans**

Der Pemphigus vegetans ist eine seltene **Sonderform des Pemphigus vulgaris**, die gekennzeichnet ist durch schlaffe, rasch erodierende Blasen, Erosionen und nachfolgende **papillomatöse Wucherungen** (Vegetationen; Abb. **28.4**). Prädilektionsstellen für diese Vegetationen sind die Intertrigines und Mundwinkel, wo Mazeration und bakterielle Besiedlung triggern. Am übrigen Integument kommen meist wenige pemphigustypische Blasen vor (Übergänge!).

Die Diagnose erfolgt wie bei Pemphigus vulgaris.

Differenzialdiagnostisch ist an vegetierende Pyodermien (Histologie, Staphylokokken!), Condylomata lata bei Lues II (TPHA!) und Acanthosis nigricans (Histopathologie!) zu denken. Therapie: systemische Behandlung wie bei Pemphigus vulgaris, lokal bei geringer Ausdehnung mit Glukokortikoiden und Desinfizienzien.

28.4 Pemphigus vegetans

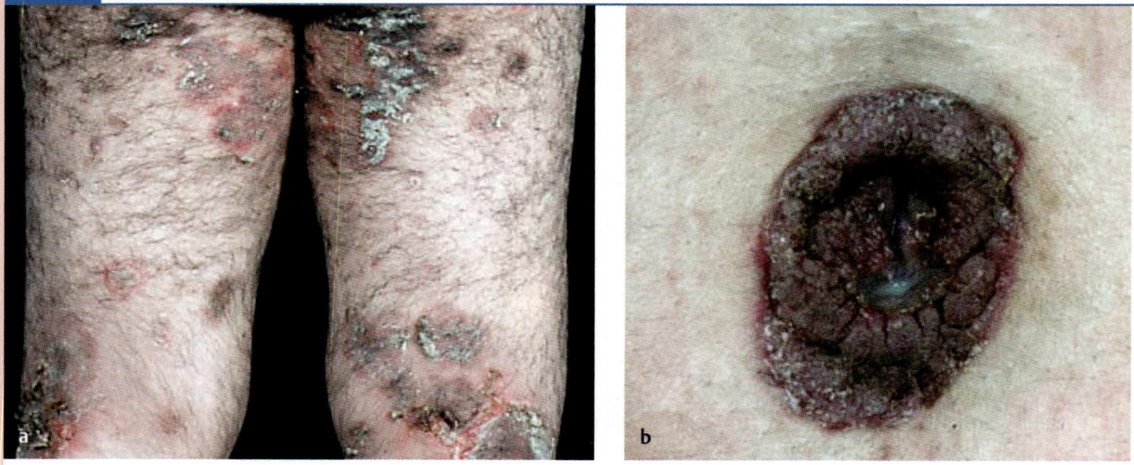

a Papillomatöse Wucherungen, teils mit Krusten.
b „Vegetation" (Detailbild). *Quelle: E.G. Jung, Heidelberg*

28.2.2 Pemphigus foliaceus

► Definition.

28.2.2 Pemphigus foliaceus

► Definition. Die Erkrankung ist durch **akantholytische Blasen** im Stratum granulosum, Autoantikörper im Serum gegen **Desmoglein 1** (wenig Desmoglein 3) und Ablagerung von IgG in den Interzellularräumen, bevorzugt im Stratum granulosum, gekennzeichnet.

Formen:
- sporadischer Pemphigus foliaceus
- endemischer (brasilianischer) Pemphigus foliaceus
- Pemphigus erythematosus

Es existieren verschiedene **Formen:**
- sporadischer Pemphigus foliaceus mit schwerem Verlauf
- endemischer (brasilianischer) Pemphigus foliaceus
- Pemphigus erythematosus – umschriebene Form

Sporadischer Pemphigus foliaceus

Epidemiologie: sehr seltene Erkrankung.

Sporadischer Pemphigus foliaceus

Epidemiologie: Die Erkrankung ist sehr selten. Am meisten betroffen sind Menschen zwischen dem 30. und 60. Lebensjahr.

28.5 Pemphigus foliaceus

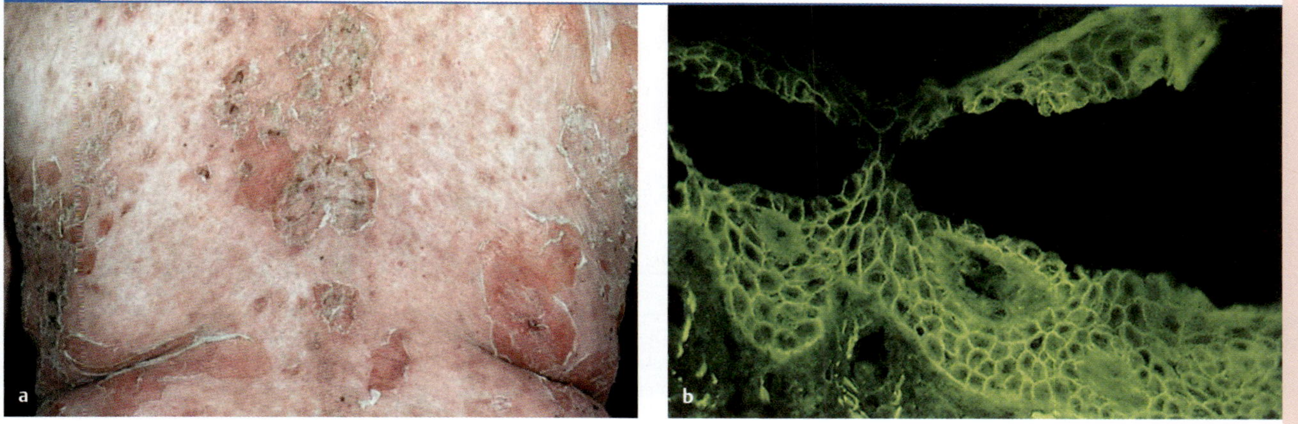

a Flache, nässende Erosionen und blätterteigartige Schuppenkrusten am Rumpf.
b Die Immunhistopathologie zeigt an den Zellgrenzen antikörperdekorierte Keratinozyten, die Kontakte in den oberen Epidermisschichten verlieren. C 3-Darstellung.

Ätiologie und Pathogenese: Es ist eine Pemphigusform mit **Autoantikörpern** im Serum gegen Desmoglein 1 (wenig gegen Desmoglein 3), das betont suprabasal exprimiert ist. Daher entstehen die akantholytischen Blasen bevorzugt im Stratum granulosum. Für die pathogenetische Bedeutung dieser Autoantikörper sprechen die gleichen Beobachtungen und Versuchsergebnisse wie bei Pemphigus vulgaris (S. 402). UV-Licht triggert.

Ätiologie und Pathogenese: Autoimmunologisch bedingte Erkrankung, deren **Autoantikörper** wie Pemphigus-Antikörper reagieren. Beim Pemphigus foliaceus sind die Antikörper mehr gegen **Desmoglein 1** in den Desmosomen gerichtet.

Klinik: Die ersten Läsionen sind flache, **schlaffe, rasch aufplatzende Blasen**, die meist am behaarten Kopf, im Gesicht und am oberen Rumpf lokalisiert sind. Die rasch zerstörten Blasen hinterlassen flache, nässende Erosionen, die schuppig-krustig belegt sind. Sie dehnen sich exzentrisch aus. Das gesamte Integument ist dann gerötet und von klebrigen, blätterteigartigen Schuppenkrusten bedeckt (Abb. **28.5a**). Reibung und UV-Licht triggern (Nikolski-Phänomen I positiv). Bakterielle Sekretzersetzung ergibt einen charakteristischen, **unangenehmen Fötor**. Meist besteht Juckreiz oder Brennen.
Die **Schleimhäute** sind **selten** und nur gering **befallen**.

Klinik: Flache, **schlaffe, rasch platzende Blasen** (meist am Kopf oder oberen Rumpf), die klebrig-krustige, erosive Läsionen ergeben. Typisch ist ein **unangenehmer Fötor** (Abb. **28.5a**).

Schleimhäute sind nur **selten befallen**.

Diagnostik: Der serologische Nachweis von Desmoglein-1-Antikörpern, immun- und histopathologische Befunde wie bei Pemphigus vulgaris sichern die Diagnose (Abb. **28.5b**).

Diagnostik: Serologische, immun- und histopathologische Befunde sichern die Diagnose (Abb. **28.5b**).

Differenzialdiagnose: Die aufgelagerten Schuppenkrusten und die Prädilektionsstellen an Kopf, Hals und Thorax lassen auch an einen diskoiden Lupus erythematodes und an ein seborrhoisches Ekzem denken. Bei erythrodermatischen Ausprägungen müssen ein generalisiertes Ekzem, eine Psoriasis vulgaris oder Prämykoside abgegrenzt werden.

Differenzialdiagnose: diskoider LE, seborrhoisches Ekzem, generalisiertes Ekzem, Psoriasis vulgaris.

Therapie: Wie beim Pemphigus vulgaris werden vornehmlich systemisch **Glukokortikoide** und sehr selten **Immunsuppressiva** (Azathioprin) eingesetzt. Diaminodiphenylsulfon ist ebenfalls wirksam. Bakterielle Sekundärinfektionen sind systemisch und/oder lokal zu behandeln. Lokal haben sich Desinfizienzien (z. B. Octenidin) und Metallfolien bewährt.

Therapie: systemische Therapie mit **Glukokortikoiden** und/oder **Immunsuppressiva**.

► Exkurs. **Weitere Formen des Pemphigus foliaceus**

Brasilianischer Pemphigus foliaceus (Fogo selvagem – „wildes Feuer"): Diese Erkrankung ist ein endemischer Pemphigus foliaceus im zentralen Südamerika. Sie bevorzugt junge Frauen. Es besteht eine familiäre Häufung und eine Assoziation mit der Verbreitung der Mücke Simulium pruinosum. Wahrscheinlich überträgt die Mücke ein mit Desmoglein 1 kreuzreagierendes Speichelprotein. Das klinische Bild ist dem des Pemphigus foliaceus sehr ähnlich, oft aber ausgedehnter und mit Allgemeinsymptomen. Die Schleimhäute bleiben unbeteiligt. Subjektiv klagen die Betroffenen über Schmerzen, die wie Feuer brennen („wildes Feuer"). Eine systemische Glukokortikoidtherapie führt in ca. 50 % der Fälle zur Heilung.

Pemphigus erythematosus (Pemphigus seborrhoicus, Senear-Usher-Syndrom): Diese seltene Erkrankung ist durch erythematosquamöse Plaques und akantholytische Blasen in den seborrhoischen Arealen (Kopf, oberer Thorax) sowie einen milden Verlauf gekennzeichnet (Abb. **28.6**). Die Schleimhäute sind nicht befallen. Häufig besteht Juckreiz. UV und Medikamente triggern. Immunpathologisch handelt es sich um einen Pemphigus foliaceus in Kombination mit **Lupus erythematodes** (ANA, Lupusband positiv, siehe Abb. **21.3**).
Glukokortikoide und Diaminodiphenylsulfon sind wirksam.

► Exkurs.

28.6 Pemphigus erythematosus

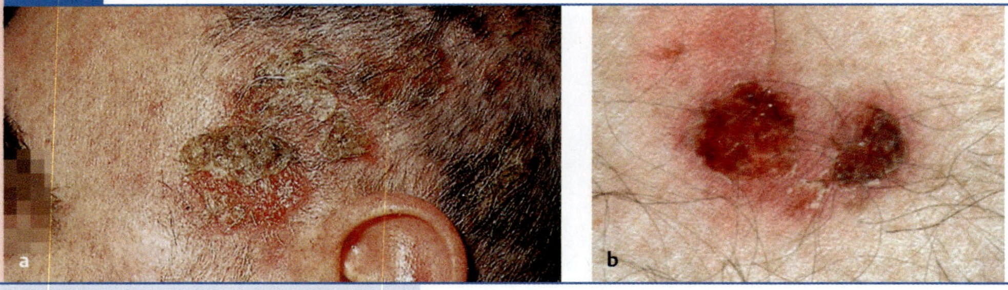

a Auf gerötetem Grund besteht eine seborrhoide Schuppung mit Bläschen im Randbereich.
b Schuppende, blasige Effloreszenzen auf geröteten Herden (Detailbild).

▸ Klinischer Fall.

▸ **Klinischer Fall.** Die 52 Jahre alte Patientin hatte seit 9 Monaten rezidivierend schmerzhafte Erosionen an den Mundschleimhäuten. Unterschiedliche Lokaltherapeutika sprachen kurzfristig an. Seit 4 Monaten traten zunehmend am Nabel, in der Leistenregion und am Rücken auf gesunder Haut schlaffe Blasen auf, die rasch platzten und verkrusteten. Die bei der Krankenhausaufnahme durchgeführte histopathologische Untersuchung ergab eine akantholytische Blasenbildung in den unteren Epidermisschichten. In der direkten Immunfluoreszenz waren in den Interzellularräumen der Epidermis IgG- und Komplementablagerungen erkennbar. Die Desmoglein-3-Antikörper hatten im Serum einen Titer von 1:320. Diese histopathologischen und immunhistologischen Befunde bestätigten die klinische Verdachtsdiagnose eines Pemphigus vulgaris. Eine systemische Therapie mit anfangs 100 mg Decortin/d führte zur Remission, die mit Azathioprin 100 mg und Decortin 8 mg/d mehrere Monate stabil blieb.

28.2.3 Medikamenteninduzierter Pemphigus

▸ Definition.

28.2.3 Medikamenteninduzierter Pemphigus

▸ **Definition.** Pemphigus-vulgaris- und Pemphigus-foliaceus-artige Hauterscheinungen können nach Einnahme verschiedener Medikamente induziert werden. Meist erfolgt eine Rückbildung nach Absetzen des Medikaments, selten Persistenz („echter Pemphigus“ induziert?).

Ätiologie: Medikamente (Tab. **28.2**) und genetische Prädisposition.

Ätiologie: Die SH-Gruppen der Medikamente (Tab. **28.2**) reagieren wahrscheinlich direkt mit den Desmogleinen und induzieren so die Blasen. Ein anderer Modus ist die Induktion durch gestörte Immunreaktion u. a. der B-Zellen. Bei weitem am häufigsten löst Penicillamin einen Pemphigus aus.

Klinik, Diagnostik: siehe Pemphigus vulgaris (S. 402) und foliaceus (S. 406).

Klinik, Diagnostik: wie Pemphigus vulgaris (S. 402) und foliaceus (S. 406), meist ohne Schleimhautbefall. Antikörper gegen Desmoglein 1 und 3 sind oft vorhanden.

▸ Merke.

▸ **Merke.** Bei Auftreten eines Pemphigus vulgaris oder Pemphigus foliaceus muss eine sorgfältige **Arzneimittelanamnese** erhoben werden! Meist tritt der Pemphigus mehrere Monate nach Medikamenteneinnahme auf.

Therapie: Absetzen des Medikaments; evtl. Glukokortikoide (systemisch) und immunsuppressive Therapie.

Therapie: Absetzen des angeschuldigten Medikaments! Bei verzögerter Rückbildung können systemisch Glukokortikoide (meist reicht eine niedrige Dosierung aus), immunsuppressive Therapien oder Diaminodiphenylsulfone gegeben werden, siehe Pemphigus (S. 402).

≡ 28.2

≡ 28.2 Arzneimittel, die einen Pemphigus auslösen

Medikamente mit SH-Gruppe	Medikamente ohne SH-Gruppe
Penicillamin	Pyrazalone
Penicilline	Phenobarbital
Captopril, Enalapril	Progesteron
Cephalosporine	Interferon-α
	Acetylsalizylsäure

28.2.4 Paraneoplastischer Pemphigus

▸ Definition.

28.2.4 Paraneoplastischer Pemphigus

▸ **Definition.** Spezielle Pemphiguskrankheit mit polymorphem klinischem Bild in Assoziation mit Lymphomen, Leukämien, Thymomen und selten auch anderen Tumoren. Die Autoantikörper sind gegen verschiedene Proteine der Desmosomen (S. 17) und Hemidesmosomen (meist Desmoglein 3 und auch Desmoplakin I, II, Desmoglein 1, Plakine und BP230) gerichtet.

Klinik: Typisch ist ein **polymorphes klinisches** Bild mit Erythemen, Blasen und Erosionen oft in kokardenartiger Anordnung am gesamten Integument. Es besteht ein sehr ausgedehnter und schwerer Befall der Schleimhäute (Mund, Oropharynx, Larynx, Ösophagus, Trachea, Bronchien). Die Effloreszenzen können dem Tumor vorausgehen oder nachfolgen.

Klinik: Polymorphes klinisches Bild mit Erythemen, Blasen, kokardenartigen Effloreszenzen und Erosionen am gesamten Integument und ausgedehnter Befall der Schleimhäute.

Diagnostik: Histo-, immunhistopathologische und serologische Befunde sichern die Diagnose.

Diagnostik: Histo-, immunhistopathologische und serologische Befunde sichern die Diagnose.

Histopathologie: suprabasale akantholytische Blasen, disseminierte Dyskeratosen der Keratinozyten, Basalzelldegeneration und ein entzündliches Infiltrat in der Dermis.
Die direkte Immunfluoreszenz entspricht der bei Pemphigus vulgaris (S. 402), oft zusätzlich bandförmige IgG- und C3-Ablagerungen entlang der Basalmembran.
Im Serum finden sich vor allem Autoantikörper gegen **Desmoglein 3 und auch gegen Desmoplakin I, II, Desmoglein 1, Plakine** und **BP230** (Hauptbestandteile der Desmosomen und Hemidesmosomen).

Im Serum finden sich Autoantikörper gegen **Desmoglein 3, Desmoplakin I, II** und **bullöses Pemphigoid-Antigen 230**.

Differenzialdiagnose: Die Abgrenzung von anderen Pemphigusformen erfolgt klinisch und durch den Nachweis der Autoantikörper.

Differenzialdiagnose: andere Pemphigusformen.

Therapie: Oft zeigt sich ein schlechtes Ansprechen auf die Therapien. Es werden neben Glukokortikoiden auch Rituximab und Cyclosporin eingesetzt.

Therapie: Malignomsuche und -therapie!

Prognose: Leichte bis schwere Verläufe sind möglich. Der paraneoplastische Pemphigus heilt oft ab, falls der Tumor therapiert wurde.

Prognose: häufig Abheilung nach Tumortherapie.

28.3 Pemphigoid-Gruppe

28.3 Pemphigoid-Gruppe

► Definition. Bei den Erkrankungen dieser Gruppe entstehen die Blasen durch Abheben der gesamten Epidermis von der Dermis, d. h., es sind **subepidermale** Blasen.

► Definition.

Die Pemphigoid-Gruppe umfasst folgende Krankheiten:
- bullöses Pemphigoid
- vernarbendes Schleimhautpemphigoid
- Pemphigoid gestationis (Herpes gestationis)
- lineare IgA-Dermatose

Zur Pemphigoid-Gruppe zählen:
- bullöses Pemphigoid
- vernarbendes Schleimhautpemphigoid
- Pemphigoid gestationis (Herpes gestationis)
- lineare IgA-Dermatose

28.3.1 Bullöses Pemphigoid

28.3.1 Bullöses Pemphigoid

► Synonym. Parapemphigus, Alterspemphigoid

► Synonym.

► Definition. Die Erkrankung ist gekennzeichnet durch prall gespannte Blasen, die subepidermal in der Lamina lucida auf gesunder Haut oder auf erythematösen, urtikariellen Plaques entstehen. Typisch sind Autoantikörper gegen Proteine der Hemidesmosomen, die bullösen Pemphigoid-Antigene 1 und 2 (BPAG1, BP230 und BPAG2, BP180). Es besteht eine Assoziation mit HLA-II-Allelen.

► Definition.

Epidemiologie: Betroffen sind ca. 1,5/100 000/Jahr nach dem 60. Lebensjahr, Männer häufiger.

Epidemiologie: meist ältere Menschen.

Ätiologie und Pathogenese: Es handelt sich um eine **Autoimmunerkrankung**, bei der die Autoantikörper im Serum gegen **BP230** und **BP180** gerichtet sind. BP230 (230 KDa) ist ein Protein der intrazellulären Plaques der Hemidesmosomen (S. 20). BP180 (180 KDa) ist ein ungewöhnliches Transmembranprotein der Hemidesmosomen mit kollagenartigen Teilabschnitten, daher auch Kollagen XVII genannt. Die Antigen-Antikörper-Reaktion in Hemidesmosomen entlang der Basalmembran führt zur Blasenbildung, was durch In-vivo- und In-vitro-Experimente gezeigt werden konnte.
Das bullöse Pemphigoid kann auch als **Paraneoplasie** auftreten, dabei könnte die Autoantikörperbildung primär durch das als „fremd" erkannte Karzinom induziert sein und durch Kreuzreaktion mit den Hemidesmosomen der Haut die Blasen erzeugen.
Weitere Trigger: Eventuell ändern UV-Strahlen die Antigenität der Proteine der Hemidesmosomen, was die Triggerung durch Licht erklären könnte. Auch Medikamen-

Ätiologie und Pathogenese: Es handelt sich um eine **Autoimmunerkrankung**, bei der die Autoantikörper im Serum gegen **BP 230** und **BP180** gerichtet sind.

Das bullöse Pemphigoid kann als **Paraneoplasie** auftreten.

te, wie z. B. Penicillin, Diazepam, ACE-Hemmer und Furosemid, können ein bullöses Pemphigoid triggern.
Das bullöse Pemphigoid ist assoziiert mit anderen Autoimmunkrankheiten (Hashimoto-Thyreoiditis, Diabetes mellitus u. a.) und mit neurologischen Erkrankungen.

Klinik: Pralle Blasen auf gesunder Haut oder auf Erythemen treten bevorzugt in den Falten, am Abdomen und an den Oberschenkelinnenseiten auf (Abb. **28.7**). Die Mundschleimhaut ist selten befallen.

Die Blasendecke ist wesentlich widerstandsfähiger als bei Pemphigus-Krankheiten.

Klinik: Die charakteristischen Effloreszenzen sind wenige mm bis cm große, **pralle Blasen**, die generalisiert, bevorzugt jedoch in den großen Falten, an Abdomen, den Oberschenkeln und Armen auftreten. Manchmal bleibt die Erkrankung einige Zeit lokalisiert. Die Blasen entstehen auf gesunder Haut oder auf elevierten Erythemen. Der Blaseninhalt ist klar oder hämorrhagisch, da bei der subepidermalen Blasenbildung die Kapillaren des oberflächlichen Plexus angerissen werden können (Abb. **28.7**). Die Mundschleimhaut ist selten befallen.
Da die Blasendecke aus der gesamten Epidermis besteht, sind die Blasen wesentlich widerstandsfähiger als bei Pemphigus-Krankheiten. Wenn sie platzen, entstehen flache Erosionen, die blutig-krustig belegt sind. Sie heilen, von den Rändern ausgehend, narbenlos ab. Sehr häufig treten (oft prämonitorisch) Juckreiz oder Schmerzen auf.

Sonderformen: urtikariell, pruriginös, ekzematös und lokalisiert (Unterschenkel und Kopf).

Es gibt **Sonderformen**: ohne Blasen, diese weisen meist urtikarielle, pruriginöse und ekzematöse Herde auf (Abb. **28.7**). Des Weiteren existiert das lokalisierte bullöse Pemphigoid, welches symmetrisch an den Unterschenkeln und am Kopf auftritt.

Diagnostik: Das klinische Bild lässt an die Diagnose denken, die histo-, immunhistopathologisch und serologisch gesichert wird.
Das Nikolski-II-Phänomen ist oft positiv.

Diagnostik: Gespannte, pralle Blasen auf gesunder Haut und elevierten Erythemen lassen bei älteren Patient*innen an ein bullöses Pemphigoid denken. Gesichert wird die Diagnose durch die histo- und immunhistopathologische Untersuchung sowie serologisch.
Der Tzanck-Test (S. 402) ist negativ. Das Nikolski-I-Phänomen kann, vorwiegend in Blasenrandgebieten, positiv sein. Das Nikolski-II-Phänomen (S. 402) ist oft positiv, d. h. vorhandene Blasen lassen sich durch seitlichen Druck verschieben.

Histopathologie: subepidermale Blasenbildung mit dermalem Infiltrat (Abb. **28.2**).

Histopathologie: Anfangs entwickelt sich eine **subepidermale** Spalte, die unveränderte Epidermis wird als Blasendecke abgehoben. Der Blaseninhalt besteht nur aus Serum, manchmal sind zusätzlich reichlich eosinophile sowie neutrophile Granulozyten und oft Erythrozyten vorhanden. In der oberen Dermis findet sich ein entzündliches Infiltrat (Abb. **28.2**). Elektronenmikroskopisch ist die Spaltbildung innerhalb der Lamina lucida der Basalmembran lokalisiert (siehe Kapitel 1.2.2 [S. 20]).

Immunhistopathologie: Entlang der Basalmembran sind IgG und Komplement abgelagert (Abb. **28.2**).

Immunhistopathologie: Immunhistopathologisch können entlang der meist nicht verbreiterten Basalmembran IgG und Komplement C3 nachgewiesen werden (Abb. **28.2**).

Serologie: Typisch sind **Antikörper** im Serum gegen **BP230** und **BP180** (Hemidesmosomproteine).

Serologie: Typisch sind im Patienten-Serum **Autoantikörper** gegen Antigene der Hemidesmosomen. Autoantikörper gegen **BP230** sind in ca. 70 %, gegen **BP180** in ca. 55 % nachweisbar. Diese Antikörpertiter korrelieren nicht mit der Krankheitsaktivität. Eine Eosinophilie besteht häufig.

28.7 Bullöses Pemphigoid

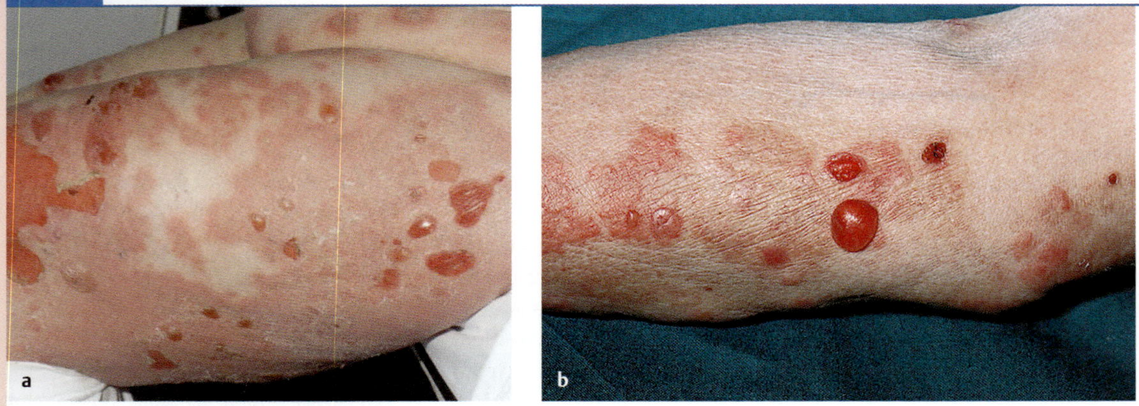

a Pralle Blasen und Erosionen in zirzinären Erythemen.
b Pralle, teils hämorrhagische Blasen unterschiedlicher Größe in ekzematösen Herden.

Differenzialdiagnose: Differenzialdiagnostisch sind Pemphigus vulgaris, Morbus Duhring und eine diabetische bullöse Dermatose (Diabetes mellitus, keine entsprechenden immunhistologischen Befunde!) abzugrenzen (siehe Tab. **28.1**).

Differenzialdiagnose: Pemphigus vulgaris, Morbus Duhring und diabetische bullöse Dermatose (siehe Tab. **28.1**).

Therapie: Eine Tumorsuche ist in jedem Falle angezeigt. Systemisch werden **Glukokortikoide** verabreicht; anfangs in mittleren Dosen (40–50 mg Prednisolon/d), später reichen jedoch niedrige Dosen aus. Topische, starke Glukokortikoide, über einen längeren Zeitraum in absteigender Wirkstärke, scheinen ähnliche Effekte zu erreichen. Gelegentlich werden auch Dapson oder Doxycyclin gegeben. Nur in therapieresistenten Fällen kann man zusätzlich Immunsuppressiva (Azathioprin) oder Zytostatika (Methotrexat) verordnen. Lokal erfolgt die Behandlung zusätzlich desinfizierend, z. B. Pinseln mit antiseptischen Lösungen oder Gelen.

Therapie: Tumorsuche! Therapie mit systemischen oder lokalen **Glukokortikoiden** und lokal mit Desinfizienzien.

Prognose: Die Erkrankung verläuft chronisch, meist in Schüben und heilt oft spontan. Wenn ein Malignom bekannt und therapiert ist, sistiert das Pemphigoid häufig, und rezidiviert bei Tumorprogression. Glukokortikoide und Immunsuppressiva verbessern die Prognose entscheidend.

Prognose: Chronischer, meist schubweiser Verlauf, Spontanheilung möglich. Die Prognose ist vom evtl. Vorliegen eines Tumors abhängig.

► Klinischer Fall. Die 64-jährige Patientin litt über ein Jahr an mäßig juckenden großflächigen Erythemen, in denen immer wieder pralle, teils hämorrhagische Blasen auftraten. Die histopathologische Untersuchung zeigte subepidermale Blasen mit einem leukozytären Infiltrat in der Dermis. Die direkte Immunfluoreszenz ließ an der Basalmembranzone abgelagertes Immunoglobulin IgG und Komplement C3 erkennen. Im Serum war BP230 (Titer 1:128) vorhanden. Bei der Durchuntersuchung fand sich ein lobuläres Mammakarzinom, das vollständig reseziert werden konnte. Unter oraler Therapie mit Glukokortikoiden sistierte das bullöse Pemphigoid 2 Monate nach der Operation.

► Klinischer Fall.

28.3.2 Vernarbendes Schleimhautpemphigoid

28.3.2 Vernarbendes Schleimhautpemphigoid

► Synonym. Zikatrisierendes Pemphigoid

► Synonym.

► Definition. Chronische bullöse Dermatose der Schleimhäute, selten auch der Haut, die zu starken Vernarbungen führt. Lineare IgG-, IgA- und C3-Ablagerungen entlang der dermoepidermalen Junktionszone sind typisch.

► Definition.

Epidemiologie: seltene Erkrankung, meist ältere Menschen.

Epidemiologie: sehr selten.

Ätiologie und Pathogenese: Es handelt sich um eine vernarbende Variante des bullösen Pemphigoids (S. 409). Die Autoantikörper (IgG, IgA) sind gegen **BP180**, **BP230**, **Laminin 332** und α6β4-Integrin, selten gegen Kollagen VII gerichtet. Die Erkrankung kann auch als Paraneoplasie auftreten, insbesondere, wenn Laminin-332-Antikörper vorhanden sind.

Ätiologie und Pathogenese: Variante des bullösen Pemphigoids (S. 409). Es finden sich Autoantikörper gegen **BP180, BP230, Laminin 332** oder α6β4-Integrin.

Klinik: Am häufigsten sind die Mundschleimhaut und die Konjunktiven, seltener auch Nasen-, Rachen-, Genital- und Analschleimhäute betroffen. Hautbeteiligung tritt bei ca. 30 % der Patient*innen auf.
In den **Augen** beginnt das bullöse Schleimhautpemphigoid mit Erythemen und kleinen Blasen an den bulbären Konjunktiven, die rasch platzen, eine chronische Konjunktivitis unterhalten und unter starker narbiger Schrumpfung abheilen, was zu Synechien führt (Abb. **28.8a**). Ektropien, sekundäre Hornhautveränderungen mit Pannusbildung und Ulzerationen, die zur Erblindung führen. Die Verlegung der Tränenausführungsgänge durch Narben führt zur Austrocknung mit Panophthalmie, was letztlich zum Verlust des Auges führen kann.
An den **Mund- und Anogenitalschleimhäuten** treten rezidivierend Blasen auf, die rasch platzen und zu stark schmerzenden Erosionen führen, welche meist mit narbigen Schrumpfungen und Synechien (Abb. **28.8b**) abheilen, weniger an der Mundschleimhaut.
Die **Hautbeteiligung** ist in den meisten Fällen auf wenige Areale beschränkt. Generalisierte Blasenschübe sind extrem selten.

Klinik: Bevorzugt an der **Mundschleimhaut**, den **Konjunktiven, Nasopharynx** und **anogenital** (Abb. **28.8**) treten kleine Blasen auf, die rasch platzen und mit starker narbiger Schrumpfung abheilen. Dies führt meist zu Synechien, lediglich an der Mundschleimhaut nur selten.

Diagnostik: Klinisches Bild, Histo- und Immunhistopathologie sichern die Diagnose.

Diagnostik: Klinisches Bild, Histo- und Immunhistopathologie sichern die Diagnose.

28.8 Vernarbendes Schleimhautpemphigoid

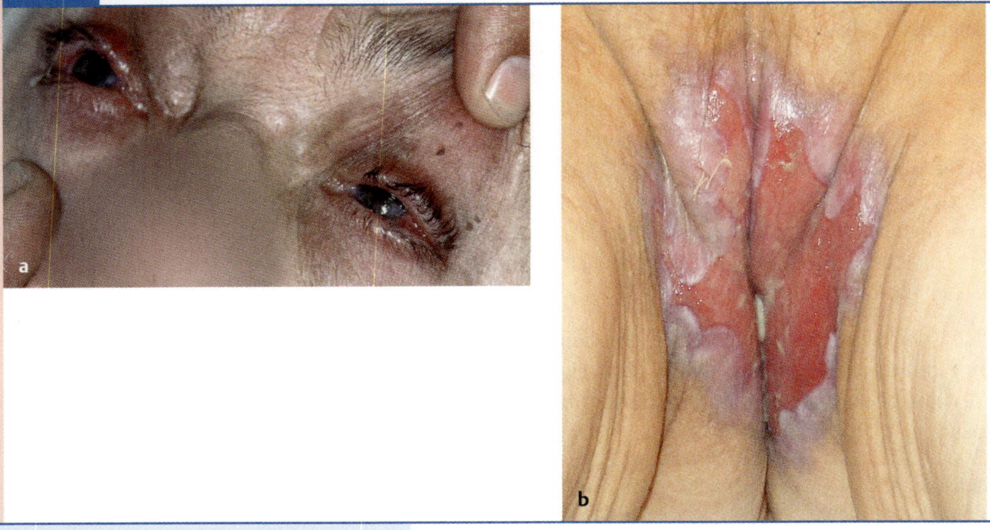

a Konjunktivitis, Lidrandentzündung und beginnendes Symblepharon.
b Erosionen und Vernarbungen in der Anogenitalregion.

Histopathologie: siehe bullöses Pemphigoid (S. 409).

Histopathologie: Charakteristisch ist die subepidermale Blasenbildung. Anfangs herrscht in der Dermis ein entzündliches Infiltrat vor, später kommt eine Fibrose mit Vaskularisation und narbiger Schrumpfung hinzu.

Immunhistopathologie: siehe bullöses Pemphigoid (S. 409). Zirkulierende Antikörper, meist gegen Basalmembranproteine, sind nur manchmal nachweisbar.

Immunhistopathologie: siehe bullöses Pemphigoid (S. 409). Basalmembran-Antikörper sind im Serum nur in ca. 20 % nachweisbar, dann gegen **BP180, BP230**, **Laminin 332** und **α6β4-Integrin** gerichtet.

Therapie: Schwierig! Es gibt keine Standardtherapie.

Therapie: Auf Sulfone, Immunglobuline, Tetrazykline und Immunsuppressiva (meist Azathioprin) oder Cyclophosphamid, Rituximab (CD20-Antikörper) und TNF-α-Inhibitoren spricht die Erkrankung manchmal an. Auch ein Versuch mit Glukokortikoiden lokal, systemisch oder intraläsional ist gerechtfertigt, insgesamt jedoch schlechtes Ansprechen. Synechien und Narben werden operativ angegangen.

Prognose: Oft bleibt der Verlauf trotz Therapie progredient. Komplikationen sind narbige Stenosen und nachlassendes Sehvermögen.

Prognose: Der Verlauf ist sehr variierend, langsam oder rasch schubweise progressiv über Jahre auch mit Therapie. Große Probleme bereiten die narbigen Stenosen und das nachlassende Sehvermögen (20 % Erblindung).

28.3.3 Pemphigoid gestationis

28.3.3 Pemphigoid gestationis

► Synonym.

► Synonym. Herpes gestationis

► Definition.

► Definition. Polymorphe, papulovesikulöse Pemphigoid-Krankheit in der Schwangerschaft, die starken Juckreiz verursacht. Das wichtige Autoantigen ist das **BP180 (und seltener BP230)**.

Epidemiologie: sehr seltene Erkrankung.

Epidemiologie: Die Erkrankung ist sehr selten.

Ätiologie und Pathogenese: Autoantikörper gegen BP180 bei hormoneller und genetischer Abhängigkeit.

Ätiologie und Pathogenese: Die Krankheit wird ausgelöst durch Antikörper gegen **BP180**, selten auch gegen BP230, die bei genetischer Prädisposition (u. a. HLA-DR3 und -DR4) während der **Schwangerschaft** aus unklarer Ursache gebildet werden. Durch diaplazentaren Übergang der Antikörper kann das Neugeborene ebenfalls Hauteffloreszenzen entwickeln.

Klinik: Im letzten Schwangerschaftstrimenon treten ödematöse, polyzyklische Plaques auf, in denen verschieden große Blasen entstehen, die z. T. herpetiform angeordnet sind (Abb. **28.9**). Es besteht starker Juckreiz.

Klinik: Nach der 20. Schwangerschaftswoche, manchmal erst nach der Entbindung, treten bevorzugt in der Periumbilikalregion und an den Extremitäten, später auch am gesamten Integument **ödematöse, polyzyklische Plaques** auf. In diesen entstehen **kleinere** und **größere Blasen**, die ein polymorphes Bild ergeben. Die kleinen Blasen sind häufig gruppiert, herpetiform angeordnet (Abb. **28.9**). Es besteht starker Juckreiz. Die Schleimhäute sind selten betroffen. Das Allgemeinbefinden ist wenig beeinträchtigt. Allerdings besteht das Risiko einer Frühgeburt durch Plazentainsuffizienz. Typisch ist die spontane Rückbildung postpartal.

28.9 Herpes gestationis

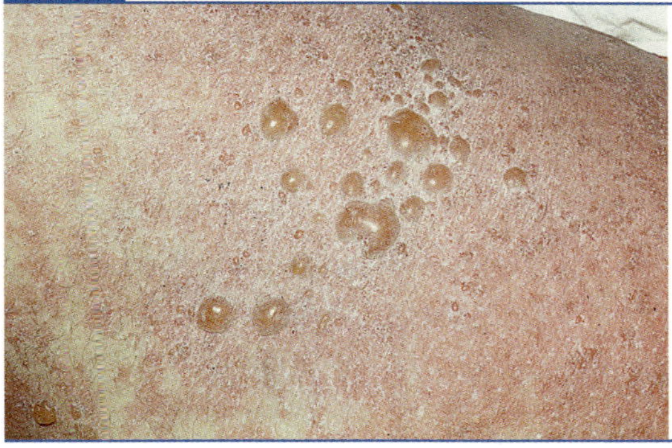

Auf erythematösen Plaques stehen herpetiform gruppierte Blasen unterschiedlicher Größe.

Dieselben Effloreszenzen können auch beim Neugeborenen auftreten. Sie heilen jedoch in wenigen Wochen spontan ab.

Das Neugeborene kann dieselben Effloreszenzen haben.

Diagnostik: Die Diagnose beruht auf dem Auftreten während der Schwangerschaft, dem polymorph-bullösen klinischen Bild, dem starken Pruritus, den histo- und immunhistopathologischen (siehe bullöses Pemphigoid [S. 409]) und serologischen Befunden (**BP180**; früher Herpes-gestationis-Faktor genannt und BP230).

Diagnostik: Auftreten während der Schwangerschaft, polymorph-bullöses Bild, starker Pruritus, histo- und immunhistopathologische Befunde sichern die Diagnose.

Differenzialdiagnose: Differenzialdiagnostisch sind PUPPP (S. 441), Erythema exsudativum multiforme (S. 198) und Dermatitis herpetiformis Duhring (S. 414) abzugrenzen, was mittels histo- und immunhistopathologischen Untersuchungen sowie der Anamnese gelingt.

Differenzialdiagnose: PUPPP, Erythema exsudativum multiforme und Dermatitis herpetiformis Duhring.

Therapie: Leichte Fälle behandelt man lokal mit glukokortikoidhaltigen Cremes oder austrocknend mit Desinfizienzien. Antihistaminika sind wegen des Juckreizes immer nötig. Bei ausgedehntem Befall sind systemisch Glukokortikoide indiziert; postpartal auch Rituximab. Häufig Rezidive in späteren Schwangerschaften bei gleichem Vater. Zur Kontrazeption sollten nichthormonelle Methoden verwendet werden.
Die Hauterscheinungen beim Neugeborenen sind passager und nicht therapiebedürftig.

Therapie: glukokortikoidhaltige Externa, in schweren Fällen auch systemisch.

28.3.4 Lineare IgA-Dermatose

28.3.4 Lineare IgA-Dermatose

► Synonym. IgA-Pemphigoid, chronische bullöse Dermatose des Kindesalters

► Synonym.

► Definition. Die Dermatose ist charakterisiert durch IgA-Autoantikörper, die sich linear entlang der Basalmembranzone ablagern. Sie sind gegen das LAD-1-Protein (entsteht durch Abbau von BP180 in gesunder Haut) gerichtet. Typisch sind Blasen und erythematöse Plaques, oft anulär und betont am Stamm. Sie wird beim Erwachsenen lineare IgA-Dermatose, beim Kind chronische bullöse Dermatose genannt.

► Definition.

Epidemiologie: sehr selten. Bevorzugt betroffen sind Frauen und Kinder (siehe Lehrbücher der Pädiatrie).

Epidemiologie: sehr selten. Kinder, bevorzugt Frauen.

Ätiologie: Autoantikörper meist gegen **LAD-1**, das einem extrazellulären Anteil des BP180 entspricht, verursachen Entzündungen und Blasen. Evtl. induzieren Medikamente (Cephalosporine u. a.), UV-Strahlung, Traumen, Infekte und Impfungen die Antikörperbildung. Daneben sind Assoziationen mit Malignomen (Leukämien) beschrieben.

Ätiologie: Autoantikörper gegen den **LAD-1**-Anteil des BP180.

Klinik: Das klinische Bild entspricht einem Mischbild aus Dermatitis herpetiformis Duhring und bullösem Pemphigoid oder ähnelt vorwiegend einer der beiden Dermatosen (Abb. 28.10). Es gibt auch Zustände ohne Blasen. Prädilektionsstellen sind Gesicht, Rumpf und proximale Extremitäten. Manchmal sind die Schleimhäute ähnlich dem Schleimhautpemphigoid (S. 411) betroffen und es kommt zu Narben (oft Konjunktiven). Juckreiz oder Brennen besteht oft. Eine glutensensitive Enteropathie kommt nicht vor

Klinik: Klinisch entspricht die lineare IgA-Dermatose einem Mischbild von Dermatitis herpetiformis Duhring und bullösem Pemphigoid (Abb. **28.10**). Eine Enteropathie kommt nicht vor.

28.10 Lineare IgA-Dermatose

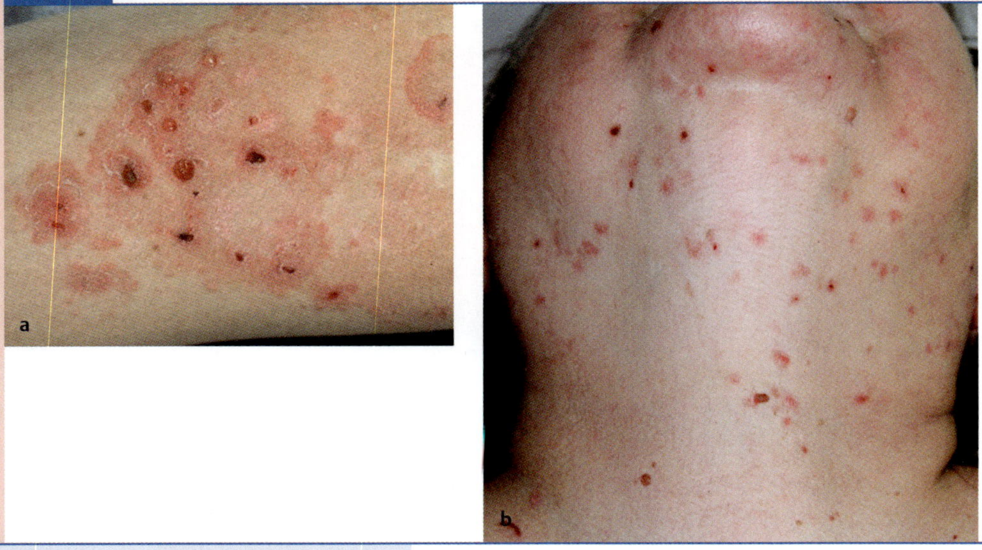

Elevierte Erytheme mit Erosionen, kleinen prallen Blasen und Blutkrusten.

Diagnostik: Pathognomisch sind **lineare IgA-Ablagerungen** längs der Basalmembranzone (gegen **LAD-1** des BP180).

Diagnostik: Die Diagnose wird immunhistopathologisch durch den Nachweis von **linearen IgA-** und **Komplementablagerungen** (C3) längs der Basalmembranzone gestellt. Im Serum sind häufig die Autoantikörper vom IgA-Typ gegen den **LAD-1**-Anteil des BPAG180 nachweisbar.
Die Diagnose wird immunhistopathologisch durch den Nachweis von **linearen IgA-** und **C3-Ablagerungen** längs der Basalmembranzone gestellt. Im Serum sind häufig die Autoantikörper vom IgA-Typ gegen **LAD-1 und weitere Proteine der Junktionszone** nachweisbar.

Therapie: Sulfone und Sulfonamide.

Therapie: Die lineare IgA-Dermatose spricht gut auf Diaminodiphenylsulfon, Sulfasalazin und Sulfapyridine an. Auch Steroide und Immunglobuline sind wirksam. Glutenfreie Diät hilft nicht!

Prognose: chronischer Verlauf, selbstlimitierend.

Prognose: Die Krankheit verläuft chronisch-schubweise über Jahre selbstlimitierend.

28.4 Dermatitis herpetiformis Duhring (MD)

28.4 Dermatitis herpetiformis Duhring (MD)

▸ Synonym.

▸ Synonym. Dermatitis herpetiformis, Morbus Duhring (MD)

▸ Definition.

▸ Definition. Polymorphe, oft chronisch rezidivierend verlaufende, papulovesikulöse Dermatose mit brennenden und schmerzhaften Empfindungen. Charakteristisch sind Ansammlungen von Granulozyten und granuläre IgA-Ablagerungen in den dermalen Papillenspitzen sowie Autoantikörper gegen Endomysium glatter Muskulatur (Antigen: Transglutaminase 2, TG2) und epidermale Transglutaminase (TG3) im Serum. Alle Patient*innen haben zugleich eine (meist unbemerkte) glutensensitive Enteropathie (Zöliakie, einheimische Sprue).

Epidemiologie: seltene Erkrankung, bevorzugt Männer.
Ätiologie: Autoimmunkrankheit mit **IgA-Antikörpern gegen Endomysium** glatter Muskulatur (TG2) und epidermale TG3 bei genetischer Prädisposition. Manifestationsfördernd wirken Jod und Gluten.

Epidemiologie: selten, meist Männer im mittleren Lebensalter.

Ätiologie: Es handelt sich um die kutane Begleitmanifestation einer glutensensitiven Enteropathie bei genetischer Prädisposition (Assoziation mit den Histokompatibilitätsantigenen HLA-DR3, HLA-DQ2 und HLA-B8). Typisch sind **Autoantikörper**, die speziell gegen die **TG2 glatter Muskeln** und die **epidermale TG3** gerichtet sind. Ihre Immunkomplexe induzieren Entzündungsreaktionen und die Spaltbildung unter der Basallamina. Manifestationsfördernd sind Jod und Gluten.

28.11 Dermatitis herpetiformis Duhring

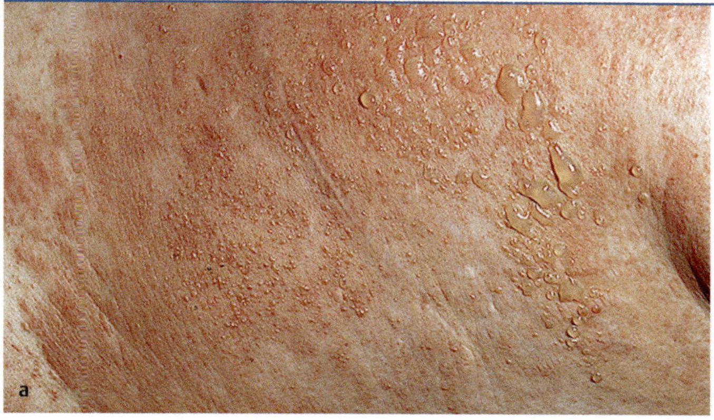

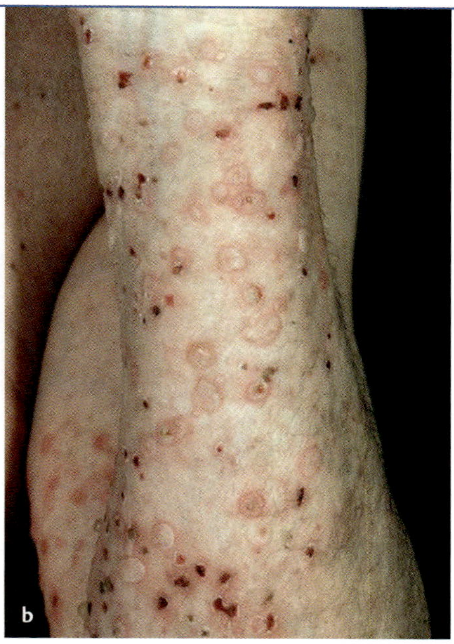

a Kleine Bläschen stehen gruppiert (herpetiform) in erythematöser Umgebung mit Papeln.
b Exkoriierte, kleine Papulovesikel in erythematöser Umgebung.

Klinik: Anfangs treten uncharakteristische Erytheme, Papeln und urtikarielle ödematöse Plaques mit **brennendem** bis **schmerzhaftem Juckreiz** auf. Darauf entstehen manchmal kleine Bläschen, die oft in Gruppen herpetiform angeordnet sind, oder auch große Blasen. Diese **synchrone Polymorphie** von Erythemen, Papeln, urtikariellen Plaques, Bläschen, Blasen und Krusten ist sehr charakteristisch (Abb. **28.11**). Hinzu kommen Kratzeffekte mit Impetiginisierung. Typische Lokalisationen sind Streckseiten der Extremitäten, Schultergürtel, Flanken, die Gluteal- und Sakralregion in symmetrischem Befall. Die Schleimhäute sind praktisch nie befallen (siehe Tab. **28.1**).

Es besteht eine Assoziation mit Autoimmunerkrankungen z. B. Thyreoiditis, Diabetes.

Die Betroffenen sind **jodempfindlich**. Lokale und systemische Applikation von Jod (Fisch!) oder anderen Halogeniden kann zu Exazerbationen führen.

MD ist die kutane Manifestation der glutensensitiven Enteropathie, die praktisch immer besteht, meist aber subklinisch bleibt. Dies ist verursacht durch Kreuzreaktivitäten der TG2 und TG3. Jedoch wird MD nur bei wenigen Patient*innen mit Enteropathie manifest.

Klinik: Anfangs treten uncharakteristische erythematöse Plaques mit **brennendem** bis **schmerzhaftem Juckreiz** auf, darauf entstehen Gruppen von kleinen Bläschen. Prädilektionsstellen sind Streckseiten der Extremitäten, Schultergürtel, Flanken, Glutäal- und Sakralregion. Typisch ist eine **synchrone Polymorphie** der Effloreszenzen (Abb. **28.11**). Schleimhautbefall praktisch nie (siehe Tab. **28.1**).

Es besteht **Jodempfindlichkeit**.

Die Patient*innen haben zugleich eine **glutensensitive Enteropathie**, meist subklinisch.

▶ **Merke.** Alle Patient*innen haben eine – oft diskrete – glutensensitive Enteropathie, aber nur sehr wenige Patient*innen mit glutensensitiver Enteropathie leiden auch an MD.

▶ **Merke.**

Diagnostik: Die klinische Diagnose beruht auf dem polymorphen Exanthem mit Prädilektion an den Streckseiten der Extremitäten, Schultern und der Glutealregion sowie den typischen brennenden bis schmerzenden Empfindungen. Bestätigt wird die Diagnose histo- und immunhistopathologisch (siehe Tab. **28.1**).

Diagnostik: Klinisches Bild, Histo- und Immunhistopathologie sichern die Diagnose (siehe Tab. **28.1**).

Histopathologie: Die Blasenbildung erfolgt **subepidermal**. Die Blasen gehen aus Mikroabszessen in den Papillenspitzen hervor, die eosinophile und neutrophile Leukozyten enthalten. In der Dermis besteht ein buntes, entzündliches Infiltrat. Elektronenmikroskopische Befunde zeigen, dass die Blasen unterhalb der Lamina densa entstehen, d. h. dermolytisch (siehe Abb. **28.2**).

Histopathologie: subepidermale Blasenbildung mit massenhaft eosinophilen und neutrophilen Leukozyten im Blasenlumen und in den Mikroabszessen der Papillenspitzen.

Immunhistopathologie: Immunhistopathologisch lassen sich in gesunder und betroffener Haut granuläre IgA- und Komplementablagerungen (C 3) in den Papillenspitzen und oft entlang der Basalmembranzone nachweisen.

Immunhistopathologie: Charakteristisch sind granuläre IgA-Ablagerungen in den Papillenspitzen und in der Basalmembranzone.

Bei ca 70 % der Patient*innen sind Autoantikörper gegen Endomysium glatter Muskulatur, speziell dessen TG2 und gegen epidermale TG3, im Serum nachweisbar. Oft findet sich eine Bluteosinophilie.

Differenzialdiagnose: bullöses Pemphigoid, Prurigoformen, Ekzeme und Erythema exsudativum multiforme.

Differenzialdiagnose: Histo- und immunhistopathologische Befunde erlauben die klinisch oft schwierige Abgrenzung vom bullösen Pemphigoid, von Prurigoformen, chronischen Ekzemen, Skabies und Erythema exsudativum multiforme.

Therapie: Sulfone, immer **jodarme Diät** und glutenfreie Diät.

Therapie: Mittel der Wahl sind **Sulfone**, meist Diaminodiphenylsulfon (DADPS), die innerhalb weniger Tage sehr gut wirken. Der Wirkungsmechanismus dieser Präparate ist ungeklärt, evtl. durch Hemmung von Leukozytenfunktionen. Auf hämatologische Nebenwirkungen (Met-Hb, Hämolyse, Agranulozytose) ist regelmäßig zu achten. Vor Therapiebeginn muss die Glucose-6-phosphatdehydrogenase bestimmt werden, da bei Enzymmangel ein starker Met-Hb-Anstieg zu erwarten ist. Wirksam ist auch **Sulfasalazin**. Bei Sulfonunverträglichkeit kommen Tetrazykline plus Nicotinamid oder lokale Steroide in Betracht. Eine glutenfreie Diät ist lebenslang nötig, bessert die Hauteffloreszenzen allerdings erst nach mehreren Monaten bis Jahren. Eine **jodarme Diät** ist immer erforderlich, um Schübe zu verhindern. Antihistaminika sind bei starkem Juckreiz angezeigt. Extern können Steroide oder Lotio alba versucht werden.

Prognose: Eine Fokussanierung ist manchmal hilfreich, meist chronisch-rezidivierende Verläufe.

Prognose: Der Verlauf ist chronisch-rezidivierend über Jahre und Jahrzehnte, wobei in den meisten Fällen die Krankheitsintensität nachlässt, aber selten völlig sistiert. Der Allgemeinzustand bleibt unbeeinflusst.

29 Erythematosquamöse Erkrankungen

E. Coors, A. Tsianakas

29.1 Psoriasis

A. Tsianakas

29.1.1 Grundlagen

▶ **Synonym.** Schuppenflechte

▶ **Definition.** Die Psoriasis ist eine chronisch schubweise verlaufende, erblich disponierte, immunvermittelte entzündliche Erkrankung der Haut und Nägel mit scharf begrenzten erythematosquamösen Plaques, vor allem an den Streckseiten. Eine Assoziation mit Komorbiditäten wie der Psoriasis-Arthritis und kardiovaskulären Erkrankungen ist typisch.

Epidemiologie und Erbgang: Die Psoriasis ist eine häufige Hauterkrankung, die – einschließlich ihrer besonderen Formen – Männer geringfügig häufiger als Frauen befällt. Sie betrifft am häufigsten Menschen europäischer (Prävalenz 2–3 %), deutlich seltener asiatischer (0,1 %) und nur äußerst selten afrikanischer Herkunft. Es handelt sich um eine erbliche Dispositionskrankheit, wobei man eine polygene und **multifaktorielle Vererbung** mit Schwellenwert annimmt. Bis heute sind 15 Gen(ort)e bekannt, die mit dem Auftreten von Psoriasis assoziiert sind: PSORS 1–15 (**PSOR**iasis **S**usceptibility Genes). Die Gene kodieren dabei für wichtige Funktionen des Immunsystems und der Hautbarriere. Das häufigste und wichtigste ist dabei PSORS 1, das u. a. den HLA-Typ Cw6 codiert und besonders häufig beim Psoriasis-Typ-I gefunden wird (Tab. **29.1**).

29.1 Psoriasisformen

Form (Häufigkeit)	Merkmale, Kriterien
Psoriasis vulgaris	
▪ Typ I (60–70 %)	▪ **frühe** Manifestation (Alter meist zwischen 10–25 Jahren) ▪ klinisch oft **schwerere** Fälle ▪ hohe familiäre Belastung ▪ Koppelung: besonders stark (bis zu 95 %) mit HLA-Cw6 und HLA-Dr7, darüber hinaus mit HLA-B57 und HLA-B17 (diese Befunde legen nahe, dass die für diesen Psoriasis-Typ relevanten Gene wie die HLA-Gene auf dem kurzen Arm des Chromosoms 6 liegen)
▪ Typ II (30–40 %)	▪ **späte** Manifestation (Alter meist zwischen 35–60 Jahren) ▪ klinisch oft **leichtere** Fälle ▪ keine familiäre Häufung ▪ nur geringe Koppelung mit den HLA-Typen (s. o.)
Psoriasis-Arthritis (20 %)	▪ Gelenkbefall und meist zusätzlich Hautbefall ▪ erhöhte Korrelation mit HLA-B27
Psoriasis pustulosa (0,5–2,5 %)	▪ Hautbefall mit Pustelbildung ▪ erhöhte Korrelation mit HLA-B27

29.1 Psoriasis

29.1.1 Grundlagen

▶ Synonym.

▶ Definition.

Epidemiologie und Erbgang: Die Psoriasis ist eine häufige, erbliche Dispositionskrankheit der Haut (**multifaktorielle Vererbung** mit Schwellenwerteffekt), die Männer und Frauen nahezu gleichermaßen betrifft. In Europa sind 2–3 % der Bevölkerung betroffen.

29.1

Ist ein Elternteil erkrankt, liegt das Psoriasisrisiko für das Kind bei 8,1 %, bei 2 erkrankten Elternteilen sogar bei 41 %. Bei eineiigen Zwillingen liegt das Konkordanzrisiko bei 65 %. Genotypisch determiniert ist außer der Disposition auch der Typ der Psoriasis, während die Lokalisation der Hauterscheinungen und der Verlauf im Wesentlichen anderen (Umwelt-)Einflüssen unterliegen. Mechanische, infektiöse und psychosomatische Faktoren sind als Auslöser gut bekannt.

Formen: siehe Tab. **29.1**.

Formen: siehe Tab. **29.1**.

Ätiologie und Pathogenese: Die Veranlagung für Psoriasis ist **genetisch** festgelegt.

Ätiologie und Pathogenese: Die Veranlagung für Psoriasis ist **genetisch** festgelegt. Die für die Psoriasis prädisponierenden 15 Gen(ort)e PSORS 1–15 bedingen, dass eine Immunfehlregulation entsteht. Dabei kommt es u. a. zur Aktivierung dendritischer Zellen der Haut, welche mittels Botenstoffen (TNF-α, IL-23) wiederum Subgruppen von T-Zellen (TH17-, TH1-Zellen) stimulieren. Dies führt letztlich zu einer Keratinozytenstimulation, die als Hautverdickung und Schuppenbildung sichtbar wird. Ob dem gesamten Vorgang evtl. körpereigene Autoantigene im Sinne einer Autoimmunkrankheit zugrunde liegen, wird diskutiert (z. B. Keratine der Epidermis, siehe Triggerfaktoren), ist aber keineswegs sicher belegt.

Die Psoriasis ist eine nicht infektiöse **Immunerkrankung** der Haut mit sekundärer Proliferation der Epidermis (**Akanthose**, **Parakeratose**).

Histologisch findet man als Korrelat der Immunreaktion eine Ansammlung von Leukozyten in Dermis und Epidermis. Diese schütten Entzündungsfaktoren (Interleukine) aus, welche einen entzündungs- und proliferationsfördernden Effekt auf Keratinozyten aufweisen. Es kommt zu einer Proliferation der Epidermis mit bis zu 10-facher Geschwindigkeit, sodass sich die Epidermis massiv verbreitert – siehe **Akanthose** (S. 16). Die so rasch proliferierenden Keratinozyten haben keine Chance auszureifen und besitzen daher beim Erreichen des Stratum corneum noch ihre Kerne – siehe **Parakeratose** (S. 56).

▸ Exkurs.

▸ Exkurs. Schuppenmaterial des Stratum corneum enthält antibakterielle Proteine, die sog. **Defensine**, die den Menschen vor Hautinfektionen schützen. Da Menschen mit Psoriasis besonders viele davon besitzen, leiden sie signifikant weniger unter bakteriellen, aber auch viralen Hautinfektionen, was mit der Evolutionstheorie begründet, in der Geschichte der Menschheit in der Vergangenheit zu einem Selektionsvorteil und somit zu der starken Verbreitung der Veranlagung für Psoriasis (bis 3 % der Bevölkerung) geführt haben mag.

Triggerfaktoren:
- **Infektionen** (Streptokokkeninfekte)
- **Medikamente**
- **mechanische Reizungen** (Köbner-Phänomen)
- **Klima/Jahreszeiten**
- **Alkohol**
- **psychische Faktoren**, Stress

Triggerfaktoren: für einen Ausbruch oder eine Exazerbation der Erkrankung:
- **Infektionen** (v. a. der oberen Luftwege mit β-hämolysierenden **Streptokokken** Gruppe A): Mögliche Ursache ist eine Homologie der M-Proteine der Streptokokkenkapseln zu Keratinen der Epidermis (Keratin 17). Diese Art eines infektgetriggerten Psoriasisschubes findet man meist bei Kindern und Jugendlichen. Als weiterer Erreger kann eine Hautbesiedlung mit *Staphylococcus aureus* mittels Superantigenexpression zur Immunstimulation und somit zur Entstehung von Psoriasisplaques führen. Darüber hinaus kommt es bei einer HIV-Infektion aus ungeklärten Gründen häufig zu einer Exazerbation der Psoriasis, v. a. der Psoriasis-Arthritis.
- **Medikamente** (Betablocker, Lithium, Interferon, Chloroquin)
- **Mechanische Reizungen**, sog. **Köbner-Phänomen:** Ein unspezifischer Reiz, z. B. eine Hautschnittverletzung (Operation), triggert an dieser Stelle eine spezifische Erkrankung, in diesem Falle das Entstehen eines Psoriasisherdes.
- **Klima/Jahreszeiten:** in den Sommermonaten Verbesserung der Psoriasis durch erhöhte UV-Exposition, da UV-Licht antientzündlich an der Haut wirkt.
- **Alkohol:** Alkohol und seinen Metabolite wirken entzündungsfördernd sowie auf die Keratinozyten proliferationssteigernd.
- Auch **psychische Faktoren** spielen eine Rolle: Typischerweise führt Stress zu einer Exazerbation.

29.1.2 Klinik

Psoriasis vulgaris

Das klinische Bild der Psoriasis im chronischen Stadium ist geprägt durch die Effloreszenz der **erythematosquamösen Plaques:** erythematöse Plaque mit aufsitzender, silbrig-weißer grober Schuppung (Abb. **29.1a**). **Prädilektionsstellen** sind die Streckseiten der Extremitäten, die Sakralregion und der behaarte Kopf (Abb. **29.2a**). Häufig ist auch die Rima ani befallen, typischerweise ohne Schuppung, aber mit Rhagaden. Die Psoriasis kann vor allem während Exazerbationen jucken.

In Sonderfällen kann sich das klinische Bild der Psoriasis auch ganz umdrehen und primär die intertriginösen Areale der Haut befallen (axillär, inguinal, submammär). Diese Form nennt man **Psoriasis inversa** (Abb. **29.1c**, Abb. **29.2b**), die klassischerweise keine oder wenig Schuppung besitzt. Eine wichtige Differenzialdiagnose ist in diesem Fall die intertriginöse Mykose.

In akuten Schüben (häufig nach Streptokokkeninfekten) kommt es zur Aussaat von disseminierten Psoriasisherden, die rasch Tropfengröße erreichen (**Psoriasis guttata**, Abb. **29.1d**). Die Psoriasisform im chronischen Stadium mit großen polyzyklisch begrenzten Plaques nennt man aufgrund der Ähnlichkeit mit dem Bild der Kontinente auf einer Weltkarte **Psoriasis geographica** (Abb. **29.1b**). Ist als Maximalform nahezu der gesamte Körper befallen, spricht man von einer **psoriatischen Erythrodermie:** generalisierte schuppende entzündliche Hautrötung (Erythrodermien können neben der Psoriasis auch beim atopischen Ekzem, Sézary-Syndrom, Arzneimittelreaktionen und bei den Ichthyosen auftreten). In akuten Schüben besteht oft Juckreiz.

29.1.2 Klinik

Psoriasis vulgaris

Die chronische Psoriasis ist geprägt durch **erythematosquamöse Plaques** an den Extremitätenstreckseiten, sakral und der Kopfregion (Abb. **29.1a**, Abb. **29.2a**). Häufig besteht Juckreiz. Die **Psoriasis geographica** ist die chronische Form mit großen Plaques. Akute Schübe zeigen zahlreiche disseminierte, wenige mm große Herde (Psoriasis guttata). Sind die intertriginösen Areale befallen, nennt man dies **Psoriasis inversa** (Abb. **29.1c**, Abb. **29.2b**).

29.1 Psoriasis vulgaris

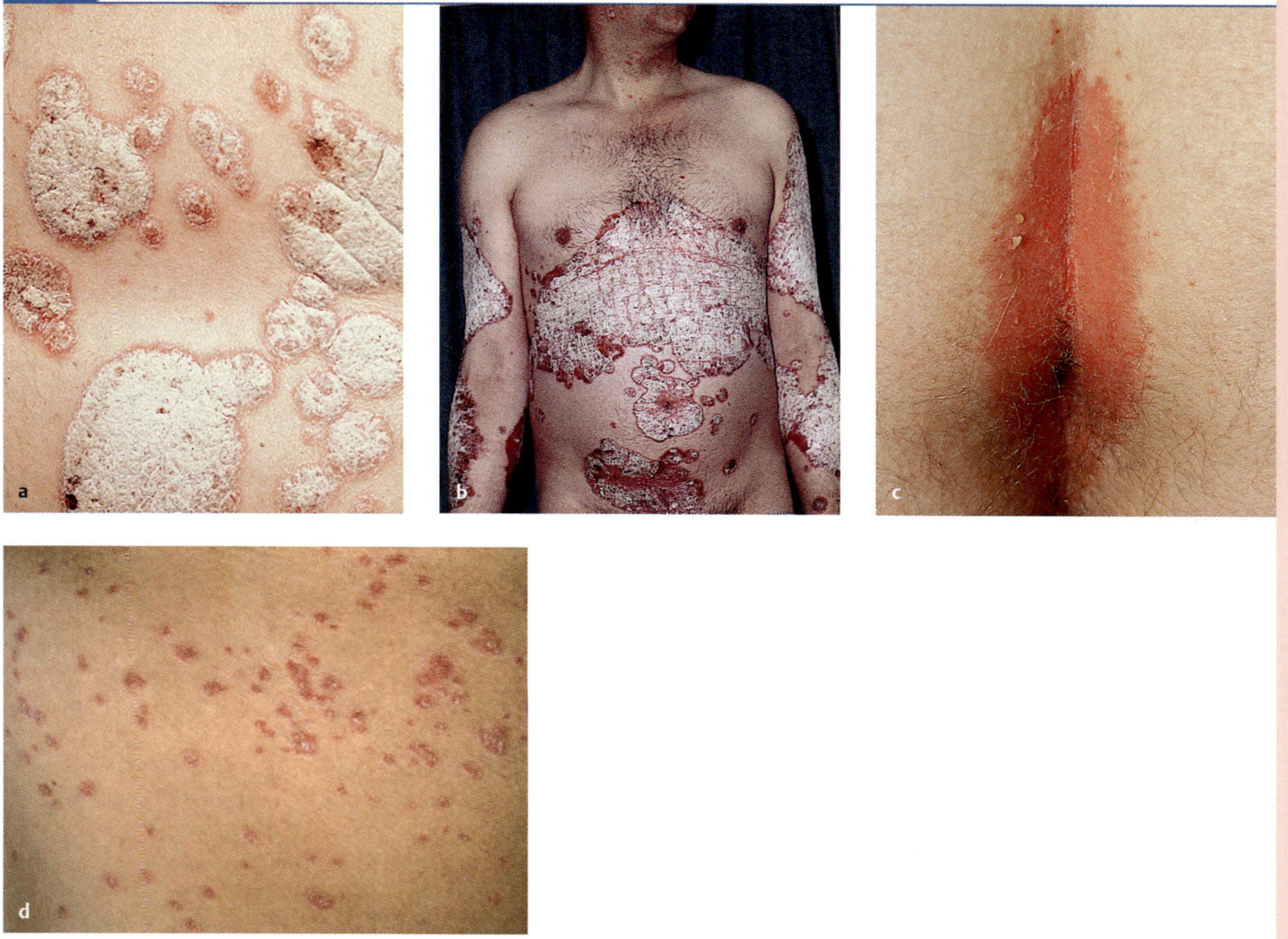

a Typische, scharf begrenzte Herde der Psoriasis vulgaris mit starker, parakeratotischer Schuppung.
b Psoriasis geographica mit großflächigen, scharf begrenzten Psoriasisherden am Stamm und den Extremitäten und Aussparung der Ellenbeugen.
c Psoriasis inversa im Analtrichter mit scharf begrenzter Rötung, wenig Schuppung und charakteristischer Rhagade in der Mittelfalte.
d Psoriasis guttata mit disseminierten tropfenförmigen Psoriasisherden.

29.2 Prädilektionsstellen der Psoriasis vulgaris und der Psoriasis inversa

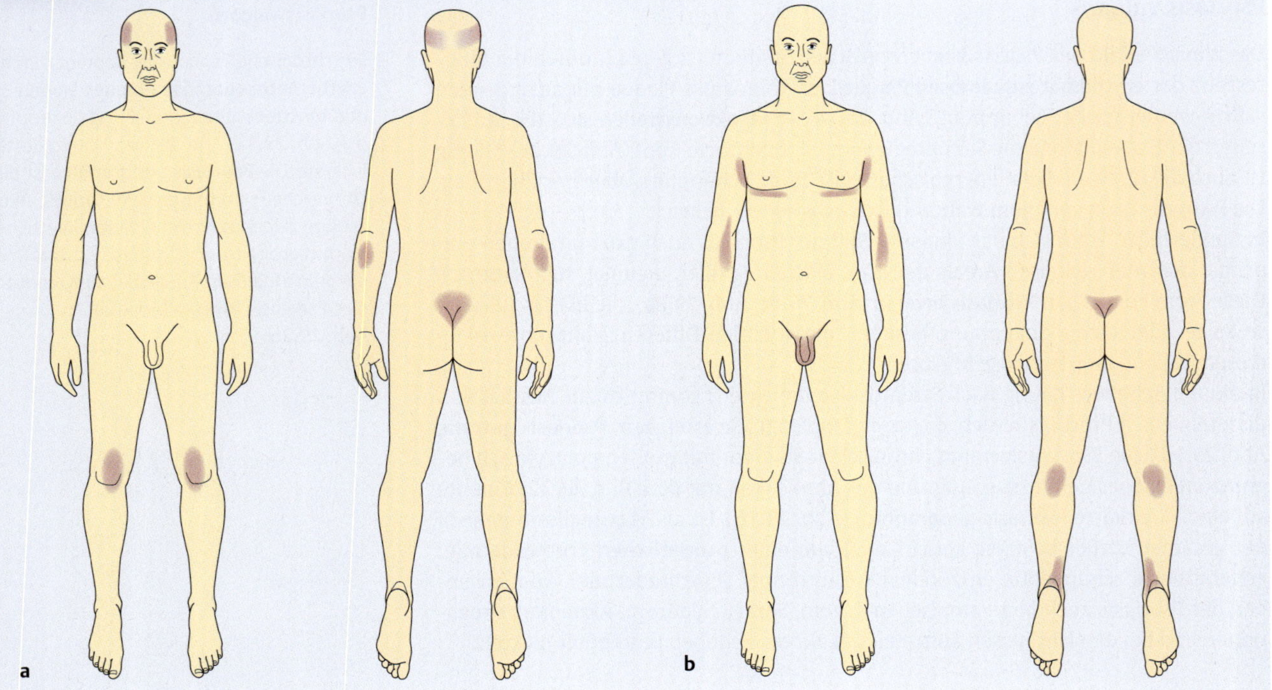

a Prädilektionsstellen der Psoriasis vulgaris.
b Prädilektionsstellen der Psoriasis inversa.

Die Psoriasis unterliegt insgesamt einem dynamischen Verlauf mit Verbesserungen und Verschlechterungen (Schüben). Dabei kommt es im Sommer meist zu einer tendenziellen Verbesserung – siehe Triggerfaktoren (S. 418).

Nagelveränderungen: Bei der Psoriasis treten oft charakteristische Nagelveränderungen auf:

- **Tüpfelnägel:** (Abb. **29.3a**) symptomlose, kleine, trichterförmige Einziehungen der Nagelplatte (Parakeratose der oberen Nagelplatte)
- **Ölflecke:** (Abb. **29.3c**) gelbbräunliche, scharf begrenzte Verfärbungen der Nagelplatte (Parakeratose inmitten der Nagelplatte)
- Ist der gesamte Nagel befallen, spricht man von einer **Nageldystrophie** (Krümelnägel, Abb. **29.3b**).

Nagelveränderungen: Im Laufe der Psoriasiserkrankung treten bei bis zu 50 % der Patient*innen charakteristische psoriatische Nagelveränderungen auf. Diese beruhen auf dem Psoriasisbefall der Nagelmatrix und des Nagelbetts. Sie sind häufig mit dem gleichzeitigen Auftreten einer Psoriasis-Arthritis assoziiert.

- **Tüpfelnägel** sind Nägel, die einige bis viele kleine trichterförmige Einziehungen der Nagelplatte aufweisen (Abb. **29.3a**). Diese Veränderungen beruhen auf der insuffizienten parakeratotischen Verhornung an der Oberfläche des Nagels. Diese Areale sind weniger widerstandsfähig und lösen sich mit der Zeit heraus.
- Befinden sich die Parakeratose-Areale inmitten der Nagelplatte, erscheinen sie als scharf begrenzte, gelbbräunliche, schmutzige Veränderungen (**„Ölfleck“**; Abb. **29.3c**).
- Ist der komplette Nagelapparat befallen, erscheint der gesamte Nagel dystroph (**Nageldystrophie,** Abb. **29.3b**), aufgeworfen und verdickt (sog. Krümelnägel). Differenzialdiagnostisch muss eine Nagelmykose (S. 241) abgegrenzt werden.

Psoriasis-Arthritis

Im Laufe der Psoriasiserkrankung tritt bei 20 % der Patient*innen eine Psoriasis-Arthritis auf, die meist vom **peripheren** und seltener vom **zentralen Typ** (Abb. **29.4**) ist.
Typisch ist beim peripheren Typ der Befall von Finger- und Zehengelenken. Symptome sind die einer entzündlichen Gelenkerkrankung. Der Rheumafaktor ist negativ, z. T. besteht eine Korrelation mit HLA-B27.

Psoriasis-Arthritis

Die Psoriasis-Arthritis findet sich vorwiegend bei der Psoriasis vulgaris vom **Typ I** mit familiärer Häufung und früher Manifestation. Eine Korrelation mit HLA-B27 ist deutlich, vor allem beim zentralen (axialen) Typ. Der Rheumafaktor und Anti-CCP-Antikörper sind negativ.
Bei 20 % der Patient*innen mit Psoriasis tritt zumeist nach den ersten Hautveränderungen, selten gleichzeitig oder sogar vorher, eine Psoriasis-Arthritis auf. Man unterscheidet 2 Formen:

- Am häufigsten ist der **periphere Typ** (Abb. **29.4**), wobei ein oder mehrere kleine Gelenke, oft symmetrisch, schmerzhaft gerötet und geschwollen sind. Der Befall von Finger- und Zehengelenken, oft der Befall aller Gelenke eines Fingers (Strahltyp) ist typisch für diesen Typ der Psoriasis-Arthritis (die entzündliche Schwellung des gesamten Fingers oder Zehs nennt man Daktylitis), häufig zugleich eine Nagel- und Kopfhautpsoriasis. Das Geschehen verläuft schubweise über Monate und Jahre und wechselt oft das betroffene Gelenk. Auch die Sehnen(-scheiden) in Knochenansatznähe sind häufig mitentzündet (Enthesitis). Die Spätzustände sind durch Destruktion, Mutilation und Ankylose der Gelenke charakterisiert (Differenzialdiagnose: chronische Polyarthritis).

- Der seltenere **zentrale (axiale) Typ** der Psoriasis-Arthritis führt klinisch zu einer Versteifung der Iliosakralgelenke und der Wirbelsäule (Abb. **29.4**) und gehört zur Gruppe der Spondylarthropathien. Eine wichtige Differenzialdiagnose ist hier die Spondylitis ankylosans. Die peripheren Gelenke können zusätzlich befallen sein.

29.3 Psoriasis der Nägel

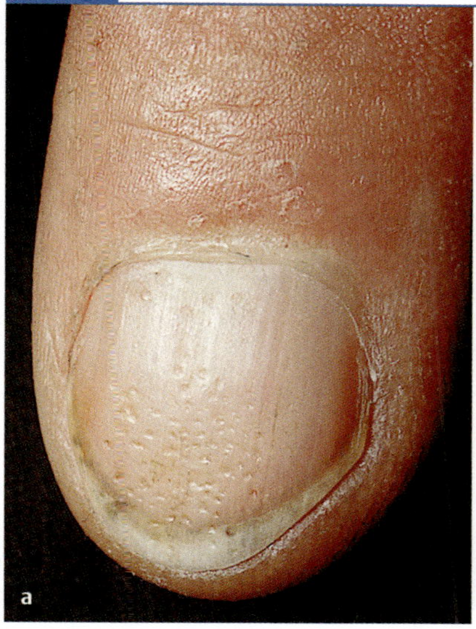

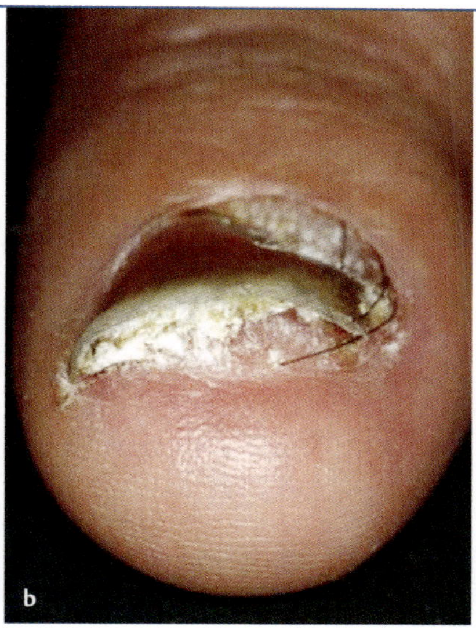

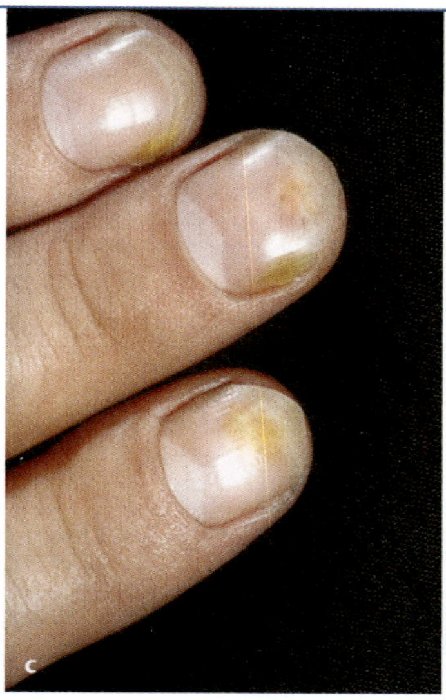

a **Tüpfelnägel** mit grübchenförmigen Einziehungen der Nagelplatte bei Psoriasis vulgaris.
b **Nageldystrophie** durch Psoriasisbefall des gesamten Nagels.
c **Gelbbräunlicher „Ölfleck“** bei Psoriasis vulgaris.

29.4 Gelenkbefall bei Psoriasis-Arthritis

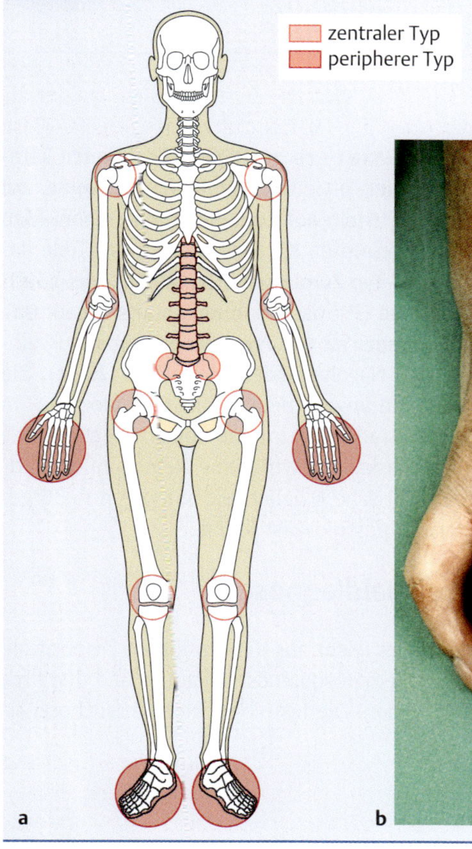

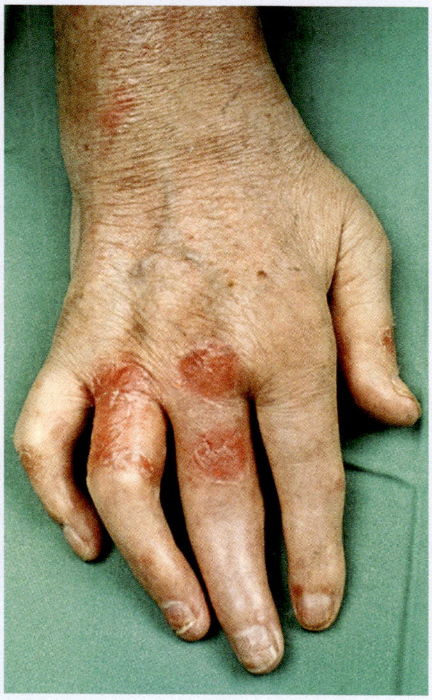

a Gelenkbefall vom peripheren Typ und Gelenkbefall vom zentralen Typ.
b Arthritische Hand mit einzelnen Psoriasisplaques.

29.5 **Psoriasis pustulosa**

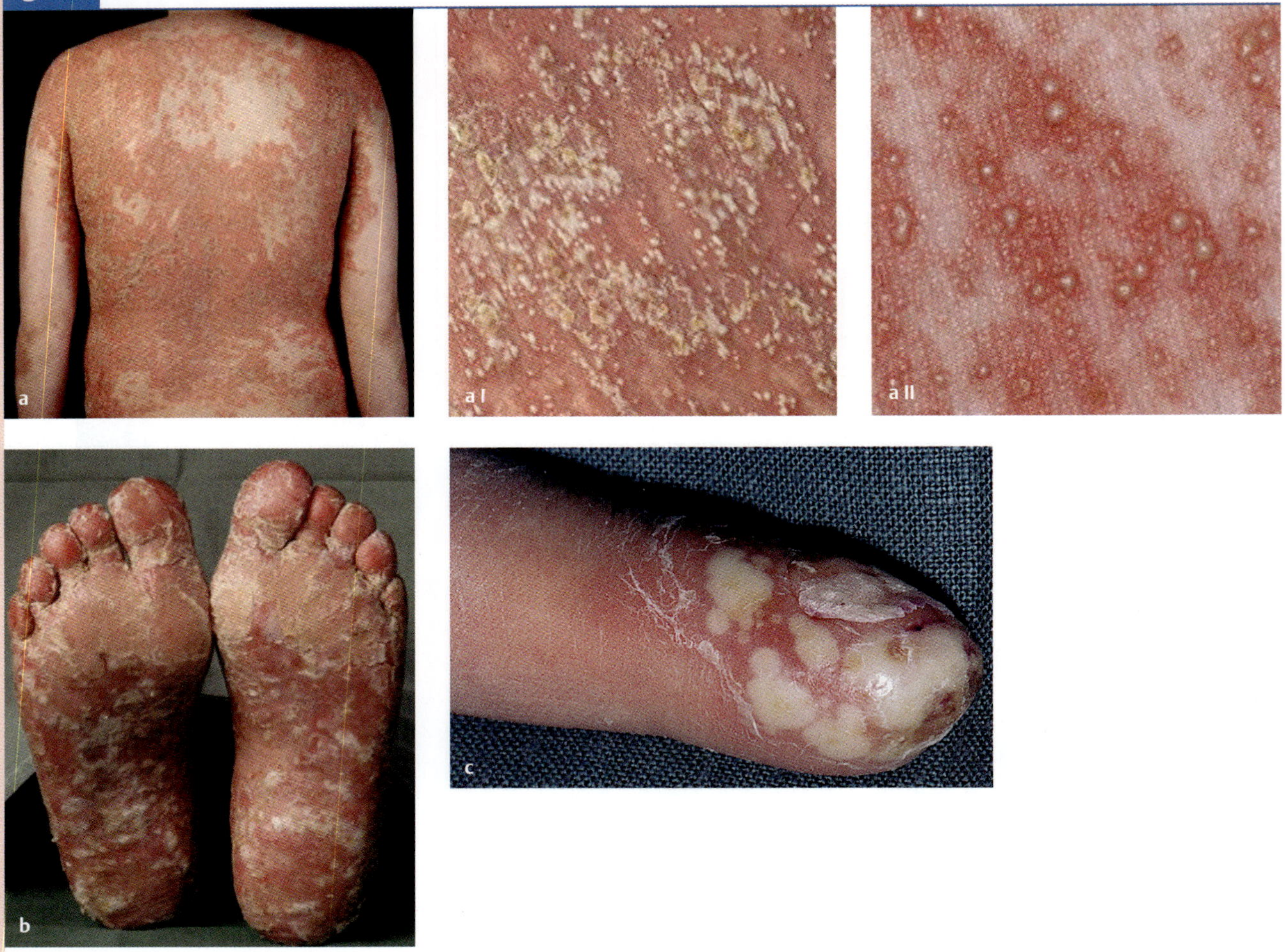

a Typ Zumbusch: Übersichtsaufnahme mit generalisiertem Befall und Nahaufnahmen mit konfluierenden (aI) und einzeln stehenden Pusteln (aII).
b Typ Barber: Befall der Hände und Füße.
c Typ Hallopeau: Befall der Fingerspitzen.

Psoriasis pustulosa

Selten kommt es im Verlauf der Psoriasis zu akuten pustulösen Eruptionen, die generalisiert auftreten können (**Typ Zumbusch**, Abb. **29.5a**) oder nur akral lokalisiert sind (**Typ Barber**, Abb. **29.5b**). Seltener ist der **Typ Hallopeau** mit pustulösem Befall lediglich der Fingerspitzen sowie zusätzlichen Nagelveränderungen (Abb. **29.5c**). Die Pusteln sind in der Epidermis lokalisiert und steril (bestehen nur aus Leukozyten).

Im Laufe von akuten Schüben der Psoriasis kann es zu pustulösen Eruptionen kommen, wobei multiple, gruppiert stehende und oft zusammenlaufende, weiße, auf Berührung schmerzhafte, intraepidermale Pusteln auf geröteter Haut stehen. Man spricht beim exanthematischen Befall des gesamten Körpers oder großer Teile davon von der **Psoriasis pustulosa generalisata Typ Zumbusch** (Abb. **29.5a**). Viel häufiger findet man die palmoplantare Pustulose (Psoriasis palmoplantaris pustulosa), auch **Typ Barber** genannt (Abb. **29.5b**). Seltener ist der **Typ Hallopeau** mit pustulösem Befall lediglich der Fingerspitzen und Nagelveränderungen (Abb. **29.5c**). Die **Pusteln** entstehen durch Leukozytenansammlungen (neutrophile Granulozyten) in gekammerten Bläschen der Epidermis und sind **steril**. Immunologisch liegt oft eine Aktivierung des Zytokins IL-36 vor. Diese Kaskade bewirkt eine Neutrophilen-Aktivierung. Dadurch sind spezifische therapeutische Möglichkeit mit gegen IL-36 gerichteten Antikörpern möglich. Die Psoriasis pustulosa ist selten.

29.1.3 Diagnostik und Differenzialdiagnose

29.1.3 Diagnostik und Differenzialdiagnose
Familiäre Häufung, Verteilung und typische Morphologie erlauben die Diagnose im Regelfall. Diagnostische Kratzphänomene helfen zusätzlich.

Die Diagnose der Psoriasis kann in der Regel leicht aus der familiären Disposition, der Verteilung der scharf begrenzten, erythematosquamösen Plaques und den Psoriasis-Kratzphänomenen (s. u.) gestellt werden. Die histologische Untersuchung sichert die Diagnose im Zweifelsfall.

29.6 Kratzphänomene

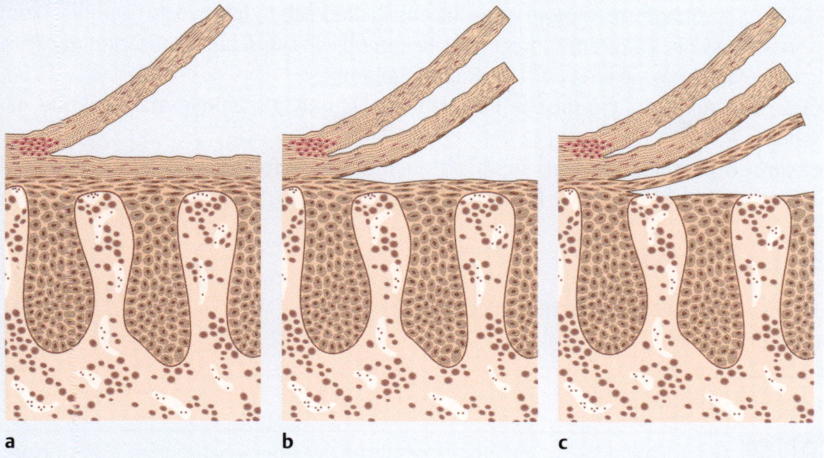

a **Kerzentropfenphänomen.**
b **Phänomen des letzten Häutchens** (Blick auf die rot glänzende Dermis).
c **Phänomen des blutigen Taus** (**Auspitzphänomen**): punktförmige Blutung aus den eröffneten Papillenspitzengefäßen.

Kratzphänomene (Abb. 29.6):

- **Kerzentropfenphänomen:** Kratzt man die Schuppen einer Psoriasisplaque ab (z. B. mit einem Holzspatel), so lösen sich diese ab wie Wachs eines getrockneten Wachstropfens.
- **Phänomen des letzten Häutchens:** Kratzt man die Epidermis weiter ab, entfernt man teils die Basalmembran und sieht die wegen der Entzündung stark durchblutete und rot glänzende Dermis.
- **Auspitzphänomen** oder **Phänomen des blutigen Taus:** Kratzt man noch einmal, hat man die Dermis mit ihren Blutgefäßen eröffnet und es beginnt punktförmig zu bluten; punktförmig (wie morgendlicher Tau auf einem Blatt), weil es an den Reteleisten auf gleicher Höhe nicht blutet – hier befindet man sich noch in der Epidermis ohne Blutgefäße.

Kratzphänomene (Abb. **29.6**):
- Kerzentropfenphänomen
- Phänomen des letzten Häutchens
- Auspitzphänomen oder Phänomen des blutigen Taus

Histopathologie: Die Psoriasis ist eine Immunreaktion an der Haut. Es finden sich histologisch in der oberen Dermis ein Infiltrat aus Lymphozyten, Makrophagen und neutrophilen Granulozyten (Abb. **29.7**) und in die Epidermis eingewanderte Gruppen aus neutrophilen Granulozyten (sog. **Munro-Mikroabszesse**). Letztere sind bei einer maximal starken Psoriasis auch äußerlich als Pusteln sichtbar (Psoriasis pustulosa). Ansonsten zeigt sich eine Akanthose mit birnenförmiger Ausziehung der Reteleisten. Wegen der überschnellen Reifung der Keratinozyten fehlt das Stratum granulosum. Das Stratum corneum ist verdickt.

Histopathologie und Psoriasisphänomene: In der Dermis findet sich ein entzündliches Infiltrat. Die Epidermis mit ausgeprägtem Stratum corneum ist stark verbreitert und von kleinen neutrophilen Granulozyten-Abszessen durchsetzt (**Munro-Mikroabszesse,** Abb. **29.7**).

29.7 Histologie bei Psoriasis

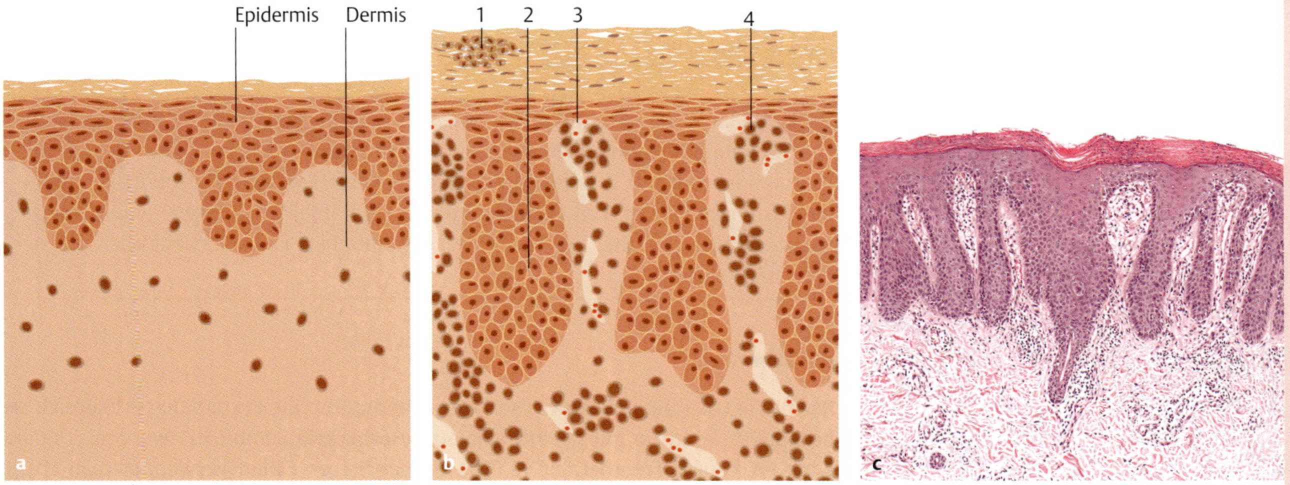

a **Normalhaut** mit vereinzelt in der Dermis liegenden Leukozyten.
b **Psoriasis**: verbreiterte (akanthotische) Epidermis mit Munro-Mikroabszess (1), tief ausgezogenen Reteleisten (2), hochreichenden Papillenspitzen mit erweiterten Gefäßen (3) und leukozytärem Infiltrat (4).
c **Histologischer Befund bei Psoriasis** (HE-Färbung). *Quelle: Dr. Rose, Lübeck*

Differenzialdiagnose: Mykose, Rumpfhautbasaliom, seborrhoisches Ekzem, atopisches Ekzem, Kontaktekzem.

Differenzialdiagnose:
- **Psoriasis vulgaris:** Mykose, Morbus Bowen, Rumpfhautbasaliom, seborrhoisches Ekzem, Kontaktekzem, atopisches Ekzem, Lichen ruber, Ichthyosis, Syphilis. Beim Ausschluss der Differenzialdiagnosen helfen oft die typische Lokalisation der Psoriasisplaques sowie eine positive Familienanamnese.
- **Psoriasis-Arthritis:** chronische Polyarthritis, Spondylitis ankylosans, reaktive Arthritis.
- **Psoriasis pustulosa:** bakterielle Infektionen mit Pustelbildung (z. B. Impetigo contagiosa), dyshidrosiformes Hand- und Fußekzem.

29.1.4 Therapie

Säulen der Therapie:
- Lokaltherapie
- Fototherapie (UV)
- systemische Therapie

► Merke.

29.1.4 Therapie

Die Therapie der Psoriasis ruht auf 3 Säulen:
- Lokaltherapie
- Fototherapie (UV)
- systemische Therapie

► Merke. Alle 3 Säulen zielen auf eine Drosselung der überschießenden Keratinozytenproliferation und auf eine Entzündungshemmung ab.

Lokaltherapie

Am Anfang jeder Psoriasisbehandlung steht die Entfernung der Schuppen (**Keratolyse**), um die eigentlich entzündete Haut frei zu legen.

Anschließend folgt eine Lokaltherapie mit in Tab. **29.2** genannten Therapeutika.

Lokaltherapie

Am Anfang jeder Psoriasisbehandlung steht, um an die eigentlich entzündete Haut heranzukommen, die Entfernung der Schuppen (**Keratolyse**) durch lokale Anwendungen, zum Beispiel mit Salizylsäure in Vaseline, Harnstoffsalben, kombiniert mit Solebädern oder Ölbädern. Die Keratolyse muss wiederholt werden, sobald sich die parakeratotische Hornschicht wieder ausgebildet hat.
An die Keratolyse schließt sich eine weitere Lokaltherapie mit den in Tab. **29.2** genannten Therapeutika an. Diese können z. T. auch kombiniert werden (Fixkombination aus lokalen Glukokortikoiden und Calcipotriol).

29.2 Lokaltherapeutika zur Psoriasistherapie

Wirkstoff (Handelsnamen)	Wirkmechanismus	Bemerkung
Salizylsäure **Harnstoff**	Keratolyse	Anwendung in 5–10 %iger Konzentration (z. B. in Vaseline), um Hautreizungen zu vermeiden.
Calcipotriol (Vitamin-D_3-Analogon)	neben antiproliferativer und keratinozytendifferenzierungsfördernder Wirkung auch antientzündliche Effekte	Anwendung an maximal 30 % der Körperoberfläche täglich, um eine zu hohe systemische Resorption zu verhindern.
lokale Glukokortikoide	wirksame Drosselung der überschießenden Keratinozytenproliferation, stark antientzündlich	Wegen der Gefahr der Epidermisatrophie und einer Rarefizierung des dermalen Bindegewebes ist eine langfristige Anwendung kontraindiziert; Gefahr des Rebound-Phänomens (s. u.).
Weitere (historische) Präparate wie Dithranol, Teerprodukte und lokale Retinoide werden aufgrund ihres Nebenwirkungsspektrums (Hautverfärbungen bzw. Hautreizungen) nur noch selten angewandt.		

► Merke.

► Merke. Bei einer systemischen Glukokortikoid-Monotherapie kommt es häufig zum **Rebound-Phänomen** (Reduktion oder Absetzen führt zu einem Rezidiv der Psoriasis in stärkerer Ausprägung als zuvor). Auch birgt eine Glukokortikoidtherapie das Risiko von starken Nebenwirkungen (u. a. Infektanfälligkeit) und schweren Langzeitschäden. Daher ist von einer systemischen Glukokortikoidtherapie der Psoriasis abzuraten.

Fototherapie

Reicht die Lokaltherapie einer Psoriasis nicht aus, um die Erkrankung erfolgreich zu behandeln, kann sie mit der **Ultraviolett-Fototherapie** kombiniert werden (siehe Fototherapie [S. 60]).

Fototherapie

Reicht die Lokaltherapie einer Psoriasis nicht aus, um die Erkrankung erfolgreich zu behandeln, kann sie mit der **Ultraviolett-Fototherapie** kombiniert werden. (Details dazu im Kapitel Fototherapie [S. 60]). Bei leichteren Fällen verwendet man UV-B 311 nm, gegebenenfalls in Kombination mit Solebädern (Balneofototherapie). Auch eine PUVA-Therapie (Kombination des Fotosensibilisators Psoralen (S. 64) mit UV-A-Therapie: **P**soralen + **UV-A** = **PUVA**) ist möglich. Psoralen wird meist als Badezusatz angewandt (Bade-PUVA: vor der UV-A-Bestrahlung erfolgt ein Bad in psoralenhaltigem Badewasser), Einsatz auch als Hand- und Fußbad bei palmoplantarer Psoriasis. Bei der Langzeitanwendung, vor allem bei hellen Hauttypen, ist das Risiko der vorzeitigen Hautalterung sowie der Tumorentstehung (Plattenepithelkarzinome, Melanome) zu berücksichtigen.

Systemische Therapie

Reichen eine Lokaltherapie sowie eine eventuell zusätzliche Fototherapie nicht aus, um die Erkrankung zu kontrollieren, sollte eine Systemtherapie begonnen werden. In Betracht kommen die klassischen Systemtherapeutika wie **Fumarsäureester** oder **Methotrexat**. Das systemische **Retinoid** Acitretin (Vitamin-A-Analogon) wird v. a. bei palmoplantarer oder pustulöser Psoriasis angewandt (meist in Kombination mit einer UV-Therapien, PUVA oder UV-B). Führen diese Substanzen nicht zum erwünschten Erfolg, bestehen Kontraindikationen, ist keine ausreichende Wirksamkeit zu erwarten oder mussten sie aufgrund von Nebenwirkungen abgesetzt werden, steht die Substanzklasse der **Biologika** (Biologicals) – monoklonale Antikörper und Fusionsproteine (S. 100) – die immunregulatorisch wirken, zur Verfügung.
Die **Psoriasis-Arthritis** wird immer systemisch behandelt (Immunsuppressiva wie Methotrexat und symptomatisch NSAR, bei Nichtausreichen zusätzlich Biologika, Tab. **29.3**).

Systemische Therapie

Wenn Lokal- und zusätzliche Fototherapie unzureichend wirken bzw. nicht anwendbar sind, sollte eine systemische Therapie begonnen werden.
In Betracht kommen die konventionellen Systemtherapeutika (**Fumarsäureester** und **Methotrexat**). **Retinoide** (Actiretin, ggf. in Kombination mit UV-Therapie) bei palmoplantarer oder pustulöser Psoriasis. Lässt sich damit kein Therapieerfolg erzielen, werden **Biologika** (S. 100) angewandt (siehe Tab. **29.3**).
Die **Psoriasis-Arthritis** wird immer systemisch behandelt.

29.3 Systemische Therapeutika zur Psoriasistherapie

Wirkstoff/-gruppen	Wirkmechanismus	Wirksamkeit bei Psoriasis-Arthritis
konventionelle Systemtherapeutika		
Fumarsäureester	antientzündlich durch Blockade des Transkriptionsfaktors NF-κB	nein
Acitretin	Vitamin-A-Analogon, Förderung der Ausdifferenzierung und Inhibition der Proliferation von Keratinozyten	nein
Methotrexat	antientzündlich durch Folsäure-Antagonismus	ja
Biologika		
TNF-α-Inhibitoren (Adalimumab, Etanercept, Infliximab, Certolizumab)	antientzündlich durch TNF-α-Blockade	ja
IL-17-Inhibitoren (Secukinumab, Ixekizumab, Brodalumab, Bimekizumab)	antientzündlich durch IL-17-Blockade	ja (fehlende Zulassung Brodalumab)
IL-23-Inhibitoren (Ustekinumab, Guselkumab, Risankizumab, Tildrakizumab)	antientzündlich durch IL-23-Blockade	ja (fehlende Zulassung Tildrakizumab)
sonstige Immunmodulatoren		
Apremilast	Phosphodiesterase-4-Hemmer	ja
Deucravacitinib	TYK2-Inhibitor (JAK-Inhibition)	ja (aber fehlende Zulassung)

29.1.5 Prognose

Die Psoriasis ist eine **chronische** Erkrankung der Haut, teils mit Befall der Gelenke. Sie führt zwar per se nicht zu Hautkrebs oder Tumoren anderer Organe, doch sind bestimmte Therapieformen (Immunsuppressiva, UV-Therapie) potenziell kanzerogen. Durch ihren chronisch-rezidivierenden Verlauf und die zum Teil stigmatisierenden Hauterscheinungen ist die Psoriasis für die Betroffenen und ihre Umgebung sehr belastend. Die Behandlungsmöglichkeiten erlauben eine Verbesserung des Hautzustandes, der in vielen Fällen auch zu einer Abheilung der manifesten Veränderungen führen kann. Die Therapie kann aber nicht verhindern, dass nach einem unterschiedlich langen freien Intervall weitere Psoriasisschübe auftreten können.

29.1.5 Prognose

Die Psoriasis ist eine **chronische** Erkrankung der Haut. Die Behandlungsmöglichkeiten erlauben eine Verbesserung des Hautzustandes, der in vielen Fällen auch zu einer Abheilung der manifesten Veränderungen führt.

► Merke. Die Hautmanifestationen können durch die Therapie gebessert oder zum Verschwinden gebracht werden, die **Disposition** aber bleibt vorhanden und ist **nicht heilbar**.

► Merke.

Depressivität und **kardiovaskuläre Erkrankungen** treten unter Psoriasis-Betroffenen gehäuft auf.

Patient*innen mit einer schweren und häufig rezidivierenden Psoriasis können durch die Krankheit, und ggf. auch durch deren Behandlung, in eine Isolation geraten. Die Flucht in Alkohol- und Drogenabhängigkeit sowie eine erhöhte **Depressions-** und Suizidrate wird beobachtet. Wichtig ist jedoch auch die häufige Assoziation mit dem metabolischen Syndrom (Adipositas, Hyperlipidämie, arterieller Hypertonus, Insulinresistenz/Diabetes mellitus Typ II) und den **kardiovaskulären Folgen**, die immer untersucht werden sollten. Diese assoziierten Faktoren begründen die bei Psoriasis erhöhte Mortalität im Vergleich zur Normalbevölkerung.

Die Psoriasis-Arthritis kann zu Schmerzen und Funktionsverlust der Gelenke führen.

Die Psoriasis-Arthritis kann darüber hinaus durch Schmerzen und Mutilation zu einer schweren Beeinträchtigung der Gelenke, vor allem der Hände und Füße führen.

► Klinischer Fall.

► Klinischer Fall. Ein 29-jähriger Patient litt seit 4 Jahren unter schuppenden Rötungen, v. a. an den Streckseiten der Ellenbogen und Knie. Dazu klagte er seit Jahren über eine stark schuppende Kopfhaut. Trotz Anti-Schuppen-Shampoos und Fettcremes waren die Hauterscheinungen kaum in den Griff zu bekommen. Im letzten Jahr fielen ihm kleinste tüpfelige Vertiefungen der Fingernägel auf. Sein vor Kurzem verstorbener Vater hatte immer raue schuppende Ellenbogen gehabt.

Vor 2 Wochen wurde der Patient wegen einer Mandelentzündung vom Hausarzt behandelt (positiver Nachweis von Streptokokken). Seit 2 Tagen sei es nun zu einem disseminierten Auftreten tropfenförmiger kleiner Rötungen mit feiner weißlicher Schuppung am ganzen Körper gekommen, weshalb ihn der Hausarzt mit der Frage, ob es sich um ein Arzneimittelexanthem handeln könnte, an den Dermatologen überwiesen hatte. Dieser diagnostizierte aufgrund der klassischen Anamnese (Streptokokkeninfekt der oberen Atemwege, positive Familienanamnese) und dem typischen klinischen Bild das Vorliegen einer Psoriasis vulgaris vom Guttata-Typ. Mit einer Lokaltherapie aus einer Calcipotriol-/Glukokortikoid-Fixkombination sowie UV-B-311-nm-Bestrahlung kam es innerhalb einiger Wochen zur weitestgehenden Abheilung. Zurück blieben Psoriasisplaques an den Streckseiten der Ellenbogen und Knie, die mit einer lokalen Vitamin-D-Behandlung kontrolliert werden konnten.

29.2 Pityriasis rubra pilaris

29.2 Pityriasis rubra pilaris

E. Coors

► Definition.

► Definition. Eine Gruppe von seltenen Erkrankungen, die mit palmoplantaren Hyperkeratosen und follikulären Keratosen einhergehen.

Ätiologie und Pathogenese: unbekannt. Juvenile und adulte Form werden unterschieden.

Ätiologie und Pathogenese: Die Ätiologie ist unbekannt. Man unterscheidet verschiedene Typen, u. a. eine **juvenile** und eine **adulte Form** der Erkrankung. Manchmal kann eine autosomal-dominante Vererbung beobachtet werden.

Klinik: orangerote schuppende Erytheme, Plaques, follikuläre Hyperkeratosen und **Nappes Claires** (Abb. **29.8**).

Klinik: Typisch sind pityriasiform schuppende Erytheme und später Plaques von hellroter bis oranger Farbe. Zusätzlich treten Palmoplantarkeratosen (ebenfalls oranger Farbton) und follikuläre Keratosen auf (Abb. **29.8**). Dazwischen finden sich Inseln gesunder Haut (**Nappes Claires**). Es kann zu einer Erythrodermie kommen.

29.8 Pityriasis rubra pilaris

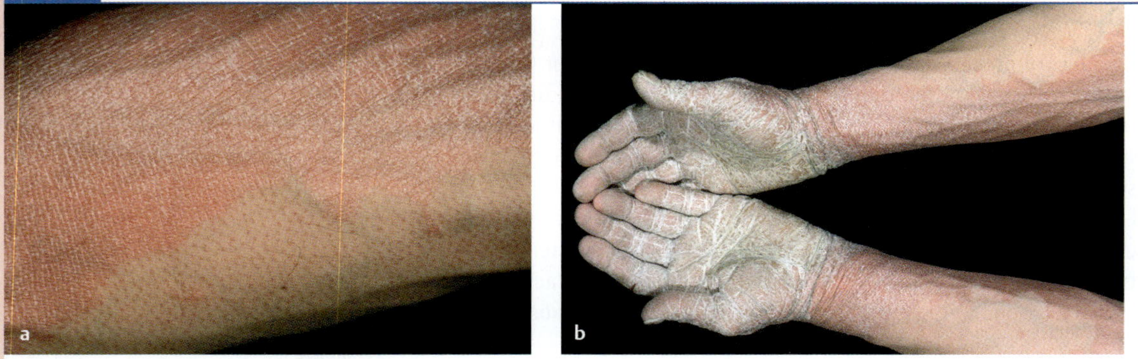

a Orangerote Plaques mit pityriasiformer Schuppung sowie follikuläre Hyperkeratosen am Unterarm.
b Flächige gelbliche Erytheme, die scharf begrenzt sind (hier am Arm), mit diffuser verdickter Haut an den Palmae.

Diagnostik und Differenzialdiagnose: Zur Diagnosesicherung sollte eine Biopsie erfolgen. Eine Psoriasis vulgaris kann schwierig abzugrenzen sein, insbesondere am Anfang. Weitere Differenzialdiagnosen sind Lichen ruber acuminatus und Pityriasis lichenoides.

Diagnostik und Differenzialdiagnose: Biopsie. DD: Psoriasis vulgaris, Lichen ruber acuminatus, Pityriasis lichenoides.

Therapie: Die Therapie ist schwierig. Orale Retinoide (Acitretin) können erfolgreich sein, ebenso orale Glukokortikoide. Externe Provokationen sollten vermieden werden. Dementsprechend kann auch eine begleitende Lichttherapie eine Verschlechterung der Erkrankung bewirken. Zunehmend gibt es Berichte über den Einsatz von aus der Psoriasistherapie bekannten Biologika wie TNF-α-Antagonisten.

Therapie: schwierig; Acitretin oder systemische Glukokortikoide.

29.3 Pityriasis lichenoides

29.3 Pityriasis lichenoides

E. Coors

▸ Definition. Es handelt sich um eine chronische, in seltenen Fällen akute, selbst limitierende exanthematische Dermatose mit kleinfleckigen Papeln, lymphozytärer Vaskulitis und psoriasiformer Reaktion der Epidermis.

▸ Definition.

Epidemiologie: seltene Erkrankung bei Jugendlichen und Erwachsenen.

Epidemiologie: seltene Erkrankung.

Ätiologie: Die Ätiologie ist nicht bekannt, möglicherweise liegt eine parainfektiöse, lymphozytäre Vaskulitis vor.

Ätiologie: nicht bekannt.

Klinik: Es gibt unterschiedliche Verlaufsformen:

- **Pityriasis lichenoides chronica:** Sie ist gekennzeichnet durch ein über Wochen bis Monate, oft **in Schüben** ablaufendes Exanthem mit einer Vielzahl von linsengroßen, ovalen oder runden, scharf begrenzten, wenig juckenden, entzündlichen flachen Papeln mit rötlicher bis brauner Farbe (Abb. **29.9**). Diese sind bedeckt von einem parakeratotischen Schuppendeckel, der von der Seite her angehoben werden kann (**Hobelspan-Phänomen**).
- **Pityriasis lichenoides et varioliformis acuta** (Mucha-Habermann, PLEVA): Der Verlauf ist akut, und einzelne oder eine große Zahl der Papeln zeigen hämorrhagische Nekrosen, die schmerzhaft sein können.

In den meisten Fällen treten chronische und akute Elemente nebeneinander auf.

Klinik: Chronisch oder **akut**, selbstlimitierend und schubweise tritt ein Exanthem mit scharf begrenzten, linsengroßen Papeln mit parakeratotischem Schuppendeckel auf (Abb. **29.9**). Die akuten Elemente zeigen oft hämorrhagische Nekrosen.

Diagnostik: Verlauf, klinisches Bild und Histopathologie sind dazu nötig.

Differenzialdiagnose: Bei der chronischen Form sind die Psoriasis guttata und ein psoriasiformes Syphilid im Rahmen der Lues II abzugrenzen; bei der akuten Form eine allergische Vaskulitis, papulöse Arzneimittelexantheme, lymphomatoide Papulose und Windpocken.

Diagnostik: Verlauf, klinisches Bild und Histopathologie.
Differenzialdiagnose: Psoriasis guttata, Lues II, Vaskulitis, Arzneimittelexantheme und Windpocken sind abzugrenzen.

Therapie: Die Therapie erfolgt symptomatisch; mittelhoch dosierte Glukokortikoide (systemisch), Antibiotika und PUVA-Therapie können helfen, kombiniert mit desinfizierenden oder antientzündlichen Lokalbehandlungen.

Therapie: antibiotische Behandlung und/oder systemische PUVA-Therapie, blande Lokalbehandlung.

⊙ 29.9 Pityriasis lichenoides

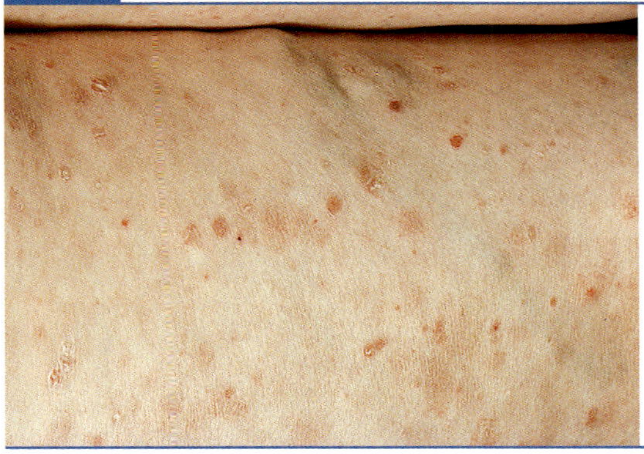

Bild einer Pityriasis lichenoides chronica mit positivem Hobelspan-Phänomen (links oben).

⊙ 29.9

29.4 Pityriasis rosea

E. Coors

▸ Synonym. Röschenflechte, Schuppenröschen

▸ Definition. Akut-entzündliche und selbstheilende Dermatose mit multiplen, ovalen, erythematosquamösen Plaques, die vorwiegend am Stamm auftreten.

Epidemiologie: Die Prävalenz beträgt ca. 0,1 %, das Manifestationsalter liegt zwischen 10 und 35 Jahren. Es handelt sich um eine einmalige Erkrankung; Rückfälle sind sehr selten.

Ätiologie: Der Verlauf spricht für ein Virusexanthem.

Klinik: Die Pityriasis rosea beginnt mit einer münzgroßen **Mutterplatte**. Nach Tagen bis Wochen kommt es zu einem **Exanthem** mit runden bis ovalären Herden am Stamm und an den proximalen Extremitäten (Abb. **29.10**, Abb. **29.11**). Diese Herde sind entsprechend der **Spaltlinien** der Haut ausgerichtet. Sowohl Mutterplatte als auch die einzelnen Herde des Exanthems zeigen eine scharf begrenzte Rötung mit einer kleieförmigen, randständig betonten **Schuppung** (sog. Collerette) und **Juckreiz**. Es können mehrere exanthematische Schübe folgen. Nach 6–8 Wochen heilt die Erkrankung spontan und narbenfrei ab.

Epidemiologie: Es handelt sich um eine reine Hauterkrankung mit einer Prävalenz von ca. 0,1 %. Frauen sind häufiger befallen als Männer. Das Hauptmanifestationsalter liegt zwischen 10 und 35 Jahren, selten können auch jüngere Kinder und alte Menschen befallen sein. Die Pityriasis rosea ist eine einmalige Erkrankung, Rückfälle treten höchstens bei 2 % der Betroffenen auf.

Ätiologie: Das humane Herpesvirus 7 (HHV-7) ist zumindest für einen Teil der Erkrankungen ursächlich, weitere Viren werden diskutiert.

Klinik: Die Pityriasis rosea beginnt in der Regel (bis 90 % der Fälle) mit einer einzigen, etwa münzgroßen **Mutterplatte** (Primär-Medaillon), die fast immer am Stamm, selten an den proximalen Extremitäten zu finden ist und kaum Symptome macht. Rötung und kleieförmige Schuppung, im Zentrum beginnend und am Rand als Saum stehend, sind die Charakteristika. Allgemeinsymptome treten in der Regel nicht auf.

Nach einigen Tagen bis 2 Wochen kommt es zu einem **Exanthem** mit multiplen, kleinfleckigen, ovalären, geröteten Herden, die sich am Stamm **entlang der Spaltlinien** der Haut ausrichten (Abb. **29.10**, Abb. **29.11**) und neben dem Stamm auch die proximalen Extremitäten befallen. Hände, Füße und Gesicht bleiben fast immer frei. Die einzelnen Elemente werden im Lauf der nächsten Tage größer, tragen eine kleieförmige **Schuppung**, die wiederum zentral aufbricht und mit einem randständigen Saum stehen bleibt (sog. Collerette). **Juckreiz** tritt in einzelnen Fällen ausgesprochen stark auf. Ein zweiter und auch ein dritter exanthematischer Schub können nachfolgen. Die Krankheit heilt spontan und narbenfrei nach 6–8 Wochen ab.

⊙ 29.10

⊙ 29.10 Verteilung der Exantheme bei Pityriasis rosea

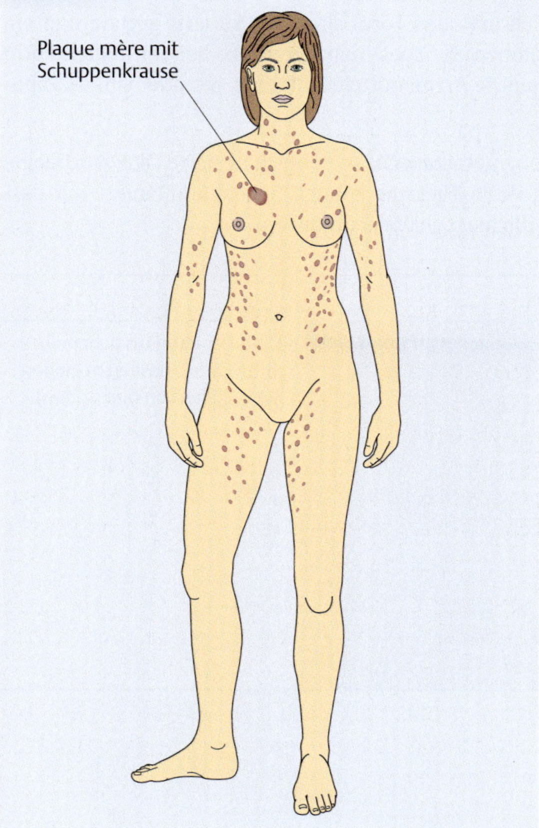

Darstellung der exanthematischen Verteilung entlang den Spaltlinien der Haut mit Ausprägung der Mutterplatte bei Pityriasis rosea.

⊙ 29.11 **Pityriasis rosea**

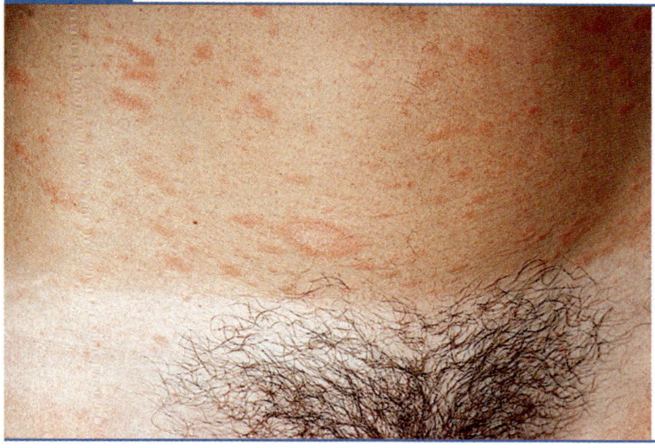

Typische Mutterplatte am Bauch rechts bei einer 23-jährigen Frau mit eine Woche später hinzugekommenem Exanthem.

⊙ 29.11

Diagnostik: Die Diagnose kann in der Regel aus dem Verlauf, der typischen Morphologie und deren Verteilung gestellt werden.

Diagnostik: klinisches Bild.

Differenzialdiagnose: Es sollte vor allem das Sekundärstadium der Syphilis ausgeschlossen werden. Daneben kommen Arzneimittelexantheme und eine exanthematische Psoriasis in Betracht.

Differenzialdiagnose: Syphilis, Arzneimittelexantheme, exanthematische Psoriasis.

Therapie: Die Pityriasis rosea bedarf keiner Behandlung, da sie nach einigen Wochen spontan abklingt. Es muss berücksichtigt werden, dass die Haut besonders reizbar ist. Irritationen, z. B. durch intensives Waschen oder Sauna, sind deshalb zu vermeiden. Bei Juckreiz können lokal Ölbäder, rückfettende Cremes und einige Tage steroidhaltige Externa angewendet werden. Durch lokale Glukokortikoide wird der spontane Verlauf nur leicht verkürzt. Antihistaminika nützen wenig.

Therapie: Der Spontanverlauf kann durch eine Therapie kaum beeinflusst werden. Zur Juckreizstillung sind Ölbäder und eine milde Lokalbehandlung angezeigt.

29.5 Urethro-okulo-synoviales Syndrom

29.5 Urethro-okulo-synoviales Syndrom

E. Coors

▶ Definition. Das urethro-okulo-synoviale Syndrom (Unterform der reaktiven Arthritis) ist eine postinfektiöse Erkrankung mit Urethritis, Konjunktivitis, nicht septischer Arthritis und psoriasiformen Hautveränderungen.

▶ Definition.

Epidemiologie: Die Prävalenz der Erkrankung wird auf 40/100 000 geschätzt. Die Erkrankung tritt in über 90 % bei Männern auf.

Epidemiologie: Prävalenz wird auf 40/100 000 geschätzt, vorwiegend bei Männern.

Ätiologie und Pathogenese: Es handelt sich um eine **postinfektiöse** Erkrankung, deren Pathogenese nicht genau bekannt ist. Eine Überstimulation der Immunantwort oder bakterielle Superantigene werden vermutet. Als Auslöser kommen am häufigsten enterale Infekte (Shigellen, Salmonellen, Yersinien) und Urethritiden (Gonorrhö, Chlamydien) infrage, doch werden Fälle von reaktiver Arthritis auch nach anderen Infektionen (HIV) beschrieben.

Ätiologie und Pathogenese: postinfektiöse Erkrankung. Auslösung überwiegend nach Enteritis oder Urethritis.

Klinik: 1–4 Wochen nach einem gastrointestinalen oder urogenitalen Infekt kommt es zur charakteristischen Trias aus **Arthritis**, **Konjunktivitis** und **Urethritis**. An Handflächen und Fußsohlen treten sterile Pusteln auf, die sich auch periungual und subungual manifestieren können. Sie sind steril, platzen auf und gehen in psoriasiforme **Hyperkeratosen** über (Abb. **29.12a**). Daneben treten erythematosquamöse Plaques auf, die identisch zur Psoriasis sind. An der Glans penis und am Präputium zeigen sich polyzyklische, erosive Erytheme (**Balanitis circinata)** (Abb. **29.12b**). Aus Gelenkpunktaten können keine Erreger angezüchtet werden, da es sich um eine reaktive Arthritis handelt.

Klinik: 1–4 Wochen nach einem Infekt entwickelt sich die typische Trias aus **Urethritis**, **Konjunktivitis** und **Arthritis**. An Handflächen und Fußsohlen bilden sich Pusteln, gefolgt von psoriasiformen **Keratosen** (Abb. **29.12a**). Außerdem Schleimhautveränderungen (**Balanitis circinata**, Abb. **29.12b**).

Diagnostik: Die Diagnosestellung ist im Vollbild relativ einfach. Schwieriger ist sie bei mono- oder oligosymptomatischen Formen, bei denen erst der Verlauf Aufschluss gibt.

Diagnostik: klinisches Bild; schwierig bei mono- oder oligosymptomatischen Formen.

Besondere Befunde: Es zeigen sich erhöhte **Entzündungszeichen** (BSG, CRP). Die Rheumaserologie ist negativ. In ca. 75 % der Fälle mit reaktiver Arthritis ist **HLA-B 27** positiv. Der auslösende Infekt ist meistens schon abgeheilt.

Besondere Befunde: In ca. 75 % der Fälle ist **HLA-B 27** positiv.

29.12 Urethro-okulo-synoviales Syndrom

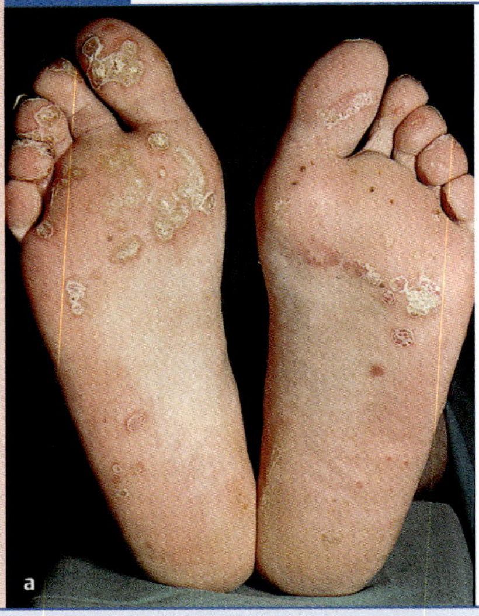

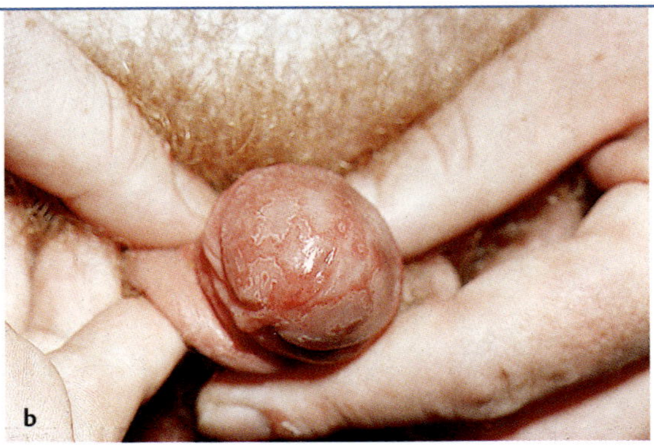

a Umschriebene, meist schmerzhafte **Plantarkeratosen**.
b **Balanitis circinata.**

Therapie: Symptomatische Therapie mit nichtsteroidalen Antiphlogistika. Keratolytische und desinfizierende Lokalbehandlung. Antibiotische Therapie bei Chlamydieninfektion.

Therapie: Die Behandlung erfolgt symptomatisch mit physikalischer Therapie (z. B. Krankengymnastik) und nichtsteroidalen Antiphlogistika, ggf. auch mit systemischen Glukokortikoiden. Zur Lokalbehandlung werden keratolytische (Salizylsäure, Urea) und desinfizierende (z. B. Triclosan, Clioquinol) Cremes eingesetzt. Insbesondere bei einer Chlamydieninfektion sollte eine entsprechende antibiotische Therapie erfolgen. Bei chronischem Verlauf > 6 Monate kommen auch immunmodulierende oder immunsupprimierende Substanzen zum Einsatz.

Prognose: Grundsätzlich gute Prognose mit einem Krankheitsverlauf von 3–12 Monaten. Ca. 20 % entwickeln eine chronische Arthritis.

Prognose: Grundsätzlich zeigt die reaktive Arthritis eine gute Prognose, der mittlere Krankheitsverlauf beträgt 3–12 Monate. Ca. 20 % der Patient*innen entwickeln jedoch eine chronische Arthritis. Außerdem kann es bei einem Rezidiv der auslösenden Infektion zu einem Rezidiv der reaktiven Arthritis kommen.

► Klinischer Fall.

► Klinischer Fall. Bei einem 28-jährigen Patienten traten, nachdem mehrere Wochen eine geringe seröse Urethritis anterior ohne Beschwerden bestand, als akutes Geschehen eine Balanitis circinata (Abb. **29.12b**) und eine akute Arthritis auf. Die Arthritis betraf zunächst flüchtig mehrere Gelenke der Extremitäten mit nachfolgender Konzentration auf beide Knie und das linke Sprunggelenk. Mehrere Tage später erschienen an den Handflächen und Fußsohlen sowie vereinzelt auch am Unterschenkel zunächst pustulöse, nach Tagen schuppende, tropfenförmig umschriebene entzündliche Herde (Abb. **29.12a**), die auf Druck schmerzten. Es handelte sich um eine typische reaktive Arthritis mit Urethritis im Anschluss an eine Chlamydienurethritis, wobei sowohl Chlamydien im Urethralsekret als auch eine Erhöhung der Chlamydienantikörper im Serum nachgewiesen werden konnten. Eine Therapie mit 200 mg Doxycyclin täglich brachte eine Abheilung der Chlamydienurethritis, zusätzlich erfolgte kurzfristig die Gabe von Glukokortikoiden sowie längerfristig von nichtsteroidalen Antiphlogistika. Nach 4 Monaten klangen die schmerzhaften Symptome der Erkrankung ab. Erfreulicherweise traten keine nachfolgenden Schübe auf.

30 Papulöse Erkrankungen

E. Coors

30.1 Allgemeines

Viele Hautkrankheiten gehen mit Papeln als Primäreffloreszenz einher, u. a. Ekzeme, einige infektiöse Erkrankungen, viele entzündliche Dermatosen und auch einige maligne Hauterkrankungen. Die in diesem Kapitel beschriebenen Erkrankungen zeichnen sich jedoch durch sehr spezifische Formen ihrer Papeln aus: die **Prurigo-Gruppe** durch Seropapeln und der **Lichen ruber** durch plane polygonale Papeln mit Wickham-Streifung.

30.1 Allgemeines

30.2 Prurigo-Gruppe

Heterogene Gruppe von Hautkrankheiten mit stark **juckenden Knötchen**, die akut, subakut oder chronisch verlaufen können. Die Ätiologie ist unklar und wahrscheinlich vielfältig, die Pathogenese in den meisten Fällen nicht zu klären. Prurigo-Erkrankungen sind häufig.

30.2 Prurigo-Gruppe

Heterogene Gruppe von Hauterkrankungen mit stark **juckenden Knötchen**.

► Merke. Von Prurigo ist der Begriff **Pruritus** abzugrenzen. Hierbei besteht eine Missempfindung an der Haut, die zum Kratzen zwingt. Pruritus selbst geht **nicht** mit Hauterscheinungen einher. Er kann z. B. bei einem Diabetes mellitus, einer Niereninsuffizienz, Lebererkrankungen, hämatologischen Erkrankungen und bei Neoplasien auftreten, siehe Leitsymptom Pruritus (S. 157).

► Merke.

30.2.1 Prurigo simplex acuta

30.2.1 Prurigo simplex acuta

► Synonym Strophulus infantum, Urticaria papulosa

► Synonym.

► Definition. Es handelt sich um eine akute juckende Hauterkrankung meist im Kindesalter ohne Allgemeinsymptome.

► Definition.

Epidemiologie: Die Erkrankung tritt überwiegend bei **Kindern** zwischen dem 2. und 10. Lebensjahr auf, vorwiegend im Sommer und Herbst mit Tendenz zur Selbstlimitierung.

Epidemiologie: häufig bei **Kindern**, im Sommer und Herbst.

Ätiologie und Pathogenese: Meistens handelt es sich wohl um Insektenstiche bzw. -bisse durch Flöhe, Stechmücken etc. Daneben können auch Irritanzien wie Heu und Pollen die Reaktion triggern.

Ätiologie und Pathogenese: wahrscheinlich Insektenstiche.

Klinik und Diagnostik: Mit Betonung der Flanken und Extremitäten treten akut juckende, entzündlich gerötete **urtikarielle Papeln** mit einem zentralen **Bläschen** auf (Seropapeln). Diese jucken so stark, dass sie zwanghaft zerkratzt werden. Die Krankheit kann in Schüben ablaufen und ist in der Regel selbstlimitierend. Allgemeinsymptome sind nicht vorhanden. Komplizierend kann es zu einer Superinfektion mit Staphylokokken kommen.

Klinik und Diagnostik: In Schüben und meist selbstlimitierend auftretende, entzündliche, teils **urtikarielle Papeln** mit einem zentralen **Bläschen**. Starker Juckreiz.

Differenzialdiagnose: Differenzialdiagnostisch sind Varizellen und Skabies abzugrenzen.

Differenzialdiagnose: Varizellen, Skabies.

Therapie: antipruriginöse Lokalbehandlung, ggf. systemische Antihistaminika.

Prognose: schubartiger und chronischer Verlauf möglich.

30.2.2 Prurigo simplex subacuta

► Synonym.

► Definition.

Epidemiologie: v. a. bei Frauen im Erwachsenenalter.

Ätiologie und Pathogenese: vielseitig und unklar.

Klinik: exanthematische, mückenstichartige **Seropapeln** mit Übergang in akanthotische Papeln bei schubweisem Verlauf über Wochen bis Monate. Starker Juckreiz ohne Allgemeinsymptome (Abb. **30.1**).

Diagnostik: Ausschluss möglicher Grundkrankheiten.

Differenzialdiagnose: Differenzialdiagnostisch sind eine pruriginös zerkratzte Akne und ein pruriginöses atopisches Ekzem auszuschließen.

Therapie: Behandlung und Behebung der Grundkrankheit. Lokale Therapie mit Antipruriginosa, kurzfristig auch Glukokortikoide. Psychosomatische Mitbehandlung ist anzustreben.

Prognose: chronisch über Monate bis Jahre.

Therapie: Lokale antipruriginöse Behandlung, z. B. mit Lotio alba, in schweren Fällen auch lokale Glukokortikoide. Zusätzlich können ggf. systemische Antihistaminika gegeben werden.

Prognose: Der Verlauf kann in mehreren Schüben und auch chronisch sein, die Kinder sind durch den starken Juckreiz sehr belastet.

30.2.2 Prurigo simplex subacuta

► Synonym. Strophulus adultorum, Urticaria papulosa chronica

► Definition. Schubweise, chronisch verlaufende Dermatose mit stark juckenden Seropapeln ohne einheitliche Ursache.

Epidemiologie: Bevorzugt tritt die Krankheit bei Frauen zwischen dem 20. und 50. Lebensjahr auf.

Ätiologie und Pathogenese: Beide sind vielfältig und unklar.

Klinik: Am Stamm und an den proximalen Extremitäten finden sich mückenstichartige, bis linsengroße, hellrote **Papeln mit zentralen Bläschen** (**Seropapeln**) und äußerst starkem Juckreiz (Abb. **30.1**), wodurch die Stellen meistens vollständig aufgekratzt werden. Charakteristisch ist die Verteilung auf Areale, die die Betroffenen selber erreichen können; die Rückenmitte ist meistens frei! Der Juckreiz der Primäreffloreszenzen lässt erst durch Zerkratzen nach, wodurch sekundäre, oft superinfizierte Knoten und hyper- oder hypopigmentierte Narben entstehen; manchmal sind auch streifige Kratzspuren zu sehen. Allgemeinsymptome sind in der Regel nicht vorhanden, außer einer psychosomatischen Überlagerung, die bis zum Dermatozoenwahn (S. 596) führen kann.

Diagnostik: Die Prurigo simplex subacuta kann durch verschiedene Grundkrankheiten ausgelöst werden, die ausgeschlossen werden sollten: Diabetes mellitus, hormonelle und metabolische Erkrankungen, maligne Erkrankungen (v. a. hämatologisch und lymphoproliferativ), Fokalinfekte, Magen-Darm-Störungen, Leber- und Nierenerkrankungen und Parasitosen. Häufig bleibt die Ursache aber unklar.

Differenzialdiagnose: Differenzialdiagnostisch muss im Rahmen einer psychosomatisch überlagerten Akne eine Acne excoriée in Betracht gezogen werden, insbesondere bei Beteiligung des Gesichts. Eine weitere Differenzialdiagnose ist das pruriginöse atopische Ekzem.

Therapie: Primäres Ziel ist das Erkennen und Beheben möglicher Ursachen. Häufig ist dies leider aber nicht möglich. Die Lokalbehandlung sollte mit Antipruriginosa (Polidocanol, Menthol) und kurzfristig mit glukokortikoidhaltigen Cremes geführt werden. Eine UV-Therapie kann hilfreich sein (UV-A, UV-B, PUVA). Gegen den quälenden Juckreiz kann man Antihistaminika mit sedierendem Effekt, Antidepressiva und Neuroleptika einsetzen. Die psychosomatische Mitbetreuung ist frühzeitig und intensiv anzustreben.

Prognose: Der Verlauf ist chronisch über viele Monate bis Jahre.

30.1 Prurigo simplex subacuta

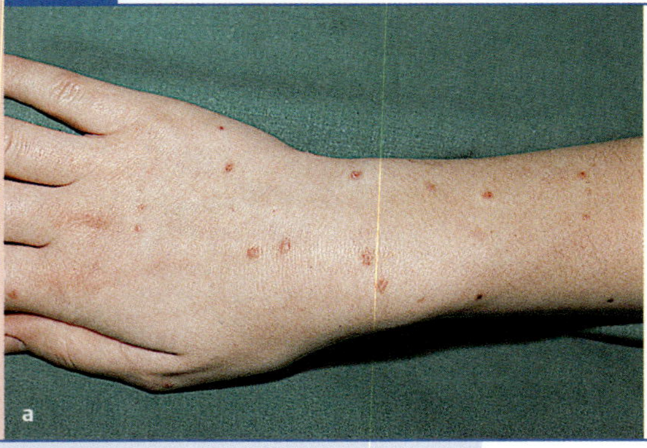

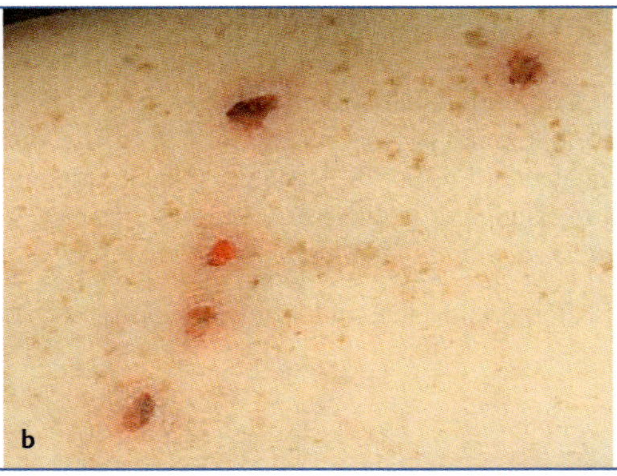

a Zahlreiche exkoriierte erythematöse Knoten am Arm sowie einzelne hypopigmentierte Närbchen.
b Detailbild.

30.3 Lichen ruber

30.3 Lichen ruber

▶ **Synonym.** Lichen planus, Lichen ruber planus, Knötchenflechte

▶ **Synonym.**

▶ **Definition.** Der Lichen ruber ist eine chronische, rezidivierende, entzündliche Erkrankung der Haut und der hautnahen Schleimhäute mit Juckreiz und großer morphologischer Vielfalt.

▶ **Definition.**

Epidemiologie: Es handelt sich um eine der häufigsten Hautkrankheiten unbekannter Ursache und tritt bevorzugt bei Erwachsenen auf. Männer sind häufiger betroffen als Frauen.

Epidemiologie: Erwachsene, Männer mehr als Frauen.

Ätiologie: nicht bekannt. Am ehesten liegt eine zelluläre Autoimmunreaktion vor; gehäuft ist eine Assoziation mit Virushepatitis (insbesondere Hepatitis C), wobei aber die Relevanz noch nicht endgültig geklärt ist.

Ätiologie: nicht bekannt.

Klinik: Die häufigste Form des Lichen ruber stellt der **Lichen ruber planus** dar. Die Einzeleffloreszenz ist eine gerötete, scharf und polygonal begrenzte, flache oder zentral eingedellte **Papel**. Sie stehen oft in Gruppen (Abb. **30.2c**), konfluieren zu größeren, unregelmäßigen Platten (Plaques) und sogar zu netzförmigen Feldern. Auf diesen Papeln sieht man eine feine weißliche Streifung (**Wickham-Streifung**), die nicht abwischbar ist. Es handelt sich um die durchscheinende Verdickung des Stratum granulosum (Hypergranulose), welche oft erst nach Aufhellung der darübergelegenen Hornschicht durch Öl oder Wasser darzustellen ist. Schubweise und akut mit starkem Juckreiz auftretend, persistieren die Papeln monate- und jahrelang. Noch deutlich länger ist eine posteruptive Pigmentierung sichtbar.

Prädilektionsstellen des Lichen ruber planus sind die **Beugestellen** am Handgelenk, die Vorderarm-Innenseiten, der untere Rücken, die Kniebeugen und die Unterschenkel (Abb. **30.2a**). An den Handflächen, Fußsohlen und am Nagelfalz imponieren die Lichen-ruber-Papeln oft als „warzenartige" Knötchen. Die Nägel können dadurch im Wachstum gestört sein.

Klinik: Die Einzeleffloreszenz ist eine entzündliche, polygonale, scharf begrenzte flache **Papel**. An der Oberfläche ist die **Wickham-Streifung** sichtbar (Abb. **30.2c**). Häufig starker Juckreiz zu Beginn.

Der Lichen ruber befällt **bevorzugt** die **Beugestellen** (Abb. **30.2a**).

30.2 Lichen ruber

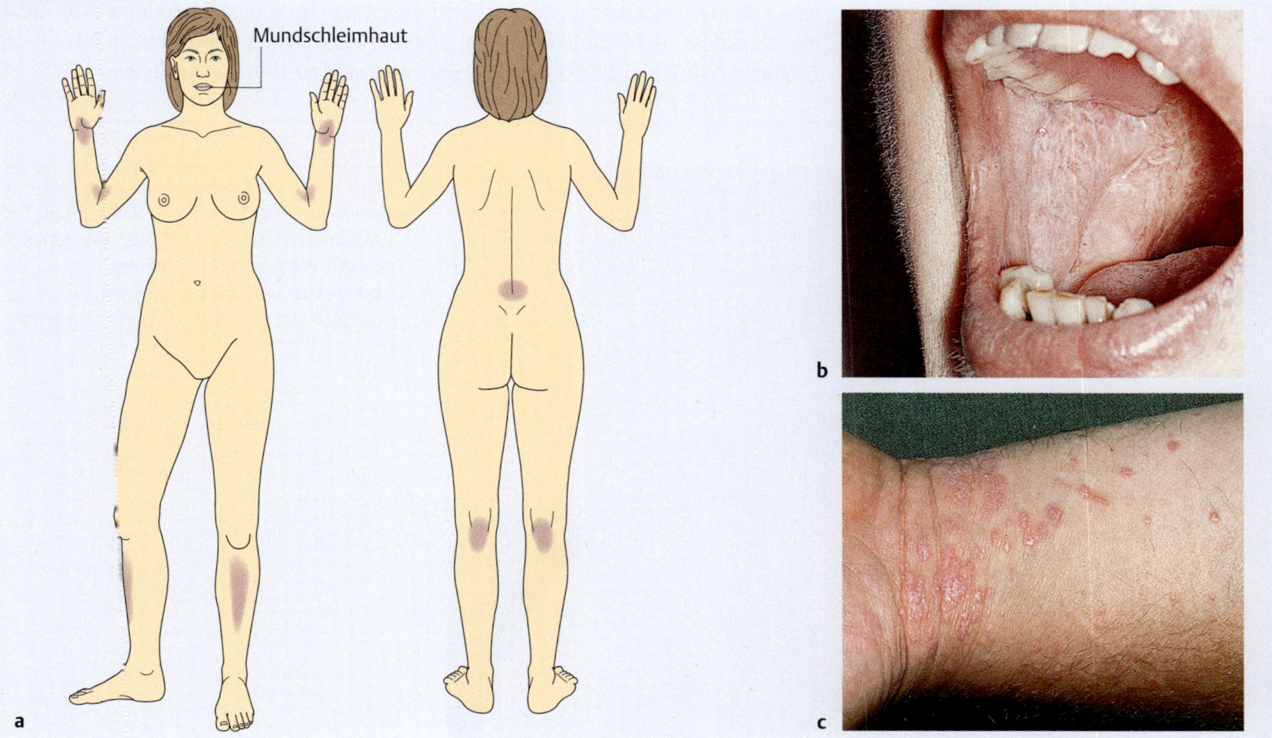

a Prädilektionsstellen.
b **Lichen ruber mucosae** mit typischer netzförmiger Zeichnung der mittleren und hinteren Wangenschleimhaut (siehe auch Abb. **30.4**).
c **Lichen ruber planus** mit in Gruppen stehenden, scharf begrenzten, flachen Papeln, die eine Wickham-Streifung erkennen lassen; typische Prädilektionsstelle: Handgelenkbeugeseite.

Der Lichen ruber ist oft durch exogene Einflüsse provozierbar (**isomorpher Reizeffekt** [Köbner-Phänomen]).

Der **Lichen ruber mucosae** zeigt die Wickham-Streifung sehr deutlich (Abb. **30.2b**).

Durch äußere Einflüsse (Verletzung, Kratzen, Druck etc.) der Haut lässt sich ein **isomorpher Reizeffekt** (Köbner-Phänomen), mit Hauterscheinungen entlang der traumatisierten Stellen, hervorrufen.

Bei Patient*innen mit Lichen ruber planus findet sich oft auch ein **Lichen ruber mucosae**. Hierbei können Mundschleimhaut, Zunge, Lippen, die Genitalschleimhäute (bei beiden Geschlechtern) und der Analtrichter – in dieser Reihenfolge der Häufigkeit – befallen sein. Der Lichen ruber mucosae juckt selten, ist durch die streifige oder netzartige, nicht abwischbare Zeichnung gekennzeichnet (Abb. **30.2b**, Wickham-Streifen) und kann erosive und schmerzhafte Stellen aufweisen. An der Mundschleimhaut kann dies zu Brennen und Schmerzen beim Essen führen. Der Lichen ruber mucosae kann auch ohne weitere Hautbeteiligung auftreten.

Sonderformen:
- **Lichen ruber verrucosus:** am Unterschenkel (Abb. **30.3a**).
- **Lichen ruber follicularis:** an den behaarten Stellen (Abb. **30.3b**).

Sonderformen:
- **Lichen ruber verrucosus:** Vor allem an den Unterschenkeln mit großen, knotigen Herden, welche jahrelang persistieren und sich sehr therapieresistent verhalten können (Abb. **30.3a**).
- **Lichen ruber follicularis (acuminatus):** Multiple, spitzkegelige Papeln an den Haarfollikeln, die oft exanthematisch und mit wenig Juckreiz auftreten (Abb. **30.3b**). Häufig ist die Kopfhaut befallen, hier kommt es zum Verlust der Haare mit einer narbigen Alopezie.

Diagnostik: Klinik und Histopathologie.

Diagnostik: Die Diagnosestellung erfolgt klinisch und histopathologisch.

Histopathologie: Ballonierende Degeneration der Basalzellschicht, Hypergranulose der Epidermis sowie ein bandförmiges lymphohistiozytäres Infiltrat in der oberen Dermis sind die Charakteristika.

Histopathologie: Der Schwerpunkt des entzündlichen Geschehens spielt sich an der dermoepidermalen Grenze ab mit einer ballonierenden Degeneration und Apoptose der Basalzellen. Die obere Dermis ist bandförmig eingenommen von einem dichten, lymphohistiozytären Infiltrat, welches die Epidermis erreicht und vorwölbt (entzündliche Papel). Die Epidermis selbst erfährt neben der basalen Degeneration auch einen Proliferationsreiz, der zur Hyperpigmentierung und vor allem zur Hyperepidermopoese mit der besonderen, herdförmig oder streifig angeordneten Verdickung des Stratum granulosum (Wickham-Streifen) und zu einer sägezahnartigen Akanthose führt.

Differenzialdiagnose: Leucoplacia nicotinica (Abb. **30.4**), Kandidose, Kontaktallergie, Lupus erythematodes und sekundäre Lues.

Differenzialdiagnose: Bei einem Lichen ruber planus müssen eine Psoriasis guttata und ein lichenoides Arzneimittelexanthem ausgeschlossen werden. Zu den Differenzialdiagnosen des Lichen ruber mucosae zählen neben der Leucoplacia nicotinica (Abb. **30.4**) die Kandidose, orale Läsionen eines Lupus erythematodes, eine Kontaktallergie auf Zahnmaterialien und eine sekundäre Lues, insbesondere bei erosiven Stellen.

30.3 Sonderformen des Lichen ruber

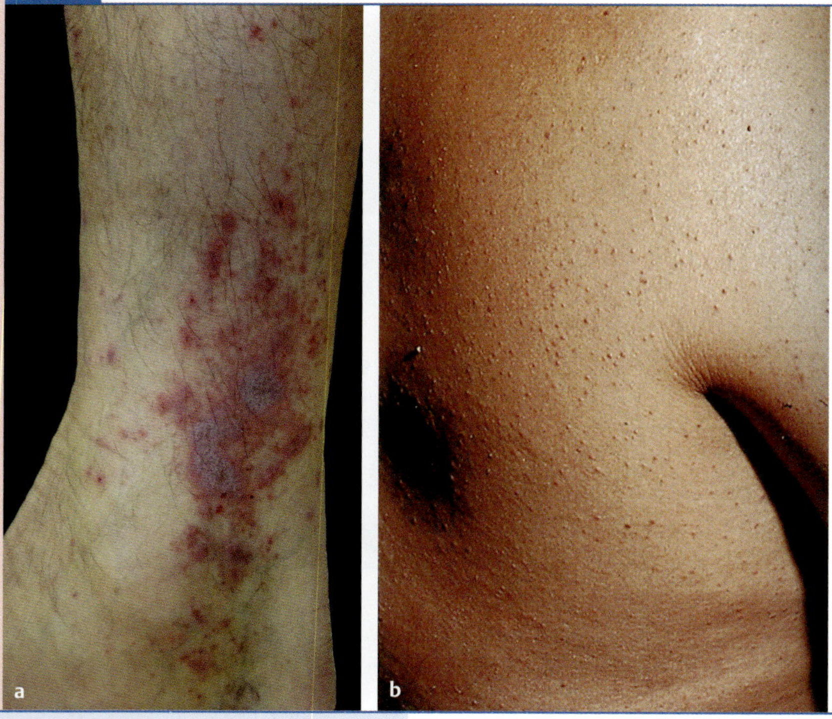

a Lichen ruber verrucosus: teils flache, teils warzenartig verdickte Plaques am rechten Unterschenkel und Innenknöchel; deutlich erkennbare Wickham'sche Streifung.
b Lichen ruber acuminatus mit multiplen punktförmigen und follikulär gebundenen Papeln.

⊙ 30.4 **Differenzierung Lichen ruber mucosae und Leucoplacia nicotinica**

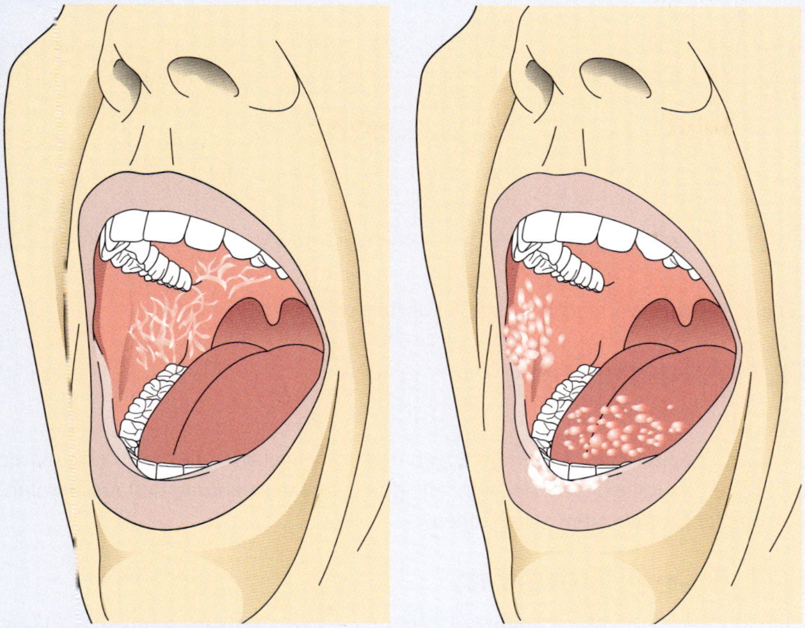

Lichen ruber mucosae oris

- **streifige Zeichnung** (Wickham-Streifen) Schwerpunkt im hinteren Wangendrittel und an der Gingiva
- Oberfläche glatt, wenig verletzlich, geringe subjektive Symptome
- lange Persistenz

Leukoplakia nicotinica

- flächig-gefelderte Zeichnung im vorderen Wangenbereich und an der Unterlippe
- Oberfläche rau, verletzlich
- oft Rückbildung schon 2–3 Wochen nach Ausschaltung der Noxe (Rauchen!)

⊙ 30.4

Therapie: Die Therapie des Lichen ruber ist symptomatisch. Im Vordergrund steht die **Lokaltherapie** mit stark wirksamen Glukokortikoiden, welche zur Entzündungshemmung und Juckreizverminderung führen. Die Anwendung ist auch unter Okklusivverbänden möglich, insbesondere bei den Läsionen eines Lichen ruber verrucosus. Auch eine PUVA-Therapie (als Bad oder systemisch) kann durchgeführt werden. An der Mundschleimhaut erfolgt die lokale Glukokortikoidbehandlung mit Haftsalben oder Lutschtabletten. Reizungen durch scharfe oder saure Speisen, ein schlechter Zahnstatus, aber auch zu intensive Zahnpflege müssen vermieden werden.

Die **systemische Therapie** ist schweren (z. B. exanthematischen) Fällen – und auch dann nur als Initialbehandlung – vorbehalten. Sie erfolgt kurzfristig mit oralen Glukokortikoiden oder mit dem Retinoid Acitretin für einige Wochen. Die Retinoidbehandlung kann auch mit einer systemischen PUVA-Therapie kombiniert werden.

Therapie: Lokal mit Glukokortikoiden.

In schweren (z. B. exanthematischen) Fällen kommt eine **systemische Behandlung** mit Glukokortikoiden, Retinoiden (Acitretin) und PUVA-Therapie infrage.

31 Neutrophile Dermatosen

*E. Coors, A. Pinter; vormals beteiligt: K. Kohrmeyer**

31.1 Allgemeines

31.1 Allgemeines

E. Coors

In diesem Kapitel sind 3 Erkrankungen zusammengefasst, die zwar eine unterschiedliche Ätiologie haben, sich aber alle durch eine **Vermehrung** und **Ansammlung neutrophiler Granulozyten** auszeichnen.

31.2 Sweet-Syndrom

31.2 Sweet-Syndrom

E. Coors

► Synonym.

► Synonym. akute febrile neutrophile Dermatose

► Definition.

► Definition. Seltene Erkrankung mit sukkulenten Plaques, die paraneoplastisch oder bei chronischen Entzündungen auftritt.

Epidemiologie: seltene Erkrankung.

Epidemiologie: Seltene Erkrankung, die meist zwischen dem 30. und 70. Lebensjahr auftritt, überwiegend bei Frauen.

Ätiologie und Pathogenese: unbekannt. Auftreten paraneoplastisch, bei chronisch-entzündlichen Darmerkrankungen und bei Medikamenteneinnahme.

Ätiologie und Pathogenese: Die Ätiologie ist unbekannt. Man findet häufig eine assoziierte Erkrankung: Tumoren (Lymphome, Leukämien), chronisch-entzündliche Darmerkrankungen oder rheumatoide Arthritis. Auch Medikamente (z. B. Antibiotika, Antiepileptika) und Infekte können ein Sweet-Syndrom auslösen.

Klinik: sukkulente Knoten und **Plaques** an Streckseiten, Nacken, Gesicht (Abb. **31.1**).

Klinik: Vor allem an den Streckseiten der Extremitäten, im Gesicht, an Hals und Nacken entstehen rote bis livide **sukkulente Knoten** und **Plaques**, die zentral pseudovesikulös wirken können (Abb. **31.1**). Zusätzlich treten Arthralgien, Fieber und Krankheitsgefühl auf. Die Beteiligung von Mundschleimhaut (Aphthen), Augen, Lunge und Niere ist möglich.

Diagnostik und Differenzialdiagnose: Klinik und Histologie zur Diagnostik sowie Ausschluss zugrunde liegender Erkrankungen.

Diagnostik und Differenzialdiagnose: Die klinische Verdachtsdiagnose muss histologisch gesichert werden. Blutsenkung und CRP sind erhöht, außerdem findet sich eine Leukozytose mit Neutrophilie. Zugrunde liegende Erkrankungen müssen ausgeschlossen werden.

Therapie: orale Glukokortikoide über 4–6 Wochen.

Therapie: Orale Glukokortikoide (initial ca. 1 mg/kg KG), die langsam über 4–6 Wochen reduziert werden. Eine assoziierte Erkrankung muss behandelt werden.

⊙ 31.1

⊙ 31.1 Sweet-Syndrom

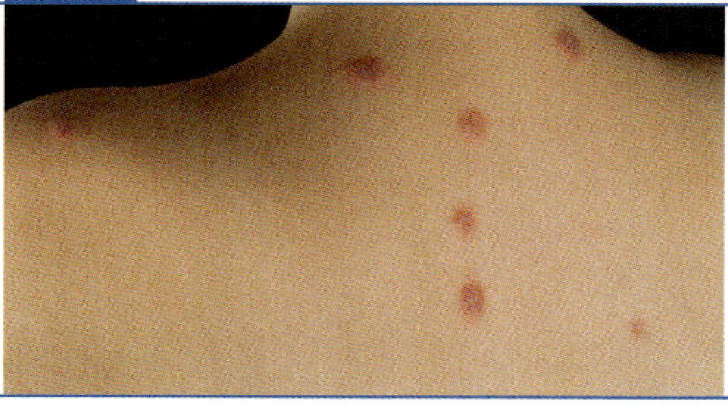

Erythematöse, sukkulente Plaques am oberen Rücken.

Prognose: Es kann in einigen Fällen zu Rezidiven kommen, ansonsten ist die Prognose abhängig von einer zugrunde liegenden Erkrankung.

Prognose: Rezidive sind möglich.

31.3 Morbus Behçet

31.3 Morbus Behçet

E. Coors

► Synonym. Behçet-Erkrankung

► Synonym.

► Definition. Der Morbus Behçet ist eine seltene, chronisch-rezidivierende, fieberhafte Erkrankung mit Aphthose, Hypopyon-Iritis und Polyarthritis.

► Definition.

Epidemiologie: Seltene Erkrankung, bei Männern häufiger als bei Frauen. In östlichen Mittelmeerländern und Japan wird die Erkrankung deutlich häufiger als in Mitteleuropa beobachtet.

Epidemiologie: selten, v. a. Männer.

Ätiologie und Pathogenese: Die genaue Ursache ist nicht bekannt. Der Morbus Behçet wird als Vaskulitis variabler Gefäße klassifiziert und gehört zu den autoinflammatorischen Syndromen. Die verstärkte Aktivierung von neutrophilen Granulozyten scheint ätiologisch eine Rolle zu spielen.

Ätiologie und Pathogenese: Unbekannt, eine Vaskulitis variabler Gefäße liegt vor, möglicherweise spielt zudem eine Hyperchemotaxis der Granulozyten eine Rolle.

Klinik: Obligates Symptom ist die **Stomatitis aphthosa** mit in der Regel multiplen, schmerzhaften Aphthen in der Mundhöhle und im Nasen-Rachen-Raum, die mindestens 3-mal innerhalb von 12 Monaten aufgetreten sein müssen. Diese Aphthen gehen anderen Symptomen häufig um mehrere Jahre voraus. Weitere **klinische Manifestationen** sind:

- **Genital** an Haut und Schleimhaut auftretende schmerzhafte **Aphthen** und Ulzerationen, die eine schlechte Heilungstendenz zeigen.
- Am Auge tritt eine einseitige, selten symmetrische, sterile **Hypopyon-Iritis** (Eiter mit Spiegelbildung in der vorderen Augenkammer) auf, mit unspezifischer Entzündung der vorderen Augenabschnitte.
- Als **Hautsymptome** können sterile Pusteln und ein Erythema nodosum auftreten.
- 24–48 h nach Injektion von 0,1 ml NaCl intrakutan entsteht in 25–75 % eine Papel oder Pustel (**positiver Pathergietest**). Histopathologisch entspricht die Reaktion einem polymorphkernigen, zum Teil zerfallenden leukozytären Infiltrat.

50–70 % der Patienten entwickeln eine Oligoarthritis mit Rötung, Schwellung und vorübergehender Inaktivierung der betroffenen Gelenke. Es kann eine Thrombophlebitis migrans auftreten, und das Nervensystem (peripher und zentral) kann nekrotisierende Herde mit entsprechenden Ausfällen aufweisen.

Klinik: Obligates Symptom ist die **Stomatitis aphthosa** mit schmerzhaften, schlecht heilenden Aphthen im Mund-Nasen-Bereich. Weitere **klinische Manifestationen** sind:

- genitale Aphthen
- eine Hypopyon-Iritis
- unspezifische Hautveränderungen (sterile Pusteln, Erythema nodosum)
- positiver Pathergietest

Zusätzliche Symptome können eine Thrombophlebitis migrans, eine chronisch-rezidivierende Polyarthritis sowie herdförmige Reizungen oder Ausfälle des Nervensystems sein.

Diagnostik: Die internationalen Diagnosekriterien des Morbus Behçet (Tab. **31.1**) ordnen den Symptomen bestimmte Punktzahlen zu:

Diagnostik: Die internationalen Diagnosekriterien des Morbus Behçet ordnen den Symptomen bestimmte Punktzahlen zu, bei ≥ 4 Punkten gilt die Diagnose als gesichert.

≡ 31.1 Internationale Diagnosekriterien des Morbus Behçet

Symptom	Punktzahl
Augenläsionen (Uveitis, retinale Vaskulitis)	2
genitale Aphthen	2
orale Aphten	2
Hautveränderungen (Papulopusteln, Erythema nodosum)	1
neurologische Manifestationen	1
vaskuläre Manifestationen	1
Pathergie-Phänomen (optional als Extrapunkt)	1

Daten aus: The International Criteria for Behcet's Disease (ICBD): a collaborative study of 27 countries on the sensitivity and specificity of the new criteria. J Eur Acad Dermatol Venereol 2014; 28[3]:338–347.

≡ 31.1

Bei ≥ 4 Punkten kann die Diagnose Morbus Behçet gestellt werden.

Therapie: Je nach Organbeteiligung lokale und systemische Glukokortikoide, Immunsuppressiva oder Apremilast. Mit Colchicin kann die Hyperchemotaxis der Granulozyten gedrosselt werden.

Therapie: Bei gering ausgeprägtem Befund kann eine lokale symptomatische Therapie mit Glukokortikoiden ausreichend sein. Bei ausgedehnterem Befall richtet sich die Behandlung nach den betroffenen Organen. Bei schwerem mukokutanem Befall kommen systemische Glukokortikoide sowie neuerdings auch der Phosphodiesterase-4 Hemmer Apremilast zum Einsatz. Insbesondere bei Augenbeteiligung wird mit systemischen Glukokortikoiden, Azathioprin, Cyclosporin A oder TNF-α-Blockern behandelt. Auch Interferon-α wird eingesetzt. Zur Behandlung der Arthritis kann Colchicin genommen werden, um die Hyperchemotaxis der Granulozyten zu reduzieren.

Prognose: chronisch-rezidivierender Verlauf.

Prognose: Chronisch-rezidivierende Allgemeinerkrankung, die in einzelnen Fällen auslaufen kann, in anderen durch akute Komplikationen (Blutung, Perforation) bedrohlich wird.

31.4 Pyoderma gangraenosum (Dermatitis ulcerosa)

31.4 Pyoderma gangraenosum (Dermatitis ulcerosa)

*A. Pinter; vormals beteiligt: K. Kohrmeyer**

▸ Definition.

▸ **Definition.** Seltene, überwiegend durch neutrophile Granulozyten vermittelte Immunreaktion an der Haut, die mit teils fulminant verlaufenden, sterilen, schmerzhaften Ulzerationen einhergeht.

Ätiologie und Pathogenese: Unklare Ursache – Hyperaktivität neutrophiler Granulozyten. Häufiger assoziiert mit anderen chronisch-entzündlichen Erkrankungen (z. B. Hidradenitis suppurativa, Morbus Crohn, Colitis ulcerosa) (Tab. **31.2**).

Ätiologie und Pathogenese: Die Ursache der Erkrankung ist nicht bekannt. Diskutiert wird eine Überaktivierung bzw. fehlende Inhibierung neutrophiler Granulozyten, die mit einer gesteigerten Produktion von proinflammatorischen Zytokinen wie IL-1β, IL-6, IL-8, IL-17, IL-23 oder TNF-α einhergehen. Das Pyoderma gangraenosum zeigt eine erhöhte Co-Prävalenz mit anderen chronisch immunvermittelten Erkrankungen wie der Hidradenitis suppurativa, Sarkoidose, chronisch-entzündlichen Darmerkrankungen oder Erkrankungen aus dem rheumatischen Formenkreis. Etwa 10 % der Fälle, häufiger die bullöse Verlaufsform des Pyoderma gangraenosum, sind als paraneoplastisches Phänomen bei hämatoonkologischen Erkrankungen einzustufen. Selten tritt das Pyoderma gangraenosum mit anderen Erkrankungen, wie schwere Formen der Akne oder einer pyogenen Arthritis, syndromatisch auf (PAPA-, PASH-, PAPASH-, PAC-Syndrom) (Tab. **31.2**).

31.2 Syndromassoziierte Varianten einhergenhend mit einem Pyoderma gangraenosum

	PAPA	PASH	PAPASH	PAC
Pyoderma gangraenosum	+	+	+	+
pyogene Arthritis	+	-	+	-
Acne vulgaris	+	+	+	+
Hidradenitis suppurativa	-	+	+	-
Colitis ulcerosa	-	-	-	+
Psoriasis vulgaris	-	-	+	-

PAPA (pyogene Arthritis, Pyoderma gangraenosum und Akne)
PASH (Pyoderma gangraenosum, Akne, Hidradenitis suppurativa [engl.: suppurative Hidradenitis])
PAPASH (pyogene Arthritis, Pyoderma gangraenosum, Akne, Hidradenitis suppurativa)
PAC (Pyoderma gangraenosum, Akne, Colitis ulcerosa)

Klinik: Mit lividem Randsaum unterminierte, häufig sehr schmerzhafte Ulzerationen an der Haut, häufig an den unteren Extremitäten und Abdomen zu finden (Abb. **31.2**).

Klinik: Primäreffloreszenzen können eine oder mehrere aggregierte Pusteln auf lividem oder erythematösen Grund sein, die sich rapide vergrößern und geschwürig zerfallen (Abb. **31.2a**, Abb. **31.2b**). Als Ursprung der Ulzeration werden häufig kleine Traumen der Haut oder operative Eingriffe angegeben. Im Verlauf bilden die anfangs oberflächlichen Ulzerationen ein periläsionales Erythem sowie einen lividen, in der Regel unterminierten Randsaum. Pathognomonisch für das Pyoderma gangraenosum ist die teils starke Schmerzhaftigkeit der Ulzeration.
Klinisch sind verschiedene Formen beschrieben. Die **ulzeröse Form** gehört zum häufigsten Typ, gefolgt von der **pustulösen** und **bullösen Form** des Pyoderma (Abb. **31.2c**). Chronisch-vegetierende, weniger schmerzhafte Formen treten hingegen seltener auf. Die Pyostomatitis vegetans kann unter Umständen als Pyoderma

31.2 Pyoderma gangraenosum (Dermatitis ulcerosa)

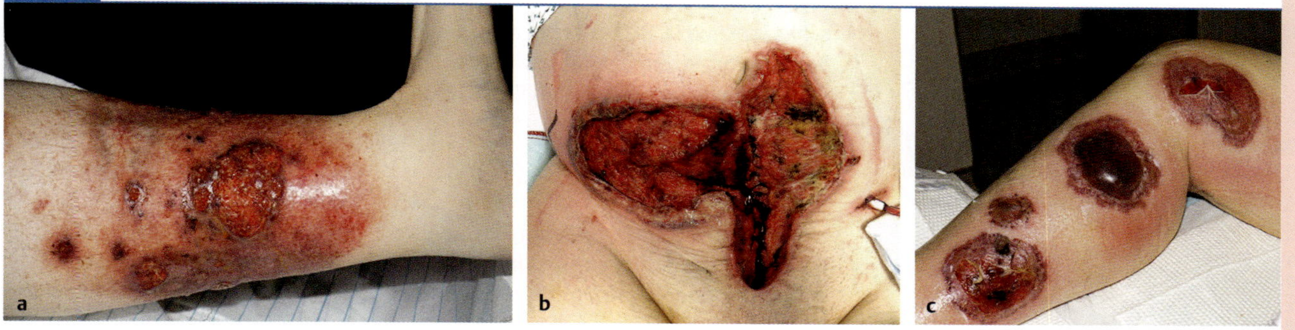

a Die anfangs oberflächlichen Ulzerationen bilden im Verlauf ein periläsionales Erythem sowie einen lividen, in der Regel unterminierten Randsaum.
b Geschwüriger Zerfall.
c Bullöse Form.

gangraenosum im Bereich der Schleimhaut angesehen werden, ist jedoch extrem selten anzutreffen und wird kontrovers diskutiert.
Die häufigsten **Prädilektionsstellen** für das Pyoderma gangraenosum sind die unteren Extremitäten und das Abdomen, Läsionen können jedoch am gesamten Integument auftreten. Frauen sind etwas häufiger betroffen.

Diagnostik: Das klinische Bild sowie der rapide Krankheitsverlauf sind in der Regel wegweisend. Können Ulzerationen anderer Ursachen ausgeschlossen werden bzw. treffen beide Haupt- und mindestens zwei Nebenkriterien zu, kann die Diagnose gestellt werden (Tab. **31.3**).
Die histopathologische Untersuchung ist nur bei Frühveränderungen sinnvoll, wobei sich eine leukozytoklastische Vaskulitis der dermalen Gefäße sowie follikulären oder perifollikulären massenhaft neutrophile Granulozyten, Plasmazellen, Histiozyten und Fremdkörperriesenzellen nachweisen lassen. In der Regel ist die Histologie jedoch nicht beweisend. Ein Pathergiephänomen (intrakutane Injektion von steriler 0,9 %ige NaCl-Lösung – Bildung einer frischen Läsion innerhalb von 48 h) fällt lediglich bei der Hälfte der Patient*innen positiv aus. Bakterielle Besiedlung der Ulzeration ist als sekundäres Phänomen und nicht ursächlich für die Entstehung zu betrachten.
Für das Krankheitsbild typische Schmerzen sowie ein schnelles Ansprechen auf immunsuppressive Therapien sind ebenfalls wegweisend für die Diagnose.

Diagnostik: in der Regel als Ausschlussdiagnose sowie anhand des klinischen Bildes, Histologie nicht beweisend für ein Pyoderma gangraenosum.

31.3 Diagnosekriterien des Pyoderma gangraenosum

Kriterium	Beschreibung
Hauptkriterien	
klinischer Befund	progredientes, sehr schmerzhaftes Ulkus mit einem irregulären, unterminierten, lividen Randsaum; Chronifizierung des Befundes ohne Therapie
Ausschluss anderer Ursachen des Ulkus	entzündlich, internistisch (z. B. Ulkus hypertonicum, Calziphylaxie) metabolisch, onkologisch, phlebologisch, medikamentös, exogen
Nebenkriterien	
Histologie	histologische Kriterien sind vereinbar mit der Diagnose Pyoderma gangraenosum
assoziierte Erkrankungen	Vorhandsein von Erkrankungen mit erhöhter Co-Prävalenz (z. B. Morbus Crohn, Colitits ulcerosa, Leukämie, rheumatische Erkrankungen)
Pathergiephänomen	positives Pathergiephänomen
Therapieansprechen	schnelles Nachlassen der Schmerzen sowie Reduktion des Ulkus nach Einleitung einer suffizienten Therapie

Laborchemisch und immunologisch wurden zahlreiche Veränderungen beschrieben, insbesondere eine Erhöhung des CRP, BSG, eine Leukozytose und monoklonale Gammopathien. Hingegen sind Autoantikörper wie ANA und ANCA fast immer negativ.

Störung verschiedener humoraler und zellulärer Immunparameter beschrieben. Kein spezifischer Biomarker bekannt.

Differenzialdiagnose: Häufig ist die Diagnosestellung durch eine gute Anamnese und Ausschluss anderer Ursachen, die mit einem Ulkus einhergehen, unproblematisch, da es sich um ein charakteristisches Krankheitsbild handelt. Als Ursachen für spontane Ulzerationen sollten nekrotisierende Vaskulitiden der kleinen und mittel-

Differenzialdiagnose: Ulzeration anderer Genese wie zum Beispiel eine Vaskulitis, phlebologische, onkologische oder internistische Grunderkrankungen, die sekundär zur Ulzeration führen.

großen Gefäße, eine Insuffizienz venöser oder Verschluss arterieller Gefäße, ulzerierende Tumoren oder Metastasen, bakterielle Infektionen der Haut sowie internistische Ursachen (z. B. Ulcus hypertonicum, Kalziphylaxie) ausgeschlossen werden. Bei Lokalisation in intertriginösen Bereichen kommen die sog. Akne-Tetrade und die Pyodermia fistulans sinifica in Betracht.

Therapie: Lokale Therapie mit hochpotenten Kortikoidexterna und Calcineurin-Inhibitoren. Systemische Therapie mit Cyclosporin A, Glukokortikoiden sowie Biologika. Die Wundbehandlung sollte anfänglich sehr zurückhalten und lediglich konservativ erfolgen.

Therapie: Bei leichten oder frühen Formen des Pyoderma können **lokale** Therapieversuch mit **Glukokortikoiden** (Wirkklasse II-IV) oder Calcineurin-Inhibitoren zum Einsatz kommen.

Mittel erster Wahl bei ausgeprägten oder rasch progredienten Befunden sind schnell wirksame **immunsuppressive Therapien** wie Cyclosporin A oder Glukokortikoiden in entsprechend höheren Dosierungen. Ein schnelles Nachlassen der starken Schmerzhaftigkeit innerhalb der ersten drei Therapietage zeigt häufig eine suffiziente Therapie an. **Biologika** aus der Gruppe der TNF-α-Blocker (z. B. Infliximab, Adalimumab oder Certolizumab) zeigen ebenfalls ein schnelles Ansprechen und sollten insbesondere bei Formen zum Einsatz kommen, die mit rheumatologischen oder gastroenterologischen Grunderkrankungen assoziiert sind. Erste positive Erfahrung wurden mit IL-17-inhibierenden-Biologika gemacht, diese sind jedoch beim gleichzeitigen Vorliegen von chronisch-entzündlichen Darmerkrankungen kontraindiziert. Weitere **immunsuppressive Medikamente** wie Azathioprin, Methotrexat, Mykophenolat-Mofetil, Dapson seltener auch Clofazamin oder Cyclophosphamid können bei gutem Ansprechen als längerfristige, steroidsparende Therapie eingesetzt werden. Bei malignen Grunderkrankungen kann ebenfalls der Einsatz von **intravenösen Immunglobulinen** diskutiert werden.

Jegliche **chirurgische Intervention** sollte zu Beginn der Erkrankung unterlassen werden, da es zu einer schnellen Verschlechterung des Befundes führt. Erst bei gutem Therapieansprechen können Wunddébridement oder operative Verfahren durchgeführt werden. Eine Deckung mittels Hauttransplantation größerer Ulzerationen sollte erst erfolgen, wenn eine gute Krankheitskontrolle erlangt wurde.

Ist das Pyoderma gangraenosum assoziiert mit einer Grunderkrankung, sollte entsprechend auch diese therapeutisch versorgt werden. Ein Ansprechen der Grunderkrankung auf eine Therapie geht jedoch nicht immer mit einer Verbesserung des Pyoderma gangraenosum einher.

► Klinischer Fall.

► Klinischer Fall. Bei der jetzt 39-jährigen Frau kam es seit etwa 5 Jahren zur Bildung von Pusteln, bislang ausschließlich am Stamm. Aus diesen bildeten sich innerhalb weniger Tage flache, extrem schmerzhafte, schmierig belegte Ulzera mit düsterrotem Randsaum, die nach Wochen oder Monaten narbig abheilten. Bis auf eine gelegentliche Erhöhung des Serum-IgA und einer Beschleunigung der BKS ergaben sich keine pathologischen Befunde. Die im Verlauf der Jahre durchgeführten Behandlungsmaßnahmen (Plasmapherese, Immunsuppressiva, Dapson, Clofazimin und Thymuspeptide) waren nur zeitweilig wirksam. Diagnose: Dermatitis ulcerosa (siehe Abb. **31.2**).

32 Schwangerschaftsdermatosen

E. Coors, I. Moll

32.1 Allgemeines

E. Coors

In der Schwangerschaft kann es zum einen zu physiologischen Hautveränderungen wie Melasmen oder Striae distensae kommen. Zum anderen können vorbestehende Hautkrankheiten wie Psoriasis, atopisches Ekzem oder Lupus erythematodes positiv oder negativ beeinflusst werden. Schließlich gibt es noch Erkrankungen, die speziell in der Schwangerschaft auftreten.

32.2 Polymorphe Schwangerschaftsdermatose

E. Coors

► Synonym. Pruritic Urticarial Papules and Plaques of Pregnancy (PUPPP), Polymorphic Eruption of Pregnancy (PEP)

► Definition. Es handelt sich um eine stark juckende, am Abdomen beginnende Hautkrankheit der 2. Schwangerschaftshälfte mit urtikariellen Papeln und Plaques. Sie heilt nach der Entbindung ab.

Epidemiologie: 0,5–2 % der Schwangeren sind betroffen.

Ätiologie und Pathogenese: Es handelt sich um eine typische Schwangerschaftsdermatose der **2. Schwangerschaftshälfte**, die nach der Geburt spontan abheilt und v. a. bei Erstgebärenden auftritt. Die Pathogenese ist nicht bekannt.

Klinik: Urtikarielle Papeln und **Plaques** treten zunächst am Abdomen unter Aussparung des Nabels, dann auch exanthematisch am Stamm und den proximalen Extremitäten auf. Es besteht **starker Juckreiz**. Die Krankheit kann, mehr oder weniger ausgeprägt, die ganze 2. Schwangerschaftshälfte begleiten (wobei das klinische Bild im Verlauf vielgestaltiger wird) und klingt nach der Geburt ab. Systemische Begleitsymptome bestehen nicht. Die Schwangerschaft verläuft ungestört.

Diagnostik und Differenzialdiagnose: Die Diagnose ist klinisch zu stellen. Abgegrenzt werden müssen das Pemphigoid gestationis (S. 412) (Blasenbildung, immunpathologische Befunde), eine Urtikaria oder ein Arzneimittelexanthem.

Therapie: Zur Behandlung werden Zinkoxidschüttelmixtur, Kühlung und Polidocanol-haltige Externa eingesetzt. Sofern dies nicht ausreicht, sollte lokal mit schwachen bis mittelstarken Glukokortikoiden in Cremegrundlage therapiert werden – evtl. kombiniert mit systemischen Antihistaminika. Nur in schweren und sehr hartnäckigen Fällen ist eine kurzfristige systemische Glukokortikoidgabe angezeigt.

Verlauf: Nach der Entbindung tritt eine deutliche Besserung ein, im weiteren Verlauf heilt die Erkrankung dann vollständig ab. Rezidive bei erneuter Schwangerschaft treten praktisch nicht auf.

32.1 Allgemeines

32.2 Polymorphe Schwangerschaftsdermatose

► Synonym.

► Definition.

Epidemiologie: 0,5–2 % der Schwangeren sind betroffen.
Ätiologie und Pathogenese: Schwangerschaftsdermatose, die nach der Geburt abheilt. Die Pathogenese ist nicht bekannt.

Klinik: Beginnend am Abdomen treten **urtikarielle Papeln** und **Plaques** auf und klingen nach der Geburt ab. Es besteht **starker Juckreiz**.

Diagnostik und Differenzialdiagnose: klinische Diagnose. DD: Pemphigoid gestationis (S. 412), Urtikaria, Arzneimittelexanthem.

Therapie: Lokalbehandlung mit antipruriginösen und glukokortikoidhaltigen Cremes.

Verlauf: Deutliche Besserung nach der Entbindung mit dann vollständiger Abheilung, Rezidive treten praktisch nicht auf.

32.3 Pemphigoid gestationis

Siehe Kapitel Pemphigoid-Gruppe (S. 409), Pemphigoid gestationis (S. 412).

32.3 Pemphigoid gestationis

I. Moll

Siehe Kapitel Pemphigoid-Gruppe (S. 409), Pemphigoid gestationis (S. 412).

33 Umschriebene Dermatosen

*I. Moll; vormals beteiligt: E.G. Jung †**

33.1 Lichen Vidal

► **Synonym.** Lichen simplex chronicus, Neurodermitis circumscripta

► **Definition.** Lichen Vidal ist ein umschriebener, meist solitär auftretender, chronisch-persistenter Plaque, der meist lichenifiziert ist und stark juckt.

Epidemiologie: häufige, harmlose Hauterkrankung mit Bevorzugung des weiblichen Geschlechts. Eine Korrelation mit der atopischen Diathese wird diskutiert.

Ätiologie und Pathogenese: Die Ätiologie ist nicht bekannt. Juckreiz und ständiges Kratzen induzieren die Hautverdickung und Lichenifikation. Vermehrte epidermale Nerven können die Chronizität des sehr starken Juckreizes erklären.

Klinik: Durch ständiges Kratzen entsteht eine meist solitäre, umschriebene und flächige sehr starke **Lichenifikation** mit Verdickung der Haut, Vergröberung des Oberflächenreliefs und Schuppung. Am Rand besteht oft eine diskrete braune **Hyperpigmentierung** (Abb. **33.1**). Die einzelnen Herde sind münzen- bis handtellergroß und zeigen eine Bevorzugung der Körpermitte (Nacken, LWS, Genitale) sowie der Beugeseiten von Unterschenkel und Unterarm. Deutliche Verschlechterungen bei psychischen Belastungen können oft beobachtet werden.

Diagnostik: Die Diagnose kann durch die charakteristischen Merkmale Juckreiz, Chronizität und umschriebener, lichenifizierter Plaque, oft mit Pigment am Rand, gestellt werden.

Histopathologie: Eine mächtige, plumpe Akanthose der Epidermis imponiert ebenso wie eine Hyperkeratose mit parakeratotischen Einschlüssen. In der Dermis findet sich ein lymphohistiozytäres Infiltrat. Mit Spezialfärbungen kann man eine Zunahme der Nervenendigungen als mögliches Korrelat des chronischen Juckreizes feststellen.

33.1 Lichen Vidal

► Synonym.

► Definition.

Epidemiologie: häufige, harmlose und umschriebene Hauterkrankung mit Bevorzugung des weiblichen Geschlechtes.
Ätiologie und Pathogenese: Ätiologie nicht bekannt. Hautverdickung und Lichenifikation durch Juckreiz und Kratzen.

Klinik: solitäre oder mehrere umschriebene, **stark juckende** lichenoide Veränderungen. Typisch ist eine zentrale **Lichenifikation**, umgeben von Papeln und **Pigmentierung** (Abb. **33.1**). Die Herde sind bevorzugt in der Körpermitte sowie an den Beugeseiten der Arme und Unterschenkel lokalisiert. Deutliche Korrelation zu psychischen Belastungen.

Diagnostik: Juckreiz, Chronizität und Morphologie (s. o.) sind charakteristisch.

Histopathologie: mächtige Akanthose mit Parakeratose und lymphohistiozytärem Infiltrat. Epidermale Nervenendigungen vermehrt.

33.1 Lichen Vidal

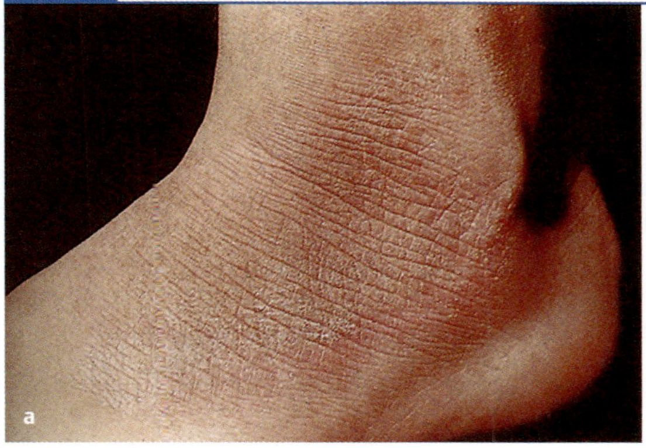

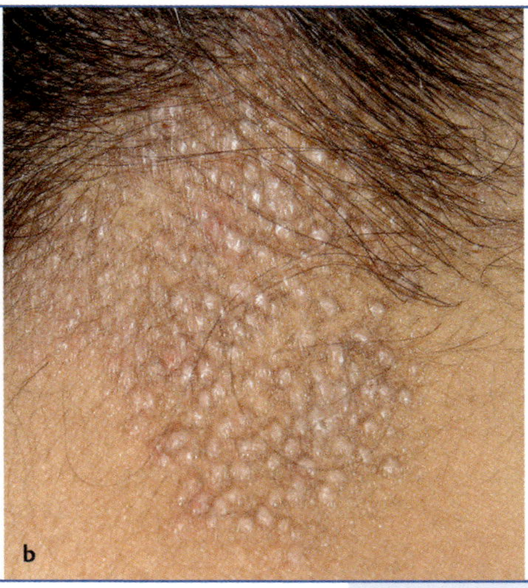

a Lichenoide, verdickte Platte, randständige papulöse Auflösung und Hyperpigmentierung am linken Fuß.
b Derbe lichenoide Papeln im Nackenbereich, teilweise konfluiert.

Differenzialdiagnose: Umschriebene Psoriasis, lichenoide Ablagerungskrankheiten und Lichen ruber kommen differenzialdiagnostisch infrage.

Differenzialdiagnose: Die wesentlichen Differenzialdiagnosen sind Plaque-Psoriasis, Ablagerungskrankheiten (Lichen amyloidosus, Lichen myxödmatosus) und Lichen ruber planus. Bei der Differenzierung hilft vor allem die Histopathologie mit Spezialfärbungen.

Therapie: lokale Glukokortikoidbehandlung, unter Okklusivverband oder intrafokal injiziert sowie Calcineurin-Inhibitoren.
Prognose: gut, allerdings Neigung zur Chronizität.

Therapie: Die Therapie erfolgt lokal mit Glukokortikoiden unter Okklusivverband oder intrafokal injiziert und Calcineurin-Inhibitoren.

Prognose: Wegen des chronischen Verlaufs ist der Lichen Vidal oft äußerst quälend und beeinträchtigt die Lebensqualität.

► Klinischer Fall.

► Klinischer Fall. Eine 35-jährige Geschäftsfrau leidet seit 4 Jahren an einem quälenden Juckreiz des linken Fußrückens, sodass sie dem Kratzen, oft „bis aufs Blut", nicht widerstehen kann. Seit 1 Jahr ist aus dem Lichen invisibilis ein typischer Lichen Vidal mit dicker Haut, Pigmentsaum und unvermindertem Juckreiz entstanden (Abb. **33.1**). Letzterer wird besonders quälend, wenn geschäftliche Anstrengungssituationen die ganze Konzentration verlangen oder wenn im privaten Bereich Probleme anstehen. Erst nach Erkennen der psychosomatischen Zusammenhänge, verbunden mit mehreren tropfenweisen intrafokalen Instillationen von Triamcinolon-Kristallsuspension mit einem Anästhetikum, kommt es zur Besserung von Juckreiz und Lichenifikation.

33.2 Zirkumskripte Sklerodermie

33.2 Zirkumskripte Sklerodermie

► Synonym.

► Synonym. Morphaea, lokalisierte Sklerodermie

► Definition.

► Definition. An umschriebenen Stellen entstehen entzündlich-ödematöse Erytheme, welche nachfolgend in plaqueartige Sklerosen der Haut mit Atrophien übergehen. Es sind 3 Formen bekannt: zirkumskript, pansklerotisch und bandförmig. Der Verlauf ist selbstlimitierend über Jahre.

Epidemiologie: selten, meist Frauen.

Epidemiologie: Die zirkumskripte Sklerodermie ist relativ selten.
Die herdförmige Form ist am häufigsten, die pansklerotische sehr selten, die bandförmige beginnt meist bei Kindern. Bevorzugt erkranken Erwachsene (20–40 Jahre), meist Frauen.

Ätiologie: unbekannt.

Ätiologie: Die Ätiologie ist unbekannt. Borrelien-Infektionen und Umweltfaktoren, die Immunreaktionen initiieren, werden diskutiert.

Klinik: Es kommen verschiedene **klinische Formen** vor:
- **herdförmig**
- **bandförmig** (en coup de sabre)
- **pansklerotisch**

Klinik: Nach dem klinischen Bild sind verschiedene Formen zu unterscheiden:
- **herdförmig:** Bei der herdförmigen Form bestehen anfangs am Stamm fleckförmige, sich zentrifugal ausbreitende Erytheme, die zunehmend teigig derb werden (Stadium erythematosum, Abb. **33.2b**). Darauf folgt eine im Zentrum beginnende Umwandlung in harte, weißlich glänzende Platten (Stadium indurativum, Abb. **33.2a**). Das Resterythem bleibt als charakteristischer, fliederfarbener Ring anfänglich noch bestehen (**Lilac Ring**; Abb. **33.2a**). Nach längerem Bestehen kommt es zur zentralen Sklerose. Die Epidermis wird zigarettenpapierartig (Stadium atrophicans; Abb. **33.2c**). Sekundär folgen die Atrophie der Haarfollikel und Schweißdrüsen sowie De- und Hyperpigmentierungen. Ein spontaner Stillstand der Erkrankung ist häufig, auch die völlige Rückbildung ist möglich. Meist bleibt die Sklerose bestehen. Keine Beteiligung von Faszien und Muskeln bei dieser Form.
- **bandförmig:** Bevorzugt sind die Längsrichtung der Extremitäten oder die seitliche Stirnregion betroffen. Beginnt bei Kindern. Verlauf ähnlich der herdförmigen Form. Faszien und Muskeln sind meist mitbetroffen, was zu tiefen Atrophien, eingezogenen Narben (en coup de sabre = Säbelhieb) und Kontrakturen an den Extremitäten führt.
- **pansklerotisch:** Es bestehen ausgedehnte Plaques, die das gesamte Integument erfassen können, meist mit deutlicher Atrophie der Faszien und Muskeln.

Diagnostik: keine spezifischen Laborbefunde (ANA sind negativ).

Diagnostik: Es finden sich keine spezifischen Laborbefunde. Antinukleäre Antikörper (ANA) sind negativ.

Histopathologie: Anfangs bestehen ein lymphozytäres, dermales Infiltrat und eine Verquellung der Kollagenfasern, später eine Verbreiterung und Homogenisierung der Dermis.

Histopathologie: Das entzündliche Stadium ist gekennzeichnet durch ein lymphozytäres Infiltrat in der Dermis und eine ödematöse Verquellung der Kollagenfasern. Im folgenden sklerotischen Stadium verbreitert sich das dermale Bindegewebe, die Kollagenfaserbündel werden homogenisiert und die Adnexe atrophisieren.

33.2 Umschriebene Sklerodermie (Morphaea)

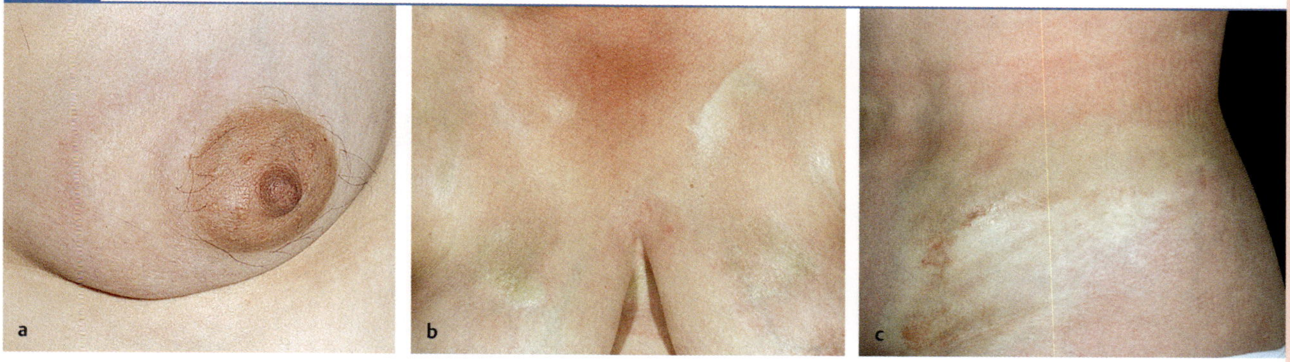

a Zentrale, weißlich-glänzende Sklerose und lilafarbener Infiltratsaum („Lilac Ring").
b Entzündliche Herde.
c Sklerotische Herde.

Therapie: Im entzündlichen Stadium sind Glukokortokoide und Penicillin 3×10^6 IE i. v. oder Ceftriaxon täglich für 2 Wochen angezeigt. Lokal können Calcipotriol oder Calcineurin-Inhibitoren als Cremes oder UV-A-Bestrahlungen (PUVA, UV-A1), in allen Stadien versucht werden. Bei bandförmigem Befall sind zusätzlich physikalische Maßnahmen notwendig. Bei ausgedehntem Hautbefund und Beteiligung von Faszien und Muskeln sind systemische Glukokortikoide, eventuell mit Methotrexat nötig; vor allem auch bei der pansklerotischen Form.

Therapie: Glukokortikoide, Penicillin, UV-A-Bestrahlungen, Calcipotriol-Creme.

Prognose: Der Krankheitsverlauf ist sehr unterschiedlich. In der Regel heilt die Erkrankung nach einigen Jahren spontan ab – „brennt aus". In älteren Herden können schlecht heilende Ulzera entstehen. Sklerosen in Gelenknähe behindern die Beweglichkeit.

Prognose: sehr variabler Verlauf, in der Regel Abheilung nach einigen Jahren.

33.3 Lichen sclerosus

33.3 Lichen sclerosus

▸ **Definition.** Lichenoide, keratotische, scharf begrenzte Plaques der genitalen und der extragenitalen Haut, die zu Konfluenz, Sklerose und Atrophie neigen. Der Verlauf ist chronisch-progredient mit Schüben.

▸ Definition.

Epidemiologie: relativ seltene, umschriebene Hauterkrankung, die meist im mittleren Erwachsenenalter auftritt (selten in der Kindheit) und Frauen bevorzugt. Die Genitalregion ist am häufigsten betroffen.

Ätiologie: Die Ätiologie ist unbekannt. Es besteht eine genetische Prädisposition und eine Assoziation mit Autoimmunkrankheiten (Vitiligo, Hashimoto-Thyreoiditis, Alopecia areata). Mechanische Belastungen triggern (genital oft Radfahren, Reibung durch Kleidung).

Klinik: Am Anfang kann eine kurze und diskrete Entzündungsphase auftreten. Als Primäreffloreszenzen treten solitäre oder gruppierte, scharf begrenzte, elfenbeinweiße, keratotische Plaques auf, die sich chronisch-progredient ausdehnen, konfluieren und im Verlauf zu Atrophien, Sklerosen und Schrumpfungen führen. (Abb. **33.3a**.)

Epidemiologie: seltene, umschriebene Hautveränderung, die im mittleren Erwachsenenalter oder in der Kindheit auftritt und Frauen bevorzugt. Die Genitalregion ist am häufigsten betroffen.
Ätiologie: unbekannt. Es besteht eine genetische Prädisposition und eine Assoziation mit Autoimmunkrankheiten. Mechanische Belastungen triggern.
Klinik: scharf begrenzte, solitäre und gruppierte Plaques mit elfenbeinweißer, hyperkeratotischer Oberfläche (Abb. **33.3a**).

Der Lichen sclerosus führt zu **Atrophien** der Haut mit Schrumpfungsprozessen, betont an Orifizien, Labien und am Präputium, sowie **Verletzungsanfälligkeit**. Extragenitale Prädilektionsstelle ist der Rücken, wobei auch bullöse und hämorrhagische Elemente auftreten können.

Der Lichen sclerosus führt zu **Atrophie** und **Verletzungsanfälligkeit**. Prädilektionsstelle ist die Genitalregion.

In der **weiblichen Genitalregion** betrifft die Erkrankung die kleinen Labien, den Introitus und oft die Perinealregion. Sie führt zu einem atrophischen Schwund der kleinen Labien und Verdeckung der Klitoris (Craurosis vulvae, Abb. **33.3b**). Hier ist ein sehr starker Juckreiz typisch. Die Schleimhaut der Vagina wird nicht mitbetroffen.

Am **männlichen Genitale** kommt es zu weißlichen indurierten Plaques an der Glans, Induration und Schrumpfung des Präputiums, des Frenulums (mit häufigen Einrissen) sowie zu einer Verengung der Urethralöffnung (Craurosis penis, Abb. **33.3c**).

Der Lichen am weiblichen und männlichen **Genitale** führt zur Sklerose und Atrophie (Craurosis vulvae aut penis, Abb. **33.3b**, Abb. **33.3c**). Juckreiz bei Frauen!
Erosive Elemente sind **fakultative Präkanzerosen**.

33.3 Multilokulärer Lichen sclerosus

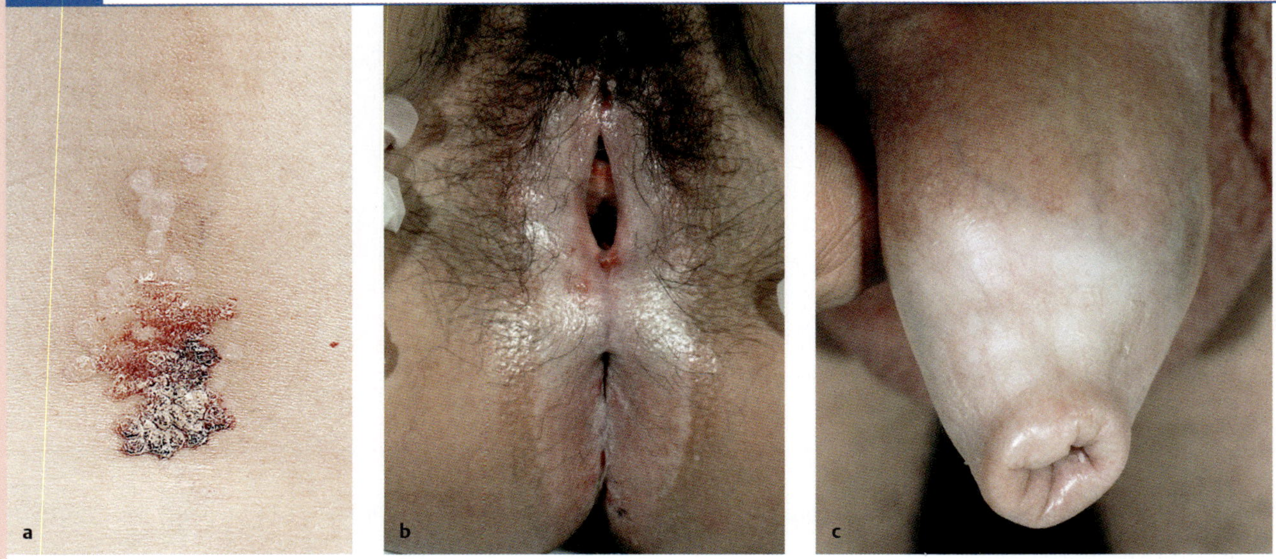

a Gruppierte, scharf begrenzte Papeln, deren Oberfläche eine elfenbeinfarbene Hyperkeratose aufweist. Ein Teil der Elemente ist bullös abgehoben und hämorrhagisch unterlaufen (Prädilektionsstelle sakral)
b Weißliche atrophe Herde mit narbiger Schrumpfung anogenital.
c Weißliche Verfärbung und narbige Schrumpfung am Penis.

Juckreiz tritt hier nicht auf. Chronisch-erosive Entzündungen in Lichenherden stellen **fakultative Präkanzerosen** dar.

Diagnostik: Klinik und Histopathologie.

Diagnostik: Klinische Diagnose, die histopathologisch gesichert wird.

Histopathologie: Epidermisatrophie mit reaktiver Hyperkeratose und diskreter Kolliquationsnekrose der oberen Dermis.

Histopathologie: Atrophie der Epidermis mit reaktiver Hyperkeratose und lymphozytärem Infiltrat der Dermis. Die elastischen Fasern sind frühzeitig zerstört.

Differenzialdiagnose: Leukoplakien, Lichen ruber, Erythroplasie Queyrat, Lichen Vidal.

Differenzialdiagnose: Leukoplakien, Lichen ruber, Erythroplasie Queyrat und Lichen Vidal sind abzugrenzen.

Therapie: in akuten Phasen Glukokortikoidsalben und -injektionen bzw. Tacrolimus- oder Östrogensalben. Hautherde erhalten eine fettende Pflege.
Chronisch-erosive Elemente gelten als Präkanzerosen und sind zu exzidieren.

Therapie: Die Lokalbehandlung im Genitalbereich erfolgt mit Glukokortikoid-Salben, intraläsionale Glukokortikoidinjektionen können akute Juckreizphasen unterbrechen. Tacrolimus- und Östrogensalben werden oft mit gutem Erfolg angewendet. Chronisch-erosive Elemente sind wegen der Gefahr der Präkanzerose zu exzidieren. Beim männlichen Genitale ist in der Regel die Zirkumzision mit Frenulumplastik angezeigt und sehr erfolgreich. Die Hautherde werden mit Pflegecremes behandelt.

Prognose: chronisch-progredientes, juckendes Krankheitsbild, erosive Elemente stellen Präkanzerosen dar.

Prognose: Es handelt sich um eine schubweise, chronisch-progrediente Krankheit, die zu Stenosen und Schrumpfungen neigt, aber selten auch zu Rückbildung führen kann. Sie stellt eine fakultative Präkanzerose dar. Bei Mädchen erfolgt oft ein Sistieren in der Pubertät, allerdings nicht selten mit Schüben im späteren Leben.

► Klinischer Fall.

► Klinischer Fall. Eine 47-jährigen Frau bemerkt zunehmend häufiger Schmerzen, Einrisse am Introitus vaginae und Blutungen an den kleinen Schamlippen nach Geschlechtsverkehr. Langsam seien die kleinen Schamlippen flacher und härter geworden und sie beklagt Trockenheit. Phasenweise habe sie extremen genitalen Juckreiz. Ein Jahr danach entwickeln sich zudem umschriebene, scharf begrenzte weißliche und atrophische Hautbezirke an beiden Seiten des Halses und im Kreuzbereich. Diese Elemente zeigen plattenartige, feine Hyperkeratosen. Auf Reiben entstehen kleine Einblutungen und Blutkrusten (Abb. **33.3**). Die Diagnose eines multilokulären Lichen sclerosus mit Craurosis vulvae kann klinisch gestellt und histopathologisch gesichert werden. Unter der Lokalbehandlung mit Glukokortikoidsalben für mehrere Wochen, dann Tacolimussalbe und Pflege bessert sich der Juckreiz und die genitale Verletzlichkeit lässt nach. Die Hautlokalisationen lassen sich therapeutisch, auch mit intrafokaler Glukokortikoidinjektion, nicht beeinflussen.

34 Ablagerungskrankheiten

H. Boonen

34.1 Hämochromatosen

► Synonyme. Bronzediabetes, Siderose

► Definition. Die Hämochromatose ist eine Eisenspeicherkrankheit, die gekennzeichnet ist durch schiefergraue Hyperpigmentierung der Haut, Diabetes mellitus (Bronzediabetes) und Leberzirrhose. Häufig besteht ein Hypogonadismus.

Epidemiologie: Man unterscheidet die primäre und die sekundäre Hämochromatose. Meist beginnt das Leiden zwischen dem 40. und 60. Lebensjahr, wobei Männer wesentlich häufiger betroffen sind als Frauen. Die **primäre** Hämochromatose wird autosomal-rezessiv vererbt; die **sekundäre** ist nicht erblich und entsteht als Folge anderer Erkrankungen (z. B. chronisch ineffektive Erythropoese, multiple Bluttransfusionen).

Ätiologie und Pathogenese: Der Gendefekt liegt auf Chromosom 6 (*HFE*-Gen) und bewirkt eine **erhöhte** intestinale **Eisenresorption** mit **vermehrter Eisenablagerung** in verschiedenen Organen. Bei den sekundären Formen werden die Leberzellen durch Alkohol, durch eisenhaltige Nahrung oder wiederholte Bluttransfusionen geschädigt.

Klinik: Die Hautsymptomatik kann den anderen Erscheinungen viele Jahre vorausgehen, aber auch erst später zum Ausdruck kommen. Vor allem die lichtexponierten Bereiche und die Beugen sind graubraun bis bronzefarbig verfärbt. Sogar die Schleimhäute können befallen sein. Weitere dermatologische Symptome sind Haarausfall (75 %), Koilonychie (50 %) und eine atrophisch wirkende, ichthyosiform schuppende Haut.
Die Eisenüberladung führt zur Organbeteiligung mit Hepatosplenomegalie, Diabetes mellitus (Bronzediabetes) durch Pankreasschädigung, Hypogonadismus mit Libidoverlust, Herzkrankheiten und schließlich seronegativer Polyarthropathie.

Diagnostik: Verdächtig ist die Kombination von Hyperpigmentierung, Diabetes mellitus und Leberzirrhose. Typisch sind Hypersiderinämie und gesättigtes Plasmatransferrin. Weil die genetische Untersuchung häufig Aufschluss gibt, ist die risikoreichere Leberbiopsie oft nicht mehr erforderlich.

Histopathologie: Typisch ist die Melaninvermehrung in der Basalzellschicht, das Auftreten von Melanophagen in der oberen Dermis sowie Eisenablagerung in der tieferen Dermis. In anderen Organen zeigen sich ebenfalls Eisendepots mit Begleitfibrose.

Differenzialdiagnose: Ausgeschlossen werden sollten andere Pigmentstörungen wie z. B. Argyrose, Hydrargyrose, Arsenmelanose und Morbus Addison.

Therapie: Aderlässe (zu Beginn bis zu 500 ml wöchentlich), eisenarme Diät, Desferoxamin (Chelatbildner) unter Kontrolle des Ferritins sind therapeutisch und prophylaktisch hilfreich.

34.1 Hämochromatosen

► Synonyme.

► Definition.

Epidemiologie: selten. Die primäre Hämochromatose ist autosomal-rezessiv vererbt, die sekundäre entsteht als Begleiterkrankung.

Ätiologie und Pathogenese: Aus unklarer Ursache kommt es zur verstärkten Resorption und Ablagerung von Eisen.

Klinik: Meist geht eine graubraune bis bronzefarbige Einfärbung der Beugen und der lichtexponierten Hautbereiche voraus mit Haarausfall und Koilonychie.

Es folgen Hepatosplenomegalie, Pankreasschädigung mit Diabetes mellitus, Hypogonadismus und Polyarthropathie.

Diagnostik: Hyperpigmentierung mit Diabetes mellitus und Leberzirrhose ist eine verdächtige Trias.

Histopathologie: Typisch ist die Melaninhyperpigmentierung der Basalzellschicht und Eisenablagerungen in der Dermis.

Differenzialdiagnose: Andere Speicherkrankheiten und der Morbus Addison sollten ausgeschlossen werden.
Therapie: Aderlässe, eisenarme Diät und Desferoxamin (Chelatbildner).

34.2 Kalzinosen

▸ Definition.

Ätiologie: meist unklare Genese. Zu möglichen Ursachen und deren Einteilung siehe Tab. **34.1**.

34.1

Klinik: Man tastet harte, weiße Papeln, Knoten oder Plaques.

Diagnostik: Tastbefund und Inspektion.

Therapie: Falls möglich, ist das Grundleiden zu behandeln, sonst bleibt nur der operative Weg als symptomatische Behandlung.

Prognose: langsame Progression; einzelne Kalkherde verschwinden nicht.

34.2 Kalzinosen

▸ Definition. Bei den Kalzinosen kommt es zur Präzipitation von unlöslichen Kalziumsalzen in Geweben. Auch die Haut kann davon betroffen sein.

Ätiologie: Mögliche Ursachen sind lokale Schädigungen oder Systemerkrankungen mit Hyperkalzämie. Meist bleibt die Genese unklar. Die Einteilung richtet sich nach der Ätiologie (Tab. **34.1**).

34.1 Einteilung der Kalzinosen

dystrophische Kalzinosen (häufigste Form)	▪ an einen lokalen Prozess gekoppelt – kongenital: Fibrodysplasia ossificans – traumatisch: Narbe – degenerativ: bei venöser Stase – neoplastisch: Epithelioma calcificans Malherbe ▪ mit allgemeinen Störungen verbunden oder im Rahmen von Systemerkrankungen – Dermatomyositis – systemischer Lupus erythematodes (SLE) – CREST-Syndrom – Ehlers-Danlos-Syndrom – Pseudoxanthoma elasticum – Acrodermatitis atrophicans
idiopathische Kalzinose	▪ Calcinosis metabolica universalis ▪ Calcinosis metabolica circumscripta ▪ Calculus cutaneus ▪ Kalkknötchen an den Ohrrändern ▪ Calcinosis tumoralis
metastatische Kalzinose (Störungen im Kalzium- und/oder Phosphorstoffwechsel)	▪ mit Hyperkalzämie – Hyperparathyreoidismus – Sarkoidose – destruierende Knochenerkrankungen – medikamentös (Vitamin-D- oder AT 10-Überdosierung) – Milch-Alkali-Syndrom ▪ mit Normokalzämie – chronische Nierenerkrankungen – Pseudohypoparathyreoidismus

Klinik: Man findet einzelne oder mehrere, eventuell disseminierte, harte, weiße Papeln, Knoten oder Plaques, gelegentlich mit Begleitentzündung und therapieresistenten Ulzerationen.

Diagnostik: Die Diagnose einer Kalkablagerung lässt sich häufig schon aufgrund des Tastbefundes und der Inspektion stellen. Noch einfacher wird es, wenn sich kalkiger Inhalt entleert.

Therapie: Sie gestaltet sich sehr unterschiedlich. Bei der dystrophischen Kalzinose mit lokaler Schädigung steht die operative Maßnahme im Vordergrund. Bei den sonstigen dystrophischen Kalzinosen sowie bei der metastatischen Kalzinose muss das Grundleiden behandelt werden. Das Auftreten einer stärkeren Entzündung verlangt den Einsatz von systemischen Glukokortikoiden.

Prognose: Die Prognose der Kalzinose ist ungünstig. Spontane Rückbildung ist äußerst selten.
Allgemein betrachtet, können die Konsequenzen schwerwiegend sein. Die Calcinosis (metabolica) universalis verläuft meistens chronisch-progredient. Die Patient*innen versterben häufig an den Folgen einer Sekundärinfektion. Bei der metastatischen Kalzinose wird die Prognose durch das Grundleiden bestimmt.

34.3 Gicht

▸ Synonym. Podagra, Arthritis urica

▸ Definition. Diese heterogene Gruppe ist charakterisiert durch Hyperurikämie und rezidivierende akute Arthralgien mit Uratablagerungen in und um die Gelenke, evtl. auch in der Haut.

Epidemiologie: Betroffen sind vor allem Männer (95 %) nach dem 40. Lebensjahr. 40 % der Patient*innen haben eine positive Familienanamnese. Meist findet sich eine polygene Vererbung, obwohl auch manches für einen unregelmäßig dominanten Erbgang spricht.

Ätiologie: Man unterscheidet primäre und sekundäre Gicht. Die **primäre Gicht** ist meist zurückzuführen auf die verminderte renale Purinausscheidung. Weniger als 10 % der Patient*innen haben eine erhöhte Purinbiosynthese.
Die **sekundäre Gicht** lässt sich auf einen erhöhten Substratanfall als Komplikation bei Polyzythämie, Leukämien, chronischer Niereninsuffizienz, perniziöser Anämie und bei der Einnahme verschiedener Medikamente zurückführen.

Klinik: Das typische klinische Bild ist schon seit der frühen Medizingeschichte (Hippokrates) bekannt. Man unterscheidet die akute und die chronische Gicht.

- **akute Gicht:** Nach einer zunächst asymptomatischen hyperurikämischen Phase entwickelt sich, meist nach Diätfehlern oder nach kleinen Verletzungen, eine **akute Arthralgie**, in 80 % der Fälle am Großzehengrundgelenk (Podagra), 10 % an Sprunggelenk und Fußwurzel und 5 % am Kniegelenk. Es zeigen sich die klassischen Entzündungssymptome: Rubor, Kalor, Dolor, Tumor und Functio laesa. Bei Abklingen wird der befallene Bereich häufig violettfarben und schuppt ab.
- **chronische Gicht:** Hier entstehen aus rezidivierenden akuten Attacken destruierende, persistente Gelenkveränderungen. In etwa 50 % der Fälle lagert sich Natriumurat in der Subkutis ab. Die weißlichgelblichen, verschieblichen, meist schmerzlosen Knötchen nennt man **Tophi** oder Gichtknötchen (Abb. **34.1**). Sie finden sich bevorzugt am freien Helixrand (Ohrmuschel) sowie in der Umgebung erkrankter Gelenke. Eine Nierenbeteiligung mit Entwicklung einer Gichtnephropathie oder Nephrolithiasis ist möglich.

Diagnostik: Hinweisend sind die Hyperurikämie, Arthralgieattacken, Besserung durch Colchicin und Tophi.

Histopathologie: Nach Fixierung in absolutem Alkohol sieht man Natriumurat als büschelweise angeordnete, nadelartige Kristalle in der Dermis und Subkutis umgeben von einem Fremdkörpergranulom.

⊙ 34.1 **Gichttophus**

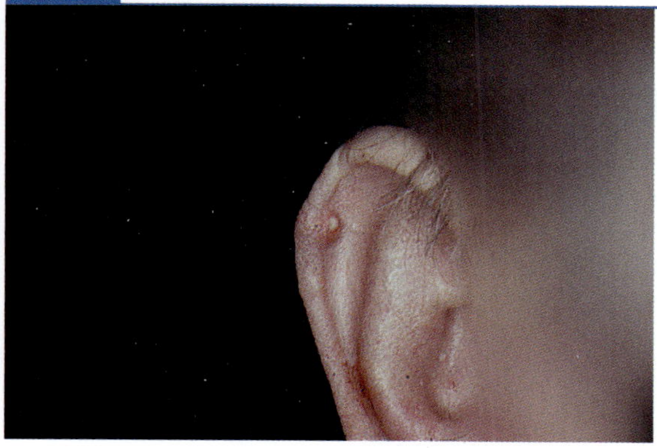

Quelle: Füeßl H, Middeke M. Duale Reihe Anamnese und Klinische Untersuchung. Thieme; 2022

34.3 Gicht

▸ Synonym.

▸ Definition.

Epidemiologie: Hauptsächlich Männer nach dem 40. Lebensjahr sind betroffen. Die Familienanamnese ist häufig positiv.

Ätiologie: Die primäre Gicht wird hauptsächlich durch eine verminderte renale Purinausscheidung ausgelöst.

Die **sekundäre Gicht** entsteht im Rahmen anderer Erkrankungen oder wird medikamentös verursacht.

Klinik: Man unterscheidet die akute und die chronische Gicht.

- **akute Gicht:** Sie äußert sich als **akute Arthralgie** meist am Großzehengrundgelenk (Podagra) mit den klassischen Entzündungssymptomen.
- **chronische Gicht:** Sie ist gekennzeichnet durch destruierende Gelenkveränderungen und subkutane **Gichttophi**, insbesondere am Ohr (Abb. **34.1**).

Diagnostik: Hyperurikämie, Arthralgieattacken, Besserung durch Colchicin und Tophi sind typisch.
Histopathologie: Natriumuratkristalle, umgeben von einer Fremdkörperreaktion.

⊙ 34.1

Differenzialdiagnose:
- bei Gelenkschmerzen: alle anderen Arthropathien.
- bei Tophi am Ohr: Chondrodermatitis nodularis helicis, Kalkknötchen, Basaliom.
- bei Tophi in Gelenknähe: Xanthome, rheumatische Knoten, Calcinosis cutis und Heberden-Knötchen.

Therapie: präventiv mit Diät, Probenecid und Allopurinol; im akuten Fall mit NSAR oder COX-2-Hemmer (ggf. Colchicin oder Glukokortikoide, systemisch).

Prognose: relativ gut. Andere Stoffwechselstörungen sollten berücksichtigt werden.

Differenzialdiagnose: Bei Gelenkschmerzen kommen alle anderen Erkrankungen, die mit Arthralgien einhergehen, infrage. Was die Hauterscheinungen betrifft, sollte man insbesondere an Chondrodermatitis nodularis helicis, Kalkknötchen der Ohrränder und Basaliome denken.
Bei Tophi in Gelenknähe sind weiterhin abzugrenzen: Xanthome, rheumatische und rheumatoide Knoten, die Calcinosis cutis und Heberden-Knötchen (Fingergelenkarthrose).

Therapie: Kausal behandelt man durch purinarme Diät, Probenecid (z. B. Benemid) und Allopurinol. Im akuten Fall sind nichtsteroidale Antiphlogistika (z. B. Indometacin) oder COX-2-Hemmer indiziert, bei Kontraindikationen Colchicin oder systemische Glukokortikoide. Störende und kleinere Tophi können kürettiert oder exzidiert werden.

Prognose: Insbesondere durch die neueren Medikamente hat die Gicht einen Großteil ihres Schreckens verloren. Allerdings muss man bei Gichtpatient*innen häufig auch mit anderen Stoffwechselstörungen rechnen.

34.4 Tätowierungen

Man unterscheidet Schmutz- und Schmucktätowierungen.

Schmutztätowierungen entstehen durch das Eindringen von gefärbten und färbenden Partikeln bei Unfällen (Abb. **34.2a**).
Schnelles Eingreifen durch Ausbürsten innerhalb 72 h (Abb. **34.2b**) lässt die Notwendigkeit von späteren Stanzexzisionen größtenteils vermeiden.

Bei **Schmucktätowierungen** (Abb. **34.3**) werden unterschiedliche Farbpartikel durch Nadelstiche in die Dermis eingebracht.

Zur Entfernung kommen hauptsächlich Laser in Betracht.

Medizinische Probleme sind hauptsächlich allergischer Natur. Weiterhin können Hypersensitivitätsreaktionen (v. a. durch Para-Phenylendiamin [PPD) und andere Hautkrankheiten ausgelöst werden. Bei Sarkoidose ist es manchmal die erste und einzige Manifestation.

34.4 Tätowierungen

Man unterscheidet zwischen Schmutz- und Schmucktätowierungen. Beide entstehen durch das Eindringen oder Einbringen von gefärbten Partikeln in das Bindegewebe der Haut.
Schmutztätowierungen sind in der Regel Folgen von Unfällen mit Feuerwerkskörpern, von Pulverschmauchverletzungen oder von Straßenunfällen (Abb. **34.2a**). Das Eindringen von Metallsplittern in die Haut löst eine bräunliche Verfärbung (Siderose) aus. Bei Bergleuten entstehen häufig Kohlestaubtätowierungen durch Einbringung von Kohlepartikeln. Innerhalb der ersten 72 h können Schmutzpartikel durch Ausbürsten relativ einfach und ohne große kosmetische Beeinträchtigung entfernt werden (Abb. **34.2b**). Später bleibt fast nur die Möglichkeit der Stanzexzision oder der Lasertherapie.
Schmucktätowierungen (Abb. **34.3**) sind zunehmend eine Modeerscheinung. Dabei werden verschiedene Farbpartikel durch Nadelstiche in die Dermis eingebracht. Sie werden nur auf Wunsch der Betroffenen wegen eventueller sozialer Stigmatisierung entfernt.
Zur Entfernung kommen hauptsächlich Laser, aber auch Exzision (evtl. Serienexzision), Stanzexzision, Schleifung, Spalthautabtragung oder chemische Ätzung in Betracht. Eine narbenlose Entfernung ist nicht möglich.
Medizinische Probleme sind hauptsächlich allergischer Natur, vor allem bei den Farben Rot, Blau und Grün. Schwarze Tätowierungen äußern sich hauptsächlich als Papeln und Noduli durch die Ansammlung von Kohlenstoffpartikeln. Hypersensitivitätsreaktionen auf Para-Phenylendiamin (PPD)] und verwandte Komponenten durch Henna-Tattoos sind ein weltweites Problem geworden.
Tätowierungen können Hautprobleme wie Psoriasis, Ekzem und Urticaria auslösen.

34.2 Schmutztätowierung

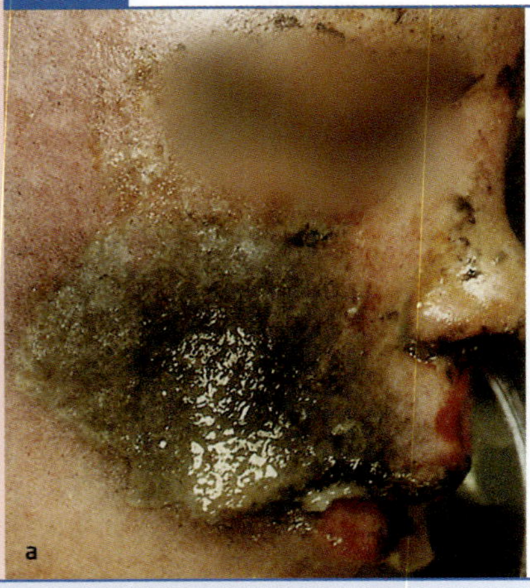

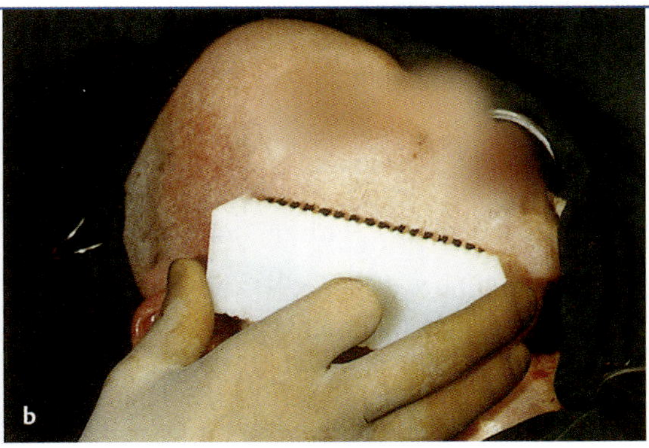

a Schmutztätowierung.
b Entfernung des Materials mit einer starren Bürste.

⊙ 34.3 Schmucktätowierung

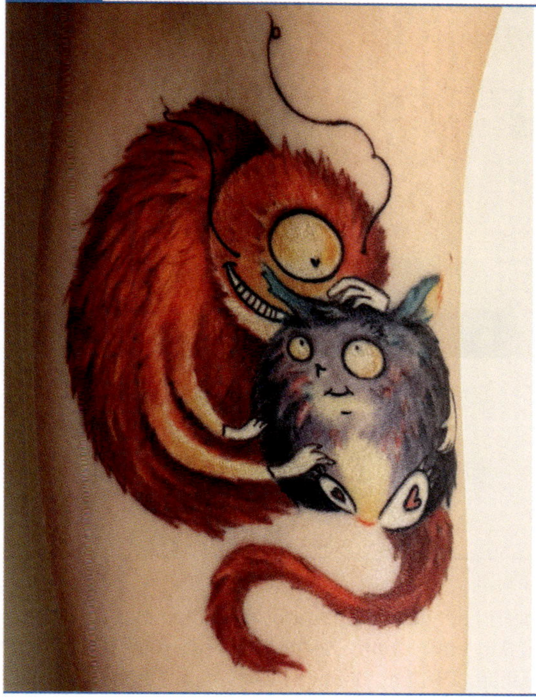

⊙ 34.3

Das Krebsrisiko scheint kein signifikantes Problem zu sein, obwohl schon Basalzellkarzinome und Melanome gemeldet wurden. Tätowierte Bereiche sollten sehr sorgfältig inspiziert werden, da Hautkrebs schneller übersehen werden kann.
Granulomatöse Reaktionen und Sarkoidose in Tätowierungen sind manchmal die erste und einzige Hautmanifestation einer systemischen Sarkoidose. Granulomatöse Eruptionen durch ICPIs (Immun-Check-Point-Inhibitoren) können durch die zunehmende Verwendung dieser Medikamente ein großes Problem werden.

34.5 Xanthomatosen

34.5 Xanthomatosen

▸ Definition. **Xanthome** (xanthos = gelb, oma = Tumor) und **Xanthelasmen** sind Neubildungen als Folge einer Speicherung von Plasmalipoproteinen durch Perizyten und Makrophagen in der Haut. Erhöhte Plasmalipoproteinkonzentrationen im Serum sind häufig vorhanden.

▸ Definition.

Epidemiologie: Xanthomatosen sind relativ häufig. Zum Teil werden die primären Hyperlipoproteinämien vererbt. Dabei kommen autosomal-dominante und rezessive Erbgänge vor.

Epidemiologie: relativ häufig. Zum Teil werden sie vererbt.

Ätiologie und Pathogenese: Xanthelasmen und Xanthome können im Rahmen von primären oder sekundären **Hyperlipoproteinämien** entstehen. Sie können allerdings auch lokalisiert als Ausdruck einer **umschriebenen Störung** auftreten.

Ätiologie und Pathogenese: Xanthelasmen und Xanthome entwickeln sich aus einer örtlichen Störung oder bei Hyperlipoproteinämien.

Klinik und Klassifikation:

- **Xanthelasmen:** Meist treten bilaterale und symmetrische, strohgelbliche bis elfenbeinfarbige, beetartig konfluierte weiche Papeln und Plaques an den Augenlidern auf, hauptsächlich am Oberlid und am inneren Augenwinkel (Abb. **34.4a**). Oft besteht kein Hinweis für eine Hyperlipidämie, und die Xanthelasmen sind Ausdruck einer örtlichen Fettstoffwechselstörung.
- **Xanthoma planum:** gelbliche oder orangefarbige, flache, manchmal kaum palpable Lipideinlagerungen. Die Prädilektionsstelle ist der Rumpf. Gehäuftes Auftreten bei Lymphomen, Leukämie und beim multiplen Myelom lassen an eine Paraneoplasie denken. Plane Xanthome können aber auch wie das Xanthelasma palpebrarum eine örtliche Stoffwechselstörung darstellen.

Klinik und Klassifikation:

- **Xanthelasmen:** meist bilaterale, gelbe, flache Plaques, vor allem am Oberlid (Abb. **34.4a**). Meist stellen sie eine örtliche Stoffwechselstörung dar.
- **Xanthoma planum:** scharf begrenzte, flache Lipideinlagerungen, hauptsächlich am Rumpf. Hier gilt: örtliche Störung oder Paraneoplasie.

34.4 Xanthomatosen

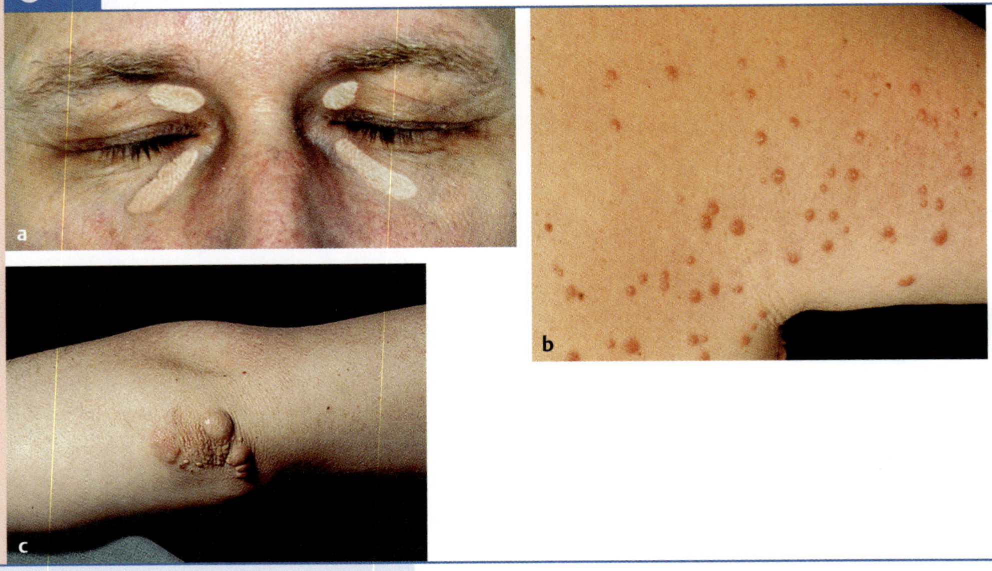

a Xanthelasma palpebrarum bei einem 40-jährigen Mann. *Quelle: Arastéh K, Baenkler H, Bieber C et al. Duale Reihe Innere Medizin. Thieme; 2018*
b Multiple eruptive Xanthome eines 28-jährigen Mannes mit Hypertriglyzeridämie.
c Tuberöse Xanthome über den Ellenbogensehnen bei einem 30-jährigen Mann mit Hypercholesterinämie vom Typ II.

- **Xanthoma eruptivum:** Multiple, plötzlich aufschießende, von einem roten Hof umgebene Papeln zeigen sich im Rahmen einer Hypertriglyzeridämie (Abb. **34.4b**).

- **Xanthoma eruptivum:** symmetrische, gelbliche, von einem roten Hof umgebene Papeln (Abb. **34.4b**), die sich akut entwickeln und bevorzugt Gesäß, Rücken und Extremitätenstreckseiten befallen. Die entzündliche Umgebung und sogar die Xanthome selbst können sich unter Hinterlassung einer diskreten Pigmentierung zurückbilden. Das Auftreten dieser Erscheinungen weist auf erhöhte Konzentrationen von Chylomikronen oder VLDL hin, also auf eine Hypertriglyzeridämie vom Typ I, III, IV oder V. In Kombination mit tuberösen Xanthomen spricht man von tuberoeruptiven Xanthomen.

- **Xanthoma tuberosum:** knotige Effloreszenzen in unterschiedlicher Größe, Farbe und Form an den Extremitätenstreckseiten bei Hypercholesterinämie.

- **Xanthoma tuberosum:** knotige Elemente mit einer großen Variationsbreite in Form (flach bis lobulär), Größe (0,5–5 cm Durchmesser) und Farbe (gelblich, rötlich bis bräunlich). Sie entwickeln sich langsam an den Extremitätenstreckseiten und typischerweise bei einer Hypercholesterinämie oder LDL-Vermehrung beim Typ II und III der Hyperlipidämien.

- **Xanthoma tendinosum et articulare:** Als Begleitung einer Hypercholesterinämie entwickeln sich gelbliche, feste Knoten an Sehnen, Ligamenten, Faszien und am Periost, hauptsächlich an den Fingern und an der Achillessehne (Abb. **34.4c**).

- **Xanthoma tendinosum et articulare:** langsam wachsende, feste Knoten insbesondere an der Achillessehne (Abb. **34.4c**) und an den Fingerstreckseiten. Fast alle Sehnen, auch an Palmae und Plantae, können befallen werden, ebenso auch Ligamente, Faszien und das Periost. Röntgenologisch stellt man keine Verkalkung fest. Im Serum finden sich eine schwere Hypercholesterinämie und ein erhöhter LDL-Spiegel bei Typ II und III der Hyperlipoproteinämien.

Diagnostik: Das typische klinische Bild und die Serumlipidbestimmungen ergeben die Diagnose.

Diagnostik: Das klinische Bild ist typisch und ist zu ergänzen durch folgende Untersuchungen: Serumlipide, Blutzucker, Schilddrüsenwerte, Harnsäure und Serumeiweißelektrophorese.

Histopathologie: In mächtigen perivaskulären Infiltraten findet man typischerweise Schaumzellen und Touton-Riesenzellen. Jüngere Xanthome weisen eher Entzündung, ältere eher Fibrose auf.

Histopathologie: Man findet mächtige perivaskuläre Infiltrate aus lymphozytären und histiozytoiden Zellen, die Lipidmaterial aufnehmen und sich in Schaumzellen und Schaumriesenzellen (Touton-Zellen) umwandeln. Die Lipoide bestehen aus Cholesterinkristallen, Phospholipoiden, Fettsäuren und anderen Fetten. In älteren Xanthomen kommt es zu einer zunehmenden Fibrosierung. Bei eruptiven Xanthomen besteht eine entzündliche Umgebungsreaktion.

Differenzialdiagnose: Xanthelasmata palpebrarum müssen von Syringomen und Milien, **Xanthome** von anderen juxtaartikulären Tumoren und Histiozytosen abgegrenzt werden.

Differenzialdiagnose: Xanthelasmata palpebrarum müssen von Syringomen (gutartige Fehlbildungen der Schweißdrüsenausführungsgänge, die klinisch als kleine, multiple glasige oder leicht rötliche Papeln imponieren) und Milien, **Xanthome** von anderen juxtaartikulären Tumoren und Histiozytosen abgegrenzt werden.

Therapie: Besteht eine begleitende Hyperlipoproteinämie, muss diese behandelt werden (Diät und Lipidsenker); bei den sekundären Formen primär Behandlung der Grunderkrankung.

Therapie: Treten die Xanthome und Xanthelasmen als Begleitung einer Hyperlipoproteinämie auf, muss diese behandelt werden (Diät und Lipidsenker). Bei den sekundären Hyperlipoproteinämien sollte zunächst die Grunderkrankung behandelt werden.
Bei störenden Xanthelasmen oder Xanthomen führt nur die Exzision oder die diathermische Entfernung zu einer befriedigenden Besserung.

Prognose: Primäre familiäre Hyperlipoproteinämien haben eine sehr unterschiedliche Prognose, die durch die Gefäßveränderung bestimmt wird. Die Hauterscheinungen können unter Diät verschwinden.
Die Prognose der sekundären erworbenen Hyperlipoproteinämien wird im Wesentlichen durch die Grunderkrankung bestimmt.
Xanthome aufgrund einer örtlichen Störung haben eine gute Prognose. Allerdings ist Spontanrückbildung ausgeschlossen, die weitere Ausdehnung leider nicht.

Prognose: Die Hauterscheinungen können unter Diät verschwinden, was die Prognose der Hyperlipoproteinämien nicht beeinflusst.

Sekundäre Hyperlipoproteinämien erfordern eine Therapie der Grunderkrankung.

Bei einer örtlichen Störung ist eine Rückbildung ausgeschlossen.

▶ Klinischer Fall. Bei einem 49-jährigen Patienten, der wegen Claudicatio intermittens in die Sprechstunde kam, stellte man eine Hyperlipoproteinämie Typ III nach Frederickson fest. Seine Großmutter war an einem Herzinfarkt verstorben. Klinisch ließ sich ein lehrbuchmäßiger Arcus lipoides corneae und bilaterale Xanthelasmen an beiden Oberlidern diagnostizieren. Eine Operation der Verschlussstelle an der Bifurcatio aortae wurde geplant. Präoperativ stellte man noch einen latenten Diabetes mellitus fest. Die operative Behandlung der Xanthelasmen wurde nicht gewünscht. Es wurde empfohlen, eine lipidsenkende Diät einzuhalten, außerdem wurde ein Lipidsenker verschrieben.

▶ Klinischer Fall.

34.6 Amyloidosen

34.6 Amyloidosen

▶ Definition. Amyloidosen sind zelluläre Stoffwechselstörungen mit extrazellulärer Ablagerung von Amyloid (einem Glykoprotein mit fibrillärer Ultrastruktur) im Interstitium verschiedener Organe.

▶ Definition.

Ätiologie und Pathogenese: Die Ätiopathogenese ist unbekannt. Allerdings scheint die Amyloidbildung ein aktives Geschehen auf zellulärer Ebene darzustellen, das durch verschiedene Ursachen lokal oder systemisch ausgelöst werden kann.

Ätiologie und Pathogenese: unbekannt; chronisch-entzündliche Prozesse können auslösend wirken.

Einteilung: Die Einteilung der Amyloidosen zeigt Tab. **34.2**.

Einteilung: siehe Tab. **34.2**.

34.2 Einteilung der Amyloidosen

systemische Amyloidose (ohne Geschlechtsbevorzugung)	▪ hereditäre Amyloidose – ohne klinisch relevante Amyloidablagerung ▪ idiopathische Amyloidose – klassische primäre systemische Amyloidose: mit Hauterscheinungen in 30 %
lokalisierte Amyloidose (seltenere Form, Frauen bevorzugt)	▪ Lichen amyloidosus ▪ makulöse Amyloidose ▪ Amyloidosis cutis nodularis atrophicans ▪ Amyloidtumoren der Haut
sekundäre Amyloidose (Begleitamyloidose)	▪ tritt in Verbindung mit chronisch-infektiösen und nichtinfektiösen Erkrankungen auf (z. B. bei malignen Tumoren, Plasmozytom)

34.2

Klinik:
- **systemische Amyloidose:** Sie ist durch eine ausgesprochene Polymorphie gekennzeichnet. Typisch sind kleine, zu Knoten und sogar zu Plaques auswachsende, weißlichgelbliche Papeln, vor allem periorbital, im Kopfbereich (Folge: Alopezie) und in den Intertrigines. Dazu finden sich petechiale bis flächenhafte Einblutungen. Die Mundschleimhaut kann befallen sein mit glasigen Knötchen, verhärteten Plaques, Einblutungen und Makroglossie; bei Larynxbefall auch Schluckbeschwerden und Heiserkeit. Bezüglich der Organmanifestationen verweisen wir auf Lehrbücher der Inneren Medizin.
- **lokalisierte Amyloidosen:**
  - Der **Lichen amyloidosus** betrifft hauptsächlich die Unterschenkelstreckseiten in Form von stark juckenden, hyperkeratotischen, hautfarbenen bis gelblichbräunlichen, dicht stehenden Papeln.
  - Die **makulöse Hautamyloidose** imponiert als braune, oft konfluierende Verfärbung zwischen den Schulterblättern.
  - Bei der **Amyloidosis cutis nodularis atrophicans Gottron** finden sich bräunlichrote Knoten, die teilweise ein anetodermatisches (= atrophisches) Zentrum zeigen.
  - Die **Amyloidtumoren** der Haut kann man von den vorher genannten Formen unterscheiden; sie befallen hauptsächlich das Gesicht und weisen keine Atrophie auf (Abb. **34.5**).

Klinik:
- **systemische Amyloidose:** polymorphes Bild, typisch sind weißgelbliche Papeln bis Plaques mit häufigem Einbluten; evtl. auch Schleimhautbeteiligung.
- **lokalisierte Amyloidosen:**
  - **Lichen amyloidosus:** stark juckende, dicht stehende Papeln an den Unterschenkelstreckseiten
  - **makulöse Hautamyloidose:** braune Makulä zwischen den Scapula
  - **Amyloidosis cutis nodularis atrophicans:** Knoten mit zentraler Atrophie
  - **Amyloidtumoren:** rotbraune Gesichtstumoren (Abb. **34.5**)

34.5 Amyloidtumor

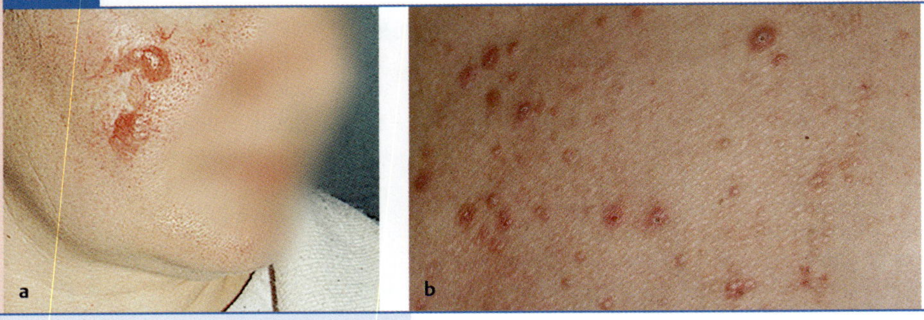

a Rotbrauner umschriebener Tumor im Gesicht einer 44-jährigen Frau.
b Lichen amyloidosus (Detail).

Diagnostik:
- systemische Form: Rektumbiopsie
- lokalisierte Form: Hautbiopsie

Diagnostik: Bei den systemischen Amyloidosen führt die Rektumbiopsie mit Amyloidnachweis eher als eine Haut- oder Mundschleimhautbiopsie zur Diagnosestellung. Bei den lokalisierten Amyloidosen kann per definitionem nur eine Hautbiopsie die Diagnose bestätigen.

Histopathologie: Das Amyloid liegt extrazellulär; es zeigt sich mit Kongorot und im Polarisationsmikroskop in periretikulärer oder perikollagener Anordnung.

Histopathologie: Das Amyloid ist periretikulär (um Retikulinfasern und Basalmembran) oder perikollagen (um Kollagenfasern) gelagert. Die Organzellen selbst enthalten kein Amyloid. Der Amyloidnachweis gelingt am besten mit der Kongorotfärbung und durch Untersuchung von Doppelbrechung im Polarisationsmikroskop.

Differenzialdiagnose:
- systemische Formen: Hyalinosis cutis et mucosae, Lichen myxoedematosus und tuberöse Xanthome.
- lokalisierte Formen bzw. Lichen amyloidosus: Lichen ruber.

Differenzialdiagnose: Zur Differenzialdiagnose der systemischen Formen gehören Hyalinosis cutis et mucosae, Lichen myxoedematosus sowie bei knotigen Effloreszenzen tuberöse Xanthome.
Der Lichen amyloidosus sollte von Lichen-ruber-Formen sowie vom Lichen simplex chronicus abgegrenzt werden. Die makulöse Hautamyloidose lässt an Lichen Vidal denken sowie an postinflammatorische Hyperpigmentierungen.

Therapie:
- systemische Formen: Azathioprin, Melphalan oder D-Penicillamin.
- lokalisierte Formen: lokale Glukokortikoide, Operation der knotigen Elemente.

Therapie: Bei systemischen Amyloidosen empfiehlt sich ein Versuch mit D-Penicillamin und Immunsuppressiva wie Azathioprin oder Melphalan. Bei Vorliegen einer Grundkrankheit muss diese vordringlich behandelt werden.
Wegen des teilweise starken Juckreizes bei den lokalisierten Formen sind Glukokortikoide lokal und intrafokal angezeigt. Operative Maßnahmen kommen vor allem bei den nodulären und knotigen Formen infrage.

Prognose: chronisch-progredient; bei der systemischen Amyloidose durch die Organbeteiligung infaust.

Prognose: Nur bei den sekundären systemischen Formen besteht die Möglichkeit einer Rückbildung, sofern die zugrunde liegende Erkrankung behoben werden kann. Sonst ist die Prognose der systemischen Amyloidose durch die Beteiligung weiterer Organe infaust.
Die lokalisierten Formen sind therapieresistent, aber gutartig.

34.7 Muzinosen

34.7 Muzinosen

▸ Definition.

▸ Definition. Bei Myxodermien oder Muzinosen finden sich Ablagerungen von gallertigem Material im Gewebe durch Störungen im Mukopolysaccharidstoffwechsel. Die schleimartige Substanz besteht aus Glykosaminoglykanen mit neutralen (z. B. Hexosamine) und sauren (z. B. Hyaluronsäure) Mukopolysacchariden, die ein unterschiedliches färberisches Verhalten zeigen.

Von Bedeutung sind:
- Myxoedema circumscriptum praetibiale symmetricum
- Mucinosis follicularis
- Mucinosis erythematosa reticularis

Folgende Muzinosen sind an der Haut von Bedeutung:
- Myxoedema circumscriptum praetibiale symmetricum
- Mucinosis follicularis
- Mucinosis erythematosa reticularis

▸ Merke.

▸ Merke. Wird bei Muzinoseverdacht eine histopathologische Gewebeuntersuchung notwendig, muss das Gewebe in absolutem Alkohol mit 1 % Formalin und nicht mit dem gewöhnlichen Formalin fixiert werden.

34.7.1 Myxoedema circumscriptum praetibiale symmetricum

34.7.1 Myxoedema circumscriptum praetibiale symmetricum

► **Synonym.** Prätibiales Myxödem, zirkumskriptes prätibiales Myxödem, Myxodermia circumscripta symmetrica praetibialis

► **Definition.** Es handelt sich um eine prätibiale Einlagerung von sauren Mukopolysacchariden, die typischerweise nach Thyreoidektomie oder bei Hyperthyreose auftritt.

Epidemiologie: Die Erkrankung ist nicht selten und bevorzugt deutlich das weibliche Geschlecht.

Epidemiologie: nicht selten; v. a. bei Frauen.

Ätiologie und Pathogenese: Typisch ist das Auftreten nach **Thyreoidektomie** oder bei **Hyperthyreose** (Morbus Basedow). Man diskutiert vor allem das LATS (Long acting thyroid Stimulator) als auslösenden Faktor (Autoimmunkrankheit?).

Ätiologie und Pathogenese: Hyperthyreose und Thyreoidektomie liegen dem Myxödem meist zugrunde.

Klinik: An den Unterschenkelstreckseiten, evtl. bis zum Fußrücken, entwickeln sich gelbliche bis lividrote, kissenartige, apfelsinenschalenartige Ödeme mit Hypertrichose (Abb. **34.6**). Begleitsymptome wie Exophthalmus und Trommelschlägelfinger dürfen nicht übersehen werden.

Klinik: Kennzeichnend sind gelbliche bis lividrote, apfelsinenschalenartige Unterschenkelödeme mit Hypertrichose (Abb. **34.6**).

Diagnostik: Das klinische Aussehen, die Schilddrüsendiagnostik und die Vorgeschichte eines behandelten Morbus Basedow führen zur Diagnose.

Diagnostik: typische Anamnese, Klinik und Schilddrüsendiagnostik führen zur Diagnose.

Histopathologie: Muzine finden sich hauptsächlich im mittleren und unteren Drittel der Dermis. Histochemisch handelt es sich um saure und neutrale Mukopolysaccharide. Das Kollagen wirkt reduziert und auseinandergedrückt. Sperrarterien in der Dermis sind vermehrt.

Histopathologie: Es findet sich eine dermale Einlagerung von sauren und neutralen Mukopolysacchariden.

Differenzialdiagnose: Differenzialdiagnostisch kommen andere Unterschenkelödeme und die Necrobiosis lipoidica in Betracht.

Differenzialdiagnose: Unterschenkelödeme anderer Ursache, Necrobiosis lipoidica.

Therapie: In erster Linie muss die Grundkrankheit behandelt werden. Zusätzlich können ggf. Glukokortikoide (intraläsional oder als Folienverband) oder Hyaluronidase (intraläsional) verabreicht werden. Auch längerfristige Kompressionen sind erfolgversprechend.

Therapie: Behandlung der Hyperthyreose. Dazu evtl. Glukokortikoide (intraläsional oder als Folienverband) oder Hyaluronidase (intraläsional). Kompression!

Prognose: Nur in einem Teil der Fälle bilden sich die Hauterscheinungen unter entsprechender Behandlung zurück.

Prognose: Eine behandlungsbedingte Rückbildung erfolgt nur teilweise.

34.6 Myxoedema circumscriptum praetibiale

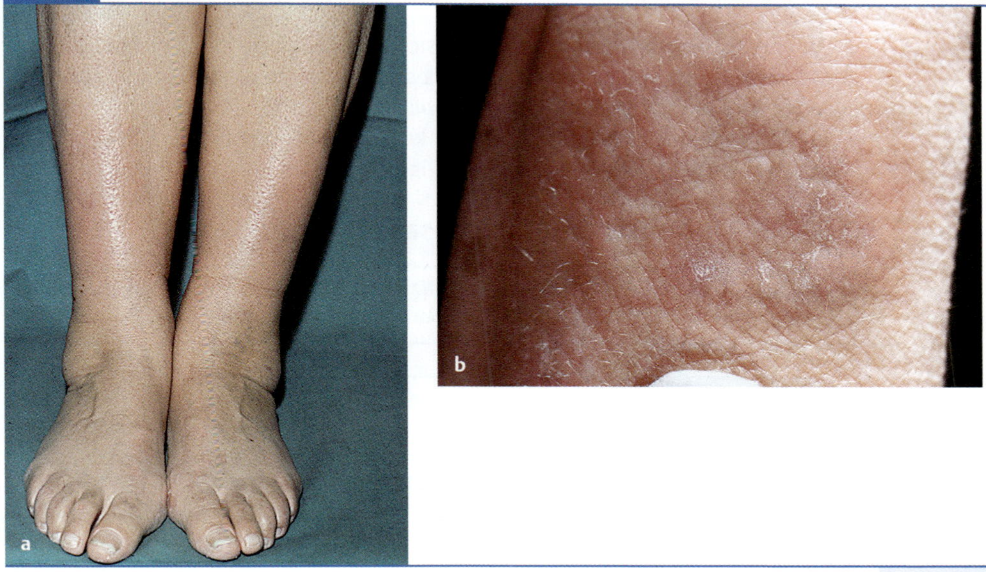

a Klinischer Befund an den Unterschenkeln einer 66-jährigen Patientin, deren Hyperthyreose durch Thyreoidektomie behandelt wurde.
b Detailbild.

34.7.2 Mucinosis follicularis

► Synonym.

► Definition.

Epidemiologie: nicht selten.

Ätiologie und Pathogenese: Wahrscheinlich handelt es sich um eine sekundäre Muzinbildung nach Zellschädigung.

Klinik:
- **akute-subakute benigne Form:** mit teigig infiltrierten, alopezischen, zum Teil papulösen Herden
- **chronisch-benigne Form:** mit multiplen, polymorphen, keratotischen Herden an Extremitäten und Stamm

Die chronische Form bei malignen Lymphomen entspricht einer follikulär betonten **Mycosis fungoides**.

Diagnostik: Histopathologie.

Histopathologie: lymphohistiozytäre perifollikuläre Infiltrate mit Atrophie der Haarfollikel und Muzinablagerung.

Differenzialdiagnose: Alopecia areata und Tinea capitis et barbae.

Therapie: Behandlung der Grunderkrankung. Therapiemöglichkeiten sind Glukokortikoide (topisch oder systemisch), Dapsone, PUVA und Röntgenweichstrahlen.

Prognose: Sie ist von der Form abhängig und geht von Abheilung innerhalb Wochen bis zur infausten Konsequenz eines malignen Lymphoms.

34.7.3 Mucinosis erythematosa reticularis

► Synonym.

► Definition.

Epidemiologie: Betroffen sind Frauen im mittleren Lebensalter.

34.7.2 Mucinosis follicularis

► Synonym. Alopecia mucinosa, Mucophanerosis intrafollicularis et seboglandularis

► Definition. Die Mucinosis follicularis ist eine idiopathisch oder symptomatisch auftretende Erkrankung mit intraepithelialen Muzineinlagerungen in Talgdrüsen und Follikelwand.

Epidemiologie: Die Erkrankung ist nicht selten.

Ätiologie und Pathogenese: unbekannt. Wahrscheinlich werden die mukoiden Substanzen sekundär im Anschluss an Zellschädigungen im Talgdrüsenapparat und den äußeren Haarwurzelscheiden gebildet und abgelagert. Es handelt sich hauptsächlich um ein kutanes T-Zell-Lymphom vom Typ der Mycosis fungoides. In manchen Fällen dagegen entsteht es als reaktiv-entzündlicher Prozess.

Klinik: Man unterscheidet die **akute-subakute, benigne Form** mit teigig infiltrierten, alopezischen, zum Teil papulösen Herden von der **chronisch-benignen Form** mit multiplen, polymorphen, keratotischen Herden an den Extremitäten und am Stamm. Eine chronische Form bei malignen Lymphomen entspricht einer follikulär betonten **Mycosis fungoides**. Sie tritt häufiger auf als die idiopathische Form, weshalb eine Mucinosis follicularis auch als eine Paraneoplasie zu deuten ist.

Diagnostik: Eine Blickdiagnose ist nur selten möglich. Erst die histopathologische Untersuchung bringt Sicherheit.

Histopathologie: Man findet eine Zelldegeneration in der äußeren Haarwurzelscheide und in den Talgdrüsen mit Bildung von zystischen Räumen angefüllt mit Muzin. Außerdem sieht man unterschiedlich ausgeprägte lymphohistiozytäre Infiltrate, die bei der symptomatischen Mucinosis follicularis einen Rückschluss auf die Grunderkrankung erlauben.

Differenzialdiagnose: Differenzialdiagnostisch sind zu erwähnen: Alopecia areata, Tinea capitis, Tinea barbae, seborrhoisches Ekzem, Lichen simplex chronicus und Lichen ruber acuminatus.

Therapie: Die Behandlung der Grunderkrankung (z. B. Mycosis fungoides) steht im Vordergrund. Glukokortikoide (topisch oder systemisch), Dapsone, PUVA und Röntgenweichstrahlen sind empfehlenswerte Therapiemöglichkeiten, die aber häufig erfolglos bleiben.

Prognose: Auch hier wird differenziert zwischen idiopathisch und symptomatisch. Die akut-idiopathische Form heilt nach Wochen bis Monaten ohne bleibende Alopezie ab.
Die chronisch-idiopathische Form kann sich über das ganze Integument ausdehnen und mehrere Jahre persistieren. Es muss sogar damit gerechnet werden, dass sich später noch ein malignes Lymphom entwickelt.
Bei der symptomatischen Form besteht keine Rückbildungstendenz. Die Prognose ist allein von der Grundkrankheit abhängig.

34.7.3 Mucinosis erythematosa reticularis

► Synonym. Retikuläre erythematöse Muzinose, REM-Syndrom, plaqueartige kutane Muzinose

► Definition. Im oberen Thoraxbereich sieht man netzförmige Erytheme als Ausdruck einer Ablagerung von mukoiden Substanzen im Bindegewebe.

Epidemiologie: Betroffen sind hauptsächlich Frauen im mittleren Lebensalter. Wahrscheinlich kommt das REM-Syndrom häufiger vor als gedacht, wird aber oft übersehen.

Ätiologie und Pathogenese: Man vermutet ein entzündliches Geschehen, in dessen Verlauf mukoide Substanzen abgelagert werden.

Klinik: Im zentralen Brust- und Rückenbereich bilden sich erythematöse Infiltrate, die netzförmig zusammenfließen. Nur selten wird auch die abdominelle Haut befallen. Mit Ausnahme eines milden Juckreizes, bestehen keine Symptome. Häufig verschlechtern sich Lokalbefund und Juckreiz nach Sonnenbestrahlung.

Diagnostik: Das klinische Bild führt in Verbindung mit der Histopathologie zur Diagnose.

Histopathologie: Die Epidermis ist normal. Dermal findet sich eine Gefäßerweiterung mit einem vorwiegend lymphozytären perivaskulären und perifollikulären Infiltrat. Wichtig für die Diagnose ist das Vorhandensein von alzianblauen Niederschlägen zwischen den Kollagenfasern.

Differenzialdiagnose: Die wichtigste Differenzialdiagnose stellt das seborrhoische Ekzem dar. Außerdem sollte das REM-Syndrom vom Lupus erythematodes abgegrenzt werden.

Therapie: Synthetische Antimalariamittel (Chloroquinphosphat, Hydroxychloroquin und Mepacrin) sind in vielen Fällen hilfreich. Eine spontane Rückbildung ist nicht ausgeschlossen. Antihistaminika und Glukokortikoide sind wirkungslos.

Prognose: Das REM-Syndrom ist chronisch, verschwindet aber in manchen Fällen spontan.

Ätiologie und Pathogenese: Nach einem entzündlichen Prozess entstehen mukoide Ablagerungen.
Klinik: Im zentralen Brust- und Rückenbereich bilden sich erythematöse, evtl. netzförmig zusammenfließende Infiltrate. Sonneneinwirkung bewirkt eine Verschlechterung.

Diagnostik: klinisches Bild und Histopathologie.

Histopathologie: Typisch sind ein perivaskuläres und perifollikuläres lymphozytäres Infiltrat und alzianblaue Niederschläge zwischen den Kollagenfasern.

Differenzialdiagnose: seborrhoisches Ekzem und Lupus erythematodes sind abzugrenzen.

Therapie: Eine spontane Rückbildung ist möglich. Sonst helfen nur Antimalariamittel.

Prognose: chronischer Verlauf.

35 Erbkrankheiten der Haut

C. Has; vormals beteiligt: E.G. Jung †, I. Moll*, V. Voigtländer**

35.1 Neurofibromatosen (NF)

35.1 Neurofibromatosen (NF)

C. Has; vormals beteiligt: E.G. Jung †, I. Moll**

35.1.1 Allgemeines

35.1.1 Allgemeines

► Synonym.

► Synonym. Neurofibromatosis generalisata, Morbus von Recklinghausen (= NF-1 bzw. NF Typ 1)

► Definition.

► Definition. RASopathie (genetische Erkrankung die den RAS/MAPK Signalweg stört), mit Befall von **Haut**- und **Nervensystem** sowie oft der **Augen** (früher auch neurokutane Systemerkrankungen oder Phakomatosen genannt). Die charakteristischen Hautsymptome sind: Neurofibrome, Café-au-Lait-Flecken und kleinfleckige Hyperpigmentierungen axillär und inguinal.

Es besteht eine Heterogenie mit 2 **erblichen** Typen und einem **sporadischen** Typ (Tab. **35.1**). Die NF-1 (Typ 1, Morbus von Recklinghausen) ist die häufigste Form; sie wird hier ausschließlich angesprochen.

≡ 35.1

≡ 35.1 **Heterogenie bei den Neurofibromatosen**

Typen	
autosomal-dominant:	
NF-1	Morbus von Recklinghausen: klassischer kutaner Typ (85–90 %)
NF-2	Akustikus-Typ: Haut gering befallen, bilaterale Akustikus-Neurinome
sporadisch:	
NF-1	segmentale oder Mosaik-NF1

35.1.2 Neurofibromatose Typ 1 (NF-1)

35.1.2 Neurofibromatose Typ 1 (NF-1)

Erbgang und Epidemiologie: autosomal-dominant; Häufigkeit ca. 1:3 000.

Erbgang und Epidemiologie: autosomal-dominante Vererbung mit deutlichen intra- und interfamiliären Expressivitätsschwankungen. 50 % der Erkrankungen entstehen durch Neumutationen. Die Häufigkeit beträgt 1:3 000.

Ätiologie: monoallelische Mutation im Gen für Neurofibromin (Tumorsuppressor-Gen).

Ätiologie: Der Gendefekt liegt auf Chromosom 17q11 und betrifft das Tumorsuppressor-Gen *NF1*, welches für Neurofibromin codiert. Neurofibromin ist ein GTPase-aktivierendes Protein, das die Aktivität des RAS/MAPK Signalweges negativ reguliert und somit den Zellzyklus negativ beeinflusst.

Klinik: Typisch sind Café-au-Lait-Flecken, kleinfleckige Hyperpigmentierungen axillar und inguinal sowie multiple Neurofibrome der Haut (Abb. **35.1a**). Die Expressivität der Krankheit ist sehr variabel.

Klinik: Das erste Zeichen der NF-1 sind Café-au-Lait-Flecken, die bereits bei Geburt bestehen können. Im Kindesalter treten kleinfleckige Hyperpigmentierungen der großen Beugen auf. Ab früher Kindheit, mit einer Verstärkung in der Adoleszenz, treten multiple kutane und subkutane **Neurofibrome** auf: kleine, weiche, indolente

35.1 Neurofibromatosis von Recklinghausen

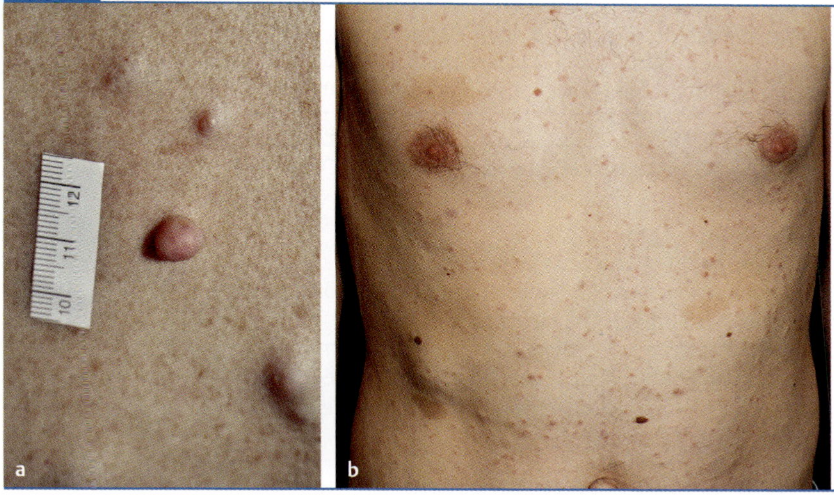

a Kleinfleckige Pigmentierung und Neurofibrome.
b Café-au-Lait-Flecken und kleinfleckige Hyperpigmentierung am ventralen Rumpf.

Knötchen in der Haut oder als gestielte Exophyten (Abb. **35.1a**). Gelegentlich sind sie rötlich oder bräunlich eingefärbt. Sie sind in der Regel schmerzfrei, manchmal besteht Juckreiz. Wenige plexiforme Neurofibrome können sehr groß werden und wammenartig als lokale Dermatochalasis herunterhängen (z. B. am Oberlid als Paragraphen-Neurofibrome). Abortive Formen kommen vor.

Am Stamm und an den proximalen Extremitäten kommen ovale, scharf begrenzte hellbraune Pigmentflecken als **Café-au-Lait-Flecken** bereits frühkindlich zur Ausprägung (Abb. **35.1b**). Oft sind sie das erste und jahrelang das einzige Symptom. Finden sich mehr als 6 Café-au-Lait-Flecken (≥ 5 mm präpubertal, > 15 mm postpubertal), so kann damit die Diagnose NF-1 gestellt werden. Daneben treten häufig, meist während der Adoleszenz, multiple **kleinfleckige Hyperpigmentierungen**, besonders der Axillen und inguinal, auf (Abb. **35.1b**).

Scharf begrenzte, ovale hellbraune Pigmentflecken treten als **Café-au-Lait-Flecken** frühkindlich auf und sind oft das erste und einzige Symptom. Mindestens 6 solcher Flecken (≥ 5 mm präpubertal, > 15 mm postpubertal) erlauben die Diagnose. Daneben treten **kleinfleckige Hyperpigmentierungen** meist axillar und inguinal auf (Abb. **35.1b**).

Kleine Neurofibrome treten regelmäßig in der Iris des Auges als **Lisch-Knötchen** auf, manchmal auch an Nerven, am Rückenmark und im zentralen Nervensystem, und verursachen entsprechend Ausfälle und **epileptische Anfälle**. **Optikusgliome** sind ein Hauptkriterium zur Diagnose der NF-1. Skelettveränderungen, vor allem an der Wirbelsäule (z. B. Kyphoskoliose, Sphenoid Dysplasie, Pseudoarthrose langer Knochen), Störungen innerer Organe und Intelligenzminderung finden sich häufig.

Neurofibrome treten auch in der Iris (**Lisch-Knötchen**), im Nervensystem (epileptische Anfälle), im Skelett und in inneren Organen auf.

Bei NF-1 kommt es selten zu einer **sarkomatösen Entartung** großer Neurofibrome. Es besteht ein erhöhtes Risiko für maligne Erkrankungen (in 10–25 % der Fälle): Optikusgliome, Rhabdomyosarkome, Neuroblastome, juvenile myelomonozytische Leukemie, maligne Tumoren der peripheren Nervenscheiden, gastrointestinale Tumore, Phäochromozytome, Brustkrebs.

Maligne Entartung der Neurofibrome ist selten. Jedoch besteht ein erhöhtes Risiko für maligne Erkrankungen.

Diagnostik: Durch die klinische Trias an der Haut

- multiple Neurofibrome (histopathologisch gesichert),
- mindestens 6 Café-au-Lait-Flecken und
- kleinfleckige Hyperpigmentierungen axillär oder inguinal

ist die Diagnose NF-1 sicher. Allerdings sind abortive Formen häufig.

Ein lokalisierter, segmentaler oder der Befall einer Körperhälfte kommt im Rahmen der Mosaik NF-1 vor und wird von postzygostischen *NF1*-Mutationen hervorgerufen.

Diagnostik: Die klinische Trias

- multiple Neurofibrome,
- ≥ 6 Café-au-Lait-Flecken und
- kleinfleckige Hyperpigmentierungen axillär oder inguinal

sichert die Diagnose.

Therapie: Störende Neurofibrome werden exzidiert. Kontrollen wegen Tumoren des Nervensystems sind notwendig. MEK-Inhibitoren sind für die Behandlung symptomatischer plexiformer Neurofibrome bei Kindern zugelassen. Die Patient*innen werden multidisziplinär betreut.

Therapie: Exzision der störenden Neurofibrome.

Prognose: Die Krankheit ist chronisch-progredient und determiniert durch die Möglichkeit der malignen Entartung (Sarkome, Lymphome) und die epileptischen Anfälle.

Prognose: chronisch-progredient, determiniert durch maligne Entartungen und epileptische Anfälle.

35.2 Tuberöse Sklerose Komplex (TSC)

▸ Synonym.

▸ Definition.

Erbgang und Epidemiologie: autosomal-dominant; Häufigkeit ca. 1:5 000–10 000.

Ätiologie: *TSC 1*- oder *TSC 2*-Gen.

Klinik: Die Haut ist immer betroffen:
- weiße, blattförmige „Eschenlaubflecken“ (Abb. **35.2**)
- zentrofaziales Angiofibrome (Abb. **35.3a**)
- Bindegewebsnävi (Abb. **35.3c**)
- Fibrome des Nagelfalz (Koenen-Tumoren, Abb. **35.3b**)

Im **ZNS** kommen gliomähnliche Knoten (**Tubera**) vor, die zu epileptiformen Anfällen und Entwicklungsrückständen führen.

35.2

35.2 Tuberöse Sklerose Komplex (TSC)

C. Has; vormals beteiligt: E.G. Jung †, I. Moll**

▸ Synonym. Tuberöse Hirnsklerose, Morbus Bourneville-Pringle

▸ Definition. Der tuberöse Sklerose Komplex (TSC) ist eine erbliche Multisystemerkrankung mit der klassischen Trias:
- Epilepsie
- mentale Retardierung
- Hautveränderungen: Angiofibrome, weiße blattförmige Flecken.

Auch der Befall innerer Organe ist möglich.

Erbgang und Epidemiologie: autosomal-dominante Erbkrankheit mit inter- und intrafamiliärer Expressivitätsschwankung, ca. 60 % Neumutationen. Die Häufigkeit beträgt ca. 1:10 000.

Ätiologie: Das *TSC 1*-Genprodukt, Hamartin (Chromosom 9) und das *TSC 2*-Genprodukt, Tuberin (Chromosom 16) bilden einen Komplex, der den „mammalian target of rapamycin complex 1“ (mTORC 1) hemmt. Durch Mutationen kommt es zu einem Funktionsverlust des Komplexes und zu einer Aktivierung von mTOR-Signalweges. Das führt zu exzessivem Zellwachstum und -Proliferation.

Klinik: Die **Haut** ist zu 100 % betroffen und zeigt in der Regel auch die frühesten Symptome. Die charakteristischen weißen, ovalen, blattförmigen **„Eschenlaubflecken“** mit einem gezähnten Rand treten am Stamm und an den proximalen Extremitäten auf (Abb. **35.2**). Diese Flecken sind bei hellhäutigen Kindern sehr diskret und müssen gesucht werden, ≥ 3 sprechen für die Diagnose. Ab dem Alter von 3 Jahren und in der Adoleszenz kommt es zur Ausprägung der **Angiofibrome** mit multiplen, zentrofazial angereicherten, roten bis schmutzigbraunen Knötchen ohne subjektive Symptome. Histologisch handelt es sich um Angiofibrome (Abb. **35.3a**). Typisch für TSC ist auch die fibröse Stirnplaque. Im Lauf des Lebens kommen in unterschiedlicher Häufigkeit **Bindegewebsnävi** (Abb. **35.3c**), vor allem an der Stirn und lumbosakral, sowie Fibrome am Nagelfalz (**Koenen-Tumoren**, Abb. **35.3b**) hinzu.
Im **ZNS** bilden sich gliomähnliche Knoten (**Tubera**), die die neurologischen Symptome, epileptiformen Anfälle und die mentale Retardierung verursachen. Verschiedene Hamartome, Fibrome und Angiofibrome können auch am Zahnfleisch, im Auge und an inneren Organen (Herz, Nieren) auftreten.

35.2 Weiße „Eschenlaubflecken“ bei TSC

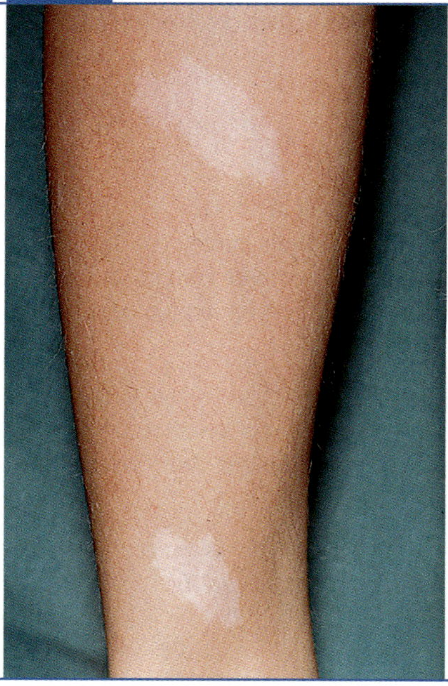

Zwei ovale, blattförmige weiße „Eschenlaubflecken“ mit gezähntem Rand am Bein eines Kindes mit TSC.

35.3 Angiofibrome

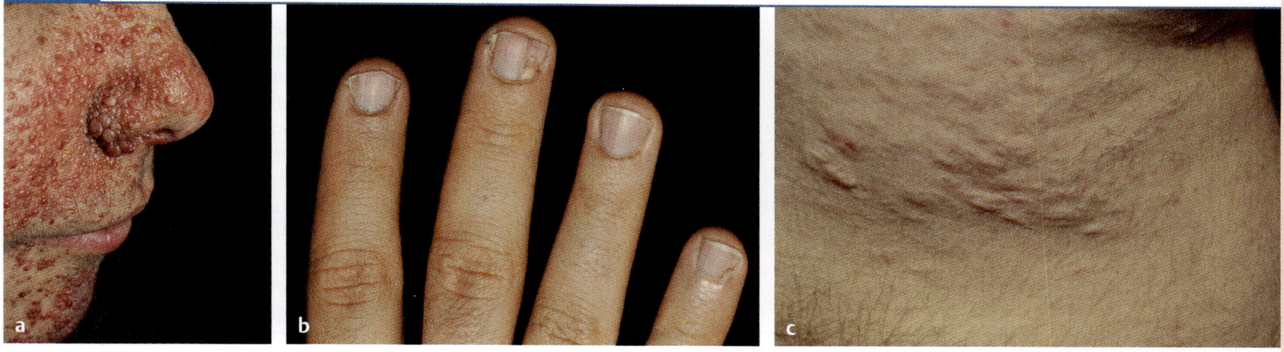

a Angiofibrome in der Gesichtsmitte.
b Fibrome am Nagelfalz.
c Bindegewebsnävus am Rücken.

Diagnostik und Differenzialdiagnose: Die weißen, blattförmigen **Eschenlaubflecken** (> 3) sind pathognomonisch (DD: Pityriasis versicolor alba), zumal wenn sie mit unklaren Anfällen und Entwicklungsstörungen einhergehen. Die zentrofazialen **Angiofibrome** treten später auf und sind ebenfalls pathognomonisch (DD: atypische Akne).

Diagnostik und Differenzialdiagnose: Sowohl die weißen, blattförmigen Flecken (> 3; DD: Pityriasis versicolor alba) wie auch das Angiofibrom (DD: atypische Akne) sind pathognomonisch.

Therapie: Die antiepileptische Behandlung steht im Vordergrund. Der mTOR-Inhibitor Everolimus ist für die Behandlung der renalen Angiomyolipome, der subependymalen Riesenzellastrozytome sowie auch der therapieresistenten Epilepsie zugelassen. Die Angiofibrome können mittels einer Rapamycin-Salbe behandelt werden; Sonnenschutz ist ebenfalls notwendig. Große Angiofibrome können geschliffen oder gelasert werden, es kommt aber zu Rezidiven. Bindegewebsnävi und Fibrome des Nagelfalz können exzidiert werden.

Therapie: Die antiepileptische Therapie ist vordringlich. Der mTOR-Inhibitor Everolimus ist für die Behandlung der renalen Angiomyolipome, der subependymalen Riesenzellastrozytome sowie auch der therapieresistenten Epilepsie zugelassen. Die Angiofibrome können mittels einer Rapamycin-Salbe behandelt werden. Bindegewebige Tumoren können exzidiert werden.

Prognose: Die Hautveränderungen haben großen Wert in der Frühdiagnostik, sie beeinflussen die Prognose nicht. Diese wird von der Schwere der zentralnervösen Symptome und der extrakutanen Tumoren frühzeitig bestimmt.

Prognose: Die Prognose wird durch die zentralnervösen Symptome und die extrakutanen Tumoren bestimmt.

35.3 Xeroderma pigmentosum (XP)

C. Has; vormals beteiligt: E.G. Jung †, I. Moll**

35.3 Xeroderma pigmentosum (XP)

▸ **Definition.** Es handelt sich um eine heterogene Gruppe von seltenen, autosomal-rezessiven Erbkrankheiten mit sehr starker Lichtempfindlichkeit, in deren Folge es zu chronischen Lichtschäden und multiplen Tumoren kommt. Die DNA-Reparatur nach Schäden (z. B. UV-B, Chemikalien) ist vermindert oder fehlt.

▸ **Definition.**

Erbgang und Epidemiologie: 2–4 pro 1 Million Menschen sind betroffen. Die Frequenz der heterozygoten Träger die klinisch gesund sind, beträgt 1:500. XP kommt bei allen ethnischen Gruppen vor.
Mutationen in 8 Genen verursachen XP. Man kennt **7 Gruppen, XP-A bis -G**, und eine sogenannte **XP-Variante**. Bei **XP-A bis -G** ist die DNA-Exzision molekularbiologisch unterschiedlich gestört. Klinisch unterscheiden sie sich durch das Manifestationsalter, die Häufigkeit, die Schwere der Erkrankung und die Art der lichtinduzierten Tumoren.
Dazu kommt der **Varianten-Typ (XP-V)**, bei dem die Postreplikationsreparatur aufgrund von Mutationen im Transläsionspolymerase η-Gen (Pol H, Polymerase eta) vermindert ist. Diese Patient*innen entsprechen mittelschweren Fällen mit Krankheitsmanifestationen im frühen Erwachsenenalter.

Erbgang und Epidemiologie: autosomal-rezessiv, 2–4 pro 1 Million sind betroffen; Frequenz der heterozygoten Mutationsträger 1:500.
Mutationen in 8 Genen verursachen XP. Man kennt **7 Gruppen (XP-A bis -G)**, die sich molekularbiologisch und auch klinisch durch Manifestationsalter, Häufigkeit, Schwere der Erkrankung und Art der lichtinduzierten Tumoren unterscheiden, sowie eine sogenannte **XP-Variante**.
Die **XP-Variante** (XP-V) ist durch einen mittelschweren Krankheitsverlauf gekennzeichnet.

Ätiologie und Pathogenese: Die Gendefekte sind aufgeklärt. Die Sonnenbestrahlung (insbesondere UV-B) führt zu einer Vielzahl molekularbiologischer Veränderungen in lichtexponierten Zellen, u. a. auch an der DNA, wo vorwiegend benachbarte Thymin-Moleküle dimerisieren. Dadurch wird der DNA-Strang funktionell inaktiviert. Normale Zellen verfügen über **Reparaturmechanismen** für diese Schäden, bei XP ist dies nicht der Fall.

Ätiologie und Pathogenese: Gendefekte aufgeklärt. Aufgrund defekter DNA-Reparaturmechanismen können Schäden (z. B. durch UV-Licht) der Haut nicht repariert werden.

35.4 Xeroderma pigmentosum (Typ C)

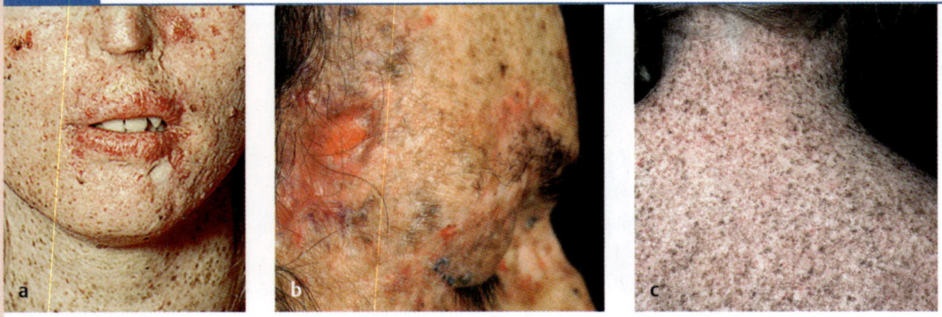

a Pigmentverschiebungen im Gesicht und am Hals, multiple Basaliome, melanotische Präkanzerosen und Operationsnarben von früheren Exzisionen. Cheilitis actinica der Unter- und Oberlippe. Mutilation der Nase.
b Multiple Tumoren, Narben, Hyper- und Hypopigmentierungen.
c Deutliche Pigmentverschiebungen (Lentigines) am Rücken eines Jugendlichen.

Bei den Komplementationsgruppen findet man eine Reduktion oder Fehlen der Exzisionsreparatur von lichtinduzierten Thymin-Dimeren.

Bei den Komplementationsgruppen A–G ist der **Exzisionsmechanismus** der Reparatur (messbar als „unscheduled DNA synthesis“, UDS) vermindert oder defekt. Die für jede Gruppe spezifischen, defekten Genprodukte (DNA-Helikasen, -Endonukleasen, -Polymerasen) und Genloci sind bekannt. Aufgrund der Reparaturdefekte persistieren Thymin-Dimere (s. o.) oder werden fehlerhaft repariert. Diese Fehler stellen Punktmutationen dar, die die Tumorentstehung fördern können.

Beim Varianten-Typ ist die **Postreplikationsreparatur** vermindert.

Beim Varianten-Typ ist die **Postreplikationsreparatur** vermindert, daraus resultieren auch Mutationen. Es ist nicht klar, warum einzelne Gruppen besondere Tumorinzidenzen haben (z. B. XP-D 100 % Melanome).

Klinik: Lichtempfindlichkeit und persistente Rötung als Sofortsymptom. Spätveränderungen wie Pigmentverschiebungen, Epidermisatrophie, aktinische Elastose, multiple Präkanzerosen und maligne Hauttumoren treten nach Monaten bis Jahren auf (Abb. **35.4**). Auch die vorderen Augenabschnitte können mitbefallen sein. 25 % zeigen **neurologische Störungen**. Vermehrt Tumoren innerer Organe.

Klinik: Alle Patient*innen weisen eine hohe Lichtempfindlichkeit mit lange persistenter Rötung der Haut auf. Nach wenigen Lichtexpositionen und einer Latenzzeit von Monaten bis einigen Jahren treten schon bei Kindern **chronische Lichtschäden** auf (Abb. **35.4**): Pigmentverschiebungen, trockene Haut, epidermale Atrophie, multiple **Präkanzerosen** und **maligne Hauttumoren** (Basaliome, Spinaliome, Melanome). Latenzzeit, Schwere der Hautveränderungen sowie Zahl und Art der Tumoren hängen vom Komplementationstyp ab und vom Ausmaß der exogenen Belastung. An Augenlidern und Nase treten Mutilationen, im vorderen Augenabschnitt auch Keratokonjunktivitis und Neoplasien auf. Auch Tumoren innerer Organe kommen gehäuft vor.

Neurologische Symptome kommen bei ca. 25 % aller Patient*innen mit XP vor, vor allem beim Komplementationstyp A.

Diagnostik und Differenzialdiagnose: Unterscheidung der XP-Typen, beachte die unterschiedliche Tumorinzidenz.

Diagnostik und Differenzialdiagnose: Die Diagnose und die Differenzialdiagnose des Komplementationstyps können klinisch nur vermutet werden. Gesichert werden sie durch die molekulargenetische Diagnostik und durch die Messung der Exzisionsreparatur an Lymphozyten oder kultivierten Fibroblasten.

Abgrenzung zu Poikilodermien, Porphyrien und seltenen Syndromen.

Klinisch und molekularbiologisch ist die Differenzialdiagnose zur Gruppe der Poikilodermien, zu anderen seltenen Syndromen mit Lichtempfindlichkeit (Cockayne-Syndrom, Bloom-Syndrom) und den Porphyrien möglich. Der Typ XP-D ist gelegentlich assoziiert mit Trichothiodystrophie (S. 541).

Therapie: Gentherapie wird erprobt. Die Entfernung der manifesten Tumoren ist wichtig! Lichtschutz und Vermeiden von Lichtexposition!

Therapie: Kausale Gentherapien werden auf Forschungsebene erprobt. **Lichtschutz** und **Vermeidung jeglicher Sonnenexposition** sind notwendig. Die lichtveränderte Haut muss in 3- bis 6-monatigen Abständen kontrolliert werden, Präkanzerosen müssen kürettiert, manifeste Tumoren operativ entfernt werden. Mit der Einnahme oraler Retinoide (z. B. Acitretin) kann die Entwicklung neuer Tumoren reduziert werden. Die Hautkrebstherapien mit Checkpoint-Immuninhibitoren (z. B. PD1) wirken auch gut bei Patient*innen mit XP.

Prognose: Die Lebensqualität ist reduziert, die Lebenserwartung abhängig von den Tumoren.

Prognose: Die Lebensqualität der Betroffenen ist reduziert, die Lebenserwartung durch die Tumoren und deren Entfernung determiniert. Die genetische Beratung von Familien mit einer/einem XP-Betroffenen ist dringend notwendig. Eine pränatale Diagnostik ist möglich.

35.4 Progerie-Syndrome (Vergreisungssyndrome)

C. Has; vormals beteiligt: E.G. Jung †, I. Moll**

► Definition. Heterogene Gruppe von sehr seltenen, vererbten Krankheiten mit vorzeitiger Alterung und Neigung zu Tumoren. Neben der Haut können auch andere Organe von der vorzeitigen Alterung betroffen sein. Zugrunde liegen Defekte der DNA-Reparaturmechanismen, der Nukleotid-Exzisionsreparatur oder der zellulären DNA-Schadensantwort. Außerdem gibt es eine Gruppe progeroider Bindegewebserkrankungen (Ehlers-Danlos-Syndrome und Cutis laxa). Es gibt viele Syndrome, die mit vorzeitiger (Haut-)Alterung einhergehen, wie z. B. Werner-, atypisches Werner-, Hutchinson-Gilford-, Bloom-, Cockayne-, Rothmund-Thompson-Syndrom, Xeroderma pigmentosum, Ataxia telangiectasia oder Dyskeratosis congenita. Hier werden zwei Formen beschrieben: das Hutchinson-Gilford- und das Werner-Syndrom.

Epidemiologie: Die Progerie-Syndrome sind sehr selten, das Werner-Syndrom ist am häufigsten.

Ätiologie und Pathogenese: Die mutierten Gene sind teilweise bekannt.

Klinik: man unterscheidet (siehe Tab. **35.2**):

35.2 Genetik, Organbefall und Differenzialdiagnose bei Vergreisungssyndromen

	Hutchinson-Gilford-Syndrom	Werner-Syndrom
Vererbungsmodus	sporadisch aufgrund von *de novo* Mutationen	autosomal-rezessiv
Genmutation	LMNA (Lamin-A)	WRN (RecQ-Helikase)
Hautatrophie	+ +	+ (akral)
Minderwuchs	+ +	+
Lebenserwartung vermindert	+ + (ca. 15 J.)	+
Arteriosklerose	+ +	+ +
Diabetes mellitus	+	+ + (ca 50 %)
Hypogenitalismus	+	+ +
besondere Merkmale	Lipodystrophie, Alopezie	Katarakt, Tumoren (10 %), Alopezie

Bei dem **Hutchinson-Gilford-Syndrom (Progeria infantilis)** (schwere Form) tritt bereits frühkindlich eine generalisierte atrophisierende Vergreisung der Haut auf, zusammen mit Haarverlust, „Vogelgesicht“, unproportioniertem Zwergwuchs, Entwicklungsstörungen aller Organe und krächzender Stimme. Die Geschlechtsreife wird nicht erreicht, die Patient*innen sterben vorher an Arteriosklerose oder Herzinfarkt.

Das **Werner-Syndrom (Progeria adultorum, Pangerie)** zeigt nach normaler Kindheit einen vorzeitigen Wachstumsstopp mit 16–18 Jahren und stellt eine „Karikatur“ des Alterns dar. Im 3. Lebensjahrzehnt tritt eine atrophisch-sklerodermieartige Vergreisung der Haut und des Unterhautgewebes mit zentripetaler Progression und Ulzera an den Extremitäten auf. Gleichzeitig kommt es zum Ergrauen der Haare und zu Glatzenbildung. Bilaterale Katarakte und eine krächzende Stimme (Atrophie der Stimmbänder) gehören ebenfalls zu den Symptomen. Die Geschlechtsreife endet bereits mit 30–35 Jahren. Etwa die Hälfte aller Betroffenen erkrankt in diesem Alter an einem Diabetes mellitus. Die Lebenserwartung ist reduziert, die Patient*innen versterben in der Regel an den Folgen der vorzeitigen Arteriosklerose. 10 % entwickeln bösartige Tumoren, meist Sarkome und/oder eine Leukämie.

Differenzialdiagnose: Die Vergreisungssyndrome müssen untereinander und von Xeroderma pigmentosum (S. 461) abgegrenzt werden. Zur Unterscheidung und Charakterisierung der verschiedenen Formen der Vergreisungssyndrome siehe Tab. **35.2**.

35.4 Progerie-Syndrome (Vergreisungssyndrome)

► Definition.

Epidemiologie: Progerie-Syndrome sind sehr selten.

Ätiologie und Pathogenese: Die mutierten Gene sind teilweise bekannt.
Klinik: man unterscheidet (siehe Tab. **35.2**):

35.2

Das Hutchinson-Gilford-Syndrom ist eine schwere, generalisierte frühkindlich beginnende Vergreisung der Haut und aller Organe mit vorzeitigem Tod an Arteriosklerose.

Das **Werner-Syndrom** zeigt nach normaler Kindheit einen Wachstumsstopp mit 16–18 Jahren und eine „Karikatur“ des vorzeitigen Alterns mit Befall innerer Organe.

Differenzialdiagnose: Abgrenzung von Xeroderma pigmentosum (S. 461) und den anderen Progeroid-Syndromen.

Therapie: nicht möglich.

Prognose: Abhängig von den Veränderungen am kardiovaskulären System und Tumoren.

Therapie: Eine Therapie ist nicht möglich.

Prognose: Sie ist determiniert durch die Veränderungen am kardiovaskulären System und Tumoren.

35.5 Porphyrien

35.5 Porphyrien

C. Has; vormals beteiligt: E.G. Jung †, I. Moll**

▶ Definition.

▶ Definition. Porphyrien sind Stoffwechselkrankheiten, bei denen die **Porphyrin-** und **Hämbiosynthese** im **Knochenmark** und in der **Leber** gestört ist.

Ätiologie und Pathogenese: Je nach Defekt treten unterschiedliche Anhäufungen bestimmter Zwischenprodukte der Porphyrinsynthese in pathologischen Konzentrationen auf (Abb. **35.5**). Die Symptome variieren je nach Löslichkeit und Konzentration der Zwischenprodukte.
Porphyrine führen zu einer **Lichtempfindlichkeit** (UV-A und sichtbares Licht), die ein klinisches Leitsymptom darstellt.

Ätiologie und Pathogenese: Porphyrine sind Tetrapyrrole, die durch Oxidation physiologischer Zwischenprodukte bei der vielstufigen Hämsynthese entstehen. Hereditäre **Fehlfunktionen von Enzymen** und auch Pharmaka (Hormone, Medikamente, Gifte) können zu Störungen der Hämsynthese und dadurch zu Anhäufungen der vor dem Enzymdefekt (bzw. Stoffwechselschritt) liegenden Metaboliten führen, die bei normaler Hämsynthese nur in Spuren gebildet werden (Abb. **35.5**). Bei Anhäufung werden sie über die Niere im **Urin** und über den **Darm** im Stuhl ausgeschieden. Eine ausbleibende Rückkoppelung führt sekundär zur Aktivierung der Synthese (Abb. **35.5**). Obwohl die chemische Struktur aller Porphyrine ähnlich ist, variieren die Symptome je nach Löslichkeit, Lokalisation, Ablagerung und Konzentration in Zellen und Zellorganellen. Dabei können rötliche Verfärbungen auftreten. Porphyrine absorbieren Licht im UV-A- und im sichtbaren Bereich und wirken fototoxisch durch Sauerstoffradikale, die die Zellmembranen und die Zellorganellen schädigen und Entzündungsmediatoren induzieren und so zu Blasenbildungen und zu Nekrosen führen. Die Porphyrien zeigen deshalb **lichtabhängige Sofort- und Spätschäden**.

Einteilung: Es erfolgt eine Einteilung in **erythropoetische** und **hepatische** Porphyrien (Tab. **35.3**).

Einteilung: Die Einteilung erfolgt in **erythropoetische** und **hepatische** Porphyrien (Tab. **35.3**). Die hepatischen Porphyrien sind mit Ausnahme der Porphyria cutanea tarda (PCT) sehr selten und weisen wenig fototoxische Symptome an der Haut auf. Die intermittierende Porphyrie zeigt neben starken kolikartigen Schmerzen mit Leukozytose auch neurologische oder psychische Symptome.

35.5 Schematische Darstellung des Porphyrinstoffwechsels

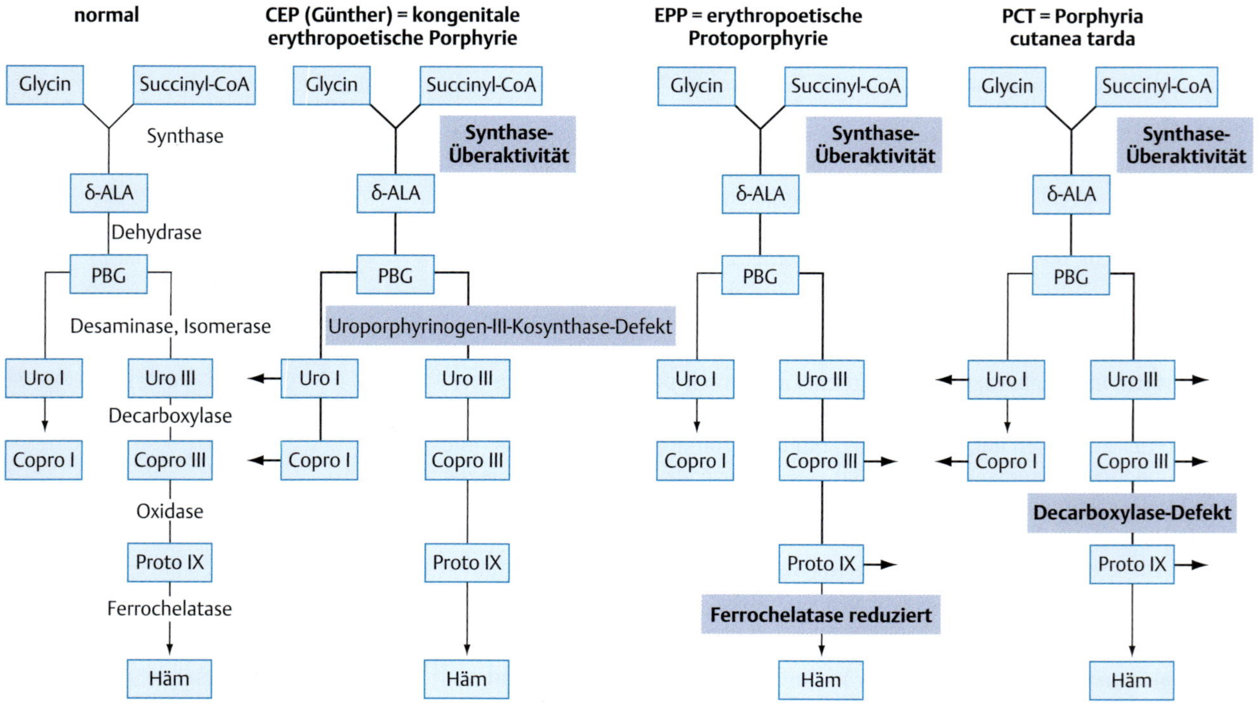

δ-ALA = Delta-Aminolävulinsäure Copro = Coproporphyrine PBG = Porphobilinogen Proto = Protoporphyrine Uro = Uroporphyrine

35.3 Einteilung der Porphyrien

erythropoetische Porphyrien (Anhäufung von Porphyrinen durch Störung der Hämsynthese im Knochenmark)	▪ kongenitale erythropoetische Porphyrie (CEP) ▪ erythropoetische Protoporphyrie (EPP)
hepatische Porphyrien (defekte Hämsynthese in der Leber)	▪ Porphyria cutanea tarda (PCT) ▪ Porphyria variegata ▪ hereditäre Koproporphyrie ▪ intermittierende Porphyrie (Porphyria acuta intermittens)

35.3

35.5.1 Kongenitale erythropoetische Porphyrie (CEP)

▸ **Synonym.** Morbus Günther

▸ **Definition.** Die CEP ist eine sehr seltene, schwere Porphyrinkrankheit mit starker Lichtempfindlichkeit und in der Folge Narben, Mutilationen der Akren und später Narbenkarzinome. Komplikationen entstehen durch die Splenomegalie und eine hämolytische Anämie.

Epidemiologie und Erbgang: sehr seltene, schwere Porphyrie. Der Erbgang ist autosomal-rezessiv, die Eltern der Erkrankten sind oft blutsverwandt.

Ätiologie: Der Gendefekt betrifft die **Uroporphyrinogen-III-Kosynthase** (Chromosom 10q25; viele Mutationen des *UROS*-Gens bekannt; Abb. **35.5**).

Klinik: Als erstes Zeichen der Erkrankung findet man vom Urin rosarot verfärbte Windeln. Schon in der frühen Kindheit treten nach geringer Lichtexposition Rötungen der Haut auf, gefolgt von hämorrhagischen Bläschen und Blasen, die zu schlecht heilenden, oft superinfizierten Erosionen und Ulzerationen führen. Diese haben nach Wiederholung der Lichtexposition **Mutilationen** an den Akren zur Folge (besonders an Fingern, Nase, Lidern und Ohrmuscheln), die teilweise sklerodermieartig, derb und gestrafft imponieren, teilweise hyper- oder hypopigmentiert sind. Am behaarten Kopf treten oft fleckförmige bis flächige, **narbige Alopezien** auf (Abb. **35.6**). Besonders auffällig ist die **Hypertrichose** der lichtexponierten Hautflächen (Handrücken, Vorderarme, Wangen und seitliche Stirnpartien). Die Betroffenen leiden zusätzlich häufig an einer Splenomegalie und einer hämolytischen Anämie (Milzexstirpation oft notwendig). Als Spätveränderungen treten an den oft exponierten und mutilierten Stellen (Nase, Unterlippe, Ohren) **Narbenkarzinome** (S. 362) auf.

35.5.1 Kongenitale erythropoetische Porphyrie (CEP)

▸ Synonym.

▸ Definition.

Epidemiologie und Erbgang: sehr seltene, autosomal-rezessive Stoffwechselerkrankung.

Ätiologie: Defekt der **Uroporphyrinogen-III-Kosynthase** (Abb. **35.5**).

Klinik: Rot gefärbte Windeln können als erstes Symptom beobachtet werden. An den lichtexponierten Stellen kommt es im ganzen Leben zu hämorrhagischen Blasen mit narbiger Abheilung, Infektionen, **Mutilationen**, **narbigen Alopezien** und später zu **Narbenkarzinomen** (Abb. **35.6**). Auffällige **Hypertrichose** der lichtexponierten Stellen (Arme, Gesicht).

35.6 Kongenitale erythropoetische Porphyrie (CEP)

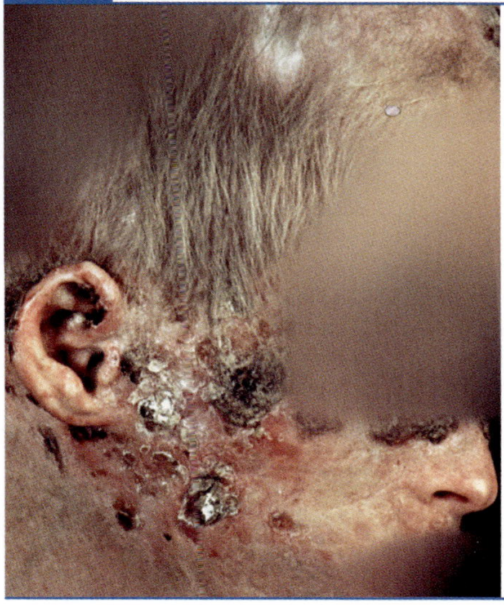

Hämorrhagische Erosionen und Ulzerationen, Hautstraffung und Mutilation der Nase.

35.6

Diagnostik und Differenzialdiagnose: Gesamtporphyrine in Erythrozyten, Stuhl und Urin erhöht. Molekulargenetische Analyse.

Diagnostik und Differenzialdiagnose: Biochemisch sind die **Gesamtporphyrine** in den Erythrozyten, im Urin und im Stuhl stark vermehrt. 60–90 % aller Porphyrine gehören der Isomeren-Reihe I an (normalerweise III). Neben dem Urin zeigen auch Haut und Zähne eine rötliche Verfärbung, die unter Wood-Licht kräftiger rot erscheint. Biallelische pathogene Varianten im *UROS*-Gen liegen vor.

Therapie: strenger Lichtschutz. Genetische Beratung und pränatale Diagnostik. Knochenmarktransplantation.

Therapie: Strenger Lichtschutz und Meiden jeglicher Sonnenexposition ist unabdingbar. Die Wirksamkeit von β-Karotin konnte nicht bestätigt werden. Genetische Beratung und pränatale Diagnostik sollten angeboten werden. Knochenmarktransplantation in Fällen mit schwerer Anämie.

Prognose: eingeschränkte Lebensqualität und Lebenserwartung.

Prognose: Die Lebensqualität ist deutlich eingeschränkt. Die Lebenserwartung ist determiniert durch die hämolytische Anämie und die sekundär auftretenden Narbenkarzinome.

35.5.2 Erythropoetische Protoporphyrien (EPP)

► Synonym.

► Synonym. protoporphyrinämische Lichtdermatosen

► Definition.

► Definition. Die EPP sind eine seltene Gruppe von lichtempfindlichen Hauterkrankungen mit akuten urtikariellen und chronischen pachydermieartigen Veränderungen. Es besteht eine genetische Heterogenität. Die autosomal-rezessive Form, EPP1, beruht auf genetischen Defekten der Ferrochelatase. Diese wird hier beschrieben.

Epidemiologie: autosomal-rezessive Erkrankung.

Epidemiologie: Seltene (2–5:100 000), in allen Ethnien vorkommende Erkrankungen. Der Erbgang ist autosomal-rezessiv. EPP1 ist die häufigste Porphyrie im Kindesalter. Die Frequenz der heterozygoten Träger einer *FECH*-Variante (s. u.) die klinisch gesund sind beträgt zwischen 1–3 % (Menschen afrikanischer Herkunft) und 43 % (Menschen japanischer Herkunft).

Ätiologie und Pathogenese: Es handelt sich um einen Enzymdefekt der **Ferrochelatase**, wodurch die jungen Erythrozyten **Protoporphyrin** in großen Mengen anreichern (Abb. **35.5**).

Ätiologie und Pathogenese: Es handelt sich um einen angeborenen Enzymdefekt der **Ferrochelatase** (Häm-Lyase, *FECH*-Gen, Chromosom 18q21.3). Dadurch kommt es in den jungen Erythrozyten zu einer bis zu 100-fachen Erhöhung des **Protoporphyrins** (Abb. **35.5**). Diese Erythrozyten unterliegen bei ihrer Passage durch lichtexponierte Haut der Fotohämolyse, Protoporphyrine treten ins perivaskuläre Gewebe aus und führen dort unter UV-Exposition zu massiven Zellschäden, die die klinischen Symptome auslösen.

Klinik: Nach **Sonnenexposition** treten an den exponierten Stellen (Gesicht, Handrücken) brennende und juckende **Rötungen** auf, die **tagelang persistieren** und gelegentlich hämorrhagisch einbluten (Abb. **35.7a**). Narben bleiben zurück. Bei wiederholten Expositionen kommt es zur **Pachydermie** (Abb. **35.7b**).

Klinik: Schon in früher Kindheit treten bei kurzer **Sonnenexposition**, bevorzugt an Handrücken und im Gesicht, hier besonders auf der Nase, an den Wangen und am Kinn, brennende und juckende **Rötungen** auf (Abb. **35.7a**). Stunden später erscheint entweder ein **urtikarielles**, flüchtiges oder aber ein derbes, **tagelang anhaltendes** Infiltrat. Die Haut erscheint orangenschalenartig aufgetrieben, oft kommen Einblutungen hinzu, jedoch sehr selten Bläschen. Da die Hautveränderungen jucken, werden sie oft zerkratzt, und es bleiben windpockenartige, manchmal auch flächige Narben zurück. Bei wiederholten Sonnenexpositionen verstärken sich die Symptome, was flächige Narben sowie im Lauf der Jahre eine zunehmende Vergröberung und Verdickung (Lichenifikation) der Haut (**Pachydermie**) zur Folge hat (Abb. **35.7b**). Selten kommt es

35.7 Erythropoetische Protoporphyrinämie (EPP)

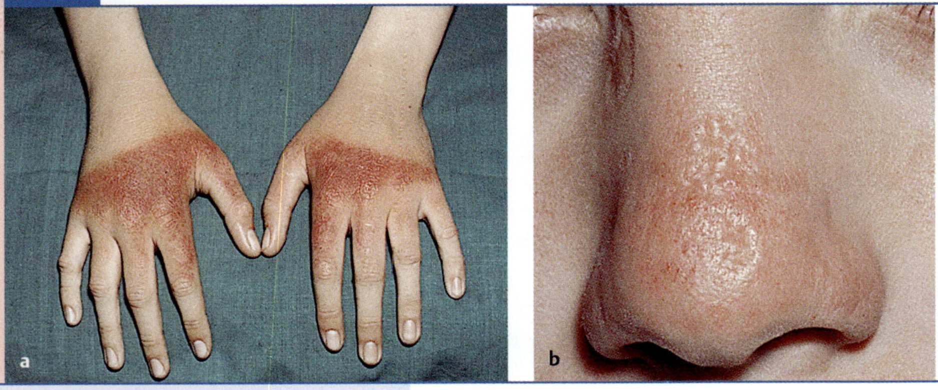

a **Persistentes Erythem** der lichtexponierten Handrücken mit deutlicher Abzeichnung des kleidungsgeschützten Vorderarms.
b **Pachydermie** des exponierten Nasenrückens.

auch zu Ablagerungen von übermäßigen Protoporphyrinen in der Leber, was Leberzellschäden bedingt, und gelegentlich zu protoporphyrinhaltigen Gallensteinen führt.

Diagnostik: Die EEP kann aufgrund der klinischen Symptome von den anderen Porphyrinkrankheiten abgegrenzt werden. Die Diagnose kann durch die **Protoporphyrin-Fluoreszenz** in einer **Erythrozytensuspension** bewiesen werden. Dabei wird mithilfe eines Fluoreszenzmikroskops (Anregung bei 405 nm, mit Sperrfilter bei 500 nm) untersucht. Etwa 10 % der Erythrozyten (es handelt sich um jugendliche Erythrozyten), fluoreszieren für wenige Sekunden rötlich, um dann der Fotohämolyse zu unterliegen. Die Protoporphyrine sind auch im Stuhl erhöht; die Uroporphyrine werden in normalen Mengen ausgeschieden. Die molekulargenetische Untersuchung weist biallelische pathogenen Varianten im Ferrochelatase-Gen (*FECH*) auf.

Diagnostik: Die klinische Verdachtsdiagnose kann durch die **Protoporphyrin-Fluoreszenz** in **Erythrozyten** bewiesen werden. Die molekulargenetische Untersuchung weist biallelische pathogenen Varianten im Ferrochelatase-Gen (*FECH*).

Differenzialdiagnose: „Fluorozyten" sind auch bei der erythropoetischen Porphyrie zu beobachten und selten bei Bleivergiftungen. Sie zeigen aber nur bei der erythropoetischen Protoporphyrinämie eine Fotohämolyse.

Differenzialdiagnose: Erythropoetische Porphyrie und Bleivergiftungen zeigen auch Fluorozyten, aber keine Fotohämolyse.

Therapie: Konstant hoher **Lichtschutz**, die Vermeidung von direkter Sonnenexposition durch zweckmäßige Bekleidung sowie β-Karotin oral und α-MSH-Analoga (Afamelanotid) haben sich bewährt. Nebenwirkungen von β-Karotin sind, mit Ausnahme einer leichten Gelbfärbung der Haut, nicht bekannt.

Therapie: externer **Lichtschutz**, β-Karotin oral und α-MSH-Analoga (Afamelanotid).

Prognose: Die Prognose ist gut. Die Lebensqualität ist durch die Vermeidung der Sonnenexpositionen beeinträchtigt. Die Patient*innen leiden nicht selten unter psychosozialen Problemen.

Prognose: gut.

35.5.3 Porphyria cutanea tarda (PCT)

► Synonym. Familiäre PCT, PCT-Typ II

► Definition. Eine reduzierte Aktivität (< 20 %) des hepatischen Enzyms Uroporphyrinogen-Decarboxylase verursacht alle PCT-Typen. Die familiäre PCT (PCT-Typ II) beruht auf einem genetischen Defekt der Uroporphyrinogen-Decarboxylase. Die akquirierte (erworbene) sporadische hepatische Porphyrie, PCT-Typ I, weist auf einen Leberschaden hin.

35.5.3 Porphyria cutanea tarda (PCT)

► Synonym.

► Definition.

Epidemiologie: Die Krankheit tritt zwischen dem 40. und 70. Lebensjahr bei ca. 1 % der Bevölkerung auf und ist damit die häufigste Porphyrie überhaupt. Sie tritt meist als **erworbene** oder symptomatische Erkrankung auf. Der seltenere autosomal-dominant vererbte Typ II stellt 15 bis 50 % aller Fälle dar. Die Penetranz des genetisch-bedingten Typs ist niedrig und von Risikofaktoren abhängig.

Epidemiologie: PCT ist die häufigste Porphyrie. Die Krankheit tritt bei ca. 1 % der Bevölkerung zwischen dem 40. und 70. Lebensjahr auf, meist als **erworbene** Form. Der familiäre Typ stellt 15 bis 50 % aller Fälle dar.

Ätiologie und Pathogenese: Alle PCT-Fälle werden durch eine reduzierte Aktivität (< 20 %) des hepatischen Enzyms **Uroporphyrinogen-Decarboxylase** verursacht. Dem erblichen Typ II liegt ein genetisch-bedingter Enzymdefekt der **Uroporphyrinogen-Decarboxylase** (*UROD*, Chromosom 1p34) zugrunde. Zusätzlich spielen Risikofaktoren wie Eisenüberladung, Alkohol, Östrogene, Toxine, Hepatitis und HIV eine wichtige Rolle. Bei dem erworbenen Typ I kommt es im Rahmen von **Leberschäden** zu einer Insuffizienz dieses Enzyms, was zu einer massiven Vermehrung der Porphyrinausscheidung im Urin (v. a. Uroporphyrin), aber auch im Stuhl führt (Abb. **35.5**). Häufigster Auslöser der Leberschädigung ist Alkohol, darüber hinaus kommen Kontrazeptiva, Eisen, γ-Hexachlorcyclohexan (Insektenschutzmittel) und Barbiturate sowie eine Hepatitis in Betracht.

Ätiologie und Pathogenese: Dem Typ II liegen monoallelische pathogene Varianten des Gens für **Uroporphyrin-Decarboxylase** (*UROD*) zugrunde. Der erworbene Typ I ist durch **Leberschäden** (häufig Alkohol) verursacht.

Klinik: Bevorzugt befallen sind Handrücken, Unterarmstreckseiten, Gesicht und Nacken. Eine **erhöhte Verletzbarkeit** der Haut führt zu **Blasen** und schlecht heilenden Wunden. Nach Lichtexpositionen erscheinen diskrete Bläschen und Blasen in wenig geröteter Umgebung. Nach Einreißen der Blasendecke kommt es zu **Erosionen** und **Ulzerationen**, die wie die Bagatellverletzungen unter Hinterlassung von Narben und Milien abheilen (Abb. **35.8**). Die Lichtempfindlichkeit ist meist gering und wird deshalb von den Betroffenen oft nicht bemerkt, sie kann aber wechseln. Weitere Symptome sind fleckige **Hyperpigmentierungen** und eine regelmäßige **Hypertrichose** mit besonderer Betonung der seitlichen Periorbitalregion. Bei chronischem Verlauf können **sklerodermieartige** Hautveränderungen an Stirn und Kopfhaut auftreten. Bei

Klinik: An Handrücken, Unterarmen und im Gesicht tritt eine **erhöhte Verletzbarkeit** und **Lichtempfindlichkeit** der Haut auf, die zu **Blasen** führt (Abb. **35.8**), die unter Hinterlassung von Narben und Milien abheilen. Zudem entstehen eine **Hypertrichose** (Gesicht) und sklerotische Hautveränderungen.

35.8 Porphyria cutanea tarda (PCT)

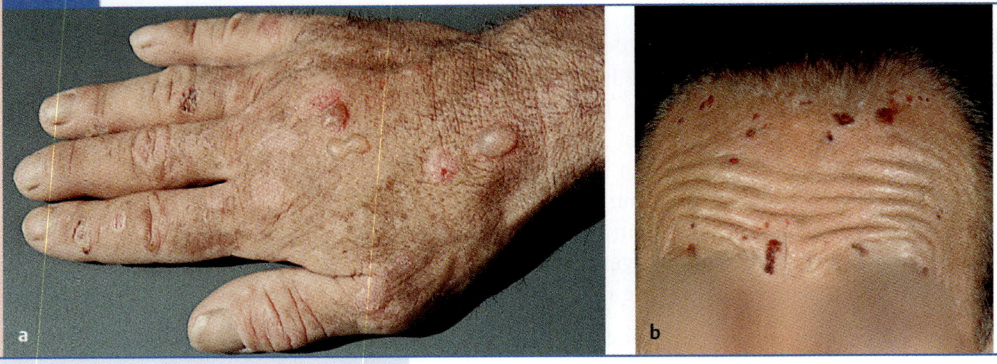

a Blasen, Krusten, Narben und Narbenmilien an den lichtexponierten Handrücken eines Patienten mit chronischem Leberleiden.
b Hämorrhagische Krusten, Erosion, chronisch lichtgeschädigte Haut im Gesicht, betonte Brauen.

den meisten Patient*innen findet man einen Leberschaden unterschiedlichen Ausmaßes bis hin zu Leberzirrhose und erhöhten Eisenwerten.

Diagnostik: Klinisches Bild, Porphyrinausscheidung im Urin und Leberschaden sichern die Diagnose.

Diagnostik: Die Diagnose der PCT kann anhand des klinischen Bildes, des Leberschadens und durch die Bestimmung der vermehrten Porphyrinausscheidung im Urin gesichert werden. Der frische Urin zeigt oft eine Rotfluoreszenz im Wood-Licht. Dieselbe rötliche Fluoreszenz zeigen auch Leberbiopsien. Die molekulargenetische Untersuchung bestimmt den *UROD*-Gendefekt.

Differenzialdiagnose: Abb. **35.5**.

Differenzialdiagnose: Die Differenzialdiagnostik ist in Abb. **35.5** angegeben.

Therapie: Weitere Leberschädigung und die Lichtexposition sollten vermieden werden. Die **Aderlassbehandlung** und niedrig dosierte Behandlung mit **Chloroquin** führen zu einer Besserung der Haut- und der biochemischen Befunde.

Therapie: Eine Voraussetzung zur Therapie ist die Meidung aller lebertoxischen Einflüsse, Medikamente, Alkohol etc. und der Lichtexposition. Die pathologische Stoffwechsellage kann durch eine **Aderlasstherapie** wirksam beeinflusst werden. Aderlässe bis zu 500 ml werden über Wochen durchgeführt. Kontrollparameter sind Serumeisenkonzentration, Hämoglobin und Porphyrinausscheidung im Urin, die sich in der Regel nach mehreren Wochen normalisieren. Die Wirkungsweise der Behandlung ist ungeklärt (Enzyminduktion durch Eisenreduktion?). Eine medikamentöse Therapie mit Chloroquin oder Hydroxychloroquin in der Dosierung von 2 × 125 mg oder 100 mg/Woche (!) für die Dauer von 9–12 Monaten kann ebenfalls zu einer Normalisierung der biochemischen Parameter und zu einer Abheilung der Haut führen. Man nimmt an, dass die Antimalariamittel durch Komplexbildung eine verstärkte Ausscheidung der pathologischen Porphyrine im Urin bewirken, eine Maßnahme, die durch die Alkalisierung des Urins mit Natriumbikarbonat oder Uralyt U ebenfalls angestrebt wird (Cave: Leberschäden!).

Prognose: wird durch das Ausmaß des Leberleidens bestimmt.

Prognose: Ausmaß und Verlauf des Leberschadens bestimmen die Prognose.

► Klinischer Fall.

► Klinischer Fall. Ein 46-jähriger Heizungsmonteur, der vor 6 Jahren eine infektiöse Hepatitis A durchmachte, empfand seit 1 Jahr eine gesteigerte Verletzbarkeit seiner Finger und Hände, wenn er unvorsichtig anstieß oder fest zupackte. Schürfungen entstanden auf schrägen und tangentialen Druck sehr viel eher als auf senkrechte Belastung. Daneben bemerkte er auch, dass er vor allem an Stirn, Nacken und Handrücken nach einer geringen Sonnenexposition Bläschen entwickelte. Seit einigen Wochen traten auch spontan kleine bis mittlere pralle Blasen am Handrücken und an den Fingerstreckseiten auf, die nach Wochen narbig abheilten (Abb. **35.8**). Der klinische Verdacht auf eine Porphyria cutanea tarda wurde durch die 10-fach erhöhte Ausscheidung von Uroporphyrinen im Urin bewiesen. Die Leber- und Glukosewerte waren erhöht, ebenso der Serumeisenspiegel. Sie besserten sich auf Alkoholkarenz und Diät deutlich. Unter Lichtschutz und einer kontinuierlichen langfristigen Aderlasstherapie heilten die vorhandenen Hautveränderungen narbig ab; neue Veränderungen traten nicht mehr auf.

35.6 Hereditäre Epidermolysen

C. Has; vormals beteiligt: I. Moll, V. Voigtländer**

▶ **Definition.** Die erblichen Epidermolysen stellen eine seltene heterogene Krankheitsgruppe dar, die dadurch gekennzeichnet ist, dass die Haut und Schleimhäute lokalisiert oder generalisiert dazu neigen, auf geringfügige Traumen mit Blasen zu reagieren (Tab. **35.4**). Dies beruht auf Funktionsverlusten von Strukturproteinen der basalen Keratinozyten und der dermoepidermalen Junktionszone (S. 20) (siehe Abb. **1.6**), denen Mutationen in den entsprechenden Genen zugrunde liegen. Dies führt zu einer **verminderten Festigkeit in der dermoepidermalen Junktionszone** und damit zu **Blasenbildung**. Je nach defektem Strukturprotein tritt die Spaltbildung in unterschiedlichen Ebenen ein und danach werden die Epidermolysen klassifiziert (Tab. **35.4**).

35.4 Einteilung der hereditären Epidermolysen

Typ	Subtyp	Lokalisation der Spaltebene (siehe dermoepidermale Junktionszone (S. 20), Abb. 1.6)
Epidermolysis bullosa simplex (EBS)	▪ lokalisierte EBS ▪ intermediäre EBS ▪ schwere EBS ▪ EBS mit Muskeldystrophie ▪ EBS mit Kardiomyopathie	in den basalen Keratinozyten → Zerreißen des Keratin-Zytoskeletts
Epidermolysis bullosa junctionalis (EBJ)	▪ schwere EBJ ▪ intermediäre EBJ ▪ lokalisierte EBJ ▪ EBJ mit Pylorusatresie	in der Lamina lucida → Reduktion der Verankerungsfilamente
Epidermolysis bullosa dystrophica (EBD)	▪ dominante EBD (DEBD) ▪ rezessive EBD (REBD) ▪ lokalisierte DEBD/REBD ▪ intermediäre DEBD/REBD ▪ schwere REBD	in der oberen Dermis → Reduktion der Verankerungsfibrillen
Kindler EB (KEB)		in den basalen Keratinozyten, in der Lamina lucida oder in der oberen Dermis

Einteilung und Klinik: Bislang sind **4 Typen** von Epidermolysen bekannt, die sich in mehr als 30 Subtypen einteilen lassen (Tab. **35.4**). Nachfolgend werden die wichtigsten hereditären Epidermolysen kurz aufgeführt.

- **Epidermolysis bullosa simplex (EBS):** Die EBS-Gruppe umfasst meist mild verlaufende Formen mit autosomal-dominanter Vererbung. Die meisten Mutationen sind in den Genen der Keratine 5 oder 14 lokalisiert (Chromosom 12 bzw. 17), die in den **basalen Keratinozyten** prominent sind. Andere Gene, die bei der EBS betroffen sein können sind: *PLEC* (für Plektin), *DST* (für BPAG1), *EXPH5* (für Exophilin 5) oder *KLHL24* (für das Kelch-like Protein 24). Die Kontinuitätstrennung erfolgt somit durch Zytolyse innerhalb der basalen Keratinozyten, daher entstehen keine Narben.
  - **lokalisierte EBS (früher Typ Weber-Cockayne):** Blasen entstehen nur nach mechanischer Belastung – meist im Sommer – an **den Akren**. Die Blasenbildung beginnt typischerweise erst in der Kindheit oder im Jugendalter (Abb. **35.9a**).
  - **intermediäre EBS (früher Typ Köbner):** generalisierte milde Blasenbildung
  - **schwere EBS (früher Typ Dowling-Meara):** Manifestation schon bei Geburt, mit ausgeprägter Hautfragilität. Warme Umgebungstemperatur fördert die generalisierte Blasenbildung; später im Verlauf bevorzugt an **Händen**, **Füßen** und großen **Gelenken** (Abb. **35.9b**).
- **Epidermolysis bullosa junctionalis (EBJ):** Die Gruppe umfasst Epidermolysen, deren Blasenbildung in der **Lamina lucida** der Basalmembran erfolgt. Dies ist bedingt durch Mutationen der Gene der Strukturproteine Laminin 332, Typ XVII-Kollagen (BPAG-2) und (selten) α6β4-Integrin oder die α3-Integrin-Untereinheit. Der Erbgang ist bei allen Subtypen autosomal-rezessiv. Der klinische Verlauf ist sehr unterschiedlich: mild lokalisiert bis generalisiert, früh letal. Narben entstehen nicht, bei längerem Verlauf aber Nageldystrophien und Hautatrophie.

35.6 Hereditäre Epidermolysen

▶ **Definition.**

Einteilung und Klinik: Es sind 4 Typen bekannt, die sich in über 30 Subtypen einteilen lassen (Tab. **35.4**).

- **Epidermolysis bullosa simplex (EBS):** Blasenbildung in den **basalen Keratinozyten**, ohne Narbenbildung, Mutationen der Keratine 5 oder 14, autosomal-dominant.
  - **lokalisierte EBS**: akral betonte Blasenbildung (Abb. **35.9a**).
  - **intermediäre EBS:** generalisierte milde Blasenbildung (Abb. **35.9b**).
  - **schwere EBS:** generalisierte schwere Blasenbildung.
- **Epidermolysis bullosa junctionalis (EBJ):** Blasenbildung in der **Lamina lucida**, keine Narbenbildung.
  - **schwere EBJ:** sehr schwer, kurze Überlebenszeit (Abb. **35.9c**).
  - **intermediäre EBJ** (selten): generalisierte Blasenbildung.

- **schwere EBJ:** Dieser sehr schwere Epidermolysetyp ist durch großflächige, schlecht heilende Erosionen (Abb. **35.9c**) schon bei Geburt, massiven Befall der Schleimhäute, Nageldystrophien und Zahnschmelzdefekte gekennzeichnet. Die betroffenen Kinder überleben nur selten die ersten Lebensjahre.
- **intermediäre EBJ:** seltener Subtyp mit **generalisierter** Blasenbildung, Zahn-, Nagel- und Haarbefall.

▪ **Epidermolysis bullosa dystrophica (EBD):** Spaltbildung in der **obersten Dermis**, Abheilung mit Narben.
- **schwere EBD:** häufigste diagnostizierte vernarbende Epidermolyse (autosomal-rezessiv) mit Schleimhautbefall (Strikturen), Nageldystrophien und Zahnschmelzdefekten; schwerer generalisierter Verlauf (Abb. **35.9d**, Abb. **35.9e**, Abb. **35.9f**). Die Lebenserwartung ist herabgesetzt.

▪ **Epidermolysis bullosa dystrophica (EBD):** Die Spaltbildung erfolgt in der **obersten Dermis** (dermolytische Blase), entsprechend Abheilung mit Narben, Milien und Nageldystrophien. Der Erbgang ist autosomal-dominant oder -rezessiv. Verschiedene Mutationen im Kollagen-VII-Gen sind bekannt. Typ-VII-Kollagen stellt die Hauptkomponente der Verankerungsfibrillen der Dermis dar. Der klinische Verlauf variiert stark.
- **schwere EBD:** Dieser autosomal-rezessiv vererbte Typ gehört zu den häufigeren Epidermolysen. Es handelt sich um eine schwer verlaufende, generalisierte Form, die gekennzeichnet ist durch Beginn bei Geburt, ausgedehnte Erosionen, Atrophien, Milien und Narbenbildung (Abb. **35.9d**, Abb. **35.9e**). Finger und Zehen verschmelzen durch Synechien und erstarren in Beugekontraktur (Abb. **35.9f**). Immer finden sich Nageldystrophien und Zahnanomalien. Die Schleimhäute sind regelmäßig betroffen, gefürchtet sind narbige Stenosen (Kehlkopf, Ösophagus). Die Narbenfelder sind fakultative Präkanzerosen und disponieren zu Plattenepithelkarzinomen. Die Lebenserwartung ist durch Komplikationen (v. a. Sekundärinfektionen, Plattenepithelkarzinome) herabgesetzt.

Diagnostik: Differenzialdiagnose exakt mithilfe von Elektronenmikroskopie, Immunhistopathologie und Mutationsanalysen möglich (Tab. **35.5**).

Diagnostik: Die Abgrenzung der hereditären Epidermolysen untereinander ist klinisch bei Neugeborenen kaum möglich. Die Diagnose erfolgt immunhistochemisch durch Nachweis einer veränderten oder fehlenden Immunreaktion der mutierten Moleküle (Laminin 332; Kollagen XVII; Kollagen VII u. a.), ultrastrukturell durch Lokalisation der Spaltebene oder – jetzt meist – molekulargenetisch durch Analysen der Mutationen (Tab. **35.5**).

35.9 Hereditäre Epidermolysen

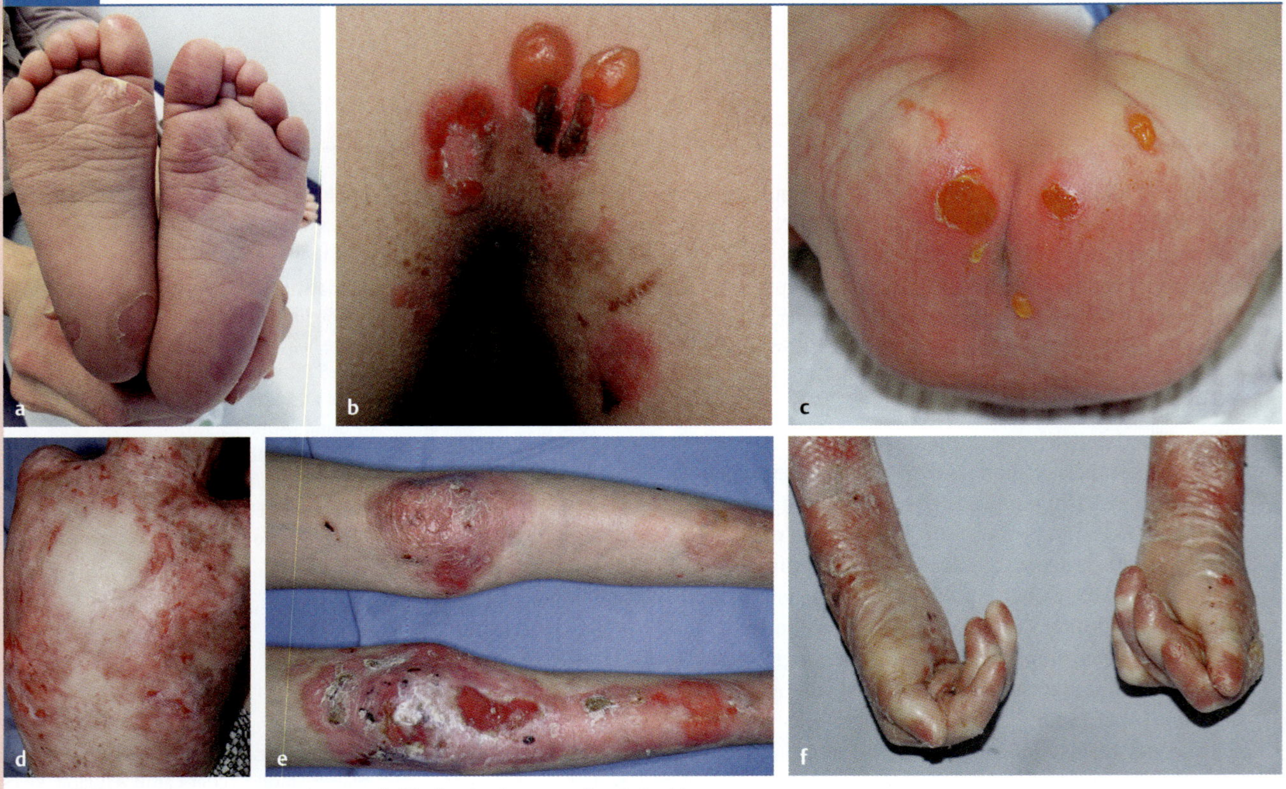

a **Lokalisierte EBS:** Blase, Erosionen und abheilende Blasen an den Fußsohlen.
b **Schwere EBS:** herpetiforme Blasen und Krusten am Achselrand.
c **Schwere EBJ:** Blase sowie überkrustete, teilweise superinfizierte Erosionen der Sakral- und Glutealregion bei einem Säugling.
d **Schwere EBD:** ausgeprägte Wunden und Narben am Rücken.
e **Schwere EBD:** ausgeprägte Wunden und Narben an den Beinen.
f **Schwere EBD:** schwerer Befall mit fortgeschrittenen Synechien und Mutilationen der Hände.

35.5 Differenzialdiagnosen der häufigsten hereditären Epidermolysen

Typ	Prädilektionsstellen	Blasen	Narben	Nagel-dystrophien	Mutationen	Erbgang	Verlauf
EBS – schwer	Hände und Füße, Nacken	epidermolytisch	–	–	Keratine 5, 14	autosomal-dominant	Reduktion der Blasenbildung mit dem Alter, temperaturabhängig
EBJ – schwer	Kopf, Gesicht, generalisiert Stamm, Glutäen	junktiolytisch	–	+	Laminin 332	autosomal-rezessiv	schwer, oft im 1. Lebensjahr letal
EBD – schwer	generalisiert	dermolytisch	+	+	Kollagen VII	autosomal-rezessiv	schwer, Mutilationen, Strikturen, Synechien; im jungen Erwachsenenalter letal

Therapie: Die therapeutischen Möglichkeiten sind auf **symptomatische Maßnahmen** beschränkt. Grundsätzlich angezeigt ist die Vermeidung von Trauma und Hitze, regelmäßige **Hautpflege** (häufiges Einfetten) und modernes Wundmanagement. Bei Superinfektion sind lokale oder systemische **Antibiotika** hilfreich. Es sollten regelmäßige Kontrollen und ggf. eine operative Entfernung von Hauttumoren erfolgen. Auf ausgewogene Ernährung ist zu achten, um Mangel und Minderwuchs zu verhindern. Auf ausgewogene Ernährung ist zu achten, um Mangel und Minderwuchs zu verhindern. Es besteht Aussicht auf ex-vivo Gentherapie, deren Prinzip die korrekte Synthese der mutierten Strukturproteine durch gentechnologisch veränderte Keratinozyten ist. Die ex-vivo-Gentherapie sowie auch Zell- und Protein-Therapie befinden sich im klinischen Studien.

Chirurgische Behandlungen sind bei stenosierenden und mutilierenden Epidermolysen häufig notwendig zur Lösung von Synechien, zur Ösophagusdilatation und zur Zahnerhaltung. Eine Aufklärung und **psychologische Hilfe** für Betroffene und Eltern ist notwendig. **Genetische Beratung** der Familie sollte immer angeboten werden und pränatale Diagnostik (s. o.) bei schweren Subtypen.

Therapie: Die Möglichkeiten beschränken sich auf **symptomatische Maßnahmen:**
- sorgfältige **Hautpflege**, Vermeiden von Traumen, Wundmanagement
- bei Superinfektion lokale oder systemische **Antibiotika**
- ausgewogene Ernährung
- neue Therapieansätze: Zell-, Gentherapie

- **chirurgische** Behandlungen bei stenosierenden und mutilierenden Epidermolysen
- Aufklärung und psychologische Hilfe
- Unterstützung durch Selbsthilfegruppen

35.7 Hereditäre Ichthyosen

C. Has; vormals beteiligt: I. Moll, V. Voigtländer**

35.7 Hereditäre Ichthyosen

▶ Definition. Hereditäre Ichthyosen (griech. Ichthys = Fisch) sind Krankheiten, die durch genetische Störungen der terminalen Differenzierung der Keratinozyten gekennzeichnet sind. Sie stellen sehr heterogene Gruppen von Krankheiten mit **trockener Haut**, vermehrter **Schuppenbildung** und **gestörter Barrierefunktion** dar.

▶ Definition.

Einteilung: Es gibt **nichtkongenitale** (häufig!) und **kongenitale** Formen. Sie kommen als isolierte Ichthyosen oder im Rahmen von sehr seltenen Syndromen vor. Nach ihren klinischen Bildern, Vererbungsmodi und molekulargenetischen Kriterien sind – unter den häufigsten – zu unterscheiden Tab. **35.6**:

Einteilung: Es gibt nichtkongenitale (häufig!) und kongenitale Formen. Wichtige hereditäre Ichthyosen siehe Tab. **35.6**.

35.6 Die wichtigsten hereditären Ichthyosen

Form	Hautbefund	Manifestation	Erbgang und Gen/Genlokus	Besonderheiten
nichtkongenital				
Ichthyosis vulgaris (ADI) (Abb. **35.10**)	▪ milde Schuppung ▪ Beugen frei ▪ Keratosis follicularis ▪ vergröberte Handfurchen (Ichthyosishand)	1. Lebensjahr oder später **häufigste Form**	autosomal-dominant Filaggrin, 1q21	▪ häufig milde Verläufe ▪ oft assoziiert mit Atopie
X-chromosomal-rezessive Ichthyose (XRI) (Abb. **35.11**)	▪ mäßige Schuppung ▪ Beugen beteiligt ▪ Palmae u. Plantae o. B.	Geburt oder 1. Lebensjahr **nur Männer befallen**	X-chromosomal-rezessiv Steroidsulfatase, Xp22	▪ keine follikulären Keratosen! ▪ Männer: Kryptorchismus, Hornhauttrübungen ▪ Konduktorinnen: Wehenschwäche, gehäuft Aborte

35.6 Die wichtigsten hereditären Ichthyosen (Fortsetzung)

Form	Hautbefund	Manifestation	Erbgang und Gen/Genlokus	Besonderheiten
kongenital				
autosomal-rezessive kongenitale Ichthyosen (ARCI) (Abb. **35.12**)	▪ feine oder grob lamelläre braune Schuppung ▪ Palmae u. Plantae betroffen ▪ mit oder ohne Erythrodermie	**Geburt: oft Kollodiumbaby**	autosomal-rezessiv Transglutaminase (TG) 14q11 (teilweise)	Genetisch sehr heterogene Gruppe: *TGM1*, *ALOXE3*, *ALOX12B*, *ABCA12*, *PNPLA1*, *CYP4F22*, *NIPAL4* etc.
epidermolytische Ichthyosen (Abb. **35.13**)	▪ grob lamelläre braune, hystrixartige, streifige Schuppung ▪ Betonung der Beugen ▪ Schübe mit Blasen und Erosionen in früher Kindheit	**Geburt: „verbrühtes Kind“**	autosomal-dominant Keratin 1, 2, 12q13 Keratin 10, 17q21–22	▪ Neigung zu Bakterienbefall mit üblem Geruch ▪ Orthohyperkeratose, Akanthose (typisch!), vakuolige Degeneration (suprabasal)

35.7.1 Nichtkongenitale Ichthyosen

Ichthyosis vulgaris (ADI)

Epidemiologie und Erbgang: häufigste Ichthyose. Autosomal-dominanter Erbgang, klinische Variabilität.

Pathogenese: Gendefekt betrifft **Filaggrin**.

Klinik: Extremitäten bevorzugt, **Gelenkbeugen** bleiben **frei** (Abb. **35.10a** und Abb. **35.10b**).

35.7.1 Nichtkongenitale Ichthyosen

Ichthyosis vulgaris (ADI)

Epidemiologie und Erbgang: Häufigste hereditäre Ichthyose mit einer Inzidenz von ca. 1:200 und autosomal-semidominantem Erbgang. Beide Geschlechter sind gleich betroffen. Es besteht eine große Variationsbreite in der Ausprägung des klinischen Bildes innerhalb einer Familie.

Pathogenese: Die Genmutation betrifft **Filaggrin**, dessen Synthese (S. 18) gestört ist. Der Erbgang ist autosomal-semidominant. Biallelische Mutationen des Filaggrin-Gens verursachen ein schwereres Krankheitsbild als monoallelische Mutationen.

Klinik: Bei Geburt sind die Babys erscheinungsfrei. Die vermehrte Schuppenbildung wird in den ersten Lebensjahren manifest und kann bis zur Pubertät progredient sein, später wieder besser. Die Streckseiten der **Extremitäten** sind stark betroffen, wobei die **Gelenkbeugen ausgespart** bleiben (Abb. **35.10a**). Die Haut schuppt fein weißlich, pityriasiform oder besonders an den unteren Extremitäten in größeren polygonal, zentral fest haftende Schuppenplättchen mit oberflächlichen Rissen (Abb. **35.10b**). Dadurch hat sie ein raues, trockenes Erscheinungsbild.

35.10 Ichthyosis vulgaris (ADI)

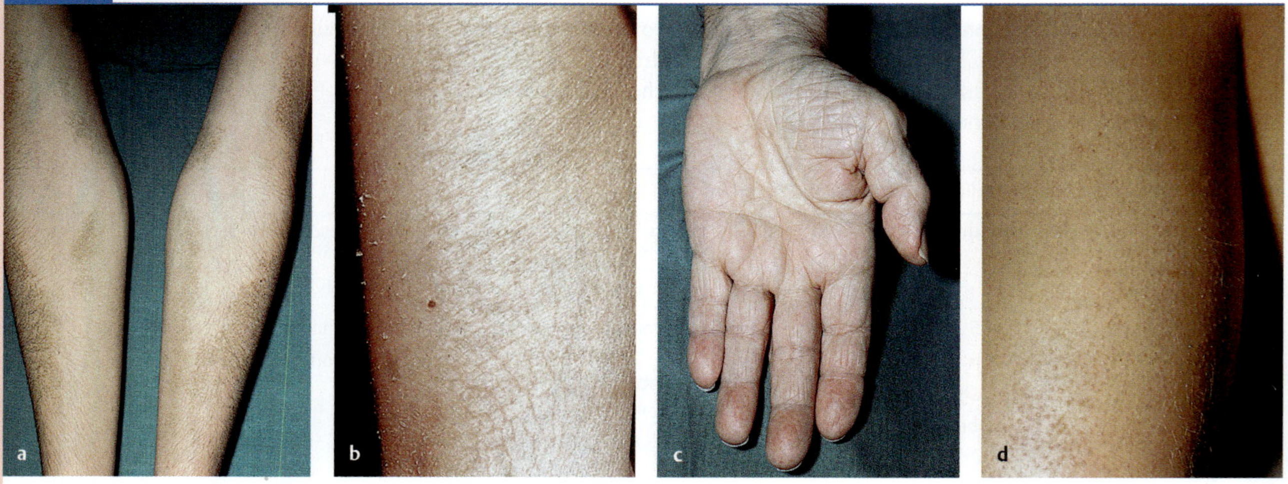

a Feinlamelläre, bräunliche Schuppung unter Aussparung der Ellenbeugen.
b Kleieförmige und gefelderte Schuppung des Oberarms.
c Vergröbertes Handlinienmuster (Ichthyosishand).
d Follikuläre Hyperkeratosen (Oberarm); häufig an Schultern, Glutäen und proximalen Extremitäten.

Die Haut an den Palmae und Plantae weist die typischen groben Handlinienmuster (**Ichthyosishand**, Abb. **35.10c**) auf, die sich aber ungewöhnlich weich anfühlen. Sehr verbreitet sind **follikuläre Keratosen** an den proximalen Extremitäten und der Glutealregion (Abb. **35.10d**). Eine **atopische Diathese** (S. 204) ist überdurchschnittlich häufig assoziiert.
Hohe Luftfeuchtigkeit und warme Umgebungstemperaturen führen zur Besserung des Hautzustandes.

Typisches grobes Handlinienmuster (**Ichthyosishand**, Abb. **35.10c**) und **follikuläre Keratosen** an den Extremitäten (Abb. **35.10d**). **Atopische Diathese**.

Besserung im Sommer.

Diagnostik: Klinisches Bild und Familienanamnese, evtl. Filaggrinmutation nachweisen.

Diagnostik: Familienanamnese und klinisches Bild.

X-chromosomal-rezessive Ichthyose (XRI)

X-chromosomal-rezessive Ichthyose (XRI)

► Synonym. Steroidsulfatasemangel-Syndrom

► Synonym.

Epidemiologie und Erbgang: Häufige hereditäre Ichthyose (1:2 000), an der klinisch nur männliche Individuen erkranken, da der Erbgang X-chromosomal-rezessiv ist.

Pathogenese: Die Mutation betrifft das Gen der **Steroidsulfatase** (Xp22), ein Enzym, das Cholesterinsulfat zu Cholesterin hydrolysiert. Dieser Stoffwechselschritt ist für die normale terminale Differenzierung der Epidermis und für Plazentafunktionen von Bedeutung. Die Aktivität des Enzyms ist bei XRI stark vermindert oder abwesend.

Epidemiologie und Erbgang: X-chromosomal-rezessiv, nur männliche Individuen erkranken.
Pathogenese: Die Mutation betrifft das Gen der **Steroidsulfatase**.

Klinik: Die Krankheit manifestiert sich im 3. bis 4. Lebensmonat, ist oft progredient bis zur Pubertät. Bevorzugt betroffen sind die Streckseiten der **Extremitäten**, besonders der Unterschenkel. Die **Beugen** sind diskret **mitbetroffen**. Palmae und Plantae bleiben frei. Das Handlinienmuster ist normal. Insgesamt ist der Befall schwerer als bei der ADI und die Schuppen sind gröber, schmutzig-gräulich und rhomboid (Abb. **35.11**). Meist Besserung im Sommer. Etwa die Hälfte der Patient*innen hat **Hornhauttrübungen** (ohne Sehminderung), ca. 20 % einen Hypogonadismus und Kryptorchismus. Keine follikulären Keratosen, keine Assoziation mit Atopie.
Die Konduktorinnen haben eine gesunde Haut, allenfalls eine diskrete Schuppung an den Unterschenkeln, aber Hornhauttrübungen. Aborte durch Plazenta- und Wehenschwäche bei Geburten können vermehrt vorkommen.

Klinik: Manifestation in den ersten Lebensmonaten.
Streckseiten der **Extremitäten** ausgeprägt befallen (Abb. **35.11**), **Beugen beteiligt**, Handlinien normal. Besserung im Sommer.

Diagnostik: Die Familienanamnese, das klinische Bild und der Nachweis des Steroidsulfatasemangels erlauben die Diagnose. Der Enzymmangel bedingt erhöhte Cholesterinsulfatwerte im Serum und in der Folge eine erhöhte Mobilität von β-Lipoproteinen in der Lipidelektrophorese (sog. Prä-β-Bande). Die molekulargenetische Diagnostik weist in den meisten Fällen eine Deletion des *STS*-Gens auf.

Diagnostik: Klinik, Nachweis eines Steroidsulfatasemangels und der Mutation im *STS*-Gen.

35.11 X-chromosomal-rezessive Ichthyose (XRI)

35.11

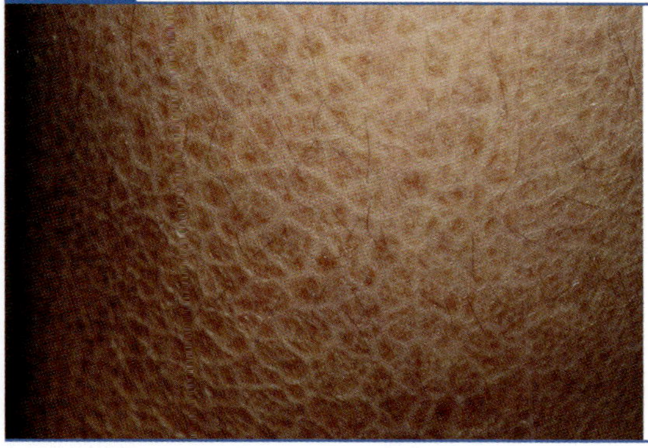

Grobfeldrige Schuppung der Haut.

35.7.2 Kongenitale Ichthyosen

Autosomal rezessive kongenitale Ichthyosen (ARCI)

► Definition.

Erbgang: autosomal-rezessiv.

Pathogenese: Genetisch heterogen. Mutationen in folgenden Genen nachgewiesen: **Transglutaminase-1-Gen**, *ABCA12, ALOX12B, ALOXE3, PNPLA1, CYP4F22, NIPAL 4* u. a.

Klinik: Das Neugeborene ist oft von einer Hülle umgeben (sog. **Kollodiumbaby**, Abb. **35.12a**).
Schmutzig-braune Schuppen am ganzen Körper mit oder ohne Erythem (Abb. **35.12b**).

Histopathologie: Proliferationshyperkeratose und Akanthose.

Epidermolytische Ichthyosen

► Synonym.

► Definition.

Epidemiologie und Erbgang: selten, in der Regel autosomal-dominanter Erbgang.

35.7.2 Kongenitale Ichthyosen

Autosomal rezessive kongenitale Ichthyosen (ARCI)

► **Definition.** Es handelt sich um nichtbullöse, kongenitale Ichthyosen mit einem breiten klinischen Spektrum.

Erbgang: ARCI sind eine genetisch heterogene Gruppe mit autosomal-rezessivem Erbgang.

Pathogenese: Die Vererbung der klassischen Formen ist autosomal-rezessiv. Die Gen-Mutationen wurden in verschiedenen Genen lokalisiert. Transglutaminasen vernetzen bei der terminalen Differenzierung Involucrin und andere Proteine zu stabilen Proteinkomplexen, die entlang der inneren Plasmamembran den sog. Cornified Envelope (S. 18) bilden. Es gibt auch lamelläre Ichthyosen mit noch unbekannten Mutationen.
Die Vererbung der klassischen Formen ist autosomal-rezessiv. Die Gen-Mutationen wurden in verschiedenen Genen lokalisiert. Häufig ist Transglutaminase 1 betroffen. Transglutaminasen vernetzen bei der terminalen Differenzierung Involucrin und andere Proteine zu stabilen Proteinkomplexen, die entlang der inneren Plasmamembran den sog. Cornified Envelope (S. 18) bilden. Andere betroffene Gene kodieren z. B. Lipidtransporter (*ABCA12*) oder Enzyme wie Lipooxygenasen (*ALOX12B, ALOXE3*). Es gibt auch ARCI mit noch unbekannten Mutationen.

Klinik: Das Neugeborene ist bei Geburt oft von einer pergamentartigen Hülle umgeben (**Kollodiumbaby**, Abb. **35.12a**), die sich in den folgenden Wochen ablöst. Danach entwickelt sich am gesamten Integument eine grob lamelläre Schuppung mit schmutzigbraunem Kolorit (Abb. **35.12b**). Zugleich kann eine mehr oder weniger ausgeprägte Erythrodermie bestehen. Palmae und Plantae sind betroffen. Es besteht eine Hitzeintoleranz aufgrund verschlossener Schweißdrüsenausführungsgänge.

Histopathologie: Proliferationshyperkeratose und Akanthose.

Epidermolytische Ichthyosen

► **Synonym.** epidermolytische (ichthyosiforme) Hyperkeratosen, bullöse Ichthyosen, keratinopathische Ichthyosen

► **Definition.** Epidermolytische Ichthyosen umfassen eine Gruppe, die durch Mutationen im Keratin-1- oder Keratin-10-Gen gekennzeichnet sind. Die oberflächliche Form wird durch Mutationen im Keratin-2-Gen verursacht.

Epidemiologie und Erbgang: Selten. Der Erbgang ist autosomal-dominant, nur selten autosomal-rezessiv. Es gibt mehrere klinische Phänotypen.

35.12 Lamelläre Ichthyose

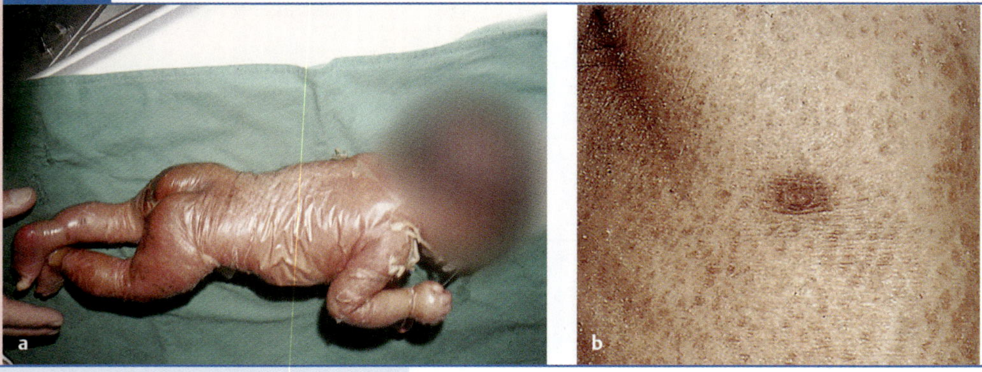

a Baby in einer pergamentartigen Umhüllung (Kollodiumbaby).
b Schmutzig-braune, grob lamelläre Schuppung.

Bullöse ichthyosiforme Erythrodermie Brocq

Pathogenese: Die Mutationen betreffen die Gene für **Keratin 1, 2** oder **10** (Chromosom 12 bzw. 17). Diese Keratine bauen die Intermediärfilamente suprabasaler Keratinozyten auf, die im Wesentlichen für die Stabilität der Epidermis (S. 16) verantwortlich sind. Mutationen bedingen eine Keratinozytenfragilität, Degenerationen, Blasenbildung, reaktive Hyperproliferation und Hyperkeratosen.

Klinik: Bei Geburt bestehen meist eine schwere Erythrodermie, ausgeprägte Blasenbildung bis Abschälung der Haut (ähnlich **„verbrühtes Kind"**). Im weiteren Verlauf entwickeln sich generalisierte Hyperkeratosen, die mit mehr oder weniger ausgeprägter Erythrodermie verbunden sind. Die Keratosen sind **stachelig** (hystrixartig), **streifenartig**, kammförmig und betont in den Gelenkbeugen und am seitlichen Rumpf (Abb. **35.13**). Die Keratinauflagerungen sind üblicherweise bräunlich-schmutzig und übel riechend, bedingt durch reichliche Bakterienbesiedlung. Diese Neigung zu Hautinfektionen bleibt lebenslang bestehen. Die Blasenbildung reduziert sich, jedoch kann es zu mechanisch ausgelösten Blasenschüben kommen.

Diagnostik: klinisches Bild, Histopathologie und Nachweis der Keratinmutation.

Histopathologie: Das histopathologische Bild ist sehr charakteristisch mit vakuoliger Degeneration suprabasaler Keratinozyten, Akanthose und ausgeprägter Orthohyperkeratose.

Bullöse ichthyosiforme Erythrodermie Brocq

Pathogenese: Die Mutationen der Gene für **Keratin 1, 2** oder **10** bedingen Keratinozytenfragilität, Blasenbildung, reaktive Hyperproliferation und Hyperkeratosen.

Klinik: Erstmanifestation bei Geburt mit Blasen auf gerötetem Grund (**„verbrühtes Kind"**), später ausgeprägte Hyperkeratosen. Stamm und Beugen bevorzugt (Abb. **35.13**). Neigung zur Blasenbildung bleibt.

Diagnostik: Klinik, Histopathologie, Nachweis der Keratinmutation.

Histopathologie: Epidermolytische Degenerationen im Stratum spinosum sind ein histopathologisches Leitsymptom.

35.13 Epidermolytische Ichthyose

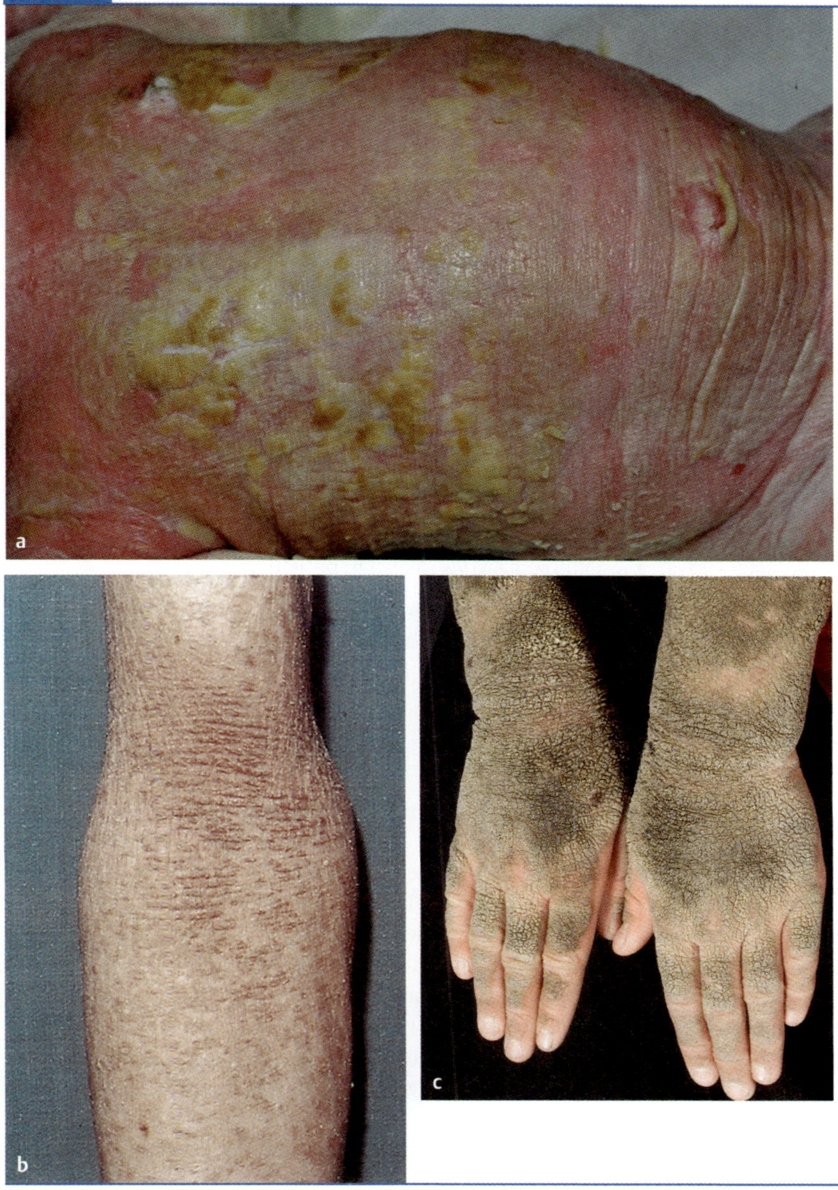

a Erythrodermie mit Hyperkeratosen bei einem Neugeborenen.
b Stachelige Hyperkeratosen in der Ellenbeuge.
c Stachelige Hyperkeratosen und Erythrodermie an Unterarm und Handrücken.

Eine Zusammenfassung der wichtigsten hereditären Ichthyosen zeigt (Tab. **35.6**).

35.7.3 Ichthyosen bei Syndromen

35.7.3 Ichthyosen bei Syndromen

Ichthyosen können mit Syndromen assoziiert sein. Hier wird nur ein Beispiel der seltenen Erkrankungen erwähnt.

Netherton-Syndrom

Pathogenese: Die Mutation betrifft einen **Serin-Protease-Inhibitor**.

Klinik: erythematöse, gyrierte Ichthyosisherde, ähnlich einer Ichthyosis lamellosa; Trichorhexis invaginata („**Bambushaare**"), Atopie.

Netherton-Syndrom

Pathogenese: Es handelt sich um ein autosomal-rezessiv vererbtes Syndrom. Die Mutation betrifft **LEKTI**, einen **Serin-Protease-Inhibitor** (*SPINK5*, Chr. 5q23), der für die epidermale Differenzierung wichtig ist.

Klinik:
- Ichthyose: Bei Geburt herrscht meist eine Erythrodermie vor (Abb. **35.14a**), die sich während der ersten Lebensjahre in eine Ichthyosis generalisata circumflexa mit polyzyklisch figurierten Herden oder in eine Art lamelläre Ichthyose entwickelt.
- Eine Trichorrhexis invaginata („**Bambushaare**") gehört zum Syndrom (Abb. **35.14b**).
- atopische Dermatitis (IgE stark erhöht!)
- Infektneigungen und Entwicklungsstörungen

35.14 Netherton-Syndrom

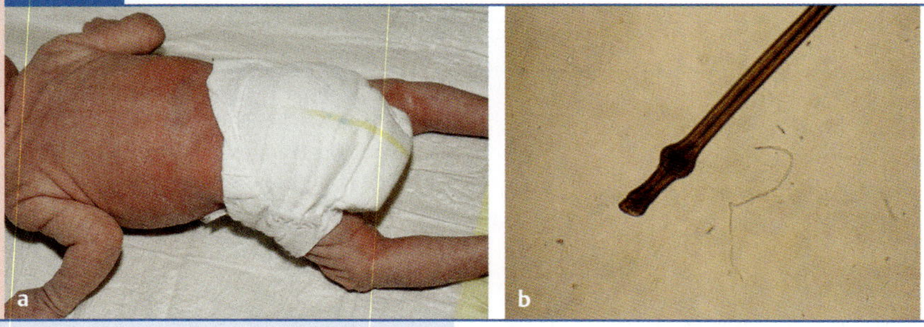

a Erythrodermie bei einem Neugeborenen.
b Bambushaar bei Trichorrheis invaginata.

35.7.4 Symptomatische Ichthyosen

Bei Erstmanifestation einer Ichthyose im höheren Alter sollte an eine erworbene **symptomatische** Ichthyose (Krankheiten, Medikamente!) gedacht werden (Tab. **35.7**).

35.7

35.7.4 Symptomatische Ichthyosen

Bei Erstmanifestation einer Ichthyose im höheren Alter – klinisch meist ähnlich einer Ichthyosis vulgaris – sollte an eine **erworbene symptomatische** Ichthyose gedacht werden (Tab. **35.7**).

35.7 Symptomatische Ichthyosen

paraneoplastisch	maligne Lymphome (Morbus Hodgkin!) viszerale Karzinome
infektiös	HIV-Infektion u. a.
autoimmun	Lupus erythematodes u. a.
sonstige	Graft-versus-Host-Reaktion Alter Malabsorption Hypothyreose Medikamente (Lipidsenker!, u. a.)

35.7.5 Therapie der hereditären Ichthyosen

Hydratisierung, Keratolyse und **Rückfettung** der Haut (v. a. harnstoffhaltige Salben, Ölbäder).

35.7.5 Therapie der hereditären Ichthyosen

Die Therapiemaßnahmen bestehen in regelmäßiger und intensiver **Hydratisierung**, **Keratolyse** und **Rückfettung** der Haut. Bei leichteren Verläufen reichen lokale Maßnahmen meist aus, z. B. mit harnstoff-, milchsäure- und glyzerinhaltigen Salben, die bevorzugt Ceramide enthalten sollten. Salizylsäurehaltige Externa können zu perkutanen Intoxikationen führen (gestörte Barriere!) und sollten nur umschrieben angewendet werden. Die Schuppen können mit Schwämmen entfernt werden. Tägliche Bäder, z. B. mit Salz- und Badeölen unter Zusatz von Desinfektionsmitteln, können der oft bestehenden Infektionsneigung vorbeugen. Feuchtes, mildes Klima bessert die Ichthyosen.

In schweren Fällen können zusätzlich **orale Retinoide** (insbesondere Acitretin) eingesetzt werden, die sehr effektiv wirken, solange sie gegeben werden. Aus diesem Grund und wegen der Nebenwirkungen bei Kindern (u. a. Knochenwachstum) sowie der Teratogenität ist die Indikation eng zu stellen.

In schweren Fällen werden **orale Retinoide** (Acitretin) eingesetzt.

Die **genetische Beratung** der Familie, evtl. mit pränataler Diagnostik, sowie die rechtzeitige Berufsberatung der Patient*innen mit Ichthyose sollten empfohlen werden.

Genetische Beratung und evtl. pränatale Diagnostik sollten empfohlen werden.

35.8 Hereditäre Palmoplantarkeratosen (PPK)

35.8 Hereditäre Palmoplantarkeratosen (PPK)

C. Has; vormals beteiligt: I. Moll, V. Voigtländer**

▶ **Definition.** Palmoplantarkeratosen (PPK) sind eine vielfältige Gruppe von Erbkrankheiten, die durch Hyperkeratosen an Palmae und Plantae gekennzeichnet sind.

▶ Definition.

35.8 Wichtige hereditäre PKK

Einteilung	Formen	Erbgang und Gendefekt
diffuse PPK	Keratosis palmoplantaris diffusa (Vörner-Unna-Thost)	autosomal-dominant Keratin 9 oder 1
	Keratosis palmoplantaris transgrediens (Mal de Meleda)	autosomal-rezessiv *SLURP-1*-Gen
papulöse, streifenförmige PPK	Keratosis palmoplantaris punctata (syn. Keratosis palmoplantaris papulosa seu maculosa) streifenförmige PPK	autosomal-dominant *AAGAB*-Gen *DSP*-Gen (kodiert Desmoplakin), *DSG1*-Gen (kodiert Desmoglein-1)
fokale PPK	Pachyonychia-congenita-Syndrom (Jadassohn-Lewandowsky)	autosomal-dominant Gene für Keratine 6, 16 und 17
Syndrome mit PPK (auch andere Organsysteme betroffen)	Papillon-Lefèvre-Syndrom	autosomal-rezessiv Kathepsin-C-Gen

Einteilung und Formen: Nach dem Bild der Hornplatten unterscheidet man **diffuse** von **papulösen** oder **streifenförmigen** PPK. Darüber hinaus können sie mit verschiedenen Symptomen assoziiert oder Teil einer anderen Erkrankung bzw. eines Krankheitssyndroms sein. Hier wird nur auf wichtige Formen eingegangen (Tab. **35.8**).

Einteilung und Formen: siehe Tab. **35.8**.

- **Keratosis palmoplantaris diffusa (Vörner-Unna-Thost):** Häufigste hereditäre PPK (autosomal-dominant) mit **diffusen plattenartigen Keratosen** von Palmae und Plantae (Abb. **35.15a**) sowie oft Rhagaden. Die Verhornungsstörung setzt im 1.–2. Lebensjahr ein. Assoziierte Symptome fehlen. Mutationen wurden im Gen für **Keratin 9** (17q12) gefunden, welches nur in Palmae und Plantae vorhanden ist. Keratin 1-Mutationen können ebenfalls ursächlich sein.

- **Keratosis palmoplantaris diffusa:** autosomal-dominant; **diffuse** Keratosen von Handtellern und Fußsohlen (Abb. **35.15a**).

- **Keratosis palmoplantaris transgrediens Mal de Meleda:** Die auf der kroatischen Insel Meleda endemische PPK wird autosomal-rezessiv vererbt. Mutation im ***SLURP-1***-Gen (8q24, Glykoprotein-Rezeptor). Es handelt sich ebenfalls um eine **diffuse** PPK, die nicht auf Handteller und Fußsohlen beschränkt bleibt, sondern auf Hand- und Fußrücken, Fersen, Knie und Ellenbogen übergreift (transgredient!). Hyperhidrose, Rhagaden und Nageldystrophien können hinzukommen. Die Krankheit beginnt im 1. Lebensjahr.

- **Keratosis palmoplantaris transgrediens:** autosomal-rezessiv; **diffuse**, über die Palmae und Plantae hinausgehende Keratosen.

- **Keratosis palmoplantaris punctata (papulosa seu maculosa):** autosomal-dominante PPK mit Gendefekt im *AAGAB*-Gen, die erst im 2. Lebensjahrzehnt manifest wird. Es handelt sich um eine **umschriebene** PPK mit derben **Papeln**, die zentral gedellt sind oder eine Hornperle enthalten (Abb. **35.15b**, Abb. **35.15c**), und auf Palmae und Plantae beschränkt bleiben. Sie werden häufig als vulgäre Warzen oder Klavi verkannt. Starke Schmerzen beim Gehen.

- **Keratosis palmoplantaris punctata:** autosomal-dominant; **umschriebene** PPK mit hornigen Papeln, die Warzen ähneln (Abb. **35.15b**, Abb. **35.15c**).

- **Pachyonychia congenita (Jadassohn-Lewandowsky):** Die Vererbung ist autosomal-dominant. Leitsymptom ist die massive **Pachyonychie** (krallenartige Nagelverdickung), hinzu kommen eine **fokale** PPK, follikuläre Keratosen (Extremitäten) und Leukoplakien der Schleimhäute. Weitere assoziierte Symptome sind beschrieben (u. a. Zahnanomalien). Mutationen in den Genen der **Keratine 6, 16** und **17** sind bekannt. Die vielfältigen Symptome entsprechen dem Expressionsmuster dieser Keratine.

- **Pachyonychia congenita:** autosomal-dominant; **Pachyonychien, diffuse** PPK, Leukoplakien und Zahnanomalien.

35.15 Hereditäre Palmoplantarkeratosen

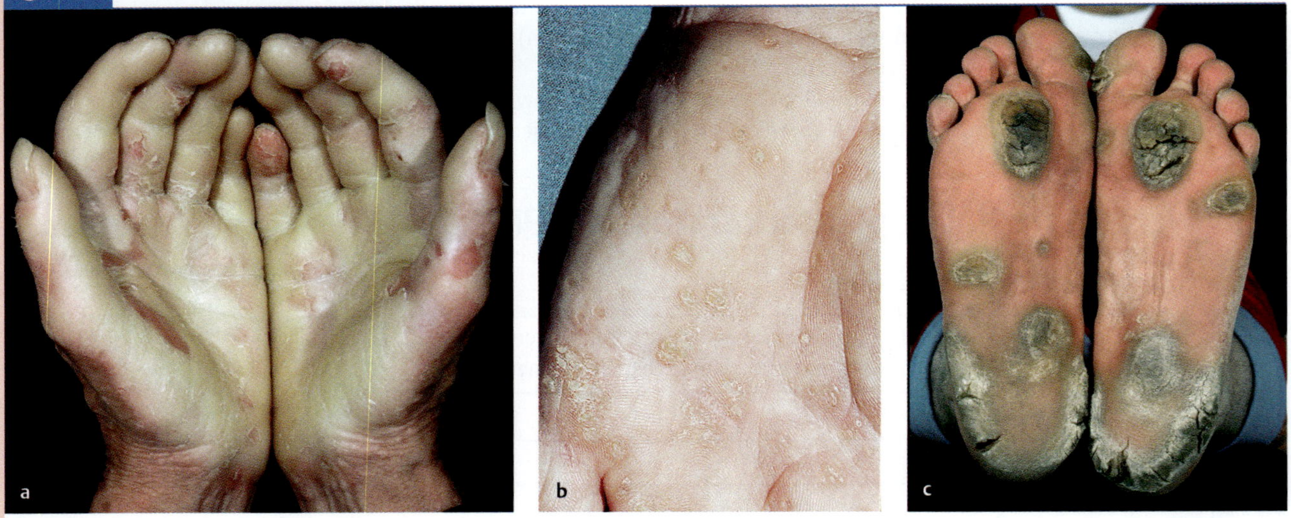

a **Keratosis palmoplantaris diffusa:** flächenhafte Hyperkeratose, scharf begrenzt, angedeuteter erythematöser Randsaum am Handgelenk.
b **Keratosis palmoplantaris punctata (syn. papulosa seu maculosa):** isolierte verruköse Papeln z. T. nach Verlust der zentralen Hornperle der Palma.
c **Keratosis palmoplantaris punctata (syn. papulosa seu maculosa):** isolierte verruköse Papeln z. T. nach Verlust der zentralen Hornperle. Ausgeprägte Form an den Plantae, besonders den Fersen.

- **Papillon-Lefèvre-Syndrom:** autosomal-rezessiv; PPK mit **Periodontopathie** (Zahnverlust).

- **Papillon-Lefèvre-Syndrom:** autosomal-rezessiv vererbte, diffuse, wenig ausgeprägte PPK mit **Periodontopathie**, die zum Zahnverlust führt.
- **PPK als Teilmanifestation erblicher Verhornungsstörungen:** PPK finden sich unter anderem bei den Ichthyosen (S. 471), Erythrokeratodermien, der anhidrotischen Ektodermaldysplasie, beim Morbus Darier (S. 479) und der Pityriasis rubra pilaris (S. 426).

Diagnostik: klinisches Bild, Genetik, Mutationsanalyse.

Diagnostik: Genetik, Manifestationsalter, klinisches Bild der Verhornungsstörung sowie assoziierte Symptome und Analyse der Mutationen erlauben eine korrekte Diagnose.

Symptomatische PPK müssen ausgeschlossen werden; sie manifestieren sich erst im höheren Alter.

Symptomatische (erworbene) PPK müssen ausgeschlossen werden. Diese können hormonell (Hypothyreose, Klimakterium), infektiös (Lues II, Verrucae vulgares, Mykosen), mechanisch (Klavi, Schwielen), paraneoplastisch (viszerale Karzinome), toxisch (Arsen, Gold), trophisch (Lymphödeme, Syringomyelie) bedingt sein oder Hautkrankheiten (Lichen ruber, Psoriasis palmoplantaris, tylotisches Ekzem u. a.) begleiten. Sie manifestieren sich im späteren Alter als die hereditären PPK.

Therapie: symptomatische Behandlung mit salizylsäurehaltigen, Vitamin-A-Säure- und harnstoffhaltigen Externa.

Therapie: Die Therapie ist nur **symptomatisch** möglich. Lokal sind salizylsäurehaltige Rezepturen (5–10 %) angezeigt. Auch Vitamin-A-Säure- und harnstoffhaltige Externa sind geeignet, unterstützt durch tägliche Bäder und mechanischer Entfernung der Keratosen (Hornhauthobel).

In schweren Fällen intermittierend **orale Retinoide**.

Orale Retinoide (z. B. Acitretin) können in Einzelfällen zu dramatischen Besserungen führen, sollten jedoch wegen der unerwünschten Langzeitwirkungen nur intermittierend gegeben werden. EGFR-Inhibitoren können bei schweren Formen eingesetzt werden.

35.9 Follikularkeratosen

35.9 Follikularkeratosen

C. Has; vormals beteiligt: I. Moll, V. Voigtländer**

► Definition.

► Definition. Es handelt sich um Verhornungsstörungen, die am Haarfollikel betont sind. Nur die Keratosis follicularis und die Dyskeratosis follicularis (Darier) werden besprochen.

35.9.1 Keratosis follicularis

► **Synonym.** Lichen pilaris, Keratosis pilaris

Epidemiologie und Erbgang: Die Erkrankung tritt sehr häufig bei Mädchen im Pubertätsalter auf. Eine autosomal-dominante Vererbung ist wahrscheinlich.

Klinik: Die follikulären Keratosen, hornige Papeln, treten bevorzugt an den Extremitäten (Außenseiten der Oberarme, Ober- und Unterschenkel) auf und erzeugen ein Reibeisengefühl. Der Verlauf ist langwierig, im Alter kommt es zur Rückbildung oder Abheilung.

Diagnostik: Follikelassoziierte Hyperkeratosen erlauben die Diagnose.

Therapie: Therapeutisch werden salizylsäure- und harnstoffhaltige Salben verwendet.

35.9.1 Keratosis follicularis

► **Synonym.**

Epidemiologie und Erbgang: sehr häufig.

Klinik: follikuläre Keratosen, vor allem an Extremitätenstreckseiten mit typischem Reibeisengefühl.

Diagnostik: follikelassoziierte Hyperkeratosen.
Therapie: salizylsäure- und harnstoffhaltige Salben.

35.9.2 Dyskeratosis follicularis Darier

► **Synonym.** Morbus Darier, Morbus Darier-White

► **Definition.** Der Morbus Darier ist eine genetische Erkrankung mit gestörter Verhornung der Epidermis, Haarfollikel und Nägel. Typisch sind keratotische Papeln an Brust und Rücken.

Erbgang: Autosomal-dominante Vererbung mit häufigen Spontanmutationen. Die Mutation betrifft eine Kalzium-ATPase (Chromosom 12q23–24.1), die an der Verbindung der Keratinfilamente mit Desmosomen (S. 16) beteiligt ist.

Klinik: Prädilektionsstellen sind vordere und hintere Schweißrinne, Gesichtsmitte, behaarter Kopf und Anogenitalregion. Raue, **schuppig-krustig belegte, rötliche Papeln**, die häufig zu größeren Herden konfluieren, charakterisieren die Krankheit (Abb. **35.16a**, Abb. **35.16b**). Hinzu kommen Exazerbationen nach Irritationen durch Schwitzen, Feuchtigkeit, UV-Licht, mechanisch oder häufig auch durch bakterielle Superinfektionen. Im Schub besteht Juckreiz. Bisweilen kommt es zu papillomatösen Vegetationen, die einen üblen Fötor verursachen. Die Papillarleisten an Finger- und Zehenballen zeigen kleine punktförmige Unterbrechungen (palmoplantare „Pits"), die durch abnorme Keratinisierung verursacht sind. **Hand-** und **Fußrücken** können bräunliche Keratosen aufweisen, die planen Verrucae ähneln (Akrokeratosis verruciformis Hopf). An den **Schleimhäuten** können weißliche Papeln auftreten, ähnlich einer Leukoplakie („Pflastersteinläsionen"). Die **Nägel** zeigen verschiedene dystrophe Veränderungen (Abb. **35.16c**).

Diagnostik: Die schuppig-krustig belegten, vorwiegend follikulären Papeln an Brust und Rücken erlauben die klinische Diagnose, die durch das typische histopathologische Bild belegt wird. Die molekulargenetische Untersuchung identifiziert die krankheitsverursachende pathogene Variante im *ATP2A2*-Gen.

35.9.2 Dyskeratosis follicularis Darier

► **Synonym.**

► **Definition.**

Erbgang: autosomal-dominant, häufige Spontanmutationen. Die Mutation betrifft eine Kalzium-ATPase.

Klinik: Prädilektionsstellen sind vordere und hintere Schweißrinne, Gesichtsmitte, behaarter Kopf und Anogenitalregion. Charakteristisch sind raue, **schuppig-krustig belegte, rötliche Papeln**, die häufig zu größeren Herden konfluieren (Abb. **35.16**). Schübe ausgelöst durch Exazerbationen.

Diagnostik: Klinische Diagnose, die histopathologisch bestätigt wird, Mutationsanalyse.

35.16 Dyskeratosis follicularis Darier

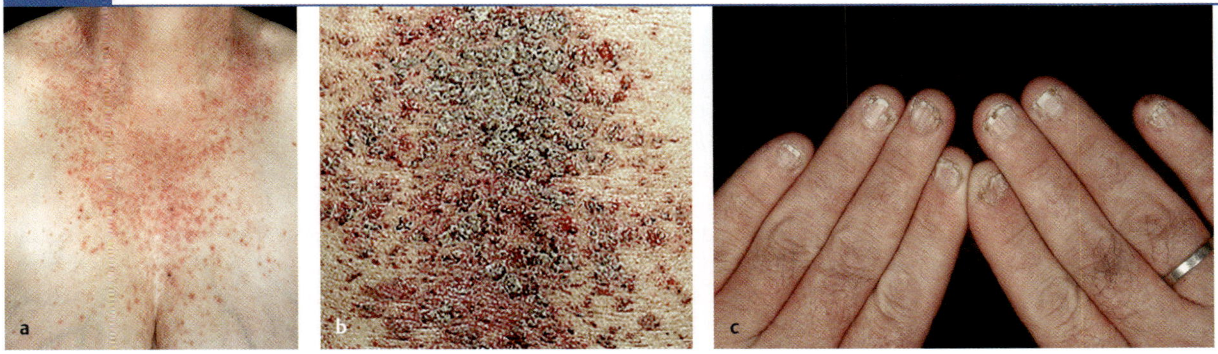

a Schuppig-krustig belegte Papeln, die konfluieren.
b Befall der vorderen Schweißrinne mit braunen, teilweise krustig belegten Papeln (Detailbild).
c Nageldystrophien.

⊙ 35.17

Histopathologie: fokale akantholytische Dyskeratosen (Abb. **35.17**).

Differenzialdiagnose: Nicht selten kommt es zur Verwechslung mit seborrhoischen Ekzemen.

Therapie: im Schub externe Glukokortikoide, orale Retinoide (z. B. Acitretin) oder Dermabrasio.

35.10 Ehlers-Danlos-Syndrom (EDS)

► Definition.

Epidemiologie und Erbgang: seltene Erbkrankheiten, meist autosomal-dominant, aber auch autosomal-rezessive Typen.

☰ 35.9

Ätiologie und Pathogenese: gestörte **Kollagensynthese**. Die **Typen klassisch und hypermobil** machen über 80 % aller Fälle aus (Tab. **35.9**).

⊙ 35.17 Dyskeratosis follicularis Darier (Histologie)

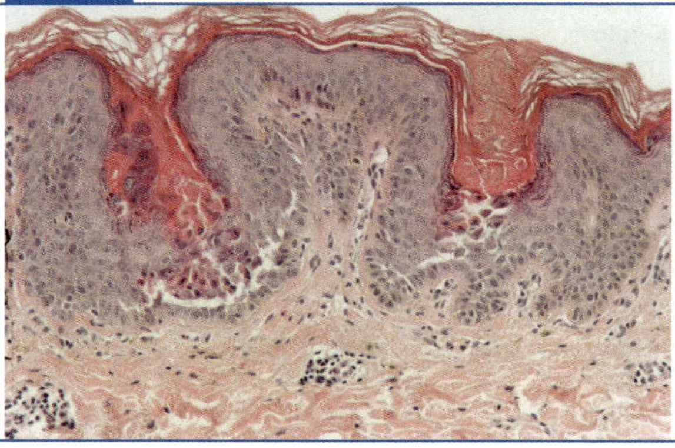

Epidermis mit Akanthose und suprabasalen, fokalen Akantholysen und dyskeratotischen Keratinozyten (HE-Färbung).

Histopathologie: Lichtmikroskopisch findet sich eine Papillomatose, Akanthose, Hyperkeratose und die charakteristische **fokale, akantholytische Dyskeratose** (Abb. **35.17**), d. h. vorzeitige Einzelzellverhornung in Form von sog. „Corps Rounds“ (im Stratrum spinosum) und „Grains“ (im Stratrum corneum).

Differenzialdiagnose: Am ehesten kommen chronische oder seborrhoische Ekzeme in Betracht, aber auch die transitorische akantholytische Dermatose (Morbus Grover), der Pemphigus chronicus benignus familiaris (Morbus Hailey-Hailey) und bei segmentärem Befall die striären und verrukösen Nävi.

Therapie: Kurzfristig im Schub sind externe Glukokortikoide indiziert, bei Superinfektion in Kombination mit Antibiotika und antiseptischen Bädern. Ausgezeichnete Wirkung haben aromatische Retinoide (z. B. Acitretin), das zu dramatischen Verbesserungen des Hautzustandes führt (nur morbostatische Wirkung), und auch die Dermabrasio.

35.10 Ehlers-Danlos-Syndrom (EDS)

C. Has; vormals beteiligt: E.G. Jung †, I. Moll**

► **Definition.** Heterogene, genetisch determinierte Gruppe von Krankheiten, die durch Störungen in der Synthese verschiedener **Kollagene** oder **Kollagen-modifizierender Moleküle** bedingt sind. Meist treten Hyperextensibilität und Fragilität der Haut, Überstreckbarkeit der Gelenke und Befall innerer Organe auf.

Epidemiologie und Erbgang: Das Ehlers-Danlos-Syndrom ist selten und wird in den meisten Fällen autosomal-dominant vererbt.

☰ 35.9 Heterogenität des Ehlers-Danlos-Syndroms

	klassischer Typ	hypermobiler Typ
Erbgang	autosomal-dominant	autosomal-dominant
Genmutationen	Kollagen V (*COL 5A1*), selten Kollagen I (*COL 1A1*)	unbekannt
Haut: Hyperelastizität, Verletzbarkeit, Wundheilungsstörung	+++	++
Gelenke: überstreckbar, leicht verstauchbar, Fehlstellung	+++	++
Gefäße: brüchig, Blutungsneigung	+++	–

Ätiologie und Pathogenese: Es liegt eine **gestörte Kollagensynthese** zugrunde. Man unterscheidet die Typen 1–13, die genetisch, klinisch und molekularbiologisch unterschiedlich sind. Die defekten Genprodukte und Genloci sind meist bekannt. Die beiden **Typen klassisch und hypermobil** machen über **80 %** aller Fälle aus (Tab. **35.9**) und werden hier ausschließlich erläutert.

35.18 Ehlers-Danlos-Syndrom

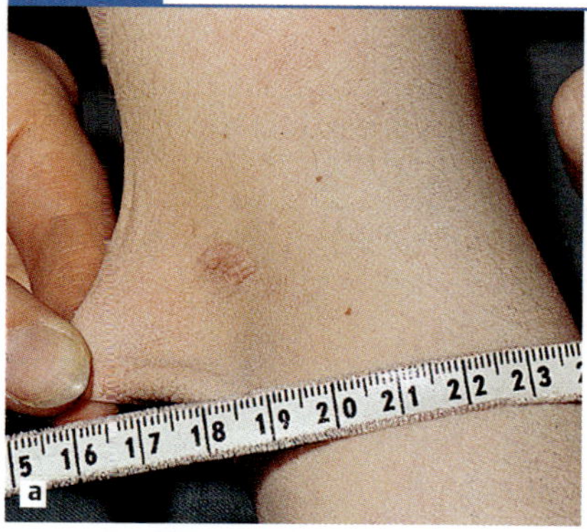
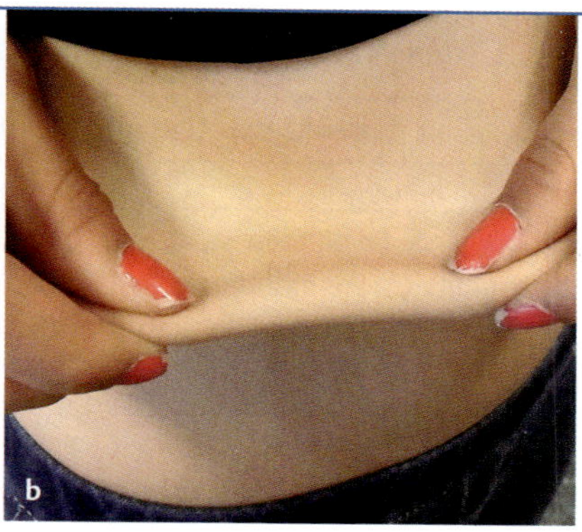
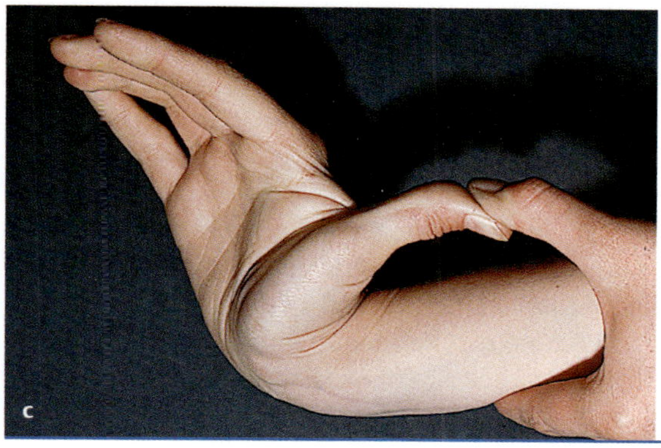

a **Hyperelastische Haut** am Ellbogen eines 8-jährigen Knaben mit **Ehlers-Danlos-Syndrom Typ klassisch**. Die Haut ist 4 cm als Falte abhebbar. Im Ellbogenbereich besteht eine atrophische Narbe mit einem kleinen hypertrophischen Anteil (molluskoider „Pseudotumor").
b Hyperelastische Haut am Rücken einer jungen Frau mit **Ehlers-Danlos-Syndrom Typ klassisch**.
c Bizarre **Überstreckbarkeit** der Gelenke bei einer 27-jährigen Patientin. Die Patientin hat nach der genetischen Beratung auf Schwangerschaften verzichtet und 2 Kinder adoptiert.

Klinik: Durch die gestörte oder reduzierte Kollagensynthese sind die bindegewebsreichen Strukturen der Haut, der Gelenke und der Blutgefäße unzureichend funktional. Es fehlt die Festigkeit, das Bindegewebe ist überdehnbar und zerreißt leicht, was zu massiven Blutungen führen kann.
Das Symptom an der Haut ist eine ausgeprägte **Cutis hyperelastica**, die über den Gelenken, seitlich am Hals und auch im Gesicht in dünnen Falten mehrere Zentimeter abgehoben werden kann (Abb. **35.18a**, Abb. **35.18b**). Nach Loslassen schnellt sie wieder in die Ausgangslage zurück („Gummihaut"). Wundränder weichen enorm auseinander, die Wunden zeigen eine verzögerte Wundheilung (Nähte müssen 3- bis 4-mal länger liegen). Es resultieren atrophische und bizarre Narben und molluskoide hernienartige Narbenbereiche ohne Festigkeit kommen dazu. Es besteht eine Neigung zu Infektionen.
Die Gelenke sind überstreckbar, oft in ungewollten Richtungen beweglich und entbehren der Festigkeit (Abb. **35.18c**). Dadurch können ungewöhnliche Bewegungen ausgeführt werden („Schlangenmenschen"). Die Gelenke neigen zu rezidivierenden Luxationen und zu Fehlstellungen.
Die **Brüchigkeit des perivaskulären Bindegewebes** zeigt sich an den kleinen Gefäßen als Ekchymosen und an den großen Gefäßen durch lebensgefährliche Massenblutungen. Auslöser können Anstrengungen, Unfälle, Schwangerschaft und Geburt sein.
Das Mosaik der klinischen Manifestation ist abhängig vom biochemischen Defekt der verschiedenen Kollagene und spiegelt sich in der klinischen Symptomatik (Tab. **35.9**) wider.

Klinik: Durch gestörte und verminderte Kollagensynthese sind die bindegewebsreichen Strukturen der Haut, der Gelenke und der Blutgefäße unzureichend ausgebildet.

Folgende Symptome stechen hervor:
- **Cutis hyperelastica** (Abb. **35.18a**, Abb. **35.18b**)
- **Überstreckbarkeit der Gelenke** (Abb. **35.18c**)
- **Brüchigkeit der Gefäße** mit Ekchymosen und Massenblutungen.

Diagnostik: Die Diagnose erfolgt aufgrund der klinischen Beschreibung und wird durch die Familienuntersuchung ergänzt. Molekulargenetische Untersuchungen erlauben, die Typen zu bestätigen.

Diagnostik: Aufgrund der Klinik sowie mithilfe der Genanalyse.

Therapie: Eine spezifische Therapie ist nicht möglich. Das Vermeiden von Verletzungen und größeren Belastungen der Gelenke ist ebenso Bestandteil der Aufklärung wie der Hinweis auf die Gefahren von Schwangerschaft und Geburt. Wunden müssen besonders sorgfältig gepflegt werden. Die Wundheilung ist 3- bis 4-mal langsamer als üblich. Nähte müssen deshalb stabiler sein und länger liegen.

Therapie: Eine Therapie ist nicht möglich. Belastungen und Verletzungen sind zu vermeiden.

Prognose: Die Krankheit ist chronisch-progredient, wobei Wunden der Haut und Luxationen der Gelenke die Lebensqualität beeinträchtigen; Rupturen der großen Gefäße sind lebensbedrohlich.

Prognose: Die Krankheit ist chronisch-progredient. Rupturen größerer Gefäße sind lebensbedrohlich.

35.11 Pseudoxanthoma elasticum

C. Has; vormals beteiligt: E.G. Jung †, I. Moll**

▶ Synonym. Elastorrhexis generalisata, Grönblad-Strandberg-Syndrom

▶ Definition. Es handelt sich um eine heterogene Erbkrankheit, die die **elastischen Fasern** betrifft. Sie manifestiert sich mit xanthomatösen Plaques an der Haut, Veränderungen am Auge und des kardiovaskulären Systems.

Epidemiologie und Erbgang: seltene heterogene Erbkrankheit, deren Gendefekte einen Transmembran-Transporter betreffen.

Epidemiologie und Erbgang: Das Pseudoxanthoma elasticum ist eine heterogene, seltene, meist autosomal-rezessive Erbkrankheiten. Die Gendefekte betreffen einen Transmembran-ATP-bindenden Transporter (ABCC 6, Chr. 16p13.1).

Klinik: Die generalisierte Störung der elastischen Fasern manifestiert sich im frühen Erwachsenenalter an der Haut, den Augen und Arterien vom elastischen Typ.

Klinik: Es besteht eine generalisierte Störung der elastischen Fasern, die sich im frühen Erwachsenenalter manifestiert und besonders Haut, Augen und Arterien vom elastischen Typ betrifft. Das minderwertige elastische Gewebe ist an der Haut sichtbar. Am Auge und am Gefäßsystem führt es zu funktionellen Einbußen, Rupturen sind lebensgefährlich.

In den Beugestellen ist die **Haut** durch symmetrisch angeordnete, fleckige xanthomatöse Plaques gekennzeichnet. Diese werden beim Spannen der Haut besonders gut sichtbar (Abb. **35.19**).

An der **Haut** finden sich symmetrisch angeordnet fleckige und plattenartige, unscharf begrenzte Felder, auf denen sich papulöse, streifig angeordnete und meist konfluierende Einzelelemente von scholligen Einlagerungen in die obere Dermis mit gelblicher Eigenfarbe befinden (Abb. **35.19**). Sie sind an den Beugen, vor allem seitlich am Hals, in den Ellenbeugen, um den Nabel und seitlich am Rumpf lokalisiert. Schollige, gelblich durchschimmernde Elastika-Einlagerungen sind auch an der Mundschleimhaut, besonders beim Spannen, zu sehen.

Am **Augenhintergrund** finden sich **Angioid Streaks**, die zu Blutungen und zu Sehstörungen führen können.

Am **Augenhintergrund** finden sich in der Umgebung der Papille, gefäßähnliche, gelblich bis schwärzliche Streifen (angioid streaks). Sie können Ausgangspunkte für Blutungen sein. Die Veränderungen führen zu Sehstörungen, die im 3–4. Lebensjahrzehnt bemerkt werden, progredient verlaufen und bei 80 % der Patient*innen auftreten. Infolge von Retinablutungen kann es auch zur Erblindung kommen.

Die **Arterien vom elastischen Typ** sind befallen mit der Gefahr von Blutungen und vorzeitiger Arteriosklerose.

Die **kardiovaskulären Veränderungen** betreffen vor allem **Arterien vom elastischen Typ** und führen zur frühzeitiger Arteriosklerose und zu erhöhter Neigung von bedrohlichen Blutungen. Fehlende Pulse an den Extremitäten sind typisch.

Diagnostik: Klinisches Bild und Histopathologie sichern die Diagnose, Mutationsanalyse.

Diagnostik: Die Hautveränderungen sind sehr typisch und können dank der Morphologie, der Lokalisation und aufgrund des Manifestationsalters von der aktinischen Elastose unterschieden werden. Die Diagnose sollte histopathologisch und molekulargenetisch gesichert werden.

Histopathologie: Fokal und schollig ist das elastische Bindegewebe verquollen und fragmentiert.

Histopathologie: Die Veränderungen betreffen die elastischen Fasern, die fokal schollig verquollen, fragmentiert und reich an Kalziumsalzen zwischen normal ausgebildeten Kollagenfasern liegen.

35.19 Pseudoxanthoma elasticum

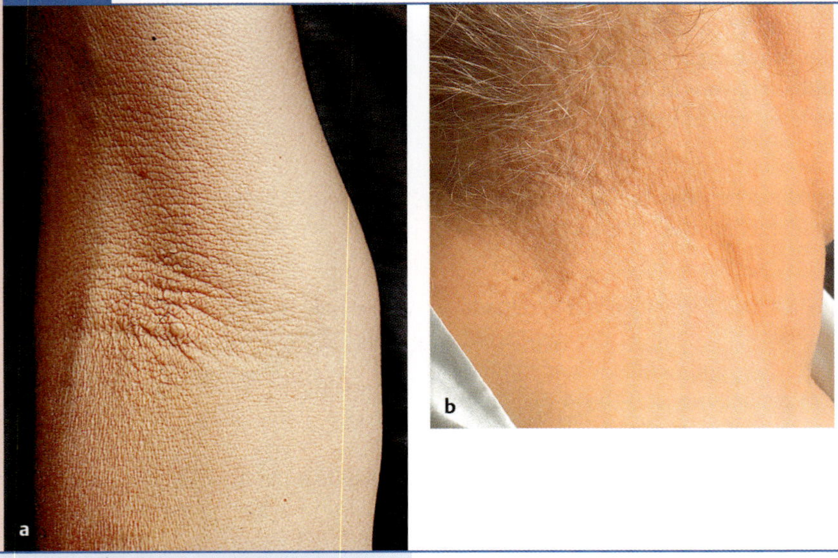

a Unscharf begrenztes Feld in der Ellenbeuge einer 32-jährigen Patientin. Man achte auf die gelblichen Elastikaschollen, die teils papulös, teils streifig, meist aber felderartig in der Haut liegen und die Beugefalten überdeutlich zeichnen.
b Gelbliche Papeln und Streifen in faltiger Haut (am Hals, seitlich).

Differenzialdiagnose: Abzugrenzen sind lokalisierte, schollige Elastikadegenerationen durch Säureeinwirkung oder im Bereich von Narben. Die Veränderungen am Auge und am kardiovaskulären System sollten untersucht werden.

Differenzialdiagnose: lokalisierte Elastikadegenerationen durch Säureeinwirkung oder im Bereich von Narben.

Therapie: Eine wirksame Behandlungsmöglichkeit besteht nicht. Die Betroffenen bedürfen einer genetischen Beratung und sollten schwere Anstrengungen wegen der Gefahr einer Massenblutung meiden. Dies gilt auch für Schwangerschaften.

Therapie: Eine Behandlung ist nicht möglich. Genetische Beratung ist anzustreben.

Prognose: Die Krankheit ist chronisch, schubweise progredient und determiniert durch die Blutungsneigung am Auge und am kardiovaskulären System.

Prognose: chronisch-progrediente Erbkrankheit mit der Gefahr von Massenblutungen.

35.12 Pemphigus chronicus benignus familiaris

35.12 Pemphigus chronicus benignus familiaris

C. Has; vormals beteiligt: E.G. Jung †, I. Moll**

► Synonym. Dyskeratosis bullosa hereditaria, Morbus Hailey-Hailey

► Synonym.

► Definition. Autosomal-dominant vererbte Dermatose mit variabler Genpenetranz des Gens einer ATPase (*ATP2C1*-Gen). Charakterisiert ist sie durch das rezidivierende Auftreten von gruppierten Erosionen, selten Bläschen in den Körperfalten.

► Definition.

Epidemiologie: seltene Erkrankung.

Epidemiologie: selten.

Ätiologie: Die Erkrankung ist genetisch bedingt durch Mutationen des *ATP2C1*-Gens auf Chromosom 3q21-q24. *ATP2C1* kodiert für ein Magnesium-abhängiges Enzym, welches die Hydrolyse von ATP, gekoppelt mit dem Transport von Kalziumionen, katalysiert. Durch die Mutationen wird in der Epidermis die Zell-Zell Adhäsion der Keratinozyten beeinträchtigt. Traumen, Wärme, Feuchtigkeit und Mikroben können Schübe induzieren. Die Erkrankung hat nichts mit den Erkrankungen der Pemphigus-Gruppe (S. 402) und nichts mit den hereditären Epidermolysen (S. 469) zu tun (historischer Name!).

Ätiologie: Es handelt sich um eine genetisch bedingte autosomal-dominante Erkrankung. Mutation des *ATP2C1*-Gens.

Klinik: Nach der Pubertät kommt es in den **großen Körperfalten** (Axillen, Leisten und seitlicher Hals) in erythematöser Umgebung zu kleinen Blasen, die oft konfluieren. Nach Platzen der Blasendecken entstehen nässende Areale, die zu Vegetationen neigen, verkrusten und die typische rissige Oberfläche bilden (Abb. **35.20**). Die Läsionen dehnen sich in der Peripherie aus und heilen gleichzeitig zentral ab, wodurch ein polymorphes Bild entsteht. Es besteht gewöhnlich Juckreiz. Das Allgemeinbefinden ist nicht gestört.

Klinik: Nach der Pubertät treten in den **großen Körperfalten** in erythematischer Umgebung Blasen auf, die erodieren und zu Vegetationen neigen (Abb. **35.20**). Es besteht gewöhnlich Juckreiz.

Diagnostik: Die Familienanamnese, die Prädilektionsstellen und das klinische Bild lassen an einen Pemphigus chronicus benignus familiaris denken. Die Diagnose wird histopathologisch bestätigt.

Diagnostik: Das klinische Bild (Prädilektionsstellen!) führt zur Diagnose, die histopathologisch bestätigt wird.

35.20 Pemphigus chronicus benignus familiaris

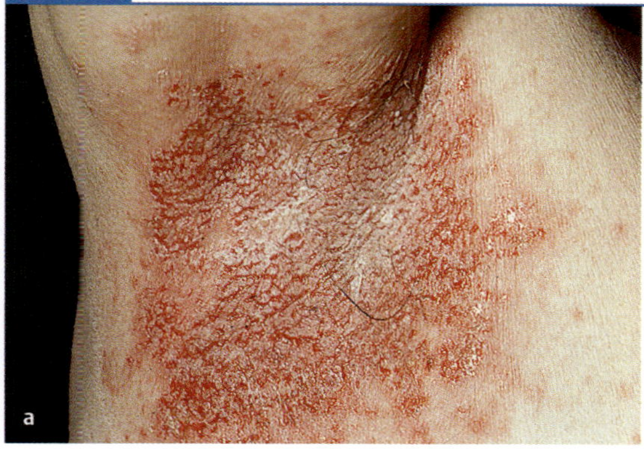

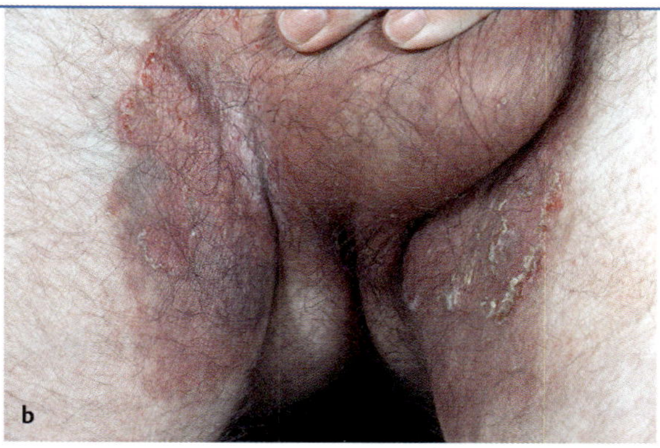

a Erythematöse Herde mit Erosionen.
b Erythematöse Herde mit Schuppenkrusten.

Histopathologie: suprabasale Akantholyse und Dyskeratosen.

Histopathologie: Vorherrschend sind eine ausgeprägte suprabasale Akantholyse und Dyskeratosen der akantholytischen Zellen. Daher sind Pemphiguszellen im Blasengrundausstrich nachweisbar. Pemphigusmuster und -antikörper (S. 409) sind negativ.

Differenzialdiagnose: Intertrigo, Pemphigus vegetans.

Differenzialdiagnose: Die Erkrankung ist von einer Intertrigo (bakteriell oder mykotisch superinfiziert) und vom Pemphigus vegetans (S. 406) abzugrenzen.

Therapie: Krankheitsinduzierende Faktoren meiden! Meist ist eine kombinierte Lokaltherapie mit Glukokortikoiden und Antibiotika ausreichend. Außerdem ist eine Laser-Abtragung möglich.

Therapie: Krankheitsinduzierende Faktoren (z. B. mikrobielle Infektionen, Traumen, Hitze und Sonne) müssen gemieden werden. Meist ist eine kombinierte Lokaltherapie mit Glukokortikoiden und Antibiotika ausreichend. Nur bei schweren Verläufen werden die Präparate systemisch verabreicht. Gute Dauererfolge bringen die CO_2-Laser-Abtragung und Sekundärheilung.

Prognose: Die Erkrankung verläuft in Schüben.

Prognose: Die Erkrankung verläuft über viele Jahre in Schüben mit vollständigen Remissionen.

36 Akne und akneähnliche Erkrankungen

U. Siemann-Harms

36.1 Acne vulgaris

► Definition. Die Acne vulgaris ist eine entzündliche Erkrankung der Talgdrüsenfollikel, die vor allem Jugendliche in der Pubertät betrifft. Typische Effloreszenzen sind Komedonen, Papeln, Pusteln und Knoten (Abb. **36.1**).

Epidemiologie: Die Acne vulgaris ist die **häufigste Hauterkrankung** und betrifft ca. **85 %** der Bevölkerung. Sie beginnt zwischen dem 10. und 14. Lebensjahr und bildet sich im 20.–25. Lebensjahr wieder zurück. Bei einigen Patient*innen dauern die Hautveränderungen bis zum 40. Lebensjahr an (persistierende Akne). Bei etwa 70 % der Betroffenen ab dem 30. Lebensjahr handelt es sich um milde, „physiologische" Erscheinungsformen der Akne. Bei 30 % besteht eine behandlungsbedürftige, „klinische" Akne.

► Merke. Akne kann insbesondere bei Jugendlichen psychisch sehr belastend sein und Selbstwertstörung, Entstellungsgefühl und sozialen Rückzug zur Folge haben. Daher sollten alle jugendlichen Patient*innen mit Akne ernst genommen werden, auch wenn die Betroffenen die Schwere der Erkrankung meist überbewerten.

Ätiologie und Pathogenese: Die Acne vulgaris zeigt eine **familiäre Häufung**. Wenn beide Eltern an Akne erkrankt waren, liegt die Wahrscheinlichkeit für ihre Kinder, ebenfalls eine Akne zu entwickeln, bei über 50 %. Es werden mehrere Gene mit der Akne in Zusammenhang gebracht, z. B. die Gene für das Cytochrom-P-450–1A1 und die Steroid-21-Hydroxylase, die einen Einfluss auf die Androgenproduktion haben. Eine kohlenhydratreiche Ernährung, Milchprodukte, gesättigte Fette und Transfettsäuren fördern über eine Erhöhung von IGF-1 ebenfalls die Akne.
Die Akne entsteht durch das Zusammenspiel mehrerer Faktoren:
- **Seborrhö** (gesteigerte Talgproduktion)
- **follikuläre Hyperkeratose** (follikuläre Verhornungsstörung)
- **Einfluss von Cutibakterien** (*Cutibacterium acnes*)
- **Entzündungsprozesse**

Diese Faktoren beeinflussen sich gegenseitig. Vermutlich liegt eine perifollikuläre Entzündungsbereitschaft vor, die die Entstehung von Komedonen triggert.

36.1 Akne-Effloreszenzen

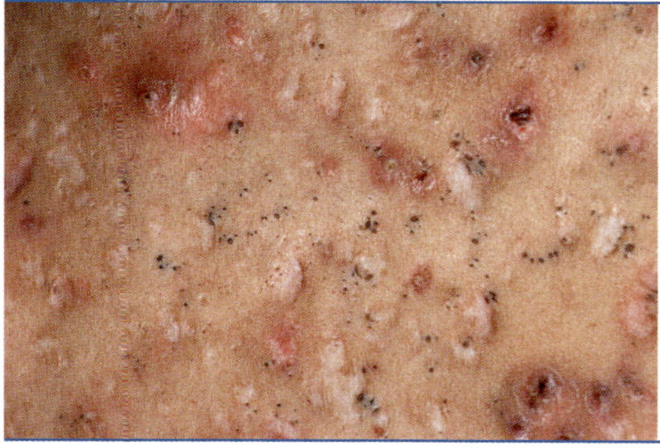

Komedonen, Papeln und Pusteln.

36.1 Acne vulgaris

► Definition.

Epidemiologie: Es sind etwa **85 %** der Bevölkerung in der Pubertät betroffen; gelegentlich persistiert die Akne bis zum 40. Lebensjahr.

► Merke.

Ätiologie und Pathogenese: Die Acne vulgaris zeigt eine familiäre Häufung.

Folgende Faktoren spielen bei der Pathogenese eine Rolle:
- Seborrhö
- follikuläre Hyperkeratose
- Einfluss von Cutibakterien
- Entzündungsprozesse

36.1

Seborrhö: Während der Pubertät kommt es unter Einfluss von **Androgenen** zu einer Proliferation der Talgdrüsen und einer **gesteigerten Talgproduktion**.

Seborrhö: Während der Pubertät kommt es unter dem Einfluss von **Androgenen** zu einer Hyperplasie der Talgdrüsen (Sebozyten) und einer **gesteigerten Talgproduktion**. Durch Enzyme in den Sebozyten werden vor Ort aus dem adrenalen Androgen Dehydroepiandrosteronsulfat (DHEA-S) wirksame Androgene wie Androstendion, Testosteron und Dihydrotestosteron gebildet.

▸ Merke.

▸ Merke. Bei den meisten Aknepatient*innen liegt ein normaler Serum-Testosteronspiegel vor. Bei ihnen ist lediglich die **Empfindlichkeit der Sebozyten** auf die Androgene **gesteigert**. Nur bei wenigen Betroffenen findet man erhöhte Androgenkonzentrationen, z. B. bei polyzystischen Ovarien, androgenproduzierenden Tumoren, adrenogenitalem Syndrom oder auch bei Einnahme von anabolen Steroiden (Bodybuilding).

Follikuläre Hyperkeratose: Die erhöhte Keratinozytenproliferation führt zu einer **Verstopfung der Follikelostien**.

Follikuläre Hyperkeratose: In den betroffenen Follikeln findet eine erhöhte Keratinozytenproliferation statt, die zu einer **Verstopfung der Follikelostien** führt. Als Ursache hierfür werden Veränderungen der Lipidzusammensetzung des Talgs, bakterielle Stoffwechselprodukte und Entzündungsmediatoren (insbesondere Interleukin-1) selbst angesehen. In den betroffenen Follikeln findet eine erhöhte Keratinozytenproliferation statt, die zu einer **Verstopfung der Follikelostien** führt.

Cutibakterien: Cutibacterium acnes fördert den Entzündungsprozess.

Cutibakterien: In den Haarfollikeln findet sich eine dichte Besiedlung mit *Cutibacterium acnes* Phylotypen, ein pleomorphes, grampositives Stäbchen. Durch verschiedene Faktoren bzw. Mechanismen fördert die Anwesenheit dieser Bakterien den Entzündungsprozess: Zum einen wirken die vermehrt anfallenden Stoffwechselprodukte entzündungsfördernd und komplementaktivierend, zum anderen regt die Bindung der Bakterien an Makrophagen über den Toll-like-Rezeptor-2 monozytäre Zellen und Keratinozyten zur Bildung von Zytokinen an (v. a. Interleukin-1a, Interleukin-8, mit chemotaktischer Wirkung auf neutrophile Granulozyten, die dann vermehrt in das Infundibulum einwandern).

Klinik: Je nach Effloreszenztyp unterscheidet man folgende Formen:
- **Acne comedonica:** Komedonen (Abb. **36.2a**)

Klinik: Prädilektionsstellen sind Gesicht, Schultern, V-förmig im Bereich von Brust und Rücken. Je nach Effloreszenztyp unterscheidet man folgende Formen:
- **Acne comedonica:** Diese Form ist durch das Auftreten von **Komedonen** (Mitessern) gekennzeichnet (Abb. **36.2a**). Komedonen sind kleine, meist hautfarbene Papeln. Aus ihnen lässt sich mit seitlichem Druck eine helle, fadenförmige Masse expri-

36.2 Acne vulgaris

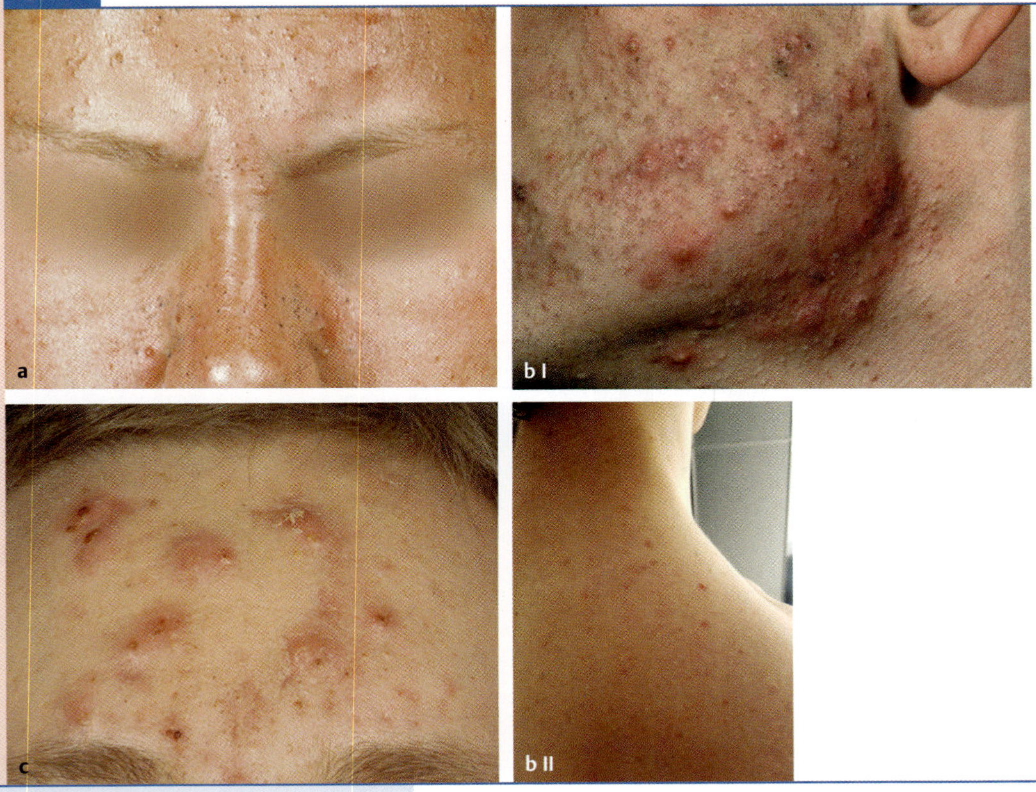

a **Acne comedonica** bei 18-jähriger Patientin mit geschlossenen Komedonen.
b **Acne papulopustulosa:** **bI:** Seit 5 Jahren bei 20-jährigem Patienten. Gerötete Papeln und Eiterpusteln beherrschen das klinische Bild. **bII:** Leichter Befund am Rücken.
c **Acne conglobata** mit z. T. Konfluenz der Papeln zu Knoten.

mieren. Bei offenen Komedonen findet sich zentral ein dunkler Punkt. Hierbei handelt es sich nicht um Schmutz, sondern um Melanin. Sie finden sich im Gesichtsbereich, z. T. auch am Rücken und Dekolleté.

- **Acne papulopustulosa:** In diesem entzündlichen Stadium entstehen zunächst erythematöse **Papeln** und dann **Pusteln** (Abb. **36.2b**).
- **Acne conglobata:** Diese Erscheinungsform entsteht, wenn sich die Entzündung im weiteren Verlauf verstärkt. Sie betrifft vorwiegend männliche Patienten. Es bilden sich **Knoten** oder **Abszesse**, die teilweise konfluieren (Abb. **36.2c**). Klinisch geht die Erkrankung über die üblichen Prädilektionsstellen hinaus, sodass die gesamte Brust- und Rückenpartie betroffen sein können. Je nach Ausprägung und Manipulation kommt es zur Bildung von meist schüsselförmigen **Narben** und **Zysten**, die z. T. lebenslang persistieren.

Die Einteilung des **Schweregrades** erfolgt nach Art und Anzahl der Effloreszenzen pro Gesichtshälfte und reicht von Grad I (< 10 Komedonen bzw. < 10 Papeln/Pusteln) bis Grad IV (> 50 Komedonen bzw. > 30 Papeln/Pusteln).

Differenzialdiagnose: Die Acne vulgaris (Pubertätsakne) ist die häufigste Form der endogenen Akne. Sie muss von anderen **endogenen** und **exogenen** Akneformen (Tab. **36.1**) sowie **akneiformen Eruptionen**, z. B. Rosazea, periorale Dermatitis (S. 492), abgegrenzt werden.

- **Acne papulopustulosa:** erythematöse Papeln und dann Pusteln (Abb. **36.2b**)
- **Acne conglobata:** Knoten, Abszesse, Narben, Zysten; insbesondere bei Männern (Abb. **36.2c**)

Die Einteilung des **Schweregrades** erfolgt nach Art und Anzahl der Effloreszenzen pro Gesichtshälfte.

Differenzialdiagnose: Die Acne vulgaris muss von anderen **endogenen** und **exogenen** Akneformen (Tab. **36.1**) sowie **akneiformen Eruptionen** abgegrenzt werden.

36.1 Weitere Manifestationsformen der Akne

Form	Eigenschaften
Acne venenata (Kontaktakne, Kosmetikakne)	**Ätiologie:** direkter Hautkontakt mit komedogenen Substanzen wie organische Kohlenwasserstoffe, Öle, Teere, Kosmetika (Kakaobutter, Stearylalkohol), Pomade, Haargel, Haarwachs **Klinik:** Komedonen, gelegentlich auch Papeln, finden sich oft in **untypischer Lokalisation**.
Chlorakne	**Ätiologie:** direkter Hautkontakt, orale Aufnahme oder Inhalation von halogenierten aromatischen Kohlenwasserstoffen, insbesondere **Dioxin** (2,3,7,8-Tetrachlordibenzo-p-Dioxin, TCDD) **Klinik:** multiple Komedonen, z. T. am gesamten Integument, mit meist wenig entzündlichen Veränderungen; evtl. zusätzlich schwere Organschäden (GIT, Leber, Herz, Niere)
Acne medicamentosa	**Ätiologie:** z. B. systemische Glukokortikoide, Anabolika, Isoniacid, Psychopharmaka, Antiepileptika, Tetracycline, hochdosierte Vitamin-B-Komplex-Präparate oder EGFR-Antagonisten (z. B. Cetuximab) **Klinik:** Komedonen, z. T. zusätzlich Papeln und Pusteln in Loco typico; oft monomorpher
Acne mechanica	**Ätiologie:** mechanische Reibung (z. B. Stirnband, Hemdkragen)
Acne tarda (postpubertäre Akne)	**Ätiologie:** unbekannt (evtl. durch erhöhte periphere Androgensensitivität); bei Frauen über das 20.–25. Lebensjahr hinaus **Klinik:** Papulopusteln und Knoten nasolabial, am Kinnbereich und am Unterkieferrand (Cave: Ausschluss einer pathologisch gesteigerten Androgenproduktion der Ovarien oder Nebennieren!)
Acne inversa (S. 299) (Abb. **36.3**)	**Ätiopathogenese:** Die Entzündung geht nicht von den Talgdrüsenfollikeln, sondern von den **Terminalhaarfollikeln** aus und findet sich meist bei adipösen Patient*innen mit Nikotinabusus und familiärer Disposition. **Klinik:** Über Jahre bilden sich Entzündungsreaktionen mit Knoten und Abszessen, Keloide sowie abszedierender Perifollikulitis. Typisch ist das inverse Muster mit Befall von intertriginösen Bereichen wie **Leisten**, **Axillen** oder selten **submammärer Raum**; die typischen Prädilektionsstellen der Acne vulgaris sind nicht oder nur gering betroffen. **Therapie:** medikamentös (Antibiotika, Biologika), Inszision, chirurgische Ausräumung
Acne excoriée des jeunes filles (S. 593) (Abb. **36.4**)	**Ätiologie und Klinik:** durch andauernde, zwanghafte Manipulationen kommt es zu Artefakten wie Exkoriationen und Narben; bevorzugt bei jungen Frauen mit meist milder Acne vulgaris (S. 485)
Acne neonatorum und infantum	**Ätiologie:** vermutlich durch vorübergehend gesteigerte Androgenproduktion mit erhöhter Talgproduktion **Acne neonatorum:** Manifestation unmittelbar nach der Geburt; Komedonen, Papeln und Pusteln auf seborrhoischer Gesichtshaut, die sich i. d. R. spontan zurückbilden **Acne infantum** (seltener): Manifestation ab dem 3.–6. Lebensmonat, vorwiegend bei Jungen; stärkere Entzündung und evtl. Knotenbildung, die oft eine Behandlung erfordern
Acne fulminans	**Ätiologie:** unklar, z. T. endogener oder iatrogen induzierter Androgenüberschuss; häufig bei männlichen Patienten mit mäßiger Acne vulgaris **Klinik:** plötzliche Verschlechterung des Allgemeinbefindens mit Fieber, Arthralgien, Leukozytose, BSG-Erhöhung, Erythema nodosum und hämorrhagischen Ulzerationen und Nekrosen im Aknebereich **Therapie:** Die Erkrankung ist oft therapieresistent gegenüber Antibiotika, zeigt aber ein gutes Ansprechen auf die Kombination von **systemischen Glukokortikoiden** und **Retinoiden**.

► Merke. Die **Mallorca-Akne** (Acne aestivalis) gehört nicht in den Formenkreis der Akne. Es handelt sich hierbei um eine papulöse Form der polymorphen Lichtdermatose (S. 235).

► Merke.

36.3 Acne inversa

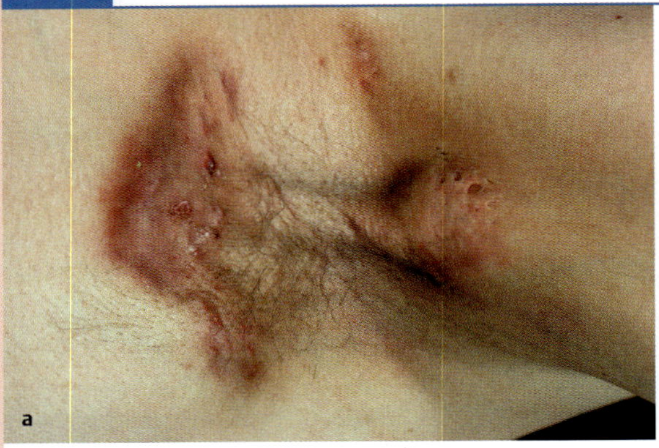

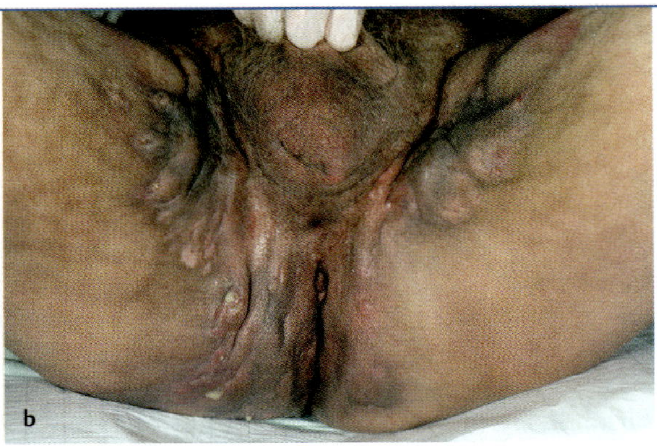

a Axilläre Manifestation.
b Genitale Manifestation.

36.4

36.4 Acne excoriée

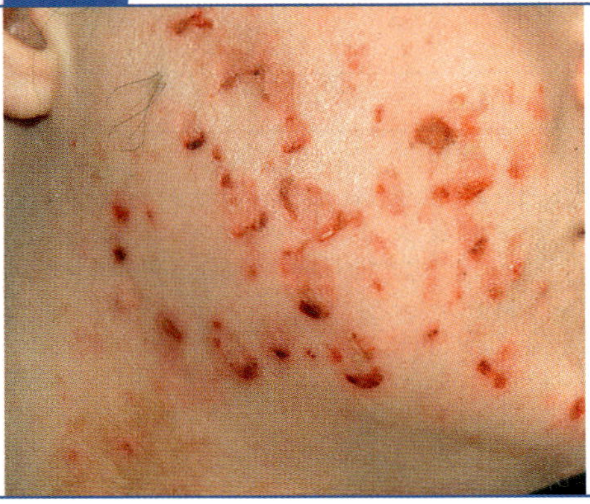

Therapie: Sie richtet sich insbesondere nach dem klinischen Schweregrad.

Je nach Schweregrad und Stadium kommen **topische** und **systemische** Medikamente zum Einsatz, die die pathogenetischen Mechanismen der Akne unterschiedlich beeinflussen. Nach der **Akutbehandlung** ist zur Rezidivvorbeugung eine **Erhaltungstherapie** notwendig (Tab. **36.2** und Tab. **36.3**).

36.2

Therapie: Die Behandlung der Akne richtet sich nach dem klinischen Schweregrad der Hautveränderungen und nach der Entwicklungsgeschwindigkeit. Hauttyp, Geschlecht, Alter, Begleiterkrankungen und Compliance gehen ebenfalls in die Therapieentscheidung ein.

Topisch kommen Retinoide, Azelainsäure, Antibiotika und Benzoylperoxid zur Anwendung, **systemisch** werden ebenfalls Retinoide und Antibiotika sowie ggf. Androgenantagonisten verabreicht. Diese Medikamente beeinflussen die oben geschilderten pathogenetischen Mechanismen in unterschiedlichem Ausmaß (Tab. **36.2**). Je nach Befund erfolgt eine **stadienadaptierte** Mono- oder Kombinationstherapie (Tab. **36.3**). Neben der **Akute-Phase-Behandlung** ist insbesondere nach Abheilen der Effloreszenzen eine **Erhaltungstherapie** zur Vorbeugung von Rezidiven wichtig.

36.2 Einfluss der Aknetherapeutika auf die pathogenetischen Faktoren (nach Gollnick)

	Seborrhö	follikuläre Hyperkeratose	bakterielle Besiedlung	Entzündung
topische Retinoide	–	++	–	+
Azelainsäure	–	+	+	(+)
Benzoylperoxid	–	+	++	+
Antibiotika	–	(+)	++	+
Antiandrogene	++	(+)	(+)	+
orales Retinoid (Isotretinoin)	+++	++	+	++

+++ sehr stark, ++ stark, + mäßig, (+) schwach wirksam

36.3 Stadienadaptierte Therapieempfehlungen der Akne (modifiziert nach „Acne Global Alliance“)

	1. Wahl	alternativ	Erhaltungstherapie
Acne comedonica	topisches Retinoid (z. B. Adapalen)	Azelainsäure	topisches Retinoid
Acne papulopustulosa	topisches Retinoid topisches Antibiotikum + Benzoylperoxid	orales Antibiotikum Retinoid und Azelainsäure oder Benzoylperoxid	topisches Retinoid
Acne papulopustulosa-nodosa (kleine Knoten)	orales Antibiotikum + topisches Retinoid + Benzoylperoxid	orales Isotretinoin anderes topisches Retinoid oder Azelainsäure + Benzoylperoxid ♀ orales Antiandrogen	topisches Retinoid + Benzoylperoxid
Acne conglobata	Antibiotikum + Benzoylperoxid + Retinoid	Isotretinoin	topisches Retinoid + Benzoylperoxid

Die richtige **Reinigung** der Haut sollte die Therapie immer begleiten. Die Reinigung erfolgt mit synthetischen Tensiden (Syndets), benzoylperoxidhaltigen Waschgelen oder milden alkoholischen Lösungen. **Benzoylperoxid** wirkt als Waschgel oder Creme antibakteriell und beugt Resistenzbildungen bei Antibiotikabehandlungen vor.

Basis der Behandlung ist eine **Reinigung** mit Syndets oder benzoylperoxidhaltigen Waschgelen.

Bei der **Acne comedonica** wird eine Behandlung mit **topischen Retinoiden**, wie z. B. Adapalen (z. B. Epi Duo), empfohlen. Über eine mögliche Erstverschlechterung und die Dauer bis zum Wirkeintritt (ca. 3–4 Wochen) muss informiert werden. Eine Kombination mit Benzoylperoxid ist sinnvoll. **Azelainsäure** (Skinoren Gel/Creme) wirkt weniger reizend und wird auch von Patient*innen mit empfindlicher Haut toleriert.

Die Acne comedonica wird mit **topischen Retinoiden** oder **Azelainsäure** behandelt.

Die meisten Therapieversager unter lokalen Retinoiden und azelainsäure-haltigen Externa liegen in einer falschen Anwendung begründet: Diese Therapien **müssen über mehrere Wochen bis Monate großflächig** überall dort aufgetragen werden, wo manchmal Akneläsionen auftreten. Nur so werden Komedonen und Pusteln gleich in der Entstehung gehemmt. Eine rein punktuelle Behandlung der bereits vorhandenen Pusteln ist nicht ausreichend.

Die meisten Therapieversager unter lokalen Retinoiden und azelainsäure-haltigen Externa liegen in einer falschen Anwendung begründet. Zur Vermeidung eines Therapieversagens ist das **großflächige Auftragen über mehrere Wochen bis Monate** erforderlich.

Bei entzündlicher **Acne papulopustulosa** ist eine kurzfristige Kombination mit **lokalen Antibiotika** möglich. Zum Einsatz kommen Erythromycin, Tetracyclin und Clindamycin. Kombinationen von Antibiotika und **Benzoylperoxid** wirken synergistisch und vermindern die Gefahr von Resistenzbildungen.

Wenn lokale Maßnahmen nicht ausreichend ansprechen, können kurzfristig **orale Antibiotika** verabreicht werden. Primär indiziert sind sie bei allen mittleren und schweren Akneformen mit deutlicher inflammatorischer Komponente. Am häufigsten werden Doxycyclin (100 mg/d) oder Minocyclin (1–2 × 50 mg/d) eingesetzt.

Bei einer Acne papulopustulosa können zusätzlich **lokale Antibiotika** (+ **Benzoylperoxid**) verabreicht werden.
Cave: Keine Monotherapie mit topischen Antibiotika zur Vermeidung von Resistenzen.
Als **orale Antibiotika** werden Doxycyclin oder Minocyclin verabreicht.

► Merke. Tetracycline sollten **nie in Kombination** mit oralen Retinoiden gegeben werden (→ Pseudotumor cerebri)!

► Merke.

Wenn Frauen nicht ausreichend auf eine konventionelle Therapie ansprechen, können ggf. **antiandrogene Kontrazeptiva** eingesetzt werden, welche die körpereigene Androgenwirkung auf die Talgdrüsen blockieren.

Bei schwerer oder therapierefraktärer Akne wird **orales Isotretinoin** (13-cis-Retinsäure) empfohlen. Es beeinflusst alle 4 pathogenetischen Faktoren der Akne (Tab. **36.2**). Die Tagesdosierung beträgt 0,1–0,5 mg/kg KG. Im Allgemeinen bessert sich die Akne nach 3–6 Monaten deutlich. Als Nebenwirkungen treten häufig eine Trockenheit der Haut und Schleimhäute auf, selten kommt es zu Muskel- und Gelenkbeschwerden sowie bei höherer Dosis zu einer Erhöhung der Serumlipide. Die Patient*innen müssen auf eine eingeschränkte Dunkeladaptation, eine vermehrte UV-Empfindlichkeit, trockene Haut und Schleimhäute und die Notwendigkeit von regelmäßigen Laborkontrollen hingewiesen werden. Die gefürchtetste Nebenwirkung ist jedoch **Teratogenität** (S. 95), die strenge Auflagen für den Einsatz, insbesondere bei Frauen im gebärfähigen Alter, fordert.

Bei schwerer oder therapierefraktärer Akne wird **orales Isotretinoin** (13-cis-Retinsäure) eingesetzt. Es beeinflusst alle 4 pathogenetischen Faktoren.

▸ Merke.

▸ **Merke.** Aufgrund der Teratogenität sind Retinoide während der Schwangerschaft kontraindiziert. Vor Therapiebeginn müssen ein **schriftliches Einverständnis** und **2 negative Schwangerschaftstestergebnisse** vorliegen. Während der Therapie muss alle 4 Wochen ein Schwangerschaftstest durchgeführt werden.

Zusätzliche Therapieverfahren sind:
- **Peeling mit Fruchtsäuren** (α-Hydroxysäuren)
- **manuell-physikalische Therapie:** Eröffnung der Komedonen
- **Narbenkorrekturen** (z. B. Exzisionen, Peelings, Schleifung)

Zusätzliche Verfahren der Aknetherapie sind:
- **Peeling mit Fruchtsäuren** (α-Hydroxysäuren): Fruchtsäuren haben eine keratolytische Wirkung und verbessern das klinische Bild bei Acne comedonica und papulopustulosa. Auch kleine Aknenarben flachen ab.
- **manuell-physikalische Therapie:** Eine fachgerechte Entleerung der geschlossenen und offenen Komedonen kann ebenfalls zur Unterstützung der lokalen und systemischen Therapie durchgeführt werden. Gelegentlich ist die Inzision von einschmelzenden Knoten und Abszessen erforderlich.
- **Narbenkorrekturen:** Narben können durch Exzisionen, Laser, Peelings, Schleifungen oder Unterspritzen mit Fillern behandelt werden.

Prognose: gut. Meist klingt die Erkrankung nach dem 20. Lebensjahr ab.

Prognose: Die Prognose der Akne ist gut. Meist bildet sich die Erkrankung nach dem 20. Lebensjahr zurück. Eine effektive und konsequente Therapie kann den Verlauf der Akne deutlich abschwächen und verkürzen.

▸ Klinischer Fall.

▸ **Klinischer Fall.** Bei diesem 19-jährigen Patienten treten seit 6 Jahren Komedonen im Bereich der Wangen und Nase auf, in der letzten Zeit zusätzlich vermehrt erythematöse Papeln und Pusteln. Beim Versuch die Pusteln selbst zu eröffnen, entzündeten sich diese und es entwickelten sich Narben. Es handelt sich um eine klassische Acne papulopustulosa (Abb. **36.2b**).
Unter einer kurzfristigen oralen Antibiose mit Doxycyclin und einer langfristigen lokalen Therapie mit Adapalen kommt es zu einer Besserung der Hautveränderungen.

36.2 Rosazea

36.2 Rosazea

▸ Synonyme.

▸ **Synonyme.** Kupferfinne, Acne rosacea, Couperose

▸ Definition.

▸ **Definition.** Die Rosazea ist eine chronisch-entzündliche Hauterkrankung im zentralen Gesichtsbereich mit Erythemen, Teleangiektasien, Papeln und Pusteln. Selten kommt es zu einer Beteiligung der Augen.

Epidemiologie: Die Erkrankung beginnt meist ab dem 30. Lebensjahr.

Epidemiologie: Die Erkrankung beginnt meist ab dem 30. Lebensjahr. Frauen sind häufiger betroffen.

Ätiologie und Pathogenese: Eine genetische Prädisposition und verschiedene Stimuli (u. a. UV-Licht, Alkohol) führen zu einer **Gefäßhyperreaktivität** (Gefäßdilatation), einer **chronischen Entzündungsreaktion**, einer ödematösen Schwellung und schließlich **Gewebehyperplasie**.

Ätiologie und Pathogenese: Ätiopathogenetisch führen die genetische Prädisposition und verschiedene Stimuli zu einer **Hyperreaktivität der Blutgefäße** im Gesicht mit Gefäßdilatation und Gefäßschädigung (Erythem, Teleangiektasien), einer **chronischen Entzündungsreaktion** (Papeln, Pusteln), einer ödematösen Schwellung bei Beteiligung der Lymphgefäße und schließlich zu einer **Gewebehyperplasie** (Talgdrüsen- und Bindegewebshyperplasie). Hierbei spielen die Aktivierung von antimikrobiellen Peptiden (Cathelicinpeptide) und Toll-like-Rezeptoren, *Demodex*-Milben als Inflammationsstimulator sowie die Dysregulation von neuroimmunologischen Mechanismen eine Rolle.
Provokationsfaktoren bzw. Stimuli der Rosazea sind UV-Exposition, Alkohol, stark gewürzte Speisen, Hitze, Kälte.

Klinik: Einteilung anhand von **Haupt-** und **Nebensymptomen** nach ROSCO (Abb. **36.5**).
- **Hauptsymptome** (mindestens 2 für Diagnosestellung erforderlich):
  - transientes Erythem mit Verschlechterung durch typische Triggerfaktoren
  - Flushing
  - Papeln
  - Pusteln
  - Teleangiektasien
  - ggf. okuläre Symptome

Klinik: Die **Einteilung** der Rosazea erfolgt nach Phänotypen/Symptomen nach ROSCO (Rosacea Consensus Panel) (Abb. **36.5**).
- Zu den **Hauptsymptomen**, wovon **mindestens zwei** für die Diagnosestellung erforderlich sind, zählen:
  - transientes Erythem mit Verschlechterung durch typische Triggerfaktoren
  - Flushing
  - Papeln
  - Pusteln
  - Teleangiektasien
  - ggf. okuläre Symptome

36.5 Rosazea

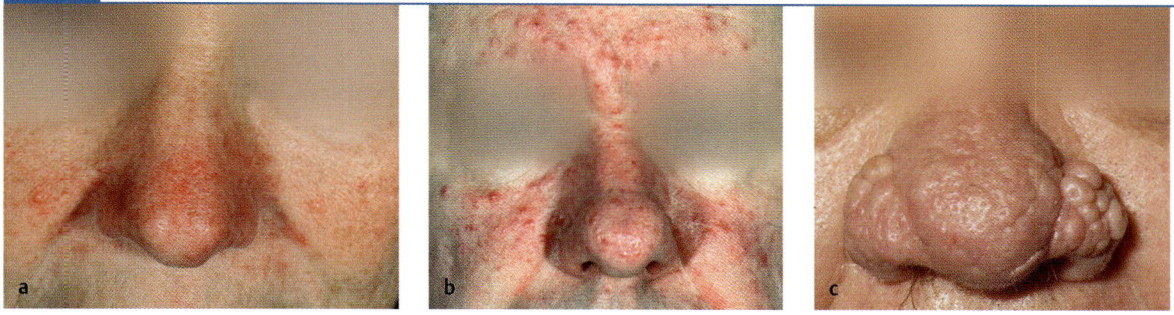

a Rosazea mit Erythem und Teleangiektasien.
b Ausgedehnte Rosazea mit Teleangiektasien, Papeln und Pusteln.
c Rhinophym („Knollennase").

- **Nebensymptome** sind:
  - Brennen
  - Stechen
  - Ödeme
  - Trockenheitsgefühl

Bevorzugt bei männlichen Patienten kann es über Jahre durch Talgdrüsenhyperplasie, Gefäßerweiterung und Bindegewebsvermehrung zu einer Vergrößerung der Nase kommen (**Rhinophym**, auch „Knollennase" oder „Kartoffelnase", Abb. **36.5c**).

Bei ca. 25 % der Patient*innen kommt es zu einer Mitbeteiligung der Augen (**okuläre Rosazea**) in Form einer Konjunktivitis, Blepharitis oder Keratitis (ggf. mit Ulzerationen, Gefahr der Erblindung).

► Merke. Alle Rosazeapatient*innen sollten sich **regelmäßig** augenärztlich vorstellen.

► Exkurs. **Sonderformen der Rosazea**

Steroidrosazea: Sie entsteht nach längerfristiger Anwendung von lokalen Glukokortikoiden. Neben Teleangiektasien, Papeln und Pusteln findet man atrophe Veränderungen.

Rosacea fulminans: Bei Patientinnen kann es zu einem plötzlichen Auftreten von konfluierenden Knoten, Seborrhö, Abszessen, Pusteln und Knoten kommen.

Granulomatöse Rosazea: Auf diffusen Erythemen entstehen braunrötliche Knoten. Histologisch zeigen sich lymphohistiozytäre Infiltrate mit Riesenzellen und epitheloidzellige, tuberkuloide Granulome.

Morbus Morbihan: Aufgrund der Mitbeteiligung der Lymphgefäße kann es zu derben, persistierenden Schwellungen im Bereich von Wangen, Stirn und Nase kommen. Die vermehrt vorhandenen Mastzellen fördern die Fibrose.

Differenzialdiagnose: Im Gegensatz zur **Acne vulgaris** sind die Hautveränderungen bei der Rosazea nicht follikulär gebunden. Es treten keine Komedonen auf und der Altersgipfel ist später.

Die **periorale Dermatitis** zeigt sich perioral oder periokulär. Es finden sich keine Komedonen und keine Teleangiektasien. Zudem sind die Erytheme weniger durch UV-Licht, Hitze oder Alkohol provozierbar.

Die **Demodikose** betrifft meist Frauen. Bei einem Befall mit *Demodex*-Milben zeigen sich Reizungen bis zu Fremdkörperreaktionen. *Demodex*-Milben sind auch bei der Rosazea zu finden. Bei einseitigem Auftreten mit Papeln, Pusteln, leichter Juckreiz und pityriasiforme Schuppung spricht man von Demodikose.

Ein **Lupus erythematodes** (S. 213) muss ebenfalls ausgeschlossen werden.

Histologie: Je nach Stadium finden sich: erweiterte Gefäße, lymphozytäre Infiltrate und Talgdrüsenhyperplasien.

Therapie: Individuelle Aufklärung über die Provokationsfaktoren. Insbesondere ist auf **UV-Schutz** zu achten. Aufgrund der Irritabilität der Haut sollte die **Reinigung** mit milden Syndets erfolgen. Reizende, alkoholische Substanzen sollten nicht verwendet werden.

- **Nebensymptome**:
  - Brennen
  - Stechen
  - Ödeme
  - Trockenheitsgefühl

Rhinophym bevorzugt bei männlichen Patienten (Abb. **36.5c**).

Bei ca. 25 % der Patient*innen kommt es zu einer Mitbeteiligung der Augen (**okuläre Rosazea**).

► Merke.

► Exkurs.

Differenzialdiagnose:
- Acne vulgaris (mit Komedonen!)
- periorale Dermatitis
- Demodikose
- Lupus erythematodes

Histologie: Gefäßerweiterungen, lymphozytäre Infiltrate und Talgdrüsenhyperplasien.

Therapie: Provokationsfaktoren meiden (**UV-Schutz**!), milde **Reinigung** (keine alkoholischen Lösungen).

Die **medikamentöse** Therapie erfolgt stadienabhängig. **Topisch** werden Metronidazol, Ivermectin sowie Azelainsäure angewendet, **systemisch** kommen Tetracycline und Isotretinoin zum Einsatz.

In den **Stadien 1 und 2** ist eine topische Therapie mit **Metronidazol**, **Ivermectin** oder **Azelainsäure** ausreichend.

In den **Stadien 1 und 2** ist eine topische Therapie ausreichend. Hierfür eignen sich Externa mit **Metronidazol**, **Ivermectin** oder **Azelainsäure**. Es ist eine mehrwöchige Therapie erforderlich, die eine gute Aufklärung und Compliance erfordert. Alternativ können andere **lokale Antibiotika** eingesetzt werden.

Ab Stadium 2 können zusätzlich **orale Tetracycline** gegeben werden.

Bei nicht ausreichendem Effekt kann ab Stadium 2 zusätzlich die antiinflammatorische Wirkung von **oralen Tetracyclinen** genutzt werden (Doxycyclin 40–100 mg pro Tag oder Minocyclin über 2–6 Wochen). Auch bei einer Augenbeteiligung werden sie erfolgreich eingesetzt.

Schwere Formen werden mit **oralem Isotretinoin** behandelt.

Schwere Formen der Rosazea werden mit **oralem Isotretinoin** behandelt. **Orale Steroide** sollten nur bei schwersten Formen der Rosacea fulminans eingesetzt werden. Bei **Steroidrosazea** empfiehlt sich der Einsatz von lokalen Calcineurininhibitoren.

Erytheme können mit Brimonidin-Gel gemindert werden.

Die **Erytheme** können für einige Stunden durch die lokale Applikation des Alpha-2-Adrenozeptor-Agonisten Brimonidin gemindert werden.

Teleangiektasien und **Papeln** können mit einer **Lasertherapie** erfolgreich behandelt werden.

Teleangiektasien und **Papeln** können mit einer **Lasertherapie** erfolgreich behandelt werden. Da hier durch eine Verminderung der Gefäße ein pathogenetischer Faktor der Rosazea beeinflusst wird, wirkt sich diese Behandlung auf den weiteren Verlauf der Rosazea positiv aus. Größere, singuläre Teleangiektasien können auch mittels **Elektrokoagulation** beseitigt werden.

Das **Rhinophym** lässt sich **operativ** oder **laserchirurgisch** korrigieren.

Das **Rhinophym** kann **operativ** (Dermabrasio, Derma-Shaving) oder **laserchirurgisch** (z. B. CO_2-Laser) gut behandelt werden. Dabei wird das überschüssige Gewebe in Lokalanästhesie oder Narkose abgetragen und versucht, die ursprüngliche Nasenform wieder herzustellen.

Prognose: rezidivierender Verlauf.

Prognose: Der Verlauf ist rezidivierend. Eine Heilung der Rosazea ist zwar nicht möglich, bei effektiver Therapie aber gut kontrollierbar.

36.3 Periorale Dermatitis

36.3 Periorale Dermatitis

▸ Definition. Es handelt sich um eine auf die Gesichtshaut beschränkte entzündliche Dermatose mit perioralen, z. T. schuppenden Erythemen sowie kleinen Papeln und Papulovesikeln.

Epidemiologie: Meist erkranken Frauen zwischen 16 und 50 Jahren.
Ätiologie und Pathogenese: Es liegt eine Störung der epidermalen Barrierefunktion vor. Die übermäßige Anwendung von **Feuchtigkeits-** und **Antifaltencremes** oder eine **lokale Glukokortikoidtherapie** können die Erkrankung auslösen.

Epidemiologie: Es sind vorwiegend Frauen zwischen 16–50 Jahren betroffen.

Ätiologie und Pathogenese: Zugrunde liegt eine gestörte epidermale Hautbarriere, die meistens durch zu viele Hautpflegeprodukte (z. B. **Feuchtigkeits-** und **Antifaltencremes**) induziert wird. Auftretende Spannungsgefühle werden mit vermehrtem Einsatz der Pflegeprodukte kompensiert, was die Erkrankung weiter verschlechtert. Häufig tritt die periorale Dermatitis nach einer längeren **lokalen Glukokortikoidbehandlung** aufgrund einer anderen Hauterkrankung auf. Bei einer bestehenden perioralen Dermatitis können lokale Glukokortikoide nach einer kurzfristigen Besserung zu einer Verschlechterung des Befundes und langfristig zu schweren Hautschäden führen.

▸ Merke. **Lokale Glukokortikoide** sind bei der perioralen Dermatitis **kontraindiziert**, da sie die Barrierestörung verstärken.

Klinik: Typisch sind sich schuppende Erytheme (z. T. mit Papeln und Papulovesikeln) im Bereich der Nasolabialfalten und perioral (Abb. **36.6**). Langsame Ausbreitung, z. T. nur periokulärer Befall.

Klinik: Die periorale Dermatitis entwickelt sich langsam und kann in wechselnder Intensität über Monate andauern. Sie äußert sich durch schuppende Erytheme, im Verlauf durch z. T. kleine, erythematöse Papeln oder Papulovesikel, die im Bereich der Nasolabialfalten und perioral lokalisiert sind. Dabei bleibt ein schmaler Bereich um die Lippen typischerweise ausgespart (Abb. **36.6**). Es tritt Spannungsgefühl und Juckreiz auf. Die Erkrankung kann sich auf die gesamte untere Gesichtshälfte ausbreiten.
Häufig treten die Effloreszenzen um die Augen auf (periokuläre Dermatitis) und werden leicht als allergisches Lidekzem fehlgedeutet.

Differenzialdiagnose: Rosazea (obere Gesichtshälfte), Akne, atopische und seborrhoische Ekzeme.

Differenzialdiagnose: In Betracht kommen **Rosazea** (Lokalisation in oberer Gesichtshälfte und verschiedene Stimuli), Acne vulgaris, atopisches und seborrhoisches Ekzem.

36.6 Perorale Dermatitis

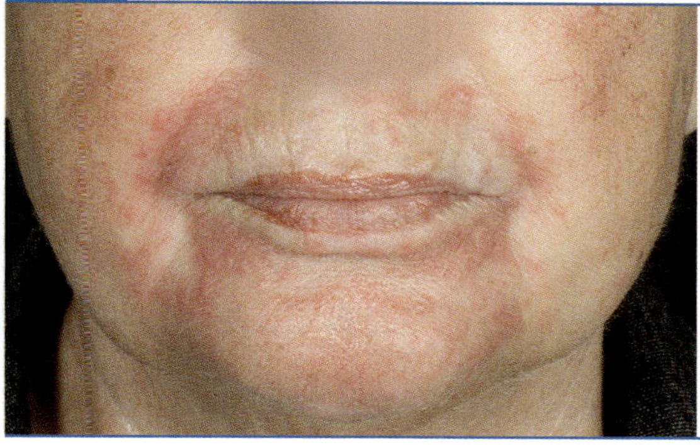

Periorale Erytheme mit Aussparung eines schmalen Streifens um den Mundbereich.

Therapie: Alle Glukokortikoide, Kosmetika und fettende Externa sollten konsequent abgesetzt und vermieden werden. Wichtig ist die Aufklärung der Betroffenen über die zu erwartende Verschlechterung bei weiterem Gebrauch der Substanzen und den ggf. eintretenden „Steroidentzug" (Exazerbation bei Absetzen der Glukokortikoide).

Grundsätzlich sollte die Therapie zurückhaltend erfolgen, da bereits das konsequente Meiden aller Externa zu einer, wenn auch langsam eintretenden, Erscheinungsfreiheit führen kann. Empfohlen werden kann eine **lokale** Anwendung von Basiscremes, ggf. zusätzlich mit 1–2 % Metronidazol. Umschläge mit Schwarztee lindern die Entzündung.

Bei ausgedehnten Fällen können **orale Antibiotika** wie Tetracyclin, Minocyclin oder Erythromycin eingesetzt werden, insbesondere, um die Symptome eines „Steroidentzugs" zu mildern. Auch die lokale Anwendung von Calcineurininhibitoren kann erforderlich sein.

Prognose: Es kann Monate dauern, bis sich der Hautbefund bessert. Die Erkrankung kann sich spontan zurückbilden, aber auch rezidivieren.

► Klinischer Fall. Eine 42-jährige Patientin berichtet über Spannungsgefühl, Juckreiz und gelegentliche Schuppung im Bereich der unteren Gesichtshälfte. Intermittierend wurde vom Allgemeinmediziner Glukokortikoidcreme zur Behandlung verschrieben. Darunter waren die Areale gut rückläufig gewesen, es kam aber bereits nach kurzer Zeit wieder zu Rezidiven. Insgesamt breiteten sich die erythematösen Areale immer weiter aus. Die Patientin versuchte verschiedene Feuchtigkeitscremes, um das Spannungsgefühl zu verringern, was nur kurzfristig gelang. Beim Dermatologen wurde die Diagnose einer perioralen Dermatitis gestellt und daraufhin nur noch mit Basiscremes behandelt. Langsam stellte sich eine Besserung der Hauterkrankung ein.

36.6

Therapie: Alle Externa sollten konsequent abgesetzt werden.

Empfohlen werden kann eine **lokale** Anwendung von Basiscremes, ggf. zusätzlich mit Metronidazol.

Bei ausgedehnten Fällen können **orale Antibiotika** eingesetzt werden.

Prognose: Der Verlauf kann langwierig sein. Spontanremissionen, aber auch Rezidive sind möglich.

► Klinischer Fall.

37 Pigmentstörungen der Haut

*I. Moll; vormals beteiligt: I. Hadshiew**

37.1 Grundlagen

37.1 Grundlagen

Melanozyten liegen in der Basalschicht der Epidermis und synthetisieren **Melanin**.
Die **„epidermale Melanineinheit“** besteht aus einem Melanozyten, der sein Pigment an etwa 36 Keratinozyten verteilt (Abb. **37.1a**).
Das Melanin wird im Keratinozyten oberhalb des Nucleus gelagert (**„nuclear capping“**) und schützt die DNA vor Schäden (Abb. **37.1b**).

Die **Melanozyten** kommen in der Epidermis, in Haarfollikeln, Leptomeningen sowie in den Ohren (Cochlea) und Augen (Uvea) vor. Sie synthetisieren das wichtigste Chromophor der menschlichen Haut, das **Melanin**, das in kleine Organellen verpackt ist, den **Melanosomen**. In der Haut geben die Melanozyten Melanosomen an die umgebenden Keratinozyten ab. Ein Melanozyt versorgt etwa 36 Keratinozyten, die sog. **„epidermale Melanineinheit“** (Abb. **37.1a**). Das Melanin schützt die Keratinozyten vor DNA-Schäden, die z. B. durch UV-Bestrahlung ausgelöst werden. Deshalb wird das Melanin typischerweise in den Strahlengang des einfallenden Lichts gelagert, meist oberhalb des Nucleus. Dieses Phänomen wird als **„nuclear capping“** bezeichnet (Abb. **37.1b**).

▸ Merke.

▸ Merke. Pigmentstörungen sind Störungen der Aktivität der **Melanozyten**.

Die Menge und Art des Melanins bestimmt den **Hauttyp**.
Die Anzahl der Melanozyten in der Haut ist bei Individuen unterschiedlicher Hauttypen gleich.
6 Hauttypen werden unterschieden (Tab. **37.1**).

Die Menge und Art des Melanins bestimmt den **Hauttyp**. Der Hauttyp (konstitutioneller Hautpigmentierungstyp) wird nicht durch die Anzahl der Melanozyten, sondern durch die **melanogene Aktivität der Melanozyten** bestimmt. Dies schließt die Menge des produzierten Pigments, die Anzahl und Größe der Melanosomen sowie die Art des Melanins ein. Die Anzahl der Melanozyten in der Haut ist bei Individuen unterschiedlicher Hauttypen gleich. Stark unterschiedlich ist jedoch die Fähigkeit der Melanozyten, Melanin zu produzieren. Diese Unterschiede sind sowohl im Ruhezustand als auch nach Stimulation, z. B. durch Sonnenlicht, zu beobachten. Typischerweise werden 6 Hauttypen unterschieden (Hauttypen I–VI nach Fitzpatrick, Tab. **37.1**).

37.1 UV-induzierte Verteilung von Melanin in der Haut

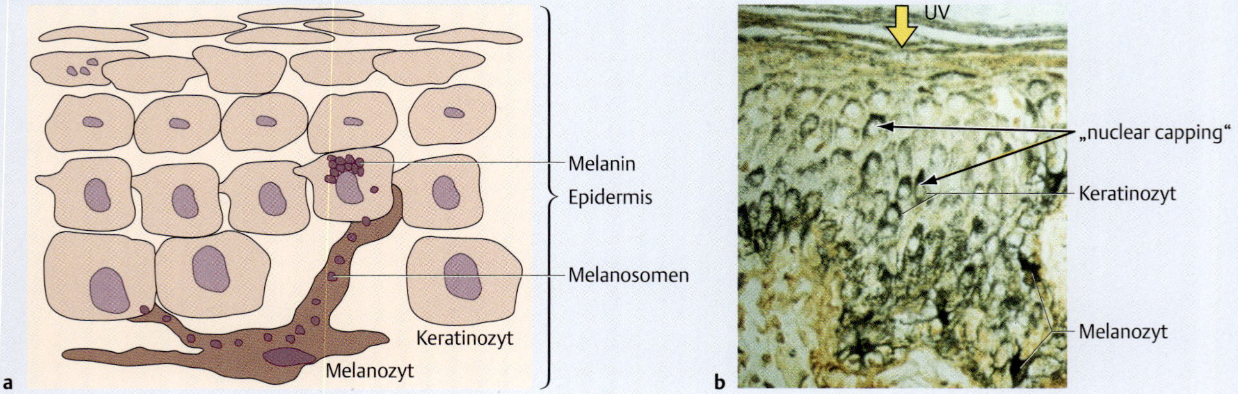

a Epidermale Melanineinheit.
b Nuclear capping.

37.2 Melaninbiosynthese

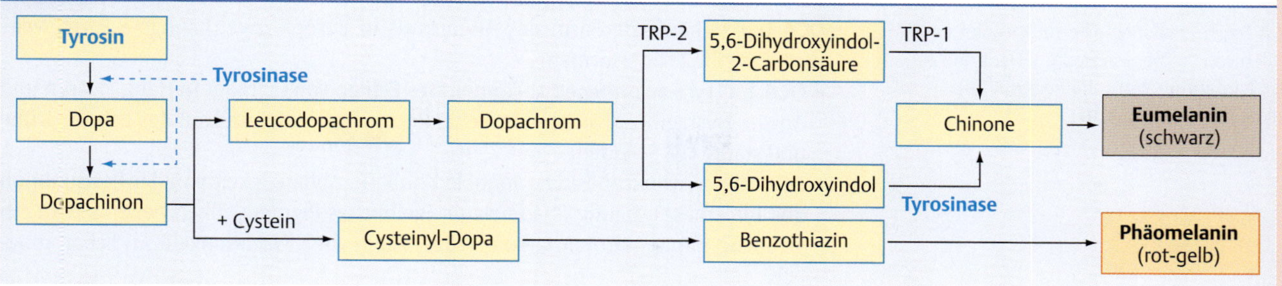

TRP (Tyrosinase related protein) sind Enzyme, die mit Tyrosinase zusammen wirken.

37.1 Hauttypen I–VI (nach Fitzpatrick)

Hauttyp	Hautfarbe	Entwicklung von Sonnenbrand/Sonnenbräune
I	sehr helle Haut, Sommersprossen, rote Haare, helle Augen	verbrennt praktisch immer/bräunt praktisch nie
II	helle Haut, blonde Haare, helle Augen	verbrennt leicht/bräunt minimal
III	hellbraune Haut, hellbraune bis dunkelbraune Haare, helle oder braune Augen	verbrennt gelegentlich/bräunt gut
IV	mittelbraune Haut, dunkle Haare, dunkle Augen	verbrennt selten, bräunt sehr gut
V	dunkelbraune Haut	verbrennt sehr selten, bräunt sehr gut
VI	schwarze Haut	verbrennt extrem selten bis gar nicht/sehr dunkle Pigmentierung

Die zwei Hauptformen des Melanins in menschlicher Haut und in Haaren sind das schwarzbraune **Eumelanin** und das gelblichrote **Phäomelanin**. Als Schlüsselenzym der Melanogenese gilt die **Tyrosinase**. Diese wandelt Tyrosin in Dopa (Dihydroxy-Phenylalanin) um, das dann durch weitere enzymatische Schritte zu Phäomelanin oder Eumelanin umgewandelt wird. (Abb. **37.2**).

Es gibt 2 Hauptformen des Melanins: **Eumelanin** (schwarzbraun) und **Phäomelanin** (gelblichrot). Die **Tyrosinase** ist das Schlüsselenzym der Melanogenese (Abb. **37.2**).

Mutationen des **Tyrosinase-Gens** führen zu Störungen der Melanogenese und zum Albinismus (S. 495).

Es sind verschiedene **Induktoren der Melanogenese** bekannt. **UV-Strahlung**, insbesondere UV-B-Strahlung, ist der wichtigste Stimulus der Melanogenese in vivo. Die Melanozyten werden direkt oder indirekt parakrin von Mediatoren der Keratinozyten aktiviert. Es sind vorwiegend Zytokine und Wachstumsfaktoren (z. B. α-MSH, ACTH), die das Wachstum der Melanozyten, die Dendritenformation und die Melaninbildung stimulieren. UV-Licht induziert zudem, durch eine unmittelbare Schädigung der DNA, eine sekundäre Aktivierung der Tyrosinase und verstärkt damit die Melanogenese.

Mutationen des **Tyrosinase-Gens** führen zu Störungen der Melanogenese und zum Albinismus.
UV-Strahlung ist der wichtigste Stimulus der Melanogenese.
Die Stimulation erfolgt direkt und über Ausschüttung verschiedener stimulatorischer Faktoren.

37.2 Hypopigmentierungen

Hypopigmentierungen können genetisch oder erworben, umschrieben oder generalisiert auftreten.

37.2.1 Genetisch bedingte (angeborene) Hypopigmentierungen

Genetische Veränderungen können zu Störungen in der Entwicklung der Melanozyten oder der Melaninsynthese führen:

Genetische Veränderungen können zur Störung der Melanogenese führen.

Okulokutaner Albinismus (OCA)

Bei den Formen des OCA ist die Melaninsynthese mehr oder weniger defekt durch Mutationen im Tyrosinase-Gen (Chromosom 11), die Melanozyten sind normal vorhanden. Alle Formen des OCA betreffen die Haut, Haare und Auge. Klinische Symptome sind Nystagmus, Fotophobie und durch die starke UV-Empfindlichkeit vermehrt Hauttumoren und Hautalterung (siehe Abb. **38.24**). **Vier Formen** können un-

Der Albinismus umfasst verschiedene **Typen**, die Haut und Haare, aber auch andere Organe betreffen können.

terschieden werden, die meist autosomal-rezessiv vererbt werden. Hier wird nur die wichtigste Form 1 besprochen.

OCA Form 1: häufigste Form; komplettes Fehlen von Pigment in Haaren, Haut und Augen, Nystagmus, Fotophobie (**OCA 1a**); Yellow Albinism (**OCA 1b**).

OCA Typ 1 (häufigste Form des Albinismus in Europa, zweithäufigste Form weltweit); es gibt 2 Unterformen:

- **OCA 1 a** (**tyrosinasenegativ**): **komplettes Fehlen** von Pigment in Haut, Haaren und Augen, Nystagmus, Fotophobie, keine Repigmentierung im Lauf des Lebens, frühe und starke UV-Schäden.
- **OCA 1 b** (tyrosinasepositiv): variable Klinik (in Abhängigkeit von der Restfunktion der Tyrosinase); häufig Phäomelanin (gelbliches Pigment) überwiegend, dadurch gelbliche Haut- und Haarfarbe („Yellow Albinism“). Nachdunkeln im Leben möglich.

▸ Merke.

▸ Merke. Wichtig bei allen Formen des Albinismus sind ein lebenslanger **konsequenter UV-Schutz** und die **regelmäßige hautärztliche Untersuchung** aufgrund der Entstehung maligner Hauttumoren.

Piebaldismus

Fehlverteilung der Melanozyten in der Haut während der Embryonalentwicklung.
Bei Geburt bestehen **weiße Flecken betont in der Körpermitte** (Stirn, Kapillitium, Sternum oder Abdomen). Typisch sind pigmentierte Flecke in den weißen Arealen und eine weiße Haarlocke an der Stirnmitte (Poliosis circumscripta) (Abb. **37.3**).
Hypopigmentierte Areale bleiben lebenslang, wachsen mit ohne Vergrößerung.

Therapieoption: **Melanozytentransplantation**.

Der autosomal-dominant vererbte Defekt im c-Kit-Rezeptor-Gen führt zu einer **Fehlverteilung der Melanozyten** in der Haut während der Embryonalentwicklung. Infolge bestehen bereits bei Geburt scharf umschriebene, **weiße Flecke**, die keine Melanozyten enthalten, **betont in der Körpermitte** (Stirn, Kapillitium, Sternum, Abdomen). Typisch sind pigmentierte Flecke in den weißen Arealen und eine weiße Haarlocke an der Stirnmitte (Poliosis circumscripta) (Abb. **37.3**).
Die hypopigmentierten Areale wachsen mit dem Kind, vergrößern sich jedoch nicht und bleiben lebenslang. Piebaldismus betrifft typischerweise nur die Melanoblasten, die in **Haut** und **Haare** auswandern, nicht jedoch die, die in Augen oder Ohren migrieren, daher entstehen keine assoziierten Symptome.
Eine **Melanozytentransplantation** ist eine Therapieoption.

⊙ 37.3

⊙ 37.3 **Piebaldismus**

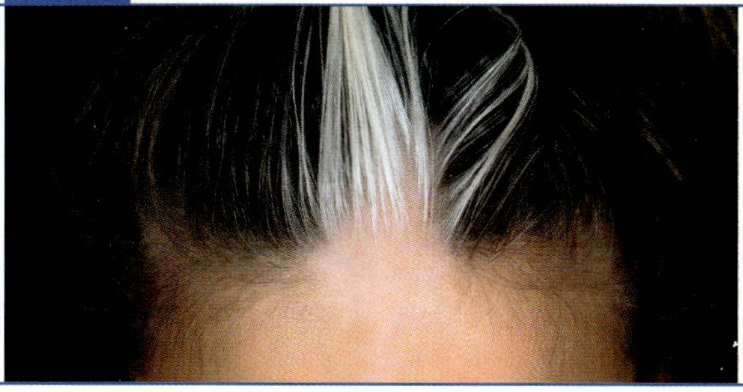

Waardenburg-Syndrom

Ähnelt Piebaldismus, zusätzlich mit Pigmentanomalien der **Augen**, Innenohrschwerhörigkeit und Fehlbildungen der Extremitäten.

Das Waardenburg-Syndrom umfasst Piebaldismus und weitere Defekte u. a. der Iris (Heterochromia iridis) sowie Innenohrschwerhörigkeit in unterschiedlichen Ausprägungen.

Hypomelanosis Ito

Streifige Hypopigmentierungen entlang der **Blaschko-Linien** (Abb. **37.4**); assoziierte Fehlbildungen anderer Strukturen sind möglich.

Klinisch zeigen sich den **Blaschko-Linien** folgende **streifige Hypopigmentierungen**, die bei Geburt vorhanden sind (Abb. **37.4**). Häufig treten assoziierte Fehlbildungen der Augen, Zähne, des ZNS oder Muskel- und Skelettsystems, in einigen Fällen auch geistige Retardierung auf. Es handelt sich um ein Mosaik aus funktionell gestörten und normalen Melanozyten. Synonym wird der Begriff Incontinentia pigmenti achromians verwendet (s. u.).

37.4 Blaschko-Linien

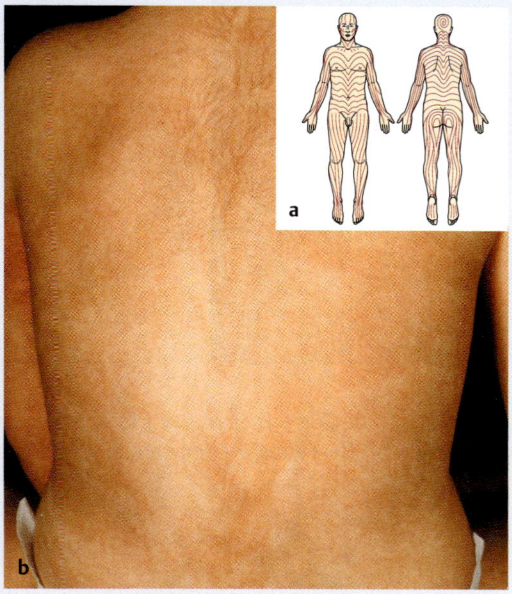

a Blaschko-Linien (schematische Darstellung).
b Klinisches Bild.

37.4

Naevus hypo-/depigmentosus

Der Naevus depigmentosus kann als scharf begrenzte, bizarre **Makula** meist am Rumpf auftreten oder ein ganzes **Dermatom** umfassen. Die Haare sind mitbetroffen. Differenzialdiagnostisch muss ein Naevus anaemicus erwogen werden (Hypopigmentierung durch Vasospasmus bedingt, wird rot beim Reiben).

Naevus hypo-/depigmentosus

Oft **einzelne Makula**, kann aber auch ein ganzes **Dermatom** umfassen.

Tuberöse Hirnsklerose

Bei dieser Systemerkrankung finden sich bereits bei der Geburt amelanotische, eschenblattförmige Makulä meist am Stamm; mehr als 5 sprechen für eine tuberöse Hirnsklerose (S. 460). Weitere Symptome kommen erst um die Pubertät hinzu. Differenzialdiagnose sind erworbene Hypopigmentierungen (s. u.).

Tuberöse Hirnsklerose

Mehr als 5 amelanotische, eschenblattförmige Makulä (meist am Stamm).

37.2.2 Erworbene Hypopigmentierungen

Vitiligo

37.2.2 Erworbene Hypopigmentierungen

Vitiligo

► **Definition.** Die Vitiligo ist eine entzündliche Hauterkrankung, die durch segmentale oder disseminierte depigmentierte Flecken gekennzeichnet ist. Die **epidermalen Melanozyten in den Herden werden zerstört, während die in den Haarfollikeln nur in 30–50 % betroffen sind.** Bei vielen Patient*innen liegt gleichzeitig eine weitere Autoimmunerkrankung, wie z. B. eine Thyreoiditis (ca. 30 %) vor.

► Definition.

Epidemiologie: Die Vitiligo ist eine bereits seit Jahrhunderten bekannte Erkrankung, deren Prävalenz in Europa bei ca. 1 % liegt, wobei etwa die Hälfte der Betroffenen Kinder oder Jugendliche sind. Obwohl es eine „gutartige“ Erkrankung ist, bedingt sie eine Stigmatisierung, die oft zu psychischen Problemen und sozialer Ausgrenzung führt.

Epidemiologie: Prävalenz ca. 1 % in Europa, die Hälfte der Betroffenen sind Kinder oder Jugendliche.

Klinik: Klinisch findet man scharf begrenzte depigmentierte Flecke, manchmal mit einem entzündlichen oder pigmentierten Randsaum. Nach dem klinischen Bild werden Subtypen unterschieden:

- **segmentale Form:** Einzelherd (Abb. **37.5a**) oder segmental (auf ein Dermatom beschränkt), bleibt meist stabil, spricht kaum auf Therapien an
- **nicht-segmentale Form:** ist die häufigste Form. Typisch sind scharf begrenzte weiße Flecke symmetrisch und disseminiert am gesamten Integument, die sich meist langsam peripher ausdehnen; selten erfolgt ein schneller Progress. Hautnahe Schleimhäute oder Haare können betroffen sein. Prädilektionsstellen sind das Gesicht (periorbital, perioral), Hand- und Fußrücken, Ellenbogen, Knie, Geni-

Klinik:

- **segmentale Form:** Einzelherde (Abb. **37.5a**)
- **nicht-segmentale Form:** disseminiert, symmetrisch (Abb. **37.5b**, **c**)
- **gemischte Form**
- **nicht-klassifizierbare Form**

⊙ 37.5 **Vitiligo**

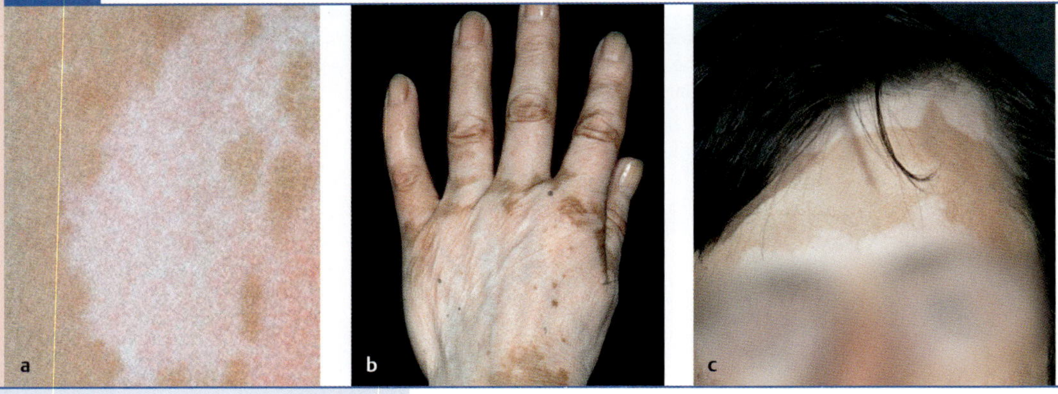

a Einzelherd einer segmentalen Form.
b und c Symmetrische Herde einer nicht-segmentalen Form.

talregion und Axillen. Die Lokalisation an den Streckseiten der Extremitäten erklärt sich durch mechanische Traumen und UV-Exposition im Sinn eines Köbner-Phänomens (Abb. **37.5b**, **c**).

- **gemischte Form**
- **nicht-klassifizierbare Form**

Pathogenese: Eine **genetische, autoimmune**, **metabolische** (oxidativer Stress) und **neurogene** Genese werden diskutiert.

Pathogenese: Der progressive Untergang der Melanozyten ist wahrscheinlich polyätiologisch:

- **genetische Disposition**; bei der nicht-segmentalen Form besteht eine familiäre Häufung
- eine **autoimmune** Genese mit Aktivierung zytotoxischer Antikörpern und T-Lymphozyten gegen Melanozytenantigene
- eine **metabolische** Genese mit Dysregulation oxidativer Prozesse und Fehlverarbeitung von oxidativem Stress (vermehrt Sauerstoffradikale)
- eine **neurogene** Genese mit Dysregulation von Neuromediatoren
- reduzierter Schutz der Melanozyten gegen proinflammatorische Zytokine
- fehlende Adhäsion der Melanozyten durch E-Cadherinfehlregulationen

► Merke.

► Merke. Eine Vitiligo kann durch mechanische Reize/Verletzungen getriggert werden (**Köbner-Phänomen**, Abb. **37.6**). Mechanischer Stress wird als Stimulus angesehen, der sekundär zur Aktivierung des Immunsystems führt.

Diagnostik: Anamnese, Untersuchung im Wood-Licht.

Diagnostik: Eingehende Anamnese, Verlauf und Verteilung der weißen Flecke. Untersuchung im Wood-Licht (364 nm) zeigt in den Vitiligo-Herden eine typische Autofluoreszenz (weißlichgelb durch Pterine). Wegen der häufigen Assoziation mit anderen Autoimmunkrankheiten, meist der Schilddrüse, sollten TSH, TPO- und TG-Antikörper bestimmt werden.
Als Differenzialdiagnosen sind Pityriasis versicolor, Hypomelanosis guttata idiopathica, Piebaldismus u. a. zu bedenken.

Therapie: Fototherapie, v. a. **UV-B-Schmalspektrum**-Therapie (UV-B 311 nm; Abb. **37.7**).

Therapie: Die Repigmentierung erfolgt durch Einwandern der Melanozyten in die Epidermis von den Rändern her oder von den Haarfollikeln im Fleck. Allgemein spricht die nicht-segmentale Form besser auf die Therapien an, die segmentale

⊙ 37.6

⊙ 37.6 **Köbner-Phänomen bei Vitiligo**

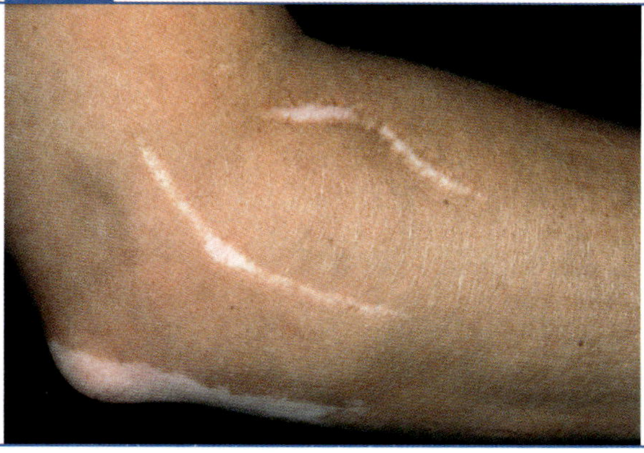

37.7 Follikuläre Repigmentierung nach Fototherapie

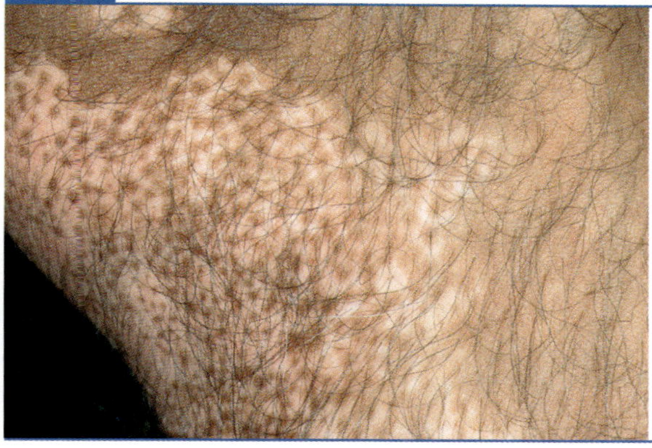

37.7

kaum. Letztere bildet sich kaum zurück, während das bei der nicht-segmentalen Form vorkommt.

Zu den am häufigsten durchgeführten Therapien mit guter Evidenz gehört die **Fototherapie** (S. 60). Insbesondere die UV-B-Schmalspektrum-Therapie (Wellenlänge 311 nm) führt bei der nicht-segmentalen Form nach 6 Monaten in ca 20 % zu einer guten, meist follikulär beginnenden Repigmentierung. Bei ausbleibender Pigmentierung sollte die Bestrahlung gestoppt werden. (Abb. **37.7**.)

Der Excimer-Laser (monochromatisches Licht: 308 nm Wellenlänge) führt auch zu guter Repigmentierung. Die PUVA-Therapie topisch (als Creme, Bad oder Dusche) wird wegen des höheren Karzinomrisikos kaum noch eingesetzt.

Alternativ: Excimerlaser (308 nm).

Für umschriebene Herde kommen in erster Linie lokale Therapien in Betracht. Effektiv sind Steroidcremes und Calcineurininhibitoren für mehrere Monate angewendet. Weitere Optionen sind **Transplantationen** von Hautstanzen oder von autologen Melanozytensuspensionen, die in der Kultur vermehrt wurden.

Bei umschriebenen Herden lokale Therapien, z. B. Steroidcremes, Calcineurininhibitoren. Alternativ **Transplantation** von Hautstanzen oder autologen Melanozytensuspensionen.

Eine aktuelle, sehr erfolgreiche Therapie ist Ruxolitinib-Creme (JAK-Inhibitor) bei nicht-segmentaler Vitiligo. Eine gute Hilfe für viele Patient*innen sind **kosmetische Pigmentcremes.**

Aktuelle Therapieoption: Ruxolitinib-Creme (JAK-Inhibitor), kosmetische Pigmentcremes.

Immer sind konsequenten Lichtschutzmaßnahmen nötig.

Konsequente Lichtschutzmaßnahmen.

Andere erworbene Hypopigmentierungen

Andere erworbene Hypopigmentierungen

Hypomelanosis guttata idiopathica: Durch chronische UV-Exposition entstehen häufig an den Extremitäten multiple, kleinfleckige, z. T. follikuläre Hypopigmentierungen (Abb. **37.8a**), teils auch flache kleine Narben. Therapie: konsequenter UV-Schutz.

Hypomelanosis guttata idiopathica: durch chronische UV-Exposition (Abb. **37.8a**).

Postinflammatorische Hypopigmentierung: Eine Vielzahl dermatologischer Erkrankungen heilt unter Hinterlassung hypopigmentierter Makulä ab, z. B. chronische Ekzeme, Lichen ruber oder chronisch diskoider Lupus erythematodes (Abb. **37.8b**).

Postinflammatorische Hypopigmentierung: z. B. durch chronische Ekzeme (Abb. **37.8b**).

Postinfektiöse Hypopigmentierung: Auch infektiöse Erkrankungen, z. B. die Pityriasis versicolor alba (S. 246), können zu einer Hypopigmentierung der betroffenen Hautareale führen. Diese ist jedoch nach erfolgreicher antiinfektiöser bzw. antimykotischer Therapie voll reversibel (Abb. **37.8c**).

Postinfektiöse Hypopigmentierung: z. B. bei Pityriais versicolor (Abb. **37.8c**).

Toxische Hypomelanosis: Verschiedene Substanzen können Hypopigmentierung der Haut erzeugen. Am verbreitetsten sind Hydrochinon-Derivate (z. B. in „Bleichcremes") oder Externa mit Benzoylperoxid, Azelainsäure, Kojisäure und Vitamin-A-Säure-Derivaten (Abb. **37.8d**).

Toxische Hypomelanosis: v. a. durch Hydrochinon-Derivate, (z. B. in „Bleichcremes") (Abb. **37.8d**).

37.8 Erworbene Hypopigmentierungen

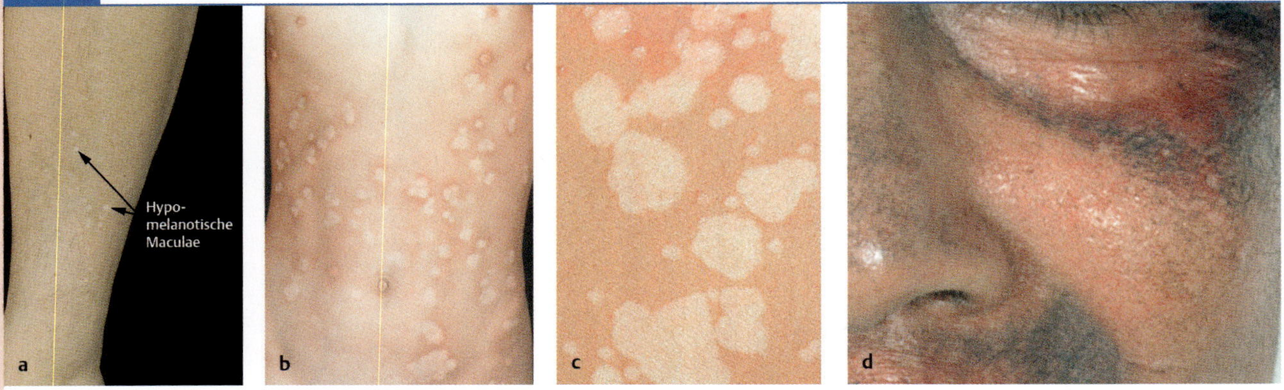

a Hypomelanosis guttata.
b Leukoderm (entspricht Hypopigmentierung) nach Psoriasis.
c Pityriasis versicolor alba.
d Toxische Hypomelanosis.

37.3 Hyperpigmentierungen

Ebenso wie Hypopigmentierungen können auch Hyperpigmentierungen generalisiert oder umschrieben auftreten und anlagebedingt oder erworben sein. Die häufigste Ursache einer generalisierten Hyperpigmentierung ist neben der konstitutionellen Veranlagung (Hauttypen, siehe Tab. **37.1**) die UV-Exposition.

37.3.1 Erworbene generalisierte Hyperpigmentierungen

Generalisierte Hyperpigmentierungen haben sehr unterschiedliche Ursachen. Sie treten nach UV-Exposition, bei System-und dermatologischen Erkrankungen und nach Medikamenten auf.

UV-induzierte Hyperpigmentierung (Bräune)

Häufigste Ursache einer generalisierten Hyperpigmentierung ist die UV-Exposition (Abb. **37.9**).

Sowohl natürliche Sonnenbestrahlung als auch künstliche UV-Exposition („Sonnenbänke“, medizinische Fototherapie) führen zu einer Induktion der Melanogenese (Abb. **37.9**). Dies geschieht besonders durch UV-B- und geringer durch UV-A-Strahlung. Die melanogen wirksamen Dosen liegen unter der Erythemschwelle.

37.9 Bräune

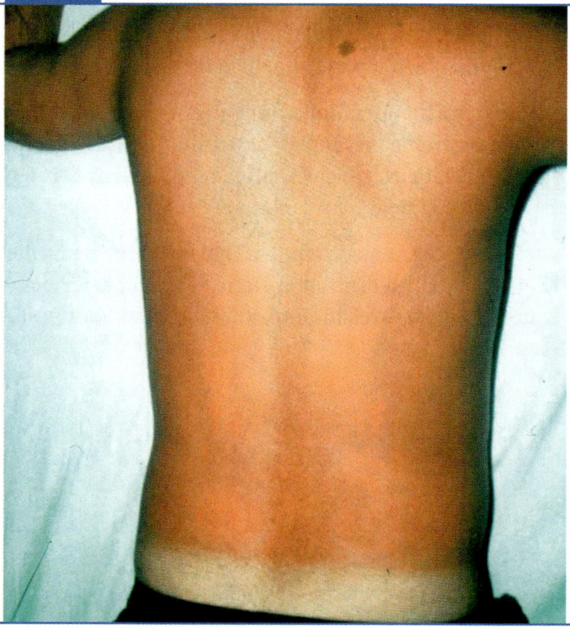

▶ Merke. Eine gesunde Bräune gibt es nicht! Bräunung ist die sekundäre Folge eines UV-induzierten Zellschadens.

▶ Merke.

Nicht UV-induzierte Hyperpigmentierungen

Systemkrankheiten: Verschiedene hormonelle Dysregulationen führen zu einer Induktion der Melanogenese. Beispiele hierfür sind der Morbus Addison (ACTH erhöht), ACTH- oder MSH-produzierende Tumoren.

Stoffwechselstörungen: Bei Leber- oder Niereninsuffizienz, durch Ablagerung von Eisen (Hämochromatose → „Bronzediabetes") oder Kupfer in der Haut (Morbus Wilson) kann es zu generalisierten Hyperpigmentierung kommen, selten durch Malignome (Paraneoplasie).

Medikamente: Verschiedene Medikamente können eine diffuse Hyperpigmentierung induzieren: z. B. Zytostatika (Cyclophosphamid, MTX, 5-FU), Hydroxychloroquin, Arsen, Amiodaron, Hydantoin oder Clofazimin.

Dermatosen: Im Rahmen verschiedener Dermatosen kann es ebenfalls zu diffusen Hyperpigmentierungen kommen. Hierzu gehören z. B. Erythrodermien, generalisierte Sklerodermien oder chronische fotoallergische oder fototoxische Dermatitis.

Nicht UV-induzierte Hyperpigmentierungen

Systemkrankheiten: z. B. ACTH- oder MSH-produzierende Tumoren.

Stoffwechselstörungen: z. B. Leber- oder Niereninsuffizienz, Ablagerungen von Eisen oder Kupfer in der Haut.

Medikamente: z. B. Zytostatika, Antimalariamittel.

Dermatosen mit generalisierter Hyperpigmentierung: z. B. Erythrodermie, Sklerodermie, chronische Ekzeme.

37.3.2 Umschriebene Hyperpigmentierungen

Genetische umschriebene Hyperpigmentierungen

Kongenitale dermale Melanozytose: Eine häufige, besonders bei dunklen Hauttypen (Hauttyp IV und V) auftretende, dermale Hypermelanose. Klinisch zeigt sich typischerweise ein unscharf begrenzter, graublauer hyperpigmentierter Fleck im unteren Sakral- oder Gesäßbereich (Abb. **37.10a**), der meist schon bei Geburt besteht und sich in wenigen Jahren zurück bildet. (Siehe auch Kapitel „Dermale Pigmentzellnävi" [S. 344])

Naevus Ota (okulodermale Melanose): Auch hierbei handelt es sich um eine dermale Melanozytose. Der Naevus Ota ist eine flächige, fleckige Hyperpigmentierung unilateral im Bereich des Versorgungsbereichs des 1. und 2. Trigeminusastes und des Auges (Skleren, innere Abschnitte), die meist bei Geburt schon besteht und sich nicht zurückbildet. Es liegt ebenfalls eine dermale Melanozytose vor, die meist Menschen asiatischer Abstammung betrifft.

Naevus Ito: Er ist ähnlich dem Naevus Ota, betrift jedoch den Bereich der Schulter- und Armregion.

Incontinentia pigmenti (Bloch-Sulzberger): Hierbei handelt es sich um eine seltene kongenitale, X-chromosomal (chromosomales Mosaik) vererbte Systemerkrankung, die mit Hautveränderungen, aber auch Skelett- und Zahnanomalien sowie neurologischen Störungen einhergehen kann. Betroffen sind heterozygote Mädchen. Die Hautveränderungen verlaufen nacheinander in 3 Stadien: vesikulös (bei Geburt schon vorhanden), verrukös/papillomatös und später pigmentiert. Die Effloreszenzen und die Pigmentierung sind entlang den Blaschko-Linien angeordnet, betont am Rumpf und an den proximalen Extremitäten.

Lentigo simplex: Typisch sind solitäre, scharf begrenzte, bräunliche Hyperpigmentierungen, die bereits bei Kindern vorhanden sind und sich nicht verändern. Ein multiples Auftreten ist möglich (Abb. **37.10b**), dann häufig im Rahmen von Fehlbildungssyndromen, z. B. Peutz-Jeghers-Syndrom.

Leopard-Syndrom: **L**entigines, **E**KG-Störungen, **o**kulärer Hypertelorismus, **P**ulmonalstenose, **a**bnormale Genitalien (Hypogonadismus), **r**etardiertes Wachstum und **D**eafness (Taubheit).

Café-au-Lait-Fleck: Hierbei handelt es sich um eine umschriebene milchkaffeebraune, meist unregelmäßig, scharf begrenzte hyperpigmentierte Makulä (Abb. **37.10c**), die stabil bleiben. Assoziierte Syndrome, bei denen sie gehäuft auftreten, sind die Neurofibromatose (S. 458) (> 5 ist hinweisend) und andere seltenere Syndrome.

37.3.2 Umschriebene Hyperpigmentierungen

Genetische umschriebene Hyperpigmentierungen

Kongenitale dermale Melanozytose: graublaue hyperpigmentiete Makula im unteren Sakralbereich (Abb. **37.10a**).

Naevus Ota (okulodermale Melanose): dermale makulöse Hyperpigmentierung im Versorgungsbereich des 1. und 2. Trigeminusastes.

Naevus Ito: ähnelt Naevus Ota, lokalisiert an Schulter und Armregion.

Incontinentia pigmenti: Hyperpigmentierungen entlang der Blaschko-Linien, die nach entzündlichen Vorstufen auftreten.

Lentigo simplex: solitäre, scharf begrenzte Hyperpigmentierung bereits im Kindesalter (Abb. **37.10b**).

Leopard-Syndrom: siehe Haupttext.

Café-au-Lait-Fleck: milchkaffeebraune, scharf begrenzte hyperpigmentierte Makula (Abb. **37.10c**).

37.10 Beispiele für kongenitale umschriebene Hyperpigmentierungen

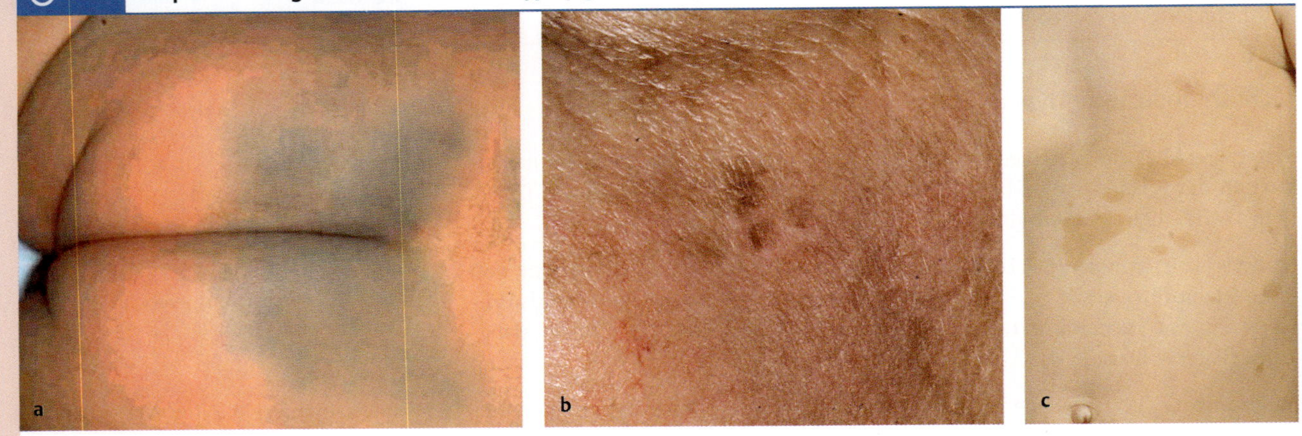

a Kongenitale dermale Melanozytose.
b Lentigines.
c Café-au-Lait-Flecken.

Erworbene umschriebene Hyperpigmentierungen

Epheliden (Sommersprossen): umschriebene bräunlich pigmentierte Makulä, die typischerweise bei Hauttyp I im Gesicht auftreten (Abb. **37.11a**).

Erworbene umschriebene Hyperpigmentierungen

Epheliden (Sommersprossen): Dies sind disseminierte, kleine, hellbräunlich pigmentierte Makulä, die typischerweise an lichtexponierten Stellen, meit symmetrisch im Gesicht bei hellhäutigen Individuen (insbesondere Hauttyp I und II) auftreten (Abb. **37.11a**). Ursächlich wird eine verstärkte Melanogenese, insbesondere induziert durch oxidativen Stress, angenommen. Im Winter blassen sie stark ab.
Therapie: konsequenter UV-Schutz.

► Merke.

► Merke. Bei Epheliden kommt es nicht zu einer Vermehrung der Melanozyten!

Lentigines solares (Lentigines seniles, Altersflecken): scharf begrenzte hellbraune Makulä an Handrücken, Unterarmen, Gesicht und Kapillitium, die UV-induziert im Erwachsenenalter entstehen (Abb. **37.11b**).

Lentigines solares (Lentigines seniles, Altersflecken): Die Ursache ist eine chronische UV-Exposition, daher sind typische Lokalisationen dieser scharf begrenzten, hellbraunen Makulä die Handrücken, Unterarme oder das Gesicht, bei Männern auch das Kapillitium. Sie entstehen erst im Erwachsenenalter. Es bestehen Übergänge zu seborrhoischen Keratosen (siehe Kapitel seborrhoische Keratose [S. 339]).
Therapie: Lasertherapie und konsequenter UV-Schutz (Abb. **37.11b**).

Melasma (Chloasma): umschriebene Hyperpigmentierung an Schläfen, Stirn und Wangen, die durch Hormone und UV- Exposition induziert werden können (Abb. **37.11c**).

Melasma (Chloasma): Diese bizarren, meist hellbräunlichen, umschriebenen Flecke treten typischer Weise im Bereich von Schläfen, Stirn, Wangen und auch perioral auf (Abb. **37.11c**).). Ein gehäuftes Auftreten wird während der Schwangerschaft, bei Einnahme oraler Kontrazeptiva und bei hormonproduzierenden Tumoren beobachtet. UV-Exposition verstärkt stark.
Therapie: konsequenter UV-Schutz, Unterbrechen des hormonellen Einflusses, ggf. chemische depigmentierende Agenzien wie z. B. Hydrochinon, Vitamin-A-Säure-Derivate, Azelainsäure, Kojisäure.

Postinflammatorische Hyperpigmentierung: z. B. bei Lichen ruber.

Postinflammatorische Hyperpigmentierung: Eine Vielzahl von Dermatosen (z. B. Lichen ruber) hinterlässt in den betroffenen Arealen hyperpigmentierte Makulä. Diese bleiben oft über viele Jahre bestehen.

Erythema dyschromicum perstans (Ashy-Dermatosis): postinflammatorische, lokalisierte Hyperpigmentierung (Abb. **37.11d**).

Erythema dyschromicum perstans (Ashy-Dermatosis): Klinisch bestehen kleine konfluierende, z. T. unscharf begrenzte, graubraune Flecke, betont am Körperstamm. Das Erythema dyschromicum perstans entsteht postinflammatorisch, wobei die Entzündungsreaktion (z. B. Lichen ruber) sehr diskret bis unbemerkt bleiben kann. (Abb. **37.11d**).

Medikamenteninduzierte Hyperpigmentierungen: z. B. Minocyclin, Zytostatika, Antimalariamittel.

Medikamenteninduzierte Hyperpigmentierungen: Diese treten z. B. nach einer Behandlung mit Minocyclin, Zytostatika, Hydoxychloroquin und Amiodaron auf. Es entstehen graubraune fleckige Hyperpigmentierungen, betont in den lichtexponierten Bereichen; Bleomycin oft streifenförmig.

37.11 Erworbene umschriebene Hyperpigmentierungen

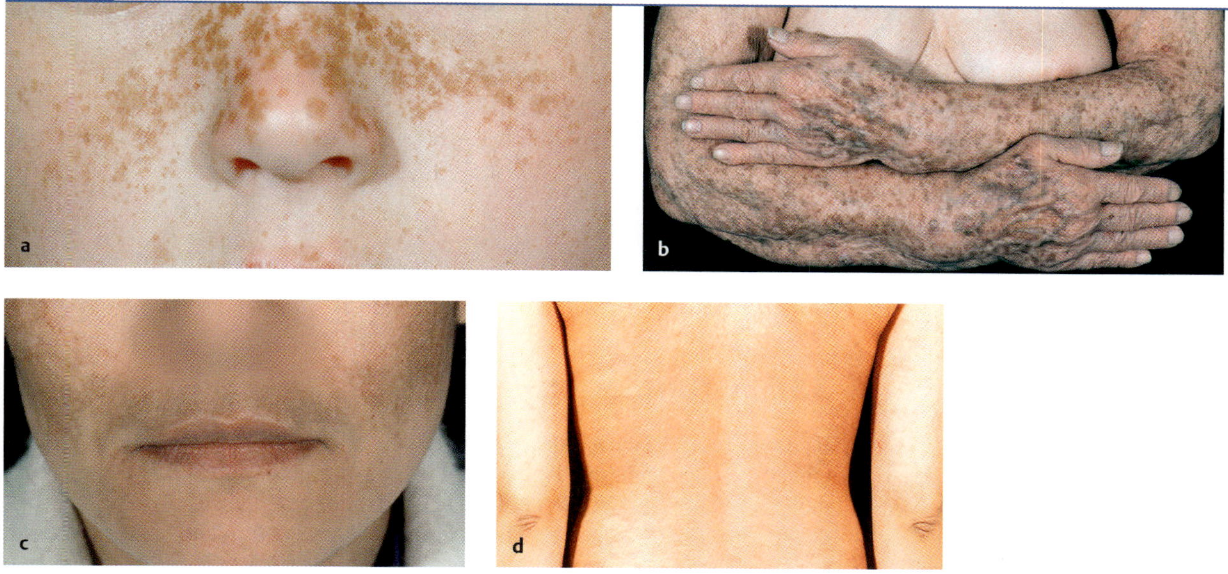

a Epheliden (Sommersprossen).
b Lentigines solares (Altersflecken).
c Melasma.
d Ashy-Dermatosis.

37.12 Berloque-Dermatitis

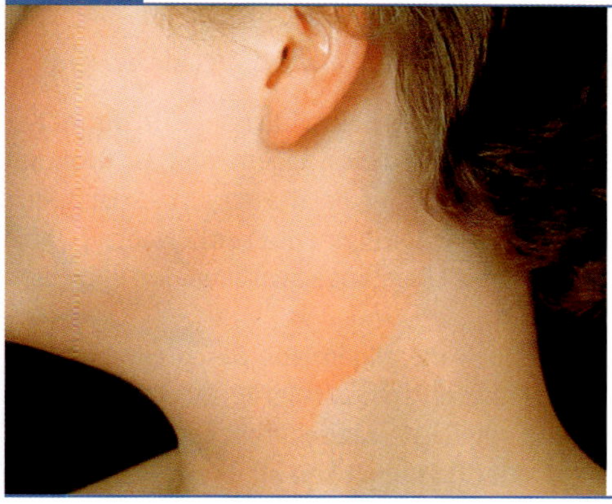

Befund am Hals nach längerfristiger Anwendung von pflanzlichen Ölen.

37.12

Toxische Hyperpigmentierungen

Berloque-Dermatitis: siehe Kapitel lokale fototoxische Reaktion (S. 234) und Abb. **37.12**.

Melanodermitis toxica Riehl: Dies ist eine fleckige braun-graue Pigmentierung, die durch eine chronische, fototoxische Reaktion nach wiederholtem Kontakt mit Teeren, Ölen sowie Kosmetika und UV-Exposition versursacht wird.
Therapie: konsequente Expositionsprophylaxe, konsequenter UV-Schutz.

Toxische Hyperpigmentierungen

Berloque-Dermatitis: fototoxische Dermatitis durch Kontakt mit lichtsensibilisierenden Substanzen, meist aus Pflanzen (Abb. **37.12**).
Melanodermitis toxica Riehl: chronische fototoxische Reaktion nach Kontakt mit Teeren und Ölen.

38 Dermatologische Besonderheiten der Hautfarbe

A. Montag

38.1 Grundlagen

38.1 Grundlagen

Haut, Haare und Augen jedes Menschen zeigen eine in dessen Erbgut festgelegte (genetisch determinierte) Pigmentierung, die ihm eine individuelle Haut-, Haar- und Augenfarbe zuweist. Für dermatologisch tätige Ärzt*innen ist dies von entscheidender Bedeutung, denn viele Erkrankungen stellen sich auf dunkler pigmentierter Haut vollkommen anders dar, als auf hellerer Haut. In Abhängigkeit von der genetisch zugewiesenen Pigmentierung zeigen sich zudem strukturelle Unterschiede von Haut und Haaren, die mit ganz eigenen Empfindlichkeiten und der Neigung zu spezifischen Krankheiten verbunden sind. Um Dermatosen auf unterschiedlich pigmentierter Haut zu erkennen, ist ein erhebliches Maß an Übung und Erfahrung erforderlich. Dieses Kapitel will helfen, an diese Thematik heranzuführen.

38.1.1 Besonderheiten der Hautfarbe

Einteilung und Beschreibung der Hautfarbe

Die unterschiedlichen genetisch determinierten Pigmentierungsgrade lassen sich mit den 6 **Hauttypen** nach Fitzpatrick darstellen (Tab. **37.1**).

Auch eine **allgemeine Beschreibung** der Hautfarbe ist gebräuchlich, z. B. als hell oder dunkel (pigmentiert).

Die Einteilung nach der **geografischen Herkunft** ist ebenfalls möglich, muss aber ausreichend genau erfolgen (z. B. südeuropäisch, nordafrikanisch oder subsahara-afrikanisch).

Einflussfaktoren der Hautfarbe

38.1.1 Besonderheiten der Hautfarbe

Einteilung und Beschreibung der Hautfarbe

Die genetisch determinierte Färbung (Pigmentierung) menschlicher Haut, ihr individueller anatomischer Aufbau und die damit verbundenen Eigenschaften (Reaktion auf UV-Licht) lassen sich sehr gut in der Einteilung nach Fitzpatrick darstellen (**Hauttypen** I–VI, Tab. **37.1**). Sie reicht von sehr heller Pigmentierung (Hauttyp I) bis zu sehr dunkler Pigmentierung (Hauttyp VI), die Übergänge zwischen den einzelnen Hauttypen sind fließend.

Neben der Einteilung nach Hauttypen ist auch die **allgemeine Beschreibung** einer Hautfarbe gebräuchlich, z. B. als hell oder dunkel (pigmentiert), als schwarz oder weiß. Bevorzugt verwendet werden heute möglichst präzise farbliche Charakterisierungen, z. B. rötlich, weißlich, leicht beige oder bräunlich, mit all ihren Nuancen und Schattierungen.

Hinzu kommt die Einteilung nach dem **geografischen Ort ihrer genetischen Wurzeln**, beispielsweise als südeuropäisch, nordafrikanisch oder subsahara-afrikanisch. Doch auch diese Einteilung ist nicht immer ausreichend genau. So meint die Beschreibung als „asiatische“ Haut zwar vielfach die indigene, hell pigmentierte Bevölkerung von Korea, Japan, Vietnam, Thailand, Laos oder Kambodscha, umfasst aber ebenso die besonders dunkel pigmentierten Menschen in Südindien, Sri Lanka oder Indonesien. Hilfreich ist hier ein genauer beschreibender, geografischer Zusatz. Auch die indigene Bevölkerung der amerikanischen Kontinente ist in südlicher Ausrichtung ihrer geografischen Verbreitung zunehmend dunkler pigmentiert. Ihre genetischen Wurzeln und damit auch zahlreiche ihrer Merkmale und Eigenschaften liegen nach allgemeinem Verständnis im asiatischen Raum. Aber auch hier ist eine genauere geografische Eingrenzung zur Beschreibung der Hautfarbe meist unverzichtbar.

Alle anderen Einteilungen sind naturwissenschaftlich überholt oder wurden politisch missbraucht und sind damit obsolet.

Einflussfaktoren der Hautfarbe

Neben der genetisch determinierten Hautpigmentierung wird das Hautkolorit zusätzlich durch eine Reihe weiterer Faktoren beeinflusst.

Pigmentierung

Während die Zahl der Melanozyten bei allen Menschen weltweit nahezu gleich ist, variieren die Zahl, die Größe und das Verteilungsmuster der von den Melanozyten abgegebenen **Melanosomen** je nach Hautfarbe bzw. Hauttyp deutlich. Das in den Melanosomen gespeicherte **Melanin** ist eine Mischung aus dunklem, braun-schwarzem **Eumelanin** und hellerem, gelblich-rotem **Phäomelanin** (siehe Kapitel Melanogenese [S.495]). Je nach genetischer Veranlagung überwiegt das eine oder das andere. Während die Helligkeit einer Hautfarbe von ihrem Gehalt an Eumelanin abhängig ist, entscheidet ihr Gehalt an Phäomelanin über die Intensität eines zusätzlichen rötlichen oder gelblichen Hauttons. Eine Durchmischung mit rötlichen oder gelblichen Farbtönen ist besonders gut auf heller Haut sichtbar. Je dunkler die Hautfarbe, umso weniger zeichnen sich Rot- und Gelbtöne ab. Frauen scheinen, unabhängig von ihrer Hautfarbe, einen geringfügig helleren Hautton zu haben als Männer.

Die **Verteilung** des Hautpigments ist je nach **Körperregion** unterschiedlich. Handflächen und Fußsohlen des Menschen sind **melaninärmer** und deshalb deutlich heller als die Färbung der übrigen Haut. Je nach Durchblutung und Dichte des Hautgefäßnetzes erscheint die Haut dort zudem häufig rosa oder rötlich. Dies betrifft auch die Haut der Fingerkuppen, der Knöchel- bzw. Handgelenksregionen und der Ohren. Die Lippen verfügen über ein besonders dichtes Gefäßnetz und sind je nach Durchblutung von kräftig roter Farbe. Bei stark bzw. dunkel pigmentierten Menschen sind aber auch die Lippen stark pigmentiert und i. d. R. dunkler als die umgebende Haut. Einen **erhöhten Melaningehalt** mit entsprechend stärkerer Pigmentierung zeigt meist die Haut der Mamillen- und der Genitalregion.

Weitere Faktoren

Weitere Einflussfaktoren der Hautfarbe sind:

- **Durchblutung** der Haut: Eine Verengung der Hautgefäße (Vasokonstriktion) führt zum Erblassen der Haut, eine Erweiterung (Vasodilatation) zu einem rötlichen Farbton.
- **Sauerstoffgehalt** der Haut: Zyanotische Haut wirkt bläulich, reich oxygenierte Haut dagegen rosarot. Je dunkler die genetisch determinierte Hautfarbe, desto schwieriger sind diese Befunde erkennbar.
- **kulturelle Besonderheiten:** Für Millionen von Frauen in Asien und Afrika mit dunklerer Hautfarbe gilt weiße Haut als unverzichtbares Schönheitsideal. Um einen helleren Hautton zu erreichen, wird mit allen zur Verfügung stehenden synthetischen oder natürlichen Mitteln „skin bleaching" betrieben, also das Bleichen der Haut. Als Bleichmittel verwendet werden vorwiegend äußerliche Zubereitungen mit denen hautbleichenden Zusätzen, beispielsweise Hydrochinon, Kojisäure, Phenol, Glukokortikoide, Resorcinderivate, wie 4-Butyl-Resorcinol und viele andere mehr. Die meisten dieser Zusätze sind in den Ländern Asiens und Afrikas frei erhältlich, in der Europäischen Union (EU) hingegen entweder nur auf Rezept erhältlich oder aufgrund ihrer toxischen Nebenwirkungen seit langer Zeit verboten.
- **klimatische Einflüsse:** Während Haut und Haare bei Menschen mit hellem Hauttyp an das Leben in sonnenärmeren oder milderen Klimazonen angepasst sind, weisen Menschen mit dunklerem Hauttyp spezifische strukturelle Merkmale auf, die sie für tropische oder tropennahe Klimazonen schützend ausrüsten.

► Vertiefungswissen. Der Ursprung der Menschheit wird heute in Ostafrika vermutet. Diese frühen Menschen wiesen, nach allgemeinem Verständnis, eine vergleichsweise starke Pigmentierung auf. Je weiter nordwärts vom Äquator entfernt sich der Mensch begonnen hatte anzusiedeln, desto heller wurde das Pigment von Haut und Behaarung im Laufe der Evolution. In diesen äquatorfernen Regionen ist die UV-Strahlung deutlich schwächer.

Mit Beginn der Menschheitsgeschichte begann aber auch die Vermischung menschlicher Genpoole. Menschen aller Klimazonen der Erde tragen heute die Merkmale verschiedenster Ethnien in sich. Menschen mit dunkleren Augen und Haaren können somit dennoch sonnenempfindliche Haut haben. Menschen mit blonden oder rötlichen Haaren und heller erscheinender Haut können dagegen die Eigenschaft haben, schnell zu bräunen. Auch der dunkel pigmentierte Hauttyp VI kann unter besonders intensiver UV-Bestrahlung einen Sonnenbrand erleiden. Die morphologischen Merkmale der Haut eines Menschen dürfen deshalb nie getrennt von ihren individuellen Eigenschaften betrachtet werden.

Pigmentierung

Menge, Größe und Verteilungsmuster der **Melanosomen** variieren je nach Hautfarbe bzw. Hauttyp. Das darin gespeicherte **Melanin** ist eine Mischung aus Eumelanin (braunschwarz) und Phäomelanin (gelblich-rot), deren Anteile je nach Hauttyp variieren.

Die **Verteilung** des Hautpigments ist je nach **Körperregion** unterschiedlich. Melaninärmer sind v. a. Handflächen und Fußsohlen. Ein erhöhter Melaningehalt findet sich meist in der Mamillen- und der Genitalregion.

Weitere Faktoren

Weitere Einflussfaktoren der Hautfarbe sind:

- **Durchblutung** (blass bei Vasokonstriktion, rötlich bei Vasodilatation)
- **Sauerstoffgehalt** (bläulich bei Zyanose)
- **kulturelle Eigenheiten** („Skin bleaching")
- **klimatische Einflüsse** (z. B. hellere Haut in sonnenärmeren Klimazonen).

► Vertiefungswissen.

Morphologische Besonderheiten der Hautfarbe
Verteilung der Melanosomen

Für die Hautfarbe ist die Verteilung der **Melanosomen im Keratinozyten** entscheidend.

Bei **dunklerer** Haut sind die Melanosomen besonders gleichmäßig und dicht verteilt. Zudem neigt dieser Hauttyp zu **postinflammatorischen Pigmentverschiebungen** (v. a. Hyperpigmentierungen, Abb. **38.1**).

Die Keratinozyten **heller Haut** zeigen gebündelte Komplexe aus kleineren Melanosomen, die kappenartig über dem Zellkern liegen. Pigmentstörungen sind von untergeordneter Bedeutung.

Die **asiatische Haut** zeigt Merkmale sowohl von helleren als auch von dunkleren Hauttypen. Im Vergleich zu heller Haut neigt auch sie vermehrt zu **postinflammatorischen Pigmentverschiebungen** (Abb. **38.2**).

Morphologische Besonderheiten der Hautfarbe

Verteilung der Melanosomen

Eine stark pigmentierte, dunkle Haut (z. B. bei Menschen der Subsahara-Region) zeigt deutlich größere Melanosomen als helle Haut. Für die Hautfarbe eines Menschen ist aber nicht die Größe, sondern die **Verteilung dieser Melanosomen im Keratinozyten** entscheidend.
Die **dunklere** Haut zeigt eine besonders gleichmäßige und dichte Verteilung ihrer Melanosomen auf die Keratinozyten. Diese Art der Verteilung ist für einen hohen Schutz gegenüber UV-Strahlen verantwortlich. Dennoch besteht gerade bei Menschen mit dunkler Haut, vor allem im Bereich stark UV-exponierter Hautregionen, eine besondere Neigung zu **postinflammatorischen Pigmentverschiebungen** (v. a. Hyper-, aber auch Hypopigmentierungen). Nahezu 20 % aller dermatologischen Arztbesuche in den USA von afroamerikanischen Patient*innen erfolgen zur Beratung und Behandlung von postinflammatorischen Pigmentverschiebungen durch Akne, häufig sind dies postinflammatorische Hyperpigmentierungen (Abb. **38.1**).
Bei Menschen mit **heller Haut** sind derartige Pigmentstörungen von untergeordneter Bedeutung. Ihre Keratinozyten zeigen gebündelte Komplexe aus kleineren Melanosomen, die zum Schutz des Genoms vor UV-Strahlen lediglich kappenartig über dem Zellkern angesiedelt sind. Der UV-Schutz heller bzw. weißer Haut ist deshalb vergleichsweise gering.
Die **asiatische Haut** zeigt Merkmale sowohl von heller als auch von dunkler Haut. Die Farbgebung asiatischer Haut reicht dabei vom hellen Teint koreanischer Menschen bis zur maximalen Pigmentierung der Menschen Südindiens oder der tamilischen Bevölkerung Sri Lankas. Die allgemeine Bezeichnung als „asiatische Haut" bedarf deshalb stets eines präzisierenderen geografischen Zusatzes. Die sonnenexponierte dunklere Haut asiatischer Menschen ist unempfindlicher gegen UV-Licht, die sonnengeschützte hellere Haut asiatischer Menschen ist dagegen besonders UV-sensibel. Dennoch neigt auch asiatische Haut im Vergleich zu heller (weißer) Haut vermehrt zu **postinflammatorischen Pigmentverschiebungen**, v. a. zu einer postinflammatorischen Hyperpigmentierung. Für die Betroffenen ist diese Neigung häufig eine schwere psychosoziale Belastungssituation. Insbesondere bei dunkel pigmentierten Menschen aus Afrika oder Südostasien beobachtet man, familiär gehäuft, eine mit dem Lebensalter an Intensität zunehmende Hyperpigmentierung der Infraorbitalregion, aber auch der Perioralregion. Dieses Phänomen ist harmlos und üblicherweise nicht mit anderen Erkrankungen vergesellschaftet. Bis zu 40 % aller dermatologischen Arztbesuche von Patient*innen mit südostasiatischen Wurzeln erfolgen wegen pigmentbedingter Störungen der Haut (Abb. **38.2**).

38.1 Postinflammatorische Hyperpigmentierung (Zentralafrika)

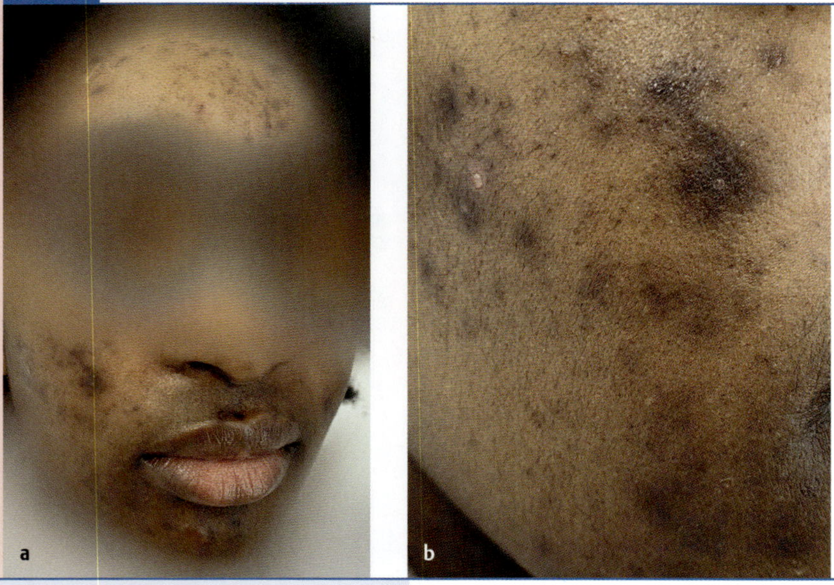

a Patientin aus Zentralafrika: Die Hyperpigmentierungen entwickelten sich infolge einer Akne.
b Ausschnittvergrößerung.

38.2 Postinflammatorische Hyper- und Hypopigmentierung (Asien)

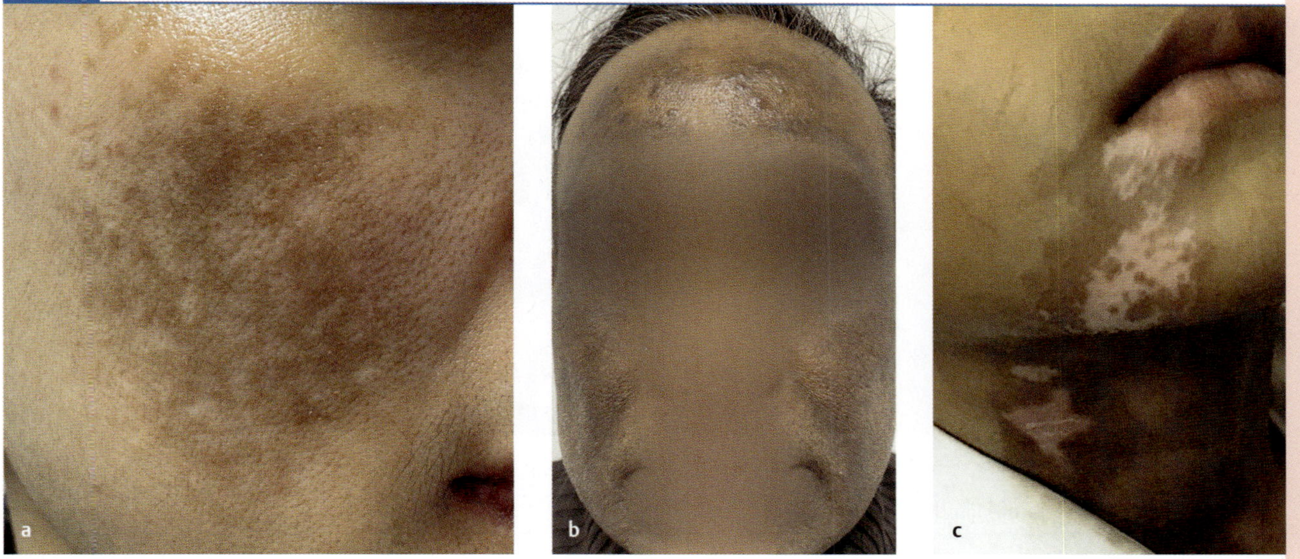

a Postinflammatorische Hyperpigmentierung nach missbräuchlicher Nutzung von Isotretinoin-haltigen Gesichtscremes und UV-Exposition bei einer Patientin aus Vietnam.
b Postinflammatorische Hyperpigmentierung unklarer Genese bei einem Patienten aus Indien.
c Postinflammatorische Hypopigmentierung und Hyperpigmentierung bei einem Kind aus Kambodscha.

Aufbau der Epidermis und Dermis

Obwohl die Dicke des gesunden **Stratum corneums** der **Epidermis** bei allen Menschen gleich ist, zeigt dunkel pigmentierte Haut einen vergleichsweise kompakteren Aufbau durch eine höhere Zahl geschichteter Hornlagen. Deutlich geringer ausgeprägt ist der Gehalt an **Ceramiden** und anderen **Lipiden** in dunkler Haut. Diesen Lipiden kommt im Stratum corneum eine besondere Barrierefunktion zu: Sie schützen die Haut vor Austrocknung und verhindern das Eindringen potenziell schädlicher Fremdstoffe. Daher ist der **transepidermale Wasserverlust** bei Menschen mit stark pigmentierter Haut (aus der Subsahara-Region) deutlich höher als bei Menschen mit wenig pigmentierter Haut (z. B. aus Nordeuropa). Dies erklärt die generel-

Aufbau der Epidermis und Dermis

Das **Stratum corneum** der **Epidermis** zeigt in dunkler Haut einen kompakteren Aufbau (bei gleicher Dicke). Geringer ausgeprägt ist der **Ceramid- und Lipidgehalt**, weshalb dunklere Haut vermehrt zu trockener Haut und Exsikkationsekzemen neigt (Abb. **38.3**). Der Ceramidgehalt asiatischer Haut ist dagegen deutlich höher.

38.3 Exsikkation dunkler Haut

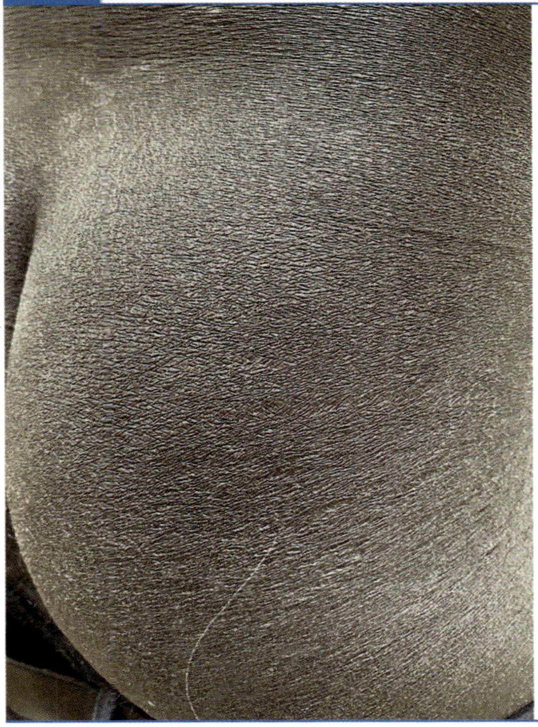

38.3

38.4 Hypertrophe Narben und Keloide auf dunkler Haut

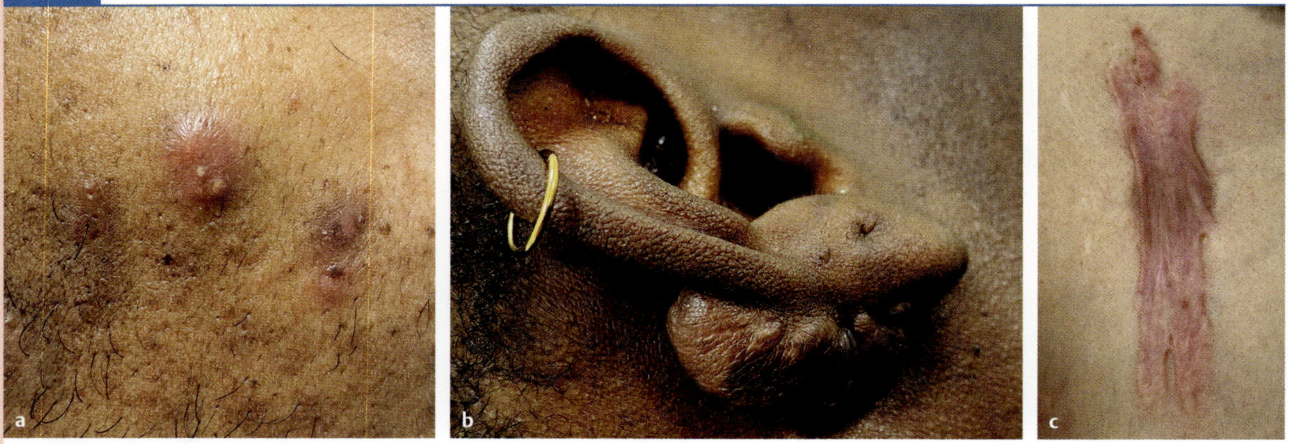

a Hypertrophe Narben bei Acne conglobata.
b Keloid nach Ohrpiercing.
c Keloid nach chirurgischem Eingriff bei einer Patientin aus Laos.

le Neigung dunkler Haut zu **Austrocknung** (Abb. **38.3**) und die häufig auftretenden Austrocknungsekzemen (Exsikkationsekzem [S. 202]).
Auch bei der **Dermis** gibt es Unterschiede. Die Zahl, die Größe und die **Aktivität der** dort angesiedelten **Fibroblasten** ist bei dunkler Haut erheblich ausgeprägter. Dies kann zu stärkeren, überschießenden Bindegewebsreaktionen führen, wie hypertrophe Narben und Keloide (Abb. **38.4**).

In der **Dermis** wird eine höhere **Fibroblastenaktivität** beobachtet, was die vermehrte Neigung dunkler Haut zu hypertrophen Narben oder Keloiden erklärt (Abb. **38.4**).

38.1.2 Besonderheiten der Haarfarbe

Einteilung und Einflussfaktoren der Haarfarbe

Pigmentierung

Ähnlich wie die Hautfarbe zeigt auch die Haarfarbe für jeden Menschen eine individuelle, **genetisch** determinierte Färbung. Auch hier bestimmt das Pigment **Melanin** bzw. das Mischverhältnis aus dem braun-schwarzen **Eumelanin** und dem gelblich-roten **Phäomelanin** den Farbton. Je höher der Eumelanin-Gehalt, desto dunkler ist die Haarfarbe. Bei roten Haaren und in geringerem Umfang auch bei blonden Haaren dominiert das orange-rote Phäomelanin; hier finden sich ggf. nur noch Spuren von Eumelanin.
92 % der Weltbevölkerung zeigen eine vom Eumelanin bestimmte **dunkelbraune oder schwarze** Haarfarbe. Nur etwa 6 % haben blonde Haare. Mit 2 % am seltensten sind rote Haare.

Die Haarfarbe ist **genetisch** determiniert. Das Pigment **Melanin** bzw. das Mischverhältnis aus Eumelanin (braun-schwarz) und Phäomelanin (gelblich-rot) bestimmt die Haarfärbung.

92 % der Weltbevölkerung sind **dunkel- oder schwarzhaarig**, 6 % blond und 2 % rothaarig.

Schwarze und braune Haare: Die Veranlagung zu schwarzen und braunen Haaren wird **dominant** vererbt. Die Übergänge von hellbraunem über mittelbraunem, dunkelbraunem bis hin zu schwarzbraunem und schwarzem Haar sind fließend. Schwarz gilt als älteste Haarfarbe der Menschheit. Menschen mit genetischen Wurzeln in Subsahara-Afrika und Ostasien, aber auch die indigenen Völker Amerikas und des östlichen Australiens zeigen eine tiefschwarze Behaarung der Kopfhaut. Eine tiefbraune Haarfarbe hingegen zeigt die Mehrheit der Menschen mit genetischen Wurzeln in Europa und im übrigen asiatischen Raum.

Die Veranlagung zu schwarzen und braunen Haaren wird **dominant** vererbt. Die Veranlagung zu blonden und roten Haaren wird **rezessiv** vererbt.

Blonde Haare: Die Veranlagung zu blonden Haaren wird **rezessiv** vererbt. Es dominiert ein gelblicher Farbton; dieser reicht von einem strohgelben Hellblond über einen lehmgelblichen Farbton bis zu einem hellbräunlichen Dunkelblond. In den meisten Fällen dunkelt der hellgelbe Farbton blonder Kinder bis zum Erwachsenenalter nach. Dieses Nachdunkeln ist besonders typisch für die männlichen Träger blonder Haare, während der helle Farbton bei weiblichen Trägern oft bis ins Erwachsenenalter persistiert.
Eine blonde Kopfbehaarung findet sich insbesondere bei Menschen der **nördlichen Hemisphäre**. Menschen mit heller Haut sind umso hellhaariger, je nördlicher ihre genetischen Wurzeln angesiedelt sind. Es wird angenommen, dass sich dieses Merk-

mal in sonnenärmeren Regionen in Verbindung mit dem evolutionären Vorteil einer effizienteren Vitamin-D-Synthese herausgebildet hat.

► Vertiefungswissen. Als **genetische Variation** findet sich eine hellblonde Kopfbehaarung auch bei einigen Menschen unter den indigenen Völkern im Südpazifik (z. B. auf Fidschi, den Salomonen und Vanuatu). Blonde Menschen gibt es zudem immer wieder unter dem Volk der Berber in Marokko und bei etwa 20 % der Mandanen, einem indigenen Volk Nordamerikas auf dem Gebiet der heutigen Bundesstaaten Nord- und Süddakota. Auch in einzelnen Bergregionen des Libanon findet sich ein maßgeblicher Anteil indigener Menschen mit blonder Haarfarbe, ebenso unter den Uiguren, einem indigenen Volk Chinas, und unter den Hmong, einem indigenen Volk in Südchina, Thailand, Laos und Vietnam.

► Vertiefungswissen.

Rote Haare: Auch die Veranlagung zu roten Haaren wird **rezessiv** vererbt. Eine auffällige Häufung roter Haare findet sich in Europa und hier insbesondere in Irland (10 %) und Schottland (6 %).

Veränderungen der Haarfarbe im Alter

Mit zunehmendem Lebensalter nimmt die Melaninsynthese in den Haarwurzeln ab. Statt Melanin lagern sich kleinste Luftbläschen in das nachwachsende Haar ein, dies verstärkt die entstehende Weißfärbung der melaninfreien Haare. Ein Grauschimmer der Kopfbehaarung entsteht immer dann, wenn sich weiße Haare mit einem Restbestand regulär pigmentierter Haare mischen (Abb. **38.5**).

Der Zeitpunkt des Ergrauens von Kopf- und Körperbehaarung ist **genetisch** festgelegt. Einige Menschen ergrauen bereits am Ende der zweiten Lebensdekade, andere erst im hohen Alter. Beeinflusst wird dieser Prozess zum Teil durch die Lebensführung, v. a. durch Stressfaktoren und Ernährung. Einige Untersuchungen deuten daraufhin, dass Tabakrauchen und oxidativer Stress anderer Genese zu frühzeitigem Ergrauen der Haare führt. Andererseits können kupferhaltige Lebensmittel (u. a. Bananen, Haselnüsse, Cashewkerne, Kakao, grüner Tee und Kaffee) helfen, dem frühzeitigem Melaninverlust und damit dem Ergrauen menschlicher Behharung ent-

Veränderungen der Haarfarbe im Alter

Mit zunehmendem Lebensalter nimmt die Melaninsynthese in den Haarwurzeln ab. Der Zeitpunkt des Ergrauens ist **genetisch** festgelegt.

38.5 Veränderungen der Haarfarbe im Alter

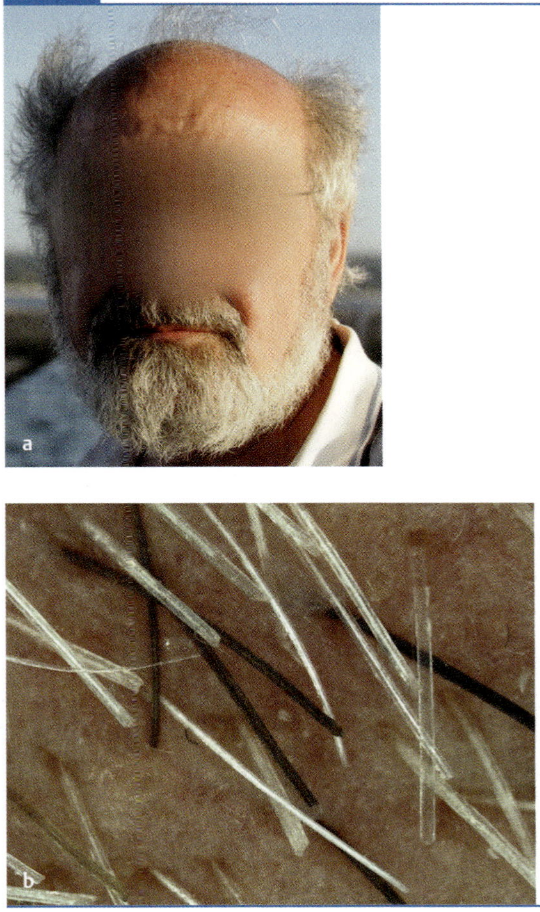

a Ergrautes Kopf- und Barthaar. Der Grauschimmer entsteht durch eine Mischung aus weißen und dunklen Haaren.
b Ergrautes Barthaar, rasiert. Mischung aus weißen und dunklen Haaren.

38.5

gegenzuwirken. Kupfer ist Bestandteil des Enzyms Tyrosinase, welches wiederum Tyrosin zu Melanin verstoffwechselt.

► Vertiefungswissen.

► Vertiefungswissen. **Augenfarbe**

Die Augenfarbe wird durch das **Pigment der Iris** festgelegt. Wie die Farbe von Haut und Haaren wird auch das Pigment der Iris durch deren Gehalt an **Melanin** bestimmt. Braune Augen zeigen den höchsten Melaningehalt, hier dominiert das schwarzbraune Eumelanin. Überwiegt hingegen das gelb-rote Phäomelanin, erscheinen die Augen grün oder grau. Den geringsten Pigmentgehalt aller Augenfarben haben blaue Augen. In der rot scheinenden Iris von Menschen mit Albinismus fehlt das Pigment vollständig.

Etwa 80 % aller Menschen weltweit besitzen **braune** oder bräunliche Augen, bis zu 10 % haben **blaue** Augen, etwa 3 % zeigen eine **graue** und nur 2 % eine **grüne** Augenfarbe. Grau und Grün gehören somit zu den seltensten Augenfarben der Menschheit. Die Dominanz der Vererbung für alle Augenfarben nimmt ab in der Reihenfolge von braun > grün > blau > grau. Als **Iris-Heterochromie** wird das Vorhandensein zweier unterschiedlich pimentierter Augen bezeichnet. Es handelt sich in aller Regel um eine harmlose genetische Variation ohne Beeinträchtigung des Sehvermögens, die etwa 1 % der Weltbevölkerung betrifft.

Je nach seiner genetischen Veranlagung präsentiert jeder Mensch eine ihn auszeichnende individuelle Kombination der Haut-, Haar- und Augenfarbe aus einem Pool zahlloser Farbvarianten.

Anzahl und Länge der Kopfhaare

Blonde Menschen haben ca. 150 000, braunhaarige ca. 110 000, schwarzhaarige ca. 100 000 und rothaarige ca. 90 000 Kopfhaare. Die Zahl der Kopfhaare ist jeweils genetisch festgelegt.

Blonde Haare sind am feinsten, rote Haare am dicksten.

Die Länge der Kopfhaare hängt von der Dauer der Wachstumsphase (bis zu 8 Jahre) und der Wachstumsgeschwindigkeit ab. Die maximal erreichbare Haarlänge liegt bei ca. 70 cm.

Anzahl und Länge der Kopfhaare

Die **Anzahl** der Kopfhaare unterscheiden sich je nach Haarfarbe: Blonde Menschen haben etwa 150 000 Haare. Braunhaarige kommen auf 110 000 und Schwarzhaarige auf etwa 100 000 Kopfhaare. Rothaarige tragen etwa 90 000 Haare auf dem Kopf. Die Zahl der Kopfhaare ist jeweils genetisch festgelegt.

Die **Haardicke** nimmt je nach Haarfarbe und deren genetisch zugewiesener Haardichte umgekehrt proportional zu: blonde Haare sind am feinsten, rote Haare am dicksten.

Die **Länge** der Kopfhaare ist genetisch determiniert und abhängig von der Dauer der Wachstumsphase (Anagenphase) und der Wachstumsgeschwindigkeit. Die Wachstumsphase eines Kopfhaares hält bis zu 8 Jahre an, die Wachstumsgeschwindigkeit des Kopfhaares liegt bei etwa 0,3–0,4 mm/d. Die Länge eines Kopfhaares ist damit üblicherweise auf max. 70 cm beschränkt, dann fällt es aus (siehe Kap. 39.1.3 [S. 527]). Bei einigen Menschen dauert die Anagenphase deutlich länger, wodurch die Kopfhaare deutlich länger wachsen (Abb. **38.6**). Die 2004 mit 5,64 m bislang längste gemessene Kopfbehaarung gehört einer Chinesin.

⊙ 38.6

⊙ 38.6 **Außergewöhnlich langes Kopfhaar (1,55 m)**

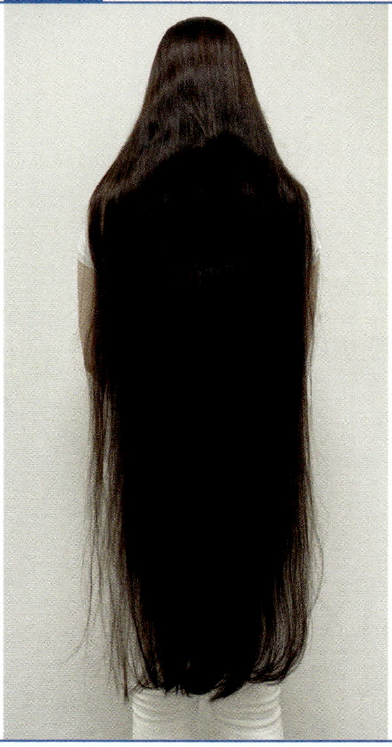

Morphologische Besonderheiten der Haare

Neben der Haut zeigt auch das Haar je nach genetisch determinierter Hautfarbe spezifische Besonderheiten. Besonders deutliche Unterschiede finden sich im morphologischen Aufbau der Kopfbehaarung.

Menschen **asiatischer** Herkunft haben besonders dickes und glattes Kopfhaar. Es wächst einheitlich im rechten Winkel zur Kopfhaut heraus und ist im Querschnitt rundlich geformt (Abb. **38.7**).

Das Kopfhaar **dunkel pigmentierter** Menschen **afrikanischer** Herkunft, insbesondere der Subsahara-Region, zeigt einen ausgesprochen krausen Wuchs. Die dicht aneinander liegenden Haarwindungen sind die Folge eines natürlich bedingten variablen Haardurchmessers mit wechselnden Abschnitten von dünnen und dicken Kalibern (Abb. **38.8**). Das Haar wächst im spitzen Winkel zur Kopfhaut heraus und hat einen elliptischen Querschnitt. Im Vergleich zur Kopfbehaarung von Menschen anderer Hautfarbe ist die Haardichte deutlich geringer. Zudem sind die **Haarfollikel** generell prominenter (v. a. bei Kindern). Durch diese morphologischen Besonderheiten könnte die vermehrte Neigung zu **follikulär gebundenen Dermatosen** bei Menschen mit dunklem Hauttyp bedingt sein.

Bei Menschen mit **heller** Haut **europäischer** Abstammung wächst das Kopfhaar im rechten Winkel zur Kopfhaut heraus. Es kann glatt oder gelockt sein. Kraus gelocktes, mitteleuropäisches Haar zeigt allerdings keine Kaliberschwankungen (Abb. **38.9**).

Morphologische Besonderheiten der Haare

Menschen **asiatischer** Herkunft haben dicke, glatte Kopfhaare, die im rechten Winkel herauswachsen.

Das Kopfhaar **dunkel pigmentierter** Menschen **afrikanischer** Herkunft zeigt einen krausen Wuchs und wächst im spitzen Winkel zur Kopfhaut heraus. Zudem sind die **Haarfollikel** deutlich prominenter. Diese Besonderheiten könnten die vermehrte Neigung zu **follikulär gebundenen Dermatosen** erklären.

Bei Menschen **europäischer** Abstammung kann das Haar glatt oder gelockt sein (keine Kaliberschwankungen). Es wächst rechtwinkelig zur Kopfhaut.

38.7 Kopfbehaarung – asiatische Herkunft (Zentralchina)

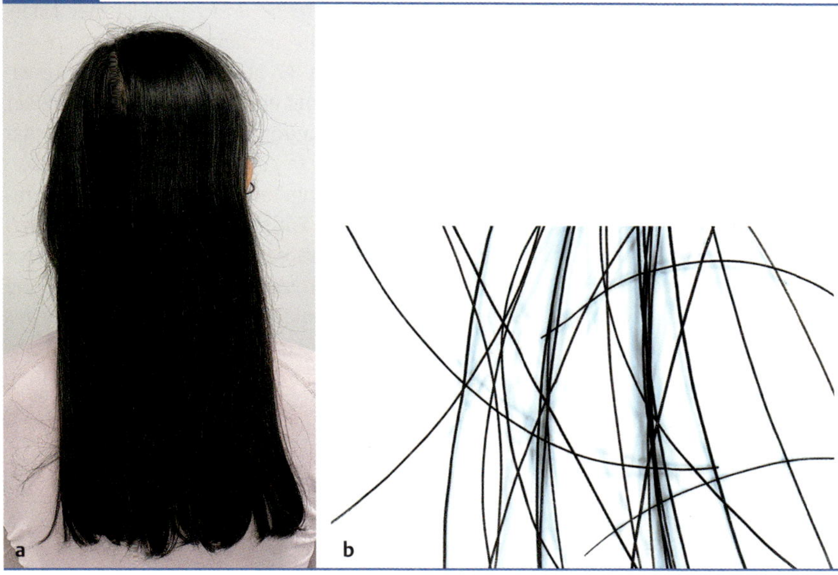

a Typisch ist das besonders dicke und glatte Kopfhaar.
b Erscheinungsbild unter dem Mikroskop.

38.8 Kopf- und Körperbehaarung – afrikanische Herkunft (Subsahara-Afrika)

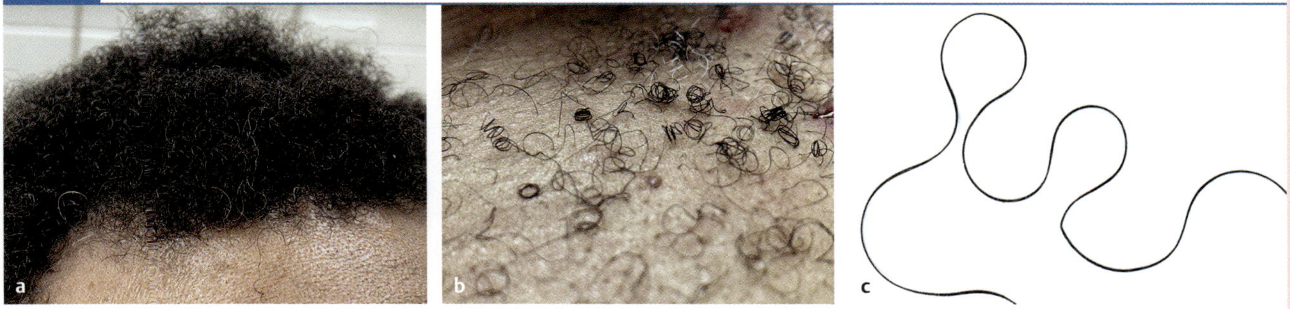

a Krause Kopfhaare.
b Krause Brusthaare.
c Deutliche Kaliberschwankungen, erkennbar unter dem Mikroskop.

38.9 Kopfbehaarung – europäische Herkunft

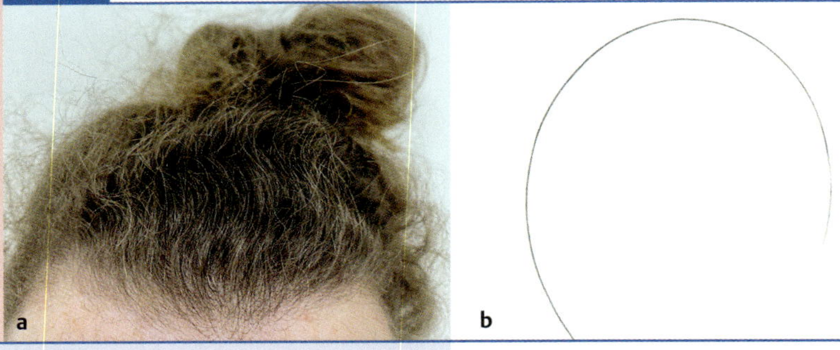

a Kraus gelocktes Haar.
b Das Haar weist keine Kaliberschwankungen auf.

38.2 Hautkrankheiten in Abhängigkeit von der Hautfarbe

38.2 Hautkrankheiten in Abhängigkeit von der Hautfarbe

Die sichere klinische Diagnose von Hautkrankheiten auf dunkel pigmentierter Haut wird in erster Linie dadurch erschwert, dass jegliche Rottöne kaum sichtbar sind oder vollständig fehlen. Viele, insbesondere entzündliche Hautkrankheiten, zu deren Leitsymptomen das Erythem gehört, sind deshalb auf den ersten Blick nicht oder nur schwer erkennbar.

38.2.1 Physikalisch bedingte Hautkrankheiten

Sonnenbrand (Dermatitis solaris)

38.2.1 Physikalisch bedingte Hautkrankheiten
Sonnenbrand (Dermatitis solaris)

Menschen mit dunklem Hauttyp bekommen nur unter bestimmten Bedingungen (z. B. intensivere UV-Exposition im Hochgebirge) einen Sonnenbrand. Eine Rötung ist allerdings erst bei erosiver oder tiefer reichender Blasenbildung sichtbar.

Menschen mit Hauttyp I (nach Fitzpatrick [siehe Tab. **37.1**]) bekommen bei intensiverer UV-Exposition ungeschützter Haut nahezu sofort einen Sonnenbrand (S.232), Menschen mit Hauttyp VI unter alltäglichen Bedingungen extrem selten bis gar nicht.

Dennoch können auch Menschen mit dunklem Hauttyp einen Sonnenbrand bekommen, nicht nur auf ihren hellen Handflächen und Fußsohlen, sondern unter bestimmten Bedingungen auch auf allen dunklen Hautarealen, z. B. durch intensivere UV-Exposition von ungeschützter Haut im Hochgebirge und auf See oder während die Sonne im Zenit steht. Ein leichter Sonnenbrand zeigt sich bei intakter Epidermis meist ohne Rötung; ggf. ist nur eine dunklere Schattierung des betroffenen Hautareals zu erkennen. Diese wird erst bei erosiver oder tiefer reichender Blasenbildung und Freilegung der Dermis sichtbar.

Traktionsalopezie

Traktionsalopezie
▸ Synonyme.

▸ Synonyme. Alopecia marginalis, Alopecia liminaris frontalis, Zugalopezie

Die Traktionsalopezie ist ein **mechanisch bedingter Haarverlust**, der durch chronischen Zug, z. B. bei straff geflochtenen Haaren, entsteht (Abb. **38.10**).

Die Traktionsalopezie ist ein **mechanisch bedingter Haarverlust** im Bereich der Kopfhaut, der durch straff gebundene oder geflochtene Haartrachten verursacht wird (Abb. **38.10**). Die lang andauernde mechanische Irritation führt zu einer lokalen, im

38.10 Traktionsalopezie

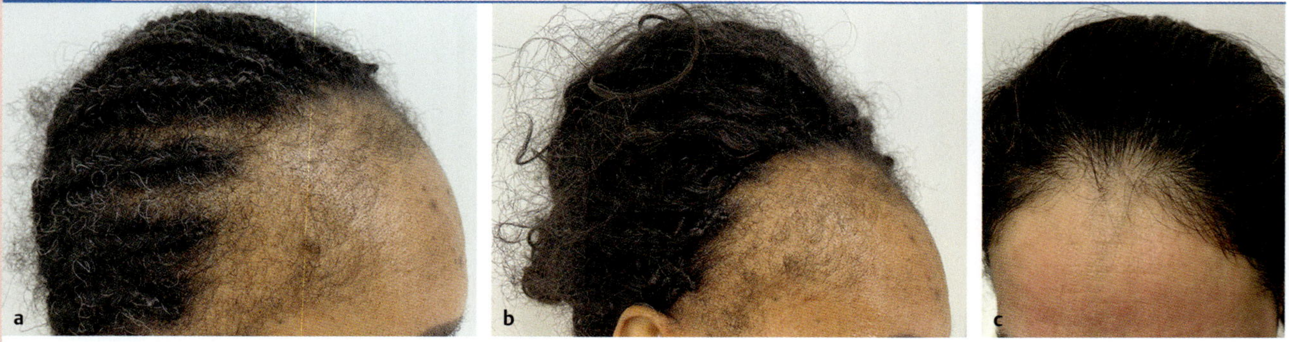

a Traktionsalopezie durch straff geflochtene Haartracht.
b Persistierende Traktionsalopezie im lose gebundenen Zustand.
c Traktionsalopezie durch straff gebundenen Haarzopf („Pferdeschwanz").

Anfangsstadium noch reversiblen Alopezie. Im Spätstadium kommt es nicht selten zu einem irreversiblen Verlust der Haarfollikel. Die Behandlung besteht in der Vermeidung zu starker Zugwirkung auf die Haarwurzeln.
Die Traktionsalopezie tritt in vielen Regionen weltweit auf und ist ein bekanntes Phänomen tropischer Kulturkreise. In den USA findet sich dieses Krankheitsbild am häufigsten innerhalb der afroamerikanischen Bevölkerung. Dort wiederum ist die Traktionsalopezie eine der häufigsten Ursachen für Haarausfall.

38.2.2 Erregerbedingte Hautkrankheiten

Pyodermien

Bakterielle Hautinfektionen durch eiterbildende Bakterien wie Staphylokokken und Streptokokken (Pyodermien [S. 278]) zeigen keine Bevorzugung der Hautfarbe.
Hochentzündliche Hauteffloreszenzen, wie die **Follikulitis** (S. 283), zeichnen sich auf heller, wenig pigmentierter Haut durch eine typische flammende Rötung in der unmittelbaren Umgebung der zentralen Pustel aus. Diese Rötung ist auf stärker pigmentierter Haut deutlich schwächer oder gar nicht erkennbar (Abb. **38.11**). Ähnliches gilt auch für Furunkel, Karbunkel, Abszesse und Phlegmonen (S. 285).
Die scharf begrenzten, goldgelben Krusten der **Impetigo contagiosa** (S. 278), ausgelöst durch *Staphylococcus aureus*, sind hingegen auf allen Hauttypen gleichermaßen deutlich erkennbar (Abb. **38.12**). Die Impetigo betrifft vor allem Kinder.

38.2.2 Erregerbedingte Hautkrankheiten

Pyodermien

Follikulitis: Auf heller Haut zeigt sich eine flammende Rötung im Bereich der Pustel. Auf dunkler Haut ist diese Rötung deutlich schwächer (Abb. **38.11**).

Impetigo contagiosa: Die typischen goldgelben Krusten sind auf allen Hauttypen gleichermaßen deutlich erkennbar (Abb. **38.12**).

38.11 Bakterielle Follikulitis

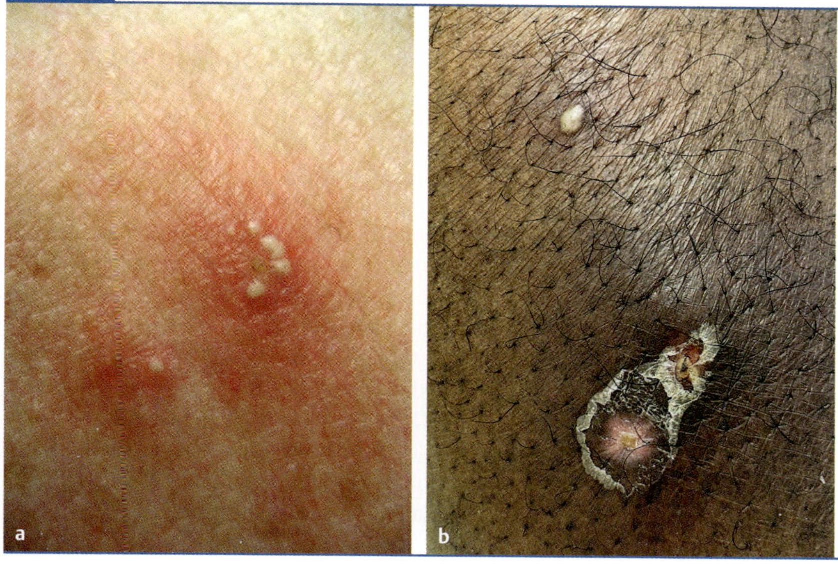

a Auf wenig pigmentierter Haut.
b Auf dunkel pigmentierter Haut.

38.12 Impetigo contagiosa

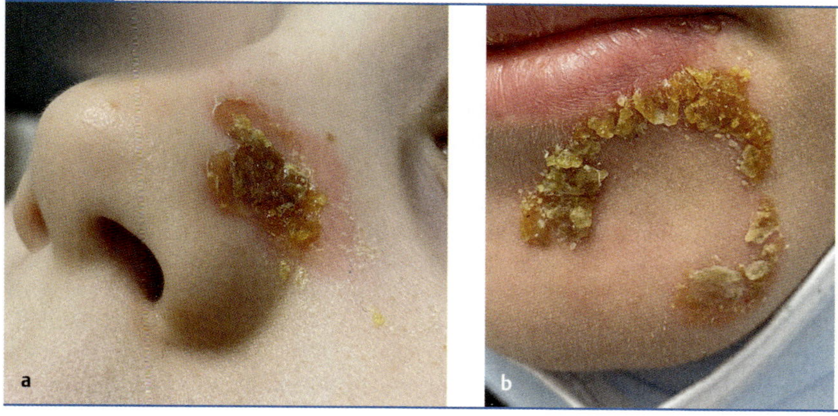

Typisch sind die honiggelben Krusten, die auf allen Hauttypen gut erkennbar sind.
a Impetigo contagiosa auf heller Haut, begünstigt durch mechanische Manipulation.
b Impetigo contagiosa auf heller Haut, begünstigt durch Tragen eines Mundschutzes.

38.13 Pityriasis versicolor

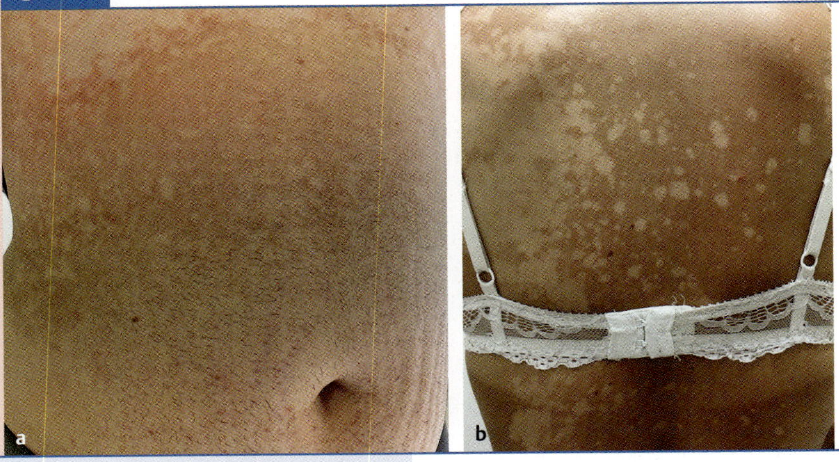

a Auf heller Haut.
b Auf dunkler Haut.

Pityriasis versicolor

Bei der Pityriasis versicolor bilden sich kleieförmig schuppende Maculae, die auf heller Haut **rötlichbraun** und auf dunkler Haut **hell** erscheinen (Abb. **38.13**).

Pityriasis versicolor

Die Pityriasis versicolor (S. 246) ist eine Pilzerkrankung durch lipophile *Malassezia*-Spezies, die bevorzugt Jugendliche und Erwachsene in der 2. bis 3. Lebensdekade betrifft. Ein Befall äußert sich durch kleieförmig schuppende Maculae bevorzugt in talgdrüsenreichen Hautarealen. Die typischen Maculae erscheinen auf wenig pigmentierter Haut **rötlichbraun** (Abb. **38.13a**) und auf stark pigmentierter Haut **hell** (Abb. **38.13b**).

Obwohl die Pityriasis versicolor auf dunkler Haut besser zu sehen und damit im Zweifelsfall auch schneller zu diagnostizieren ist, zeigten wissenschaftliche Untersuchungen keine Bevorzugung irgendeiner Hautfarbe.

Erkrankungen durch Bakterien der Standortflora

Das **Erythrasma** kann auf dunkler Haut leicht übersehen werden, da die zumeist flächigen Erytheme hier weniger auffällig sind. Die typischen grübchenförmigen Hornhautdefekte des plantaren **Keratoma sulcatum** (Keratolysis sulcata plantaris) sind dagegen bei jeder Hautfarbe gut zu erkennbar.

Erkrankungen durch Bakterien der Standortflora

Erythrasma (S. 275), **Trichobacteriosis palmellina** (S. 275) und **Keratoma sulcatum** (Keratolysis sulcata plantaris [S. 276]) sind Infektionen der Standortflora, die durch Corynebakterien ausgelöst werden. Die Erkrankungen sind weltweit verbreitet. Menschen aller Hautfarben sind gleichermaßen betroffen.

Auf heller Haut ist das **Erythrasma** an den typischen flächigen Erythemen in den intertriginösen Arealen erkennbar; auf dunkler Haut wird es oft leicht übersehen oder fehl gedeutet, da die Rötung weniger auffällig ist. Ein zu Hilfe genommenes Wood-Licht zeigt jedoch auch hier die typische, leuchtend rote Fluoreszenz. Das **Keratoma sulcatum** dagegen kann aufgrund der krankheitstypischen grübchenförmigen Hornhautdefekte an den Fußsohlen bei jeder Hautfarbe gut diagnostiziert werden. Ein sicheres klinisches Kriterium für die **Trichobacteriosis palmellina** ist dagegen der oft penetrante, ranzige Geruch der betroffenen Behaarung.

Tinea

Die **interdigitale Tinea pedum** und die **palmoplantare Tinea** sind weltweit die häufigsten Krankheitsbilder. Von besonderer klinischer Bedeutung ist die Tinea capitis.
Die Diagnose einer **Tinea capitis** kann bei dunklerer Hautfarbe und dichtem Haarbesatz v. a. im Initialstadium erschwert sein.

Tinea

Als Tinea (S. 238) wird im Allgemeinen eine Infektion der Haut mit Dermatophyten bezeichnet. Dermatophyten sind Pilze, die Haut, Haare und Nägel befallen können. Die häufigsten Krankheitsbilder weltweit bei Menschen aller Hautfarben sind die **interdigitale Tinea pedum** (S. 239) und die **palmoplantare Tinea** (S. 240). Von besonderer klinischer Bedeutung ist die Tinea capitis (Befall der Kopfhaut), die bevorzugt Kinder betrifft.

Die **Tinea capitis** (S. 240) äußert sich durch Ekzeme der Kopfhaut, abbrechende Haare, meist reversiblen Haarverlust und bei tief in den Haarschaft eindringenden Erregern durch eitrige Entzündungen der Kopfhaut (Tinea capitis profunda). Dunklere Hautfarben und dichter Haarbesatz können vor allem im Initialstadium einer Tinea capitis die klinische Diagnose erschweren (Abb. **38.14** sowie Abb. **23.4a**). Möglicherweise ist dies die Erklärung für das besonders häufige Auftreten der Tinea capitis profunda auf dunkel pigmentierter Haut. Bislang gibt es darüber hinaus keine Erkenntnisse über die genetisch determinierte Bevorzugung einer Hautfarbe.

38.14 Tinea capitis

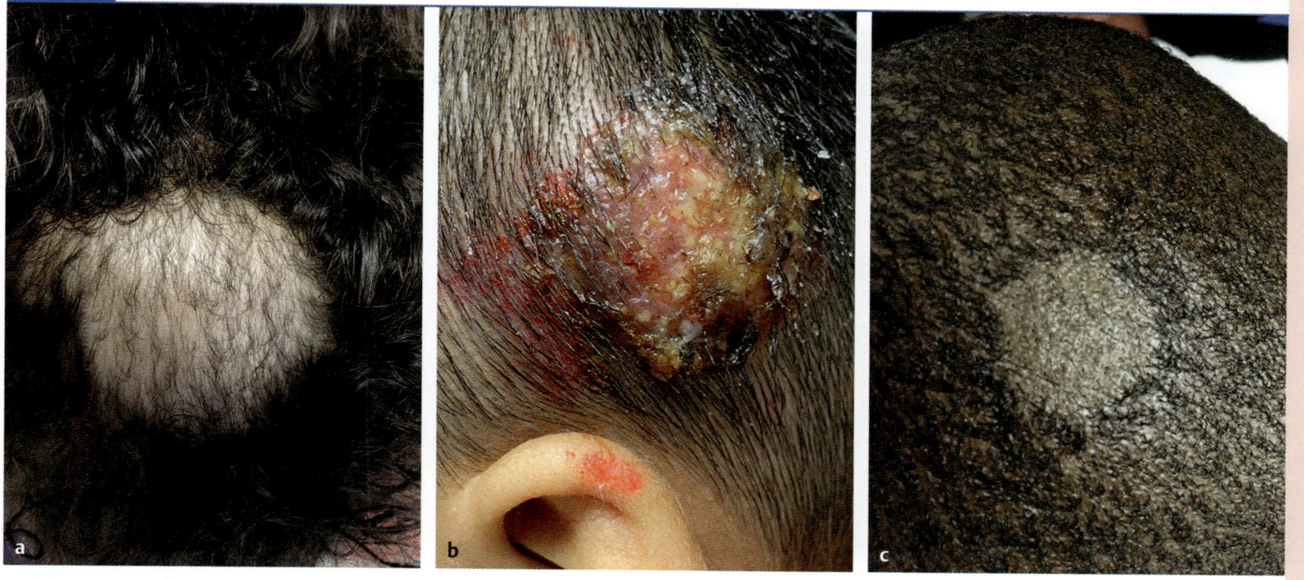

a Mikrosporie nach Katzenkontakt vor der Behandlung.
b Tinea capitis der Kopfhaut, verursacht durch Trichophyton mentagrophytes.
c Tinea capitis bei dunkelhäutigem Jungen.

Die **Tinea nigra palmoplantaris** ist eine harmlose Hautinfektion an Palmae und Plantae, ausgelöst durch den in Tropen und Subtropen heimischen Schimmelpilz *Exophiala werneckii* (*Cladosporium werneckii*). Dieser Schimmelpilz bildet bräunliche Flecken an Handtellern und Fußsohlen. Zahlenmäßig bevorzugt betroffen ist die in tropischen und subtropischen Ländern überwiegende, dunkelhäutige Bevölkerung. Aber auch hellhäutige Menschen erkranken, in Europa sind dies überwiegend Reiserückkehrer.

Die **Tinea nigra palmoplantaris** ist eine harmlose Schimmelpilzinfektion. Typisch sind bräunliche Flecken an Handtellern und Fußsohlen.

Plantarwarzen (Verrucae plantares)

Plantarwarzen (Verrucae plantares [S. 268]) sind eine Sonderform vulgärer Warzen (Verrucae vulgares [S. 267]), beide Erkrankungen werden durch eine Infektion mit humanen Papillomaviren (HPV) verursacht. Unter dem Einfluss des Körpergewichtes dringen die spitzkegeligen Warzen in die Tiefe der Fußsohlenhaut ein und verursachen als Dornwarzen häufig starke Schmerzen. Plantarwarzen stellen sich bei Menschen aller Hautfarben gleich dar. Sie erscheinen zumeist in der natürlichen Hautfarbe der Fußsohle, können aber auch primär pigmentiert sein und dabei bisweilen das Bild eines akrolentiginösen Melanoms imitieren.
Menschen mit genetisch determinierter dunkler Hautfarbe zeigen offenbar eine niedrigere Prävalenz für Plantarwarzen als Menschen mit heller Haut. Die Ursache dafür ist noch unbekannt.

Plantarwarzen (Verrucae plantares)

Plantarwarzen stellen sich bei Menschen aller Hautfarben gleich da. Sie erscheinen zumeist in der natürlichen Hautfarbe der Fußsohle, können aber auch pigmentiert sein. Menschen mit dunkler Hautfarbe zeigen eine niedrigere Prävalenz für Plantarwarzen als Menschen mit heller Haut.

Skabies

Skabies (Krätze) (S. 310) ist eine Hautinfektion mit der **Krätzmilbe** (*Sarcoptes scabiei*), die durch engen Körperkontakt übertragen wird. Die Erkrankung ist weltweit verbreitet und zeigt in Mitteleuropa seit Jahren einen starken Anstieg der Inzidenz, dessen Ursachen noch nicht abschließend geklärt sind.
Auf heller Haut sind die Milbengänge, die stark juckenden papulösen Hautreaktionen und insbesondere die Kratzartefakte gut sichtbar (Abb. **38.15a**). Auf dunklerer Haut kann die Diagnostik einer Skabies bisweilen deutlich erschwert sein (Abb. **38.15b**). Je nach Stärke der Hautpigmentierung fehlt die Rötung in den entzündlich veränderten Hautarealen. Hinweisgebend sind dann oft nur die betroffenen Prädilektionsstellen (Fingerzwischenräume, Leisten, Genitalregion, Achseln), der nächtliche Juckreiz, die Kratzartefakte und das ggf. mitbetroffene soziale Umfeld.

Skabies

Auf heller Haut sind die skabiestypischen entzündlichen Hautveränderungen gut sichtbar (Abb. **38.15a**). Auf dunklerer Haut fehlt meist die Rötung, hinweisgebend sind oft nur die betroffenen Prädilektionsstellen (z. B. Fingerzwischenräume) und die Kratzartefakte (Abb. **38.15b**).

38.15 **Skabies**

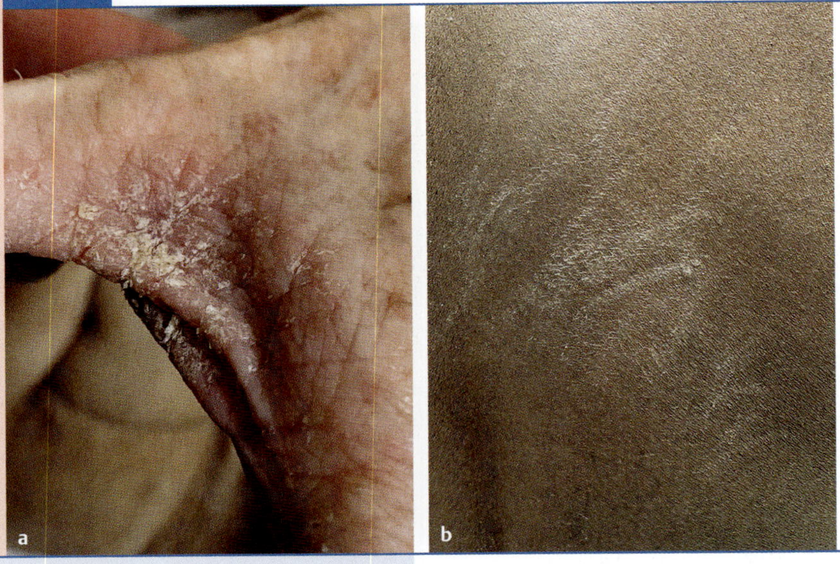

a Skabies des Fingerzwischenraumes bei heller Haut.
b Bei dunkler Haut sind Kratzartefakte (hier: gluteal) oft der einzige Hinweis auf die Erkrankung.

38.2.3 Akne und akneähnliche Erkrankungen

Acne vulgaris, Acne conglobata

Menschen mit genetisch determinierter dunkler Hautfarbe neigen bevorzugt zu stark entzündlichen Akne-Formen im Sinne einer **Acne conglobata** (Abb. **38.16**). Bei Abheilung bleiben atrophisch eingesunkene oder knotig erhabene Narben zurück.

38.2.3 Akne und akneähnliche Erkrankungen

Acne vulgaris, Acne conglobata

Menschen mit genetisch determinierter dunkler Hautfarbe (z. B. aus Subsahara-Afrika) neigen deutlich häufiger als Menschen mit hell pigmentierter Haut europäischer Abstammung zu erblich bedingten, besonders stark entzündlichen Formen der **Acne vulgaris** (S. 485). Auffällig häufig finden sich hier an den Prädilektionsstellen im Gesicht, Brustbereich und an der Rückenpartie tiefreichende Knoten, Furunkel, Abszesse und Zysten im Sinne einer **Acne conglobata** (S. 487) (Abb. **38.16**). Die Abheilung erfolgt unter Hinterlassung atrophisch eingesunkener oder knotig erhabener Narben.

38.16 **Acne conglobata**

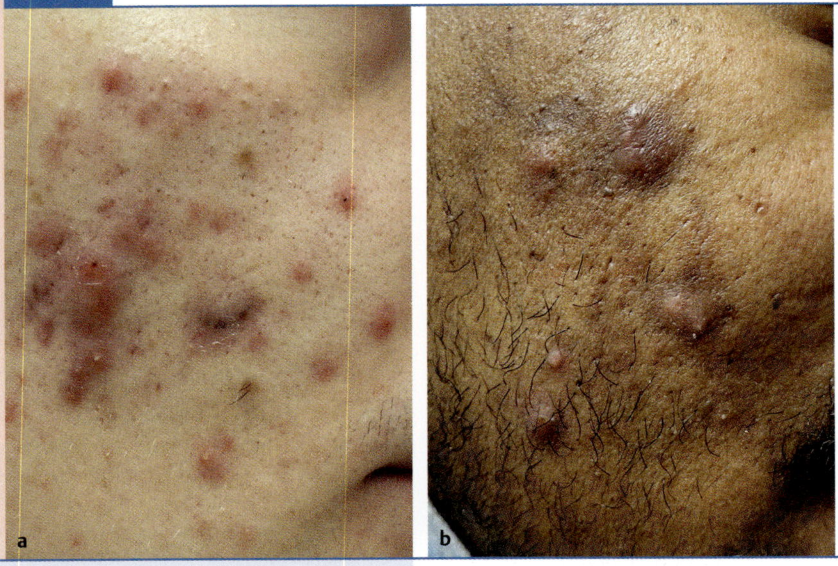

a Acne conglobata auf hell pigmentierter Haut.
b Acne conglobata auf dunkel pigmentierter Haut.

38.17 Acne keloidalis nuchae

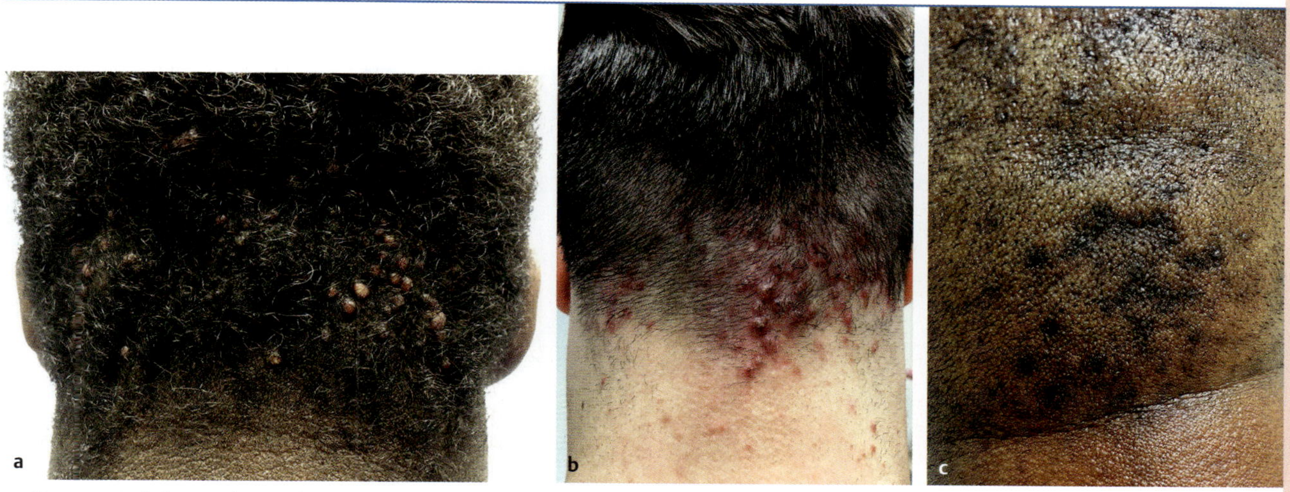

a Akut entzündliches Stadium auf maximal pigmentierter Haut (Subsahara-Afrika).
b Akut entzündliches Stadium auf heller Haut (Südosteuropa).
c Narbig abgeheiltes Stadium auf maximal pigmentierter Haut (Subsahara-Afrika).

Acne keloidalis nuchae

▶ Synonym. Folliculitis scleroticans nuchae, Folliculitis keloidalis, Acne scleroticans nuchae

Die Acne keloidalis nuchae ist eine **chronisch-entzündliche**, im Verlauf **vernarbende Erkrankung** der behaarten Kopfhaut, die sich im Bereich des Nackens manifestiert. Sie tritt hauptsächlich bei Männern auf und ist genetisch determiniert. Trotz der Namensgleichheit besteht keine direkte Verbindung zur Acne vulgaris und den mit ihr verwandten Krankheitsbildern.

Betroffen sind meist dunkel pigmentierte Männer, v.a. afrikanischer Herkunft (Abb. **38.17a**), gelegentlich aber auch heller pigmentierte Menschen (Abb. **38.17b**). Hinweisgebend ist eine indurierende, chronisch-fibrosierende **Follikulitis** und Perifollikulitis im Bereich des Nackens und der angrenzenden Hinterhauptregion. Sie führt zu irreversiblem Haarverlust. Einzelne kleine **Papeln** und **Pusteln** entwickeln sich dabei zu harten, dunkelroten, halbkugeligen, glänzenden, bindegewebigen Keloidknoten. Im späteren Verlauf wird dieser Prozess von chronisch-rezidivierenden **Abszessen** begleitet. Schließlich bilden sich ausgedehnte **Keloide** (Abb. **38.17c**).

Als maßgeblicher Auslöser wird das Einwachsen der Kopfbehaarung diskutiert, dies ist jedoch nicht immer nachweisbar. Begünstigt wird die Akne keloidalis nuchae durch mechanische Faktoren, wie Druck und Reibung in der Nacken- und Hinterkopfregion, sowie der spitze Austrittswinkel des Haares bei Menschen afrikanischer Herkunft.

Acne keloidalis nuchae

▶ Synonym.

Die Acne keloidalis nuchae betrifft meist dunkel pigmentierte Männer (v. a. afrikanischer Herkunft). Sie äußert sich durch eine chronisch-fibrosierende **Follikulitis** im Bereich des Nackens, die im Verlauf **vernarbt** und schließlich ausgedehnte **Keloide** hinterlässt (Abb. **38.17**).

Als Auslöser wird das Einwachsen der Kopfbehaare diskutiert (begünstigt durch Druck und Reibung in der Nackenregion).

38.2.4 Ekzeme

Atopische Dermatitis

Die atopische Dermatitis (S. 204) kommt bei Menschen aller Hautfarben **gleich häufig** vor. So zeigt sich eine weltweit stetig steigende Prävalenz der Erkrankung auf allen Kontinenten der Erde, auch in allen Ländern Afrikas und Asiens.

Das klinische Bild der atopischen Dermatitis, ihre Prädilektionsstellen und Kardinalsymptome sind bei Menschen aller Hautfarben gleich. Es finden sich die für das Krankheitsbild typischen entzündlich gereizten Ekzeme mit Kratzartefakten. Statt der auf heller Haut typischen entzündlichen Rötung zeigen sich auf stark pigmentierter Haut dunkler abgesetzte, grau-braune **Hyperpigmentierungen**, die persistieren können (Abb. **38.18**). Durch den besonderen Aufbau der stark bis maximal pigmentierten Haut (Hauttyp VI) besteht vor allem bei Menschen aus Subsahara-Afrika eine ausgeprägte **Neigung zu Austrocknung** und intensiver Schuppung. Dies kann

38.2.4 Ekzeme

Atopische Dermatitis

Die atopische Dermatitis kommt bei allen Hauttypen **gleich häufig** vor. Durch die besondere **Neigung zur Austrocknung** ist der klinische Verlauf bei dunkel pigmentierten Menschen aus Subsahara-Afrika oft schwerer und die Schuppung intensiver. An den entzündlich gereizten Prädilektionsstellen verbleiben nicht selten **Hyperpigmentierungen** (Abb. **38.18**).

38.18 **Atopische Dermatitis**

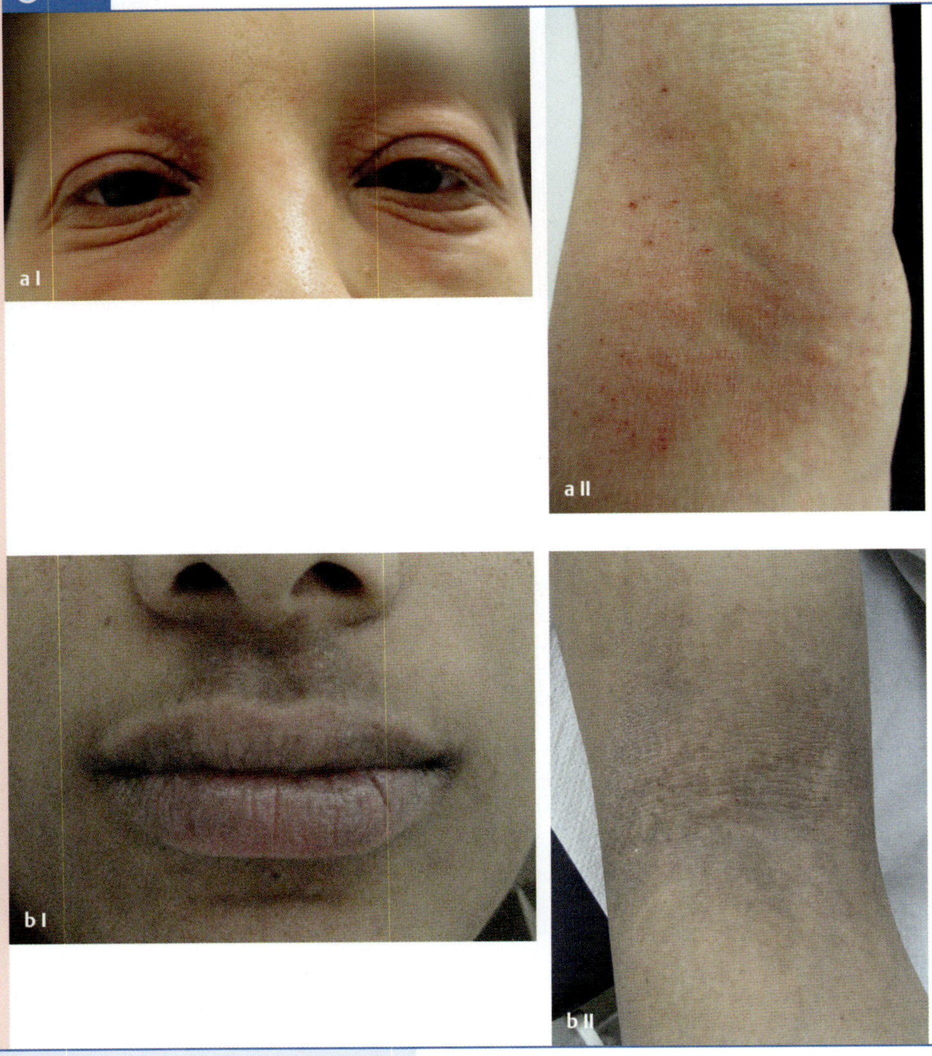

a Auf heller Haut.
b Auf dunkler Haut.

zum Triggerfaktor für besonders schwere Verläufe der atopischen Dermatitis werden.

38.2.5 Erythematosquamöse Erkrankungen

Psoriasis vulgaris

Die Psoriasis vulgaris (S. 417) ist eine genetisch determinierte Erkrankung mit weltweiter Verbreitung. Sie tritt bei Menschen dunkler Hautfarbe deutlich **seltener** auf als bei Menschen mit heller Hautfarbe (z. B. mittel- oder nordeuropäischer Herkunft). Die Ursache hierfür ist bislang nicht bekannt. Auf dunkler Haut sind die erythematosquamösen Plaques aufgrund der dort **fehlenden Rottöne** oft schwierig zu identifizieren. Typische Psoriasisplaques erscheinen hier zumeist braun oder schwarzbraun und sind fast immer noch etwas dunkler als die ohnehin stark pigmentierte Haut der Umgebung. Die psoriasistypische Schuppung ist jedoch bei Menschen aller Hautfarben silbrig-weiß und groblamellär. Auch das für Psoriasis wegweisende Auspitzphänomen (S. 423) ist bei Betroffenen aller Hautfarben auslösbar (Abb. **38.19**).

38.2.5 Erythematosquamöse Erkrankungen
Psoriasis vulgaris

Die Psoriasis vulgaris tritt bei dunkleren Hauttypen deutlich **seltener** auf. Psoriasisplaques erscheinen aufgrund der **fehlenden Rottöne** braun oder schwarzbraun. Die Schuppung ist jedoch bei Menschen aller Hautfarben silbrigweiß und groblamellär (Abb. **38.19**). Auch das typische Auspitzphänomen ist bei Psoriatikern aller Hautfarben auslösbar.

38.19 Psoriasis vulgaris

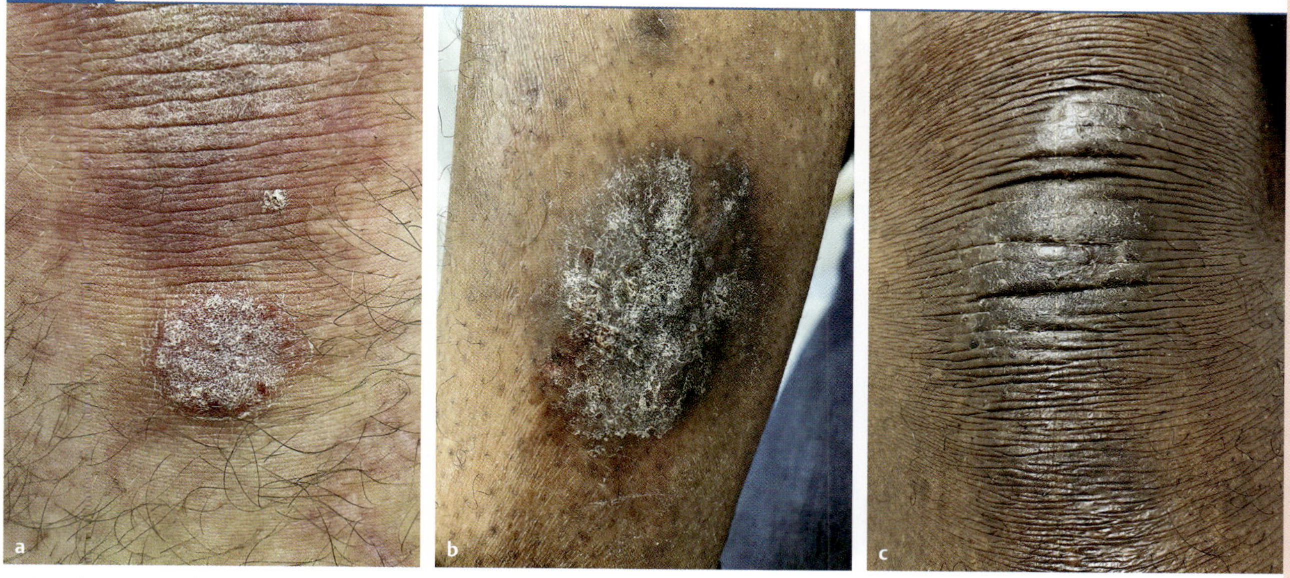

a Typische Psoriasisplaque auf heller Haut (Mitteleuropa).
b Typische Psoriasisplaque auf stärker pigmentierter Haut (Westafrika).
c Typische Psoriasisplaque auf maximal pigmentierter Haut (Südindien).

Pityriasis rosea

Pityriasis rosea (S. 428) (Röschenflechte) ist eine selbstlimitierende Erkrankung unklarer Genese. Diskutiert wird ein Zusammenhang mit dem humanen Herpes-Virus 7. Die Erkrankung ist weltweit verbreitet und betrifft Menschen jeder Hautfarbe. Typisch ist der Beginn mit einem schuppenden Primär-Medaillon (meist am Stamm) und die anschließende exanthematische Entwicklung zahlreicher kleinerer Tochter-Herde entlang der Hautspaltlinien.

Bei hellen Hauttypen treten die erythematösen Plaques meist stammbetont auf und heilen nach wenigen Wochen spontan ab (Abb. **29.11**). Bei dunkleren Hauttypen ist das klinische Bild häufig **ausgeprägter** und die Ausbreitung **ausgedehnter** (Abb. **38.20**). In bis zu 30 % der Fälle sind auch **untypische Regionen** wie Gesicht, Axillen und Leisten betroffen (Pityriasis rosea inversa). Der Verlauf ist oft chronisch oder persistiert. Besonders quälend ist der häufig starke Juckreiz. Postinflammatorische Hyperpigmentierungen oder Hypopigmentierungen sind nicht selten.

Pityriasis rosea

Pityriasis rosea ist weltweit verbreitet und betrifft Menschen jeder Hautfarbe. Bei hellen Hauttypen sind die erythematösen Plaques meist stammbetont und heilen nach wenigen Wochen ab (Abb. **29.11**). Bei dunkleren Hauttypen sind häufig auch **untypische Regionen** (z. B. Axillen) betroffen; oft ist das klinische Bild **ausgeprägter** und der Verlauf **chronisch** (Abb. **38.20**).

38.20 Pityriasis rosea

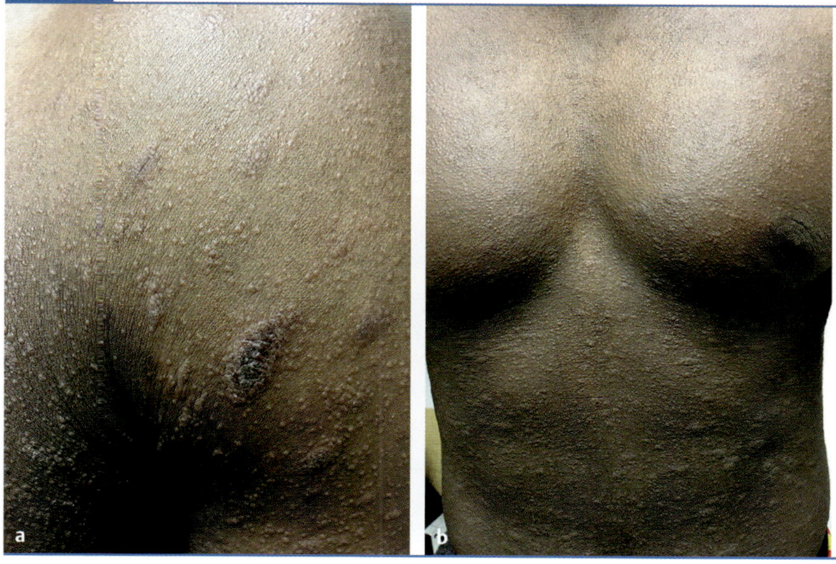

a Primär-Medaillion auf maximal pigmentierter Haut (Westafrika).
b Exanthem mit zahlreichen Tochter-Herden auf maximal pigmentierter Haut (Westafrika).

38.2.6 Kollagenosen

Chronisch diskoider Lupus erythematodes (CDLE)
Typisch für den CDLE sind scheibenförmige (diskoide) Plaques mit zentraler Hyperkeratose, die mit Narbenbildung abheilen (ggf. irreversible Alopezie). Innerhalb Europas finden sich **Pigmentverschiebungen** der Haut besonders deutlich bei Menschen des Mittelmeerraumes mit mediterran pigmentierter Haut (Abb. **38.21a**). Bei Menschen mit erheblich dunklerer Haut treten fleckige Hypopigmentierungen und Depigmentierungen besonders deutlich in Erscheinung, sog. „vitiligoider Lupus" (Abb. **38.21b**).

Systemischer Lupus erythematodes

Menschen mit dunklem Hauttyp erkranken deutlich **häufiger** an einem SLE als Menschen mit hellem Hauttyp. Auf dunkel pigmentierter Haut fehlen die Rottöne des Schmetterlingserythems.

38.2.6 Kollagenosen

Sowohl der kutane als auch der systemische Lupus erythematodes (LE) (S. 213) ist weltweit verbreitet, die kutane Form ist jedoch etwa 10-mal häufiger. Beide Formen betreffen hauptsächlich Frauen mittleren Alters. Menschen aller Hautfarben sind betroffen.

Chronisch diskoider Lupus erythematodes (CDLE)

Die klassischen diskoiden Plaques des CDLE (S. 219) zeigen typischerweise einen aktiven Randsaum mit Erythem und fleckiger Hyperpigmentierung sowie eine Vernarbung mit zentraler Atrophie sowie fleckiger Hypopigmentierung, nicht selten auch Depigmentierungen. In behaarten Bereichen kann sich eine vernarbende Alopezie einstellen (Abb. **38.21b**). Innerhalb Europas finden sich diese **Pigmentverschiebungen** besonders deutlich bei Menschen des Mittelmeerraumes mit mediterran pigmentierter Haut (Abb. **38.21a**). Bei Menschen mit erheblich dunklerer Haut treten fleckige Hypopigmentierungen und Depigmentierungen besonders deutlich in Erscheinung (Abb. **38.21b**). Dieses Bild des CDLE wird auch als **„vitiligoider Lupus"** bezeichnet. Zur Vermeidung irreversibler Pigmentverschiebungen sollte ein diskoider LE insbesondere auf dunkler Haut besonders frühzeitig behandelt werden.

Systemischer Lupus erythematodes

Der systemische LE (S. 213) ist eine autoimmune Erkrankung, bei der im Gegensatz zum kutanen LE spezifische Autoantikörper gebildet werden. Dies führt zu einer entzündlichen Bindegewebserkrankung von Haut und Gefäßen sowie zur Ablagerung von Immunkomplexen an den Basalmembranen verschiedener innerer Organsysteme. Menschen mit genetisch determinierter dunkler Hautfarbe haben eine **deutlich höhere Prävalenz** als Menschen mit hellem Hauttyp.
In fast allen Fällen zeigen sich Allgemeinsymptome, wie z. B. Fieber, Arthralgien, Gewichtsverlust oder allgemeine Schwäche. Typisch für den SLE ist das **Schmetterlingserythem**, ein persistierendes, unscharf begrenztes, bilateral-symmetrisches Erythem im Gesicht. Schmetterlingserytheme können auf dunkel pigmentierter Haut wegen der **fehlenden Rottöne** bisweilen fehlgedeutet werden, z. B. als postinflammatorische Hyperpigmentierung. Darüber hinaus findet sich bei Menschen aller Hautfarben eine Vielzahl weiterer SLE-assoziierter Exantheme, v. a. pityriasiforme, fest haftende Schuppungen oder Hautatrophien am oberen Rumpf und der Brustpartie sowie Erytheme an Finger- und Zehenendgliedern.

38.21 Chronisch diskoider Lupus erythematodes (CDLE)

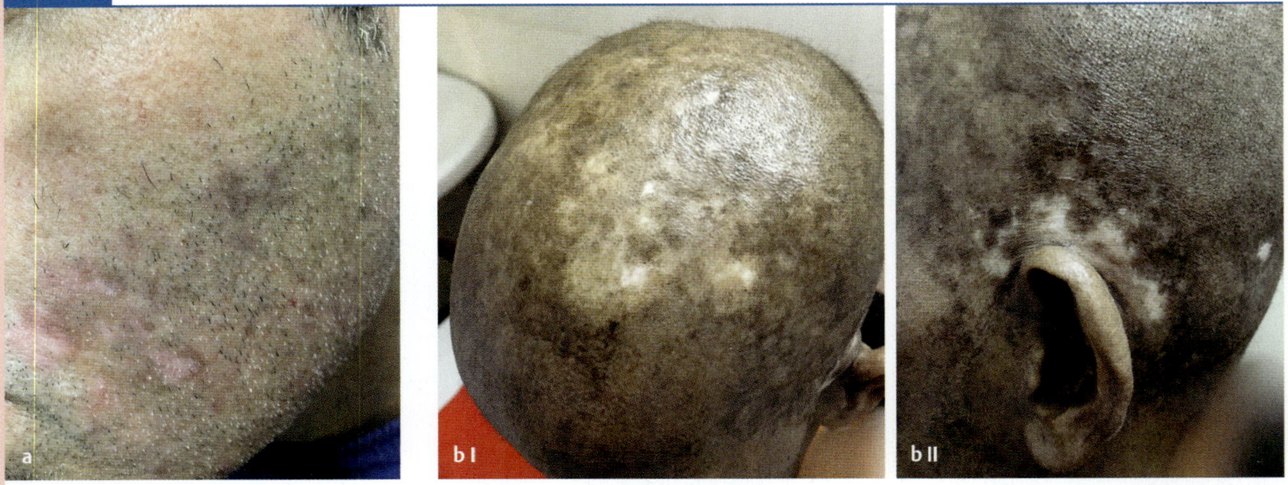

a Narbig abgeheilter CDLE bei einem Patienten aus Südeuropa im Bereich der Wange.
b Narbig abgeheilter CDLE auf der Kopfhaut bei einem Jungen aus Kambodscha.

38.2.7 Granulomatöse Erkrankungen

Sarkoidose

Die Sarkoidose (S. 393) ist eine granulomatöse Systemerkrankung unklarer Ätiologie, die v. a. die mediastinalen und peripheren Lymphknoten, die Lunge und die Haut befällt. Die Erkrankung ist bei Afroamerikanern etwa 10-mal häufiger als bei weißen Amerikanern, jedoch zeigen **nur 25 %** der betroffenen Afroamerikaner Symptome einer **Hautsarkoidose**. In diesen Fällen äußert sich die Hautbeteiligung typischerweise mit ringförmig angeordneten Hypopigmentierungen und betont perinasal lokalisierten Papeln. Zudem treten bei Afroamerikanern das Erythema nodosum und das Löfgren-Syndrom seltener auf. In Ostasien ist die Sarkoidose selten.

38.2.7 Granulomatöse Erkrankungen

Sarkoidose

Die Sarkoidose ist bei Afroamerikanern häufiger als bei weißen Amerikanern. Die **Hautsarkoidose** äußert sich auf dunkler Haut mit ringförmig angeordneten Hypopigmentierungen und perinasal lokalisierte Papeln. Das Erythema nodosum tritt seltener auf.

38.2.8 Blasenbildende Erkrankungen

Lineare IgA-Dermatose

Die lineare IgA-Dermatose (S. 413) ist eine sehr seltene, blasenbildende Autoimmunerkrankung mit linearen IgA-Ablagerungen entlang der epidermalen Basalmembran. Am Stamm (v. a. Leisten- und Anogenitalregion) und an den Extremitäten entwickeln sich bei Menschen aller Hautfarben typischerweise juckende, urtikarielle Plaques mit randständigen klein- oder großblasigen Läsionen.
Die **Prävalenz** ist weltweit bei Menschen mit genetisch determinierter dunkler Haut deutlich **höher** als bei Menschen mit hellem Hauttyp. Die Ursache dafür ist noch unbekannt.

38.2.8 Blasenbildende Erkrankungen

Lineare IgA-Dermatose

Menschen mit dunklem Hauttyp haben weltweit eine deutlich **höhere Prävalenz** als Menschen mit hellem Hauttyp.

Pemphigus-Gruppe

Die Pemphigus-Gruppe (S. 402) umfasst sehr seltene, erworbene, bullöse Hauterkrankungen autoimmuner Genese, die sich durch eine akantholytische Blasenbildung, abgerundete Keratinozyten („Pemphigus-Zellen") und Autoantikörper gegen die Desmosomen von Plattenepithelzellen auszeichnen. Der Verlauf ist chronisch.
Der **Pemphigus vulgaris** betrifft besonders häufig Menschen asiatischer Abstammung (v. a. aus Indien), ebenso Menschen aus dem Mittelmeerraum mit mediterranem Hauttyp. Bei diesen Menschen ist er häufiger anzutreffen als bei hellhäutigen Menschen mit heller Haut mittel- oder nordeuropäischer Abstammung. Das klinische Bild dieser Erkrankung ist bei Menschen aller Hautfarben gleich. Dagegen tritt der **Pemphigus foliaceus** bevorzugt bei Menschen mit dunkler Haut afrikanischer Abstammung auf. Eine Sonderform ist der brasilianische Pemphigus foliaceus (Fogo selvagem = wildes Feuer), der endemisch die pigmentierte Haut der indigenen Bevölkerung Brasiliens und Kolumbiens befällt.

Pemphigus-Gruppe

Der **Pemphigus vulgaris** betrifft besonders häufig Menschen in Asien (v. a. in Indien) sowie Menschen im Mittelmeerraum.

38.2.9 Hauttumoren

Dermatosis papulosa nigra

Bei der Dermatosis papulosa nigra handelt es sich um eine Variante seborrhoischer Keratosen (S. 339). Das Krankheitsbild ist erblich, es tritt vorzugsweise im Gesicht und am Hals auf und äußert sich durch zahlreiche **kleine dunkle Papeln** (Abb. **38.22**). Diese benignen Hautveränderungen betreffen über die Hälfte der afroamerikanischen und etwas weniger als die Hälfte der afrikanischen oder asiatischen

38.2.9 Hauttumoren

Dermatosis papulosa nigra

Die Dermatosis papulosa nigra äußert sich durch **kleine dunkle Papeln**, v. a. im Gesicht und am Hals (Abb. **38.22**). Sie betrifft einen Großteil der afroamerikanischen, afrikanischen und asiatischen Bevölkerung und ist bei Menschen heller Hautfarbe selten.

38.22 Dermatosis papulosa nigra

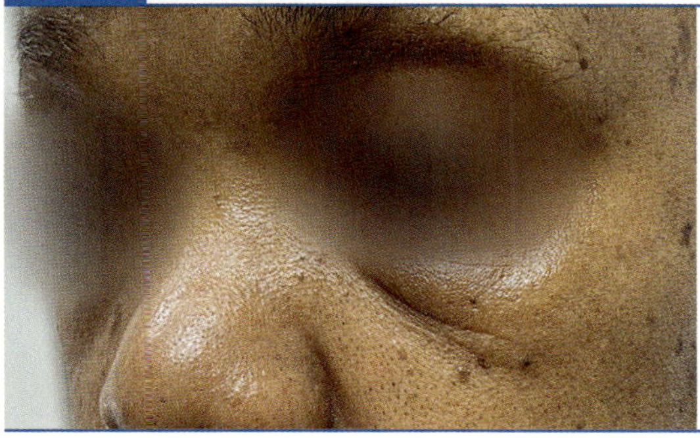

Typischer Befund mit multiplen kleinen, dunklen Papeln im Gesicht bei dunkel pigmentierter Haut (Zentralafrika).

38.22

Bevölkerung über 30 Jahre. Bei Menschen heller Hautfarbe ist die Dermatosis papulosa nigra selten.

Plattenepithelkarzinom, Bowen-Karzinom, Basalzellkarzinom

Plattenepithelkarzinom, Bowen-Karzinom, Basalzellkarzinom
NMSC treten bevorzugt bei hellen Hauttypen (I und II) auf. Bei dunkleren Hauttypen sind sie selten und weisen in diesen Fällen meist auf eine **Immunschwäche** hin.

Plattenepithelkarzinome (S. 362), Bowen-Karzinome (S. 359) und Basalzellkarzinome (S. 354) (sog. NMSC = Non-Melanoma Skin Cancer sind oft die Folge einer chronischen Langzeitbesonnung der Haut, sowohl durch Natursonne, als auch durch künstliche UV-Quellen (z. B. Sonnenstudios).
Bei der Entstehung dieser Hauttumoren gibt es eine eindeutige Bevorzugung heller Hauttypen (v. a. Hauttyp I und II). Sämtliche Tumoren aus dieser Gruppe können auch als dunkel pigmentierte Varianten auftreten. NMSC sind auf dunkel pigmentierter Haut eine absolute Ausnahme. In diesen seltenen Fällen sind sie dann zumeist Hinweis auf eine ausgeprägte **Immunschwäche**, z. B. infolge immunsupprimierender Medikamente oder Infektionskrankheiten (wie AIDS) oder primärer Immundefekte. Auch Patient*innen mit **okulokutanem Albinismus** (S. 495) haben ein erhöhtes NMSC-Risiko. In einzelnen Staaten Zentral- und Ostafrikas ist die Prävalenz für diese Erbkrankheit erhöht (bis zu 1:1000). Die Betroffenen entwickeln bereits im frühen Erwachsenenalter meist zahlreiche NMSC, ihre Lebenserwartung ist deutlich reduziert.

Malignes Melanom

Malignes Melanom
Auch das maligne Melanom betrifft vor allem helle Hauttypen (I und II). Bei dunkleren Hauttypen ist es deutlich seltener und bildet sich bevorzugt an **Handflächen** und **Fußsohlen**; zu achten ist auch auf **subunguale Melanome**.

Maligne Melanome (S. 369) betreffen am häufigsten Menschen mit hellem Hauttyp (I und II). Bei dunkleren Hauttypen ist das Risiko, an einem Melanom zu erkranken, gering. Tritt bei Menschen mit dunkler Hautfarbe ein Melanom auf, dann manifestiert es sich bevorzugt an **Handflächen** und **Fußsohlen** (akrolentiginöses Melanom). Zu achten ist auch auf das **subunguale Melanom**, einer Unterart des akrolentiginösen Melanoms, die bei dunkleren Hauttypen besonders verbreitet ist. Subunguale Pigmentverschiebungen, die klinisch zunächst als harmlose bräunliche Längsstreifung in Erscheinung treten und das Bild einer Melanonychia striata longitudinalis (S. 546) imitieren, dann aber die Grenze des Nagelfalzes überschreiten (sog. „Hutchinson-Zeichen"), sind dringend Melanom-verdächtig. Aufgrund des klinisch bedeutsamen Restrisikos sollten sich auch Menschen mit dunklem Hauttyp, die multiple, atypische Nävi aufweisen, regelmäßig einer Hautkrebsvorsorgeuntersuchung unterziehen. Ein besonderes Augenmerk sollte dabei auf palmoplantare Pigmentmale gelegt werden (Abb. **38.23**).

Kaposi-Sarkom

Kaposi-Sarkom
Das **afrikanische endemische Kaposi-Sarkom** gehört im tropischen Zentralafrika zu den häufigsten Tumoren und hat bei dunklen Hauttypen eine deutlich höhere Prävalenz als bei hellen Hauttypen. Wie alle Varianten der Kaposi-Sarkome zeigt auch die endemische Form asymptomatische violette, livide oder rötliche Hautveränderungen.

Unter den malignen vaskulären Tumoren der Haut nimmt das Kaposi-Sarkom (S. 376) eine herausgehobene Stellung ein. Neben dem klassischen Kaposi-Sarkom (Abb. **25.17a**), dem HIV-assoziierten (epidemischen) Kaposi-Sarkom (Abb. **25.17b**) und dem Kaposi-Sarkom als Folge einer immunsuppressiven Therapie findet sich im tropischen Zentralafrika als weitere Form das sog. **afrikanische endemische Kaposi-Sarkom**. Hier gehört diese vaskuläre Neoplasie zu den häufigsten Tumoren und zeigt bei dunklen Hauttypen eine deutlich höhere Prävalenz als bei hellen Hauttypen. In

38.23 Melanozytäre Nävi auf maximal pigmentierter Haut (Zentralafrika)

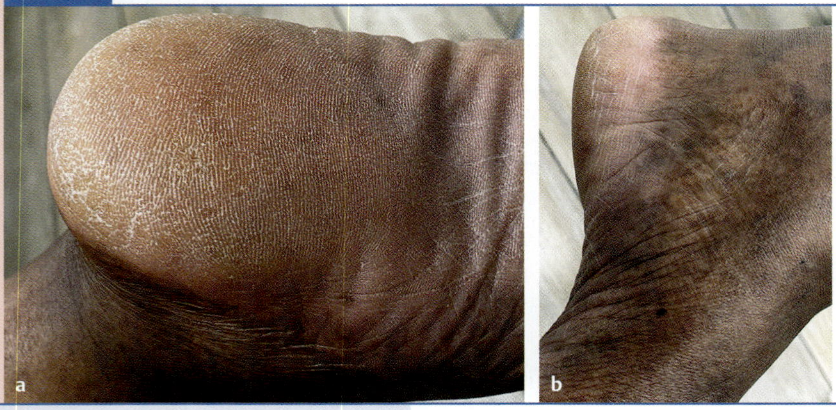

a Plantar.
b An der Innenseite des Fußes.

Äquatorial-Afrika sind 10 % aller Malignome durch Varianten des endemischen Kaposi-Sarkoms bedingt. Je nach klinischem Bild werden 4 Formen unterschieden: nodulär, floride, infiltrativ und lymphadenopatisch. Wie alle Varianten der Kaposi-Sarkome zeigt auch die afrikanische endemische Form asymptomatische violette, livide oder rötliche Hautveränderungen.

38.2.10 Pigmentstörungen

Okulokutaner Albinismus

Der okulokutane Albinismus (OCA) (S. 495) ist eine angeborene Störung der Melanogenese. Der häufigste Typ (OCA-1) wird autosomal-rezessiv vererbt, hier fehlt vollständig jedes Pigment in Augen, Haaren und Haut. Die weltweite Prävalenz dieser Erkrankung liegt bei etwa 1:40 000. Studien an der **afrikanischen Bevölkerung** in Südafrika, Tansania, Nigeria und Zimbabwe zeigten eine außergewöhnlich **hohe Prävalenz** zwischen 1:5 000 und 1:15 000, in ausgewählten Regionen lag diese sogar bei 1:1000. Die Ursache dafür ist unklar.

Durch die hohe Intensität der UV-Strahlung in den afrikanischen Tropen treten bei ungeschützten Betroffenen **frühzeitig schwerste Lichtschäden** mit Erblindung, Feldkanzerisierung der Haut, Plattenepithelkarzinomen und Basalzellkarzinomen auf. Innerhalb ihrer Lebensgemeinschaften in Subsahara-Afrika führt das Krankheitsbild betroffene Menschen in die soziale Stigmatisierung und Isolierung mit schweren psychischen Folgen. Die Lebenserwartung der Betroffenen ist deutlich vermindert. In einigen Regionen Afrikas werden OCA-Betroffene aufgrund eines dort verankerten Volksglaubens bis heute verfolgt und müssen dort nicht selten sogar um ihr Leben fürchten.

38.2.10 Pigmentstörungen

Okulokutaner Albinismus

Der okulokutane Albinismus Typ 1 (OCA-1) zeigt in der **afrikanischen** Bevölkerung eine außergewöhnlich **hohe Prävalenz** (1:5 000 bis 1:15 000; weltweit ca. 1:40 000). Durch die hohe Intensität der UV-Strahlung in den Tropen treten **frühzeitig schwerste Lichtschäden** mit Plattenepithel- und Basalzellkarzinomen auf.

Vitiligo

Die Vitiligo (S. 497) (Weißfleckenkrankheit) gehört zu den häufigsten erworbenen Hypopigmentierungen autoimmuner Genese. Zu Grunde liegt ein CD8 + Zell-vermittelten Untergang von Melanozyten in der Epidermis mit Ausbildung typischer, oft unregelmäßig begrenzter weißer Maculae und zumeist progredienter Ausbreitungstendenz. Gelegentlich kommt es zur Repigmentierung, diese erfolgt in einzelnen Fällen spontan oder durch aufwendige Therapien (S. 498). Durch neue Verfahren, etwa durch topische Anwendung von Januskinase (JAK)-Inhibitoren (Ruxolitinib) kann der Behandlungserfolg künftig möglicherweise für Menschen aller Hautfarben entscheidend verbessert und vereinfacht werden.

Das Krankheitsbild ist weltweit verbreitet. Die Prävalenz liegt weltweit bei 1:200, in einigen Regionen **Indiens** sogar zwischen 1:10 und 1:5. Anders als bei Albinismus, ist Vitiligo nicht mit einem erhöhten Karzinomrisiko verbunden. Dennoch leiden

Vitiligo

Die Vitiligo ist weltweit verbreitet und kommt besonders häufig in einigen Regionen **Indiens** vor. Bei Menschen mit dunklerem Hauttyp sind die erkrankten Areale deutlich auffallender, was zu einem hohen Leidensdruck führen kann. Vitiligoareale repigmentieren typischerweise von perifollikulär als punktförmige, später konfluierende Pigmentinseln. (Abb. **38.25**).

38.24 Okulokutaner Albinismus

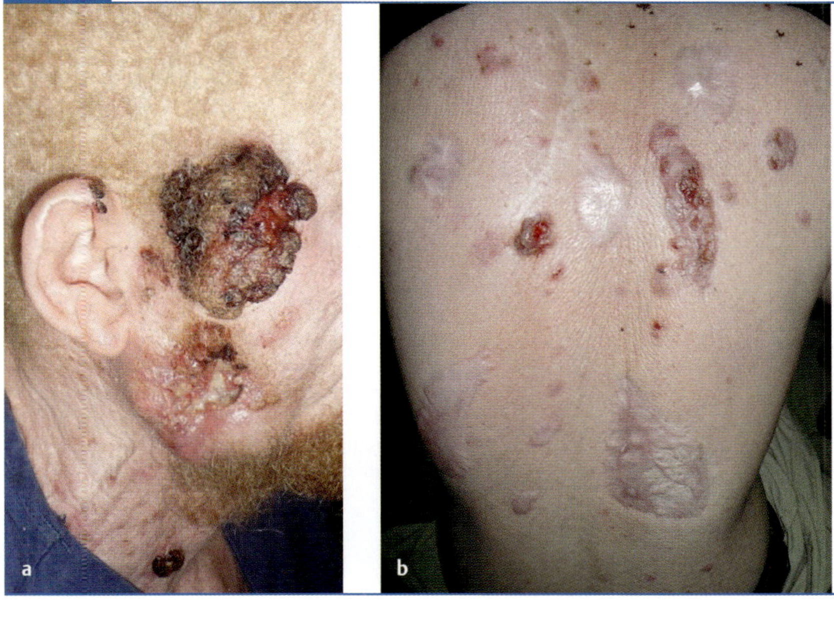

Multiple Spinaliome und Basaliome (Non-Melanoma Skin Cancer, NMSC) bei Tyrosinase-positivem okulokutanem Albinismus Typ II, Malawi, Afrika.

a Befunde im Gesicht.

b Befunde am Rücken. Am oberen Rücken finden sich versprengte Pigmentnester.

Foto: R. Moser, Eisenstadt, Österreich

38.25

38.25 **Vitiligo**

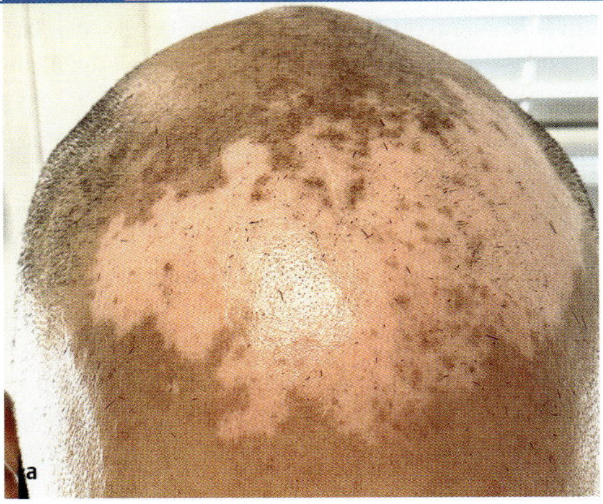

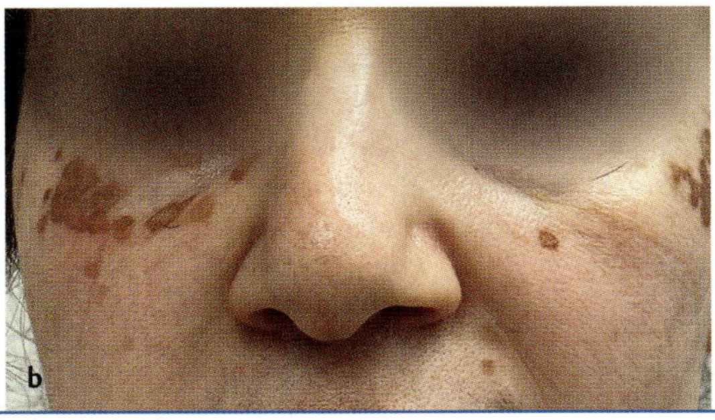

a Perifollikulär repigmentierende Vitiligo (Kambodscha).
b Vitiligo mit nahezu vollständiger Depigmentierung und geringer Restpigmentierung (Afghanistan).

auch hier die Betroffenen unter der Stigmatisierung, die oft zu Isolierung und psychosozialen Problemen führt. Dies gilt besonders für Menschen mit dunklerem Hauttyp, da hier die erkrankten Hautareale deutlich auffallender sind und an hypopigmentierte Lepraherde erinnern können. Vor allem bei Patient*innen mit Vitiligo der Hauttypen IV–VI bilden sich zwischen normal pigmentierter Haut und depigmentierten Bereichen häufig Zonen mit schwächerem Restpigment; hier zeigt sich das Bild einer sog. **Trichrom-Vitiligo**. Vitiligo-Patient*innen unterschiedlicher Hautfarbe können innerhalb ihrer depigmentierten Herde aber auch mehrere Farbnuancen entwickeln (sog. multichrome Vitiligo). Repigmentiert eine Vitiligo, beginnt dies typischerweise durch überlebende Melanozyten im Haarschaftbereich mit perifollikulärer Bildung von Pigmentinseln (Abb. **38.25**), die in der Folge konfluieren.

Melanonychia striata

Die Melanonychia striata tritt bei dunklem Hauttyp deutlich **häufiger** auf, da die Melanozyten der Nagelmatrix weiterhin Melanin produzieren (Abb. **38.26c**).

Melanonychia striata

Als Melanonychia striata (S. 546) bezeichnet man erworbene bräunliche Längsstreifen innerhalb der Nagelplatte (Abb. **38.26a**).

Bei Menschen mit hellem Hauttyp enthält die Nagelmatrix zwar Melanozyten, die jedoch keinerlei Melanin mehr produzieren. Die Längsstreifung wird hier häufig durch traumatisch bedingte Hämatome verursacht (Abb. **38.26b**). In einigen Fällen sind jedoch auch subunguale Nävi verantwortlich, ein Melanom muss in diesen Fällen ausgeschlossen werden.

38.26 **Melanonychia striata**

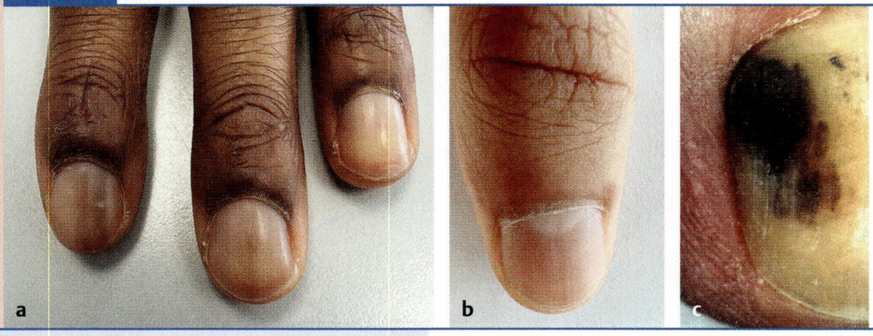

a Bei dunklem Hauttyp.
b Bei hellem Hauttyp.
c Subunguales Hämatom bei hellem Hauttyp als Differenzialdiagnose zum subungualem Melanom. Es fehlt die melanomtypische Grenzüberschreitung des Nagelrandwalls („Hutchinson Zeichen“).

Bei Menschen mit dunklem Hauttyp produzieren die Melanozyten der Nagelmatrix weiterhin Melanin, weshalb die **Prävalenz** einer Melanonychia striata deutlich **höher** ist als bei hellem Hauttyp (Abb. **38.26c**).

38.2.11 Kutane Arzneimittelreaktionen

Erythema exsudativum multiforme majus (EEM majus), Steven-Johnson-Syndrom (SJS), toxische epidermale Nekrolyse (TEN)

Schwere arzneimittelinduzierte Hautreaktionen (S. 199) wie EEM mit Schleimhautbeteiligung (EEM majus) (S. 198), SJS und TEN gehören zu den akut lebensbedrohlichen Formen einer schweren, typischerweise arzneimittelbedingten Hautreaktion mit ausgedehnter Blasenbildung und Verlust der Epidermis. EEM majus, SJS und TEN entsprechen einer einheitlichen Krankheitsentität mit gemeinsamen Ursachen und Mechanismen, ihr wesentlicher Unterschied liegt im Schweregrad und im Ausmaß der Hautablösung.

Das **EEM majus** zeigt die typischen kokardenförmigen Plaques des EEM minus jedoch mit ausgedehnten Erosionen der Schleimhäute (Konjunktiven, Mund- und Genitalschleimhaut). Während das EEM minus in aller Regel mit Herpes simplex-Infektionen assoziiert ist, wird das EEM majus typischerweise durch Medikamente ausgelöst.

Das **SJS** ist gekennzeichnet durch unscharf begrenzte, purpurfarbene Maculae mit dunklerem Zentrum (atypische Kokarden) und durch massive Schleimhauterosionen. Die blasige Ablösung der Epidermis beim SJS ist jedoch flächenmäßig begrenzt, zumeist sind weniger als 10 % der Hautoberfläche betroffen. Die Sterblichkeitsrate beim SJS liegt bei etwa 5 % aller Fälle. Beschränkt sich das SJS ausschließlich auf die Schleimhäute, wird dies als **Fuchs-Syndrom** bezeichnet; hier sind vor allem Konjunktiven und Mundschleimhaut beteiligt. Das Fuchs-Syndrom ist selten und zumeist Folge einer Infektion mit *Mycoplasma pneumoniae,* betroffen sind überwiegend Kinder und Jugendliche.

Die **TEN** zeigt großflächige, konfluierende, erythematöse Maculae. Auf dieser bilden sich zunächst Bläschen und später umfassend konfluierende schlaffe Blasen. Es kommt zur großflächigen Ablösung der Epidermis, typischerweise sind mehr als 30 % der Hautoberflächen betroffen. In der Regel sind auch die Schleimhäute betroffen. Die Sterblichkeitsrate kann bis zu 40 % betragen.

Die Prognose bei diesen Erkrankungen hängt weitgehend vom Grad der Hautabschuppung ab. Vergleicht man die Sterblichkeit zwischen Erwachsenen und Kindern, so ist die Sterblichkeitsrate bei Kindern viel niedriger, als die betroffener Erwachsener. Die **Prävalenz**, zumindest von SJS und TEN, scheint bei genetisch determinierter, dunkel pigmentierter Haut deutlich **höher** zu sein, als auf heller Haut. Darüber hinaus scheint insbesondere die konjunktivale Beteiligung von SJS und TEN bei Menschen dunklerer Hautfarbe schwerwiegender zu verlaufen, als bei Menschen mit hellerer Hautfarbe.

38.2.11 Kutane Arzneimittelreaktionen

Erythema exsudativum multiforme majus (EEM majus), Steven-Johnson-Syndrom (SJS), toxische epidermale Nekrolyse (TEN)

Die **Prävalenz** von SJS und TEN scheint auf genetisch determinierter, dunkel pigmentierter Haut deutlich **höher** zu sein als auf heller Haut.

39 Erkrankungen der Haare

*H. Boonen; vormals beteiligt: X. Miller †**

39.1 Entwicklung, Aufbau und Wachstum der Haare

39.1.1 Entwicklung

Primitive Haarkeime entwickeln sich aus der Epidermis (9.–12. Embryonalwoche). Der voll entwickelte Haarfollikel besteht aus epithelialen und mesenchymalen Anteilen (Abb. **39.1**), siehe auch Haarfollikel (S. 21).

39.1.2 Morphologie der Haare und Chemie des Haarkeratins

Aus den **Haarmatrixzellen** entsteht durch Differenzierung das eigentliche Haar.

Das **Terminalhaar** besteht aus Mark, Rinde und Kutikula. **Haarkeratine** sind die wesentlichen filamentären Proteine des Haarschaftes.

39.1

39.1 Entwicklung, Aufbau und Wachstum der Haare

39.1.1 Entwicklung

Zwischen der 9. und 12. Embryonalwoche beginnt durch Aussprossung von primitiven Haarkeimen aus der fetalen Epidermis in die Dermis die Haarentwicklung (bei Geburt ca. 2 Millionen Haarfollikel). Der voll entwickelte Haarfollikel besteht aus epithelialen und mesenchymalen Anteilen (Abb. **39.1**), siehe auch Kapitel Haarfollikel (S. 21) und Abb. **1.7**.

39.1.2 Morphologie der Haare und Chemie des Haarkeratins

Aus den **Haarmatrixzellen** entsteht durch Differenzierung das eigentliche Haar, vergleichbar dem Stratum corneum (S. 16). Die Matrixzellen gehören zu den aktivsten Zellen des menschlichen Körpers. Sie teilen sich 1-mal pro Tag. Durch eingelagerte Melanozyten wird Pigment an das Haar abgegeben.
Das **Terminalhaar** ist 3-schichtig und besteht aus Mark, Rinde und Kutikula. Chemisch setzt es sich im Wesentlichen aus Keratinen zusammen, die im Vergleich zu den Keratinen des Stratum corneum außerordentlich hart sind. Diese Keratine, Haarkeratine (S. 22) genannt, sind filamentär angeordnet und bestehen aus verschiedenen Keratinpolypeptiden, die mit zahlreichen Disulfid- und Wasserstoffbrücken (hoher Cystingehalt) vernetzt sind, sodass sie dem Haar die mechanisch-chemische Festigkeit geben. Die Kutikula besteht aus dachziegelartig übereinandergeschobenen Hornzellen, die auch Keratine enthalten. Sie dient als Schutzschicht gegen exogene Faktoren. Haarschaft, Haarwurzel, Wurzelscheiden und Haarbalg zusammen bilden den Follikel. Die äußerste bindegewebige Hülle wird auch **Haarbalg** genannt. Mit der Epidermis in kontinuierlicher Verbindung steht die äußere Wurzelscheide (S. 22), die sich bis zum tiefen Bulbus (S. 21) erstreckt. Sie ist ein mehr-

39.1 Haarfollikel

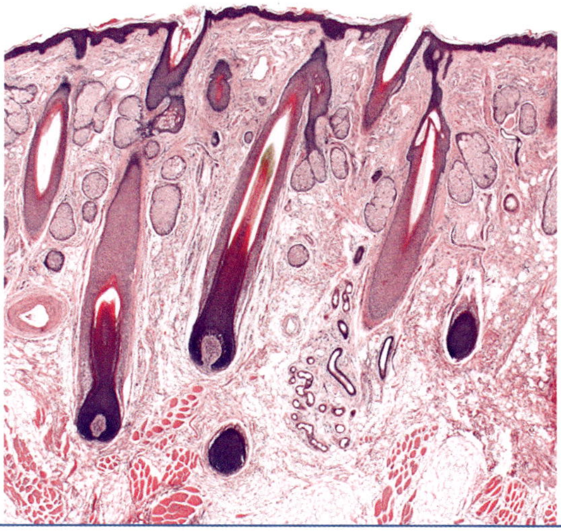

Anschnitt der Haut, wo deutlich in der Mitte eine dermale Haarpapille mit der in Verbindung stehenden äußersten bindegewebigen Hülle des Follikels zu erkennen ist. Weiterhin sind die innere Wurzelscheide, die Scheidenkutikula und die Matrixzellen sichtbar.

Quelle: Dr. Rose, Lübeck

schichtiges Plattenepithel, das oberhalb der Talgdrüsenmündung wie die Epidermis differenziert. Jeder Haarfollikel unterliegt einer Alterung, die bei den Terminalhaaren eine allmähliche Vellushaar-Transformation (S.21) darstellt. Das Ergrauen kommt durch sekundären Melaninverlust zustande.

39.1.3 Haarzyklus

Die Haare gehören zu den sog. Mausergeweben mit **zyklischen Aktivitätsphasen**. Jeder Follikel durchläuft asynchron, isoliert von den Nachbarfollikeln Wachstums- und Ruhephasen.

- **Anagenphase:** Durch Teilung der Haarmatrixzellen und Keratinisierung kommt es zum Haarwachstum. Die Wachstumsgeschwindigkeit und -dauer ist regional unterschiedlich, genetisch determiniert und beträgt ca. 0,34 mm/d. Ungefähr 90 % aller Follikel befinden sich in dieser Wachstumsphase.
- **Katagenphase:** Diese Übergangsphase umfasst die Umwandlungsvorgänge zur nachfolgenden Ruhepause und dauert etwa 14 Tage.
- **Telogenphase:** Die Dauer der Ruhepause ist regional unterschiedlich; am behaarten Kopf etwa 3 Monate, an den Augenbrauen etwa 6–8 Monate. Der physiologische Haarverlust beträgt bis zu 100 Haare/d.

Untersuchungsmethoden: Beim **Trichogramm** werden an 2 festgelegten Kopfhautarealen 60-80 Haare epiliert und die Wurzeln mikroskopisch ausgewertet. Beim **Phototrichogramm** werden Verlaufsaufnahmen gemacht. Beide Untersuchungsmethoden werden nur noch selten angewendet.
Eine Weiterentwicklung stellt der **Trichoscan** dar: Durch die Kombination von Dermatoskopie und entsprechender Software wird eine objektive und standardisierte Analyse des Haarwachstums sowie der Haardicke möglich. Die **Makrophotographie**, unterstützt von speziell entwickelter Software, und die **optische Kohärenztomographie** sind in voller Entwicklung.

Beeinflussung der Haarzyklusphasen

Die Länge der Haarzyklusphasen ist genetisch determiniert und lokalisationsabhängig und unterliegt vielen exogenen Einflüssen:

Hormone: Androgene haben auf verschiedene Haarfollikelpopulationen unterschiedliche Effekte, dafür spricht die Tatsache, dass derselbe Haarfollikel in der Fetalzeit ein Lanugohaar, in der früheren Kindheit ein Vellushaar, im Erwachsenenalter ein Terminalhaar bildet. Dieser hormonelle Einfluss führt auch zur Bildung von:

- **Sexualhaaren** (primäre Geschlechtsbehaarung): Barthaare, Ohrhaare und Haare im oberen Pubisdreieck wachsen beim Mann abhängig von Androgenen.
- **Ambisexualhaaren** (sekundäre Geschlechtsbehaarung): Haare der Axille und des unteren Pubisdreiecks, wie sie bei Frauen vorkommen, sind abhängig von Androgenkonzentrationen im Plasma.
- **Nichtsexualhaaren:** Kopf- und Körperhaare, auch Augenbrauen und Wimpern, stehen nicht unter direkter androgener Stimulation.

Noxen: siehe Tab. **39.2**

39.1.4 Exogene Veränderungen des Haarschaftes

Exogene Schäden (z. B. massives Kämmen und Bürsten, gehäuftes Haarewaschen, Färben, Bleichen) führen zu mechanischen Schäden an der Kutikula und zu vermehrter Brüchigkeit (Trichoklasie), Verlust des Haarglanzes und Trichoptilosis („Haarspalten"). Eine Haarverformung (z. B. durch Föhnstäbe, Frisiercremes, Haarsprays, Dauerwellen) äußert sich in einer Schrumpfung des Haarschaftes mit baumstammartigen Einkerbungen und Kutikulazellschäden, die beim Nachwachsen gesunden Haares voll reversibel sind, solange keine Entzündung der Kopfhaut zu einer Schädigung der Haarwurzel führt.
Eine Übersicht über mögliche Haarveränderungen und deren mögliche Ursachen gibt Tab. **39.1** wider.

39.1.3 Haarzyklus

Asynchrone, zyklische Aktivitätsphasen.

- **Anagenphase:** Etwa 90 % aller Follikel befinden sich in dieser Wachstumsphase.
- **Katagenphase:** 14-tägige Übergangsphase.
- **Telogenphase:** regional unterschiedlich, zwischen 3–8 Monaten; physiologischer Haarverlust bis zu 100 Haare/d.

Untersuchungsmethoden: Der **Haarwurzelstatus** kann durch das Trichogramm oder Phototrichogramm (Verlaufsaufnahmen) beurteilt werden. Mittels Trichoscan ist eine objektive und standardisierte Analyse des Haarwachstums und der Haardicke möglich.

Beeinflussung der Haarzyklusphasen

Genetisch, lokalisationsabhängig, abhängig von exogen Einflüssen:

Hormone: Androgene haben auf verschiedene Haarfollikelpopulationen unterschiedliche Effekte, sie führen auch zur Bildung von:

- **Sexualhaaren**
- **Ambisexualhaaren**
- **Nichtsexualhaaren**

Noxen: siehe Tab. **39.2**.

39.1.4 Exogene Veränderungen des Haarschaftes

Exogene Schäden (z. B. Färben des Haars) führen zu mechanischen Schäden an der Kutikula, zu vermehrter Brüchigkeit und zu „gespaltenen" Haaren.

≡ 39.1

≡ 39.1 Übersicht der Haarveränderungen und deren mögliche Ursachen

vermehrte Haaranzahl (Hypertrichose/ Hirsutismus)	▪ **endogene Hormone:** Menarche, Menopause, Gravidität, Nebennierenrinde, Ovarien, Nieren, Hypophyse ▪ **exogene Hormone:** Anabolika, Androgene, Glukokortikoide, ACTH, Aromatasehemmer
verminderte Haaranzahl (Alopezien)	▪ **reversibel zirkumskript:** Alopecia areata, Säuglingsglatze, Trichotillomanie, Zug-Druck-Alopezie, Lues, Mykosen, Pyodermien, postinfektiös, „Loose-Anagen-Hair"-Syndrom ▪ **reversibel diffus:** postpartal, Endokrinopathien, medikamentös, Lues, chronische Krankheiten, Sepsis, Radiotherapie, psychovegetativ ▪ **irreversibel zirkumskript narbig:** Aplasia cutis, Incontinentia pigmenti, Ichthyosen, Morbus Darier, Epidermolysen, schwere virale/mykotische/bakterielle Infekte, Neoplasien, Status pseudopeladicus, Pseudopelade Brocq ▪ **irreversibel diffus:** Atrichose, Hypotrichose, Monilethrix, Alopecia androgenetica, „Male pattern alopecia", schwere chronische Krankheiten, idiopathisch, Alopecia triangularis congenita
Haarschaft-Anomalien	▪ Monilethrix, Trichorrhexis nodosa, Pili anulati, Wollhaare, Rollhaare, Pili recurvati, Syndrom der unkämmbaren Haare, Trichonodosis, exogene Schäden, Trichothiodystrophie

39.2 Alopezien

Man unterscheidet diffuse oder zirkumskripte, vernarbende oder nicht vernarbende, kongenitale oder erworbene Formen.

39.2 Alopezien

Als Alopezie wird der Zustand der Haarlosigkeit bezeichnet. Dabei lassen sich diffuse oder zirkumskripte (herdförmige), vernarbende oder nicht vernarbende, kongenitale oder erworbene Alopezien unterscheiden. Als **Effluvium** bezeichnet man den dynamischen Vorgang des Haarausfalls.

39.2.1 Diffuse Alopezien

Diffuse kongenitale Alopezien

Atrichie

Angeborene, diffuse Haarlosigkeit, autosomal-rezessiv vererbt.

39.2.1 Diffuse Alopezien

Diffuse kongenitale Alopezien

Atrichie

Bei der autosomal-rezessiv vererbten Atrichia congenita handelt es sich um eine diffuse Haarlosigkeit. Es wurde ein Gendefekt auf dem kurzen Arm von Chromosom 8 (8p12) gefunden. Beim Jugendlichen entstehen follikuläre Papeln. Diese Abnormität kommt isoliert oder auch als Teilsymptom anderer ektodermaler Dysplasien vor.

Hypotrichose

Kongenitale, schütter ausgeprägte Behaarung; bei Ektodermaldysplasien autosomal-dominant vererbt. Uneinheitliche Gruppe.

Hypotrichose

Damit bezeichnet man eine kongenitale, schüttere Ausprägung der Behaarung. Die Hypotrichose ist als Teilsymptom vieler Syndrome vorhanden (z. B. Thompson-Syndrom, Netherton-Syndrom). Oft liegt nicht nur eine verminderte Haarzahl vor, sondern auch Haarschaftanomalien (Pili torti, Monilethrix). Diese heterogene Gruppe beinhaltet überwiegend rezessiv erbliche Genodermatosen. Die Ektodermaldysplasien umfassen mehr als 100 hereditäre Erkrankungen mit kombinierten Defekten der Haar-, Zahn-, Nagel- und Schweißdrüsenanlagen. Zusätzlich können auch Strukturanomalien anderer Organe vorhanden sein.

Alopecia triangularis congenita

Kongenitaler haarfreier Bereich an der Stirn-Haar-Grenze.

Alopecia triangularis congenita

Es handelt sich um einen angeborenen, münzengroßen haarfreien Bereich an der Haargrenze im Schläfenbereich „verstärkte Geheimratsecken". Die Haut ist normal, jedoch ohne reife Haarfollikel. Differenzialdiagnose: Alopecia areata und androgenetische Alopezie.

Diffuse erworbene Alopezien

Diffuse erworbene Alopezien

Bei diesen Formen des Haarausfalls unterscheidet man eine akute und eine progressive Form.

Akute, diffuse erworbene Alopezie

▶ Synonym. Anagen-dystrophisches Effluvium

Ätiologie: Viele Noxen kommen infrage (Tab. **39.2**).

39.2 Differenzialdiagnose der Noxen bei Haarausfall

Noxen bei Alopezie vom Spättyp mit telogenem Haarwurzelmuster	Noxen bei Alopezie vom Frühtyp mit anagen-dystrophischem Haarwurzelmuster
▪ Alopezien bei Säuglingen und Neugeborenen ▪ postpartale Alopezien, Haarausfall durch Kontrazeptiva ▪ postinfektiöse, postfebrile Alopezien ▪ Alopezien bei Eisenmangel, Ferritinmangel, bei Malignomen oder durch metabolische Störungen ▪ Alopezien bei Endokrinopathien ▪ medikamentöse Alopezien (z. B. Diclofenac, Ibuprofen) ▪ Alopezien durch Röntgenstrahlen ▪ Alopecia areata mit geringer Progressionstendenz ▪ „Male pattern alopecia“ ▪ Alopecia climacterica	▪ medikamentös und chemisch ausgelöste Alopezien ▪ Zytostatika ▪ Antikoagulanzien ▪ Thallium ▪ Schwermetalle ▪ Pflanzentoxine ▪ Thyreostatika ▪ β-Rezeptorenblocker ▪ Antikonvulsiva ▪ Lipidsenker ▪ Retinoide ▪ Antidepressiva ▪ Anabolika ▪ ACE-Hemmer ▪ Aromatasehemmer ▪ α- + γ-Interferon ▪ physikalische Alopezien durch – Röntgenstrahlen – Trichotillomanie – Traumen ▪ Alopecia areata mit rascher Progressionstendenz ▪ schwere Verlaufsformen von postpartalen, postinfektiösen oder postfebrilen Alopezien ▪ „Male pattern alopecia“ ▪ Alopecia climacterica ▪ psychosomatisch bedingte Alopezien

Klinik: Bei stärkerer Schädigung der Haarmatrix kommt es innerhalb von Stunden bis Tagen zu einem starken, akuten und diffusen Haarausfall mit einem anagen-dystrophischen Haarwurzelmuster. Öfter verdünnt sich das Haar, bricht ab und tritt im Trichogramm als dystrophisches Haar in Erscheinung (Abb. **39.2**).

39.2 Anagen-dystrophischer diffuser Haarausfall

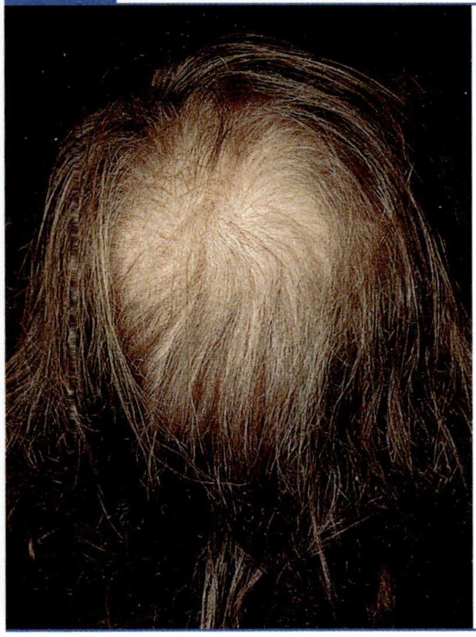

Verstärkter diffuser Haarausfall mit Scheitelbetonung nach Heparin. Nach Absetzen wachsen die Haare wieder nach.

Akute, diffuse erworbene Alopezie

▶ Synonym.

Ätiologie: siehe Tab. **39.2**.

Klinik: verdünntes Haar, anagen-dystrophisches Haarwurzelmuster, **kadaverisierte Haare** (Abb. **39.2**).

39.2

Gelegentlich kommt es zu einer Nekrose der Haarmatrix, die ein trichomalazisches Degenerationsprodukt aus Melaninschollen, Resten der Wurzelscheiden und Haarkeratin bildet und komedonenartig aussieht (**kadaverisierte Haare**).

Diagnostik: Anamnese, Klinik, Trichogramm.

Diagnostik: Anamnese, Klinik, Trichogramm und Laborparameter sind wichtig zur Sicherung der Ursache.

Therapie: Ausschaltung möglicher Noxen!

Therapie: Der Haarnachwuchs erfolgt nur nach Ausschaltung oder Therapie der spezifischen Noxe.

Prognose: Die Haare wachsen meist wieder nach.

Prognose: Die Haare wachsen meist wieder nach.

Chronische, diffuse erworbene Alopezie

► Synonym. Telogene Alopezie, telogenes Effluvium

Ätiologie: siehe Tab. **39.2**.

Ätiologie: Viele Noxen kommen infrage (Tab. **39.2**).

Pathogenese und Klinik: Durch eine Anagenfollikelschädigung entsteht ein diffuser Haarausfall.

Pathogenese und Klinik: Geringfügige Haarmatrixschädigungen führen zu einer Umwandlung der Anagenhaare in Telogenhaare und damit 3 Monate nach dem Ereignis zum Haarausfall. Die Ausdehnung dieser Alopezie entspricht der Ausdehnung der vorherigen Anagenfollikelschädigung. Es fallen 100–1000 Haare/d aus, was zu einer diffusen Alopezie führt.

Diagnostik: Anamnese, Labor und Trichogramm (Tab. **39.1** und Tab. **39.2**).

Diagnostik: Anamnese, Laboruntersuchungen sowie ein Trichogramm führen zur Diagnose (siehe auch Tab. **39.1** und Tab. **39.2**).

Therapie und Prognose: Ausschaltung der Noxen führt zu langsamem Haarnachwuchs.

Therapie und Prognose: Die Behandlung und Beseitigung der Ursache führt innerhalb von Wochen zum Sistieren des Effluviums und zu einem langsamen Haarnachwuchs.

39.2.2 Androgenetische Alopezien

Alopecia androgenetica des Mannes

► Synonym. Männlicher Haarausfall

► Definition. Genetisch determinierter und durch Alterung bedingter Haarausfall. Der androgenetische Haarausfall ist Ausdruck einer genetisch festgelegten, erhöhten Empfindlichkeit der Kopfhaarfollikel auf Androgene.

Epidemiologie: Sie macht 95 % aller männlichen Alopezien aus und betrifft 80 % aller Männer (Abb. **39.4** und Tab. **39.1**).

Epidemiologie: Diese Alopezie macht 95 % aller männlichen Alopezien aus. Die Häufigkeit der Alopecia androgenetica hängt von ethnischen und familiären Faktoren ab. Sie betrifft 5 % aller Männer vor ihrem 20. Lebensjahr. 80 % aller Männer zeigen Grad I im 70. Lebensjahr. 12–15 % der Männer entwickeln Grad IV, ca. 2 % bereits mit 30 Jahren (Abb. **39.4** und Tab. **39.1**).

Ätiologie und Pathogenese: Zu den beeinflussenden Faktoren zählen:
- **genetische Determinierung**
- **Alter**
- **androgene Hormone**

Ätiologie und Pathogenese: Drei Faktoren sind wesentlich:
- **genetische Determinierung** (autosomal-dominant vererbt mit schwankender Expressivität),
- **Alter** und
- **Androgene**.

Die genetische Determinierung ist verantwortlich für den Eintritt der individuellen Follikel in die Telogenphase. Die Aktivität der 5-α-Reduktase im Haarfollikel spielt dabei eine wichtige Rolle.

Typ 1 der **5-α-Reduktase** findet man vorwiegend in der Haut, Typ 2 in der Prostata und Kopfhaut (Männer).

Es sind 2 Typen der **5-α-Reduktasen** identifiziert worden. **Typ 1** ist spezifisch für Haut und Kopfhaut, Typ 2 kommt vorwiegend in der Prostata und gelegentlich im frontalen Bereich der Kopfhaut, vermehrt bei Männern mit Alopecia androgenetica, vor. Typ 1 findet sich auch an der äußeren Wurzelscheide, der Talgdrüse und der dermalen Papille.

Zur Wirkung der 5-α-Reduktase siehe Abb. **39.3**.

Das derzeitige Verständnis der Pathophysiologie der Alopecia androgenetica beruht auf der Wirkung der Androgene bzw. ihrer peripheren Metaboliten auf den Haarfollikel. Im Blutplasma zirkulierendes Testosteron und adrenales Dehydroepiandrosteron werden im Haarfollikel durch die 5-α-Reduktase zu wirksameren Androgenen

39.3 Wirkung der 5-α-Reduktase

39.3

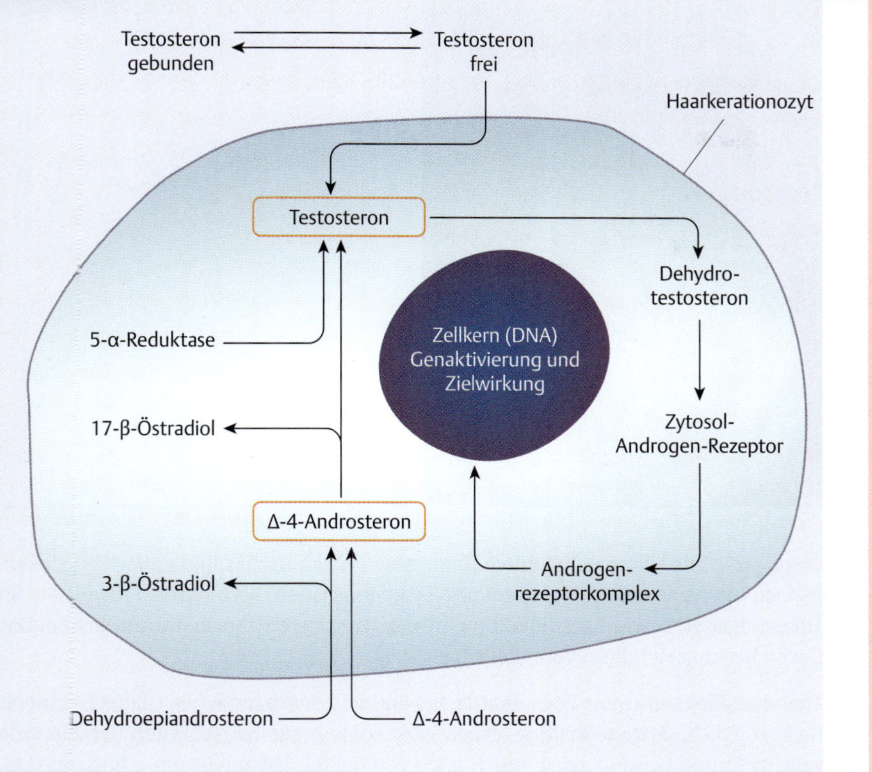

wie **Dehydroepiandrosteron** (**DHT**) metabolisiert (Abb. **39.3**). Die erhöhte 5-α-Reduktase und -Aktivität in den Haarfollikeln und die lokal erhöhte DHT-Konzentration beim Mann mit Alopecia androgenetica weist auf eine direkte pathogenetische Bedeutung dieser Systeme hin.

Klinik: Mit der Zeit breitet sich dieses Geschehen vom Ausgangsstadium **Grad I** (Geheimratsecken), in Form einer Tonsur am Hinterkopf (**Grad II**) aus. Anschließend kommt es durch Haarlichtung in der Scheitelregion und Konfluieren der Bereiche zum **Grad III** (Abb. **39.5**) und schließlich bis zum **Grad IV**, wo nur noch seitlich und hinten ein breites, hufeisenförmiges Haarband besteht (Abb. **39.4**).
Etwa 20 % der betroffenen Männer folgen diesem klassischen Muster des Haarausfalls nicht. Sie neigen zu einem diffusen Haarverlust am Mittelscheitel, ähnlich der androgenen Alopezie bei Frauen.
Klinisch ist die Glatze scharf begrenzt, das Haarwachstum ist im behaarten Kopfbereich stets normal, die Haut im Glatzenbereich ist nicht atrophisch, meist von vellusartigen Haaren besetzt und glänzend, da die Talgdrüsenfunktion erhalten bleibt.

Klinik: Klinisch werden die **Grade I–IV** unterschieden (Abb. **39.4** und Abb. **39.5**).

Die Kopfhaut ist nicht atrophisch, zeigt jedoch eine glänzende Oberfläche durch die verbleibende Talgdrüsenfunktion.

39.4 Gradeinteilung der Alopecia androgenetica des Mannes

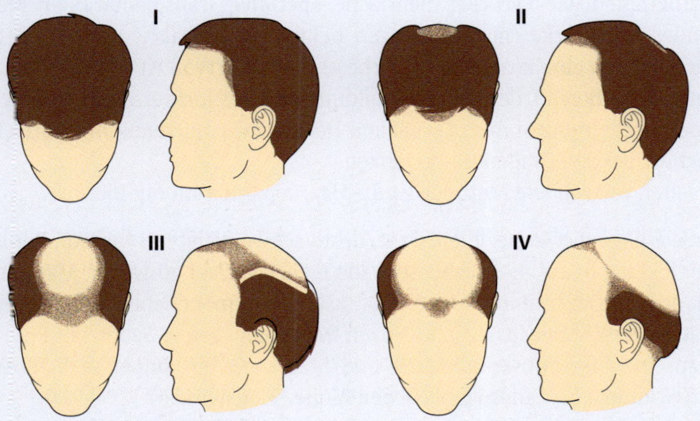

Grad I	Geheimratsecken
Grad II	Tonsur am Hinterkopf
Grad III	Haarlichtung des Scheitelbereichs und Konfluation der Bereiche
Grad IV	hufeisenförmiges Haarband

⊙ 39.5

⊙ 39.5 **Klinisches Bild einer Alopecia androgenetica des Mannes (Grad III)**

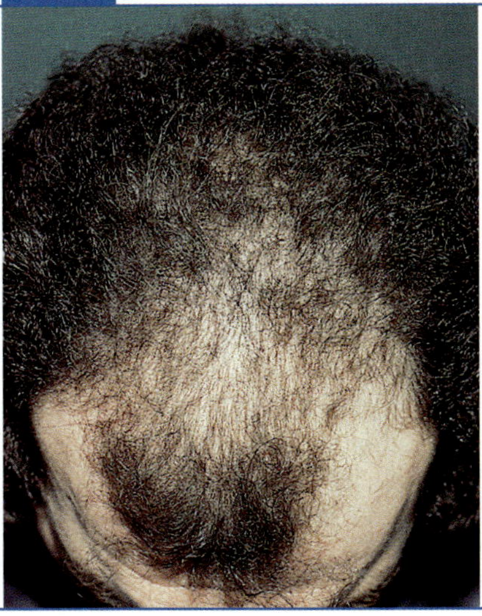

Diagnostik: Anamnese und klinisches Bild.

Diagnostik: Die Diagnose ist durch Anamnese und klinisches Bild einfach zu stellen. Je nach Intensität und Progression des Effluviums ist ein vermehrter Prozentsatz an Telogenhaaren sowie zunehmend mehr miniaturisierte Haarschäfte vorhanden. Das Dermatoskop zeigt diese Veränderungen.

Therapie: Wirksame konservative Behandlung z. Z. nicht möglich.

Therapie: Eine wirksame konservative Behandlung der männlichen Glatze ist zurzeit nicht möglich. **Östrogenhaltige Haarwässer** können das Fortschreiten der Alopezie verzögern und werden gelegentlich noch verwendet. **Lokal wirksame Antiandrogene** ohne systemische Begleiterscheinung scheinen in der Zukunft die Therapie der Wahl zu werden. Die systemische Anwendung von Antiandrogenen beim Mann ist nicht vertretbar. Die Lokalbehandlung mit **Minoxidil 5 %** verlängert die Anagenphase und erhöht den Nachwuchs auf das 5-Fache im Gegensatz zur Plazebolösung. Der Wirkmechanismus beruht, unter anderem, auf der Induktion von Blutgefäßwachstumsfaktoren (vascular endothelial growth factor, VEGF) an der Papille des Haarfollikels. Pruritus, Schuppung, Trockenheit der Kopfhaut und faziale Hypertrichose sind Nebenwirkungen.

Wirksam sind **Minoxidil** (lokal) sowie **Finasterid**, evtl **Spironolacton**.

Noch wirksamer ist die orale Therapie mit **Finasterid** 1 mg/d (bei Frauen ausnahmsweise sogar bis 5 mg/d). Finasterid ist ein kompetitiver Inhibitor der 5-α-Reduktase (Typ 2), der keine Affinität zum Androgenrezeptor aufweist und deswegen die physiologische Wirkung der Testosterone nicht wesentlich beeinflusst, aber die intrafollikuläre Umwandlung von Testosteron zu Dihydrotestosteron (DHT) hemmt und somit den DHT-Spiegel im Serum um 70 % absenkt. DHT ist das hauptverantwortliche Hormon für die Entwicklung der Alopezie. Bei den meisten Patient*innen kommt es innerhalb von mehreren Monaten zum kompletten Stillstand des Haarausfalls, bei ca. der Hälfte zur Verdichtung der Haare. Bei etwa 1-2 % der Patient*innen kann Libidoverlust auftreten.

Spironolacton kann bis zu 3xtgl 25 mg eingesetzt werden.

Haarersatztherapien bestehen aus Perücke, operativen Haartransplantationen mit Hilfe eines Lasers oder Haarimplantationen (Kunsthaar, Biofibre).

Haarersatztherapien wie **Perücke**, mehrfache **operative Transplantationen** kleiner haartragender Hautstücke (nicht androgen beinflussbare Haarwurzeln) mit Hilfe eines **Lasers** erzielen eine kosmetische Verbesserung. Wertvoll ist auch die Behandlung der starken Seborrhö, der Schuppenbildung und des Juckreizes, die oft als störende Begleiterscheinungen des männlichen Haarausfalls auftreten. An ausreichenden **Lichtschutz** bei den Graden III–IV denken.

Eine eher selten verwendete Methode ist die **Haarimplantation** mit Biofibre.

Prognose: schwer einschätzbar; prinzipiell gilt: Je früher die Alopezie entsteht, desto schwerer ist der Verlauf.

Prognose: Je früher die Alopezie entsteht, desto schwerer ist der Verlauf. Bei langsamer Entwicklung in der 4.–5. Lebensdekade ist der Verlauf günstiger. Männer, die bis zum 4. oder 5. Dezennium keinen Haarausfall vom männlichen Typ aufweisen, bleiben davon verschont. Zusätzliche Noxen wie Kopfekzeme, Seborrhö, Pityriasis simplex capillitii, Infektionskrankheiten und Medikamente können sich fördernd auf die Entwicklung einer androgenetischen Alopezie auswirken.

Alopecia androgenetica der Frau

▶ Synonym. Effluvium mit männlichem Muster

▶ Definition. Alterungsbedingter Haarausfall ist genetisch determiniert und von Androgenen beeinflusst.

Epidemiologie: Die Alopecia androgenetica stellt 95 % aller Alopezien bei der Frau dar.

Ätiologie und Pathogenese: Als auslösende Noxen kommen infrage: das adrenogenitale Syndrom, androgenproduzierende Tumoren (Syndrom der polyzystischen Ovarien [PCO], Nebennierenrinde), Medikamente mit Androgenwirkung. Meist liegt eine erhöhte, genetisch determinierte Empfindlichkeit der Haarfollikel auf den physiologischen Androgenspiegel vor.
Im Gegensatz zu Männern scheinen 5α-Reduktase und damit auch DHT bei Frauen keine dominierende Rolle zu spielen. Aromatase spielt aber wohl eine wichtige Schutzfunktion, da sie Androgene in Östrogene umwandelt.

Klinik: Die Alopecia androgenetica der Frau wird klinisch in **3 Grade** eingeteilt (Abb. **39.6** und Abb. **39.7**). Zu einer ausgeprägten Glatze kommt es nur im Ausnahmefall, wenn eine vermehrte Androgenproduktion besteht. In jedem Fall ist dieses Krankheitsbild eine schwere psychische Belastung für die Betroffenen. Weitere Zeichen der Vermännlichung wie Hirsutismus und Virilismus sind gelegentlich nachweisbar. Bei etwa 10 % der Frauen ist die Penetranz des Gens so stark, dass die Lichtung im Kopfbereich bereits in der 2. Lebensdekade beginnt.

Diagnostik und Differenzialdiagnose: Die Anamnese und Familienanamnese, die klinische Untersuchung und Nebenzeichen wie Hirsutismus und Virilismus führen zur Diagnose. Der Haarwurzelstatus zeigt ein telogenes Muster. Eine endokrinologische Durchuntersuchung (Testosteron- und Dehydroepiandrosteronsulfat-Spiegel) zum Ausschluss einer erhöhten Androgenproduktion ist angebracht. Auf Vorerkrankungen, Medikamente, Gravidität und hormonelle Kontrazeptiva ist zur Abgrenzung anderer Formen diffusen Haarausfalls besonders zu achten (Tab. **39.1**).
Bei Übergewicht ist auch ein Androgenüberschuss im Rahmen eines metabolischen Syndroms in Betracht zu ziehen.

Alopecia androgenetica der Frau

▶ Synonym.

▶ Definition.

Epidemiologie: 95 % aller Alopezien bei der Frau.

Ätiologie und Pathogenese: Viele Noxen, die zu einer Gleichgewichtsstörung des Androgenspiegels führen, kommen infrage.

Klinik: Klinisch werden **3 Grade** unterschieden (Abb. **39.6** und Abb. **39.7**).

Diagnostik: Anamnese und klinisches Bild führen zur Diagnose. Fokussuche und endokrinologische Abklärung sind angebracht.

39.6 Gradeinteilung der Alopecia androgenetica der Frau

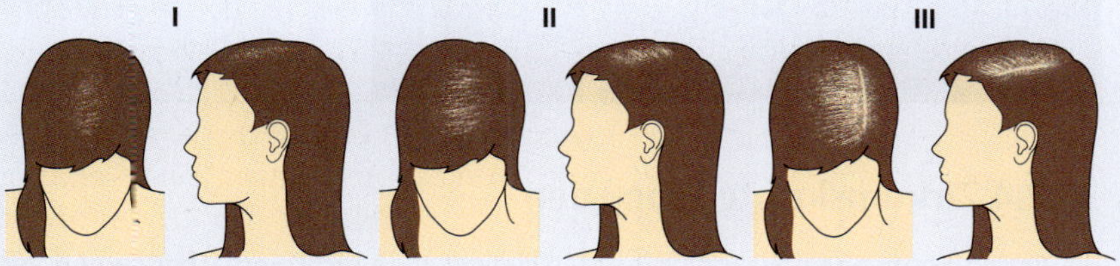

Grad I Lichtung des Frontalbereichs
Grad II Lichtung des Frontoparietal-Bereichs
Grad III ausgedehntere Lichtung des Frontoparietal-Bereichs

39.7 Klinisches Bild bei Alopecia androgenetica der Frau (Grad II)

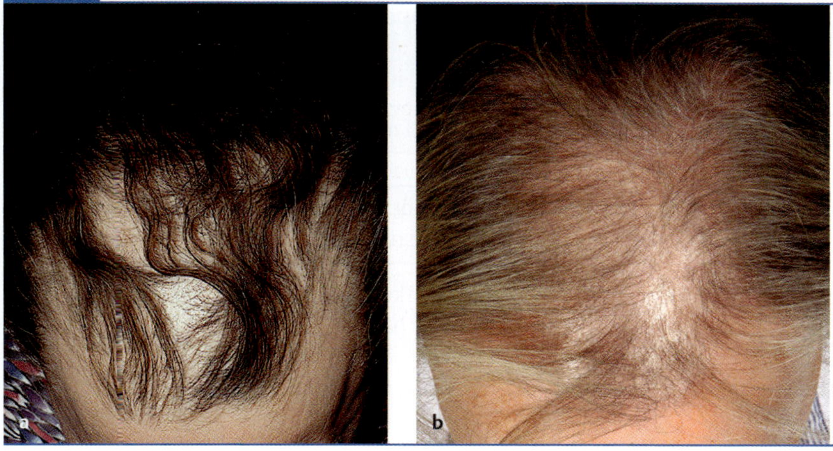

Beachte, dass die Haare an der Stirn-Haar-Grenze saumartig stehen bleiben.

Therapie: lokale Östrogene, Glukokortikoide oder Minoxidil oder **orale Antiandrogene**.

Therapie: Lokal wirksam ist Minoxidil 2 % (zweimal täglich) oder Minoxidil 5 % (einmal täglich) außerhalb der Schwangerschafts- und Stillzeiten und auch östrogenhaltige Haarwässer. Bei entzündlichen Begleiterscheinungen sind Glukokortikoide geeignet. Finasterid, als kompetitiver Inhibitor der 5-α-Reduktase (Typ 2), könnte in der Menopause auch wirksam sein. **Orale Antiandrogene** als Kontrazeptivum zeigen Effekte bei jüngeren Frauen; bei Frauen in der Menopause eignet sich kontinuierlich z. B. Cyproteronacetat.

39.2.3 Alopezien bei subakuten und chronischen Krankheiten

39.2.3 Alopezien bei subakuten und chronischen Krankheiten

► Synonym.

► Synonym. Chronische, diffuse nicht temporäre Alopezie

► Definition.

► Definition. Alle internistisch ausgeprägten Krankheitsbilder können durch Reduzierung des Allgemeinzustandes eine irreversible chronische, diffuse Alopezie hervorrufen. Die Haare sind verdünnt, glanzlos und pigmentarm geworden. Der Haarwurzelstatus zeigt ein gemischtes Haarwurzelmuster.

Ätiologie: Chronische Infekte und Krankheiten, die zu starker Reduzierung des Allgemeinzustandes führen (z. B. Kollagenosen, LE, Abb. **39.8**).
Diagnostik: Anamnese und Klinik.

Therapie: schwierig.

Ätiologie: Zu den Ursachen gehören alle chronischen Infekte, die zur Kachexie führen (z. B. Tuberkulose, Leukämie, schwere Leberstörungen, Neoplasien, Diabetes mellitus, Kollagenosen, Lupus erythematodes visceralis, Abb. **39.8**).

Diagnostik: Anamnese und Klinik führen zur Diagnose.

Therapie: Eine Behandlung ist schwierig und nicht gesichert. Es werden Polyvitaminpräparate und Vitamin D empfohlen.

39.8

39.8 Alopezie der Kopfhaut nach LE

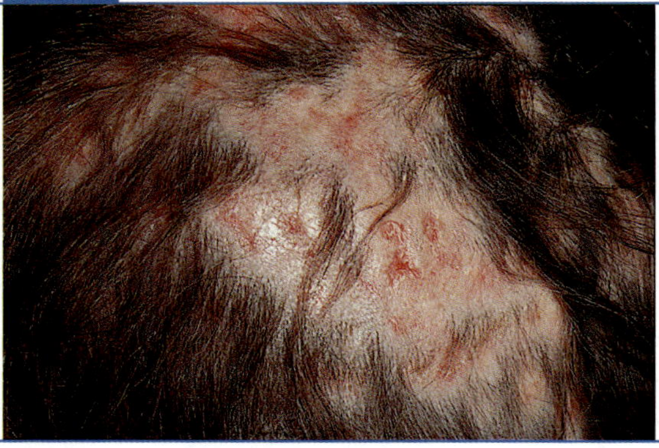

Unregelmäßige vernarbende Alopezie der Kopfhaut nach einem durchgemachten diskoiden Lupus erythematodes mit partiellen, teils in Büscheln geordneten Resthaaren.

39.2.4 Zirkumskripte Alopezien

39.2.4 Zirkumskripte Alopezien

Man unterscheidet vernarbende und nicht vernarbende Formen.

Bei diesen Formen von Haarausfall unterscheidet man **nicht vernarbende** und **vernarbende** Alopezien. Diese Gliederung beruht auf dem klinischen Aspekt des Haarbodens.

Nicht vernarbende zirkumskripte Alopezien
Alopecia areata (AA)

Nicht vernarbende zirkumskripte Alopezien

Alopecia areata (AA)

► Synonym.

► Synonym. „Pelade“, kreisrunder Haarausfall

► Definition.

► Definition. Alopecia areata (AA) ist ein plötzlich einsetzender Haarausfall mit einer bis mehreren, in der Regel reversiblen kreisrunden Kahlstellen.

Epidemiologie: betrifft vorwiegend Kinder und junge Menschen, Männer mehr als Frauen.

Epidemiologie: Die AA ist die häufigste zirkumskripte Alopezie, sie befällt vorwiegend Kinder und junge Menschen, Männer häufiger als Frauen; in 20 % der Fälle tritt die Erkrankung familiär auf. Prävalenz in der Gesamtbevölkerung liegt bei 100:100 000 und die **Lebensinzidenz** beträgt etwa 1-2 % aller Menschen.

Ätiologie und Pathogenese: Die AA wird wahrscheinlich **immunologisch** ausgelöst. Dafür sprechen insbesondere das peri- und intrabulbäre T-Zell-Infiltrat, wobei CD4 über CD8 deutlich überwiegt (Relation 4:1), die Assoziation mit Autoimmunkrankheiten (Morbus Addison) und mit dem Immundefizienzsyndrom (Trisomie 21), eine hohe Assoziation zu HLA-DQ3 und HLA-DR11 und peri- und intrabulbäre Infiltrate mit T-Lymphozyten (T_4/T_8-Relation beträgt 4:1). Auch die Verteilung von Langerhans-Zellen bis in den peri- und intrabulbären Bereich sprechen für Immunprozesse.
Obwohl viele Fälle auf eine auffallende zeitliche Assoziation zwischen Beginn der Erkrankung und schweren psychosozialen oder psychoaffektiven Stresssituationen hinweisen, konnte dies nicht belegt werden.
Diskutiert werden die infektallergische Auslösung und genetische Prädisposition sowie die atopische Diathese.

Ätiologie und Pathogenese: Eine **Autoimmunpathogenese** wird diskutiert.

Klinik: Ohne subjektive Symptome und ganz plötzlich kommt es zu einem oder zu mehreren, runden oder ovalen Herden mit vollständigem Haarausfall. In diesen Bezirken ist die Kopfhaut elfenbeinfarbig und zeigt zu Beginn eine follikuläre Entzündung, niemals eine Atrophie (Abb. **39.9a**).
Mit einer Progression ist zu rechnen, wenn die Haare leicht und schmerzlos dem Epilationszug folgen oder **Kolbenhaare** und **kadaverisierte Haare** (S. 530) zu erkennen sind. Kolbenhaare sind 0,2–0,7 cm lang, wenig pigmentiert, am freien Ende häufig gespalten und gehen proximal in ein zugespitztes Ende über (Ausrufezeichen-Haare). Der Haarwurzelstatus zeigt bei progredienten Herden im Randbereich ein telogenes oder ein telogen-dystrophisches Haarwurzelmuster.
Die Lokalisationen sind beliebig, bevorzugt betroffen ist jedoch die **Okzipital-** und **Temporalgegend**. Bartgegend, Augenbrauen, Wimpern und die übrigen behaarten Körperstellen sind seltener befallen.
Eine wichtige Variante der AA ist der **Ophiasistyp**, der hauptsächlich den okzipitalen und parietalen Haaransatz nach oben schiebt und eine ungünstige Prognose hat.
In 20 % der Fälle kommt es zu Nagelveränderungen (**Tüpfel-** oder **Grübchennägel**), die als klinische Begleiterscheinungen gesehen werden.

Klinik: scharf begrenzte, kreisrunde Kahlstellen, ohne Atrophie (Abb. **39.9a**).

Leicht zu epilierende, **Kolben-** und **kadaverisierte Haare** am Rand der befallenen Stellen sind pathognomonisch.

Die AA betrifft vorwiegend die **Okzipital-** und **Temporalgegend**.

Tüpfel- oder **Grübchennägel** treten als Begleiterscheinung auf.

Diagnostik: Anamnese und Klinik sind charakteristisch. Diagnostisch und prognostisch wichtig ist die genaue Untersuchung der Haare am Rand der betroffenen Stellen.
Laborchemische Untersuchung: Zum Ausschluss chronischer Streptokokkeninfekte ist bei Kindern die Bestimmung des ASL (Anti-Streptolysin) empfehlenswert. Auch sinnvoll ist die Bestimmung von Ferritin, Zink und Vitamin D sowie die Überprüfung der Schilddrüsenfunktion durch Bestimmung von TSH (Thyroidea-stimulierendes Hormon), TPO (Thyreoperoxidase)-Antikörper und TRAK (TSH-Rezeptorantikörper).

Diagnostik: Anamnese und Klinik sind typisch.

39.9 Alopecia areata (AA)

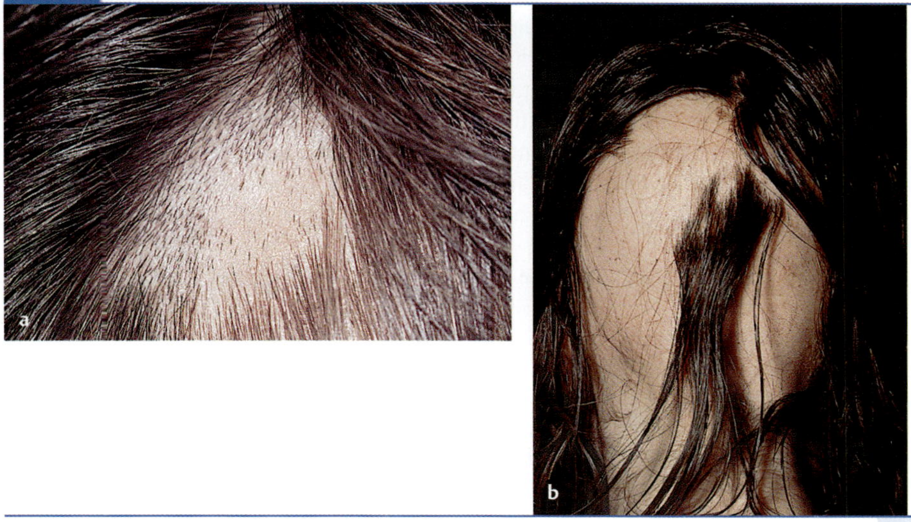

a Frischer Herd einer Alopecia areata (AA): Die typischen Kolbenhaare, angereichert im Randbereich, sprechen für die Progression des Geschehens.
b Ophiasis: ausgedehnte Alopecia areata (AA) des Hinterkopfes (Ophiasis) bei einer 24-jährigen Frau. Im kahlen Bereich sieht man follikuläre Entzündungen um kadaverisierte Haare herum. Die Prognose ist relativ schlecht.

Differenzialdiagnose: alle Pseudopeladezustände, Morbus Brocq (Tab. **39.3**), Lues, Mikrosporie, Trichotillomanie.

Differenzialdiagnose: Es kommen vor allem die atrophisierende Pseudopelade Brocq und Pseudopeladezustände infrage, die Alopecia specifica (Lues II, serologischer Ausschluss!), die Mikrosporie (Pilznachweis) und die Trichotillomanie (Tab. **39.3**).

39.3 Diagnose und Differenzialdiagnose des Status pseudopeladicus

Erkrankung	Manifestationsalter	Hautveränderungen	Histopathologie	Beteiligung innerer Organe
Pseudopelade Brocq	30–55 Jahre	Atrophie und follikuläre Entzündung	unspezifisch	keine
Alopecia areata	Kinder bis junge Erwachsene	keine	unspezifisch	keine
Status pseudopeladicus				
▪ **hereditäre Formen**				
Incontinentia pigmenti	Kindesalter	Blasen, Papeln, Pigmentation	spezifisch	Augen, Gefäße, Zähne, Knochen
Epidermolysen	Kindesalter	Blasen	spezifisch	Schleimhäute
Ichthyosen	Kindesalter	Ichthyosis	spezifisch	selten
Morbus Darier	15–40 Jahre	follikuläre Dyskeratosen	spezifisch Ösophagus	
▪ **Granulomatosen**				
Sarkoidose	25–60 Jahre	tuberkuloide Infiltrate	spezifisch	Lungen und alle Organe
Necrobiosis lipoidica	30–50 Jahre	serpiginöse Herde mit zentraler Atrophie	spezifisch	Pankreas (Diabetes)
▪ **Bindegewebserkrankungen**				
systemischer Lupus erythematodes	20–55 Jahre	Papeln, Hyperkeratose, Atrophie	spezifisch	fast alle Organe
Sklerodermie	20–50 Jahre	Akrosklerose	spezifisch	Lunge, Gefäße, Nieren
▪ **andere**				
Tumoren	in jedem Alter	unterschiedlich	spezifisch	positiv bei Metastasen
Folliculitis decalvans	Erwachsene	Follikulitiden, Pusteln	spezifisch	keine
ionisierende Strahlen	Erwachsene	Radiodermatitis	spezifisch	keine
Mucinosis follicularis	Erwachsene	lichenoide Papeln	spezifisch	keine
Lichen ruber	Erwachsene	rötliche Papeln	spezifisch	Schleimhäute, Haut

Therapie: Glukokortikoide lokal oder oral, PUVA-Therapie, **Auslösung einer Dermatitis** werden empfohlen.

Therapie: Eine kausale Therapie ist nicht möglich. Die antientzündliche Behandlung mit Glukokortikoiden lokal oder in schweren Fällen oral (Initialdosis 20–40 mg/d) und mit niedriger Dauertherapie über Monate (4–8 mg/d) ist mindestens mittelfristig hilfreich.

Die **Induktion einer allergischen Kontaktdermatitis** (in einem > 6 Monate erfolglos therapierten Areal) durch Diphenylcyclopropenon (DCP) bzw. Quadratsäuredibutylester (SADBE – Squaric-Acid-Dibutylester) ist die einzige evidenzbasierte Therapie. Ist das Ekzem reproduzierbar ausgelöst, kann in 1–6 Monaten mit einem Wiederwachstum der Haare gerechnet werden.

Dithranol stellt sich als Alternative zu DCP dar und kann zu Hause als Minutentherapie angewendet werden. Begonnen wird mit 20 min Kontaktzeit, die im Verlauf der Behandlung über Monate bis auf 1 h Kontaktzeit täglich gesteigert wird. Die Behandlung ist für die AA nicht zugelassen und kann nur „Off-Label" eingesetzt werden.

Auch die lokale PUVA-Therapie und der 308-nm-Excimerlaser erzielen fast gleiche Ergebnisse.

Bei Zink-, Vitamin-D- und/oder Eisenmangel sollte eine Substitution erfolgen. In schweren Fällen ist das Tragen einer Perücke nötig.

Orale Januskinase-(JAK-)Inhibitoren als neue Therapie in der Erprobung.

Neue Therapie:

Orale Januskinase-(JAK-)Inhibitoren, die derzeit bei schweren chronischen Entzündungserkrankungen (wie z. B. Psoriasis und rheumatoider Arthritis) eingesetzt werden, haben in klinischen Studien bei Patient*innen mit AA ein gutes Wiederwachstum der Haare gezeigt, allerdings mit einer hohen Rückfallquote nach Absetzen. Studien mit lokalen JAK-Inhibitoren werden zurzeit durchgeführt.

Prognose: Der Verlauf ist von Fall zu Fall unterschiedlich. Dies betrifft sowohl die Zeitdauer der Erkrankung als auch das Haarwachstum. Die Dauer des 1. Schubes beträgt bei 30 % weniger als 6 Monate, bei 50 % 1 Jahr. Kein Nachwachsen findet sich nur bei 20 %. Etwa 70 % zeigen Rezidive nach Monaten, aber auch nach vielen Jahren. Ein wichtiger negativer prognostischer Faktor ist die atopische Diathese, vor allem wenn eine atopische Dermatitis (S. 204) vorliegt.

Prognose: sehr unterschiedlich, bei 20 % Persistenz der Alopezie.

Sonderformen:
- **Alopecia areata diffusa:** Eine Alopecia areata kann auch großflächig auftreten und so ein diffuses Effluvium bewirken. Sie ist dann von den anderen Formen der Alopezien schwer zu unterscheiden, wenn man die Diagnose nicht feingeweblich sichert.
- **Ophiasis:** Besondere Verlaufsform der Alopecia areata, deren Herde sich in den Randgebieten des Kapillitium lokalisieren, besonders im Nacken, aber auch an den Schläfen und der Stirn. Die Prognose des Nachwachsens ist schlecht (Abb. **39.9b**).
- **Alopecia areata totalis:** Sie ist die schwerste Verlaufsform der Alopecia areata, die zum vollständigen Ausfall aller Körperhaare führt. Sämtliche Körperhaare, auch Augenbrauen, Wimpern und Schambehaarung können befallen sein. Die Prognose des Nachwachsens ist schlecht.

Sonderformen:
- **Alopecia areata diffusa**
- **Ophiasis** (Abb. **39.9b**)
- **Alopecia areata totalis**

„Loose-Anagen-Hair"-Syndrom

Dieses Syndrom ist wahrscheinlich häufiger als bisher angenommen. Prädilektion besteht für Kinder mit blonden Haaren, zwischen 2 und 6 Jahren, selten bei Erwachsenen mit assoziierten Anomalien (z. B. Noonan-Syndrom). Bei diffusem Haarverlust lassen sich Kopfhaare büschelweise, leicht und ohne Schmerzen ausziehen. Es finden sich fast ausschließlich dysplastische Anagenhaare ohne Wurzelscheiden. Die Ursache scheint eine gestörte vorzeitige Keratinisierung der Huxley- und Henle-Schicht der inneren Wurzelscheide zu sein. Die Erkrankung ist auf die Kopfhaut begrenzt und oft erst nach Jahren reversibel. Eine Behandlung ist nicht notwendig, außer Vermeidung von Zugkräften.

„Loose-Anagen-Hair"-Syndrom

Vorübergehender anagener Haarausfall bei Kindern.

„Kurz-Anagen-Haar"-Syndrom

Kurze, dünne, langsam wachsende, nicht abgebrochene Haare von Geburt an bis ins frühe Kindesalter wird als Kurz-Anagen-Haar-Syndrom bezeichnet. Diese seltene Erkrankung wird sicherlich unterdiagnostiziert und kann anamnestisch erfragt werden. Der Traktionstest ist negativ, das Trichogramm unauffällig bei erhöhter Telogenrate und dünnen Haarschäften ohne wesentliche Strukturstörungen. Bei der Erkrankung kommt es zu einer progredienten Verkürzung der Anagenphase und somit zu einem zeitlich verkürzten Längenwachstum. Ein vermehrter Haarausfall imponiert klinisch erst bei einer Verkürzung der Anagenphasendauer um ca. 50 %. Therapien sind nicht möglich. Eine Normalisierung des Haarzyklus tritt häufig während der Pubertät ein.

„Kurz-Anagen-Haar"-Syndrom

Kurze, dünne, langsam wachsende, nicht abgebrochene Haare von Geburt an bis ins frühe Kindesalter.

Zirkumskripte, postinfektiöse Alopezie

Impetigo contagiosa, Furunkel, Karbunkel, Erysipel und Herpes zoster führen in befallenen Bereichen zu toxischen Schädigungen der Haarfollikel und zu umschriebenen Alopezien, die reversibel sind, sofern es nicht zu einer Haarmatrixdegeneration gekommen ist.

Sonderform: Zirkumskripte, entzündliche Alopezien kommen selten auch in der Umgebung von chronischen, reversiblen, entzündlichen Dermatosen (z. B. chronische Ekzeme, Lichen Vidal, Psoriasis vulgaris, seborrhoisches Ekzem) vor. Neuwachstum tritt in der Regel auf nach Behandlung der Grunderkrankung.

Zirkumskripte, postinfektiöse Alopezie

Bakterielle, virale oder entzündliche Dermatosen im behaarten Kopfbereich führen durch Schädigung des Haarfollikels zu umschriebenen, sehr oft reversiblen Alopezien.

Zirkumskripte, traumatische Alopezie

Chronischer Druck und Zug führen zu regressiven Veränderungen im Haarbulbus und sind verantwortlich für verdünntes oder schütteres Haar.
Die **Alopezie durch Druck** ist öfter berufsbedingt, wie bei Korbträgerinnen, Druckstellen durch Haarschmuck, Druckverbände u. a. **Alopezien durch Zug** zeigen das typische Zurücktreten der Haargrenze an Stirn, Schläfen oder am Hinterkopf durch be-

Zirkumskripte, traumatische Alopezie

Sie entsteht durch **chronischen Druck** oder **Zug** am behaarten Kopf.

stimmte Frisuren (Pferdeschwanz, Haartrachten (S.512), Lockenwickel). Klinisch ist die Kopfhaut unauffällig, ohne Hinweis auf Entzündung oder Vernarbung. Die Prognose ist nur dann ungünstig, wenn die Haarwurzel irreversibel geschädigt ist. In der Regel genügt die Verminderung des Zugs zur Erholung der Zugalopezie.
Die **Säuglingsglatze** ist das Resultat einer Teilsynchronisierung der Haarzyklen unter dem hormonellen Diktat der Mutter. Sie ist in jedem Fall reversibel.

Vernarbende zirkumskripte Alopezien

Unterschieden werden:

Man unterscheidet entsprechend der Ursache 3 Formen von Haarausfall, die angeborene, die erworbene und spezifische Krankheitsbilder.

Alopezien bei angeborenen Hautkrankheiten

Atrophisierende Genodermatosen oder Entwicklungsdefekte können zum Untergang der Haarfollikel führen, u. a. Aplasia cutis, Incontinentia pigmenti, Porokeratosis Mibelli, Ichthyosen, Dyskeratosis Darier, Atrophodermien, Poikilodermien.

Erworbene, vernarbende zirkumskripte Alopezien

Sie können durch Quetschungen, Verätzungen, Verbrennungen, bei Röntgenschäden, nach Viruserkrankungen (z. B. Varizellen oder Zoster gangraenosus), durch bakterielle Infektionen (z. B. Tuberkulose, Lepra, Lues III, Pustulosen) und durch tiefe Mykosen der Haut entstehen.

Spezifische Krankheitsbilder

Pseudopelade Brocq

► **Synonym.** Alopecia areata atrophicans

► **Definition.** Zirkumskripter, irreversibler Haarausfall unklarer Genese, wobei die Kopfhaut atrophisch wird.

Epidemiologie: vorwiegend bei Frauen zwischen 30 und 55 Jahren.

Epidemiologie: Dieses Krankheitsbild wird häufiger bei Frauen und vorzugsweise im Alter zwischen 30 und 55 Jahren gesehen.

Ätiologie: unbekannt.

Ätiologie: Die Ätiologie ist unbekannt.

Klinik: Die Pseudopelade Brocq beginnt mit mehreren kleinen, rötlichen, entzündlichen, haarlosen Bezirken, die sich durch Konfluieren der Herde ausweiten (Abb. **39.10b**).

Klinik: Die Pseudopelade Brocq beginnt unauffällig, ohne subjektive Symptome mit einem oder mehreren kleinfleckigen Alopezieherden auf einer gespannten, glänzenden, depigmentierten und leicht geröteten Kopfhaut. Einzelne gruppierte Haarbüschel innerhalb befallener Bezirke bleiben stehen. Die Pseudopelade Brocq weitet sich durch Konfluieren der Herde aus. Passagere Follikelkeratosen sind am Rande der Herde häufig an solchen Follikeln zu sehen, die im entzündlichen Infiltrat zugrunde gehen und deren Haare schon fehlen (Abb. **39.10b**).

Diagnostik und Differenzialdiagnose: Ausschlussdiagnose.

Diagnostik und Differenzialdiagnose: Die Diagnose Pseudopelade Brocq darf erst gestellt werden, wenn alle anderen Alopezien und erkennbare Ursachen ausgeschlossen sind (Ausschlussdiagnose). Histopathologische Kennzeichen sind Terminalhaarfollikel bestehend aus fibrösen Strängen und eine normale Epidermis ohne entzündliche Infiltrate. Die direkte Immunfluoreszenz ist negativ.

Therapie: nicht möglich.

Therapie: Eine Therapie ist nicht möglich. Die Erkrankung kann wohl nach Jahren spontan zum Stillstand kommen.

Prognose: progredienter Haarverlust.

Prognose: Langsam progredienter Haarverlust.

39.10 Status pseudopeladicus (a) Pseudopelade Brocq (b) und Alopezie Kossard (c)

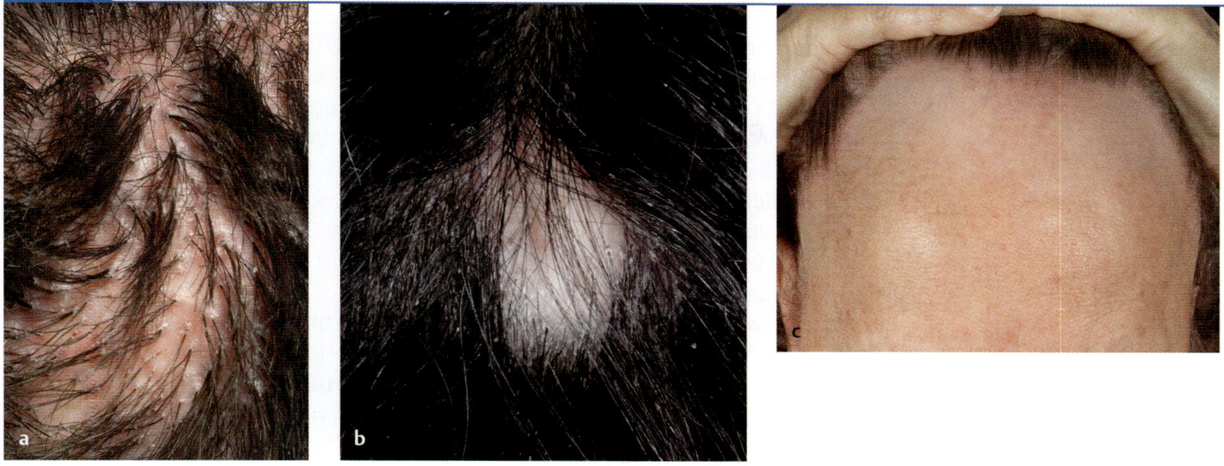

a **Status pseudopeladicus** mit umschriebenen, kleinfleckigen atrophischen Herden, die gruppiert stehen. Haut und Haarfollikel sind atrophisiert. Die Ursache ist nach Abheilung nicht mehr erkennbar.
b **Pseudopelade Brocq**: Nach Vergrößerung sind alle Arten von kongenitalen Haarschaftveränderungen deutlich zu erkennen.
c Frontal fibrosierende **Alopezie Kossard**: Die Haare an der Stirn-Haar-Grenze atrophieren, sodass eine hohe Stirn („Clown") entsteht. Eine Rarefizierung der Augenbrauen ist typisch.

Pseudopeladezustände

► Synonym. Status pseudopeladicus

► Definition. Pseudopeladezustände sind die zirkumskripten, irreversiblen, atrophisierenden Alopezien als Folge einer abgelaufenen Grundkrankheit.

Klinik: Als Grunderkrankungen kommen LE, zirkumskripte Sklerodermie, atrophisierender Lichen ruber, hereditäre Epidermolysen, Necrobiosis lipoidica, Sarkoidose, Lupus vulgaris, Favus, Mucinosis follicularis, Porphyrien, Folliculitis decalvans, ionisierende Strahlen und bösartige Hauttumoren infrage (Abb. **39.10a**).

Diagnostik und Differenzialdiagnose: Anamnestisch, klinisch und histopathologisch gesicherte nachweisbare Ursachen führen zur Diagnose. Als Differenzialdiagnose kommt die Alopecia areata infrage. Die Unterscheidung ist wichtig wegen der besseren Prognose (Tab. **39.3**).

Therapie: Die Therapie beschränkt sich auf die Behandlung der Grunderkrankung.

Prognose: Die Prognose ist vom therapeutischen Ansprechen der Grunderkrankung abhängig; der Haarausfall ist meist irreversibel.

Dermatosen der Kopfhaut

Viele Dermatosen können am behaarten Kopf auftreten und zu zirkumskriptem oder diffusem Haarausfall führen: Cutis verticis gyrata, Pityriasis simplex, Pityriasis simplex capitis, seborrhoisches Ekzem, Acne necroticans, Tinea amiantacea u. a.

Folliculitis decalvans

Seröse Krustenbildung und Zerstörung von Haarfollikeln kennzeichnen diese vernarbende Alopezie mit multiplen Pusteln durch eine granulozytäre Entzündung. Die Pathogenese ist noch unklar; keine Immundefekte bekannt. Bakteriologisch wird meist *Staphylococcus aureus* nachgewiesen.
Die **Therapie** erfolgt durch Antibiotika über 2–4 Wochen zusammen mit Prednisolon (1 mg/kg KG). Anschließend kann als Heilversuch Dapson (100 mg Initialdosis, 25 mg Erhaltungsdosis) über mehrere Monate bis Jahre gegeben werden. Ein gutes Ansprechen auf die Kombinationstherapie mit Clindamycin (300 – 0 – 300 mg) und Rifampicin (300 – 0 – 300 mg) über 4–10 Wochen wird auch in einigen Fällen beschrieben. Lokale Behandlung allein ist meistens nicht ausreichend, um die Erkrankung zum Stillstand zu bringen. Hilfreich ist aber die tägliche Kopfwäsche mit desinfizierender und antientzündlicher Wirkung.

Pseudopeladezustände

► Synonym.

► Definition.

Klinik: scharf begrenzte, atrophische, haarlose Bezirke bei erkennbarer Grunderkrankung (Abb. **39.10a**).

Diagnostik und Differenzialdiagnose: siehe Tab. **39.3**.

Therapie: Behandlung der Grunderkrankung.

Prognose: meist irreversibler Haarausfall.

Dermatosen der Kopfhaut

Seborrhoisches Ekzem und Pityriasis simplex können ebenfalls zu umschriebenen Dermatosen führen.

Folliculitis decalvans

Seröse Krustenbildung und Zerstörung von Haarfollikeln mit multiplen Pusteln; meist Nachweis von *Staphylococcus aureus*.

Frontal fibrosierende Alopezie Kossard

Sie findet sich ausschließlich im frontalen Bereich mit einer Präferenz für die androgensensitiven Haarfollikel (Abb. **39.10c**). Wichtige Differenzialdiagnose ist der Lichen ruber.

39.3 Veränderungen des Haarschaftes

39.3.1 Kongenitale Haarschaftveränderungen

Monilethrix

► Synonym.

Erbgang: autosomal-dominant, Mutationen von Haarkortexkeratinen.

Klinik: stumpfes, wie angesengt aussehendes Haar.

Diagnostik: klinisches Bild und Histopathologie.
Histopathologie: Perlschnurartig angeordnete, spindelförmige Verdickung des Haarschaftes, die zu erhöhter Haarbrüchigkeit führt (Abb. **39.11d**).
Therapie: nicht möglich.

⊙ 39.11

Frontal fibrosierende Alopezie Kossard

Die frontal fibrosierende Alopezie wird meist als Entität gesehen, obwohl weder klinisch noch histologisch eine Abgrenzung vom Lichen ruber planopilaris gelang. Während der Lichen ruber planopilaris fleckartig an allen Stellen des Kopfes und Körpers auftreten kann, findet sich die frontal fibrosierende Alopezie ausschließlich im frontalen Bereich mit einer Präferenz für die androgen-sensitiven Haarfollikel. Diese Begrenzung wird zur Differenzierung vom Lichen ruber herangezogen. Differenzialdiagnosen sind somit der Lichen ruber – wichtig sind dabei Mundschleimhaut- und Nagelbefall – und die Traktionsepilation. Das Maximalstadium imponiert als „Clown-Alopezie" (Abb. **39.10c**). Es betrifft meist postmenopausale Frauen, aber auch jüngere Frauen und sehr selten Männer.
Bei Entzündungen ist eine hochdosierte Glukokortikoidtherapie angezeigt, um das Fortschreiten der Erkrankung zu limitieren. Als Alternative zur systemischen Behandlung ist die **örtliche Behandlung** mit Glukokortikoidschäumen und Calcineurin-Inhibitoren möglich.

39.3 Veränderungen des Haarschaftes

39.3.1 Kongenitale Haarschaftveränderungen

Monilethrix

► Synonym. Spindelhaar

Erbgang: Die Monilethrix wird autosomal-dominant vererbt. Genmutationen der Haarkeratine K 81 und K 86 (Chr. 12q) sind bekannt. Die verschiedenen Punktmutationen bedingen die einzelnen Phänotypen.

Klinik: Die Kopfhaare sehen matt aus und fühlen sich stumpf an. Gleichzeitige Keratosis follicularis und Koilonychie sind nicht selten.

Diagnostik: Klinisches Bild und Histopathologie sichern die Diagnose.

Histopathologie: Mikroskopisch erkennt man **perlschnurartig** angeordnete, spindelförmige Verdickungen des Haarschaftes, der eine starke Brüchigkeit in dünnen Bereichen zwischen den Knoten aufweist (Abb. **39.11d**).

Therapie: Eine Therapie ist nicht möglich. Besserung im Laufe des Lebens kommt vor. Mechanische Belastung soll vermieden werden.

⊙ 39.11 **Schematische Darstellung der verschiedenen Haarschaftanomalien**

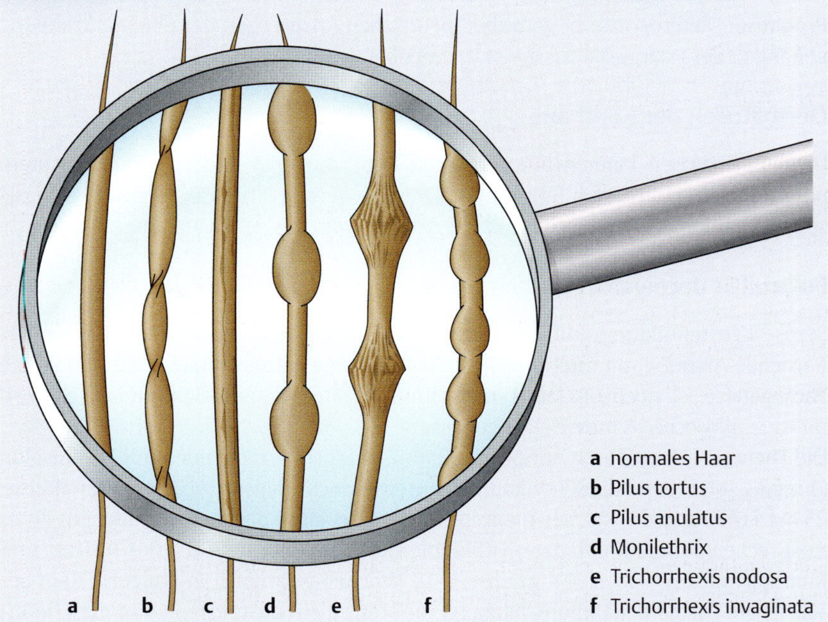

a normales Haar
b Pilus tortus
c Pilus anulatus
d Monilethrix
e Trichorrhexis nodosa
f Trichorrhexis invaginata

Trichorrhexis nodosa

► **Definition.** Lokalisierte, knotige Verdickung des Haares mit Bruchanomalien an diesen Stellen.

Klinik: Die Trichorrhexis nodosa ist nicht pathognomonisch für ein bestimmtes Krankheitsbild, kommt aber häufig in Verbindung mit spezifischen Krankheitsbildern wie z. B. Pili torti bei Ichthyosen oder Ektodermaldysplasien vor. Am Haarschaft finden sich **knotenförmige Verdickungen** und Auflockerungen, die zu einer borstenpinselartigen **Aufsplitterung** führen (Abb. **39.11e**). Oft sind die Haare knapp über der Kopfhaut abgebrochen. Die nicht abgebrochenen Haare sind glanzlos, wirken strohartig und fühlen sich rau an.

Diagnostik: klinisch und mittels Lichtmikroskop leicht zu diagnostizieren.

Trichorrhexis invaginata

► **Definition.** Die Trichorrhexis invaginata ist Teilaspekt des Comèl-Netherton-Syndroms.

Klinik: knotige Verdickungen in regelmäßigen Abständen am Haarschaft, die an **Bambusstangen** erinnern (Abb. **39.11f**). Die klassische klinische Trias des Comèl-Netherton-Syndroms besteht aus zirzinären Erythemen am Körper, atopischer Diathese und Haarschaftanomalien.

Diagnostik: In Kombination mit Ichthyosis linearis circumflexa und Atopie beweisend für die Diagnose **Netherton-Syndrom** (S. 476).

Trichothiodystrophie

Ätiologie: Es liegt ein genetischer Stoffwechseldefekt der Haare (Chr 2q) mit drastischer Verminderung von Schwefel und Cystin zugrunde (autosomal-rezessiv).

Klinik: Seltene Störung mit trockenem, schütterem und brüchigem Haar ab dem frühen Kindesalter. Die Trichothiodystrophie tritt als Teilsymptom bei vielen, seltenen neuroektodermalen Syndromen auf und kann mit Xeroderma pigmentosum B und D (S. 461) assoziiert sein.

Diagnostik: Die klinische Vermutung wird durch Bestimmung des Schwefel- und Cystingehaltes der Haare bestätigt, die stark vermindert sind. Im Trichogramm sind Pili anulati vorherrschend. Im Rasterelektronenmikroskop zeigt sich die fehlende Struktur der Kutikula.

Therapie: Eine Therapie ist nicht möglich.

Pili anulati

► **Synonym.** Ringelhaare

Erbgang: autosomal-dominant.

Klinik: Harmlose Haarveränderung, bei der die Haare insgesamt normal wachsen, aber regelmäßig abwechselnde helle und dunkle Strecken aufzeigen.

Diagnostik: In der Lichtreflexion zeigt das Haar einen regelmäßigen, rhythmischen Wechsel dunkler und hellerer Strecken, wobei Letztere einer höheren Lichtreflexion entsprechen (Abb. **39.11c**).

Therapie: Eine Therapie ist nicht möglich.

Pili torti

► **Synonym.** Torsionshaare

Epidemiologie: häufig bei Kindern und Mädchen mit blonden Haaren, im Rahmen ektodermaler Dysplasien (Netherton-Syndrom u. a.; Abb. **39.11b**).

Ätiologie: bis heute ungeklärt.

Trichorrhexis nodosa

► **Definition.**

Klinik: Im Zusammenhang mit spezifischen Krankheitsbildern ist der Haarschaft durch **knotenförmige** Verdickungen gekennzeichnet. Sie neigen zu Auflockerungen und führen zur borstenpinselartigen **Aufsplitterung** des Haarschaftes (Abb. **39.11e**).

Diagnostik: klinisches Bild und lichtmikroskopisch.

Trichorrhexis invaginata

► **Definition.**

Klinik: Bambushaare (Abb. **39.11f**).

Diagnostik: Leitsymptom für das **Netherton-Syndrom** (S. 476).

Trichothiodystrophie

Ätiologie: Schwefel- und Cystin-Mangel.

Klinik: angeborenes schütteres Haar.

Diagnostik: Schwefel- und Cystingehalt der Haare reduziert.

Therapie: nicht möglich.

Pili anulati

► **Synonym.**

Erbgang: autosomal-dominant.

Klinik: harmlose Haarveränderung.

Diagnostik: In der Lichtreflexion zeigt das Haar einen regelmäßigen Wechsel von dunklen und helleren Strecken (Abb. **39.11c**).

Therapie: nicht möglich.

Pili torti

► **Synonym.**

Epidemiologie: oft bei Kindern und blondem Haartyp (Abb. **39.11b**).

Ätiologie: unbekannt.

Klinik: häufige und brüchige Haarschaftveränderung, die durch Torsionen um die Längsachse des Haares gekennzeichnet ist.

Klinik: eine der häufigsten Haarschaftanomalien im Zusammenhang mit verschiedenen Syndromen. Die Haare sind seitlich abgeflacht und regelmäßig oder unregelmäßig, oft gruppiert in 3, 6 oder 10 Torsionen, um die Längsachse gedreht. Die Haare sind brüchig, was bis hin zur Kahlheit führen kann.

Therapie: nicht möglich.

Therapie: Eine kosmetische Verbesserung kommt nicht infrage.

Weitere Haarschaftveränderungen

Weitere Haarschaftveränderungen

- **Wollhaare**
- **Pili recurvati**
- **Rollhaare**
- **Syndrom der unkämmbaren Haare**

- **Wollhaare:** Der Haarschaft ist eng gekräuselt und unkämmbar, häufig ähnelt er dem Haar von dunkelhäutigen Menschen. Bei hellhäutigen Menschen sind Wollhaare selten; dann aber familiär mit einem autosomal-dominanten Erbgang.
- **Pili recurvati:** Es finden sich am Unterkiefer und im Halsbereich bei dunkelhäutigen Männern gekrümmte Haare, die mit der Spitze wieder in die Haut wachsen, was zu entzündlichen Fremdkörperreaktionen (**Pseudofolliculitis barbae**) führt.
- **Rollhaare:** Einzelne Haare sind dicht unterhalb der Follikelmündung spiralförmig aufgerollt. Lokalisation: Unterbauch, Rücken und Streckseiten der Extremitäten.
- **Syndrom der unkämmbaren Haare:** unkämmbares, raues (oft blondes) Haar seit Geburt, das mit diffuser Alopezie verbunden sein kann.

39.3.2 Erworbene Haarschaftveränderungen

39.3.2 Erworbene Haarschaftveränderungen

- **Trichonodosis**
- **Haarschaftveränderungen durch exogene Schäden**
- **Trichomykose** (S. 238)

Diese entstehen infolge pruriginöser Kopfdermatosen, Trichomykosen und exogener Schäden.

- **Trichonodosis:** vereinzelte, schleifenartige Verknotungen bei stark gewelltem Haar infolge pruriginöser Kopfdermatosen oder intensivem Durchkämmen.
- **Haarschaftveränderungen:** Die Haare werden brüchig, glanzlos und zeigen häufig gespaltene Spitzen durch exogene Schäden wie z. B. Dauerwellen, Färben und Verbrennungen.
- **Trichomykose** (S. 238).

39.3.3 Erworbene Veränderungen der Haarfarbe

39.3.3 Erworbene Veränderungen der Haarfarbe

- **Albinismus**
- **Poliose, Vitiligo**
- **Canities**
- **Canities praecox**
- **Canities symptomatica**
- **Heterochromien**

- **Albinismus:** Bei der rezessiv vererbten Melaninsynthesestörung (S. 495) kommt es zu farblosen (weißgelblichen) Haaren.
- **Poliose:** Erworbene, herdförmige, pigmentlose Haarbüschel stehen im Bereich von entzündlichen Kopfhautherden (Alopecia areata, **Vitiligo**, nach Bestrahlungen und bei Morbus Recklinghausen).
- **Canities:** graue und weiße Haare, beim physiologischen Altern bedingt durch Inaktivierung der Melanozyten.
- **Canities praecox:** vorzeitiges Ergrauen der Haare ab dem 20. Lebensjahr.
- **Canities symptomatica:** kann bei Malignomen, perniziöser Anämie, schweren endokrinologischen Störungen, akuten fieberhaften Zuständen, Malnutrition, durch Arzneimittel (Chloroquin), Kosmetika, Metalle und spontan auftreten.
- **Heterochromien:** individuelle Farbunterschiede zwischen Kopf-, Bart- und Körperhaaren oder exogen bedingt durch Kosmetika, Metalle, Säuren (akzidentiell), Cignolin und farbstoffbildende Mikroorganismen (Trichomykosen).

39.4 Hypertrichose

39.4 Hypertrichose

► Definition.

► **Definition.** Verstärkte Körperbehaarung ohne Beteiligung der Sexualhaare, wobei sich die Haare von kurzen Vellushaaren in dicke, markhaltige und längere Terminalhaare umwandeln.

39.4.1 Angeborene umschriebene Hypertrichose

39.4.1 Angeborene umschriebene Hypertrichose

- **Nävoide Hypertrichose**

Nävoide Hypertrichose: Alle Pigmentnävi können mit dunklen langen Haaren bestückt sein. Besonders deutlich ist dieses Phänomen beim Naevus pigmentosus et pilosus (S. 347) und bei der Becker-Melanose.

39.4.2 Erworbene umschriebene Hypertrichosen

Lang andauernde mechanische Belastungen der Haut, Entzündungen und Verletzungen sowie lokale Anwendung von Glukokortikoiden führen gelegentlich zu einer lokalen Vermehrung der Behaarung. Die Erscheinungen sind reversibel.

39.4.3 Diffuse Hypertrichosen

- **ethnisch bedingte Hypertrichose:** Die familiäre und ethnisch bedingte diffuse Hypertrichose tritt vorwiegend an den Armen, Beinen und an den Wangen auf. Die Behaarungsintensität und das Behaarungsmuster sind individuell verschieden (in der Regel bei dunkelhaarigen Frauen aus dem Mittelmeerraum bedeutend stärker als bei blonden Frauen aus Nordeuropa, schwach bei Frauen aus dem asiatischen Raum).
- **Hypertrichosis lanuginosa congenita:** genetisch bedingte Persistenz der fetalen Lanugohaare an den Extremitäten.
- **Hypertrichosis lanuginosa acquisita:** paraneoplastisch bedingte, erworbene Hypertrichose bei metastasierenden Karzinomen (siehe Abb. **25.19**).
- **symptomatische Hypertrichose:** Sie tritt insbesondere an Stirn und Schläfen auf und wird bei kutanen Porphyrien, Hypothyreose, Anorexie, Akromegalie, Dermatomyositis, Kopfverletzungen, Stresssituationen und dienzephalen Prozessen beobachtet.
- **medikamentöse Hypertrichose:** Eine systemische Behandlung (z. B. mit Minoxidil, Diphenylhydantoin, Psoralen, Streptomycin, Penicillamin, Aromatasehemmer) kann Wachstum und Pigmentierung der Vellushaare verstärken.

39.4.2 Erworbene umschriebene Hypertrichosen
Sie können durch mechanische Belastungen, Entzündungen oder Glukokortikoide bedingt sein.

39.4.3 Diffuse Hypertrichosen

- **ethnisch**
- **genetisch** (Hypertrichosis lanuginosa congenita)
- **paraneoplastisch** (Hypertrichosis lanuginosa acquisita)
- **symptomatisch** (bei Allgemeinerkrankungen)
- **medikamentös** (als Nebeneffekt)

39.5 Hirsutismus

► **Definition.** Eine dem männlichen Behaarungstyp entsprechende verstärkte Körper- und Sexualbehaarung der Frau mit oder ohne gleichzeitige Virilisierung (Klitorishypertrophie, Libidosteigerung, männliche Glatzenbildung, Amenorrhö, Mammaatrophie und Stimmveränderung). Neben der Einwirkung von androgenen Hormonen (aus Ovarien, Nebennierenrinde) spielt auch eine individuelle und ethnische Empfindlichkeit der Haarfollikel eine wichtige Rolle.

Klinik und Ätiologie: Der Hirsutismus betrifft **Frauen**. Man sieht eine verstärkte Behaarung an Oberlippe, Kinn und Wangen, an den Schultern und zwischen den Brüsten (**männlicher Behaarungstyp**). Die endokrinologische Untersuchung ist notwendig. Etwa **90 %** aller Hirsutismusformen sind **idiopathisch.** Die Diagnose sollte aber nur bei einem leichten Befund ohne Virilisierungserscheinungen gestellt werden. Nur bei ca. 10 % sind Auslöser festzustellen: androgenproduzierende Tumoren in Ovar oder Nebenniere, Cushing-Syndrom, kongenitales oder postpubertäres adrenogenitales Syndrom, Akromegalie, Hyperprolaktinämie, Hypogonadismus-Syndrom, Pseudohermaphroditismus masculinus und Gonadendysgenesie, Anorexia nervosa, Porphyrien und neurologische Erkrankungen. Auch Medikamente wie Androgene, Anabolika, Progesteronderivate, ACTH, Aromatasehemmer und Glukokortikoide können zum Hirsutismus führen.

Therapie: Beim idiopathischen Hirsutismus kommen neben einer hormonellen Therapie (z. B. Cyproteronacetat) vor allem physikalische Methoden in Betracht: Rasur, Bleichung, Dauerepilation oder definitive Epilation (Blitzlampen, Alexandrite/Dioden-Laser, bzw. Yag-Laser bei dunklerem Hauttyp). Ist die Ursache bekannt, muss diese ausgeschaltet bzw. die Grunderkrankung behandelt werden (z. B. operative Entfernung bei androgenbildenden Tumoren und Glukokortikoiden sowie beim adrenalen Hirsutismus, da die Androgenproduktion unterdrückt wird).

39.5 Hirsutismus

► Definition.

Klinik und Ätiologie: tritt bei **Frauen** auf und ist durch eine stark ausgeprägte Behaarung gekennzeichnet, die dem **männlichen Behaarungsmuster** ähnelt.
90 % aller Hirsutismusformen sind **idiopathisch**. Bei etwa 10 % ist ein Auslöser festzustellen (z. B. androgenproduzierende Tumoren im Ovar oder der Nebenniere).

Therapie: Neben hormonellen kommen beim idiopathischen Hirsutismus physikalische Methoden zum Einsatz (z. B. Rasur, Bleichung, Epilation, Laser).

40 Nagelveränderungen

I. Moll

40.1 Anatomie und Krankheiten des Nagels

Anatomie des Nagels: Das Nagelorgan besteht aus **Nagelplatte**, **Nagelbett**, **Nagelmatrix** (dorsaler und ventraler Anteil) und umgebenden Strukturen (Abb. **40.1**). Es entwickelt sich ab der 12. Schwangerschaftswoche aus einer Einstülpung der Epidermis und dem umgebenden Bindegewebe.

Von der Nagelmatrix wird die **Nagelplatte** gebildet. Ihre Zellen proliferieren kontinuierlich im Gegensatz zur zyklischen Proliferation der Haarfollikelmatrix. Bedeckt wird die Matrix zum Schutz von der Kutikula, einer Hautfalte. Lediglich ihr distaler Anteil ist halbkreisförmig, weißlich zu sehen, die Lunula.

Die **Nagelplatte** besteht im Wesentlichen aus Keratinen, die hier aus einer einzigartigen Mischung aus epithelialen (weichen) und (harten) Haar-Keratinen bestehen, und aus glycin- und tyrosinreichen amorphen Matrixproteinen. Die Nagelplatte ist aus **zwei horizontalen Schichten** aufgebaut: eine dünne dorsale (von der proximalen Matrix) und eine dickere ventrale Schicht (von der distalen Matrix) produziert. Verbunden werden die zwei Schichten durch die amorphen Substanzen. Die Fingernägel wachsen 2-3 mm, die Zehennägel ca. 1 mm im Monat, in der Jugend mehr als im Alter.

Das **Nagelbett**, ein geschichtetes Plattenepithel, ist in einer speziellen Weise mit der Nagelplatte zwar fest, jedoch beweglich verbunden, wodurch das Herauswachsen der Nagelplatte erlaubt wird.

Nagelkrankheiten: Es treten Verformungen und Änderungen von Farbe und Dicke der Nagelplatte auf. Diese können **genetisch**, **erworben** oder als **Begleitsymptome von Hauterkrankungen auftreten** und reversibel oder irreversibel sein. Krankheiten des Nagels können die Nagelmatrix, das Nagelbett oder allein die Nagelplatte betreffen. Beruhen diese auf einer Matrixstörung, wandern sie mit dem Nagelwachstum nach distal. Sind dagegen das Nagelbett oder die umgebenden Strukturen betroffen, sind sie stationär.

40.1 Anatomie und Krankheiten des Nagels

Anatomie des Nagels: Zur Anatomie siehe Abb. **40.1**. Die Nagelplatte besteht aus Keratinen und amorpher Matrix in 2 Schichten.

Nagelkrankheiten: Bei Nagelkrankheiten treten Verformungen, Änderungen von Farbe und Dicke der Nagelplatte auf.

⊙ 40.1

⊙ 40.1 **Aufbau und Anatomie des Nagels und des Nagelbettes**

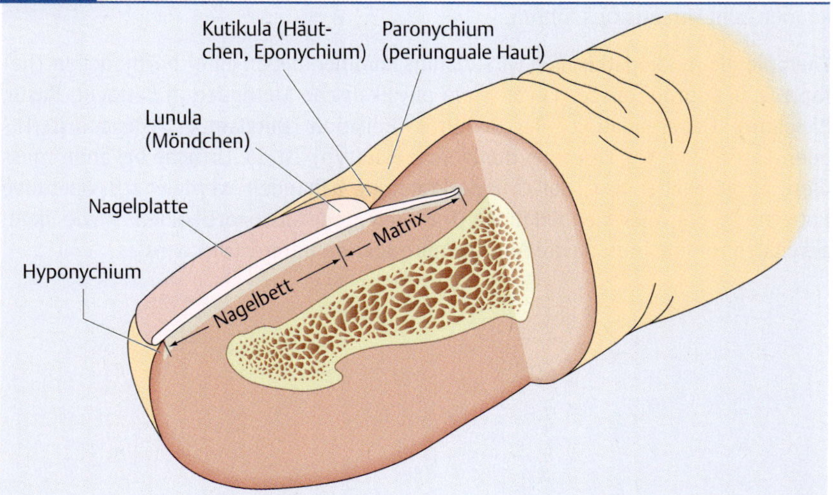

40.2 Läsionen der Nagelplatte mit Matrixbeteiligung

40.2.1 Querrillen

Die Proliferation der Nagelmatrix wird durch schwere Systemerkrankungen, lokale Infektionen und Medikamente (z. B. Zytostatika) beeinflusst. Wird die kontinuierliche Proliferation der Matrixzellen gestört, entstehen Veränderungen in der Nagelplatte. Eine massive kurze Wachstumsstörung der Matrix führt zum kurzen Proliferationsstopp, d. h. zu Querrillen (z. B. einer **Beau-Reil-Querrille**; siehe Abb. **40.2a**, links). Ein sehr starkes Trauma führt zum völligen Proliferationsstopp und damit zur Ablösung des Nagels (**Onychomadese**; Abb. **40.2a**, rechts; Abb. **40.2k**). Ein neuer Nagel wächst darunter nach.

Die Nagelmatrix produziert kontinuierlich die Nagelplatte. Ihre Wachstumsstörungen erkennt man an der Nagelplatte als **Querrillen** (siehe Abb. **40.2a**).

40.2.2 Verhornungsstörung

Eine umschriebene Störung nur weniger Matrixzellen führt bei kurzer Einwirkdauer zu einer punktförmigen Parakeratose, die herausfällt. Es entsteht eine kleine Delle, ein **Tüpfel**. Viele solche punktförmigen Tüpfel wirken wie „gehämmert" (Abb. **40.2b**). **Tüpfelnägel** sind besonders charakteristisch für Psoriasis. Ist nur die untere (ventrale) Nagelschicht betroffen, bedingt der Parakeratoseherd irreguläre weißliche Querstreifen, **Leukonychia** genannt. Das ist ein häufiger harmloser Befund nach kleinen Traumen. Oft sind Kinder betroffen.

Tüpfelnägel (Abb. **40.2b**) sind typisch für Psoriasis vulgaris u. a. Erkrankungen.

40.2.3 Onychodystrophien

Ist ein umschriebenes Trauma von längerer Dauer, entsteht eine **longitudinale Dystrophie** – hier ist besonders an **Tumoren in der Nagelmatrix** zu denken!
Lang anhaltende, mäßige Störungen der gesamten Matrix führen zu **Onychodystrophien** der gesamten Nagelplatte (Abb. **40.2o**), eine völlige Zerstörung der Matrix zur **Anonychie**. Rezidivierende geringe Traumen der gesamten Nagelmatrix ergeben unterschiedliche Rauigkeiten in der Nagelplatte, die **Trachyonychie** (Sandpapiernägel) genannt werden und auch bei Dermatosen vorkommen.
Meist durch unsachgemäße Maniküre mit Verletzung der Lunula und der mittleren Matrixteile entsteht die **Dystrophia canaliformis mediana** , eine in der Mitte des Nagels gelegene, regelmäßig wiederholte Querrillenbildung (Abb. **40.2e**).

Longitudinale Störungen sind verdächtig auf Tumoren.

Onychodystrophie ist ein Schaden der gesamten Matrix (Abb. **40.2c**).

Dystrophia mediana canaliformis ist eine in der Mitte des Nagels gelegene, regelmäßige Querrillenbildung (Abb. **40.2e**).

40.1 Nagelveränderung bei Dermatosen

Dermatosen	Nagelveränderung
Psoriasis vulgaris	Tüpfel, Ölflecke, Onycholysis, subunguale Hyperkeratosen, Onychodystrophie, Splitterhämorrhagien, Paronychie
Lichen ruber	Trachyonychie, Onycholysis, Vernarbung der Nagelmatrix und des Nagelbettes, Onychodystrophie
chronisches Ekzem	„Ekzemnägel", Tüpfel, Querfurchen, Querriffelung, Onychorhexis, Dystrophia canaliformis mediana, Trachyonychie; Paronychie
Alopecia areata	Tüpfel, Trachyonychie, Leukonychie, Onycholysis
Erythema exsudativum multiforme, toxische epidermolytische Nekrosen	Querfurchen, Onychodystrophie, totale Onycholyse, Paronychie

40.1

40.3 Läsionen der Nagelplatte ohne Matrixbeteiligung

40.3.1 Verdickung der Nagelplatte

Die Nagelverdickung ist meist bedingt durch **subunguale Hyperkeratosen** des Nagelbettes, die verursacht sind durch eine Reihe von Erkrankungen: u. a. Mykosen, Psoriasis, Ekzeme oder ohne bekannte Ursache.

40.3.2 Onychoschisis

Distale Spaltung zwischen dorsaler und ventraler Nagelplatte; siehe Abb. **40.2f**.

40.3.2 Onychoschisis

Die Onychoschisis ist die **distale Spaltung zwischen der dorsalen und ventralen Nagelschicht** (Abb. **40.2f**). Die Ursache können multiple minimale Traumen (zu lange Nägel, Detergenzien), Systemkrankheiten und Medikamente (z. B. Retinoide) sein.

40.3.3 Onychorhexis

Distal Abbruch des Nagels.

40.3.3 Onychorhexis

Diese **Längsaufsplitterung (Abbruch)** der Nagelplatte **von distal** ist besonders im Alter häufig, bedingt durch verletzliche Nagelplatten (Altersnagel). Außerdem kommt sie nach geringen Traumen und bei Erkrankungen (Eisenmangel, Schilddrüsenkrankheiten) vor.

40.3.4 Koilonychie

Löffelförmiger Nagel; siehe Abb. **40.2g**.

40.3.4 Koilonychie

Die Koilonychie, die **löffelförmige Einsenkung** der Nagelplatte, tritt erblich oder vorübergehend bei Anämien und Traumen auf. Sie betrifft alle Nägel, oft aber auch nur die Großzehen und Daumen. Bei Kindern physiologisch (Abb. **40.2g**).

40.3.5 Uhrglasnägel

Längs und quer gerundete Nägel; siehe Abb. **40.2d**.

40.3.5 Uhrglasnägel

Sie sind längs und quer gerundet und assoziiert mit einer **trommelschlegelartigen Vergrößerung der Endphalanx**, meist bedingt durch lokale Gefäßveränderungen, entweder genetisch oder erworben durch verschiedene Lungenerkrankungen (Abb. **40.2d**).

40.3.6 Nagelfehlbildungssyndrome

Pachyonychia congenita (Abb. **40.2c**).

40.3.6 Nagelfehlbildungssyndrome

Es gibt eine Reihe von Syndromen, die mit Nagelfehlbildungen verbunden sind: **Pachyonychia congenita** ist eine autosomal-dominante Genodermatose (Gendefekt betrifft Keratin 17, Chr. 17) mit krallenartiger Fehlbildung der Nägel u. a. (Abb. **40.2c**).

40.3.7 Onychogrypose

Abnorm gebogene Verdickung und Verhärtung der Nagelplatte, charakteristischerweise mit lateraler Wachstumsrichtung (Abb. **40.2p**).

40.3.7 Onychogrypose

Die Onychogrypose (Abb. **40.2p**) stellt eine abnorm gebogene Verdickung und Verhärtung der Nagelplatte dar, charakteristischerweise mit lateraler Wachstumsrichtung. Bereits im Nagelfalz hebt sich die Nagelplatte vom Nagelbett und wächst deutlich schräg, röhren- und krallenartig. Die geringere Ausprägung ist der Röhrennagel. Diese Nagelveränderung tritt vor allem bei älteren Menschen, bei inadäquatem Schuhwerk, Fehlstellungen des Fußes u. Ä. auf. Mit einer Fräse kann der Nagel abgeschliffen werden, eine Ausräumung der Nagelmatrix verhindert das Nachwachsen.

40.3.8 Farbstörungen der Nagelplatte

Melanonychia striata ist eine längliche Verfärbung, siehe Abb. **40.2h**.

40.3.8 Farbstörungen der Nagelplatte

Die Nagelmatrix enthält Melanozyten, die bei hellhäutigen im Gegensatz zu mehr dunkelhäutigen Menschen kein Melanin produzieren. **Hellbraune bis rot-schwärzliche Längsstreifen** in der Nagelplatte (Melanonychia striata) können durch Hämatome bedingt sein, oft ist das Trauma nicht erinnerlich (Abb. **40.2l**), jedoch auch durch subunguale Nävi (Abb. **40.2h**) oder maligne Melanome (Abb. **40.2i**). Auf ein Melanom hinweisend sind proximal breiter werdende Streifen und Pigmentierung des Nagelfalzes (Hutchinson Zeichen). Kontrollen und Biopsien sind nötig zur Klärung!

► Merke.

► Merke. Eine zunehmende Melanonychia striata (Abb. **40.2h**) im Erwachsenenalter muss dringend bioptisch geklärt werden! Eine Pigmentbildung auch im Nagelfalz (Hutchinson-Zeichen) spricht für ein malignes Melanom (Abb. **40.2i**).

Braun-gelb-schwarze Verfärbungen der Nägel homogen oder striär können durch eine Vielzahl von Medikamenten oder exogen z. B. bei Rauchern durch Nikotin-Teere ausgelöst werden.

Braunschwarz-grünliche Verfärbungen sind meist Infektionen, siehe Abb. **40.2j**.

Inhomogene, oft vom Rand ausgehende **braun-schwarz-grünliche Verfärbungen** treten bei Mischinfektionen des Nagels u. a. durch *Pseudomonas* und Pilze auf, die von distal in die Nagelplatte und in die Nagelmatrix einwachsen (Abb. **40.2j**).

40.2 Nagelveränderungen

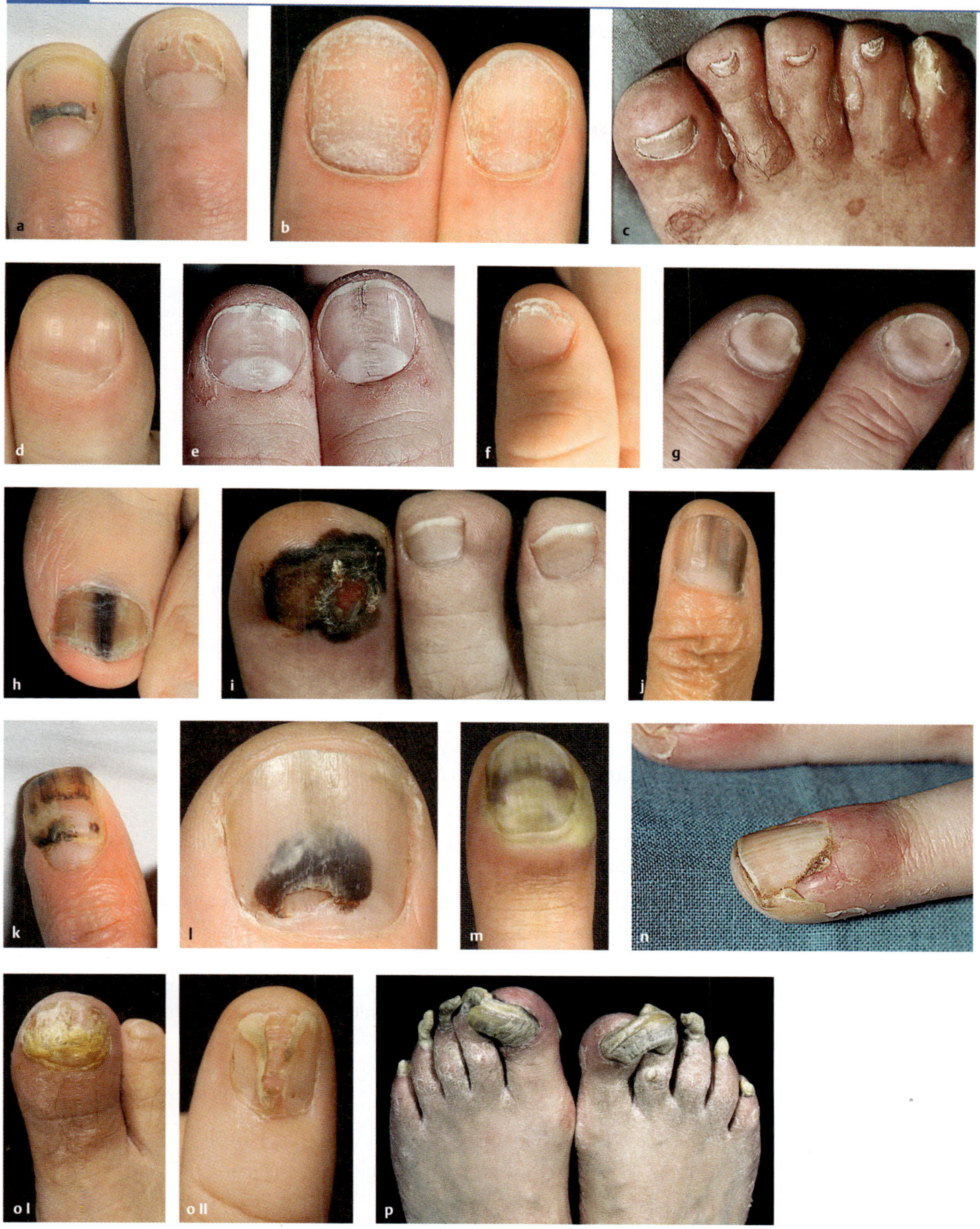

a Beau-Reil-Querrille: Wachstumsstörung der Nagelmatrix mit Querrille in der Nagelplatte.
b Tüpfelnägel: umschriebene Störung weniger Matrixzellen.
c Pachyonychia congenita: Nageldystrophie und umschriebene hyperkeratotische Polster.
d Uhrglasnagel: Nagelplatte rund gebogen.
e Dystrophia canaliformis mediana: dauerhafte Nagelwachstumsstörung nach Verletzung der Matrix in der Mitte.
f Onychoschisis: distale Spaltung der beiden Nagelplatten.
g Koilonychie: löffelförmige Einsenkung der Nagelplatte.
h Subungualer Nävus.
i Akrolentiginöses Melanom: Pigmentierung des Paronychiums (Hutchinson-Zeichen).
j Braun-schwarze Nagelverfärbungen bei Mischinfektion durch Bakterien.
k Onycholysis totalis.
l Nagelhämatom.
m Panaritium bei Unguis incarnatus. Links diskrete Granulation erkennbar.
n Akute Paronychie nach Verletzung bei inadäquater Nagelpflege mit Ausdehnung zum Panaritium.
o Dystrophische Nägel.
p Onychogrypose. *Foto: Prof. Dr. Steinkraus, Hamburg*

Leukonychie: weiße Flecken in der Nagelplatte (harmlos).
Yellow-Nail-Syndrom: gelbliche Verdickung der Nägel.

Leukonychie: Siehe Verhornungsstörung (S. 545)

Yellow-Nail-Syndrom: Bei Erwachsenen entwickeln sich gelbliche Verfärbungen und Verdickung einiger oder aller Nägel bei pulmonalen Störungen, chronischer Lymphstauung und mechanischer Überlastung.

40.3.9 Nagelveränderungen durch das Nagelbett

Onycholyse ist das Ablösen der Nagelplatte vom Nagelbett.

Onycholyse ist das Auflösen der Verzahnung von Nagelplatte und Nagelbett. Es kann gleichmäßig von distal (Onycholysis semicircularis) oder distal-lateral betont erfolgen. Die losgelösten Areale erscheinen weißlich. Am häufigsten tritt das bei Dermatosen oder chronischer Traumatisierung (Tab. **40.1**) auf, bleibt jedoch in vielen Fällen ungeklärt. Die Lyse kann sich zurückbilden.

Subunguale Hämatome sind Blutablagerungen zwischen Nagelplatte und Nagelbett.

Subunguale Hämatome sind punktförmige Blutablagerungen zwischen Nagelplatte und Nagelbett, die nach distal mitwachsen (Abb. **40.2l**). Sehr geringe rezidivierende subunguale Blutungen ergeben längsgerichtet Splitterhämorrhagien, die oft traumatisch, aber auch auf Systemkrankheiten (z. B. Kollagenosen) hinweisen können. Wichtige Differenzialdiagnose von subungualen Hämatomen sind maligne Melanome!

40.4 Entzündungen der Nagelumgebung

40.4.1 Paronychie, Panaritium

▸ Definition.

▸ Definition. **Paronychien** sind Entzündungen des Paronychiums (proximal der Nagelplatte) (Abb. **40.2n**). **Panaritien** schließen die seitlichen Nagelfälze und Fingerkuppe mit ein (Abb. **40.2m**). Durch diese Entzündungen kann die Nagelmatrix gestört und sekundär die Nagelplatte dystroph werden.

Ätiologie: Bakterien- (meist) und Pilzinfektionen, Medikamente.

Ätiologie: Die Ursache sind meist Bakterien (Staphylokokken, *Pseudomonas aeruginosa*) oder *Candida*, die nach Verletzungen u. a. bei der Pediküre eindringen. Bei chronischerem Verlauf kommen ursächlich auch Medikamente (Small Molecules, 5-Fluorouracil, EGF-R-Antikörper u. a.) in Betracht.

Diagnostik: Bakteriologie, Mykologie, Histopathologie, Medikamentenanamnese.

Diagnostik: Das klinische Bild, bakteriologische und mykologische Diagnostik sowie die Medikamentenanamnese stehen im Vordergrund.

Therapie:
- sorgfältige Pflege, Rückfettung
- Verhinderung von Traumen
- antimykotische Therapie (lokal, systemisch)
- prophylaktische Nagelpflege bei onkologischen Patient*innen

Therapie: Die Therapie der Störungen der Nagelplatte ist schwierig, da es sich um ein differenziertes Hautadnex handelt. Treten die Störungen im Rahmen von Systemerkrankungen auf oder sind sie durch Medikamente bedingt, ist die ursächliche Therapie meist erfolgreich. Verdickte, dystrophe Nägel können abgeschliffen oder mit 40 % Harnstoff-Creme aufgelöst werden. Eine brüchige, splitterige, raue Nagelplatte sollte konsequent mit Salben oder Ölen gefettet oder mit Nagelhärter (z. B. siliziumhaltig) gefestigt werden. Wichtig ist eine Pflege der perionychialen Haut und ein Schutz vor Traumen zur Verhinderung von Infektionen. Ein Pilzbefall des Nagels kann lokal mit einem antimykotischen Nagellack und auflösender Creme (40 % Harnstoff) oder systemisch über mehrere Monate mit Antimykotika behandelt werden. Bei onkologischen Patient*innen mit Chemotherapie oder „targeted therapy“ sollte eine prophylaktische Nagelpflege erfolgen. Panaritien und Paronychien sind lokal oder systemisch mit Antibiotika zu behandeln.

40.4.2 Unguis incarnatus

▸ Synonym.

▸ Synonym. Eingewachsener Nagel

▸ Definition.

▸ Definition. Entzündung und Entwicklung von Granulationsgewebe beidseits der Nagelplatte, ausgelöst durch Einwachsen der Nagelplatte seitlich in den Nagelfalz. Meist sind die Zehennägel (v. a. Großzehe) betroffen.

Ätiologie: Häufige Ursachen sind zu enges Schuhwerk und/oder fehlerhafte Pediküre.

Ätiologie: Häufig verursacht durch zu enges Schuhwerk und/oder fehlerhafte Nagelpflege (z. B. Rundschneiden der Nägel). Onkologische Therapeutika und Diabets mellitus können die Entstehung begünstigen.

Klinik: Durch das Einwachsen des (besonders gewölbten, röhrenförmigen) Nagels in die Nagelfälze entstehen infolge der Fremdkörperreaktion Granulationsgewebe und bakterielle Superinfektionen, was starke, schmerzhafte Entzündungen, Eiterung und Blutungen bedingt (Abb. **40.2n**). Bevorzugt betroffen sind Jugendliche, aber auch ältere und onkologische Patient*innen.

Klinik: starke, schmerzhafte Entzündungen, Eiterung und Granulationen am Nagelfalz; bevorzugt bei Jugendlichen (Abb. **40.2n**).

Therapie: Diskrete Formen können durch tägliche Reinigung und Desinfektion verbessert werden. Insbesondere bei onkologischen Patient*innen ist ggf. eine rezidivierende antibiotische Therapie angezeigt. Das Tragen von Nagelspangen zur Reduktion der Röhrenform erweist sich in vielen Fällen als günstig. Bei länger bestehenden eingewachsenen Nägeln ist die laterale Matrixresektion (Entfernen oder Veröden der seitlichen Matrixhörner) eine Methode der Wahl mit gutem Langzeitergebnis. Der Nagel wächst danach dauerhaft verschmälert.

Therapie: tägliche Reinigung und Desinfektion, ggf. laterale Matrixresektion.

41 Venen und Venenkrankheiten

E. Valesky; vormals beteiligt: F.A. Bahmer, K. Kohrmeyer**

41.1 Allgemeines

Krankheiten der oberflächlichen und tiefen Venen der unteren Extremitäten sind ausgesprochene Volkskrankheiten. Von den leichteren Formen sind in Deutschland mehrere Millionen, von schwereren weit über 1 Million Menschen betroffen. Venenerkrankungen sind ein interdisziplinäres medizinisches Problem, sie spielen jedoch eine bedeutende Rolle in der Dermatologie. Ganz besonders wichtig sind die Folgezustände der chronischen venösen Insuffizienz, wie zum Beispiel das Ulcus cruris venosum.

41.1 Allgemeines

Venenkrankheiten sind sehr häufig. Sie haben den Charakter von Volkskrankheiten. Neben der chronischen venösen Insuffizienz umfassen sie auch die tiefe Venenthrombose, die mit der Lungenarterienembolie zu den thromboembolischen Erkrankungen zusammengefasst wird.

41.1.1 Anatomie, Physiologie, Pathophysiologie

Im Gegensatz zu den Ästen der Arterien haben Venen Zuflüsse. Der Aufbau des Venensystems ist netzartig. Bei Verstopfung oder Unterbindung einer Hauptvene ist die Durchblutung zwar gestaut, dennoch sucht sich das Blut innerhalb des Netzwerks Kollateralkreisläufe. Der Rückstrom des venösen Blutes verläuft aus der unteren Extremität über das **tiefe** (subfasziale) und das **oberflächliche** (epifasziale) **Venensystem**, wobei die vorherrschende Bedeutung dem tiefen Venensystem zukommt. Das oberflächliche Venensystem drainiert aus Haut- und Unterhautfettgewebe und übernimmt damit eine Zubringerrolle. Alle Venen zwischen Muskulatur und Haut werden dem oberflächlichen, und alle Venen innerhalb der Muskulatur inkl. Vv. perforantes werden dem tiefen Venensystem zugeordnet.

41.1.1 Anatomie, Physiologie, Pathophysiologie

Der Blutabfluss aus den Extremitäten erfolgt über ein **oberflächliches** (epifasziales) und **tiefes** (subfasziales) Venensystem (Abb. **41.1**) mit Verbindungsvenen (Vv. communicantes/perforantes).

Die **oberflächlichen** Venen des Saphena-Systems (Abb. **41.1**) sind anatomisch variabel. Die **V. saphena magna** entsteht aus kleinen Venen im Fußbereich. Sie verläuft vor dem Innenknöchel an der Innenseite des Unterschenkels nahe der Tibia, hinter dem Condylus medialis femoris auf die Oberschenkelinnenseite und tritt dort über die Adduktorenmuskulatur etwa handbreit unter dem Leistenband in die Tiefe, wo sie im Hiatus saphenus in die V. femoralis mündet. Die Mündungsregion mit der cha-

Die **V. saphena magna** mündet unterhalb des Leistenbandes in die V. femoralis.
Diese Mündungsregion mit der charakteristischen Mündungskrümmung der V.saphena magna wird als **inguinale Krossenregion** (abgekürzt Krosse), bezeichnet.

⊙ 41.1

⊙ 41.1 Schematische Darstellung des oberflächlichen Venensystems am Bein

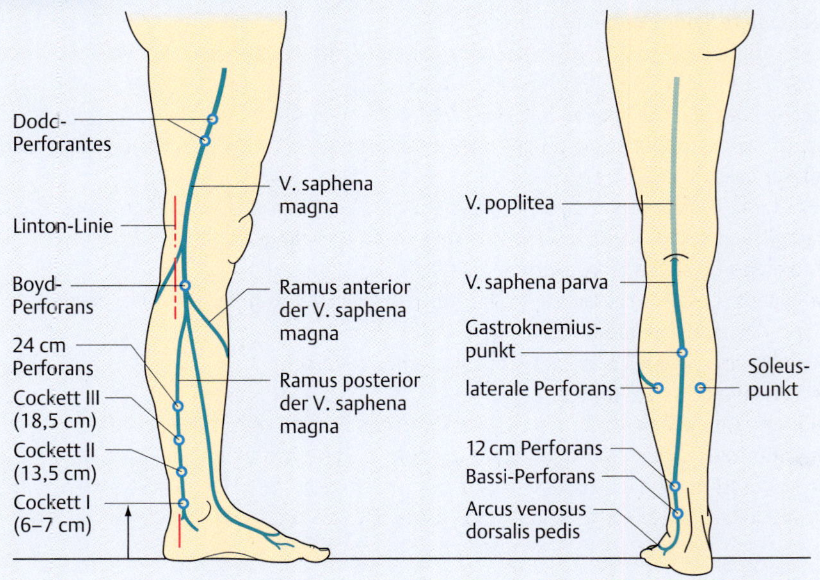

rakteristischen Mündungskrümmung der V.saphena magna wird als **inguinale Krossenregion** (abgekürzt Krosse) bezeichnet.

In der Mündungskrümmung, der sog. Krosse, münden verschiedene andere Venen („**Venenstern**" der Leistenbeuge). Die Funktionstüchtigkeit dieser anatomischen Struktur ist für die Entstehung der Stammvarikose entscheidend.

Die **V. saphena parva** (Abb. **41.1**) drainiert vor allem den lateralen Fußrücken, an dem sie über den Arcus venosus dorsalis Verbindung mit der V. saphena magna hat. Die V. saphena parva verläuft hinter dem Außenknöchel zur Wade, wo sie ab Wadenmitte subfaszial verläuft. Sie mündet variabel in Höhe der Kniekehle in die V. poplitea.

Die V. saphena magna und parva werden als **Stammvenen** bezeichnet.

Die **tiefen Venen** verlaufen subfaszial zum größten Teil in der Muskulatur. Im Bereich des Unterschenkels begleiten jeweils zwei Venen die gleichnamigen Arterien in einer gemeinsamen Faszienhülle. Es existieren im Bereich des Unterschenkels somit 3 Venengruppen mit jeweils 2 Venen: die **Vv. tibiales posteriores, Vv. tibiales anteriores** und **Vv. fibulares.**

In der Poplitealregion vereinigen sich diese 3 Venengruppen zur V. poplitea, die dann nach dem Durchtritt durch den Adduktorenkanal zur V. femoralis wird. Im weiteren Verlauf nimmt die V. femoralis die V. profunda femoris auf und wird zur V. femoralis communis und tritt danach unter dem Leistenband in die Beckenetage ein.

Phlebologisch sind verschiedene der zahlreichen Verbindungsvenen zwischen oberflächlichem und tiefem Venensystem bedeutsam. Die wichtigsten Gruppen dieser **Vv. perforantes** sind in Abb. **41.1** dargestellt. Vor allem die Insuffizienz der Cockett-Gruppe kann zum Ulcus cruris venosum führen.

Hämodynamisch sind die Verhältnisse komplex, zum einen wegen des variablen Volumens dieses Niederdrucksystems zum anderen wegen der extravasalen Druckverhältnisse und der engen funktionellen Bindung an den Gewebestoffwechsel und das Lymphsystem.

Für die Venenfunktion essenziell sind die **Taschenklappen**, die einen Blutrückfluss verhindern und damit einen gegen die Schwerkraft gerichteten Transport des venösen Blutes ermöglichen. Die Zahl der Venenklappen der einzelnen Venen ist individuell sehr variabel.

Ein wichtiger Mechanismus zum aktiven Transport des venösen Blutes gegen die Schwerkraft stellt die **Muskelvenenpumpe** dar. Bei jeder Kontraktion der Wadenmuskulatur kommt es zu einer Kompression der Unterschenkelvenen. Da die Venenklappen ein Zurückfließen des Blutes nach distal verhindern, kommt es konsekutiv zu einem Blutfluss nach proximal. Im Stehen und Sitzen fällt die Wadenmuskelpumpe größtenteils aus und somit ist die hämodynamische Belastung des Venensystems in diesen Situationen besonders groß.

Für den Gewebestoffwechsel gleichermaßen wichtig wie das Venensystem ist das **Lymphsystem.** Die Gewebeflüssigkeit sammelt sich in präformierten Spalten des Bindegewebes, von wo sie in blind endende, mit einem einschichtigen Endothel ausgekleidete Lymphkapillaren eintritt.

Die Lymphkapillaren vereinigen sich zu einem Lymphgefäßnetz, das mit den Blutgefäßen und dem Bindegewebe eine Einheit bildet, wobei ab einer gewissen Gefäßgröße Klappen und glatte Muskelzellen in der Wand der Lymphgefäße vorhanden sind. Der Lymphtransport wird von einer langsamen, rhythmischen Kontraktion dieser Lymphgefäße bewirkt.

Wird die kompensatorische Kapazität des Lymphsystems zum Abtransport der Lymphflüssigkeit überschritten, kommt es zum **Lymphödem.**

Mögliche Ursachen eines Beinödems sind:

- hydrostatische Belastung (Ausfall der Muskelvenenpumpe bei überwiegend sitzenden und stehenden Berufen)
- Kompression der Venen bei Adipositas (v. a. im Sitzen)
- Venenwandschädigungen
- Klappeninsuffizienz der oberflächlichen, tiefen oder der Perforansvenen
- Endothelschäden der Kapillargefäße oder der Lymphbahnen
- Abflussstauung bei Störungen des Lymphabflusses, bzw. Überlastung der Transportkapazität (z. B. bei Entzündungen wie Erysipel und Kontaktekzem).

Der **Venenstern** der Leistenbeuge entsteht durch Mündung verschiedener oberflächlicher Venen.

Die **V. saphena parva** (Abb. **41.1**) mündet recht variabel im Bereich der Kniekehle in die V. poplitea.

Die V. saphena magna und parva werden als **Stammvenen** bezeichnet.
Die **tiefen Venen** verlaufen subfaszial in der Muskulatur, zusammen mit den gleichnamigen Arterien. Im Bereich des Unterschenkels begleiten immer 2 Venen 1 Arterie. In der Poplitealregion vereinigen sich die 3 Venengruppen des Unterschenkels (Vv. tibiales posteriores, Vv. tibiales anteriores und Vv. fibulares) zur V. poplitea.

Zwischen tiefem und oberflächlichem Venensystem existieren zahlreiche Verbindungsvenen, die Vv. perforantes (Abb. **41.1**).

Die **Taschenklappen** sind für die Venenfunktion essenziell, da sie einen Blutrückfluss verhindern. Die Zahl der Venenklappen der einzelnen Venen ist individuell sehr variabel.

Durch die aktive Kontraktion der Wadenmuskulatur bei Bewegung wird das Blut nach proximal gepumpt (sog. **Muskelvenenpumpe**). Im Stehen und Sitzen ist die hämodynamische Belastung des Venensystems daher besonders groß.

Das **Lymphsystem** ist integraler Bestandteil des Flüssigkeitsaustausches und des Gewebestoffwechsels.

Blut- und Lymphgefäßsystem bilden eine funktionelle Einheit. Der Lymphtransport erfolgt durch rhythmische Kontraktion der Lymphgefäße.

Bei Überlastung der Transportkapazität der Lymphgefäße bilden sich **Lymphödeme.**

Mögliche Ursachen eines Beinödems:

- hydrostatische Belastung
- Kompression der Venen
- Venenwandschädigungen
- Klappeninsuffizienz
- Endothelschäden
- Abflussstauung bei Störungen des Lymphabflusses

41.1.2 Klinik

Die Symptomatik bei **chronischer venöser Insuffizienz** ist in der **Frühphase** der Erkrankung häufig unspezifisch mit Spannungs-, Druck- oder Schweregefühl in den Beinen. Bei **schwereren Venenerkrankungen** kommt es aufgrund der persistierenden venösen Hypertonie zu Ödemen und einem langsam voranschreitenden sklerotischen Umbau des Haut- und Unterhautgewebes (Lipodermatosklerose). Spezifische Hautveränderungen, die auf eine chronische venöse Insuffizienz hinweisen sind neben Ekzemen und Hyperpigmentierungen, die Atrophie blanche sowie die Corona phlebectatica paraplantaris (vgl. Tab. **41.3** und Tab. **41.4**).

Phlebothrombosen (tiefe Venenthrombosen) (S. 557) treten akut auf und sind begleitet von einer unilateralen Beinschwellung mit dumpfen, teilweise in den Rücken oder nach abdominal ausstrahlenden Schmerzen. Die klinischen Zeichen wie Ödem, Schmerzen, Spannungsgefühl, Zyanose und vermehrte Venenzeichnung sind nicht obligat. Ca. 20–25 % der Phlebothrombosen verlaufen klinisch inapparent.

Das **postthrombotische Syndrom** beschreibt verschiedene Folgeerscheinungen, die Monate bis Jahre nach einer tiefen Venenthrombose auftreten und meist durch zurückbleibende Thromben der betroffenen Vene sowie Schäden an den Venenklappen zu erklären sind.

41.1.2 Klinik

An Symptomen finden sich **anfangs** Spannungs-, Druck- und Schweregefühl in den Beinen.
Bei **schwerer Venenerkrankung** bilden sich Ödeme und Lipodermatosklerose.
Hinweise auf eine **chronische vernöse Insuffizienz** geben Ekzeme, Hyperpigmentierungen, Atrophie blanche und Corona phlebectatica paraplantaris (vgl. Tab. **41.3** und Tab. **41.4**).
Phlebothrombose:
- akutes Auftreten
- unilaterale Beinschwellung
- Schmerzen
- ca. 20–25 % verlaufen klinisch inapparent

Postthrombotisches Syndrom beschreibt verschiedene Folgeerscheinungen, die Monate bis Jahre nach einer tiefen Venenthrombose auftreten.

41.1.3 Phlebologische Diagnostik

Da genetische Disposition für die Entstehung von Venenkrankheiten eine Rolle spielt, ist die Familienanamnese bedeutsam. **Anamnestisch** wichtig sind ferner Operationen, Immobilisationen, Schwangerschaften, stattgehabte Phlebothrombosen oder oberflächliche Venenthrombosen, Einnahme von Hormonpräparaten, Nikotinabusus sowie hämatologische oder onkologische Erkrankungen. Zusätzlich sollte eruiert werden, in welcher Körperhaltung der Beruf ausgeübt wird und welche Gehstrecke am Tag zu Fuß bewältigt wird. Gelegentlich führen ungewohnte, übermäßige sportliche Betätigung und lange Flugreisen oder Autofahrten zu Phlebothrombosen (siehe Kapitel „Phlebothrombose" [S. 557]).

Die **Inspektion** der stehenden Patient*innen muss bei guter Beleuchtung erfolgen und die Genitalregion mit einschließen, um Varizen im Bauch- und Genitalbereich (Kollateralkreislauf nach Beckenvenenthrombose) zu erkennen.

Durch die **Palpation** lassen sich Faszienlücken und teilweise auch insuffiziente Perforansvenen (runde „Lücke") der Cockett-Gruppe (Abb. **41.1**) erfassen. Der **Beinumfang** muss im Seitenvergleich gemessen, Konsistenz und Ausdehnung von Ödemen erfasst und die **Gelenkbeweglichkeit** festgestellt werden (eingeschränkte Beweglichkeit im Sprunggelenk vermindert die Funktion der Muskelpumpe, da die Sprunggelenkspumpe ausfällt).

Zur orientierenden Überprüfung der Venenfunktion eignet sich der Test nach **Trendelenburg**. Er dient dem Nachweis einer Klappeninsuffizienz im Bereich der Stamm- und Perforansvenen: Im Liegen wird das Bein aktiv in die Senkrechte gehalten, wodurch sich – durch Ausstreichen unterstützt – die Venen entleeren. Nach Kompression der V. saphena magna am Oberschenkel mit einem Stauschlauch kommt es nach dem Aufstehen bei **suffizienten** Klappen der Perforansvenen zu einer langsamen Füllung von distal. Wird die Stauung gelöst, füllen sich die Venen bei suffizienten V.-saphena-magna-Mündungsklappen nur langsam von proximal. Bei **Insuffizienz** beider Systeme kommt es zur schnellen Füllung aus beiden Richtungen.

41.1.3 Phlebologische Diagnostik

Eine gründliche **Anamnese** ist für die Ursachenklärung einer tiefen Venenthrombose bedeutsam: Fragen nach Operationen, Schwangerschaften, früheren Thrombosen, Nikotinabusus, Einnahme von Hormonpräparaten, Beruf und täglichen Aktivitäten.

Die **Inspektion** der stehenden Patient*innen muss bei guter Beleuchtung erfolgen.

Die **Palpation** der Venen und Faszienlücken gehört ebenso zur Untersuchung wie die Prüfung von Fußpulsen, Blutdruck, Beinumfang, Gelenkbeweglichkeit und Ödemen.

Zur orientierenden klinischen Prüfung der Suffizienz tiefer Venen und Perforansvenen eignet sich der einfache Funktionstest nach **Trendelenburg**.

41.1.4 Apparative Diagnostik

Eine apparative Screening-Untersuchung ist die unidirektionale **Doppler-Sonografie**. Das Prinzip beruht auf der Frequenzänderung des Ultraschalls an bewegten Grenzflächen. Für phlebologische Zwecke werden Frequenzen zwischen 8–12 MHz (oberflächliche Strukturen) und 4–5 MHz (tiefe Strukturen) verwendet. Der langsame **venöse** Blutstrom lässt sich durch die niedrige Frequenz des Strömungssignals leicht vom höherfrequenten und pulsatilen **arteriellen** Signal unterscheiden.

Die **farbcodierte Doppler-Duplex-Sonografie** erlaubt zusätzlich zur Strömungsdiagnostik die morphologische Darstellung der Gefäße und die anderer anatomischer Strukturen.

41.1.4 Apparative Diagnostik

Die **unidirektionale Dopplersonografie** kann als ein Screeningverfahren in der phlebologischen Diagnostik eingesetzt werden. Die **farbcodierte Doppler-Duplex-Sonografie** gilt als der Goldstandard der phlebologischen Diagnostik.
In der unidirektionalen **Doppler-Sonografie** ergibt der langsame **venöse Fluss** ein **tieffrequentes**, der schnelle **arterielle Fluss** ein **höherfrequentes** Signal.

► Merke. Die farbcodierte Doppler-Duplex-Sonografie ist heutzutage ubiquitär verfügbar, nicht invasiv und leicht durchzuführen. Sie ist diagnostische Methode der 1. Wahl.

► Merke.

Die Durchführung der phlebologischen Diagnostik der Varikose erfolgt nach Möglichkeit immer an **stehenden** Patient*innen, da diese Position den normalen physiologischen Verhältnissen entspricht. Zur Untersuchung gehören die Refluxprüfung im Bereich der Krossenregionen der Vv. saphenae magna und parva sowie deren distale Abschnitte durch wiederholte Valsalva-Pressmanöver und manuelle Wadenkompressionsmanöver. In gleicher Weise erfolgt die Refluxprüfung im Bereich der V. poplitea.

An **liegenden** Patient*innen werden zur Bestimmung des brachiopedalen Index die arteriellen Verschlussdrücke gemessen. Anschließend erfolgt die Prüfung der inguinalen Krosse und der Vv. femorales (communis) mittels Valsalva-Manöver.

Eine Insuffizienz der Klappen der V. saphena magna und der Mündungskrümmung sowie der V. femoralis (communis) lässt sich durch den **Valsalva-Pressversuch** nachweisen, bei dem durch die intraabdominale Druckerhöhung ein **Blutrückfluss** in die (oberflächliche) Vene stattfindet. Dieser kann mittels farbcodierter Doppler-Duplex-Sonografie nachgewiesen werden. Der **„distale Insuffizienzpunkt“** bezeichnet die Stelle der Stammvene, bis zur der gerade noch Reflux nachweisbar ist. Häufig treten am distalen Insuffizienzpunkt gut sichtbare Venenkonvolute auf (Seitenastvarikose, siehe Abb. **41.3**).

Der **Valsalva-Pressversuch** dient zur Prüfung der Suffizienz der Klappen der V. saphena magna, der Krosse, der V. femoralis (communis). Der **„distale Insuffizienzpunkt“** bezeichnet die Stelle, bis zu der gerade noch Reflux nachweisbar ist (siehe Abb. **41.3**).

Die **Kompressionssonografie** ist in der Diagnostik von Thrombosen (Phlebothrombosen und OVT) unverzichtbar. Bei dieser Untersuchung werden die Venen im **B-Bild Modus** im **Querschnitt** dargestellt. Durch Druck mit dem Schallkopf über dem Venensegment wird überprüft inwieweit das **Venenlumen komprimierbar** ist. Bei einer Thrombose ist das Venenlumen durch den Druck nur teilweise oder nicht mehr zum Kollabieren zu bringen. Der Farbmodus ist für diese Untersuchung nicht erforderlich.

Bei der **Kompressionssonografie** wird im Venenquerschnitt überprüft, inwieweit das Venenlumen komprimierbar ist. Bei Thrombose ist die Komprimierbarkeit der Vene eingeschränkt.

Die **Lichtreflexionsrheografie (LRR)** beruht auf der Messung der Blutfülle des oberen Gefäßplexus mittels Infrarotlicht. Gemessen wird vor und nach definierter Fußbewegung im oberen Sprunggelenk. Die zur erneuten Auffüllung des Gefäßplexus erforderliche Zeit liefert gute Hinweise auf die Suffizienz des Venensystems.

Lichtreflexionsrheografie (LRR): Auffüllung des oberen Gefäßplexus bei suffizienten tiefen Venen in mehr als 25 s.

Die **Phlebodynamometrie** erlaubt nach Punktion einer Fußrückenvene die direkte Druckmessung im tiefen venösen System. Sie dient als Funktionsprüfung der venösen Drainagekapazitäten und bietet Hilfestellung in komplexen Fragestellungen zur Beurteilung des postthrombotischen Syndroms.

Phlebodynamometrie: direkte blutige Druckmessung am Fußrücken.

Bei der **Verschluss-Plethysmografie** wird der dynamische Verlauf der Beinvolumenänderung mittels Dehnungsmessstreifen vor und nach Kompression bestimmt. Die Geschwindigkeit der Abnahme des Beinvolumens nach Sistieren der Kompression lässt indirekt einen Rückschluss auf die venöse Abflusskapazität der Beckenvenen zu.

Verschluss-Plethysmografie: unblutige Druck-/Volumenmessung.

Neben diesen dynamischen Messverfahren ist die **Phlebografie**, die Kontrastmitteldarstellung des Venensystems, nur noch in Einzelfällen erforderlich. Weiterentwicklungen wie die CT- und MR-Phlebographie sind bildgebende Verfahren, die bei speziellen Fragestellungen (z. B. venöse Malformationen) unverzichtbar sind. Diesen bildgebenden Verfahren ist gemeinsam, dass sie untersucherunabhängig das komplette Venensystem einer Extremität mit allen morphologischen Varianten des Venenverlaufs zuverlässig erfassen. Dies ist eine für bestimmte invasive Eingriffe wichtige Voraussetzung. Zum Ausschluss einer tiefen Beinvenenthrombose können diese bildgebenden Verfahren hilfreich sein, sofern eine Sonografie nicht möglich ist (z. B. bei massiven Schwellungszuständen einer Extremität, die eine ausreichende sonografische Beurteilung des tiefen Venensystems nicht zulassen).

Phlebografie: röntgenologische Kontrastmitteldarstellung anatomischer Venenverhältnisse. Diese soll allerdings in der primären Diagnostik der Varikose nicht mehr angewendet werden. Weiterentwicklungen wie die CT- und MR-Phlebografie können bei speziellen Fragenstellungen (z. B. venöse Malformationen) inzidiert sein.

41.2 Varikose-Syndrom

▶ Definition.

41.2 Varikose-Syndrom

▶ Definition. Die **Varikose** ist eine Erkrankung der **oberflächlichen Beinvenen**. Die Venenklappen sind nicht mehr funktionstüchtig. Es kommt zu einem pathologischen Rückfluss von venösem Blut. Dieser Volumenüberschuss im oberflächlichen Venensystem wird von Venenwanddehnung und -schlängelung aufgefangen.
Die **Stammvenen** (V. saphena magna und V. saphena parva) nehmen aufgrund ihrer Aufhängung an Faszien den für Varizen typischen geschlängelten Verlauf nicht an. Je nach befallener Vene spricht man z. B. von **Seitenastvarikose** oder **Perforansvarikose**.
Die **primäre** Varikose ist anlagebedingt, die **sekundäre** Varikose Folge einer Insuffizienz oder Okklusion der tiefen Venen. Eine klare Abgrenzung ist nicht immer möglich. Mit zunehmender Dauer der Varikose kommt es zu den klinischen Zeichen der chronischen venösen Insuffizienz mit Beeinträchtigung der Mikrozirkulation. Die Störung der Mikrozirkulation führt zu trophischen Störungen, die letztlich in einem Gewebeuntergang münden, dem Ulcus cruris venosum.

Epidemiologie: Das Varikose-Syndrom ist sehr häufig, ca. 15 % der Bevölkerung sind betroffen.

Epidemiologie: Etwa 15 % der erwachsenen Bevölkerung zeigt eine mehr oder weniger ausgeprägte Varikose (nach CEAP-Klassifikation C2, siehe Tab. **41.3**), wobei Männer und Frauen etwa gleichermaßen betroffen sind.

Klinik und Diagnostik: Varikose der oberflächlichen Venen durch Klappeninsuffizienz (Abb. **41.2**).

Je nach Ausmaß des Refluxes lassen sich nach Hach **4 Stadien** der **Saphena-magna-** und **3** der **Saphena-parva-Insuffizienz** unterscheiden (Abb. **41.3**).
Als **Seitenastvarikose** wird die Erweiterung der Saphenaseitenäste bezeichnet.

Die Stammvarikose kann zur chronischen venösen Insuffizienz mit oder ohne Ulcus cruris führen.

Die **Insuffizienz tiefer Venen** ist schwierig zu diagnostizieren, am besten duplexsonografisch.

Klinik und Diagnostik: Klinisch auffällig, da gut sichtbar, ist die Varikose der V. saphena magna, die auf einer Insuffizienz der Krosse oder der Klappen im Verlauf der Vene beruht (Abb. **41.2**). Nicht selten findet sich gleichzeitig eine Perforansvenen-Insuffizienz.
Je nach topographischer Lokalisation des distalen Insuffizienzpunktes lassen sich die **Stammvarikose** der V. saphena magna in vier und die der V. saphena parva in drei **Stadien** einteilen (Abb. **41.3**).
Die Erweiterung der Seitenäste der V. saphena magna und die der V. saphena parva wird als **Seitenastvarikose** bezeichnet. Die Seitenastvarikose entsteht meist durch den Rückstau des venösen Blutes aus der insuffizienten Stammvene in die Seitenäste.
Die Stammvarikose beider Venensysteme kann bei langem Bestand zu Varikophebitiden und zur chronischen venösen Insuffizienz mit oder ohne Ulcus cruris führen (s. u.).
Die Insuffizienz der **Leit-** und **Muskelvenen** ist durch die versteckte Lage dieser Venen schwieriger zu diagnostizieren. Ödembildung, Schwere- und Spannungsgefühl bei intaktem oberflächlichem Venensystem sind häufig wegweisend. Gesichert wird die Diagnose in der Regel durch eine Doppler-Duplex-Sonografie. Bei komplizierten oder unklaren Befunden kann die Sonografie zusätzlich durch eine (CT- oder MR-) Phlebografie ergänzt werden.

41.2 Primäre Varikose

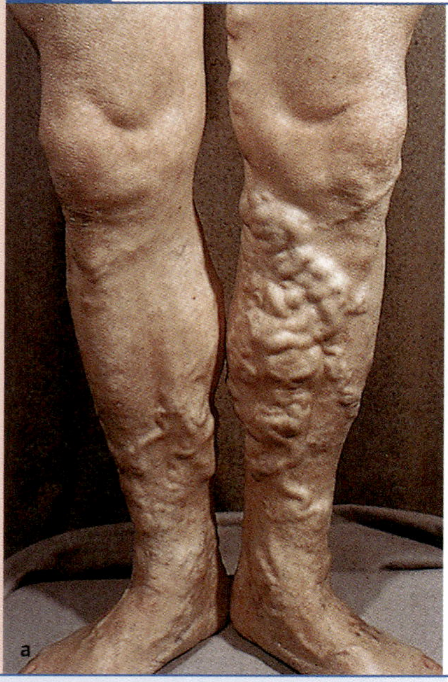

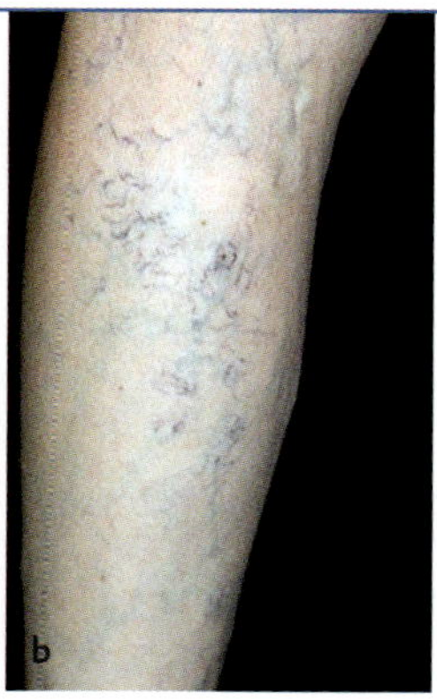

a Primäre Varikose mit großen Varizenkonvoluten besonders am linken Unterschenkel.
b Vena-saphena-parva-Insuffizienz mit Varikose der Retikularvene am dorsalen Unterschenkel.

41.3 Stadieneinteilung der Stammvarikose vom V.-saphena-magna- und V.-saphena-parva-Typ

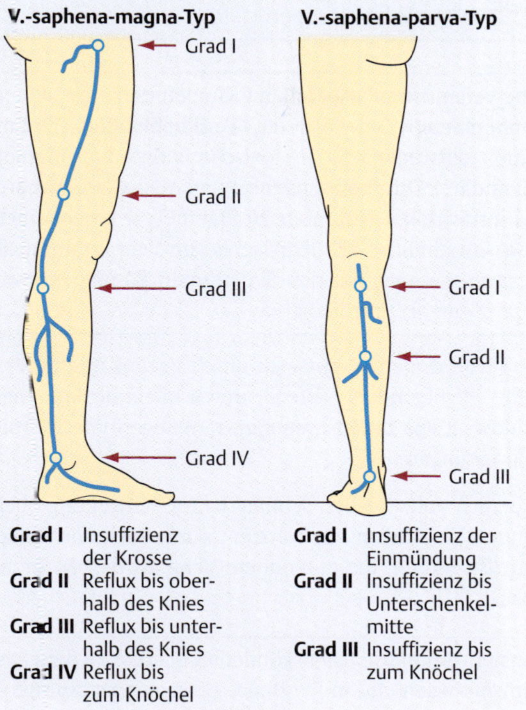

41.3

Die **Perforansvenen-Insuffizienz** ist häufig mit einer Insuffizienz der Stammvenen kombiniert. Das hierbei entstehende „Pendelblut", vor allem im Bereich der Cockett-Gruppe, kann zu sog. Blow-out-Ulzera führen. Zur **Diagnostik** kommt die farbcodierte Doppler-Duplex-Sonografie zum Einsatz.

Therapie: Die therapeutischen Möglichkeiten umfassen neben der **Kompressionstherapie** auch **invasive Techniken**. Diese Verfahren werden nicht konkurrierend sondern häufig kombiniert eingesetzt. **Oberflächlich varikös veränderte Venen** lassen sich, sofern das tiefe Venensystem sicher durchgängig ist, entweder sklerosieren, thermoablativ behandeln oder chirurgisch entfernen („strippen"). Kaliberstarke Varizen werden im Allgemeinen thermoablativ behandelt oder operativ entfernt, kleinere Varizen, Varizenkonvolute und Seitenastvarikosen dagegen häufig verödet oder abschnittsweise durch kleine Hautschnitte entfernt. Operation und Verödungsbehandlung lassen sich auch kombinieren. **Insuffiziente Perforansvenen** werden subfaszial ligiert und durchtrennt.

Die **Sklerosierungsbehandlung** (Verödung) wird in Deutschland heute nur mit Polidocanol-Lösung (Äthoxysklerol) in verschiedenen Konzentrationen durchgeführt. Durch Reizung der Venenwand kommt es zu einer starken Entzündungsreaktion und zur Bildung einer thrombusähnlichen Struktur, wodurch die behandelte Vene verschlossen wird. Die Kontraindikationen für eine Sklerosierungstherapie sind in Tab. **41.1** dargestellt.

Die **Perforansvenen-Insuffizienz** ist oft mit einer Klappeninsuffizienz der Saphenavenen kombiniert.
Die **Diagnostik** erfolgt mithilfe der farbcodierten Doppler-Duplex-Sonografie.
Therapie: Es werden Stripping oder Verödung der Venen angewendet, eventuell kombiniert in Abhängigkeit vom vorliegenden Befund.

Die **Sklerosierung** beruht auf der Reizung und Schädigung der Venenwand mit nachfolgender Entzündungsreaktion und Thrombosierung (Kontraindikationen siehe Tab. **41.1**).

41.1 Kontraindikationen für die Sklerosierungstherapie von Varizen

- akute Phlebothrombose
- höhergradige arterielle Durchblutungsstörungen, Stadien III und IV n. Fontaine
- schwere Systemerkrankungen oder generalisierte Infektionen
- lokale, im Sklerosierungsbereich liegende Infektionen
- längerfristige Immobilität
- Verödungsmittel-Unverträglichkeit

41.1

Bei der Therapie der Varikose ist zu beachten, dass für **Bypass-Operationen** geeignete Venen erhalten bleiben.

41.3 Oberflächliche Venenthrombose (OVT)

▶ Synonym.

▶ Definition.

41.3 Oberflächliche Venenthrombose (OVT)

▶ Synonym. alte Bezeichnung: Thrombophlebitis superficialis

▶ Definition. Die oberflächliche Venenthrombose umfasst Krankheiten in gesunden, oberflächlichen Venen (**Thrombophlebitis**) oder Varizen (**Varikophlebitis**). Die Entzündung der Venenwand kommt entweder primär (toxische Endothelschädigung, vaskulitische Prozesse) mit sekundärer Thrombose oder sekundär als Gefäßwandreaktion infolge eines primären intravasalen Thrombus zu Stande (varikosebedingte Stase, Hyperkoagulopathie). Die Entzündung der oberflächlichen Venenstämme als Ausdruck einer Thrombusorganisation geht mit den Symptomen Rötung, Schwellung, Druck- und Spontanschmerz einher.

Ätiologie: Häufigste Ursachen der Thrombophlebitis sind Reize mechanischer (z. B. Venenkatheter, stumpfe Traumen) oder chemisch-osmotischer (z. B. Infusionslösungen) Art; Infektions- und Systemerkrankungen.

Klinik: plötzlich auftretende, schmerzhafte Schwellung oberflächlicher Venen. Sind Varizen betroffen, wird das Krankheitsbild auch als **Varikophlebitis** bezeichnet. Bei schweren Verlaufsformen ggf. Allgemeinsymptome.

Ätiologie: Eine Thrombophlebitis wird meist verursacht durch Venenkatheter, Verweilkanülen und i. v. applizierte Medikamente, seltener durch Infektionskrankheiten wie Syphilis und Tuberkulose sowie durch Systemerkrankungen wie Morbus Behçet oder maligne Grunderkrankungen.

Klinik: Meist kommt es zu plötzlich auftretender, schmerzhafter Schwellung oberflächlicher Venenabschnitte, auch im Bereich von Varizen (dann auch als **Varikophlebitis** bezeichnet). Die Haut ist gerötet, die entzündete Vene als derber Strang oder Knoten in der Tiefe tastbar.

▶ Merke.

▶ Merke. Bei oberflächlicher Venenthrombose (OVT) können in bis zu 30 % der Fälle asymptomatische tiefe Venenthrombosen und in bis zu 4 % gleichzeitige, asymptomatische Lungenembolien vorliegen. Daher ist bei einer OVT der sonografische Ausschluss einer tiefen Venenthrombose (TVT) sehr wichtig. Anhand der Risikofaktoren und Ausdehnung wird entschieden, ob und in welcher Dosierung eine Antikoagulation erforderlich ist. Da eine OVT einer Tumorerkrankung vorausgehen kann, ist eine Durchuntersuchung zum Ausschluss einer bislang unerkannten malignen Grunderkrankung erforderlich.

Sonderformen: Die **Phlebitis migrans (saltans)** ist eine seltene Form der Phlebitis, vor allem bei neoplastischen und infektiösen Erkrankungen.

Die Phlebitis der seitlichen Thoraxvene wird als **Mondor-Krankheit** bezeichnet. Auch die **Kranzfurchen-Phlebitis** des Penis gehört in diesen Formenkreis.

Komplikationen: Gefahr der **Phlebothrombose** bei ausgedehnter OVT der proximalen V. saphena magna oder V. saphena parva.

Sonderformen: Eine Sonderform der Thrombophlebitis ist die **Phlebitis migrans (saltans)**. Vor allem bei Männern kommt es im Rahmen von Infekten, Autoimmunkrankheiten oder malignen Tumoren schubweise zu oberflächlichen Phlebitiden wechselnder Lokalisation, oft begleitet von Störungen des Allgemeinbefindens und von Fieber.
Weitere seltene Formen unklarer Ätiologie sind die Thrombophlebitis der V. thoracoepigastrica **(Mondor-Krankheit)**, die als derber Strang am seitlichen Thorax palpabel ist, und die Kranzfurchen-Phlebitis im Sulcus coronarius penis.

Komplikationen: Bei ausgedehnter OVT der proximalen V. saphena magna oder V. saphena parva kann der Thrombus in die tiefen Venen hineinwachsen. Es besteht die Gefahr einer **Phlebothrombose** mit nachfolgender **Lungenembolie**. Mit Hilfe der Kompressionssonografie können das proximale und distale Thrombusende genau bestimmt werden, klinisch werden diese hingegen oft unterschätzt. Zudem werden begleitende asymptomatische tiefe Venenthrombosen frühzeitig erkannt. Seltene Komplikationen sind auch die eitrige Einschmelzung der Thrombophlebitis und die Ulzeration.

Diagnostik: Die Diagnose ist meist klinisch zu stellen, die exakte Ausdehnung der oberflächlichen Venenthrombose sichert die Kompressionssonografie.

Differenzialdiagnose: Erysipel, Lymphangitis, Erythema nodosum.

Diagnostik: Bei allen oberflächlichen Venenthrombosen ist das klinische Bild relativ charakteristisch. Die Diagnose lässt sich mittels Kompressionssonografie einfach stellen. Vergleiche Kapitel „apparative Diagnostik“ (S. 552).

Differenzialdiagnose: Differenzialdiagnostisch muss vor allem an ein Erysipel gedacht werden, das diffuser und flächenhafter ist und stärkere Allgemeinsymptome (Fieber, Schüttelfrost) verursacht. Eine Lymphangitis verläuft als hellroter Strang abseits der Venenverläufe und geht wie das Erysipel mit Allgemeinsymptomen einher. Das Erythema nodosum kann aufgrund multipler knotiger Läsionen und wegen des schubweisen Verlaufs leicht abgegrenzt werden.

Therapie: Um die lokalen Schmerzen zu lindern, müssen die Patient*innen mobilisiert und mit einem gut sitzenden Kompressionsverband versorgt werden, ergänzt durch ein Antiphlogistikum wie Ibuprofen, Diclofenac oder Azetylsalizylsäure. Zur Lokalbehandlung können heparin- oder diclofenachaltige Externa verwendet werden. Bei der Varikophlebitis kann, in der Frühphase der Entzündung, der Thrombus per Stichinzision entfernt werden. Um die Komplikation einer Thromboembolie zu vermeiden, ist bei entsprechender Thrombusausdehnung und -lokalisation eine Antikoagulation in prophylaktischer, teilweise sogar in therapeutischer Dosierung erforderlich.

Therapie: Ziele der Therapie sind zum einen die lokalen Schmerzen zu lindern und zum anderen die Thromboembolie (Lungenembolie) zu vermeiden. Kompressionstherapie mit Mobilisation und nichtsteroidale Antiphlogistika wie Ibuprofen, Diclofenac oder ASS helfen die Schmerzsymptomatik zu verbessern. Lokal können zusätzlich Externa mit Heparin oder Diclofenac verwendet werden. Thrombosierte Varixknoten lassen sich in der Frühphase der Entzündung auch per Stichinzision entleeren. Um die Komplikation einer Thromboembolie zu vermeiden, ist bei entsprechender Thrombusausdehnung und -lokalisation eine Antikoagulation in prophylaktischer, teilweise sogar in therapeutischer Dosierung erforderlich.

41.4 Phlebothrombose

41.4 Phlebothrombose

► Synonym. tiefe Venenthrombose (TVT)

► Synonym.

► Definition. Die Phlebothrombose ist ein (Teil-)Verschluss tiefer Venen, bevorzugt an der unteren Extremität (Bein-Beckenvenenthrombose) mit akuter Gefahr der Thromboembolie (Lungenembolie) sowie späterer Entwicklung einer chronischen venösen Insuffizienz im Rahmen eines postthrombotischen Syndroms.

► Definition.

Epidemiologie: Phlebothrombosen zählen zu den häufigen Erkrankungen, genaue Aussagen über die Inzidenz von Phlebothrombosen sind jedoch schwierig, weil ca. 25 % der tiefen Beinvenenthrombosen klinisch stumm verlaufen und erst nach vielen Jahren anhand der Folgezustände diagnostiziert werden. Geschätzt wird die Inzidenz zwischen 45–162/100 000 Patientenjahre. Bevorzugt betroffen ist die Unterschenkel- und Poplitealregion. Gleichzeitig beidseitig ablaufende tiefe Beinvenenthrombosen kommen nur sehr selten vor.

Epidemiologie: Tiefe Venenthrombosen sind häufige Erkrankungen, sie kommen vor allem postoperativ, postpartal, bei immobilisierten Patient*innen und bei Patient*innen mit malignen Grunderkrankungen vor. Bevorzugt betroffen ist die Unterschenkel- und Poplitealregion.

Ätiologie und Pathogenese: Entscheidend für die Entstehung einer Thrombose ist die Kombination aus Verlangsamung der Blutströmung, Wandveränderungen der Venen und subtilen Blutgerinnungsstörungen (sogenannte **Virchow-Trias**). Die Stase beruht meist auf der Immobilisierung der Betroffenen oder auch auf einer Traumatisierung der Vene. Gefäßwandschädigungen kommen durch Verletzungen, Operationen oder Entzündungen zustande. Störungen der Gerinnung beruhen oft auf hämatologischen oder malignen neoplastischen Erkrankungen. Besonders gefährdet sind Patient*innen in der postoperativen Phase, vor allem nach Eingriffen im Bauch- und Beckenbereich sowie nach Frakturen oder Gelenkersatz. Eine erhöhte Gefährdung besteht auch während der Schwangerschaft und peripartal.

Ätiologie und Pathogenese: Pathogenetisch bedeutsam ist die sog. **Virchow-Trias**, die auf der Kombination von Stase, Venenwandschädigung und subtilen Blutgerinnungsstörungen beruht. Sie kommt vor allem nach Verletzungen, Operationen und Geburten vor, außerdem bei hämatologischen und neoplastischen Erkrankungen.

Klinik: Es treten mehr oder weniger ausgeprägte ziehende Schmerzen sowie ein Schwere- und Spannungsgefühl im Bereich der Leiste, Kniekehle oder Fußsohle auf. Weitere Symptome sind ein Ödem (Umfangsdifferenz!), eine Erweiterung der oberflächlichen Venen am Unterschenkel und ggf. auch Oberschenkel (Pratsche-Warnvenen) sowie eine Druckempfindlichkeit im Bereich der Fußsohlen (Payr-Zeichen).

Klinik: Klinisch auffallend können ziehende Schmerzen und ein Spannungsgefühl sowie Ödembildung an einer Extremität und Erweiterung oberflächlicher Unterschenkel-, ggf. auch Oberschenkelvenen sein.

Komplikationen: Je nach Risikofaktoren kann es im Rahmen der tiefen Beinvenenthrombose zur schwersten Komplikation, einer **Lungenembolie** kommen, die je nach Risikoprofil in ca. 0,1–1,0 % der Fälle tödlich verläuft.
Spätkomplikation einer tiefen Beinvenenthrombose stellt das **postthrombotische Syndrom (PTS)** dar. In ca. 30 % der Fälle tritt dieses auf, bei bis zu 3 % der Betroffenen verläuft das PTS schwer. Ein schweres PTS geht häufig mit einem Ulcus cruris venosum einher.

Komplikationen: Lungenembolie, postthrombotisches Syndrom (PTS).

Sonderform: Bei der **Phlegmasia coerulea dolens** tritt eine komplette Verlegung des venösen Abflusses einer Extremität, mit schmerzhafter, zyanotischer Schwellung und Ischämie auf, die häufig zur Gangrän und zum Schock führt. Eine intensivmedizinische Behandlung mit medikamentöser oder chirurgischer Thrombolyse ist erforderlich.

Sonderform: Bei der **Phlegmasia coerulea dolens** kommt es zu einer Verlegung des kompletten venösen Abflusses einer Extremität. Klinisch zeigt sich eine extreme zyanotische Schwellung und Ischämie der gesamten Extremität mit Gefahr des Schocks und Entwicklung einer Gangrän.

Diagnostik: Mittels Duplex-Sonografie wird die Diagnose gesichert. Bei ätiologisch ungeklärter Venenthrombose sollte ein möglicherweise zugrunde liegendes Malignom ausgeschlossen werden.

41.2

Diagnostik: Die klinischen Zeichen und die Prüfung verschiedener Schmerzpunkte sind unzuverlässig, so dass der diagnostische Prozess mit der Abschätzung der klinischen Wahrscheinlichkeit für eine Phlebothrombose beginnen sollte. Hierzu eignen sich validierte Scores (z. B. **Wells-Score**, Tab. **41.2**).

41.2 Validierter klinischer Score zur Ermittlung der klinischen Wahrscheinlichkeit einer Venenthrombose: Wells-Score [Wells et al. 1995]

Klinische Charakteristik	Punktzahl
aktive Tumorerkrankung	1,0
Lähmung oder kürzliche Immobilisation der Beine	1,0
Bettruhe (> 3 Tage); große Chirurgie (< 12 Wochen)	1,0
Schmerz/Verhärtung entlang der tiefen Venen	1,0
Schwellung ganzes Bein	1,0
Unterschenkelschwellung > 3 cm gegenüber Gegenseite	1,0
eindrückbares Ödem am symptomatischen Bein	1,0
Kollateralvenen	1,0
frühere, dokumentierte TVT	1,0
alternative Diagnose mindestens ebenso wahrscheinlich wie Venenthrombose	-2,0

Score ≥ 2: Wahrscheinlichkeit für Thrombose hoch
Score < 2: Wahrscheinlichkeit für Thrombose nicht hoch
Quelle: Dt. Gesellschaft für Angiologie – Gesellschaft für Gefäßmedizin, Diagnostik und Therapie der Venenthrombose und der Lungenembolie, Version 4.0, 10. Oktober 2015, Verfügbar unter: https://register.awmf.org/de/leitlinien/detail/065-002, Zugriff am 10.01.2023

Normale D-Dimere und eine nicht hohe klinische Wahrscheinlichkeit machen das Vorliegen einer tiefen Beinvenenthrombose unwahrscheinlich. Eine weitere Thrombosediagnostik (z. B. Kompressionsultraschall) ist in dieser Situation nicht erforderlich. Liegt eine hohe klinische Wahrscheinlichkeit vor, so muss ein Kompressionsultraschall (S. 553) durchgeführt werden.
Bei Thrombosen im Inguinal- und Oberschenkelbereich sowie der Poplitealregion sind Sensitivität und Spezifität der Kompressionssonografie sehr hoch, bei Thrombosen im Unterschenkelbereich deutlich geringer.

Differenzialdiagnose: Muskelriss und -zerrung, rupturierte Baker-Zyste, Erysipel, akute Stauungsdermatitis im Rahmen einer CVI oder eines Lymphödems.
Therapie: Eine frühzeitige Diagnose und Therapie mittels Antikoagulation unterbricht das appositionelle Thrombuswachstum, reduziert die Gefahr von Lungenembolien und vermindert die Schwere des PTS. Zusätzlich sollte, um Häufigkeit und Schwere des PTS weiter zu reduzieren, so früh wie möglich mit einer Kompressionstherapie begonnen werden.

Differenzialdiagnose: Muskelriss und Muskelzerrung, rupturierte Baker-Zyste sowie Erysipel und akute Stauungsdermatitis im Rahmen einer CVI oder eines Lymphödems sind mithilfe der Kompressionssonografie leicht abzugrenzen.

Therapie: Bei frischen tiefen Bein- und Beckenvenenthrombosen ist eine möglichst frühzeitige **Antikoagulation** mit niedermolekularen Heparinen oder direkten oralen Antikoagulanzien in einer therapeutischen Dosierung einzuleiten. An die initiale Antikoagulation schließt sich eine längerfristige Erhaltungstherapie mit Vitamin-K-Antagonisten oder direkten oralen Antikoagulanzien an, sog. **Sekundärprophylaxe**. Die Behandlungsdauer ist v. a. abhängig von der Ursache der Venenthrombose (idiopathisch oder sekundär), ob es sich um ein Erstereignis oder Rezidiv handelt und ggf. auch von den bestehenden Risikofaktoren (z. B. Malignom, Thrombophilie). Bei einem Erstereignis sollte die Sekundärprophylaxe, nach Abwägung des individuellen Nutzen-Risiko-Verhältnisses, über einen Zeitraum von 3–6 Monaten erfolgen.
Die **Thrombolyse** mit Streptokinase, Urokinase oder rekombinanten Plasminogenaktivatoren (rtPa) ist wenigen Ausnahmefällen vorbehalten, da diese Therapieform mit einer hohen Letalität von 1–2 % belastet ist.
Bei Lokalisation im Becken- oder Leistenbereich kommt bei jungen Patient*innen bei Ersthrombose auch die frühzeitige Thrombektomie in Betracht. Wegen der hohen Komplikationsraten, v. a. postoperative Rethrombose, sollte dieses Verfahren nur in ausgewählten Einzelfällen eingesetzt werden. Die Durchführung einer Thrombolyse als auch der Thrombektomie ist spezialisierten Zentren vorbehalten.
Neben der Antikoagulation sollte bereits im Akutstadium eine **Kompressionstherapie** durchgeführt werden. Häufigkeit und Schwere des PTS können dadurch reduziert werden. Sie erfolgt zunächst mit Kompressionsverbänden, im weiteren Verlauf mit Kompressionsstrümpfen. Die langfristige Kompressionsbehandlung reduziert die Inzidenz des PTS um ca. 50 %. Die Dauer der Kompressionsbehandlung sollte sich u. a. nach dem

Ergebnis von phlebologischen Kontrolluntersuchungen (nach 3–6 bzw. 6–12 Monaten) richten. Bei Fortbestehen eines venösen Funktionsdefizits ist die Kompressionstherapie weiterzuführen.

Prophylaxe: Zur Rezidivprophylaxe und zur Verhinderung eines PTS werden Antikoagulanzien und eine Kompressionstherapie mittels Kompressionsverbänden oder -strümpfen eingesetzt. Dies sollte v. a. in Risikosituationen wie Flugreisen oder bei Immobilisation, etc. berücksichtigt werden.

Prophylaxe: Kompressionstherapie, Sekundärprophylaxe mit Antikoagulanzien v. a. in Risikosituationen (Flugreisen, Immobilisation, etc.).

41.5 Chronische venöse Insuffizienz (CVI) und Folgezustände

41.5 Chronische venöse Insuffizienz (CVI) und Folgezustände

Epidemiologie: An chronischer venöser Insuffizienz (CVI) aller Schweregrade leiden ca. 2–3 Millionen der Erwachsenen in Deutschland, Frauen etwas häufiger als Männer. Die Prävalenz steigt mit zunehmendem Lebensalter an.

Epidemiologie: Eine CVI ist bei beiden Geschlechtern sehr häufig.

Ätiologie: Venöse Abflussstörungen bei primärer **Varikose** und nach **Phlebothrombose** führen nicht selten zur CVI mit Knöchelödemen, trophischen Störungen und Ulcus cruris venosum.

Ätiologie: Die CVI tritt nicht selten als Folgezustand einer **Varikose** oder nach einer **Phlebothrombose** auf.

Pathogenese: Vor allem durch die Überlastung des Lymphtransportes kommt es zur Einlagerung wasserbindender Substanzen (Ödembildung) und nachfolgend zu einer vermehrten Bildung von Bindegewebe. Umbauvorgänge an den kleinen Gefäßen und perikapillare Fibrinablagerungen führen zu einer Hypoxie des Gewebes und Gewebeuntergang.

Pathogenese: Entscheidend ist das Missverhältnis zwischen Flüssigkeitszu- und -abstrom mit Ödembildung, das zu Bindegewebeneubildung und Entzündung und letztlich zum Gewebeuntergang führt.

Klinik: Eine Erweiterung der Venen des Plantarrandes (sog. **Corona phlebectatica**) ist häufig das erste Zeichen einer chronischen venösen Insuffizienz (Abb. **41.4a**). Auch ein **Ödem** (v. a. im Knöchelbereich) findet sich im Frühstadium (CVI Grad I). Bei längerem Bestand kommt es zur Verhärtung des Subkutangewebes (Stauungsinduration, Dermatoliposklerose). Entzündliche Vorgänge kennzeichnen die CVI Grad II und führen zur Hyperpigmentierung (**Dermite ocre**), zu Atrophien (**Atrophie blanche**, Abb. **41.4b**; Capillaritis alba), zu Depigmentierungen und zum **Ekzem**. Ekzeme können nicht nur Folge der chronischen Stauung, sondern auch Ausdruck einer Kontaktallergie gegen lokal verwendete Externa sein. Auch Störungen des Nagelwachstums mit konsekutiven Onychomykosen sind nicht selten.
Die **Stadieneinteilung der CVI nach Widmer** (Tab. **41.4**) wird aktuell durch die **CEAP-Klassifikation** (Tab. **41.3**) abgelöst. In dieser klinischen Einteilung werden C 0–C 2 als chronische Venenerkrankung und C 3–C 6 als chronische venöse Insuffizienz definiert.

Klinik (Tab. 41.4): Corona phlebectatica (Abb. **41.4a**) und **Ödem**bildung kennzeichnen die CVI im Frühstadium. In der Folge entwickeln sich trophische Störungen mit Induration, Hyper- und Depigmentierung, eine **Atrophie blanche** und **Stauungsekzeme** (Abb. **41.4**).

41.3 CEAP-Klassifikation chronischer Venenerkrankungen (Varikose und CVI)
CEAP = Klinik, Ätiologie, Anatomie, Pathophysiologie

C Klinische Klassifikation		**E Ätiologie**	
C 0	keine Anzeichen	Ec	kongenital
C 1	Teleangiektasien	Ep	primär
C 2	Varizen	Es	sekundär (PTS)
C 2r	Varizenrezidiv	En	keine venöse Ursache
C 3	Ödeme	**A Anatomie**	
C 4a	Pigmentierung oder Ekzem	As	oberflächliche Venen
C 4b	Lipodermatosklerose oder Atrophie blanche	Ap	Perforansvenen
C 4c	Corona phlebectatica paraplantaris	Ad	tiefe Venen
C 5	abgeheiltes Ulkus	An	keine venöse Lokalisation
C 6	aktives Ulkus	**P Pathophysiologie**	
C 6r	Ulkusrezidiv	Pr	Reflux
		Po	Obstruktion
		Pr,o	Reflux und Obstruktion
		Pn	Keine venöse Pathophysiologie

41.4 Komplikationen der chronisch-venösen Insuffizienz

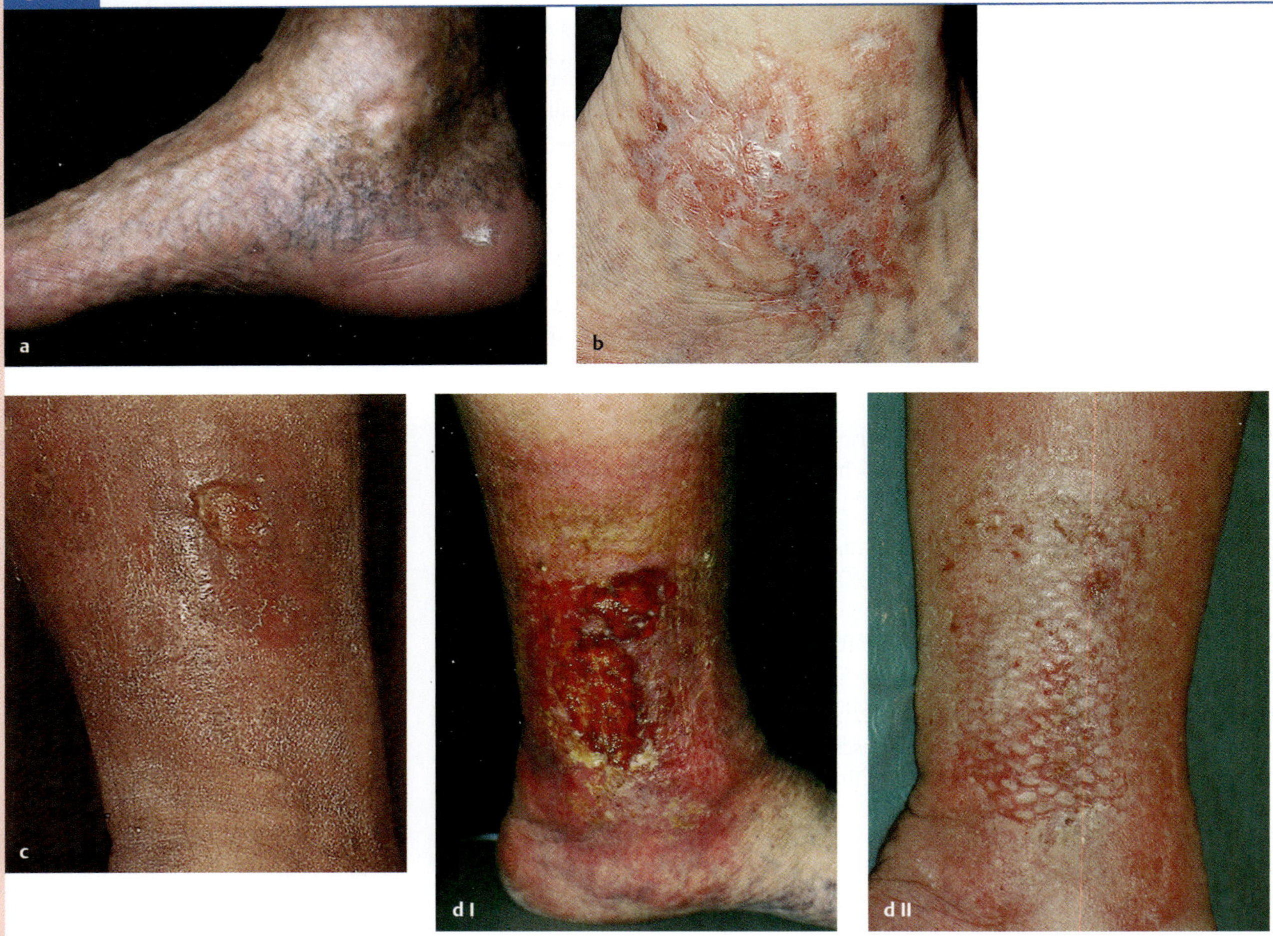

a Corona phlebectatica am medialen Fußrand (C 4c oder CVI Grad I nach Widmer).
b Atrophie blanche der lateralen Knöchelregion bei chronischer venöser Insuffizienz (CVI) mit weißen atrophischen Bereichen und hyperpigmentierten Atrophien in der Umgebung. Die Atrophie blanche führt leicht zu äußerst schmerzhaften Ulzerationen, die nur sehr langsam wieder abheilen (C 4b oder CVI Grad II nach Widmer).
c Ulcus cruris venosum und Stauungsdermatosen des rechten Unterschenkels. Die das Ulkus umgebende Haut ist gerötet, teils flächenhaft verdickt und bräunlich verfärbt. Deutliche Varikose der Knöchel- und Fußrückenvenen (C 6 oder CVI Grad III nach Widmer).
d Ulcus cruris bei CVI Grad III vor (d I) und 4 Monate nach (d II) Shave-Therapie und Meshgraft-Transplantation (C 5).

41.4

Wichtigste Komplikation ist das **Ulcus cruris venosum** (C 5-C 6r oder CVI Grad III nach Widmer, Abb. **41.4c**, Abb. **41.4d**).
Venöse Ulzera kommen auch im Rahmen eines postthrombostischen Syndroms vor. Das sog. Blow-out-Ulkus entsteht über insuffizienten Vv. perforantes (Cockett-Gruppe), der Reflux trifft hier senkrecht auf die Haut des Unterschenkels.

Differenzialdiagnose: Ulzera durch arterielle Durchblutungsstörungen, Stoffwechselkrankheiten, Tumore und immunologische Erkrankungen sind abzugrenzen.

41.4 Klinische Stadieneinteilung der CVI (nach Widmer)

Stadium	klinische Befunde
Grad I	Corona phlebectatica, Ödem im Knöchelbereich
Grad II	Dermatoliposklerose, Dermite ocre, Atrophie blanche, Stauungsekzem
Grad III	wie Grad II, zusätzlich Ulcus cruris

Wichtigste Komplikation ist das **Ulcus cruris venosum** (C 5-C 6r oder CVI Grad III nach Widmer), das bevorzugt im Bereich der **Unterschenkelinnenseite** auftritt (Abb. **41.4c**, Abb. **41.4d**). Über 70 % der Ulzera des Unterschenkels sind venöser Genese, arterielle Durchblutungsstörungen und andere Ursachen sind vergleichsweise selten.
Venöse Ulzera kommen auch im Rahmen eines postthrombostischen Syndroms vor. Das sog. **Blow-out-Ulkus** entsteht über insuffizienten Vv. perforantes (Cockett-Gruppe), der Reflux trifft hier senkrecht auf die Haut des Unterschenkels.

Differenzialdiagnose: Ulzera durch arterielle Durchblutungsstörungen, Diabetes mellitus, Tumore, Kryoglobulinämie, Vaskulitiden, Prolidase-Mangel, Sichelzellanämie sowie Pyoderma gangraenosum (Dermatitis ulcerosa) sind auszuschließen.

Therapie: Wichtigste therapeutische und prophylaktische Maßnahme ist die Kompressionstherapie. Ein **Kompressionsverband** mit Kurzzugbinden, der wenig Elastizität aufweist, unterstützt die Pumpwirkung der Wadenmuskulatur sehr effektiv. Wichtigste Kontraindikation für den Kompressionsverband sind arterielle Durchblutungsstörungen mit einem systolischen Druck von weniger als 60 mmHg (< 8 kPa) im Knöchelbereich oder einem brachiopedalen Index (S. 574) von unter 0,6. Korrektes Anlegen eines Kompressionsverbandes erfordert Übung und ist nur von einem Teil der Betroffenen zu erlernen. In den meisten Fällen kommen Kompressionsstrümpfe zum Einsatz (u. U. auch zweilagige Ulkus-Kompressionsstrumpfsysteme).

Therapie: Kompressionstherapie mit mehrlagigen Verbänden (vorzugsweise mit Kurzzugbinden oder adaptiven Kompressionssystemen), nach Entstauung mit Kompressionsstrümpfen (u. U. auch mit Ulkus-Kompressionsstrümpfen).

Zur operativen Behandlung venöser Ulzera kann die sog. „Shave-Technik" eingesetzt werden. Dabei werden das Ulkus selbst und die lipodermosklerotisch veränderte Umgebung mittels Dermatom abgetragen und der Defekt mit Spalthaut gedeckt. Die zugrundeliegende venöse Pathologie sollte vor dem Einsatz dieser Technik bestmöglich therapiert sein.

Bei venösen Ulzera in dermatoliposklerotischer Haut kann die sog. „Shave-Technik" eingesetzt werden.

Die **medikamentöse Behandlung** mit venenwirksamen Pharmaka und ihrer ödemprotektiven Wirkung (z. B. Rosskastanie und Roter Weinlaub) hat allenfalls unterstützenden Charakter. Sie ist kein Ersatz für die Kompressionsbehandlung.

Eine **medikamentöse Behandlung** mit venenwirksamen Pharmaka (z. B. Rosskastanie und Roter Weinlaub) gelten allenfalls als Adjuvanzien.

Die **Lokalbehandlung** von Stauungsdermatose und Ulcus cruris ist nach Möglichkeit mit Externa ohne sensibilisierende Inhaltsstoffe vorzunehmen, da die **Gefahr kontaktallergischer Reaktionen** bei dieser Patientengruppe sehr groß ist, wodurch die Behandlung unnötig kompliziert wird. Schmierig belegte Ulzera müssen gereinigt und débridiert werden. Zur Optimierung des Exsudatmanagements und Anregung der Granulation eignen sich vor allem synthetische Polyurethan-Schaumstoffe. In ausgewählten Situationen kann auch eine Niederdruckbehandlung (sog. Vakuumversiegelung) der chronischen Wunden in Betracht kommen.

Die **Lokalbehandlung** von Stauungsdermatose und Ulcus cruris ist nach Möglichkeit mit Externa ohne allergisierende Inhaltsstoffe vorzunehmen, da die **Gefahr** eines Kontaktekzems (Typ-IV-Allergie) bei dieser Patientengruppe sehr groß ist, wodurch die Behandlung unnötig kompliziert wird.

Zur Beschleunigung der Wundheilung können autologe Hautersatzverfahren (Meshgraft-Transplantation) sowie allogene, xenogene oder biosynthetische Hautersatzpräparate eingesetzt werden. Voraussetzung ist, dass die zugrundeliegende venöse Erkrankung bestmöglich therapiert und der Wundgrund gut vorbereitet ist.

► Klinischer Fall. Die jetzt 72-jährige Patientin stellte sich vor wegen Ulzera im Bereich beider Innenknöchel, die rechts seit mehr als 10 Jahren, links seit knapp 2 Jahren bestanden. Vor 27 Jahren war es nach einem komplizierten Knöchelbruch rechts zu einer beidseitigen Thrombose der tiefen Bein- und Beckenvenen gekommen. Nach Rekonvaleszenz war die Patientin mehrere Jahre beschwerdefrei, dann stellten sich zunehmend Spannungsgefühl und Schmerzen in den Beinen ein, vor allem bei längerem Stehen, zuletzt Unterschenkelödeme, Pigmentverschiebungen und Ulzera. Therapeutisch kommen eine konsequente Kompressionsbehandlung und evtl. eine Shave-Therapie in Betracht.

► Klinischer Fall.

42 Proktologie

F.A. Bahmer

42.1 Allgemeines

42.1 Allgemeines

Die unteren Darmabschnitte bilden eine funktionelle Einheit zur Regelung der Kontinenz. Zur anatomischen Situation des Enddarms siehe Abb. **42.1**.

Diagnostik: Die Untersuchung nach ausführlicher Anamnese erfolgt **digital**, **rektoskopisch** oder **koloskopisch**.

Proktoskopisch sind 10–15 cm einsehbar, höhere Abschnitte bis 30 cm nur koloskopisch.

Kolon, Sigma und Rektum bilden für die Defäkation eine funktionelle Einheit. Die willkürliche Stuhlentleerung aus diesem anorektalen Kontinenzorgan hängt von komplexen Regelmechanismen ab, die ZNS, anorektale Muskulatur, Gefäßpolstersystem des Plexus haemorrhoidalis und sensible Empfindungen des Anoderms umfassen (Abb. **42.1**).

Diagnostik: Nach einer ausführlichen Anamnese mit der Frage nach Darmkrebs in der Familie, zu Essgewohnheiten, Stuhlgang, Erkrankungen, Schmerzen, Blutung, Juckreiz, Prolaps und Einnahme von Medikamenten erfolgt die Untersuchung in Linksseiten- oder Steinschnittlage. Einfachste Untersuchungsmethode ist die **digitale Austastung** des Rektums, bei der sich Sphinktertonus und ggf. auch Prostata beurteilen lassen.
Die Untersuchung des Anorektums erfolgt bis zu einer Höhe von etwa 10–15 cm mit dem Proktoskop, das entweder seitlich (Blond) oder vorne (Morgan) offen ist. Für die Untersuchung des Rektums sind starre **Rektoskope** gebräuchlich. Höhere Abschnitte bis in etwa 30 cm Höhe, lassen sich nur mittels biegsamer Fiberglasoptik (**Koloskop**) im Rahmen der Rektosigmoidoskopie einsehen.

⊙ 42.1

⊙ 42.1 **Anatomische Situation im Enddarm**

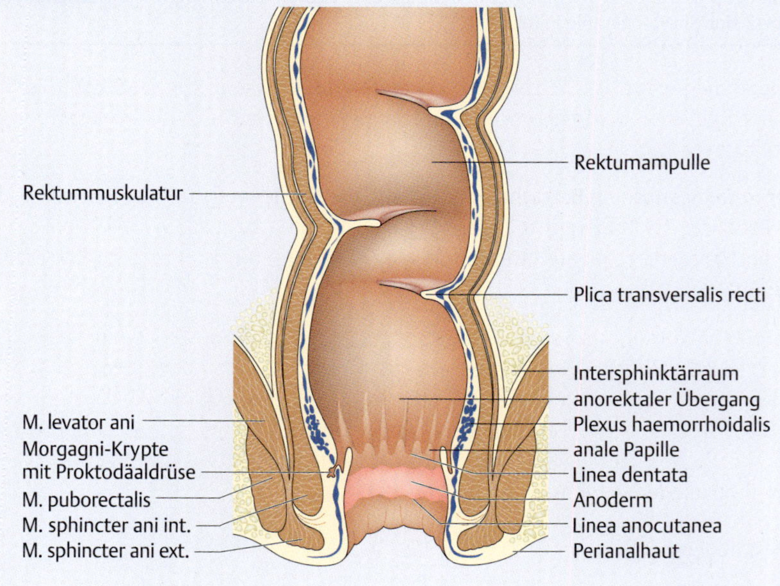

42.2 Analekzem

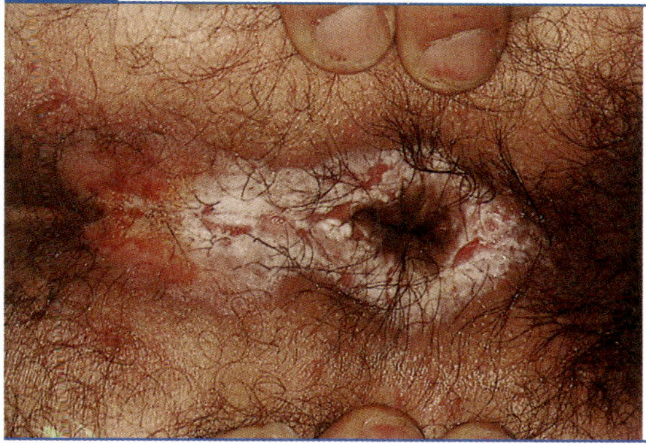

Analekzem mit flächiger Verdickung der mazerierten und von Erosionen durchsetzten Perianalhaut.

42.2

42.2 Analekzem

42.2 Analekzem

▸ Definition. Es handelt sich um eine akute bis chronische Entzündung des Anoderms („Ekzem") mit ausgeprägtem Juckreiz. Das Analekzem ist sehr häufig, wobei neben Irritationen vor allem Kontaktallergien eine Rolle spielen.

▸ Definition.

Ätiologie und Pathogenese: Irritationen durch Stuhl bei Hämorrhoiden, Marisken und Analprolaps, Fissuren, Fisteln, Parasiten, Intestinalmykosen, mangelhafte oder übertriebene Analhygiene, durch Lokaltherapeutika und Suppositorien. Diese sind nicht selten Ursache einer Kontaktallergie (Kontaktekzem), deshalb beim Analekzem immer Allergie-(Epikutan-)Testung mit den wichtigsten Kontaktallergenen (Konservierungsmittel, Lokalanästhetika, Antibiotika, Salbengrundlagen).

Ätiologie und Pathogenese: Irritation bei partieller Inkontinenz durch Hämorrhoiden, Marisken, Analprolaps, Fissuren, Fisteln und Parasiten, falsche Analhygiene. Kontaktallergische Sensibilisierungen häufig.

Klinik: Klinisch finden sich vor allem subakute und chronische Stadien des Ekzems in unmittelbarer Umgebung des Anus in Form einer flächenhaften, unscharf begrenzten, oft infiltrierten Rötung der Haut. Durch die Mazeration entsteht nicht selten eine weißliche Verfärbung (Abb. **42.2**). Eine Schuppung fehlt meist.

Klinik: Klinisch finden sich alle Ekzemstadien in der unmittelbaren Umgebung des Anus (Abb. **42.2**).

Diagnostik: Das klinische Bild ist recht charakteristisch, zur Sicherung der Diagnose ist gelegentlich eine histopathologische Untersuchung notwendig. Wegen der häufig gleichzeitig bestehenden Hämorrhoiden ist eine proktologische Untersuchung obligatorisch, bei über 55-Jährigen eine Koloskopie im Rahmen der gesetzlich verankerten Darmkrebsvorsorge-Untersuchung.

Diagnostik: klinisch und histopathologisch, außerdem Epikutantestung.

Histopathologie: typische Ekzemreaktion mit Akanthose, Spongiose und Hyperkeratose der Epidermis und bandförmigem, subepidermalem Infiltrat, vorwiegend aus Lymphozyten.

Histopathologie: typische Ekzemreaktion mit Akanthose, Spongiose und Hyperkeratose.

Differenzialdiagnose: In Betracht kommen vor allem eine intertriginöse Mykose und eine Psoriasis der Rima ani mit charakteristischer Rhagade entlang der Analfalte, seltener Lichen ruber planus, Morbus Bowen und die extramammäre Form des Morbus Paget.

Differenzialdiagnose: Mykosen und Psoriasis (inversa).

Therapie: Im Vordergrund steht die Beseitigung oder Linderung der angeführten Ursachen. Zur Lokalbehandlung eignen sich austrocknende Externa mit geringer allergisierender Potenz (Farbstoffe, z. B. 0,5 %ige wässrige Eosinlösung), zusätzlich Sitzbäder mit gerbstoffhaltigen Mitteln. Stark austrocknende Reinigungsmaßnahmen, vor allem durch den übermäßigen Gebrauch detergenzienhaltiger Reinigungsmittel, müssen vermieden werden.

Therapie: Beseitigung des Grundleidens; Lokaltherapie mit blanden Externa; angemessene Reinigungsmaßnahmen.

42.3 Marisken

42.3 Marisken

▸ Synonym. Analfalte, Vorpostenfalte, Wächter

▸ Synonym.

▸ Definition. Marisken sind weiche, teils knotige, teils faltenartige harmlose Veränderungen am Übergang vom Anoderm zur umgebenden Haut.

▸ Definition.

42.3

42.3 Mittelgroße Mariske

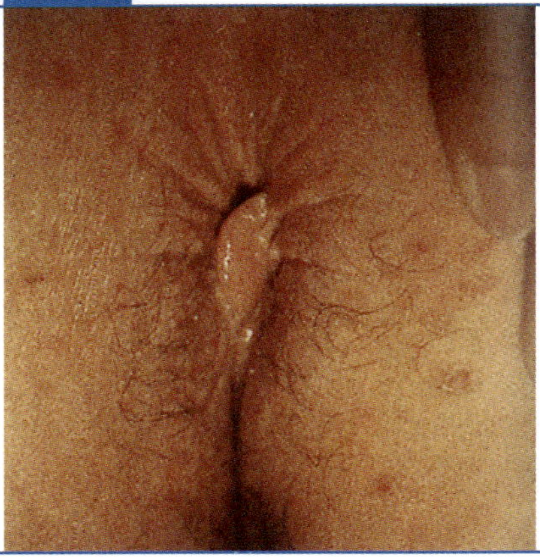

Mariske (Analfalte), den Anus bedeckend.

Ätiologie: Ursächlich sind wahrscheinlich Entzündungen bei Perianalvenenthrombose.

Ätiologie: Marisken sind häufige, harmlose Veränderungen, wahrscheinlich anlagebedingt nach entzündlich veränderten Perianalvenenthrombosen.

Klinik: im Allgemeinen symptomlose, perianal lokalisierte Hautfalten (Abb. **42.3**).

Klinik: Klinisch zeigen sich eine bis mehrere, meist schlaffe, hautfarbene, perianal gelegene Falten (Abb. **42.3**), die im Allgemeinen symptomlos sind. Ab einer gewissen Größe bereiten diese Probleme bei der Defäkation.

Differenzialdiagnose: prolabierte Analpapille, spitze Kondylome, gestielte Tumoren.

Differenzialdiagnose: Verwechslung mit hypertrophen, prolabierten Analpapillen, mit spitzen Kondylomen und gestielten Tumoren möglich.

Therapie: Größere Marisken können abschnittsweise (nicht zirkulär!) chirurgisch abgetragen werden.

Therapie: Größere Marisken, die die Analhygiene erschweren oder Marisken, die sich rezidivierend entzünden, können (elektro-)chirurgisch abgetragen werden, vor allem bei gleichzeitigem Analekzem. Zur Vermeidung von Stenosen keine zirkuläre Abtragung.

42.4 Hämorrhoiden

42.4 Hämorrhoiden

► Definition.

► **Definition.** Hämorrhoiden sind Vergrößerungen der submukös im distalen Rektum gelegenen Gefäßpolster des Plexus haemorrhoidalis (Abb. **42.1**).

Epidemiologie: Beide Geschlechter sind betroffen; eine genetische Disposition ist wahrscheinlich.

Epidemiologie: Zwischen 50 und 70 % aller Erwachsenen haben Hämorrhoiden unterschiedlichen Schweregrades. Beide Geschlechter sind betroffen, Männer jedoch etwas häufiger als Frauen, eine gewisse hereditär bedingte Disposition scheint vorhanden zu sein.

Ätiologie: Disposition, Stauung, Gravidität und Nahrung gelten als Hauptfaktoren.

Ätiologie: Disposition, Stauung durch langes Sitzen, Gravidität, ballaststoffarme Nahrung, Laxantienabusus und Stress werden als Hauptfaktoren angesehen.

Klinik und Diagnostik: Hämorrhoiden finden sich meist bei 3, 7 und 11 Uhr in Steinschnittlage (Abb. **42.5**). Es werden 4 Schweregrade unterschieden (Abb. **42.4**):
- Hämorrhoiden **I. Grades** prolabieren nur in das Proktoskop.
- Hämorrhoiden **II. Grades** prolabieren beim Pressen nach außen.
- Hämorrhoiden **III. und IV. Grades** sind sichtbar prolabiert.

Klinik und Diagnostik: Hämorrhoiden finden sich vor allem bei 3, 7 und 11 Uhr (Abb. **42.5**) in Rücken-(Steinschnitt-)lage. Es werden 4 Schweregrade unterschieden (Abb. **42.4**).
- Hämorrhoiden **I. Grades** lassen sich nur proktoskopisch als rote bis blaurote Polster bzw. Knoten erfassen.
- Hämorrhoiden **II. Grades** lassen sich inspektorisch beim Pressen erfassen.
- Hämorrhoiden **III. und IV. Grades** sind durch ihren sichtbaren Prolaps (reponibel bzw. nicht reponibel) prima vista zu diagnostizieren.

42.4

42.4 Schematische Darstellung der Hämorrhoiden I. bis IV. Grades

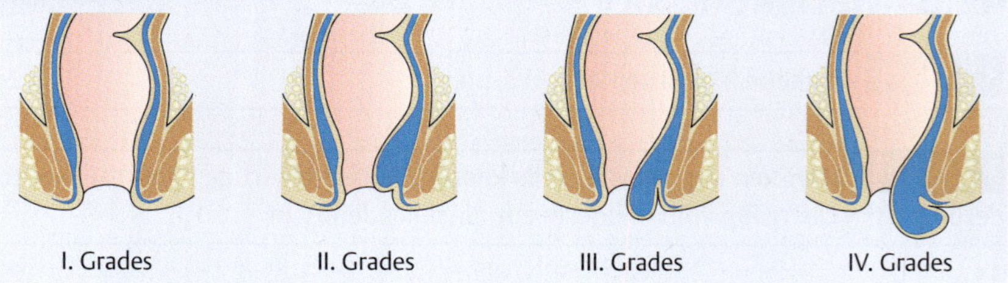

42.5 Rektoskopischer Befund bei Hämorrhoiden

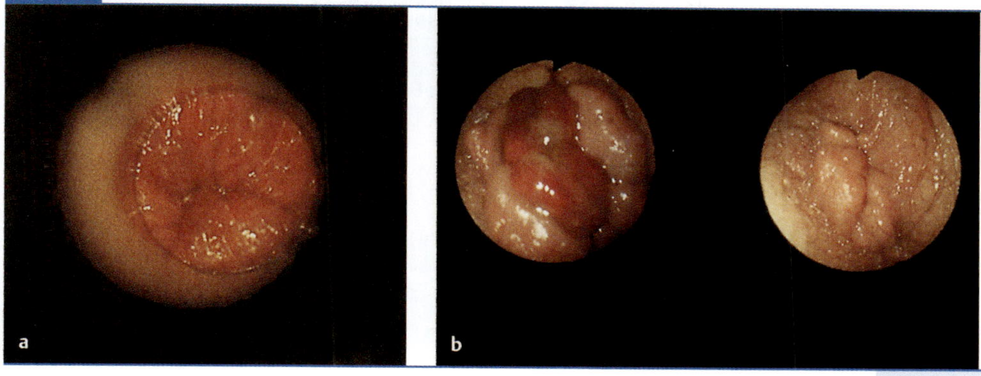

a Rektoskopischer Befund von Hämorrhoiden I. Grades bei 3 und 7 Uhr mit Vorwölbung der Schleimhaut.
b Hämorrhoiden III. Grades mit Vorfall von Analschleimhaut. Vor und nach deren digitaler Reposition.

Subjektiv verursachen Hämorrhoiden Schmerzen, Brennen und Juckreiz, vor allem bei und nach der Defäkation. Häufig finden sich auch Blutauflagerungen auf dem Stuhl.

Therapie: Für alle Stadien sind die Stuhlregulierung durch ballaststoffreiche Kost sowie die regelmäßige Defäkation wichtig. Im Stadium I und II können die Hämorrhoiden sklerosiert, im Stadium II mittels Gummiband ligiert werden. In den Stadien III und IV ist die Hämorrhoidektomie Therapie der Wahl. Eine Therapie mit Suppositorien oder Salben ist nicht kausal wirksam, diese kommt daher nur temporär zur Linderung des Juckreizes in Betracht.

42.5 Weitere proktologische Krankheitsbilder

Analfissur: Ein radiärer Einriss des Anoderms, der bis auf den Schließmuskel reicht, meist bei 6 Uhr lokalisiert und sehr schmerzhaft ist, wird als Analfissur bezeichnet. Im akuten Stadium Lokalbehandlung mit nitroglyzerinhaltiger Salbe, im chronischen Stadium Botulinumtoxin-Injektionen oder operative Therapie.

Analvenenthrombose: sehr schmerzhafter, blauschwarzer perianaler Knoten. Therapeutisch Inzision des Knotens und Entfernung der Koagel oder Antiphlogistikum lokal (siehe Klinischer Fall [S. 565]).

Kondylome:
- Der Analkanal ist häufig Sitz von **Condylomata acuminata** – spitze Kondylome (S. 269) –, die von Papillomaviren (HPV) hervorgerufen werden. An begleitende Geschlechtskrankheiten (Gonorrhö, Syphilis, AIDS) ist zu denken.
- Differenzialdiagnostisch kommen **Condylomata lata** (breite Kondylome) als spezifische Hautveränderungen bei der Sekundärsyphilis in Betracht.

Tumoren: Andere Tumoren als Plattenepithelkarzinome sind im Analbereich selten. Infrage kommen: **Basaliom, Morbus Paget, Bowen-Karzinom** und **Melanom.** Grundsätzlich ist eine bioptische Klärung notwendig.

Entzündungen: Eine Entzündung der Proktodäaldrüsen äußert sich als **Kryptitis**, die vor allem Defäkationsbeschwerden macht. Davon ausgehend kann es zum **periproktitischen Abszess** und zur **Analfistel** kommen. Fisteln werden aufgrund des anatomischen Verlaufs klassifiziert. Auszuschließen sind Grundkrankheiten wie Aknetetrade, Morbus Crohn und Colitis ulcerosa. Einzelne Fisteln können mittels Fadendrainage behandelt werden, häufig muss die Fistel chirurgisch saniert werden.

Zysten: Bei subkutanen Fisteln im Steißbeinbereich handelt es sich um **Sinus-pilonidalis-Zysten.** Diese Dermoidzysten ektodermalen Ursprungs enthalten oft reichlich Haare. Häufig kommt es zur Abszessbildung. Therapeutisch vollständige Ausräumung der Zyste und ihrer Fistelgänge.

► **Klinischer Fall.** Eine 35-jährige Frau, bei der seit geraumer Zeit ein Hämorrhoidalleiden bekannt war, kommt wegen unerträglicher Schmerzen im Analbereich in die Sprechstunde. Vorausgegangen war ein mehrstündiger Aufenthalt auf einem kalten Stuhl in einem ungeheizten Raum. Bei der Untersuchung findet sich ein praller, blauroter Knoten am äußeren Analring, etwa bei 5 Uhr. Diagnose: Perianalvenenthrombose. Nach 2-tägiger oraler Behandlung mit 50 mg Indometacin/d ist die Patientin weitgehend beschwerdefrei.

Subjektiv finden sich Schmerzen oder Brennen bei der Defäkation. Gleichzeitig oft Blutauflagerungen auf dem Stuhl.

Therapie: In den Stadien I und II Sklerosierung, im Stadium II eher Gummibandligatur. Die Stadien III und IV erfordern eine operative Therapie. Lokalbehandlung nur adjuvant. Stuhlkonsistenz und Defäkationsrhythmus werden durch ballaststoffreiche Kost und Disziplin reguliert.

42.5 Weitere proktologische Krankheitsbilder

Analfissur: radiärer Einriss des Anoderms, der bis auf den Schließmuskel reicht (meist bei 6 Uhr).

Analvenenthrombose: Akute Thrombose der Anoderm-Venen. Therapeutisch Inzision oder Antiphlogistikum.

Kondylome:
- **Condylomata acuminata** (spitze Kondylome) durch HP-Viren.
- **Condylomata lata** (breite Kondylome) als Manifestation einer Lues II.

Tumoren: Seltenere Tumoren im Analbereich sind Basaliom, Bowen-Karzinom, Morbus Paget und Melanom.

Entzündungen: Entzündung der Proktodäaldrüsen (Kryptitis), Ausgangspunkt für periproktitische Abszesse und für Analfisteln. Aknetetrade, Morbus Crohn und Colitis ulcerosa sind auszuschließen.

Zysten: Sinus-pilonidalis-Zysten im Steißbeinbereich sind Dermoidzysten ektodermalen Ursprungs, die häufig Haare enthalten. Therapie durch chirurgische Sanierung der Fistel.

► **Klinischer Fall.**

43 Erkrankungen der Arterien

J. Gutermuth; vormals beteiligt: F.A. Bahmer, K. Kohrmeyer**

43.1 Allgemeines

Die **Gefäßversorgung der Haut** erfolgt, etwas schematisiert, durch 3 horizontal angeordnete Gefäßnetze, die jeweils durch vertikal verlaufende Gefäße verbunden sind. Das tiefste Netz aus relativ kaliberstarken Gefäßen besteht im Bereich der Muskelfaszien. Aus den mittleren Gefäßen an der Grenze zwischen subkutanem Fettgewebe und dermalem Bindegewebe entsteht durch aufsteigende „Kandelabergefäße" das oberflächlichste Netz zwischen papillärem und retikulärem Bindegewebe. Von diesem Netz aus wird die Epidermis, die selbst gefäßfrei ist, durch Arteriolen und Kapillaren (S. 25), die bis in die Papillenspitzen reichen, versorgt. Haarfollikel und Drüsen sind von einem dichten Kapillargeflecht umgeben. Arteriovenöse Anastomosen, die für die Thermoregulation bedeutsam sind, finden sich relativ häufig in der Haut, vor allem in den Akren. Die **Regulation der Hautdurchblutung** ist ein komplexer Vorgang, bei dem lokale, periphere, nervale und zentralnervöse Vorgänge beteiligt sind.
Die Messung der Hautdurchblutung ist apparativ aufwendig, Hautfarbe und Hauttemperatur lassen nur ungenügende Schlüsse auf die Durchblutung zu.

43.1 Allgemeines

Die **Gefäßversorgung der Haut** ist durch 3 Gefäßnetze in unterschiedlichen Etagen, verbunden durch vertikale Gefäße, charakterisiert (siehe Abb. **1.7**). Die Epidermis ist gefäßfrei; sie wird durch aufsteigende Arteriolen und Kapillaren in den Papillenspitzen versorgt. Arteriovenöse Anastomosen finden sich vor allem an den Akren. Die **Hautdurchblutung** ist von lokalen, nervalen, hormonellen und zentralnervösen Faktoren abhängig.

43.2 Erkrankungen mit permanenter Gefäßerweiterung

Weitaus die meisten der Hautveränderungen, die auf einer anatomischen oder funktionellen Gefäßerweiterung beruhen, betreffen die Kapillaren. Deren, mit dem bloßen Auge sichtbare, permanente Erweiterung wird als **Teleangiektasie** bezeichnet (Abb. **43.1a**). Teleangiektatische Hautveränderungen lassen sich in 2 Hauptgruppen unterteilen: **primäre** (angeborene) und **sekundäre** (treten im Rahmen verschiedener Erkrankungen auf) **Teleangiektasien** (Tab. **43.1**). Nävoide und tumoröse Gefäßveränderungen sind in den entsprechenden Kapiteln abgehandelt.

43.2 Erkrankungen mit permanenter Gefäßerweiterung

Die sichtbare Erweiterung der Kapillaren wird als **Teleangiektasie** bezeichnet (Abb. **43.1a**). Diese werden in **primäre** (angeborene) und **sekundäre** (im Rahmen verschiedener Erkrankungen) Teleangiektasien unterteilt (Tab. **43.1**).

≡ 43.1

≡ 43.1 Teleangiektasien – mögliche Ursachen

primäre Teleangiektasien	▪ Naevus flammeus ▪ Angioma serpiginosum ▪ hereditäre hämorrhagische Teleangiektasien (Morbus Osler) ▪ Ataxia teleangiectatica (Louis-Bar-Syndrom) ▪ lokalisierte essenzielle Teleangiektasien ▪ generalisierte essenzielle Teleangiektasien
sekundäre Teleangiektasien	▪ entzündlich (z. B. bei Rosazea) ▪ physikalisch (Licht-, Röntgenstrahlen) ▪ posttraumatisch ▪ chemisch/iatrogen (z. B. Glukokortikoide) ▪ bei Autoimmunkrankheiten (Dermatomyositis, Lupus erythematodes, Sklerodermie) ▪ bei Mastozytose (Teleangiectasia macularis perstans) ▪ bei Genodermatosen (Bloom-Syndrom, Rothmund-Thomson-Syndrom) ▪ bei Leberzirrhose

43.2.1 Primäre, lokalisierte und generalisierte Teleangiektasien

Primär lokalisierte oder generalisierte Teleangiektasien sind relativ häufig und treten familiär gehäuft auf.
Sie zeigen sich als flächenhafte, diffuse, unscharf begrenzte Areale aus einem dichten Netz von feinen und feinsten Gefäßspinnen. Sonnenlicht verstärkt die Bildung von Teleangiektasien (Couperose). Die lokalisierte Form beschränkt sich in der Regel auf das Gesicht.
Teleangiektasien lassen sich gut mit gefäßselektiven Lasern (Farbstoff-, Neodym-YAG-, oder laserähnlichen hochenergetischen Blitzlampen (IPL, „intense pulsed light") behandeln.

43.2.1 Primäre, lokalisierte und generalisierte Teleangiektasien

Teleangiektasien sind oft familiär gehäuft.

Die lokalisierte Form ist oft im Gesicht klinisch als diffuse Rötung zu finden und wird durch Sonnenlicht verstärkt (Couperose).

Die Therapie der Wahl ist die Koagulation mit einem gefäßselektiven Laser.

Hereditäre hämorrhagische Teleangiektasien (Morbus Osler)

► **Definition.** Der Morbus Osler ist eine autosomal-dominant vererbte Erkrankung mit Bildung kleinerer und größerer Teleangiektasien und arteriovenöser Malformationen an Haut, Schleimhäuten und inneren Organen.

Klinik: Frühes und häufigstes Symptom ist rezidivierendes, spontan auftretendes Nasenbluten meist schon im Kindes- oder Jugendalter. Gleichzeitig oder später treten multiple, umschriebene Gefäßerweiterungen und Angiome, vor allem an der oberen Körperhälfte, auf. Ein Schleimhautbefall und Befall des Gastrointestinaltraktes sind sehr charakteristisch. Es entstehen dabei häufig arteriovenöse Malformationen (AV-Fisteln), die unterschiedliche innere Organe betreffen können. Größere AV-Fisteln können hämodynamisch relevant werden und führen dann zu Perfusionsstörungen in den betroffenen Organen mit sehr unterschiedlichen klinischen Beschwerdebildern.

Diagnostik: Anamnese (rezidivierendes Nasenbluten) und klinisches Bild lassen auf die Diagnose schließen.

Therapie: Kleinere Herde lassen sich mit der Diathermie-Nadel, größere, auch solche an den Schleimhäuten, mit dem Argon- oder dem Neodym-YAG-Laser koagulieren.

Prognose: Die Prognose ist relativ gut; allerdings verstirbt ein kleiner Prozentsatz der betroffenen Patient*innen in direktem oder indirektem Zusammenhang mit dieser Blutgefäßerkrankung (Blutungskomplikationen).

Hereditäre hämorrhagische Teleangiektasien (Morbus Osler)

► **Definition.**

Klinik: Rezidivierend spontan auftretendes Nasenbluten tritt oft als Erstsymptom auf. Zunehmend bilden sich Angiome an Haut und Schleimhäuten.

Diagnostik: Anamnese und klinisches Bild.

Therapie: je nach Größe Verödung mit der Diathermie-Nadel, dem Argon- oder dem Neodym-YAG-Laser.
Prognose: relativ gut.

43.2.2 Sonstige teleangiektatische Fehlbildungen

Spider-Nävus (Naevus araneus)

► **Definition.** Erworbene, solitär oder multipel auftretende Gefäßveränderung, die von einem zentralen erweiterten arteriellen Gefäß ausgeht und spinnenartige Ausläufer zeigt. Eine Assoziation mit Lebererkrankungen, Schwangerschaft und dem CREST-Syndrom (S. 223) ist beim Erwachsenen bekannt.

Klinik: Charakteristisch ist ein von einem zentralen, manchmal deutlich pulsierenden, arteriellen Gefäß ausstrahlendes Netz mit bis zu 2 cm Durchmesser (Abb. **43.1b**). Bevorzugte Lokalisationen sind Kopf, Hals, Hände und oberer Thorax.

43.2.2 Sonstige teleangiektatische Fehlbildungen
Spider-Nävus (Naevus araneus)

► **Definition.**

Klinik: Die Gefäßspinne mit zentral pulsierendem Gefäß ist meist an Kopf, Hals oder Händen lokalisiert (Abb. **43.1b**).

43.1 Teleangiektasie und Spider-Nävi

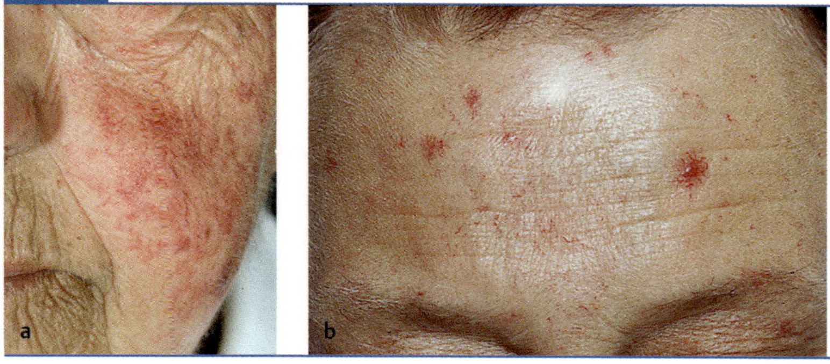

a Teleangiektasie.
b Spider-Nävi.

Therapie: Verödung des zuführenden Gefäßes mit der Diathermie-Nadel, dem CO_2- oder Farbstofflaser.
Prognose: Eine spontane Rückbildung ist selten.

43.3 Funktionelle Gefäßkrankheiten

Die Gefäßdurchblutung ist von zentralnervösen und lokalen Faktoren abhängig.

43.3.1 Akrozyanose

▶ Definition.

≡ 43.2

Epidemiologie: Häufig sind Frauen betroffen.

Ätiologie und Pathogenese: bei der idiopathischen Form zentralnervöse und humorale Störung des Gefäßtonus.

Klinik: Typisch ist eine blaurote Verfärbung der Haut der Akren und der distalen Extremitäten, teilweise mit begleitender Hyperhidrose.
Diagnostik: Irisblenden-Phänomen: Füllung anämischer Bezirke vom Rand her. Die Wiedererwärmungszeit ist nach Abkühlung verlängert.

⊙ 43.2

Therapie: Verödung des zuführenden Gefäßes mit der Diathermie-Nadel, dem CO_2-oder Farbstofflaser, eventuell auch wiederholt.

Prognose: Eine spontane Rückbildung ist selten, ausgenommen bei den Spider-Nävi in der Gravidität und bei Kindern.

43.3 Funktionelle Gefäßkrankheiten

Die periphere Durchblutung wird insbesondere über den Gefäßtonus beeinflusst, der wiederum vor allem von zentralnervösen und lokalen Nervenimpulsen, von der Blutviskosität sowie von der Integrität der Gefäße abhängt.

43.3.1 Akrozyanose

▶ Definition. Funktionelle Störung der Gefäßdurchblutung mit passiver Hyperämie, die entweder idiopathisch oder sekundär im Rahmen verschiedener Erkrankungen auftritt (Tab. **43.2**). Charakteristisch ist eine livide Verfärbung der Haut.

≡ 43.2 **Akrozyanose – mögliche Ursachen**

immunologisch/sekundär	▪ Autoimmunkrankheiten ▪ Antiphospholid-Syndrom ▪ Interferon-α(2a)
neoplastisch	▪ Paraproteinämien ▪ Paraneoplasie
hämatologisch	▪ Kälteagglutinine ▪ Kryoglobuline ▪ essenzielle Thrombozythämie
kardiologisch	▪ Orthostase-Syndrom
neurologisch	▪ Neuropathie
sonstige	▪ Arsenvergiftung (chronisch) ▪ Butylnitrat ▪ Nikotinabusus

Epidemiologie: Vor allem Frauen sind häufig betroffen.

Ätiologie und Pathogenese: Bei der idiopathischen Form liegt eine Regulationsstörung des Gefäßtonus auf zentralnervöser und humoraler Basis vor. Es kommt dadurch zu einer reflektorischen Konstriktion kleiner Hautarterien mit gleichzeitiger venöser Stase, welche als livide Verfärbung der Haut sichtbar wird (Abb. **43.2**).

Klinik: Typisch sind blaurote, nur langsam weichende, fleckige oder diffuse Verfärbungen der Finger, Zehen, Hände und Füße, vor allem nach Kälteexposition. Teilweise besteht gleichzeitig eine Hyperhidrose.

Diagnostik: Auf Druck füllt sich die anämische Stelle nicht gleichmäßig, sondern vom Rand her (**Irisblenden-Phänomen**). Nach Abkühlung ist die Wiedererwärmungszeit im Vergleich zu Hautgesunden verlängert. Oszillografisch imponieren verkleinerte Pulsamplituden.

⊙ 43.2 **Akrozyanose**

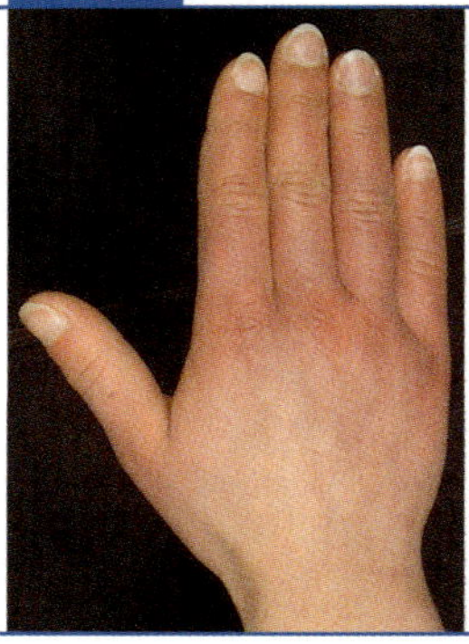

Akrozyanose der Digiti II–V.

Differenzialdiagnose: In erster Linie ist an periphere Durchblutungsstörungen (auch durch Veränderungen im Schultergürtelbereich), Zyanose bei kongenitalen Herzvitien, Raynaud-Syndrom, akrale Form der Sklerodermie und Akrodynie zu denken.

Therapie: Kältereize und Berufe mit Kälteexposition sind strikt zu meiden. Durchblutungsfördernde Medikamente sind von fraglichem Wert. Noxen wie Nikotin sind auszuschalten, dazu kommt ein Gefäßtraining (z. B. mit Wechselbädern) sowie das Tragen warmer Kleidung und wenig okklusiven Schuhwerks.

Prognose: gut, häufig vollständige Rückbildung im Verlauf von Jahren.

43.3.2 Livedo reticularis (Cutis marmorata)

▶ **Definition.** Es handelt sich um erythematös-livide, netzförmige Zeichnung der Haut, die durch eine Verlangsamung des Blutflusses bei reflektorischer Konstriktion kleiner Hautarterien und konsekutiver Hypoxygenierung des Blutes bedingt ist. Sie tritt insbesondere an den proximalen Extremitäten auf.

Epidemiologie: Frauen sind bevorzugt befallen.

Ätiologie und Pathogenese: Die idiopathische Form wird meist durch Kälte provoziert (Livedo reticularis e frigore) wahrscheinlich aufgrund einer neurovegetativen Dysregulation im Bereich der Endstrombahn. Durch Wärme (z. B. Heizkissen) lassen sich ähnliche Veränderungen auslösen, bei denen es sich jedoch um persistierende, fleckige Hyperpigmentierungen handelt (Livedo reticularis e calore, Hitzemelanose).

Klinik: Regelmäßige, zumeist symmetrische, netzförmige Zeichnung durch Gefäße mittleren Kalibers, die besonders an den Extremitäten ausgeprägt ist (Abb. **43.3**). Die Haut erscheint oft gleichzeitig kühl.
Hyperhidrose kann als Begleitsymptom auftreten (wie bei der Akrozyanose).

Diagnostik und Differenzialdiagnose: Das klinische Bild ist recht charakteristisch. Abzugrenzen ist die Livedo racemosa, die jedoch blitzfigurenartige, meist asymmetrische Gefäßerweiterungen zeigt. (In der englischen Literatur wird nicht zwischen Livedo reticularis und Livedo racemosa unterschieden.)

Therapie: unbefriedigend. Eingesetzt werden Kneipp-Anwendungen und sportliche Betätigung zum Gefäßtraining. Noxen wie Nikotin sind auszuschalten.

Prognose: Gut, da es wie bei den anderen funktionellen Gefäßkrankheiten meist im Verlauf von Jahren zur spontanen Rückbildung kommt.

Differenzialdiagnose: Periphere Durchblutungsstörungen, Herzvitien, Raynaud-Phänomen, Sklerodermie sind auszuschließen.

Therapie: Kälteexposition meiden, Nikotinkarenz, Gefäßtraining, warme Kleidung, wenig okklusives Schuhwerk.

Prognose: meist spontane Besserung nach Jahren.

43.3.2 Livedo reticularis (Cutis marmorata)

▶ Definition.

Epidemiologie: vorwiegend bei Frauen.

Ätiologie und Pathogenese: Kälte- und Wärmeexposition wirken auslösend bei vegetativer Dysregulation des Gefäßtonus.

Klinik: Es tritt eine netzförmige Gefäßzeichnung, verstärkt nach Kälteeinwirkung, an den Extremitäten auf (Abb. **43.3**).
Hyperhidrose kann als Begleitsymptom auftreten.

Diagnostik und Differenzialdiagnose: Das klinische Bild ist wegweisend.

Therapie: Gefäßtraining (Wechselbäder), Nikotinkarenz.

Prognose: Gut, meist spontane Rückbildung.

43.3 Livedo reticularis

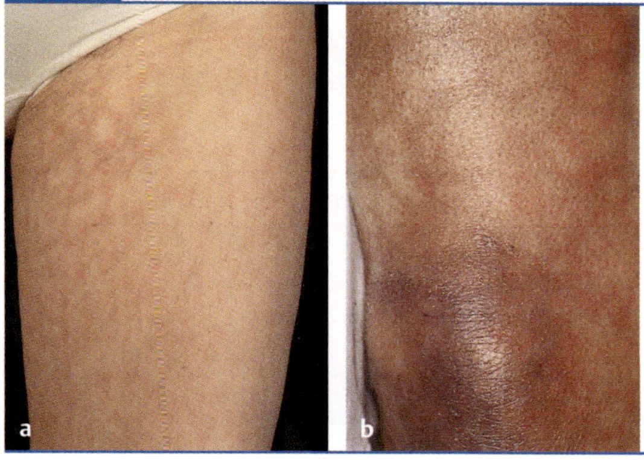

a Netzförmige Zeichnung durch subkutane Gefäße ähnlichen Kalibers am Oberschenkel.
b Knie zusätzlich akrozyanotisch verändert.

43.3

43.3.3 Raynaud-Phänomen

43.3.3 Raynaud-Phänomen

▸ Synonym.

▸ Synonym. Morbus Raynaud, Raynaud-Syndrom

▸ Definition.

▸ Definition. Anfallsartige Spasmen der Fingerarterien mit konsekutiver Hypämie und nachfolgender reaktiver Hyperämie, kann durch Kältereize ausgelöst werden.

Epidemiologie: betrifft überwiegend Frauen.

Epidemiologie: Die Erkrankung findet sich 5-mal häufiger bei Frauen als bei Männern.

Ätiologie und Pathogenese: Die Ursachen des **primären** Raynaud-Syndroms sind unbekannt; symptomatisch (= **sekundäres** Raynaud-Phänomen) bei vielen Krankheiten (Tab. **43.3**).

Ätiologie und Pathogenese: Die Ursachen des **primären** (idiopathischen) Raynaud-Syndroms sind nicht bekannt. Auslösend sind Kälte und mechanische Reize (z. B. Arbeit mit dem Presslufthammer), wobei wahrscheinlich eine Kombination aus humoralen und neurogenen Faktoren eine Rolle spielt. Auch als **Begleitsymptom** (sog. **sekundäres** Raynaud-Phänomen) kommt das Raynaud-Phänomen vor (Tab. **43.3**).

≡ 43.3

≡ 43.3 Erkrankungen, bei denen das Raynaud-Phänomen als Begleitsymptom auftritt

▪ Sklerodermie	▪ Neuritis
▪ Lupus erythematodes	▪ Syringomyelie
▪ Rheumatoide Arthritis	▪ Kryoglobulinämie
▪ Periarteriitis nodosa	▪ Morbus Waldenström
▪ Endangiitis obliterans	▪ Polycythaemia vera
▪ Arteriosklerose	▪ Intoxikationen mit Mutterkorn-Alkaloiden (Ergotismus)
▪ Skalenus-Syndrom	

Klinik: plötzliche, häufig schmerzhafte Weißfärbung der Haut an einem oder mehreren Fingern mit anschließender Hyperämie und Zyanose (Abb. **43.4**, „Tricolore-Phänomen"). Häufige Anfälle oder langer Bestand können zu trophischen Störungen führen.

Klinik: Fast immer nach Kältereiz kommt es zu einer plötzlichen Weißfärbung der Haut der Finger, häufig begleitet von Schmerzen, Taubheitsgefühl und seltener Kribbelparaesthesien (Abb. **43.4**). Anschließend kommt es zur blauroten Verfärbung der Haut (Zyanose) und zu einer reaktiven arteriellen Hyperämie. Diese Abfolge wird auch als „Tricolore-Phänomen" bezeichnet. Häufige und schwere Anfälle können zu trophischen Störungen und zu Nekrosen führen.

Diagnostik: Provokation durch Abkühlung.

Diagnostik: Das klinische Bild ist charakteristisch. Die Symptomatik kann durch ein kaltes Handbad provoziert werden. Nach den in Tab. **43.3** genannten Grundkrankheiten ist zu fahnden.

Differenzialdiagnose: akrosklerotische Form der Sklerodermie (Antikörpernachweis).

Differenzialdiagnose: Autoimmune Bindegewebserkrankungen, insbesondere die akrosklerotische Form der Sklerodermie, aber auch u. a. Lupus erythematodes, können mit einem Raynaud-Phänomen einhergehen. Entscheidend ist der Nachweis von antinukleären Antikörpern (ANA). In manchen Fällen ist das Raynaud Phänomen ein Frühsymptom.

Therapie: Kälteschutz, Nikotinkarenz, physikalische Therapie, Kalzium-Antagonisten.

Therapie: Kälteschutz, Nikotinkarenz und zusätzlich physikalische Therapie. Im Anfall sind gefäßerweiternde Mittel und Kalzium-Antagonisten indiziert.

⊙ 43.4 Raynaud-Syndrom

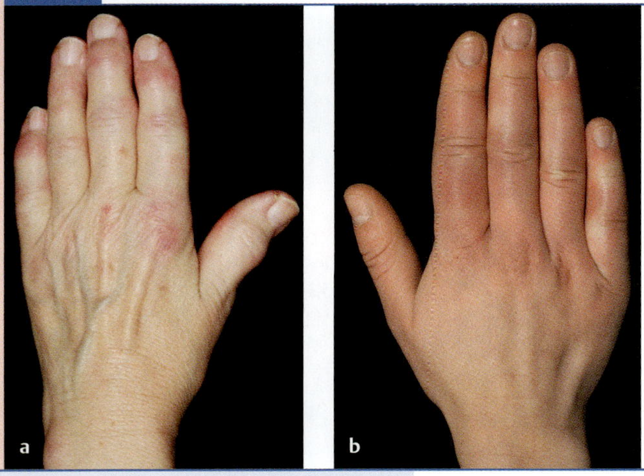

a Weißfärbung der Finger.
b Reaktive Hyperämie mit blauroter Hautfärbung der Finger.

43.3.4 Sonstige Gefäßerkrankungen

Bei der **Ataxia teleangiectatica** (Louis-Bar-Syndrom) handelt es sich um eine seltene, autosomal-rezessiv vererbte Erkrankung mit der Trias kutaner Teleangiektasien, zerebellärer Ataxie und humoralem Immundefizit. Die Betroffenen sind besonders infektanfällig, im Verlauf treten gehäuft maligne Tumoren (v. a. Lymphome) auf.
Vor allem bei jungen Frauen kommt es an kälteexponierten Stellen, insbesondere an den Oberschenkeln (z. B. beim Reiten), zur **Erythrocyanosis crurum puellarum** mit flächenhaften, manchmal indurierten Erythemen. Es handelt sich hierbei um eine Sonderform der Akrozyanose.
Bei der **Erythromelalgie** handelt es sich um ein seltenes Krankheitsbild mit schmerzhafter Rötung und Überwärmung der Akren nach Wärmeexposition. Neben der ätiologisch ungeklärten idiopathischen Erythromelalgie gibt es auch sekundäre Varianten, die assoziiert auftreten bei Thrombozythämie, rheumatoider Arthritis, Lupus erythematodes, Diabetes mellitus, Leukämien und Neuropathien.

43.3.4 Sonstige Gefäßerkrankungen

Ataxia teleangiectatica: kutane Teleangiektasien, zerebelläre Ataxie und humorales Immundefizit.

Erythrocyanosis crurum puellarum: flächenhafte, manchmal indurierte Erytheme (v. a. Oberschenkel). Sonderform der Akrozyanose.

Erythromelalgie: schmerzhafte Rötung und Überwärmung der Akren nach Wärmeexposition.

43.4 Organische Angiopathien

Es handelt sich um eine heterogene Gruppe von Krankheiten, bei denen es durch entzündliche Gefäßveränderungen zu Ischämie und Gangrän kommen kann (Tab. **43.4**).

43.4 Organische Angiopathien

Entzündliche Gefäßerkrankungen mit Ischämie und Gangrän (Tab. **43.4**).

≡ 43.4 Ursachen von Ischämie und Gangrän (nach Ryan)

externe Ursachen	Kompression, Trauma, Kälte-/Hitzeeinwirkungen, kaustische Substanzen, Röntgentherapie, Schlangen- und Spinnenbisse, Artefakte
Infektionen und parainfektiöse Ursachen	Gasgangrän, *Pseudomonas*-Infektionen, Septikämie (z. B. Meningokokken), Syphilis, Anaerobier- und synergistische Gangrän, nekrotisierende Fasziitis, Fournier-Gangrän (Skrotum), Leukämie, Dermatitis ulcerosa, Purpura fulminans
hämatogene Ursachen	Kryoglobuline, Kälteagglutinine, Hämoglobinopathien, (z. B. Sichelzellanämie), Koagulationsstörungen
metabolische Ursachen und entzündliche Gefäßveränderungen	Diabetes mellitus, Hypercholesterinämie mit Atherosklerose, Hyperparathyreoidismus, Arteriitis, Thrombangiitis obliterans, Arteriitis temporalis
vasospastische Ursachen	Raynaud-Phänomen (Morbus Raynaud und Raynaud- Syndrom), Ergotismus, Methysergid-Vergiftung

≡ 43.4

43.4.1 Periarteriitis nodosa (PAN)

43.4.1 Periarteriitis nodosa (PAN)

▸ Synonym. Panarteriitis, Polyarteriitis nodosa oder nekrotisierende Angiitis

▸ Synonym.

▸ Definition. Systemerkrankung mit granulomatöser und nekrotisierender Vaskulitis der kleinen und mittleren Arterien, bei der es in bis zu einem Drittel der Fälle zu Hautveränderungen kommt.

▸ Definition.

Epidemiologie: Männer und Frauen sind gleichermaßen betroffen.

Ätiologie und Pathogenese: Die Ätiologie der Periarteriitis nodosa ist unklar. Die kontinuierliche Produktion von Immunkomplexen durch persistierende Antigenpräsenz (z. B. in ca. 30 % infolge von Hepatitis-B- und -C-Infektionen, bei Kindern Assoziation mit Streptokokkeninfekten) wird diskutiert.

Klinik: Vielfältiges Erscheinungsbild, bei dem es isoliert oder kombiniert zu subkutanen Knoten, Urtikaria, Exanthemen, Purpura und Gangrän kommen kann (Abb. **43.5**). Knötchen entlang der subkutanen Arterien sind eher selten. Häufig treten Allgemeinsymptome wie Fieber und Gewichtsverlust sowie entzündliche Blutbildveränderungen auf. Bei Organbeteiligung finden sich Gefäßveränderungen auch in den Nieren (ca. 70 %), den Gelenken (ca. 50 %), dem Gastrointestinaltrakt und dem ZNS.

Epidemiologie: betrifft Männer und Frauen gleichermaßen.
Ätiologie und Pathogenese: unklar, häufig infolge von Streptokokken- oder Hepatitis-B- und -C-Infektionen.

Klinik: subkutane Knoten, manchmal entlang der Arterien, Urtikaria, Exanthem, Purpura, Gangrän (Abb. **43.5**). Allgemeinsymptome, Blutbildveränderungen, Senkungsbeschleunigung. Mitbefall von Nieren, Gelenken, GI-Trakt und ZNS.

⊙ 43.5

⊙ 43.5 **Periarteriitis nodosa**

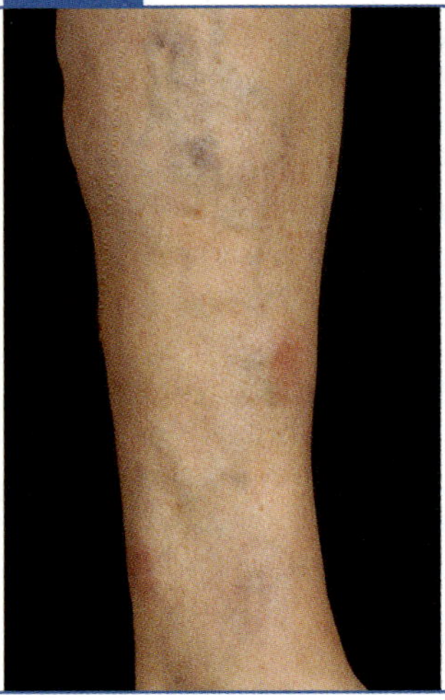

Erythematöse Knoten im distalen Bereich der A. tibialis posterior und im Bereich der Schienbeinkante. Nebenbefundlich CVI.

Sonderform: isoliert an den Beinen bei Frauen.

Sonderform: Abgrenzen lässt sich eine nur die Beine betreffende (v. a. bei Frauen) Periarteriitis nodosa (kutane PAN). Diese zeigt einen protrahierten Verlauf und hat eine gute Prognose.

Diagnostik: Das histopathologische Bild sowie Muster und Titer der ANCA sind wegweisend.

Diagnostik: Entscheidend sind das histopathologische Bild einer ausreichend großen und tiefen Biopsie sowie die Anwesenheit und das Muster von Anti-Neutrophilen-Zytoplasma-Antikörpern („ANCA"). Im Blutbild zeigen sich eine Leukozytose, Eosinophilie, Thrombozytose und beschleunigte BSG.

Differenzialdiagnose: Abzugrenzen sind andere nekrotisierende Vaskulitiden, allergische Granulomatose, mikroskopische Polyarteriitis und die Granulomatose mit Polyangiitis.

Differenzialdiagnose: Abzugrenzen sind andere nekrotisierende Vaskulitiden wie die kryoglobulinämische Purpura sowie die allergische Granulomatose (Churg-Strauss-Syndrom), die mikroskopische Polyarteriitis und die Granulomatose mit Polyangiitis (früher Wegener-Granulomatose).

Therapie: Glukokortikoide und Immunsuppressiva, initial in hoher Dosierung.

Therapie: Glukokortikoide, zumindest anfänglich in hoher Dosierung (1–2 mg/kg KG/d), kombiniert mit Immunsuppressiva (Azathioprin 50–150 mg/d) oder Methotrexat (25–30 mg 1-mal pro Woche), in schweren Fällen Cyclophosphamid. Bei der die Beine betreffenden kutanen Form reichen manchmal Azetylsalizylsäure und nichtsteroidale Antiphlogistika aus.

Prognose: schubweiser Verlauf mit sehr unterschiedlicher Prognose.

Prognose: Zumeist schubweiser Verlauf mit unterschiedlich langen Remissionsphasen. Unter immunsuppressiver Therapie klingen die Erscheinungen ab zu blanden Verlaufsformen.

43.4.2 Granulomatose mit Polyangiitis

43.4.2 Granulomatose mit Polyangiitis

▸ Definition.

▸ Definition. Sehr seltene, granulomatöse, destruierende Vaskulitis der Haut und im Bereich des oberen und unteren Respirationstraktes sowie der Niere mit dem Charakter einer malignen Systemerkrankung (früher als Wegener-Granulomatose bezeichnet).

Ätiologie: Ursache unbekannt.

Ätiologie: Die Ursache ist unbekannt.

Klinik: geschwürig zerfallende Tumoren an Haut, Schleimhäuten und später inneren Organen (Lunge, Nieren).

Klinik: Besonders im Gesicht und im Respirationstrakt treten leicht verletzliche, schnell zerfallende Tumoren auf. Initialsymptom kann eine chronische Rhinitis sein. Im Stadium der Generalisation kommt es zu extrakutanen Herden in Lunge (Lungenrundherde und Infiltrationen) und Nieren (Glomerulonephritis). Zusätzlich können sog. B-Symptome (Fieber, Gewichtsverlust, Nachtschweiß) auftreten.

▸ Merke.

▸ Merke. Bei der Granulomatose mit Polyangiitis ist die Trias aus HNO-, Lungen- und Nierenbeteiligung klassisch.

Diagnostik: Feingewebliches Bild und ANCA sind wegweisend.

Diagnostik: Die histopathologische Untersuchung, ggf. an mehreren Biopsaten, ist wegweisend. Dabei stehen ausgeprägte granulomatöse Reaktionen mit Destruktion der Gefäßwände im Vordergrund. Diagnostisch wegweisend sind klassische Anti-Neutrophilen-Zytoplasma-Antikörper (cANCA).

Differenzialdiagnose: Abzugrenzen sind maligne Lymphome einschließlich des sog. Lethal Midline Granuloma (angiozentrisches natürliches Killerzellen-Lymphom) und die allergische Granulomatose (Churg-Strauss-Syndrom).

Therapie: Am besten Kombinationstherapie aus entweder Cyclophosphamid (2 mg/kg KG/d) oder Rituximab (monoklonaler B-Zell gerichteter anti-CD20 Antikörper) plus Prednisolon (1 mg/kg KG/d) mit nur sehr langsamer Reduktion der Dosis über ca. 2 Jahre hinweg.

Differenzialdiagnose: Abzugrenzen sind maligne Lymphome.

Therapie: Kombinationstherapie aus Cyclophosphamid und Prednisolon, in refraktären Fällen Rituximab.

43.4.3 Arteritiden

Heterogene Gruppe entzündlicher Erkrankungen der oberflächlichen, kleinkalibrigen peripheren Arterien.

43.4.3 Arteritiden

Entzündliche Erkrankungen kleinkalibriger Arterien und Arteriolen.

Vasculitis allergica

Siehe Kapitel Vasculitis allergica (S. 186).

Vasculitis allergica

Siehe Kapitel Vasculitis allergica (S. 186).

Livedo racemosa

► Definition. Es handelt sich um eine entzündliche Erkrankung der kleineren und mittleren Gefäße in der Dermis bei entsprechender Disposition und zusätzlichen Noxen (z. B. Nikotin). Betroffen sind fast ausschließlich Frauen, die rauchen oder Kontrazeptiva einnehmen.

Livedo racemosa

► Definition.

Ätiologie: Die Ätiologie ist unbekannt; wahrscheinlich genetisch bedingte Disposition (familiäre Häufung) in Verbindung mit bestimmten Noxen (Nikotin und Hormone).
Symptomatisch kommt die Livedo racemosa u. a. bei Polyarteriitis, Thrombangiitis obliterans, rheumatischen Erkrankungen, Thrombozythämie und bei Pankreatitis vor.

Ätiologie: Bei genetischer Disposition wird sie durch Nikotin und Hormone ausgelöst.

Symptomatisch bei Polyarteriitis.

Klinik: Kennzeichnend ist eine asymmetrische, bizarre Gefäßzeichnung (meist mit einer Blitzfigur verglichen) an den Beinen, Oberarmen und am Gesäß; andere Lokalisationen sind selten. Eine Beteiligung anderer Gefäße, vor allem zerebraler Lokalisation mit der Gefahr eines apoplektischen Insultes oder Hirninfarktes (Sneddon-Syndrom), ist häufig.

Klinik: blitzfigurenartige Gefäßzeichnung, asymmetrisch, an Beinen, Oberarmen oder am Gesäß. Eine Beteiligung zerebraler Gefäße mit Insult oder Hirninfarkt ist häufig.

Diagnostik und Differenzialdiagnose: Klinisches und histopathologisches Bild sind wegweisend. Die histopathologische Untersuchung der Dermis ergibt, im Gegensatz zur Livedo reticularis, entzündliche Veränderungen mit Alteration der Gefäßwände. Die Beteiligung weiterer Gefäßgebiete muss mit bildgebenden Verfahren abgeklärt werden (syndromale Livedo racemosa). Livedo-racemosa-Veränderungen finden sich u. a. auch bei Polyarteriitis nodosa (S. 571), Endangiitis obliterans, Kollagenosen, akuten Infektionen (z. B. virale Hepatitiden, Tuberkulose, COVID-19), arteriellen Embolien (Cholesterin), intravasaler Koagulopathie, Kryoglobulinämie oder beim Lupus-Antikoagulans-Syndrom, das durch rezidivierende Thrombosen und Antikardiolipin-Antikörper gekennzeichnet ist.

Diagnostik und Differenzialdiagnose: Klinisches und histopathologisches Bild sind wegweisend. Im Gegensatz zur Livedo reticularis besteht eine Entzündung.

Therapie: Neben dem Ausschalten der genannten Noxen fließverbessernde Mittel wie Azetylsalizylsäure; evtl. alternativ begleitende Low-Dose-Heparinisierung.

Prognose: chronischer Verlauf, durch plötzliche zerebrale Insulte kompliziert.

Therapie: keine etablierte kausale Therapie. Nikotinkarenz, Azetylsalizylsäure in prophylaktischer Dosierung.
Prognose: chronischer Verlauf.

43.4.4 Arterielle Verschlusskrankheit

In diesem Kapitel werden nur die Verschlüsse der Extremitätenarterien abgehandelt, die dermatologisch von Interesse sind.

43.4.4 Arterielle Verschlusskrankheit

► Definition. Vollständiger oder teilweiser Verschluss der Arterien, der zu Ischämie und Gangrän führen kann.

► Definition.

Ätiologie und Pathogenese: Die eigentlichen Ursachen der Arteriosklerose sind noch ungenügend bekannt. Hypertonie, Hyperlipidämie, Diabetes mellitus und Nikotinabusus spielen eine wichtige Rolle für die obliterativen Umbauvorgänge an den Arterien.

Ätiologie und Pathogenese: Als Risikofaktoren gelten Hypertonie, Hyperlipoproteinämie, Diabetes mellitus, Nikotinabusus.

Die **Arteriosklerose** ist eine altersabhängige Systemerkrankung. Durch Lumeneinengung kommt es zur plötzlichen oder protrahierten Ischämie. Besonders häufig sind die Beinarterien betroffen, was zur Claudicatio intermittens führt.

Der Verschluss der Arterien durch verkalkende **atherosklerotische** Plaques ist eine altersabhängige Systemerkrankung. Die Lumenverengung an strömungsmechanisch problematischen Stellen (Aorta, Karotiden) führt zur plötzlichen oder protrahierten Ischämie. Besonders häufig ist der Verschluss der proximalen Beinarterien (sog. „Oberschenkeltyp“) mit nachfolgender Claudicatio intermittens (intermittierendes Hinken, „Schaufensterkrankheit“).

Klinik: Es werden 4 Stadien unterschieden (Tab. **43.5**).

Klinik: Die periphere arterielle Verschlusskrankheit (pAVK) der unteren Extremität wird im Allgemeinen in 4 Stadien (nach Fontaine) eingeteilt (Tab. **43.5**).

≡ 43.5

≡ 43.5 Stadieneinteilung nach Fontaine

Stadium I	arteriosklerotische Gefäßveränderungen ohne klinische Symptome, da Kollateralversorgung
Stadium II	Beschwerden nur bei Belastung, dann mit typischer Claudicatio intermittens nach unterschiedlich langer Gehstrecke schmerzfreie Gehstrecke über 200 m (**Stadium IIa**) schmerzfreie Gehstrecke unter 200 m (**Stadium IIb**)
Stadium III	Stadium des Ruheschmerzes
Stadium IV	Gangrän unterschiedlichen Ausmaßes und Lokalisation (Abb. **43.6**)

Trophische Störungen mit Atrophie und trocken schuppender Haut, Onychodystrophie und Onychomykosen in allen Stadien.

Dermatologische Symptome fortgeschrittener Stadien sind, abgesehen von der für das Stadium IV charakteristischen Gangrän, **trophische Störungen**. Diese treten als trockene, schuppende, manchmal auch atrophisch glatte, glänzende Haut der Unterschenkel in Erscheinung. Nicht selten sind Nageldystrophien (S. 420) und Nagelmykosen (S. 241).

Diagnostik: Einfache klinische Untersuchungen: Inspektion, Palpation, Auskultation, Ultraschall-Doppler, arterielle Verschlussdruckmessung mit Bestimmung des brachiopedalen Index (BPI) im Seitenvergleich.

Diagnostik: Wichtige und einfache Untersuchungsmethoden sind Palpation und Inspektion der Extremitäten und ihrer Arterien, besonders im Seitenvergleich; die Patient*innen sollten dabei gut an die Temperatur des Untersuchungsraumes adaptiert sein. Zusätzlich Auskultation und Ultraschall-Doppler-Untersuchung der zugänglichen Arterienstämme, mit arterieller Verschlussdruckmessung an den Extremitäten im Seitenvergleich und Erhebung des brachiopedalen Index (BPI).

► Merke.

► Merke. Wichtigste Screening-Untersuchung zur Diagnose der arteriellen Verschlusskrankheit ist die Erhebung des **brachiopedalen Index (BPI)**.

Ein BPI von 0,9–1,2 gilt als normal. Je kleiner der Quotient wird, desto größer ist das Ausmaß der Perfusionsstörung. Werte < 0,9 definieren die pAVK. Bei Werten < 0,5 liegt eine kritische Minderperfusion mit sehr hoher Nekrose- und Ulkusgefahr vor. Werte deutlich > 1,3 weisen auf eine sog. Mediasklerose hin.

Die Bestimmung des BPI erfolgt in Ruhe in liegender Position. Zur Messung wird mit der Doppler-Sonde (unidirektionaler Doppler) nacheinander beidseitig über den großen Arterien (A. dorsalis pedis, A. tibialis posterior, A. brachialis) beim Reduzieren des Manschettendrucks bestimmt, ab welchem Druck ein arterielles Doppler-Signal abgeleitet werden kann. Dieser Wert entspricht dem systolischen Blutdruck oder auch dem arteriellen Verschlussdruck. Der BPI wird dann als Quotient aus den am Unterschenkel und am Oberarm gemessenen arteriellen Verschlussdrücken gebildet (RR systolisch Knöchel/RR systolisch Arm). Ein Quotient von 0,9–1,2 gilt als normal. Je kleiner der Quotient wird, desto größer ist das Ausmaß der Perfusionsstörung. Werte < 0,9 definieren die pAVK. Bei Werten unter 0,5 liegt eine kritische Minderperfusion mit sehr hoher Nekrose- und Ulkusgefahr vor. Werte von deutlich über 1,3 weisen auf eine sog. Mediasklerose hin. Hierbei handelt es sich um sehr

⊙ 43.6 Gangrän

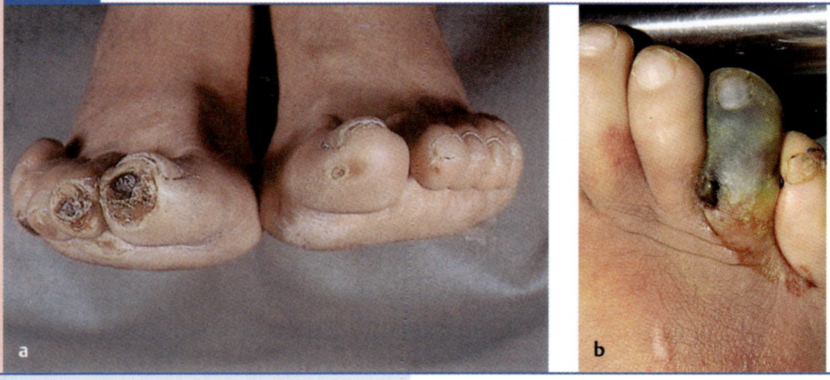

a Fortgeschrittene trockene Gangrän der Zehen mit Gewebeverlust bei arterieller Verschlusskrankheit Stadium IV.
b Fortgeschrittene feuchte Gangrän der vierten Zehe bei arterieller Verschlusskrankheit Stadium IV mit begleitender Weichteilinfektion des Vorfußes.

starre und inkompressible Gefäßwände („Kalkrohre"). Eine suffiziente Beurteilung der Perfusionsverhältnisse mittels BPI ist dann nicht möglich. Da pro Bein über 2 verschiedenen Gefäßen (A. dorsalis pedis, A. tibialis posterior) ggf. unterschiedliche Werte gemessen werden, wird bei Bildung des Quotienten (BPI) der höhere der beiden Knöchelarteriendrücke verwendet. Bei den Armen wird der Mittelwert der an beiden Armen gemessenen arteriellen Verschlussdrücke verwendet. Bei systolischen Blutdrücken > 200 mmHg liefert dieser Test keine korrekt verwertbaren Ergebnisse.

Eine einfache **Funktionsprobe** ohne weiteren apparativen Aufwand ist die **nach Ratschow**. Bei senkrecht angehobenen Beinen werden die Füße in den Sprunggelenken für etwa 2 min kräftig bewegt. Bei insuffizienter arterieller Versorgung zeigt sich eine verminderte Hautdurchblutung und die Fußsohlen blassen ab. Lässt man die Patient*innen sofort anschließend die Beine herabhängen, kommt es normalerweise schon nach wenigen Sekunden zu einer reaktiven Hyperämie, bei arterieller Durchblutungsstörung erst mit einer Verzögerung von 15–60 Sekunden.

Funktionsprobe nach Ratschow zur groben Überprüfung suffizienter arterieller Durchblutung.

Eine weitere Funktionsprüfung, vor allem im Stadium II, ist die Messung der **Gehstrecke** unter standardisierten Bedingungen entweder auf dem Laufband oder mit einem Meterzähler

Im Stadium II Bestimmung der **Gehstrecke** unter standardisierten Bedingungen.

Zur weiterführenden Diagnostik dienen Oszillografie vor und nach Belastung sowie invasive Methoden wie Angiografie und deren Modifikationen.

Weiterführende Diagnostik mittels Oszillografie und Angiografie.

Therapie: Die Therapiemöglichkeiten sind beschränkt, das Ergebnis häufig unbefriedigend. Risikofaktoren sollten ausgeschaltet oder kompensiert werden. Je nach Stadium sind ein Intervall-Gehtraining, gefäßaktive Substanzen, Antikoagulanzien und Rheologika indiziert. Bei isolierten Verschlüssen können je nach Art der Stenose und deren Lage in bestimmten Gefäßabschnitten eine minimalinvasive endovaskuläre Intervention (Angioplastie, ggf. mit Stenteinlage) oder ein gefäßchirurgischer Eingriff (Gefäßprothese, Bypassanlage, Thrombarteriektomie) indiziert sein.

Therapie: Risikofaktoren minimieren oder ausschalten, je nach Stadium Intervall-Gehtraining, gefäßaktive Substanzen, Antikoagulanzien, endovaskuläre interventionelle Behandlungen oder gefäßchirurgische Eingriffe.

Gangränöse Areale sind trocken zu behandeln, um eine Superinfektion mit Übergang in die feuchte Form der Gangrän zu vermeiden. In schweren Fällen bleibt oft nur die Amputation.

Eine Gangrän ist trocken zu behandeln. Traumen sind zu vermeiden. In schweren Fällen bleibt nur die Amputation.

Prognose: Da die Arteriosklerose in den meisten Fällen progredient ist, wird der weitere Krankheitsverlauf vor allem vom plötzlichen Verschluss lebenswichtiger Gefäßgebiete (Herz, Gehirn) bestimmt.

Prognose: sehr variabel, der plötzliche Verschluss wichtiger Arterien ist bestimmend.

43.4.5 Sonstige organische Angiopathien

43.4.5 Sonstige organische Angiopathien

Bei der **Arteriitis cranialis** (A. temporalis, Riesenzell-Arteriitis, Horton-Arteriitis) kommt es zu einer schmerzhaften, granulomatösen Entzündung der Temporalarterien, vor allem bei älteren Menschen. Die Ursache ist nicht bekannt. Die Schwellung der Arterie kann auch von Fieber, Kopfschmerzen und Schwindel begleitet sein. Eine frühe Diagnose und eine ausreichend dosierte immunsuppressive Therapie mit Glukokortikoiden sind wichtig, da Erblindung droht, wenn die Durchblutung des Auges vermindert ist.

Arteriitis cranialis: schmerzhafte, granulomatöse Entzündung der Temporalarterien; v. a. bei älteren Menschen.

Bei der **Thrombangiitis obliterans** (von Winiwarter-Buerger-Krankheit) handelt es sich um eine segmentale Entzündung mittel- und kleinkalibriger Gefäße, vor allem bei jüngeren Männern. Die Ursache ist unbekannt, das Rauchen spielt jedoch eine wichtige Rolle. Führendes Symptom sind anfallsartig, vor allem nachts auftretende extreme Schmerzen. Die Entzündung führt zu einem Verschluss der Gefäße sowie zu Nekrosen, Ulzerationen und Gangrän. Häufig bleibt nur die Amputation.

Thrombangiitis obliterans: segmentale Entzündung mittel- und kleinkalibriger Gefäße; v. a. bei jüngeren Männern.

43.4.6 Diabetes mellitus und Haut

43.4.6 Diabetes mellitus und Haut

Im Verlauf des Diabetes mellitus kommt es häufig zu Hautveränderungen (Tab. **43.6**), die jedoch kaum diabetesspezifisch sind. Als ursächlich werden Störungen des Kohlehydrat- und Fettstoffwechsels, Makro- und Mikroangiopathien sowie nervale und immunologische Störungen diskutiert.

Hautveränderungen bei Diabetes mellitus sind unspezifisch, meist durch Mikro- und Makroangiopathie, nervale und immunologische Störungen verursacht (Tab. **43.6**).

☰ 43.6

☰ 43.6 Hautveränderungen bei Diabetes mellitus

angiopathisch/neuropathisch/unklar	infektiös
▪ diabetische Gangrän	▪ Follikulitis
▪ Malum perforans	▪ Furunkulose
▪ diabetische Dermopathie („Diabetic shin spots“)	▪ Impetigo
▪ Bullosis diabeticorum	▪ Erysipel
▪ Necrobiosis lipoidica	▪ *Candida*-Mykosen
▪ Granuloma anulare disseminatum	▪ Dermatomykosen (inkl. Nägel)

Periphere Durchblutungsstörungen durch Wandveränderungen großer und kleiner Gefäße können zur **diabetischen Gangrän** führen.

Besonders bei schlecht eingestelltem Diabetes kommt es zu peripheren Durchblutungsstörungen aufgrund der arteriosklerotischen Angiopathie. Schwerste Veränderung ist die **diabetische Gangrän** mit sehr schmerzhaften, tief reichenden, kaum oder nicht heilenden Ulzerationen im Fuß- und Unterschenkelbereich, die zum Verlust der Extremität oder Teilen davon führen kann. Häufig geht der diabetischen Gangrän eine Infektion voraus.

Bei der diabetischen Polyneuropathie kommt es zu **neurotrophen Ulzera** an den **druckbelasteten** Teilen der Fußsohlen (Malum perforans) (Abb. **43.7a**).

Stehen trophische Störungen durch die periphere diabetische Polyneuropathie im Vordergrund, kommt es zu **neurotrophen Ulzera**, vor allem in den **druckbelasteten** Teilen der Fußsohlen (MCP-Köpfchen), aber auch der Fußkanten sowie der Zehen (Malum perforans), (Abb. **43.7a**). Therapeutisch müssen eine konsequente Entlastung der besonders druckbelasteten Bereiche der Fußsohlen erfolgen sowie der Schutz vor Traumen (besonders vorsichtige Nagelpflege) und die frühzeitige antibiotische Therapie bei infizierten Wunden. Ein individuell angefertigter sog. Diabetiker-Entlastungsschuh kann wesentlich dazu beitragen, weitere Komplikationen im Fußbereich zu vermeiden.

Diabetische Dermopathie mit braunroten Makulä v. a. an den Unterschenkeln.

Die **diabetische Dermopathie** („diabetic shin spots“) findet sich in Form unterschiedlich großer, meist münzenförmiger, anfangs erythematöser, später braun-atrophischer Makulä im Schienbeinbereich. Histopathologisch besteht Ähnlichkeit mit der Stauungsdermatose.

Diabetische Blasen (Abb. **43.7b**) treten auf unveränderter Haut, meist an Extremitäten auf.

Diabetische Blasen (Abb. **43.7b**) treten vor allem an den distalen Extremitäten in unveränderter Haut und ohne wesentliche subjektive Symptome auf. Als Auslöser gelten Traumen und Licht.

Die **Necrobiosis lipoidica** mit plaqueartigen Nekrobiosen ist vor allem an den Schienbeinen lokalisiert (Abb. **43.8**).

Bei ca. 0,3 % der Menschen mit Diabetes mellitus kommt es zur **Necrobiosis lipoidica** mit braungelben, indurierten, zentral oft atrophischen, selten ulzerierten Plaques von sehr variabler Größe, vorzugsweise an den Unterschenkelstreckseiten (Abb. **43.8**). Pathogenetisch spielen Entzündung und Mikroangiopathie eine Rolle. Eine wirksame Therapie existiert nicht. Wird der Diabetes korrekt eingestellt, kommt es manchmal zu Remissionen. Die Necrobiosis lipoidica ist nur bei etwa 50 % der Patient*innen mit einem Diabetes mellitus assoziiert.

Das **Granuloma anulare disseminatum** und das **Sklerödem** sind manchmal mit einem Diabetes mellitus assoziiert.

Gelegentlich ist die disseminierte Form des **Granuloma anulare** mit einem Diabetes mellitus assoziiert. Ebenfalls an der Rückenhaut manifestiert sich das **Sklerödem** bei Diabetes in Form einer flächenhaften, diffusen, erythematösen, wächsernen Verdickung.

⊙ 43.7 Malum perforans und diabetische Blasen

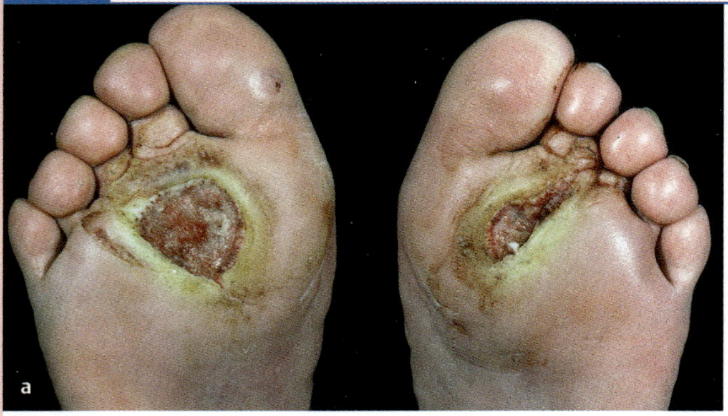

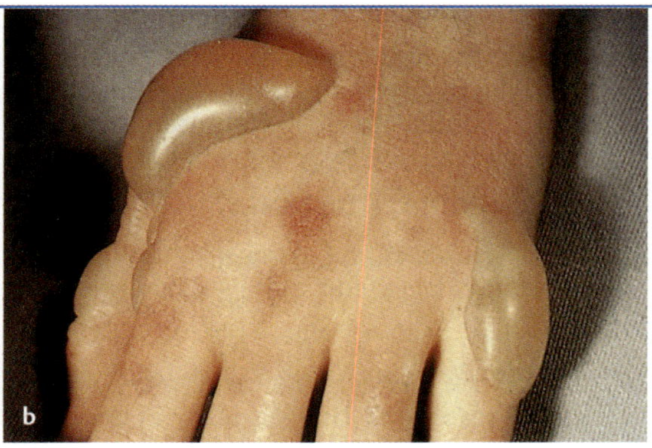

a Ausgeprägtes Malum perforans im Bereich der Fußsohle bds. Beachte die seitensymmetrische Ausprägung.
b Prall gefüllte Blasen mit serösem Inhalt auf kaum veränderter Haut.

43.8 Necrobiosis lipoidica

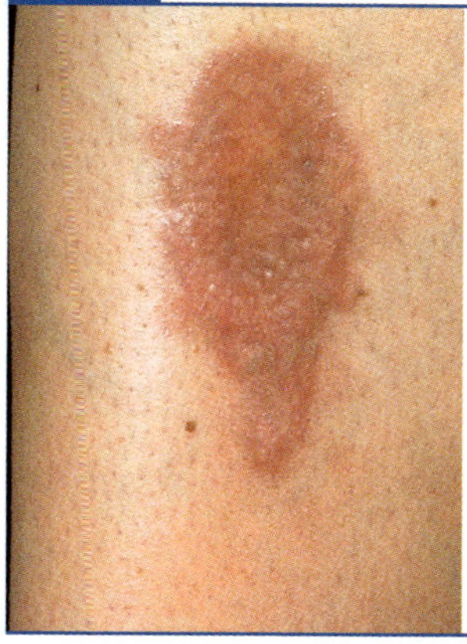

Braungelbe indurierte Plaques mit zentraler Atrophie am Unterschenkel.

43.8

Wahrscheinlich begünstigen subtile immunologische Störungen im Rahmen eines Diabetes mellitus Hautinfektionen durch Bakterien und Pilze. Nicht selten finden sich, vor allem bei adipösen Kranken, bakterielle Infekte wie **Impetigo, Follikulitis, Furunkel** und **Erysipel**. Bei Letzterem stellen Interdigitalmykosen, Verletzungswunden und Gangrän mögliche Eintrittspforten dar. Therapie mit Antibiotika, möglichst nach Resistenzbestimmung.

Hautinfektionen wie Impetigo, Follikulitis, Furunkel und **Erysipel** sind bei Diabetes häufiger. Die Behandlung erfolgt antibiotisch mit möglichst optimaler Einstellung des Diabetes mellitus.

Auch **Hefepilzinfektionen** sind bei Diabetikern häufig. Sie betreffen vor allem intertriginöse Areale und die Genitalschleimhaut. Mitursachen sind oft unzureichende hygienische Maßnahmen. Infektionsquelle für dort lokalisierte Veränderungen stellt oft eine gleichzeitige intestinale Hefemykose dar. Die Therapie erfolgt mit den üblichen Antimykotika, möglichst in austrocknender Grundlage, sowie durch Darmsanierung.

Hefepilzinfekte, v. a. intertriginös und bei intestinaler Hefemykose, kommen häufig vor und werden durch antimykotische Therapie und sorgfältige Hygienemaßnahmen behandelt.

Ob auch **Fadenpilzinfektionen** (Tinea) gehäuft bei Diabetikern auftreten, ist umstritten. Auf alle Fälle sollten hartnäckige, häufig rezidivierende oder scheinbar therapieresistente Hautinfekte, unabhängig vom Erreger, immer an einen Diabetes mellitus als Grundkrankheit denken lassen.

Auch bei hartnäckigen **Fadenpilzinfektionen** der Haut ist ein Diabetes mellitus auszuschließen.

44 Andrologie

*D. Varwig-Janßen; vormals beteiligt: W. Schulze**

44.1 Allgemeines

44.1 Allgemeines

Andrologie befasst sich mit den **normalen** und **gestörten Fortpflanzungsfunktionen des Mannes** (Infertilität, Hypogonadismus, Einschränkungen der Sexualfunktionen).

Andrologie ist die medizinische Disziplin, die sich mit den **normalen** und **gestörten Fortpflanzungsfunktionen des Mannes** befasst. In Forschung und klinischem Alltag werden sexualmedizinische und endokrinologische Faktoren, männliche Kontrazeption, wie auch die Problematik des alternden Mannes berücksichtigt.

In den letzten Jahrzehnten hat sich die Vielfalt der Andrologie u. a. durch neue Entwicklungen in der Reproduktionsmedizin und der Diagnostik noch erweitert. Viele Zusammenhänge zwischen Hormonspiegel, Fruchtbarkeit und allgemeiner männlicher Gesundheit wurden in den letzten Jahren aufgezeigt.

Schwerpunkte bilden hier Störungen der Zeugungsfähigkeit (Infertilität) und der hormonellen Hodenfunktion (Hypogonadismus) sowie altersbedingte Einschränkungen u. a. der Sexualfunktionen.

Man spricht von Infertilität, wenn trotz regelmäßigen, ungeschützten Geschlechtsverkehrs innerhalb eines Jahres keine Schwangerschaft eingetreten ist. Derzeit bleiben ca. 15 % aller Paare vorübergehend oder dauerhaft kinderlos. Unerfüllter Kinderwunsch erfordert eine enge interdisziplinäre Kooperation, vor allem mit Gynäkologen, Humangenetikern und Psychologen. Eine Ursache für Infertilität findet sich bei Mann und Frau in etwa gleichen Anteilen, oft bleibt sie jedoch auch ungeklärt („idiopathisch").

44.2 Anatomie und Physiologie der männlichen Reproduktionsorgane

44.2 Anatomie und Physiologie der männlichen Reproduktionsorgane

Die männlichen Geschlechtsorgane bestehen aus Hoden, Nebenhoden, Samenleiter, Prostata, Bläschendrüse, Cowper-Drüse, Penis und Hodensack.

Der **Hoden** wird in Läppchen untergliedert, die Hodenkanälchen enthalten. Das Keimepithel wird von **Sertoli-Zellen** und **Keimzellen** gebildet. Die Sertoli-Zellen sind über leistenartige Fusionen miteinander verbunden (**„Blut-Hoden-Schranke"**).

Im Interstitium liegen die **Leydig-Zellen** (Testosteronproduktion).

Die Dauer der **Spermatogenese** beträgt etwa 74 Tage.

Die männlichen Geschlechtsorgane bestehen aus dem Hoden (Testis), dem Nebenhoden (Epididymis), dem Samenleiter (Ductus deferens), den akzessorischen Geschlechtsdrüsen – Vorsteherdrüse (Prostata), Bläschendrüse (Glandula vesiculosa), Cowper-Drüse (Glandula bulbourethralis) –, dem Penis und dem Hodensack (Skrotum). Paarig angelegt sind Hoden, Nebenhoden, Samenleiter, Bläschendrüse und Cowper-Drüse.

Der **Hoden** enthält sowohl **endokrin** als auch **exokrin** aktives Gewebe. Hodenkanälchen (Tubuli seminiferi) machen 60–80 % des Hodenvolumens aus und bestehen aus **Sertoli-Zellen** sowie den **Keimzellen** (Spermatogonien, Spermatozyten, Spermatiden). Die Sertoli-Zellen bilden das Grundgerüst des Keimepithels und die immunologisch bedeutsame **„Blut-Hoden-Schranke"**.

Im Interstitium liegen die **Leydig-Zellen**. Sie synthetisieren das männliche Geschlechtshormon Testosteron.

Die Dauer der **Spermatogenese** wird beim Menschen auf 74 Tage geschätzt. Die Passagezeit der Spermien durch den Nebenhodengang (Ductus epididymidis; ca. 6 m lang) beträgt ca. 8–17 Tage. Erst in diesem Zeitraum kommt es zur funktionellen Ausreifung der Spermien. Bis ein Spermium im Ejakulat erscheint, vergehen somit über 80 Tage.

44.3 Ejakulat

Das Ejakulat besteht aus einem **korpuskulären** und einem **flüssigen** (Seminalplasma) Anteil. Der reguläre korpuskuläre Anteil enthält überwiegend Spermien, aber auch unreife Keimzellen, abgeschilferte Epithelzellen und vereinzelt Leukozyten.

Dem Hoden entstammen nur weniger als ca. 10 % des Ejakulatvolumens, 60 % machen die alkalischen, fruktosehaltigen Sekrete der Bläschendrüsen aus, 30 % entstammen der Prostata, deren saures Sekret Zink, saure Phosphatase, Zitronensäure und prostataspezifisches Antigen (PSA) enthält. Zu einem geringeren Anteil kommen auch noch Sekretionsprodukte des Nebenhodens hinzu. Diagnostisch bedeutsam ist hierbei die α-Glukosidase (S. 583).

44.3 Ejakulat

Das Ejakulat besteht aus einem **korpuskulären** und einem **flüssigen** (Seminalplasma) Anteil.

44.4 Hormonelle Regulation

Die endokrine Regulation der reproduktiven Funktionen des Mannes weist eine hierarchische Gliederung auf, die durch Rückkopplungsmechanismen gesteuert wird (siehe Abb. **44.1**). Aus dem **Hypothalamus** wird pulsatil das gonadotropinfreisetzende Hormon (**GnRH**) sezerniert. Das GnRH gelangt über das Portalvenensystem zum **Hypophysenvorderlappen** und induziert dort die Freisetzung der Gonadotropine follikelstimulierendes Hormon (FSH) und luteinisierendes Hormon (LH). Beide gelangen auf dem Blutwege zum **Hoden**.

- **FSH:** Gebunden an Rezeptoren der Sertoli-Zellen fördert es die Endetappe der Spermatogenese, die Spermatidendifferenzierung (**Spermiogenese**). Gleichzeitig induziert es in den Sertoli-Zellen die Ausschüttung des Hormons Inhibin B, das mit einer negativen Rückkopplung auf das Hypothalamus-Hypophysen-System einwirkt.
- **LH:** Die intratestikulären Zielzellen sind die Leydig-Zellen. Sie synthetisieren und sezernieren unter LH-Einfluss das **Testosteron**. Auch hier kommt es zu einer negativen Rückkopplung auf das Hypothalamus-Hypophysen-System durch Testosteron. Dies ist ggf. bei einer Substitutionsbehandlung zu berücksichtigen.

44.4 Hormonelle Regulation

Aus dem **Hypothalamus** wird das **GnRH** sezerniert, das über das Portalvenensystem zum Hypophysenvorderlappen gelangt und dort die Freisetzung von FSH und LH induziert. Diese gelangen auf dem Blutwege zum Hoden (siehe Abb. **44.1**).

- **FSH:** Bindung an Sertoli-Zellen → **Spermiogenese**, Sekretion von Inhibin B.
- **LH:** Bindung an Leydig-Zellen → Sekretion von **Testosteron**.

44.1 Regelkreis der Sexualhormone

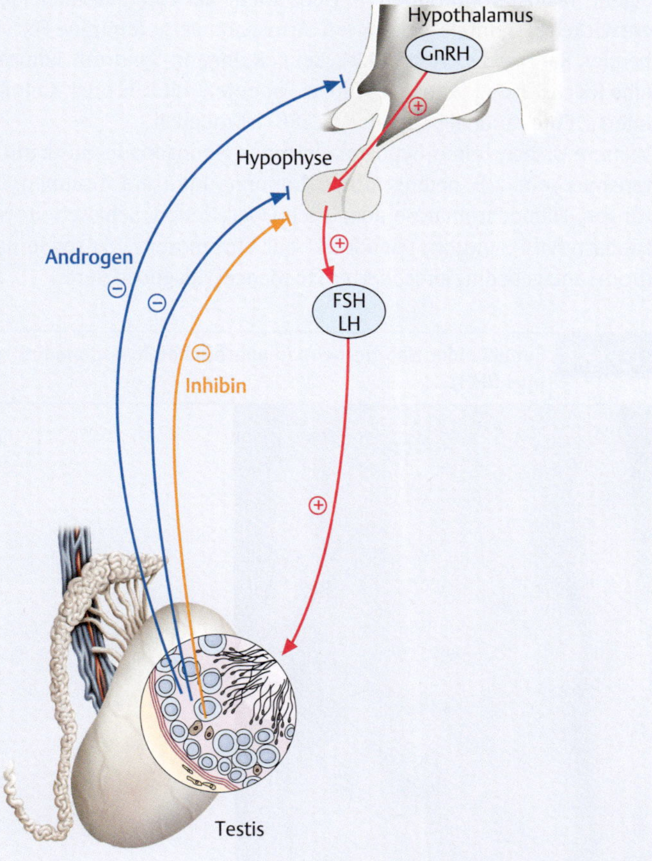

Aus dem Hypothalamus wird GnRH (Gonadotropin-Releasing-Hormon) pulsatil freigesetzt. Es stimuliert in der Hypophyse die ebenfalls pulsatile Freisetzung der beiden Gonadotropine FSH (follikelstimulierendes Hormon) und LH (luteinisierendes Hormon). Die Gonadotropine wirken auf die Gonaden und stimulieren dort die Synthese und Freisetzung der effektorischen Sexualhormone: beim Mann die Synthese und Freisetzung von Androgenen und Inhibin, bei der Frau die Synthese und Freisetzung von Progesteron, Östrogen und ebenfalls Inhibin. Alle effektorischen Hormone wirken in einer negativen Rückkopplung auf die Freisetzung von FSH und LH aus der Hypophyse und dem Hypothalamus.

Quelle: Behrends J, Bischofberger J, Deutzmann R et al. Duale Reihe Physiologie. Thieme; 2021; darin verwendete anatomische Grafiken Quelle: Schünke M, Schulte E, Schumacher U. PROMETHEUS LernAtlas der Anatomie. Illustrationen von Voll M und Wesker K. Thieme; 2022

Testosteron fördert im Hoden die Spermatogenese. Über den Blutweg gelangt es auch in die Peripherie und entfaltet dort seine androgene Wirkung. Nur das freie Testosteron (ca. 2 %) ist biologisch aktiv.

Testosteron diffundiert in die Hodenkanälchen und fördert dort die Spermatogenese. Gleichzeitig gelangt es auf dem Blutwege in die Peripherie und entfaltet dort seine androgene Wirkung. In ähnlicher Weise wie das Inhibin B reguliert es das Hypothalamus-Hypophysen-System im Sinne eines „negative feedback". Bei externer Zufuhr von Testosteron (beispielsweise Anwendung von Anabolika im Bodybuilding) kann es in Abhängigkeit von Dosis und Applikationsform zu Einschränkungen in der Spermatogenese kommen bis hin zu Azoospermie im Ejakulat.
Im Blut ist Testosteron überwiegend an das sexualhormonbindende Globulin (SHBG) gebunden. Nur das freie Testosteron (ca. 2 %) ist biologisch aktiv. In den Zielorganen wird das Testosteron zu **Dehydrotestosteron** (**DHT**) und **Östrogen** (**E2**) umgewandelt. Auch diese beiden Hormone haben Rückkopplungsfunktionen auf Hypothalamus-Hypophysen-Ebene.

44.5 Ursachen männlicher Fertilitätsstörungen
Man unterscheidet Störungen auf **prätestikulärer, testikulärer** und **posttestikulärer** Ebene.

44.5 Ursachen männlicher Fertilitätsstörungen

Die männlichen Fertilitätsstörungen lassen sich, bezogen auf die Lokalisation der Ursachen, in 3 Kategorien einteilen:

- Störungen auf **prätestikulärer** Ebene
- Störungen auf **testikulärer** Ebene
- Störungen auf **posttestikulärer** Ebene

44.5.1 Prätestikuläre Störungen

Störungen im Bereich des Hypothalamus und der Hypophyse (= **sekundärer Hypogonadismus**). Am häufigsten ist die konstitutionelle **Pubertas tarda**.

44.5.1 Prätestikuläre Störungen

Hierbei handelt es sich um Störungen im Bereich des Hypothalamus und der Hypophyse (= **sekundärer Hypogonadismus**). Sie werden bei ca. 8 % der andrologischen Patienten diagnostiziert. Am häufigsten ist die konstitutionelle Pubertas tarda mit einer Prävalenz von 1:40. Eine **Pubertas tarda** liegt dann vor, wenn die Pubertätsentwicklung bis zum 14. Lebensjahr nicht eingesetzt hat.

Der **idiopathische hypogonadotrope Hypogonadismus** (IHH) sowie das **Kallmann-Syndrom** sind mit einer Prävalenz von etwa 1:10 000 deutlich seltener. Typisch ist ein **eunuchoider Habitus** (Abb. **44.2**).

Der idiopathische hypogonadotrope Hypogonadismus (IHH) sowie das Kallmann-Syndrom sind mit einer Prävalenz von etwa 1:10 000 deutlich seltener. Bei diesen Krankheitsbildern kommt es aufgrund chromosomaler Defekte (X-Chromosom oder Chromosom 8) nicht zur Ausschüttung des GnRH. Hierdurch unterbleibt die körpereigene Testosteronproduktion. Der Patient hat einen eunuchoiden Habitus (unterentwickeltes Genitale, verlängerte Armspannweite, feminine Fettverteilung, ausbleibender Bartwuchs; Abb. **44.2**). Beim Kallmann-Syndrom kommt zusätzlich noch eine Riechstörung (Anosmie) hinzu. Patienten mit IHH oder Kallmann-Syndrom sind infertil. Eine rationale Therapie (S. 586) ist möglich.

Weitere Ursache eines hypogonadotropen Hypogonadismus kann ein **Panhypopituitarismus** sein.

Weitere Ursache eines hypogonadotropen Hypogonadismus kann ein **Panhypopituitarismus** sein, z. B. bedingt durch Tumoren, Infiltrate, Traumen, Durchblutungsstörungen, Hämochromatose oder auch Operationen. Sehr selten werden das Prader-Labhart-Willi-Syndrom (Gendefekt auf Chromosom 15) sowie das Pasqualini-Syndrom (anlagebedingter isolierter LH-Mangel) diagnostiziert.

⊙ 44.2

⊙ 44.2 Eunuchoider Habitus beim idiopathischen hypogonadotropen Hypogonadismus (IHH)

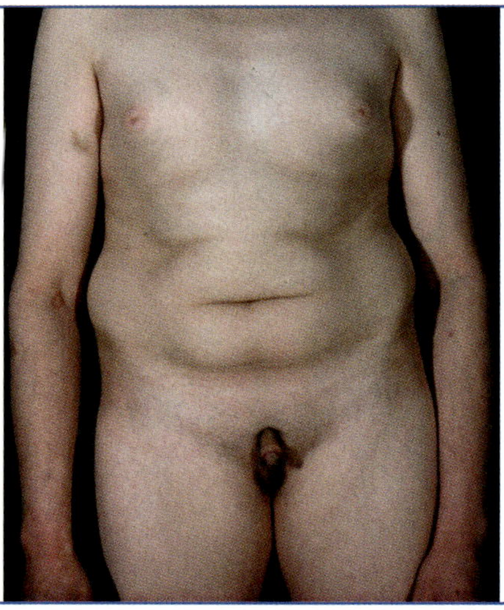

Prinzipiell kommt auch eine **iatrogene Störung** durch Medikamente in Betracht, die eine **Hypophysitis** auslösen können. Im Rahmen der onkologischen Therapie mittels Immuntherapie (Checkpoint-Inhibitoren [S. 42]) ist Hypophysitis eine häufige endokrinologische Nebenwirkung.

44.5.2 Testikuläre Störungen

Bei etwa 80 % der andrologischen Patienten finden sich Störungen im Bereich der Hoden (= **primärer Hypogonadismus**). Diese Störungen können angeboren oder erworben sein. Sie gehen einher mit Einschränkungen der Ejakulatparameter bis hin zur Azoospermie. Im Folgenden werden die wichtigsten testikulären Störungen besprochen.

44.5.2 Testikuläre Störungen

Störungen im Bereich der Hoden (= **primärer Hypogonadismus**).

Störungen aufgrund von Chromosomenanomalien

Das **Klinefelter-Syndrom** (meist Karyotyp 47, XXY) hat eine Prävalenz von 1:500 bis 1:1000. Die Hoden der Männer sind sehr klein. Die Testosteron-Konzentration im Serum ist niedrig-normal oder herabgesetzt, die FSH- und LH-Konzentrationen deutlich erhöht. Zumeist besteht eine Azoospermie. Bei ca. 50 % der Klinefelter-Patienten lassen sich intratestikulär, v. a. im jungen Alter, dennoch kleine Foci mit erhaltener spermatogenetischer Aktivität nachweisen (siehe auch unter „Andrologische Therapie“ [S. 586]).

Mikrodeletionen auf dem langen Arm des Y-Chromosoms bestehen bei ungefähr 15 % aller Männer mit nicht obstruktiver Azoospermie oder Oligozoospermie. Betroffen sind hier insbesondere 3 Loci, die als Azoospermiefaktoren a, b und c bezeichnet werden.

- **AZFa- Deletion** (SCOS): es besteht Infertilität
- **AZFb-Deletion:** äußerst wahrscheinlich werden keine reifen Spermatiden gefunden
- **AZFc-Deletion:** Es kann eine Oligozoospermie vorliegen oder aber – bei Azoospermie – können noch intratestikuläre Foci mit spermatogenetischer Aktivität vorhanden sein. Hier eröffnet sich also noch ein therapeutischer Ansatz mittels TESE (S. 587)/ICSI (S. 587).

Störungen aufgrund von Chromosomenanomalien

Klinefelter-Syndrom (meist Karyotyp 47, XXY): meist Azoospermie.

Mikrodeletionen auf dem langen Arm des Y-Chromosoms: bei ungefähr 15 % aller Männer mit nicht obstruktiver Azoospermie oder Oligozoospermie.

► Merke. Es muss eine genetische Beratung erfolgen. Der chromosomale Defekt wird an die männlichen Nachkommen weitergegeben.

► Merke.

Sertoli-Cell-Only-Syndrom (SCOS)

Beim SCOS handelt es sich um ein angeborenes Fehlen oder einen erworbenen **Verlust der Keimzellen**. Beim angeborenen SCOS (**Del-Castillo-Syndrom**) erfolgte keine Besiedlung der embryonalen Gonadenanlage durch primordiale Geschlechtszellen. Ein erworbenes SCOS ist zumeist Folge einer Radiatio oder Chemotherapie. Klinische Parameter sind eine Azoospermie sowie eine erhöhte FSH-Konzentration im Serum.

Sertoli-Cell-Only-Syndrom (SCOS)

Beim SCOS handelt es sich um ein angeborenes Fehlen oder den erworbenen **Verlust der Keimzellen**.

Hodendefekte durch Infektionen, Systemerkrankungen und exogene Einflüsse

Zahlreiche **Infektionserkrankungen** können zu Hodenentzündungen führen, darunter Mumps, Masern, Borreliose, Malaria, Tuberkulose; weitere Reisekrankheiten und sexuell übertragbare Krankheiten können ursächlich sein. Schädigungen des Hodenparenchyms können auch durch **Störungen der testikulären Durchblutung** hervorgerufen werden, z. B. bei diabetischer Mikroangiopathie. Eine direkte **Bestrahlung** der Gonaden hat dosisabhängig einen irreversiblen Verlust an Keimzellen zur Folge. Gleiches gilt auch für zahlreiche **Zytostatika**. Auch toxische Substanzen wie Schwermetalle, Pestizide und Herbizide können zu irreversiblen Defekten führen. Reversibel sind zumeist die durch Antibiotika, wie z. B. Nitrofurantoin und Cotrimoxazol oder Ketoconazol hervorgerufenen Beeinträchtigungen der Spermatogenese. In der Dermatologie ist u. a. auch Methotrexat (MTX) relevant.

Hodendefekte durch Infektionen, Systemerkrankungen und exogene Einflüsse

- **Infektionserkrankungen** (z. B. Mumps, Masern, Typhus)
- **Störungen der testikulären Durchblutung** (z. B. bei Varikozele)
- **exogene Einflüsse:** direkte Bestrahlung der Gonaden, Zytostatika.

⊙ 44.3

⊙ 44.3 **Linksseitige Varikozele 3. Grades**

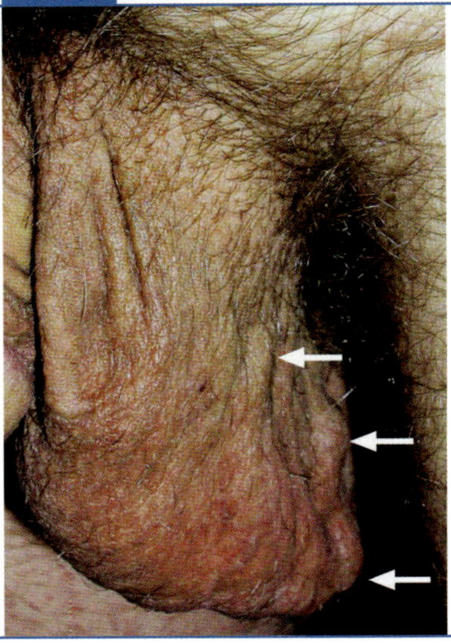

Die Pfeile weisen auf dilatierte Venen des Plexus pampiniformis.

Varikozele

Varikozelen sind variköse Erweiterungen der V. testicularis und des Plexus pampiniformis. Sie finden sich zu 90 % auf der **linken** Seite (Abb. **44.3**).

Varikozele

Varikozelen sind variköse Erweiterungen der V. testicularis und des Plexus pampiniformis. Sie finden sich aus anatomischen Gründen zu 90 % auf der **linken** Seite (Abb. **44.3**). Es werden neben einer „subklinischen", nur dopplersonografisch nachweisbaren Ausprägungsform 3 Schweregrade unterschieden:

- **Grad 1:** palpabel unter Valsalva-Bedingungen
- **Grad 2:** palpabel
- **Grad 3:** sichtbar

Maldescensus testis

Bei ca. 3 % der reifen Neugeborenen ist der **Descensus testis gestört**. Das Risiko des Auftretens einer **malignen Hodentumorerkrankung** ist um das 3–8-Fache erhöht.

Maldescensus testis

Bei bis zu 3 % der reifen Neugeborenen und bis zu 30 % der Frühgeborenen ist der **Descensus testis**, die „Wanderung" des Hodens in den Hodensack, gestört. Unter Kryptorchismus versteht man nicht tastbare, „verborgene" Hoden; dazu zählt der Bauchhoden. Der Zeitpunkt der Intervention sollte vorzugsweise vor dem vollendeten 1. Lebensjahr liegen; in den ersten 6 Monaten kommt es ggf. noch zu spontanem Descensus. Im Erwachsenenalter besteht unbehandelt eine Fertilitätsminderung unterschiedlichen Ausmaßes (v. a. bei bilateralem Maldescensus). Das Risiko des Auftretens einer **malignen Hodentumorerkrankung** ist um das 3–8-Fache erhöht.

Idiopathische Tubulusinsuffizienz

Bei mindestens 30 % der andrologischen Patienten.

Idiopathische Tubulusinsuffizienz

Bei mindestens 30 % der andrologischen Patienten besteht eine Spermatogenesestörung ohne erkennbare Ursache.

Hodentumoren

Vorstufen von Keimzelltumoren (KZT) werden nach WHO als **„Germ cell neoplasia in situ" (GCNIS)** bezeichnet (Abb. **44.4**). Hodentumoren sind die **häufigsten Malignome des jüngeren Mannes** (20–40 J.). **Infertilität** zählt zu den Risikofaktoren für Keimzelltumore.

Hodentumoren

Vorstufe der Keimzelltumoren (KZT) ist die **„Germ cell neoplasia in situ" (GCNIS)** (Abb. **44.4**), übersetzt Keimzellneoplasie in situ. Hodentumoren sind die **häufigsten Malignome des jüngeren Mannes** (Altersgruppe 20–40 Jahre). **Infertilität** zählt neben Vorerkrankung mit einseitigem KZT, Maldeszensus testis und positiver Familienanamnese zu den Risikofaktoren für Keimzelltumore.

44.4 Testikuläre Keimzellneoplasie

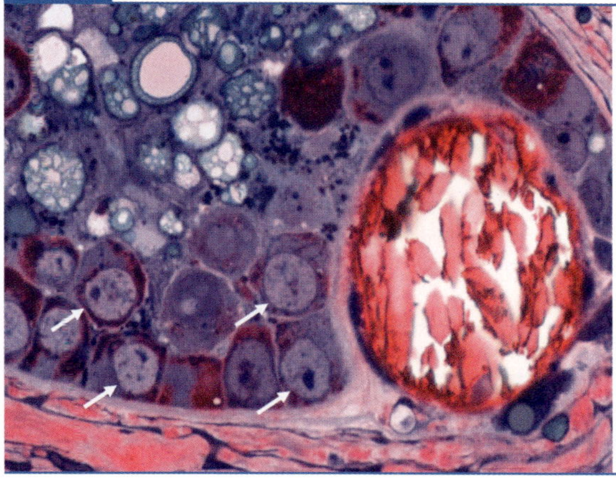

Die Pfeile weisen auf Tumorzellen. Bei dem großen, rundlichen Gebilde mit scholligem Inhalt handelt es sich um ein sog. Hodenkonkrement.

44.4

44.5.3 Posttestikuläre Störungen

In 12 % der Fälle finden sich Störungen im Bereich der **ableitenden Samenwege** und **akzessorischen Geschlechtsdrüsen**. Eingeschlossen sind auch Störungen der Samendepositionen (z. B. Hypo- oder Epispadie oder auch funktionelle Ursachen wie Ejaculatio praecox) sowie immunologische Faktoren. Unbekannte Verschlüsse der ableitenden Samenwege sind oft auf **Entzündungen** zurückzuführen. Im Rahmen von Verhütungsmaßnahmen ist die **Vasektomie** (iatrogene Samenleiterdurchtrennung) zu nennen. Differenzialdiagnostisch abzugrenzen sind Patienten mit einer **kongenitalen bilateralen Aplasie des Vas deferens** (CBAVD). Diese Patienten weisen zu 50 % Mutationen des *CFTR*-Gens („Cystic Fibrosis Transmembrane Conductance Regulator"-Gens) auf (s. a. Zystische Fibrose). Anomalien der Urethra (Epispadie, Hypospadie) können eine intravaginale Fehldeposition des Ejakulats zur Folge haben. Eine retrograde Ejakulation (Entleerung des Ejakulats in die Harnblase) oder Anejakulation ist zumeist auf **Verletzungen** des Rückenmarks, Neuropathien, Diabetes mellitus und operative Eingriffe im Beckenbereich zurückzuführen.

44.5.3 Posttestikuläre Störungen

Störungen im Bereich der **ableitenden Samenwege** und **akzessorischen Geschlechtsdrüsen**, einschließlich Störungen der Samendepositionen sowie immunologische Faktoren.

44.6 Andrologische Diagnostik

Anamnestisch relevant sind:

- systemische Erkrankungen, Medikamenteneinnahme, Drogen-, Nikotin- und Alkoholkonsum
- bei Kinderwunsch: Dauer, Häufigkeit und Zeitpunkt des Geschlechtsverkehrs, Erkrankungen und Operationen in der Vergangenheit, Entzündungen im Genitalbereich, aktuelle gesundheitliche Störungen (inkl. fieberhafte Infekte der letzten 3 Monate), Exposition gegenüber exogenen Noxen (Schwermetalle, Chemikalien, erhöhte Temperatur), Schwangerschaftsinduktion in früherer Beziehung. Dauer des Kinderwunsches. Wichtige **gynäkologische** Parameter: Dauer der Zyklen, Endometriose, Tubendurchgängigkeit, frühere Schwangerschaft, Aborte, Alter.
- Bei V. a. Hypogonadismus: Sexualanamnese, Libido, Stimmungslage, Aktivität, unterstützend spezielle Fragebögen wie z. B. AMS-Fragebogen (The Aging Males' Symptoms Rating Scale) (Cave: Fragebögen unspezifisch).
- Bei erektiler Dysfunktion können auch Fragebögen wie z. B. International Index of Erectile Function (IIEF) hilfreich sein.

Körperliche und apparative Untersuchung: Hierzu gehören:

- Ermittlung von Körpergröße und -gewicht, ggf. Bauchumfang
- Bestimmung des Behaarungstyps, Inspektion der Brust (Gynäkomastie) und Haut
- Hoden: Bestimmung der Volumina per Orchidometer oder Sonografie, Konsistenz
- Palpation und ggf. sonografische Untersuchung des Skrotalinhalts (knotige Veränderungen, Hydrozele, Varikozele, Vasa deferentia).
- Untersuchung des Penis (u. a. Phimose, Deviation, Mündung der Urethra)

Eine Untersuchung der Prostata und Bläschendrüsen (rektale Palpation, transrektale Sonografie) können bei entsprechender Indikation zusätzlich erforderlich werden.

44.6 Andrologische Diagnostik

Anamnese: Bei der anamnestischen Befragung sind, neben der männlichen Vorgeschichte, auch **gynäkologische** Parameter wichtig (z. B. Dauer der Zyklen, Endometriose, Tubendurchgängigkeit).

Körperliche und apparative Untersuchung: Es sollte der gesamte Urogenitalbereich untersucht werden.

Laboruntersuchungen:

- **Spermiogramm:** Hier werden die Daten einer Ejakulatanalyse aufgelistet. Referenzwerte und Nomenklatur siehe Tab. **44.1** und Tab. **44.2**.

Laboruntersuchungen:

- **Spermiogramm:** Die Daten einer **Ejakulatanalyse** werden in einem Spermiogramm aufgelistet. Die Ejakulatprobe sollte nach einer Karenzzeit von mindestens 2 und höchstens 7 Tagen gewonnen werden. Die Untersuchung und Beurteilung hat grundsätzlich nach den Richtlinien der WHO zu erfolgen. Anhand von Ejakulatparametern von Männern, die innerhalb eines Jahres eine Schwangerschaft herbeigeführt haben, wurden früher Referenzwerte ermittelt: Tab. **44.1**. Die zugehörige Terminologie ist in Tab. **44.2** aufgelistet. Biochemische Marker sind hilfreich, jedoch gemäß WHO optional. Beurteilt werden auch Viskosität, Verflüssigungszeit und Agglutinationen bzw. Aggregationen.

≡ 44.1

≡ 44.1 Referenzwerte der Ejakulatparameter (nach WHO 2021)

Volumen	1,4 ml
pH	≥ 7,2
Spermienkonzentration	$\geq 16 \times 10^6$/ml
Gesamtspermienzahl	$\geq 39 \times 10^6$/Ejakulat
Motilität	≥ 42 % bewegliche Spermien* ≥ 30 % Progressivmotilität
Morphologie	≥ 4 % normal figuriert
Anteil der lebenden Spermien (Eosin-Test)	54 % vitale (= ungefärbte) Zellen
Leukozyten	$< 1 \times 10^6$/ml
MAR-Test (Antikörper-Test)	< 50 % Spermien mit adhärenten Partikeln/ laboreigene Referenz
α-Glukosidase (neutral)	≥ 20 mU/Ejakulat
saure Phosphatase	≥ 200 µmol/Ejakulat
Fruktose	≥ 13 µmol/l Ejakulat

*__a__ schnell progressiv, **b** langsam oder träge progressiv, **c** nicht progressiv, **d** immotil

≡ 44.2

≡ 44.2 Nomenklatur einiger Ejakulatparameter

Normozoospermie	normale Referenzwerte der Ejakulatparameter
Oligozoospermie	Spermienzahl ↓
Asthenozoospermie	Spermienmotilität ↓
Teratozoospermie	morphologische Qualität ↓
Oligo-Astheno-Terato-Zoospermie	alle 3 Variablen gestört
Kryptozoospermie	Spermien erst nach Zentrifugation des Ejakulates nachweisbar
Azoospermie	keine Spermien im Ejakulat
Aspermie	kein Ejakulat

- **Spermienpolymorphismus:** Die Spermien des Menschen sind durch einen in der Natur einzigartigen Polymorphismus gekennzeichnet (Abb. **44.5**).

- **Spermienpolymorphismus:** Die Spermien des Menschen sind durch einen in der Natur einzigartigen Polymorphismus gekennzeichnet (Abb. **44.5**). Die Mehrheit der Spermien dürfte nicht fertilisierungsfähig sein. Nach aktuellen WHO-Kriterien bedarf es nur weniger „wohlgeformter" Spermien, um gute Chancen zu haben, Vater zu werden. Die Bestimmung der Morphologie ist durch eine erhebliche subjektive Komponente belastet. Entsprechend kann die Beurteilung dieses Parameters von Labor zu Labor erheblich variieren. Labore sollten gemäß der Richtlinien der Bundesärztekammer zur Qualitätssicherung arbeiten, und an sog. Ringversuchen, z. B. QuaDeGA, teilnehmen.

- **Mikrobiologie:** primär bakteriologische Untersuchung des Ejakulats.

- **Mikrobiologie:** Die erweiterte Ejakulatanalyse sollte auch eine mikrobiologische Untersuchung des Ejakulats einschließen, insbesondere den Nachweis/Ausschluss von E. coli, Streptokokken, Ureaplasmen und Mykoplasmen. Bislang werden virale Erreger nicht routinemäßig untersucht, es gibt jedoch Hinweise darauf, dass u. a. Humane Papillomviren (S. 269) (HPV) auch relevant sein könnten. Ggf. Serologisch: Chlamydien (S. 319).

44.5 Elektronenmikroskopische Aufnahme menschlicher Spermien

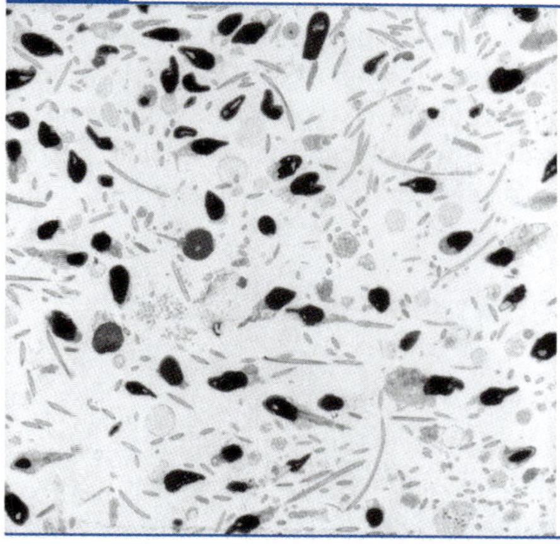

Die Spermienköpfe sind durch einen erheblichen Polymorphismus gekennzeichnet.

44.5

- **chemische Untersuchung des Seminalplasmas:** Die Funktion der Prostata lässt sich durch eine Bestimmung der sauren Phosphatase, **Zink-** und **Zitrat**konzentration überprüfen. Die **Fruktose**konzentration gibt Auskunft über die androgenabhängige Sekretionsaktivität der Bläschendrüsen. Fehlende Fruktose oder α-Glukosidase im Seminalplasma können auch auf einen Verschluss oder eine Fehlbildung der Drüsenausführungsgänge (Ductuli excretorii) hinweisen. Dies ist bedeutsam im Rahmen der Diagnostik auf Erbträgerschaft für die zystische Fibrose.
- **Spermienfunktionstests:** Mit dem Eosin-Test sowie dem hypoosmotischen Schwelltest (HOS-Test) lässt sich die Spermienvitalität überprüfen (Rotfärbung avitaler Spermien im Eosin-Test, fehlende Anschwellung der Zellmembranen avitaler Spermien im HOS-Test).
- **Immunologie:** Agglutinationen von Spermien im Ejakulat weisen auf die Existenz membrangebundener Spermatozoen-Autoantikörper hin (z. B. infolge einer Schädigung der Blut-Hoden-Schranke). Eine Verifizierung kann mittels **MAR-Test** (Mixed Antiglobulin Reaction Test) vorgenommen werden.
- **Hormonanalyse:** Die Routinediagnostik umfasst die Bestimmung der Basal-Serumkonzentrationen von **FSH**, **LH**, **Prolaktin** und **Testosteron**.
  - **FSH erhöht:** Defekt des samenbildenden Gewebes (**hyper**gonadotroper Hypogonadismus).
  - **FSH und LH erniedrigt oder fehlend** (+ Testosteron erniedrigt): Defekt auf Hypothalamus/Hypophysen-Ebene (hypogonadotroper Hypogonadismus). Eine Differenzierung ist mittels GnRH-Test möglich.
  - **Prolaktin erhöht:** zahlreiche Ursachen möglich (u. a. Stress, Medikamente, z. B. Metoclopramid, oder Hypophysentumoren). Bei persistierend hohen Prolaktinwerten sollte daher eine MRT-Untersuchung der Hypophysenregion veranlasst werden.
  - Die **Testosteron**konzentration ist im Zusammenhang mit dem **LH-Wert** zu interpretieren. Ist der LH-Wert niedrig, weist dies auf eine unzulängliche Leydig-Zellen-Stimulation hin, ein hoher Wert ist hingegen ein Indiz für eine Leydig-Zellen-Insuffizienz. Die Funktion der Leydig-Zellen lässt sich mittels des **hCG-Tests** überprüfen (hCG stimuliert wie LH die Testosteronproduktion).
    Externe Zufuhr von Testosteron muss ebenfalls berücksichtigt werden, da hierbei durch negatives Feedback LH ebenfalls sinkt.
  - Bei Gynäkomastie kann die Untersuchungspalette um die Bestimmung von Östradiol, TSH, β-hCG, AFP sowie von Leber- und Nierenwerten erweitert werden.
- **DNS-Fragmentations-Analyse:** über allgemeine Ejakulatanalyse hinausgehende Untersuchung der Integrität der Erbinformation (DNS = Desoxyribonukleinsäure) der Spermatozoen. Eine geringe Rate von Brüchen ist fertilitätsrelevant.
- **genetische Untersuchung:** Ca. 15–20 % der Patienten mit einer Azoospermie weisen genetische Anomalien auf. Bei zusätzlichen somatischen Auffälligkeiten (z. B. sehr kleine Hoden) oder einer Gesamtspermienzahl < 10 Mio. sollte daher eine **Chromosomenanalyse** veranlasst werden; auch vor Durchführung einer assistierten Reproduktion (S. 587) kann diese indiziert sein. Neben der Erstellung des Karyogramms stehen molekulargenetische Untersuchungen auf Y-chromosomale

- **chemische Untersuchung des Seminalplasmas:**
  - **saure Phosphatase, Zink** und **Zitrat** (Funktion der Prostata)
  - **Fruktose** (Sekretionsaktivität der Bläschendrüsen)
- **Spermienfunktionstests:** Eosin-Test und hypoosmotischer Schwelltest (Spermienvitalität).
- **Immunologie:** Spermatozoen-Autoantikörper (MAR-Test).
- **Hormonanalyse:** Bestimmung der Basal-Serumkonzentrationen von FSH, LH, Prolaktin und Testosteron.
- **DNS-Fragmentations-Analyse:** Untersuchung der Integrität der Erbinformation.
- **genetische Untersuchung:** Chromosomenanalyse (Karyogramm, molekulargenetische Untersuchungen).

- **Hodenbiopsie:** bei V. a. maligne Hodenerkrankung (z. B. einer GCNIS) oder zur Spermiengewinnung indiziert.

Mikrodeletionen (Gesamtspermienzahl < 5 Mio.) sowie auf Mutationen im *CFTR*-Gen (obstruktive Azoospermie) im Vordergrund.

- **Hodenbiopsie:** Als rein diagnostische Maßnahme ist die Hodenbiopsie heutzutage nur noch bei V. a. maligne Hodenerkrankung (z. B. einer GCNIS) indiziert. Bei Kinderwunsch sollte die Hodenbiopsie immer mit einer Kryokonservierung von Gewebeanteilen kombiniert werden. Dies dient der Wahrung der Kryo-TESE (S. 587) (testikuläre Spermienextraktion mit Kryokonservierung)/ICSI-Option (S. 587) (intrazytoplasmatische Spermieninjektion).

44.7 Andrologische Therapie

44.7.1 Rationale Therapie

Beim **hypothalamisch** bedingten hypogonadotropen Hypogonadismus (z. B. Kallmann-Syndrom) ist eine pulsatile **GnRH**-Applikation mittels Pumpe effektiv. Alternativ kann eine Behandlung mit **FSH/LH** erfolgen.

Bei **Testosteronmangel** sollte rechtzeitig eine **Substitionsbehandlung** evaluiert werden.

44.7 Andrologische Therapie

44.7.1 Rationale Therapie

Beim **hypothalamisch** bedingten hypogonadotropen Hypogonadismus (z. B. Kallmann-Syndrom) ist eine pulsatile **GnRH**-Applikation mittels Pumpe effektiv. Alternativ kann eine Behandlung mit **FSH/LH (hCG)** erfolgen. FSH und LH werden auch rekombinant hergestellt. Die Kombination ist auch die Medikation der Wahl beim **hypophysär** bedingten hypogonadotropen Hypogonadismus. Diese Behandlungen können viele Monate dauern und sind kostspielig. Nach Schwangerschaftsinduktion sollte daher auf eine Testosteronsubstitution übergegangen werden. Dabei geht aber die Zeugungsfähigkeit temporär wieder verloren (Suppression der Spermatogenese durch das Fehlen des FSH sowie den Ausfall der LH-abhängigen testikulären Testosteronsynthese).

Bei **Testosteronmangel** (ohne aktuellen Kinderwunsch) sollte rechtzeitig eine **Substitutionsbehandlung** in die Wege geleitet werden. Es stehen Präparate zur oralen (Testosteronundecanoat), intramuskulären (Testosteronundecanoat, Testosteronenantat) sowie zur transdermalen (Testosterongel/-lösung) Applikation zur Verfügung. Während der Behandlung müssen regelmäßig internistische sowie urologische Kontrolluntersuchungen erfolgen (möglicher Anstieg des Hämatokrits, Ausschluss eines Prostatakarzinoms).

▸ Merke.

▸ Merke. Bei Patienten mit aktivem Kinderwunsch ist die Gabe von Testosteronpräparaten kontraindiziert (Suppression der Spermatogenese, insbesondere durch Depotpräparate).

Zur symptomatischen Behandlung der retrograden Ejakulation kommen α-Sympathomimetika (z. B. Midrodin) oder das anticholinerg wirksame Psychopharmakum Imipramin in Betracht. Im Rahmen einer Kinderwunschbehandlung erfolgt ggf. auch Gewinnung von Spermien aus der Harnblase.

Verschlüsse der Samenwege sollten auf die Möglichkeit einer mikrochirurgischen Refertilisierung überprüft werden.

44.7.2 Präventive Maßnahmen

Ein **Maldescensus testis** sollte spätestens vor Vollendung des **1. Lebensjahres behandelt** werden.

44.7.2 Präventive Maßnahmen

Ein **Maldescensus testis** sollte spätestens vor Vollendung des **1. Lebensjahres** behandelt werden. Ein hormoneller Therapieversuch kann bei Gleithoden gemäß Leitlinie (Stand 2016) ab dem 6. Monat erwogen werden, alle anderen Formen sollen **operiert** werden.

Zu den präventiven Maßnahmen gehören auch die Eliminierung von Noxen, die rechtzeitige Antibiose bei Infektionen sowie die Durchführung der von der STIKO empfohlenen **Impfungen**.

Bei ausgeprägten **Varikozelen** im Jugendalter mit einhergehender Reduktion des ipsilateralen Hodenvolumens sollte eine Sanierung der Varikozele diskutiert werden.

▸ Merke.

▸ Merke. Vor fertilitätsgefährdenden Behandlungsmaßnahmen (Chemotherapie, Operation und Radiatio im Beckenbereich) sollte der Patient unbedingt auf die Möglichkeit der **Kryokonservierung von Ejakulat** bzw. **Hodengewebe** als Fertilitätsreserve hingewiesen werden.

44.7.3 Empirische Therapie

Insbesondere bei der **idiopathischen Fertilitätsstörung** werden häufig auf Empirie beruhende medikamentöse Behandlungsbemühungen unternommen. Bislang konnte aber in kontrollierten, prospektiven Studien keine Substanz ermittelt werden, die bei idiopathischer Tubulusinsuffizienz zu einer signifikanten Verbesserung des Fertilitätsstatus (gemessen an einer Erhöhung der Zahl induzierter Schwangerschaften) führt. Dies gilt für Hormone und hormonähnliche Medikamente ebenso wie für Präparate mit vasoaktiver Wirkung, Vitamine und Nahrungsergänzungsmittel. Eine Verbesserung des Lebensstils (Gewichtsreduktion, körperliche Aktivität, Nikotin- und Alkoholkarenz) kann hilfreich sein. Ggf. können auch Antioxidantien positiven Einfluss auf Spermiogrammparameter haben.
Eine **Varikozele** sollte bei somatischen Beschwerden des Patienten („Druckgefühl im Hoden“) und Hinweisen auf männliche Fertilitätseinschränkung vorzugsweise in minimalinvasiver Operationstechnik behandelt werden.

44.7.3 Empirische Therapie

Insbesondere bei der **idiopathischen Fertilitätsstörung** werden häufig auf Empirie beruhende medikamentöse Behandlungsbemühungen unternommen.

Sanierung einer **Varikozele** sollte bei Symptomen und Hinweisen auf männliche Fertilitätseinschränkung diskutiert werden.

44.7.4 Symptomatische Therapie

Maßnahmen der assistierten Reproduktion sind als symptomatische Therapieformen anzusehen.
Die **intrauterine Insemination** (**IUI**) sowie die **konventionelle In-vitro-Fertilisation** (**IVF**) werden überwiegend aus gynäkologischer Indikation durchgeführt (z. B. bei Zyklusanomalien, Endometriose, Tubenverschluss). Die Ejakulatqualität sollte hierbei keine wesentlichen Einschränkungen aufweisen.
Vorrangig aus andrologischer Indikation, d. h. bei erwartbar relevanten, deutlichen Einschränkungen der Ejakulatparameter sowie beim Nachweis relevanter Spermien-Autoantikörpern, erfolgt dagegen die **intrazytoplasmatische Spermieninjektion** (**ICSI**; Abb. **44.6**). Hierbei wird unter In-vitro-Bedingungen ein einzelnes Spermium mittels Mikropipette direkt in die Eizelle injiziert. ICSI ist auch mit Spermien möglich, die operativ aus den (Nebenhoden bzw.) Hoden azoospermer Männer gewonnen werden (siehe Exkurs).

44.7.4 Symptomatische Therapie

Maßnahmen der assistierten Reproduktion:
- intrauterine Insemination (IUI)
- konventionelle In-vitro-Fertilisation (IVF)
- **intrazytoplasmatische Spermieninjektion** (ICSI; Abb. **44.6**)

► Exkurs. **Spermiengewinnung bei Azoospermie**

Bei Verschluss der ableitenden Samenwege (obstruktive Azoospermie) kann, falls sich keine Refertilisierungsmöglichkeit ergibt, der Versuch einer **mikrochirurgischen epididymalen Spermienaspiration** (**MESA**) erwogen werden.
Bei Defekt auf testikulärer Ebene finden sich bei mind. 50 % der Fälle noch Foci mit spermatogenetischer Aktivität im Hodenparenchym, sodass der Versuch einer **testikulären Spermienextraktion** (**TESE**) unternommen werden kann. Üblicherweise wird der Eingriff mit der Kryokonservierung mehrerer Gewebsteile kombiniert („Kryo-TESE“). Dies ermöglicht wiederholte ICSI-Zyklen mit asserviertem Gewebe, ohne dass der Mann nochmals operiert werden muss. Die TESE sollte stets mit einer sorgfältigen histologischen Analytik kombiniert werden. Keimzelltumore finden sich bei Männern mit Infertilität häufiger.

► Exkurs.

44.7.5 Psychotherapie

Ungewollte Kinderlosigkeit kann zu erheblichen psychischen Belastungen des Paares führen. Daher sollte das medizinische Angebot bei der Infertilitätsbehandlung eine kompetente psychologische Betreuung einschließen.

44.7.5 Psychotherapie

44.6 Intrazytoplasmatische Spermieninjektion (ICSI)

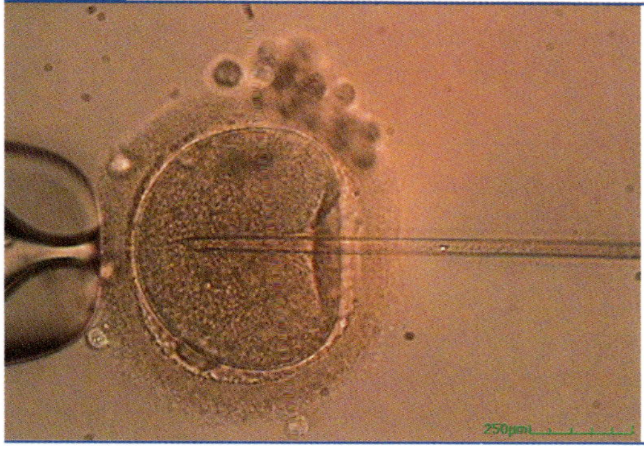

Injektion eines einzelnen Spermiums in das Zytoplasma einer Eizelle unter In-vitro-Bedingungen.

Quelle: Gätje R, Eberle C, Scholz C et al. Kurzlehrbuch Gynäkologie und Geburtshilfe. Thieme; 2015

44.6

44.8 Andrologische Störungen im Alter

44.8.1 Beschwerden des unteren Harntrakts „LUTS“
Männer in der 2. Lebenshälfte leiden häufig an Beschwerden im Zusammenhang mit dem unteren Harntrakt: LUTS (Lower Urinary Tract Symptoms).

Therapie: Ggf. medikamentöse oder operative Behandlung.

44.8.2 Altersabhängiger Androgenmangel des Mannes (Late-Onset-Hypogonadism)
Um das 40. Lebensjahr beginnt die Testosteronkonzentration im Serum allmählich zu sinken.

Therapie: Testosteron-Substitutionstherapie.

44.9 Erektile Dysfunktion (ED)

▶ Definition.

Ätiologie: psychogene und/oder **somatische** Ursachen (Tab. **44.3**).

44.8 Andrologische Störungen im Alter

44.8.1 Beschwerden des unteren Harntrakts „LUTS“

Mit zunehmendem Alter kommt es häufiger zu Beschwerden im Zusammenhang mit dem unteren Harntrakt: Ab dem 50. Lebensjahr leiden etwa 26 % der Männer darunter, ab etwa 70 Jahren fast die Hälfte. **LUTS** (**Lower Urinary Tract Symptoms**) sind unter anderem bedingt durch **Prostatavergrößerung** und eine **überaktive Blase**. Die Beschwerden lassen sich Speicher-, Miktions- und Post-Miktionsbeschwerden zuordnen.
Zu den **Symptomen** gehören unter anderem:
- Harnstrahlabschwächung
- imperativer Harndrang und Dranginkontinenz
- Pollakisurie
- Nykturie

Dieser Symptomenkomplex kann zu **sexuellen Störungen** wie erektiler Dysfunktion und Libidominderung sowie zu einer erheblichen **Beeinträchtigung** der allgemeinen **Lebensqualität** führen. **Diagnostisch** sind neben der Anamnese (Fragebögen wie IPSS und Lebensqualitätsindex) Laboruntersuchungen und bildgebende Verfahren sowie die Uroflowmetrie hilfreich.

Therapie: Zur Behandlung kommen je nach Schweregrad und Ursache auch **medikamentöse** Ansätze (Phytotherapie, α-Rezeptorblocker, 5-α-Reduktasehemmer, Muskarinrezeptorantagonisten, beta-3-Agonisten, PDE-5-Inhibitoren) oder **operative** Verfahren (z. B. TURP = transurethrale Prostataresektion) in Betracht.

44.8.2 Altersabhängiger Androgenmangel des Mannes (Late-Onset-Hypogonadism)

Um das 40. Lebensjahr sinkt die Testosteronkonzentration im Serum jährlich um ca. 0,4 % bis zum 80. Lebensjahr, anschließend deutlicher. Faktoren für Hypogonadismus sind Komorbiditäten aus dem Komplex des metabolischen Syndroms (v. a. Diabetes mellitus Typ2, Adipositas). Die Hauptsymptome sind Libidomangel, reduzierte morgendliche Erektionen und erektile Dysfunktion. Unspezifischer sind Leistungsminderung, Schlafstörungen, Hitzeschübe, Konzentrationsstörungen, depressive Stimmungslage, Gelenk- und Muskelschmerzen.

Therapie: Eine **Testosteron**-Substitutionstherapie orientiert sich üblicherweise an Gesamt-Testosteron < 12 nmol/L (zwei morgendliche Bestimmungen nüchtern) und Symptomen eines Hypogonadismus. Es stehen verschiedene Zubereitungen zur oralen, bukkalen, transdermalen (Gel, Lösung, Pflaster) oder i. m. Applikation zur Verfügung. Kontraindikationen sind u. a. aktiver Kinderwunsch und aktives Prostatakarzinom. Vor Therapiebeginn und unter Testosteronsubstitution sind regelmäßige Kontrollen erforderlich. Dazu gehören Anamnese, Messung Bauchumfang und Blutdruck, sowie Untersuchungen der Prostata und Laboruntersuchungen (ggf. PSA, Leber-, Zucker, und Fettstoffwechsel, sowie Hämatokrit) und ggf. Knochendichtemessung.

44.9 Erektile Dysfunktion (ED)

▶ Definition. Eine erektile Dysfunktion (ED) liegt vor, wenn es im Verlauf von mindestens 6 Monaten in der Mehrzahl aller Versuche nicht gelingt, eine für einen befriedigenden Geschlechtsverkehr ausreichende Versteifung des Penis zu erreichen und aufrechtzuerhalten.

Ätiologie: Mit zunehmendem Alter leiden Männer vermehrt unter einer ED: in der 3. Lebensdekade um 2 %, in der 7. Lebensdekade über 50 %. Diese hat **psychogene** und/oder **somatische** Ursachen. In jüngerem Alter überwiegen psychogene Ursachen (unter 40 Jahren bis zu 50 % der Fälle). Entsprechend ist der Anteil von Männern mit primär somatischen Ursachen deutlich größer (Tab. **44.3**).
Die **vaskulär** bedingte ED wird heutzutage als Symptom einer generalisierten Endothelerkrankung angesehen. Sie ist häufig Vorbote einer koronaren Herzkrankheit

und anderer kardiovaskulärer Ereignisse. Auch **Medikamente** (z. B. einige β-Blocker, Diuretika, Cholesterinsenker, Antidepressiva, Antiandrogene) und **Drogen** (z. B. Marihuana, Kokain, Anabolika, Alkohol, Nikotin) können sich negativ auf die Erektionsfähigkeit auswirken. Einige Risikofaktoren sind mit Lebensstil und Erkrankungen im Zusammenhang mit einem metabolischem Syndrom assoziiert. Auch **chronische Erkrankungen** wie Niereninsuffizienz, COPD („chronic obstructive pulmonary disease") oder rheumatologische Erkrankungen sind mit ED assoziiert, vermutlich auch Psoriasis (S. 417).

44.3 Häufige somatische Ursachen der ED

vaskulär	Hypertonie, koronare Herzkrankheit
Stoffwechselerkrankungen	Diabetes mellitus, metabolisches Syndrom
neurogen	Polyneuropathie, Operationen im Becken- und Bauchraum
hormonell	Testosteronmangel, Altershypogonadismus

44.3

Diagnostik: Die Diagnostik gründet sich primär auf die eingehende Anamneseerhebung (Vorerkrankungen, Medikamente, Sexualanamnese u. a. mit validierten Fragebögen). Es folgt eine körperliche Untersuchung sowie die Bestimmung risikobezogener Laborparameter. Apparativ wird vorzugsweise die Doppler-/Duplexsonografie zur Evaluierung der penilen Durchblutung eingesetzt. Ggf. wird diese mit dem Schwellkörperinjektionstest (SKIT) kombiniert.

Diagnostik: Wichtig sind eine eingehende Anamneseerhebung, die körperliche Untersuchung, Bestimmung risikobezogener Laborparameter, Doppler-/Duplexsonografie.

Therapie: Therapeutisch stehen - sofern keine kausale Therapie möglich ist - Pharmaka mit unterschiedlichem Applikationsort (oral, transurethral intrakavernös) zur Verfügung sowie Vakuumtherapie und ggf. operative Therapie.
Initial erfolgt meist eine Therapie mit oralen **PDE-5-Inhibitoren**. Es stehen die Substanzen Sildenafil, Vardenafil, Tadalafil und Avanafil zur oralen Einnahme zur Verfügung. Tadalafil hat die längste Wirkungsdauer. Absolute Kontraindikationen für die Einnahme dieser Substanzen stellt eine Medikation mit nitrat- bzw. molsidominhaltigen Präparaten dar. Vorsicht ist auch bei gleichzeitiger Einnahme von Antimykotika (wie Keto- und Fluconazol), schweren Herzerkrankungen, sowie bei Leber- und Niereninsuffizienz geboten.
Wenn eine Behandlung mit PDE-5-Hemmern wirkungslos bleibt, können noch eine Schwellkörper-Auto-Injektionstherapie (**SKAT**), intraurethrale Applikation von Prostaglandinen (Medicated Urethral System for Erection = **MUSE**), die Verwendung einer Vakuum-Erektionshilfe oder eine prothetische Versorgung erwogen werden.

Therapie: Orale Pharmakotherapie mit **PDE-5-Inhibitoren**.

Prävention: Zur Prävention gehören Vermeidung von kardiovaskulären Risikofaktoren, das rechtzeitige Erkennen und die frühzeitige Behandlung von Krankheitsbildern des metabolischen Syndroms, insbesondere arterieller Hypertonie und koronarer Herzkrankheit (siehe auch Psoriasis [S. 417]). Nikotinabstinenz und Meidung übermäßigen Alkoholkonsums stellen in diesem Zusammenhang eine Selbstverständlichkeit dar.

Prävention: Frühzeitiges Erkennen und Behandeln aller Aspekte des metabolischen Syndroms.

45 Psychodermatologie

J. Bahmer

45.1 Einleitung

45.1 Einleitung

Eine intensive Zusammenarbeit zwischen Dermatologie und Psychosomatik ist wegen der Bedeutung psychischer Faktoren für Entstehung und Verlauf vieler Dermatosen sinnvoll.

Der Einfluss psychischer Faktoren auf Dermatosen wird unterschiedlich bewertet, auch werden Psychodiagnostik und Psychotherapie in unterschiedlichem Umfang in die dermatologische Arbeit integriert. Bewährt hat sich die Liaison-Psychodermatologie in Form einer intensiven Zusammenarbeit zwischen Dermatologie, Psychosomatik und Psychologie.

45.1.1 Systematik und Nomenklatur

45.1.1 Systematik und Nomenklatur

▸ Definition.

▸ **Definition.** Die Psychodermatologie beschäftigt sich mit Hautkrankheiten, die durch psychische Faktoren verursacht werden, oder bei denen psychische Faktoren eine Rolle für die Ausprägung oder den Verlauf spielen. Der Anteil psychischer Faktoren variiert dabei stark (Abb. **45.1**).

⊙ 45.1

⊙ 45.1 Kontinuum psychogener und somatischer Erkrankungen

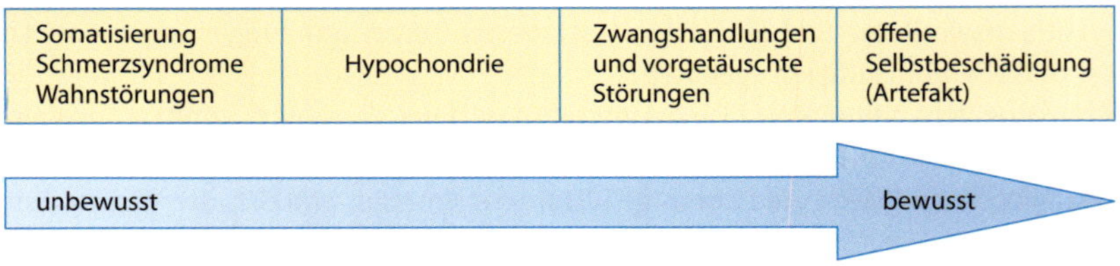

Psychodermatosen im engeren Sinn sind Krankheiten, denen eine psychische Störung oder eine psychische Erkrankung zugrunde liegt, wie dies bei Artefakt-Krankheiten oder dem Dermatozoenwahn der Fall ist.
Psychodermatosen im weiteren Sinn sind Hauterkrankungen wie Lichen planus, atopisches Ekzem, Psoriasis und Herpes-Infektionen, bei denen psychische Faktoren für die Entstehung oder den Verlauf bedeutsam sind.

45.1.2 Klassifikation und Einteilung

45.1.2 Klassifikation und Einteilung

Einteilung psychodermatologischer Krankheitsbilder nach Whitlock (1976):

Gruppe 1: Hautveränderungen als Folge psychischer Störungen oder psychiatrischer Krankheitsbilder mit Psychose, Depression, Zwangsstörung oder Angststörung als Grunderkrankung.

Psychodermatologische Krankheitsbilder lassen sich in **2 Gruppen** (Whitlock, 1976) einteilen:

Hautveränderungen als Folge psychischer Störungen oder psychiatrischer Krankheitsbilder:
- Dermatozoenwahn
- taktile und olfaktorische Halluzinosen
- Dysmorphophobie (Entstellungsfurcht)
- Artefaktkrankheiten
- Münchhausen- und Münchhausen-by-proxy-Syndrom
- somatoforme Störungen
- psychogene Purpura

Grunderkrankung ist hier die psychische Störung (Psychose, Depression, Angststörung, Zwangsstörung oder Phobie), deren Symptome sich an Haut, Schleimhaut und Haaren manifestieren.

Psychische Belastungen als Folgeerscheinung chronischer oder akuter Hauterkrankungen:
- Akne
- atopisches Ekzem (Neurodermitis)
- Psoriasis
- Urtikaria
- Alopecia areata
- Lichen planus
- Autoimmunkrankheiten (Lupus erythematodes, Sklerodermie)
- Herpesvirus-Erkrankungen
- maligne Hauttumoren
- chronische Wunden (Ulcus cruris, Dermatitis ulcerosa)

Hautkrankheiten belasten die Patient*innen psychisch durch:
- Schmerzen (Ulcus cruris, Dermatitis ulcerosa)
- Juckreiz (Urtikaria, atopisches Ekzem)
- Spannungsgefühl und Bewegungseinschränkung (z. B. Sklerodermie)
- Stigmatisierungsgefühl (Akne, Psoriasis, Lupus erythematodes)
- Existenzielle Ängste (maligne Hauttumoren, besonders Melanom)
- Scham und sexuelle Funktionsstörungen (Psoriasis, Herpes genitalis)
- Partnerschaftskonflikte
- Unsicherheit und Ängste in der sozialen Interaktion
- Arbeits- und Berufsunfähigkeit
- Einschränkung der psychosozialen Funktionsfähigkeit
- physische Behinderung
- chronischer Verlauf

Bei vielen Hautkrankheiten ist die Lebensqualität durch soziale Einschränkungen und durch den chronischen Verlauf mit häufigen Arztbesuchen und Krankenhausaufenthalten deutlich eingeschränkt. Es wird geschätzt, dass etwa ein Drittel der stationär in Hautkliniken behandelten Patient*innen psychische oder psychiatrische Störungen zeigen.

Gruppe 2: Hauterkrankungen mit psychischer Belastung und psychischer Beeinträchtigung.

- Psychische (Folge-)Belastungen durch die Erkrankung und damit verbundene Einschränkungen.

45.1.3 Epidemiologie

Chronische Hauterkrankungen mit psychischen Begleit- oder Folgeerscheinungen wie Psoriasis und atopische Dermatitis sind häufig, ebenso Somatisierungsstörungen. Dazu kommen seltenere Erkrankungen wie psychogener Pruritus und Glossodynie (Mund- und Zungenbrennen).

Häufig sind körperdysmorphe Störungen, vor allem in Form der Furcht vor entstelltem Aussehen (Dysmorphophobie), ohne dass die befürchtete Entstellung tatsächlich vorhanden ist.

Selten sind Patient*innen mit obsessiv-kompulsiven Zwangserkrankungen, bei der Haut oder Haare manipuliert werden, wie dies bei der Acne excoriée und der Trichotillomanie der Fall ist.

Selten sind Artefaktkrankheiten, bei denen die Betroffenen ihre Haut manipulieren, reizen oder verletzen. Noch seltener sind Wahnstörungen in Form des Dermatozoenwahns und des Münchhausen-Syndroms. Beide Erkrankungen basieren auf einer illusionären Verkennung der Wirklichkeit mit psychotischen Wahrnehmungsinhalten.

Bei der Mehrzahl dieser Psychodermatosen ist den Patient*innen der psychische Grundkonflikt nicht bewusst, weshalb sie dermatologischen und nicht psychologischen oder psychiatrischen Rat suchen. Abb. **45.2** zeigt das Kontinuum der Bewusstheit über psychischen Ursachen der dermatologischen Symptome.

45.1.3 Epidemiologie

Chronische Hauterkrankungen mit psychischen Folgeerscheinungen sowie Somatisierungsstörungen sind häufig.

Häufig sind körperdysmorphe Störungen.

Selten sind obsessiv-kompulsive Zwangserkrankungen mit Selbstmanipulation.

Selten sind Artefaktkrankheiten, das „Münchhausen-Syndrom“ sowie monosymptomatische Wahnstörungen (Dermatozoenwahn).

45.2

45.2 Häufigkeit psychodermatologischer Erkrankungen

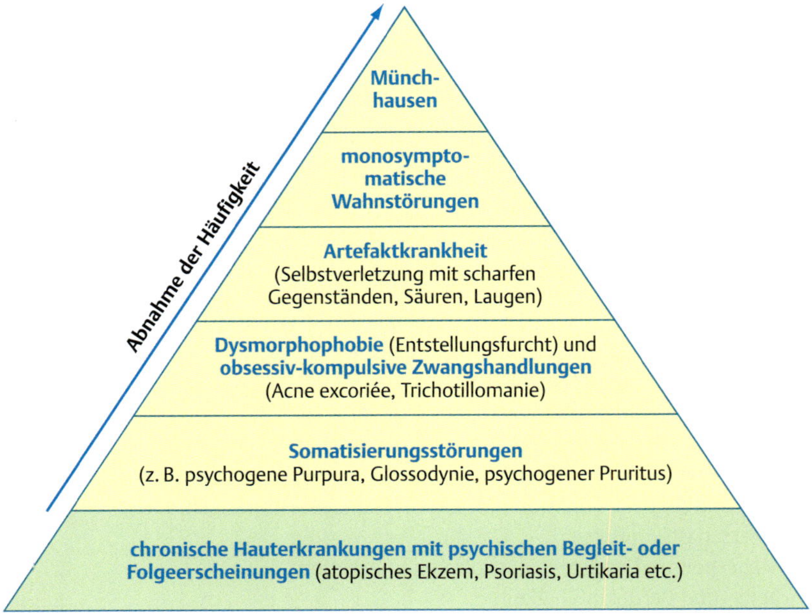

45.2 Chronische Hautkrankheiten mit psychischen Folgebelastungen

45.2.1 Chronisch-entzündliche Hauterkrankungen

Neurodermitis, Psoriasis, chronische Urtikaria, Lichen planus und **Lichen sclerosus** sind von Juckreiz, Schlaflosigkeit, Nervosität, Konzentrationsstörungen, Stigmatisierungsängsten, vom Gefühl der Ablehnung und der Unsicherheit begleitet. **Dermatitis ulcerosa** und **Ulcus cruris** sind durch chronische Schmerzen kompliziert.

Besonders belastend für Patient*innen mit Neurodermitis, Psoriasis, chronischer Urtikaria, Lichen planus und Lichen sclerosus sind quälender, zu Schlaflosigkeit führender Juckreiz, Gereiztheit, Nervosität und Konzentrationsstörungen. Zusätzlich belastend ist die Stigmatisierung durch sichtbare Hauterkrankungen (Akne, Psoriasis, Neurodermitis, Alopecia areata). Die Ablehnung durch Mitmenschen lässt die Betroffenen soziale Aktivitäten und körperliche Nähe meiden.
Chronischer Schmerz stellt ebenfalls eine starke psychische Belastung dar, besonders häufig beim **Ulcus cruris** und bei **Dermatitis ulcerosa.**

45.2.2 Psychische Belastung durch Hautkrebs

Hautkrebs (Melanom, Karzinome, Lymphome) belastet Patient*innen durch drohendes Siechtum und Tod sowie durch diagnostische und therapeutische Maßnahmen.

Eine besondere psychische Belastung stellt die Diagnose **„Melanom“** dar, obwohl die Heilungschancen bei diesem häufigen, malignen Tumor der Haut gut sind. Auch seltenere maligne Hauttumore wie Karzinome und Lymphome belasten die Betroffenen psychisch stark. Diagnostische Maßnahmen, chirurgische Eingriffe, Chemo- und Immuntherapie kommen erschwerend hinzu. Bereits beim Aufklärungsgespräch über die Diagnose „Krebs“ entscheidet die Gesprächsführung mit über die Krankheitsverarbeitung und die Bereitschaft der Patient*innen zur Behandlung.

45.3 Somatisierungsstörungen

Zu den Somatisierungsstörungen gehören **Juckreiz** (meist lokalisiert), **Glossodynie**, **psychogene Purpura**.

Bei Somatisierungsstörungen findet sich häufig eine **depressive Symptomatik** (niedergedrückte Stimmung, Schlafprobleme, verstärktes Schlafbedürfnis, sozialer Rückzug, Appetitlosigkeit etc.).

Häufigste Symptome einer Somatisierungsstörung sind meist lokalisierter **Juckreiz** sowie **Missempfindungen oder Brennen** der Haut oder der Schleimhaut (**„Glossodynie“**) ohne sichtbare Veränderungen. Sehr selten ist die **psychogene Purpura** („Stigmatisierungssyndrom“).
Auffällig ist eine **depressive Grundstimmung**, die sich durch Schlafprobleme, verstärktes Schlafbedürfnis, sozialen Rückzug, Anhedonie, Appetitlosigkeit und Freudlosigkeit, suizidale Gedanken oder Suizidversuche, Hoffnungslosigkeit und Antriebsarmut äußern kann.
Eine psychotherapeutische Behandlung ist die Methode der Wahl, je nach Symptomatik mit einer psychiatrisch geführten, medikamentösen Behandlung kombiniert.

45.3.1 Körperdysmorphe Störungen

Dysmorphophobie

Klinik: Die Patient*innen leiden unter der Vorstellung abnorme Körperteile oder eine entstellende Hauterkrankung zu haben, an Haarausfall oder an unangenehmem Körpergeruch zu leiden.
Die Wahrnehmung ist auf das vermeintlich entstellte Körperteil oder Hautareal fixiert, sodass kleinste Veränderungen als krankhaft eingeschätzt werden. Häufig werden physiologische Vorgänge wie Haarverlust als pathologisch empfunden und kompletter Haarverlust befürchtet. Häufig sind auch Missempfindungen wie Brennen und Spannungsgefühl, vor allem am Kopf und im Genitalbereich.

Epidemiologie: Das „dysmorphische Syndrom" tritt häufiger bei Frauen als bei Männern auf.
Diese Erkrankung, auch als „dermatologische Nichtkrankheit" („Dermatological Non-Disease") bezeichnet, gehört zu den phobischen Störungen (Angststörungen).
Wie extrem sich die Angst vor Entstellung durch eine Hauterkrankung auswirken kann, ist in Abb. **45.3** dargestellt.

Differenzialdiagnose: Eine Verwechslung mit Haut- oder Schleimhauterkrankungen sowie mit pathologischem Haarausfall ist bei sorgfältiger Untersuchung kaum möglich.
Bei wahnhaften (präpsychotischen) Denk- und Erlebnisinhalten wie der Annahme, unter üblem Körpergeruch zu leiden, kommt differenzialdiagnostisch eine monosymptomatische Wahnstörung (olfaktorische Halluzinose) in Betracht.

Psychologische Aspekte: Die Erkrankung beruht auf einer Störung der intrapsychischen Körperrepräsentation bzw. des Körper-Selbst. Psychopathologisch finden sich neurotische Persönlichkeitsstörungen mit narzisstischer Fixierung auf den Körper, eine Desintegration der Körperwahrnehmung sowie präpsychotische Zustände mit wahnhafter Symptomatik.

45.3 Selbstkastration bei Dysmorphophobie

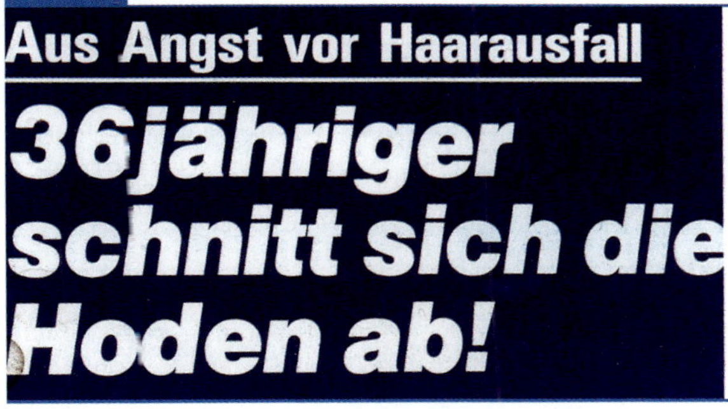

Obsessiv-kompulsive Zwangshandlungen

Diese artefiziellen Veränderungen an Haut, Schleimhaut oder Hautanhangsgebilden sind Folge gewohnheitsmäßiger Manipulation oder **Dermatosen**, die durch zwanghafte Manipulation **aggraviert** sind, vor allem:

- Prurigo chronica und Lichen simplex (Kratzen)
- Akne (Ausdrücken oder Kratzen)
- Cheilitis, Perlèche, periorales Ekzem (Lecken)
- Knöchelpolster (Reiben)
- Handekzeme (übertriebenes Händewaschen)

Abzugrenzen sind diese Störungen von den sog. **Paraartefakten**, bei denen die Symptomatik allein auf der Manipulation beruht.

Acne excoriée

Klinik: Bei Patientinnen, seltener bei Patienten mit einer Akne jenseits des Pubertätsalters („Spätakne") muss an eine Acne excoriée gedacht werden. Anders als bei einer Pubertätsakne finden sich fast ausschließlich Papeln und kleine Narben, durch

45.3.1 Körperdysmorphe Störungen

Dysmorphophobie

Klinik: Hier fürchten die Betroffenen, mit Fixierung auf ein bestimmtes Hautareal oder Körperteil entstellt zu sein oder gängigen modischen Vorgaben nicht zu entsprechen; häufig in Form eines vermuteten oder antizipierten Haarausfalls oder Missempfindungen ohne objektives somatisches Korrelat.

Epidemiologie: Die Erkrankung gehört in den Formenkreis der phobischen Störungen (Angststörungen).

siehe Abb. **45.3**.

Differenzialdiagnose: monosymptomatische Wahnstörungen.

Psychologischer Aspekt: Störung des intrapsychischen Körper-Selbst.

45.3

Obsessiv-kompulsive Zwangshandlungen

Obsessiv-kompulsive Zwangshandlungen führen zu Veränderungen an Haut, Schleimhaut, Haaren und Nägeln. Oft besteht eine **Dermatose**, die durch Manipulation **aggraviert** wird.

Acne excoriée

Klinik: An **Acne excoriée** muss bei Aknesymptomen jenseits des Pubertätsalters gedacht werden. Auffällig ist eine gespannt-nervöse Grundhaltung der Patient*innen.

Diagnostik: Es fehlen die für die Akne üblichen Komedonen, Pusteln und entzündeten Papeln.
Psychologische Aspekte: Bei der Acne excoriée (und der Trichotillomanie, s. u.) handelt es sich um **Ich-dystone** Störungen, als fremd und störend empfunden, ohne die Möglichkeit, sich davon zu distanzieren oder die Handlungsimpulse (z. B. Kratzen) kontrollieren zu können. Mögliche Grundstörungen: Depression, Zwangsstörung.
Therapie: Verhaltenstherapie.

Manipulation oder Kratzen induziert. Bei dieser Form der Akne handelt es sich um die Folge einer Zwangsstörung bei nervöser, angespannter Grundhaltung.

Diagnostik: Bei diesen Patient*innen finden sich keine für die Akne (S. 485) typischen Komedonen, Pusteln und entzündliche Papeln.

Psychologische Aspekte: Auffällig ist bei Betroffenen mit Acne excoriée eine nervöse, angespannte Grundhaltung. Die Hautveränderungen sind Folge von Zwangshandlungen, die nicht unterdrückt werden können. Im Gegensatz zu wahnhaften Überzeugungen sind Zwänge **Ich-dyston**; die Patient*innen sind sich ihres Verhaltens zwar bewusst, können dieses aber nicht kontrollieren.

Therapie: In Betracht kommt eine Verhaltenstherapie, die an den Zwangshandlungen ansetzt.

Trichotillomanie und Trichoteiromanie

Klinik: Die Haare werden knapp über der Kopfhaut abgedreht, die Haarstümpfe sind noch vorhanden (Auflichtmikroskopie!). Haare werden abgerissen oder abgekaut, selten auch verschluckt. Ist Letzteres der Fall, können Trichobezoare als Komplikationen auftreten.

Diagnostik: typisches klinisches Bild mit unterschiedlich kurzen, „stoppelartigen", ausgesprochen zugfesten Haaren. Histologisch Trichomalazie.
Differenzialdiagnose: Alopecia areata (S. 534), vernarbende Alopezie (S. 538).

Psychologische Aspekte: siehe Acne excoriée (S. 593).
Therapie: schwierig. Verhaltenstherapie bei ausreichender Motivation der Patient*innen.

Trichotillomanie und Trichoteiromanie

Klinik: Der Haarverlust bei Trichotillomanie ähnelt bei flüchtigem Betrachten einer Alopecia areata, allerdings mit Stoppelhaaren. Das Spektrum reicht von kleinen, umschriebenen Arealen bis hin zur ausgedehnten Alopezie mit knapp über der Kopfhaut abgedrehten Haaren.
Bei Patient*innen, die ihre Haare aufessen, können sich sog. Trichobezoare (Haarballen) im Magen-Darm-Trakt bilden, die zum Darmverschluss führen können.

Diagnostik: Diagnostisch wegweisend ist das klinische Bild mit kurzen, „stoppelartigen", festsitzenden Haaren (Abb. **45.4**). Im Trichogramm findet sich ein erhöhter Anteil dystropher Haare, histologisch das typische Bild einer Trichomalazie.

Differenzialdiagnose: Alopecia areata (S. 534) sowie eine vernarbende Alopezie (S. 538) sollten ausgeschlossen werden.

Psychologische Aspekte: siehe Acne excoriée (S. 593).

Therapie: Bei manchen Patient*innen ist die Trichotillomanie Folge traumatischer Ereignisse, was den Zugang zu diesen Betroffenen schwierig macht. Bei ausreichender Motivation ist eine Verhaltenstherapie indiziert.

45.4

45.4 Trichotillomanie: Alopezia-areata-ähnliches Bild

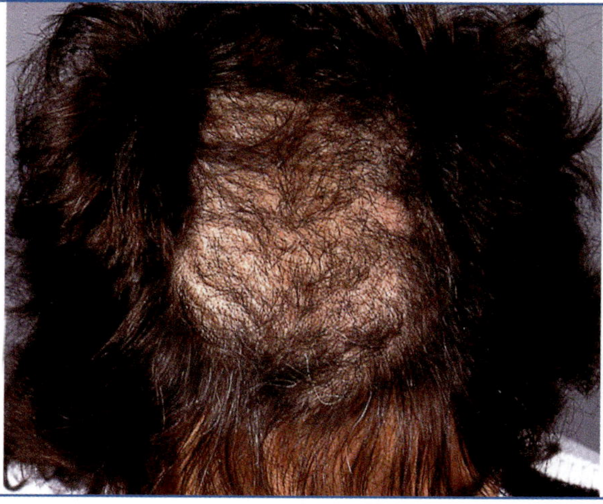

Partielle Alopezie mit unterschiedlich langen Resthaaren.

45.3.2 Vorgetäuschte Störungen

Artefaktkrankheit

► Definition.

45.3.2 Vorgetäuschte Störungen

Artefaktkrankheit

► Definition. Unter Artefakt versteht man bewusstes oder unbewusstes selbstbeschädigendes Verhalten, das darauf abzielt, sichtbare Hautveränderungen oder Verletzungen zu verursachen oder Schmerz auszulösen.

45.5 Tiefe Artefakte an den Fingern

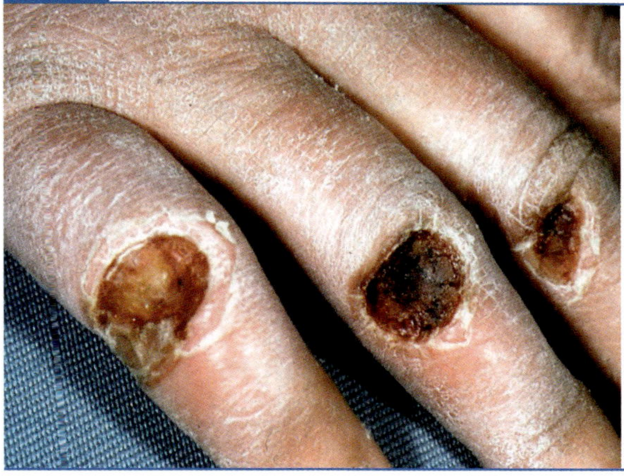

Klinik: Die Patient*innen kommen mit verschiedenen Hautveränderungen (Ödeme, Blasen, Ulzera, Erythem, Purpura, Papeln) in dermatologische Behandlung. Diese Veränderungen passen morphologisch und vom Verteilungsmuster nicht zu echten Dermatosen (Abb. **45.5**).

Diagnostik: Anamnestisch gibt es keine Hinweise auf frühere Hauterkrankungen, allerdings häufige Arztwechsel und erfolglose Behandlungen der „therapieresistenten" Hautveränderungen. Diese finden sich in der Regel an gut zugänglichen Stellen, bei Rechtshändern eher an der linken Körperhälfte: Nur bei etwa 10 % aller Fälle sind die Hautveränderungen symmetrisch, bei etwa 5 % generalisiert. Unter Okklusivverbänden rasche Abheilung.
Bei artefiziell erscheinenden Veränderungen und Verletzungen im Genitalbereich ist, vor allem bei Kindern, außer an selbstbeschädigendes Verhalten auch an sexuellen Missbrauch zu denken.

Psychologische Aspekte: Patient*innen mit Artefaktkrankheit sind fantasievoll und geschickt bei der Erzeugung von Symptomen, so dass diese manchmal schwer von „echten" Hauterkrankungen zu unterscheiden sind. Die Diagnose ist schwierig, weil die Patient*innen nicht zugeben können, dass sie die Hautveränderungen selbst ausgelöst haben.
Bei den Patient*innen mit Artefaktkrankheit handelt es sich in der Regel um Menschen mit einer **Borderline-Persönlichkeit**, charakterisiert durch einen spontanen und unkontrollierten Wechsel zwischen extremen Stimmungen. Die aggressiven Impulse können sich sowohl als Angriffsverhalten als auch in Autoaggression mit Selbstbeschädigung bis hin zum Suizid äußern. Diese Patient*innen verfügen nicht über ein reifes Selbst, häufig aufgrund einer Störung der Integration nach traumatischen Erfahrungen (körperliche Gewalt, Missbrauch, Vergewaltigung), meist in der Kindheit. Die Selbstbeschädigung kann einerseits als „Schrei nach Hilfe" interpretiert werden, andererseits kann die Auslösung von Schmerzen eine Möglichkeit sein, sich selbst zu fühlen.

Therapie: häufig geringe Therapiemotivation. Aufgrund der Schwere der Störung ist eine Langzeitpsychotherapie mit Trauma-therapeutischem Fokus indiziert.

Münchhausen-Syndrom

▶ **Definition.** Diese Bezeichnung, die an den berühmten „Lügenbaron" Karl-Friedrich Hieronymus von Münchhausen-Bodenwerder erinnert, beruht auf der Fähigkeit der Patient*innen, erfundene oder selbst zugefügte Leiden glaubhaft darzustellen.

Präsentation von körperlichen oder psychopathologischen Symptomen unter der willentlichen Kontrolle der Betroffenen mit derart eindrucksvoller Symptomatik, dass Diagnostik und Therapie unumgänglich erscheinen. Ziel der Patient*innen mit Münchhausen-Syndrom ist es, die Patientenrolle zu übernehmen und die Kompetenz der Ärzt*innen infrage zu stellen.

45.5

Klinik: vielfältige Hautveränderungen (Ödeme, Blasen, Ulzera, Erythem. Purpura, Papeln) ohne klare Zuordnung zu bekannten Dermatosen (Abb. **45.5**).

Diagnostik: Diagnoseweisend sind häufige Arztwechsel und erfolglose Behandlung, rezidivierende Symptomatik, asymmetrische Verteilung der Veränderungen an meist gut zugänglichen Stellen, selten generalisiertes Auftreten, schnelle Abheilung unter abdeckendem Verband.

Psychologische Aspekte: Patient*innen gehen geschickt vor, die Simulation ist oft täuschend echt!

Oft handelt es sich um sog. **Borderline-Persönlichkeiten** mit typischem Wechsel zwischen extremen Stimmungen. Aggressive Impulse können sich dabei sowohl als Angriffsverhalten als auch in Autoaggression mit Selbstbeschädigung bis hin zum Suizid äußern. Zugrunde liegt eine Persönlichkeitsstörung mit unreifem, wenig differenziertem Selbst.

Therapie: häufig Langzeitpsychotherapie notwendig.

Münchhausen-Syndrom

▶ Definition.

Patient*innen präsentieren Symptome, die so überzeugend sind, dass Diagnostik und Therapie notwendig erscheinen.

Erweitertes Münchhausen-Syndrom als seltene Sonderform, bei der Eltern, meist Mütter in medizinischen Berufen, auf der Basis einer Persönlichkeitsstörung Hautveränderungen bei ihren Kindern provozieren.

Unterscheiden lassen sich akute und chronische Störungen mit körperlicher oder psychischer Symptomatik.
Eine seltene Sonderform ist das **erweiterte Münchhausen-Syndrom** (Münchhausen in Vertretung, Munchausen by proxy). Hier sind es vor allem Mütter, die Hautveränderungen bei ihrem Kind verschlimmern, auslösen oder vortäuschen; ein Verhalten, das als Kindesmisshandlung einzustufen ist. Die meist schwer persönlichkeitsgestörten Frauen suchen hier über die Manipulation des Kindes Aufmerksamkeit und Zuwendung.
Die Diagnose ist schwierig, da die Mütter oft medizinischen oder paramedizinischen Berufen angehören und entsprechend geschickt vorgehen. Zusätzlich erschwert wird die Diagnose durch die Identifikation des Kindes mit dem „Aggressor Mutter".

45.3.3 Monosymptomatische Wahnstörungen

45.3.3 Monosymptomatische Wahnstörungen

► Synonym.

► Synonym. Dermatozoenwahn, chronisch-taktile Halluzinose, delusional parasitosis.

Epidemiologie: Der **Dermatozoenwahn** ist eine seltene psychiatrische Störung mit Hautveränderungen. Sozial deprivierte, ältere Patient*innen sind häufiger betroffen, Frauen häufiger als Männer.

Epidemiologie: Der **Dermatozoenwahn** ist selten, gehört aber zu den wichtigen psychiatrischen Störungen, die mit Hautveränderungen einhergehen und mit denen vor allem Allgemeinärzte und Dermatologen konfrontiert werden. Unter Dermatozoenwahn leiden vor allem ältere, sozial deprivierte Menschen, Frauen etwas häufiger als Männer.

Klinik: Charakteristisch für den Dermatozoenwahn ist die unkorrigierbare, subjektive Gewissheit, auf oder in der Haut von Parasiten befallen zu sein. Taktile Halluzinationen sind quälend und real, Schmutzpartikel, Fasern, Krusten und Parasitenteile werden als lebende Parasiten gesehen. Gelegentlich werden Hautveränderungen induziert, wenn Patient*innen versuchen, die vermeintlichen Parasiten mechanisch oder chemisch zu entfernen.

Klinik: Kardinalsymptom des Dermatozoenwahns ist die unkorrigierbare, subjektive Gewissheit der Patient*innen, auf oder in der Haut von Parasiten befallen zu sein, ohne dass es dafür parasitologische oder dermatologische Beweise gibt. Deshalb verheimlichen sie die vermutete Ursache ihrer Hautveränderungen nicht. Die Schilderung der Beschwerden steht im Vordergrund, die tatsächlichen Hautveränderungen sind eher geringfügig. Quälend sind taktile Halluzinationen wie Kribbeln und Missempfindungen. Manche Betroffene „sehen" die Parasiten und sammeln diese, um sie den Behandelnden sowie Kammerjäger*innen als „Beweis" mitzubringen. Die Selbstbehandlung mit chemischen oder mechanischen Methoden führt manchmal zu bizarren Hautveränderungen.

Differenzialdiagnose: Eine Verwechslung mit echten parasitären Erkrankungen ist kaum möglich.
Therapie: Überzeugung zu einer „Hyposensibilisierungstherapie" mit einem Neuroleptikum in Analogie zur Hyposensibilisierung bei einer Allergie vom Soforttyp.

Differenzialdiagnose: Eine Verwechslung mit echten parasitären Hauterkrankungen wie der Skabies ist kaum möglich.

Therapie: Therapeutisch wird versucht, die Betroffenen sozial zu reintegrieren und zu motivieren, sich mit einem Neuroleptikum behandeln zu lassen. Bei manchen Patient*innen gelingt es, das Misstrauen gegenüber einer psychopharmakologischen Therapie zu überwinden, indem der Fokus nicht auf die Parasiten gelegt wird, sondern auf eine Überempfindlichkeit der Haut. Um diese Überempfindlichkeit zu dämpfen („Hyposensibilisierung"), lassen sich manche Patient*innen mit einem Neuroleptikum behandeln.

Sachverzeichnis

A

D

E

F

G

H

I

M

N

T

U

V

W

X

Y

Z